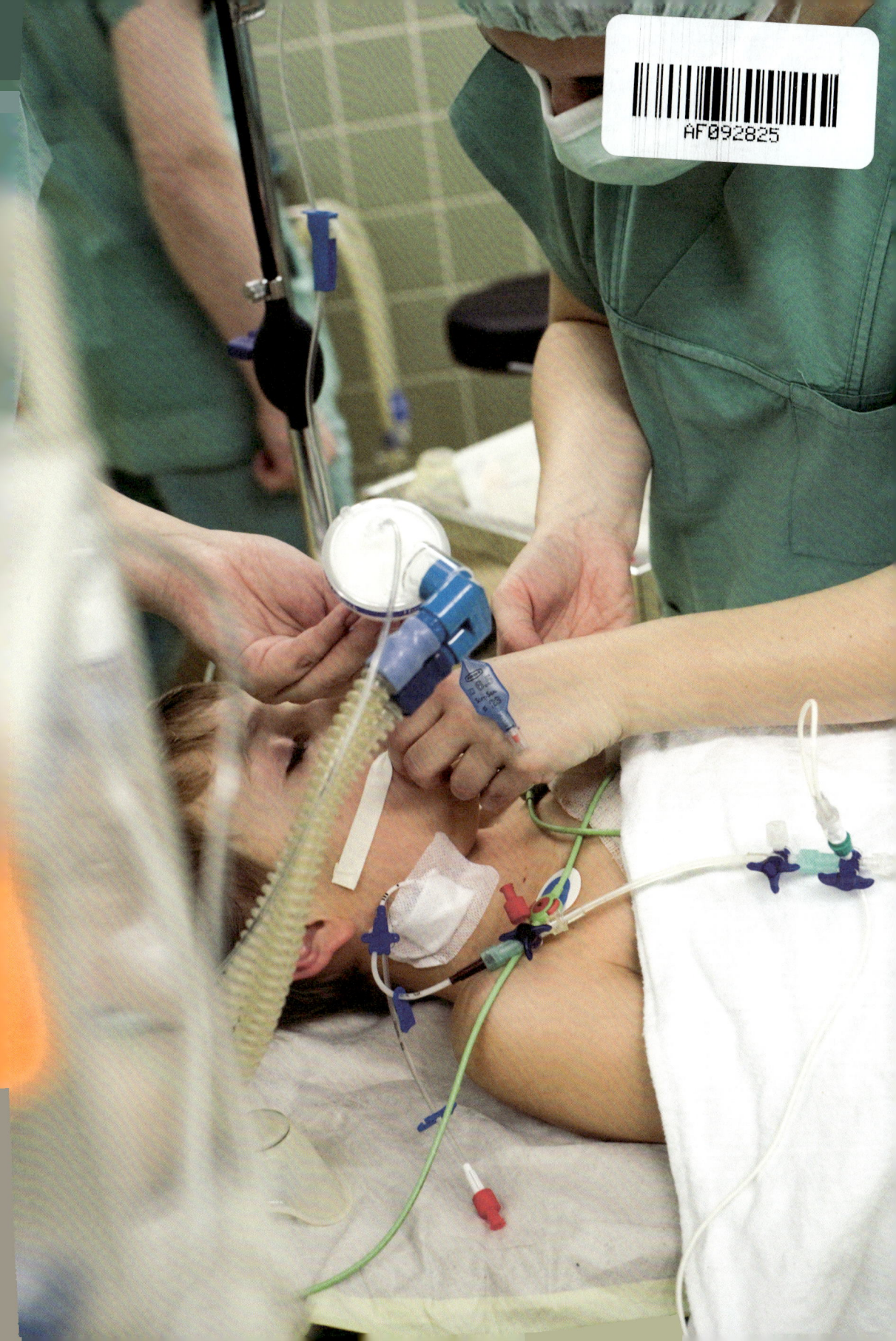

Reihe Krankheitslehre

Pädiatrie und Kinderchirurgie

für Pflegeberufe

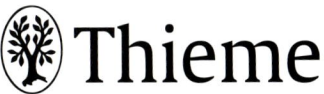

Für unsere Familien

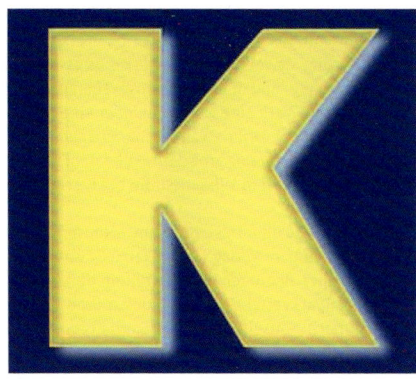

Pädiatrie und Kinderchirurgie

für Pflegeberufe

Herausgegeben von
Johann Deutsch
Franz G. Schnekenburger

2., aktualisierte Auflage

547 Abbildungen

Georg Thieme Verlag
Stuttgart · New York

Bibliografische Information der Deutschen Nationalbibliothek
Die Deutsche Nationalbibliothek verzeichnet diese Publikation in der Deutschen Nationalbibliografie; detaillierte bibliografische Daten sind im Internet über http://dnb.d-nb.de abrufbar.

Ihre Meinung ist uns wichtig! Bitte schreiben Sie uns unter
www.thieme.de/service/feedback.html

Wichtiger Hinweis: Wie jede Wissenschaft ist die Medizin ständigen Entwicklungen unterworfen. Forschung und klinische Erfahrung erweitern unsere Erkenntnisse, insbesondere was Behandlung und medikamentöse Therapie anbelangt. Soweit in diesem Werk eine Dosierung oder eine Applikation erwähnt wird, darf der Leser zwar darauf vertrauen, dass Autoren, Herausgeber und Verlag große Sorgfalt darauf verwandt haben, dass diese Angabe **dem Wissensstand bei Fertigstellung des Werkes** entspricht.

Für Angaben über Dosierungsanweisungen und Applikationsformen kann vom Verlag jedoch keine Gewähr übernommen werden. **Jeder Benutzer ist angehalten**, durch sorgfältige Prüfung der Beipackzettel der verwendeten Präparate und gegebenenfalls nach Konsultation eines Spezialisten festzustellen, ob die dort gegebene Empfehlung für Dosierungen oder die Beachtung von Kontraindikationen gegenüber der Angabe in diesem Buch abweicht. Eine solche Prüfung ist besonders wichtig bei selten verwendeten Präparaten oder solchen, die neu auf den Markt gebracht worden sind. **Jede Dosierung oder Applikation erfolgt auf eigene Gefahr des Benutzers.** Autoren und Verlag appellieren an jeden Benutzer, ihm etwa auffallende Ungenauigkeiten dem Verlag mitzuteilen.

Wir bitten um Verständnis, dass aus Gründen der Lesbarkeit im Buch die männlichen Formen, z.B. Patient, Schüler, Lehrer verwendet werden. Natürlich ist uns bewusst, dass die Pflege überwiegend ein Frauenberuf ist – die Gleichberechtigung der Frau ist jedoch selbstverständlich Grundlage der Konzeption und des Menschenbildes, sodass eine Dopplung der Begriffe unnötig erscheint.

Die Verantwortung für die Filme liegt beim Verlag. Bitte wenden Sie sich bei Fragen an die Pflegeredaktion.

1. Auflage 2009

© 2017 Georg Thieme Verlag KG
Rüdigerstraße 14
D–70469 Stuttgart
Unsere Homepage: www.thieme.de

Printed in Germany

Umschlaggestaltung: Thieme Verlagsgruppe
Umschlagfoto: © Monkey Business – Fotolia.com
Fotograf: Paavo Blåfield
Gestaltung und Layout: Tina Hinkel, Stuttgart
Grafiken: Roland Geyer, Weilerswist
Satz: L42 AG, Berlin
Satzsystem: Adobe Indesign CS3
Druck: Grafisches Centrum Cuno GmbH & Co.KG, Calbe

Geschützte Warennamen (Warenzeichen) werden **nicht** besonders kenntlich gemacht. Aus dem Fehlen eines solchen Hinweises kann also nicht geschlossen werden, dass es sich um einen freien Warennamen handelt.
Das Werk, einschließlich aller seiner Teile, ist urheberrechtlich geschützt. Jede Verwertung außerhalb der engen Grenzen des Urheberrechtsgesetzes ist ohne Zustimmung des Verlages unzulässig und strafbar. Das gilt insbesondere für Vervielfältigungen, Übersetzungen, Mikroverfilmungen und die Einspeicherung und Verarbeitung in elektronischen Systemen.

ISBN 978-3-13-241701-4   1 2 3 4 5 6

Vorwort zur 2. Auflage

Die von uns angesprochene Zielgruppe unseres Buches, die mit Kindern und Jugendlichen sowie in der Entbindung arbeitenden Pflegekräfte und Funktionsdienste, hat das Konzept unserer 1. Auflage gut angenommen. Das dürfen wir aus den Reaktionen von Lesern und Kritikern schließen. Somit haben wir an der Grundstruktur mit der gemeinsamen Darstellung der gesamten konservativen und operativen Kindermedizin nicht nur innerhalb eines Buches, sondern auch innerhalb der einzelnen Kapitel nichts geändert. Auch die Abbildungen konnten wir beibehalten. Nach 8 Jahren sind allerdings neben der Korrektur von Unklarheiten an einigen Stellen auch Aktualisierungen erforderlich geworden, da sich die Medizin natürlich weiterentwickelt. Somit haben wir in der 2. Auflage an etwa 800 Stellen Änderungen vorgenommen.

Bedanken möchten wir uns in diesem Zusammenhang zum einen bei den Pflegekräften, die uns ihre Meinung zu diesem Buch offen mitgeteilt und uns zum Beibehalten oder Ändern angeregt haben. Dieses Feedback ist für uns als Herausgeber ausgesprochen wichtig, um das Buch hinsichtlich seines Nutzens immer weiter voranzubringen. Im Grunde ist es damit wie in der Klinik, wo wir uns als Pflegekräfte und Ärzte immer wieder gegenseitig kritisieren (im Guten wie im Schlechten) und damit unsere Arbeit an den Patienten verbessern. Wir möchten daher wieder dazu ermuntern, uns Kritik und Kommentare zukommen zu lassen. Unser Dank gilt auch den Koautorinnen und Koautoren, die uns geholfen haben, die Korrekturen in kurzer Zeit fertig zu stellen. Außerdem gilt unser Dank dem Thieme Verlag und insbesondere Herrn Dr. med. Dieter Schmid als Programmplaner, dass sie eine neue Auflage und damit die Verbesserungen ermöglicht haben.

Wir wünschen allen Leserinnen und Lesern viel Freude mit dem Buch und vor allem bei der Arbeit für Kinder und Jugendliche!

Johann Deutsch und Franz G. Schnekenburger,
Graz und Kassel im April 2017

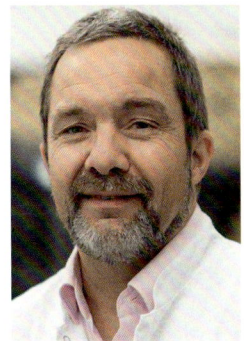

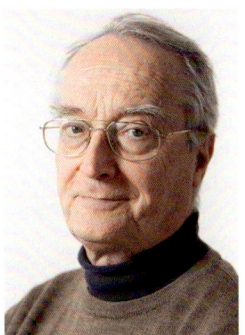

Mitarbeiterverzeichnis

Herausgeber

Univ. Prof. Dr. Johann Deutsch
Schaftalstrasse 41
8010 Graz

Dr. Franz G. Schnekenburger
Leitender Oberarzt
Klinik für Kinderchirurgie und schwerbrandverletzte Kinder
Klinikum Kassel
Mönchebergstr. 41
34125 Kassel

Autoren

Univ.-Prof. Dr. Hakan Akintürk
Leiter der Abteilung für Kinderherzchirurgie
und angeborene Herzfehler
Kinderherzzentrum
Universitätsklinikum Gießen und Marburg GmbH
Feulgenstraße 10–12
35385 Gießen

Univ.-Prof. Dr. Klaus Arbeiter
Medizinische Universität Wien
Universitätsklinik für Kinder- und Jugendheilkunde
Währinger Gürtel 18–20
1090 Wien

Univ.-Prof. Dr. Christoph Aufricht
Medizinische Universität Wien
Universitätsklinik für Kinder- und Jugendheilkunde
Währinger Gürtel 18–20
1090 Wien

Dr. Julia Becker
Medizinische Universität Wien
Universitätsklinik für Kinder- und Jugendheilkunde
Währinger Gürtel 18–20
1090 Wien

PD Dr. Barbara Binder
Universitätsklinik f. Dermatologie und Venerologie
Medizinische Universität Graz
Auenbruggerplatz 8
8036 Graz

Dr. Michael Böhm
Medizinische Universität Wien
Universitätsklinik für Kinder- und Jugendheilkunde
Währinger Gürtel 18–20
1090 Wien

Univ.-Prof. Dr. Martin Borkenstein
Universitätsklinik für Kinder- und Jugendheilkunde
Auenbruggerplatz 34/2
8036 Graz

Kerstin Bornemann
Orthoptistin
des Klinikum Kassel GmbH
Augenklinik
Mönchebergstr. 41–43
34125 Kassel

Dr. Michaela Brunner-Krainz
Universitätsklinik für Kinder- und Jugendheilkunde
Auenbruggerplatz 30
8036 Graz

Dr. Matthias Buch
Orthopädische Praxis in Wilhelmshöhe
Kinderorthopädie
Wilhelmshöher Allee 262
34117 Kassel

Dr. Dagmar Csaicsich
Ärztin
Medizinische Universität Wien
Universitätsklinik für Kinder- und Jugendheilkunde
Währinger Gürtel 18–20
1090 Wien

Univ.-Prof. Dr. Marguerite Dunitz-Scheer
Universitätsklinik für Kinder- und Jugendheilkunde
Auenbruggerplatz 30
8036 Graz

Univ.-Prof. Dr. Ernst Eber
Abteilungsleiter
Klinische Abteilung für Pädiatrische Pulmonologie
und Allergologie
Universitätsklinik für Kinder- und Jugendheilkunde
Auenbruggerplatz 34/2
8036 Graz

Herr Dr. med. Günter Federolf
Sana Klinikum Offenbach
Anästhesiologie
Starkenburgring 66
63069 Offenbach

Gudrun Frese
Kinderkrankenschwester, Praxisanleiterin
Kinderschutzambulanz
Kinderklinik des Klinikum Kassel GmbH
Mönchebergstr. 41–43
34125 Kassel

PD Dr. Elke Fröhlich-Reiterer
Medizinische Universität Graz
Department für Allgemeine Pädiatrie
Auenbruggerplatz 34/2
8036 Graz

Univ.-Prof. Dr. Siegfried Gallistl
Klinische Abteilung für Allgemeinpädiatrie
Universitätsklinik für Kinder- und Jugendheilkunde
Medizinische Universität Graz
Auenbruggerplatz 34
8036 Graz

Univ.-Prof. Dr. Almuthe Hauer
Klinische Abteilung für Allgemeine Pädiatrie
Universitätsklinik für Kinder- und Jugendheilkunde
Auenbruggerplatz 30
8036 Graz

Eva-Maria Heinze
Orthoptistin
Universitätsklinikum Carl Gustav Carus Dresden
Klinik u. Poliklinik für Augenheilkunde
Fetscherstraße 740
1307 Dresden

Dr. Bernd Heinzl
Klinische Abteilung für Pädiatrische Kardiologie
Universitätsklinik für Kinder- und Jugendheilkunde
Auenbruggerplatz 30
8036 Graz

Dr. Bernd Herrmann
Leiter Kinderschutzambulanz und Kinderschutzgruppe
Kinderklinik des Klinikum Kassel GmbH
Mönchebergstr. 41–43
34125 Kassel

Dr. Uwe Hübner
Chefarzt der Chirurgischen Abteilung
Katholisches Kinderkrankenhaus
Wilhelmstift gem. GmbH
Liliencronstr. 130
22149 Hamburg

Dr. med. Martin Jentzsch
Facharzt für Kinderheilkunde und Kinderrheumatologie
Hildesheimer Str. 20
38159 Vechelde

Dr. Annette Kailing
Adresse dem Verlag bekannt

Em. Univ.-Prof. Dr. Ronald Kurz
Lehargasse 26
8010 Graz

Univ.-Prof. Dr. Herwig Lackner
Stellv. Abteilungsleiter, Klinische Abteilung für
Pädiatrische Hämatologie/Onkologie
Universitätsklinik für Kinder- und Jugendheilkunde
Auenbruggerplatz 30
8036 Graz

Univ.-Prof. Dr. Harald Mangge
Klinisches Institut für medizinische und
chemische Labordiagnostik
Auenbruggerplatz 36
8036 Graz

Dr. Ute Maurer-Fellbaum
Klinische Abteilung für Neonatologie
Universitätsklinik für Kinder- und Jugendheilkunde
Auenbruggerplatz 30
8036 Graz

Martin Metschitzer
Kinderkrankenpfleger, Praxisanleiter,
Stellvertretende Stationsleitung
Pädiatrische Intensivstation
Universitätsklinik für Kinder- und Jugendheilkunde
Anichstr. 35
6020 Innsbruck

Univ.-Prof. Mag. Dr. Thomas Müller
Klinikdirektor
Univ.-Klinik für Pädiatrie I
Department für Kinder- und Jugendheilkunde
Medizinische Universität Innsbruck
Anichstrasse 35
A-6020 Innsbruck

Prof. Dr. med. Thomas Müller-Sacherer
Universitätsklinik Wien
Klinik für Kinder- und Jugendheilk.
Währinger Gürtel 18–20
1090 Wien

PD Dr. Bert Nagel
Kinderärztezentrum Graz-Raaba
Dr. Auner Straße 20/6
8074 Raaba-Grambach

OA Dr. Tanja Robl
Universitätsklinik für Radiologie
Klinische Abteilung für Kinderradiologie
Auenbruggerplatz 34
8036 Graz

Univ.-Prof. Dr. Siegfried Rödl
Gemeinsame Einrichtung: Pädiatrische Intensivstation
und Brandverletzteneinheit
Universitätsklinik für Kinder- und Jugendheilkunde
Auenbruggerplatz 34
8036 Graz

Dr. Jens-Oliver Rudolph
Leitender Oberarzt
Klinikum Kassel GmbH
Augenklinik
Mönchebergstr. 41–43
34125 Kassel

Univ.-Prof. Dr. Peter Scheer
Klinische Abteilung für Allgemeine Pädiatrie
Universitätsklinik für Kinder- und Jugendheilkunde
Auenbruggerplatz 30
8036 Graz

Dr. Alexander Schneider
Medizinische Universität Wien
Universitätsklinik für Kinder- und Jugendheilkunde
Währinger Gürtel 18–20
1090 Wien

PD Dr. med. A. Schwarzkopf
Facharzt für Mikrobiologie und Infektionsepidemiologie
Ö.b.u.b. Sachverständiger für Krankenhaushygiene
Institut Schwarzkopf GbR
Mangelsfeld 16
97708 Bad Bocklet

Dr. Andrea Skrabl-Baumgartner
Universitätsklinik für Kinder- und Jugendheilkunde
Auenbruggerplatz 30
8036 Graz

Univ.-Prof. Dr. Erich Sorantin
Stellv. Leiter, Klinische Abteilung für Kinderradiologie
Universitätsklinik für Radiologie
Auenbruggerplatz 9
8036 Graz

Dr. Elisabeth Suppan
Univ. Klinik für Kinder- und Jugendheilkunde
Auenbruggerplatz 30
8036 Graz

Dr. med. Joachim Suß
Katholisches Kinderkrankenhaus Wilhelmstift
Liliencronstraße 130
22149 Hamburg

Dr. Andrea Ulbrich
Medizinische Universität Wien
Universitätsklinik für Kinder- und Jugendheilkunde
Währinger Gürtel 18–20
1090 Wien

Univ.-Prof. Dr. Eva-Maria Varga
Klinische Abteilung für Pädiatrische Pulmonologie und
Allergologie
Universitätsklinik für Kinder- und Jugendheilkunde
Auenbruggerplatz 34/2
8036 Graz

Dr. Regina Vargha
Medizinische Universität Wien
Universitätsklinik für Kinder- und Jugendheilkunde
Währinger Gürtel 18–20
1090 Wien

Dr. Klaus Valeske
Kinderherzzentrum
Universitätsklinikum Gießen-Marburg
Feulgenstraße 12
35390 Gießen

Univ.-Prof. Dr. Gerald Wolf
Klinische Abteilung für Allg. HNO
Universitätsklinik für Hals-Nasen-Ohrenkrankheiten
Auenbruggerplatz 26
8036 Graz

Inhalt

Teil I Grundlagen der Pädiatrie und Kinderchirurgie

1 Embryologie 2
Franz G. Schnekenburger
1.1 Allgemeine Embryologie 2
    1.1.1 Entwicklung der Keimscheibe . 2
    1.1.2 Embryonalperiode 3
    1.1.3 Fetalperiode 5
1.2 Mehrlinge 5
1.3 Pränataldiagnostik
(Vorsorgeuntersuchung) 6
1.4 Schädigung des Embryos 6

2 Wachstum und Entwicklung des Kindes 7
Ute Maurer-Fellbaum
2.1 Wachstum 7
2.2 Sensomotorische Entwicklung 9
    2.2.1 Entwicklungsmodelle 9
    2.2.2 Verlauf der frühkindlichen Entwicklung in Phasen 9
    2.2.3 Denver-Entwicklungsskalen .. 12
    2.2.4 Entwicklung nach dem 18. Lebensmonat 13
    2.2.5 Spielverhalten 13

3 Adoleszenz 16
Peter Scheer
3.1 Definition der Adoleszenz 17
3.2 Haut 18
3.3 Geschlechtsorgane 19
3.4 Größe und Gewicht (inkl. Essstörungen) 19
3.5 Psychische Veränderungen 20

4 Prävention von Erkrankungen im Kindesalter 23
Johann Deutsch, Martin Jentzsch
4.1 Vorsorgeuntersuchungen und Vorsorgemaßnahmen 23
4.2 Sekundäre Prophylaxe 26
4.3 Infektionsprophylaxe und Schutzimpfungen 28
    4.3.1 Aktive Immunisierung 28
    4.3.2 Passive Immunisierung 31
    4.3.3 Indikationsimpfungen 31
4.4 Gesundheitserziehung 33
    4.4.1 Reduktion der Schadstoffe in der Umwelt 33
    4.4.2 Prophylaxe von Lärmschäden . 33
    4.4.3 Unfallverhütung im Kindesalter 34
    4.4.4 Ernährung und Adipositasprophylaxe 35
    4.4.5 Kariesprophylaxe 35
    4.4.6 Jodprophylaxe 36
    4.4.7 Vorsorgemaßnahmen bezüglich ALTE und SIDS 36
    4.4.8 Allergien vermeiden 37
    4.4.9 Sport und physiologische Entwicklung des Bewegungsapparates 37
    4.4.10 Gesundheitserziehung bei Jugendlichen 37

5 Akut kranke Kinder 38
Johann Deutsch
5.1 Akute Atemstörungen 39
5.2 Schockzustände 40
5.3 Kardiale Notfälle 41
5.4 Bewusstseinsstörungen 42
5.5 Plötzlicher Kindstod (SIDS oder ALTE) .. 42
5.6 Fieber 43
5.7 Akute Symptome des Gastrointestinaltraktes 44
    5.7.1 Nahrungsverweigerung 44
    5.7.2 Akutes Erbrechen 44
    5.7.3 Akuter Bauchschmerz 45

6 Allgemeines zur Kinderchirurgie . 47
Joachim Suß, Franz G. Schnekenburger
6.1 Perioperative Grundlagen 47
    6.1.1 Operative Indikationen 47
    6.1.2 Ambulante oder stationäre Operation 48
    6.1.3 Präoperative Anamnese und körperliche Untersuchung 49
    6.1.4 Ärztliche Aufklärung und Einwilligung 49
    6.1.5 Operationsvorbereitung 49
    6.1.6 Intraoperativer Ablauf...... 50
    6.1.7 Postoperative Überwachung . 50
6.2 Wunden 51
    6.2.1 Wundarten 51
    6.2.2 Wundheilung 52
    6.2.3 Allgemeine Wundbehandlung . 53
    6.2.4 Spezielle Wundbehandlung .. 54
6.3 Chirurgische Infektionen 55
    6.3.1 Allgemeines 55
    6.3.2 Spezielle bakterielle Infektionen 56
6.4 Drainagen 57
    6.4.1 Ablaufdrainagen 57
    6.4.2 Saug-Drainagen 58
6.5 Gefäßkatheter................ 58
6.6 Verbände 59
6.7 Orthesen 60

7	Anästhesie und Schmerztherapie	61		8.1.2	Nichtinvasive Blutdruckmessung	73
	Günther Federolf			8.1.3	Pulsoxymetrie	74
7.1	Allgemeine Grundlagen	62		8.1.4	Erweiterte Überwachung	74
7.2	Anästhesie bei Jugendlichen	63	8.2	Infusionstherapie		77
	7.2.1 Fallbeispiel: Anna	63	8.3	Beatmung		78
	7.2.2 Fallbeispiel: Lars	65		8.3.1	Beatmungsformen	79
7.3	Anästhesie bei Kleinkindern	66		8.3.2	Intubation	80
	7.3.1 Fallbeispiel: Caro	66				
7.4	Anästhesie bei Säuglingen	67	9	Ethik (inkl. rechtliche und allg. Aspekte)		82
	7.4.1 Fallbeispiel: Leon	68		*Ronald Kurz*		
7.5	Anästhesie bei Frühgeborenen	69				
	7.5.1 Fallbeispiel: Sonja	69	10	Sozialpädiatrie		87
	7.5.2 Fallbeispiel: Jonas	70		*Ronald Kurz*		
8	Intensivmedizin	72				
	Siegfried Rödl					
8.1	Überwachung/Monitoring	72				
	8.1.1 EKG-Überwachung	73				

Teil II Diagnostik

11	Untersuchungsverfahren	94		11.3.4	Tracheobronchoskopie	109
11.1	Anamnese, körperliche Untersuchung und allgemeine Körperparameter	94		*Ernst Eber*		
				11.3.5	Kapselendoskopie	110
	Johann Deutsch, Franz G. Schnekenburger			11.3.6	Virtuelle Endoskopie	110
	11.1.1 Kontaktaufnahme und Anamnese	95	11.4	Lungenfunktionsdiagnostik		110
				Ernst Eber		
	11.1.2 Körperlicher Befund	95	11.5	Untersuchungen am Herzen		111
11.2	Bildgebende Diagnostik	98		*Bernd Heinzl*		
	Tanja Robl, Erich Sorantin			11.5.1	Elektrokardiografie (EKG)	111
	11.2.1 Grundlagen – kindliche Besonderheiten	98		11.5.2	Echokardiografie	112
				11.5.3	Herzkatheteruntersuchung	112
	11.2.2 Kontrastmittel	98	11.6	Funktionsdiagnostik des Verdauungstrakts		113
	11.2.3 Bildgebende Verfahren und Schwangerschaft	99		*Joachim Suß*		
				11.6.1	Anomanometrie	113
	11.2.4 Ultraschall (US) und Dopplerultraschall	99		11.6.2	pH-Metrie	113
				11.6.3	Impedanzmessung	113
	11.2.5 Projektionsradiografie („konventionelle Röntgenuntersuchung")	100		11.6.4	Ösophagusmanometrie	114
			11.7	Untersuchungen des Stuhls		114
	11.2.6 Durchleuchtung	101		*Johann Deutsch*		
	11.2.7 Angiografie und Kardangiografie	102		11.7.1	Basisuntersuchung	114
				11.7.2	Spezielle Untersuchungen	114
	11.2.8 Computertomografie (CT)	103	11.8	Untersuchung des Harnsystems		115
	11.2.9 Magnet-Resonanz-Tomografie (MRT)	104		*Uwe Hübner*		
				11.8.1	Urindiagnostik	115
	11.2.10 Interventionelle Radiologie	105		11.8.2	Harntrakt-Sonografie	116
	11.2.11 Szintigrafie	105		11.8.3	Miktionszysturethrografie (MCU)	117
	11.2.12 3D-Darstellungen und Bildnachverarbeitung	106		11.8.4	Nierenfunktionsszintigrafie	117
11.3	Endoskopie	107		11.8.5	Magnetresonanz-Uro-/Nephrografie	117
	Franz G. Schnekenburger					
	11.3.1 Allgemeines	107		11.8.6	Uroflowmetrie und Urodynamik	117
	11.3.2 Starre Endoskopie	108				
	11.3.3 Flexible Endoskopie	109				

11.9	Untersuchungen des Nervensystems ... 118

Michaela Brunner-Krainz

- 11.9.1 Liquorpunktion (LP) 118
- 11.9.2 Elektroenzephalografie (EEG) . 119
- 11.9.3 Nervenleitgeschwindigkeit (NLG) 119
- 11.9.4 Elektromyografie (EMG) 119
- 11.9.5 Evozierte Potenziale 120

11.10	Untersuchungen des Blutes 120

Herwig Lackner

- 11.10.1 Physiologische Grundlagen ... 120
- 11.10.2 Untersuchungen der zellulären Blutbestandteile 120
- 11.10.3 Serumuntersuchungen 122

11.11	Gelenkpunktion 123

Joachim Suß

11.12	Literatur 123

Teil III Allgemeine Erkrankungen

12 Erkrankungen des Neugeborenen 126
Martin Jentzsch

- 12.1 Allgemeine Grundlagen 126
- 12.2 Erstversorgung des Neugeborenen im Kreissaal 128
  - 12.2.1 Übergang zum extrauterinen Leben 128
  - 12.2.2 Asphyxie 129
  - 12.2.3 Wiederbelebung (Reanimation) des Neugeborenen 130
  - 12.2.4 Zyanose 131
  - 12.2.5 Schock 131
- 12.3 Frühgeborene Kinder 132
- 12.4 Normale Neugeborene 132
  - 12.4.1 Pflegeroutine im Kreissaal ... 132
  - 12.4.2 Auf der Wochenstation 134
- 12.5 Geburtsverletzungen 135
- 12.6 Kleinere Probleme im Neugeborenenzimmer 136
- 12.7 Hypoglykämie 137
- 12.8 Kinder diabetischer Mütter 138
- 12.9 Kinder drogenabhängiger Mütter 138
- 12.10 Zwillinge 139
- 12.11 Erkrankungen der Atemwege und respiratorisches Versagen 139
  - 12.11.1 Allgemeine Grundlagen 139
  - 12.11.2 Nasse-Lunge-Syndrom (wet lung) 140
  - 12.11.3 Mekonium-Aspirationssyndrom 140
  - 12.11.4 Pneumothorax 141
  - 12.11.5 Syndrom des persistierenden fetalen Kreislaufes 141
  - 12.11.6 Atemnotsyndrom (RDS = respiratory distress syndrome) und bronchio-pulmonale Dysplasie (BPD) .. 142
  - 12.11.7 Apnoe 144
- 12.12 Erkrankungen des Blutes in der Neugeborenenzeit 145
  - 12.12.1 Anämie 145
  - 12.12.2 Hyperbilirubinämie (Icterus neonatorum) 147
  - 12.12.3 Gerinnungsstörungen 148
- 12.13 Infektionen des Neugeborenen 149
  - 12.13.1 Konnatale und perinatale Infektionen (TORCH-Infektionen) 149
  - 12.13.2 Neugeborenensepsis 149
- 12.14 Spezielle neurologische Probleme Früh- und Neugeborener 151

13 Genetische Erkrankungen 153
Michaela Brunner-Krainz, Johann Deutsch

- 13.1 Allgemeine Grundlagen 153
- 13.2 Methodik 156
- 13.3 Chromosomenaberrationen 157
  - 13.3.1 Numerische Aberrationen von Autosomen 157
  - 13.3.2 Numerische Aberrationen von Gonosomen 159
  - 13.3.3 Mikrodeletion 160
  - 13.3.4 Fragiles-X-Syndrom 161
- 13.4 Monogene und polygene erbliche Erkrankungen 161

14 Ernährung des Kindes und ernährungsbedingte Krankheiten 162
Martin Jentzsch

- 14.1 Ernährung des Säuglings 162
  - 14.1.1 Stillen 162
  - 14.1.2 Formula-Nahrung 164
  - 14.1.3 Nahrungsergänzungen 164
  - 14.1.4 Beikost 166
- 14.2 Ernährung des Kindes 166
  - 14.2.1 Übergewicht und Adipositas . 166
- 14.3 Essstörungen 168
  - 14.3.1 Anorexie 168
  - 14.3.2 Bulimie.............. 168
- 14.4 Mangelernährung 169
- 14.5 Mangel an Vitaminen und Spurenelementen 170
- 14.6 Enterale und parenterale Ernährung des kranken Kindes 171
  - 14.6.1 Enterale Ernährung 171
  - 14.6.2 Parenterale Ernährung 171
- 14.7 Obstipation 172

15	**Infektionskrankheiten** 174	
	Andreas Schwarzkopf	
15.1	Allgemeine Grundlagen 174	
15.2	Mikrobiologische Untersuchungen 175	
15.2.1	Labor 175	
15.2.2	Serologische Untersuchungen . 175	
15.2.3	Polymerase-Kettenreaktion – Ein molekularbiologisches Untersuchungsverfahren 176	
15.3	Infektionen der Luftwege und des Hals-Nasen-Ohren-Bereiches ... 176	
15.3.1	Eitrige Bronchitis und Pneumonie 176	
15.3.2	Tonsillitis (Mandelentzündung, Angina, Pharyngealangina) ... 177	
15.3.3	Infektiöse Mononukleose (Pfeiffer'sches Drüsenfieber) .. 178	
15.3.4	Otitis 179	
15.3.5	Pertussis (Keuchhusten) 179	
15.3.6	Diphtherie und Tuberkulose .. 180	
15.4	Infektiöse Gastroenteritis (Enteritis infectiosa) 180	
15.5	Harnwegsinfektionen 181	
15.6	Virale Infektionen der Leber 182	
15.7	„Virus-ABC" im Kindesalter 183	
15.7.1	Erythema infectiosum (Ringelröteln) 183	
15.7.2	Exanthema subitum (Dreitagefieber) 183	
15.7.3	Masern 184	
15.7.4	Mumps 184	
15.7.5	Röteln 185	
15.7.6	Windpocken (Varizellen) 186	
15.8	Infektionen von Haut und Schleimhäuten 187	
15.8.1	Erysipel (Wundrose) 187	
15.8.2	Impetigo contagiosa (Grind- oder Borkenflechte) .. 187	
15.8.3	Kandidainfektionen 188	
15.9	Meningitis und Meningoenzephalitis ... 189	
16	**Hämatologie und Onkologie** ... 190	
	Johann Deutsch, Siegfried Gallistl, Herwig Lackner, Franz G. Schnekenburger	
A	**Erkrankungen des Blutes** 190	
	Herwig Lackner	
16.1	Allgemeine Grundlagen 190	
16.2	Erkrankungen des roten Systems 191	
16.2.1	Anämie allgemein 191	
16.2.2	Anämien durch verminderte Produktion von Erythrozyten . 192	
16.2.3	Anämie durch vermehrten Verlust von Erythrozyten (Blutungsanämie) 193	
16.2.4	Hämolytische Anämien 193	
16.2.5	Polyglobulie (Erythrozytose) .. 195	
16.3	Erkrankungen des weißen Systems 196	
16.3.1	Neutropenie 196
16.3.2	Leukozytose 196
16.4	Erkrankungen der Thrombozyten 197
16.4.1	Thrombozytose 197
16.5	Aplastische Anämie (Panzytopenie) 197
16.6	Stammzelltransplantation 197
16.7	Übersicht 199
B	**Onkologische Erkrankungen** ... 199
	Herwig Lackner
16.8	Onkologische Therapie 200
16.8.1	Übersicht 200
16.8.2	Chemotherapie und Supportivtherapie 200
16.8.3	Onkologische Chirurgie 202
16.8.4	Venenverweilkatheter 202
16.8.5	Strahlentherapie 203
16.9	Hämatologische Malignome (Leukämien und Lymphome) 203
16.9.1	Leukämien 203
16.9.2	Maligne Lymphome 206
16.10	Solide Tumoren 208
16.10.1	Hirntumoren
16.10.2	Neuroblastom 210
16.10.3	Wilms-Tumor (Nephroblastom) 211
	Herwig Lackner, Franz G. Schnekenburger
16.10.4	Weichteilsarkome 212
16.10.5	Knochentumoren 212
16.10.6	Keimzelltumoren 213
16.10.7	Seltene solide Tumoren (Retinoblastom, Hepatoblastom, Histiozytosen) 214
16.11	Nachsorge und Spätfolgen 216
C	**Gutartige Tumoren und tumorähnliche Erkrankungen** ... 217
	Franz G. Schnekenburger
16.12	Gutartige Tumoren 217
16.12.1	Hämangiom 217
16.12.2	Lipom 218
16.12.3	Fibrom 218
16.12.4	Adenom 218
16.12.5	Osteochondrom (kartilaginäre Exostose) 218
16.12.6	Osteoidosteom 219
16.13	Tumorähnliche Erkrankungen 219
16.13.1	Dermoidzyste 219
16.13.2	Lymphangiom 220
16.13.3	Vaskuläre Malformation 220
16.13.4	Knochenzyste 221
D	**Gerinnungsstörungen** 222
	Siegfried Gallistl, Johann Deutsch
16.14	Allgemeine Grundlagen 222
16.15	Störungen der primären Hämostase ... 223
16.15.1	Thrombozytopenie 223
16.15.2	Thrombozytopathie 223
16.15.3	Purpura-Schönlein-Henoch .. 224

16.16		Störungen der sekundären Hämostase	225	18.3.5		Oberschenkel und Patella	248

16.16 Störungen der sekundären Hämostase ... 225
- 16.16.1 Hämophilie A ... 225
- 16.16.2 Hämophilie B ... 225
- 16.16.3 Seltene erbliche Koagulopathien ... 225
- 16.16.4 Vitamin-K-Mangelblutung ... 226
- 16.16.5 Verbrauchskoagulopathie ... 226
- 16.16.6 Thrombose und Embolie ... 226

17 Transplantationen ... 228
Martin Metschitzer, Thomas Müller, Franz G. Schnekenburger

17.1 Allgemeine Grundlagen ... 228
17.2 Operative Verfahren ... 229
- 17.2.1 Gestielte Transplantation ... 229
- 17.2.2 Freie Transplantation ... 229

17.3 Betreuung von Kindern und Jugendlichen nach Transplantation eines soliden Organs ... 230
- 17.3.1 Beatmung und Atmung ... 230
- 17.3.2 Flüssigkeitsbilanz ... 230
- 17.3.3 Blutdruckmonitoring ... 230
- 17.3.4 Infektionsprophylaxe ... 231
- 17.3.5 Körpertemperatur ... 231
- 17.3.6 Analgosedierung ... 231
- 17.3.7 Immunsuppressive Therapie ... 231
- 17.3.8 Ernährung und Darmentleerung ... 232
- 17.3.9 Laboruntersuchungen und bildgebende Verfahren ... 232
- 17.3.10 Thromboseprophylaxe und Blutungsgefahr ... 232
- 17.3.11 Transfer von der PICU auf die Normalstation ... 232
- 17.3.12 Entlassung ... 233

18 Verletzung und Vergiftung ... 234
Johann Deutsch, Siegfried Rödl, Franz G. Schnekenburger, Joachim Suß

18.1 Allgemeine Grundlagen ... 234
Franz G. Schnekenburger
- 18.1.1 Polytrauma ... 235

18.2 Allgemeines zu Frakturen ... 236
Franz G. Schnekenburger, Joachim Suß
- 18.2.1 Anatomie ... 236
- 18.2.2 Frakturarten ... 236
- 18.2.3 Symptome und Diagnostik ... 237
- 18.2.4 Grundlagen der Frakturheilung ... 238
- 18.2.5 Prinzipien der Frakturbehandlung ... 239
- 18.2.6 Konservative Therapie ... 240
- 18.2.7 Operative Therapie ... 242

18.3 Spezielle Frakturen ... 244
- 18.3.1 Schultergürtel und Oberarm ... 244
- 18.3.2 Unterarm und Hand ... 245
- 18.3.3 Brustkorb und Wirbelsäule ... 246
- 18.3.4 Becken ... 247
- 18.3.5 Oberschenkel und Patella ... 248
- 18.3.6 Unterschenkel und Fuß ... 249

18.4 Gelenk- und Bandverletzungen ... 250
- 18.4.1 Spezielle Luxationen ... 251
- 18.4.2 Spezielle Bandverletzungen ... 251
- 18.4.3 Traumatischer Gelenkerguss ... 252

18.5 Verletzung der Leitungsbahnen, Muskeln und Sehnen ... 252
- 18.5.1 Gefäßverletzung ... 252
- 18.5.2 Nervenverletzung ... 253
- 18.5.3 Muskelverletzung ... 254
- 18.5.4 Sehnenverletzung ... 255
- 18.5.5 Kompartmentsyndrom ... 256

18.6 Verletzungen des Rumpfes ... 257
- 18.6.1 Thoraxtrauma ... 257
- 18.6.2 Abdominaltrauma ... 258

18.7 Ösophagusverätzung ... 260
18.8 Thermische Verletzungen ... 261
- 18.8.1 Charakteristika der thermischen Wunde ... 262
- 18.8.2 Risiken und Komplikationen ... 263
- 18.8.3 Therapie ... 264
- 18.8.4 Nachsorge ... 266
- 18.8.5 Prognose und Prävention ... 266

18.9 Ertrinkungsunfall ... 267
Siegfried Rödl

18.10 Hitzeschäden (Sonnenstich, Hitzekollaps, Hitzschlag, Hitzetod) ... 269
Johann Deutsch

18.11 Stromunfall (Elektrounfall) ... 270
18.12 Vergiftungen ... 271
- 18.12.1 Alkoholvergiftung ... 273
- 18.12.2 Atropinvergiftung (Anticholinergikavergiftung) ... 273
- 18.12.3 Kodeinvergiftung ... 273
- 18.12.4 Drogenvergiftung ... 273
- 18.12.5 Paracetamolvergiftung ... 273
- 18.12.6 Insektizid- und Herbizidvergiftung: ... 273
- 18.12.7 Pilzvergiftung ... 274
- 18.12.8 Literatur ... 274

19 Vernachlässigung und Kindesmisshandlung ... 275
Gudrun Frese, Bernd Herrmann

19.1 Hinweise und Anamnese ... 276
19.2 Körperliche Misshandlung ... 276
- 19.2.1 Hautbefunde ... 276
- 19.2.2 Knochenbrüche ... 277
- 19.2.3 Gehirnverletzungen – Shaken-Baby-Syndrom ... 277
- 19.2.4 Sonstige Manifestationen ... 278

19.3 Sexueller Missbrauch ... 278
19.4 Vernachlässigung und emotionale Misshandlung ... 279
19.5 Intervention ... 279
19.6 Rolle der Pflege im Kinderschutz ... 280
19.7 Fazit ... 281
- 19.7.1 Literatur ... 281

Teil IV Organspezifische Erkrankungen

20	Kopf und Hals	284
	Franz G. Schnekenburger	
20.1	Kraniosynostosen	284
20.2	Lippen-Kiefer-Gaumenspalten	286
20.3	Halszysten und Halsfisteln	287
	20.3.1 Weitere angeborene Anomalien im Kopf-Halsbereich	288
20.4	Torticollis	289
21	Augenheilkunde	290
	Kerstin Bornemann, Eva-Maria Heinze, Jens-Oliver Rudolph	
21.1	Allgemeine Grundlagen	290
	21.1.1 Aufbau des Auges	290
	21.1.2 Physiologie des Sehens	291
	21.1.3 Ophthalmologische und orthoptische Diagnostik bei Kindern	291
	21.1.4 Amblyopie	292
	21.1.5 Sehbehinderungen, Blindheit und visuelle Frühförderung	292
21.2	Refraktion	293
21.3	Angeborene Fehlbildungen	294
	21.3.1 Kolobome	294
	21.3.2 Mikrophthalmus und Anophthalmus	294
21.4	Infektionen	294
	21.4.1 Kongenitale Infektionen	294
	21.4.2 Erworbene Infektionen	295
21.5	Erkrankungen der Orbita und Tränenwege	295
	21.5.1 Angeborener Verschluss der Tränenwege	295
	21.5.2 Tränendrüsenentzündung (Dakryoadenitis)	295
	21.5.3 Orbitaphlegmone	296
21.6	Ptosis	297
21.7	Erkrankungen der Linse und des Glaskörpers	297
	21.7.1 Kongenitale Katarakt	297
	21.7.2 Persistierender hyperplastischer Glaskörper	298
21.8	Kongenitales Glaukom	298
21.9	Tumoren	299
	21.9.1 Benigne Tumoren	299
	21.9.2 Maligne Tumoren	299
21.10	Netzhauterkrankungen	299
	21.10.1 Frühgeborenenretinopathie	299
	21.10.2 Achromatopsie	299
	21.10.3 Albinismus	300
	21.10.4 Morbus Coats	300
	21.10.5 Augenbefunde bei Kindesmisshandlung (Shaken-baby-Syndrome)	300
	21.10.6 Retinopathia pigmentosa	300
21.11	Uveitis	301
	21.11.1 Juvenile rheumatoide Arthritis (JRA, Morbus Still)	301
	21.11.2 Sarkoidose	301
21.12	Strabismus (Schielen)	301
21.13	Nystagmus	302
22	HNO-Erkrankungen	303
	Johann Deutsch, Gerald Wolf	
22.1	Untersuchungsmethoden	303
22.2	Tonsillitis	304
22.3	Sinusitis	306
22.4	Pharyngitis	307
22.5	Otitis Media	307
22.6	Hyperplasie der Adenoiden	310
22.7	Epiglottitis (Laryngitis supraglottica)	310
22.8	Tubenbelüftungsstörung und Paukendrainage	311
22.9	Tonsillektomie und Adenektomie	312
	22.9.1 Tonsillektomie	312
	22.9.2 Adenektomie	313
23	Rumpf	314
	Franz G. Schnekenburger	
23.1	Fehlbildungen	314
	23.1.1 Omphalozele und Laparoschisis	314
	23.1.2 Blasenekstrophie	316
	23.1.3 Kongenitaler Zwerchfelldefekt (Enterothorax)	316
23.2	Hernien	318
	23.2.1 Allgemeine Grundlagen	318
	23.2.2 Leistenhernie	319
	23.2.3 Schenkelhernie	319
	23.2.4 Nabelhernie	320
	23.2.5 Epigastrische Hernie	320
	23.2.6 Narbenhernie	320
	23.2.7 Rektusdiastase	320
23.3	Fehlformen des Brustkorbs	321
	23.3.1 Trichterbrust	321
	23.3.2 Kielbrust	322
24	Herz und Gefäße	323
	Hakan Akintürk, Bernd Heinzl, Klaus Valeske	
24.1	Allgemeine Grundlagen	323
	Bernd Heinzl	
A	Angeborene Herzfehler	325
	Hakan Akintürk, Klaus Valeske	
24.2	Shuntvitien	325
	24.2.1 Vorhofseptumdefekt	325
	24.2.2 Kammerscheidewanddefekt	326
	24.2.3 Persistierender Ductus arteriosus Botalli	327
	24.2.4 Atrioventrikulärer Scheidewanddefekt	327
	24.2.5 Transposition der großen Gefäße	328

24.3	Obstruktive Fehlbildungen	328		25.11	Zystische Fibrose und Bronchiektasen	359

24.3 Obstruktive Fehlbildungen 328
    24.3.1 Fallot-Tetralogie 328
    24.3.2 Aortenisthmusstenose 329
    24.3.3 Aortenstenose 330
24.4 Univentrikuläres Herz 330
    24.4.1 Hypoplastisches Linksherz-Syndrom 330
    24.4.2 Trikuspidalatresie 332

B Funktionelle Herzerkrankungen und Hypertonie 334
Bernd Heinzl
24.5 Herzinsuffizienz 334
24.6 Herzrhythmusstörungen 335
    24.6.1 Bradyarrhythmien 336
    24.6.2 Tachyarrhythmien 337
24.7 Hypertonie 338

C Entzündliche Herzerkrankungen . 340
Bernd Heinzl
24.8 Endokarditis 340
24.9 Myokarditis 341
24.10 Rheumatisches Fieber 341
24.11 Kawasaki-Syndrom 342

25 Atmungssystem 343
Franz G. Schnekenburger, Ernst Eber
25.1 Allgemeine Grundlagen 343
Franz G. Schnekenburger, Ernst Eber
25.2 Operationstechniken 344
Franz G. Schnekenburger
    25.2.1 Thorakotomie 344
    25.2.2 Thorakoskopie 344
    25.2.3 Resektionsverfahren an der Lunge 345
    25.2.4 Dekortikation 345
    25.2.5 Pleurodese 345
    25.2.6 Tracheotomie/Tracheostomie . 345
25.3 Stenosen von Larynx und Trachea 346
Franz G. Schnekenburger
    25.3.1 Laryngomalazie 346
    25.3.2 Tracheomalazie 346
    25.3.3 Erworbene Stenosen von Larynx und Trachea 346
25.4 Lungenfehlbildungen 347
Franz G. Schnekenburger
25.5 Krupp-Syndrom 347
Ernst Eber
25.6 Akute obstruktive Bronchitis 349
Ernst Eber
25.7 Akute Bronchiolitis 350
Ernst Eber
25.8 Asthma bronchiale 351
Ernst Eber
25.9 Pneumonie 355
Ernst Eber
25.10 Lungenabszess und Pleuraempyem 358
Franz G. Schnekenburger

25.11 Zystische Fibrose und Bronchiektasen .. 359
Ernst Eber
    25.11.1 Zystische Fibrose 359
    25.11.2 Bronchiektasen 362
25.12 Aspiration 363
Ernst Eber
25.13 Pneumothorax 365
Franz G. Schnekenburger
25.14 Lungentumoren 366
Franz G. Schnekenburger

26 Immunsystem und Allergologie . 367
Harald Mangge, Eva-Maria Varga

A Immunstatus mit besonderer Berücksichtigung kongenitaler Immundefekte 367
Harald Mangge
26.1 Primäre Immundefekte 368
    26.1.1 Primäre (humorale) Immundefekte mit Störung der Antikörperbildung 368
    26.1.2 Primäre Immundefekte mit Störung der zellvermittelten Immunität 371

B Diagnostik und Therapie von Allergien im Kindesalter ... 374
Eva-Maria Varga

27 Verdauungssystem 381
Johann Deutsch, Almuthe Hauer, Franz G. Schnekenburger

A Allgemeine Grundlagen 382
Franz G. Schnekenburger
27.1 Allgemeine Operationstechniken 382
    27.1.1 Laparotomie 382
    27.1.2 Laparoskopie 383
    27.1.3 Enterotomie 383
    27.1.4 Resektionen am Verdauungstrakt 384
    27.1.5 Anus praeter 384
    27.1.6 Perkutane endoskopische Gastrostomie (PEG) 386

B Erkrankungen mit Transportstörungen 388
Franz G. Schnekenburger
27.2 Ileus 388
27.3 Angeborene Transportstörungen des Verdauungstrakts 389
    27.3.1 Ösophagusatresie 389
    27.3.2 Duodenalatresie 391
    27.3.3 Duodenalstenose 392
    27.3.4 Dünndarmatresie 392
    27.3.5 Analatresie 393
    27.3.6 Kloake 394
    27.3.7 Mekoniumileus 394
    27.3.8 Aganglionose 395
27.4 Erworbene Transportstörungen 396
    27.4.1 Hypertrophe Pylorusstenose .. 396

	27.4.2	Volvulus	397	27.22.7	Prognose der neonatalen Cholestase	424
	27.4.3	Invagination	398	27.23	Extrahepatische Gallengangsatresie	424
	27.4.4	Briden- und Adhäsionsileus	398	27.24	Choledochuszyste	426
	27.4.5	Fremdkörperingestion	399	27.25	Leberzirrhose	426
	27.4.6	Gastroösophagealer Reflux	399	27.26	Coma hepaticum (akutes Leberversagen)	427
C	Resorptionsstörungen des Darms		401	27.27	Aszites	427
	Almuthe Hauer, Franz G. Schnekenburger			27.28	Cholelithiasis	428
27.5	Malabsorption		401	27.29	Pankreatitis	429
	Almuthe Hauer			27.29.1	Akute Pankreatitis	429
27.6	Kuhmilchallergie		402	27.29.2	Chronische Pankreatitis	429
	Almuthe Hauer					
27.7	Zöliakie		404	28	Niere und Harnwege	431
	Almuthe Hauer			*Klaus Arbeiter, Christoph Aufricht, Julia Becker, Michael Böhm, Dagmar Csaicsich, Johann Deutsch, Uwe Hübner, Thomas Müller, Andrea Ulbrich, Alexander Schneider, Regina Vargha*		
27.8	Kurzdarmsyndrom		405			
	Franz G. Schnekenburger					
D	Entzündungen des Darms		407	28.1	Allgemeine Grundlagen	431
	Almuthe Hauer, Franz G. Schnekenburger			*Christoph Aufricht, Dagmar Csaicsich*		
27.9	Infektiöse Erkrankungen		407	28.2	Angeborene Fehlbildungen	432
	27.9.1	Gastritis, Duodenitis und Ulkus	407	*Uwe Hübner*		
		Franz G. Schnekenburger		28.2.1	Doppelter Ureter, Ureterektopie, „Doppelnieren" und Ureterozele	432
	27.9.2	Akute Gastroenteritis	407	28.2.2	Weitere Fehlbildungen der Niere	433
		Almuthe Hauer		28.2.3	Urachusanomalien	434
27.10	Nekrotisierende Enterokolitis		409	28.2.4	Epispadie-Ekstrophie-Komplex	434
	Franz G. Schnekenburger			28.3	Harntransportstörungen	435
27.11	Appendizitis		410	*Uwe Hübner*		
	Franz G. Schnekenburger			28.3.1	Urethralklappen	436
27.12	Analfistel, Analabszess		411	28.3.2	Meatusstenose	437
	Franz G. Schnekenburger			28.3.3	Ureterabgangsstenose	437
27.13	Peritonitis		411	28.3.4	Ureterostiumstenose	438
	Franz G. Schnekenburger			28.3.5	Vesikoureterorenaler Reflux	438
27.14	Chronisch entzündliche Darmerkrankungen		412	28.4	Akutes und chronisches Nierenversagen	439
	Almuthe Hauer			*Klaus Arbeiter, Michael Böhm*		
E	Weitere Erkrankungen des Darms		416	28.4.1	Akutes Nierenversagen	439
	Franz G. Schnekenburger			28.4.2	Chronisches Nierenversagen	440
27.15	Malrotation		416	28.5	Nephrotisches Syndrom	441
27.16	Duplikatur		416	*Klaus Arbeiter, Regina Vargha*		
27.17	Ductus omphaloentericus persistens/Meckel-Divertikel		417	28.6	Glomerulonephritis	443
27.18	Rektumprolaps		417	*Thomas Müller, Alexander Schneider*		
27.19	Hämorrhoiden		418	28.6.1	Akute postinfektiöse Glomerulonephritis	443
27.20	Darmpolypen		418	28.7	Hämolytisch-urämisches Syndrom	444
27.21	Stuhlinkontinenz		419	*Julia Becker, Thomas Müller*		
F	Leber, Galle, Pankreas		420	28.8	Harnwegsinfekte	445
	Johann Deutsch, Franz G. Schnekenburger			*Christoph Aufricht, Andrea Ulbrich*		
27.22	Cholestase des Neugeborenen und Säuglings		420	28.9	Zystische Erkrankungen der Niere	447
	27.22.1	Allgemeine Grundlagen	420	*Johann Deutsch*		
	27.22.2	Alpha-1-Antitrypsin-Mangel	421	28.9.1	Genetisch verursachte zystische Nephropathien	447
	27.22.3	Progressive familiäre intrahepatische Cholestase	422	28.9.2	Multizystische Nierendysplasie	448
	27.22.4	Virusinfektionen	422	28.9.3	Zystische Nephropathien bei Fehlbildungssyndromen	448
	27.22.5	Intrahepatische Gallengangshypoplasie bzw. -atresie	422	28.10	Nierensteine (Urolithiasis)	449
	27.22.6	Weitere Ursachen	423	*Johann Deutsch*		

28.11	Blasenentleerungsstörungen	450
	Uwe Hübner	
	28.11.1 Blasenentleerungsstörungen	450
28.12	Tumoren des Harntrakts	450
	Uwe Hübner	
	28.12.1 Wilms-Tumor	450
29	Genitale	451
	Uwe Hübner	
29.1	Penis	451
	29.1.1 Phimose	451
	29.1.2 Hypospadie	452
	29.1.3 Palmure	453
29.2	Hoden und Skrotum	454
	29.2.1 Lageanomalien des Hodens	454
	29.2.2 Hodentorsion	455
	29.2.3 Entzündliche Erkrankungen	456
	29.2.4 Hydrozelen	456
	29.2.5 Varikozele	457
29.3	Äußeres weibliches Genitale	457
	29.3.1 Labiensynechie	457
	29.3.2 Lichen sclerosus	457
29.4	Inneres weibliches Genitale	458
	29.4.1 Ovarialzysten und -tumoren	458
	29.4.2 Fehlbildungen des inneren Genitale	459
30	Erkrankungen des Bewegungsapparats	460
	Michaela Brunner-Krainz, Matthias Buch, Johann Deutsch, Bert Nagel, Franz G. Schnekenburger	
30.1	Grundlagen und Untersuchungstechniken	460
	Michaela Brunner-Krainz	
A	Erkrankungen der Muskulatur	462
	Michaela Brunner-Krainz	
30.2	Muskeldystrophie	462
	30.2.1 Muskeldystrophie Duchenne	462
	30.2.2 Muskeldystrophie Becker	463
	30.2.3 Myotone Dystrophie Curschmann-Steinert	463
30.3	Myasthenie	463
	30.3.1 Myasthenia gravis	463
	30.3.2 Weitere Myasthenieformen	464
30.4	Spinale Muskelatrophie	464
	30.4.1 SMA Typ I (Werdnig–Hoffmann)	465
	30.4.2 SMA Typ II (Intermediäre Form)	465
	30.4.3 SMA Typ III/Typ IV (Kugelberg-Welander)	465
	30.4.4 SMA-Sonderformen	465
B	Erkrankungen der Knochen und Gelenke	466
	Johann Deutsch, Bert Nagel, Franz G. Schnekenburger	
30.5	Allgemeine Knochen- und Gelenkserkrankungen	466
	30.5.1 Osteogenesis imperfecta	466
	Johann Deutsch	
	30.5.2 Rachitis	467
	Johann Deutsch	
	30.5.3 Marfan-Syndrom	468
	Bert Nagel	
	30.5.4 Ganglion	469
	Franz G. Schnekenburger	
30.6	Entzündungen in Knochen und Gelenken	470
	Franz G. Schnekenburger	
	30.6.1 Osteomyelitis	470
	30.6.2 Eitrige Arthritis	471
	30.6.3 Coxitis fugax	472
30.7	Fehlformen und Fehlentwicklungen bestimmter Knochen und Gelenke	473
	Matthias Buch	
	30.7.1 Skoliose	473
	30.7.2 Morbus Scheuermann	473
	30.7.3 Hüftdysplasie	474
	30.7.4 Fehlformen des Fußes	475
30.8	Erworbene Erkrankungen bestimmter Knochen und Gelenke	478
	Matthias Buch	
	30.8.1 Epiphyseolysis capitis femoris	478
	30.8.2 Aseptische Knochennekrosen/ Morbus Perthes	478
C	Weitere Erkrankungen der Extremitäten	480
	Franz G. Schnekenburger	
30.9	Fehlbildungen der Extremitäten	480
	30.9.1 Amniotische Abschnürung	480
	30.9.2 Syndaktylie und Polydaktylie	480
30.10	Unguis incarnatus	481
30.11	Panaritium, Paronychie	481
30.12	Schnellender Finger	482
31	Kindliches Rheuma und Erkrankungen des Bindegewebes	483
	Andrea Skrabl-Baumgartner	
31.1	Allgemeine Grundlagen	483
31.2	Arthritis im Zusammenhang mit Infektionen	484
31.3	Juvenile idiopathische Arthritis (JIA)	484
31.4	Systemischer Lupus erythematodes	487
31.5	Mischkollagenosen	488
31.6	Rheumatisches Fieber	489
31.7	Kawasaki-Syndrom	490
31.8	Purpura Schönlein-Henoch	491
32	Nervensystem	493
	Michaela Brunner-Krainz, Johann Deutsch, Annette Kailing, Ute Maurer-Fellbaum	
32.1	Fehlbildungen	493
	Annette Kailing	
	32.1.1 Arachnoidalzysten	493
	32.1.2 Chiari-Malformation	494
	32.1.3 Aquäduktverschluss	495
	32.1.4 Dandy-Walker-Malformation	496
	32.1.5 Enzephalozele	496

32.2	Zerebralparese	497
	Michaela Brunner-Krainz, Ute Maurer-Fellbaum	
32.3	Teilleistungsstörungen	499
	Ute Maurer-Fellbaum	
32.4	Degenerative Erkrankungen des zentralen Nervensystems	500
	Michaela Brunner-Krainz, Ute Maurer-Fellbaum	
32.4.1	Degeneration der weißen Substanz (Leukodystrophien)	500
32.4.2	Degeneration der grauen Substanz	501
32.5	Infektionen des Nervensystems	501
	Michaela Brunner-Krainz, Ute Maurer-Fellbaum	
32.5.1	Meningitis	501
32.5.2	Enzephalitis	502
32.5.3	Entzündliche Erkrankung peripherer Nerven (Polyneuritis, Polyneuropathie)	502
32.6	Multiple Sklerose	502
	Michaela Brunner-Krainz, Ute Maurer-Fellbaum	
32.7	Epilepsie	504
	Michaela Brunner-Krainz, Ute Maurer-Fellbaum	
32.7.1	Anfallsformen und Epilepsiesyndrome des Kindesalters ...	507
32.8	Kopfschmerzen und Migräne	510
	Johann Deutsch	
32.8.1	Akute Kopfschmerzen	510
32.8.2	Chronische bzw. chronisch rezidivierende Kopfschmerzen	510
32.8.3	Spannungskopfschmerz	511
32.8.4	Migräne	511
32.9	Neurokutane Syndrome	513
	Michaela Brunner-Krainz	
32.9.1	Neurofibromatose	513
32.9.2	Tuberöse Sklerose	514
32.9.3	Sturge-Weber-Syndrom (SWS)	514
32.10	Fazialisparese	514
	Michaela Brunner-Krainz	
32.11	Guillain-Barré-Syndrom (akute Polyradikuloneuritis)	515
	Michaela Brunner-Krainz	
32.12	Durchblutungsstörungen	516
	Michaela Brunner-Krainz	
32.12.1	Sinusvenenthrombose	516
32.12.2	Vaskuläre Malformationen (arteriovenöse Malformationen, kavernöse Hämangiome)	516
32.13	Querschnittlähmung	517
	Annette Kailing	
32.14	Hydrozephalus	519
	Annette Kailing	
32.15	Dysraphische Störungen (Spina bifida) ..	522
	Annette Kailing	
32.15.1	Myelomeningozele (MMC) ...	523
32.15.2	Primäres Tethered-cord (Spina bifida occulta)	524
32.15.3	Dermalsinus	525
32.16	Schädel-Hirn-Trauma	525
	Annette Kailing	
32.16.1	Subdurales Hämatom	526
32.16.2	Subdurales Hygrom	527
32.16.3	Epiduralhämatom	527
32.16.4	Hirnkontusion	528
33	**Endokrinologie und Stoffwechsel**	**529**
	Martin Borkenstein, Elke E. Fröhlich-Reiterer, Elisabeth Suppan	
33.1	Allgemeine Grundlagen und Untersuchungstechniken	529
	Elisabeth Suppan	
33.1.1	Allgemeine Grundlagen	529
33.1.2	Untersuchungsmethoden....	530
33.2	Kleinwuchs und Hochwuchs	531
	Elke E. Fröhlich-Reiterer, Martin Borkenstein	
33.3	Pubertas praecox, Pubertas tarda	532
	Elke E. Fröhlich-Reiterer, Martin Borkenstein	
33.4	Diabetes insipidus	536
33.5	Erkrankungen der Schilddrüsen	537
	Elke E. Fröhlich-Reiterer, Martin Borkenstein, Franz G. Schnekenburger	
33.5.1	Hypothyreose	537
33.5.2	Hyperthyreose	540
33.6	Erkrankungen der Nebenschilddrüsen ..	542
	Elisabeth Suppan	
33.7	Erkrankungen der Nebennierenrinde ...	543
	Martin Borkenstein	
33.7.1	Adrenogenitales Syndrom (Unterfunktion der Nebennierenrinde)	543
33.7.2	Cushing-Syndrom (Überfunktion der Nebennierenrinde)	545
33.8	Hypogonadismus	546
	Martin Borkenstein, Johann Deutsch	
33.9	Gynäkomastie	547
	Elisabeth Suppan	
33.10	Störungen der Geschlechtsentwicklung (DSD, Intersexualität)	548
	Johann Deutsch, Franz G. Schnekenburger	
33.11	Diabetes mellitus	550
	Elke E. Fröhlich-Reiterer, Martin Borkenstein	
33.12	Stoffwechselerkrankungen	556
	Michaela Brunner-Krainz	
33.12.1	Aminoazidopathien	557
33.12.2	Organoazidopathien	558
33.12.3	Fettsäureoxidationdefekte ...	559
33.12.4	Galaktosämie	559
33.12.5	Literatur	560
34	**Haut**	**562**
	Barbara Binder	
34.1	Allgemeine Grundlagen	562
34.2	Atopisches Ekzem (Neurodermitis)	563
34.3	Urtikaria (Nesselsucht)	564
34.4	Genetische Dermatosen	565
34.4.1	Ichthyosis vulgaris	565

	34.4.2	Epidermolysis bullosa simplex Weber-Cockayne	565	35.2	Ursache	573
	34.4.3	Neurofibromatose (Morbus Recklinghausen)	565	35.3	Symptome	573
				35.4	Diagnose	574
34.5		**Infektionen der Haut**	**566**		35.4.1 Bindungstheorie	574
	34.5.1	Impetigo contagiosa (Eiterflechte)	566		35.4.2 Interaktionsdiagnostik	575
	34.5.2	Herpes-simplex-Infektion	566	35.5	**Rolle der Pflegenden**	**575**
	34.5.3	Verruca vulgaris (vulgäre Warze)	567		35.5.1 Der „schwierige" Patient	575
					35.5.2 Der „schwierige" Angehörige	576
	34.5.4	Molluscum contagiosum (Dellwarzen)	567		35.5.3 Zwischen Patient und Arzt	576
					35.5.4 Zwischen Kind und Eltern	576
	34.5.5	Erythema migrans	568	35.6	**Interinstitutionelle Phänomene**	**577**
	34.5.6	Epidermomykose (Pilzinfektion)	568	35.7	**Psychosomatische Störungen**	**577**
34.6		**Akne**	**569**		35.7.1 Frühkindliche Ess- und Fütterungsstörungen	577
34.7		**Parasitenbefall von Haut und Haaren**	**569**		35.7.2 Ein- und Durchschlafstörungen	579
	34.7.1	Skabies (Krätze)	569		35.7.3 Ausscheidungsstörungen	580
	34.7.2	Pediculosis capitis (Kopfläuse)	570		35.7.4 Bauchweh, Kopfweh, unklare Schmerzen	580
35		**Psychosomatik** *Marguerite Dunitz-Scheer*	**571**		35.7.5 Essstörungen des Schulalters und der Pubertät	582
35.1		**Definition**	**572**	35.8	**Therapie**	**584**
				35.9	**Prognose**	**584**

Anhang

Abbildungsnachweis 588	Weiterführende Adressen 590
Abkürzungsverzeichnis 589	Sachverzeichnis 591

TEIL I

Grundlagen der Pädiatrie und Kinderchirurgie

1 Embryologie · 2
2 Wachstum und Entwicklung des Kindes · 7
3 Adoleszenz · 16
4 Prävention von Erkrankungen im Kindesalter · 23
5 Akut kranke Kinder · 38
6 Allgemeines zur Kinderchirurgie · 47
7 Anästhesie und Schmerztherapie · 61
8 Intensivmedizin · 72
9 Ethik (inkl. rechtliche und allg. Aspekte) · 82
10 Sozialpädiatrie · 87

1 Embryologie

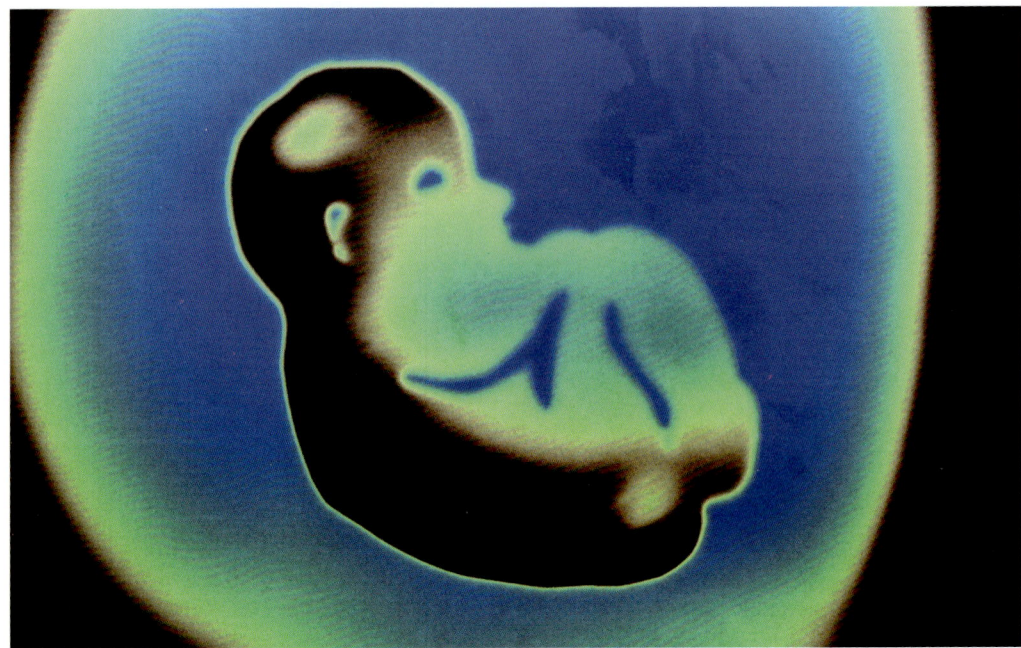

1.1 Allgemeine Embryologie · 2
1.2 Mehrlinge · 5
1.3 Pränataldiagnostik (Vorsorgeuntersuchung) · 6
1.4 Schädigung des Embryos · 6

1.1 Allgemeine Embryologie

Die bei Kindern und Jugendlichen zu beobachtenden und zu behandelnden Krankheiten sind in vielen Fällen durch angeborene Fehlbildungen oder Funktionsstörungen verursacht. Will man diese verstehen, besonders bei gleichzeitigem Auftreten mehrerer Fehlbildungen, muss man einen Blick auf die vorgeburtliche Entstehung des Organismus werfen.

1.1.1 Entwicklung der Keimscheibe

Durch die Verschmelzung der weiblichen Eizelle mit der männlichen Samenzelle entsteht die befruchtete Eizelle, genannt Zygote. Diese beinhaltet die gesamten Genanlagen des neu entstandenen Lebewesens. Aus der Zygote wird durch wiederholte Zellteilung in den ersten Tagen ein äußerlich kugeliger Zellhaufen, das Blastomer. Zunächst bildet das Blastomer in seinem Inneren einen Hohlraum (Dottersack) aus. Am Rande des Hohlraums liegt ein zusammenhängender Zellhaufen, der Embryoblast, aus dem sich der eigentliche Embryo entwickeln wird. In dieser Phase heftet sich die dann Blastozyste genannte Frucht an die Schleimhaut der Gebärmutter an (5.–6. Tag nach der Befruchtung), die Einnistung beginnt.

Während sich um die Frucht herum aus der äußeren Zellschicht die Verbindungsfläche mit der Uterusschleimhaut entwickelt, entsteht im Embryoblasten ein weiterer Hohlraum, die Amnionhöhle (auch Fruchtwasserhöhle). Sie umgibt später den gesamten Embryo. Zwischen der Amnionhöhle und dem Dottersack liegt nun eine aus 2 unterschiedlichen Zellschichten bestehende Scheibe (ca. 0,2 mm im Durchmesser), die zweiblättrige Keimscheibe (14. Tag nach der Befruchtung). Die gesamte Frucht ist inzwischen in der Uterus-

ALLGEMEINE EMBRYOLOGIE

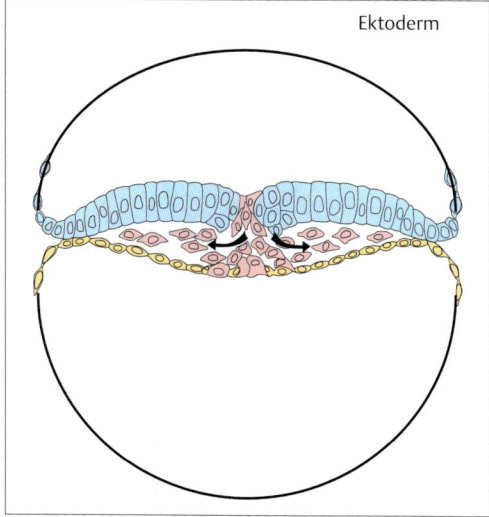

Abb. 1.1 Dreiblättrige Keimscheibe am 16. Tag nach der Befruchtung (nach Sadler 2008).

schleimhaut eingebettet. Allein aus der Keimscheibe wird der komplette neue menschliche Organismus hervorgehen, fast der gesamte Rest der Frucht ist nur für die Entwicklung im Mutterleib erforderlich.

Zwischen den beiden Zellschichten entsteht nun eine komplette dritte; damit liegt die dreiblättrige Keimscheibe vor (**Abb. 1.1**).

D *Die obere, der Amnionhöhle anliegende Schicht der drei Keimblätter wird als* **Ektoderm**, *die mittlere als* **Mesoderm** *und die untere, dem Dottersack anliegend, als* **Entoderm** *bezeichnet.*

An zwei kleinen Stellen an entgegengesetzten Polen der Keimscheibe bleiben Ektoderm und Entoderm in direktem Kontakt. Hier werden die direkten Verbindungen zwischen Körperoberfläche und inneren Organen entstehen: der Mund einerseits, After und Harnröhre andererseits. Damit ist die Längsachse des Organismus ausgebildet.

Bereits zu dieser frühen Zeit (3. Woche nach der Befruchtung) ist der Keim gegenüber äußeren Schädigungen sehr empfindlich. Während also die Frau oft noch gar nicht gemerkt hat, dass sie schwanger ist, können z. B. durch Alkohol schwere Fehlbildungen des Gehirns oder der Augen verursacht werden.

1.1.2 Embryonalperiode

In dieser Zeit (4.–8. Woche nach der Befruchtung) entstehen aus den 3 Keimblättern die Organanlagen (Organogenese).

Ektoderm
Aus dem Ektoderm gehen das Sinnesepithel von Nase, Augen und Ohr, die Epidermis (d. h. die äußere Schicht der Haut), sowie das Neuralrohr hervor.

Neuralrohr. In der Mitte des Ektoderms bildet sich ein Streifen (Neuralplatte) aus, der in die Tiefe des Mesoderms einsinkt. Er formt sich dabei zu einer Rinne und dann zum Neuralrohr, das komplett von Mesoderm umgeben ist. Oberflächlich schließt sich das restliche Ektoderm wieder (s. **Abb. 1.2**). Aus dem Neuralrohr entwickelt sich am Kopfende das Gehirn, der Rest wird zum Rückenmark. Wenn das Rohr sich nicht komplett schließt, verbleibt eine Myelomeningozele als Fehlbildung des Neugeborenen (Kap. 32). Aus randständigen Zellen der Neuralplatte, die auch in die Tiefe wandern, entstehen u. a. vegetative Nerven, Spinalganglien und Hirnhäute, aber auch die Melanozyten der Haut und die Nebennieren. Bei einer Fehlentwicklung dieser Zellen kann ein Tumor entstehen, das Neuroblastom (Kap. 16), das deshalb meist vom vegetativen Nervensystem oder den Nebennieren ausgeht.

Mesoderm
Während sich das Neuralrohr zu bilden beginnt, entwickelt sich im benachbarten Mesoderm embryonales Bindegewebe, das Mesenchym.

Aus dem Mesenchym entstehen Knochen-, Knorpel- und Bindegewebe.

Andere Anteile des Mesoderms werden sich zu Skelettmuskulatur, Subkutangewebe und Dermis, also der tiefen Schicht der Haut, wieder andere zur Anlage der Nieren differenzieren. Das Mesoderm teilt sich an den Außenseiten in eine parietale und eine viszerale Schicht. Aus diesen werden u. a. die jeweils parietalen und viszeralen Anteile von Pleura und Peritoneum sowie der Herzbeutel, aus dem viszeralen Anteil zusätzlich die glatte Muskulatur von Ösophagus, Magen und Darm gebildet.

Ebenfalls aus Mesodermzellen gehen in dieser Zeit Endothelzellen hervor, die sich zu Gefäßen verbinden. Andere Mesodermzellen differenzieren sich zu Blutzellen.

Entoderm
Gleichzeitig mit diesen Vorgängen krümmt sich die Keimscheibe an beiden Längsseiten zum Dottersack hin immer weiter, sodass letztendlich ein Rohr – der Rumpf – entsteht. Das Entoderm wird dabei in das Innere des Rumpfes verlagert und ebenfalls zum Rohr geformt: Das Rohr ist die innere Auskleidung (später die Schleimhaut) des Urdarms zwischen Mund und After. Aus der ehemals weiten Öffnung zwischen Entoderm

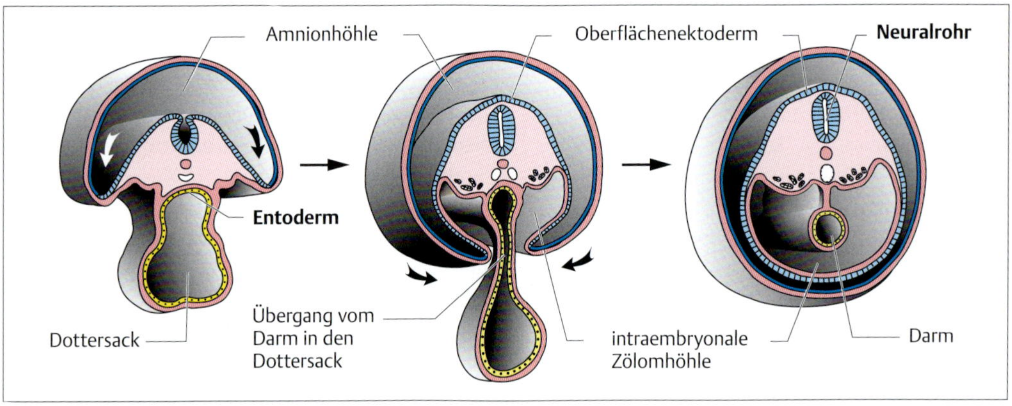

![Abb. 1.2]

Abb. 1.2 Entwicklung der Keimscheibe zu Rumpf, Neural- und Darmrohr (21.–28. Tag nach der Befruchtung). Die Keimscheibe krümmt sich an beiden Längsseiten zum Dottersack hin und bildet so ein Rohr, den Rumpf. Die Neuralplatte, ein Streifen aus der Mitte des Ektoderms, sinkt in das Mesoderm ein und bildet dabei zunächst eine Rinne und später das Neuralrohr. Aus dem Entoderm entwickelt sich ebenfalls ein Rohr: der Urdarm (nach Sadler 2008).

und Dottersack wird dabei ein nur noch schmaler Gang: der Ductus omphaloentericus (Kap. 27). Die Kontaktfläche zwischen Ento- und Ektoderm am Kopfende, die sog. Rachenmembran, reißt am Ende der 3. Woche ein, wodurch eine Verbindung zwischen Fruchtwasserhöhle und Darmrohr entsteht. Die Öffnung des Darms am After entsteht erst am Ende der 9. Woche (**Abb. 1.2**).

Aus dem Urdarm zweigen sich später Atemwege und Lungenalveolen, Tonsillen, Schilddrüse mit Nebenschilddrüsen, Thymus, Leber und Pankreas ab. Das anale Ende des Urdarms wird Kloake genannt. In diese wächst eine Trennwand ein, die den vorderen Teil (Sinus urogenitalis) vom hinteren (Rektoanalkanal) trennt. Aus dem Sinus urogenitalis entstehen u. a. Harnblase und Harnwege, deren Schleimhaut damit auch ein Abkömmling vom Entoderm ist.

Der Darm wächst schneller in die Länge, als es der Raum im Rumpf zulässt. Er legt sich in Schlingen und verlagert sich – vermutlich aus Platzgründen – ab Mitte der Embryonalzeit in die Nabelschnur (physiologischer Nabelbruch); nach 12 Wochen hat er sich dann wieder in die Bauchhöhle zurückgezogen. Wenn in dieser Phase eine Störung aufgetreten ist, verbleibt der Nabelbruch als sog. Omphalozele (Kap. 27) bis zur Geburt.

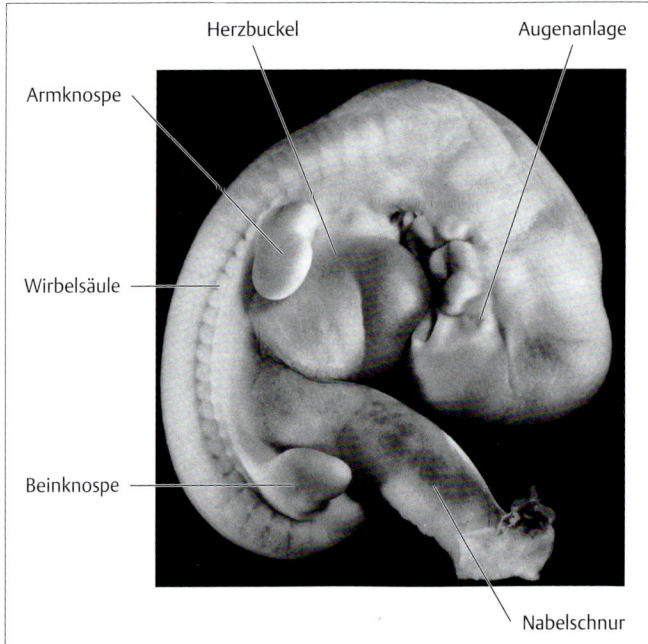

Abb. 1.3 Embryo am Ende der 5. Woche nach der Befruchtung, Größe ca. 10 mm (nach Sadler 2008).

Morphologie des Embryos

Da das Neuralrohr auf der Rückenseite sehr rasch in die Länge wächst, kommt es auch in Längsrichtung zu einer Krümmung: der Embryo nimmt äußerlich eine C-förmige Gestalt an (**Abb. 1.3**). Auf der Bauchseite wird zwischen der Nabelschnur und dem Kopf ein Herzbuckel gebildet, in dem sich das Herz aus Mesoderm entwickelt. An den Seiten des Rumpfes entstehen jeweils zwei Knospen aus Ekto- und Mesoderm, aus denen sich die Extremitäten entwickeln werden.

Nach 6 Wochen ist der Embryo etwa 1 cm, nach 7 Wochen 2 cm, nach 8 Wochen knapp 3 cm lang. Zu dieser Zeit sind bereits getrennte Finger und Zehen und menschliche Gesichtszüge erkennbar.

> **M** *In der Embryonalperiode werden praktisch alle Organe und die äußere Form des Menschen angelegt. In dieser Zeit können durch das Einwirken äußerer Störungen (Krankheiten der Schwangeren, Umwelteinflüsse, Einnahme von Toxinen, z. B. Medikamente oder Alkohol) besonders gravierende angeborene Fehlbildungen entstehen.*

1.1.3 Fetalperiode

Ab der 9. Woche nach der Befruchtung bis zur Geburt spricht man vom Foetus (auch Fetus). Ab der 12. Woche ist das Geschlecht sonografisch erkennbar. Ab dem 4.–5. Monat sind Kindsbewegungen zu spüren. Da die Organe im Wesentlichen angelegt sind, steht jetzt die Größenentwicklung im Vordergrund (**Tab. 1.1**). Zunächst wird der Fetus rasch länger, in den letzten Wochen vor der Geburt dann v. a. schwerer, es kommt Fettgewebe hinzu. Nach der Hälfte der Schwangerschaft hat der Fetus etwa die Hälfte der Länge eines Neugeborenen erreicht, 30 Wochen nach der Befruchtung die Hälfte des Geburtsgewichts.

Die Berechnung des Geburtstermins ist anhand des Befruchtungszeitpunkts (266 Tage) oder anhand des 1. Tages der letzten Menstruation (280 Tage) möglich, letzterer ist meist besser bekannt. Da die Zeit zwischen Menstruation und Ovulation (Eisprung) nicht konstant ist und in der frühen Phase auch kleine Blutungen auftreten können, ist die Bestimmung des Geburtstermins auf diesem Weg immer etwas unsicher.

Tab. 1.1 Längenwachstum und Gewichtsentwicklung in der Fetalperiode (nach Sadler 2008).

Alter (Wochen)	Scheitel-Steiß-Länge (cm)	Gewicht (g)
9–12	5–8	10–45
13–16	9–14	60–200
17–20	15–19	250–450
21–24	20–23	500–820
25–28	24–27	900–1300
29–32	28–30	1400–2100
33–36	31–34	2200–2900
37–38	35–36	3000–3400

1.2 Mehrlinge

Zwillings- u. a. Mehrlingsschwangerschaften können auf verschiedene Weise entstehen. Als eineiige Zwillinge bezeichnet man Individuen, die aus derselben befruchteten Eizelle hervorgegangen sind. Dabei ist es während der Entwicklung von der befruchteten Eizelle bis zum Embryoblast zu einer kompletten Teilung der Frucht gekommen. Aus den beiden Teilen haben sich dann zwei komplette Organismen entwickelt. Mehrlinge, die durch die gleichzeitige Befruchtung mehrerer Eizellen entstanden sind, werden als zweieiige (Zwillinge), oder dreieiige (Drillinge) Individuen bezeichnet.

Eine gleichzeitige Befruchtung mehrerer Eizellen kann sich zufällig ereignen. Besonders häufig kommt es jedoch infolge einer hormonellen Behandlung der sog. Unfruchtbarkeit dazu. Auch bei der In-Vitro-Fertilisation, also der Befruchtung der Eizellen außerhalb des Körpers, werden i. d. R. mehrere befruchtete Eizellen in die Gebärmutter gegeben, da das Einnisten in die Uterusschleimhaut nicht in jedem Fall erfolgt. Mehrlingsgeburten sind in diesen Fällen häufig.

1.3 Pränataldiagnostik (Vorsorgeuntersuchung)

Neben den Untersuchungen des Zustands der werdenden Mutter gehört zu den gynäkologischen Maßnahmen während der Schwangerschaft insbesondere die Sonografie der intrauterinen Frucht. Dabei werden die Größenentwicklung und die Entwicklung der Organsysteme verfolgt und zur Dauer der Schwangerschaft ins Verhältnis gesetzt. Werden dabei Verzögerungen oder Fehlentwicklungen beobachtet, können die Eltern bereits lange vor der Geburt auf abzusehende postpartale Probleme vorbereitet werden.

Amniozentese. Bei bestimmten Risiken (z. B. Alter über 35 Jahre, angeborene Erkrankungen in der Familienanamnese) kann zur weiteren Abklärung eine Fruchtwasseruntersuchung erwogen werden. Hierzu wird durch Bauchdecke und Uteruswand die Amnionhöhle punktiert (Amniozentese) und etwas Fruchtwasser gewonnen. Durch die Untersuchung der Chromosomen darin enthaltener kindlicher Zellen und die Konzentrationen bestimmter Substanzen können manche Fehlbildungen sicher oder mit großer Wahrscheinlichkeit festgestellt oder ausgeschlossen werden. Bei gravierenden Fehlbildungen kann mit den Eltern über die Möglichkeit eines Schwangerschaftsabbruches gesprochen werden. Zuvor sollte jedoch unbedingt der Kontakt zu einem Kinderchirurgen und einem Pädiater hergestellt werden, die die Eltern über die zu erwartenden Probleme und Behandlungsmöglichkeiten des Kindes aufklären können. Erst dann haben die Eltern die Grundlage, auf der sie diese schwerwiegende Entscheidung treffen können.

1.4 Schädigung des Embryos

Als angeborene Fehlbildung bezeichnet man einen bei der Geburt vorliegenden Fehler im Aufbau oder der Funktion eines Organs oder Körperteils. Eine derartige Schädigung des Embryos kann genetisch bedingt, also durch einen Fehler in den Erbanlagen verursacht sein. Dieser kann in einer fehlerhaften Anzahl der Chromosomen, einem Defekt an einem einzelnen Chromosom oder auch einem einzelnen Gen, d. h. einem bestimmten Teil der DNS, bestehen. Der bekannteste Chromosomendefekt ist die Trisomie 21, das Down-Syndrom, bei dem das Chromosom 21 dreimal statt zweimal in den Körperzellen vorhanden ist.

Teratogene
Erst in den letzten etwa 60 Jahren hat man erkannt, dass angeborene Fehlbildungen auch durch äußere Einflüsse auf die Schwangere in Form von bestimmten Krankheiten, Medikamenten, Drogen und ionisierender Strahlung entstehen können. Derartige von außen schädigend einwirkende Faktoren nennt man Teratogene. Sie wirken sich i. d. R. am stärksten in der Embryonalperiode aus, also von der 4.–8. Woche nach der Befruchtung, können aber auch davor und danach Fehlbildungen verursachen. Die bekanntesten Teratogene sind Röteln- und Zytomegalievirus, Alkohol und Röntgenstrahlen. Bei Medikamenten gibt es zwar große Unterschiede im Gefährdungspotenzial für das Kind, eine Teratogenität kann jedoch bei praktisch keinem Wirkstoff mit Sicherheit ausgeschlossen werden.

M *In der Schwangerschaft sind Medikamente grundsätzlich mit großer Zurückhaltung und strenger Indikationsstellung einzusetzen, Röntgenstrahlen möglichst nicht zu verwenden sowie Alkohol u. a. Drogen komplett zu meiden.*

Syndrom und Assoziation
Unter einem Syndrom versteht man ein besonderes angeborenes Krankheitsbild. Es ist durch mehrere Fehlbildungen oder Funktionsstörungen eines Kindes geprägt, die auf einer gemeinsamen (bekannten) Ursache beruhen: z. B. ein Chromosomendefekt oder die Einwirkung eines Giftes während der Organogenese.

Der Begriff der Assoziation bezeichnet das charakteristische gemeinsame Auftreten mehrerer Fehlbildungen, deren gemeinsame Ursache nicht geklärt ist: z. B. die VACTERL-Assoziation, bei der Fehlbildungen an Wirbelsäule, Anus, Herz, Trachea und Ösophagus, Niere und Extremitäten in einem Kind vereinigt sein können.

Die Häufigkeit funktionell bedeutsamer Fehlbildungen liegt bei ca. 4–6 % aller lebend geborenen Kinder. Die Hälfte davon fällt allerdings bei der Geburt noch gar nicht auf und kommt erst später zum Tragen. Kleine Anomalien, die für sich genommen keinen Krankheitswert darstellen, z. B. ungewöhnlich kleine Ohren, können allerdings mit ernsthaften Fehlbildungen kombiniert sein. Vor allem bei mehreren kleinen Anomalien sollte man daher gezielt nach schwerwiegenden Defekten suchen.

2 Wachstum und Entwicklung des Kindes

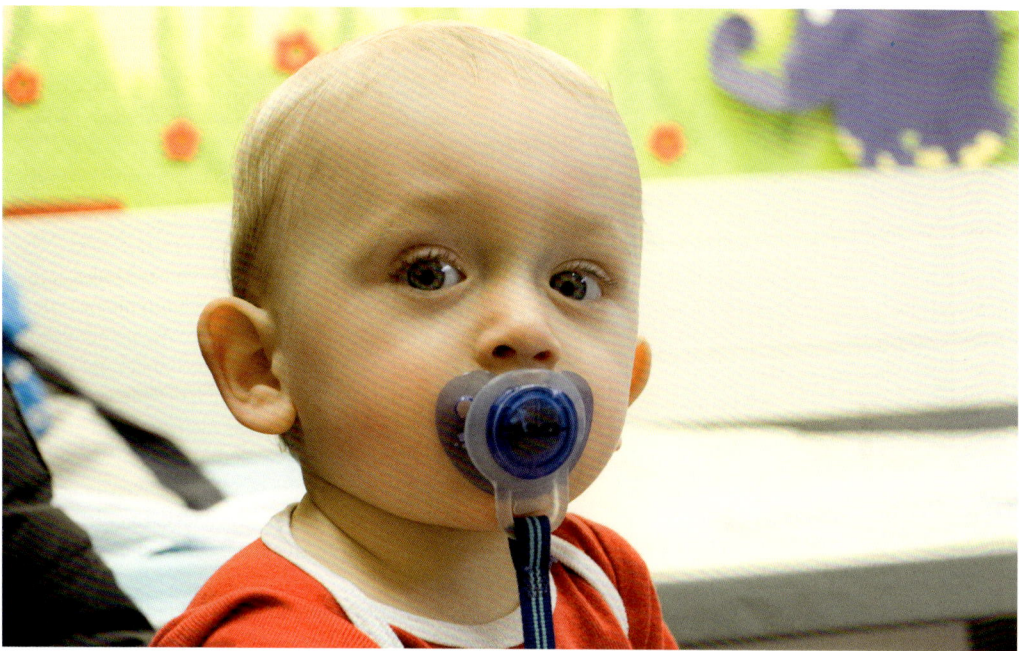

2.1 Wachstum • 7
2.2 Sensomotorische Entwicklung • 9

Von dem Zeitpunkt der Entstehung im Mutterleib (befruchtete Eizelle) bis zum Erwachsenen durchläuft das Kind einen kontinuierlichen Entwicklungsprozess. Er umfasst sowohl quantitative Veränderungen (Wachstum) als auch die Differenzierung einzelner Organsysteme bzw. deren funktionelle Vernetzung (Entwicklung).

2.1 Wachstum

Die über die Zeit gut erfassbaren Veränderungen von Gewicht, Größe und Kopfumfang des Kindes werden meist in Wachstumskurven eingetragen, die als Referenzmaße für die jeweilige Bevölkerung gelten können (sog. Somatogramme). Für Mitteleuropa sind z. B. die Zürcher Wachstumskurven gebräuchlich.

Der Vergleich der Maße des einzelnen Kindes mit der Normalbevölkerung anhand einer Perzentilenkurve erlaubt die Beschreibung von Wachstumsparametern. Perzentilenkurven zeigen den jeweiligen Prozentsatz einer Normalbevölkerung an, die größer oder kleiner bzw. leichter oder schwerer als das individuelle Kind sind (**Abb. 2.1**). Wird der Verlauf des Wachstums über einen längeren Zeitraum betrachtet, kann auch die Wachstumsgeschwindigkeit bestimmt werden.

Die Messungen von Größe, Gewicht und Kopfumfang stellen die Grundlage jeder kinderfachärztlichen Untersuchung dar, da Abweichungen bereits erste Hinweise auf evtl. vorliegende Erkrankungen geben können. Vor allem im ersten Lebensjahr kommt es zu einer rasanten Zunahme sowohl des Körpergewichtes als auch des Längenwachstums.

> **M** *Ein bei der Geburt 3,5 kg schweres Baby wiegt im Alter von einem halben Jahr mehr als doppelt so viel und hat gegen Ende des 1. Lebensjahrs sein Gewicht verdreifacht.*

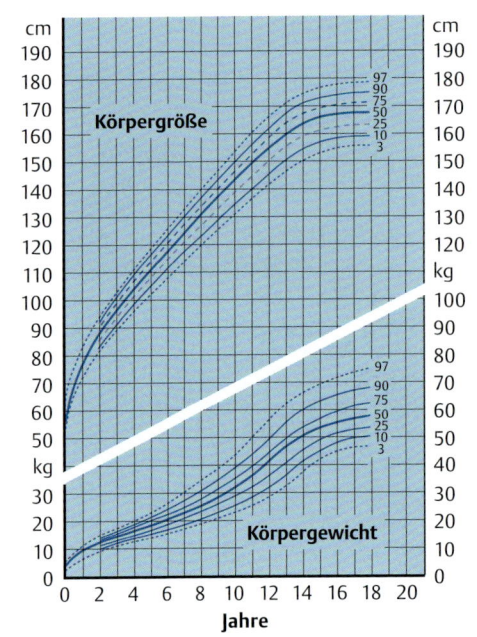

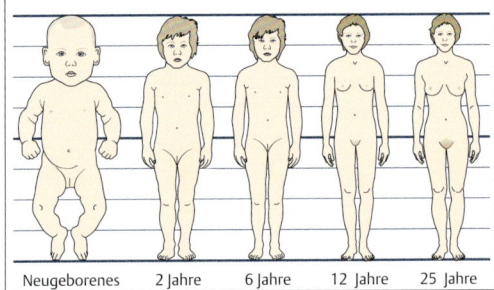

Abb. 2.1 Wachstums- und Gewichtskurve in Perzentilen für Mädchen (0–18 Jahre). Maße an der 3. Perzentile bedeuten, dass nur 3 % der Normalbevölkerung kleiner, 97 % jedoch größer als der Index-Patient sind. Maße an der 50. Perzentile liegen im Durchschnitt und besagen, dass 50 % der Normalbevölkerung größer und 50 % kleiner sind. Der Normalbereich der Perzentilenkurven liegt definitionsgemäß meist zwischen der 3. und der 97. Perzentile.

Abb. 2.2 Körperproportionen. Veränderungen im Verlauf der Entwicklung.

Mit zunehmendem Wachstum ändern sich auch die Körperproportionen, d. h. das Verhältnis zwischen der Größe von Extremitäten und Rumpf bzw. Rumpf und Kopf (**Abb. 2.2**). Die Proportionsverschiebung erfolgt zugunsten der Größe der Extremitäten und des Körperstammes.

Die einzelnen Körperorgane weisen ein unterschiedliches Wachstumstempo auf: So zeigt das Gehirn schon am Ende des 2. Lebensjahres 80 % der Erwachsenenmasse, während die Keimdrüsen während der gesamten Kindheit in ihrer Größe unverändert bleiben und erst während der Pubertät eine relativ rasche Größenzunahme zeigen.

Im Folgenden wird auf einzelne Aspekte des Organwachstums eingegangen, die von spezieller Bedeutung sind.

Kopfwachstum. Die Messung des Kopfumfangs erlaubt einen indirekten Hinweis auf das Wachstum des Gehirns und hat deswegen auch in Hinblick auf die Entwicklung des Kindes eine besondere Bedeutung. Ist der Kopfumfang im Vergleich zur Altersnorm zu groß, besteht eine Makrozephalie, ist der Kopfumfang zu klein, liegt eine Mikrozephalie vor. Beide Abweichungen von der Norm können unterschiedliche Ursachen haben und Auswirkungen auf die Entwicklung des Kindes zeigen.

Knochenalter. Während der frühkindlichen Entwicklung unterliegen Zahl und Größe der Knochenkerne sowie der Grad des Verschlusses der Epiphysenfugen der Röhrenknochen einem charakteristischen zeitlichen und aufeinander folgenden Wandel. Vergleicht man eine Röntgenaufnahme der linken Hand (Handwurzelröntgen) mit alterstypischen Bildern (Röntgenatlas), kann das Knochenalter des Kindes bestimmt werden. Dieses ist dann in Relation zum tatsächlich vorliegenden Alter zu setzen. Die Untersuchung ist bei der Beurteilung von Wachstumsstörungen von Bedeutung.

Zahnentwicklung. Die ersten Milchzähne, die bereits vor der Geburt in Ober- und Unterkiefer angelegt sind, brechen im Durchschnitt zwischen dem 5. und 8. Lebensmonat durch, weitere Milchzähne erscheinen dann etwa in monatlichen Abständen. Das Milchgebiss mit 20 Zähnen ist meist nach dem 2. Lebensjahr komplett. Ab dem 6. Lebensjahr erfolgt i. d. R. der Zahnwechsel und es erscheinen die bleibenden Zähne. Etwa mit dem 12. Lebensjahr ist der Zahnwechsel abgeschlossen, die Weisheitszähne brechen häufig erst nach dem 18. Lebensjahr durch.

2.2 Sensomotorische Entwicklung

Die Entwicklung des Kindes umfasst sowohl die statomotorische wie auch die kognitiv-mentale, sprachliche, emotionale und soziale Entwicklung. Die spezifischen Leistungen beeinflussen sich in jeder Lebensphase gegenseitig und sind so eng miteinander verknüpft, dass eine Trennung oft nur gedanklich vorzunehmen ist.

Die Entwicklung kann in folgende Abschnitte grob eingeteilt werden:
- **Neugeborenenperiode** (die ersten 4 Lebenswochen, also den Zeitraum von der Geburt bis inkl. 28. Lebenstag)
- **Säuglingszeit** (bis zum Ende des 1. Lebensjahres)
- **Kleinkindalter** (vom 2.–6. Lebensjahr)
- **Schulkindalter** (vom 6. bis ca. 11. Lebensjahr [bis zur Pubertät])

Die Beurteilung der Entwicklung des einzelnen Kindes erfolgt mittels Anamnese, klinischer Untersuchung und standardisierter Tests.

In gebräuchlichen Testverfahren (z. B. Denver-Test, S. 12ff) wird jeder Entwicklungsschritt anhand einer Perzentile beurteilt. Ein Beispiel ist das Kriterium „steht allein". Es tritt bei 25 % der Kinder vor dem 1. Geburtstag auf, mit 14,5 Monaten bei 75 % aller Kinder und mit 15,5 Monaten bei 90 % aller gesunden Kinder. Eine Abweichung von der Norm ist also erst dann festzustellen, wenn das Kind im Alter von 16 Monaten noch nicht alleine steht.

> **M** *Entscheidend ist, auffällige Abweichungen der Normalentwicklung zu erkennen, um damit Störungen möglichst frühzeitig zu diagnostizieren und zu behandeln.*

2.2.1 Entwicklungsmodelle

Ein älteres Entwicklungsmodell (beschrieben von Gesell, 1934) beschreibt einen hierarchischen Ablauf der Entwicklung von einem unreifen zu einem reifen System. Alle Stufen müssen in zeitlicher und funktioneller Ordnung durchlaufen werden, um das Funktionieren zu gewährleisten, kein Schritt darf ausgelassen werden.

Ein jüngeres Entwicklungsmodell (beschrieben von Towen, 1984) erklärt Entwicklungsabläufe adaptiv und individuell an die Umwelt des Kindes angepasst: Entwicklung entsteht durch Lernprozesse. Es berücksichtigt wesentlich stärker die Individualität des Kindes und die Verschiedenheit möglicher Entwicklungsverläufe. Die Variabilität einer durchgeführten Tätigkeit gilt als verlässlichstes Merkmal einer normalen kindlichen Entwicklung.

2.2.2 Verlauf der frühkindlichen Entwicklung in Phasen

Neugeborenenperiode

Bereits in der Neugeborenenperiode ist das Kind in der Lage seine Umwelt wahrzunehmen und auf sie zu reagieren, jedoch sind Wachzustände und Aufmerksamkeitsspannen noch sehr kurz.

> **M** *Wird ein Neugeborenes auf seine Fähigkeiten untersucht, muss auf den jeweiligen Verhaltenszustand (Schlaf, ruhiger oder aktiver Wachzustand, Schreien) Rücksicht genommen werden.*

Die schon vor der Geburt nachweisbare Motorik beherrscht weitgehend die Bewegungen der ersten 2–3 Lebensmonate. Isolierte Bewegungen von Kopf und Rumpf, der einzelnen Extremitäten, aber auch generalisierte Bewegungen des ganzen Körpers sind möglich. Erste koordinative Leistungen wie Hand-Auge-Kontakt können ebenfalls beobachtet werden. Angelehnt an die vorgeburtliche Körperhaltung weist das Neugeborene in den ersten Lebenswochen zunächst eine Beugehaltung aller Extremitäten auf, vor allem Hüfte, Knie und Ellenbogen (Beugesynergie). Erst nach dem 3. Lebensmonat werden die Spontanbewegungen des Kindes in zunehmendem Maß von Willkürmotorik und motorischen Leistungen überlagert.

Neben der Beobachtung der Spontanmotorik haben bei der Untersuchung von Neugeborenen auch die sog. Neugeborenenreflexe ihre Bedeutung (**Abb. 2.3**):
- **Reflexe der Nahrungsaufnahme:** Suchreflex, Saugreflex und Schluckreflex müssen zusammenwirken, um das Stillen zu ermöglichen.
- **Hand- und Fußgreifreflexe:** nach Bestreichen der Handinnenfläche werden die Finger gebeugt und zur Faust geschlossen, nach Bestreichen des Handrückens wird die Hand geöffnet.
- **Mororeaktion (Umklammerungsreaktion):** Das im Sitzen gehaltene Kind wird etwas nach hinten in die Rückenlage fallen gelassen, woraufhin es die Arme auseinander reißt und die Finger spreizt, danach werden die Arme langsamer wieder vor der Brust zusammengebracht.

Neugeborenenreflexe werden überprüft, um die Funktionsfähigkeit des peripheren Nervensystems zu testen und die Ausbildung späterer Haltungs- und Stellreflexe zu erkennen. Ihre Wertigkeit hat jedoch durch die zunehmend wichtigere Beurteilung von Spontanmotorik an Bedeutung eher verloren.

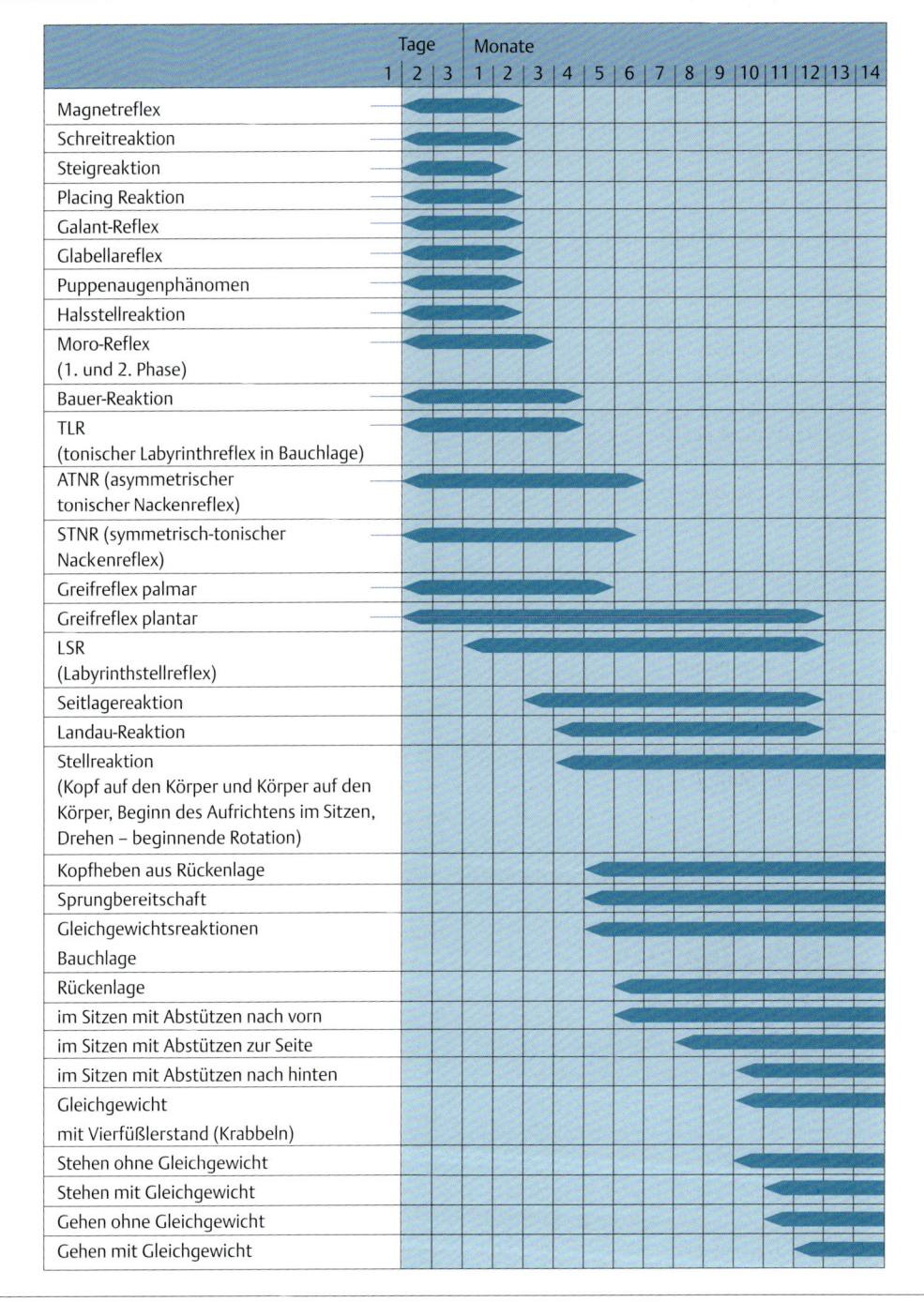

Abb. 2.3 Reflexe und motorisches Verhalten.

Das Seh- und Hörvermögen ist bereits gut ausgebildet. Um Hörstörungen möglichst frühzeitig zu erkennen, wird bei allen Neugeborenen in den ersten Lebenstagen ein generelles Screeningverfahren durchgeführt. Die visuelle Aufmerksamkeit ist nur sehr kurz und Fixieren häufig noch nicht möglich (Puppenaugenphänomen), Pupillenreaktion und Lidschlussreflex sind aber vorhanden.

Geburt bis 3. Monat (Anpassung und Kontaktaufnahme)

Grobmotorisch ist das Kind in der Lage, sich an die Schwerkraft anzupassen und das Liegen in Rückenlage zu stabilisieren (**Abb. 2.4**). In der Bauchlage kann der Kopf zunehmend angehoben werden (**Abb. 2.5**). Die Feinmotorik beinhaltet zuerst Hand-Auge-Kontakt, dann Hand-Mund-Kontakt und Hand-Mund-Koordination sowie das langsame Verschwinden der Neugeborenenreflexe.

Als wichtiges Kriterium der optischen Entwicklung gilt das Aufnehmen der Fixierung eines menschlichen Gesichtes: Die Fähigkeit muss spätestens mit 6–8 Wochen vorliegen, ansonsten ist eine sofortige ärztliche Untersuchung angezeigt.

Eine Kontaktaufnahme des Kindes vor allem beim Stillen ist ein Zeichen für seine beginnende Sozialisation. Das Kind hat aber nur eine kurze Aufmerksamkeitsspanne und ist rasch ermüdbar.

3.–6. Monat (Sozialisation und Handfunktion)

Grobmotorisch verbessert sich die Kopfkontrolle. Der Traktionsversuch (Hochziehen des Kopfes des Kindes in Rückenlage) wird positiv, die Beinchen können in der Rückenlage an den Körper angezogen werden. In der Bauchlage kommt es zu einem Unterarmstütz (**Abb. 2.6**). Die Feinmotorik ermöglicht gezieltes Greifen, das zuerst aus der Mitte, dann von der Seite erfolgt.

Es kommt zum Hand-Hand-Kontakt sowie zum Transfer von Gegenständen von einer Hand in die andere.

Die sprachliche Entwicklung setzt mit variantenreichem Lallen ein, das zunächst auf Ansprache, danach jedoch auch spontan erfolgt. Im Voranschreiten der optischen Entwicklung ist Hinterhersehen nun gut

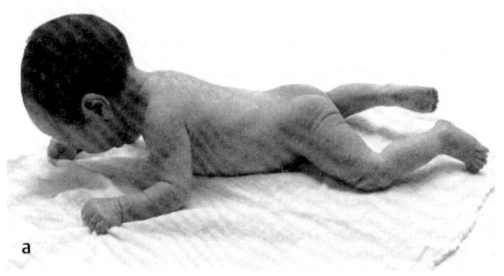

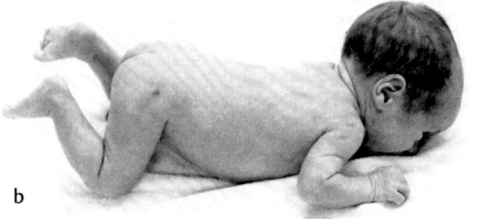

Abb. 2.5 Bauchlage (Neugeborenes). a Normale Haltung, **b** extreme pathologische Beugehaltung.

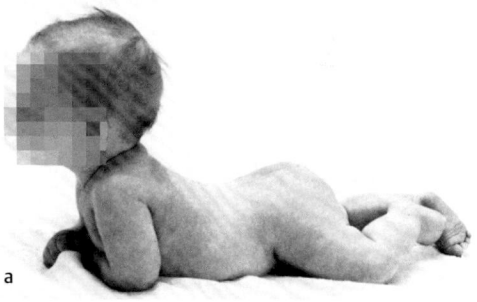

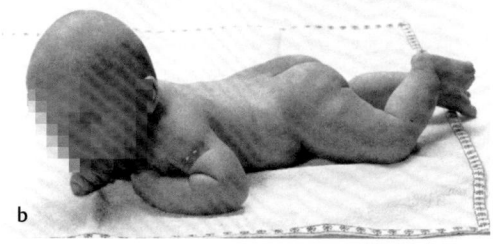

Abb. 2.6 Bauchlage (im Alter von 4 Monaten). a Normale Bauchlage, **b** pathologische Haltung und Bewegung: schlechte Kopfkontrolle, mit mangelhafter oder zu starker Streckung, abnormes Robben, Hüften bei Hypertonus nicht gut zu abduzieren, wenig Beinbewegung oder zu viel, Verarmung der Beweglichkeit.

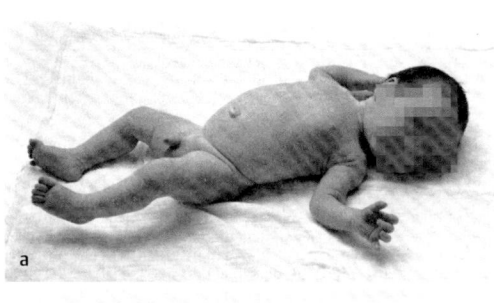

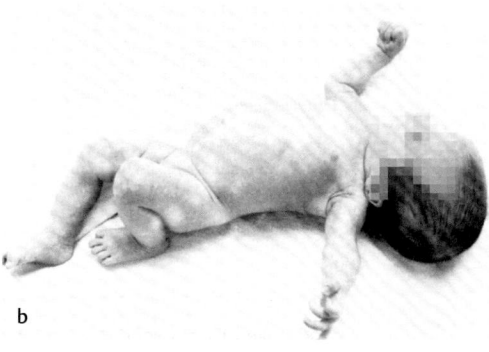

Abb. 2.4 Rückenlage (Neugeborenes). a Grobmotorik des normalen Neugeborenen, **b** hypertone (opisthotone) Haltung.

möglich. Die Reaktion auf angebotene Geräusche wird richtungsbezogen und damit zuordbar.

Das Baby ist nun gut sozialisiert, nimmt eine vergnügte Kontaktaufnahme auf und ist i.d.R. freundlich und interessiert.

6.–9. Monat (selbstständige Fortbewegung)

Die Grobmotorik wird gezielter und um die räumliche Erfahrung bereichert. Zunächst erfolgt das Umdrehen, ca. ab 6–7 Monaten kann das Kind frei sitzen. Das Kind beginnt, sich selbstbestimmt fortzubewegen: meist aus der Bauchlage heraus mittels Robben und später Krabbeln. Erkundungsverhalten setzt ein. Stehen ist mit Festhalten möglich, Gewicht wird übernommen, das Kind bewegt sich wippend (**Abb. 2.7**). In der Feinmotorik werden Gegenstände jetzt oral und taktil erkundet, sie werden auch fallen gelassen, das Greifen wird noch gezielter.

In der sprachlichen Entwicklung beginnt das Kind lange Silbenketten zu bilden. Die Augen folgen Bewegungen nun durch den ganzen Raum, auch auf leise Geräusche erfolgt eine Reaktion.

In der Sozialisation tritt eine neue Phase ein: die Fremdelphase. Hier lernt das Kind zwischen den 2–3 Personen zu unterscheiden, die es regelmäßig betreuen (primäre Betreuungspersonen). Alle anderen Personen werden als fremd erkannt und primär mit lautem Protest abgelehnt.

9.–12. Monat (Aufrichtung)

Das Kind möchte mehr Überblick erhalten und beginnt sich aufzurichten. Es zieht sich an Gegenständen hoch oder steht über den Halbkniestand auf und beginnt, sich an Möbeln englang zu hangeln. Gerne möchte das Kind auch an den Händen geführt gehen. Die Feinmotorik wird gezielter, der Pinzettengriff (Daumen-Zeigefingergriff) tritt auf.

Das Kind ist nun in der Lage, erste Worte sinnvoll zu äußern. Hier wie auch im Sozialisationsverhalten, das zunehmend starkes Imitationsverhalten aufweist, besteht ein sehr starker Zusammenhang mit der Verstärkung kindlichen Verhaltens durch die Umwelt. Das Kind ahmt gerne vorgezeigte Bewegungen nach und es kann bereits auf seinen Namen hören.

12.–18. Monat (Erkundung)

Grobmotorisch entwickelt sich zwischen dem 10.–18. Monat der freie Gang (durchschnittlich um den 13. Lebensmonat). In weiterer Folge lernt das Kind auch selbstständiges Aufstehen vom Boden (**Abb. 2.8**). Feinmotorisch erlernt das Kind den Werkzeuggebrauch, z.B. kann es mittels einer Schnur Gegenstände heranziehen, beginnend auch bereits einen Turm bauen.

Die sprachliche Entwicklung schreitet mit dem Erlernen neuer Einzelworte voran. In der Sozialisation kommt es nun neben primärem Imitationsverhalten zum ersten Rollenspiel und Nachahmen der Tätigkeiten Erwachsener.

2.2.3 Denver-Entwicklungsskalen

Denver-Entwicklungsskalen eignen sich zur groben Einschätzung des Entwicklungsstandes bis zum 6. Lebensjahr. In 4 Gruppen (Grobmotorik, Feinmotorik/

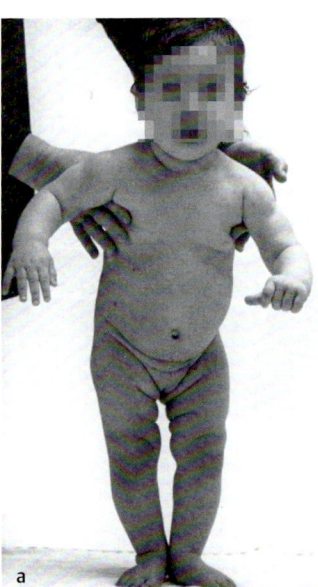
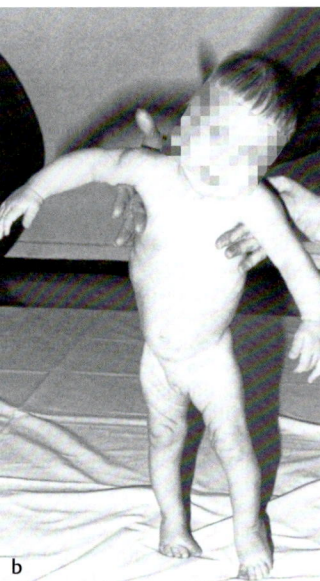

Abb. 2.7 Stehen (im Alter von 8 Monaten). **a** Normales Stehen, **b** pathologisches Stehen: wechselnder Grundtonus in aufrechter Position, keine Bewegungszwischenstufen, veränderte Abduktion und Adduktion.

SENSOMOTORISCHE ENTWICKLUNG

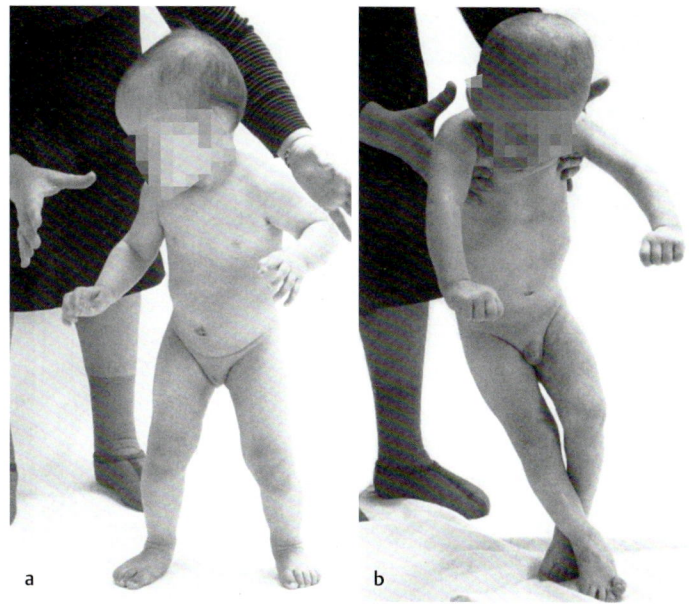

Abb. 2.8 **Stehen (im Alter von 12 bzw. 15 Monaten). a** Normales Stehen im 12. Monat, **b** pathologisches Muster im 15. Lebensmonat: Aufstehen an Gegenständen nur gelegentlich unter großen Mühen, Gewicht kann nicht gut verlagert werden, Stand ohne Festhalten manchmal möglich, aber unsicher.

Adaptation, Sprache und sozialer Kontakt) werden 100 Fragestellungen mit Angaben der Perzentilengrenzen (25., 75., 90.) bewertet. Es handelt sich um einen Screeningtest, der eine langsame Entwicklung aufzeigt, jedoch noch keine Diagnose ermöglicht (**Abb. 2.9**).

2.2.4 Entwicklung nach dem 18. Lebensmonat

Nach dem 18. Lebensmonat werden die bereits erworbenen Fertigkeiten in der Grob- und Feinmotorik gezielter und differenzierter und neue Fähigkeiten werden erlernt. Die kindliche Entwicklung wird im Wesentlichen im Weiteren durch 3 Formen des Lernens bestimmt:
- **Soziales, imitatives Lernen:** Das Kind orientiert sich am Vorbild vertrauter Personen und ahmt deren Verhalten und Tun nach. Soziales Lernen ermöglicht Sozialisation, Sprachentwicklung und Erwerb von Kulturtechniken.
- **Objektorientiertes Lernen:** In der Auseinandersetzung mit der gegenständlichen Umwelt erwirbt das Kind geistige Fähigkeiten wie Raumvorstellung, Kategorisieren oder kausales Denken.
- **Lernen durch Unterweisung:** Ein Kind übernimmt Fertigkeiten und Wissen von Erwachsenen. Diese Form des Lernens dient dem Erwerb von Kulturtechniken wie Lesen und Schreiben sowie von Wissen.

M *Kindliches Lernen erfolgt zum Großteil über Imitationsverhalten und erst später durch die Vermittlung von Kulturtechniken und Fertigkeiten.*

2.2.5 Spielverhalten

Spielverhalten hat ab dem 1. Lebensjahr aufgrund des beginnenden Werkzeuggebrauchs einen funktionellen Charakter. Es läuft in bestimmten Phasen ab und erlaubt so ebenfalls eine grobe Entwicklungseinschätzung.

Funktionelles Spiel. Bei funktionellem Spiel werden Gegenstände ihrer Funktion entsprechend vom Kind an seinem eigenen Körper benutzt. Es tritt mit 9 Monaten auf, ist vom 9.–15. Monat sehr ausgeprägt und bleibt danach in Ansätzen erhalten.

Repräsentatives Spiel 1. Das Kind benutzt Gegenstände in einer funktionellen Art und Weise an einer Puppe oder an einer Zweitperson. Repräsentatives Spiel setzt frühestens mit 9 Monaten ein und kann ab dem 18. Monat bei allen Kindern beobachtet werden.

Repräsentatives Spiel 2. Repräsentatives Spiel 2 bedeutet, dass die Puppe geführt durch das Kind Gegenstände in funktioneller Weise benutzt. Das Kind tut so, als ob die Puppe der Träger der Handlung ist. Das Spiel setzt frühestens mit 21 Monaten ein und gehört nach dem 30. Lebensmonat zu der meist beobachteten Spielweise auch älterer Kinder.

Sequentielles Spiel. Sequentielles Spiel bedeutet eine Abfolge von Spielverhalten mit einer gemeinsamen Thematik (z. B. Essen am Tisch, das Kind koch auf dem Herd, deckt den Tisch, füttert die Puppen). Es kann

WACHSTUM UND ENTWICKLUNG DES KINDES

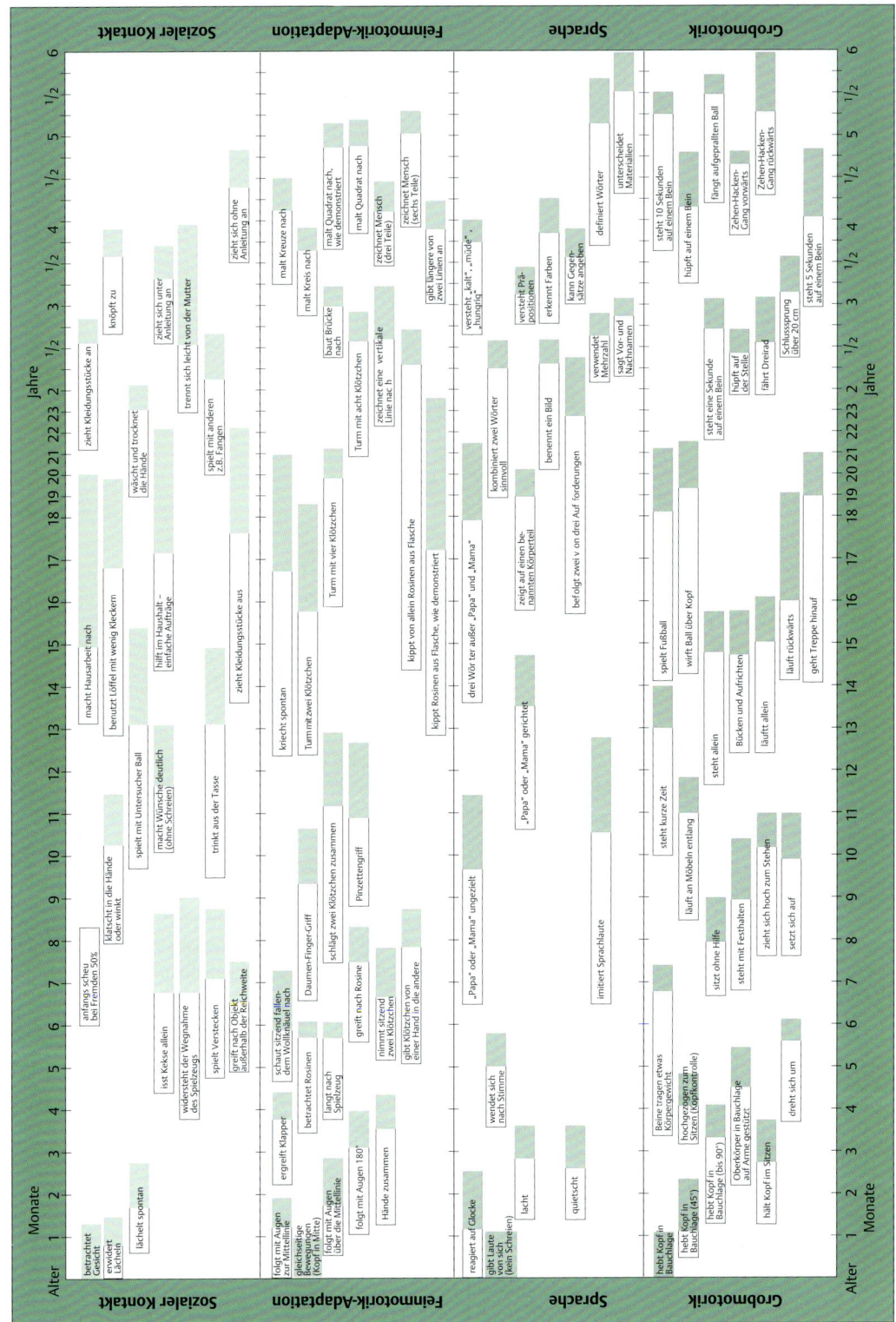

Abb. 2.9 Dokumentationsblatt für den Denver Developmental Screening Test.

frühestens mit 21 Monaten beobachtet werden und nimmt in den folgenden Monaten und Jahren eine immer differenziertere Form an.

Symbolisches Spiel. Bei symbolischem Spiel verleiht das Kind einem Gegenstand die Bedeutung eines anderen nicht vorhandenen Gegenstandes: z. B. das Kind verwendet eine Badewanne als Auto. Das kann nach dem 15. Lebensmonat beobachtet werden. Das Auftreten ist von der Anzahl und Art der Spielsachen abhängig, die dem Kind zum Spielen zur Verfügung stehen.

 Über die Beachtung des Spielverhaltens kann ebenfalls eine grobe Entwicklungseinschätzung erfolgen.

Für eine genauere Beurteilung der kindlichen Entwicklung wird auf weiterführende Literatur verwiesen.

Literatur

Bachmann KD, Ewerbeck H, Kleihauer E, Rossi E, Stalder G. Pädiatrie in Praxis und Klinik. 2. Aufl. Stuttgart: Thieme; 1990

Baumann T. Atlas der Erntwicklungsdiagnostik. Stuttgart: Thieme; 2002

Betke K, Künzer W, Schaub J, Hrsg. Lehrbuch der Kinderheilkunde. 6. Aufl. Stuttgart: Thieme; 1991

Brazelton TB. Ein Kind wächst auf. Stuttgart: Klett-Cotta; 1995

Flehmig I. Normale Entwicklung des Säuglings und ihre Abweichungen. 7. Aufl. Stuttgart: Thieme; 2007

Hoffmann GF, Lentze MJ, Spranger J, Zepp F. Pädiatrie Grundlagen und Praxis. 4. Aufl. Heidelberg: Springer; 2014

Gortner L, Meyer S, Sitzmann FC. Duale Reihe Pädiatrie. 4. Aufl. Stuttgart: Thieme; 2012

3 Adoleszenz

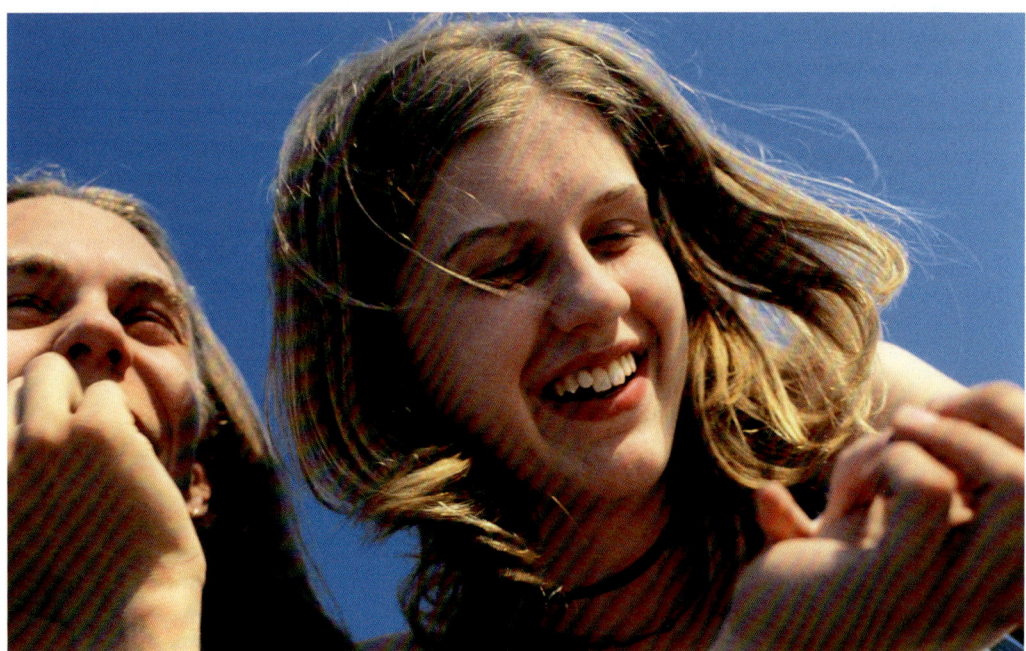

3.1 Definition der Adoleszenz • 17
3.2 Haut • 18
3.3 Geschlechtsorgane • 19
3.4 Größe und Gewicht (inkl. Essstörungen) • 19
3.5 Psychische Veränderungen • 20

B Die 12-jährige Sabine wird stationär aufgenommen, da sie nicht mehr zu Hause sein will. Sie kann ihre Mutter nicht mehr ertragen. Seit sie begonnen hat, sich sexuell zu entwickeln, spioniert ihr ihre Mutter nach, lässt sie abends nicht mehr aus dem Haus und verbietet ihr den Kontakt mit Jungen, sogar in dem kleinen Kaffee in der Ortschaft.

Bei der Aufnahme fällt bei der Erfassung der Längen- und Gewichtsmaße auf, dass Sabine für ihr Alter zu groß und zu schwer ist. Die Beobachtung weicht auch von den anthropometrischen Daten der Eltern ab. Sabine wird einer magnettomografischen Untersuchung (MRT) des Schädels zugeführt. Es zeigt sich ein hormonproduzierendes Hypophysenadenom, das evtl. maligne ist. Die Mutter wird über den dramatischen Befund informiert und sagt am Telefon, dass sie Sabine erst am Wochenende besuchen kann, weil sie arbeiten muss. Das behandelnde Team der Schwestern und Ärzte ist überrascht und betroffen.

Psychosoziale und somatische Probleme treten bei Jugendlichen oft gleichzeitig auf. Es ist dabei gleichgültig, ob der Jugendliche körperlich chronisch krank ist (wie bei Diabetes mellitus oder zystischer Fibrose) oder akute Probleme hat. Es kann auch nur in den seltensten Fällen gesagt werden, was im Vordergrund steht.

Bei Sabine aus obigem Fallbeispiel wurde richtig beobachtet, dass ihr Wachstum außerhalb der Altersnorm liegt und auch nicht dem Wachstum der Eltern entspricht. Leider reagiert die Mutter nicht so, wie man sich das wünschen oder erwarten würde, als sie erfährt, dass ihr Kind an einem Gehirntumor erkrankt sein könnte. Die psychosoziale Problematik bleibt bestehen, auch wenn die Erkrankung von einer Beschwerde einer Jugendlichen über die Situation zu Hause zu einer lebensbedrohenden Erkrankung geworden ist.

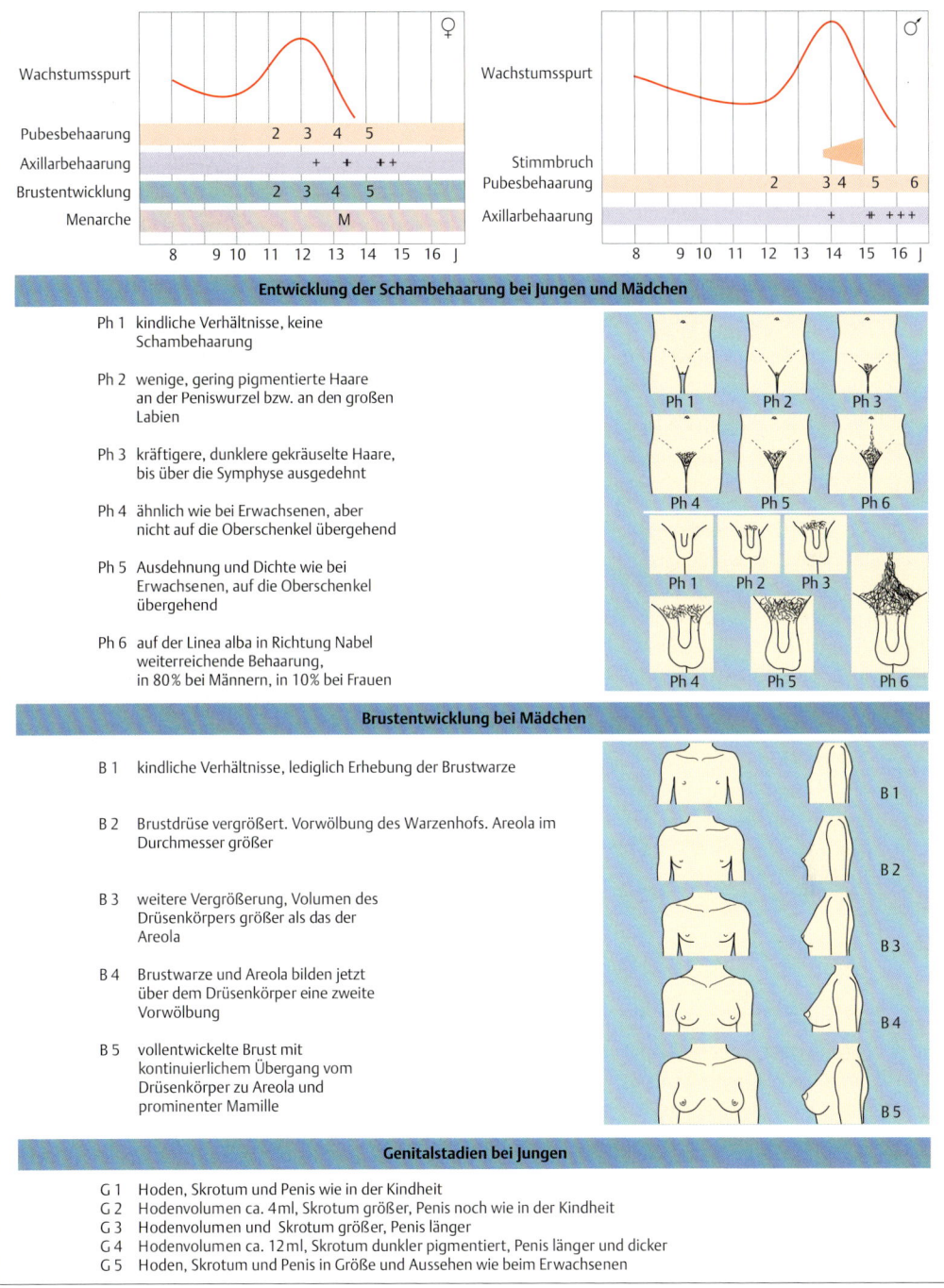

Abb. 3.1 Pubertätsstadien (nach Tanner und Whitehouse).

3.1 Definition der Adoleszenz

Unter Adoleszenz versteht man einen ungenau begrenzten Zeitraum, der mit dem Eintritt in die körperliche Pubertät beginnt. In der Pubertät steigt die Konzentration der Sexualhormone im Blut und infolgedessen entwickeln sich die primären und sekundären Geschlechtsmerkmale. Die Konzentration der Geschlechtshormone kann in einer Blutprobe bestimmt werden. Die äußeren Merkmale werden nach einer

Einteilung von Tanner beurteilt, wobei bei Mädchen die Brust-, bei Knaben die Hodengröße und bei beiden die Schambehaarung beurteilt wird (**Abb. 3.1**).

Die Erhebung der Stadien ist bei allen Kindern schon ab dem 9. Lebensjahr durchzuführen, da sich daraus für viele Fragen Antworten ergeben. Fragt z.B. ein 10-jähriges Kind, ob es noch wachsen wird und hat Thelarche (Brustwachstum) Stadium 2 und Pubarche (Schambehaarung) ebenfalls Stadium 2, kann man ihm antworten, dass es noch einige Zentimeter wachsen wird, bis beim Eintritt der Menstruation (Monatsblutung) nur noch ein Wachstum von 2–4 cm möglich ist. Dann schließen sich unter dem Einfluss der Hormone die Wachstumsfugen (an den Enden der großen Röhrenknochen, Epiphysen genannt) und das Wachstum ist beendet.

Neben dem schnellen Wachstum vor und in der Pubertät ändert sich die Sicht auf die Welt. Das ist durch das plötzlich auftretende Interesse für das andere Geschlecht ebenso bedingt, wie durch die sich verändernden körperlichen Empfindungen und die teilweise als sehr unangenehm empfundenen körperlichen Veränderungen. Da sich durch all das das Verhalten ändert, ändert sich auch die Reaktion der Umwelt auf den Heranwachsenden.

„Die Pubertät ist jener Zeitraum, in dem die Kinder wachsen und die Eltern schwierig werden", kann als Motto dieses Lebensabschnitts gelten.

Im Folgenden werden weitere Bereiche beschrieben, in denen Schwierigkeiten auftreten und die umfassender Beachtung bedürfen.

3.2 Haut

Die Haut ist gegenüber den Auswirkungen der Sexualhormone empfindlich. Akne ist die häufigste Erkrankung der jugendlichen Haut. Sie kann von einer einfachen Acne comedonica (Mitesserakne), bei der kleine Talgdrüsen auftreten, die spitz aus der Haut herausragen, bis zur Acne papulopustulosa mit Superinfektion gehen (Kap. 34, S. 569).

Die Haut wird von allen betroffen Jugendlichen gepflegt, oft aber falsch. Sie versuchen „das wegzumachen" indem sie mittels aggressiver, meist alkoholischer Tinkturen die „Haut reinigen" wollen. Die „Pflegemittel" werden oft in Drogerien und Supermärkten verkauft. Dadurch muss sich der Jugendliche, der sich seiner Akne schämt, weder an die Eltern, noch an den Hausarzt wenden. Vielfach werden die Talgdrüsen auch ausgedrückt, was zu bakteriellen Superinfektion führen kann.

P *Die richtige Therapie der Akne ist je nach Stadium und Ausdehnung verschieden und gehört in die Hand des Jugendmediziners oder Hautarztes. In der Pflege soll Überfettung der Haut ebenso vermieden werden, wie Austrocknung. Milde, ph-neutrale Waschsubstanzen und leicht rückfettende Salben und Cremes ohne Geruchsstoffe sind anzuwenden. Diäten und Nahrungsumstellungen sind meist sinnlos, lediglich eine reine Fleisch- und Salzdiät mit „Junk Food" scheint etwas zu schaden. Sonst ist von Diäten abzuraten, weil sie die Jugendlichen in die Magersucht treiben können.*

Die Entzündung der Haarbälge durch Rasieren spielt heute bei Jungen und Mädchen eine Rolle. Auch Schnittverletzungen können vorkommen. Hier ist korrekte Wundversorgung und die Verhinderung einer Superinfektion erstes pflegerisches Gebot. Manchmal kann sogar eine kinderchirurgische Behandlung erforderlich sein.

Einige Jugendliche fügen sich z.B. mit Glasscherben oder Rasiermessern absichtlich Schnittverletzungen zu. Sie sagen, dass sie sich dann besser empfinden und ihre Grenzen besser wahrnehmen. Dachte man bis vor Kurzem, dass solche Verhaltensweisen Anzeichen einer schweren psychiatrischen Erkrankung sein könnten (der sog. Borderline-Störung nach A. Kernberg), so ist das heute häufig geworden. Korrekte Wundversorgung kann auch hier Spätschäden verhindern. Eine Beratung der Jugendlichen und der Eltern ist hier erforderlich und sollte von einem Psychotherapeuten durchgeführt werden.

Experimente mit dem Äußeren

Viele Jugendliche zeigen durch ihr Äußeres, dass sie sich zu einer Gruppe Gleichaltriger oder Gleichgesinnter zugehörig fühlen (z.B. Punks, Gothics). Jugendliche experimentieren gerne mit ihrem äußeren Erscheinungsbild, z.B. Haare färben, das heute von beiden Geschlechtern gern gemacht wird. Rechtsextreme Jugendliche rasieren sich den Kopf damit sie ein erkennbarer „Vertreter" der Subgruppe sind.

M *Es ist wichtig, die Jugendlichen nicht zu verurteilen. Es muss gesellschaftlich möglich sein, ohne Vorverurteilung reifer und erwachsener zu werden, zu lernen und sich in die Gesellschaft als Erwachsener einzuordnen.*

Piercings und Tätowierungen sind heute bei allen Gesellschaftsschichten anzutreffen. 67,5% der Tätowierten klagen danach über Probleme, 6% über dauernde Hautprobleme; diese werden meist durch die eingebrachten Farbstoffe hervorgerufen (Wagner 2016). Sie sollten daher vom Jugendlichen in Absprache mit den Eltern gemacht werden. Leider verlieren die Tätowierungen mit dem Alter ihre Ansehnlichkeit und werden dann oft unter Schmerzen mittels Lasertherapie entfernt. Piercing verändert das Äußere ebenso. Es kann für den/die Jugendliche in einem bestimmten Lebensabschnitt sehr wichtig sein, das Piercing zu behalten. Wenn es z. B. wegen einer MRT-Untersuchung entfernt werden muss (z. B. ein Zungenpiercing, das Eisen enthalten kann), dann muss das dem Jugendlichen erklärt werden.

3.3 Geschlechtsorgane

Während der Pubertät wachsen die Geschlechtsorgane und nehmen ihre Funktion auf. Jungen bemerken das Wachstum von Hoden und Penis, beim Mädchen wachsen die Brüste und es erlebt die erste Regelblutung (Menarche) und bei beiden Geschlechtern entwickelt sich die Körperbehaarung (s. **Abb. 3.1**). Hier bestehen je nach Typ, ethnischer Herkunft und Familie große Unterschiede.

Das Interesse für das andere Geschlecht, das beide Geschlechter bis dahin als eklig und abstoßend erlebt haben, wandelt sich im Verlauf dieser Entwicklung. Diese Entwicklung ist aber sowohl schichtspezifisch als auch von den Einstellungen des Elternhauses und mehr noch von denen der Gleichaltrigengruppe abhängig.

Unbekannt ist, warum sich Jungen über die körperlichen Veränderungen freuen und sowohl ihren Haarwuchs als auch das Wachstum der primären Geschlechtsorgane erfreut hinnehmen, wohingegen Mädchen sich anfangs schämen, evtl. mit Angst und Traurigkeit reagieren und gerne weniger große Brüste hätten oder weniger Haare.

Die einfache Erklärung, dass das mit der Rolle der Frau in der Gesellschaft zusammenhängt, kann so nicht stimmen, da es in Gesellschaften mit einem sog. konservativen Rollenbild der Frau ebenso vorkommt, wie in den sog. fortschrittlichen Gesellschaften, z. B. Skandinavien.

Mädchen

Die Zeit des Beginns der sexuellen Reifung ist bei Mädchen klinisch besser zu ermitteln: Sie treten etwa um 0,5–1,5 Jahre früher als Jungen in die Pubertät ein. Zuerst kommt es zum Wachstum der Gebärmutter, ca. 2 Jahre danach entwickelt sich die Brust (8–13 Jahre) und zuletzt die Schambehaarung (8–14 Jahre). Die erste Regelblutung tritt mit 10–16 Jahren (ca. 2–2,5 Jahre nach der Brustentwicklung) auf. Der Eisprung (Ovulation) ist anfangs unregelmäßig und wird dann stabil (ca. jeder 28. Tag).

Jungen

Bei Jungen ist die Pubertät schwerer definierbar. Sie beginnt mit einer Größenzunahme der Hoden (10–13,5 Jahre) im Ausmaß von 2 auf 20 ml. Die Hodenentwicklung kann mit dem Tanner-Rosenkranz, einer Kette mit verschieden großen Holzellipsen, verfolgt und dokumentiert werden (**Abb. 3.2**). Die Schambehaarung der Jungen tritt zwischen dem 10.–15. Lebensjahr auf, der Penis wächst etwa um die gleiche Zeit und zwar im Durchschnitt von 5 auf 12 cm. Im Verlauf der Entwicklung erfolgen das Größenwachstum des Larynx und die Verlängerung der Stimmbänder und damit der Stimmbruch und die Ausbildung einer tieferen Stimme.

3.4 Größe und Gewicht (inkl. Essstörungen)

Der oft präpubertär genannte Wachstumsschub ist bei genauem Hinsehen der Beginn der Pubertät. Zeitgleich beginnt bei Jungen das Hodenwachstum und bei Mädchen die Entwicklung der weiblichen Brust. Für diesen Wachstumsschub, der in den nächsten 2 Jahren etwa 15 % der Endgröße ausmachen wird, benötigen die Kinder den sog. „Babyspeck". Er stellt ein Depot von etwa 5 % der Körpermasse in Fett dar und erhöht präpubertär den Körperfettanteil auf etwa 12–15 %. Ebenso verdichtet sich die Knochenmasse, wieder bei Mädchen früher, als bei Jungen.

In Zeiten, in denen bereits Kinder das Schönheitsideal der Schlankheit kennen und überall von der „Epidemie der Adipositas" gesprochen wird, kann das zu 2 gegensätzlichen Reaktionen führen: Manche Kinder werden schon präpubertär so dick, dass sie sich in dem Wachstumsschub nicht „auswachsen", andere gehen mit einem so geringen Körperfettanteil in die Pubertät, dass sie gefährdet sind, zu dünn zu werden.

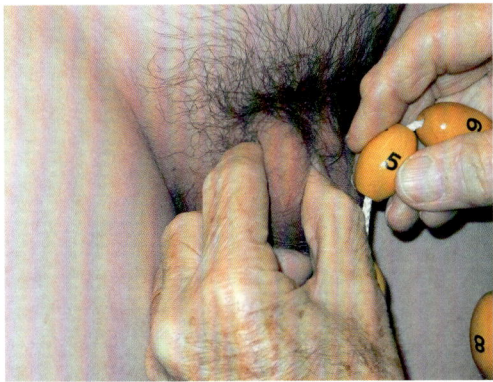

Abb. 3.2 Orchidometer zur Bestimmung der Hodengröße.

Ernährungsbedingter Wachstumsstillstand

Bei zu dünnen Kindern wird die Produktion von Wachstumshormon (somatotropes Hormon) reduziert, wenn dem Körper zu wenig Energie zugeführt wird. Hier sind mehr Knaben gefährdet, v.a., weil sie später zu wachsen beginnen und oft hinsichtlich einer Diät konsequenter sind. Bei zu dicken Kindern (BMI über 30 und Körperfettanteil über 25 %) kann es durch die Verzögerung des Eintritts in die Pubertät zu einem sekundären Hyperinsulinismus kommen und dadurch letztendlich ebenfalls zu einer Reduktion des somatotropen Hormons. Sowohl zu dünne als auch zu dicke Kinder müssen daher einen Verlust an möglicher Endgröße hinnehmen.

Essstörungen

Die Situation in einer Überflussgesellschaft zu leben, hat sowohl zu dünne als auch zu dicke Kinder zu klinischen Problemen werden lassen. Das ist darin begründet, dass auf der Erde immer zu wenig Nahrungsmittel für die jeweilige Art vorhanden waren. Die Geschichte der Menschheit ist eine des Hungers und der Nahrungssuche. So haben wir als instinktive Reaktionen auf Hunger einen erhöhten Bewegungsdrang und eine wachere, gesteigerte Aufmerksamkeit und Leistungsbereitschaft. Da die Situation vieler Menschen bis heute Mangel und Hunger sind, ist es für die Art Mensch nicht sinnvoll sich umzustellen. So reagieren wir auf Überfluss instinktiv mit einem Übermaß an Essen und Essenslust. Das kann man bei jedem Büfett beobachten, wo selbst satte Menschen aus sog. Futterneid essen. Da sich die Mode in den entwickelten Industriestaaten Ende der 60er-Jahre des 20. Jahrhunderts entschlossen hat, das schwerer zu Erreichende (das Schlanksein) und nicht das Angelegte zum Ideal zu machen, wurden Essstörungen, wie Pubertätsmagersucht und Ess-Brechsucht zu einer Volkskrankheit (Kap. 35).

> **W** *Menschen sind „Allesfresser". Sie haben sich v. a. dadurch so weit verbreitet und können fast überall überleben. Eine der bedeutsamsten Erfindungen des Menschen war das Heu, denn durch das Trocknen des Grases, also des Futters für die domestizierten Tiere, konnten sie sich in Regionen verbreiten, in denen in langen Wintern keine Nahrung zu finden war. Die Anpassung der Menschheit ist somit keine Änderung der angeborenen Fähigkeiten oder Schutzmechanismen mehr (wie bei anderen Arten), sondern die Evolution wurde nach Außen verlagert (technische, kulturelle Evolution). Erfindungen ersetzen die genetische Selektion und Weiterentwicklung, sodass es dem Menschen heute z. B. möglich ist, ohne Flügel zu fliegen.*
>
> *Da Wachstum und Entwicklung relativ starren Gesetzen unterliegen und nur durch das Ausmaß an zugeführter Energie gesteuert werden können, werden die Menschen in den reichen Ländern größer und stärker (wenn sie nicht wegen des Schönheitsideals abmagern). So ist auch die Zunahme der durchschnittlichen Größe seit dem Mittelalter zu erklären.*

3.5 Psychische Veränderungen

Die psychischen Veränderungen in der Pubertät sind eindrucksvoll. Vom einfachen Liebesschmerz bis zur Selbstmorddrohung und dem vollendeten Selbstmord kommt fast alles vor. Somatisch ist der Umbau des Gehirns vom Kind zum Erwachsenen dafür verantwortlich. Die Änderungen sind beinahe ebenso dramatisch, wie die im ersten Lebensjahr. Der Unterschied ist nur, dass in der Adoleszenz „die Spreu vom Weizen getrennt wird". Aus der Überzahl und der „verspielten" Anlage von einer Vielzahl von Dendriten und Synapsen kommt es zu einer Reduktion der Verknüpfungen zwischen den Nervenzellen. Aus dem relativen Überhang an grauer Substanz des Volksschulkindes wird mehr und mehr weiße Substanz, sodass man sagen kann, dass die Verbindungen zwischen den – nun weniger gewordenen – Zellen schneller und optimaler funktionieren. Der Ideenreichtum, der übergangslose Zustand zwischen Träumen und Wachen, das Ausmaß an Fantasie und Kreativität wird aber geringer.

Der Übergang ist oft schmerzlich und er geschieht in einem sich umbauenden Körper, der dem Jugendlichen fremd ist. Der Jugendliche ist weder in seinem „neuen" Körper, noch in seinem „neuen" Gehirn, noch in seinem Denken und Fühlen zu Hause. Alles ist fremd und in dieses Haus muss er oder sie neu einziehen.

Ziele definieren

Die Umstellungen erzeugen bisweilen dramatische Erscheinungen. Verschiedene Lebensaufgaben sind zu bewältigen. Zuerst ist es die Ablösung vom Elternhaus, die der Jugendliche zu leisten hat. „Was du ererbt von Deinen Vätern, erwirb es, um es zu besitzen", dichtet J. W. Goethe in den Wahlverwandtschaften im 19. Jahrhundert. In der Zeit der Jugendrevolte, 1968 in Europa, haben es deutsche Studenten umgedichtet in: „Was du ererbt von Deinen Vätern, verwirf es, um dich zu besitzen!" Eine Umdichtung, die die damalige Distanzierung vom Erbe des Nationalsozialismus beinhaltete sowie von den pädagogischen Vorstellungen, die nach einer nur teilweisen Entnazifizierung dieser Jugend vermittelt wurden, obwohl es sich historisch erwiesen hatte, dass diese Werte zu Unglück, Not und Mord führten.

Heute stellen sich neue Aufgaben für die Jugend dar: In einer Welt des Überflusses in den industrialisierten Ländern, v.a. auch in der Europäischen Union sollen und müssen sie Ziele definieren, für die es zu leben lohnt. War es noch vor 10–15 Jahren selbstverständlich, dass ein 7–9-jähriger Junge entweder Straßenbahn- oder Busfahrer werden wollte, ein 9- bis 11-jähriger Kriminalbeamter oder Pilot und ein 11–14-jähriger Rockstar oder Arzt, so ist heute die Antwort der meisten Jugendlichen: „Ich weiß nicht, was ich werden will."

Ebenso ergeht es den Mädchen, die ihre Ziele in Schönheit und Schlankheit und evtl. Markenware definieren müssen. Politische Ziele, die sich z. T. auch gegen elterliche Überzeugungen richten sind – außer in der extremen Rechten und Linken – kaum mehr gegeben, die Religionen haben – außer in Sekten – ihren Einfluss auf die Jugend fast verloren. Idole wie Rocksänger und Fernsehstars werden immer uniformer, sodass Vorbilder im eigentlichen Sinne nur noch selten anzutreffen sind.

M *Ohne Ziele fällt der Schulbesuch schwer, die Jugendzeit findet keinen Ausdruck und die Ablösung vom elterlichen Vorleben ist fast unmöglich: Wenn es nicht interessiert was die Eltern von Beruf sind, kann man auch weder dagegen, noch dafür sein und so auch keine Ziele für sich definieren.*

In manchen europäischen Ländern spaltet sich die Jugend früh: in die Ehrgeizigen, die am Arbeitsmarkt ihre Chancen durch Sprachkenntnisse und einer internationalen Orientierung verbessern wollen und die, die am „Fortschritt" nicht teilnehmen. Da hilft es dann auch nicht, wenn die Eltern keine Ideologie anbieten, an der man sich positiv oder negativ orientieren kann.

Identitätskrisen

Ist ein Jugendlicher nicht in der Lage, für sich Ziele zu definieren, kann das u. U. zu Identitätskrisen führen, die sich in Desorientierung generell oder in der sexuellen Orientierung zeigen können. Es ist normal, wenn Jugendliche sich mit der erwachenden Sexualität zuerst mit dem Geschlecht auseinandersetzen, das sie vor dem Erwachen des Triebs bevorzugt haben. Eine sog. homoerotische Durchgangsphase kommt in allen Kulturen vor. Die Unterdrückung der Orientierungssuche ist unnötig und kann nur Angst und Sorge bei den Jugendlichen auslösen. In manchen sog. primitiven Kulturen wird diese Phase sogar standardisiert, indem gleichgeschlechtliche Jugendliche in speziellen Häusern zusammengefasst werden, entweder als Jagdgruppe der Jungen oder als Heiratsvorbereitung bei den Mädchen.

Ebenso sind die ersten erotischen Annäherungen gesundes Ausprobieren. Erst durch die Einschränkungen einer sexualfeindlichen Gesellschaft werden diese Annäherungen verzerrt, entweder indem die Jugendlichen sich schneller in eine sexuelle Beziehung einlassen, als es ihnen angenehm ist oder indem sie sich fürchten und verstecken. Die erste Liebe ist in den meisten Fällen nicht von Dauer. Kulturen, in denen v. a. die Mädchen wegen der Bedeutung der Erbfolge und der Stilisierung der Jungfernschaft sehr genau bewacht werden, haben daher mehr Probleme im Sinne einer Unterdrückungslandschaft, wie sie in Mitteleuropa bei muslimischen und streng christlichen Gemeinschaften zu sehen sind. Die Mädchen werden möglicherweise nach einem Kollaps oder mit wiederkehrenden Anfällen ins Krankenhaus eingeliefert oder sie denken daran sich wegen einer verbotenen Liebe umzubringen. Ebenso kann eine gescheiterte Liebe den Gedanken an Suizid auslösen. Die Bereiche, die die Idee aufkeimen lassen, das Leben durch einen „Notausgang" zu verlassen, sind das Elternhaus, Schule und Liebe. Die Ursachen sind immer dieselben: Scheitern in Beziehungen und/oder Leistung.

M *Da die Ursachen immer dieselben sind, ist ihre Erforschung gleichgültig. Die richtige Frage an einen Menschen, der daran denkt sich das Leben zu nehmen ist daher nicht: „Warum?", sondern: „Was hast du in der nächsten Zeit vor?"*

Suizidprophylaxe. Suizidprophylaxe bedeutet den Menschen in seiner Not nicht allein zu lassen und ihn nicht wegzuschicken. Leider reagieren Klinikärzte meist mit der Zuziehung eines Facharztes für Kinder- und Jugendpsychiatrie, der dann als Fachmann auftritt. Der Jugendliche sucht aber die Begegnung mit dem Menschen, dem er sich anvertraut hat. Dieser sollte bei ihm bleiben und, wenn erforderlich, seine Angst, das sich der Patient was antun könnte, besprechen. Restlose Offenheit gegenüber dem Jugendlichen ist ein sicherer Garant für Vertrauen. Dem Jugendlichen zu sagen: „Ich gehe nur kurz weg" und in dieser Zeit jemanden zu Hilfe zu holen, wird Vertrauen unmöglich machen. Da ist es besser zu sagen: „Ich fürchte mich vor dem, was du sagst. Ich muss Hilfe holen." Am besten ist es, wenn man die Art der Hilfe mit dem Patienten bespricht. Denn an sich will niemand sterben, der Betroffene sieht in dem Moment nur keinen anderen Ausweg. Gemeinsam keinen Ausweg zu sehen, kann schon ein erster Schritt sein.

Legale und illegale Drogen

Vorsicht ist bei Jugendlichen unter dem Einfluss von legalen (Alkohol) und illegalen Drogen geboten, da sie zu unvorhersebaren Handlungen neigen. Sie können, wie schon geschehen, unter dem Einfluss von Psylobicin (magic mushrooms) glauben, dass sie fliegen können und sich aus dem Fenster stürzen. Ebenso kann ein alkoholisierter Jugendlicher die Folgen seiner Handlungsweise nicht einschätzen. Heute werden Jugendliche oft nach exzessivem Alkoholgenuss in Kinder- und Jugendabteilungen eingeliefert.

> *Wesentlich ist, dass man Jugendliche, die unter Einfluss von Alkohol oder anderen Drogen stehen, sichert und sie zumeist nicht entkleidet, sondern sie so wie sie sind ins Bett legt (besonders, wenn sie schläfrig oder aggressiv sind). Dann lässt man die Jugendlichen ausschlafen, berät die Eltern am nächsten Morgen, dass es zu diesem Zeitpunkt keinen Sinn hat, ein ernstes Gespräch mit jemandem zu führen, der einen Kater hat und entlässt den Patienten.*

15 % der Jugendlichen benutzen Alkohol als regelmäßigen Problemlöser, wobei es regionale und schichtspezifische Unterschiede gibt. In diesen Fällen ist eine psychotherapeutische Behandlung nach der Entlassung angezeigt und sollte empfohlen werden. Sie wird aber nur dann erfolgreich sein, wenn es der Jugendliche will und wenn das Umfeld des Betroffenen ihm helfen kann und z. B. nicht aus einer Gruppe von Trinkern besteht.

Auf der Suche nach Grenzen
Der Konsum legaler Drogen, wie Alkohol und Nikotin, hat sich verändert: Es geht nicht mehr nur um das Rauscherleben, um Spaß, oder um die sich daraus ergebende Möglichkeit sich dem anderen Geschlecht anzunähern, sondern es geht um das Erleben der Grenze im Betrunkensein, im totalen Rausch und Vergessen. Eine Kombination von legalen Drogen, wie „minor tranquilizern" (z. B. Diazepam), evtl. mit schnell wirksamen Schlafmitteln und Alkohol, führt dann zu Rauscherlebnissen, die erst durch die Kombinationen und das so schnelle Betrunkensein der Jugendlichen lebensbedrohlich sein kann. Und wenn Jugendliche dann am nächsten Morgen zu Arzt, Krankenschwester oder Eltern sagen, dass sie nicht sterben wollten – so stimmt das, aber die Grenze wollten viele schon erleben und wissen was geschehen kann, wenn sie einen halben Liter Wodka in wenigen Schlucken und Minuten trinken. Die Trinkkultur der Jugend hat sich geändert, sie wurde von einem Wunsch der Enthemmung zu einem Wunsch nach Rausch und der Erfahrung der Grenze des Aushaltbaren.

Hilfe für den Pubertierenden

So, wie sich passagere psychotische Störungen im Jugendalter oft nur ein Mal zeigen und nur selten der Beginn einer Geisteskrankheit sind, so sind viele Störungen dieses Lebensabschnitts nur vorübergehend. Ob es zu schweren Auseinandersetzungen mit den Eltern kommt, ob der Liebeskummer so groß wird, dass man sterben möchte, ob die Schule so unerträglich wird, dass man sie nicht mehr machen möchte – das Wichtigste dieses Abschnitts des schnellen Wachsens und Reifens ist es, dass man es unbeschadet übersteht. Wenn dann Erwachsene später sagen, dass das ihre beste und schönste Zeit war, dann haben sie meistens vergessen, wie sie unter der Orientierungslosigkeit, der Zukunftsangst, der Suche nach einem Platz in dieser Welt und dem Scheitern, das zu diesem Lebensabschnitt gehört, gelitten haben.

Es ist die Pflicht von Eltern, Lehrern und Betreuungspersonen den Jugendlichen in dieser schweren Zeit beizustehen. Gerade bei chronisch kranken Jugendlichen, die z. B. an Diabetes mellitus leiden, kann das sehr schwer werden, wenn der Wert des HbA1c stetig steigt. Trotzdem muss der ältere, erfahrenere Mensch Hilfe und Stütze sein. Nur Liebe kann helfen: Sie und das Vorleben der Freude am Leben und, wenn es sein soll, auch an der Disziplin, sind dem Jugendlichen Anreiz und Halt. Ärger und Zorn sind es nicht.

Jugendliche wissen „Es" besser, als Erwachsene. Denn würden die Erwachsenen es besser wissen, würden sie die Welt verändern. Umweltprobleme, Kriege, Katastrophen, Hunger und Ungerechtigkeit zeigen dem Jugendlichen, dass die Erwachsenen es schlecht gemacht haben. Gut kann es gehen, wenn Jugendliche daraus schließen, dass sie es besser machen sollen. Schlecht ist es, wenn sie keine Möglichkeit sehen, dass sie es besser machen. Dann sucht der Eine oder der Andere Betäubung im Alkohol, nimmt illegale Drogen oder wendet den Zorn gegen sich und versucht sich das Leben zu nehmen.

Literatur

Marshall WA, Tanner JM. Variations in pattern of pubertal changes in girls. Arch Dis Child 1969; 44: 291–303

Marshall WA, Tanner JM. Variations in the pattern of pubertal changes in boys. Arch Dis Child 1970; 45: 13–23

Mutz ID, Scheer PJ. Pubertät und Adoleszenz. Kinderkrankenschwester 1998; 17: 371–378

Scheer PJ et al. Essstörungen des Kindes- und Jugendalters. Monatsschr Kinderheikd 2007; 804–810

Wagner G, Meyer V, Sachse MM. Tätowiermittel und ihre Unverträglichkeitsreaktionen. Hautarzt 2016; 67: 234–241

4 Prävention von Erkrankungen im Kindesalter

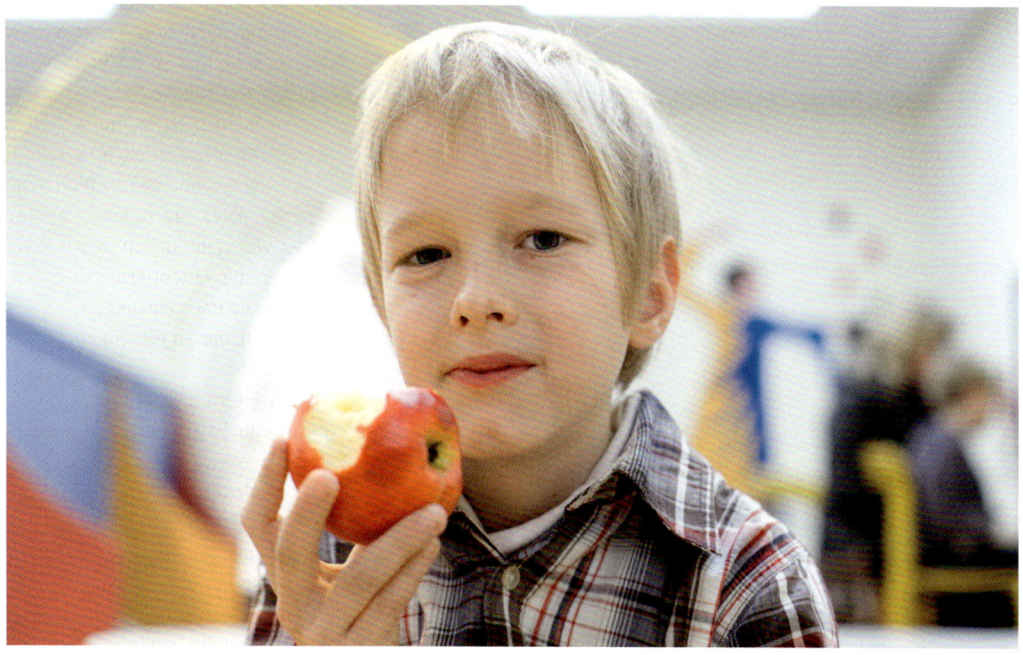

4.1	Vorsorgeuntersuchungen und Vorsorgemaßnahmen ▪ 23	4.3	Infektionsprophylaxe und Schutzimpfungen ▪ 28
4.2	Sekundäre Prophylaxe ▪ 26	4.4	Gesundheitserziehung ▪ 33

Prävention wird zunehmend häufiger als wichtigste Aufgabe des Gesundheitswesens definiert.

Man unterscheidet verschiedene Arten von Prävention:

- **Primäre Prävention:** Sie verhindert Krankheiten, indem man Vorsorgemaßnahmen bei gesunden Personen trifft. Dazu zählen Vorsorgeuntersuchungen, Impfungen und Gesundheitserziehung.
- **Sekundäre Prävention:** Bestehende Erkrankungen müssen so früh wie möglich erfasst werden, damit eine Behandlung schnell eingeleitet werden kann (z. B. durch Screening auf angeborene Stoffwechselstörungen).
- **Tertiäre Prävention:** Bestehende Erkrankungen werden gemildert, Folgezustände beseitigt (z. B. Rehabilitation nach Unfällen).

4.1 Vorsorgeuntersuchungen und Vorsorgemaßnahmen

In allen deutschsprachigen Ländern gibt es seit Jahrzehnten durch den Gesetzgeber geförderte und von Ärztegesellschaften empfohlene Vorsorgeuntersuchungen, deren Kosten von den Krankenversicherungsträgern übernommen werden. Das unterstreicht die Bedeutung, die den Vorsorgeuntersuchungen durch die Gesellschaft beigemessen wird. Durch konsequentes Durchführen der Vorsorgeuntersuchungen und verbesserte Überwachung der Gesundheit der Kinder durch eine genaue Dokumentation der erhobenen pathologischen Befunde wurden in der Vergangenheit sowohl Mortalität (Sterblichkeit) wie auch Morbidität (Krankheitsanfälligkeit) der Kinder deutlich gesenkt. Im Rahmen der Vorsorgeuntersuchungen werden erste prophylaktische Maßnahmen durchgeführt, um häufige Erkrankungen zu verhindern.

Durch den Beginn der Vorsorgeuntersuchungen mit der Feststellung der Schwangerschaft und der umfassenden Erhebung anamnestischer Daten durch wiederholte körperliche und gynäkologische Untersuchungen, Ultraschalluntersuchungen und Untersuchungen des Blutes und Harns, konnte die perinatale und Säuglingssterblichkeit in den letzten Jahrzehnten deutlich gesenkt werden. Werden Risiken erkannt, können sowohl die Untersuchungsfrequenz auf das notwendige Ausmaß gesteigert wie auch rechtzeitig therapeutische Maßnahmen eingeleitet werden.

Die postnatalen Untersuchungen beginnen unmittelbar nach der Geburt und werden bis in das Schulalter entsprechend den in den Tabellen angeführten Zeitpunkten in Deutschland, Österreich und der Schweiz durchgeführt (**Tab. 4.1**). Bei allen Untersuchungen werden Körperlänge, Körpergewicht und Kopfumfang gemessen und dokumentiert, eine genaue Anamnese bezüglich Ernährung, kindlichem Verhalten bzw. Entwicklung des Kindes erhoben und eine entwicklungsneurologische und genaue körperliche Untersuchung durchgeführt. In Österreich laufen die Vorsorgeuntersuchungen wie nachfolgend beschrieben ab. In

Tab. 4.1 Vorsorgeuntersuchungen in Deutschland, Österreich und der Schweiz.

Zeitpunkt/Alter des Kindes	*Untersuchungen/ zu dokumentierende Befunde*
Deutschland	
präpartal	10–12 ärztliche Untersuchungen mit 3 Ultraschalluntersuchungen sowie Laboruntersuchungen u. a. hinsichtlich bestimmter Infektionen und Schwangerschaftsdiabetes, Rhesusprophylaxe
postpartal: U1	Aufzeichnungen über Geburt und Schwangerschaft; Apgar, Maße, Reifezeichen, Fehlbildungen, Vitamin-K-Gabe, ggf. Credè-Prophylaxe
3.–10. Tag: U2	Akuterkrankungen, Trinkverhalten, Fehlbildungen, Anpassungsstörungen, Stoffwechselscreening, Beginn Vitamin-D- und Fluor-Prophylaxe, Vitamin-K-Gabe, Sonografie der Hüfte (Risikokinder), Hörtest mit otoakustischen Emissionen (OAE)
4.–5. Woche: U3	Maße, Ernährung, Entwicklung, Organstatus inkl. Sinnesorgane, Vitamin-K-Gabe, Sonografie der Hüfte
3.–4. Monat: U4	Maße, Ernährung, körperlicher Befund inkl. Sinnesorgane, Entwicklungsstand (körperlich, motorisch), Beginn der Impfungen
6.–7. Monat: U5	Maße, Ernährung, körperlicher Befund inkl. Sinnesorgane, Entwicklungsstand (körperlich, motorisch, Lautbildung)
10.–12. Monat: U6	Maße, Ernährung, körperlicher Befund inkl. Sinnesorgane, Entwicklungsstand (körperlich, motorisch, sprachlich, Verhalten)
21.–24. Monat: U7	Maße, Ernährung, körperlicher Befund inkl. Sinnesorgane, Entwicklungsstand (körperlich, motorisch, sprachlich, geistig, Sozialverhalten)
34.–36. Monat: U7a	Maße, Ernährung, körperlicher Befund inkl. Sinnesorgane, Entwicklungsstand (körperlich, motorisch, sprachlich, geistig, Sozialverhalten)
43.–48. Monat: U8	Maße, Ernährung, körperlicher Befund inkl. Sinnesorgane, Entwicklungsstand (körperlich, motorisch, sprachlich, geistig, Sozialverhalten), Untersuchung von Blutdruck und Urin
60.–64. Monat: U9	Maße, Ernährung, körperlicher Befund inkl. Sinnesorgane, Entwicklungsstand (körperlich, motorisch, sprachlich, geistig, Sozialverhalten), Schulreife
U10 im 7.–8., U11 im 9.–10., J1 im 10.–13. und J2 im 16.–17. Jahr	neben Standarduntersuchung Überprüfung von Lesen, Rechtschreiben, Sozialverhalten, Zahn- und Kieferanomalien, Sexualentwicklung, Gesundheitsverhalten, Impfcheck, Suchtprävention, Gesprächsangebote
Österreich	
während der Schwangerschaft	5 obligatorische (fakultativ bis 10) geburtshilfliche Untersuchungen, teils mit Ultraschall und Labor
Entbindung	Befunde, Geburtsverlauf, Gestationsalter, fallweise Rhesusprophylaxe
Neugeborenes nach Geburt	Anamnese, Maße, Apgar, Reifezeichen, Organstatus, Labor (pH, Hkt, Blutzucker), Credé-Prophylaxe u. a. therapeutische Maßnahmen
1. Woche	Entwicklung, Organstatus, Beginn Vitamin-K-Prophylaxe, Stoffwechselscreening (inkl. IRT-Test auf Mukoviszidose), apparativer Hörtest, Sonografie der Hüfte
4.–7. Woche	Maße, Ernährung, Vitamin-K-Prophylaxe, Beginn Vitamin-D- und Fluorprophylaxe und Impfungen, Entwicklung, Organstatus, orthopädische Untersuchung, Sonografie der Hüfte

Tab. 4.1 Fortsetzung

Zeitpunkt/Alter des Kindes	Untersuchungen/ zu dokumentierende Befunde
3.–5. Monat	Maße, Ernährung, Entwicklung, Organstatus, SIDS-Prävention
7.–9. Monat	Maße, Ernährung, Entwicklung inkl. Sinnesorgane, Organstatus, HNO-Untersuchung mit Verhaltensaudiometrie
10.–14. Monat	Maße, Ernährung, Entwicklung inkl. Sinnesorgane, Sprache, Organstatus, Augenuntersuchung, Information über Unfallverhütung
22.–26. Monat	Maße, Entwicklung inkl. Sinnesorgane, Verhalten, Organstatus, spez. Augenuntersuchung, Information über Unfallverhütung
34.–38. Monat	Maße, Entwicklung, Verhalten, Organstatus, Zahnpflege
46.–50. Monat	Maße, Entwicklung, Verhalten, Organstatus, Blutdruck, Zahnpflege
anschließend	Untersuchungen durch Schulärzte
Schweiz	
1. Woche	Anamnese, Maße, Entwicklung, Apgar, Reifegrad, psychosozialer und Organstatus, Hörtest für Risikokinder, Stoffwechselscreening, Vitamin-K-Prophylaxe, SIDS-Prävention, Unfallverhütung, Impfungen
1 Monat	Maße, Ernährung, Entwicklung, psychosozialer und Organstatus, Beginn Vitamin-D- und Fluorprophylaxe, Hüftsonografie
2 Monate	Untersuchung und Beratung wie im 1. Monat, Gehörfragebogen
4 Monate	Untersuchung und Beratung wie im 1. Monat, Beginn der Jodprophylaxe, Beratung über Unfallverhütung, Impfungen
6 Monate	Maße, Ernährung, Entwicklung inkl. Funktion der Sinnesorgane, psychosozialer und Organstatus, Verhaltensaudiometrie, Beratung wie im 4. Monat
9 Monate	Maße, Ernährung, Entwicklung inkl. Funktion der Sinnesorgane, psychosozialer und Organstatus, Beratung über Unfallverhütung
12 Monate	Maße, Ernährung, Entwicklung inkl. Sinnesorgane, Sprache, psychosozialer und Organstatus, Unfallverhütung, Impfungen
18 Monate	Maße, Entwicklung inkl. Sinnesorgane, Sprache, psychosozialer und Organstatus, Beratung wie im 12. Monat
24 Monate	Maße, Entwicklung inkl. Sinnesorgane, Sprache, psychosozialer und Organstatus, Beratung über Unfallverhütung
3 Jahre	Maße, Entwicklung inkl. Sinnesorgane, Sprache, psychosozialer und Organstatus
4 Jahre	Maße, Entwicklung inkl. Sinnesorgane, Sprache, psychosozialer und Organstatus, Visusprüfung
5 Jahre und anschließend	kognitive und psychosoziale Entwicklung, Schulfähigkeit, Unfallprophylaxe und danach durch Schulärzte Beratung bzw. Schulung

Deutschland und der Schweiz ist dieser Ablauf ähnlich mit leichten Abweichungen (s. Kerbl R. et al. 2016).

Vorsorgeuntersuchungen in Österreich

Erste Untersuchung

Die 1. Untersuchung des Kindes wird unmittelbar nach der Geburt vorgenommen. Die Untersuchung hat das Ziel, lebensbedrohliche Zustände und auffällige Befunde zu erheben und ggf. notwendige Sofortmaßnahmen einzuleiten. Vom Gynäkologen oder der Hebamme werden die Apgar-Werte festgehalten und bei geringsten Auffälligkeiten werden die ersten Blutabnahmen (Blutgase, Hämatokrit und Blutzucker) durchgeführt. Falls notwendig werden eine Hepatitis-B-Prophylaxe (bei HBsAg-positiven Müttern, s. unten) oder Diagnostik und Therapie von konnataler Toxoplasmose durchgeführt.

Das Kind erhält eine prophylaktische Gabe von 2mg Vitamin K oral und die Credé-Prophylaxe (zur Vorsorge einer Augeninfektion).

Vitamin-K-Prophylaxe. Vitamin K passiert nicht ausreichend die Plazenta, auch in der Muttermilch ist es nicht ausreichend vorhanden. Daher kann es bei 1–5 % der Neugeborenen am Ende der 1. Lebenswoche, bei gestillten Kindern, Frühgeborenen, Cholestase und Resorptionsstörungen zwischen der 4.–12. Lebenswoche zu Blutungen (Morbus haemorrhagicus neonatorum durch Mangel an Vitamin-K-abhängigen Gerinnungsfaktoren) kommen, die durch die Prophylaxe mit Vitamin K verhindert werden können.

Credé-Prophylaxe. Falls von den Eltern gewünscht, wird eine Prophylaxe gegen Infektionen der Konjunktiven mit Chlamydia trachomatis mit Polyvidonjod-Lösung (2,5 %) durchgeführt. Das kann zu Reizerscheinungen an den Bindehäuten führen.

> **P** *In den ersten Lebenstagen wird das Neugeborene täglich genau beobachtet (Verhalten, Nahrungsaufnahme, Stuhl- und Harnproduktion, Ikterusentwicklung), um ggf. therapeutisch einschreiten zu können. Die Mutter wird im Laufe der ersten Lebenstage zum Stillen angeleitet und erhält erste Informationen zur Ernährung und Pflege des Neugeborenen und jungen Säuglings.*

Vitamin-D-Prophylaxe. Vitamin D ist nicht ausreichend in Muttermilch oder Kuhmilch enthalten, und bei zu geringer UV-Einwirkung auf die Haut der Neugeborenen wird die Vitamin-D-Vorstufe unzureichend in aktives Vitamin D umgewandelt. Die Folge kann eine Vitamin-D-Mangel-Rachitis sein (s. Kap. 30, S. 467). Gesunde reife Neugeborene und Frühgeborene erhalten daher durch das gesamte 1. Lebensjahr bzw. über den 2. Winter hindurch 400–500 IE Vitamin D als Tablette mit einem Löffel (aufgelöst in Wasser vor oder während der Mahlzeit) oder als Tropfen in den Mund. Zusätzlich soll auf ausreichende Sonnenexposition geachtet werden.

Zweite Untersuchung

Die 2. Untersuchung wird in der 2. Hälfte der 1. Lebenswoche durchgeführt (idealerweise zwischen dem 4.–6. Lebenstag). Dann wird auch das Neugeborenenscreening auf angeborene metabolische und endokrine Störungen (s. unten) durchgeführt. In Österreich werden eine Ultraschalluntersuchung der Hüfte (s. Kapitel 30) zur frühzeitigen Erfassung von Reifungsverzögerungen des Hüftgelenks und ein Hörtest (Hirnstamm-Audiometrie oder Messung evozierter otoakustischer Emissionen) durchgeführt, zusätzlich wird ein 2. Mal 2 mg Vitamin K zur Prophylaxe von Vitamin-K-Mangel-Blutungen verabreicht.

Dritte Untersuchung

Die 3. Untersuchung erfolgt in der 4.–7. Woche; zusätzlich zur Basisuntersuchung wird eine genaue orthopädische Untersuchung durchgeführt, evtl. inklusive einer Wiederholung der Ultraschalluntersuchung der Hüften. Es erfolgt eine Information über die Prävention von SIDS und es wird eine Kariesprophylaxe mit Na-Fluorid (0,25 mg/Tag p.o.) begonnen. Die Vitamin-K-Prophylaxe wird ein 3. Mal durchgeführt. Es werden erste Informationen über Routineimpfungen gegeben und ab der 5. Lebenswoche die 1. Impfung (gegen Rotavirus-Infektionen) durchgeführt.

Weitere Untersuchungen

Bei der 4. Untersuchung im 3.–5. Monat erfolgt zusätzlich zur Basisuntersuchung eine 2. Information über die Prävention von SIDS, bei der 5. Untersuchung im 7.–9. Monat eine HNO-ärztliche Untersuchung inkl. Verhaltensaudiometrie, bei der 6. Untersuchung im 10.–14. Monat auch eine augenärztliche Untersuchung, die bei Hinweisen auf Sehstörungen ein Jahr später durch einen Augenarzt wiederholt wird. Zusätzlich wird über die Vorbeugung von Unfällen informiert. Die weiteren Untersuchungen erfolgen mit 2, 3, 4 und 5 Jahren. Bei der letzten Untersuchung wird auch die Schulreife überprüft. Danach werden Untersuchungen durch Schulärzte in größeren Abständen durchgeführt.

4.2 Sekundäre Prophylaxe

Screening auf angeborene Stoffwechselerkrankungen

Das Screening wird in Österreich seit 1966 landesweit durchgeführt. Seitdem wird in Österreich auf Galaktosämie und Phenylketonurie untersucht. Das Screeningprogramm wurde schrittweise bis auf 29 angeborene Störungen erweitert. Einen Überblick über den derzeitigen Umfang gibt **Tab. 4.2**. Seit Oktober 2006 wurde auch Südtirol in das Screeningprogramm aufgenommen. Es wird im Auftrag des Bundesministeriums für Gesundheit und Frauen von der Medizinischen Universität Wien durchgeführt.

In Deutschland trat am 1. April 2005 ein Beschluss des Gemeinsamen Bundesausschusses zum erweiterten Neugeborenenscreening in Kraft. Die Richtlinien regeln die Durchführung des Neugeborenenscreenings. Die Erkrankungen, auf die gesetzlich vorgeschrieben untersucht wird, sind ebenfalls in **Tab. 4.2** aufgelistet.

Durchführung

Der ideale Zeitpunkt des Screenings liegt zwischen der vollendeten 36.–72. Lebensstunde, da Frühsymptome möglich sind. Eine vorzeitige Abnahme (vor Entlassung, Verlegung, Bluttransfusion, Gabe von Kortikosteroiden oder Dopamin und bei eingeschränkter Lebenserwartung) macht eine 2. Untersuchung nach 14 Tagen notwendig. Eine Zweituntersuchung ist auch bei sehr unreifen Frühgeborenen (vor der 34. SSW) nötig.

Tab. 4.2 Umfang der österreichischen und deutschen Neugeborenenscreeningprogramme.

Österreich (Stand 10/2007, Bodamer 2008)	Deutschland (nach den Richtlinien des Gemeinsamen Bundesauschusses, www.g-ba.de)

– Hypothyreose
– adrenogenitales Syndrom(AGS)
– Biotinidase-Mangel
– zystische Fibrose
– Galaktosämie
– Carnitintransporterdefekte:
  • Carnitin-Palmitoyl-Transferase-I-Mangel (CPT-I)
  • Carnitin-Palmitoyl-Transferase-II-Mangel (CPT-II)
  • Carnitin-Acylcarnitin-Translokase-Mangel
– Long-Chain-3-OH-Acyl-CoA-Dehydrogenase-Mangel (LCAD)
– mitochondrialer tri-funktionaler Proteinmangel (TFP)
– Medium-Chain-Acyl-CoA-Dehydrogenase-Mangel (MCAD)
– Short-Chain-Acyl-CoA-Dehydrogenase-Mangel (SCAD)
– Isobutyryl-CoA-Dehydrogenase-Mangel
– Very-Long-Chain-Acyl-CoA-Dehydrogenase-Mangel (VLCAD)
– Methylmalonazidurie (MMA), Propionazidurie (PA)
– Isovalerianazidämie (IVA)
– Glutarazidurie Typ I (GA-I)
– 3-Methylcrotonyl-CoA-Karboxylase-Mangel
– 2-Methyl-3-Hydroxybutyryl-CoA-Dehydrogenase-Mangel
– 3-Methylglutacon-Azidurie Typ 1
– Ketothiolase-Mangel, HMG-CoA-Lyase-Mangel
– Argininosuccinat-Lyase-Mangel, Zitrullinämie
– Homozystinurie, Hypermethionämie
– Leuzinose
– Phenylketonurie (PKU), Hyperphenylalaninämie (HPA)
– Tyrosinämie Typ 1
	– Hypothyreose
	– adrenogenitales Syndrom
	– Biotinidase-Mangel
	– Galaktosämie
	– Phenylketonurie, Hyperphenylalaninämie
	– Ahornsirupkrankheit (MSUD)
	– Medium-Chain-Acyl-CoA-Dehydrogenase-Mangel
	– Long-Chain-3-OH-Acyl-CoA-Dehydrogenase-Mangel
	– Very-Long-Chain-Acyl-CoA-Dehydrogenase-Mangel
	– Carnitintransporterdefekte:
	  • Carnitin-Palmitoyl-Transferase-I-Mangel
	  • Carnitin-Palmitoyl-Transferase-II-Mangel
	  • Carnitin-Acylkarnitin-Translokase-Mangel
	– Glutarazidurie Typ I (GA I)
	– Isovalerianazidämie (IVA)

Aus einer Stichstelle an der medialen oder lateralen Seite des Fersenbeins des Neugeborenen wird das Blut direkt auf die dafür vorgesehenen Kreise einer Filterkarte aufgetropft (**Abb. 4.1**). Die Filterkarte soll auf der Vor- und Rückseite gleichmäßig mit Blut durchtränkt sein. Entscheidend für die rasche Untersuchung ist der Versand am gleichen Tag.

Im Labor wird das Blut herausgelöst und rasch weiterverarbeitet. Bei Überschreiten der Normgrenzwerte wird nach einer 2. Analyse (im Duplikat) bei neuerlichem pathologischen Ausfall eine Zweitprobe vom Kind angefordert oder das Kind einem Stoffwechselspezialisten vorgestellt.

M *Derzeit erfolgt aus Kostengründen nur bei pathologischem Ergebnis eine Verständigung der Eltern; daher muss bei geringsten klinischen Hinweisen auf entsprechende Erkrankungen eine gezielte Untersuchung durchgeführt werden.*

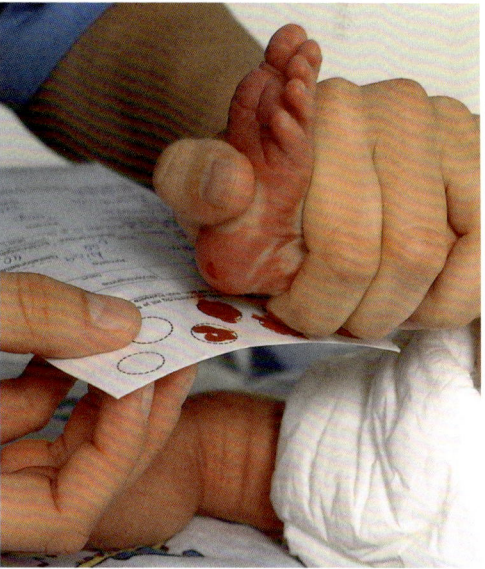

Abb. 4.1 Neugeborenenscreening. Die Kreise der Testkarte werden vollständig mit Fersenblut durchtränkt.

4.3 Infektionsprophylaxe und Schutzimpfungen

Infektionen können durch Expositions- und Dispositionsprophylaxe verhütet werden.

Expositionsprophylaxe. Das sind Maßnahmen, die eine Übertragung der Erreger auf das Individuum verhindern (Isolierung, Desinfektion und Sterilisation, Vermeidung des Kontakts mit Erkrankten).

Dispositionsprophylaxe. Hierzu gehört die aktive bzw. passive Immunisierung. Auch durch unspezifische Maßnahmen kann die Krankheitsanfälligkeit reduziert werden, z. B. ausreichende Ernährung, gute Wohn- und soziale Verhältnisse, gute Umweltbedingungen.

4.3.1 Aktive Immunisierung

Definition

Bei der aktiven Immunisierung werden bei intaktem Immunsystem körperspezifische Abwehrstoffe gegen zugeführte Antigene (Impfstoffe) gebildet. Die Antikörper schützen für Monate bis Jahrzehnte vor der Infektion. Durch erneute Antigenzufuhr kann die Konzentration der Antikörper im menschlichen Körper rasch angehoben werden.

Allgemeines

Impfungen gehören zu den wichtigsten und wirksamsten präventiven Maßnahmen in der Medizin; die Geimpften können i. d. R. vor der entsprechenden Krankheit geschützt werden. Erkrankungen, die nur von Mensch zu Mensch übertragen werden (z. B. Hepatitis B, Poliomyelitis, Masern) können bei einer hohen Durchimpfungsrate eliminiert werden. Vor Erreichen der dazu notwendigen Durchimpfungsrate treten die Infektionen auch bei nicht Geimpften seltener, aber in höherem Alter auf, was bei manchen Erkrankungen zu einem schwereren Verlauf führen kann. Eine entsprechend hohe Durchimpfungsrate rasch zu erreichen ist daher dringend notwendig. Bei manchen Erkrankungen muss der Impfschutz durch regelmäßige Auffrischungsimpfungen sichergestellt werden.

> **M** *Aufgrund der UNO-Konvention über Kinderrechte haben alle Kinder ein Recht auf die Durchführung von Impfungen, deren Wirksamkeit durch entsprechende Studien nachgewiesen ist. Die Ablehnung dieser Impfungen ohne Kontraindikation ist daher als Verstoß gegen die Pflicht der besten Fürsorge für Minderjährige zu betrachten.*

Ärzte müssen vor der Verabreichung der Impfung die Sorgeberechtigten über die zu verhütende Krankheit und die Impfung informieren, eine Anamnese inkl. Impfstatus und Allergiestatus erheben und die Impftauglichkeit des Kindes durch Untersuchung feststellen. Die Impfung ist genau zu dokumentieren.

Impfempfehlungen

In Österreich werden seit 1997 die Kosten der Impfungen für Kinder bis zum 15. Lebensjahr vom Staat übernommen. Damit wird der Stellenwert der Impfungen für die Volksgesundheit durch die Allgemeinheit anerkannt. Eine Kostendeckung für die seither erfolgte Erweiterung der allgemeinen Impfempfehlungen des Obersten Sanitätsrates ist noch nicht vollständig möglich. Der österreichische Impfkalender 2017 für Säuglinge, Kleinkinder, Schulkinder und Erwachsene ist in den **Tab. 4.3**, **Tab. 4.4** und **Tab. 4.5** angegeben. Die Kosten für die Rotavirus-Schluckimpfung werden seit 2008 vom Staat übernommen.

Tab. 4.3 Allgemeiner Impfkalender für Säuglinge und Kleinkinder in Österreich.

	Ab 7. Woche	3. Monat	5. Monat	2. Jahr
Rotavirus (RTV)	2 bzw. 3 x RTV-Schluckimpfung			
Diphtherie (DIP) Tetanus (TET) Pertussis (PEA) Poliomyelitis (IPV) Haemophilus influenzae B (HIB) Hepatitis B (HBV)		1. 6-Fach-Impfung	2. 6-Fach-Impfung	3. 6-Fach-Impfung
konjugierte Mehrfachimpfung gegen Pneumokokken (PNC)		1. PNC-Impfung	2. PNC-Impfung	3. PNC-Impfung, frühestens 6 Monate nach 2. Teilimpfung
Masern, Mumps, Röteln (MMR)				ab 9. (frühestens ab 6.) Monat 1. und 2. (evtl. 3.) MMR-Impfung (2. Impfg. mit 4 Wo. Mindestabstand zur 1.)

INFEKTIONSPROPHYLAXE UND SCHUTZIMPFUNGEN

Tab. 4.4 Allgemeiner Impfkalender für Schulkinder in Österreich.

Lebensjahr	7.	8.	9.	10.	11.	12.	13.	14.	15.	16.	17.
Diphtherie (dip), Tetanus (TET), Poliomyelitis (IPV)	Auffrischungsimpfung dip-TET-IPV*										
Hepatitis B (HBV)	Auffrischungsimpfung HBV bzw. Nachholen der HBV-Grundimmunisierung (spätestens bis zum 13. Lebensjahr)										
Diphtherie (dip), Tetanus (TET), Pertussis (PEA)								Auffrischungsimpfung dip-TET-PEA*			
Varizellen (VZV)				2 x VZV**							
Masern, Mumps, Röteln (MMR)	evtl. MMR nachholen***										
humane Papillomaviren (HPV)				2 x (oder 3 x) HPV (möglichst vor Eintritt in das sexuell aktive Alter)							

dip = Diphtherie-Toxoidimpfstoff mit verringerter Antigenmenge
* Alle Kinder sollen während des Schulalters 2 Impfungen dip-TET und je 1 Impfung PEA und IPV erhalten. Mit den derzeit zur Verfügung stehenden Impfstoffen ergeben sich verschiedene Varianten. Der bisher zur Verfügung stehende Kombinationsimpfstoff (DIP-TET-IPV-PEA) soll wegen der möglichen stärkeren Reaktogenität bei relativ kurzem Abstand zu den vorangegangenen Pertussis-Impfungen nicht für Reihenimpfungen in Schulen in der Altersgruppe 7.–9. Lebensjahr verwendet werden (kann aber im Individualfall).
** Windpocken-Impfung (Varizellen) erfolgt bei negativer Varizellenanamnese oder negativer Serologie. Bei nur 1 Impfung wird eine 2.Impfung empfohlen.
*** Alle Kinder und Erwachsene sollen 2 MMR-Impfungen erhalten, da ein monovalenter Röteln-Impfstoff nicht zur Verfügung steht, wird für Kinder, die 1 x MM und 1 x MMR erhalten haben, auch eine 2. MMR-Impfung empfohlen.

Tab. 4.5 Allgemeiner Impfkalender für Erwachsene in Österreich (Empfehlungen gelten, sofern abgeschlossene Grundimmunisierungen vorliegen).

25 Jahre	35 Jahre	45 Jahre	50 Jahre	55 Jahre	60 Jahre	65 Jahre	70 Jahre	75 Jahre
Diphtherie (dip), Tetanus (TET), Pertussis (PEA), Poliomyeltitis (IPV)	dip, TET, PEA, IPV	dip, TET, PEA, IPV		dip, TET, PEA, IPV	dip, TET, PEA	dip, TET, PEA, IPV	dip, TET, PEA	dip, TET, PEA, IPV
			ab 50 Jahre Influenza (FLU) jährlich					
			ab 50 Jahre VZV (Herpes zoster) 1 x					
					PNE (unkonjugierter Pneumokokkenimpfstoff)	PNE*	PNE*	PNE*

* bei entsprechendem Risiko (Grundkrankheiten, bisherige Erkrankungen, besondere Exposition usw.)

Bei entsprechender Indikation wird eine Impfung gegen Meningokokken C ab dem 2. Lebensmonat (2 x im Abstand von 4 Wochen), eine jährliche Influenzaimpfung ab dem 6. Lebensmonat, eine Impfung gegen FSME ab vollendetem 12. Lebensmonat (in Risikogebieten ab dem 6. Lebensmonat) empfohlen; ab dem 12. Lebensmonat, auf jeden Fall aber vor dem Eintritt in Gemeinschaftseinrichtungen (Kinderkrippe, Kindergarten, Schule, Internat u.a.) wird die Impfung gegen Hepatitis A angeraten.

Impfempfehlungen für Erwachsene (s. **Tab. 4.5**) haben große Bedeutung, da manche im Kindesalter nicht (oder nur teilweise) geimpft worden sind, viele Impfstoffe früher nicht zur Verfügung standen und die Immunfunktion mit dem Alter abnimmt, was zu schwereren Verläufen von Infektionen führt. Im Erwachsenenalter werden zusätzlich Impfungen gegen FSME, Hepatitis A und B, HPV (humanes Papillomavirus) und bei Serumnegativität auch gegen Masern, Mumps und Röteln bzw. bei Frauen im gebärfähigen Alter auch gegen Varizellen empfohlen.

Das Personal im Gesundheitswesen sollte im eigenen Interesse, aber auch im Interesse der ihnen anvertrauten Kranken vor allen durch aktive Impfung vermeidbaren Erkrankungen durch aktive Immunisierung geschützt sein.

Aktuelle Impfempfehlungen

Die Impfempfehlungen werden wegen der raschen Entwicklung des Impfwesens jährlich an den jeweiligen Wissensstand angepasst. Die aktuellen Impfempfehlungen in Österreich sind unter folgender Webadresse nachzulesen: http://www.bmgfj.gv.at/cms/site/attachments/1/4/0/CH0780/CMS1038913010412/b)_impfplan_20081.pdf

In Deutschland werden Impfempfehlungen von der ständigen Impfkommission (STIKO) ausgesprochen; alle Kosten der dort empfohlenen Impfungen werden von den Krankenkassen übernommen. Die Impfempfehlungen der deutschen STIKO (ständige Impfkommision) des Robert-Koch-Institutes sind unter folgender Webadresse nachzulesen: http://www.rki.de (unter „Suche" Impfkalender eingeben).

Impfstoffe

Die Impfstoffe können abgetötete bzw. abgeschwächte lebende Erreger und gentechnologisch hergestellte Antigene enthalten. Impfstoffe bestehen aus Bakterien oder Viren und können peroral oder parenteral verabreicht werden.

Bakterienimpfstoffe. Sie enthalten entgiftete Toxine (=Toxoide) z. B. bei Diphtherie und Tetanus, Polysaccharide (aus der Erregerkapsel) z. B. bei Meningokokken, Pneumokokken und Hämophilus influenzae Typ B, ganze Keime (entweder inaktiviert wie bei Pertussis oder Cholera; lebend- und inaktiviert wie bei BCG und Typhus) oder es handelt sich um einen azellulären Impfstoff (Pertussis).

Impfstoffe aus Viren. Sie enthalten inaktivierte Viren (z. B. Poliomyelitis, Tollwut, FSME) oder attenuierte Viren (Lebendimpfstoffe mit Viren abgeschwächter Virulenz, z. B. Masern, Mumps, Röteln).

Kontraindikationen

Kontraindikationen gegen aktive Impfungen sind akute Infektionserkrankungen oder Allergien gegen Inhaltsstoffe des Impfstoffes. Bei Personen mit angeborenen oder erworbenen Störungen des Immunsystems muss vor der Impfung der behandelnde Arzt kontaktiert werden. Totimpfstoffe können auf jeden Fall verabreicht werden, allerdings ist eine serologische Kontrolle des Impferfolgs notwendig. Immunglobuline können die Wirkung von Lebendimpfungen beeinträchtigen, deshalb soll i. d. R. zwischen Immunglobulingabe und aktiven Impfungen ein Intervall von 3 Monaten eingehalten werden.

Keine Kontraindikation gegen aktive Impfungen sind leichte Erkrankungen mit subfebrilen Temperaturen, leichte Durchfälle oder Hauterkrankungen, chronische Erkrankungen von Herz, Leber, Lunge, Nieren und stabile neurologische Erkrankungen. Mit Ausnahme bakterieller Lebendimpfstoffe stellen auch Therapien mit Antibiotika oder niedrigen Dosen Kortison keine Kontraindikation gegen aktive Impfungen dar.

Weitere Umstände, die irrtümlich als Kontraindikation angesehen werden, sind folgende: Rekonvaleszenzphase nach Erkrankungen, Frühgeburtlichkeit, Schwangerschaft der Mutter oder anderer Haushaltsangehöriger sowie die Stillperiode oder Kontakte des Impflings zu Personen mit ansteckenden Krankheiten, andere Allergien, Asthma oder atopische Erkrankungen, Allergien in der Verwandtschaft, Penizillinallergien, Fieberkrämpfe in der Anamnese des Impflings, SIDS (plötzlicher Kindestod) in der Familienanamnese und Neugeborenenikterus.

Durchführung

Vor der Impfung muss der Impfling, bei einem Alter unter 14 Jahren auch ein Elternteil, über die Erkrankung und die Impfung aufgeklärt werden. Die Aufklärung soll Informationen über die zu verhütende Krankheit, Behandlungsmöglichkeiten, den Impfstoff, eine Aufklärung über den Nutzen der Schutzimpfung für den Einzelnen und für die Allgemeinheit, eine Angabe über Beginn und Dauer des Impfschutzes und über das Impfschema, die Notwendigkeit von Auffrischungsimpfungen, das Verhalten nach der Impfung, über Kontraindikationen und Nebenwirkungen bzw. Komplikationen enthalten. Jugendliche müssen selbst in die Durchführung der Impfung einwilligen, sofern sie Einsichtsfähigkeit und Urteilsfähigkeit besitzen.

Totimpfstoffe werden intramuskulär (M. deltoideus oder M. vastus lateralis), Lebendimpfstoffe subkutan verabreicht. Rotavirusimpfstoffe werden oral gegeben. Die geimpften Kinder müssen anschließend 15–20 Minuten bezüglich allergischer Reaktionen beobachtet werden. Personal und Medikamente zur Behandlung von extrem seltenen allergischen Sofortreaktionen muss verfügbar sein.

Alle Impfnebenwirkungen bzw. Komplikationen müssen der Behörde gemeldet werden (um evtl. bei Häufung von Komplikationen die Impfempfehlung revidieren zu können).

Zeitpunkt

Der Zeitpunkt der Impfungen sollte dem Impfkalender entsprechend erfolgen (S. 28 f). Frühgeborene sollen dem chronologischen Alter entsprechend geimpft werden. Bei Frühgeborenen besteht möglicherweise ein Risiko für Apnoen. Bei Kindern ohne Impfdokumentation sollen fehlende Impfungen möglichst frühzeitig nachgeholt werden.

Alle aktiven Impfungen können auch später nachgeholt werden, v. a. sollten sie vor Beginn einer Schwangerschaft durchgeführt worden sein. Während einer Schwangerschaft können nur Impfungen mit Totimpfstoff durchgeführt werden: Schwangerschaft ist eine Kontraindikation für Lebendimpfungen.

4.3.2 Passive Immunisierung

Definition

Unter passiver Immunisierung versteht man die Übertragung spezifischer Antikörper, die von einem anderen Spender gewonnen werden.

Durch passive Immunisierung wird eine sofortige Immunität gegen die entsprechende Infektion erreicht. Die Wirkung hält aber nur einige Wochen bis Monate an, es wird kein immunologisches Gedächtnis aufgebaut und die körpereigene Produktion von Abwehrstoffen kann dadurch beeinträchtigt werden. Sie ist indiziert bei Impflingen mit gestörter Immunreaktion oder akuter Gefährdung durch eine Infektion, bei denen Lebendimpfungen nicht indiziert sind, oder im Rahmen einer Simultanimpfung (gleichzeitige aktive und passive Immunisierung).

4.3.3 Indikationsimpfungen

Definition

Unter Indikationsimpfungen versteht man Impfungen, die nur bei bestimmten Indikationen durchgeführt werden.

FSME

Die durch Zecken übertragene Meningoenzephalitis konnte durch Impfungen von 300–700 Fällen/Jahr auf 41–100 Fälle/Jahr reduziert werden. Die Impfung wird im Rahmen jährlicher Impfaktionen durchgeführt und erreichte bisher 88 % der Bevölkerung in Österreich. Sie ist in Österreich mit Ausnahme der Gebirgsregion über 1000 m ab dem 6. Lebensmonat indiziert. In Deutschland gilt die Empfehlung nur für bestimmte Risikogebiete, die v. a. Süddeutschland betreffen. Für die Impfung wird ein Totimpfstoff oder eine Spaltvakzine verwendet. Die Grundimmunisierung wird durch 3 Impfungen erreicht. Danach sind Auffrischungsimpfungen alle 3–5 Jahre notwendig.

Hepatitis A

Hepatitis A verläuft mit zunehmendem Alter schwerer. Die Mortalität bei Erwachsenen ist etwa 20-mal so hoch wie im Kindesalter. Auf Grund guter hygienischer Bedingungen wird die Erkrankung i. d. R. im Rahmen von aus dem Ausland eingeschleppten Endemien beobachtet. Es gibt derzeit mehrere zugelassene Totimpfstoffe, die eine lang andauernde Immunität erzeugen.

Alle Kleinkinder in Österreich sollten vor Eintritt in Gemeinschaftseinrichtungen immunisiert werden. In Deutschland gibt es eine entsprechende Empfehlung der STIKO für bestimmte Risikogruppen. Durch die Impfung von Kindern wird auch die wichtigste Infektionsquelle für Erwachsene ausgeschaltet. Personen mit chronischen Lebererkrankungen haben ein hohes Risiko einer schwer verlaufenden Hepatitis A und sollten geimpft werden. Das Personal von Gesundheits- und Gemeinschaftseinrichtungen und Lebensmittelbetrieben, Ersthelfer und i. v.-Drogenabhängige sollten ebenfalls immunisiert werden.

Wegen der exzellenten Immunantwort nach einer Impfung können die Impfstoffe auch zur Umgebungsimpfung nach einem Indexfall verwendet werden. Eine postexpositionelle Prophylaxe mit Hepatitis-A-Immunglobulin ist wegen des sinkenden Antikörperspiegels nicht mehr möglich.

Hepatitis B

Seit 1997 wird von der WHO eine generelle Hepatitis-B-Immunisierung aller Kinder, seit 2005 eine generelle aktive Immunisierung aller Personen empfohlen. Bei Kontakt mit HBV-enthaltendem Material soll entsprechend des Antikörpertiters bzw. des Impfstatus vorgegangen werden. Neben der aktiven Immunisierung ist eine Gabe von Immunglobulin (passive Immunisierung) nur bei niedrigem Antikörpertiter bzw. nicht möglicher Testung innerhalb von 48 Stunden notwendig.

Postexpositionelle Hepatitis-B-Prophylaxe bei Neugeborenen HBsAg-positiver Mütter oder von Müttern mit unbekanntem HBsAg-Status. Alle Schwangeren in den deutschsprachigen Ländern werden auf HBsAg untersucht und Neugeborene bei chronischer Hepatitis-B-Infektion der Mutter unmittelbar nach der Geburt simultan gegen Hepatitis B geimpft. Die Gefahr einer Infektion kann dadurch von 30–100 % auf 3–10 % reduziert werden. Die Impfung erfolgt möglichst bald nach der Geburt durch die Gabe von mindestens 100 I. E. HBs-Antikörpern i. v. und aktive Immunisierung mit einem der zugelassenen Impfstoffe i. m. Die passive Immunisierung kann bei nachträglicher Feststellung des positiven Befundes der Mutter beim Neugeborenen bis zu 7 Tage nach der Geburt nachgeholt werden. Die begonnene aktive Grundimmunisierung gegen Hepatitis B wird durch die im Impfschema empfohlenen Impfungen fortgesetzt.

Humanes Papillom-Virus (HPV)

In den deutschsprachigen Ländern sind ca. 70% aller Frauen mit HPV infiziert. Die Typen 16 und 18 sind die Hauptursache für Krebserkrankungen im Bereich des Gebärmutterhalses, des Penis, der Vulva und des Anus, die Typen 6 und 12 verursachen 90% aller Genitalwarzen. Seit 2007 liegen 2 Totimpfstoffe vor, die als Grundimmunisierung 3-mal (2. Impfung nach 1 bzw. 2 Monaten, 3. Impfung nach 6 Monaten) gegeben werden müssen und einen mehr als 94%igen Schutz vor Genitalläsionen bieten. Es wird erwartet, dass damit Gebärmutterhalskrebs bei Frauen größtenteils verhindert wird. Die Impfstoffe ersetzen aber nicht regelmäßige Vorsorgeuntersuchungen. Es sollten Jungen zwischen dem 9.–15. Lebensjahr und junge Frauen zwischen dem 16.–25. Lebensjahr geimpft werden.

Influenza

Influenza ist eine schwere Atemwegserkrankung, die besonders bei Menschen nach dem 50. Lebensjahr zum Anstieg der Sterblichkeit führt. Für die Impfung wird ein Spaltimpfstoff oder Subunitimpfstoff (Totvakzine) verwendet, der wegen der häufigen Mutationen des Virus jedes Jahr mit einer aktuellen Zusammensetzung von Antigenen wiederholt werden muss.

Da bei Säuglingen Influenza besonders schwer verläuft und Kinder das Virus besonders häufig verbreiten, sollten auch Kinder und Schwangere ab dem 2. Trimenon geimpft werden. Die Grundimmunisierung des Kleinkindes besteht aus 2 Impfungen. Sie ist v.a. indiziert bei Kindern mit chronischen Erkrankungen, z.B. der Atmungsorgane, bei Immundefizienz und beim medizinischen Personal. In Deutschland gilt eine Impfempfehlung für Influenza für bestimmte Risikogruppen (z.B. hohes Alter, bestimmte chronische Erkrankungen, med. Personal).

Meningokokken

Erkrankungen führen zu perakut verlaufender Meningoenzephalitis und Sepsis, evtl. mit Waterhouse-Friderichsen-Syndrom. Derzeit stehen mit Toxoid konjugierte Impfstoffe für die Impfung gegen die Serogruppe C zur Verfügung, die in Österreich für Reisen in Endemiegebiete, für beruflich bedingte Expositionen oder vor Eintritt in Gemeinschaftseinrichtungen empfohlen wird. In Deutschland ist die Meningokokkenimpfung für alle Kinder empfohlen. Bei Kontakt mit Erkrankten wird zusätzlich eine Antibiotikaprophylaxe empfohlen. Seit 2014 gibt es eine Impfung gegen Meningokokken der Serogruppe B.

Pneumokokken

Pneumokokken führen bei Säuglingen und Kleinkindern zu schweren invasiven Erkrankungen (Sepsis, Meningitis), Pneumonien und Otitiden. Für die aktive Immunisierung wird ein mit Toxoid konjugierter Impfstoff ab dem vollendeten 2. Lebensmonat verwendet. Die Impfung ist im allgemeinen Impfplan 2008 enthalten. Sie ist darüber hinaus indiziert bei anatomischer oder funktioneller Asplenie, vor Organtransplantation oder Splenektomie, bei Immundefekten, Sichelzellanämie, Niereninsuffizienz, Mukoviszidose, malignen Erkrankungen sowie bei Jugendlichen und Erwachsenen mit erhöhter gesundheitlicher Gefährdung.

Tollwut

Tollwut endet immer tödlich. Die letzte in Österreich erworbene Infektion wurde 1979 diagnostiziert. Aus Endemiegebieten importierte Hunde können Menschen gefährden. Infektionen durch Fledermäuse sind möglich, in Österreich wurde aber noch kein Fall diagnostiziert. Zur Immunisierung wird ein gut verträglicher Totimpfstoff verwendet. Die Impfung erfolgt prä- oder postexpositionell (als Simultanimpfung mit Tollwutimmunglobulin nach einem Biss durch ein tollwütiges oder tollwutverdächtigtes Tier bzw. nach Berühren infizierten Materials).

Varizellen (Windpocken, Feuchtblattern)

Varizellen verlaufen bei Erwachsenen schwer und können bei einer Erkrankung der Mutter während der Schwangerschaft zu schwerwiegenden Komplikationen für den Fetus führen. Eine generelle Impfempfehlung hängt von der Verfügbarkeit eines Kombinationsimpfstoffes (MMR-V) ab. Der Lebendimpfstoff kann ab dem 9. Lebensmonat verwendet werden. Die Impfung ist in Österreich derzeit für alle ungeimpften 9–17-Jährigen empfohlen, die noch nicht an Varizellen erkrankt waren, in Deutschland für alle bisher nicht erkrankten Kinder im 2. Lebensjahr.

Besonders empfohlen ist der Impfstoff für seronegative Frauen im gebärfähigen Alter, Betreuungspersonen von Kindern, das Personal im Gesundheitswesen (v.a. an Kinderkliniken), Kinder mit geplanter Immunsuppression, vor Organtransplantation, bei schwerer Neurodermitis, Niereninsuffizienz und für Kinder mit malignen Erkrankungen unter Berücksichtigung der Immunitätslage. Die Impfung kann auch als Postexpositionsprophylaxe verwendet werden. Für empfängliche Patienten mit geschwächtem Immunsystem, Schwangere bis zur 23. Schwangerschaftswoche, Neugeborene von Müttern mit Varizellen und Frühgeborene wird postexpositionell ein Immunglobulin (passive Immunisierung) innerhalb von 72–96 Stunden empfohlen.

Herpes zoster, Gürtelrose

Ca. 15 % aller Personen erkranken Jahre bis Jahrzehnte nach einer Primärinfektion mit Varicella-Virus an Gürtelrose, da das Virus lebenslang im Körper bleibt. Die Häufigkeit der Reaktivierung und die sehr schmerzhafte postherpetische Neuralgie nehmen mit dem Alter zu. Seit 2007 steht ein Lebendimpfstoff (für Personen ab dem 50. Lebensjahr, mit wesentlich höherem Virusgehalt als der Kinderimpfstoff) zur Prophylaxe von Herpes zoster zur Verfügung, der die Häufigkeit des Herpes zoster um 50 % und der postherpetischen Neuralgie um 66 % verringert.

Impfempfehlungen für Fernreisen

Auch Kinder sollten bei Fernreisen den Empfehlungen der Gesundheitsämter, Tropeninstitute bzw. der Deutschen Gesellschaft für Tropenmedizin entsprechend geimpft werden. Reisemedizinische Informationen sind auch unter folgenden Webadressen erhältlich: www.reisemed.at, www.fit-for-travel.de, www.safetravel.ch, www.cdc.gov, www.dtg.org/impfungen.html

4.4 Gesundheitserziehung

Gesundheitserziehung ist die 3. Säule der Prävention, neben Vorsorgeuntersuchungen und Prävention von Erkrankungen durch Impfungen. Im Rahmen der Gesundheitserziehung sollte passiv und aktiv Wissen über eine gesunde Lebensführung erworben werden, damit die von der WHO angestrebte Selbstbestimmung über die eigene Gesundheit möglich ist (Muntean 2000). Die Information und Schulung eines gesundheitserhaltenden Verhaltens ist eine lebenslange Aufgabe.

4.4.1 Reduktion der Schadstoffe in der Umwelt

Eine Vielzahl von Schadstoffen, die als Folge der Wohlstandskultur entstehen, werden in die Umwelt abgegeben. Umweltschadstoffe können direkt toxisch oder immunsuppressiv wirken, durch molekulare Mimikry eine Autoimmunreaktion (d. h. das menschliche Immunsystem richtet sich nicht nur gegen das Toxin, sondern auch gegen Strukturen des eigenen Körpers) sowie allergische Reaktionen auslösen. Über die Bedeutung der Emissionen für die menschliche Gesundheit muss vordringlich informiert werden, um negative Auswirkungen auf unser Leben zu begrenzen.

Durch Information der Öffentlichkeit und nationale bzw. internationale Kooperationen sind Vereinbarungen zur Reduktion von Schadstoffen möglich (z. B. in der Säuglingsnahrung, Koletzko et al. 1999), die auch zu gesetzlichen Vorgaben auf europäischer Ebene führen können, um v. a. die jüngsten Kinder zu schützen.

Grenzwerte festlegen

Die Umweltmedizin hat die Aufgabe, die qualitative Wirkung von Schadstoffen (Gefährdung) zu beschreiben, das Risiko quantitativ zu bewerten, Vorschläge zur Lösung des Problems zu machen und die Gesellschaft bei der Umsetzung der Maßnahmen so gut wie möglich zu unterstützen. Auf Basis quantitativer Risikoabschätzung werden hygienische und toxikologische Grenzwerte festgelegt, um die Beziehung zu Gesundheitsschäden genau zu definieren. In die Definition eines höchst möglichen Grenzwertes (Schädigungsschwelle) gehen humantoxikologische Daten und Sicherheitsfaktoren ein, wodurch sich eine aller Voraussicht nach gesundheitlich unschädliche tägliche Zufuhr eines Toxins errechnen lässt. Der niedrigste gesellschaftlich akzeptable Grenzwert wird als Nutzungsschwelle des Toxins bezeichnet.

Ein großes Problem bei der Festlegung solcher Grenzwerte ist häufig das Fehlen von Langzeituntersuchungen, die auch eine genetische Unbedenklichkeit der in die Umwelt abgegebenen Schadstoffe bestätigen. Ein weiteres grundsätzliches Problem bei der Festlegung von Grenzwerten für Schadstoffe sind die nicht in allen Ländern vorhandenen technischen Möglichkeiten zur Bestimmung der relevanten Schadstoffkonzentrationen.

4.4.2 Prophylaxe von Lärmschäden

Lärm ist ein zentrales Problem der industrialisierten Welt.

> **D** *Unter **Lärm** versteht man jeden Schall, der stört, belästigt oder ermüdet, und das psychische wie physische Wohlbefinden des Menschen schädigen kann.*

Von großer Bedeutung für die Gesundheit der Bevölkerung ist eine Belastung durch geringe Schallemissionen, die aber über einen längeren Zeitraum stattfinden und dann zu bleibenden Gesundheitsschäden führen können (Straßenverkehr, Flugverkehr, Discolärm, Walkman usw.).

Bei Schallpegeln über 85 Dezibel kommt es bei längerer Einwirkungszeit zu einer Gehörschädigung mit Verlust bestimmter Frequenzen: Daher sollte der Schallpegel z.B. in Diskotheken auf max. 85 Dezibel beschränkt sein. Das ist derzeit noch die Ausnahme, da Messungen bei Rockkonzerten Werte bis zu 110 Dezibel zeigten. Jugendliche, die über Kopfhörer Musik konsumieren, zeigen eine deutlich erhöhte Häufigkeit von Schwerhörigkeit.

Folgen von Lärm

Bei Lärm werden Stresshormone ausgeschüttet. Dadurch steigen Herz- und Atemfrequenz, erhöht sich der Blutdruck und wird der Stoffwechsel angeregt (mit erhöhtem Energiebedarf). Gleichzeitig wird die periphere Durchblutung deutlich vermindert, der Wasser-Salz-Haushalt wird gestört und es kommt zu vermehrten Infekten. Weitere Effekte sind Ohrgeräusche (Tinnitus), Kopfschmerzen, Ohrschmerzen und Hörschwierigkeiten bis zu ständigem Gehörverlust. Eine Lärmbelastung während der Nacht führt zu objektiv messbaren Abweichungen vom gewohnten und gewünschten Ablauf des Schlafes. Die Folgen sind verminderte Konzentrations- und Denkfähigkeit und herabgesetzte Leistungsfähigkeit. Als krankmachender Stress beeinflusst Lärm die Gesundheit negativ und stört die Alarmbereitschaft des Menschen, hat aber keinen biologischen Nutzen.

Lärm vermeiden

Eine maximale Lärmreduktion in der Umwelt wird daher durch Erstellung und Anpassung von Richtlinien und deren politische Umsetzung angestrebt. Es ist wichtig, dass jeder sich auch persönlich um Lärmvermeidung bemüht: über die Gefahren des Lärms aufklären, sich über Lärm beschweren, wo immer man ihn antrifft (Restaurants, Geschäfte, zu Hause usw.), die örtlichen Lärmverordnungen überprüfen, politische Aktivitäten gegen Lärmerzeugung fördern, Ohrenschützer oder Ohrstöpsel in jeder Lärmumgebung tragen, Kampagnen in Gemeinschaftseinrichtungen fördern.

4.4.3 Unfallverhütung im Kindesalter

Etwa 25–40 % aller Unfälle sind vermeidbar. Etwa jedes 5. Kind muss einmal im Jahr Arzt oder Krankenhaus nach einem Unfallereignis aufsuchen. In allen Altersgruppen bis zum 5. Lebensjahr stellen Unfälle die dominierende Todesursache dar, v.a. im Verkehr und im Zusammenhang mit Wasser.

Körperliche und psychologische Entwicklungsschritte eines Kindes

Die Grundlage für eine aktive Prävention von Unfällen ist das Wissen um körperliche und psychologische Entwicklungsschritte der Kinder: Die Denkfähigkeit z.B. entwickelt sich stufenförmig bis zum 10. Lebensjahr; ein Kleinkind kann Gefahrensituationen nicht richtig wahrnehmen und beurteilen und damit auch Gefahren nicht voraussehen. Ebenso können abstrakte Begriffe noch nicht verstanden werden. Aufmerksamkeit wird v.a. von lauten, intensiven, farbigen und interessanten Reizen erregt, sie wechselt aber rasch. Motorik und Bewegungskoordination sind erst im 4. und 5. Lebensjahr den Bewegungsabläufen eines Erwachsenen ähnlich, der Körperschwerpunkt liegt beim Kind allerdings höher und das Kind verliert schneller sein Gleichgewicht. Nach längerem Ruhighalten ist der Bewegungsdrang höher, wodurch die erhöhte Unfallgefährdung nach dem Unterrichtsende in Grundschulen erklärt wird.

Ab dem 4.–5. Lebensjahr sind die Bewegungsabläufe der Kinder denen von Erwachsenen sehr ähnlich, allerdings werden sie wesentlich langsamer durchgeführt und bei einer Steigerung der Geschwindigkeit wird die Wahrnehmungsfähigkeit des Kindes beeinträchtigt. Dazu kommt, dass die Sinnesfunktionen der Kinder noch nicht vollständig entwickelt sind. Während z.B. Sehschärfe und räumliches Sehen sehr bald vollständig ausgebildet sind, sind die Tiefenschärfe am Ende der Grundschulzeit und die Peripheriewahrnehmung erst am Beginn des 2. Lebensjahrzehnts dem von Erwachsenen ähnlich. Die Wahrnehmung im Straßenverkehr ist für Kinder aufgrund ihrer Größe ebenfalls beeinträchtigt. Das Raumverständnis der Kinder entwickelt sich früher als das Zeitverständnis und erst nach dem 7. Lebensjahr können beide miteinander koordiniert werden.

Die Hörfähigkeit ist mit Schulbeginn voll ausgebildet, kann aber erst später für die Lokalisation von Geräuschen ausreichend verwendet werden; besonders von rechts oder links kommende Signale werden falsch interpretiert. Auch die Übertragung von Informationen (oben/unten, rechts/links, vorne/hinten) auf eine aktuelle Raumsituation wird erst im 2. Lebensjahrzehnt beherrscht. Kinder können Wesentliches und Nebensächliches bis zum Schulbeginn nicht unterscheiden. Diese u.a. Schwierigkeiten bedeuten eine Überforderung des Kindes, das darauf mit Unkonzentriertheit und Ablenkung von wesentlichen Dingen reagiert.

M *Bei der Verkehrserziehung muss darauf Rücksicht genommen werden, dass ein Gefahrenbewusstsein erst ab dem 7. Lebensjahr vorhanden ist, eine Vorausschau von Gefahren ab dem 9. Lebensjahr und ein Be-*

wusstsein für die Möglichkeit, Gefahren zu vermeiden, erst nach dem 12. Lebensjahr voll möglich ist. Auch ältere Kinder zeigen in Ablenkungssituationen noch risikoreiche Verhaltensweisen.

Erziehung zur Unfallvermeidung

Eine Erziehung zur Unfallvermeidung muss den entwicklungsbedingten Defiziten der Kinder angepasst werden. Sie kann nur schrittweise aus der Entwicklungssituation der Kinder heraus zu einer Übernahme von Eigenverantwortung führen. Die Vorbildfunktion der Erwachsenen ist dabei wichtig (z. B. Helm tragen, Angurten im Auto, Stehenbleiben vor einer roten Fußgängerampel). Durch verschiedene Aktionen, durch Vereine und Informationen im Rahmen der Vorsorgeuntersuchungen können Eltern geschult und damit auch ihre Vorbildwirkung für die Kinder gesteigert werden.

4.4.4 Ernährung und Adipositasprophylaxe

Während die Eltern sehr intensiv durch das Personal der Gesundheitseinrichtungen bezüglich der Ernährung von Säuglingen geschult und angeleitet werden, ist die weitere Erziehung zu gesunder Ernährung weitgehend den Familien überlassen, bzw. wird später durch die Schule durchgeführt. Ernährungsbedingte Erkrankungen nehmen aber weiter zu, was einerseits an der Überflussgesellschaft, andererseits an der fehlenden Vorbildwirkung der Erwachsenen liegt.

Einige Gruppen der Gesellschaft legen besonderen Wert auf einseitige Ernährungsformen, wie vegane Ernährung (Lentze 2001): Die Eltern müssen daher sehr intensiv darauf hingewiesen werden, welche Nahrungsergänzungen sicherstellen können, dass dem Kind alle für ein optimales Gedeihen notwendigen Nährstoffe in ausreichender Menge zur Verfügung gestellt werden. Je strikter z. B. tierisches Eiweiß enthaltende Nahrungen aus dem Speiseplan eliminiert werden, desto eher treten Mangelerscheinungen und Mangelkrankheiten auf (z. B. Eisen- und Vitamin-B12-Mangel mit neurologischen Schäden). Kinder sind in das System der Erwachsenen eingebettet und können sich erst im Rahmen ihrer Entwicklung während der Pubertät gegen die von außen vorgegebenen Umweltbedingungen ausreichend wehren.

M *Aufgabe des medizinischen Personals sollte es sein, Kinder, Jugendliche, Eltern und Pädagogen über die notwendige Ernährung zu informieren und bei der Umsetzung des erlernten Ernährungswissens aktiv und passiv zu unterstützen.*

Langfristig brauchen Menschen eine Mischkost aus polymeren Kohlehydraten sowie Fette und Eiweiße pflanzlicher und tierischer Herkunft (**Abb. 4.2**, s. auch Kap. 14). Auch die Zufuhr ausreichender Mengen von Ballaststoffen sollte gewährleistet sein, d. h. der Speiseplan sollte aus möglichst naturnahen Nahrungsmitteln bestehen (die nicht industriell verändert sind); in unserer heutigen Situation sollte auch auf die Reduktion des Fett- und Zuckergehalts der Nahrung bzw. der Getränke geachtet werden. Dabei darf nicht vergessen werden, dass Essen auch Freude machen soll.

4.4.5 Kariesprophylaxe

Ausgangspunkt für die Entwicklung von Karies sind Plaquebildung und Parodontopathien. Aus leicht abbaubaren Kohlenhydraten (Zucker und Stärke) werden Polysaccharide synthetisiert, die die Neutralisation der Plaquesäuren verhindern; diese können dann den Schmelz demineralisieren.

Der Kariesprophylaxe wird ein großer Stellenwert eingeräumt. Eltern, Kindergarten, Schule und Gesundheitspersonal sollten auch hier eng zusammenarbeiten. Während der Vorsorgeuntersuchungen wird auf eine beginnende Karies geachtet.

Die Kariesprophylaxe beruht auf 4 Strategien:
- **Zahngesunde Ernährung:** Die wichtigste Maßnahme ist eine zahngesunde Ernährung. Die Kinder sollten v. a. nicht an eine ständig süße Ernährung gewöhnt werden (gesüßte Getränke aus Saugflaschen!). Es sollten möglichst oft zahnschonende Alternativen für kariogene, aus physiologischen Gründen nicht notwendige Produkte verwendet werden: z. B. ungesüßte Getränke, Obst, Butter, Käse.
- **Anleitung zu einer effizienten Mundhygiene:** Sie ist bis ins Schulalter hinein Aufgabe der Eltern und sollte bereits im Säuglingsalter (ab dem Erscheinen des 1. Milchzahns) regelmäßig durchgeführt werden. Die Vorbildwirkung der Eltern ist auch hier entscheidend. Weiche Zahnbürsten werden zunächst ohne Zahnpaste benutzt; wenn die Kinder ausspucken können, wird auch Zahnpaste verwendet. Zu beachten ist, dass beim Reinigen alle Zahnflächen erreicht werden, dass mehrmals Zahnpaste nachgenommen (weil durch die Verdünnung der Zahnpaste auch der Reinigungseffekt abnimmt) und ab dem Schulalter auch Zahnseide verwendet wird, um die Approximalflächen der

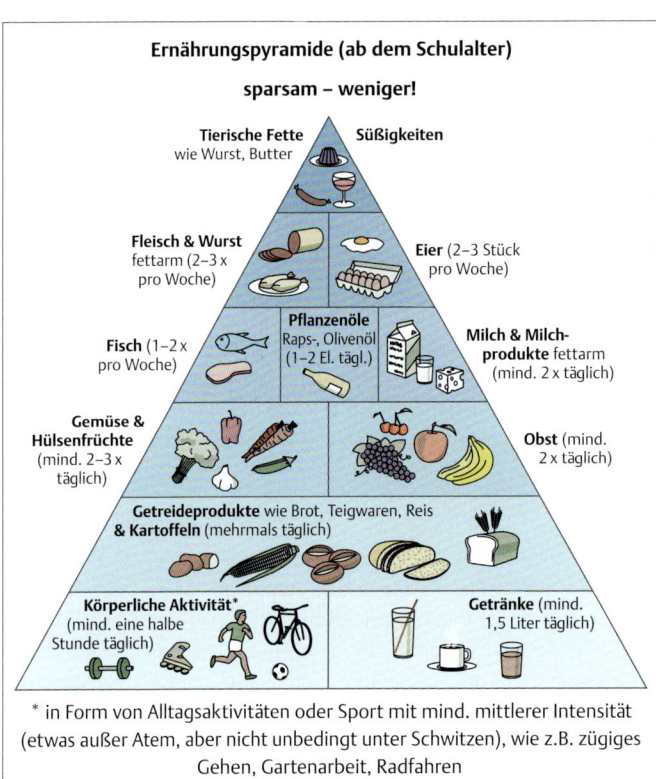

Abb. 4.2 Ernährungspyramide (ab Schulalter).

Zähne zu reinigen. Elektrische Zahnbürsten zeigen die gleiche Wirkung.

– **Fluoride:** Sie können die Schmelzoberfläche vor kariösen Läsionen schützen. Sie wirken vorwiegend lokal, indem sie an der Schmelzoberfläche absorbiert oder als Kalziumfluorid präzipitiert werden. Diese Schicht muss durch die Säuren zuerst gelöst werden, bevor die Schmelzkristalle selbst angegriffen werden können. Fluoride hemmen auch die Mikroorganismen der Plaque. Bei unreifem und kariösem Schmelz, niedrigen pH-Werten, häufiger Applikation und langer Kontaktzeit wird mehr Fluorid in den Schmelz aufgenommen. Fluoride werden daher am besten lokal (Zahnpasten, Fluoridgele oder -lacke) angewendet: Wegen des höheren Fluoridgehaltes sollten Zahnpasten nicht geschluckt werden. Eine systemische Anwendung ist durch fluoriertes Trinkwasser, Salz oder Tabletten möglich. Die verabreichte Menge ist vom Fluorgehalt des Trinkwassers und vom Lebensalter der Kinder abhängig.

– **Fissurenversiegelung:** Die effektivste Prophylaxemaßnahme im Grundschulalter ist die Fissurenversiegelung, da die Plaque in den feinen Fissuren und Grübchen der Kauflächen mit der Zahnbürste nicht entfernt werden kann. Daher sollte der Zahnarzt noch vor dem ersten Defekt (ab dem 2.–3. Lebensjahr) zur professionellen Zahnreinigung und Schulung aufgesucht werden.

4.4.6 Jodprophylaxe

In Gegenden mit jodarmem Wasser (z. B. Gebirgsgegenden) kann es zu Jodmangel mit Entwicklung von euthyreoter Struma (schon ab der Fetalzeit) oder Kretinismus kommen. Die Eltern müssen daher zur Verwendung jodierten Speisesalzes oder jodhaltigem Mineralwassers angehalten werden. Diese Jodprophylaxe reicht auch zur Versorgung von gestillten Säuglingen aus. Ersatznahrungen werden mit Jod ausreichend angereichert.

4.4.7 Vorsorgemaßnahmen bezüglich ALTE und SIDS

Um ein SIDS-Risiko auszuschalten, ist bereits eine gute Schwangerschaftsbetreuung notwendig. Eine Schulung der Eltern bezüglich Pflege des Säuglings, Stillen, Fernhalten von Aufregungen und Stress (Lärmbelastung, lange Autofahrten) sollte in jedem Fall durchgeführt werden. Säuglinge mit erhöhtem Risiko sollten durch regelmäßige Vorsorgeuntersuchungen rechtzeitig erkannt werden, um Risiken minimieren zu können. Die Bauchlage im Schlaf ist der wichtigste Risikofaktor, daher sollte sie bei allen Säuglingen im Schlaf vermieden werden. Der Kopf sollte im Schlaf frei bleiben. Eine weiche Schlafunterlage sollte vermieden und zum Zudecken ein Schlafsack verwendet werden. Säuglinge sollten möglichst im Zimmer der Eltern, im eigenen Bett schlafen. Alle Säuglinge sollten immer beaufsichtigt und Apnoe-gefährdete Säuglinge monitorisiert werden. Die Raumtemperatur sollte so gewählt werden, dass sie für Säuglinge weder zu warm noch zu kalt ist (18–20°C) Wichtig ist, eine Nikotinexposition vor und nach der Geburt zu vermeiden (s. auch Kap. 5).

4.4.8 Allergien vermeiden

Bei familiärer Belastung durch Urtikaria, Neurodermitis, Asthma, Heuschnupfen oder Nahrungsmittelallergien besteht für die Nachkommen ein erhöhtes Risiko (von mind. 25 %), auch an allergischen Erkrankungen zu erkranken (s. Kap. 26). Durch Stillen oder hydrolysiertes Eiweiß in Ersatzmilchprodukten zumindest während der ersten 5 Monate, Einführen der Beikost nach dem 6. Lebensmonat und das Vermeiden einer Belastung durch Allergeninhalation (z. B. Rauch) kann die Allergiegefährdung deutlich gesenkt werden.

4.4.9 Sport und physiologische Entwicklung des Bewegungsapparates

Bewegungsmangel ist einer der großen Nachteile unserer heutigen Lebensweise. Die körperlichen und neurologischen Folgeerscheinungen beeinflussen wiederum die Psyche der Kinder und führen zu mangelndem Selbstvertrauen und geändertem Sozialverhalten. Zum Ausgleich des v. a. ab dem Schulalter reduzierten Gebrauchs des Bewegungsapparates sollten die Kinder auch außerhalb des Schulbetriebs dosiert zu sportlicher Betätigung angehalten werden. Das erfolgt optimal in Form von Schwimmen, Radfahren und Langlaufen und trainiert nicht nur den Bewegungsapparat, sondern den gesamten Organismus. Die Eltern der Kinder sollten aber auch darauf aufmerksam gemacht werden, dass ausreichende Erholungspausen die Voraussetzung für den Gewinn an Kraft, Geschicklichkeit, Ausdauer und psychischem Wohlbefinden sind.

4.4.10 Gesundheitserziehung bei Jugendlichen

Mit Beginn der Pubertät werden zunehmend eigene Erfahrungen gesucht, die letztlich den Weg zu einem selbstbestimmten Leben weisen. Die wichtigsten Vorbedingungen um Jugendliche unbeschadet durch die Zeiten der Selbstfindung zu führen sind neben den Informationen, die Kinder und Jugendliche heute intensiv durch Eltern und Pädagogen erhalten, das vorgelebte Beispiel eines der Gesundheit dienenden Verhaltens und gleichzeitig die Sicherheit, die Kinder und Jugendliche durch ihre erwachsenen Bezugspersonen vermittelt bekommen. Eine transparente Kommunikation auch zwischen Eltern, Schule und Arzt ist dabei sehr wichtig. Probleme wie Alkohol, Drogen, Rauchen, Kontrazeption oder jugendliche Schwangerschaft und Elternschaft können in einer Atmosphäre von Offenheit und Vertrauen zusammen mit den Jugendlichen in jene Bahnen gelenkt werden, die von allen gewünscht werden.

Literatur

Bodamer O. Gescreenter Start ins Leben. Österr. Ärztezeitung 2008; 5: 52–56

Impfempfehlungen Österreich: www.bmgf.gv.at/home/Impfplan

Impfempfehlungen Deutschland: www.rki.de/DE/Content/Kommissionen/STIKO/.../Impfempfehlungen_node.html

Impfempfehlungen Schweiz: https://www.guidelines.ch/page/1056/aktueller-impfplan-impfempfehlungen-schweiz

Kerbl R, Kurz R, Reiter K, Wessel L. Checkliste Pädiatrie. 5. Aufl. Stuttgart: Thieme 2016

Koletzko B et al. Pesticides in dietary foods for infants and young children – Report of the Working Group on Pesticides in Baby Foods of the European Society for Pediatric Gastroenterology, Hepatology and Nutrition (ESPGHAN). Arch Dis Child 1999; 80: 91–92

Kurz R, Muntean W. Präventive Pädiatrie. Stuttgart: Thieme; 1990

Lentze MJ. Vegetarische Ernährung und Außenseiterdiäten im Kindesalter. Mschr Kinderheilk 2001; 149: 19–24

Lentze MJ, Schaub J, Schulte FJ, Spranger J. Pädiatrie, Grundlagen und Praxis. 3. Aufl. Heidelberg: Springer; 2007

Muntean W, Hrsg. Gesundheitserziehung bei Kindern und Jugendlichen. Medizinische Grundlagen. Wien: Springer; 2000

Universitätsklinik für Kinder- und Jugendheilkunde der Medizinischen Universität Wien: Neugeborenenscreening: https://www.meduniwien.ac.at/hp/neugeborenen-screening

Wachtel U, Hilgerth R. Ernährung und Diätetik in Pädiatrie und Jugendmedizin. Stuttgart: Thieme; 1994

5 Akut kranke Kinder

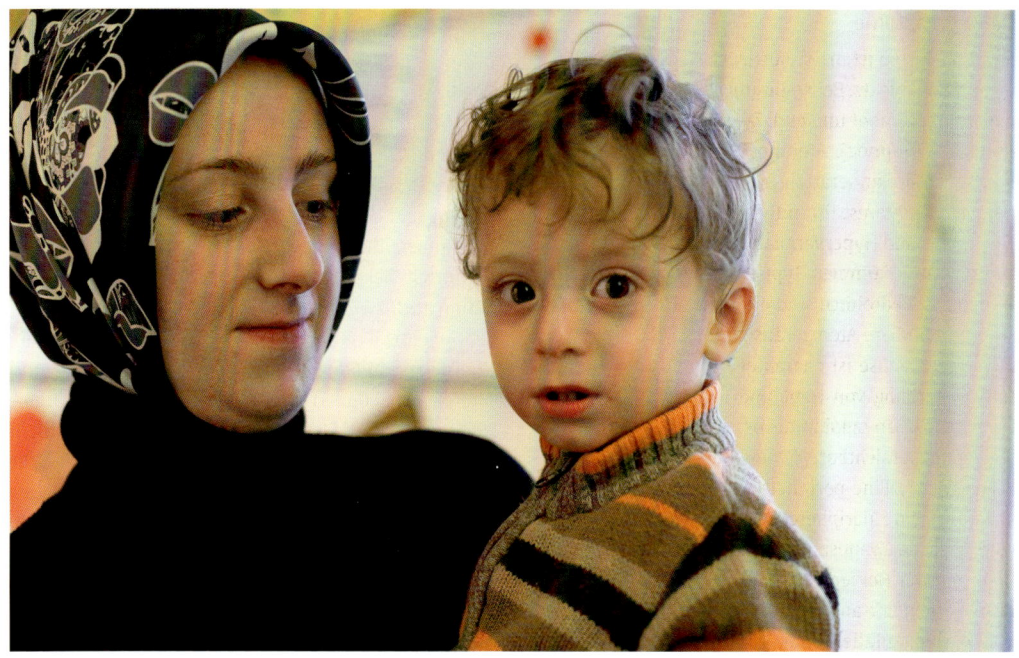

5.1	Akute Atemstörungen ▪ 39	5.5	Plötzlicher Kindstod (SIDS oder ALTE) ▪ 42
5.2	Schockzustände ▪ 40	5.6	Fieber ▪ 43
5.3	Kardiale Notfälle ▪ 41	5.7	Akute Symptome des Gastrointestinaltraktes ▪ 44
5.4	Bewusstseinsstörungen ▪ 42		

Ein akut erkranktes Kind stellt für die betroffene Familie und deshalb auch für den betreuenden Arzt eine Notfallsituation dar. Rasche Hilfe ist umso dringlicher, je jünger Kind und Eltern sind und je stärker lebensnotwendige Funktionen beeinträchtigt sind. Die oft fehlende Möglichkeit, seine Beschwerden ausreichend zu beschreiben, erfordert genaues Beobachten des Verhaltens und der Krankheitszeichen des Kindes. Eine enge Zusammenarbeit mit den Betreuungspersonen ist daher eine wichtige Voraussetzung für rasche Hilfe.

Die Anamnese kann frühestens ab einem Alter von 4 Jahren (zunächst mit Einschränkungen) direkt mit dem Kind erhoben werden; anamnestische Angaben beruhen daher überwiegend auf der sog. „Fremdanamnese" mit Eltern oder anderen Begleitpersonen. Häufig sind Ärzte bei der Diagnosestellung deshalb ausschließlich auf die Bewertung der einzelnen Symptome und Befunde angewiesen. Neben einer ausreichenden und rasch zur Besserung führenden Therapie ist es wichtig, die Eltern des Kindes zu betreuen und zu beruhigen.

Die Reihenfolge der eingeleiteten Erstmaßnahmen hängt vom medizinisch objektiven Zustand des Kindes ab. Daher sind als erste Aufgaben die Atemwege zu überprüfen (und evtl. frei zu machen) und eine ausreichende Atmung sicher zu stellen sowie eine ausreichende Blutzirkulation zu überprüfen und evtl. wieder herzustellen. Danach werden die Ursachen der Erkrankung durch Anamnese und Untersuchung des Kindes gesucht.

5.1 Akute Atemstörungen

Sie zählen zu den häufigsten Störungen im Kindesalter, mit denen Pädiater konfrontiert werden.

Hauptsymptome

Husten. Husten ist meist Ausdruck eines akuten respiratorischen Infekts. Bei respiratorischen Notfällen ist er meist mit Atemnot und evtl. Zyanose kombiniert.

Atemnot (Dyspnoe). Atemnot ist eines der häufigsten Symptome im kinderärztlichen Notdienst. Sie kann einem akuten Atemstillstand vorausgehen. Bei Erregung des Kindes und Hyperventilation kann es rasch zur Dekompensation kommen. Typisch sind zusätzliche Warnsymptome. Bedrohlich sind ein grau-blasses Hautkolorit, kaum hörbare Atemgeräusche und Zyanose.

Zyanose. Zyanose ist charakterisiert durch eine blaurote Verfärbung von Haut und Schleimhäuten, wenn über 5 g/dl Hämoglobin desoxygeniert sind; bei Anämie kann eine sichtbare Zyanose fehlen (Pulsoxymetrie verwenden!). Eine periphere Zyanose (Akren, Lippen) weist auf eine periphere Durchblutungsstörung hin, eine zentrale Zyanose (Zunge und Schleimhäute) auf Lungen- oder Herzerkrankung. Ursachen für eine Zyanose können Erkrankungen von Lunge, Herz, Blut oder Infektionen, Anfälle und Schädel-Hirn-Traumen sein.

Stridor. Entsprechend der anatomischen Lokalisation kann man den inspiratorischen Stridor (= Verlegung der oberen Luftwege; bei Laryngospasmus, Glottisödem, Bolusverlegung) vom exspiratorischen Stridor (= Beteiligung tieferer Atemwegsabschnitte; bei Asthma, Bronchospasmus) unterscheiden. Zusätzlich existieren Mischformen, z. B. bei entzündlichem Befall des gesamten Luftwegssystems (z. B. Pseudokrupp, Laryngotracheobronchitis) oder bei einem Spasmus im Rahmen von Erkrankungen der oberen Luftwege.

Warnsymptome

Warnsymptome einer Atemnot sind Nasenflügeln, Tachypnoe, Stridor und in- oder exspiratorisches Stöhnen, Zyanose (oft plötzlich auftretend bei schwerkrank imponierendem Allgemeinzustand und Schocksymptomen mit fahlgrauer Haut) und Einziehungen bzw. Schaukelatmung.

> **M** Vorsicht: Bei zunehmender Erschöpfung verlangsamt und verflacht sich die Atmung und der Stridor wird leiser oder verschwindet völlig.

Motorische Unruhe, Lippenbisse, Apathie, Somnolenz und Bradykardie sind Spätzeichen, denen man zuvorkommen muss.

Ursache

Fremdkörperaspiration (Kap. 25) ist beim Kleinkind sehr häufig die Ursache einer akuten Atemnot; sie wird meist durch Nahrungsmittel oder kleines Spielzeug hervorgerufen. Auch die dorsale Kompression der Trachea kann durch Verschlucken größerer, in der Speiseröhre steckenbleibender Fremdkörper zu einer akuten Atemwegsverlegung führen. Die Diagnose ist schwierig, es gibt daher oft verschleppte Verläufe.

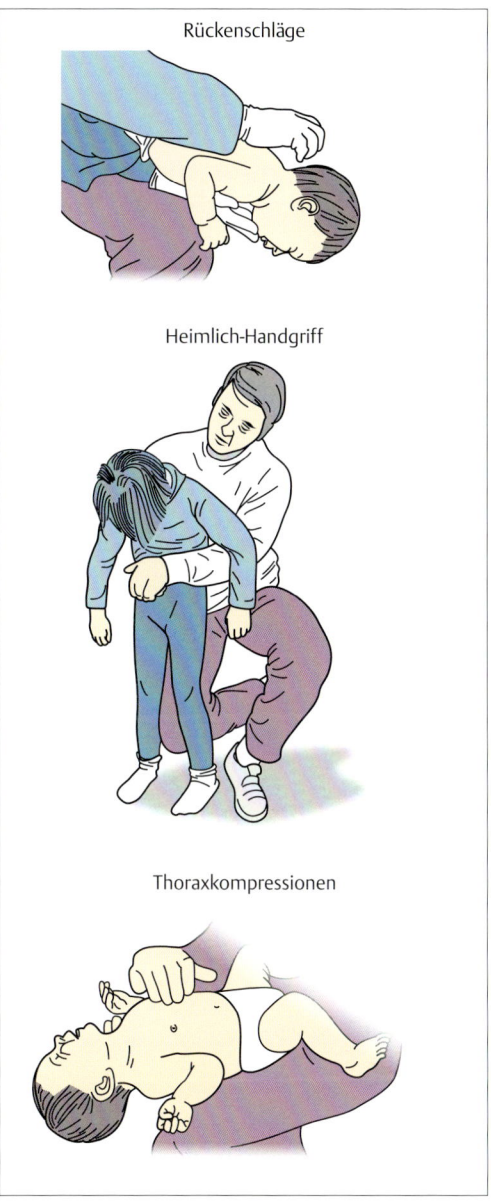

Abb. 5.1 Techniken des künstlichen Hustenstoßes (nach dem 1. Lebensjahr).

Weitere Ursachen für Atemnot sind Krupp-Syndrom, Asthma bronchiale, Bronchiolitis, Pneumonien, Pneumothorax und Pleuraerguss (Kap. 25), Keuchhusten (Kap. 11), Beinahe-Ertrinken (Kap. 18), Hals-Nasen-Ohren-Krankheiten (Kap. 22), Vergiftungen und Traumen (Kap. 18), Sepsis.

Therapie
Die Therapie ist abhängig von einem stabilen oder instabilen Zustand des Kindes. In jedem Fall sollte sehr behutsam vorgegangen werden, das Kind auf dem Arm oder Schoß der Mutter belassen und Spielzeug angeboten werden. Wenn die Situation und die Angehörigen entspannt sind, beruhigt sich oft auch das Kind spontan. Sauerstoffgabe mit Maske oder Nasenbrille o.a. invasive Maßnahmen müssen unter Intubationsbereitschaft durchgeführt werden! Die Atemwege werden überprüft und (bei Aspiration) evtl. frei gemacht, indem der Fremdkörper aus dem Mund entfernt bzw. Techniken des künstlichen Hustenstoßes angewendet werden (Abb. 5.1). Nach Sicherung bzw. Wiederherstellung der Vitalparameter muss ein schonender Transport ins Krankenhaus erfolgen, evtl. mit Sauerstoffgabe unter Notarztbegleitung.

5.2 Schockzustände

Definition
Unter **Schock** versteht man eine Minderdurchblutung der Organe mit Störung der Sauerstoffversorgung.

Symptome
Wichtig ist es, die Frühsymptome zu erkennen: Schwitzen, schneller (evtl. schlecht tastbarer) Puls und verlängerte Rekapillarisationszeit; Blasse, evtl. marmorierte Haut mit zyanotischen Lippen und Akren; evtl. Bradykardie; Dyspnoe, Schnappatmung, evtl. Apnoe; wenig Harn; Unruhe, später Apathie und Somnolenz.

Pathogenese
Aus verschiedenen Ursachen kommt es zur Ausschüttung von Katecholaminen mit Steigerung der Herzfrequenz und zunächst zur Zentralisierung des Kreislaufes (Verlagerung des Volumens aus dem venösen System zur Stabilisierung des arteriellen Blutdruckes), bei der die lebenswichtigen Organe noch mit Blut versorgt, die Bauchorgane aber zu wenig durchblutet werden (kompensierter Zustand). Erst danach treten Störungen der Mikrozirkulation auf (Weitstellung von Venolen und Arteriolen) mit Versickern des Blutes im venösen System, Lungenödem und Schocklunge. Schließlich kommt es zum irreversiblen Schockzustand mit ARDS (**A**dult **R**espiratory **D**istress **S**yndrome), Schockniere, Schockleber und Schädigung des Darmes (Multiorganversagen) bis zum Tod.

Ursache und Therapie
Hypovolämischer Schock
Das intravasale Flüssigkeitsvolumen ist vermindert und damit sinken der zentralvenöse Druck und das Herzzeitvolumen. Das Flüssigkeitsvolumen kann durch folgende Ursachen vermindert sein:
- **Akute Dehydration:** Sie entsteht durch verminderte Flüssigkeitsaufnahme, vermehrten Flüssigkeitsverlust, vermehrte Perspiratio insensibilis (z.B. Fieber, Hyperventilation, Hitzschlag!), renale Verluste (AGS, Diabetes mellitus, Diabetes insipidus, Nierenerkrankung), gastrointestinale Verluste, Flüssigkeitssequestration (Ileus, Azites, Ödeme) oder Verbrennungen.
- **Blutverluste (Hämorrhagischer Schock):** Bei Blutverlusten treten die klassischen Schocksymptome des Erwachsenen sehr spät auf, sind durch weitere Symptome (z.B. Unterkühlung) überlagert und daher schwierig zu erkennen. Bei einem Verlust von ca. 15% des Blutvolumens ist eine Steigerung der Herzfrequenz, bei 15–25% sind eine Verlängerung der Rekapillarisierungszeit, Tachykardie, Tachypnoe und Oligurie zu erwarten. Bei höheren Blutverlusten kommt es zu Blutdruckabfall, Somnolenz usw.

Therapie. Notfallmaßnahmen sind: Kopf tief lagern, Beine hoch lagern, Blut stillen bzw. intravenös Flüssigkeit zuführen, evtl. Adrenalin, und ein rascher Transport unter Notarztbegleitung in das Krankenhaus.

Septischer Schock
Definition
Durch eine systemische Infektion kommt es zur Ausschüttung von erregertypischen Toxinen und infolgedessen zum Schockzustand.

Symptome
Nach der Neugeborenenperiode (Kap. 12) findet man unspezifische Allgemeinsymptome und hohes Fieber, Schüttelfrost, Exantheme, marmorierte bis blassgraue Haut, Tachypnoe, Unruhe bis Somnolenz, Zeichen von Meningismus, gastrointestinale Symptome (Erbrechen und Durchfall), Hepatosplenomegalie, Ikterus, Gerinnungsstörungen mit Blutungen und spezifische Herdbefunde (Abszesse, Atemwege, Harnwege, Haut,

Knochen, Endokarditis). Als Komplikationen können Bewusstlosigkeit, Nieren- oder Multiorganversagen mit disseminierter intravasaler Gerinnung oder ein „Toxic-shock"-Syndrom (bei infizierten Tampons!) vorkommen.

Diagnose
Nach Sicherung der Vitalparameter findet eine genaue Anamnese und körperliche Untersuchung statt. Beim „septic-work-up" werden Labor- und Röntgenuntersuchungen zum Beweis der Ursache genutzt mit mehrmaliger Materialgewinnung für anaerobe und aerobe Kulturen bei Fieberanstieg, PCR und elektronenoptischen Untersuchungen.

Therapie
Die Therapie besteht aus Kreislaufstützung durch Infusionen, Gabe von Katecholaminen und Kortison sowie gezielte antibiotische Therapie. Bei Blutungsneigung erhält der Patient Fresh-frozen-Plasma, Thrombozytenkonzentrate und Antithrombin III. Weitere Intensivtherapie und Monitorisierung bis zur Stabilisierung des Zustandsbildes kann notwendig sein.

Prognose
Die Prognose ist ungünstig bei Kombination mit Neutropenie, Meningokokkensepsis mit Purpura fulminans oder Sepsis nach Splenektomie.

Anaphylaktischer Schock
Definition
Durch Medikamente (z. B. Azetylsalizylsäure, Antibiotika; Lidocain), Nahrungsmittel (v. a. Erdnüsse), Insektenstiche, Pollen oder Hyposensibilisierungsbehandlung wird eine systemische Anaphylaxie ausgelöst. Dabei kommt es zur schlagartigen Freisetzung verschiedener Anaphylaxiemediatoren (IgE, Komplement, Histamin, Leukotriene, Prostaglandine und chemotaktische Faktoren) und zu einer schweren systemischen Reaktion an den Schockorganen mit Blutdruckabfall.

Symptome
Bei Auftreten der ersten allergischen Symptome kann der Schweregrad der Reaktion noch nicht vorhergesehen werden und sich innerhalb weniger Minuten ändern! Je schneller die Symptome auftreten, desto schlimmer wird der Zustand des Patienten. Ein Arzt ist dringend zu rufen!
Folgende Symptome sind typisch:
- **Haut:** Juckreiz, Erythem, Flush, Urtikaria, Ödeme
- **Schleimhaut:** Schluckbeschwerden, Übelkeit, Erbrechen, inspiratorischer Stridor
- **Bronchialsystem:** Larynx-Ödem mit Stridor, Bronchokonstriktion, Asthma mit Dyspnoe bis Bronchospasmus und Lungenödem
- **Kreislaufsystem:** Vasodilatation, Permeabilitätsstörung, Koronarkonstriktion, Volumenmangel (!)

Bewusstseinsstörung und Krampfanfall sind die Folgen einer akuten Minderperfusion des Gehirns.

Therapie
Folgende Maßnahmen müssen ergriffen werden: Sicherung der Vitalparameter, flache Lagerung des Patienten (Kopf tief, Beine hoch lagern), Unterbrechung der Antigenzufuhr, evtl. Antihistaminika, Adrenalin und Kortison i. v., Sauerstoffzufuhr, Volumengabe und evtl. Intensivtherapie bzw. Intensivüberwachung bis zur Stabilisierung. Die Ursache muss anschließend geklärt werden. Dem Patienten wird ein Allergiepass ausgestellt bzw. ein Notfallsset mitgegeben (Ana-Pen, Steroide und Antihistaminika). Auch eine Schulung ist anzuraten.

5.3 Kardiale Notfälle

Die wichtigsten kardialen Symptome, die zu akutem Handlungsbedarf führen, sind Herzinsuffizienz, Zyanose und Rhythmusstörungen.

Herzinsuffizienz
Die ersten Zeichen des Herzversagens sind im Kindesalter meistens diskret: körperliche Abgeschlagenheit, Nahrungsverweigerung, Trinkunlust, Übelkeit, Erbrechen, Schwindelgefühl, anhaltendes Schreien, Unruhe, Angst. Die weiteren klinischen Zeichen der Herzinsuffizienz sind stark altersabhängig. Im Säuglingsalter kommt es zu starkem Schwitzen und schlechtem Gedeihen, bei größeren Kindern zu Atemnot und Ödemen. Tachykardie, Galopprhythmus und Hepatosplenomegalie können in allen Lebensaltern vorkommen. Ursächlich kommen v. a. angeborene Herzfehler, entzündliche Herzerkrankungen und Rhythmusstörungen in Frage.

Zyanose
Unter Zyanose versteht man eine livide Verfärbung der Haut und der Schleimhäute bei erniedrigter Sauerstoffsättigung. Als kardiale Ursache kommen v. a. angeborene Herzfehler in Betracht.

Rhythmusstörungen

Sowohl tachykarde als auch seltener bradykarde Rhythmusstörungen können zu einer Notfallsituation führen. Am häufigsten kommen sog. paroxysmale supraventrikuläre Tachykardien vor, bei denen es plötzlich zum Anstieg der Herzfrequenz auf 200–300/min kommt.

Sofortmaßnahmen

Die Einleitung einer kausalen Therapie ist vor Einlieferung in ein Krankenhaus nur selten notwendig. Meist beschränkt man sich auf Allgemeinmaßnahmen wie Monitoring, Sicherung der Vitalfunktionen und Sauerstoffgabe. Bei plötzlichem Herzrasen kann man versuchen, dieses durch einen Vagusreiz (Valsalva-Pressmanöver, eiskalte Getränke) zu durchbrechen. Nach der Krankenhausaufnahme ermöglichen klinische Untersuchung, EKG und Echokardiografie eine exakte Diagnose.

5.4 Bewusstseinsstörungen

Jede Bewusstseinsstörung stellt bis zur Klärung der Ursache einen lebensbedrohlichen Notfall dar. Rasche Klärung der Ursache und Behandlung sind daher unbedingt notwendig!

    Das folgende Vorgehen ist anzuraten.
1. Vitalfunktionen überprüfen und sicherstellen.
   - Freie Atemwege?
   - Ausreichende Spontanatmung?
   - Intakte Kreislaufzirkulation?
   - Atemwege ggf. freimachen.
   - Sauerstoff zuführen bzw. beatmen.

Bewusstlose sollten (ausgenommen bei Halswirbelsäulenfraktur) unbedingt in Seitenlage gelagert werden!

2. Fremdanamnese.

    Sie wird erst nach Sicherung der Vitalfunktionen erhoben:
   - War der Beginn der Bewusstseinsstörung langsam (intrakranielle Druckerhöhung, metabolische Ursache) oder akut (Krampfanfall, kardiale oder respiratorische Ursache)?
   - Sind Grund- und Vorerkrankungen bekannt?
   - Gibt es Hinweise auf Traumen oder einen Unfall, Infektionszeichen, Intoxikationen, Drogenkonsum?
   - Welche Symptome wurden vor oder während der Bewusstlosigkeit beobachtet: Flüssigkeitsverluste, Erbrechen, Gewichtsabnahme, Krampfanfälle, Kopfschmerzen, Fieber?
   - Wie waren die Umstände des Auffindens?
   - Gibt es Hinweise auf Suizidgefährdung, Konflikte in Familie oder Schule?
   - Familienanamnese durchführen, ist SIDS in der Familie vorgekommen?

3. Gezielte körperliche Untersuchung.

Folgendes wird untersucht: Atmung, Herz-Kreislauf-Funktion inkl. Kapillardurchblutung; Pupillen (seitengleich, eng oder weit, reagierend auf Licht); Muskeltonus, neurologische Auffälligkeiten; Körpertemperatur; Verletzungszeichen der Haut; Auffälligkeiten an Kopf und Hals; Wirbelsäule; besondere Gerüche; Hinweise auf Kindesmisshandlung. Eine Dokumentation der Komatiefe sollte durch die Glasgow-Koma-Skala (Kap. 11; S. 98) v. a. im Hinblick auf die Verlaufsbeurteilung erfolgen. Weitere Untersuchungen beinhalten EKG-Monitoring, Blutzucker-Schnelltest und Pulsoxymetrie.

Therapie

Die Sicherung der Vitalfunktionen steht an erster Stelle! Weitere Maßnahmen beinhalten eine spezielle Lagerung bei zerebralen Anfällen (schwierig), je nach Notwendigkeit Sauerstoffgabe, evtl. medikamentöses Unterbrechen von Krampfanfällen und Blutzuckerbestimmung. Bei Säuglingen und Kleinkindern muss an respiratorische Affektkrämpfe oder Fieberkrämpfe gedacht werden (Temperatur messen, Antikonvulsiva verabreichen).

    Weitere Maßnahmen werden entsprechend der körperlichen Untersuchung eingeleitet. Der Transport in das Krankenhaus zur Klärung der Ursache und weiteren Behandlung erfolgt unter Arztbegleitung.

5.5 Plötzlicher Kindstod (SIDS oder ALTE)

Definition

Unter **SIDS** (sudden infant death syndrome) versteht man den plötzlichen Tod eines Säuglings (oder eines Kleinkindes), der unerwartet auftritt und bei dem auch durch Obduktion keine Ursache gefunden wird. **ALTE** (apparent life threatening event, Sterbeanfall) ist ein unerwarteter Zustand von augenscheinlicher Leblosigkeit (Apnoe, Blässe und/oder Zyanose), bei dem der Eintritt des Todes noch verhindert werden konnte. ALTE kann unerklärlich oder im Rahmen einer Grundkrankheit auftreten.

Epidemiologie, Ursache und Pathogenese

Der Häufigkeitsgipfel liegt zwischen dem 2.–4. Lebensmonat, insgesamt sank die Häufigkeit in den letzten Jahren durch verschiedene Vorsorgemaßnahmen auf unter 1:10000. SIDS tritt fast immer im Schlaf auf, v.a. im Winter. Am wahrscheinlichsten ist eine multifaktorielle Genese. Eine Unreife der autonomen Regulationsmechanismen (oder ein Neurotransmitterdefekt) kann im Schlaf durch exogene destabilisierende Faktoren (Trigger) zu Hypoxämie und Dekompensation (plötzlichen Tod) führen.

Risikofaktoren

Der wichtigste Risikofaktor ist die Bauchlage im Schlaf. **Endogene Risikofaktoren.** Dazu zählen z.B. Frühgeburt, Mangelgeburt, perinatale Asphyxien, Apnoe-Anfälle, gastro-ösophagealer Reflux, obstruktive Schlafapnoen, zerebrale Krampfanfälle, Bewegungsarmut und erschwerte Erweckbarkeit.

Exogene Risikofaktoren. Dazu zählen z.B. Überwärmung im Schlaf, weiche Bettunterlage, Nikotinexposition während und nach der Schwangerschaft, gehäufte Infekte, eine junge Mutter, SIDS bei Geschwistern u.a. psychosoziale Risken, Behinderung der Atmung durch Decken. Auslösend sind häufig banale Infekte.

Diagnose

Die Diagnostik beinhaltet neben der Anamnese eine genaueste körperliche Untersuchung, Röntgenaufnahmen und das Anfertigen von Kulturen. Zur genauen Abgrenzung gegenüber anderen Ursachen ist eine gerichtsmedizinische Obduktion nach dem Tod notwendig. Differenzialdiagnostisch kommen alle anderen möglichen Todesursachen von Säuglingen in Frage (insbesondere Herzrhythmusstörungen, Infektionen, Atemwegsobstruktionen, Dehydration bei Gastroenteritis, Krampfanfälle u.a. ZNS-Erkrankungen, Kindesmisshandlung oder -tötung und Stoffwechselstörungen).

> **M** *Nach ALTE ist eine stationäre Aufnahme und genaue Abklärung der Ursache (inkl. Suche nach Stoffwechselerkrankungen und Polysomnografie) und Monitorisierung obligat.*

Vorsorge

Folgende Maßnahmen können zur Vorsorge ergriffen werden: gute Schwangerschaftsbetreuung, auffällige Säuglinge rechtzeitig vorstellen und behandeln, Bauchlage im Schlaf vermeiden, Schlafsack verwenden, weiche Schlafunterlagen vermeiden, Nikotinexposition vermeiden, das Kind stillen, regelmäßige Vorsorgeuntersuchungen, Pflegeanleitung geben, Säuglinge im Schlaf überwachen, Eltern genau aufklären und schulen (Stillen, Aufregungen und Stress von Säuglingen fernhalten). Säuglinge mit Apnoe-Gefährdung können evtl. durch einen Monitor überwacht werden.

Maßnahmen bei Verdacht auf Atemstillstand

Es muss versucht werden, den Säugling aufzuwecken. Solange noch keine Totenflecken vorhanden sind, werden sofort Wiederbelebungsmaßnahmen eingeleitet. Der Ort und die Umstände müssen inspiziert sowie Polizei und Notarzt hinzugezogen werden. Mit den Eltern muss einfühlsam gesprochen werden, um Schuldgefühlen vorzubeugen. Eine psychologische Begleitung der Eltern und Großeltern ist i.d.R. nötig (www.sids.at, www.geps.de, www.sids.de, www.sids.ch).

5.6 Fieber

Definition und Pathogenese

Unter **Fieber** versteht man eine zentrale (rektale, Ohr, Mund) Temperatur von mehr als 38° C. Als **subfebrile Temperatur** wird eine über die Norm erhöhte Körpertemperatur bis 38° bezeichnet.

Fieber entsteht durch die Reizung der Wärmezentren des Gehirns – v.a. bei Infektionen – und ist bei Kindern sehr häufig. Besonders bei Säuglingen und Kleinkindern wird eine Erhöhung der Körpertemperatur durch Aktivität (Schreien, Bewegung), Durst und Abdeckung der Körperoberfläche verstärkt. Temperaturen bis 39° verstärken unspezifische Abwehrreaktionen des Organismus, bei einer weiteren Erhöhung drohen Schock und Kollaps (s. Kap. 18.10; S. 269).

Messmethoden. Die Körpertemperatur wird i.d.R. mit verschiedenen Thermometern oral, axillär, im äußeren Gehörgang oder rektal gemessen. Wegen der Manipulationsmöglichkeit sollte das Kind dabei beobachtet werden.

Symptome

Im Fieberanstieg werden Frösteln und kühle Hände beobachtet. Später ist der gesamte Körper erwärmt. Komplikationen kündigen sich durch Blässe, Unruhe, leichte Verwirrtheit an, danach kommt es zu Apathie, Somnolenz und Meningismus. Die Pulse werden schließlich frequenter und schlechter tastbar, der Blutdruck ist erniedrigt, die Atmung hechelnd, die Haut des Stammes stark erwärmt, die Extremitäten kühl. Vor dem 5. Lebensjahr können Fieberkrämpfe auftreten.

Ursache

Eine Suche nach der Ursache muss unbedingt erfolgen! Folgende Ursachen sind möglich:
- Virale Infektionen (häufigste Ursache) klingen meist mit spontaner Entfieberung ohne weitere Maßnahmen ab.
- Bakterielle Infektionen erfordern eine gezielte Antibiose, bei Säuglingen ist i.d.R. eine stationäre Aufnahme bis zur Besserung des klinischen Zustandes nötig.
- Wenn keine Infektion als Ursache gefunden wird, muss auch an Impfreaktionen, Medikamente, maligne, rheumatische, allergische oder autoimmune Erkrankungen gedacht werden.
- Bei Säuglingen und Kleinkindern sollte sorgfältig nach Möglichkeiten der Überwärmung oder des Hitzestaus gesucht werden.
- Schließlich sollte bei einer Fieberanamnese auch ein Münchhausen-by-proxy-Syndrom (Eltern täuschen eine Erkrankung des Kindes vor) gedacht werden.

Der Durchbruch von Milchzähnen ist i.d.R. nicht die Fieberursache!

Differenzialdiagnose

Zur Klärung der Fieberursachen sind eine genaue Anamnese (Suche nach Ansteckungsmöglichkeiten, Kontakten, Reisen und Begleitsymptomen) und sehr genaue Untersuchung des Kindes notwendig. Wird kein klinischer Hinweis auf eine Infektion gefunden, sind Labor- und Harnuntersuchungen als nächster Schritt erforderlich. Oft finden sich dort Hinweise für eine bakterielle Infektion. Bei Zentralisierung oder Komplikationen sind weitere Labor-, Ultraschall-, Röntgenuntersuchungen und je nach Symptomatik gezielte Eingriffe zur genaueren Definition der Erkrankung nötig.

Therapie

Die Therapie bei Fieber beinhaltet physikalische Maßnahmen zur Temperatursenkung (z.B. Entkleiden und Abdecken, Ventilator, Wadenwickel mit lauwarmem Wasser, Bäder, Wasserkissen), reichliche Flüssigkeitszufuhr (ab einer Körpertemperatur von 37,5°C erhöht sich der Bedarf um 5ml/kgKG/Tag/0,5°C), fiebersenkende Medikamente (Paracetamol, Ibuprofen, Azetylsalizylsäure oder Metamizol) ab einer Temperatur von 39°C (bei Neigung zu Fieberkrämpfen ab 38,5°C) und Kontrollen der Temperatur (auch unter Aufsicht, um Manipulationen auszuschließen).

Eine stationäre Aufnahme und Therapie der Ursache muss v.a. bei Säuglingen, reduziertem Allgemeinzustand, Lethargie oder zusätzlichen Risikosymptomen wie Dehydrierung, Tachypnoe, Hautblutungen schnell erfolgen (evtl. auch Schockbehandlung).

5.7 Akute Symptome des Gastrointestinaltraktes

5.7.1 Nahrungsverweigerung

Nahrungsverweigerung ist für Eltern u.a. betreuende Personen sehr beunruhigend. Sie sollte immer als Alarmsymptom aufgefasst werden und unverzüglich zur Vorstellung beim Arzt führen. Die Gründe reichen von Infektionen und gastrointestinalen Krankheiten bis zu psychischen Problemen, die einer Therapie bedürfen. Durch eine genaue Untersuchung des Kindes kann die Ursache meist definiert werden. Als Überbrückung wird zunächst Flüssigkeit, bei längerer Dauer volle parenterale Ernährung intravenös verabreicht, bis wieder eine ausreichende orale Nahrungszufuhr möglich ist.

5.7.2 Akutes Erbrechen

Erbrechen ist bei Säuglingen und Kleinkindern häufig, für die Eltern meist erschreckend und daher eine häufige Ursache für die Vorstellung. Es kann harmlos oder ein ernstes Krankheitszeichen sein, das einer genaueren Abklärung bedarf. Erbrechen kann auf abdominelle Erkrankungen oder auf Erkrankungen außerhalb des Bauchraumes hinweisen. Jedes anhaltende Erbrechen bedarf einer raschen Klärung, da es andernfalls durch den Flüssigkeitsverlust zu Dehydrierung kommen kann. Diese Gefahr ist umso größer, je kleiner das Kind ist. Die hypertone Dehydration ist wegen der Entwicklung eines Hirnödems mit erhöhtem Hirndruck besonders gefürchtet.

Ursache

Je nach Alter des Kindes sind folgende Ursachen für Erbrechen möglich:
- **Neugeborene:** Wegsamkeitsstörungen des Magen-Darm-Traktes, gastro-ösophagealer Reflux, Harnwegsinfekt, angeborene Stoffwechselstörungen oder Hirnblutungen
- **Säuglinge:** akute Gastroenteritis, Pylorusstenose, Kardiainsuffizienz oder Hiatushernien, Erhöhungen des Hirndruckes, Otitis, Angina, Harnwegsinfekte, Nahrungsmittelunverträglichkeiten, angeborene Stoffwechselstörungen, Vergiftungen
- **Klein- und Schulkinder:** Appendizitis, Invagination, Ulkus, akute Gastroenteritis, Hepatitiden, Pankreatitis, Otitis, Angina, Harnwegsinfekte, Galle- oder Nierenkoliken, Erhöhungen des Hirndruckes (Unfälle, Tumoren, Blutungen, Entzündungen), Diabetes mellitus, Vergiftungen, Migräne

Diagnose und Differenzialdiagnose

Aus der Art des Erbrechens, dem zeitlichen Ablauf, den Begleitsymptomen und aus der Beschaffenheit des Erbrochenen können bereits Hinweise auf die Ursache gefunden werden. Wegsamkeitsstörungen des Darmes verursachen schwallartiges oder galliges Erbrechen. Bei erhöhtem Hirndruck wölben sich die Fontanellen beim Säugling vor. Bei einer Pylorusstenose sind sichtbare Peristaltikwellen im Oberbauch zu beobachten. ein Mekoniumileus liegt bei fehlendem Abgang von Mekonium vor. Ein blasses und ruhiges, ängstliches Kleinkind leidet möglicherweise unter einer Invagination. Ein Hirntumor kann morgendliches oder nächtliches Erbrechen verursachen. Ulkus und Ösophagusvarizen können für Bluterbrechen verantwortlich sein.

Wenn die genaue körperliche Untersuchung (bei Beachtung besonders des Bauches und inkl. einer neurologischen Untersuchung) noch keine Ursache ergibt, müssen Laboruntersuchungen (Blutbild, Blutzucker, C-reaktives Protein, Elektrolyte im Serum, Harnuntersuchungen) und bildgebende Verfahren herangezogen werden.

Therapie

Wichtig ist die Behandlung bzw. Beseitigung der Ursache. Antiemetika werden bei Kindern nur bei Therapie mit Zytostatika (Ondansetron) oder Migräne (Chlorpromazin) gegeben. Bei Verwendung von Metoclopramid muss mit einer hohen Häufigkeit des **dyskinetischen Syndroms** gerechnet werden. Erst nach Klärung und Therapie der Grundkrankheit darf das Kind wieder nach Haus entlassen werden!

5.7.3 Akuter Bauchschmerz

Akute Bauchschmerzen müssen immer besonders ernst genommen werden, v. a. wenn sie Stunden anhalten oder immer wieder auftreten. Sie werden oft durch Erkrankungen verursacht, die einer chirurgischen Intervention bedürfen (z. B. Appendizitis, Invagination, Gallensteine), aber auch andere Erkrankungen können heftige Bauchschmerzen verursachen (z. B. Obstipation, bzw. Pseudovolvulus, Gastroenteritis, Pyelonephritis, Pankreatitis, Coma diabeticum). Erschwert wird die Diagnose oft dadurch, dass kleine Kinder Probleme jeder Art (auch Erkrankungen des Halses oder der Ohren) in den Bauchraum projizieren. Je jünger sie sind, desto weniger können sie über Art und Lokalisation des Schmerzes Auskunft geben (z. B. weinen Säuglinge und krümmen sich, Kleinkinder zeigen auf die Bauchmitte).

Definition

Unter **akutem Bauchschmerz** versteht man plötzlich auftretende Bauchschmerzen, oft mit starker Beeinträchtigung des Allgemeinzustandes. Unter **akutem Abdomen** versteht man eine diagnostisch unklare Situation mit abdominellen Symptomen, die durch eine lebensbedrohliche Erkrankung hervorgerufen wird und meist einer chirurgischen Therapie bedarf (Kerbl et al. 2007).

Ursache

Sowohl abdominelle als auch extraabdominelle Erkrankungen kommen als Ursache für akute Bauchschmerzen in Frage.

Abdominelle Erkrankungen. Dazu zählen z. B. Peritonitis, Appendizitis, Störung der Blutversorgung eines Organs (Invagination, Volvulus, inkarzerierte Hernien) evtl. mit Ileus, stumpfes Bauchtrauma mit Blutung (parenchymatöses Organ?), Perforation eines Hohlorgans, Meckel-Divertikel, Cholethiasis, Urolithiasis, Adnexitis, Hodentorsion, Gastroenteritis, akute Obstipation, akute Pankreatitis, Hepatitis oder Enterokolitis.

Extraabdominelle Erkrankungen. Auch an extraabdominelle Erkrankungen muss immer gedacht werden: z. B. Pleuropneumonie oder andere Infektionen, Stoffwechselstörungen (z. B. Coma diabeticum), Erkrankungen von Blut und Gefäßen, orthostatische Dysregulation, Äquivalente eines zerebralen Anfallsleidens, Missbrauch, Misshandlung.

Anamnese

Zu erfragen sind Beginn und Dauer des Schmerzes, Schmerzcharakter, Lokalisation, Fieber, Erbrechen,

Stuhlgang, Vorerkrankungen und Begleitbeschwerden sowie die Familienanamnese.

Klinische Untersuchung

Es ist hier besonders wichtig, behutsam vorzugehen und eine Mitarbeit des Kindes zu erreichen. Jedes Kind mit Bauchschmerzen muss genau und komplett („von Kopf bis Fuß") untersucht werden, möglichst sowohl ein Pädiater als auch ein Kinderchirurg zugezogen werden.

Eine deutliche Beeinträchtigung des Allgemeinzustandes bzw. ein besonders ruhiges, evtl. intermittierend apathisches Kind weist auf eine Notfallssituation hin. Auf Folgendes muss geachtet werden: Blässe, Lippenfarbe, Gang bzw. Lage des Kindes, Koliken, Verhalten des Kindes während der Untersuchung (Gesichtsausdruck, Abwehr, Schmerzen), Druckschmerz, Resistenzen, Abwehrspannung (Defense).

Je nach Fragestellung kann sich eine rektale Untersuchung als notwendig erweisen.

Kann durch die erste Untersuchung und durch Laboruntersuchungen bzw. bildgebende Verfahren noch keine Diagnose gestellt werden, sollte das Kind laufend beobachtet und die klinische Untersuchung mehrmals wiederholt werden.

Diagnose

Eine stationäre Aufnahme ist i.d.R. zur Beobachtung, Abklärung und Therapie nötig. Zur kompletten Diagnostik gehören Blutbild, Blutzucker, CRP, Harn, Säurebasenhaushalt, evtl. Thoraxröntgen, Ultraschalluntersuchung des Abdomens und der Nieren. Weiterführende Untersuchungen erfolgen je nach Verdachtsdiagnose.

Therapie

Analgetika sollten in Absprache mit dem Kinderchirurgen und Kinderanästhesisten gegeben werden. Monitoring und Kontrolluntersuchungen bis zur Klärung der Ursache und Therapieerfolg sind nötig.

Literatur

Dieckmann RA, Fiser DH, Selbst SM. Pediatric emergency & critical care procedures. St. Louis: Mosby Year Book; 1997

Dorsch A. Pädiatrische Notfallsituationen. 2. Aufl. Heidelberg: Springer; 2004

Illing S, Claßen M. Klinikleitfaden Pädiatrie. 9. Aufl. München: Urban & Fischer; 2014

Kerbl R, Kurz R, Reiter K, Roos R, Wessel L. Checkliste Pädiatrie. 5. Aufl. Stuttgart: Thieme; 2016

Lentze MJ, Schaub J, Schulte FJ, Spranger J. Pädiatrie. Grundlagen und Praxis. 3. Aufl. Berlin: Springer; 2007

Macnab AJ, Macrae DJ, Henning R. Care of the critically ill child. London: Elsevier; 2002

Emmanouilides GC, Riemenschneider TA, Allen HD, Gutgesell HP. Moss and Adams Heart disease in infants, children, and adolescents, including the fetus and young adult. 5th Ed. Baltimore: Williams & Wilkins; 1995

6 Allgemeines zur Kinderchirurgie

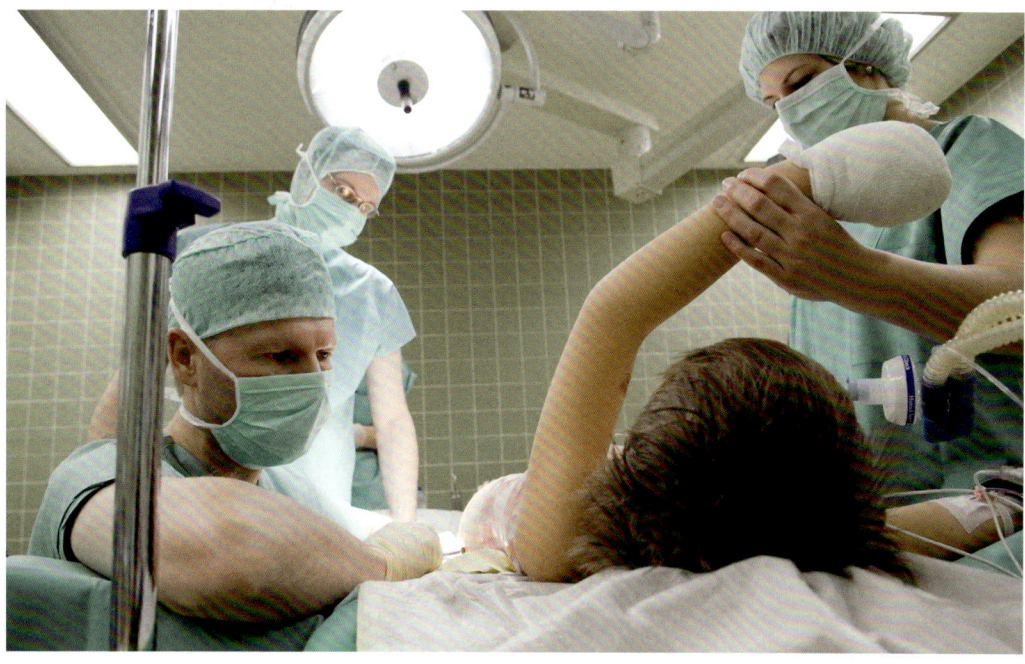

6.1 Perioperative Grundlagen · 47
6.2 Wunden · 51
6.3 Chirurgische Infektionen · 55
6.4 Drainagen · 57
6.5 Gefäßkatheter · 58
6.6 Verbände · 59
6.7 Orthesen · 60

6.1 Perioperative Grundlagen

6.1.1 Operative Indikationen

In der Medizin umfasst das Betätigungsfeld der sog. operativen Disziplinen nicht nur Operationen. Viele Erkrankungen werden von den entsprechenden Abteilungen ohne Operation behandelt, man spricht dann von einer konservativen Therapie. Die Aufgabe des operativ tätigen Arztes ist es, rechtzeitig zu erkennen, wann eine operative Therapie erforderlich ist, z. B. bei akuten Bauchschmerzen, einer Fraktur oder Entzündung. Er muss stets den Nutzen und die Risiken einer Operation gegenüber der konservativen Behandlung abwägen. Im Bereich der Kinderchirurgie müssen dazu natürlich die Besonderheiten des kindlichen, also wachsenden Organismus berücksichtigt werden.

Definition
Ist eine Operation erforderlich, so spricht man von einer bestehenden **Operationsindikation** (OP-Indikation). Diese kann als Notfallindikation (Operation schnellstmöglich), dringlich (Operation innerhalb der nächsten Stunden) oder elektiv (Operation zu einem geplanten Termin) vorliegen (**Tab. 6.1**). Manche definieren auch eine aufgeschobene Dringlichkeit (Operation innerhalb der nächsten 1–2 Tage).

Eine **Notfallindikation** besteht bei Erkrankungen, bei denen Lebensgefahr für den Patienten oder ein Körperteil vorhanden ist. Dabei ist auf alles zu verzichten, was den Beginn der Operation hinauszögert, nicht selten sogar die Aufklärung der Eltern. **Dringlich** ist eine OP-Indikation, wenn eine wesentliche Verzögerung mit einer Verschlechterung des Gesundheitszustands einhergehen würde. Hier sind im begrenzten zeitlichen

Tab. 6.1 Beispiele für die Dringlichkeit von Operationen.

Notfall	Dringlich	Aufgeschoben dringlich	Elektiv
– Herniotomie bei Einklemmung – Hodentorsion – Erstversorgung einer großflächigen Verbrühung	– akute Appendizitis – Versorgung einer offenen Fraktur	– Ösophagusatresieresektion – Versorgung einer geschlossenen Fraktur – Sehnenruptur	– Fundoplicatio – Orchidopexie – Exostosenresektion – Narbenkorrektur – Zirkumzision – Bandplastik

Umfang noch Vorbereitungen zur Reduktion der OP-Risiken oder Aufklärungsgespräche möglich. Mit etwas größerem zeitlichen Spielraum gilt dies auch für die **aufgeschobene Dringlichkeit**. Bei einer **elektiven Indikation** besteht hingegen kein Zeitdruck. Hier können präoperativ alle Vorbereitungen durchgeführt werden, die Behandlungsrisiken vermeiden und verhindern. Ebenfalls kann und muss den Eltern (je nach Alter auch dem Patienten) ausreichend Zeit gegeben werden, über die Einwilligung zur Operation nachzudenken.

Als **Kontraindikationen** gegen eine Operation gelten bestehende Umstände, die entweder den Operationserfolg gefährden oder im Rahmen einer Operation/Narkose zu große Risiken für die Gesundheit des Patienten bergen. Eine **absolute Kontraindikation** verbietet die Durchführung des Eingriffs, bei einer **relativen Kontraindikation** ist eine sorgfältige Abwägung der damit verbundenen Risiken gegen den Nutzen der Operation vorzunehmen.

Als Kontraindikationen kommen in erster Linie vorbestehende Krankheiten des Patienten in Betracht. Sie spielen jedoch nur bei elektiven Eingriffen, evtl. auch bei aufgeschobener Dringlichkeit eine Rolle. Akute Erkrankungen (z. B. Bronchitis, fieberhafte Gastroenteritis) müssen vor einem Eingriff in Narkose gut ausgeheilt, chronische Erkrankungen (z. B. Diabetes mellitus, Asthma) medikamentös möglichst gut eingestellt sein.

6.1.2 Ambulante oder stationäre Operation

Ein stationär durchgeführter Eingriff umfasst neben der Operation einen Aufenthalt in der Klinik für mindestens eine Nacht. Bei einer ambulanten Operation wird der Patient am selben Tag empfangen, operiert und wieder entlassen. Die Operation kann unter Anwendung einer Lokal- oder Regionalanästhesie oder einer Allgemeinnarkose in einer Praxis oder Klinik erfolgen.

Grundsätzlich gelten für die Durchführung von ambulanten oder stationären Operationen dieselben Standards bezüglich Hygiene sowie Behandlung und Überwachung des Patienten. Die Voraussetzungen für die ambulante Durchführung einer Operation zeigt Tab. 6.2. Es handelt sich dabei um kleinere Eingriffe. Häufige ambulante Eingriffe bei Kindern sind die Herniotomie, Zirkumzision oder die Metallentfernung nach vorangegangener Osteosynthese. Die postoperative Überwachung ist in der Praxis oder Klinik nach einer Allgemeinnarkose für 2–4 Stunden erforderlich, bei Regionalanästhesie deutlich kürzer.

Tab. 6.2 Voraussetzungen für und Gründe gegen die ambulante Operation.

Ambulant möglich	Ambulant nicht möglich
– elektiver Eingriff, Aufklärung über Eingriff und Narkose erfolgt vor dem OP-Tag – zuverlässige Durchführung vorbereitender Maßnahmen (z. B. Nüchternheit) – Anreise am Operationstag ohne Belastung des Kindes – kurze Operations-/Narkosezeit – relativ geringe postoperative Schmerzen – sehr geringes Komplikationsrisiko – kontinuierliche häusliche Betreuung – Transportmöglichkeit zu Klinik oder Praxis in ersten 24 Std. – zuverlässiges Einhalten postoperativer Anordnungen	– Alter < 3 Monate (Frühgeborenes < 6 Monate) – schlechte sprachliche Verständigung – relativ große Entfernung zum Wohnort – unsichere Operationsdauer – erhebliche postoperative Beeinträchtigung des Kindes (z. B. Nahrungsaufnahme) – narkoserelevante Allgemeinerkrankungen (z. B. Herz-, Lungen-, Muskelerkrankung) – unsichere soziale Verhältnisse

6.1.3 Präoperative Anamnese und körperliche Untersuchung

Die Anamneseerhebung ist eine der Grundlagen für die Planung und Durchführung einer medizinischen, also auch operativen Behandlung. Alle Angaben der Eigen- und Familienanamnese (Kap. 11.1.1) sind auch für eine Operation und/oder eine Narkose relevant. In der Vorbereitung eines Eingriffs wird besonders auch nach Symptomen einer evtl. noch nicht bekannten Blutungsneigung und chronischen Muskelerkrankungen bei Blutsverwandten gefragt, da damit besondere Komplikationsrisiken verbunden sein können.

Wichtig ist auch der zeitliche Abstand zu einer Impfung, um mögliche Nebenwirkungen einer Impfung von Komplikationen der Operation trennen zu können. Heutzutage soll vor und nach einer Narkose möglichst ein Abstand von 3 Tagen zu einer Totimpfung (z. B. Masern, Mumps, Röteln) und 14 Tagen zu einer Lebendimpfung (z. B. Diphterie, Tetanus, Pertussis) eingehalten werden. In vielen Krankenhäusern gilt zur Vereinfachung bei allen Impfungen ein Zwei-Wochen-Abstand. Eine Beeinträchtigung des Impferfolgs durch eine Narkose im kürzeren Abstand ist bislang weder bewiesen noch ausgeschlossen.

Die körperliche Untersuchung erfolgt bei stationär durchzuführenden Eingriffen als komplette Statuserhebung (Kap. 11.1.2). Bei kleineren ambulanten Operationen genügt i. d. R. eine Untersuchung der zu operierenden Region durch den Chirurgen und des Herzens und der Lunge durch den Anästhesisten. In jedem Fall muss die Operationsindikation durch eine Untersuchung durch einen Facharzt des operierenden Fachgebiets gestellt oder überprüft werden.

Wenn die zu behandelnde Diagnose gestellt ist und dadurch die Indikation zu einer Operation besteht, sind weitere apparative Untersuchungen zur Vorbereitung des Eingriffs bei Kindern und Jugendlichen nur bei großen Operationen erforderlich. Bei risikorelevanten Begleit- oder Vorerkrankungen kann auch eine gezielte Überprüfung derer notwendig sein. Bei diesbezüglich unauffälligen Kindern und risikoarmem Eingriff kann auf eine Blutuntersuchung, ein EKG oder ein Röntgen der Lunge verzichtet werden.

6.1.4 Ärztliche Aufklärung und Einwilligung

M *„Der Patient hat das Recht, Art und Umfang der medizinischen Behandlung selbst zu bestimmen. Er kann entscheiden, ob er sich behandeln lassen will oder nicht. Der Patient kann eine medizinische Versorgung also grundsätzlich auch dann ablehnen, wenn sie ärztlich geboten erscheint. Kommen mehrere gleichwertige medizinische Behandlungen oder Behandlungsmethoden in Betracht, muss der Arzt über Chancen und Risiken umfassend aufklären. Der Patient kann die anzuwendende Behandlung wählen. Alle medizinischen Maßnahmen setzen eine wirksame Einwilligung des Patienten voraus. Eine Einwilligung kann nur wirksam sein, wenn der Patient rechtzeitig vor der Behandlung aufgeklärt wurde oder ausdrücklich darauf verzichtet hat. Wirksam einwilligen kann nur, wer die nötige Einsichtsfähigkeit besitzt. Wenn der Patient nicht ansprechbar oder einsichtsfähig ist, reicht bei lebens- und gesundheitserhaltenden Notfallbehandlungen seine mutmaßliche Einwilligung aus. Der mutmaßliche Wille des Patienten sollte dabei aufgrund von Auskünften naher Angehöriger oder enger Freunde ermittelt werden."* (zitiert nach: Patientenrechte in Deutschland 2003, S. 9)

Bei Kindern erfolgt die Einwilligung typischerweise durch die Eltern oder einen Vormund. Das kann im Einzelfall auch das Jugendamt sein. Je nach individueller Entwicklung muss aber auch der Wille des noch nicht volljährigen Patienten berücksichtigt werden. Dies gilt insbesondere ab einem Alter von 16 Jahren, oft aber auch schon bei Jüngeren.

Als rechtzeitig gilt eine Aufklärung, wenn bei einer elektiven und insbesondere größeren Operation das Aufklärungsgespräch mindestens einen Tag vor dem Eingriff erfolgt. Eine schriftliche Dokumentation ist gerade in diesen Fällen als Nachweis des Besprochenen unumgänglich.

Die Indikation zu einer Operation stellt für das Kind, aber besonders auch für die Eltern, eine besondere Stresssituation dar. So kann trotz eines ausführlichen präoperativen Gesprächs der Inhalt von den Eltern anschließend i. d. R. kaum wiedergegeben werden. Hinzu kommt, dass Eltern ihr Kind fremden Personen überantworten. Hier ist das Einfühlungsvermögen aller in die Behandlung eingeschlossenen Personen gefordert.

M *Häufig werden Kinder durch die Eltern kurzzeitig der Obhut von Großeltern anvertraut, die für diesen Zeitraum aber den Großeltern keine Vollmacht ausstellen, weil an das Vorkommen eines medizinischen Problems gar nicht gedacht wird. Die Großeltern dürfen in dem Fall keine Entscheidung im Krankenhaus treffen, da sie nicht als Vertreter der Eltern legitimiert sind.*

6.1.5 Operationsvorbereitung

Die Vorbereitung eines Patienten zu einer Operation ist unter körperlichen und psychischen Aspekten zu betrachten. Durch sie werden einerseits mit dem Eingriff verbundene Risiken und andererseits die Belastung des

Patienten verringert. Für die körperliche Vorbereitung gibt es grundsätzliche Regeln und operationsspezifische Standards.

Grundsätzliche Regeln. Grundsätzlich sollte ein Patient vor einem Eingriff eine körperliche Reinigung erfahren und ein frisches Klinikhemd angezogen bekommen. Davon ausgenommen sind lediglich akut Kranke, bei denen wegen schlechtem Allgemeinzustand, aus Schmerz- oder Zeitgründen dies nicht möglich ist. Ebenso gilt bei allen nicht dringlichen oder Notfallindikationen das Nüchternheitsgebot. Mit Ausnahme kleiner Säuglinge ist bei fast allen Kindern eine orale oder rektale Gabe eines Sedativums präoperativ sinnvoll.

Operationsspezifische Standards. Diese können sich von Klinik zu Klinik unterscheiden. Dazu zählen die orthograde Darmspülung vor größeren Eingriffen am Darm, die lokale Vorbereitung des OP-Gebietes (z.B. Nabelpflege vor Laparoskopie) und die Bereitstellung von Blutprodukten. Bei besonderen Eingriffen (z.B. in der Tumorchirurgie) müssen geplante intraoperative histologische Untersuchungen („Schnellschnitt") bei der zuständigen Pathologie angemeldet werden. Eine perioperative Antibiotikum-Prophylaxe erfolgt durch ein präoperativ (i.d.R. 30 Min. vor dem Eingriff) verabreichtes Antibiotikum. Je nach Angabe des Operateurs kann es bei der einen Gabe bleiben (single-shot) oder für 24 Stunden oder länger fortgesetzt werden. Eine Thromboseprophylaxe ist bei Kindern vor der Pubertät i.d.R. nicht, danach in bestimmten Fällen jedoch erforderlich (genauere Indikationen s. Kap. 16.16.6, Tab. 16.4).

Psychische Vorbereitung. Sie zielt darauf ab, den Patienten die ungewohnte und oft mit Angst besetzte Situation vor einer Operation möglichst entspannt durchleben zu lassen. Dazu tragen angemessene Aufklärungen durch Chirurg und Anästhesist genauso bei wie Erklärungen der ablaufenden Vorgänge durch das Pflegepersonal. Mithilfe eines ruhig, routiniert und zügig erfolgenden Ablaufs können bestehende Ängste am ehesten in Grenzen gehalten werden. Hektik ist auch bei drängender Zeit ebenso zu vermeiden wie das In-die-Länge-Ziehen der vorbereitenden Maßnahmen. Nach der Begleitung des Kindes bis zum Operationstrakt kann die Anwesenheit eines Elternteils bei der Narkoseeinleitung in einzelnen Fällen sinnvoll sein, wird i.d.R. aber vermieden, um die Konzentration der handelnden Personen nicht zu beeinträchtigen.

> **P** *Die das Kind zum OP begleitende Pflegekraft übergibt an der Patientenschleuse neben dem Kind auch alle relevanten Unterlagen (aktuelle Kurve und Befunde, alte Krankenakte, Röntgentüte). Bereits auf der Station hat sie kontrolliert, ob die Einverständniserklärungen der Eltern darin enthalten sind. Bis zum Eingriff wartet das Kind evtl. noch im Aufwachraum unter Überwachung einer Pflegekraft.*

6.1.6 Intraoperativer Ablauf

Im Operationssaal erfolgt nach Einleitung der Narkose die Lagerung für den Eingriff auf dem OP-Tisch. Das ist eine gemeinsame Aufgabe der Anästhesie- und Springer-Pflegekräfte zusammen mit dem Anästhesisten und dem Operateur.

> **P** *Da bei Patienten in Allgemeinanästhesie sehr leicht Druckstellen oder Nervenläsionen durch falsche Lagerung entstehen können, erfordert die Lagerung große Sorgfalt.*

Bei der Durchführung der Operation reicht die steril eingekleidete Instrumentenpflegekraft den Operateuren die Instrumente an, die sie zuvor speziell für den geplanten Eingriff auf einem (oder mehreren) Instrumententisch übersichtlich zurecht gelegt hat. Bei kleineren Eingriffen übernimmt sie evtl. auch die Operationsassistenz. Die sog. Springer-Pflegekraft hat die Aufgabe, weitere Materialien (Lösungen, Nahtmaterial, Drainagen usw.) steril anzureichen.

Die Durchführung der Narkose und die Aufgaben der Anästhesie-Pflegekraft werden in Kap. 7 beschrieben.

6.1.7 Postoperative Überwachung

Nach der Operation wird der Patient im Aufwachraum durch eine anästhesiologisch oder intensivmedizinisch erfahrene Pflegekraft überwacht. Der wache und gut ansprechbare Patient wird dann an der Schleuse der Stationspflegekraft übergeben mit Angaben der erfolgten Maßnahmen und des Ablaufs. Dabei sollte ein Kurzprotokoll der Operation mit Anweisungen des Operateurs für die Station übergeben werden.

> **P** *Auf der Station sind Verbände und Drainagen zu überwachen, auf Ausscheidung und ggf. Erbrechen zu achten und Analgetika (nach ärztlicher Anordnung) zu verabreichen. In den folgenden Tagen müssen die Wunden regelmäßig versorgt (Pflege und Arzt gemeinsam), evtl. ein Nahrungsaufbau schrittweise vorgenommen und der Patient je nach Eingriff mobilisiert werden. Bei Bettruhe ist eine Dekubitusprophylaxe wichtig.*

Bei längerfristiger Nahrungskarenz wird eine medikamentöse Stressulkusprophylaxe vorgenommen, die die Magensäure reduziert. Die Liegedauer von Drainagen wird durch den Operateur festgelegt. Die Entfernung von Nahtmaterial erfolgt typischerweise im Gesicht oder am Hals am 5. Tag, am Rumpf am 8.–11. Tag und an Extremitäten am 10.–12. Tag.

Vor der Entlassung des Kindes aus der stationären oder ambulanten Betreuung werden weitere Behandlung und Kontrolluntersuchungen durch den verantwortlichen Arzt festgelegt und mit Kind und Eltern besprochen. Hierzu wird i.d.R. den Eltern ein Entlassungsbrief an den weiter betreuenden Arzt ausgehändigt. Von der pflegerischen Seite aus werden den Eltern Tipps für die weitere Betreuung des Kindes zu Hause mitgegeben.

Im Einzelfall muss zuvor der Sozialdienst eingeschaltet und evtl. eine ambulante Pflege organisiert werden. Bei schwerwiegenden Erkrankungen wird auf Selbsthilfegruppen hingewiesen. Hier ist die Klinik auch bei der Herstellung der Kontakte behilflich (z.B. SOMA, KEKS, Paulinchen).

6.2 Wunden

Definition

Eine **Wunde** ist eine umschriebene Gewebsdurchtrennung bzw. Gewebsbeschädigung durch äußere Gewalt. Sie kann an allen Geweben und Organen entstehen. Bei einer offenen Wunde ist stets die Haut verletzt, bei einer gedeckten oder inneren Wunde ist bei geschlossener Haut tiefer liegendes Gewebe (z.B. Fraktur) oder ein inneres Organ betroffen (z.B. Milzruptur). Wunden können mechanisch, thermisch, chemisch oder strahlenbedingt entstehen.

Die Zeichen einer Wunde sind Blutung, Sekretion und Schmerzen durch Schädigung oder Reizung von Nervenfasern.

6.2.1 Wundarten

Mechanische Wunden

Mechanische Wunden können auf vielfältige Weise entstehen und sind im Kindesalter häufig. Folgende Wundarten werden unterschieden:
- **Schürfwunde:** Verletzung oberflächlicher, evtl. auch tieferer Hautschichten, kapilläre Blutung, Serumaustritt, oft verschmutzt
- **Schnittwunde:** glatter Wundrand, scharfe Trennung von Geweben, Nerven, Gefäßen; starke Blutung, reicht meist tiefer als von außen zu vermuten; bei guter Adaptation gute Heilungstendenz (Abb. 6.1a)
- **Stichwunde:** ähnlich der Schnittwunde, oberflächliche Hautschädigung oft viel geringer als die innere Verletzung (Gefäß, inneres Organ)
- **Risswunde:** durch Scherkräfte aufgerissenes Gewebe, zerfetzte Wundränder, oft unschöne Narbenbildung
- **Bisswunde:** Kombination zwischen Stich- und Risswunde; oft unterminiert; hohe Infektionsgefahr (Abb. 6.1b)
- **Platzwunde:** durch stumpfen Schlag zerfetzte und gequetschte Oberfläche; Wundränder unterminiert, damit evtl. durchblutungsgestört, oft verschmutzt; Gefahr der Heilungsstörung
- **Quetschung:** stumpfe Gewalt, Schädigung tiefer liegender Gewebe und Organe; ausgeprägte Hämatom- und Ödembildung mit erheblichen Schmerzen

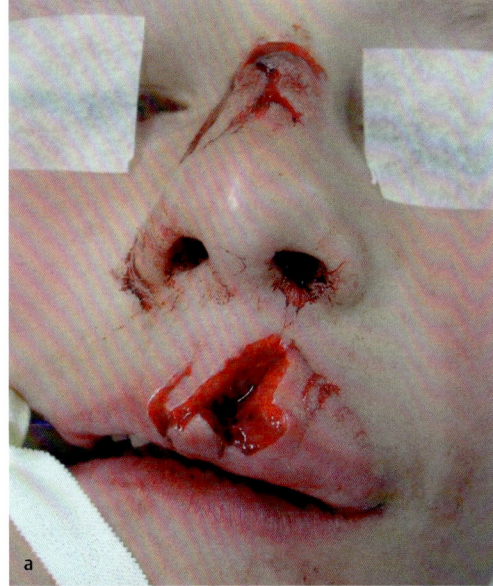

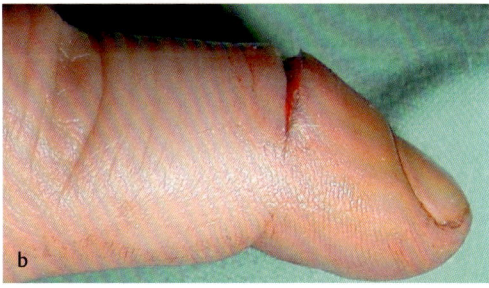

Abb. 6.1 **Wundarten. a** Hundebissverletzung im Gesicht, **b** Schnittwunde am Finger, abgekipptes Endglied bei durchtrennter Strecksehne.

- **Décollement (Ablederung):** durch Scherkräfte vom Fasziengewebe abgelöste Haut und Subkutis; wegen Durchblutungsstörungen häufig Hautnekrosen
- **Schusswunde:** Wundkanal verschmutzt; Ausdehnung, Tiefe, Gewebsschädigung abhängig von der Geschossart (Durchschuss, Schrotschuss, Explosion), hierzulande selten

Chemische Wunden

Chemische Wunden sind erheblich seltener als mechanische Verletzungen, aber z. T. mit ganz erheblichen Auswirkungen für den Patienten verbunden. Die Gewebsschädigung erfolgt vorwiegend durch Verätzung durch eine Säure oder eine Lauge. Bei einer Säure kommt es zur Schorfbildung. Es entsteht eine sog. Koagulationsnekrose (Gerinnungsnekrose), d. h. durch Denaturierung von Proteinen wird das Gewebe verfestigt mit zunächst noch erkennbarer Gewebestruktur. Bei Laugenverletzungen entsteht eine tiefe Aufweichung des Gewebes, die sog. Kolliquationsnekrose (Verflüssigung der Gewebsbestandteile). Die Laugenverletzung ist daher häufig schwerwiegender als die Säureverletzung.

Thermische Wunden

Damit sind Verletzungen gemeint, die durch Hitze oder Kälte verursacht werden, also Verbrennungen (durch trockene Hitze) und Verbrühungen (durch heiße Flüssigkeit) einerseits oder Erfrierungen andererseits. Der Schweregrad der Verletzung bemisst sich nach der Eindringtiefe der Schädigung. Diese ist von der einwirkenden Temperatur und der Dauer der Einwirkung abhängig. Zur Diagnostik und Behandlung thermischer Wunden s. Kap. 18.8.

Strahlenbedingte Wunden

Dieser Wundtyp wird durch die Einwirkung ionisierender Strahlung (z. B. bei Strahlentherapie) hervorgerufen und auch als Strahlendermatitis bezeichnet. Es werden in Abhängigkeit von der verabreichten Strahlendosis 3 Grade der Schädigung definiert, die Strahlendosis wird in Gy (= Gray) gemessen:
- **1. Grad mit 4–6 Gy:** reversibles Früherythem (nach Stunden). Ab 6 Gy entsteht ein düster rotes Erythem (Max. nach 2 Wochen) mit vorübergehender Blockierung der Talgdrüsen. Bereits ab 3,8 Gy kommt es zu passagerem Haarausfall. Nach 6 Wochen entsteht eine fleckige oder diffuse, über Jahre bestehende Hyperpigmentierung der bestrahlten Haut.
- **2. Grad 8–10 Gy:** schwere Hautreaktion mit entzündlicher Rötung, Ödem- und Blasenbildung (feuchte Desquamation). Die Schädigung der Hautkapillaren ist so stark, dass nach 3–4 Wochen ein Hauterythem und im Verlauf eine Hautatrophie mit bleibendem Verlust von Haaren, Talgdrüsen und Nägeln auftritt.
- **3. Grad bei noch höherer Dosis:** nach wenigen Stunden toxische Strahlenschädigung der Haut mit Flüssigkeitsabsonderungen (Dermatitis exsudativa) sowie primärer Gewebsnekrotisierung (akutes Strahlenulkus) mit schlechter Heilungstendenz. Es resultieren zusätzlich irreparable Schäden der Haarbälge (ab 16 Gy) und Schweißdrüsen (ab 25 Gy). Im Abheilungszustand ist die Haut trocken, dünn, unelastisch, leicht verletzlich und weist Teleangiektasien auf. Auf dem Boden chronischer Bindegewebsveränderungen können sich nach Jahren maligne Hauttumoren (u. a. Plattenepithelkarzinome und Basaliome) entwickeln.

6.2.2 Wundheilung

Die Wundheilung teilt sich auf in vier Phasen:
1. **Gerinnungsphase:** Die frische Wunde wird durch ein Gerinnsel bestehend aus Fibrin und Blutzellen abgedichtet.
2. **Entzündungsphase:** Leukozyten wandern zur Infektabwehr in die Wundränder – so entsteht eine lokale Entzündung mit Flüssigkeitseinstrom und Schwellung.
3. **Granulationsphase:** Nach mehreren Tagen kommt es zur Einwanderung von Fibroblasten und Aussprossung von Kapillarendothelien; anschließend werden Epithelzellen vom Wundrand aus gebildet; es kommt zur Kontraktion des Wundschorfs mit dessen Abstoßung.
4. **Narbenphase:** Hier ist aus den von Fibroblasten gebildeten Fasern festes Bindegewebe entstanden. Nervenfasern sorgen für Wiederherstellung der Sensibilität. Die Vereinigung der Epithelzellen der Wundränder bleibt aber als Narbe erkennbar, da Pigment, Haare und Drüsen fehlen.

Die Wundheilung kann durch mangelnde Granulationsgewebsbildung, Infektionen und verzögerte oder ungenügende Bindegewebsbildung gestört werden. Gründe dafür können in der Situation des Allgemeinorganismus oder in den lokalen Bedingungen der Wunde zu finden sein (**Tab. 6.3**).

Komplikationen der Wundheilung

Während eine Infektion eine Störung der Wundheilung verursachen kann, besteht in einer gestört heilenden Wunde ein besonderes Risiko der Keimbesiedlung und damit einer Infektion. Das ist natürlich auch bei einer verschmutzten Wunde der Fall. Eine weitere Komplikation ist die Dehiszenz, bei der die Wundränder als

Tab. 6.3 Gründe für eine beeinträchtigte Wundheilung.

Gründe des Allgemeinorganismus	Lokale Gründe
– Sauerstoffmangel – schlechter Ernährungszustand – Vitaminmangel – kortisonhaltige Medikamente – Chemotherapie – Diabetes mellitus	– verminderte Durchblutung – klaffende Wundränder – mangelnde Ruhigstellung – Nahtspannung – Fremdkörper (chronischer Reiz) – Infektion – Hämatom- oder Serombildung

Folge einer mangelnden Bindegewebsbildung wieder auseinander weichen (z. B. nach Entfernung des Nahtmaterials).

Die Narbenbildung kann aber auch überschießend sein, d. h. die Bindegewebsbildung kann so stark sein, dass die Narbe über das Hautniveau heraus ragt. Von einer **hypertrophen Narbe** spricht man dabei, wenn sie sich noch auf den Wundbereich beschränkt. Sie atrophiert innerhalb von 2 Jahren spontan. Als **Keloid** bezeichnet man es, wenn die Narbe tumorartig über den Wundbereich hinaus wächst. Dazu neigen besonders Kinder und dunkelhäutige Menschen. Mit einer Kompressionsbehandlung kann man der überschießenden Narbenbildung vorbeugen oder sie langsam zur Rückbildung bringen.

Narben neigen dazu, sich zu verkürzen. Außerdem sind sie wesentlich weniger elastisch als das unversehrte Gewebe. Narben, die in Längsrichtung über Gelenke ziehen, können dadurch zur **Narbenkontraktur** führen. Damit ist eine evtl. sehr ausgeprägte Bewegungseinschränkung des Gelenks gemeint. Das gilt nicht nur für Narben der Haut, sondern insbesondere auch der Muskeln, Sehnen und Bänder.

6.2.3 Allgemeine Wundbehandlung

Die Behandlung einer Wunde läuft nach einem bestimmten Schema ab:
- Unter aseptischen Bedingungen (sterile Handschuhe, Instrumente, Abdeckung) in dafür vorgesehenen Operationsräumen versorgen.
- Periphere Durchblutung, Nervenfunktion und Funktionsfähigkeit (Motorik) des betroffenen Abschnitts (Sehnen- und Bandfunktion) prüfen.
- Kleine Wunde in Lokal- oder Infiltrationsanästhesie, größere Wunde in Leitungsanästhesie oder Allgemeinnarkose versorgen.
- Notverband erst im Operationsbereich unmittelbar vor der Wundversorgung abnehmen (wiederholte Wundinspektionen erhöhen nur die Gefahr von sekundärer Keimbesiedlung und Blutverlusten).
- Bei starker Kontamination/Verschmutzung einen Abstrich abnehmen.
- Wunde reinigen und desinfizieren.
- Wunde beschneiden, falls zerfetzte Wundränder vorhanden sind (glatte Wundrandadaptation).
- Bei Gefahr der Hämatom- oder Serombildung eine Drainage einlegen.
- Glatte Wundränder mit atraumatischer Naht verschließen, d. h., die Wunde wird sofort verschlossen und kann direkt heilen (**primäre Wundheilung**).
- Infizierte Wunden oder Bisswunden (außer im Gesicht) bleiben offen und werden der spontanen Granulation überlassen (**sekundäre Wundheilung**).
- Wundverband anlegen: Er schützt vor Infektion, nimmt Sekret auf und reduziert die Hämatombildung.

Bei größeren Wunden oder Wunden im Bereich von Extremitäten kann eine Ruhigstellung die prompte Heilung unterstützen. Eine Tetanusauffrischimpfung ist erforderlich, wenn die letzte Impfung 5–10 Jahre zurückliegt (je nach Wundausmaß). Liegt kein Tetanusschutz vor, muss eine simultane Impfung durchgeführt werden: Neben dem normalen aktiven Tetanusimpfstoff (Tetanus-Toxoid) wird Tetanus-Immunglobulin 250 IE intramuskulär als passiver Impfschutz gegeben.

M *Ziel einer Wundbehandlung ist, Infektionsgefahren abzuwehren und die Funktion des verletzten Körperteils rasch und möglichst vollständig wiederherzustellen. Wegen der rascheren Heilung und der weniger problematischen Narbe wird eine primäre Wundheilung angestrebt.*

Primäre (geschlossene) Wundbehandlung

Die Indikation zur primären Wundversorgung besteht bei frischen (höchstens 6–8 Std. alt), unkomplizierten, gut durchbluteten akzidentellen Wunden. Diese lassen sich gefahrlos primär verschließen. Am Kopf ist das praktisch immer möglich. Kontraindikationen der primären Wundversorgung sind tiefe Stichwunden (Keimverschleppung in die Tiefe), Bisswunden und stark kontaminierte bzw. verschmutzte Wunden.

Der Wundverschluss kann durch Naht, Gewebekleber, Klammerapparat oder sterile Pflasterstreifen erfolgen. Das Nahtmaterial zum Hautverschluss kann aus resorbierbarem oder nicht resorbierbarem Material bestehen. Je glatter der Wundrand und je spannungsfreier der Wundverschluss möglich ist (z. B. nicht im Bereich von Gelenken), umso eher kann mit resorbierbarem Nahtmaterial genäht werden. Der Wundverschluss kann grundsätzlich als intrakutane Naht oder Einzelknopfnaht durchgeführt werden (**Abb. 6.2**). Unterhautfettgewebe oder tiefere Strukturen, z. B. Muskulatur und Faszien, werden in Einzelknopftechnik mit resorbierbarem Nahtmaterial genäht.

Sekundäre (offene) Wundbehandlung
Bei der sekundären Wundbehandlung bleibt die Wunde (zunächst) offen. Sie ist indiziert bei infizierten Wunden, ausgeprägt verschmutzten Wunden, tief gekammerten Wunden und Wunden mit größerem Hautdefekt oder einer Bissverletzung. Die Wundversorgung erfolgt in Lokal-, Leitungs- oder Allgemeinanästhesie.

> **M** *Infizierte Wunden werden nie in Lokalanästhesie behandelt, da sie aufgrund des sauren Gewebsmilieus dort nicht wirkt.*

Oberstes Gebot der sekundären Wundbehandlung ist die lokale Reinigung der obligat besiedelten Wunde. Dafür wird geschädigtes Gewebe in Verbindung mit einer Wundspülung entfernt (Débridement). Anschließend wird unter Verwendung einer desinfizierenden Salbe und Fettgaze verbunden. Im weiteren Verlauf erfolgen täglich Spülungen der Wunde mit physiologischer Kochsalzlösung oder antiseptischen Lösungen. Die Wundspülung dient der Reduktion der Bakterienkolonien.

Alternativ kann nach der Wundreinigung ein **Hydrokolloidverband** angelegt werden. Darunter versteht man eine biegsame Platte, deren Beschichtung auf gesunder Haut haftet, in Kontakt mit einer offenen Wunde jedoch flüssig wird. Die Flüssigkeit wirkt antiseptisch und regt die Granulation an. Die Platte kann belassen bleiben, bis die Flüssigkeit an ihrem Rand herausläuft.

Eine weitere Art der offenen Wundbehandlung ist die **Vakuumversiegelung**. Dabei wird die Wundfläche mit einem speziellen Schwamm bedeckt, der mit einer Folie luftdicht abgeklebt wird. Mithilfe einer daran angeschlossenen Saugpumpe wird ein Unterdruck in der Wunde erzeugt was in besonderer Weise die Granulation anregt (**Abb. 6.3**). Das Verfahren findet besonders bei Wunden mit größerem Weichteildefekt Anwendung.

Nach Ausbildung eines sauberen und stabilen Granulationsgewebes und vollständiger Reinigung des Wundgrundes kann eine Sekundärnaht erwogen werden, v. a. dann, wenn ein kosmetisch oder funktionell störendes Narbenergebnis aufgrund der offenen Wundheilung zu erwarten ist. Bei Hautdefekten kann zum Wundschluss eine Verschiebeplastik oder eine Hauttransplantation erforderlich sein (s. Kap. 17.2).

6.2.4 Spezielle Wundbehandlung

Je nach Art der Wunde unterscheidet sich die Anwendung der oben beschriebenen Verfahren.
Schürfwunde. Wichtig ist, die Wunde sorgfältig zu reinigen (Befreiung von Fremdkörpereinsprengungen, evtl. Ausbürsten) und zu desinfizieren. Danach wird die Wunde mit einem trockenen Verband mit Fettgaze, mit desinfizierender Salbe oder einem Hydrokolloidverband versorgt. Wundpuder oder Salbe mit Antibiotikum sind entbehrlich.
Stichwunde. Die Behandlung ist problematisch, da die Tiefe der Wunde oder eine Verletzung tieferer Gewebestrukturen von außen nicht abzuschätzen ist.

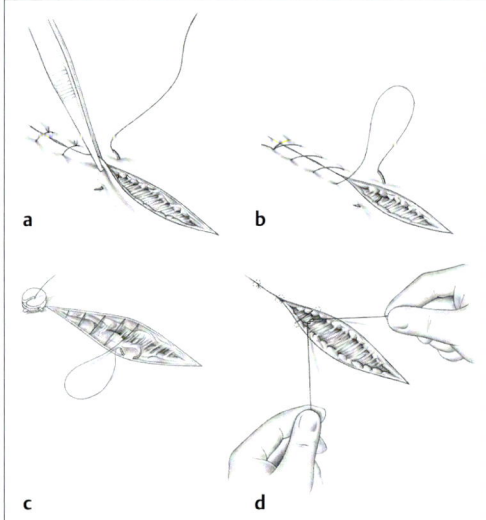

Abb. 6.2 Verschiedene Nahttechniken. a Einzelknopfnaht, **b** fortlaufende Naht, **c** fortlaufende Intrakutannaht, **d** Intrakutannaht mit Einzelknopftechnik.

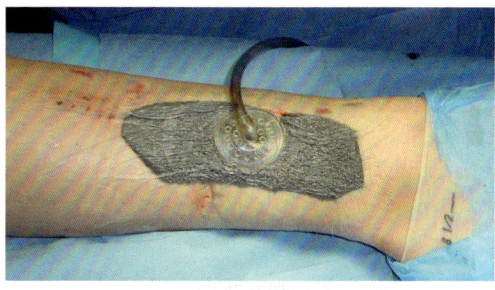

Abb. 6.3 Vakuumversiegelung bei größerem Weichteildefekt am Unterschenkel. Der schwarze Schwamm bedeckt exakt den Defekt, die Folie ist durch das sogbedingte Zusammensinken des Schwammes faltig geworden.

Sonografie (z. B. freie Flüssigkeit) oder Röntgenuntersuchung (Fremdkörper, Pneumothorax) sind deshalb evtl. notwendig. Bei einer tieferen Verletzung wird der Stichkanal wegen Infektionsgefahr komplett exzidiert. Die Wundbehandlung erfolgt offen oder mittels adaptierender Naht über einer Drainage. Eine systemische Antibiotikum-Prophylaxe ist evtl. indiziert. Bei Verletzung der Bauch- oder Thoraxhöhle kann eine invasivere Therapie erforderlich sein.

Bisswunde. Eine Bisswunde ist eine besonders infektanfällige Wunde. Daher wird die Wunde entweder offen oder mittels adaptierender Naht über einer Drainage behandelt und der Wundbereich ruhig gestellt. Die einzige Ausnahme ist das Gesicht, wo aus kosmetischen Gründen ein primärer Wundschluss, ggf. mit Drainage, vorzuziehen ist. Bei einer tieferen Wunde erfolgt eine systemische Antibiose.

 CAVE: Bei einem Tierbiss besteht die Möglichkeit einer Tollwutinfektion.

Riss-/Quetschwunde. Nach Débridement wird die Wunde primär verschlossen. Größere oder stark verunreinigte Wunde werden zunächst meist offen behandelt.

Décollement (flächige Hautablösung). Nur nach gründlicher Abtragung des anhängenden Fettgewebes kann Haut als Vollhautlappen zum Wundschluss verwendet werden. Dennoch besteht die große Gefahr einer Hautnekrose, da bei dieser Verletzung die Durchblutung der Haut sehr schlecht ist.

Schusswunde. Zunächst erfolgt eine Röntgenuntersuchung (Lokalisation des Projektils, Ausschluss von Knochenverletzungen). Der Schusskanal wird exzidiert und das Projektil entfernt. Die Wundbehandlung erfolgt offen oder mittels adaptierender Naht mit Drainage, die betroffene Extremität wird ruhig gestellt.

Thermische und chemische Wunden. Diese werden im Kap. 18 ausführlich besprochen.

6.3 Chirurgische Infektionen

6.3.1 Allgemeines

Definition
Bei einer **Infektion** vermehren sich in den Körper eingedrungene Mikroorganismen (Bakterien, Viren, Pilze, Parasiten). Die Abwehrreaktion des Körpers ist die **Entzündung**. Die Erreger können von außen eingedrungen (z. B. Wunde) oder im Körper vorhandene Keime (z. B. Darm) sein. Wie ausgeprägt die Infektion abläuft, hängt von der Art, Virulenz und Zahl der eingedrungenen Erreger und von der Abwehrlage des Körpers ab. Aufgrund des breiten Einsatzes von Antibiotika haben wir bei uns häufiger mit sog. **nosokomialen Infektionen** zu kämpfen. Hierbei handelt es sich um Infektionen, die im Krankenhaus erworben wurden. Häufig werden sie von Keimen hervorgerufen, die gegen eine Vielzahl von Antibiotika resistent sind.

Eiter ist eine Flüssigkeit, die abgesonderte, meist zugrunde gegangene Leukozyten und eingeschmolzenes Gewebe enthält. Für die Einschmelzung sind proteolytisch wirkende Enzyme der Leukozyten und Mikroorganismen verantwortlich. Bei viralen Infektionen entsteht kein Eiter, sie zählen auch nicht zu den chirurgischen Infektionen.

*Der Begriff „**chirurgische Infektion**" ist nicht klar von anderen Infektionen abgegrenzt. Man meint damit lediglich Infektionen, die i. d. R. vom Chirurgen bzw. chirurgisch (also evtl. auch operativ) behandelt werden.*

Symptome
Die allgemeinen Zeichen einer chirurgischen Infektion sind: Schwellung, Rötung, Schmerzhaftigkeit, Überwärmung und Schonung. Hinzu kommen oft Fieber und eine Erhöhung der Leukozytenzahl und des CRP im Serum sowie der BSG (BKS).

Therapie
Allgemein gilt seit alter Zeit der Grundsatz „Eiter muss entfernt werden"; gemeint ist damit eine Eiteransammlung (Abszess, Empyem, s. u.). Da sich im Eiter Bakterien geschützt vor der im Blut vorhandenen Körperabwehr vermehren können, führt die Entlastung des Eiters zu einer Keimreduktion und damit zur (wesentlich rascheren) Heilung der Entzündung.

Bei Entzündungen ohne umschriebene Eiteransammlung ist eine chirurgische Behandlung jedoch selten sinnvoll oder erforderlich. Manchmal ist allerdings auch ohne eine umschriebene Eiteransammlung die durch die Entzündung verursachte Schwellung so ausgeprägt, dass eine operative Spaltung des Gewebes erfolgen muss, um ein Kompartment-Syndrom zu verhindern (s. Kap. 18.5.5).

Bei kleinen Kindern und immungeschwächten Patienten und besonders ausgeprägter bakterieller Entzündung erfolgt neben der operativen eine antibiotische Therapie, die möglichst nach Gewinnung einer Keimprobe für die mikrobiologische Untersuchung (also i. d. R. postoperativ) begonnen wird. Nach Erhalt des

Antibiogramms muss das primär gegebene Antibiotikum überprüft und ggf. gewechselt werden. Gleiches gilt für die seltenere eitrige Pilzinfektion, die mit einem Antimykotikum behandelt wird. Entzündungen mit diffuser Eiterbildung im Gewebe werden ausschließlich antibiotisch/antimykotisch therapiert.

6.3.2 Spezielle bakterielle Infektionen

Abszess
Ein Abszess ist ein durch Gewebseinschmelzung entstandener, mit Eiter gefüllter Hohlraum. Er hat raumfordernden Charakter und führt damit zu einer schmerzhaften Schwellung, die bei Palpation „fluktuiert", d.h. sich wie ein Wasserkissen hin und her drücken lässt.
Therapie. Sie besteht in der operativen Eröffnung mit Auskratzen der Abszesswand und einer offenen (sekundären) Wundbehandlung, bei größeren Höhlen unter Einlage einer Lasche. Bei bakteriellem Abszess wird evtl. zusätzlich über einige Tage ein Antibiotikum verabreicht.

Empyem
Das Empyem ist eine Eiteransammlung in einer bereits vorbestehenden Körperhöhle (z. B. Pleuraspalt, Gelenk). Ist der Rumpf betroffen, besteht neben Schmerzen i.d.R. auch eine allgemeine Beeinträchtigung des Organismus.
Therapie. Behandelt wird ein Empyem durch eine operative Eröffnung mit Spülung und Drainage der Höhle. Manchmal muss die Spülung mehrfach vorgenommen oder eine kontinuierliche Spül-Saug-Drainage eingelegt werden. Ist die Gallenblase betroffen, wird diese komplett entfernt. Eine antibiotische Therapie ist hier obligat.

Follikulitis, Furunkel und Karbunkel
Eine Follikulitis ist eine eitrige Entzündung eines Haarfollikels und seiner Talgdrüse. Sind mehrere Follikel betroffen, bildet sich das Furunkel aus. Es besteht aus einem schmerzhaften, bohnen- bis walnussgroßen, geröteten Knoten mit zentralem Eiterpfropf und starkem Ödem der Umgebung. Eine flächige Verschmelzung mehrerer Furunkel wird Karbunkel genannt. Typische Komplikationen des Furunkels und Karbunkels sind die regionäre Lymphangitis und Lymphadenitis. Bei einer Lokalisation im Gesicht oberhalb der Mundwinkel besteht die Gefahr der Keimverschleppung in die großen intrakraniellen Venen (Sinusthrombose) mit der Folge einer Meningitis oder Enzephalitis (daher darf an derartigen Entzündungen nicht herumgedrückt werden!).

Therapie. Sie entspricht der des Abszesses.

Phlegmone
Die Phlegmone ist eine sich flächenhaft ausbreitende eitrige Entzündung des Gewebes. Ohne kapselartige Begrenzung des Prozesses können sich die Bakterien in den Zellzwischenräumen ausbreiten. Besonders gefürchtet sind Hand- und Fußphlegmone, da es bei Erreichen eines Sehnenfachs rasch zur Eiterausbreitung in allen Sehnenfächern kommt, die dann im Verlauf zu einer dauerhaften Funktionseinbuße der Finger oder Zehen führen kann. Die Haut ist gerötet und geschwollen und fühlt sich hart an. Ist eine Extremität betroffen, besteht eine Schonhaltung aufgrund eines deutlichen Bewegungsschmerzes.
Therapie. Die Behandlung erfolgt initial antibiotisch mit Ruhigstellung der betroffenen Extremität. Sind die Sehnenfächer betroffen, müssen sie eröffnet und mit Laschen drainiert werden. Bei muskulärer Ausbreitung kann eine Faszienspaltung erforderlich sein.

Erysipel
Beim Erysipel (= Wundrose) handelt es sich um eine oberflächliche Hautinfektion durch Streptokokken. Häufig erfolgt der Erregereintritt über kleine Verletzungen, Schrunden oder Interdigitalmykosen. Bei zusätzlichem generalisiertem Exanthem wird es auch als Wundscharlach bezeichnet. Die druckschmerzhafte Schwellung des Erysipels ist im Unterschied zur Phlegmone scharf begrenzt und leuchtend rot. Häufig besteht Fieber. Im Verlauf entwickelt sich eine Lymphangitis und -adenitis. Typische Komplikationen des Erysipels sind Rezidivneigung, Ausbildung einer Sepsis, Entwicklung einer Endokarditis und das Lymphödem.
Therapie. Das Antibiotikum der Wahl ist Penizillin, oral oder parenteral verabreicht. Gleichzeitig muss die Eintrittspforte (z. B. einer Interdigitalmykose) saniert werden. Außerdem werden Bettruhe verordnet, die betroffene Extremität hoch gelagert und kühlende Umschläge mit einem Antiseptikum (z. B. Lavaseptlösung) angelegt.

Lymphangitis
Die Lymphangitis ist eine Lymphgefäßentzündung, die sich von einem peripheren Entzündungsherd zentralwärts entwickelt. Sie zeichnet sich als roter Streifen an der Extremität ab. Im Volksmund wird sie fälschlicherweise oft als „Blutvergiftung" bezeichnet.
Therapie. Eine systemische antibiotische Therapie führt i.d.R. zu einem raschen Rückgang der Entzündung. Die Eintrittspforte für die Entzündung muss manchmal zusätzlich operativ behandelt werden. Unterstützt wird die Heilung mit Ruhigstellung bzw. Lagerung der betroffenen Extremität und lokaler Kühlung.

Lymphadenitis

Die Lymphadenitis ist eine Lymphknotenentzündung. Sie kann bakterieller oder viraler Genese sein. Die mildeste Form ist eine druckschmerzhafte Schwellung des Lymphknotens. Die umgebende Haut ist gerötet und überwärmt. In der Folge kann es aber auch zu einer Abszedierung im Lymphknoten kommen. Liegen die Lymphknoten im Bereich von Gelenken (Achselhöhle, Leiste), ist eine Schonhaltung zu beobachten. Oft findet sich auf der Suche nach einer Eintrittspforte der Bakterien nur eine kleine Hautläsion (Kratzwunde, Insektenstich), die selber reizlos sein kann.

Therapie. Therapeutisch reicht es häufig aus, die betroffene Extremität zu schonen und ein abschwellendes Medikament einzunehmen. Ist eine bakterielle Ursache anzunehmen, muss antibiotisch behandelt werden. Bei einer Abszedierung erfolgt die operative Eiterentlastung.

Phlebitis

Unter einer Phlebitis oder Thrombophlebitis versteht man die Entzündung einer (oberflächlichen) Vene durch einen infizierten Thrombus. Häufigste Ursache ist ein Venenkatheter.

Therapie. Kühlung und Ruhigstellung reichen i.d.R. als Behandlung aus.

Bursitis

Die eitrige Entzündung eines Schleimbeutels wird Bursitis genannt. Am häufigsten tritt sie über Olecranon oder Patella auf. Sie ist in den meisten Fällen die Folge einer äußeren Verletzung.

Therapie. Eine akute Bursitis wird inzidiert, drainiert und ruhig gestellt. Nach Abheilen der Entzündung wird die Bursa komplett reseziert, da es sonst zu rezidivierenden Entzündungen kommt. Bei einer äußeren Verletzung mit Eröffnung eines Schleimbeutels wird dieser prophylaktisch entfernt.

 Bei jeder Art von Entzündung an einer Extremität sind Ruhigstellung (Lagerung auf Schiene, Gips- oder Castverband), Hochlagerung und Kühlung sinnvoll.

6.4 Drainagen

Definition

Eine Drainage hat grundsätzlich die Aufgabe etwas abzuleiten. Das kann z.B. Wundflüssigkeit, Luft, Blut oder Eiter sein. Grundsätzlich werden Ablauf- und Saugdrainagen unterschieden (**Abb. 6.4**). Eine Ablaufdrainage stellt für eine Flüssigkeit lediglich einen Weg dar, aus dem Körper abzufließen. Durch eine Saugdrainage wird Flüssigkeit oder Luft aktiv aus dem Körper entfernt.

Die Sekretionsmenge muss im Intervall dokumentiert werden, besonders ein auftretender Blutverlust. Das Auffangbehältnis ist regelmäßig zu entleeren oder zu wechseln und es muss geprüft werden, ob der erforderliche Sog noch anliegt.

Neben der Ableitung von überschüssigem Sekret oder Luft dienen Drainagen evtl. auch zur Erkennung eines Lecks, z.B. an einer Anastomose des Darmes, eines Bronchus oder Gefäßes. Die Liegedauer beträgt je nach Funktion ein Tag bis mehrere Wochen. Eine Drainage wird durch ärztliches Personal entfernt. Es bedarf aufgrund der geringen Schmerzhaftigkeit i.d.R. keiner Anästhesie.

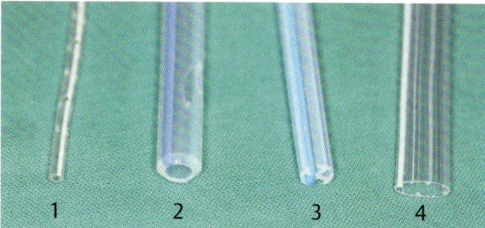

Abb. 6.4 Verschiedene Drainagen. Redon-Saug-Drainage, hartes Material mit vielen kleinen Öffnungen (Redo-Vac, 1); Schlauchdrainage, weiches Material, größerer Durchmesser, große Löcher (Penrose, 2); Kapillardrainage mit radiären Kapillaren, weiches Material (Blake, 3); Kapillardrainage mit zirkulären Kapillaren, sehr weiches Material (Easyflow, 4).

6.4.1 Ablaufdrainagen

Laschendrainage

Als Laschendrainage bezeichnet man einen Streifen aus Gummi oder Silikon, der in eine Wundnaht eingelegt wird. Das Sekret wird dabei in den Verband geleitet, der dadurch evtl. häufiger erneuert werden muss. Die Lasche sollte immer durch eine Naht oder eine Sicherheitsnadel gesichert werden, um nicht in die Wunde hinein zu rutschen. Sie findet bei kleineren subkutanen Wunden Verwendung, die wenig Sekret erwarten lassen.

Schlauchdrainage

Bei der Schlauchdrainage kommen Gummirohre unterschiedlicher Durchmesser zum Einsatz. Sie sind erforderlich, wenn besonders zähflüssiges Sekret oder größere Blutkoagel abgeleitet werden sollen.

Kapillardrainagen

Darunter versteht man Schläuche, die in mehrere kapillarfeine Kanäle unterteilt sind (z.B. Blake oder Easy-Flow). Kapillarkräfte bewirken, dass in den Kanälen fließende Flüssigkeit weitere Flüssigkeit nach sich zieht. Die Drainagen fördern besonders viel Flüssigkeit, verstopfen aber z.B. bei Koageln leichter. Sie werden bevorzugt als Peritonealdrainage, aber auch in den Weichteilen eingesetzt. Die Blake-Drainage ist so konstruiert, dass sie auch mit Sog angewandt werden kann.

6.4.2 Saug-Drainagen

Redon-Drainage

Diese, v.a. in den Weichteilen verwendete Drainage, besteht aus einem festen Schlauch mit zahlreichen Öffnungen im zu drainierenden Gebiet und wird in ein Vakuumfläschchen geleitet. Zu beachten ist, dass sich durch das Füllen des Fläschchens das Vakuum reduziert, der Sog also nicht konstant ist. Durch Belüften des Fläschchens kann die Drainage auch mit reiner Ablauffunktion verwendet werden.

Spül-Saugdrainage

Ein infizierter Raum (z.B. Gelenk) kann durch kontinuierliche oder intermittierende Spülung rascher von Eiter gereinigt werden. Dazu werden (mind.) zwei Schläuche eingelegt: Über einen wird Spülflüssigkeit hinein gegeben, über den anderen erfolgt meist mit Sog die Ableitung. Wird mehr Flüssigkeit hinein gegeben als heraus befördert, kann es durch hohen Gewebedruck zum Kompartmentsyndrom kommen; die Bilanzierung der Spül-Saugdrainage ist daher sehr wichtig.

Bülau-Drainage (Thoraxdrainage)

Da im Pleuraspalt ein Unterdruck besteht, ist zur Drainage dieses Bereiches auch eine Saugdrainage erforderlich. Damit bei den wechselnden Druckverhältnissen Sekret oder Luft nicht in den Pleuraraum zurückfließt, ist zur Absicherung ein sog. Wasserschloss vonnöten, das wie ein Ventil funktioniert. Ein derartiges System heißt Bülau-Drainage. Sie kann mit Schläuchen verschiedener Durchmesser angelegt werden. Für Früh- und Neugeborene gibt es besonders feine, die wegen des eingedrehten inneren Endes Pigtail-Drainagen genannt werden.

Die Indikationen für eine Bülau-Drainage sind vielfältig:
– Spontanpneumothorax
– Ruptur eines Emphysems
– Thoraxoperationen
– Thoraxtrauma (Einriss Bronchus, Lungenverletzung)

Anlage einer Bülau-Drainage. Großlumige Bülau-Drainagen werden üblicherweise lateral, Pigtails am kranialen ventralen Thorax angelegt. Dazu ist unter sterilen Bedingungen nach einem Hautschnitt eine stumpfe Präparation bis auf die Pleura notwendig. Die Pleura wird dann von der Drainage mithilfe eines starren Mandrins durchstoßen. Abschließend wird die Drainage mit einer Naht gesichert. Die Effizienz der Drainage wird durch Röntgen- oder Sonografiekontrollen überwacht.

Entfernung der Drainage und Nachsorge. Wird die Drainage nicht mehr benötigt, klemmt man sie ab. Nach einer letzten Röntgen- oder Sonografiekontrolle einige Stunden später wird sie ärztlicherseits entfernt. Zur Abdichtung der Austrittsstelle reicht es i.d.R. aus, die Drainage unter einer Kompresse mit desinfizierender Salbe herauszuziehen, wobei die Kompresse dann direkt auf der Hautaustrittsstelle platziert wird. Anschließend reicht ein normaler Plaster- oder Dachziegelverband. Bei großlumiger Drainage und längerer Liegezeit sollte der Wundschluss luftdicht erfolgen (z.B. Folienpflaster), um Lufteintritt beim Einatmen zu vermeiden.

6.5 Gefäßkatheter

Der Begriff Katheter kommt aus dem griechischen und bedeutet Sonde. Es sind feste oder flexible Schläuche zum Einführen in Hohlorgane, Gefäße oder präformierte Körperhöhlen, um Inhalt zu entnehmen oder Substanzen einzubringen. Grundsätzlich gibt es praktisch für jeden Raum und jedes Organ Sonden bzw. Katheter, die bei bestimmter Indikation eingelegt werden. Im Folgenden werden speziell Katheter für Gefäße genauer vorgestellt, die anderen finden in den Organkapiteln Erwähnung (z.B. Ventrikelkatheter) und/oder werden in Lehrbüchern der Krankenpflege ausführlich behandelt (z.B. Blasenkatheter, Magensonde).

Periphervenöse Katheter

Der typische periphervenöse Katheter ist die Venenverweilkanüle (z.B. Braunüle). Sie wird bei Kindern vorzugsweise im Bereich der Venen von Kopf, Ellenbeuge, Handrücken und Fußrücken gelegt. Man verwendet die peripheren Katheter zur Applikation von Infusionslösungen (z.B. Elektrolytlösungen), intravenösen

Medikamenten und kurzzeitigen Infusionstherapien. Für hochkonzentrierte hyperosmolare Lösungen (z. B. Glukose 40 %) sind sie nicht geeignet.

Durchführung. Nach einer venösen Stauung wird die gestaute Vene durch Inspektion oder Palpation aufgesucht und anschließend die Kanüle im spitzen Winkel in das Gefäß vorgeschoben. Anschließend wird der metallische geschliffene Mandrin entfernt und dabei der eigentliche Katheter belassen. Durch das Vorspritzen von NaCl-Lösung wird die korrekte Katheterlage überprüft, anschließend erfolgt die Fixation (Pflaster). Im Einzelfall wird zum Schutz des Katheters eine Ruhigstellung angelegt.

Venae sectio. Wenn eine Vene nicht durch die Haut zu punktieren ist, gibt es in Einzelfällen die Möglichkeit der Venae sectio. Unter sterilen Bedingungen wird nach Hautschnitt eine periphere Vene frei präpariert. Jetzt kann ein Katheter unter Sicht in das Gefäß eingebracht werden.

Komplikationen. Durch Perforation der Gefäßwand oder das Herausrutschen des Katheters bei mangelhafter Fixierung kann die Infusion in das umliegende Gewebe fließen („para laufen"), was u. U. zu Entzündungen und auch Nekrosen führen kann. Durch Infektion ist eine Thrombophlebitis häufig (Kap. 16.16.6). Die schwerwiegendste Komplikation ist die Fehlanlage des Katheters in eine Arterie. Hier kann es bei Gabe von Medikamenten zum Verschluss der Arterie kommen, mit entsprechendem Untergang von Gewebe, im Extremfall bis zum Verlust einer Extremität.

Zentralvenöse Katheter (ZVK)

Zentralvenöse Gefäßkatheter werden perkutan in ein geeignetes venöses Gefäß eingebracht, die Spitze wird bis in die Hohlvene vorgeschoben. Die i. d. R. genutzten Gefäße sind Halsvenen (V. jugularis interna und externa), Schlüsselbeinvene (V. subclavia) und die Venen in der Ellenbeuge (V. brachialis) oder der Leistenbeuge (V. femoralis). Die Lagekontrolle erfolgt i. d. R. mit einem Röntgenbild des Thorax. Für längere Zeiträume, wie eine langzeitparenterale Ernährung oder bestimmte Formen der Chemotherapie, werden dauerhafte Venenverweilkatheter chirurgisch implantiert (Kap. 16.8.4).

Ein ZVK dient der parenteralen Ernährung (z. B. postoperativ, bei Kurzdarmsyndrom), der Chemotherapie sowie der Messung des zentralen Venendrucks (ZVD). Es werden dafür i. d. R. Polyethylenschläuche verwendet, die einen relativ hohen Druck und damit eine größere Infusionsgeschwindigkeit zulassen. Sie sind recht steif und können nur über die genannten Stellen eingebracht werden. Bei sehr kleinen Kindern sind die Katheter zu steif und die tiefen (nicht sichtbaren) Venen oft nicht zu punktieren. Hier kommen sehr feine Silikonschläuche (Einschwemmkatheter) zum Einsatz, die über einfache periphere Katheter eingeführt werden. Sie sind nur für geringe Infusionsmengen geeignet, die bei Früh- und Neugeborenen jedoch ausreichen. Wenn es im Einzelfall nicht gelingt, einen Einschwemmer bis zur Hohlvene vorzuschieben, darf dieser auch nicht als zentralvenöser Zugang angesehen und verwendet werden.

Komplikationen. Das wesentliche Risiko bei der Anlage des Subklaviakatheters ist eine Lungenverletzung mit Pneumothorax. Bei längerer Liegedauer wächst die Gefahr von Komplikationen (Kathetersepsis [bakterielle Besiedelung], Katheterverstopfung, Katheterleckage, Venen-Thrombose, Hämatothorax, Infusionsthorax, [Luft-]Embolie). Daher muss ein ZVK, wenn er nicht mehr gebraucht wird, umgehend wieder entfernt werden.

Arterienkatheter

Arterielle Katheter werden für die blutige Blutdruckmessung und zur Kontrolle der Blutgasanalyse (BGA) gebraucht. Punktionsorte sind Handgelenk (A. radialis) oder Leiste (A. femoralis), seltener auch Ellenbeuge (A. brachialis) oder Fußrücken (A. dorsalis pedis). Das Material entspricht dem peripheren Venenkatheter.

M *Der arterielle Katheter muss deutlich gekennzeichnet sein. Medikamente dürfen nicht appliziert werden, sonst droht die Gefahr der Durchblutungsstörung, im Extremfall mit Ausbildung einer Gangrän.*

6.6 Verbände

Verbände können eine Vielzahl von Funktionen erfüllen, im Grundsatz sind drei Hauptfunktionen zu unterscheiden: Schutz, Stütze und Kompression (Tab. 6.4). Nicht selten wird ein Schutzverband mit einem Stütz- oder Kompressionsverband kombiniert.

Schutzverband

Ein Schutzverband ist in Anwendung und Ausführung sehr variabel. Grundsätzlich verfolgt er den Zweck, Wundsekret aufzufangen, die Wunde vor bakterieller Kontamination zu schützen und bei infizierter Wunde eine Erregerausbreitung zu minimieren.

Stützverband

Stützverbände dienen der Ruhigstellung und/oder Entlastung. Sie kommen bei schweren Prellungen, Knochenbrüchen u. a. Verletzungen des Bewegungsapparates zum Einsatz. Als Material dient ein Gips- oder

Tab. 6.4 Hauptfunktionen von Verbänden.

Funktion	Indikation	Ziel	Material
Schutz	– Aufnahme von Sekret – Schutz vor: – Infektion – Erregerausbreitung – Austrocknung – Sicherung von: – Wundauflage – Hauttransplantat	– Unfallwunde – Operationswunde – infizierte Wunde – Hauterkrankung	– Mull (Kompresse) – Pflaster
Stütze	– heftige Prellung – Fraktur – Band-/Sehnen-Verletzung – nach Operation am Bewegungsapparat – Gelenkerguss	– Ruhigstellung – Entlastung	– Gips – Cast – Pflasterzügel
Kompression	– Thromboseprophylaxe – Blutung – Reduktion der Narbenbildung	– Verbesserung des Blutflusses – Blutstillung – flache Narbe	– elastische Binde – Haftbinde – Klebeverband – Kompressionsanzug

Kunststoffverband (Cast), Pflasterzügel werden bei Zehenfrakturen angewandt. Gips und Cast können als semizirkuläre Schiene oder als zirkulärer, d. h. die Extremität komplett umhüllender Verband ausgeführt werden. Der zirkuläre Stützverband bietet größere Stabilität. Bei (drohender) Schwellung darf jedoch lediglich eine Schiene angelegt werden, die elastisch (nicht zu fest!) angewickelt wird, damit eine Kompression von Gefäßen und Nerven durch die Schwellung vermieden wird. Eine Kontrolle des Stützverbandes sollte am Folgetag erfolgen.

 M *Wenn ein Patient über zunehmende Schmerzen im Stützverband klagt, ist das immer ernst zu nehmen. Nach ärztlicher Kontrolle muss der Verband ggf. entfernt und neu angelegt werden.*

Kompressionsverband

Zur Blutstillung und Thromboseprophylaxe werden an Extremitäten elastische Binden immer von distal nach proximal gewickelt, Faltenbildung muss vermieden werden. Zur Thromboseprophylaxe kommen häufig elastische Strümpfe zum Einsatz; hier ist auf die geeignete Größe zu achten. Es kommt v. a. nach flächigen, tieferen Hautverletzungen (z. B. Verbrühung,) meist zu kräftiger und erhabener Narbenbildung. Diese kann durch zirkulär angelegtes, recht strammes elastisches Gewebe reduziert werden (s. Kap. 6.2.2).

6.7 Orthesen

Definition

Orthesen (or*th*opädisch/Pro*these*) sind medizinische Hilfsmittel, die als Stützapparat zur Unterstützung von eingeschränkt funktionstüchtigen Körperteilen außen am Körper getragen werden.

Anwendung

Orthesen werden v. a. postoperativ oder posttraumatisch zur Gelenkstabilisierung eingesetzt. Sie finden aber auch ihren Einsatz zur Fixation von Extremitäten bei spastischer oder schlaffer Lähmung. Ebenso werden Orthesen zur Korrektur von Fehlstellungen (Haltungsfehler, Stellungsfehler) oder Kontrakturen der Gelenke verwendet. In dieser Form finden Orthesen ihren Einsatz am Hals und den oberen und unteren Extremitäten.

Ein weiterer Bereich sind die Rumpforthesen, die passiv oder aktiv ausgelegt sein können. Passive Orthesen werden als Stützkorsetts bezeichnet. Sie dienen ausschließlich der Entlastung und Stützung. Ein Problem ist hierbei, dass die Rückenmuskulatur weiter geschwächt wird. Aktive Orthesen sollen zu einer aktiven Korrektur einer Fehlstatik der Wirbelsäule durch den Patienten führen.

Literatur

Bundesministerium für Gesundheit und Soziale Sicherung, Bundesministerium der Justiz. Patientenrechte in Deutschland (2003). Online im Internet: http://www.bmj.de/media/archive/226.pdf; 27.12.2008

7 Anästhesie und Schmerztherapie

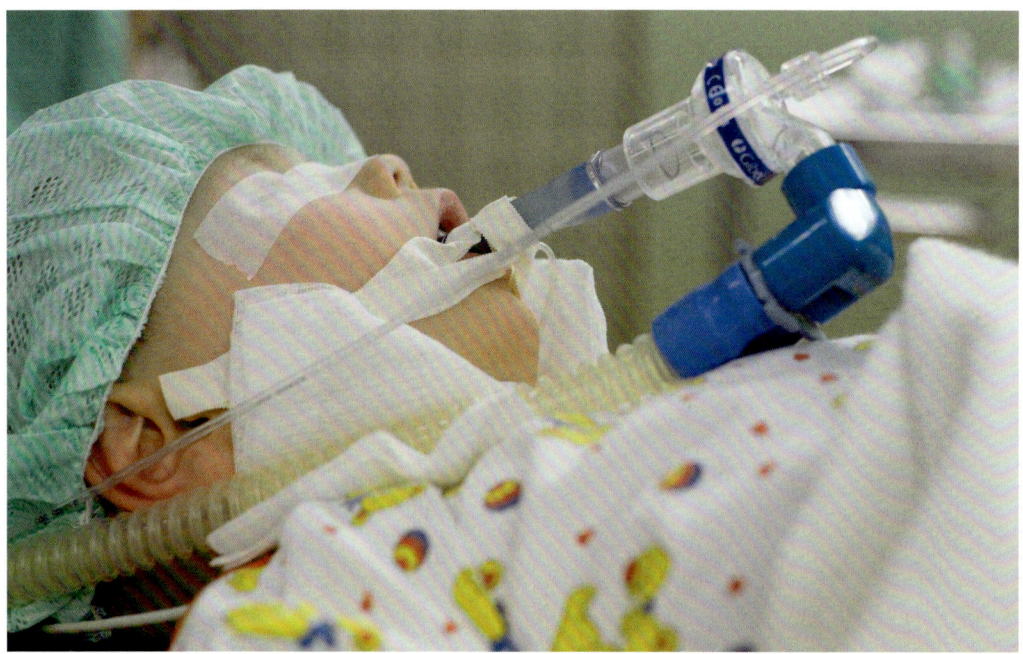

7.1	Allgemeine Grundlagen · 62		7.4	Anästhesie bei Säuglingen · 67
7.2	Anästhesie bei Jugendlichen · 63		7.5	Anästhesie bei Frühgeborenen · 69
7.3	Anästhesie bei Kleinkindern · 66			

Historisch wurde die Anästhesie entwickelt, um schmerzfreie und sichere Operationen zu ermöglichen. Um 1850 erzielte die Anwendung verschiedener Narkosegase Schmerzfreiheit und Bewusstlosigkeit während der Operation. Das gab den Chirurgen Zeit, ruhiger operieren zu können, ohne den Patienten durch lange Operationszeiten zu quälen. In den folgenden Jahren zeigte sich, dass nicht nur Grundkrankheit und Operation, sondern auch die Narkose selbst den Patienten vital gefährden konnte. Es entwickelte sich – neben der Aufgabe, für gute Operationsbedingungen zu sorgen – die Pflicht, die lebenswichtigen Funktionen während der Operation zu stabilisieren und zu optimieren.

> **M** *Die Anästhesie bei Kindern und Jugendlichen umfasst ein weites Spektrum. Jeder Patient benötigt ein Vorgehen, das sein Alter, seine Größe und seine Erkrankung berücksichtigt, inkl. einer entsprechenden instrumentellen Ausrüstung.*

> **P** *Der Patient in einem Kinderkrankenhaus ist nicht allein. Mehr als in fast allen anderen medizinischen Abteilungen sind die Angehörigen, die Eltern, mit in das Management einzubeziehen, auch wenn sie nicht im OP-Saal mit dabei sind.*

Es ist nicht möglich, im Rahmen dieses Buchkapitels die Kinderanästhesie umfassend und systematisch zu beschreiben. Die Kinderanästhesie wird deshalb von Patienten aus entwickelt, die das Erwachsenenalter fast erreicht haben. Im weiteren Verlauf des Kapitels wird auf die Besonderheiten bei der Versorgung von kleineren Patienten eingegangen.

7.1 Allgemeine Grundlagen

Schmerzfreiheit und Bewusstlosigkeit

Definition

Schmerz ist ein extrem unangenehmer Schutzreflex des Menschen. Ein peripherer Reiz (z.B. Quetschung, Schnitt) setzt lokal im Gewebe Stoffe frei, die die Schmerzrezeptoren erregen. Die Erregung wird von Nervenfasern über das Rückenmark zum Gehirn geleitet, das den Schmerz „empfindet".

Die primäre Aufgabe der **Anästhesie** ist es, den Schmerz während lebensnotwendiger, sinnvoller oder gewünschter Operationen zu verhindern.

Schmerzblockade

Der empfundene Schmerz kann an verschiedenen Punkten mittels folgender Methoden blockiert werden.

Periphere Analgetika. Periphere Analgetika (z.B. Azetylsalizylsäure, ASS) unterdrücken die Freisetzung der Stoffe, die die Schmerzrezeptoren aktivieren.

Lokalanästhetika. Sie werden am Wundort („Lokalanästhesie"), an die Nerven (Blockaden einzelner Nerven, Plexusblockaden) oder in die Nähe des Rückenmarks gespritzt und unterbrechen die Leitung des Schmerzreizes zum Gehirn. Bei rückenmarksnahen Anästhesien spritzt man das Lokalanästhetikum in den Liquor (Spinalanästhesie) oder in den Epiduralraum (Kaudalanästhesie, Epiduralanästhesie).

Regionalanästhesie. Hierbei wird die Schmerzleitung ins Gehirn unterbrochen, ohne das Gehirn selbst zu betäuben. Dabei empfindet das Gehirn und damit der Patient keinen Schmerz. Die Verfahren sind an den Beinen, an der unteren Körperhälfte oder an den Armen gut anwendbar. An der oberen Körperhälfte und am Kopf ist eine Regionalanästhesie schwieriger. Außerdem ist es besonders in der Kinderanästhesie problematisch, wache Patienten dazu zu bringen, längere Zeit ruhig zu liegen.

> **M** *Eine alleinige Regionalanästhesie ist nur bei wenigen Kindern möglich. Häufiger ist die Kombination einer Regionalanästhesie mit einer Sedierung oder Narkose bzw. die Narkose allein.*

Opioide. Opioide sind starke Schmerzmittel, die die Schmerzrezeptoren v.a. im Gehirn blockieren und dadurch Schmerzen bekämpfen. Nebenwirkungen sind Atemdepression und Sedierung.

Sedierung und Narkose. Eine Sedierung bedeutet die Herbeiführung eines schlafähnlichen Zustands, in dem der Patient allein atmet und aus dem der Patient durch leichte Stimulation erweckt werden kann. Die Übergänge zur Narkose, dem durch Medikamente entstandenen Bewusstseinsverlust ohne Erweckbarkeit durch Schmerzreize mit Gefährdung der Atmung u.a. Körperfunktionen, sind fließend. Manchmal hängt es nur von einer geringen Dosiserhöhung oder vom Gesundheitszustand des Patienten ab, ob ein Medikament zur Sedierung eines spontan atmenden Patienten oder zur Narkose mit Gefährdung der Atemfunktion führt. Narkotika führen zum Bewusstseinsverlust, ohne Schmerzrezeptoren zu blockieren. In der Anästhesie verwendet man häufig Kombinationen verschiedener Medikamente, um auf unterschiedliche Bedürfnisse des Patienten gezielt reagieren zu können (**Tab. 7.1**).

Beeinträchtigung von Körperfunktionen

Atmung

Die Atmung ist bei Kindern, aber auch bei Erwachsenen eine lebenswichtige Funktion, die durch eine Anästhesie besonders beeinträchtigt ist. Ein Atemstillstand über wenige Minuten bedeutet Lebensgefahr für einen Menschen. Eine Gefahr besteht darin, dass das Atemzentrum in der Medulla oblongata durch Anästhetika und Schmerzmittel, v.a. Opioide, unterdrückt wird. Außerdem kann eine Verlegung der Atemwege durch die Zunge oder durch Erbrochenes zum Atemstillstand führen, auch wenn das Atemzentrum noch nicht betäubt ist. Eine komplette Muskelrelaxation

Tab. 7.1 Dosierung von Anästhesiemedikamenten.

Medikamente	Dosierung i.v.
Anästhetika und Sedativa	
Propofol	4 mg/kg
Thiopental	7 mg/kg
Etomidat	0,3 mg/kg
Midazolam	0,2 mg/kg
Ketamin	2 mg/kg
Opioide	
Fentanyl	2 µg/kg
Alfentanil	20 µg/kg
Muskelrelaxantien	
Rocuronium	0,3 mg/kg
Mivacurium	0,3 mg/kg
Vecuronium	0,08 mg/kg
Succinylcholin	1 mg/kg
Atropin	0,01 mg/kg

Die angegebenen Dosierungen sind nur grobe Richtwerte. Neugeborene und kranke Kinder benötigen häufig niedrigere Dosen, weshalb die Medikamentengabe nach Wirkung erfolgen muss.

führt ebenfalls zum Atemstillstand trotz erhaltenen Atemantriebs.

Intubation und Beatmung. Die Sicherung der Atmung, ein selbstverständlicher Teil einer Narkose, beinhaltet das Offenhalten der Atemwege und das Vermeiden einer Aspiration von Mageninhalt. Dazu dient die Intubation: die Einführung eines Trachealtubus in die Luftröhre. Manuelle oder maschinelle Beatmung ist nötig, um eine zu geringe Atmung unter Narkose (Hypoventilation) zu vermeiden.

Muskelrelaxation
In manchen Situationen ist es wichtig, dass die Muskeln des Patienten vollständig erschlafft sind. Das erleichtert z. B. die Intubation oder die Reposition einer verschobenen Knochenfraktur. Muskelrelaxantien bewirken keine Narkose. Sie betäuben die Skelettmuskulatur und auch die Atemmuskeln. Sie dürfen nur gegeben werden, wenn der Patient in Narkose ist. Ein wacher Patient kann nicht atmen, wenn seine Muskeln relaxiert sind, und er hat Angst, zu ersticken.

Kreislauf
Der Kreislauf von gesunden Kindern ist auch unter Narkose relativ stabil. Häufig kommt es zu einem Blutdruckabfall, der aber selten gefährlich ist. Voraussetzung für die Kreislaufstabilität ist ein ausreichendes Flüssigkeitsangebot, das einen vor oder während der Operation entstandenen Flüssigkeitsmangel ausgleicht. Empfindlich auf Narkosemedikamente reagiert der Kreislauf von Neu- und Frühgeborenen sowie der von Kindern mit Herzerkrankungen.

Nierenfunktion
Die Nierenfunktion ist in der Narkose meist etwas reduziert. Ursachen sind die Beatmung unter Narkose und die Wasserretention des Körpers in Stresssituationen.

Stoffwechsel
Größere Kinder brauchen während einer Narkose keine intravenösen Nährstoffe. Säuglinge können jedoch keine großen körpereigenen Reserven mobilisieren. Hier werden glukosehaltige Salzlösungen zugeführt, um eine Unterzuckerung zu vermeiden. Eine zu hohe Glukosezufuhr ist jedoch zu vermeiden.

Temperaturregulation
Kinder kühlen unter Narkose leicht aus, da in Narkose die Temperaturregulation des Gehirns beeinträchtigt ist und außerdem kleine Kinder eine relativ größere Oberfläche haben, über die sie Wärme verlieren. Bei (fast) gleichen Proportionen hat ein 80 cm großes Kind im Vergleich zu einem 1,60 m großen Jugendlichen die halbe Körpergröße, ein Viertel der Körperoberfläche und ein Achtel des Körpergewichts, d. h. eine doppelt so große Körperoberfläche im Verhältnis zum Gewicht. Extrem sind die Temperaturverluste bei Neu- und Frühgeborenen.

7.2 Anästhesie bei Jugendlichen

Das Vorgehen bei Jugendlichen unterscheidet sich nicht sehr von dem bei Erwachsenen. Gesunde Jugendliche haben i. d. R. ein niedriges Narkoserisiko, die Angst vor der Operation und die Angst bei der Trennung von den Angehörigen (Eltern) können trotzdem größer sein als bei kranken alten Patienten.

7.2.1 Fallbeispiel: Anna

B *Anna (14 Jahre, 1,60 m, 55 kg) kommt Freitag abends mit starken Bauchschmerzen zur Aufnahme. Die Schmerzen begannen vor 3 Tagen und haben sich vom rechten Unterbauch aus ausgebreitet. Sie sind zunehmend stärker geworden und Anna hat seit 24 Std. nichts mehr gegessen. Vormittags hat sie erbrochen. Jetzt ist ihr übel, sie erbricht aber nicht mehr. Der Chirurg stellt die Indikation zur sofortigen Appendektomie.*

Das Vorgehen bei Anna ähnelt dem Vorgehen bei einem gesunden Erwachsenen mit Appendizitis.

Anamnese und Diagnose

Die Versorgung von Anna ist dringlich. Unnötiges Abwarten verbessert ihren Zustand nicht. Bei einer 14-jährigen Patientin ist nicht regelmäßig von anästhesierelevanten Begleiterkrankungen auszugehen, trotzdem sollte nach Voroperationen, Begleiterkrankungen und Medikation gefragt werden. Technische Untersuchungen, Labor, EKG und Röntgen verzögern die Versorgung und sind bei leerer Anamnese meist verzichtbar. Sind diese Untersuchungen für die Differenzialdiagnose wichtig und beeinflussen evtl. das Vorgehen, werden sie durchgeführt und gewertet.

Vorbereitung und Narkoseeinleitung

Anna hat Schmerzen, sie ist aufgeregt und hat bei akutem Abdomen und Erbrechen ein Flüssigkeitsdefizit. Vor der Operation erhält sie eine Infusion, um eine Zunahme des Flüssigkeitsdefizits zu verhindern und sie erhält eine Schmerztherapie. Zur Basis der Schmerztherapie dient ein peripheres Analgetikum, z. B. Metamizol. Bei starken Schmerzen ist die zusätzliche Gabe eines Opioids möglich. Wenn die Patientin nach Abklingen der Schmerzen immer noch aufgeregt ist, ist die Gabe einer Sedierung zu überlegen.

Eine orale Medikamentengabe ist bei Anna nicht sinnvoll, da die Aufnahme von Wirkstoffen in dieser Situation stark verzögert und schlecht steuerbar ist. Je nach Zustand kann die kombinierte Gabe von Schmerz- und Beruhigungsmitteln aber auch zu Atemdepression, Blutdruckabfall oder zur Unterdrückung von Schutzreflexen führen, sodass auf die Gabe von Sedativa außerhalb des OP-Bereichs in diesem Fall verzichtet wird.

Nach Vorbereitung des Narkosearbeitsplatzes wird Anna im Operationssaal an einen EKG-Monitor, ein Pulsoximeter und ein Blutdruckmessgerät angeschlossen. Sie hat zwar schon längere Zeit nichts zu sich genommen, trotzdem ist bei akutem Abdomen ein nicht leerer Magen anzunehmen.

Die Patientin atmet im wachen Zustand Sauerstoff vor, um die Lunge vor der Narkoseeinleitung mit Sauerstoff zu füllen. Sie bekommt in kurzem Abstand die Medikamente zur Anästhesie (z. B. Thiopental), Muskelrelaxation (z. B. Rocuronium) und ein Opioid (z. B. Fentanyl).

Die Medikamente sollten so dosiert sein, dass sie in kurzer Zeit (1 Min.) gute Bedingungen für die Einführung des Beatmungstubus in die Trachea bieten. In der Zeit wird Anna nicht über die Maske beatmet, um eine Füllung des Magens mit Luft zu vermeiden. Eine solche Überfüllung kann vor Einsetzen der Muskelrelaxation zum Erbrechen und bei unterdrücktem Hustenreflex während der Narkoseeinleitung zu einer Aspiration, dem Eindringen von Mageninhalt in die Lunge führen. Eine Patientin in diesem Alter ohne Vorerkrankungen wird einen Atemstillstand für 1 oder auch 2–3 Min. tolerieren, ohne dass es zu einem kritischen Abfall der Sauerstoffsättigung des Blutes kommt. Die Voratmung von Sauerstoff verlängert die Zeitspanne.

Überwachung

Die Lage des Beatmungstubus wird kontrolliert, der Tubus sicher verklebt und mit dem Beatmungsgerät verbunden. Da die Medikamente zur Einleitung einer Anästhesie meist eine kurze Wirkdauer haben, wird die Narkose häufig mit Inhalationsanästhetika (z. B. Isofluran) weitergeführt, die während der Operation kontinuierlich über die Beatmung zugeführt werden.

Die Einführung einer Magensonde ermöglicht das Absaugen von Mageninhalt. Eine Temperatursonde zeigt bei der relativ großen Anna und bei relativ kurzer Operationsdauer eine stabile Körpertemperatur. Anna wird von Operateur und Anästhesist zur Operation gelagert.

Narkosetiefe

Zum Hautschnitt sowie zu anderen OP-Abschnitten (z. B. Verschluss der Bauchhöhle) ist häufig eine Vertiefung der Narkose erforderlich. Es ist sinnvoll, weitere Medikamente (z. B. Opiate) intravenös zu verabreichen oder die der Konzentration der Inhalationsanästhetika zu erhöhen.

Anna soll während der Operation natürlich nicht wach sein. Trotzdem gibt es immer wieder Berichte, dass Patienten Teile der Operation wahrnehmen, insbesondere hören. Der Anästhesist soll diese Wachheitsreaktionen vermeiden, also während der Operation eine ausreichend tiefe Narkose bei stabilen Körperfunktionen garantieren.

Eine Bewegung der Patientin auf Operationsstimuli ist ein Warnsignal, das aber nicht bedeutet, dass sie wach wird, sondern dass die Narkose zu flach ist, um eine Unterdrückung der Reflexe zu vermeiden. Im Gegensatz dazu führt die Ausschaltung solcher Reflexe über eine wiederholte Muskelrelaxation dazu, dass die Narkose abflachen kann, ohne dass man das an einer Bewegung der Patientin erkennen kann. Andere Zeichen einer flachen Narkose, z. B. schneller Herzschlag oder erhöhter Blutdruck, sind weniger zuverlässig. Die direkte Messung der Narkosetiefe über eine Auswertung der Hirnströme (EEG, BIS) hat sich bei Kindern noch nicht durchgesetzt.

Sicherung lebenswichtiger Funktionen

Die Sicherung der lebenswichtigen Funktionen folgt dem ABCD.

A wie Atemwege. Die Atemwege müssen während der Operation gesichert sein. Unter Narkose, insbesondere nach Muskelrelaxation, ist die Patientin nicht in der Lage, selbst die Atemwege offen zu halten. Der Trachealtubus darf nicht abgeknickt, verlegt oder deplatziert sein. Der Anästhesist sollte während der gesamten Narkose den Tubus im Blick haben können.

B wie Beatmung. Die Beatmung erfolgt von Hand oder, während der meisten Zeit der Operation, maschinell. Die Beatmungsparameter (Sauerstoffgehalt, Beatmungsvolumen, Beatmungsdruck, Frequenz) müssen an die Patientin angepasst sein. Die Alarmwerte des Beatmungsgeräts sind so einzustellen, dass rechtzeitig auf Probleme reagiert wird. Die eingestellten und gemessenen Werte sind kontinuierlich zu überprüfen. Wichtige Überwachungsparameter sind das CO_2 in der Ausatmungsluft (etCO_2), die arterielle Sauerstoffsättigung des Hämoglobins (SaO_2), die durch die Beatmung erzielt wird, Atemwegsdrücke (pAW), Atemzugvolumen (Tidalvolumen, T_V) und Atemminutenvolumen (AMV). Die Patientin ist nicht in der Lage, unter Muskelrelaxation zu atmen. Nach Abklingen der Relaxation kann es sein, dass die Patientin teilweise selbst atmet und nur noch wenig unterstützt werden muss. In der Ausleitungsphase soll die Patientin aber in der Lage sein, völlig selbstständig zu atmen.

C wie „Circulation" (engl. Kreislauf). Der Kreislauf wird über Herzfrequenz, Blutdruck und Pulsqualität des Pulsoximeters überwacht. Einen Hinweis für ausreichende Kreislauffunktion kann auch die Urinausscheidung geben. Das sind nicht die aussagefähigsten Parameter über den Kreislauf der Patientin, aber sie sind relativ einfach messbar. Andere Verfahren, das Messen des zentralen Venendrucks und des Herzminutenvolumens oder die Ausschöpfung des Sauerstoffangebots durch den aktuellen Sauerstoffverbrauch, sind aufwendig durchzuführen und deshalb während der meisten Operationen nicht indiziert. Auch unter Narkose wird eine 14-jährige Patientin ihren Kreislauf in ausreichender Weise regulieren können, solange die Narkose nicht massiv überdosiert wird, die Beatmung ausreichend ist und sie ausreichend Flüssigkeit erhält. Der Flüssigkeitsbedarf bei einer Bauchoperation ist deutlich höher als bei einer kleinen Operation (vorab bestehendes Flüssigkeitsdefizit, intraoperative Verdunstung über Schleimhäute). Eine erhöhte Infusion von kristalloiden Lösungen kann auch geringe bis mäßige Blutverluste ausgleichen, bei höheren Blutverlusten sind kolloidale Lösungen sinnvoll oder die Transfusion von Blutkomponenten.

D wie „Drugs" (engl. Medikamente). Kreislaufstützende Notfallmedikamente (z.B. Adrenalin) benötigt Anna nicht, sie sollten aber für unvorhersehbare Komplikationen bereit stehen. Auch andere Medikamente, z.B. für die Behandlung von seltenen Komplikationen (Allergien auf Narkosemedikamente, asthmaähnliche Reaktion bei Einführung des Trachealtubus), sollten im OP-Saal sein. Antibiotika sind bei einer Ausbreitung der Appendizitis in den Bauchraum indiziert.

Narkoseausleitung und postoperative Maßnahmen

Gegen Ende der Operation wird die Gabe der Anästhetika beendet, die Patientin mit Sauerstoff beatmet und die Restwirkung der Medikamente abgeschätzt. Es sollte keine Restwirkung von Muskelrelaxantien vorliegen. Eine Restwirkung von Opiaten, die als Schmerzmittel wirken, ist durchaus erwünscht.

Atmung und Schutzreflexe müssen vor der Extubation, der Entfernung des Trachealtubus, ausreichend stabil sein. Vor dem Herausziehen des Tubus werden Magen, Rachen und evtl. die Trachea abgesaugt. Für den Fall einer Reintubation (falls die Patientin nach der Extubation nicht ausreichend atmen kann) werden alle Vorbereitungen getroffen. Der Tubus wird nach dem Ende einer Inspiration entfernt.

Vor der Verlegung in den Aufwachraum sollte die Patientin ausreichend lange stabil sein. Die Überwachung der Patientin ist während Umlagerung und Transport in den Aufwachraum und im Aufwachraum fortzuführen. Im Aufwachraum ist eine schnelle Reaktion auf Komplikationen wie Atemwegsverlegung, Nachblutung oder Wundschmerzen möglich. Eine Nachblutung kann sogar die Rückverlegung in den Operationssaal erforderlich machen.

Sobald die Patientin stabil ist, wird sie auf eine Station verlegt. Eine Basisanalgesie besteht aus einem intravenös verfügbaren peripheren Analgetikum. Eine Verlegung auf eine Überwachungsstation ist zu überlegen, wenn z.B. ein hoher Schmerzmittelbedarf an Opioiden besteht.

7.2.2 Fallbeispiel: Lars

B *Lars (10 Jahre, 1,35 m, 35 kg) hat sich am Abend zuvor den Unterarm gebrochen. Die Fraktur ist nach Schienung nicht schmerzhaft und nicht dringlich zu versorgen. Am Morgen nach dem Ereignis findet die Operation (Reposition und Stabilisierung der Unterarmfraktur) statt.*

Anamnese und Wahl der Anästhesiemethode

Auch bei Lars sind bei leerer Krankenanamnese Begleiterkrankungen nicht auszuschließen, aber auch nicht zu erwarten. Eine alleinige Regionalanästhesie ist bei einem 10-Jährigen nicht immer möglich; oft wird eine Vollnarkose dem Patienten besser gerecht. Es kann aber auch bei einem 10-Jährigen durchaus die Versorgung in Regionalanästhesie sinnvoll sein. Die Entscheidung ist im Gespräch mit dem Jungen und seinen Eltern zu treffen. Möglich ist auch eine geplante Kombination von Vollnarkose und Regionalanästhesie.

Vorbereitung

Frühzeitig ist ein peripheres Schmerzmedikament (z.B. Diclofenac) sinnvoll. Am OP-Tag erhält Lars vor dem Transport in den OP-Bereich eine angstmindernde Sedierung, z.B. Midazolam. Vorbereitung des Narkosearbeitsplatzes und Anschluss der Überwachung (EKG, SaO_2, Blutdruckmessung) finden wie bei der oben beschriebenen Narkose statt (S. 63 f). Außerdem wird die Betäubung des Arms vorbereitet.

 Auch bei Durchführung einer Regionalanästhesie ist die Bereitschaft zu einer Vollnarkose, Beatmung

und Kreislaufstabilisierung erforderlich. Die Anästhesie kann nicht ausreichend sein oder es können unerwünschte Wirkungen der Lokalanästhetika (Krampfanfälle, Herzrhythmusstörungen), v. a. bei versehentlicher intravasaler Injektion, diese Maßnahmen erforderlich machen.

Durchführung und postoperative Maßnahmen

Regionalanästhesie. Die Anlage der Regionalanästhesie kann im Bett, evtl. auf dem OP-Tisch erfolgen. Der zu betäubende Arm wird gelagert, der Einstichbereich für die Regionalanästhesie steril abgewaschen, abgedeckt und die Hauteinstichstelle betäubt. Unter Ultraschallkontrolle oder mit einer speziellen Nadel sucht man über schwache elektrische Nervenstimulationen die Nerven auf, die das OP-Gebiet versorgen. Kontrahieren sich die von diesen Nerven versorgten Muskeln, gibt man das Lokalanästhetikum. Nach einer gewissen Zeit (20–30 Min.) wird der Arm taub und lahm.

Bereitschaft zur Vollnarkose. Die Qualität der Regionalanästhesie muss vor OP-Beginn überprüft werden. Bei nicht ausreichender Betäubung des Arms ist eine Vollnarkose erforderlich. Dabei findet die Narkoseeinleitung und Durchführung ähnlich wie bei der oben beschriebenen Narkose statt (S. 62 ff).

Larynxmaske. Bei leerem Magen ist statt eines Trachealtubus die Einführung einer Larynxmaske möglich. Sie ermöglicht ähnlich wie der Trachealtubus eine Beatmung ohne Maske, wird aber nicht durch die Stimmritze in die Luftröhre eingeführt, sondern kommt im Rachen vor der Stimmritze zu liegen.

Postoperative Schmerzfreiheit. Eine erfolgreiche Regionalanästhesie hat den zusätzlichen Vorteil der postoperativen Schmerzfreiheit. Meist ist eine baldige Verlegung aus dem Aufwachraum möglich.

7.3 Anästhesie bei Kleinkindern

Angst tritt bei Kleinkindern vermehrt auf. Hier sind Maßnahmen wichtig, um die Angst bei Eltern und Kindern vor der Operation zu vermindern. Bei Kleinkindern treten auch zunehmend physiologische Probleme der kleinen Körper auf. Dazu gehören die verkürzte Toleranz gegenüber Atempausen mit folgendem Sauerstoffmangel und Beatmungsprobleme, die bei akuten Infekten gehäuft auftreten. Auch die Auskühlung von Kleinkindern erfolgt schon deutlich schneller, wenn nicht besondere prophylaktische Maßnahmen ergriffen werden.

7.3.1 Fallbeispiel: Caro

B *Bei Caro (3 Jahre, 95 cm, 15 kg) sollen Rachen- und Gaumenmandeln entfernt werden (geplante Adenotomie und Tonsillektomie). Sie hat seit Monaten rezidivierende Infekte der oberen Luftwege. Weitere Begleiterkrankungen sind nicht bekannt. Ein 4 Wochen zuvor geplanter Termin war wegen eines akuten Infekts mit 39 °C Fieber verschoben worden. Jetzt ist das Kind verschnupft, hat aber kein Fieber.*

Vorbereitung

Bei einem 3-jährigen Kind kann man nicht viel Verständnis für die unangenehmen Dinge erwarten, die eine Operation und eine Narkose mit sich bringen. Trotzdem ist es wichtig, den Zeitraum vor einer geplanten Operation optimal zur Vorbereitung zu nutzen. Ein frühzeitiges Gespräch mit Eltern und Kind kann sehr nützlich sein, um ihnen einen Teil der fast immer vorhandenen Ängste zu nehmen. Eine Untersuchung des Kindes und eine Anamnese erleichtern die Einschätzung, ob z. B. ein akuter Infekt, der während der Narkose zu Atemwegskomplikationen führen kann, auskuriert werden sollte oder ob ohne die vorgesehene Operation eine Verbesserung sowieso nicht zu erwarten ist. Der voraussichtliche Zeitpunkt der Operation am OP-Tag wird abgeschätzt, um die präoperative Wartezeit nicht zu lange werden zu lassen.

Hunger und Durst vor der Operation über eine sinnvolle Nahrungskarenz hinaus führen nicht zur besseren Kooperation eines Kleinkindes. Rechtzeitig vor Abruf in den OP-Bereich erhält Caro eine Behandlung mit einer lokalen Hautbetäubung (z. B. EMLA) an der Stelle, an der die Infusion geplant ist (ca. 1–2 Std. vor Abruf, evtl. schon zu Hause). Ca. 30 Min. vor Abruf in den OP-Bereich bekommt sie Midazolam zur Sedierung, um die Angst vor der Operation zu reduzieren.

Im OP-Bereich ist das Kind kontinuierlich zu überwachen. Nach der Lagerung auf dem OP-Tisch ist sicher zu stellen, dass es nicht herunterfallen kann. Da kleine Kinder im Verhältnis zur Körpermasse eine größere Oberfläche besitzen, kühlen sie leichter in Narkose aus. Auch wenn eine Tonsillektomie eine relativ kurze OP ist, ist für die Minimierung von Wärmeverlusten zu sorgen (Wärmematte, Decke).

Vorbereitung des Narkoseplatzes und Anschluss der Patientin sind an das Alter des Patienten angepasst durchzuführen. Zur Blutdruckmessung ist eine passende Manschette zu verwenden. Auch Beatmungsmasken und Trachealtuben sind dem Alter des Mädchens entsprechend vorzubereiten (**Tab. 7.2**).

 Neben der erwarteten Größe des Trachealtubus sollten auch die nächst größere und die nächst kleinere Version zur Verfügung stehen.

Narkoseeinleitung und Beobachtung

Die Anlage einer Infusion vor Beginn der Narkose ist sinnvoll. Es ist möglich, ohne Zugang ein Kind über eine Maske mit Inhalationsanästhetika (Sevofluran) einschlafen zu lassen (Maskeneinleitung). Bei Atemwegskomplikationen während der Einleitung ist dann aber die intravenöse Gabe von Medikamenten nicht sofort möglich. Auch ist die Einleitung über eine Maske nicht unbedingt angenehmer für das Kind als die Anlage einer Infusion, die häufig durch die vorhergehende Gabe von EMLA und Midazolam gar nicht bemerkt wird.

Die Narkoseeinleitung ist bei Caro eine kritische Phase. Nach der Gabe der Anästhetika kann die Maskenbeatmung erschwert sein. Meist ist die Einführung des Trachealtubus aber auch bei großen Tonsillen gut möglich. Da der Operateur in der Mundhöhle arbeitet, wird ein besonders geformter Tubus verwendet. Der Tubus ist sicher zu verkleben und während der Operation zu beobachten, um ein versehentliches Herausziehen oder Tieferschieben während der Operation zu vermeiden, zumindest aber sofort zu korrigieren.

Narkoseausleitung und postoperative Maßnahmen

Auch die Narkoseausleitung ist bei Caro nicht einfach. Die chronisch entzündeten Atemwege reagieren empfindlicher auf Manipulationen als bei anderen Kindern. Atemanhalten, Bronchospasmus oder Laryngospasmus (Stimmritzenkrampf) können auftreten. Der Trachealtubus sollte erst herausgezogen werden, wenn diese Reaktionen nicht mehr zu erwarten sind. Caro muss ausreichend wach sein und kräftig genug atmen. Kommt es trotzdem nach der Entfernung des Tubus zum Laryngospasmus, kann Caro keine Luft durch die Stimmritze atmen. Sie muss dann sofort behandelt werden, evtl. mit erneuter Narkose, Muskelrelaxierung und Intubation.

Nach der Extubation wird Caro in den Aufwachraum gebracht und dort überwacht, bis sie wach genug für eine Verlegung auf die Station ist. Schmerzen sind im Aufwachraum zu behandeln, eine postoperative Schmerztherapie ist vor der Verlegung festzulegen. Basis ist ein peripheres Analgetikum, das möglichst früh gegeben werden sollte, z. B. nach der Narkoseeinleitung. Starke Schmerzen können die Gabe von Opioiden im Aufwachraum oder auf der Station erforderlich machen.

Komplikationen

Nach einer Tonsillektomie können selten auch Tage nach der Operation Nachblutungen auftreten. Diese sind als Notfälle anzusehen und dringlich zu behandeln. Die Narkoseeinleitung ist in diesen Fällen besonders anspruchsvoll (voller Magen beim Notfallpatienten, schlechte Sicht auf die Stimmritze durch Blut im Rachen).

Tab. 7.2 Größe und -tiefe von Trachealtuben.

Patient	Tubusgröße (innerer Durchmesser in mm)	Tubustiefe (in cm)
500–1000 g	2,5	7 oral, 9 nasal
1000–2000 g	3	8 oral, 10 nasal
Neugeborene > 2000 g	3,5	9–10 oral, 11–12 nasal
6 Monate	4	11–12 oral, 13–14 nasal
2 Jahre	4,5	13 oral
4 Jahre	5	15 oral
8 Jahre	6	17 oral
12 Jahre	7	20 oral

Die richtige Tubusgröße richtet sich meist eher nach dem Alter des Patienten als nach seinem Gewicht oder nach dem Durchmesser seines kleinen Fingers. Auch die Angaben zur Tubustiefe sind zu kontrollierende Richtwerte.

7.4 Anästhesie bei Säuglingen

Die bisher beschriebenen Kinder sind von ihrer Physiologie her Erwachsenen ähnlich. Das Gehirn, das Atemsystem, das Kreislaufsystem, Leber und Nieren sind zwar nicht so groß, funktionieren aber prinzipiell sehr ähnlich wie bei älteren Personen. Solange die Sauerstoffversorgung über die (Be-)Atmung aufrechterhalten wird, sind auch die anderen Körperfunktionen meist stabil.

Kinder unter einem Jahr und besonders Neu- und Frühgeborene unterscheiden sich noch einmal von diesen älteren Kindern. Sie sind nicht nur klein, sondern ihre Organsysteme sind in ihren Funktionen noch nicht ausgereift und instabil. Je kleiner und unreifer die Kinder sind, umso eher können unter bestimmten Voraussetzungen sogar die Kreislaufverhältnisse im Mutterleib wieder auftreten.

Bei Neu- und Frühgeborenen wird die Stabilisierung der lebenswichtigen Funktionen Atmung, Kreislauf und Homöostase mit abnehmendem Körpergewicht zunehmend anspruchsvoller. Essenziell ist eine sichere Atmung oder Beatmung der Patienten während der Anästhesie. Exaktes Flüssigkeitsmanagement und die Aufrechterhaltung der Körpertemperatur bilden weitere Grundpfeiler.

7.4.1 Fallbeispiel: Leon

B *Leon (4 Wochen, 55 cm, 4 kg) ist nach einer unauffälligen Schwangerschaft zur Welt gekommen. Seit fünf Tagen behält er keine Nahrung bei sich und erbricht im Schwall. Er ist seit zwei Tagen im Krankenhaus. Die Operation wurde nicht sofort durchgeführt, da er starke Flüssigkeits- und Magensaftverluste hatte. Die Verluste führten zu einem Basenüberschuss im Blut. Er bekam eine Infusion, die in den vergangenen 2 Tagen die Störungen ausglich. Er steht jetzt in gutem Allgemeinzustand zur Pyloromyotomie an. Eine Magensonde zur Ableitung des Magensekrets liegt.*

Vorbereitung

Bei Leon wird keine Prämedikation zur Sedierung gegeben. Die Gabe von Benzodiazepinen kann bei sehr kleinen Kindern zur Atemdepression führen. Außerdem ist Leon noch nicht so an seine Mutter gebunden, dass die Trennung vor der Operation sehr aufregend (zumindest für ihn) ist. Die präoperative Nahrungskarenz gehört in seinem Fall zur präoperativen Therapie und kann nicht auf ein möglichst kurzes Intervall reduziert werden. Trotzdem ist nicht von einem leeren Magen auszugehen.

Der Narkosearbeitsplatz wird angepasst an den Patienten vorbereitet. Altersgerechte Atemschläuche, Trachealtuben, Atemmasken, EKG-Elektroden und Blutdruckmanschetten müssen vorhanden sein. Für die Infusion ist eine Pumpe erforderlich, die auch geringe Flüssigkeitsmengen gut dosieren kann. Die kristalloide Infusionslösung sollte geringe Mengen (2,5–5 %) Glukose enthalten, um eine Unterzuckerung während der Operation zu vermeiden (Tab. 7.3). Da kleine Kinder schnell auskühlen, muss der OP-Saal ist aufgewärmt werden, eine Wärmematte gehört auf den OP-Tisch.

Vor der Einleitung wird der Patient an die Überwachung angeschlossen. Die Lage der schon seit 2 Tagen liegenden Infusionskanüle wird überprüft. Die Magensonde wird noch einmal abgesaugt, was aber nicht garantiert, dass der Magen bei Narkosebeginn leer ist.

Narkoseeinleitung

Auch bei Leon ist die Narkoseeinleitung ein kritischer Zeitpunkt. Es gibt unterschiedliche Durchführungsmöglichkeiten.

Wachintubation

Dabei wird der Kopf des wachen Kindes festgehalten, das Laryngoskop eingeführt und die Stimmritze eingestellt. Bei offener Stimmritze wird der Tubus in die Trachea eingeführt und anschließend ein Narkosemedikament gegeben. Das Vorgehen vermeidet die kurze Phase, in der das Kind nach einer Narkoseeinleitung ohne Schutzreflexe, aber auch noch ohne Trachealtubus ist. Die Wachintubation bedeutet eine erhebliche Stressbelastung für das Kind.

Ileuseinleitung

Meist wird die Intubation in Narkose durchgeführt. Von Bedeutung ist dabei, dass der Sauerstoffverbrauch bei kleinen Kindern im Verhältnis zum intrapulmonalen Sauerstoffspeicher höher ist als bei größeren Menschen. Die Sauerstoffsättigung fällt während Apnoen (Atempausen) sehr viel schneller in kritische Bereiche ab als bei älteren Kindern. Die Zeit, während der der Patient nicht atmet bzw. nicht beatmet wird, muss ausreichend lange für die Wirksamkeit der Einleitungsmedikamente sein, aber dennoch so kurz wie möglich. Außerdem atmet der wache Patient vor der Einleitung reinen Sauerstoff, um den relativ kleinen intrapulmonalen Sauerstoffspeicher mit möglichst viel Sauerstoff zu füllen.

Nach der Voratmung von Sauerstoff erhält der Säugling ein schnell wirksames Anästhetikum (z.B. Thiopental), direkt gefolgt von einem schnell wirksamen Muskelrelaxans (Succinylcholin oder Rocuronium). Auf eine Maskenbeatmung wird verzichtet. Nach dem Wirkungseintritt erfolgt die Intubation.

Falls es während des Ablaufs zu irgendwelchen Verzögerungen kommt, ist schnell eine Hypoxie möglich. Bei Verzögerungen während der Intubation ist der Patient über eine Maske zu beatmen. Dabei sollte ein leichter Druck auf den Krikoidknorpel den Ösophagus möglichst abdichten, um den Sauerstoff in die Lunge zu leiten. Auch die Begrenzung der Atemwegsdrücke über

Tab. 7.3 Basisbedarf an Flüssigkeit.

Patient	Basisbedarf an kristalloider Flüssigkeit (z. B. Ionosteril)
10 kg	40 ml/h
15 kg	50 ml/h
20 kg	60 ml/h
40 kg	80 ml/h

Zusätzlich zum Basisbedarf sind intraoperative Verluste auszugleichen. In der Neugeborenen- und Frühgeborenenphase gelten andere Richtwerte.

ein Ventil führt zu einer Reduzierung der Belüftung des Magens.

Modifizierte Ileuseinleitung
Eine geplante kurze Zwischenbeatmung nach der Narkoseeinleitung mit reduziertem Beatmungsdruck ist heute die bevorzugte Möglichkeit, das Risiko einer Hypoxie zu reduzieren. Das Aspirationsrisiko scheint nicht erhöht zu sein.

Überwachung

Während der Operation ist auf eine ausreichend tiefe Narkose zu achten. Die lebenswichtigen Funktionen sind zu garantieren. Für die Atmung bedeutet das eine kontinuierliche Sauerstoffversorgung, d. h. adäquate Beatmung über einen korrekt liegenden Tubus. Der Tubus darf nicht herausrutschen. Er darf nicht zu tief liegen, weil sonst nur ein Lungenflügel belüftet wird und er darf nicht abknicken. Die Beatmung sollte mit angepassten Atemwegsdrücken eine normale Ventilation erreichen.

Der Kreislauf von kleinen Kindern ist auf eine gute Sauerstoffversorgung angewiesen. Sauerstoffmangel führt zur Bradykardie (langsamer Herzschlag) und im Extremfall zur Asystolie (Herzstillstand). Bradykardie durch Sauerstoffmangel (meist ein Beatmungsproblem) ist durch Sauerstoffzufuhr, d. h. durch die Lösung des Beatmungsproblems zu behandeln. Die Gabe von Atropin zur Herzfrequenzsteigerung kann einen Herzstillstand durch Sauerstoffmangel nicht verhindern, kann aber unter Umständen etwas mehr Zeit für die Lösung eines Beatmungsproblems zur Verfügung stellen.

> **M** *Kleine Kinder kühlen schnell aus. Die Zeit, in der das Kind nicht zugedeckt ist, ist möglichst kurz zu halten.*

Narkoseausleitung und postoperative Maßnahmen

Zum OP-Ende ist die Zufuhr von Anästhetika zu beenden. Säuglinge brauchen länger als größere Kinder, Narkosemedikamente abzubauen. Auch reagiert ihr Atemzentrum empfindlicher auf die atemdepressiven Nebenwirkungen von Anästhetika und Analgetika. Vor der Entfernung des Trachealtubus muss der Patient wach und kräftig sein. Für die Narkoseausleitung muss ausreichend Zeit zur Verfügung stehen.

Auch Leon hat Anspruch auf eine Schmerztherapie. Er erhält ein peripheres Analgetikum nach der Narkoseeinleitung. Die Gabe von Opioiden nach der Extubation sollte zurückhaltend erfolgen. Stattdessen ist eine Lokalanästhesie der Wunde bei OP-Ende sinnvoll.

Leon bleibt im OP-Bereich, bis sicher ist, dass er auch ohne Beatmung stabil ist. Die Verlegung erfolgt über den Aufwachraum auf eine Station, die mit der postoperativen Betreuung solcher Kinder erfahren ist, evtl. auch auf eine Überwachungsstation.

7.5 Anästhesie bei Frühgeborenen

Frühgeborene sind noch empfindlicher als reife Neugeborene. Das Atemzentrum ist nicht reif, es treten evtl. auch ohne Narkose schon Apnoen (Atempausen) auf. In Apnoephasen kommt es sehr schnell zum Sättigungsabfall. Das Kreislaufsystem reagiert sehr empfindlich auf blutdrucksenkende Nebenwirkungen von Anästhetika, ein hoher Blutdruck kann aber auch die Entstehung von Hirnblutungen begünstigen. Die Wirkdauer von Medikamenten ist verlängert. Flüssigkeitsmangel und Flüssigkeitsüberschuss können von den Nieren nur begrenzt ausgeglichen werden. Trotzdem sind manche Operationen nicht aufschiebbar, bis die Kinder größer sind.

7.5.1 Fallbeispiel: Sonja

> **B** *Sonja (8 Wochen, 50 cm, 3 kg) wurde in der 28. Schwangerschaftswoche geboren. Sie wäre bei normalem Schwangerschaftsverlauf in der 36. Schwangerschaftswoche (SSW) noch im Mutterleib. Entsprechend unreif sind viele Körperfunktionen. Bei Sonja besteht die Indikation zu einer Herniotomie (Bruchoperation).*

Aus den oben aufgeführten Gründen kann es sinnvoll sein, auf eine Narkose zu verzichten und die geplante Operation in Regionalanästhesie (hier: Spinalanästhesie) durchzuführen.

Vorbereitung

Der Narkosearbeitsplatz wird altersgerecht vorbereitet, der OP-Saal aufgeheizt. Neben den Nadeln und Medikamenten für die geplante Spinalanästhesie ist auch eine Narkose für das kleine Kind vorzubereiten: für den Fall, dass die Spinalanästhesie nicht gelingt, es zu Komplikationen kommt oder die Operation länger als die Wirkung der Spinalanästhesie dauert. Da eine Spinalanästhesie nur eine begrenzte Wirkdauer hat, ist auch die Operation möglichst weit vorzubereiten. Die Operateure sollten im OP bereit sein.

Eine geplante, gut vorbereitete Vollnarkose ist auf jeden Fall besser als der hektische Übergang zur Narkose bei irgendwelchen Problemen während der Operation. Falls abzusehen ist, dass die Operation länger dauert (z. B. beidseitige Leistenhernie), ist eine primäre Vollnarkose zu überlegen. Dann ist auch die Kombination mit einer Kaudalanästhesie sinnvoll. Durch die Betäubung des OP-Gebiets durch die Kaudalanästhesie ist während der Operation eine weniger tiefe Narkose nötig und die Patientin erwacht schneller. Außerdem hat sie eine optimale postoperative Analgesie. Die Kaudalanästhesie wird nach der Narkoseeinleitung angelegt. Ein Lokalanästhetikum wird in Seitenlage zwischen Steiß- und Kreuzbein in den Epiduralraum gespritzt.

Durchführung der Spinalanästhesie

Bei Sonja wurde sich für die Spinalanästhesie entschieden. Die Patientin wird an die Überwachung angeschlossen und erhält eine Infusion. Sie wird schonend, aber fest gehalten. Der untere Rückenbereich wird steril abgewaschen, dann mit einer speziellen Nadel punktiert. Wenn die Nadel den Liquorraum erreicht hat, erhält Sonja ein Lokalanästhetikum, das die untere Körperhälfte, evtl. auch höhere Regionen, betäubt. Nach Überprüfung der Anästhesie wird das Kind zur Operation gelagert, abgedeckt und operiert.

Überwachung

Während der Operation sind Atmung und Kreislauf gut zu überwachen. Bei Atemproblemen durch eine zu hohe Anästhesie ist das Kind zu beatmen. Eine Sedierung ist zu vermeiden, da die Atmung von Frühgeborenen leicht beeinträchtigt wird.

Postoperative Maßnahmen

Eine Narkoseausleitung findet bei dieser Patientin nicht statt. Die Spinalanästhesie klingt meist im Verlauf von einer Stunde ab. Ein solcher Patient wird i. d. R. postoperativ auf eine Überwachungsstation gelegt. Die postoperative Überwachung ist Pflicht, wenn sedierende Medikamente gegeben wurden oder wenn auf eine Vollnarkose übergegangen wurde. Durch solche das Atemzentrum dämpfende Medikamente besteht bei Frühgeborenen auch nach Stunden noch die Gefahr, dass sie nicht ausreichend atmen. Die instabile Atmung kann zum Tod führen, wenn sie nicht schnell erkannt und darauf reagiert wird.

7.5.2 Fallbeispiel: Jonas

Den Abschluss unserer Beispiele bildet der folgende Patient.

B *Jonas (2 Wochen, 40 cm, 900 g) kam in der 28. Schwangerschaftswoche zur Welt. Er leidet unter akutem Abdomen mit V. a. nekrotisierende Enterokolitis. Zusätzlich zu den Problemen der Frühgeburtlichkeit treten die Probleme der schweren Allgemeinerkrankung: Flüssigkeitsdefizit, metabolische Azidose und eine fortgeschrittene Peritonitis können auftreten. Es kann zur Öffnung des Ductus arteriosus und zur Wiederherstellung der fetalen Kreislaufverhältnisse kommen mit nachfolgenden Kreislauf- und Oxigenierungsproblemen.*

Vorbereitung

Bei der anästhesiologischen Versorgung von Jonas müssen seine geringe Größe, Unreife und Instabilität berücksichtigt werden. Die gesamte Ausrüstung muss dem kleinen Patienten angepasst sein. Alle Parameter der Körperfunktionen müssen in einem recht engen optimalen Bereich gehalten werden, obwohl die Messmöglichkeiten eingeschränkt sind.

Der Transport in den OP-Bereich erfolgt in einem Inkubator, falls der Patient transportfähig ist. Es ist denkbar, dass wegen der Instabilität des Patienten das OP-Team sich auf die neonatologische Intensivstation begibt und dort die Operation durchführt.

Narkoseeinleitung

Während der Narkoseeinleitung können Beatmungsprobleme sehr schnell zu Sauerstoffmangel führen. Die Wachintubation unter Spontanatmung ist deshalb ein akzeptiertes Verfahren. Die Verklebung und Kontrolle des Trachealtubus ist akribisch umzusetzen. Ein Zentimeter zu tief kann eine einseitige Intubation, ein Zentimeter zu wenig eine Extubation bei Umlagerung des Kopfes bedeuten.

Überwachung

Die Beatmung des Frühgeborenen kann schwierig sein. Die Lunge ist unreif. Eine hohe Sauerstoffkonzentration führt zur Verbesserung der Oxigenierung, kann aber zu Schäden führen, besonders, wenn sie über längere Zeit einwirkt (Augenschäden, Verstärkung von Lungenschäden). Höhere Beatmungsdrücke belüften die Lunge besser, können aber auch akut zu Komplikationen führen (Pneumothorax, Lungengerüstschäden). Eine schonende Beatmung zur Erzielung einer ausreichenden Oxigenierung ist nötig.

Jonas Flüssigkeitsbedarf relativ zum Körpergewicht ist hoch. Bei einem Gesamtblutvolumen von ca. 90 ml kann auch bei gering erscheinenden Blutverlusten frühzeitig die Gabe von Blutkomponenten erforderlich sein.

Der Kreislauf eines Frühgeborenen reagiert sehr empfindlich auf Flüssigkeitsmangel und die Gabe von Anästhestika. Trotzdem ist eine ausreichende Narkose und Analgesie sinnvoll und wichtig zur Stressvermeidung. Jonas toleriert auch recht niedrige Blutdruckwerte.

Frühgeborene kühlen außerhalb des Inkubators mit seiner feuchten, warmen Luft extrem schnell aus. Alle nicht für die Operation zu exponierenden Körperanteile müssen trocken und warm abgedeckt sein. Wärmezufuhr erfolgt über Wärmematte und Warmluft. Diese dürfen nicht zu heiß sein, um Verbrennungen zu vermeiden. Der OP-Saal muss vorgeheizt sein.

Postoperative Maßnahmen

Ein solcher Patient wird am Ende der Operation i.d.R. nicht extubiert, sondern beatmet im Inkubator auf die Intensivstation gebracht, um ihn dort weiter zu behandeln. Eine Infusion mit Opioiden in angepasster Dosierung dient der postoperativen Schmerztherapie und der Sedierung, bis der Gesamtzustand eine Extubation ermöglicht. Er wird noch längere Zeit auf der Intensivstation verbringen, bevor er das Krankenhaus verlassen kann.

8 Intensivmedizin

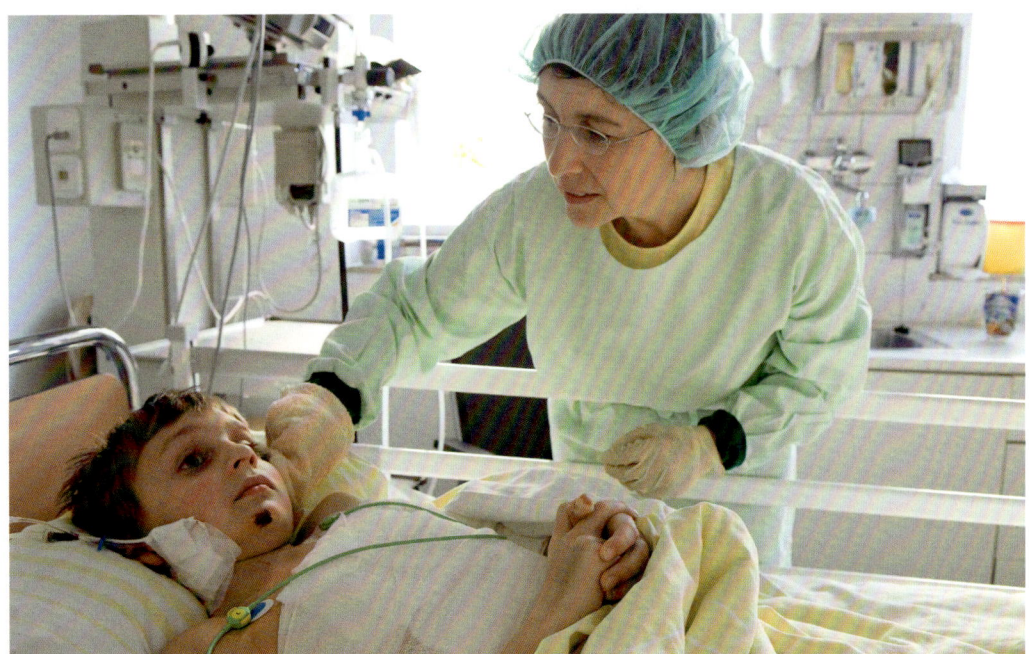

8.1 Überwachung/Monitoring • 72
8.2 Infusionstherapie • 77
8.3 Beatmung • 78

M *Ziel der Intensivmedizin ist es, Patienten mit drohendem Organversagen oder Organinsuffizienzen zu überwachen und zu behandeln.*

Im Folgenden soll v. a. auf die wichtigsten Möglichkeiten des Monitoring von Organfunktionen, auf Infusionstherapien und beispielhaft auf die Unterstützung der Lungenfunktion im Rahmen der intensivmedizinischen Behandlung, d. h. auf die Beatmung eingegangen werden. Bezüglich weiterer Maßnahmen sei auf intensivmedizinische Lehrbücher verwiesen.

8.1 Überwachung/Monitoring

Je nach Art der Erkrankung des Patienten erfordert die Überwachung neben der allgemeinen Überwachung (Herzfrequenz über EKG, Sauerstoffsättigung über Pulsoxymetrie, intermittierende nichtinvasive Blutdruckmessungen) zusätzliche Maßnahmen, z. B.:
- kontinuierliches invasives Messen von arteriellem und zentralvenösem Druck
- Überwachen des CO_2-Partialdrucks bei beatmeten Patienten (transkutan [$tcpCO_2$] oder endexspiratorisch in der Ausatmungsluft gemessener CO_2-Gehalt mittels Kapnometrie [$etCO_2$])
- kontinuierliches Beobachten der zentralen und peripheren Temperatur bei Kreislaufinsuffizienz oder in der Neurointensivpflege

Das Herz-Kreislauf-System kann – neben der kontinuierlichen Blutdruckmessung (zentraler Venendruck und arterieller Druck) – mittels pulmonalarteriellem Druck bzw. nach Herzoperationen auch mittels linksatrialem Druck genauer überwacht werden. Das Herzminutenvolumen lässt sich über spezielle arterielle und venöse Katheter mittels Farbstoffverdünnung einmalig messen, bei Temperaturverdünnung mehrmalig und über spezielle Analyse von arteriellen Dopplerflusskurven oder Hochfrequenzimpedanzmessungen auch kontinuierlich darstellen. Kontinuierliche venöse Oxymetrie bzw. invasive kontinuierliche arterielle Blutgasanalyse ergänzen die kardiorespiratorische Überwachung.

Bei der Neurointensivpflege werden Gehirnströme durch kontinuierliches Ableiten (EEG, CFM: Cerebral Function Monitoring) funktionell überwacht. Die Blutversorgung des ZNS wird mittels transkutan gemessener Sauerstoffsättigung des Gewebes (NIRS) oder durch eine Blutgasanalyse im Abfluss des ZNS wie Vena jugularis interna beobachtet.

Wird ein Patient apparativ unterstützt, müssen sowohl die Geräte als auch deren Auswirkung auf den Patienten beobachtet werden, z. B. durch Einstellen von Alarmgrenzen am Beatmungsgerät oder Überwachen von Sauerstoffsättigung und Kohlendioxid.

8.1.1 EKG-Überwachung

Die Überwachung des Patienten mittels EKG zeigt die Herz-Kreislauf-Funktion über die Herzfrequenz an. Bei modernen Patientenmonitoren erfolgt außerdem noch eine Analyse über EKG-Veränderungen und Rhythmusstörungen. Die Ableitung erfolgt über mind. 3 Klebeelektroden. Werden 4 Elektroden angebracht, können die Monitore die Extremitätenableitungen errechnen.

Wenn 3 Elektroden verwendet werden, sollten sie entsprechend der Ampelfarben, rot an der rechten Schulter, gelb an der linken Schulter und grün oberhalb des linken Rippenbogens angebracht werden. Die 4. (schwarze) Elektrode wird, wenn vorhanden, als Referenzelektrode oberhalb des rechten Rippenbogens aufgeklebt. Als 5. Elektrode ist noch eine Brustwandableitung möglich.

> **P** *Um eine gute Signalübertragung und das Haften der Elektroden zu gewährleisten, muss die Haut vorher trocken und entfettet sein.*

Die meisten modernen Monitore verfügen über folgende weitere Funktionen:
- **QRS-Erkennung:** Damit wird der QRS-Komplex markiert, sodass eine optische Kontrolle über die richtige Zählung der Herzfrequenz erfolgen kann.
- **Schrittmachererkennung:** Vom Monitor wahrgenommene Schrittmacherimpulse werden als zusätzliche Markierung auf der EKG-Kurve angezeigt.
- **24-Stunden-Speicher:** Der Trend der Herzfrequenz bzw. die EKG-Kurven der letzten 24 Std. können damit nachvollzogen werden.
- **Alarme:** Bei Überschreiten der eingestellten Alarmgrenzen bzw. Arrhythmien gibt der Monitor einen akustischen und optischen Alarm bzw. dokumentiert die gemessenen Werte zur Alarmzeit auf einem Schreiber oder im Monitor.

Mögliche Fehlerquellen der EKG-Überwachung sind Folgende:
- **EKG-Kurve vom Monitor nicht interpretiert:** Die Elektrodenposition ist nicht optimal, die Sensibilität des Geräts zu niedrig.
- **Defekt in der Ableitung zwischen Patienten und Monitor:** Gründe dafür können an der Ableitung von der Haut auf die Klebeelektrode, an der Verbindung von der Klebeelektrode zum Monitorkabel oder bei den Steckkontakten an beiden Seiten des Monitorkabels vorliegen.
- **Ständige Alarme:** Unruhiger Patient, Alarmgrenzen nicht optimal dem Patienten angepasst, bei mehr als drei Elektroden evtl. falsche Ableitung gewählt. Im Zweifelsfall sollte das EKG manuell durch Tasten des Pulses bzw. das Übereinstimmen von Herzfrequenz, EKG und Pulsfrequenz aus der Pulsoxymetrie kontrolliert werden.

Bei vorhandenen EKG-Elektroden können moderne Monitore zusätzlich die Atemfrequenz messen. Das geschieht über Anlegen eines hochfrequenten Wechselstroms, der durch vermehrte bzw. verminderte Luftfülle im Thorax einen unterschiedlichen elektrischen Widerstand zeigt. Die Änderungen des Widerstands werden als Kurve am Monitor angezeigt und als Atemzüge pro Min. vom Monitor interpretiert. Die Atemfrequenz zeigt die physikalische Änderung der Blutfülle über den gemessenen Thoraxbereich, gibt jedoch keine Auskunft über Effizienz der Atmung, Sauerstoffsättigung im Blut, bzw. Atemnotsymptomatik.

Eine weitere Kontrolle der Atmung durch Pulsoxymetrie bzw. transkutane Blutgasmessung oder bei beatmeten Patienten mittels endexspiratorischer Kohlendioxidmessung ist auf jeden Fall notwendig.

8.1.2 Nichtinvasive Blutdruckmessung

Nichtinvasives Blutdruckmessen erfolgt nach der Methode von Riva-Rocci. Die Messung des Blutdrucks erfolgt durch Aufbauen eines Drucks in der Blutdruckmanschette über den systolischen Wert und nachfolgendem langsamen Ablassen des Drucks in der Manschette. Dabei entsteht bei Unterschreiten des systolischen Wertes eine Oszillation durch den Blutdruck, die nach Unterschreiten des diastolischen Wertes wieder verschwindet.

Die Breite der Manschette sollte in der Größenordnung des Umfanges der Extremität am Messort liegen, der zuführende Messschlauch sollte über der zu messenden pulsierenden Arterie liegen. Soll die Manschette am Patienten belassen werden, kann zum Schutz vor Druckstellen ein dünner Schlauchverband zwischen Extremität und Blutdruckmanschette gelegt werden, zusätzlich können die Messorte regelmäßig gewechselt werden.

Fehlerquellen. Fehler bei der nichtinvasiven Messung des Blutdrucks entstehen bei zu großer oder zu kleiner bzw. zu schräg angelegter Blutdruckmanschette, bei inkorrekter Lage des Messschlauchs (nicht über der Arterie) und durch falsch ausgewählte Patientengröße bzw. Patientengruppe (neonat, pädiatrisch, erwachsen). Auch bei falscher Begrenzung des maximalen systolischen Drucks oder wenn Manschette oder Schlauchsystem undicht sind, können fehlerhafte Werte gemessen werden.

Fehlerquellen. Unruhige Patienten, Streulicht von außen, schlechte periphere Durchblutung, defekte Sensoren oder Kabel oder eine Fehllage von Sensoren können falsche Messwerte liefern. Deshalb sollten in jedem Fall Pulswelle und Sauerstoffsättigung kontrolliert werden. Die Messwerte können durch Anämie, Methämoglobinämie oder CO-Hb (Hämoglobin) ebenfalls positiv oder negativ beeinflusst werden.

Vorteile. Die Vorteile der Messung sind einfaches Anlegen und eine schnelle Reaktion des Sensors bei Änderungen der Sauerstoffsättigung in der Peripherie.

Nachteile. Die Nachteile sind, dass die Geräte oft durch zahlreiche Störungen, z.B. Bewegungsartefakte, häufig Alarm geben und deshalb ein Alarm eines Pulsoxymeters routinemäßig als Messfehler interpretiert wird. Hyperoxien sind messtechnisch bedingt nicht sicher zu erkennen, bei schlechter peripherer Perfusion resultiert möglicherweise eine schlechte Messqualität. Es besteht zusätzlich eine größere Gefahr von Druckstellen: Deshalb soll nach Möglichkeit ein Hautschutz mit einer Hydrogelplatte erfolgen bzw. die Messstelle häufig gewechselt werden.

8.1.3 Pulsoxymetrie

 Ziel der Pulsoxymetrie ist, die Sauerstoffsättigung sowie die periphere Pulswelle zu messen. Als Messort dienen Ohren, Finger und Zehen.

Bei der Pulsoxymetrie werden von einer Lichtquelle 2 unterschiedliche Wellenlängen (im infraroten und roten Bereich) ausgesendet, die nach Durchleuchten des Gewebes (z.B. am Finger) von einem Sensor aufgefangen werden. Oxygeniertes und reduziertes Hämoglobin unterscheiden sich bei diesen beiden Wellenlängen deutlich, sodass der Anteil des oxygenierten Hämoglobins berechnet werden kann. Durch die Absorption des Lichts infolge der Pulswelle variiert auch die insgesamt aufgefangene Lichtmenge, sodass dadurch eine Pulswelle abgeleitet werden kann.

Auf dem Gerät werden eine kontinuierliche Pulswelle sowie die prozentuale Sauerstoffsättigung angezeigt. Die Zuverlässigkeit der gemessenen Werte ist nur dann gegeben, wenn eine regelmäßige Pulswelle erscheint und die Sättigung dem klinischen Zustand des Patienten entspricht.

Bei Patienten ohne Sauerstofftherapie sollte die obere Grenze auf 100% und die untere auf 90%, bei Früh- und Neugeborenen die untere auf 85% und bei Kindern mit zyanotischen Herzfehlern die untere auf 70–80% gestellt werden. Bei Patienten mit Sauerstofftherapie sollte die obere Grenze bei 95–98% liegen.

8.1.4 Erweiterte Überwachung

Bei Patienten mit einem oder mehreren versagenden Organen ist es im Einzelfall notwendig, entsprechende Organfunktionen oder auch deren Auswirkungen auf andere Organe invasiv zu überwachen. Zusätzlich zur peripheren Sauerstoffsättigung im Blut wird bei beatmeten Patienten z.B. das Kohlendioxid der ausgeatmeten Luft bestimmt bzw. über eine transkutane Elektrode kontinuierlich gemessen. Um metabolische Störungen rechtzeitig zu erkennen, werden Blutgase und Laktatkonzentration überwacht.

Definition

FiO_2 ist der prozentuelle Anteil des Sauerstoffs in der eingeatmeten Gasmischung (Luft: FiO_2 = 21%, reiner Sauerstoff: FiO_2 = 100%).

Hypoxie ist Sauerstoffmangel in den Zellen. Kurzfristige Folgen sind die Bildung von Laktat durch anaeroben Stoffwechsel und Azidose. Die langfristige Folge ist der Zelluntergang mit irreversibler Organschädigung.

Hyperoxie, also ein zu hoher Sauerstoffgehalt der Zellen, ist nur möglich, wenn FiO_2 > 21% ist. Bei Frühgeborenen entsteht als Folge die Retinopathia praematurorum sowie bei langfristig hohem FiO_2 > 60% eine Zellschädigung durch vermehrte Bildung von freien Radikalen.

Zu niedriger Kohlendioxidgehalt im Blut, die **Hypokapnie,** senkt die Hirndurchblutung und damit den

Hirndruck, vermindert den Lungengefäßwiderstand und führt im weiteren Verlauf zu Atemdepression und Alkalose.

Hoher Kohlendioxidgehalt im Blut wird als **Hyperkapnie** bezeichnet. Die Hirndurchblutung wird gesteigert, was Hirndruck sowie Lungengefäßwiderstand erhöht und zu Azidose führt. Im weiteren Verlauf können, bedingt durch die CO_2-Narkose, Atemdepression und Atemstillstand auftreten.

Transkutane Sauerstoffpartialdruckmessung

Prinzip der Messung
Auf die Haut des Patienten wird eine abgeschlossene Plastikkammer geklebt, darunter bildet sich durch Diffusion die gleiche Gaskonzentration aus wie in dem abgedeckten Gewebe. Über der Messkammer wird durch eine O_2- und CO_2-selektive Elektrode der O_2- und CO_2-Gehalt mittels elektrochemischer Methode gemessen. Um eine entsprechend gute Durchblutung in dem zu messenden Hautareal zu gewährleisten, muss die Messstelle auf 42–44 °C aufgeheizt werden, wobei je nach Alter des Patienten, Empfindlichkeit der Haut und Durchblutungssituation lokale Irritationen vorkommen können. Deshalb sollte die Messzeit auf 2–4 Stunden begrenzt werden und die Temperatur möglichst niedrig gewählt werden.

Je nach Patient können die Werte dann mit den invasiv gemessenen Blutgasen abgeglichen und für die weitere Überwachung herangezogen werden. Bei schlechtem Kreislauf oder nicht genauer Eichung der Messung können die Werte des transkutan gemessenen pCO_2 um einiges höher sein als die im Blut gemessenen Werte. Die Differenz bleibt jedoch ziemlich konstant, d.h. Anstieg und Abfall des transkutan gemessenen pCO_2 stimmen mit den Blutgasen überein, jedoch nicht der gemessene Wert (= relative Änderung).
Vorteil. Die Blutgase können mit der Methode kontinuierlich überwacht werden. Durch die bessere Diffusion des CO_2 ist der gemessene transkutane pCO_2-Wert realistischer als der pO_2-Wert.
Nachteil. Das Vorbereiten der Messelektrode und das Kalibrieren der Elektrode ist aufwendig. Nach Beginn des Messens ist eine Stabilisierungszeit notwendig, bis sich durch Diffusion die Gase in der Messkammer denen im Gewebe angeglichen haben; die Reaktion ist langsam (im Bereich von mehreren Minuten). An den Messstellen können Irritationen der Haut bis hin zu lokalen Verbrennungen auftreten. Im Verlauf der Überwachung ist trotzdem ein Abgleich mit einer arteriellen Blutgasanalyse 1–2-mal tägl. notwendig.

Kapnografie

Definition
Unter **Kapnografie** versteht man das Messen des endexspiratorischen Kohlendioxidgehalts am Ende des Tubus über ein Infrarotspektroskop.

Bei lungengesunden Patienten entspricht der CO_2-Gehalt in den Lungenkapillaren dem CO_2-Gehalt der Alveolen bzw. dem CO_2-Gehalt am Ende der Ausatmung in der Ausatmungsluft. Daher gibt es eine gute Übereinstimmung zwischen arteriellem pCO_2 und endexspiratorisch gemessenem CO_2.

Messmöglichkeiten
Grundsätzlich gibt es zwei verschiedene Messmöglichkeiten: Hauptstrom- und Nebenstrommessung.

Hauptstrommessung
Bei der Hauptstrommessung wird die Messküvette direkt zwischen Beatmungssystem und Tubus mit einem Sensor angebracht.
Vorteile. Das Kohlendioxid wird in Echtzeit gemessen. Die Messküvette kann mit einer Flussmessung kombiniert werden und dadurch ein erweitertes respiratorisches Monitoring liefern. Es gibt keinen Volumenverlust durch Absaugen der Luft.
Nachteile. Bei Spontanatmung entsteht ein zusätzlicher Totraum, den der Patient mit seiner Atmung überwinden muss; bei motorisch unruhigen Patienten wird eine zusätzliche Leitung benötigt, damit ist eine Irritation des Patienten möglich.

Nebenstrommessung
Über einen dünnen Schlauch, der tubusnah konnektiert wird, wird kontinuierlich eine gewisse Luftmenge abgesaugt und analysiert.
Vorteil. Der Adapter mit der Messküvette liegt patientenfern.
Nachteil. Die Messung des aktuellen CO_2 erfolgt verzögert, da der Gasfluss gering ist und eine gewisse Zeit bis zur Messküvette benötigt. Es besteht die Möglichkeit, dass das Beatmungsgerät ein Tubusleck anzeigt; die Leitung kann durch Ansaugen von Tubussekret verstopfen.

Invasive Druckmessungen

Die Messung des Drucks erfolgt direkt über einen Katheter über eine flüssigkeitsgefüllte Leitung bis zu einem Druck-Mess-Sensor.

Mögliche Messorte
Arterielle Blutdruckmessung. Mögliche Messorte zur arteriellen Blutdruckmessung sind Arteria radialis, Arteria ulnaris, Arteria tibialis posterior, bei Neugebore-

nen Nabelarterie und Arteria brachialis (funktionelle, anatomische Endarterie). Bei kardiozirkulatorischer Insuffizienz liefert die Arteria femoralis den am besten beurteilbaren Blutdruck.

Komplikationen durch arterielle Blutdruckmessungen über lange Zeit sind Infektions- und lokale Thromboserisiken mit Auswirkungen auf das nachfolgende Versorgungsgebiet der Arterie.

Zentralvenöser Druck. Die Messung erfolgt über einen zentralvenösen Katheter, der über Vena jugularis interna oder Vena subclavia eingeführt wird, in der oberen Hohlvene (SVC). Alternativ kann der Katheter in die Vena femoralis eingeführt und der Druck in der unteren Hohlvene (IVC) gemessen werden. Die Druckmessung erfolgt herznah in einer großen Vene oder am Übergang der Vene zum Herzvorhof.

Pulmonalarteriendruck

Bei größeren Patienten ermöglicht ein mit dem Blutstrom über den rechten Ventrikel in eine Pulmonalarterie eingeschwemmter Ballonkatheter das Messen des Pulmonalarteriendrucks. Bei kleinen Patienten ist das nicht möglich, da die Katheter zu steif und zu groß im Verhältnis zur Anatomie sind.

Bei Patienten mit pulmonaler Hypertonie kann intraoperativ bei der Herzoperation über den rechten Ventrikel ein Pulmonalarterienkatheter gelegt werden.

Linksatrialer Katheter

Bei isolierter Linksherzinsuffizienz wird intraoperativ bei der Herzoperation über das linke Herzohr ein dünner Katheter direkt in den linken Vorhof gelegt. Dadurch kann die Vorlast des linken Ventrikels besser beurteilt werden. Bei liegendem Pulmonalarterienkatheter in einer kleinen Pulmonalarterie kann durch Aufblasen des Ballons der Blutstrom blockiert werden und dadurch über die Kapillarstrombahn der Lunge der Druck im linken Vorhof punktuell gemessen werden (PCWP = Pulmonary Capillary Wedge Pressure).

Prinzip der Druckmessung

Der flüssigkeitsgefüllte Messkatheter wird über einen flüssigkeitsgefüllten Schlauch mit dem ebenfalls gefüllten Druckaufnehmer verbunden. Dadurch entsteht eine luftblasenfreie Flüssigkeitsseule, die Druckschwankungen von der Katheterspitze direkt auf den Druckaufnehmer überträgt, ohne dass es zu einer Volumenverschiebung im Messsystem kommt.

Über den elektronischen Einmaldruckaufnehmer lassen sich die Druckwerte in entsprechenden Kurven auf dem Monitor darstellen. Im Falle von Luftbläschen im System wird die Druckkurve nach oben und nach unten hin gedämpft. Im Falle von Knickstellen der Leitungen oder des Katheters kann die Druckkurve falsch hoch oder falsch niedrig werden sowie die Blutdruckamplitude verschwinden.

Um die Katheter durchgängig zu halten und Thrombosen an der Spitze zu vermeiden, ist eine kontinuierliche Spülung des Messsystems notwendig. Das kann über ein automatisches Spülsystem mit einer Durchflussrate von ca. 2 ml pro Stunde über einen unter Druck stehenden NaCl-Beutel erfolgen. Bei Säuglingen und Neugeborenen, für die die Durchflussrate bei möglichen Mehrfachmessungen eine zu große Volumenbelastung wäre, ist eine Spülung mit einer 0,9%igen physiologischen Kochsalzlösung mittels Perfusorspritze für den arteriellen Katheter sinnvoll; der zentralvenöse Katheter kann mit entsprechenden, kontinuierlich laufenden Therapien gespült werden, um Volumen zu sparen.

Nullabgleich

Es gibt grundsätzlich zwei Möglichkeiten des Nullabgleichs:
– Druckmesssensor auf Herzhöhe des Patienten einstellen, dann den Druckaufnehmer mittels Dreiweghahn vom Patienten weg zur Außenluft hin freischalten, sodass der Nullwert am Monitor kalibriert werden kann.
– Vom Druckaufnehmer eine flüssigkeitsgefüllte Referenzleitung mit offenem Ende zum Patienten in Herzhöhe legen (dadurch kann die Höhe des Druckaufnehmers beliebig variieren) und zum Nullpunktabgleich den Druckaufnehmer zur Referenzleitung zum Patienten schalten, dann am Monitor den Nullpunkt abgleichen.

Manipulation des Systems

Das Vorbereiten und Füllen des Druckmesssystems soll unter aseptischen Bedingungen im Lamina Airflow erfolgen, nach dem Füllen des Systems ist darauf zu achten, dass keine Luftblasen im System zurückbleiben, speziell an Dreiweghähnen und in der Messkammer. Die Manipulation am Patienten sollte unter sterilen Bedingungen erfolgen. Die Beschriftung des Messortes sollte eindeutig und klar sein (Arterie, linksatrialer Druck, Pulmonalarteriendruck, zentralvenöser Druck). Beim Fixieren des Katheters und des Messsystems darf es zu keiner mechanischen Irritation am System oder am Patienten kommen. Eine sterile Blutabnahme aus dem System muss jederzeit möglich sein.

Vorteile

Invasives hämodynamisches Monitoring erlaubt kontinuierliche Blutdruckmessungen ohne wiederholte Irritation des Patienten, kardiozirkulatorische Insuffizienz kann rasch erkannt werden. Bei zentral gemessenen Drücken ist die Messgenauigkeit besser als bei peripher gemessenen. Letztere können bei Kreislaufinsuffizienz zu niedrige Werte anzeigen. Außerdem besteht ein Zugang für arterielle und gemischt venöse Blutgasanalysen.

Nachteile
Systemische Infektionen, Thromboembolien oder Blutungen durch Perforation des Katheters sind Nachteile des invasiven hämodynamischen Monitorings.

Indikationen
Invasives hämodynamisches Monitoring ist indiziert bei kardiozirkulatorischer Insuffizienz bei Schock, bei kontinuierlicher Katecholamin- oder Vasodilatationsmedikation, nach Reanimationen, nach Herzoperationen.

Near-infrared-Spektroskopie
NIRS (near-infrared-Spektroskopie) misst die Oxygenierung von Organen mittels infraroter Lichtwellen. Die Messung erfolgt durch großflächige Klebeelektroden, die den Bereich darunter abdunkeln und die Messung zwischen Sensor und Detektor ermöglichen. Gemessen werden kann im ZNS, in der Leber sowie in anderen Organen. Die Oxygenierung ist von der kardiozirkulatorischen und pulmonal-respiratorischen Funktion des Patienten abhängig; ein Hirnödem wirkt sich negativ auf die Oxygenierung des ZNS aus.

Nichtinvasive Herzminuten-Volumenmessung
Um bei bestehender kardialer Insuffizienz nach Herzoperationen die Therapie zu optimieren, kann eine kontinuierliche Herzminuten-Volumenmessung sinnvoll sein.

Dazu sind folgende Möglichkeiten vorhanden:
- Messung eines Dopplersignals über einem großen Gefäß (Aorta ascendens oder Aorta descendens) mittels Ösophagussonde
- Elektroimpedanzmessung mittels hochfrequenten Wechselstroms über aufgeklebte Elektroden oberhalb und unterhalb des Thorax

8.2 Infusionstherapie

Definition
Als **Infusionstherapie** bezeichnet man intravenöses Verabreichen einer medikamentösen Therapie. Je nach Art der Infusion kann es kurzzeitig, mehrmals täglich kurzzeitig oder über 24 Stunden kontinuierlich erfolgen.

> **M** *Indikation, Art und Weise der Infusionstherapie, parenteralen Ernährung und Dosierung intravenös verabreichter Medikamente werden vom Arzt verordnet; sie richten sich nach der jeweiligen Grundkrankheit und dem Schweregrad des Zustandes der Patienten. Vor dem Anhängen der Infusion muss der venöse Zugang auf Funktionstüchtigkeit überprüft werden. Es gibt die Möglichkeit eines peripheren intravenösen Zugangs, oder eines Zugangs über einen Kavakatheter in eine große herznahe Vene (zentralvenöser Zugang).*

Über die Kompetenz der Betreuung sowie Art der Manipulation beim Anhängen von Infusionen, wird durch lokale Vorgaben und Regelungen entschieden.

Arten der Zugänge
Verschiedene Zugänge können für eine Infusionstherapie angelegt werden:
- **Peripherer venöser Zugang:** Sie sind bei Säuglingen am Kopf bzw. am ganzen Körper möglich, bei Jugendlichen vorzugsweise an den Unterarmen oder Handrücken.
- **Zentralvenöser Zugang:** Bei Säuglingen wählt man dafür Vena jugularis interna, Vena subclavia oder Vena femoralis, bei Neugeborenen möglicherweise einen Nabelvenenkatheter über die Vena umbilicalis. Nach herzchirurgischen Eingriffen werden intrakardiale Leitungen angelegt.
- **Intraarterielle Zugänge:** Sie werden zur invasiven Druckmessung und Entnahme von arteriellen Blutgasen benötigt.
- **Intraossäre Leitung:** Sie wird vorzugsweise an der Tibia als Notfallzugang angelegt und entspricht bezüglich der Behandlung einer gut gehenden venösen Leitung.

Verschiedene Infusionen
Parenterale Ernährung
Ist eine ausreichende enterale Nahrungsaufnahme bzw. Flüssigkeitszufuhr nicht möglich, wird eine parenterale Ernährung bzw. Infusionstherapie notwendig. Über eine periphere Vene entscheidet die zugeführte Osmolarität zusammen mit der Gesamtflüssigkeitseinfuhr über die Kalorienzufuhr. Grundsätzlich ist die Flüssigkeitszufuhr mit Elektrolytzusätzen über eine periphere Vene möglich, bei höherem Kalorienbedarf wird eine

hochkalorische parenterale Ernährung nur über einen zentralvenösen Zugang erfolgen.

Kontinuierliche vasoaktive Infusionen

Zur Unterstützung des Herz-Kreislauf-Systems bzw. Einstellung des Blutdrucks werden kurz wirksame vasoaktive Medikamente kontinuierlich infundiert. Bei Unregelmäßigkeiten der Infusionsgeschwindigkeit, z. B. beim Umhängen des Infusionsbestecks, kann es zu Blutdruckschwankungen kommen. Das kann auch beim Anhängen von Zusatzinfusionen an einen solchen Schenkel passieren, weshalb vasoaktive Medikamente als Infusion an einem eigenen Schenkel eines zentralvenösen Katheters bzw. an einer eigenen peripheren Leitung infundiert werden sollten.

Bei Umhängen dieser Infusionen sollte man den Patienten überwachen und u. U. ein überlappendes Umhängen mit kleinen Änderungen der alten und neuen Infusion unter entsprechendem Monitoring durchführen (alte Infusion langsam reduzieren, neue Infusion langsam steigern).

Infusion von stark alkalischen Substanzen

Einige Medikamente sind in einem alkalischen Milieu gelöst bzw. von Natur aus stark alkalisch, auch können zusätzlich venentoxische Substanzen zur Infusion notwendig sein. Dabei ist es wichtig, dass der venöse Zugang genauestens überwacht wird (Rötung oder Paravasat). Sowohl periphere als auch zentrale Leitungen müssen auf entsprechende Durchgängigkeit vor und nach der Infusion geprüft werden.

Kurzinfusionen

Medikamente die ein- oder mehrmals täglich gegeben werden oder eine lange Halbwertszeit haben, können als Kurzinfusionen angehängt werden, um kurzzeitige sehr hohe Spiegelspitzen im Blutkreislauf (durch manuelle Injektion) zu verhindern. Auch dabei hängt es von lokalen Richtlinien ab, in welchen Kompetenzbereich der jeweilige Infusionstyp fällt (z. B. zytostatische Therapie: Arzt, wiederholte Antibiotikagabe: Pflege).

Kompatibilität der Infusionen

Soweit möglich sollen alle Infusionen getrennt gegeben werden, bei Mehrfachinfusionen können jedoch kompatible Medikamente zusammen auf einem Schenkel an einer peripheren Leitung oder an einem zentralvenösen Katheter gegeben werden. Dabei ist darauf zu achten, dass die Substanzen untereinander kompatibel sind und auch die Wirkung auf den Patienten durch eine Dosisänderung bzw. Änderung der Geschwindigkeit eines Medikaments keine negativen Auswirkungen auf die parallel dazu laufenden Therapien hat.

Überwachung während des Infundierens

Je nach Art der Therapie kann es entweder nur in Ausnahmefällen zum Auftreten von Nebenwirkungen oder bei anderen Medikamenten zu relativ häufigen Nebenwirkungen kommen. Der Patient sollte seiner Therapie entsprechend überwacht werden. Bei häufig auftretenden Nebenwirkungen sollten die entsprechenden Notfallmedikamente bereitgestellt bzw. auch infusionsfertig gerichtet bereit liegen und eine entsprechende personelle Überwachung und Therapie jederzeit möglich sein.

8.3 Beatmung

Definition

Die maschinelle **Beatmung** dient als Ersatz oder Ergänzung der Spontanatmung bei nicht ausreichender eigener Atmung des Patienten. Die maschinelle Beatmung kann über eine Maske, einen endotrachealen Tubus, ein Tracheostoma oder eine Unterdruckkammer erfolgen. Die Beatmung kann druckkontrolliert oder volumenkontrolliert erfolgen. Die Atemzüge können entweder von der Maschine vorgegeben oder mit der Eigenatmung des Patienten synchronisiert werden.

Folgende Abkürzungen werden zur Beschreibung und Definition von Beatmungen verwendet:
- **Atemfrequenz:** Atemzüge pro Minute werden eingestellt; die Atemfrequenz ist vom Alter des Patienten abhängig.
- **PIP (Inspirationsdruck):** Das ist der am Ende des Einatmens in den Atemwegen erreichte Druck.
- **PEEP (positiv endexspiratorischer Druck):** Der am Ende der Exspiration noch erhalten bleibende Druck dient zur Stabilisierung der kleinen Luftwege und Alveolen.
- **MAP (mittlerer Atemwegsdruck):** Er errechnet sich aus PIP und PEEP. Der Wert sollte nicht zu hoch sein, da bei einem zu hohen Wert Lunge und Kreislauf geschädigt werden können.
- **t-Insp (Inspirationszeit):** Sie hängt mit Exspirationszeit und Atemfrequenz zusammen (I:E-Verhältnis). Um eine ausreichende Ausatmung zu ermöglichen, sollte die Inspiration (I) deutlich niedriger sein als die Exspiration (E). Das normale I:E-Verhältnis beträgt 1:2. Wenn die Inspirations-

zeit zu groß wird, besteht die Gefahr von Air-Trapping und Pneumothorax.
- **Flow (Gasfluss in l/min):** Der Gasfluss fließt entweder kontinuierlich durch die Beatmungsschläuche (Stephanie, Babylog) oder nur während der Inspiration (Evita, Galileo, Servomed).
- **VT (Atemzugvolumen [AZV]):** Es entspricht der Menge an Luft, die pro Atemzug eingeatmet wird (normalerweise 8 ml/kg Körpergewicht).
- **AMV (Atemminutenvolumen):** Das ist die Gesamtmenge des eingeatmeten Volumens pro Minute. Es errechnet sich aus VT und Atemfrequenz.
- **Compliance (Dehnbarkeit der Lunge [Angabe in ml/mbar]):** Die Compliance ist altersabhängig und wird durch die Pathologie der Lungenveränderungen beeinflusst.
- **Resistance:** Sie ist das Maß des Strömungswiderstandes bei der Einatmung (Angabe in mbar/l/sek) und erhöht sich bei obstruktiven Atemwegserkrankungen.
- **Trigger:** Ein Trigger ist sozusagen die Kommunikationsstelle zwischen Beatmungsgerät und Patient. Über einen Trigger kann der Patient einen Atemzug auslösen. Es gibt zwei Möglichkeiten: Der flusskontrollierte Trigger ist wesentlich empfindlicher, da der Patient nur die Luftsäule bewegen muss; beim Drucktrigger muss der Patient einen negativen Druck (Unterdruck) erzeugen, um eine Inspiration auszulösen.

8.3.1 Beatmungsformen

In Abhängigkeit vom Beatmungsgerät gibt es verschiedenste Beatmungsmöglichkeiten: Im Wesentlichen kann man kontrollierte Beatmungsformen (mit volumenkontrollierter und druckkontrollierter Beatmung) von assistierten Beatmungsformen unterscheiden, bei denen es ebenfalls Volumen- und Druckunterstützung gibt.

Außerdem sind noch Hochfrequenzbeatmungen mit speziellen Beatmungsgeräten möglich; dabei wird der Gasaustausch durch eine Oszillation der Luftsäule in den Luftwegen gewährleistet und dabei Atemfrequenzen zwischen 600–3000 Atemzügen pro Min. erreicht.

Bei der Jet-Ventilation erfolgt die Beatmung mit einem dünnen Kanal über den Tubus, bei dem für kurze Zeit mit hohem Druck ein geringes Volumen in der unteren Trachea beatmet wird; die Beatmung erfolgt über die Druckunterschiede. Dabei kommt es zu keiner wesentlichen Druckerhöhung in den Luftwegen.

M *Die Beatmungsform sollte so gewählt werden, dass bei einer schweren Lungenpathologie der Patient soweit analgosediert bzw. relaxiert ist, dass die Beatmung toleriert wird oder bei wachem Patienten die Beatmung den Patienten ausreichend versorgt und es zu keiner Irritation des Patienten durch die Beatmung kommt. Beatmungsschläuche und Beatmungsgerät sollten gut sichtbar und frei zugänglich neben dem Patienten angeordnet sein, sodass Störungen im System wie Diskonnektion oder Wasser in den Beatmungsschläuchen sofort erkannt werden können (Abb. 8.1).*

Die Beobachtung der Beatmung kann mittels Messung der Sauerstoffsättigung über die Pulsoxymetrie, Messung des Kohlendioxids in der Ausatmungsluft, Kapnografie, Messung des Säurebasenhaushaltes und arterieller oder venöser Blutgasanalyse erfolgen. Die Beatmung kann außerdem über eine transkutane O_2- und CO_2-Messung überwacht werden.

Kontrollierte Beatmung

Volumenkontrollierte Beatmung
Bei dieser Beatmungsart ist der Atemzyklus durch Angabe von Atemfrequenz, Atemzugvolumen und PEEP definiert. Der Inspirationsdruck hängt von der Compliance der Lunge und Sedierung bzw. Relaxierung des Patienten ab.

Vorteile. Die Beatmung ist in Bezug auf stabile Blutgaswerte gut einstellbar.
Nachteile. Bei Sekretproblemen oder Änderung der Lungenpathologie kann es zu pathologisch hohen Anstiegen des Inspirationsdruckes kommen. Bei eingestelltem Trigger kann sich der Patient hyperventilieren.

Druckkontrollierte Beatmung
Die Beatmung erfolgt über die Einstellung von Atemfrequenz, Inspirationsdruck und PEEP. In Abhängigkeit der Compliance der Lunge sowie Mitatmung des

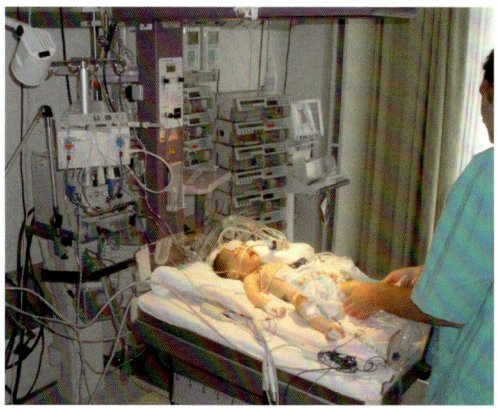

Abb. 8.1 Intubierter Säugling auf der Intensivstation.

Patienten und der Lungenpathologie ändern sich das Atemzugvolumen und damit die Blutgase.

Vorteil. Lungenschädigungen oder negative Einflüsse auf den Kreislauf durch zu hohe Inspirationsdrücke werden durch die konstante Druckeinstellung vermieden.

Nachteil. Bei Sekretproblemen oder Tonusänderung der Muskulatur des Patienten können sich das Atemzugvolumen und damit die Blutgase ändern.

Mischformen

Moderne Beatmungsgeräte bieten auch die Kombination beider Beatmungsmodi an, sodass eine druck- und volumenkontrollierte Beatmung möglich ist: Das Beatmungsgerät passt das Atemzugvolumen in einem eingestellten Inspirationsdruckbereich an.

Vorteile. Der Patient kann einzelne Atemzüge positiv oder negativ beeinflussen, bei Sekretproblemen oder Complianceänderung der Lunge kann das Beatmungsgerät langsam den Druck nachregulieren und sich so einen optimalen Druckbereich zur Beatmung suchen.

> **W** *In weiterer Folge gibt es Beatmungsmodi, die in die Berechnung eines konstanten Atemminutenvolumens auch die Atemfrequenz einbeziehen, sodass bei höheren Atemfrequenzen auch Atemzugvolumen und Inspirationsdruck nach unten reguliert bzw. bei niedrigen Atemfrequenzen beide Werte nach oben reguliert werden.*

Assistierte Beatmungsformen

SIMV (Synchronized Intermittent Mandatory Ventilation)

Bei der Beatmung werden dem Patienten, kontrolliert durch die Maschine, einzelne Atemzüge vorgegeben, wobei diese in einem Zeitfenster getriggert werden können. Die restliche Atmung wird vom Patienten selbst übernommen, sodass er je nach Beatmungsgerät entweder vom PEEP-Niveau einatmen kann oder seine spontanen Atemzüge zusätzlich mit einem eingestellten Inspirationsdruck unterstützt werden. Die vom Beatmungsgerät vorgegebenen Atemzüge können ebenfalls volumen- oder druckkontrolliert sein.

SIPPV (Synchronized Intermittent Positive Pressure Ventilation)

Die SIPPV unterstützt jeden Atemzug mit dem eingestellten Inspirationsdruck und der eingestellten Inspirationszeit. Es besteht die Gefahr einer zu hohen Atemfrequenz mit zu hoher Inspirationszeit und zu geringer Exspirationszeit, sodass bei dieser Beatmung eine Obergrenze der Atemfrequenz eingestellt werden muss.

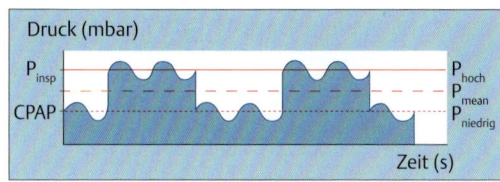

Abb. 8.2 Biphasic Positive Airway Pressure (BIPAP). Die jeweiligen Druckspitzen sind mit der Spontanatmung des Patienten synchronisiert.

BIPAP (Biphasic Positive Airway Pressure)

Bei dieser Beatmungsform werden an der Maschine 2 unterschiedlich hohe Druckniveaus eingestellt (**Abb. 8.2**). Der Patient hat jedoch die Möglichkeit, zu jedem Zeitpunkt des Atemzyklus seine eigenen Atemzüge von dem jeweiligen Druckniveau durchzuführen, d. h. mit sehr viel Aufwand während der Inspirationsphase auszuatmen (z. B. bei Hustenreiz) und während der Exspirationsphase einzuatmen oder sich passiv vom Beatmungsgerät beatmen zu lassen und die eigenen Atemzüge nur unterstützend dazuzugeben. Der Vorteil der Beatmung ist, dass der Patient nie das Gefühl einer Atemnot durch die Beatmung bekommt, da seine eigene Atmung zu jeder Zeit möglich ist. Die Beatmung wird v. a. zur Entwöhnung von langzeitbeatmeten Patienten verwendet, wobei die Entwöhnung über ein Senken des oberen Druckniveaus passiert.

ASB (druckunterstützte Beatmung)

Bei der druckunterstützten Beatmung kann der Patient von seinem PEEP-Niveau mit dem eingestellten Unterstützungsniveau jederzeit ein- und ausatmen. Atemfrequenz und Exspirationszeiten übernimmt der Patient.

CPAP (Continuous Positive Airway Pressure)

Bei der CPAP-Beatmung muss der Patient bei konstantem Druck ein- und ausatmen; sie eignet sich vorwiegend als passive Beatmungsform bei Nasen-CPAP oder Masken-CPAP.

8.3.2 Intubation

Da pädiatrische Patienten einen sehr weiten Gewichtsbereich haben können, ist für die Intubation Material in einem weiten Größenbereich notwendig: Tubusgrößen normalerweise von 2,0–8,0 (mm Innendurchmesser), Laryngoskop mit Spatel in 4–5 verschiedenen Größen, jeweils gerade und gebogen, Magill-Zangen, bei orotrachealer Intubation zusätzlich noch ein Guedel-Tubus, bei Tubus mit Cuff zusätzlich noch ein Cuffwächter (**Abb. 8.3**). Zur Intubation sind zumindest eine Analge-

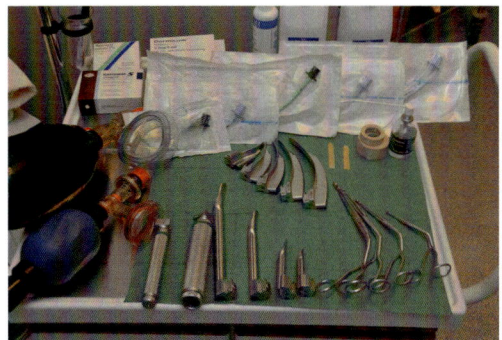

Abb. 8.3 Intubationszubehör. Medikamente zur Sedierung, Laryngoskopspatel gerade und gebogen in 4–5 Größen (0–4), Magill-Zangen, Ambu-Beutel klein und groß, Tuben der Größen 2,0–8,0 (im Foto nur eine Auswahl).

sie, eine Sedierung, unter Umständen eine Relaxierung bzw. ein Kurznarkotikum notwendig.

Die nasotracheale Intubation hat den Vorteil, dass eine Tubusfixierung wesentlich exakter durchgeführt werden kann, dass ein Zubeißen den Tubus nicht obstruiert und die Mundpflege wesentlich einfacher durchgeführt werden kann. Der Nachteil ist, dass sie bei schwierigen Intubationen unter Umständen länger dauert und dann nicht indiziert ist. Während des Intubationsvorgangs muss zumindest eine Möglichkeit einer alternativen Beatmung über eine Maske bestehen. Ist eine normale Intubation nicht möglich, sollte eine endoskopische Intubation vorgenommen werden.

Extubation
Definition. Unter **Extubation** versteht man das Entfernen des endotrachealen Tubus bei wieder erwachtem bzw. genesenem Patienten.

Voraussetzungen. Voraussetzungen für eine Extubation sind:
– ausreichende Eigenatmung unter geringer Atemunterstützung
– gutes Husten beim Absaugen
– bei Spontanatmung keine Apnoen oder Sättigungsabfälle
– ausreichende Funktion der anderen Organsysteme

Bei der Extubation sollte im Falle einer daraufhin bestehenden Ateminsuffizienz eine weitere Therapie mit neuerlicher Intubation möglich sein. Bei noch geschwollenen Atemwegen sollte unter Umständen eine Inhalation mit Micronephrin oder im Falle von leichter Ateminsuffizienz der Patient mit Masken- oder Nasen-CPAP-Beatmung bzw. O_2-Brille unterstützt werden.

Literatur

Chang AC, Hanley FL, Wernovsky G, Wessel DL. Pediatric Cardiac Intensive Care. Baltimore: Lippincott Williams & Wilkins; 1998

Fuhrman BP, Zimmerman JJ. Pediatric Critical Care. 4th Ed. St. Louis: Mosby-Year-Book; 2011

Macnab A, Macrae D, Henning R. Care of the Critically Ill Child. Edinburgh: Churchill Livingstone; 2001

Reisdorff EJ, Roberts MR, Wiegenstein LG. Pediatric Emergency medicine. Philadelphia: Saunders; 1993

Shaffner DH, Nichols DG. Rogers' Textbook of Pediatric Intensive Care, 5th Ed. Baltimore: Lippincott, Williams & Wilkins; 2015

Teising D, Jipp H. Neonatologische und Pädiatrische Intensivpflege. Praxisleitfaden. 6. Aufl. Heidelberg: Springer; 2016

Tobin MJ. Principles and Practice of Intensive Care Monitoring. New York: McGraw-Hill; 1998

9 Ethik (inkl. rechtliche und allg. Aspekte)

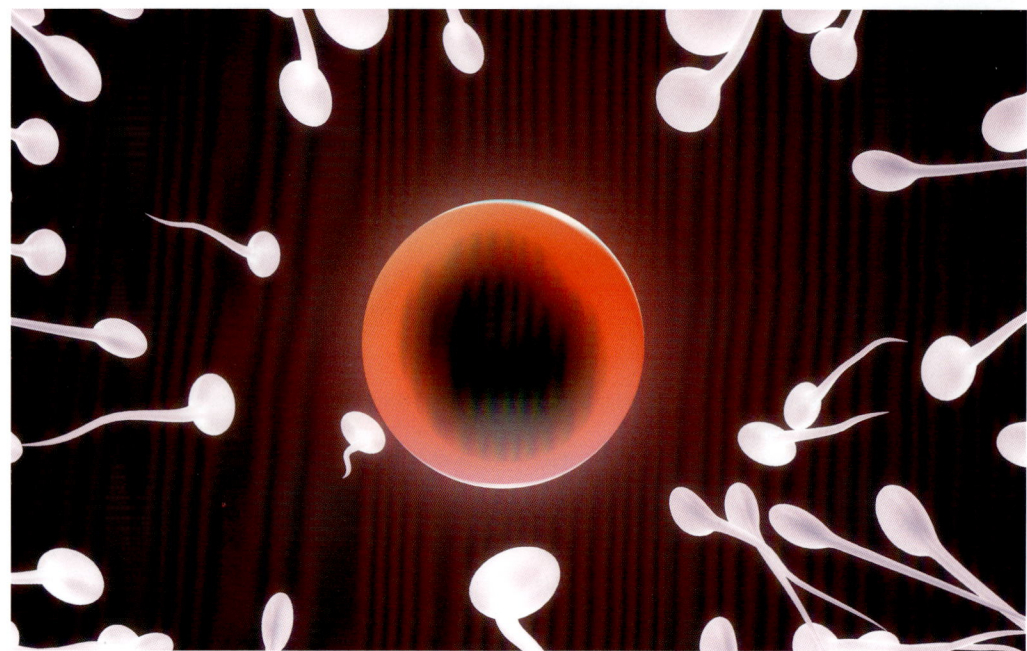

Definition

M *Ethik ist die Lehre vom Ethos. Das griechische Wort Ethos bedeutete ursprünglich einen angestammten gewohnten Platz, später Sitten und Gebräuche. Heute verstehen wir unter Ethos die Verantwortung des Menschen für das Gute und Richtige in Bezug zu anderen Menschen und zur Natur.*

Menschenrechtsdeklarationen, die Konvention der Rechte der Kinder, Bioethikkonventionen, medizinische Ethikdeklarationen (z.B. Eid des Hippokrates, Helsinki-Deklaration, Genfer Ärztegelöbnis) und nationale Rechtsvorschriften basieren auf ethischen Grundregeln. Rechte sind jedoch in manchen Belangen nicht deckungsgleich mit Ethik (Pöltner 2002), bzw. stellen einen ethischen Minimalkonsens dar (z.B. beim Schwangerschaftsabbruch, bei der Sterbehilfe, bei der verbrauchenden Embryonenforschung). Vor allem das Leben des Embryo und Fetus hat einen geringen rechtlichen Schutz.

„Im besten Interesse des Kindes"

Die Präambel des ICN-Ethikkodex für Pflegende enthält auch für die Kinder- und Jugendlichenpflege 4 grundlegende Aufgaben (ICN 2000, 2012):

- Gesundheit fördern
- Krankheit verhüten
- Gesundheit wiederherstellen
- Leiden lindern

Die auch für Kinder und Jugendliche anzuwendenden allgemeinen Ethik-Grundsätze in Medizin und Pflege sind (Körtner 2012):

- Respekt vor Leben und Würde (in jedem Lebensalter)
- Autonomie (in Abhängigkeit von der entwicklungsbedingten Einsichtsfähigkeit)
- Nutzen (salus aegroti suprema lex = Das Wohl des Patienten ist oberstes Gebot)
- nicht schaden (primum non nocere)
- Gerechtigkeit und Solidarität
- Fürsorge

Die übergeordnete ethische Forderung in der Kinder- und Jugendheilkunde ist, alles „im besten Interesse des Kindes" zu tun (Kurz 2005). Der Grundsatz gilt für Ärzte gleichermaßen wie für Pflegepersonen, wobei es in der Pflege darauf ankommt, einem kranken Kind in jedem Krankheitsfall die ihm zustehende Pflege und Begleitung in bestmöglicher Weise angedeihen zu lassen (Körtner 2012). Die Entscheidung, was in einer individuellen Situation im besten Interesse des Kindes ist, bereitet oft Schwierigkeiten. Daher müssen alle im Gesundheitsdienst tätigen Personen immer gewissenhaft ihre Erfahrungen und Beobachtungen überprüfen und anerkanntes Wissen und persönliche Empathie auf die somatischen, mentalen, emotionalen und sozialen Gesundheits- und Entwicklungsbedürfnisse des Kindes richten.

Auf Grund des Artikels 1 der allgemeinen Menschenrechtsdeklaration, wonach „jeder Mensch frei und gleich an Würde und Rechten geboren ist", hat das Kind jeder Altersstufe die vollen Rechte und seine eigene Würde und Identität. Weil Kinder in hohem Maße vom Schutz und der Unterstützung der Erwachsenen abhängig sind, sind alle der Gesundheit des Kindes verpflichteten Personen zum Respekt vor dem einmaligen und unantastbaren Leben des Kindes aufgefordert. Ethische Anschauungen können sich mit gesellschaftlichen Trends ändern, sie sollten aber möglichst frei bleiben von Opportunismus, Populismus, Utilitarismus und Ideologien.

M *Ethisches Verhalten bedeutet neben der Beachtung anerkannter ethischer Richtlinien besonders bei schwierigen Entscheidungen ehrliche und kritische Selbstreflexion zu üben.*

Rechtliche Grundlagen

UN-Konvention der Rechte des Kindes

Die im Jahre 1989 von der Vollversammlung der Vereinten Nationen beschlossene Konvention der Rechte des Kindes enthält auch für die Kinder- und Jugendheilkunde grundlegende ethische Forderungen, die aus den 54 Artikeln sinngemäß zusammengefasst werden können:
- Das Kind hat das fundamentale Recht auf Leben und Würde.
- Kein Kind darf diskriminiert oder benachteiligt werden, – ungeachtet seiner Geburt, seiner Rasse, seines Geschlechts, seines sozialen Status, seiner Nationalität, seiner Religion oder seines Gesundheitszustandes.
- Behinderte Kinder haben die gleichen Rechte.
- Jedes Kind hat das Recht auf Förderung seiner physischen, mentalen, emotionalen und sozialen Entwicklung und Gesundheit.
- Jedes Kind hat das Recht auf Hilfe und medizinische Versorgung auf bestmöglichem Standard, wenn es krank oder verletzt ist.
- Jedes Kind hat das Recht auf Schutz vor Grausamkeit (Kriege), Vernachlässigung, Misshandlung, sexuellem Missbrauch, Ausbeutung und andere Schädigungen.
- Kinder haben das Recht auf altersgerechte Information und Beachtung ihrer Meinung.
- Die Interessen der Kinder haben Priorität, damit ihr Wohl und ihr Schutz gewährleistet werden.

Auf dieser Grundlage wurde 1998 von der World Medical Association (WMA 1998) die „Declaration of Ottawa on the Rights of the Child to Health Care" erstellt. Wenn auch die Kinderrechtskonvention nur teilweise in die nationalen Rechtsvorschriften übernommen wurden, korrelieren diese weitgehend mit den Bestimmungen des Krankenpflegegesetzes (Weiss u. a. 2014). Das gilt auch für die Kinder- und Jugendheilkunde. Der Forderung der „Confederation of European Specialists in Paediatrics", heute „European Academy of Paediatrics" genannt, aus dem Jahr 1988, eigene Ethikarbeitsgruppen einzurichten, sind die nationalen Gesellschaften für Pädiatrie weitgehend gefolgt.

Rechtliche Vorgaben der Berufspflichten und Tätigkeitsbereiche der Krankenpflege

Für die Kinder- und Jugendkrankenpflege legt das österreichische Gesundheits- und Krankenpflegegesetz unter anderem die folgenden rechtlichen Bestimmungen für die Berufspflichten und Tätigkeitsbereiche vor (Weiss u. a. 2014, Körtner 2012), die gleichzeitig Ethik-Richtlinien enthalten und hier in verkürzter Form wiedergegeben werden. Korrelierende Richtlinien finden sich in der Berufsordnung des Deutschen Berufsverbands für Pflegeberufe (DBfK) und im Leitfaden des Schweizerischen Berufsverbands der Pflegefachfrauen und Pflegefachmänner (SBK).

Allgemeine Berufspflichten. Sie beinhalten Folgendes:
- Die Ausübung der Tätigkeit sollte nach Maßgabe der fachlichen und wissenschaftlichen Erkenntnisse ohne Unterschied der Person erfolgen.
- Die Pflicht der Hilfeleistung besteht bei drohender Gefahr des Todes oder einer beträchtlichen Körperverletzung oder Gesundheitsschädigung.
- Die regelmäßige Fortbildung ist Pflicht.
- Die Dokumentationspflicht umfasst die Pflegeanamnese, Pflegediagnose, Pflegeplanung und den Durchführungsnachweis der Pflegemaßnahmen. Außerdem ist die verlangte Einsicht in die Pflegedokumentation den Patienten, bzw. dem gesetzlichen Vertreter des Kindes zu gewähren.
- Es besteht Verschwiegenheits-, Anzeige-, Melde- und Auskunftspflicht, die allerdings in bestimmten Situationen aufgehoben sind.

Gehobener Dienst für Gesundheits- und Krankenpflege. Die entsprechende Berufsbezeichnung in Österreich ist diplomierte(r) Gesundheits- und Krankenpfleger(in) (in Deutschland: Gesundheits- und Krankenpfleger(in), Gesundheits- und Kinderkrankenpfleger(in) und in der Schweiz: diplomierte(n) Pflegefachfrau/-mann und Kinderkrankenschwester/Kinderkrankenpfleger). Die fol-

genden Tätigkeitsbereiche werden im österreichischen Gesundheits- und Krankenpflegegesetz dargestellt:
- Spannbreite der zu erfüllenden gesundheitsfördernden, präventiven, diagnostischen, therapeutischen, rehabilitativen und palliativen Pflegemaßnahmen für körperliche und psychische Erkrankungen, einschließlich der Betreuung schwerkranker, behinderter und sterbender Patienten, in mobilen, ambulanten, teilstationären und stationären Versorgungsbereichen.
- Die zu erfüllenden eigenverantwortlichen, mitverantwortlichen und interdisziplinären Tätigkeitsbereiche, inkl. der Vorschriften für die Durchführung ärztlicher Anordnungen, der Präzisierung der vom Arzt delegierten, mitverantwortlichen invasiven Tätigkeiten und der Trennung der spezifischen Verantwortungsbereiche zwischen Arzt und Pflegeperson. Es soll herausgehoben werden, dass die Anordnungsverantwortung beim Arzt, die Durchführungsverantwortung beim Angehörigen des gehobenen Dienstes der Gesundheits- und Krankenpflege liegt.
- Eine differenzierte Darstellung der Kompetenzbereiche und Spezialisierungsformen findet sich in der Gesundheits- und Krankenpflegegesetz-Novelle (GuKG 2016).
- Die zu erfüllenden speziellen Tätigkeitsbereiche der Kinder- und Jugendlichenpflege, die das gesamte Spektrum der Pflege und Betreuung bei körperlichen und psychischen Erkrankungen im Kindes- und Jugendalter (von der Geburt bis zum 18. Lebensjahr) und im Besonderen die Pflege und Ernährung bei Neugeborenen und Säuglingen, die Pflege und Betreuung behinderter, schwerkranker und sterbender Kinder und Jugendlicher, die pflegerische Mitarbeit in der Gesundheitsforschung, Krankheitsverhütung und Rehabilitation umfassen. Die Inhalte der Weiterbildung zu akademischen Experten der Kinder- und Jugendlichenpflege sind im Curriculum gemäß § 9 FHStg 2015 niedergelegt.

Rechte des Kindes im Krankenhaus

Die European Association for Children in Hospital hat 1988 die EACH-Charta (EACH 1988) herausgegeben, damit die heutigen Erkenntnisse nicht nur über die körperlichen, sondern auch über die seelischen, emotionalen und sozialen Bedürfnisse von stationär aufgenommenen Kindern verschiedener Entwicklungsstufen angemessen berücksichtigt werden. Die wesentlichen Richtlinien der 10 Artikel sind:
- Kinder werden nur im Krankenhaus aufgenommen, wenn eine Behandlung außerhalb nicht mehr verantwortbar ist.
- Es ist das Recht der Kinder, ihre Eltern jederzeit bei sich zu haben
- Mitaufnahme eines Elternteils soll bei der Aufnahme eines Kindes angeboten werden.
- Eltern und Kinder sollen entsprechend ihrem Verständnis angemessen informiert und körperliche und seelische Belastungen minimiert werden.
- Eltern sollen in die medizinischen Entscheidungen einbezogen werden. Jedes Kind soll vor unnötigen Maßnahmen geschützt werden.
- Kinder sollen gemeinsam mit anderen Kindern betreut werden und nicht auf Erwachsenenstationen.
- Kinder haben das Recht auf eine kindgerechte Umgebung mit Möglichkeit zu Spiel, Erholung und Schulbildung.
- Kinder sollen durch qualifiziertes Personal betreut werden.
- Die Kontinuität der Pflege kranker Kinder soll durch das zuständige Team sichergestellt sein.
- Den Kindern soll mit Respekt und Verständnis für ihre Bedürfnisse in den verschiedenen Entwicklungsphasen begegnet werden, inklusive der Wahrung der Intimsphäre.

Information und Einwilligung/Zustimmung

Voraussetzung für die erforderliche kindgerechte Information über geplante Medizin- und Pflegemaßnahmen ist die Fähigkeit zu empathischer Kommunikation (Damm L. et al. 2014) (Kap. 10). Die gesetzlichen Vertreter und die Kinder haben das Recht auf umfassende Information über Grund und Art der beabsichtigten Maßnahmen (Kurz 2005, Kurz 2005/2006). Das Pflegepersonal ist in den Informationsprozess einbezogen und trägt wesentlich dazu bei, dass Kinder in einer Sprache informiert werden, die ihrem Alter angepasst ist.

Kinder können i.Allg. ab dem 9. Lebensjahr das Wesentliche ihrer Krankheit, sowie Zweck, Durchführung und Risiko pflegerischer und ärztlicher Maßnahmen verstehen. Die meisten Kinder erreichen die Fähigkeit für abstraktes Denken im Alter von 14 Jahren. In der Kinder- und Jugendheilkunde erhalten Eltern und Kinder i.Allg. auch im Falle schwerer Erkrankungen eine volle und ehrliche Information. Anschließend werden die gesetzlichen Vertreter, das sind meistens die Eltern, um die Einwilligung zur Behandlung des Kindes ersucht (informed consent).

Bei einwilligungsfähigen Jugendlichen ab dem 14. Lebensjahr ist es wesentlich, die Vertraulichkeit zu wahren, außer es bedeutet einen schwerwiegenden Nachteil oder möglichen Schaden, die Eltern nicht zu informieren. Auch jüngere Kinder, die noch nicht kompetent für die autonome Einwilligung sind, werden um ihre Zustimmung gefragt (informed assent). Die Meinung des einsichtsfähigen Kindes sollte gehört und respektiert werden. Einzelheiten ethischer Fragen zu Alter und Kompetenz des Kindes, zu Qualität und Quantität der Information, zu besonderen Situationen und Umständen und zur Ablehnung von Interventionen finden sich u. a. in den Publikationen der CESP, bzw. der „European Academy of Paediatrics" (EAP) (De Lourdes Levy u. a. 2003, Gill u. a. 2003).

„Gute klinische Praxis" in der pädiatrischen Forschung

Da Pflegepersonen regelmäßig in klinischen Studien mitarbeiten, ist es für sie notwendig, über die EU-weit anerkannten Ethik-Richtlinien im Wesentlichen Bescheid zu wissen (Kurz 2003, Markmann 2010). Optimale medizinische Versorgung basiert auf der wissenschaftlichen Überprüfung der angewandten diagnostischen und therapeutischen Maßnahmen. Es besteht jedoch für das Kindes- und Jugendalter ein deutlicher Mangel an evidenzbasiertem Wissen vor allem über kindspezifische Wirksamkeit und Nebenwirkungen pharmazeutischer Präparate und anderer Medizinprodukte. Ungefähr die Hälfte der bei Kindern in Krankenhäusern verordneten Medikamente, bei denen die Erwachsenendosis einfach auf das Kind umgerechnet wird, sind nur in Erwachsenenstudien erforscht und daher für das Kind noch nicht registriert (zugelassen). Solche Medikamente haben eine dreifach höhere Nebenwirkungsrate.

Es ist eine ethische Notwendigkeit, wichtige Medikamente mit anerkannten Forschungsmethoden in kindgerecht geplanten Studien zu untersuchen. Der Grundsatz muss aber mit der ethischen Forderung in Einklang stehen, dass bei der Durchführung von Studien beim Kind die Integrität und Würde des Kindes geschützt und seine entwicklungsspezifische Verletzlichkeit, die Minimierung von Risken und Belastungen und die eingeschränkte Fähigkeit zur autonomen Einwilligung in eine Forschungsstudie berücksichtigt werden. Außerdem darf Forschung beim Kind nur zur Beantwortung pädiatrischer Fragen angewandt werden und das voraussehbare Nutzen-Risiko-Verhältnis muss eindeutig zugunsten des Gruppen- oder Einzelnutzens sprechen.

Das in eine klinische Studie einbezogene einsichtsfähige Kind muss entsprechend seiner Verständnisfähigkeit über Sinn, Nutzen und Risiko der Studie informiert und nach seiner Zustimmung gefragt werden, wobei die gültigen Bestimmungen der nationalen Arzneimittel- und Medizinproduktegesetze zu berücksichtigen sind. Bei dem Prozess ist die Mitwirkung der Pflegepersonen besonders hilfreich. Von mindestens einem gesetzlichen Vertreter des Kindes ist immer die schriftliche Einwilligung nach umfassender, standardisierter Information erforderlich. Jede klinische Studie muss vor Beginn von der zuständigen Ethikkommission, in der pädiatrische Experten inklusive kompetenter Pflegepersonen vertreten sind, evaluiert werden und ein positives Votum bekommen.

Entscheidungsfindung in extremen Situationen und Sterbebegleitung

Der moderne technische Fortschritt führt auch in der Pädiatrie zunehmend zu Situationen, in denen eine Entscheidung getroffen werden muss, ob es im besten Interesse des Patienten liegt, lebenserhaltende Maßnahmen fortzusetzen oder abzubrechen (Führer u. a. 2006 und 2009, Kurz 2001), wenn keine Aussicht auf Besserung besteht und die Lebenserhaltung mit künstlichen Maßnahmen nur noch unerträgliches Leid bedeutet (passive Sterbehilfe). Es geht um die Würde im Leben und Sterben des Kindes, wobei Behinderung an sich keinen Grund zur Vorenthaltung oder zum Abbruch lebenserhaltender Maßnahmen bedeutet. Die umfassende Überprüfung aller Fakten über Therapiemöglichkeiten und Prognose mit einschlägigen Experten ist Voraussetzung für eine Entscheidung. Wenn Zweifel bestehen, sollten alle verfügbaren Maßnahmen zur Lebenserhaltung erfolgen.

Eine aktive Beendigung des Lebens des Kindes (aktive Sterbehilfe) durch Verabreichung tödlicher Medikamente wird in der Pädiatrie abgelehnt. Im zunehmenden Maße erfolgt der Entscheidungsprozess im Team des zuständigen Personals, unter Umständen unter Einbindung eines Ethikkomitees, wobei Pflegepersonen in die Entscheidung wesentlich eingebunden sind. Eltern und einsichtsfähige Kinder und Jugendliche sollten auf feinfühlige Weise in den Prozess einbezogen werden. Bei einsichts- und urteilsfähigen Minderjährigen sollte auch eine vorsorgliche Willenerklärung im Sinne einer schriftlichen Patientenverfügung berücksichtigt werden. Die letzte Entscheidung trägt jedoch der behandelnde Arzt (Positionspapier der KGKJ 2009).

> **P** *Jede Anordnung muss genau im Pflegebericht vermerkt werden. Bei Patienten, deren Tod nicht mehr abzuwenden ist oder deren Leben nicht mehr mit allen Mitteln erhalten wird, liegen die empathischen, Kulturen, Religionen und Gebräuche respektierenden und psychisch unterstützenden Gespräche mit Kindern und Eltern, sowie die umfassende palliative Pflege mit Vermeidung von Schmerzen, Durst, Hunger und Einsamkeit vorwiegend in den Händen der Pflegepersonen. Die kontinuierliche Trauerarbeit sollte den Eltern auch über den Tod des Kindes hinaus angeboten werden. In zunehmendem Maße stehen für Kinder und Jugendliche sowohl stationär als auch ambulant spezialisierte Hospiz- und Palliativteams zur Verfügung (Nemeth 2016), in die das Pflegepersonal eingebunden ist.*

Für die Erstversorgung von Frühgeborenen an der Grenze der Lebensfähigkeit gibt es ein neonatologisches Konsensus-Statement (ÖGKJH 2007), wonach Frühgeborene vor Vollendung von 22 Schwangerschaftswochen nach den heutigen Möglichkeiten nicht lebensfähig sind und daher nur palliativ betreut werden sollten. Nach der 22. Schwangerschaftswoche hängt die Indikation zu intensivtherapeutischen Maßnahmen von der postpartalen Vitalität ab.

Schlussfolgerungen

Pflegepersonen und Ärzte sollten in kontinuierlicher Zusammenarbeit als eingeschworenes Team Beschützer und Anwälte für die Wahrung des angemessenen Respekts vor der Würde, den Rechten und den essentiellen körperlichen, geistigen, emotionalen und sozialen Bedürfnissen der Kinder und Jugendlichen in Medizin und Gesellschaft sein und vorbildhaft im besten Interesse des Kindes handeln.

Literatur

Allgemeine Erklärung der Menschenrechte. Online im Internet: http://www.unhchr.ch/udhr/lang/ger.htm; 02.12.2008

Curriculum FHStg 2015. http://www.curriculum_matrix_kip_akad_14_2015_03_17(1).pdf

Damm L, Leis U, Habeler W, Habeler U (Hrg). Ärztliche Kommunikation mit Kindern und Jugendlichen. Wien, Berlin: LIT-Verlag, 2014

De Lourdes-Levi M et al. Informed consent/assent in children. Eur J Pediatr 2003; 629: 629

Die Rechte von Kindern und Jugendlichen. http://www.kinderrechte.gc.at

Führer M, Duroux A, Borasio GD, Hrsg. Können Sie denn gar nichts mehr für mein Kind tun? Therapiezieländerungen und Palliativmedizin in der Pädiatrie. Münchner Reihe Palliative Care Bd 2. Stuttgart: Kohlhammer; 2006

Führer M, Duroux A, Jox RJ, Borasio GD. Entscheidungen am Lebensende in der Kinderpalliativmedizin. Fallberichte und ethisch-rechtliche Analysen. Monatsschr Kinderheilkd 2009; 157: 18

Gesundheits- und Krankenpflegegesetz (GuKG-Novelle 2016). http://www.parlament.gv/PAKT/VGH/XXV/I/I_01194/frame_538956.pdf

Gill D, Ethics Working Group of CESP. Guidelines for informed consent in biomedical research involving paediatric populations as research participants. Eur J Pediatr 2003; 162: 455

ICN Code of Ethics for nurses: International council of nurses. Revised 2012. http://www.icn.ch/images/stories/documents/about/icncode_english.pdf

ICN Ethikkodex für Pflegende. Online im Internet: http://www.pflegewiki.de/wiki/Ethik_Kodex_f%C3%BCr_Pflegende; 02.12.2008

Kommission für ethische Fragen der Deutschen Akademie für Kinder- und JUgendmedizin e.V. (DAKJ). Positionspapier zur Begrenzung lebenserhaltender Therapie im Kinder- und Jugendalter. Monatsschr Kinderheilkd 2009; 157: 43

Körtner UHJ. Grundkurs Pflegeethik. Wien: Fakultas UTB; 2004–2012

Kurz R. Decision making in extreme situations involving children: Withholding or withdrawal of life supporting treatment in paediatric care. Recommendations of the Ethics Working Group of CESP. Eur J Pediatr 2001; 160: 214

Kurz R. Ethik in der pädiatrischen Forschung. Monatsschr Kinderheilk 2003; 151: 214

Kurz R. Im besten Interesse des Kindes. In: Kenner T, Plöchl E. Medizinische Ethik im Brennpunkt. Macht und Ohnmacht der modernen Medizin. Heilbronn: SPS Verlagsgesellschaft; 2005

Kurz R. Ethik in der Pädiatrie. Pädiat Prax 2005/2006; 67: 203

Markmann G, Niethammer D (Hrg). Ethische Aspekte in der Pädiatrischen Forschung. Köln: Deutscher Ärzteverlag; 2010

Nemeth C, Peltari L. Pädiatrische Hospiz- und Palliativversorgung in Österreich, Deutschland und Schweiz. Paediatr Paedolog 2016: 51–244

Österreichische Gesellschaft für Kinder- und Jugendheilkunde. Arbeitsgruppe für Neonatologie und pädiatrische Intensivmedizin: Erstversorgung von Frühgeborenen an der Grenze der Lebensfähigkeit. Online im Internet: http://www.docs4you.at/Content.Node/Spezialbereiche/Neonatologie/erstversorgung_von_fruehgeborenen_an_der_grenze_der_lebensf.php; 02.12.2008

Pöltner G. Grundkurs Medizin-Ethik. Wien: Fakultas UTB; 2002

Weiss-Faßbinder S, Lust A. Gesundheits- und Krankenpflegegesetz. Wien: Manz; 2014

World Medical Association. Declaration of Ottawa on the Right of the Child to Health Care. Online im Internet: http://www.wma.net/e/policy/c4.htm; 02.12.08

10 Sozialpädiatrie

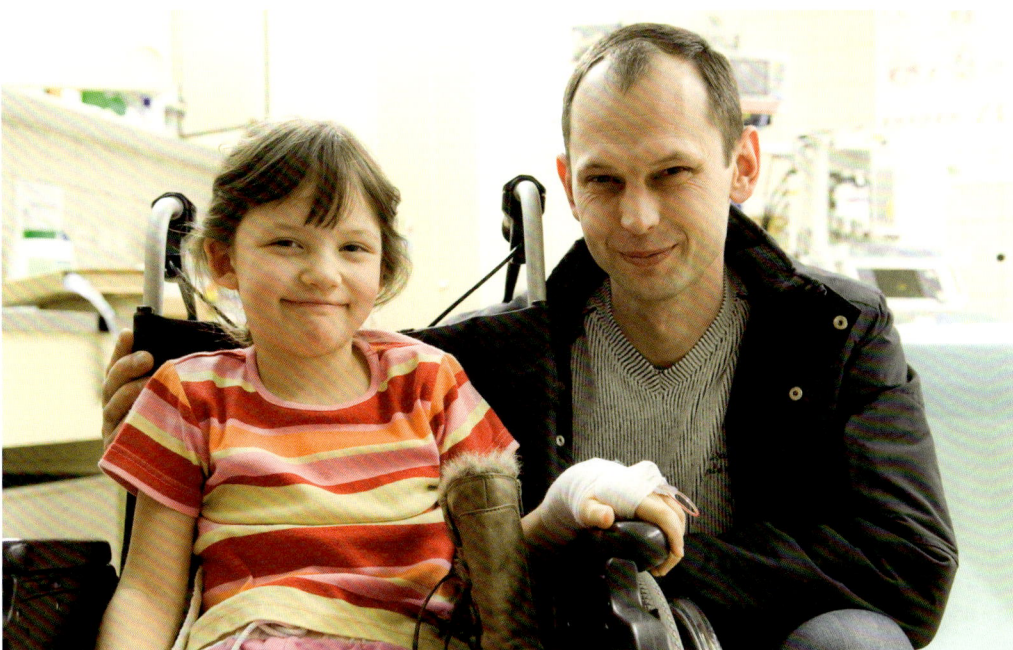

Definition

Sozialpädiatrie ist ein Fachbereich, der sich durch die gesamte Kinderheilkunde zieht, soweit Gesundheit und Krankheit des Kindes und Jugendlichen in wechselseitiger Beziehung zur Umwelt, im Besonderen zu Familie und Gesellschaft stehen (OGKJH 2015, Schlack 2014)

In der Kinder- und Jugendlichenpflege tätige Personen sind in den sozial relevanten Bereichen der Pädiatrie weitgehend und in zunehmendem Maße eingebunden (Hoehl u.a. 2012). Die enge Kooperation mit dem Pädiater und anderen gesundheitsrelevanten Berufvertretern, aber auch der eigenverantwortliche Einsatz richten sich grundsätzlich nach den im Gesundheits- und Krankheitspflegegesetz (Weiss u.a. 2014) festgelegten Aufgaben (s. Kap. 9).

Inhalte der Sozialpädiatrie

Sozialpädiatrie befasst sich vorwiegend mit den im Folgenden beschriebenen Inhalten.

Gesundheit in Bezug auf Familie und Gesellschaft erhalten und fördern

Gesundheit wird dabei im ganzheitlichen Sinn als körperliche, geistige, psychische und soziale Einheit betrachtet (Schlack u.a. 2009, Muntean 2000, Kurz 2001, Hoffmann u.a. 2014). Dazu zählt u.a. die Auseinandersetzung mit epidemiologischen Gegebenheiten und die Mitwirkung am Netzwerk präventiver gesundheitserhaltender und gesundheitsfördernder Maßnahmen (primäre und sekundäre Prävention), in die Familien und die Gesellschaft eingebunden sind, z.B. das Spektrum der Mutter-Kind-Pass-Untersuchungen, die Unfallvorsorge, die Impfungen, die SIDS-Prävention, die Jugendlichenberatung und Suchtprävention (s. Kap. 4).

In Europa werden in den Ländern sehr unterschiedliche Pflegepersonen in diese Netzwerke eingebunden. So sind in den nördlichen Ländern vorwiegend mobile Pflegepersonen in den Familien unterwegs, um sie in Fragen der gesunden Ernährung, der körperlichen und psychischen Hygiene, in psychosomatischen und anderen Entwicklungsfragen, in Sicherheitsvorsorge im und außer Hause u.a. zu begleiten. In allen Ländern sind es vielfach die Pflegepersonen, die in Betreuungsstellen der Gesundheitsämter, in Ambulanzen und auf Krankenstationen Eltern und Kinder in Gesundheitsfragen beraten. Auf den Krankenstationen eignen sich dazu besonders Rooming-in-Einheiten (s. Kap. 9) und im Praxisbereich die Hauskrankenpflege, die auch im pädiatrischen Bereich eine vorteilhafte Ausweitung erfährt. Das Wissen um körperliche und seelische Bedürfnisse hat dabei besondere Wichtigkeit.

Soziale Auswirkungen von Zuständen und Krankheiten erkennen und mitbetreuen

Soziale Auswirkungen von Zuständen und Krankheiten können das Zusammenleben beeinträchtigen und davon betroffene Kinder und Jugendliche, z.T. mit ihren Familien, auszugrenzen drohen und ihre Entwicklung gefährden (Hoehl u.a. 2012, Schlack u.a. 2009, Hoffmann u.a. 2014).

In diesen Bereich der kurativen Medizin, bzw. der tertiären Prävention fallen alle Formen körperlicher, geistiger und psychischer Entwicklungsstörung. Der Einsatz von Pflegepersonen ist dabei besonders vielseitig und konzentriert sich auf die Langzeitbetreuung von Kindern und Jugendlichen in Spezialambulanzen, klinischen Abteilungen und Pflegestationen (Heimen). Gerade für die Betreuung der Kinder und Jugendlichen mit verschiedenartigen chronischen Krankheiten ist eine krankheitsspezifische Aus- und Fortbildung nötig.

Aufwendige Langzeitbetreuung benötigen vor allem Kinder und Jugendliche mit Krankheiten der pädiatrischen Onkologie (Krebserkrankungen) und Hämatologie (z.B. Leukämien, Hämophilien), Kardiologie (z.B. Herzfehler), Pulmonologie (z.B. Mukoviszidose), Gastroenterologie (z.B. Morbus Crohn, Colitis ulcerosa), Neurologie (z.B. perinatale Hirnschäden, Epilepsie) und angeborenen Stoffwechselstörungen (z.B. Speicherkrankheiten), Rheumatologie (chronische Arthritis), Endokrinologie (z.B. Diabetes), Psychosomatik (z.B. Anorexia nervosa) und kinderchirurgischen Krankheiten (z.B. Fehlbildungen des Darms). Es können sich dabei enge und geradezu freundschaftliche Beziehungen zwischen Pflegepersonen, Kindern und Eltern knüpfen, die den oft schwer beeinträchtigten Betroffenen und den Familien Sicherheit im Umgang mit den komplizierten Therapiemaßnahmen bieten, ihre Persönlichkeit stärken und ihnen Mut, Selbstwertgefühl und Fähigkeiten vermitteln, damit sie trotz ihres Handicaps im Zusammenleben mit gesunden Altersgenossen bestehen können.

Zusätzlich sind Pflegepersonen dafür prädestiniert, sich auch in Elternselbsthilfegruppen zu engagieren. Besondere Einfühlsamkeit benötigen auch geistig behinderte Kinder und Jugendliche. Neben der pflegerischen Professionalität im Hinblick auf die vorliegende Behinderung ist der Respekt vor der Würde des Andersseienden und die Kunst der Kommunikation von herausragender Bedeutung (s. unten).

Zustände und Krankheiten erkennen und betreuen, die durch krankmachende Einflüsse eines gestörten sozialen Zusammenlebens verursacht oder begünstigt werden

Dazu gehören Vernachlässigung, Missbrauch und Misshandlung (s. Kap. 19), Süchte jeder Art, Psychosomatosen und exogen getriggerte Psychopathologien (s. Kap. 35). Für den Umgang mit solchen Patienten, für die Erkennung von Krankheitszeichen, Verhaltensstörungen, z.B. Essstörungen, und seelischer Not und für die empathische und professionelle Begleitung betroffener Kinder und Jugendlicher sind Pflegepersonen vor allem dann von maßgeblicher Hilfe, wenn sie längere Zeit, bzw. kontinuierlich mit diesen Patienten in Kontakt sind, z.B. in Spezial- und Allgemeinpädiatrie-Ambulanzen (Schreibaby-Ambulanzen u.a.), Krankenstationen und anderen Institutionen. Folgerichtig nehmen in den letzten Jahrzehnten psychosoziale Pflegeinhalte zunehmenden Raum in der Ausbildung der Kinder- und Jugendlichenpflege ein. Wichtig ist dabei die Rollenfindung der Pflegepersonen in der Zusammenarbeit mit der Jugendhilfe, Kinderschutzinstitutionen u.a., die über den pädiatrischen Bereich hinaus reichen.

Respekt vor der Würde des kranken Kindes und Jugendlichen

M *Die wichtigste Voraussetzung für das angemessene soziale Verhalten von Arzt und Pflegepersonen gegenüber kranken Kindern und Jugendlichen ist der Respekt vor der Würde des Patienten (Kurz 2003).*

Würde ist die dem Menschen kraft seines inneren Wertes zukommende Bedeutung, – das ist der Wert des Menschseins an sich und hängt nicht von einzelnen Eigenschaften ab, wie von körperlichen oder geistigen Fähigkeiten, Alter, Entscheidungsfähigkeit, Krankheit oder Bewusstsein (Menschenwürde, Definition 2017).

Da der „erste Beruf" des Kindes ist, in dieser Welt zu leben, braucht es eine Umwelt, die seine ihm zustehende Würde von Anbeginn seines Lebens respektiert, dementsprechend seine existentiellen Bedürfnisse erfüllt und seine Entwicklung fördert. Das lateinische Wort für Würde heißt Dignitas und bedeutet ursprünglich das, was einem Menschen zusteht.

Großwerden und Erziehung liegen primär in der Verantwortung der Eltern. Das beinhaltet im Wesentlichen das Angebot eines Milieus, das emotionale Sicherheit bietet und vertrauensbildend ist, sowie die angemessene Bereitstellung von altersentsprechender Nahrung, Kleidung, Wohnmöglichkeit, Hygiene und anderer körperlicher Grundbedürfnisse, die Durchführung gesundheitlicher Vorsorgemaßnahmen, die entwicklungsspezifische geistige und soziale Förderung in

Zusammenarbeit mit Kindergarten und Schule und die Inanspruchnahme einer bestmöglichen medizinischen Versorgung (www.kinderrechte.gv.at).

Je schwieriger jedoch das Leben des Kindes durch angeborene oder erworbene Krankheiten oder durch Vernachlässigung ist, desto wichtiger ist es, dass das Kind zusätzlich unterstützt und durch die Gesellschaft professionell begleitet wird. Dieser Anspruch ist nur durch gezielten multi-, inter- und intradisziplinären Einsatz der für das Wohl der Kinder zustehenden Experten erfüllbar (Kurz 1991). Grundprinzip und Prämisse ihrer Arbeit ist jedoch, die genannte familienspezifische Qualität des sozialen Umfelds unter geänderten Bedingungen zu erhalten und wiederherzustellen.

Kinder mit besonderen Bedürfnissen (Behinderung)

In der Medizin gibt es noch keine einheitliche Definition. Behinderung wird vielfach als dauerhafte, allenfalls symptomatisch behandelbare Beeinträchtigung des physischen oder psychischen Zustands bezeichnet, die angeboren oder erworben sein kann.

> **M** *Behinderung* ist Folge einer Schädigung (impairment) der anatomischen, physiologischen oder psychologischen Strukturen, die sich in verminderten Fähigkeiten (disabilities) äußert, „normale" Aktivitäten auszuführen, was für die Betroffenen Benachteiligungen in sozialer Hinsicht (handicaps) bedeutet.

Es besteht jedoch die Kritik, dass diese Definition der WHO defizitorientiert sei, weshalb heute die erhalten gebliebenen Funktionen und Aktivitäts- und Partizipitätsfähigkeiten entsprechend der ICN-Klassifikation in den Vordergrund gerückt werden. (Schlack 2014, Hollenweger 2011). Im Umgang mit Betroffenen und deren Familien verwendet man besser die Bezeichnung „Kinder mit besonderen Bedürfnissen".

Jede Krankheit kann in Abhängigkeit von Lokalisation und Schwere der organischen oder psychosozialen Schädigung zur Behinderung führen. Zur professionellen Betreuung der Patienten benötigen Arzt und Pflegeperson gleichermaßen organspezifisches ärztliches, bzw. pflegerisches Wissen und Fähigkeiten und darüber hinaus psychologisches, heil- und sozialpädagogisches Wissen und Geschick. Neben pflegerischen Spezialmaßnahmen liegen das Training von Kindern und Eltern und Gespräche über Lösungen von krankheitsspezifischen Problemen, über Schwierigkeiten des Lebens in der Gesellschaft und über krankheitsunspezifische Alltagssorgen häufig und vorwiegend in den Händen spezialisierter Pflegepersonen (s. auch S. 90f).

Umgang mit zerebral-geschädigten Kindern und Jugendlichen und ihren Familien

Aufklärung der Eltern

Diagnose und Festlegung des individuellen Hilfebedarfs sollten durch neuropädiatrische Teams erfolgen. In die anschließenden Diagnose- und Therapiegespräche zwischen Arzt und Eltern bzw. größeren Kindern sind Pflegepersonen häufig eingebunden und stellen den verlängerten Arm der ärztlichen Informationen dar, klären Unverstandenes, helfen Unsicherheiten und Ängste zu beseitigen, sind mit privaten Begleitproblemen konfrontiert, setzen die medizinischen Verordnungen praktisch um und kooperieren mit anderen Experten.

Die Art und Weise der Gespräche, vor allem der Erstgespräche, ist mitbestimmend für die Einstellung der Eltern zu ihrem behinderten Kind und für die Bereitschaft zur Akzeptanz und Förderung ihres Kindes (Kurz 2016).

Grundregeln der Aufklärung

Für eine kompetente Aufklärung gelten folgende Regeln:
- Die Aufklärung sollte so ehrlich und sobald wie möglich, bei Bedarf auch bereits im Wochenbett erfolgen.
- Wenn möglich sollte die Mitteilung beiden Eltern gleichzeitig gemacht werden, um Missverständnisse und Fehlinterpretationen zwischen den Partnern zu vermeiden.
- Das Gespräch sollte möglichst in ungestörter Umgebung geführt werden.
- Die eigene Akzeptanz des behinderten Kindes sollte den Eltern und Kindern durch die Art der Zuwendung sicht- und spürbar gemacht werden.
- Arzt und Pflegepersonen sollten sich Zeit für Rückfragen der Eltern nehmen.
- Nach Mitteilung schwerwiegender und gefährlicher Diagnosen machen Eltern häufig klassische Erlebnisphasen durch: Schock, Abwehr, Aggression, Resignation, Depression und Schuldgefühle. Die Phasen zu erkennen und Eltern kontinuierlich zu begleiten, hilft ihnen zu einer neuen Identitätsfindung und Bereitschaft zur Mitarbeit.
- Informationsgespräche sollten immer in Abstimmung mit dem zuständigen Arzt erfolgen..

Prinzipien der Rehabilitation

Der Neuropädiater ist i.d.R. der „primus inter pares" (lat. Erster unter Gleichen) bei Diagnose und Erstellung des individuellen Förderplans, unmittelbar unterstützt durch Pflegepersonen und Therapeuten, in enger Kooperation mit Frühförderern, Psychologen, Pädagogen,

Sozialarbeitern und anderen einschlägigen Berufgruppen in Abhängigkeit vom altersgemäßen Hilfebedarf.

Entscheidend für die günstige Beeinflussung der Behinderung, die Vorbeugung einer Verschlechterung und möglicher Sekundärfolgen und die wirksame Förderung vorhandener Fähigkeiten mit dem Ziel der Eingliederung in die Gesellschaft sind die Prinzipien der sozial- und heilpädagogischen Frühförderung und Familienbegleitung (Kurz 1997, Thurmair u. a. 2007).

Prinzipien der sozial- und heilpädagogischen Frühförderung und Familienbegleitung. In den ersten Lebensjahren hat das Gehirn auf Grund seiner Plastizität eine erhöhte Fähigkeit zur Reorganisation, Kompensation und Transformation, sodass besonders in dieser Phase noch vorhandene Ressourcen und Begabungen am besten gefördert werden können. Nach neuesten Erkenntnissen der Bindungsforschung wird die Hirnentwicklung ganz wesentlich von der familiären und sozialen Umwelt beeinflusst (Kurz 2013). Urvertrauen und das Gefühl des Angenommenseins in emotionaler Geborgenheit üben eine entscheidende Wirkung auf die geistige und soziale Entwicklung aus. Die Arbeit im gewohnten Milieu zuhause ist besonders förderlich, da der Lebensalltag im Familienkontext die besonderen Bedürfnisse des Kindes am besten erkennen lässt. Sie zielt beim Kind auf die individuelle Förderung des Verhaltens, des Denkens und des Lernens entsprechend seiner Begabungen hin. Durch sorgsame Stimulation der Selbstaktivität, der Unabhängigkeit und des Selbstvertrauens wird die Beziehung zur sozialen Umgebung mit dem Ziel der Integration in die Gesellschaft behutsam aufgebaut. Die Arbeit mit der Familie zielt auf die „Normalisierung" des Umgangs mit dem Kind und seinen Handicaps hin. Schwerpunkte der Arbeit sind unangemessene Reaktionen, Unsicherheiten, unangepasste Erwartungen und Schuldgefühle abzubauen und die spezifische Kommunikation mit dem Kind, seine Integration und das Respektieren seines Andersseins, die Annahme seines einmaligen Wertes und seiner Würde einzuüben. Hand in Hand erfolgt damit die auf die Art der Handicaps abgestimmte Physio-, Ergotherapie und Logopädie und der Einsatz der behinderungsspezifischen Heilmittel (Gehhilfen, Rollstuhl u. a.).

> **M** *Konstruktive Interprofessionalität bedeutet nach heutigem Wissen den größtmöglichen Gewinn für das Kind und seine Familie.*

Prinzipien der Kommunikation mit Kind und Eltern

Eine vertrauensvolle Kommunikation zwischen ärztlichem und pflegerischem Personal und dem Kind und seinen Eltern ist die wichtigste Voraussetzung für alle Maßnahmen, die im besten Interesse des Kindes erfolgen (s. Kap. 9). Sie ist u. a. durch folgende Qualitätsmerkmale charakterisiert (Hermann 1999, Kurz 2005, Damm et al. 2014, Maio 2015):

- Empathie bedeutet, sich nach besten Kräften in das Kind hineinzufühlen. Das Interesse des Kindes steht im Mittelpunkt. Auch schwerbehinderte Kinder reagieren erkennbar auf die Art und Weise unserer Hinwendung.
- Glaubwürdigkeit und Ehrlichkeit unserer Taten und Worte sind Voraussetzungen für den notwendigen Erwerb des Vertrauens des Kindes und der Familie.
- Die Anerkennung der Würde der einzigartigen Person des Kindes vom Beginn seines Lebens an ist verbal und non-verbal erkennbar und fühlbar. So kann der Respekt für Wert und Würde, auch im Falle von Krankheit oder Behinderung des Kindes, auf die Familie übertragen werden und reduziert den Wunsch der Familie, sich und das Kind aus der Öffentlichkeit zurückzuziehen.
- Die Akzeptanz unterschiedlicher Persönlichkeiten in einer Familie ist manchmal schwierig. Da es wichtig ist, ein emotional warmes und auf gegenseitige Unterstützung angewiesenes Milieu für eine fruchtbare Kooperation zu schaffen, sollten alle Beteiligten in den Heilungs- oder Rehabilitationsprozess eingegliedert und zur Übernahme von Verantwortung angeregt werden.
- Toleranz bedeutet Offensein für andere Meinungen. Trotz der Notwendigkeit des überzeugenden Angebots anerkannter medizinischer Maßnahmen im Bedarfsfall führt rigides und keinen Widerspruch duldendes Aufzwingen der professionellen Meinung eher zur Abwehr. Motivierende Ermutigung und Berücksichtigung der Beobachtungen der Eltern und der Reaktion des Kindes fördern die Compliance.
- Die für die Familie überzeugende Kompetenz des Arztes und der Pflegepersonen ist für eine fruchtbare Vertrauensbasis entscheidend. Für ungestörtes Teamwork ist im Interesse des Kindes auch die Anerkennung der Kompetenz anderer Fachleute nötig.
- Eine empathische und für Kind und Eltern verständliche Sprache ist das wichtigste Werkzeug der Kommunikation. Mangelnde Klarheit und Einfühlsamkeit der Sprache gehören zu den destruktivsten Hindernissen der Kommunikation. Unverständlichkeit erzeugt Angst und Misstrauen. Daher sollte sich die Sprache der mentalen Kapazität des Kindes und dem sozialen Status der Familie soweit als möglich anpassen. Etwa ab dem 9. Lebensjahr kann vom Kind ohne Entwicklungsstörung das

grundsätzliche Verständnis für Sinn und Zweck medizinischer Maßnahmen erwartet werden.
Ein verständliches Informationsgespräch und die Zustimmung des einwilligungsfähigen Kindes ist heute als obligat zu betrachten (s. Kap. 9).
- Bei Immigranten sollten zur Überwindung von Kommunikationsbarrieren sowohl ausgebildete Dolmetscher als auch krankenhauseigene Mitarbeiter, z. B. Pflegepersonen, die auch kulturbedingte Besonderheiten berücksichtigen können, zugezogen werden (Wimmer et al. 2001, Pluntke 2016). Voraussetzung für eine gelungene transkulturelle Pflege ist die Rücksichtnahme auf den religiösen und soziokulturellen Hintergrund.
- Die kontinuierliche und sensible Begleitung von Kindern und Eltern in hoffnungslosen Situationen, insbesondere sterbender Kinder, gehört zu den anspruchvollsten und wertvollsten Aufgaben der Krankenpflege (Kübler-Ross 1982).
- Selbstreflexion aller Aktivitäten, auch der Qualität und Wirksamkeit der Kommunikation, ist eine notwendige Übung zur Prüfung der eigenen Fähigkeiten zu einer vertrauenswürdigen und zielführenden Kommunikation.

Schlussfolgerungen

Mit dem Wandel der Position und der Rolle der Kinder- und Jugendlichenpflege in Form zunehmender Selbstverantwortung und Übernahme immer differenzierterer Pflegemaßnahmen mit sozialen Kompetenzen, insbesondere in der Behandlungspflege von Kindern und Jugendlichen mit besonderen Bedürfnissen, erfüllt sie einen wichtigen gesellschaftlichen Beitrag zur Krankheitsbewältigung und Gesundheitsförderung im pädiatrischen Bereich. Die zunehmende Globalisierung bringt es mit sich, dass die Gesundheitsprobleme der Entwicklungsländer in zunehmendem Maße auf die Industrieländer übergreifen. Daher hat es auch für die Pflege große Bedeutung, sich mit den aktuellen Berichten der WHO und UNICEF zu befassen, wonach die wirksamsten Maßnahmen in der ärztlichen Medizin, in der Gesundheitspflege und in der Bildung der Bevölkerung liegen.

Literatur

Damm L, Leiss U, Habeler W. Hrsg. Ärztliche Kommunikation mit Kindern und Jugendlichen. Wien, Berlin: LIT Verlag; 2014

Hermann K. Arzt-Elterngespräche. Vom schwierigen Dialog mit den Eltern kranker Kinder. Stuttgart: Wissenschaftliche Verlagsgesellschaft; 1999

Hoehl M, Kullick P. Gesundheits- und Krankenpflege. Stuttgart: Thieme; 2012

Hoffmann GF, Lentze MJ, Spranger J, Zepp F. Hrsg. Pädiatrie. Grundlagen und Praxis. Heidelberg: Springer; 2014

Hollenweger J, de Camargo OK. Hrsg. ICF-CY: Internationale Klassifikation der Funktionsfähigkeit, Behinderung und Gesundheit bei Kindern und Jugendlichen.

Kerbl R, Kurz R, Reiter K, Roos R, Wessel L. Checkliste Pädiatrie. 5. Aufl. Stuttgart: Thieme; 2016

Kübler-Ross E. Verstehen was Sterbende sagen wollen. Einführung in ihre symbolische Sprache. Stuttgart: Kreuz-Verlag; 1982

Kurz R, Mosler K, Höfler G, Pretis M. Das holistische Prinzip in der interdisziplinären Frühförderung. Paediatr Paedol 1997; 32: 225

Kurz R. Der Anspruch der Ganzheitlichkeit in der Pädiatrie. In: Frank R, Mangold B, Hrsg. Psychosomatische Grundversorgung bei Kindern und Jugendlichen. München: Kohlhammer; 2001

Kurz R. Die Würde des Kindes in der Heilkunde. In: Waldhauser F, Jürgenssen OA, Puspöck R, Tatzer E, Hrsg. Weggelegt. Kinder ohne Medizin? Wien: Czernin; 2003

Kurz R. Im besten Interesse des Kindes. In: Kenner T, Plöchl E. Medizinische Ethik im Brennpunkt. Macht und Ohnmacht der modernen Medizin. Heilbronn: SPS Verlagsgesellschaft; 2005

Kurz R, Mosler K, Eder H, Kühl J, Krottmayer G. Interdisziplinäre Frühförderung und Elternbegleitung bei Kindern mit Behinderungen. Heilpädagogik 2013; 56(2); 2

Majo G. den kranken Menschen verstehen. Für eine Medizin der Zuwendung. Freiburg: Herder; 2015

Menschenwürde, Definition. Online im Internet: http://de.wikipedia.org/wiki/Menschenw%C3%BCrde, 10.01.2017

Muntean W. Gesundheitserziehung bei Kindern und Jugendlichen. Medizinische Grundlagen. Wien: Springer; 2000

Österreichische Gesellschaft für Kinder und Jugendheilkunde (OGKJH). Sozialpädiatrie in Österreich. Online im Internet: http://www.paediatrie.at/home/OEGKJ/AGs/entwicklungs-sozialpaediatrie.php; 2015

Schlack HG, Andler W. Sozialpädiatrie. Gesundheit, Krankheit, Lebenswelten. Heidelberg: Springer; 2009

Schlack HG. Sozialpädiatrie und Recht. In: Lentze MJ, Schaub J, Schulte FJ, Spranger H, Hrsg. Pädiatrie. Grundlagen und Praxis. Heidelberg: Springer; 2014

Thurmair M, Naggl M. Praxis der Frühförderung. München: Reinhard; 2007

UN-Kinderrechtsdeklaration. http://kinderrechte.gv.at

Weiss S, Lust A. Gesundheits- und Krankenpflegegesetz. Wien: Manz; 2014

Wimmer B, Ipsiroglu OS. Kommunikationsbarrieren in der Betreuung von Migrantinnen und deren Kinder. Analyse und Lösungsvorschläge anhand von Fallbeispielen. WienKlinWochenschr 2001; 113: 15

TEIL II

Diagnostik

11 Untersuchungsverfahren · 94

11 Untersuchungsverfahren

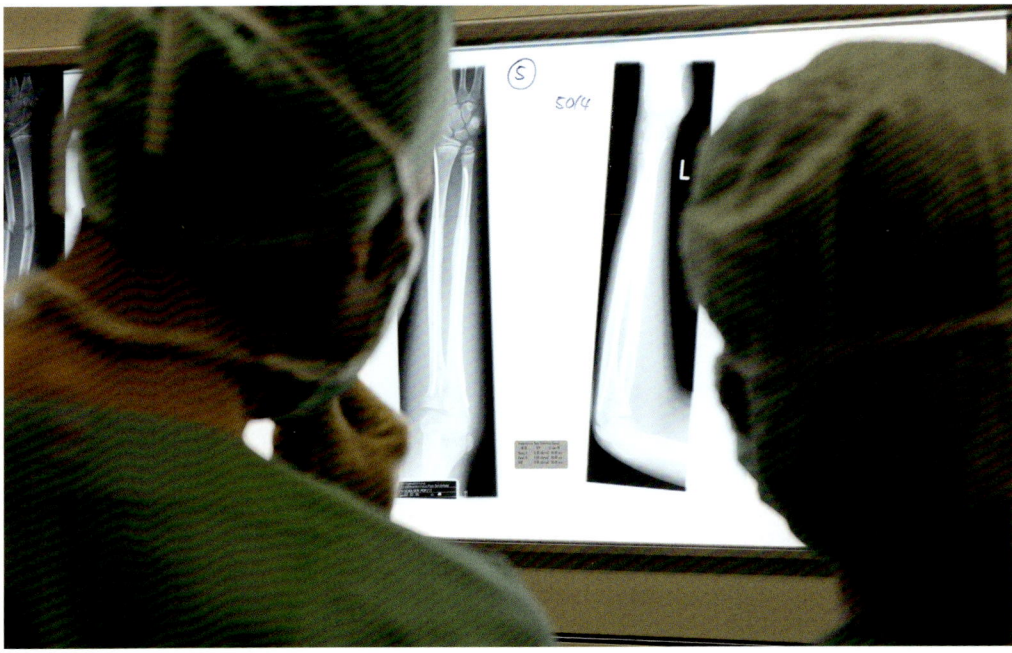

11.1	Anamnese, körperliche Untersuchung und allgemeine Körperparameter ▪ 94	11.7	Untersuchungen des Stuhls ▪ 114
		11.8	Untersuchung des Harnsystems ▪ 115
11.2	Bildgebende Diagnostik ▪ 98	11.9	Untersuchungen des Nervensystems ▪ 118
11.3	Endoskopie ▪ 107	11.10	Untersuchungen des Blutes ▪ 120
11.4	Lungenfunktionsdiagnostik ▪ 110	11.11	Gelenkpunktion ▪ 123
11.5	Untersuchungen am Herzen ▪ 111	11.12	Literatur ▪ 123
11.6	Funktionsdiagnostik des Verdauungstrakts ▪ 113		

11.1 Anamnese, körperliche Untersuchung und allgemeine Körperparameter

Das Kapitel befasst sich mit der Bedeutung und Art der Durchführung einer Anamneseerhebung und körperlichen Untersuchung. Auch wenn das „offiziell" eine ärztliche Aufgabe ist, hat das Zusammenwirken von Arzt und Pflegekraft dabei einen großen Einfluss auf das Gelingen und die Aussagekraft der Maßnahme. Beide sind in gleicher Weise für die Atmosphäre zwischen Kind, Eltern und medizinischem Personal verantwortlich, in der die Untersuchung stattfindet. Das wirkt sich nicht nur auf die Diagnosefindung sondern auch auf den gesamten Behandlungsverlauf und die Heilung aus! Je mehr Vertrauen das Kind und ebenso die Eltern zur Pflegekraft und zum Arzt entwickeln, desto leichter ist es für sie, Verständnis und Geduld für weitere Maßnahmen aufzubauen. Hilfreich ist dabei, Ruhe auszustrahlen, aber gleichzeitig durch zielstrebiges Handeln Routine erkennen zu lassen.

 Entscheidend ist, dass Kind und Eltern bereits bei der ersten Untersuchung das sichere Gefühl be-

kommen, dass sie einerseits alles sagen können, was sie bedrückt und andererseits alles offen gesagt bekommen, was mit der Krankheit zu tun hat.

11.1.1 Kontaktaufnahme und Anamnese

In der Klinik oder Arztpraxis haben i. d. R. eine Pflegekraft oder Arzthelferin den ersten Kontakt zum kranken Kind. Ihre Aufgabe ist dabei, durch aufmerksames Beobachten die Dringlichkeit der Erkrankung abzuschätzen (Wie ist der Zustand des Kindes? Welche Haltung nimmt es ein? Wie bewegt es sich? Weint es? Reagiert es auf Ansprache?). Besteht keine akute Lebensgefahr, wird durch Vorstellen der eigenen Person, Anbieten eines Sitzplatzes und Beruhigen der Betroffenen deren Anspannung reduziert. Beim Betreten des Untersuchungsraums soll das Kind genügend Zeit haben, sich an die neue Situation zu gewöhnen.

 *Die **Anamnese** bezeichnet die Erhebung der gesundheitsbezogenen Vorgeschichte des Patienten.*

Die Eigenanamnese betrifft das Kind selbst, die Familienanamnese Erkrankungen der Eltern u. a. Blutsverwandten. Die Sozialanamnese zielt auf das soziale Umfeld ab, in dem das Kind lebt. Der Arzt nimmt vielfach eine strukturierte Befragung vor, um alle Aspekte zu berücksichtigen. Die Pflegekraft kann durch ein beiläufiges lockeres Gespräch, z. B. beim Entkleiden oder Wiegen des Kindes, oft wesentliche zusätzliche Erkenntnisse gewinnen. Nicht selten erhält man auf wiederholte Fragen unterschiedliche Antworten. Unter Berücksichtigung von Alter und Zustand sollte man das Kind zu vielen Äußerungen und Antworten ermutigen.

11.1.2 Körperlicher Befund

Bevor man irgendetwas an oder mit dem Kind machen möchte, ist zu klären, ob und wo das Kind Schmerzen hat. Bei allen Maßnahmen sind das Auslösen oder Verstärken dieses Schmerzes – so gut es geht – zu vermeiden. Jedes Schmerzereignis vermindert die Geduld und Mitarbeit des Kindes (und auch der Eltern).

Meist beginnt die Befunderhebung mit dem Messen der Länge, des Kopfumfanges und der Temperatur sowie dem Wiegen des Kindes durch die Pflegekraft. Beim Entkleiden werden die Eltern umso mehr beteiligt, je kleiner das Kind ist. Dabei kann man erkennen, wie sie mit dem Kind umgehen. Größere Kinder lässt man möglichst viel selbst erledigen, um krankheitsbedingte Einschränkungen sehen zu können.

Um das Kind nicht länger als nötig zu beanspruchen und nichts zu vergessen, läuft die körperliche Untersuchung bei den meisten Ärzten nach einem bestimmten Schema ab. Die Aufgabe der Pflegekraft besteht dabei z. B. in der Hilfe beim Lagewechsel und im Halten. Ebenso wichtig ist es bei einem kleineren Kind, es durch Gespräche und Spielzeug abzulenken und die notwendige Geduld und Mitarbeit zu erwirken. Dazu müssen Arzt und Pflegekraft mit dem Kind auf altersentsprechende Art über die jeweilige Maßnahme sprechen und sie erklären. Unangenehme Untersuchungen (Racheninspektion, rektale Untersuchung) werden am Ende vorgenommen.

M *Für einige Untersuchungen (v. a. Abhören, Inspektion des Rachens, Abtasten des Bauches) ist eine Mitarbeit des Kindes unerlässlich. Neben dem Arzt ist hier die Pflegekraft besonders gefordert, durch günstiges Einwirken auf das Kind die Maßnahme zu ermöglichen. Dennoch sind oft mehrere Versuche erforderlich.*

Im Folgenden werden die wichtigsten zu erhebenden Parameter der verschiedenen Körperbereiche genannt, in Teil III und IV des Buches wird deren Bedeutung bei den verschiedenen Krankheiten erläutert.

Allgemeines
Zunächst fällt der Allgemeinzustand auf. Sind die allgemeinen Körperfunktionen (Bewegungen, Äußerungen, Reaktion auf Reize) abgeschwächt, spricht man von reduziertem Allgemeinzustand. Die Einschätzung des Schweregrads der Erkrankung bedarf umso mehr Erfahrung, je kleiner das Kind ist. Charakteristika des kranken (fiebernden) Kleinkinds zeigt **Tab. 11.1**.
Ernährungszustand. Der Ernährungszustand bezieht sich auf die magere, schlanke, normale, kräftige oder fettleibige Statur.
Perzentilenkurve. In einer sog. Perzentilenkurve wird das Körpergewicht des Kindes mit dem Gewicht gleich großer Kinder verglichen. Eine Perzentile bezeichnet dabei den prozentualen Anteil der Kinder an der Bevölkerung, der bei gleicher Größe höchstens gleich schwer ist. Von nicht normalen Werten spricht man, wenn ein Kind unter der 3. oder über der 97. Perzentile liegt. Besonders wichtig ist, wenn ein Kind im Laufe der Zeit auf wesentlich andere Perzentilen ansteigt oder abfällt, d. h. „perzentilenflüchtig" ist; das kann ein Hinweis auf eine Erkrankung sein. In gleicher Weise werden auch Perzentilenkurven für das Verhältnis von Körpergröße zu Alter (Kap. 2, **Abb. 2.1**) sowie von Kopfumfang zu Alter angewandt. Perzentilenkurven werden geschlechts-

spezifisch angelegt; auch eine Unterscheidung nach ethnischer Herkunft ist z. T. möglich.

Haut

Nach dem Entkleiden fällt zunächst die Körperoberfläche auf. Hautfarbe, Hämatome u. a. Verletzungszeichen, ein Exanthem, Nägel und Haare und der Pflegezustand des Kindes sind von Interesse. Schwitzt das Kind? Trockene Haut und Faltenbildung können eine Exsikkose anzeigen; eindrückbare Dellen, die längere Zeit verbleiben, sind ein Zeichen eines Ödems. Bei Säuglingen wird die Rekapillarisationszeit bei Blässe, etc. überprüft.

Kopf und Hals

Beim Säugling sind Größe und Form des Kopfes sowie Größe und Höhe der Fontanelle wahrzunehmen. Bei allen Altersgruppen ist die Haltung des Kopfes wichtig und ob er bewegt wird oder eine schmerzhafte Versteifung des Halses (Nackensteifigkeit) vorliegt. Die Inspektion der Mundhöhle und des Rachens wird gerade bei Schmerzen von einigen Kindern verweigert und braucht Geduld. Klingt die Stimme heiser?

Augen

Neben der äußeren Erscheinung der Augen (Stellung, Größe und Schließfähigkeit der Lidspalte, Weite der Pupille, Rötung, alles im Seitenvergleich) interessiert die Funktion. Fixiert und verfolgt das Kind mit den Augen? Kann es gezielt greifen? Bei Säuglingen können die Augen oft besser in Bauchlage beurteilt werden, da sie bei erhobenem Kopf spontan geöffnet werden.

Ohren

Äußerlich auffällig sind Form und Fehlbildungen. Zu beachten ist eine Sekretion aus den Ohren. Die Inspektion des Trommelfells erfolgt mit dem Ohrenspiegel, der den Gehörgang erleuchtet und vergrößert darstellt. Wesentlich ist natürlich die Funktion. Dreht das kleine Kind den Kopf in die Richtung eines Geräusches? Reagiert der größere Patient auf eine normale Ansprache? Ist das nicht der Fall, kann das ein Zeichen für eine Fehlfunktion, andererseits aber auch ein Hinweis auf schlechten Allgemeinzustand, Bewusstseinsstörung oder einen seelischen Ausnahmezustand des Kindes sein.

Atmungssystem

Die inneren Organe des Brustkorbs werden durch Perkussion (Beklopfen) und Auskultation (Abhören) beurteilt. Zur Auskultation wird ein Stethoskop verwendet; es erfasst an der Körperoberfläche Schallwellen aus dem Inneren des Körpers und leitet sie zum Ohr des Untersuchers. Ausgeprägte Geräusche der Atmung (Stöhnen, Stridor) lassen sich auch ohne Stethoskop wahrnehmen. Über die Atmungsfunktion sagen auch Atemfrequenz, Atemtiefe und Zeichen der damit verbundenen Anstrengung etwas aus. Die Funktion von Herz und Kreislauf wird mit der Pulsfrequenz und dem Blutdruck abgeschätzt (**Tab. 11.2**).

M *Die Größe der zur Blutdruckmessung verwendeten Manschette (entsprechend beschriftet) muss unbedingt auf die Größe des Kindes bzw. den Umfang der gewählten Extremität abgestimmt sein. Eine zu große Man-*

Tab. 11.1 Schweregrad der Erkrankung eines fiebernden Kleinkindes bis zum Alter von 20 Monaten.

Normal	Mittelschwer krank	Schwer krank
Art des Schreiens		
kräftig, normaler Ton, zufrieden, nicht schreiend	wimmern, schluchzen	schwach, stöhnend, schrill
Reaktion auf Ansprache, Anlächeln		
lacht, wach	kurze Reaktion auf Anlächeln	keine Reaktion, angespannte Gesichtszüge, ausdruckslos
Bewusstseinslage		
wach, rasch erweckbar	somnolent	nicht erweckbar
Hautfarbe		
rosig	blasse Extremitäten, Akrozyanose	blass, zyanotisch, marmoriert
Hydration		
Haut normal, Schleimhäute feucht	Haut und Augen normal, Schleimhäute leicht trocken	Haut teigig, schlaff, trockene Schleimhäute, eingesunkene Augen

schette ergibt falsch niedrige Werte, eine zu kleine falsch hohe.

Abdomen
Zuerst fällt die Form des Bauches auf: Ist die Bauchdecke vorgewölbt (distendiert), im Niveau der Umgebung oder eingesunken? Bei der Palpation (Abtasten) des Bauches ist zunächst die Festigkeit der Bauchdecke von Bedeutung. Die willkürliche Anspannung der Bauchmuskulatur des aufgeregten Patienten kann dabei eine entzündliche Reizung der Bauchdecke vortäuschen.

Bei weicher Bauchdecke lassen sich Größe und Schmerzhaftigkeit der abdominellen Organe beurteilen. Durch die Auskultation des Bauches können Art und Ausmaß der Darmtätigkeit (Peristaltik) festgestellt werden. Die Perkussion des vorgewölbten Bauches löst unterschiedliche Geräusche bei Ansammlung von Gas oder Flüssigkeit (Aszites) oder bei einer soliden Raumforderung aus.

Genitale
Bei Jugendlichen muss das Schamgefühl respektiert werden. Bei der Untersuchung des Genitales muss daher manchmal auch eine Begleitperson hinaus gebeten werden; aus forensischen Gründen soll jedoch außer dem Arzt und dem Patienten eine dritte Person anwesend sein. Geachtet wird auf Rötungen, Schwellungen, Ausfluss und Verletzungszeichen der Genitalien. Das Pubertätsstadium wird nach einer Einteilung von Tanner festgelegt (Kap. 3, **Abb. 3.1**). Dazu werden Ausmaß und Form der Schambehaarung sowie der Brust beim Mädchen bzw. von Penis, Skrotum und Hoden beim Jungen beurteilt.

Bewegungsapparat
Zunächst wird registriert, ob der Patient die Extremitäten seitengleich bewegt oder einen Bereich schont. Lassen sich alle Gelenke passiv frei bewegen, treten dabei Schmerzen auf? Das Bewegungsausmaß eines Gelenks wird mit einem Winkelmesser bestimmt. Missbildungen der Extremitäten sind meist leicht zu sehen, eine Längendifferenz im Seitenvergleich bedarf hingegen einer genauen Messung. Man achtet auch auf Schwellungen und Fehlstellungen. Besteht der Verdacht auf eine Fraktur, ist der betroffene Körperteil mit großer Vorsicht zu behandeln.

Lymphsystem
Die wichtigsten tastbaren Lymphknotenstationen sind der Hals, die Achselhöhlen und Leisten. Neben der Größe der Knoten ist auch deren Schmerzhaftigkeit bedeutsam.

Nervensystem
Der Grad des Bewusstseins ist das wichtigste Kriterium zur Beurteilung des Gehirns bei einer akuten Erkrankung. Dafür wurden diverse Einteilungen entwickelt, die alle in ihrer Anwendbarkeit Grenzen haben. Die gebräuchlichste ist die Glasgow-Koma-Skala (GKS), die es auch in einer auf die ersten 2 Lebensjahre adaptierten Form gibt (**Tab. 11.3**).

Auch die detaillierte Untersuchung des Nervensystems ist sehr altersabhängig. Während größere Kinder

Tab. 11.2 Normalwerte von Blutdruck, Puls, und Atemfrequenz in Abhängigkeit vom Lebensalter (nach Kurz u. Roos 2000).

Alter	Puls (Schläge/Min.)		Blutdruck (mmHg) systolisch/diastolisch	Atemfrequenz (Züge/Min.)
	Mittelwert	Schwankung		
Neugeborenes	120	70–170	74/51	bis 55
3–10 Tage	120	70–170	74/51	
10 Tage – 2 Monate	120		74/51	36–42
2–6 Monate	120		85/64	24–34
6–12 Monate	120	80–160	87/64	23–29
1–3 Jahre	110	80–130	91/63	19–26
3–5 Jahre	100	80–120	95/59	
5–7 Jahre	100	78–115	95/58	
7–9 Jahre	90	70–110	97/58	18–22
9–11 Jahre	90	70–110	100/61	
11–13 Jahre	85	65–105	104/66	
13–14 Jahre	80	60–100	109/70	16–20

Tab. 11.3 Glasgow-Koma-Skala für Kinder. Die Kategorien IIA und IIB sind alternativ zu gebrauchen, damit sind maximal 15 Punkte zu erreichen.

Reaktion	Pkte
I Augen öffnen	
spontan	4
nach Aufforderung	3
auf Schmerzreiz	2
kein Augen öffnen	1
IIA beste verbale Reaktion (> 24 Monate)	
spricht verständlich, ist orientiert	5
spricht unverständlich, ist verwirrt	4
antwortet inadäquat, Wortsalat	3
nur Laute	2
keine Laute	1
IIB beste verbale Reaktion (≤ 24 Monate)	
fixiert, verfolgt, erkennt, lacht, schreit kräftig	5
fixiert inkonstant, erkennt nicht sicher, lacht nicht situationsbedingt, irritables Schreien	4
nur zeitweise erweckbar, isst und trinkt nicht, klägliches Schreien auf Schmerzreiz	3
motorisch unruhig, nicht erweckbar	2
kein Kontakt, keine Antwort auf Reize	1
III beste motorische Reaktion	
befolgt Befehle, greift gezielt	6
gezielte Abwehr auf Schmerzreiz	5
Zurückziehen auf Schmerzreiz	4
Beugen der Arme, Strecken der Beine auf Schmerzreiz	3
Strecken aller Extremitäten auf Schmerzreiz	2
keine motorische Reaktion auf Schmerzreize	1

Aufforderungen sich zu bewegen nachkommen und Angaben über Gefühltes machen können, ist die Beurteilung bei kleinen Kindern deutlich schwieriger. Hier kann nur indirekt (z. B. Wegziehen auf Berührung oder Greifen nach Spielzeug) – und damit wesentlich weniger genau – auf die Funktion von Nerven oder zentralnervösen Strukturen geschlossen werden. In jedem Alter wird der Muskeltonus (hyper-, hypo- oder normoton) beurteilt. Wichtig ist auch die Prüfung einer ganzen Reihe von Reflexen, die altersabhängig beim Gesunden auslösbar oder eben nicht auslösbar sind. Nicht zuletzt wird besonders beim jüngeren Kind darauf geachtet, wie es spricht und ob es damit seinem Alter entspricht.

Psyche
Bei nicht wenigen Patienten ist differenzialdiagnostisch auch an eine psychische Ursache des Beschwerdebilds zu denken. Daher beobachtet man während der gesamten Untersuchungsmaßnahmen das Verhalten des Kindes. Reagiert es auf die gegebene Situation adäquat oder liegt es apathisch da? In welchem Maß äußert es Angst, Abneigung, Zuneigung? Verhält es sich altersentsprechend? Ist es ruhig, redselig oder agitiert? Viele weitere Aspekte fließen in den Gesamteindruck ein. Von besonderem Interesse ist auch die Interaktion zwischen dem Kind und den Begleitpersonen.

11.2 Bildgebende Diagnostik

11.2.1 Grundlagen – kindliche Besonderheiten

Kinder unterscheiden sich in Punkten wie Anatomie, Körpergröße, Masse, Proportionen und Metabolismus ganz wesentlich von Erwachsenen.

In der Erwachsenenradiologie schwankt die Körpermasse zwischen 40–160 kg – somit um einen Massefaktor von 4. Die Kinderradiologie steht vor dem Problem, dass Körpermassen zwischen 0,3–120 kg abzubilden sind – das entspricht einem Massefaktor von 400. Die unterschiedlichen Masseverhältnisse müssen in der Aufnahmetechnik und in der Nachbearbeitung berücksichtigt werden.

Weitere Herausforderungen sind der im Vergleich zu Erwachsenen beschleunigte Herzschlag und die erhöhte Atemfrequenz. Zusätzlich sind Kinder um einen Faktor von 10 strahlenempfindlicher als Erwachsene – hier sind besonders Früh-, Neugeborene und Säuglinge gefährdet.

11.2.2 Kontrastmittel

D *Kontrastmittel* (KM) sind Arzneimittel, die die Darstellung von Strukturen und Funktionen des Körpers in bildgebenden Verfahren verbessern.

Die meistverwendeten Kontrastmittel sind wasserlösliche Kontrastmittel und dienen der Kontrastierung von Gefäßen, Hohlorganen und Körperhöhlen und leiten sich i. d. R. von der Trijodbenzoesäure ab.

Unterscheidung
Prinzipiell unterscheidet man röntgenpositive (z. B. Jod- und Barium-haltige) und röntgennegative (Luft, CO_2) Kontrastmittel. Röntgennegative Kontrastmittel sind für Röntgenstrahlen stärker durchlässig als Weichteilgewebe und erscheinen im Bild wie Luft (i. d. R. schwarz). Röntgenpositive Kontrastmittel sind für Röntgenstrahlen weniger durchlässig als Weich-

teilgewebe und erscheinen daher im Bild wie Knochen oder Metall (i. d. R. hell).

Anwendungsgebiete und Kontraindikationen
Durch die intravasale Anwendung kann man den Verlauf und die Innenkontur der Gefäße sichtbar machen. In der Magnetresonanztomografie werden als Kontrastmittel Gadolinium-Chelate verwendet. Sie dürfen bei eingeschränkter Nierenfunktion wegen der Gefahr der sog. „Nephrogenen Systemischen Fibrose" (zum Tode führende Fibrosierung des Bindegewebes) nicht verwendet werden. Bariumsulfat wird für Kontrastdarstellungen des Gastrointestinaltrakts verwendet, es findet keine Verwendung, wenn Perforations- oder Aspirationsgefahr besteht.

Jodhaltige Kontrastmittel gibt es für die Anwendung im Gastrointestinaltrakt sowie für die intravasale Anwendung, sie sind jedoch bei Schilddrüsen- (Gefahr der thyreotoxischen Krise bei latent hyperthyreoten Patienten) bzw. Nierenerkrankungen (Gefahr des akuten Nierenversagens) nur eingeschränkt verwendbar. Zusätzlich können Patienten gegen jodhaltige Kontrastmittel allergisch sein; bei Diabetikern, die mit dem oralen Antidiabetikum Metformin behandelt werden, kann eine Laktatazidose auftreten.

Bei jedem Patienten ist vor der intravasalen Anwendung von Kontrastmitteln eine Allergieanamnese obligat. Vor jeder intravasalen Kontrastmittel-Anwendung sind die Nierenretentionswerte im Serum zu bestimmen. Bei möglicherweise vorliegender Schilddrüsenerkrankung ist es vor der Gabe eines jodhaltigen Kontrastmittels wichtig, das basale Thyreoidea-stimulierende Hormon im Serum zu bestimmen.

Nachsorge
Um das Risiko einer etwaigen Kontrastmittelnephropathie zu verringern, muss für eine ausreichende Hydrierung gesorgt werden.

11.2.3 Bildgebende Verfahren und Schwangerschaft

Die Anwendung von Röntgenstrahlen kann bei schwangeren Patientinnen potenziell das Ungeborene gefährden – selbst kleinste Dosen steigern das Karzinomrisiko des Ungeborenen während seines weiteren Lebens. Daher sollte bei weiblichen Patienten immer eine Schwangerschaft ausgeschlossen werden. Bei jugendlichen Patientinnen empfiehlt sich die Durchführung eines Schwangerschaftstests ab dem vollendeten 13. Lebensjahr. Das Ausbleiben der ansonsten regelmäßigen Menstruation gilt so lange als Schwangerschaftsbeweis, bis das Gegenteil bewiesen ist. Das gilt für alle Untersuchungen mit Röntgenstrahlen, bei denen das Abdomen und damit die Gebärmutter mit dem Ungeborenen eingeschlossen sind, z. B. Übersichtsaufnahmen des Abdomens, Durchleuchtungsuntersuchungen, abdominelle Computertomografien.

Ausnahmen. Neben der allgemeinen Regel, schwangere Frauen keiner Strahlenbelastung auszusetzen, gibt es jedoch Ausnahmen – immer dann, wenn bei der Mutter eine Bildgebung für eine relevante Therapieentscheidung notwendig ist. Das gilt insbesondere für Röntgenuntersuchungen, bei denen der Fetus keiner direkten Bestrahlung ausgesetzt wird, z. B. Röntgenuntersuchungen von Zähnen, Thorax oder Extremitäten. Im Einzelfall wird man immer Nutzen und Risiko abwägen und Alternativen wie Ultraschall oder MRT verwenden. Letztlich wird es aber immer eine ärztliche Einzelentscheidung bleiben.

> **M** *Bei jeder geschlechtsreifen Patientin muss vor einer Röntgenuntersuchung eine Schwangerschaft ausgeschlossen werden. Wenn möglich, sollte man ab dem 14. Lebensjahr immer vorher einen Schwangerschaftstest durchführen.*

11.2.4 Ultraschall (US) und Dopplerultraschall

Die Ultraschalluntersuchung (Synonym: Sonografie) ist heute integraler Bestandteil der pädiatrischen Bildgebung, die Funktionsweise ist in **Abb. 11.1** erklärt. Aufgrund des, im Vergleich zu Erwachsenen, anderen Aufbaus der Körpergewebe können bei Kindern nahezu alle Organe sonografisch untersucht werden – im wahrsten Sinne vom Scheitel bis zur Fußsohle. Zusätzlich sind die meisten Untersuchungen direkt am Krankenbett bzw. im Inkubator durchführbar.

> **M** *Die Ultraschalluntersuchung ist die erste bildgebende Untersuchung in der Kinderradiologie – bei geeigneter Lokalisation muss sie vor weiteren Großgeräteuntersuchungen (z. B. Computertomografie, Magnet-Resonanz-Tomografie) verpflichtend durchgeführt werden.*

> **B** *Ein 6 Wochen alter Säugling wird wegen rezidivierenden, projektilen Erbrechens in die Kinderambulanz gebracht. Bei der klinischen Untersuchung zeigt der Junge deutliche Dehydrierungszeichen, in der Blutgasanalyse findet sich eine metabolische Alkalose. Die Befunde und das Alter des Kindes sind verdächtig auf das Vorliegen einer Pylorusstenose, deswegen wird eine Ultraschallun-*

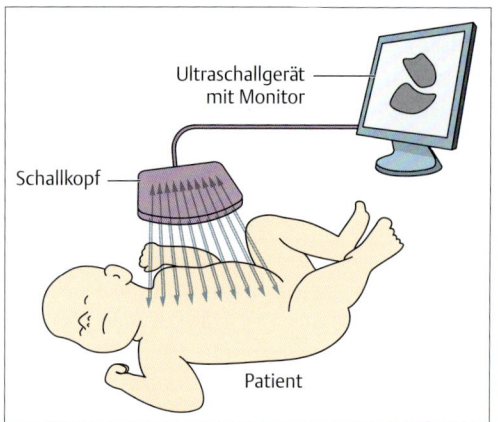

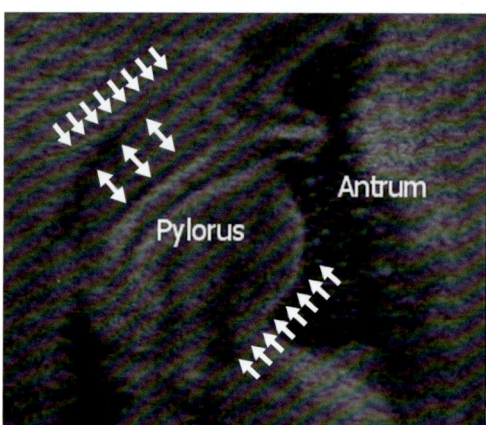

Abb. 11.1 Schematische Darstellung der Ultraschallfunktionsweise. Ähnlich dem Echolot sendet der Schallkopf einen Schallstrahl in den Patientenkörper, die Schallstrahlen werden an den verschiedenen Grenzflächen von Geweben und Organen reflektiert (gleich wie ein Echo in den Bergen). Der Schallkopf schaltet nach dem Senden sofort auf Empfang und registriert die Zeit bis der Schallstrahl wieder zurückkommt. Da die Schallgeschwindigkeit bekannt ist und die Zeit gemessen wird, kann rückgerechnet werden aus welcher Tiefe das Echo kommen muss. Damit ist die Ortszuweisung gegeben und der Punkt kann am Bildschirm im entsprechenden Maßstab dargestellt werden. Da im Schallkopf hunderte von Elementen sind, die Schallstrahlen aussenden und empfangen kann ein Querschnittsbild erzeugt werden. Die Grauwerte der Punkte entsprechen der Lautstärke des empfangenen Echos.

Abb. 11.2 Ultraschalluntersuchung eines 6 Wochen alten männlichen Säuglings – Bild eines Oberbauchquerschnitts in der Längsachse des Pylorus. Die weißen Einfachpfeile kennzeichnen den gesamten Pylorus, die massiv verdickte Pylorusmuskulatur ist durch Doppelpfeile markiert. Das Bild zeigt den typischen Befund einer hypertrophen Pylorusstenose.

tersuchung (**Abb. 11.2**) veranlasst, die den Verdacht bestätigt.

> **D** *Die **Dopplersonografie** stellt eine Variante der Ultraschalluntersuchung dar, bei der der Blutfluss in den Gefäßen dargestellt und auch die Blutflussgeschwindigkeit gemessen werden kann.*

Verschiedene Varianten, wie Farbdoppler bzw. Powerdoppler, existieren, zusätzlich können die einzelnen Methoden auch in Kombination verwendet werden. Mit der Dopplersonografie lassen sich Thrombosen feststellen. Aus den Blutflussgeschwindigkeiten können Rückschlüsse auf den Kreislauf, wie auf den peripheren Widerstand bei Ödemen oder interstitiellen Erkrankungen, gezogen werden.

Die Ultraschalluntersuchung ist gefahrlos, lediglich bei Doppleruntersuchungen des Gehirns oder der Hoden bei Früh- und Neugeborenen sind Schädigungen möglich. Durch Beachtung entsprechender Vorschriften und korrekte Justierung des Ultraschallgeräts kann die Gefährdung minimiert bzw. ausgeschaltet werden.

11.2.5 Projektionsradiografie („konventionelle Röntgenuntersuchung")

Die Röntgenstrahlung wurde von Konrad Wilhelm Röntgen 1895 entdeckt. Die Strahlung wird erzeugt, indem in einer Vakuumröhre zwischen 2 elektrischen Polen eine Hochspannung von 25–120 Kilovolt (kV) angelegt wird (**Abb. 11.3**). Der Minuspol (Kathode) wird dabei durch einen Heizstrom in glühenden Zustand versetzt, der das Abdampfen der Elektronen erleichtert. Durch Anlegen einer Hochspannung im Kilovoltbereich springen nun die Elektronen vom Minuspol (Kathode) zum Pluspol (Anode) und es fließt Strom, der in Milliampere (mA) angegeben wird. Dabei wird

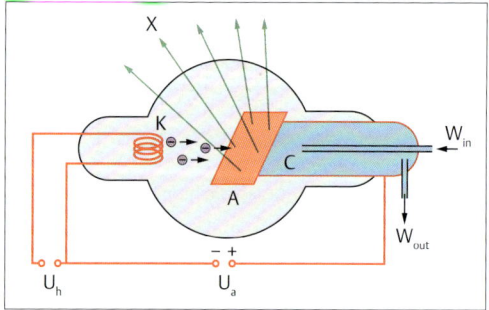

Abb. 11.3 Schematischer Aufbau einer Röntgenröhre. K: Kathode (Minus Pol), A: Anode (Pluspol), U_h: Schalter für den Heizstromkreis, U_a: Schalter für den Röhrenstromkreis, W_{in}, W_{out}: Wasser oder auch Öl für den Kühlkreislauf, X: austretende Röntgenstrahlen.

elektrische Energie in Bewegungsenergie (kinetische Energie) umgewandelt. Beim Aufprall der Elektronen an der Anode wird die kinetische Energie in Röntgenstrahlung umgewandelt.

Bei dem Vorgang wird mehr als 90% der kinetischen Energie in Wärme umgewandelt, nur der wesentlich geringere restliche Anteil in Röntgenstrahlung. Beim Durchgang der Röntgenstrahlung durch den menschlichen Körper bewirkt die Wechselwirkung mit dem Körper eine Abschwächung der Strahlung, die danach auf eine Röntgenfilmkassette oder heutzutage zumeist auf einen digitalen Detektor trifft. Hier wird dann die Schwächung der Röntgenstrahlung in Grauwerte umgewandelt (Abb. 11.4). Durch Veränderung von angelegter Spannung und Stromstärke muss das entstehende Bild an den Patienten und die zu untersuchende Region angepasst werden. Die häufigste Anwendung der Projektionsradiografie (Synonym: Übersichtsradiografie, konventionelle Röntgenaufnahme) sind neben dem Thoraxröntgen die Skelettaufnahmen (Abb. 11.5).

B Ein 5 Jahre altes Kind wird fiebernd in die Notaufnahme gebracht. Die Eltern erzählen, es sei seit knapp einer Woche verkühlt und begann vor einem Tag zu fiebern. Seit dem heutigen Tag sei das Fieber bis knapp 40° angestiegen, starker Hustenreiz sowie mehrmaliges Erbrechen aufgetreten und das Kind zunehmend apathisch. Bei der Untersuchung des Kindes finden sich Zeichen einer mittelgradigen Dehydration, sowie ein pathologischer Auskultationsbefund der rechten Lunge. Die klinische Verdachtsdiagnose lautete bakterielle Sekundärinfektion der Lunge (Pneumonie) bei einem offenbar primär viralen Infekt. Nach Legen eines venösen Zugangs, Blutabnahme sowie Beginn einer Infusionstherapie wird das Kind zu einer Thorax-Röntgenaufnahme zugewiesen – im

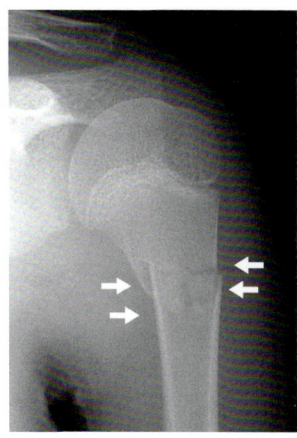

Abb. 11.5 Aufnahme eines linken Oberarmes. Die weißen Pfeile weisen auf eine Humerusfraktur hin.

Röntgenbild bestätigt sich die Verdachtsdiagnose einer Oberlappenpneumonie (Abb. 11.6).

11.2.6 Durchleuchtung

Das technisch-physikalische Prinzip gleicht der Projektionsradiografie, nur wird anstatt einer Einzelaufnahme über eine Fernsehkette ein kontinuierlicher Bilderstrom übertragen, solange die Strahlung eingeschaltet ist – dadurch können dynamische Vorgänge beobachtet und beurteilt werden. Die Dokumentation erfolgt durch eine Einzelbildaufnahme oder Serienaufnahmen, auf denen die relevanten Strukturen bzw. pathologischen Veränderungen abgebildet sind.

B Ein 9 Monate alter Säugling wird wegen rezidivierenden Erbrechens in der Ambulanz vorgestellt. Bei der klinischen Untersuchung findet sich ein dystropher

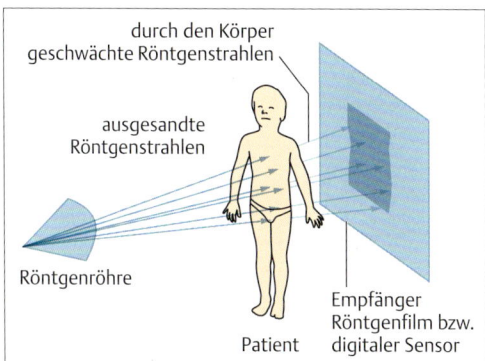

Abb. 11.4 Schema der Projektionsradiografie. Die von der Röntgenröhre ausgesandten Strahlen werden im Körper in Abhängigkeit von der Gewebsdichte geschwächt (z.B. Knochen mehr als Weichteile wie Fettgewebe), die Schwächung wird dann entweder von einem Röntgenfilm in unterschiedliche Filmschwärzung oder von einem digitaler Sensor in ein digitales Bild mit unterschiedlichen Graustufen umgewandelt.

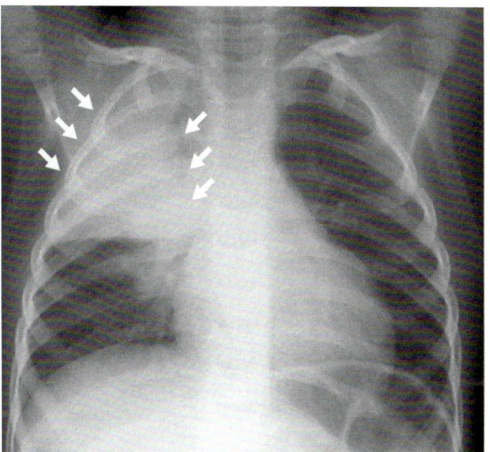

Abb. 11.6 Thorax-Röntgenaufnahme eines Kleinkindes. Im rechten Oberfeld findet sich eine Verschattung (weiße Pfeile), die durch eine Pneumonie verursacht wurde.

Säugling. Es wird eine Untersuchungsreihe zur Abklärung eines möglichen gastro-ösophagealen Refluxes eingeleitet, u. a. wird auch die Ösophaguspassage dargestellt (**Abb. 11.7**).

In der Kinderradiologie häufige Durchleuchtungsuntersuchungen betreffen den Gastro- und den Urogenitaltrakt. Im Bereich des Magen-Darmtrakts finden Untersuchungen zu Schluckfunktion, Ösophaguspassage, zur Darstellung des Kolons nach Kontrastmitteleinlauf sowie Defäkografie (funktionelle Untersuchung des Enddarms zur Abklärung von Obstipation und Stuhlinkontinenz) statt. Als Notfalluntersuchungen in der Durchleuchtung sind die Ösophaguspassage bei verschluckten Fremdkörpern zu nennen sowie die Desinvagination einer ileokolischen Invagination (**Abb. 11.8**) (s. Kap. 27.4.3). Alle Kontrastuntersuchungen des Gastrointestinaltrakts können zu einer Perforation führen, das gilt insbesondere für die pneumatische Desinvagination. Im Urogenitaltrakt ist die Miktionszystourethrografie (MZU) eine der wichtigsten Untersuchungen (Kap. 11.8).

W   *Bei einer **Invagination** stülpt sich ein Darmanteil in den kaudal folgenden Darmabschnitt ein. Die ileokolische Invagination (Ileum stülpt sich in Kolon ein) ist die häufigste Form.*

P   *Säuglinge und Kleinkinder sollten vor einer Durchleuchtungsuntersuchung des oberen Gastrointestinaltrakts zumindest 3 Stunden nüchtern sein bzw. die Un-*

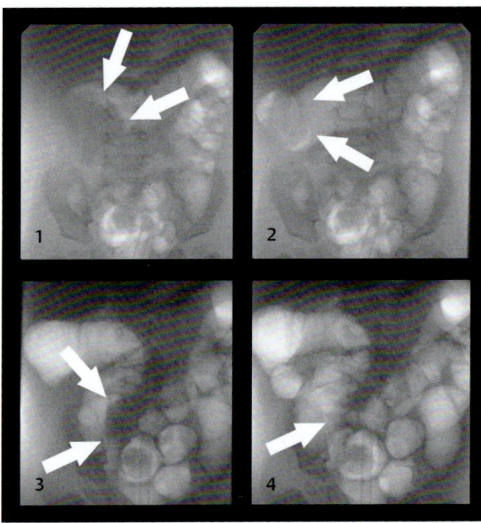

Abb. 11.8 Pneumatische Desinvagination einer ileokolischen Invagination. Mittels Darmrohr wurde der Darm des Patienten mit Luft aufgeblasen. Die beiden Pfeile auf den Bildern 1–3 kennzeichnen die Grenze zwischen invaginiertem Darm (dunkel) und der Luft (hell), man erkennt in der Abfolge das Zurückweichen des invaginierten Darms. Im vierten Bild markiert der Pfeil den Übergang vom Dünn- zum Dickdarm, die Luft hat dort diese Grenze überwunden und den Dünndarm erreicht. Damit ist die komplette Reposition des Dünndarms nachgewiesen.

tersuchung sollte kurz vor der nächsten geplanten Fütterung erfolgen. Für die Irrigoskopie (Kolonkontrasteinlauf) sind Reinigungseinläufe notwendig, für die Defäkografie nur die Entleerung des Enddarms (z. B. Mikroklistier am Vorabend und ca. 2 Stunden vor der Untersuchung).

11.2.7 Angiografie und Kardangiografie

D   *Die **Angiografie** ist ein Röntgenverfahren zur Darstellung der Gefäße.*

Prinzipiell wird zwischen Arteriografie (Darstellung der arteriellen Gefäße) und Phlebografie (Darstellung der Venen) unterschieden.

Arteriografie. Es wird i. d. R. die Inguinalarterie (A. femoralis communis) punktiert und dort ein Kathetersystem eingeführt, über das danach zur Darstellung der Gefäße ein jodhaltiges Kontrastmittel injiziert wird. Die Bildaufnahme erfolgt mit speziellen, hochauflösenden schnellen Durchleuchtungsgeräten.

Phlebografie. Sie erfolgt zum Ausschluss bzw. Nachweis einer Thrombose nach Erstuntersuchung durch einen Dopplerultraschall. Dabei wird die betroffene Vene direkt punktiert mit nachfolgender Kontrastmit-

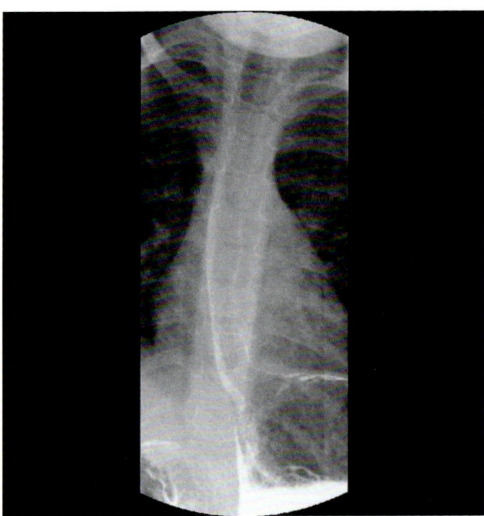

Abb. 11.7 Bilddokumentation während einer Schluckaktuntersuchung mit Ösophaguspassage. Beim Aufstellen des Kindes kommt es zu einem massiven gastro-ösophagealen Reflux, der zu einer Doppelkontrastdarstellung der Speiseröhre führt.

telinjektion – im Falle einer Beinvenenphlebografie wird eine Fußrückenvene als Zugang verwendet.
Kardangiografie. Dabei handelt sich um einen Teil einer Herzkatheteruntersuchung, bei der über eine Punktion der Gefäße in der Inguinalregion ein Katheter bis in das Herz vorgeschoben wird, über den Druckmessungen und Blutabnahmen zur Bestimmung der Sauerstoffsättigung (Oxymetrie) stattfinden können (Kap. 11.5). Dabei werden auch jodhaltige Kontrastmittel zur Darstellung der Herz- und Koronaranatomie injiziert.

P *Wie immer müssen vor jeder intravasalen Anwendung von jodhaltigen Kontrastmitteln, die bereits im Abschnitt „Kontrastmittel" genannten Parameter bestimmt werden (s. S. 98 f). Außerdem ist vor der Durchführung einer Arteriografie bzw. Kardangiografie eine Überprüfung des Blutbilds (einschließlich der Thrombozyten) als auch der Gerinnung obligat. Nach einer Arteriografie können eine Nachblutung oder eine Thrombose an der Gefäßpunktionsstelle auftreten. Ebenso kann auch jede Injektion von jodhaltigen Kontrastmitteln selbst Thrombosen des dargestellten Gefäßes verursachen. Daher müssen nach Rückkehr des Patienten auf die Station der korrekte Sitz des Druckverbandes, die Fußpulse sowie die Hauttemperatur der Extremitäten kontrolliert werden. Infolge der arteriellen Punktion muss eine Bettruhe von 24 Stunden eingehalten werden.*

11.2.8 Computertomografie (CT)

D *Die **Computertomografie** (CT) ist ein bildgebendes Verfahren, bei dem mithilfe einer rotierenden Röntgenröhre und eines Detektors Schichtbilder aus dem menschlichen Körper erzeugt werden* (**Abb. 11.9**).

Die Graustufen der Schichtbilder entsprechen Dichtewerten, die in sog. Hounsfield-Einheiten (HU) gemessen werden (**Tab. 11.4**). Der CT sind alle Körperregionen zugänglich, besonders hervorzuheben ist die Thoraxdiagnostik. Da die Untersuchung nur wenige Sekunden dauert, ist sie integraler Bestandteil der Akutdiagnostik – v. a. in der Traumatologie.

Durch Applikation von jodhaltigen Kontrastmitteln kann die Aussagefähigkeit weiter gesteigert werden. Die CT-Angiografie ist eine besondere Art der CT, bei der nach intravenöser Injektion von jodhaltigen Kontrastmitteln und entsprechendem Start der Bildakquisition die Gefäße und die Durchblutung erfasst und dargestellt werden können.

B *Ein 8 Monate alter, fiebernder Säugling wird wegen Verdachts auf Lungenentzündung stationär aufgenommen. Im konventionellen Thorax-Röntgen findet sich eine Verschattung im linken Unterfeld, die einer Pneumonie entsprechen könnte. Nach Einleiten einer antibiotischen Therapie bildet sich aber bei weiteren Röntgenkontrollen die Verschattung nicht zurück. Danach wird eine CT des Thorax durchgeführt, die als Ursache der therapieresistenten Verschattung eine Sequestration (Kap. 25.4) ergibt* (**Abb. 11.10**).

Tab. 11.4 CT-Dichtewerte in Hounsfield-Einheiten (HU) verschiedener Materialien (Gewebe).

Material (Gewebe)	Dichtewerte (HU)
Luft	–1024
Fett	–60 bis –100
Wasser	0
Weichteile	40–80
Knochen	400–1000

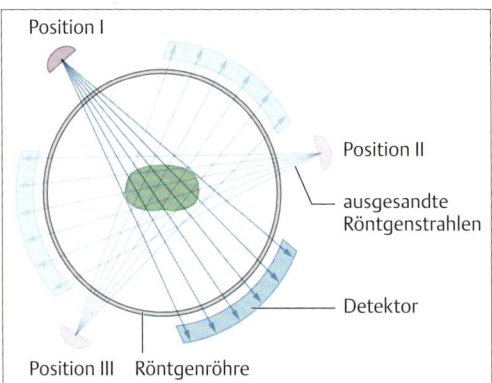

Abb. 11.9 Schema eines CT-Geräts. Die Röntgenröhre rotiert (Position I–III) um den Patienten (grauer Kreis in der Mitte). Die vom Körper geschwächten Röntgenstrahlen werden vom Detektor empfangen, die Daten von einem Computer ausgewertet und ein Querschnittsbild erzeugt. Dabei entsprechen die Grauwerte den Dichtewerten.

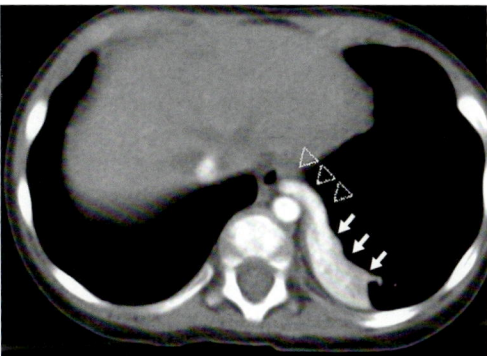

Abb. 11.10 CT des Thorax eines Säuglings. Im linken Unterfeld ist ein Konsolidierungsareal zu sehen (weiße Pfeile), das von einem dicken, direkt aus der Aorta entspringenden Gefäß (offene Pfeilespitzen) versorgt wird: typisches Bild einer Sequestration.

W *Eine **Sequestration** bezeichnet eine anatomische Variation eines Teils der Lunge (meist ein Lungenunterlappen), der nicht von Pulmonalarterien und -venen mit Blut versorgt wird, sondern von Gefäßen direkt aus der Aorta thoracalis. Da der betroffene Teil nicht am Gasaustausch beteiligt ist, hat er auch keine Funktion. Als mögliche Ursache für rezidivierende Infektionen werden Sequestrationen, sofern sie erkannt werden, bei Komplikationen chirurgisch entfernt.*

M *Ein Nachteil der CT ist die hohe Strahlenbelastung: Die CT entspricht 10 % aller Röntgenuntersuchungen, ist aber für 50 % der medizinischen Strahlenbelastung verantwortlich.*

11.2.9 Magnet-Resonanz-Tomografie (MRT)

Die MRT basiert auf dem Prinzip der Polarität der Wassermoleküle (H_2O): An der Sauerstoffseite (O) herrscht Elektronenüberschuss und auf der Wasserstoffseite (H_2) Elektronenmangel. Daher sind Wassermoleküle Dipole. Zusätzlich kreiseln Wassermoleküle um ihre eigene Achse; man nennt das den Spin. Ein vereinfachtes Schema der MRT findet sich in **Abb. 11.11**. Wassermoleküle finden sich in allen Körperorganen und sind in Abhängigkeit vom Gewebe unterschiedlich beweglich. Die unterschiedliche Beweglichkeit nutzt man zur Bildgebung und es ist daher in einem gewissen Rahmen auch möglich, eine Gewebecharakterisierung durchzuführen.

Der MRT-Untersuchung sind alle Körperorgane zugänglich, insbesondere lassen sich Weichteile aufgrund des ausgezeichneten Kontrasts ideal untersuchen. Mittels spezieller Untersuchungsmodifikationen kann auch eine MR-Angiografie durchgeführt werden, dabei ist auch nicht immer eine Kontrastmittelgabe notwendig. Ultraschnelle Verfahren eignen sich auch zur Bildgebung des Herzens.

B *Ein 8 Jahre alter Junge wird wegen Schmerzen im Bereich des linken proximalen Unterschenkels vom Kinderarzt überwiesen, es ist kein Trauma erinnerlich. Bei der klinischen Untersuchung findet sich eine deutliche Verhärtung in Bereich der proximalen Tibia, zusätzlich ist dort auch der Hauptschmerz lokalisiert. Eine Röntgenaufnahme zeigt eine neoplastische Zerstörung (Neoplasie: Gewebsneubildung, meist im Sinne einer bösartigen Ge-*

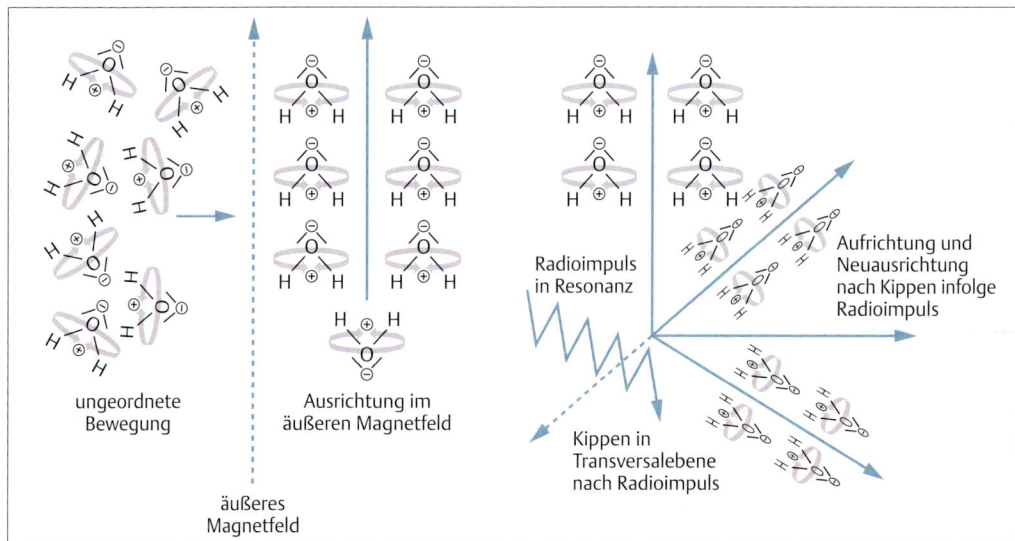

Abb. 11.11 Vereinfachtes Schema der MRT. Bildgebung: H_2O-Moleküle sind Dipole und ohne äußere Einflüsse bewegen sie sich völlig ungeordnet, nehmen jedoch aufgrund der Polarität eine Plus-Minus-Anordnung ein (Clusterbildung). Zusätzlich rotieren sie wie ein Kreisel um die eigene Achse (Spin). Wenn sie aber in ein äußeres Magnetfeld gebracht werden (blauer gestrichelter Pfeil), richtet sich der Großteil parallel aus (Longitudinalmagnetisierung oder auch Z-Magnetisierung – durchgezogener blauer Pfeil) – ein kleiner Anteil richtet sich antiparallel aus. Wird nun ein Radioimpuls genau in der Kreiselfrequenz der Wassermoleküle ausgesandt, dann werden sie in die Horizontalebene (Transversalmagnetisierung) ausgelenkt (quasi „umgeworfen"). Danach wollen sich die Wasserstoffmoleküle wieder im äußeren Magnetfeld ausrichten. Die Transversalmagnetisierung nimmt ab und die Longitudinalmagnetisierung nimmt wieder zu. Diese Bewegung eines Ladungsträgers wird vom MRT-Gerät detektiert. Die Resonanzfrequenz ist vom äußeren Magnetfeld abhängig. Es ist also ein Gradientenfeld (Änderung der Stärke entlang der Z-Orientierung) und damit wird für jeden Raumpunkt eine andere Resonanzfrequenz notwendig. Durch geschickte Wahl der Resonanzfrequenz kann nun selektiv eine Schicht angeregt werden. Die Geschwindigkeiten, mit denen sich die Wassermoleküle wieder ausrichten, werden gemessen und als Bild rekonstruiert.

schwulst) der proximalen Tibia. Im MRT (**Abb. 11.12**) folgt die Bestätigung des Befundes, daneben zeigt die MRT auch die Weichteilinfiltration.

Komplikationen

Bei der MRT steigt die Körperkerntemperatur – davon sind v.a. Kinder betroffen. Die MRT ist gefährlich bei Schrittmacherpatienten (Gefahr der Zerstörung des Schrittmachers bzw. Fehlfunktionen), bei Implantaten (Gefahr der Bewegung im Magnetfeld z.B. bei Gefäßclips – neuere Implantate weisen dieses Problem nicht mehr auf) sowie bei Patienten mit Tattoos und permanentem Make-Up (Gefahr der Verbrennung durch Resonanz). Die Einstellung magnetisch verstellbarer Ventile von ventrikulo-peritonealen Shunts kann sich im MRT ebenfalls verändern. Nach einer MRT wird bei diesen Patienten mittels konventioneller Röntgenaufnahme des Ventils die Einstellung überprüft. Prinzipiell können alle metallhaltigen Materialen problematisch sein. Vor der Verabreichung von MRT-Kontrastmitteln auf Gadolinium-Basis müssen die Nierenfunktionsparameter bestimmt werden (Kap. 11.10.3).

11.2.10 Interventionelle Radiologie

D *Die **interventionelle Radiologie** führt Eingriffe wie Gefäßdehnungen sowie Abszessdrainagen, Nieren- oder Galleableitungen durch. Dabei werden bildgebende Verfahren zur Navigation verwendet.*

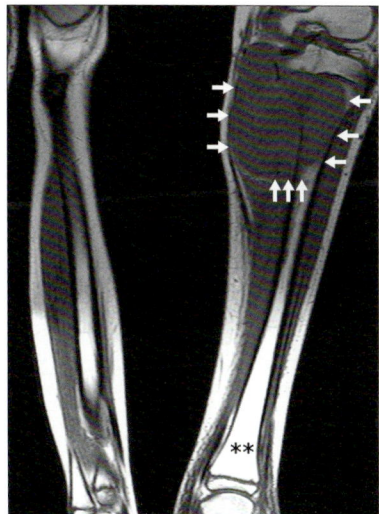

Abb. 11.12 MRT des linken Unterschenkels – Befund eines Osteosarkoms. Die schwarzen Sterne markieren das Signal des normalen Fettmarks in der distalen Tibia. Im proximalen Tibiaanteil bezeichnen die weißen Pfeile eine ausgedehnte Expansion, die das normale Fettmarkssignal des Knochens zerstört hat und bereits die Weichteile infiltriert.

Den Patienten kann dadurch in vielen Fällen eine Operation erspart werden. Zur Verbesserung der anatomischen Orientierung werden jodhaltige Kontrastmittel injiziert bzw. appliziert. Komplikationen können je nach Maßnahme Blutungen, Thrombosen oder Infektionen sein. Eine Prophylaxe mit einem Antibiotikum oder gerinnungshemmenden Medikament wird daher nicht selten durchgeführt.

P *Auf der Station sind der Verband sowie der Sitz und die Fördermenge einer Drainage sorgfältig zu beobachten und zu dokumentieren.*

11.2.11 Szintigrafie

Die Szintigrafie ist der diagnostische Arm der Nuklearmedizin (radioaktiven Medizin); sie nimmt eine Sonderstellung innerhalb der bildgebenden Verfahren ein. Während alle röntgenbasierten Untersuchungen sowie Ultraschall und MRT eine primär anatomische Abbildung erzeugen und erst in zweiter Linie eine funktionelle Beurteilung erlauben, ist die Szintigrafie eine primär funktionelle Untersuchung. Es gibt auch Kombinationsverfahren zur anatomischen und funktionellen Bildgebung wie die Kombination mit CT oder MRT.

Durchführung

Dem Patienten wird eine radioaktive Substanz mit einem Tracer verabreicht. Die radioaktive Substanz ist ein Isotop, i.d.R. Technetium-99m (^{99m}Tc, Halbwertszeit knapp 6 Stunden), das unter Abgabe von Gammastrahlung zerfällt. Die Gammastrahlung kann durch sog. Gammakameras von außerhalb des Körpers detektiert und als Bild dargestellt werden. Als Tracer werden Substanzen unterschiedlicher chemischer Zusammensetzung und daraus resultierender Verstoffwechslung im Organismus verwendet. Die Auswahl hängt davon ab, welches Organsystem bzw. welche Funktion untersucht werden soll.

Da die radioaktive Substanz direkt verabreicht wird (auch intravenös), ist die Strahlenbelastung des Patienten von der Halbwertszeit des Isotops und der Ausscheidung durch den Körper bestimmt. Es können daher beliebig viele Aufnahmen gemacht werden. Die Aufnahmen können dann auch in der Zeitfolge quantitativ analysiert und damit Organfunktionen auch in Zahlen erfasst werden.

P *Da viele Substanzen über den Urogenitaltrakt ausgeschieden werden, ist auf die Hydrierung und Ausscheidung des Patienten zu achten.*

Indikation

In der Kindermedizin wichtige szintigrafische Untersuchungen sind die des Harntrakts (Ausscheidungsfunktion und Harnabfluss der Nieren) und des Skeletts (Differenzierung einer fokalen Läsion), seltener auch der Schilddrüse.

Komplikationen

Die Strahlenbelastung durch eine nuklearmedizinische Untersuchung liegt, bis auf wenige Ausnahmen, in der Größenordnung der Jahresumgebungsstrahlung, der jeder Mensch ausgesetzt ist. Stillende Mütter sollten das Füttern des Säuglings für zumindest 24 Stunden unterbrechen, im Falle einer dringlichen Schilddrüsenszintigrafie der Mutter muss abgestillt werden. Eine kindliche Szintigrafie hingegen ist kein Grund, nicht zu stillen. Außerdem soll die Harnblase öfter entleert werden (alternativ Blasenkatheter), da bei einer Ansammlung des Isotops in der Harnblase die Strahlenbelastung der Beckenorgane, wie der Ovarien bei Mädchen, steigt.

11.2.12 3D-Darstellungen und Bildnachverarbeitung

Im Rahmen von Schnittbilduntersuchungen (US, CT, MRT) werden bis zu 1000 Einzelbilder und mehr angefertigt, deren Einzelbetrachtung häufig nicht möglich ist. Die gestiegene Leistungsfähigkeit heutiger Hard- und Software erlaubt es aber, die Einzelschichten wieder zu einem Volumen zusammenzufassen und damit dreidimensionale („3D") Rekonstruktionen auszuführen. Dadurch können Ansichten von außerhalb des Körpers oder auch virtuell endoskopische Bilder (virtuelle Endoskopie) erzeugt werden (**Abb. 11.13**).

Durch Methoden der digitalen Bildverarbeitung können die Daten bildgebender Verfahren auch quantitativ ausgewertet werden, z.B. Volumenbestimmung von Tumoren, Berechnung der Thoraxkrümmung bei Trichterbrust, Quantifizierung der Emphysemanteile einer Lunge oder Erfassung der Herzfunktionsparameter.

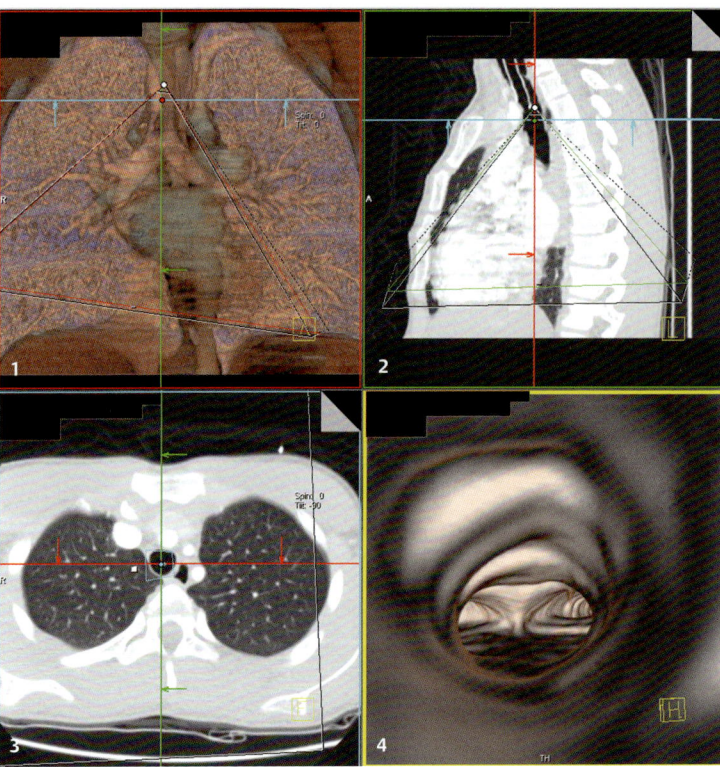

Abb. 11.13 Bildschirmabbildung einer virtuellen Endoskopie der Trachea basierend auf einer CT-Untersuchung. In Bild 1 erkennt man die 3D-Rekonstruktion einer CT-Untersuchung, in Bild 2 und 3 ist die CT-Schicht abgebildet und in Bild 4 die virtuelle Endoskopie. Die Position der virtuellen Kamera, als auch deren virtueller Blickwinkel, ist auf allen Einzelbildern als Pyramide (Spitze entspricht der Kameraposition, die Kanten dem Blickwinkel) symbolisiert.

11.3 Endoskopie

11.3.1 Allgemeines

Definition

Der Begriff Endoskopie bedeutet übersetzt „Hineinschauen"; gemeint ist damit die Betrachtung des Körpers von innen. Der deutsche Begriff Spiegelung bezeichnet das Gleiche.

> **W** Früher war ein Blick in das Innere des Körpers nur mithilfe eines geraden Rohres möglich. Der Begriff „Spiegelung" resultiert aus der Notwendigkeit, dass zum Betrachten des Körperinneren auch Licht erforderlich ist. Dieses musste früher über ein Spiegelsystem in das Rohr hineingelenkt werden, was aber am Ende eines längeren Rohrs nur noch zu einer sehr geringen Helligkeit führte. Erst seit der Entwicklung biegsamer Lichtleiter (Glasfasern) ist es möglich, viel Licht ohne Verlust bis zum Ende eines Endoskops zu leiten und damit viel längere, schmalere und auch bewegliche (flexible) Endoskope zu bauen.

Durchführung

Während bei Erwachsenen die meisten Endoskopien des Verdauungstraktes am wachen, evtl. auch sedierten Patienten durchgeführt werden können, müssen andere Untersuchungen, z. B. der Harnblase oder der Bronchien wegen der Schmerzhaftigkeit oder des Hustenreflexes in Narkose erfolgen. Für Kinder hingegen ist es schonender, alle Endoskopien in Narkose vorzunehmen.

Bei manchen Organen wird bei und nach der Einführung des Endoskops Gas insuffliert (z. B. Verdauungstrakt) oder eine Flüssigkeit instilliert (z. B. Harnblase), um das Organ aufzudehnen und damit eine bessere Übersicht zu gewinnen. Mittels einer im Endoskop integrierten oder am Okular aufgesetzten Kamera kann eine Foto- oder Videodokumentation des Gesehenen erfolgen.

Neben der Betrachtung des Körperinneren ist mit einem Endoskop auch die Gewinnung von Proben der enthaltenen Flüssigkeit oder des Gewebes möglich. Außerdem können mit feinen Instrumenten bestimmte Eingriffe durchgeführt werden (**Tab. 11.5**); manchmal werden auch kleine Katheter oder Spiralen (sog. Stents) eingebracht, die zum Offenhalten von Stenosen dienen.

Risiken und Komplikationen

Bei allen untersuchten Organen ist es möglich, mit dem Endoskop oder einem eingeführten Instrument die Wand des Organs zu verletzen. Dabei kann es zur Blutung kommen, die die Sicht behindert oder bei den Luftwegen durch Aspiration direkt gefährlich werden kann. Auch kann die Organwand perforiert werden, was eine umgehende Reparationsoperation zur Folge hat. Es handelt sich dabei um sehr seltene Komplikationen.

> Die Endoskopie mancher Organe erfordert eine besondere Vorbereitung des Patienten, damit der zu

Tab. 11.5 Indikationen und Möglichkeiten verschiedener Endoskopien bei Kindern und Jugendlichen.

Endoskopie	Indikationen	Mögliche Maßnahmen
Ösophago-Gastro-Duodenoskopie	Entzündung, gastro-ösophagealer Reflux, Fremdkörper, Fehlbildung, Blutung, Passagestörung, Malabsorption	Gewebebiopsie, Fremdkörperentfernung, Gastrostomie-Anlage (PEG), Aufdehnung einer Stenose, Blutstillung
ERCP	Galleabflussstörung	Schlitzung der Papille, Konkremententfernung, Röntgendarstellung
Push-and-Pull	Entzündung, peranale Blutung	Gewebebiopsie, Blutstillung
Kapsel-Endoskopie	Entzündung, peranale Blutung	keine
Koloskopie	Entzündung, peranale Blutung, Polyp	Gewebebiopsie, Polypentfernung
Rektoskopie	Entzündung, peranale Blutung, Polyp, chronische Obstipation, Fistel	Gewebebiopsie, Polypentfernung, Fistelspaltung
Urethro-Zystoskopie	Harnabflussstörung, vesikoureteraler Reflux, Fehlbildung	Ureterschienung, Ostiumunterspritzung, Gewebebiopsie, Klappenschlitzung, Röntgendarstellung
Tracheo-Bronchoskopie	Belüftungsstörung, Entzündung, Fremdkörper, Fehlbildung, Fistel, Tumor	Gewebebiopsie, Schleimprobe, Fremdkörperentfernung, Fistelverschluss, Tumorabtragung

untersuchende Bereich leer, also gut einsehbar ist. Am oberen Verdauungstrakt reicht die für die Narkose einzuhaltende Nüchternzeit für die Entleerung aus. Im Dünn- und Dickdarm ist jedoch durch den Darminhalt keine Sicht möglich. Für eine normale Enddarmspiegelung muss das Kind kurz zuvor den Enddarm entleert haben, i. d. R. mithilfe eines Klistiers. Bei obstipierten Patienten sind zusätzlich wiederholte Klistiere bereits am Vortag vonnöten.

Für eine Endoskopie höherer Dickdarmanteile oder des Dünndarms muss der Darm jedoch komplett sauber sein. Dazu wird die **orthograde Darmspülung** eingesetzt, bei der das Kind eine speziell zusammengesetzte Elektrolytlösung trinkt oder über eine Magensonde verabreicht bekommt; das erfolgt so lange, bis am Anus klare Flüssigkeit wieder heraus kommt. Dafür sind eine relativ große Flüssigkeitsmenge und einige Stunden erforderlich, sodass die Maßnahme am Vortag der Untersuchung vorgenommen wird. Durch die orthograde Darmspülung kann es zu Elektrolytverschiebungen im Organismus kommen, weshalb danach die Serum-Elektrolyte überprüft werden müssen. Es versteht sich von selbst, dass während und nach der Spülung bis zur Endoskopie keine Nahrungsaufnahme (außer klarer Flüssigkeit) möglich ist.

11.3.2 Starre Endoskopie

Allgemeines

Bei dieser Form der Endoskopie wird ein starres Rohr (Endoskop) in eine natürliche oder operativ angelegte Körperöffnung eingebracht. Je nach Untersuchungsart und Größe des Kindes sind die Endoskope sehr unterschiedlich weit und lang. Bei einigen Endoskopen wird durch das Rohr eine stabförmige Optik eingeführt, die aus einem System optischer Linsen besteht. Dadurch wird ein deutlich vergrößertes Bild erzeugt. In anderen Endoskopen ist das optische System bereits integriert. Der Untersucher kann die Betrachtung direkt durch die Optik vornehmen oder an das Okular eine Kamera anschließen.

Rektoskopie

 Die **Rektoskopie** (auch Proktoskopie genannt) ist die Spiegelung des Enddarms.

Sie wird in der sog. Steinschnittlage durchgeführt, d. h. in Rückenlage mit gespreizt und angewinkelt gelagerten Beinen (**Abb. 11.14**). Die häufigsten Indikationen sind chronische Obstipation, chronische Entzündung, Analfisteln und Polypen.

Vaginoskopie

Die Spiegelung der Vagina ist im Kindesalter nur zur Abklärung einer Fehlbildung oder Verletzung des inneren Genitale erforderlich. Sie erfolgt in Steinschnittlage (s. Rektoskopie).

Laparoskopie, Thorakoskopie, Arthroskopie, Ventrikuloskopie

Bei der Laparoskopie (Bauchspiegelung), Thorakoskopie (Brustkorbspiegelung), Arthroskopie (Gelenkspiegelung) und Ventrikuloskopie (Spiegelung der Hirnkammern) handelt es sich um Verfahren, bei denen das Endoskop nicht über eine natürliche Körperöffnung, sondern mittels einer Hautinzision durch Weichteile hindurch in den Körper eingebracht wird. Zusätzlich werden z. T. über weitere Schnitte mehrere Instrumente eingeführt, mit denen auch sehr komplexe Eingriffe vorgenommen werden können. Es handelt sich daher um Operationen, auf die in den Organkapiteln näher eingegangen wird.

Urethro-Zystoskopie

Für die Spiegelung der Harnblase und Harnröhre wird das Endoskop über die Urethra in die Blase eingebracht. Das Zystoskop besitzt einen Zulauf- und einen Ablaufkanal für Flüssigkeiten, über die die Blase gefüllt und gespült werden kann (**Abb. 11.15**). Neben der Un-

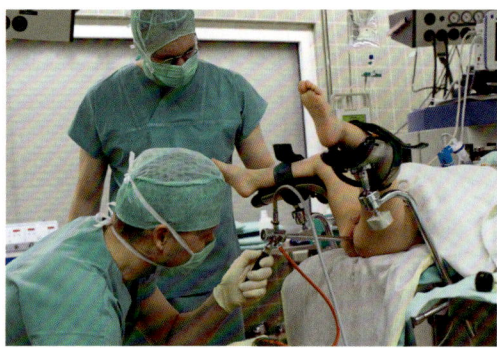

Abb. 11.14 Rektoskopie in Steinschnittlage mit starrem Gerät.

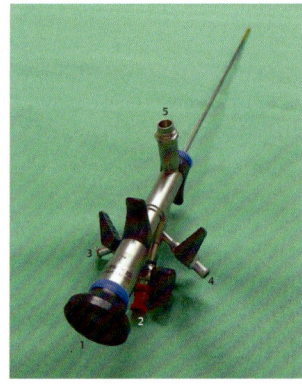

Abb. 11.15 Zystoskop. 1 Okular, 2 Instrumentenkanal, 3 u. 4 Spülung (Zulauf und Ablauf), 5 Lichtkabelanschluss.

tersuchung des ableitenden Harnsystems sind diverse therapeutische Maßnahmen möglich (Kap. 28).

11.3.3 Flexible Endoskopie

Allgemeines

> Unter der **flexiblen Endoskopie** versteht man die Spiegelung mit einem beweglichen Endoskop.

Ein flexibles Endoskop ist im Grundsatz ein biegsamer Schlauch, der jeweils einen aus Glasfasern bestehenden Lichtleiter und einen Bildleiter enthält; letzterer führt das Bild nach außen zum Betrachter oder zu einer Kamera. Außerdem sind in dem Schlauch mehrere Drahtzüge vorhanden, die mittels eines oder mehrerer Rädchen so betätigt werden können, dass sich die Spitze des Endoskops in eine bestimmte Richtung bewegt und sich damit die Blickrichtung ändert. So kann ein Rundumblick erzielt und eine bestimmte Stelle des Organs erreicht werden. Weiter befinden sich im Endoskop mehrere Kanäle, über die Luft (zum Aufdehnen) und Flüssigkeit (zum Spülen) in das Organ abgegeben oder daraus abgesaugt werden können. Dickere Endoskope haben zusätzlich einen Arbeitskanal, durch den Instrumente eingeführt werden.

Oberer Verdauungstrakt

> Als oberen Verdauungstrakt fasst man Oesophagus, Magen und Duodenum zusammen; demzufolge spricht man von **Oesophago-**, **Gastro-** oder **Duodenoskopie**.

Zu diagnostischen Zwecken führt man i. d. R. alle 3 Untersuchungen in einem Arbeitsgang durch. Dies ist die am häufigsten durchgeführte Endoskopieform (**Abb. 11.16**).

Eine besondere Untersuchung stellt die endoskopisch-retrograde Cholangio-Pankreatikografie (ERCP) dar. Mit einem speziellen ERCP-Endoskop können dabei über die Mündung des Gallen- und Pankreasganges (Vater-Papille) im Duodenum die Ausführungsgänge sondiert, mit Kontrastmittel gezielt geröntgt und Konkremente daraus entfernt werden.

Unterer Verdauungstrakt

> Die Spiegelung des unteren Verdauungstraktes wird als **Koloskopie** bezeichnet.

Dabei wird das Endoskop durch den Anus eingeführt und durch das gesamte Kolon bis zur Ileozökalklappe vorgeschoben. Für bestimmte Fragestellungen (z. B. Morbus Crohn) ist auch der letzte Abschnitt des Ileums erreichbar.

Push-and-Pull-Endoskopie

Dabei handelt es sich um ein seit wenigen Jahren sich rasch verbreitendes Verfahren der Intestinoskopie (Darmspiegelung) mit einem besonderen Endoskop, das aus dem eigentlichen Endoskop in einem Übertubus zusammengesetzt ist. Sowohl das Endoskop als auch der Übertubus sind flexibel und besitzen am Ende einen aufblasbaren Ballon. Durch abwechselndes Aufblasen und Entleeren der Ballons und abwechselndes Vorschieben von Endoskop und Übertubus ist es möglich, auch den sehr langen und sehr beweglichen Dünndarm weitgehend, z. T. sogar komplett, aufzufädeln und für Diagnostik und Therapie zu erreichen. Der Zugang ist sowohl durch den Mund als auch den Anus möglich. Die Methode bietet alle Möglichkeiten der bisherigen flexiblen Endoskopie. Die Geräte sind ist aber (noch) relativ teuer und für kleine Kinder (noch) zu dick.

11.3.4 Tracheobronchoskopie

> Als **Tracheobronchoskopie** bezeichnet man die Endoskopie der Atemwege; sie kann sowohl mit einem starren als auch mit einem flexiblen Instrument durchgeführt werden.

Die erste endoskopische Entfernung eines Fremdkörpers aus dem Bronchialsystem datiert aus dem Jahr 1897. Flexible Bronchoskope wurden aber erst in den späten 60er-Jahren des vergangenen Jahrhunderts entwickelt und schließlich – nach Einführung entsprechend dünner Endoskope – bei Säuglingen und kleinen Kindern weitere 10 Jahre später erstmalig eingesetzt.

Starre und flexible Bronchoskopie stellen komplementäre Methoden dar und haben jeweils spezifische Vorteile in unterschiedlichen Situationen. Während die meisten therapeutischen Indikationen (z. B. Fremdkörperentfernung) nach wie vor eine Domäne der starren Bronchoskopie sind und die Methode ideal für

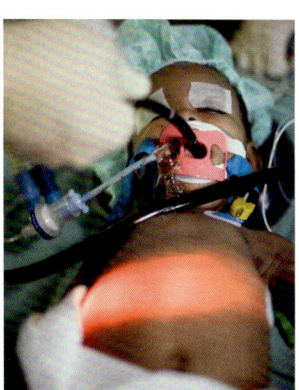

Abb. 11.16 Gastroskopie beim Säugling in Narkose. Der schwarze Schlauch ist das Endoskop; die Erleuchtung des Magens ist durch die Bauchdecke zu sehen.

die Untersuchung der posterioren Anteile von Larynx und Trachea geeignet ist, stellen flexible Bronchoskope heute die Instrumente der Wahl für die meisten Bronchoskopien dar.

Vorteile der flexiblen Bronchoskopie. Die Vorteile sind die Möglichkeit der Vermeidung einer Narkose (wichtig für eine adäquate Beurteilung der Stimmbandfunktion), eine bei guter Untersuchungstechnik sehr niedrige Rate von Komplikationen, weiter periphere Einblicke in das Bronchialsystem und v.a. eine ausgezeichnete Beurteilungsmöglichkeit der in der Pädiatrie häufigen dynamischen Luftwegsveränderungen, z.B. Tracheo- oder Bronchomalazie. Der i.d.R. transnasale Zugang (möglich sind auch Untersuchungen via Endotrachealtubus oder Trachealkanüle) erlaubt die Untersuchung des gesamten oberen Luftwegs unter Belassung von Kopf und Hals in neutraler Position, sodass die Dynamik von Pharynx und Larynx ohne Verziehung beobachtet werden kann.

Indikationen und Kontraindikationen

Die Indikationen für eine Bronchoskopie variieren mit dem Alter des Patienten und beinhalten Stenosegeräusche (persistierender inspiratorischer Stridor, persistierende Heiserkeit, persistierendes Giemen oder Pfeifen), radiologische Auffälligkeiten (rekurrierende oder persistierende Atelektasen bzw. Pneumonien, lokalisierte Überblähung) u.a. Auffälligkeiten, z.B. chronischer therapieresistenter Husten.

Durch spezielle Prozeduren, z.B. bronchoalveoläre Lavage oder Schleimhautbiopsien, kann die diagnostische Ausbeute der flexiblen Bronchoskopie weiter gesteigert werden. Die Methode kann jedoch auch therapeutisch genutzt werden, z.B. für therapeutische Lavagen und – insbesondere auf Intensivstationen – endoskopische Intubationen und Verabreichungen von Medikamenten (z.B. Surfactant).

Relative Kontraindikationen für eine flexible Endoskopie beinhalten pulmonale Hypertension, ausgeprägte Hypoxie, hochgradige Luftwegsstenose und nicht korrigierte Blutungsneigung. Insgesamt stellt die flexible Bronchoskopie in erfahrenen Händen eine sehr sichere und wertvolle diagnostische Technik bei Kindern mit einer Vielzahl von Erkrankungen des Atmungssystems dar.

11.3.5 Kapselendoskopie

D *Bei der **Kapselendoskopie** schluckt der Patient eine kleine Kamera in Kapselform, die auf dem Weg durch den Verdauungskanal kontinuierlich Bilder von der Schleimhaut aufnimmt und an ein Speichergerät sendet, das am Körper getragen wird.*

Damit ist eine komplette Untersuchung des Dünndarmes möglich, allerdings keine therapeutische Maßnahme. Die Auswertung der Daten ist sehr zeitaufwendig und in ihrer Wertigkeit noch nicht abschließend beurteilbar. Deshalb ist diese Untersuchungstechnik noch nicht sehr verbreitet.

11.3.6 Virtuelle Endoskopie

Die virtuelle Endoskopie ist keine Spiegelung sondern eine Bildgebung mithilfe eines Computertomografen. Sie wird daher auf S. 106 vorgestellt.

11.4 Lungenfunktionsdiagnostik

Der Lungenfunktionsdiagnostik ist ein Spektrum von Methoden zuzuordnen, die unterschiedliche Teilfunktionen des Atmungssystems messtechnisch erfassen können. Die gängigsten dieser Methoden erfordern Kooperation von Seiten des Patienten und sind daher oft erst bei Schulkindern einsetzbar:
- Statische Lungenvolumina werden mit der Ruhe-Spirometrie (Messung der ein- bzw. ausgeatmeten Volumina) erfasst, ergänzt durch Ganzkörperplethysmografie bzw. Gasdilutionsmethoden (Bestimmung des nicht ausatembaren Residualvolumens).
- Zur raschen Erfassung und Quantifizierung obstruktiver Lungenfunktionsstörungen wird eine forcierte Ausatmung als Volumen-Zeit-Kurve (Spirometrie) registriert, üblicherweise ergänzt durch die Registrierung desselben Atemmanövers als Fluss-Volumen-Kurve. In größeren Labors kann diese Diagnostik noch durch eine ganzkörperplethysmografische Messung des Atemwegswiderstandes (ein apparativ aufwendiges und methodisch komplexes Verfahren) vervollständigt werden.

Darüber hinaus wurden in den letzten Jahrzehnten mitarbeitsunabhängige Methoden entwickelt, die eine Lungenfunktionsdiagnostik am schlafenden (oder sedierten) Säugling bzw. jungen Kleinkind ermöglichen. Auch für ältere Kleinkinder, die noch nicht aktiv bei konventionellen Methoden mitarbeiten, stehen heute Möglichkeiten zur Verfügung, Lungenfunktionsstörungen messtechnisch zu erfassen.

Bronchospasmolysetest. Nach Feststellung einer obstruktiven Lungenfunktionsstörung kann der reversible (bronchospastisch bedingte) Anteil einer Luftwegsobstruktion mithilfe des Bronchospasmolysetests objektiviert werden. Eine bronchodilatatorempfindliche obstruktive Lungenfunktionsstörung findet sich bei zahlreichen Luftwegserkrankungen, ist aber v.a. für das Asthma bronchiale typisch.

Bronchusprovokationen. Bronchusprovokationsmethoden ermöglichen unter Einsatz unterschiedlicher bronchokonstriktorischer Reize (pharmakologische und nicht-pharmakologische) die Erfassung einer bronchialen Hyperreagibilität, die bei diversen respiratorischen Erkrankungen auftritt, insbesondere aber für das Asthma bronchiale typisch ist. Bronchusprovokationen sollten nur unter entsprechender Sicherung in erfahrenen Labors durchgeführt werden.

Arterielle Blutgasanalyse. Die in jedem Lebensalter verfügbare arterielle Blutgasanalyse erlaubt eine globale Beurteilung der ventilatorischen und gasaustauschenden Funktion des Respirationstraktes. Die Ventilation wird durch die Messung des arteriellen Kohlendioxydpartialdrucks ($paCO_2$) erfasst. Der arterielle Sauerstoffpartialdruck (paO_2) erlaubt eine Beurteilung der Gasaustauschkapazität des respiratorischen Systems, die von extrapulmonalen Ursachen einer respiratorischen Insuffizienz unberührt bleibt.

Indikationen. Die Auswahl der diagnostischen Techniken richtet sich nach dem Alter des Kindes, der Art der zu erwartenden Funktionsstörung und der klinischen Fragestellung. Obstruktive Funktionsstörungen, d.h. die Auswirkungen von luftwegsverengenden Krankheitsprozessen, überwiegen im Kindes- und Jugendalter bei weitem. Restriktive Funktionsstörungen, die den gesamten Luftgehalt der Lungen gegenüber der Norm vermindern, sind dagegen im Kindesalter selten. Noch seltener ist ein relevanter Elastizitätsverlust der Lungen.

> *Ein freundliches, ruhiges und kindergerechtes Ambiente ist von besonderer Bedeutung, um klinisch relevante Messungen zu erzielen. Das Personal soll auf den Umgang mit Kindern spezialisiert sowie atemphysiologisch und methodisch ausgezeichnet ausgebildet sein.*

Kompetente Lungenfunktionsbefundung vermeidet die isolierte Betrachtung einzelner Messgrößen; vielmehr sollen die Veränderungen eines Spektrums von Parametern zueinander in Beziehung gesetzt und daraus ein „Lungenfunktionsbild" entwickelt werden. Das wird durch eine sorgfältige visuelle Formanalyse der registrierten Kurven ergänzt und unterstützt.

11.5 Untersuchungen am Herzen

11.5.1 Elektrokardiografie (EKG)

> Die **Elektrokardiografie** (EKG) ist die Registrierung der elektrischen Aktivität des Herzens.

Jeder Pumpfunktion des Herzens geht eine elektrische Erregung voraus, die normalerweise im Sinusknoten entsteht und über das Reizleitungssystem des Herzens zu den Herzmuskelfasern übertragen wird. Die dabei entstehenden elektrischen Potenziale können an der Körperoberfläche abgeleitet und an der Zeitachse aufgezeichnet werden. Man unterscheidet
- Extremitätenableitungen I, II, III (nach Einthoven), sowie aVR, aVL, aVF (nach Goldberger)
- und die sog. Brustwandableitungen (v1-v6) (**Abb. 11.17**).

Der Kurvenverlauf eines normalen EKGs setzt sich aus P-Welle, QRS-Komplex, sowie T-Welle zusammen. Die P-Welle repräsentiert die Erregung der Herzvorhöfe, der QRS-Komplex die Erregung und die T-Welle die Erregungsrückbildung in den Herzkammern.

Das EKG gibt Aufschluss über Herzfrequenz und Herzrhythmus. Es erlaubt Rückschlüsse auf Verdickungen der Herzmuskulatur (Hypertrophie) oder eine ab-

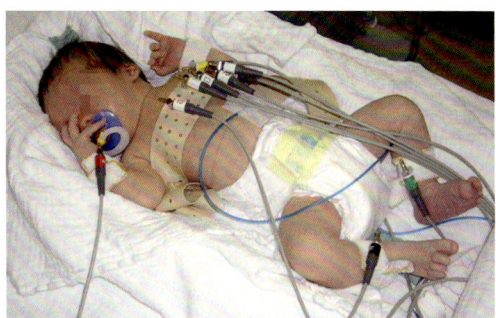

Abb. 11.17 EKG mit Extremitäten- und Brustwandableitungen.

norme Belastung der linken oder rechten Herzkammer. Im Kindes- wie auch im Erwachsenenalter ist das EKG unerlässlich zur Diagnostik von Rhythmusstörungen, bei Kindern können EKG-Veränderungen auch Hinweise auf einen angeborenen Herzfehler liefern. Auch Entzündungen des Herzmuskels (Myokarditis) oder des Herzbeutels (Perikarditis) gehen mit typischen EKG-Veränderungen einher.

Durchführung

Zur Ableitung der elektrischen Potenziale werden Elektroden an definierten Körperstellen auf die Haut aufgebracht. Dabei ist darauf zu achten, dass eine feuchte Verbindung zwischen Metall und Haut besteht (Kontaktgel). Die Registrierung der Potenzialkurven erfolgt über einige Sekunden. Bei Rhythmusstörungen wird auch über mehrere Minuten („Langer Streifen") oder über 24 Stunden (Langzeit-EKG) aufgezeichnet.

11.5.2 Echokardiografie

D *Unter **Echokardiografie** versteht man die Untersuchung des Herzens mittels Ultraschall. Die Echokardiografie ermöglicht die nichtinvasive Beurteilung des Herzkreislaufsystems.*

Im Kindesalter (insbesondere bei Säuglingen und Kleinkindern) ist die Beurteilbarkeit der Echokardiografie besser als bei Erwachsenen, da aufgrund des geringeren Abstandes des Herzens zur Brustwand Schallköpfe mit sehr hoher Auflösung und geringerer Eindringtiefe (z. B. 12 Megaherz) verwendet werden können.

Im Rahmen der Echokardiografie werden standardisierte Schnittebenen eingestellt, um das Herz darzustellen. Das 2D-Bild ermöglicht es, in Echtzeit mittels eines schwarzweißen Schnittbildes die Anatomie und Funktion sämtlicher Herzabschnitte darzustellen. Mittels **Farbdoppler** ist es möglich, den Blutfluss im Herzen und in den großen Gefäßen zu beurteilen. Durch **Dopplersonografie** (CW-Doppler oder PW-Doppler) lässt sich die Flussgeschwindigkeit des Blutes im Herzen bestimmen und somit kann z. B. der Druckgradient über einer Klappenstenose (Druckunterschied vor und hinter der Stenose) errechnet werden. Insbesondere seit der Einführung der Doppler/Farbdopplersonografie konnte die Echokardiografie in vielen Fällen invasive Herzkatheteruntersuchungen ablösen.

Durchführung

Im Normalfall wird die Echokardiografie von der Oberfläche des Brustkorbes aus durchgeführt (transthorakal), wobei mittels Linksseitenlage eine Überlagerung durch die Lunge vermieden wird (**Abb. 11.18**).
Transösophageale Echokardiografie. In Ausnahmefällen (z. B. während Operationen oder Herzkathetereingriffen) wird der Schallkopf in die Speiseröhre eingeführt, um eine bessere Beurteilbarkeit zu ermöglichen.

11.5.3 Herzkatheteruntersuchung

Mit der Herzkatheteruntersuchung können im Bereich des Herzens oder der großen Gefäße Druck- und Blutgasmessungen erfolgen. Zusätzlich kann Kontrastmittel appliziert werden (Angiografie), wodurch eine röntgenologische Darstellung der Herzhöhlen und der herznahen großen Gefäße in 2 Ebenen möglich wird. Je nachdem, welche Herzhöhlen dargestellt werden, spricht man von Rechtsherz- oder Linksherzkatheter.

Wenn eine Diagnose durch nichtinvasive Verfahren nicht exakt gesichert werden kann oder z. B. eine exakte Druckmessung im Herzen notwendig ist, hat die Katheteruntersuchung auch heute noch ihre Berechtigung. Mittels Herzkatheter können aber auch therapeutische Eingriffe bei angeborenen Herzfehlern durchgeführt werden (interventionelle Herzkatheter). So können unter anderem Klappenengstellen mit Ballons aufgedehnt werden oder Löcher im Vorhof- oder Ventrikelseptum durch spezielle Schirmchen verschlossen werden. Dadurch können den Patienten Operationen am offenen Herzen erspart bleiben.

Bei der Herzkatheteruntersuchung wird ein dünner biegsamer Katheter meist über ein Oberschenkelgefäß bis zum Herz vorgeschoben. Damit handelt es sich um eine invasive Untersuchungsmethode am Herzen. Sie wird i. d. R. in Intubationsnarkose oder i. v.-Sedierung durchgeführt.

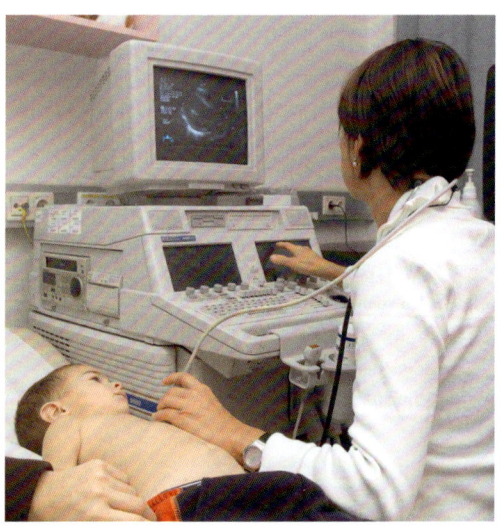

Abb. 11.18 Echokardiografie bei einem Kleinkind.

11.6 Funktionsdiagnostik des Verdauungstrakts

11.6.1 Anomanometrie

Die Anomanometrie ist ein ganz wichtiger Bestandteil der Funktionsdiagnostik des Anorektums, also des Schließmuskelapparates. Im Bereich der Kinderchirurgie wird sie regelmäßig zur Differenzierung von organischen oder nicht organischen Problemen in Bezug auf die Defäkation angewandt. Überprüft werden der Ruhe- und willkürliche Druck des Schließmuskels, seine Relaxation (Erschlaffung) bei der Füllung der Rektumampulle sowie die Schließmuskellänge.

Als Beispiel einer pathologischen Schließmuskelaktion sei der Morbus Hirschsprung aufgeführt. Mit dem Nachweis einer Relaxation des Musculus sphincter internus kann diese schwerwiegende Erkrankung des Darms ausgeschlossen werden. Nur bei unklaren manometrischen Befunden ist in solchen Fällen eine Rektumschleimhautbiopsie erforderlich. Die Untersuchungsmethode kann aber auch zur Untersuchung anderer Auffälligkeiten oder Verletzungen wichtig sein, wie Inkontinenz (Stuhlschmieren), nach einer Korrektur einer Analatresie oder einer Verletzung der Schließmuskulatur, z. B. bei einer Pfählungsverletzung.

Durchführung

Für die Messung ist es wichtig, dass die Rektumampulle leer ist. Die Patienten müssen dementsprechend vor der Untersuchung abgeführt werden. Wenn die Sonde im Stuhlgang platziert wird, zeigen sich keine verwertbaren Untersuchungsergebnisse. Problematisch kann die Messung auch sein, wenn die Patienten sehr unruhig oder ängstlich sind. Bei Säuglingen kann man die Beruhigung mit der Trinkflasche versuchen, bei älteren Kindern braucht es viel Ruhe und eine entspannte Umgebung. Auf eine Sedierung der Patienten sollte verzichtet werden.

Die Sonde wird in Höhe der Schließmuskulatur platziert. Liegt die Sonde etwas zu hoch oder zu tief, zeigt sie falsche Werte an. Liegt die Sonde korrekt, sollte der Relaxationsbefund des Musculus sphincter internus wiederholt darstellbar sein, um eine tatsächliche Aussage zur Funktion machen zu können.

11.6.2 pH-Metrie

Bei der pH-Metrie handelt es sich um die Messung des Säuregehalts einer Flüssigkeit. Sie findet ihren Einsatz in der Diagnostik des gastroösophagealen Refluxes (GÖR), d.h. dem Nachweis des Aufsteigens von Magensaft in die Speiseröhre. Der pH-Wert gibt den Säuregehalt einer Flüssigkeit an; der pH-Wert des Blutes liegt bei 7,41, des Magensafts bei 1,77 und des Speichels bei 6,9. Bei einem pH-Wert im Ösophagus von < 4 spricht man von einem sauren Reflux, bei einem pH-Wert von 4–7 von einem schwach sauren Reflux und bei einem pH-Wert ab 7 von einem nicht sauren Reflux. Somit kann durch die Messung besonders niedriger pH-Werte im Ösophagus ein Rückfluss von Magensaft nachgewiesen werden. Bis zu einem bestimmten Ausmaß ist der Reflux (Rückfluss) von Magensäure in den Ösophagus grundsätzlich ein physiologischer Vorgang. Besonders lange und häufige Phasen mit niedrigen pH-Werten weisen jedoch auf einen pathologischen gastro-ösophagealen Reflux hin. Die Untersuchung gilt bislang als „Goldstandard" der GÖR-Diagnostik. Aber bei 25–33 % der Patienten mit einer Refluxerkrankung ist wegen neutralem oder alkalischem Mageninhalt mit normalen Werten zu rechnen. Daher bedarf es zum Nachweis des GÖR zusätzlich eines entsprechenden radiologischen und/oder endoskopischen Befunds.

Durchführung

Die pH-Metrie-Sonde wird wie eine Magensonde durch ein Nasenloch in die Speiseröhre eingeführt. Die Spitze soll je nach Größe des Kindes 3–5 cm oberhalb des Mageneingangs zu liegen kommen. Die Lage wird endoskopisch oder röntgenologisch kontrolliert. Die Sonde besteht aus einem Sensor an der Spitze und einem Kabel, das mit einem speicherfähigen Registrierungsgerät außerhalb des Körpers verbunden ist. Das Gerät zeichnet die pH-Werte in Korrelation mit der Uhrzeit auf. Die Messung erfolgt über 18–24 Stunden. Parallel erfolgt eine Aufzeichnung, wann gegessen, wann gelegen, aufgestanden, erbrochen oder ein Medikament eingenommen wird. Bei den meisten Registrierungsgeräten kann das über Tasten eingegeben werden. Wichtig ist, dass die Sonde vor dem Gebrauch geeicht wird.

11.6.3 Impedanzmessung

Eine Refluxkrankheit entsteht nicht immer nur durch saure Refluxe. Bei der intraluminalen Impedanzmessung des Ösophagus wird der elektronische Widerstand des Magensaftes gemessen, der in die Speiseröhre läuft. Das bietet im Unterschied zur pH-Metrie die Möglichkeit, sowohl die sauren als auch die nicht sauren, also alle Refluxe in die Speiseröhre zu messen. Darüber hinaus gibt die Untersuchung einen Eindruck über den Schluckakt, da an mehreren Stellen in der Speiseröhre gemessen wird. Die Bewegungen der Speiseröhre (Peristaltik) kann grafisch dargestellt werden. Der Nachteil der Impedanzmessung im Vergleich zur pH-Metrie sind wesentlich höhere Investitionskosten. Die Untersuchung wird wie die pH-Metrie durchgeführt.

11.6.4 Ösophagusmanometrie

Mit der Ösophagusmanometrie kann über die Messung von Druckwerten die muskuläre Funktion des unteren Ösophagussphinkters bzgl. seiner Länge und des Ruhedrucks beurteilt werden. Zusätzlich kann die Motilität der Speiseröhre gemessen werden. Die Untersuchung kann zur Abklärung von Dysphagien und Brustschmerzen hilfreich sein. Sie dient somit der Diagnosefindung und Klassifizierung der Funktionsstörung (Motilitätsstörung) des Ösophagus, z. B. Achalasie, „Nussknackerösophagus" oder hypertensiver unterer Ösophagussphinkter.

Über mehrere Messpunkte erfolgt die Messung des Druckcharakters der Ösophaguskontrakturen entlang der gesamten Speiseröhre. Die erhobenen Druckkurven sind vom Alter des Patienten sowie von seiner Position (stehen, liegen, sitzen) abhängig. Einfluss auf die Untersuchung haben auch die geschluckten Boli. Hier muss dokumentiert werden, ob sie flüssig, breiig oder fest sind. Ebenso muss die Schluckfrequenz dokumentiert werden.

11.7 Untersuchungen des Stuhls

11.7.1 Basisuntersuchung

Die normale Funktion des Verdauungstrakts kann bereits durch die Beschreibung und Beobachtung der Ausscheidungsfunktion von Stuhl beurteilt werden.

Muttermilchstühle. Sie sind rückstandsarm, haben eine seidenartige Konsistenz und werden leicht abgesetzt. Die Stuhlfrequenz beträgt am Beginn der Stillzeit 4–6 Mal pro Tag und schwankt später zwischen 1 Mal pro Tag und 2 Mal in der Woche (die Grenzen des Normalen sind 1 Mal in 14 Tagen bis etwa 12 Mal pro Tag). Muttermilchstuhl riecht aromatisch, ist deutlich gelb gefärbt und kann an der Luft oxidieren und eine grüne Farbe annehmen. Die Menge liegt bei <10 g/kg Körpergewicht/Tag.

Stuhlanamnese. Bei einer auffälligen Stuhlanamnese ist zunächst die Objektivierung der anamnestischen Angaben notwendig: Dazu müssen die Kinder meist ins Krankenhaus aufgenommen werden. Dabei wird das Verhalten des Kindes beim Absetzen des Stuhls, seine Ernährung und schließlich Form, Farbe, Konsistenz, Oberflächenbeschaffenheit und Menge des Stuhls (evtl. durch Gewichtsmessung) bestimmt. Dabei ist eine entsprechend große Erfahrung notwendig, die oft eher beim Pflegepersonal als bei Ärzten anzutreffen ist. Acholische Stühle müssen v.a. aus diesen Gründen der erfahrensten, für die Gesundheit des Kindes verantwortlichen Person direkt gezeigt werden: Sie werden häufig als Fettstühle oder nicht als acholisch interpretiert, wenn die Färbung des Stuhls zwar deutlich reduziert ist, aber doch noch Pastelltöne zeigt (z. B. lehmfarben). In diesem Fall ist immer auch die Beurteilung jedes einzelnen Stuhls notwendig.

Durchfallerkrankungen. Bei Durchfallerkrankungen ist die Stuhldiagnostik bezüglich Stuhlfarbe und Stuhlmenge bzw. einer Bilanzerstellung essenziell (Messung des Körpergewichtes!). Bei einer chronischen Durchfallerkrankung (Dauer über 2 Wochen) muss systematisch vorgegangen werden:
– Objektivierung der Diarrhoe
– evtl. quantitative Sammelperiode über 48–72 Std.
– Beobachtung der Beeinflussbarkeit durch diätetische und medikamentöse Ursachen

Weitere Basisuntersuchungen. Diese umfassen die mikroskopische (Blut, Leukozyten, Wurmeier, Parasiten, Bakterien) und mikrobiologische Untersuchung, neben einem Test auf okkultes Blut (qualitativer Blutnachweis, z. B. Haemoccult), die Messung des Stuhlgewichts, evtl. die Beurteilung einer Steatorrhoe durch Messung des Fettgehalts (qualitativ und quantitativ), Bestimmung der Stuhlosmolarität und osmotischen Lücke (zur Unterscheidung zwischen sekretorischen und osmotischen Durchfällen) und evtl. einen Fastentest (und Beurteilung der Veränderung des Stuhls), die Bestimmung des Stuhl-ph-Wertes, Kerrytest (zum Nachweis reduzierender Substanzen im Stuhl), Nachweis von Magnesium (Laxanzienabusus bei einem Münchhausen-by-proxy-Syndrom).

11.7.2 Spezielle Untersuchungen

Chymotrypsin im Stuhl

Die inaktive Vorstufe des Chymotrypsins, das Chymotrypsinogen, wird von der Azinuszelle des exokrinen Pankreas gebildet. Die im Stuhl nachweisbare Chymotrypsinaktivität beträgt ca. 0,5 % der vom Pankreas produzierten Enzymmenge.

Eine Ausscheidung von >3 U/g Stuhl wird als normal angesehen. Bei einer exokrinen Pankreasinsuffizienz werden <3 U Chymotrypsin/g Stuhl ausgeschieden (eine etwaige Substitution mit Pankreasfermenten muss zumindest 3 Tage lang abgesetzt sein). Wegen der geringen Sensitivität bei Patienten mit geringer bis mäßiger exokriner Pankreasfunktionseinschränkung ist die Chymotrypsinbestimmung zur Früherkennung einer mittelschweren Pankreasinsuffizienz nicht geeignet. Falsch pathologische Testergebnisse kann man bei Durchfällen, Zöliakie oder Verschlussikterus finden.

Elastase-1-Bestimmung im Stuhl

Elastase ist eine Endoprotease im Pankreassekret, die während der Darmpassage angereichert wird. Sie wird mit einem Enzym-Immunoessay aus 100 mg Stuhl nachgewiesen. Die exokrine Pankreasinsuffizienz kann v.a. bei schwerer Ausprägung (Mukoviszidose) gut nachgewiesen werden. Die Einnahme von Pankreasfermenten stört nicht, da der Test spezifisch für die humane Elastase ist; die Substitutionstherapie bei Kindern mit Mukoviszidose muss daher nicht abgesetzt werden.

Pankreaslipase im Stuhl

Ähnlich der Elastasebestimmung kann die humane spezifische Pankreaslipase immunologisch mittels ELISA bestimmt werden. Die Enzymsubstitution muss ebenfalls nicht abgesetzt werden.

Quantitative Stuhlfettanalyse

Die Ausscheidung von Stuhlfett wird (nach van de Kamer) nach mindestens 3-tägiger Stuhlsammlung unter konstanter Fettzufuhr durch Titrierung oder durch Infrarotabsorptionsspektroskopie bestimmt. Die Untersuchung ist ein wichtiger Suchtest für das Vorliegen eines Malabsorptionssyndroms.

Als Pankreasfunktionstest ist die Methode unspezifisch, da sowohl Störungen der Lipolyse, Mizellenbildung, Resorption, Reveresterung und des lymphatischen Abtransports erfasst werden. Die Fettkonzentration im Stuhl (g Fett/100 g Stuhlfeuchtgewicht) ist bei einer durch eine Pankreaserkrankung bedingten Steatorrhoe (pathologisch erhöhter Fettgehalt im Stuhl) deutlich höher als bei allen anderen Ursachen; aber erst bei einem Verlust von >90% der exokrinen Pankreasfunktion tritt eine Steatorrhoe auf.

Alpha-1-Antitrypsin im Stuhl

Alpha-1-Antitrypsin ist ein Proteinase-Inhibitor und kann als endogener Marker zum Nachweis der intestinalen Eiweißausscheidung verwendet werden. Es macht etwa 4% des gesamten Serumeiweißes aus, hat eine Halbwertszeit von 4 Tagen und wird aufgrund seiner antiproteolytischen Aktivität nur geringgradig im Darm abgebaut, d.h. es wird nahezu unverändert im Stuhl ausgeschieden. Im Prinzip wird die Clearance von Alpha-1-Antitrypsin berechnet (Cl = Konzentration im Stuhl x Stuhlvolumen/Konzentration im Serum). Auch hier ist eine 72-Stunden-Stuhlsammlung notwendig.

Bei ausgeprägten Eiweißverlusten durch den Darm steigt die Clearance deutlich an. Sie ist daher ein wertvoller Parameter zur Bestimmung eines verstärkten intestinalen Eiweißverlustes.

Calprotectin im Stuhl

Calprotectin ist das dominierende Eiweiß, das im Leukozytencytosol vorkommt. Da eine Bestimmung der Leukozyten in diesem Material unzuverlässig ist, wird die Bestimmung von Calprotectin bei chronisch entzündlichen Darmerkrankungen zur Beurteilung der Aktivität der Erkrankungen eingesetzt.

11.8 Untersuchung des Harnsystems

11.8.1 Urindiagnostik

Während bei Erwachsenen und Jugendlichen eine Urinentnahme üblicherweise als Mittelstrahlurin erfolgt, kann Urin bei Säuglingen und Kleinkindern über vorgeklebte Urinbeutel gewonnen werden. Dabei ist jedoch eine zusätzliche Verunreinigung möglich. Bei Infektionsverdacht müssen Befunde ggf. durch Entnahme von Katheterurin oder durch eine Blasenpunktion gesichert werden. Frische Urinproben sollten spätestens 2 Stunden (Raumtemperatur) bis 4 Stunden (Kühlschrank) nach Gewinnung im Labor aufgearbeitet werden. Ansonsten kommt es zu vermehrtem Bakterienwachstum und einer Alkalisierung des Urins.

Die einfachste Art Urin zu untersuchen, ist das Anschauen des Urins. Normaler Urin ist klar und je nach Flüssigkeitszufuhr und Konzentrationsvermögen wasserklar, hellgelb bis bernsteinfarben. Auffällig sind Trübungen (Infektion, Nephrotisches Syndrom), Rot- oder Braunfärbung (Blut oder Hämoglobin enthaltend), fleischwasserfarbener (Porphyrie), grüner (Infektion mit Pseudomonas) oder dunkelbrauner bis schwarzer Urin (Methämoglobin enthaltend, Vergiftungen). Auch der Geruch des Urins kann wichtige Hinweise liefern. So spricht ein Geruch nach Ammoniak für eine bakterielle Infektion und der Geruch nach Azeton spricht allgemein für eine ketotische Stoffwechsellage. Zahlreiche Laboruntersuchungen geben Auskunft über Nachweis und Menge von normalen und pathologischen Bestandteilen des Harns (**Tab. 11.6**). Viele Harnbestandteile lassen sich halbquantitativ auf einem einfach zu handhabenden Teststreifen bestimmen (**Abb. 11.19**).

Tab. 11.6 Wichtige Untersuchungen des Urins.

Parameter	Befund	Hinweis auf
Erythrozyten	Makrohämaturie (Rotfärbung des Urins)	Trauma, Infektion (Glomerulonephritis)
	Mikrohämaturie (nur chemischer oder mikroskopischer Nachweis)	Parenchymschaden, Harnstau, Steine, Infektion, Tumor
Leukozyten	Teststreifen	Infektion
	Mikroskopie	
Bakterien/Pilze	Mikroskopie	Infektion
	Urinkultur	
Nitrit-Probe	Reduktion von Urin-Nitrat zu Nitrit durch Bakterien	Infektion
Eiweiß	überwiegend Albumine	glomeruläre Schädigung
	überwiegend Globuline	tubuläre Schädigung
Glukose		Diabetes mellitus, metabolische Stoffwechselstörungen
Keton		Diabetes mellitus, Erbrechen, Hungerzustände, Fieber
pH-Wert	normal: 5,5–7,5	metabolische Störungen
Spezifisches Gewicht	normal: 1,001–1,030	Konzentrierungsfähigkeit der Nieren bestimmt die Menge im Urin gelöster Substanzen (physikalische Messung)
Osmolarität	normal: 40–1200 mosmol/L	s.o. (chemische Messung)

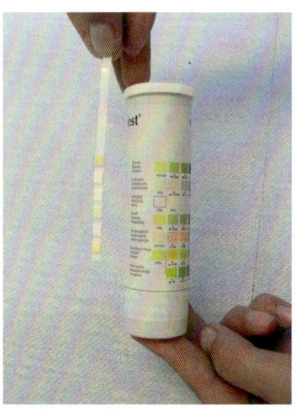

Abb. 11.19 Urinstreifentest. Der Test wird durch Vergleich der Farben der Testfelder mit der Darstellung auf der Verpackung ausgewertet.

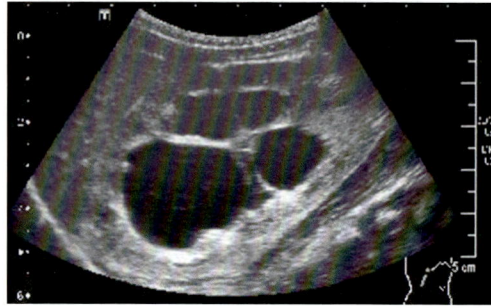

Abb. 11.20 Sonografie der rechten Niere. Befund: erweitertes Nierenbecken (schwarze Bereiche).

11.8.2 Harntrakt-Sonografie

Bereits praepartal ist die sonografische Darstellung des kindlichen Harntraktes möglich und von großer Bedeutung. Angeborene Harntransportstörungen führen zu Aufstauung von Urin entweder in der Harnblase (Urethralklappen) oder im oberen Harntrakt, wo ein erweiterter Ureter (Megaureter) oder ein erweitertes Nierenbecken Hinweise auf eine angeborene Anomalie sein können (**Abb. 11.20**). Das Oligohydramnion (Mangel an Fruchtwasser) kann neben anderen Ursachen auf verminderte Urinausscheidung des Fetus oder aber auf vermindertes Schlucken von Fruchtwasser hindeuten. Schließlich können an den Nieren selbst wichtige Befunde wie Doppelbildungen, Zysten oder das Fehlen einer Niere dargestellt werden.

Nach der Geburt können die Befunde dann genauer dargestellt und ergänzend untersucht werden. Dabei ist neben kindgerechter Durchführbarkeit und der mit jeder neuen Gerätegeneration höheren Auflösung und Detailgenauigkeit v. a. die fehlende Strahlenbelastung ein entscheidender Vorteil. Das Nierenparenchym wird auf Strukturveränderungen, Narben oder entzündliche Veränderungen hin untersucht.

Dopplersonografisch können Blut- oder Harnströmungen dargestellt und gemessen werden. Durch Gabe von Kontrastmittel sind selbst die Phänomene des vesikoureteralen Refluxes (VUR, s. Kap. 28.3.5), die früher ausschließlich in der Röntgenuntersuchung (MCU) darstellbar waren, gut sichtbar zu machen. Die Sonografie spielt auch bei der Verlaufsuntersuchung, z. B. nach kinderurologischen Operationen, aber auch bei nephrologischen Erkrankungen eine entscheidende Rolle.

11.8.3 Miktionszysturethrografie (MCU)

Über einen (in Sedierung) eingebrachten Blasenkatheter wird Röntgenkontrastmittel unter Durchleuchtung (s. S. 101 f) in die Harnblase eingebracht. Nach Entfernen des Katheters wird die Entleerungsphase unter Darstellung der Harnröhre beurteilt. Pathologische Befunde in der Harnröhre können angeborene Harnröhrenklappen, Stenosen oder erworbene narbige Veränderungen (Strikturen) oder Verletzungen sein. Die Harnblase selbst kann Divertikel aufweisen oder z.B. persistierende embryonale Verbindungen zum Nabel (Urachus). Schließlich kommt es beim vesikoureteralen Reflux (VUR) zum Übertritt von Kontrastmittel entweder in den Ureter oder in ein normales oder bereits verändertes oberes Hohlsystem (Nierenbecken und -kelche) (**Abb. 11.21**).

Die früher häufiger verwendete i.v.-Pyelografie (IVP), bei der ein Kontrastmittel intravenös gegeben wird und mit der eine gute Darstellung des oberen Hohlsystemes möglich ist, gerät aufgrund der hohen Strahlenbelastung und bei zunehmender Qualität der anderen Verfahren immer mehr in den Hintergrund.

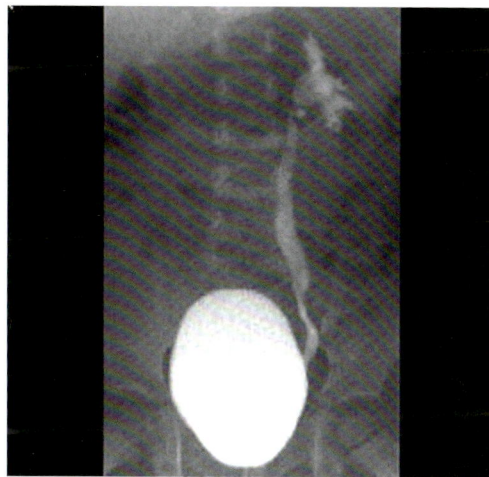

Abb. 11.21 Miktionszysturethrografie (MCU): linksseitiger vesikoureteraler Reflux bei einem Säugling.

11.8.4 Nierenfunktionsszintigrafie

Bei dem nuklearmedizinischen Untersuchungsverfahren werden über die Niere (tubulär oder glomerulär) auszuscheidende Substanzen zuvor radioaktiv markiert und intravenös verabreicht. Der Weg der Partikel über das Kreislaufsystem zu den Nieren und den ableitenden Harnwegen wird aufgezeichnet und computergestützt ausgewertet. Darstellbar und quantitativ berechenbar sind sowohl die (seitengetrennte) Funktion der Nieren, wie auch die normale oder gestörte Abflussdynamik aus dem Hohlsystem, insbesondere nach Gabe eines Diuretikums (Diureseszintigrafie). Die Untersuchung hat somit bei der Diagnostik von angeborenen Harntransportstörungen und bei der Ermittlung der Nierenfunktion bei Erkrankungen der Nieren und des Harntraktes einen entscheidenden Anteil.

11.8.5 Magnetresonanz-Uro-/Nephrografie

Neben der bildlichen Darstellung der Nieren hat die MRT seit einigen Jahren auch Bedeutung in der Funktionsdiagnostik des Harntrakts erlangt. Indem der Zeitverlauf der Anflutung des Kontrastmittels im Nierenparenchym (MR-Nephrografie) bzw. des Abflusses aus dem Nierenbecken (MR-Urografie) ausgewertet wird, können ähnlich der Szintigrafie Aussagen über die Funktion des Nierenparenchym bzw. eine Abflussbehinderung des Nierenbeckens gemacht werden. Vorteilhaft im Vergleich zur Szintigrafie ist die fehlende Strahlenbelastung. Allerdings ist die Auswertung sehr von der Erfahrung des Untersuchers abhängig, sodass diese Verfahren bislang nur in einigen speziellen Zentren zur Anwendung kommen.

11.8.6 Uroflowmetrie und Urodynamik

Uroflowmetrie

 *Bei der **Uroflowmetrie** werden Harnfluss und Harnmenge zeitbezogen bestimmt.*

Eine normale Blasenentleerung stellt sich dabei als glockenförmige Kurve dar. Ist die Kurve abgeflacht und die Flusszeit verlängert, deutet das auf eine Entleerungsstörung der Blase hin. Diese kann funktionell oder anatomisch bedingt sein. Bei älteren Männern ist das Phänomen meist durch eine Hyperplasie der Prostata bedingt, bei Kindern finden sich eher funktionelle

Störungen der Blasenentleerung (Sphinkter-Detrusor-Dyskoordination) oder seltener Verengungen der Harnröhre (Klappen, Strikturen, Stenosen).
Beckenboden-Elektromyogramm. Die Uroflowmetrie kann durch zeitgleiche Ableitung des Beckenboden-EMG (EMG: Elektromyogramm) ergänzt werden. Dabei werden über Elektroden elektrische Ströme gemessen, die durch die Aktivität der Beckenbodenmuskulatur (und damit auch des Blasenschließmuskels) verursacht werden. Normal ist eine Relaxierung des Beckenbodens bei der Miktion.

Urodynamik
Bei der Urodynamik (Zystometrie) wird die Blasenfunktion komplexer erfasst (**Abb. 11.22**). Mit einem transurethral oder suprapubisch eingelegten Doppellumenkatheter wird die Harnblase gefüllt und zeitgleich der Druck in der Blase gemessen. Eine ins Rektum eingeführte Drucksonde ermittelt den abdominalen Druck, der vom intravesikalen Druck abgezogen wird. So kann der nur durch die Blasenmuskulatur erzeugte Druck (Detrusordruck) ermittelt werden. Zeitgleich wird das Beckenboden-EMG abgeleitet. Die Miktionsphase wird wiederum wie bei der Uroflowmetrie erfasst. Zusätzlich und bei Bedarf sind eine zeitgleiche Röntgendarstellung der Blasenfüllung und -entleerung (Videourodynamik) sowie verschiedene Provokationstests möglich.

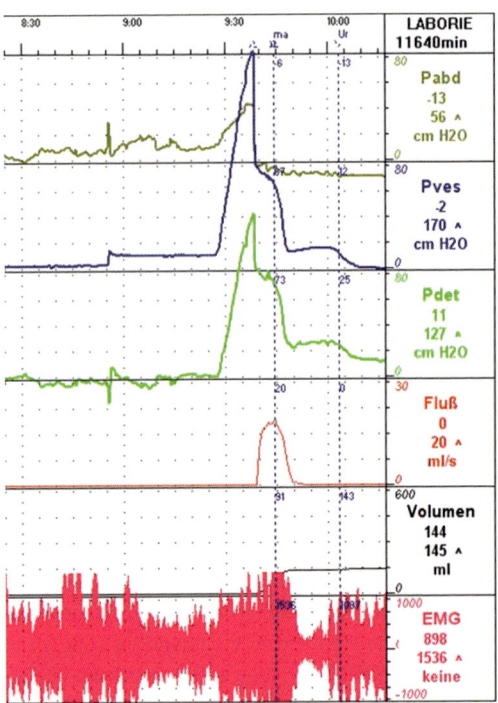

Abb. 11.22 Urodynamikkurve. Zeitgleiche Aufzeichnung des abdominellen und intravesikalen Drucks, des Detrusordrucks, der Flussgeschwindigkeit und des Volumens der Miktion sowie der Muskelaktivität des Beckenbodens (von oben nach unten).

11.9 Untersuchungen des Nervensystems

Für sämtliche hier beschriebenen Untersuchungen sollte das Kind im Idealfall ruhig und wach sein, nicht schreien, nicht schlafen oder dösen. Das ist v. a. für die hier angeführten apparativen Untersuchungen bei Kindern oft nicht zu erreichen, sodass eine Sedierung in Erwägung gezogen werden muss, um aussagekräftige Ergebnisse zu erhalten.

11.9.1 Liquorpunktion (LP)

Die Liquorpunktion erfolgt unter möglichst sterilen Bedingungen im Sitzen oder Liegen. Die Haut im Lumbalbereich wird mit einem Desinfektionsmittel gewaschen, die Umgebung mit sterilen Tüchern abgedeckt. Die Wirbelsäule des Patienten muss ohne seitliche Verdrehung in kraniokaudaler Richtung im Lot sein (**Abb. 11.23**). Bei maximal kyphosierter Lendenwirbelsäule und gebeugtem Kopf wird die Nadel (mit Mandrin) streng median zwischen Lendenwirbelkörper 4/5 langsam eingeführt bis der Widerstand der Dura mater überwunden ist. Der Mandrin wird herausgezogen und Liquor kann abtropfen. Die LP ist auch eine Etage darüber bzw. darunter möglich. Höher darf sie wegen des Conus medullaris nicht vorgenommen werden.

Schon während der Punktion kann die Farbe des Liquors beurteilt werden. Die Liquordruckmessung ist nur am liegenden Patienten mit spezieller Messvorrichtung sinnvoll. Die weiteren Untersuchungen wie Zellzahl, Eiweiß- und Zuckergehalt, Erregernachweis (PCR, Kultur, Licht-, Elektronenmikroskop), oligoklonale Banden und Antikörpermessung des Liquors erfolgen im Labor (**Tab. 11.7**). Bei spezieller Fragestellung können auch Neurotransmitter, Aminosäuren oder GABA im Liquor untersucht werden. Hierfür gibt es meist vom entsprechenden Labor detaillierte Abnahmevorschriften (sitzend, liegend). Erforderlich sind sorgfältige Nummerierung der gewonnenen Proben und sofortiges Einfrieren in Flüssigstickstoff.

UNTERSUCHUNGEN DES NERVENSYSTEMS

11.9.2 Elektroenzephalografie (EEG)

Diese Untersuchung ist das wichtigste Hilfsmittel in der Epilepsiediagnostik. Im EEG werden geringste elektrische Spannungsunterschiede, die in den neuronalen Strukturen des Gehirns ihren Ursprung haben, an der Kopfhaut mittels Oberflächenelektroden abgeleitet und grafisch dargestellt. Entsprechend des international verwendeten 10–20 Systems werden die Elektroden an genau definierten Punkten am Kopf positioniert. Für Säuglinge wird eine sog. Babyhaube mit reduzierter Elektrodenanzahl verwendet.

Aufgezeichnet werden Schwingungen, die nach ihrem Frequenzbereich als Alpha-, Beta-, Theta- oder Deltawellen definiert werden. Pathologische bzw. epilepsietypische Muster sind „Spike-Waves". Ein EEG im Wachzustand kann trotz eindeutiger Anfallsanamnese unauffällig sein. In diesem Fall kommt neben den routinemäßig durchgeführten Provokationsmethoden wie Hyperventilation und Flackerlichtstimulation noch die EEG-Ableitung nach Schlafentzug zur Anwendung. Sollte auch diese Ableitung keinen Aufschluss bringen, wird ein 24-Stunden-EEG angeschlossen oder wenn möglich ein EEG-Monitoring zur genauen Diagnostik abgeleitet.

Das EEG zeigt, dem Lebensalter (Säuglings- bis Erwachsenenalter) entsprechend, eine typische Entwicklung, die bei der Beurteilung berücksichtigt werden muss.

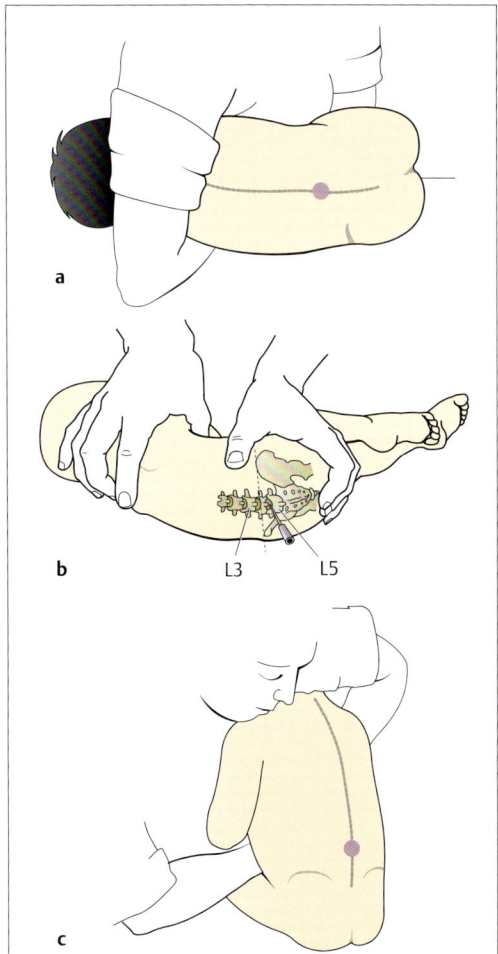

Abb. 11.23 Schema der Liquorpunktion beim Kind. a Halten eines Kindes in liegender Position, b Fixation eines Säuglings, Punktionsstelle, c Halten eines Kindes in sitzender Position.

11.9.3 Nervenleitgeschwindigkeit (NLG)

Die Untersuchung wird bei Verdacht auf Neuropathien und zur Lokalisation von neurogenen Prozessen durchgeführt. Über eine Oberflächenelektrode wird an verschiedenen Orten über einem Nerv ein elektrischer Reiz gesetzt, der zu einer Antwort im entsprechenden Muskel führt. Aus den erhobenen Daten wird die Leitungsgeschwindigkeit des Nervs errechnet. Beeinflusst wird sie von der Dicke der Myelinscheide, dem Faserquerschnitt und der Körpertemperatur. Gemessen werden können motorische, aber auch sensible periphere Nerven.

11.9.4 Elektromyografie (EMG)

Die Methode findet bei Verdacht auf Muskelerkrankungen Anwendung. Mit Oberflächen- oder Nadelelektroden werden Potenzialänderungen in Muskelfasern aufgezeichnet. Grundlage für die Methode ist die

Tab. 11.7 Liquorbefunde für Kinder (Kurz u. Roos 2000).

Parameter	Frühgeborenes	Neugeborenes	Kinder
Glukose Liqour/Blut	55–105%	45–130%	ca. 40%
Eiweiß	65–150 mg/dl	20–170 mg/dl	bis 30 mg/dl
Leukozyten	0–25/µl	0–22/µl	bis 5/µl
Granolozyten	ca. 60%	ca. 60%	ca. 60%

motorische Einheit bestehend aus der Ganglienzelle aus dem Vorderhorn des Rückenmarks, dem Axon und den zugehörigen Muskelzellen. Neurogene oder myogene Schädigungen des Muskels sowie Veränderungen im Sinne einer Myasthenie bzw. Myotonie können differenziert werden.

11.9.5 Evozierte Potenziale

Bei Verdacht auf eine Beeinträchtigung sensorischer Bahnen aufgrund neurodegenerativer Erkrankungen oder traumatischer Hirnschädigung werden evozierte Potenziale (EP) gemessen. Es gibt somatosensibel (SSEP), visuell (VEP) und akustisch (AEP) evozierte Potenziale. Über Oberflächenelektroden werden periphere Reize gesetzt, die zentral abgeleitet werden.

11.10 Untersuchungen des Blutes

11.10.1 Physiologische Grundlagen

Das Blut des Menschen besteht zu 45 % aus zellulären Bestandteilen (Erythrozyten, Leukozyten, Thrombozyten) und zu 55 % aus Blutplasma mit zahlreichen darin gelösten anorganischen und organischen Inhaltsstoffen (z. B. Elektrolyte, Gerinnungssubstanzen, Enzyme, Nährstoffe). Blutplasma ohne die Gerinnungssubstanz Fibrinogen wird auch als Blutserum bezeichnet. Das durchschnittliche Blutvolumen Frühgeborener kann den Wert von 100 ml/kg Körpergewicht übersteigen, bei reifen Neugeborenen liegt der Wert bei 85 ml/kg, im Alter von 2 Monaten wird der Erwachsenenwert von 70–80 ml/kg erreicht.

Die Bildung der Blutzellen aus undifferenzierten Stammzellen (Hämatopoese) erfolgt intrauterin zunächst in der Plazenta, dann in Leber und Milz und ab dem 5. Schwangerschaftsmonat im Knochenmark. Zum Zeitpunkt der Geburt werden die Blutzellen überwiegend im Knochenmark und nur noch in geringem Maße extramedullär (in Plazenta, Leber und Milz) gebildet.

11.10.2 Untersuchungen der zellulären Blutbestandteile

Blutbild

Die Messung der Erythrozyten-, Leukozyten- und Thrombozytenzahlen wird als Blutbild oder Hämogramm bezeichnet. Die Messung erfolgt i. d. R. maschinell mittels einer Zellzählmaschine (Counter). Dabei werden zusätzlich zur Zellzahl auch der Hämatokrit (prozentualer Anteil der Blutzellen am Blutvolumen), der Hämoglobinwert (Konzentration des Blutfarbstoffes im Blut), der Anteil an Retikulozyten (= junge Erythrozyten) sowie Parameter zur Erythrozytengröße (MCV, MCH) bestimmt (Tab. 11.8).

Tab. 11.8 Blutbild: Normalwerte für Erwachsene.

Parameter	Normalwerte
Erythrozyten	4,1–5,9 × 10^{12}/l
Hb (Hämoglobin)	12–17,5 g/dl
Hk (Hämatokrit)	40–45 %
MCV (mean corpuscular volume, mittleres Erythrozyteneinzelvolumen)	80–98 fl
MCH (mean corpuscular haemoglobin, mittlerer Hämoglobingehalt der Blutkörperchen)	28–33 pg
Retikulozyten	5–15 ‰
Leukozyten	5–11 × 10^9/l
Thrombozyten	140–440 × 10^9/l

Die Blutbildwerte im Kindesalter unterscheiden sich von denen im Erwachsenenalter, da bei Geburt und in den ersten Lebensjahren höhere Leukozytenwerte (Neugeborene: 9–30 × 10^9/l, Kleinkinder: 6–17,5 × 10^9/l, Schulkinder: 5–15 × 10^9/l) und auch höhere Hk-Werte vorliegen (Hk bei Geburt ca. 50–60 %).

Differenzialblutbild

Leukozyten werden in
- Granulozyten (neutrophile, basophile, eosinophile),
- Lymphozyten und
- Monozyten unterteilt.

Die Bestimmung der prozentualen Aufteilung der Leukozytenpopulationen wird als Differenzialblutbild bezeichnet. Sie erfolgt entweder maschinell im Counter oder mittels eines Mikroskops. Bei der mikroskopischen Bestimmung des Differenzialblutbilds muss zunächst ein Blutausstrich hergestellt werden (**Abb. 11.24**). Danach kann eine Färbung der Blutzellen mit anschließender Begutachtung und Zählung im Mikro-

UNTERSUCHUNGEN DES BLUTES

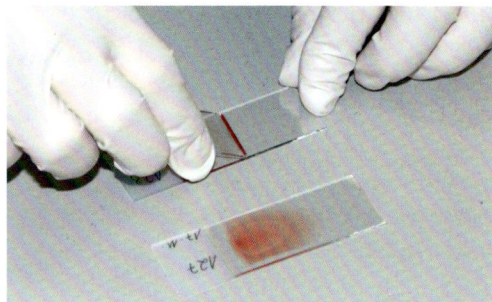

Abb. 11.24 **Herstellung eines Blutausstrichs.** Ein am Rande eines Objektträgers aufgebrachter Blutstropfen wird mit der Kante eines 2. Objektträgers unter einem Winkel von ca. 45° langsam ausgestrichen, sodass das Blut zum Ende hin ausgedünnt wird.

Tab. 11.9 **Differenzialblutbild: Normalwerte für Erwachsene.**

Parameter	Normalwerte
Leukozyten	$5–11 \times 10^9/l$
– Neutrophile	– 50–70 %
– Lymphozyten	– 20–40 %
– Eosinophile	– 2–4 %
– Monozyten	– 2–4 %
– Basophile	– 0–1 %

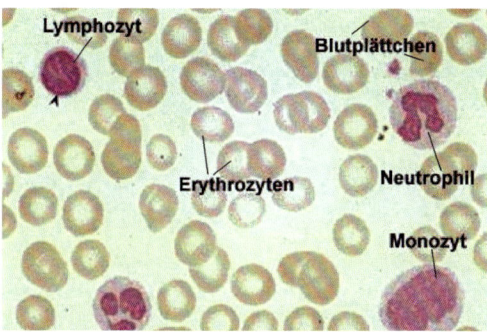

Abb. 11.25 **Blutausstrich.** Darstellung von Erythrozyten, Leukozyten (Lymphozyt, Neutrophil und Monozyt) und Blutplättchen (Thrombozyten).

skop erfolgen (**Abb. 11.25**). In **Tab. 11.9** sind die Normalwerte des Differenzialblutbildes für Erwachsene dargestellt.

Bei Kindern überwiegen im Differentialblutbild kurz nach der Geburt die Granulozyten, in der Säuglings- und Kleinkindzeit die Lymphozyten und dann wieder die Granulozyten.

Linksverschiebung. Bei manchen Erkrankungen (z.B. Infektionen) können im Differenzialblutbild vermehrt jugendliche Granulozyten (stabkernige Granulozyten, Metamyelozyten, Myelozyten) auftreten. Dieses Phänomen wird als Linksverschiebung bezeichnet.

Knochenmarkpunktion

Da viele Bluterkrankungen ihren Ursprung im Knochenmark haben (z.B. Leukämien, aplastische Anämie), ist es gelegentlich erforderlich, eine Analyse des Knochenmarks durchzuführen. Bei der Knochenmarkpunktion werden (meist in Vollnarkose, manchmal in Lokalanästhesie) nach gründlicher Desinfektion der Haut aus dem hinteren Beckenkamm mehrere Milliliter Knochenmarksuspension aspiriert und analog zum Blutausstrich auf einem Objektträger ausgestrichen. Nach Färbung des Knochenmarkausstriches kann dieser im Mikroskop begutachtet werden, wobei eine normale Hämatopoese mit Ausreifung aller Blutzellreihen ein buntes Bild ergibt, das von pathologischen Veränderungen (z.B. Infiltration des Knochenmarks durch Leukämiezellen oder leeres Knochenmark bei aplastischer Anämie) unterschieden werden muss (**Abb. 11.26**).

Andere Knochenmarkuntersuchungen

Bei einer Knochenmarkbiopsie wird in Vollnarkose mittels Biopsienadel ein Knochenmarkzylinder entnommen. Auch diese Untersuchung muss nach sorgfältiger Desinfektion der Haut erfolgen, um eine Infektion der Biopsiestelle zu vermeiden. Der Biopsiezylinder wird in speziellen Fixierlösungen zur Pathologie geschickt, wo nach Anfertigung dünner Schnittpräparate und verschiedener Färbungen eine Analyse der Knochenmarkzellen erfolgen kann. Weitere Knochenmark-

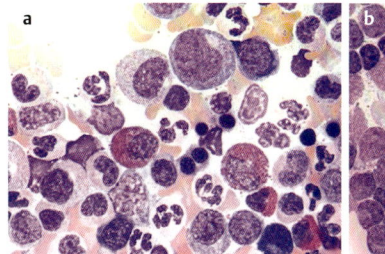 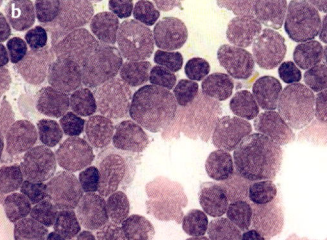 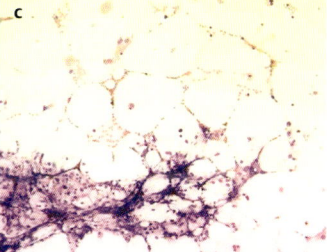

Abb. 11.26 **Knochenmarkausstrich. a** Gesundes Knochenmark, buntes Bild mit Darstellung aller 3 Blutzellreihen, **b** 100%ige Infiltration des Knochenmarks durch Leukämiezellen, **c** leeres Knochenmark bei aplastischer Anämie.

11.10.3 Serumuntersuchungen

Neben der Untersuchung der Blutzellen kann auch die maschinell durchgeführte Messung unterschiedlicher Serumparameter wertvolle Hinweise auf die Funktion der Körperorgane und auf Erkrankungen liefern. So können Veränderungen der Serumelektrolyte (Natrium, Kalium, Chlorid, Kalzium, Magnesium, Phosphat) auf eine Störung des Wasser- und Elektrolythaushaltes (z. B. bei schwerer Gastroenteritis) hinweisen.

Weiter findet man eine Erhöhung der harnpflichtigen Substanzen (Kreatinin, Harnstoff) bei einer Nierenfunktionsstörung, eine Erhöhung des Serum-Bilirubins und der Leberenzyme (AST = GOT, ALT = GPT, Gamma-GT, LDH) bei einer Erkrankung der Leber, eine Erhöhung der Pankreasenzyme (Amylase, Lipase) bei einer Erkrankung der Bauchspeicheldrüse, eine Erhöhung des Blutzuckerwertes bei Diabetes mellitus, eine Erhöhung des Entzündungswertes CRP (c-reaktives Protein) bei einem entzündlichen Prozess, eine Erhöhung der Blutfette (Triglyzeride, Cholesterin) bei einer Fettstoffwechselstörung sowie eine Erhöhung der Creatinkinase (CK) bei einer Muskelerkrankung.

Veränderungen des Eisenstoffwechsels im Serum (Eisen, Transferrin, Ferritin) spielen in der Anämiediagnostik eine bedeutende Rolle. Die Messung der Gerinnungsparameter und ihre diagnostische Bedeutung werden im Kap. 16.14 ausführlich erörtert. Eine Analyse der Blutgase (pO_2, pCO_2, pH-Wert, Bikarbonat) kann uns Hinweise auf respiratorische oder metabolische Erkrankungen liefern und wird in den entsprechenden Kapiteln genauer ausgeführt.

Als Anhalt werden in **Tab. 11.10** die wichtigsten Serumparameter und ihre Normalwerte bei Erwachsenen aufgelistet. Es ist dabei zu beachten, dass die Serumparameter im Kindesalter je nach Lebensalter unterschiedliche Normalwerte aufweisen können. Weiter können geringfügige Unterschiede der Referenzbereiche auch in unterschiedlichen Labors vorkommen. Daher muss bei jedem Serumbefund der für das Lebensalter und das entsprechende Labor adäquate Referenzbereich angegeben werden.

Tab. 11.10 Wichtige Serumparameter und ihre Normalbereiche bei Erwachsenen.

Parameter	Normalwerte
Elektrolyte	
Natrium	135–145 mmol/l
Kalium	3,5–5,0 mmol/l
Chlorid	95–110 mmol/l
Kalzium	2,2–2,65 mmol/l
Magnesium	0,7–1,1 mmol/l
Phosphat	0,87–1,58 mmol/l
Niere	
Kreatinin	0,6–1,3 mg/dl
Harnstoff	10–45 mg/dl
Harnsäure	2,4–7,0 mg/dl
Leber	
Bilirubin gesamt	0,1–1,2 mg/dl
AP	35–130 U/l
GGT	bis 38 U/l
CHE	3900–13000 U/l
AST	bis 43 U/l
ALT	bis 35 U/l
LDH	120–240 U/l
Herz, Muskulatur	
CK	bis 160 U/l
Pankreas	
Amylase	bis 100 U/l
Lipase	bis 60 U/l
Entzündung	
CRP	bis 8,0 mg/dl
Serumproteine	
Gesamteiweiß	6,4–8,2 g/dl
Albumin	3,5–5,5 g/dl
Serumkohlenhydrate	
Glukose	55–110 mg/dl
Serumfette	
Triglyzeride	150 mg/dl
Cholesterin	200 mg/dl

(AP = alkalische Phosphatase, GGT = Gamma-Glutamyltransferase, CHE = Cholinesterase, AST = Aspartat-Aminotransferase (früher: GOT = Glutamat-Oxalazetat-Transaminase), ALT = Alanin-Aminotransferase (früher: GPT = Glutamat-Pyruvat-Transaminase), LDH = Laktatdehydrogenase, CK = Creatinkinase, CRP = c-reaktives Protein)

11.11 Gelenkpunktion

 Als **Gelenkpunktion** bezeichnet man das Anstechen eines Gelenks durch die Haut. Sie kann der Injektion eines Medikaments oder dem Abziehen von Flüssigkeit zur Diagnostik und Therapie dienen.

Eine häufige Indikation zur Gelenkspunktion sind ein Bluterguss sowie Eiter im Gelenk. Auch der in seiner Entstehung noch unklare Erguss wird zur Diagnostik punktiert. Auch ein durch massiven Erguss schmerzendes Gelenk kann der Grund für eine Punktion sein. Am häufigsten wird das Kniegelenk punktiert. Meist liegt hier ein traumatischer Erguss vor. Die Punktionen des Schulter-, Ellenbogen-, Hand-, Hüft- und Sprunggelenks sind erheblich seltener erforderlich.

M *In jedem Fall handelt es sich bei Gelenkeingriffen um streng aseptische Eingriffe.*

Benötigt werden eine sterile Abdeckung (meist Lochtuch), sterile Handschuhe, Punktionskanülen verschiedener Längen und Stärken, Spritzen, eine Schale zum Verwerfen des Aspirates, evtl. ein Stichskalpell. Außerdem sollten Lagerungspolster für die Extremität vorhanden sein (z. B. Rolle oder Keil unter das Knie).

Bei manchen Jugendlichen kann der Eingriff in Lokalanästhesie durchgeführt werden. In der Mehrzahl der Fälle werden Punktionen in Allgemeinanästhesie durchgeführt, was sich als sehr schonendes Verfahren für die Kinder darstellt. Auch kann so, gerade bei entzündlicher Genese, der Eingriff direkt z. B. zur Spülung des Gelenks mit Drainageanlage ausgeweitet werden.

M *Die Gelenksflüssigkeit (Synovia) ist ein sehr guter Nährboden für Bakterien; Gelenke sind damit besonders infektionsgefährdet. Durch unsauberes Arbeiten kann eine schwere Gelenkentzündung (Empyem) ausgelöst werden, die bis zum Verlust der Gelenksfunktion führen kann.*

11.12 Literatur

Gastroenterologie

Stein J, Wehrmann T. Funktionsdiagnostik in der Gastroenterologie. 2. Aufl. Heidelberg: Springer; 2006

Walker WA, Goulet O, Kleinman RE, Sherman PM, Shneider PM, Sanderson IR. Pediatric Gastrointestinal Disease. Hamilton: BC Decker; 2004

Bildgebung

Kauffmann GW, Moser E, Sauer R. Radiologie. 3. Aufl. München: Urban & Fischer; 2006.

Atemtrakt

von Mutius E, Gappa M, Eber E, Frey U, Hrsg. Pädiatrische Pneumologie. 3. Aufl. Berlin, Heidelberg: Springer; 2014

Priftis KN, Anthracopoulos MB, Eber E, Koumbourlis AC, Wood RE, eds. Paediatric Bronchoscopy. Progress in Respiratory Research. Basel: Karger; 2010; 38

Hammer J, Eber E, eds. Paediatric Pulmonary Function Testing. Progress in Respiratory Research. Basel: Karger; 2005; 33

Nervensytem

Kerbl R, Kurz R, Reiter K, Roos R, Wessel L. Checkliste Pädiatrie. 5. Aufl. Stuttgart: Thieme; 2016

TEIL III

Allgemeine Erkrankungen

12 Erkrankungen des Neugeborenen · 126
13 Genetische Erkrankungen · 153
14 Ernährung des Kindes
    und ernährungsbedingte Krankheiten · 162
15 Infektionskrankheiten · 174
16 Hämatologie und Onkologie · 190
17 Transplantationen · 228
18 Verletzung und Vergiftung · 234
19 Vernachlässigung und Kindesmisshandlung · 275

12 Erkrankungen des Neugeborenen

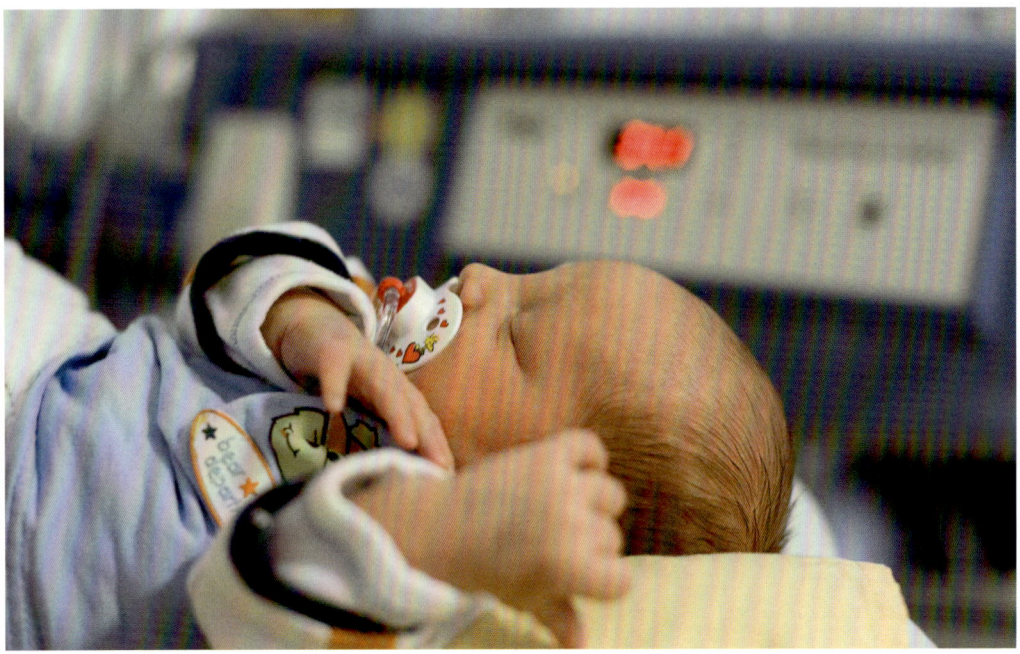

- 12.1 Allgemeine Grundlagen · 126
- 12.2 Erstversorgung des Neugeborenen im Kreissaal · 128
- 12.3 Frühgeborene Kinder · 132
- 12.4 Normale Neugeborene · 132
- 12.5 Geburtsverletzungen · 135
- 12.6 Kleinere Probleme im Neugeborenenzimmer · 136
- 12.7 Hypoglykämie · 137
- 12.8 Kinder diabetischer Mütter · 138
- 12.9 Kinder drogenabhängiger Mütter · 138
- 12.10 Zwillinge · 139
- 12.11 Erkrankungen der Atemwege und respiratorisches Versagen · 139
- 12.12 Erkrankungen des Blutes in der Neugeborenenzeit · 145
- 12.13 Infektionen des Neugeborenen · 149
- 12.14 Spezielle neurologische Probleme Früh- und Neugeborener · 151

12.1 Allgemeine Grundlagen

Die Neugeborenenzeit ist eine Phase des Lebens, die im Vergleich zu anderen Lebensabschnitten auch heute noch eine sehr hohe Morbidität und Mortalität aufweist. Eine große Zahl möglicher schädlicher Einflüsse, Komplikationen und Erkrankungen während der Schwangerschaft, der Geburt und in der Neugeborenenzeit stellen nicht nur eine akute Gesundheitsgefährdung für das Neugeborene dar, sondern können auch eine Bedrohung für die weitere Entwicklung des Kindes sein. Kenntnisse über eine normale Schwangerschaft und den Geburtsvorgang sowie Verständnis der Risiken sind wichtige Voraussetzungen, um den Gefahren wirksam begegnen zu können.

Definitionen

Die **Neugeborenenperiode** bezeichnet die ersten 4 Lebenswochen. Ein **reifes** Neugeborenes ist nach 37 vollendeten Schwangerschaftswochen, ein **Frühgeborenes** davor geboren (also z.B. nach 36 Wochen plus drei Tagen Schwangerschaft, „36 + 3"). Ein **übertragenes** Neugeborenes ist nach 42 vollendeten Schwangerschaftswochen geboren (**Abb. 12.1a**). Das **hypotrophe** (untergewichtige) Neugeborene hat ein Geburtsgewicht, dass unter der 10. Gewichtsperzentile für das entsprechende Reifealter liegt (SGA = small for gestational age, **Abb. 12.1b** und **Abb. 12.2**), also leichter ist als 90% der Neugeborenen mit dem gleichen Reifealter. Ein **hypertrophes** (übergewichtiges) Neugeborenes liegt mit seinem Geburtsgewicht über der 90. Gewichtsperzentile (LGA = large for gestational age).

Unabhängig vom Reifealter ist ein Neugeborenes mit **niedrigem Geburtsgewicht** jedes Neugeborene mit einem Geburtsgewicht unter 2500 g (LBW = low birth weight), ein Neugeborenes mit **sehr niedrigem Geburtsgewicht** wiegt unter 1500 g (VLBW = very low birth weight) und ein Neugeborenes mit **extrem niedrigem Geburtsgewicht** hat unter 1000 Gramm Geburtsgewicht (ELBW=extremely low birth weight)

Eine **Totgeburt** ist die Geburt eines Kindes mit mehr als 500 g Geburtsgewicht ohne Lebenszeichen, unter 500 g spricht man von **Fehlgeburt**.

Bei der **perinatalen Sterblichkeit (perinatale Mortalität)** handelt es sich um die Anzahl aller Totgeburten und aller bis zum 7. Lebenstag verstorbenen Lebendgeborenen pro 1000 Geburten. Daneben beschreibt die **Neugeborenensterblichkeit** die Anzahl der Todesfälle pro 1000 Geburten in den ersten 28 Tagen, die **Säuglingssterblichkeit** entsprechend im ganzen ersten Lebensjahr. Die Zahlen sind wichtig, um Verbesserungen in der Schwangerschafts- und Neugeborenenversorgung zu beurteilen (**Abb. 12.3**). In entwickelten Ländern sind heutzutage angeborene Fehlbildungen und Frühgeburtlichkeit die Hauptursachen der Neugeborenensterblichkeit. Während Kinder unter 1500 g (VLBW) nur ca. 1% der Geburten ausmachen, haben sie jedoch einen Anteil von ca. 50% an der Neugeborenensterblichkeit.

Intrauterine und peripartale Risikofaktoren

Eine Risikoschwangerschaft liegt vor, wenn die Schwangerschaft eine Gefahr für das Kind vor, während oder nach der Geburt in sich trägt. Es ist wichtig, eine Risikoschwangerschaft so früh wie möglich zu erkennen. Mögliche Folgen einer Risikoschwangerschaft sind Frühgeburtlichkeit, Geburt mit abnormem Geburtsgewicht, Asphyxie, Geburtstrauma und eine Vielzahl von Erkrankungen des Neugeborenen, die spätere Entwicklungsstörungen nach sich ziehen können.

Eine Risikoschwangerschaft besteht, wenn folgende Faktoren zutreffen:
- drohende Frühgeburt
- Erkrankungen der Mutter (z. B. Diabetes mellitus, Bluthochdruck)
- bestimmte Medikamente in der Schwangerschaft
- Nikotinabusus, Alkohol- und Drogenmissbrauch

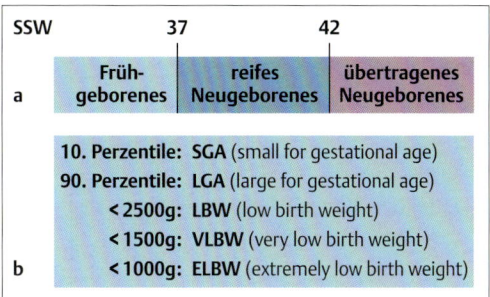

Abb. 12.1 Einteilung von Neugeborenen. a Nach Reifealter in Schwangerschaftswochen, b nach Geburtsgewicht.

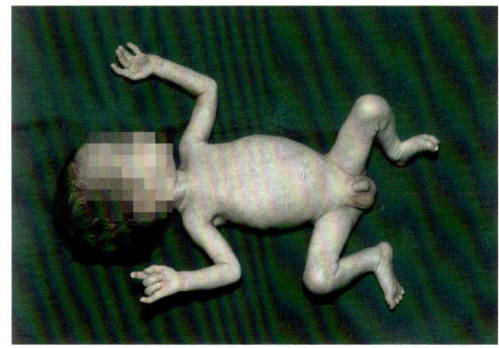

Abb. 12.2 Hypotrophes Neugeborenes.

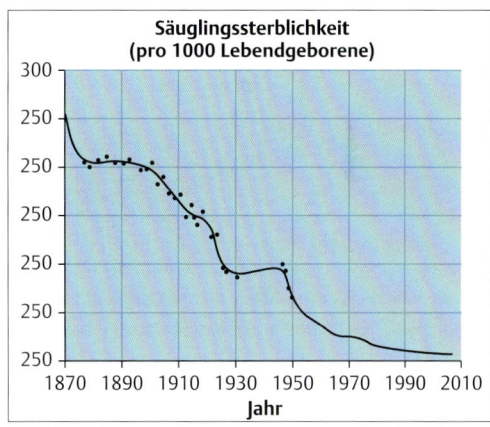

Abb. 12.3 Säuglingssterblichkeit in Deutschland von 1870–2006 (nach Razum u. Breckenkamp 2007).

- niedriger sozio-ökonomischer Status der Mutter
- Alter der Mutter jünger als 16 Jahre oder älter als 35 Jahre
- körperlicher oder psychologischer Stress
- Plazenta-Insuffizienz und Plazenta-Anomalien (Placenta praevia, vorzeitige Plazentalösung)
- Gestose, Preeklampsie
- Mehrgeburtlichkeit (Zwillinge, Drillinge, ...)

- abnorme Fruchtwassermengen (Oligohydramnion und Polyhydramnion)
- Blutgruppeninkompatibilitäten zwischen Mutter und Kind
- Infektionen der Mutter, der Eihäute oder des Kindes
- intrauterin bekannte Erkrankungen des Kindes (z. B. angeborene Fehlbildungen)
- abnorme Kindslage
- drohende Geburtskomplikationen
- Übertragung des Kindes

Intrauterine Beurteilung des Fetus

Das kindliche Wohlergehen während der Schwangerschaft kann v.a. durch Dokumentation eines angemessenen Wachstums des Fetus beurteilt werden. Verlangsamtes oder vermindertes Wachstum kann durch kindliche Erkrankungen, Störungen der Plazenta oder mütterliche Erkrankungen entstehen. Durch Ultraschall ist eine gute Wachstumsbeurteilung möglich. Darüber hinaus können Bewegungen des Fetus, Fehlbildungen und Auffälligkeiten in der Durchblutung (Doppler-Untersuchung der Nabelarterie) sichtbar gemacht werden.

In seltenen Fällen ist eine Punktion der Nabelschnur zur Untersuchung des Nabelschnurblutes notwendig (z. B. Hämoglobin-Bestimmung bei Verdacht auf schwere Anämie). Während der Schwangerschaft wird die Mutter auf bestimmte Infektionen, die Folgen für das Kind haben können (z. B. Toxoplasmose, Lues, Hepatitis B) und auf Hinweise für eine Inkompatiblität der Blutgruppen (s. S. 145f) untersucht.

W *Weitere Untersuchungen des Blutes der Mutter geben zusätzliche Hinweise auf eine Gefährdung des Säuglings. So kann der sog. Triple-Test (Untersuchung des mütterlichen Blutes auf erhöhtes α1-Fetoprotein, freies Östriol und β-hCG) Hinweise für das Vorliegen einer Chromosomenanomalie oder eine Meningomyelozele und verwandte Krankheitsbilder geben. Allerdings wirft der Test durch seine diagnostische Unsicherheit und seine psychischen wie medizinischen Konsequenzen schwerwiegende rechtliche und ethische Fragen auf. Er ist sehr kritisch zu beurteilen und nicht Teil der vorgeschriebenen Schwangerschaftsbetreuung.*

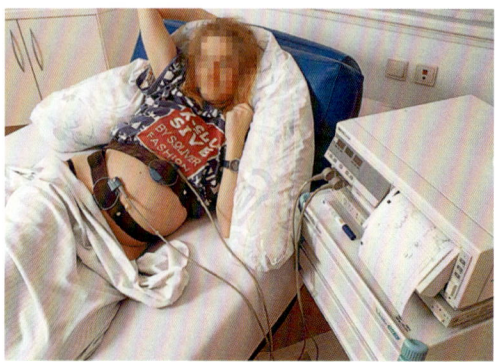

Abb. 12.4 Kardiotokografie (CTG). Zur CTG-Kontrolle im Liegen sollte die Schwangere eine bequeme, etwas schräge Links-Seitenlage (ca. 15°) einnehmen.

Kardiotokografie (CTG). Besonders in der Phase vor und während der Geburt sind Hinweise auf eine kindliche Hypoxie (Sauerstoffmangel) aufgrund verminderter plazentarer Durchblutung wichtig. Die Hinweise findet man durch die gleichzeitige Registrierung von kindlichen Herztönen und der Wehentätigkeit über die Bauchdecke (Kardiotokografie, CTG; **Abb. 12.4**) in Form von abnormalen kindlichen Herztönen: verminderte Variabilität der Herztöne, verlangsamter oder beschleunigter Herzschlag, abnormes Absinken („Dezelerationen") der Herztöne während und nach Kontraktionen des Uterus während der Wehen. Bei Auffälligkeiten sollte eine Blutgasanalyse des Kindes erfolgen, die man bei Schädellage nach geöffneter Fruchtblase an der Kopfhaut abnehmen kann. Eine Azidose ist dann ein Hinweis für eine nennenswerte Hypoxie unter der Geburt. Rasche geburtshilfliche Maßnahmen und intensivmedizinische kinderärztliche Betreuung können in einer solchen Situation lebensrettend sein.

12.2 Erstversorgung des Neugeborenen im Kreissaal

Bei der Erstversorgung eines Neugeborenen im Kreissaal ist es wichtig, Kenntnisse über Besonderheiten und Risiken der Schwangerschaft und Informationen über den Stand des Geburtsvorganges zu haben, insbesondere über mögliche Zeichen der fetalen Hypoxie.

12.2.1 Übergang zum extrauterinen Leben

Vor der Geburt ist die Lunge flüssigkeitsgefüllt. Bei der Geburt wird durch die Atembewegungen des Neugeborenen das Wasser in den Alveolen (Lungenbläschen) im Lungengewebe schnell resorbiert und abtransportiert, ein Teil wird auch „herausgepresst", sodass sich die Alveolen durch die Atembewegungen mit sauerstoffrei-

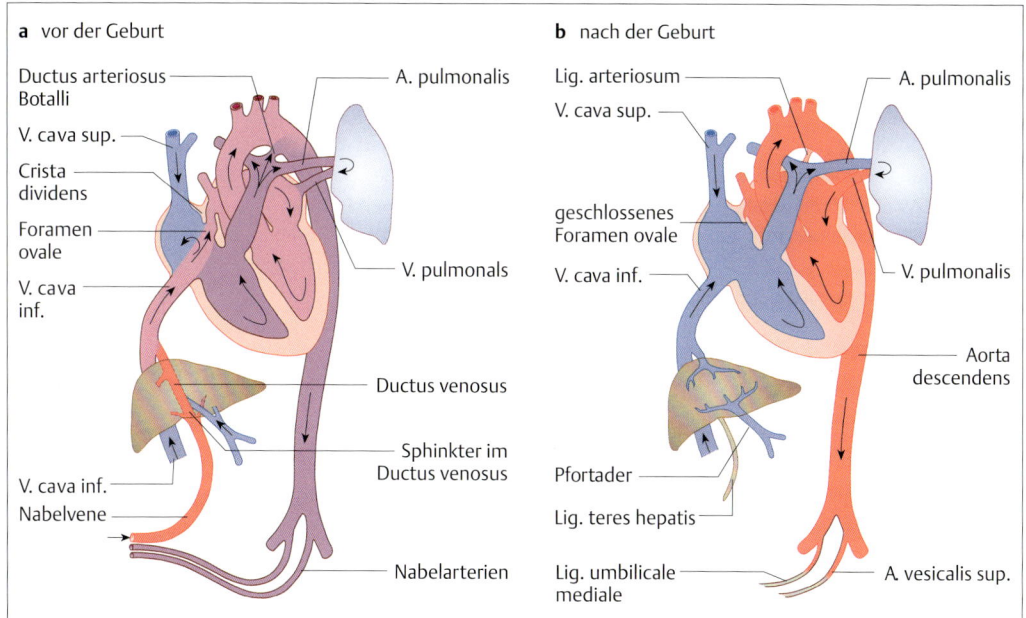

Abb. 12.5 Kreislauf des Menschen. a Vor der Geburt (fetaler Kreislauf), b nach der Geburt.

cher Luft füllen können. Damit einhergehend kommt es zum abrupten Wechsel vom intrauterinen Blutkreislauf zum „normalen" Blutkreislauf (**Abb. 12.5**).

Der Blutkreislauf des ungeborenen Kindes ist u.a. durch ein wesentliches Merkmal gekennzeichnet: Das Blut vom rechten Herzen des Fetus (der spätere Lungenkreislauf) geht aufgrund der verengten Lungengefäße nur zu einem geringen Anteil durch die (noch wassergefüllte) Lunge, sondern gelangt hauptsächlich über den Ductus arteriosus und das Foramen ovale direkt in den linken Kreislauf und von dort zu allen Organen und auch zur Plazenta, wo es aus dem mütterlichen Blut Sauerstoff erhält.

Intrauterin ist der Fetus einer relativ niedrigen Sauerstoffspannung (pO_2) ausgesetzt, denn das Blut der Plazenta hat einen niedrigen pO_2-Wert. Beim Übergang vom fetalen zum extrauterinen Kreislauf wird der Blutfluss zur Plazenta durch die Abnabelung unterbrochen. Die bisher verengten Lungengefäße erweitern sich, da mit den ersten Atemzügen die Sauerstoffspannung in den Alveolen und damit im Blut des Kindes stark erhöht wird. Dadurch fließt das Blut aus dem rechten Herzen in die Lunge, wo es nun in ausreichender Menge Sauerstoff aufnehmen kann und die Verbindung zum Körperkreislauf über den Ductus arteriosus verschließt sich. Auch die Verbindung zwischen rechtem und linkem Herz über das Foramen ovale zwischen den Vorhöfen verschließt sich. Das gesamte Blut, das das recht Herz pumpt, fließt nun nicht mehr direkt über den Ductus arteriosus und das Foramen ovale in den großen Kreislauf, sondern in die Lunge, kann dort Sauerstoff aufnehmen und gelangt dann über das linke Herz in den großen Körperkreislauf und zu allen Organen.

12.2.2 Asphyxie

Damit es zu regelmäßigen und kräftigen Atemzügen nach der Geburt kommt, muss gewährleistet sein, dass bis zur Geburt Plazenta und Nabelschnur ausreichend funktionieren. Der Fetus darf nicht schwer erkrankt sein und er muss ein intaktes Atemzentrum sowie eine kräftige Atemmuskulatur haben. Nach der Geburt müssen die Atemwege frei sein.

Definition

Unter **Asphyxie** (griech.: Pulslosigkeit) versteht man i. Allg. das Ausbleiben einer regelmäßigen und kräftigen Atmung nach der Geburt. Der daraus folgende Sauerstoffmangel kann schwerste akute Erscheinungen und langfristige Folgen haben, sofern er nicht schnell behoben wird.

Ursache

Die Ursachen für eine Asphyxie können entweder schon längere Zeit vor der Geburt bestanden haben (präpartale Asphyxie) oder sehr kurzzeitig während der Geburt entstehen (subpartuale Asphyxie), z.B.:
- vorzeitige Plazentalösung
- Nabelschnurvorfall, Nabelschnurknoten

- Blutdruckabfall der Mutter
- Placenta praevia
- Geburtsstillstand (z. B. bei Schulterdystokie oder Lageanomalie)
- Narkoseüberhang
- die Atmung behindernde Erkrankungen des Kindes (Sepsis, Anämie, Pneumonie, muskuläre Erkrankungen, Zwerchfellhernie, Pneumothorax)
- Frühgeburtlichkeit
- Aspiration von mekoniumhaltigem Fruchtwasser

Symptome und Folgen

Akute Erscheinungen der Asphyxie sind anhaltend fehlende Spontanatmung (Apnoe), Herzstillstand, Azidose, Kreislaufversagen, Schock und Tod. Bei Überleben droht langfristig je nach Ausmaß und Dauer der Asphyxie eine hypoxisch-ischämische Enzephalopathie (HIE), eine Hirnschädigung durch Sauerstoffmangel (s. Kap. 12.14).

12.2.3 Wiederbelebung (Reanimation) des Neugeborenen

Ca. 10% aller Kinder brauchen nach der Geburt Unterstützung (meist aber nur geringe) beim Übergang zum extrauterinen Leben. Die meisten Kinder beginnen mit einer effektiven Atmung innerhalb ihrer ersten Lebensminute. Die Wiederbelebung (Reanimation) eines Neugeborenen, dass nach der Geburt keine ausreichende Vitalität zeigt (s. u.), folgt den gleichen Prinzipien wie die Reanimation eines Kindes oder Erwachsenen, allerdings gibt es im Ablauf der „ABC"-Maßnahmen einige besondere Aspekte (**Abb. 12.6**).

> **D** *Ausreichende Vitalität* zeigt ein Neugeborenes durch kräftige Atmung (Schreien), normalen Herzschlag (>100/min), rosige Hautfarbe und kräftigen Muskeltonus mit sichtbaren Reaktion auf Reize, z. B. Absaugen. Der APGAR-Score beschreibt mit 5 Parametern den

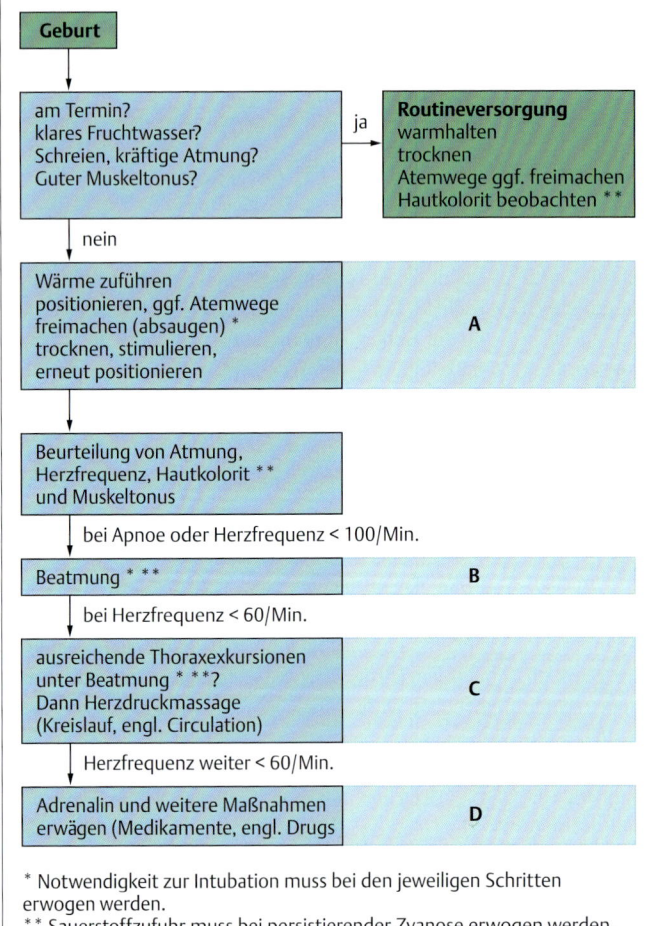

Abb. 12.6 Handlungsschema zur Reanimation eines Neugeborenen (nach Biarent 2005).

* Notwendigkeit zur Intubation muss bei den jeweiligen Schritten erwogen werden.
** Sauerstoffzufuhr muss bei persistierender Zyanose erwogen werden.

Tab. 12.1 Apgar-Score.

Punkte	0	1	2
Herzschläge	fehlen	unter 100	über 100
Atemzüge	fehlen	schnappend, unregelmäßig	regelmäßig
Muskeltonus	schlaff	reduzierte bis träge Bewegungen	aktive, kräftige Bewegungen
Reflexe	fehlen	Grimassen schwach ausgeprägt	beim Absaugen kräftige Grimassenbildung, niesen und saugen
Hautfarbe	blass, zyanotisch	rosig, Extremitäten zynotisch	rosig

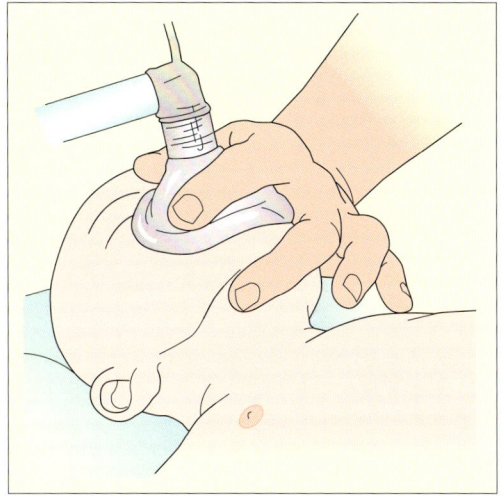

Abb. 12.7 Halten eines Säuglings zur Maskenbeatmung.

Zustand des Kindes 1, 5 und 10 Min. nach der Geburt, wobei max. 10 Punkte erreicht werden können ("vitales Kind"). Der Wert nach 1 Min. beschreibt die Reaktion des Babys auf die intrauterine Umgebung und die Geburt, während der Wert nach 5 Min. den Erfolg des Übergangs zum extrauterinen Leben widerspiegelt (**Tab. 12.1**). Je niedriger der Wert des APGAR-Scores ausfällt, desto intensiver werden wiederbelebende Maßnahmen notwendig sein. Da das Kind direkt nach der Geburt physiologischerweise zyanotisch und erst innerhalb der ersten Minuten rosig wird, beträgt ein normaler APGAR-Score 9-10-10.

Eine akute Notwendigkeit zur Wiederbelebung nach der Geburt ist praktisch immer durch eine nicht ausreichende Atmung verursacht und nicht durch ein kardiales Problem (selbst Kinder mit schwerem Herzfehler sind unmittelbar nach der Geburt meist nicht sofort reanimationspflichtig).

> **M** Als Folge der inadäquaten Atmung sinkt die Herzfrequenz, denn das Herz des Neugeborenen reagiert im Gegensatz zum Erwachsenen auf eine Hypoxie mit einer Bradykardie, nicht mit einer Tachykardie. Durch den Abfall der Herzfrequenz kommt es zu Azidose, Kreislaufzusammenbruch (Schock) und Kreislaufstillstand. Die entscheidende Beobachtung nach der Geburt ist also die Feststellung einer spontanen und ausreichenden Atmung. Ist sie trotz Stimulation nicht vorhanden, reicht in den meisten Fällen nach Freimachen der Atemwege (richtiges Positionieren des Kopfes, Absaugen) eine kurzzeitige Beatmung über einen Beutel und eine Maske aus, um eine spontane Atmung in Gang zu setzen (**Abb. 12.7**).

Nur selten, v.a. bei sehr niedrigen APGAR-Werten durch sehr schwere oder länger bestehende Zustände (z.B. großer Blutverlust, Infektion des Kindes) müssen weitere Maßnahmen wie Herzdruckmassage, Intubation, kreislaufwirksame Medikamente und Volumensubstitution durchgeführt werden.

Auch angeborene Fehlbildungen können akut nach der Geburt eine Reanimation notwendig machen (z.B. Zwerchfellhernie, Kap. 23.1.3).

12.2.4 Zyanose

Eine Akrozyanose (bläuliche Verfärbung der Hände und Füße, der restliche Körper ist rosig) ist in den ersten Stunden nach der Geburt normal und tritt häufig auf. Eine bläuliche Verfärbung des Stammes (zentrale Zyanose) ist immer pathologisch und muss abgeklärt werden, nachdem notwendige akute Maßnahmen wie Sauerstoffgabe und ggf. Beatmung eingeleitet worden sind.

Eine Zyanose entsteht, wenn ca. 5 g/dl des Hämoglobins keinen Sauerstoff tragen (der normale Hämoglobinwert eines Neugeborenen liegt zwischen 14 und 20 g/dl). Eine Zyanose kann verschiedene Ursachen haben, z.B. Herzfehler, persistierender fetaler Kreislauf (s.u.), Pneumonie, Zwerchfellhernie, Hypoventilation (z.B. bei Muskelerkrankungen oder Narkoseüberhang) oder Krampfanfall.

12.2.5 Schock

Ein Schock ist definiert als akute Unterversorgung des Gewebes mit Sauerstoff und Nährstoffen, was zu einer Reihe von verheerenden Konsequenzen im Körper führt. Er entsteht durch eine für den Körper unzureichende Herz-Kreislauf-Funktion und mündet in Blutdruckabfall und Kreislaufstillstand.

Ursachen für einen Schock im Neugeborenenalter sind schwere Asphyxie, schwere Infektionen, bestimmte Herzfehler, Blutverlust oder schwere Anämie.

Das Baby ist blass oder zyanotisch, hat eine schwache Atmung und schlechte Hautperfusion mit grauem und marmoriertem Hautkolorit, es ist schlaff und bewegungsarm. Die Pulse sind schwach oder nicht mehr zu tasten.

Eine sofortige intensivmedizinische Betreuung mit Beatmung, meist Volumengabe und kreislaufwirksamen Medikamenten (Katecholamine) sowie weitere Maßnahmen sind notwendig.

12.3 Frühgeborene Kinder

Ursache

Die Ursachen einer vorzeitigen Geburt sind vielfältig, z. B.:
- Amnioninfektionssyndrom
- Allgemeinerkrankungen der Mutter (z. B. Bluthochdruck)
- EPH-Gestose
- Mehrlingsschwangerschaft
- Placenta praevia
- Uterusanomalien
- Zervixinsuffizienz
- vorzeitiger Blasensprung
- Beendigung der Schwangerschaft bei kindlichem Risiko

Oft aber kommt es ohne deutlich erkennbaren Grund zur vorzeitigen Wehentätigkeit mit Geburtsbeginn. Am ehesten scheint in solchen Fällen eine chronische, geringgradige Infektion und Entzündung der Eihäute eine Frühgeburtlichkeit auszulösen.

Bei Risiken für das Kind, z. B. durch eine Wachstumsretardierung, muss ggf. die Schwangerschaft vorzeitig beendet werden.

Häufigkeit

Ca. 5 % aller Kinder werden vor der vollendeten 37. SSW geboren. Ca. 1 % aller geborenen Kinder haben weniger als 1500 g Geburtsgewicht (VLB). Das Risiko für eine Frühgeburt ist bei sozial benachteiligten Müttern größer.

Klinische Erscheinungen

Durch die nicht abgeschlossene Ausreifung der Organe sind v. a. sehr untergewichtige und extrem untergewichtige Frühgeborene einer Vielzahl von später ausführlich beschriebenen Risiken ausgesetzt, z. B. Hirnblutungen, Atemnotsyndrom, Netzhauterkrankung (Retinopathie), chronische Lungenveränderungen nach Beatmung (BPD), nekrotisierende Enterokolitis (Kap. 27.10, S. 409), persistierender Ductus arteriosus und schwere Infektionen.

Behandlungsoptionen

Die mangelnden Körperfunktionen müssen durch eine intensive pflegerische und apparative Betreuung ersetzt werden: Wärmezufuhr im Inkubator, Atemunterstützung mittels Sauerstoffgabe bzw. Anwendung bestimmter Beatmungsformen, parenterale Ernährung und langsamer oraler Nahrungsaufbau. Komplikationen (z. B. Hypoxie, Blutdruckveränderungen, Apnoen, Hypoglykämien oder Elektrolytstörungen) sind häufig, können aber durch eine intensive Überwachung rechtzeitig erkannt und behandelt werden.

12.4 Normale Neugeborene

12.4.1 Pflegeroutine im Kreissaal

Hat sich das reife Neugeborene nach der Geburt erfolgreich an das extrauterine Leben angepasst, kann mit der üblichen Pflegeroutine begonnen werden. Das Baby wird abgetrocknet, auf den Bauch der Mutter gelegt und mit einem trockenen und warmen Tuch bedeckt. Dort belässt man es mind. bis zum ersten Anlegen an die mütterliche Brust (innerhalb der ersten 20 Min.), um die Mutter-Kind-Bindung und das Stillen zu fördern.

Die orale Vitamin-K-Gabe mit 2 mg Konakion p.o. (S. 24f) und die Konjunktivitis-Prophylaxe (Crede-Prophylaxe, s. u.) kann anschließend innerhalb der ersten Stunde erfolgen, um den wichtigen ersten Kontakt von Mutter und Kind nicht zu stören. Wenn die Mutter an einer chronischen Hepatitis-B-Infektion (HBsAG positiv) erkrankt ist, wird das Kind unmittelbar nach der Geburt aktiv und passiv geimpft (sowie erneut aktiv nach 1 und 6 Monaten).

Crede-Prophylaxe. Die Crede-Prophylaxe mit je einem Tropfen 1%iger Silbernitratlösung in jedes Auge des Neugeborenen ist sehr effektiv, um eine schwere Gonokokken-Konjunktivitis, die eine Entzündung des gesamten Auges und Blindheit zur Folge haben kann (Gonoblenorrhoe), zu verhindern. Sie wird erfolgreich seit über 100 Jahren angewendet. Da aber eine Konjunktivitis durch Gonokokken extrem selten geworden ist, ist diese Anwendung nicht mehr vorgeschrieben. Die Crede-Prophylaxe kann als Nebenwirkung eine leichte Reizung der Bindehaut (chemische Konjunktivitis) hervorrufen, die folgenlos abklingt. Üblicherweise wird die Entscheidung über die Gabe dieser Prophylaxe mit den Eltern abgesprochen. Silbernitrat ist nicht wirksam gegen den Erreger Chlamydia trachomatis, der heute eine häufige Ursache einer Neugeborenen-Konjunktivitis darstellt. Diese hat aber üblicherweise nicht den schweren Verlauf wie eine Gonoblenorrhoe. Augentropfen mit 2,5% Polyvidonjod-Lösung oder dem Makrolid-Antibiotikum Erythromycin können verwendet werden (s. Kap. 4.1).

Untersuchung des Neugeborenen

M *In der Untersuchung des Neugeborenen ist die Beurteilung des Allgemeinzustandes die erste und wichtigste Aufgabe. Ein vitales Baby ist rosig, hat einen guten Muskeltonus mit Beugehaltung der Arme und Beine, atmet ruhig und geräuschlos und zeigt Spontanmotorik, wenn es wach ist.*

Die Erstuntersuchung U1 wird üblicherweise durch das geburtshilfliche Personal nach der Geburt durchgeführt, wobei mögliche Fehlbildungen oder Geburtsverletzungen sowie die Vitalzeichen festgestellt werden. Bei der Untersuchung registriert man Herzfrequenz (normal 120–160/Min), Atemfrequenz (30–60/Min) und Körpertemperatur. Die Körpermaße (Gewicht, Länge und Kopfumfang) werden notiert und die Reifezeichen beurteilt.

Bei einem regelrechten Befund finden sich keine Fehlbildungen, insbesondere ist der Rachen geschlossen, die Haltung der Extremitäten (besonders der Füße) und die Wirbelsäule unauffällig, der Anus offen und das Genitale reifeentsprechend entwickelt. Der Arzt wird zusätzlich zur Untersuchung der einzelnen Organe auch die Neugeborenenreflexe untersuchen.

Bei Besonderheiten muss ggf. eine Verlegung auf eine Neugeborenenstation in einer Kinderklinik erwogen werden.

Petrussa-Index. Bei der Bestimmung der Reife eines Neugeborenen werden körperliche und neurologische Aspekte beurteilt, die sich mit der Schwangerschaftsdauer ändern. Unter den verschiedenen Scores, die dafür verwendet werden können, ist der Petrussa-Index, der körperliche Aspekte beurteilt, leicht anwendbar, aber nur für Neugeborene > 30. SSW einsetzbar (**Tab. 12.2**). Die Schwangerschaftsdauer ist 30 plus erzielte Punkte in Wochen.

Temperaturregulation

Jedes Neugeborene muss nach der Geburt warm gehalten werden. Wärmeverluste und Untertemperatur können schnell auftreten, z. B. durch (**Abb. 12.8**):
- **Evaporation** (Verdunstung bei feuchter Haut)
- **Radiation** (Abgabe von Wärmestrahlung an kalte Objekte in der näheren Umgebung)

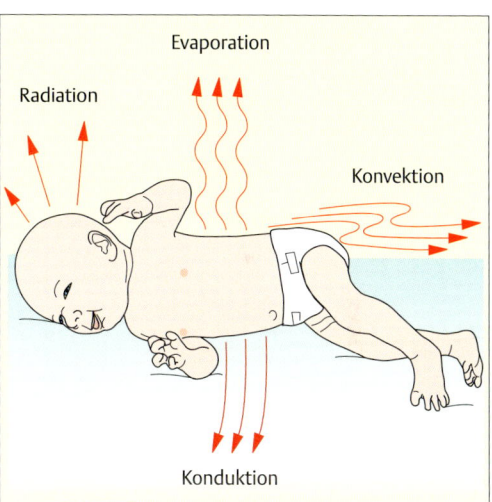

Abb. 12.8 Mechanismen des Wärmeverlustes bei einem Neugeborenen.

Tab. 12.2 Petrussa-Index.

Punkte	0	1	2
Haut	hellrot, verletzlich, durchscheinend, dünn	rosig, zunehmende Fältelung, fester	fest, deutlich sichtbare Falten, Hautabschilferungen
Mamillen	kaum Drüsengewebe	Drüsengewebe tastbar, Mamillenhof erkennbar	Brustdrüsen über dem Hautniveau, Drüsenkörper und -hof tastbar
Ohr	kaum Profil, weich, kaum Knorpelgewebe	Knorpel in Tragus und Antitragus, zunehmendes Profil	ausgebildeter Helixknorpel, spontanes Rückstellphänomen
Fußsohle	glatt, Fältelung nur vorderes Drittel	Fältelung im vorderen und mittleren Drittel	Fältelung über die gesamte Fußsohle
Genitale	Testes noch inguinal, Labia majora < minora	Testes evtl. noch inguinal, Labia majora = minora	Testes im Scrotum, Labia majora > minora

- **Konduktion** (Kontakt mit kalten Oberflächen)
- **Konvektion** (bei Wind, zugiger Luft)

Neugeborene haben eine große Körperoberfläche im Verhältnis zur Körpermasse, was insbesondere den Wärmeverlust über Abstrahlung und Verdunstung begünstigt. Kältestress kann zu vermehrtem Sauerstoffbedarf (Wärmeproduktion durch Verbrennung von Fett im sog. braunen Fettgewebe) und Hypoglykämie führen. Bei schwerer Unterkühlung treten Azidose, Hypoxie und Apnoe auf.

Frühgeborene sind aus folgenden Gründen besonders von einer Hypothermie bedroht:
- sehr große Körperoberfläche im Verhältnis zur Körpermasse
- geringes braunes wärmeproduzierendes Fettgewebe
- hoher Wasserverlust über die unreife Haut
- geringes subkutanes isolierendes Fettgewebe

Sie müssen deshalb in einer thermoneutralen Umgebung untergebracht werden. Diese ist durch die Temperatur charakterisiert, bei der das Frühgeborene auf die geringste eigene Wärmeproduktion angewiesen ist. Die thermoneutrale Umgebung ist umso höher, je unreifer das Kind ist (**Abb. 12.9**). Im Inkubator verhindert eine hohe Luftfeuchtigkeit einen Wärmeverlust über Evaporation.

12.4.2 Auf der Wochenstation

Ist das reife Baby in den ersten 2–3 Stunden unauffällig, kann es mit der Mutter auf die Wochenstation verlegt werden, sofern keine ambulante Geburt gewünscht ist.

Wird ein Frühgeborenes, das nur wenig vor der erreichten Reife geboren wurde (> 35 + 0 SSW) oder ein leicht hypotrophes Neugeborenes auf der Wochenstation versorgt, muss ein bestimmtes Maß an Überwachung gewährleistet sein, insbesondere im Hinblick auf Temperatur, Blutzucker, Trinkverhalten und Gewicht. Eine Wärmezufuhr (Wärmebett, Inkubator) ist ggf. notwendig. Die Gabe von Flaschenmilch ist ggf. frühzeitiger erforderlich als bei einem normgewichtigen reifen Kind. Auch makrosome Neugeborene haben ein erhöhtes Risiko für Hypoglykämien und sollten daraufhin überwacht werden.

Auf der Wochenstation wird das Baby im Zimmer der Mutter durch die Mutter versorgt (rooming-in), wobei sie durch das medizinische Personal unterstützt wird. Es wird auf zeitgerechte Passage des ersten Stuhlganges (Mekonium) sowie der ersten Miktion (beides innerhalb der ersten 24 Std.) geachtet. Die Vorsorgeuntersuchung U2 (3.–10. Lebenstag) wird durchgeführt, inkl. Hörscreening durch Messung der otoakustischen Emissionen (OAE).

Neugeborenensreening. Das Neugeborenenscreening auf angeborene Stoffwechselerkrankungen mittels Blutuntersuchung auf einem speziellen Filterpapier wird ab dem Alter von 36 Lebensstunden durchgeführt (bzw. auch früher bei vorzeitiger Entlassung von der Wochenstation mit einer Kontrolluntersuchung nach dem oben angegebenen Lebensalter). Dabei wird auf folgende Erkrankungen getestet (siehe S. 27 und Kap. 33.12):
- Phenylketonurie
- bestimmte andere Störungen im Stoffwechsel der Aminosäuren (z. B. Tyrosinämie)
- Hypothyreose
- Galaktosämie
- Biotinidase-Mangel
- kongenitale adrenale Hyperplasie (adrenogenitales Syndrom)
- bestimmte Störungen in der Oxidation von Fettsäuren (u. a. MCAD-Mangel)

Bei der Entlassung von der Wochenstation sollte die Mutter über Vitamin D-Prophylaxe, sichere Schlafumgebung zur Vermeidung des SIDS (sudden infant death syndrome, plötzlicher Säuglingstod), weitere Vorsorgeuntersuchungen sowie über Besonderheiten, z. B. ggf.

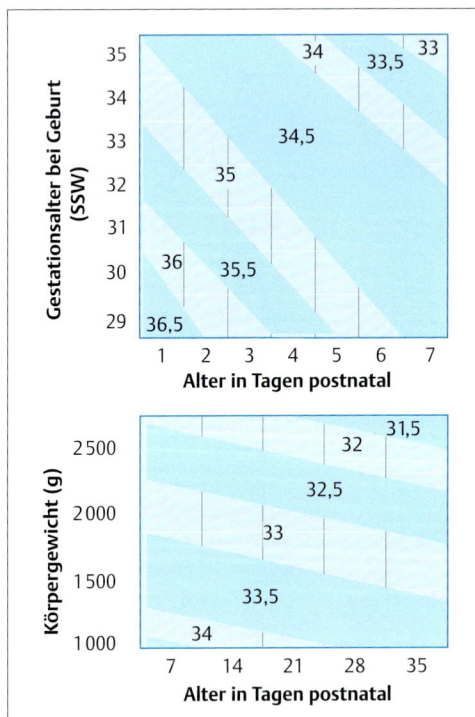

Abb. 12.9 Thermoneutrale Umgebung (in °C). a Während der ersten Lebenswoche in Abhängigkeit zum Gestationsalter, **b** während der ersten 5 Lebenswochen in Abhängigkeit zum Körpergewicht.

notwendige Bilirubin-Kontrollen und Gewichtskontrollen, informiert sein.
Hüftultraschalluntersuchung. Eine Ultraschalluntersuchung der Hüfte ist insbesondere bei Risikofaktoren (z. B. Beckenendlage, positive Familienanamnese auf Hüftdysplasie) und klinischen Auffälligkeiten bereits in den ersten Lebenstagen durchzuführen, ansonsten bis spätestens zur Vorsorgeuntersuchung U3.

12.5 Geburtsverletzungen

Kopfverletzungen

Caput succedaneum (Geburtsgeschwulst). Neugeborene, deren Geburt langwierig war, können eine recht ausgeprägte Verlängerung des führenden Kopfteiles (meist Hinterkopf) zeigen, die neben einer reversiblen Verformung der Schädelknochen durch ein Caput succedaneum (Geburtsgeschwulst) zustande kommt (**Abb. 12.10**). Das subkutane Ödem bildet sich innerhalb der ersten 2–3 Tage wieder zurück.

Auch das Ödem, das sich bei der Anwendung einer Saugglocke entwickelt, ist schnell wieder verschwunden, wenn auch der anfängliche Aspekt mit Einblutungen und Hautabschürfungen sehr dramatisch sein kann.

Kephalhämatom. Ein Kephalhämatom ist eine Blutansammlung zwischen Schädelknochen und Knochenhaut (Periost), die meist über dem Scheitelbein (ein- oder beidseitig) auftritt (s. **Abb. 12.10** u. **Abb. 12.11**). Es entsteht unter der Geburt durch Zerreißen der dort befindlichen Blutgefäße. Durch die subperiostale Lage ist es gut begrenzt und überschreitet nicht (im Gegensatz zum Caput succedaneum) die Schädelnähte. Es fluktuiert deutlich bei Palpation. Durch den Abbau des Hämoglobins im Hämatom besteht ein höheres Risiko für eine Hyperbilirubinämie. Ein Kephalhämatom erfordert keine Behandlung. Die Rückbildung kann sehr lange (mehrere Wochen) dauern und hinterlässt manchmal durch Verkalkung einen tastbaren knöchernen ringförmigen Wall.

Seltene Verletzungen. Eine Blutung zwischen Knochenhaut und Kopfschwarte (subgaleatische Blutung, Kopfschwartenhämatom) ist sehr selten, nicht durch die Schädelnähte begrenzt, häufiger bei Gerinnungsstörungen und kann u. U. durch den großen Blutverlust zu einer schweren Anämie sowie zu Kreislaufproblemen führen (s. **Abb. 12.10**). Schädelfrakturen (sehr selten bei Forcepsentbindung) heilen meist spontan, jedoch muss an die Möglichkeit einer subduralen Blutung gedacht werden. Die Kräfte, die unter der Geburt auf den Kopf wirken, können auch zu Einblutungen in die Bindehaut (Hyposphagma) führen. Sie befinden sich seitlich der Iris, sind harmlos und schnell rückläufig.

Frakturen

Die Klavikulafraktur ist die häufigste Fraktur unter der Geburt. Sie entsteht oft bei Schwierigkeiten der Schulterentwicklung eines großen Babys (Schulterdystokie) und ist meist einseitig. Die Fraktur heilt sehr gut spontan, eine Therapie ist nicht notwendig, aber eine Immobilisierung des Armes kann in den ersten Tagen Bewegungsschmerzen lindern (Fixieren des Ärmels am Körper). Frakturen der Extremitäten sind sehr viel seltener, meist ist der Oberarm betroffen (Humerusfraktur).

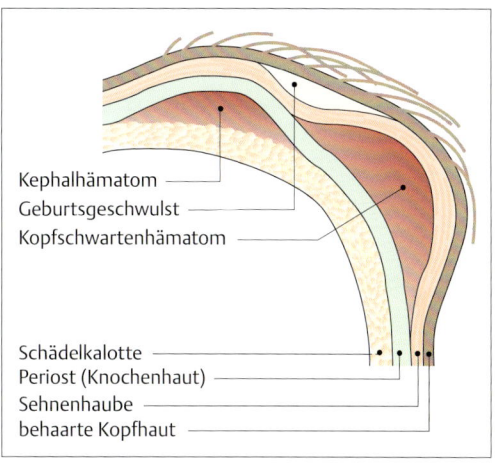

Abb. 12.10 Geburtsbedingte Kopfverletzungen. Lokalisation von Geburtsgeschwulst, Kopfschwartenhämatom und Kephalhämatom.

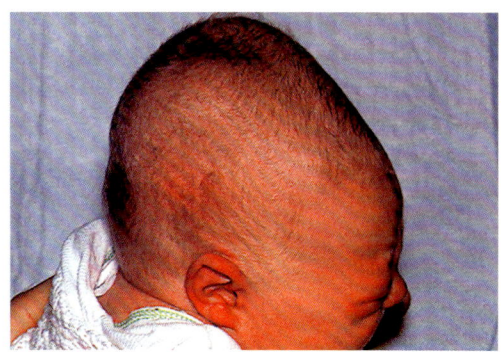

Abb. 12.11 Kephalhämatom.

Nervenverletzungen

Durch starken Zug im Halsbereich, meist bei Schulterdystokie, kann es zur Verletzung des dortigen Nervenplexus (Plexus brachialis) mit Lähmungsfolge kommen. Je nach Stärke des Zuges kommt es nur zum Hämatom oder Ödem des Nervs, selten zum Abriss der Nervenfasern. Dies bestimmt, ob und wieweit sich die Lähmung zurückbilden kann.

Erb-Plexuslähmung. Bei der Erb-Plexuslähmung ist der obere Anteil des Plexus betroffen; es resultiert eine Schwäche der Schulter- und Oberarmmuskeln. Der Arm hängt schlaff herunter, ist nach innen rotiert, die Beweglichkeit der Finger und der Handgreifreflex sind erhalten (**Abb. 12.12**).

Klumpke-Lähmung. Bei der Klumpke-Lähmung wurden die unteren Anteile des Plexus verletzt. Betroffen sind die Muskeln des Unterarmes und der Hand.

Die meisten Plexus-Lähmungen bilden sich wieder zurück, allerdings muss in den seltenen Fällen einer persistierenden Lähmung eine Operation erwogen werden.

Verletzungen des Gesichtsnervs. Unter der Geburt können auch andere periphere Nerven verletzt werden. Der Gesichtsnerv (N. facialis) kann bei einer Zangengeburt durch Kompression geschädigt werden. Es fällt eine reduzierte Beweglichkeit der betroffenen Seite im Mundbereich auf (**Abb. 12.13**). In den allermeisten Fällen bildet sich die Lähmung innerhalb von Stunden bis wenigen Tagen zurück. Selten kann es auch zu einer Kompression des Gesichtsnerves unter der Geburt im mütterlichen Becken kommen; dann ist die Rückbildungswahrscheinlichkeit geringer.

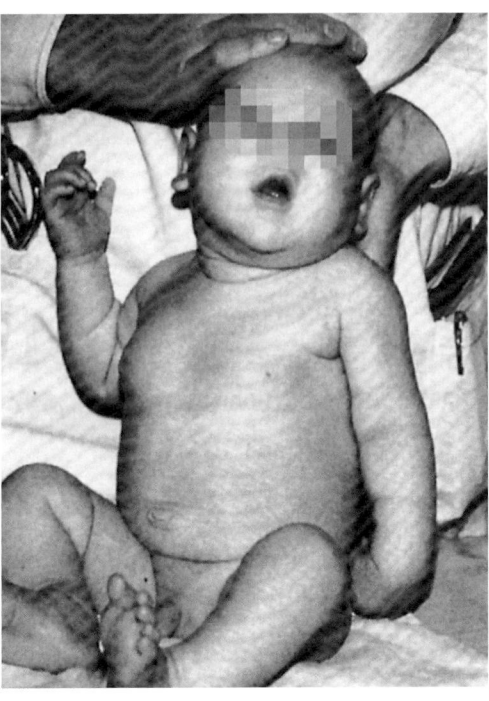

Abb. 12.12 Erb-Plexuslähmung des linken Arms mit typischer „Kellnerhand".

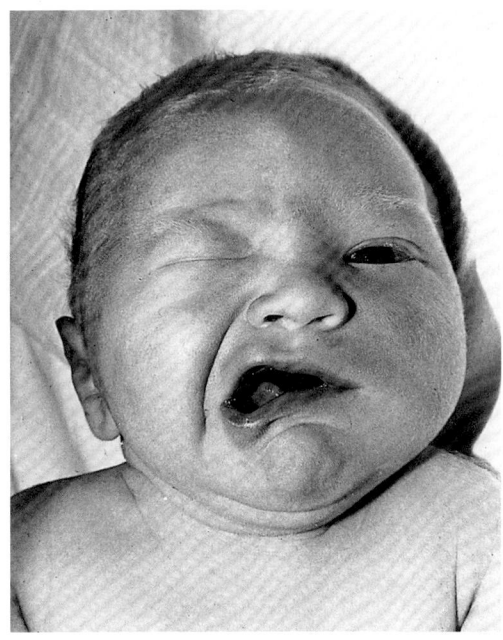

Abb. 12.13 Neugeborenes mit Fazialisparese (links, 2. und 3. Ast betroffen). Fehlender Lidschluss links, Verziehen des Mundwinkels auf die gesunde Seite (hier also nach rechts unten), Nasolabialfalte links fehlt.

12.6 Kleinere Probleme im Neugeborenenzimmer

Bei unreifen Kindern findet man die **Vernix caesosa** (Käseschmiere), eine weiße cremeartige Schicht auf der Haut, die um den Geburtstermin verschwunden ist. Dagegen zeigen übertragene Neugeborene eine trocken-schuppige, pergamentartige Haut sowie faltige Haut an den Händen (Waschfrauenhände). **Mongolenflecke** sind schwarzblau-pigmentierte Flecken am unteren Rücken und Steiß v.a. bei Kindern asiatischer und afrikanischer Herkunft. Weißliche stecknadelkopfgroße Zysten an der Mittellinie des harten Gaumens werden als **Ebstein-Perlen** bezeichnet, sind ohne Bedeutung und verschwinden wieder. Weißliche Papeln werden **Milien** genannt, wenn sie um die Nase herum auftreten. Sie sind kleine Zysten am Ende der Talgdrüsen und verschwinden ebenfalls spontan.

Der Processus xiphoideus des Sternums (der untere Teil des dreiteiligen Bustbeins) ragt bei Neugeborenen oft deutlich sichtbar unter der Haut nach außen, was nicht selten zu Irritation bei der Mutter führt. Ein Grübchen über dem Steißbein (Sakralporus), also am oberen Rand der Rima ani, ist häufig zu finden und in dieser Lage nur extrem selten durch einen Fistelgang mit dem Spinalkanal verbunden. Im Gegensatz dazu können Hautauffälligkeiten (Haarbüschel, Lipom, Grübchen) an anderer, weiter oben gelegener Stelle über der Wirbelsäule für eine darunter liegende Anomalie hinweisend sein.

Erythema toxicum neonatorum. Am 2.–3. Lebenstag können kleinere oder größere rötliche Flecken mit einer zentralen gelben Papel an der gesamten Haut auftreten (**Abb. 12.14**). Das Erythema toxicum neonatorum tritt bei 50–70 % reifer Neugeborener auf, ist harmlos und nach einer Woche nicht mehr sichtbar.

Brustdrüsenschwellung, Mastitis neonatorum. Eine vorübergehende Brustdrüsenschwellung kommt sowohl bei männlichen wie bei weiblichen Neugeborenen vor und wird durch das mütterliche Östrogen verursacht (**Abb. 12.15**). Manchmal ist sogar eine Milchproduktion sichtbar. Maßnahmen sind nicht erforderlich, allerdings kann es (sehr selten) zu einer bakteriellen Infektion der geschwollenen Brustdrüse kommen. Dann ist sie gerötet, hart, heiß und druckempfindlich. Die Mastitis neonatorum erfordert Antibiotika und ggf. eine chirurgische Drainage.

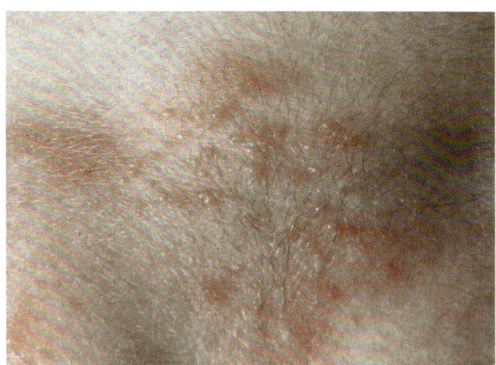

Abb. 12.14 Erythema toxicum neonatorum.

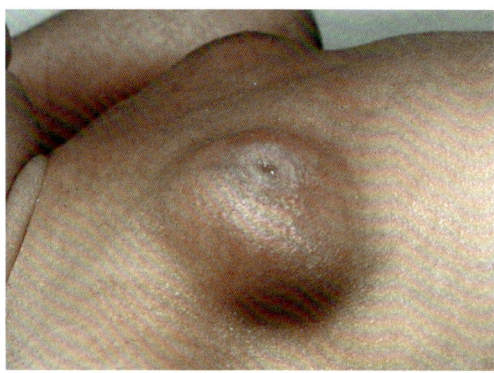

Abb. 12.15 Ausgeprägte beidseitige Brustdrüsenschwellung eines Neugeborenen.

12.7 Hypoglykämie

Definition

Eine Hypoglykämie (erniedrigter Blutzuckerspiegel) ist kein seltenes Ereignis in der Neugeborenenzeit und kann durch verschiedene Faktoren entstehen:
- Frühgeburtlichkeit
- Kind diabetischer Mutter
- Hypotrophie
- Geburts-Asphyxie bzw. peripartaler Stress
- Hypothermie
- Makrosomie
- Infektion
- selten: Hyperinsulinismus, Wachstumshormonmangel, andere Stoffwechselerkrankungen

Der normale Blutzuckerspiegel eines gesunden Neugeborenen liegt in den ersten 3 Lebensstunden über 40 mg/dl, am 1. Lebenstag über 45 mg/dl und ab dem 2. Lebenstag über 50 mg/dl. Werte darunter werden als Hypoglykämie definiert.

Symptome

Hypoglykämien können ohne Symptome auftreten oder die Kinder sind zittrig, schwitzen vermehrt, sind lethargisch, trinken schlecht und haben ggf. sogar Krampfanfälle. Die Symptome sind unspezifisch und können auch bei anderen Erkrankungen vorkommen. Da Hypoglykämien oft ohne oder nur mit leichten Symptomen auftreten, aber über längere Zeit unbehandelt möglicherweise einen negativen Einfluss auf die weitere Entwicklung des Nervensystems haben, muss bei allen Neugeborenen mit möglichen Symptomen immer sofort der Blutzucker bestimmt und bei Kindern mit besonderem Risiko für Hypoglykämien der Blutzucker regelmäßig getestet werden.

Prävention und Therapie

Um Hypoglykämien zu verhindern ist eine rechtzeitige Glukosezufuhr bei Kindern mit einem Risikofaktor für Hypoglykämien notwendig. Sie kann oral mit frühzeitiger Fütterung erfolgen oder wenn eine enterale Zufuhr nicht möglich ist parenteral mit einer Glukoseinfusion. Die Behandlung einer Hypoglykämie geschieht i.d.R. über eine intravenöse Gabe von Glukose, in Ausnahmefällen (nur wenig erniedrigter Blutzuckerspiegel, keine Risikofaktoren, schnelles Ansprechen auf die Glukosegabe, keine Symptome) auch durch orale Zufuhr.

12.8 Kinder diabetischer Mütter

Ein mütterlicher Diabetes mellitus kann schon vor der Schwangerschaft vorliegen, aber er kann auch erst während der Schwangerschaft entstehen. In ca. 5 % aller Schwangerschaften kommt es zu einem solchen **Gestationsdiabetes**.

Folgen der Hyperglykämie

Ein Diabetes gefährdet den Fetus und das Neugeborene, wobei die Höhe des Blutzuckerspiegels bei der Mutter mit der Höhe des Risikos für das Kind korreliert. Ein schlecht eingestellter mütterlicher Diabetes mit erhöhten Blutzuckerspiegeln (Hyperglykämie) während der Schwangerschaft führt auch zu Hyperglykämie beim Fetus, da der fetale Blutzuckerspiegel mit dem der Mutter übereinstimmt. Daraufhin produziert die fetale Bauchspeicheldrüse mehr Insulin, um den Blutzucker zu senken. Die Folgen sind Hyperplasie (Vermehrung) der fetalen Inselzellen (insulinbildend) und Hyperinsulinismus (hohe Insulinausschüttung) beim Fetus.

Da Insulin ein starker Wachstumsfaktor ist, wächst der Fetus übermäßig. Bei der Geburt ist das Kind hypertroph (large for gestational age = LGA, bzw. Makrosomie). Nach der Geburt hält die erhöhte Insulinproduktion beim Neugeborenen noch für einige Tage an. Da nun die Glukosezufuhr zum Kind nicht mehr erhöht ist, bewirkt der hohe Insulinspiegel beim Neugeborenen, dass der Blutzucker mit entsprechenden Folgen auf u.U. sehr tiefe Werte abfällt (s. S. 137). Durch den hohen Insulinspiegel wird auch die Lipolyse (Abbau des körpereigenen Fettes) gehemmt. Dadurch vermindert sich im Blut neben der Energiequelle Glukose auch die Energiequelle der freien Fettsäure. Das ist insbesondere für die Energieversorgung der Gehirnzellen eine besonders problematische Situation.

Zu den erhöhten Risiken für das Kind einer diabetischen Mutter zählen:
- Makrosomie
- Hypoglykämie
- Verdickung des Herzmuskels mit Behinderung des Blutstromes
- Organfehlbildungen (z. B. Herzfehler, Kreuzbeinfehlbildungen), wenn der Diabetes schon vor der Schwangerschaft bestand
- Geburtstrauma (Klavikulafraktur und Plexuslähmung) durch Makrosomie
- Asphyxie durch Makrosomie
- Atemnotsyndrom
- Hypokalzämie
- Polyzythämie
- Ikterus
- intrauteriner Tod

Makrosomie und Hypoglykämie sind die häufigsten Komplikationen bei Kindern diabetischer Mütter. Die weiteren genannten Probleme treten seltener auf.

Therapie

Eine sehr gute Einstellung des mütterlichen Blutzuckerspiegels (z. B. mittels Diät oder Insulin) verhindert effektiv die Ausbildung der Makrosomie und kann die Gefahr von Hypoglykämien des Kindes nach der Geburt minimieren.

12.9 Kinder drogenabhängiger Mütter

Das Neugeborene kann durch die regelmäßige Einnahme von suchterzeugenden Medikamenten oder Drogen durch die Mutter (z. B. Heroin, Methadon, Barbiturate) während der Schwangerschaft physiologisch abhängig geworden sein und dadurch in der Neugeborenenzeit Entzugserscheinungen zeigen. Die Schwangerschaften sind häufig noch durch weitere Risiken gekennzeichnet (Infektionen wie HIV und Hepatitis C, Wachstumsretardierung des Kindes, Alkoholmissbrauch).

Typische Entzugssymptome des Neugeborenen bei Opiateinnahme der Mutter sind:

- Unruhe
- Zittrigkeit
- kurze Schlafzeiten
- vermehrtes Schreien
- gesteigerte motorische Aktivität
- Erbrechen und Durchfall
- Fieber
- Rhinitis
- Schwitzen
- Krampfanfälle

Bei deutlicher Entzugssymptomatik wird das Baby mit einer Opium-Tinktur (Tinctura opii), behandelt, die dann langsam ausgeschlichen wird.

12.10 Zwillinge

Zwillingsschwangerschaften treten bei ca. einer von 80 Schwangerschaften auf, davon sind 30 % monozygot (eineiig), 70 % dizygot (zweieiig). Mehrlingsschwangerschaften sind häufiger als Einlingsschwangerschaften durch Polyhydramnion, Frühgeburtlichkeit, intrauterine Wachstumsretardierung, Lageanomalien, vorzeitigen Blasensprung, intrauterinen Fruchttod eines Zwillings, erhöhter Fehlbildungsrate und Asphyxie gefährdet.

Fetofetales Transfusionssyndrom. Beim fetofetalen Transfusionssyndrom (**Abb. 12.16**) besteht in der Plazenta eine pathologische (meist arteriovenöse) Verbindung der Blutkreisläufe der Zwillinge, sodass der Fetus auf der arteriellen Seite der Verbindung, der Donor, Blut auf den anderen Zwilling, den Akzeptor, überträgt. Der Donor entwickelt eine Anämie und gedeiht nicht, während der Akzeptor eine Polyzythämie (erhöhter Anteil von Erythrozyten im Blut) entwickelt und deutlich schwerer ist. Ein ausgeprägtes feto-fetales Transfusionssyndrom hat ein hohes Mortalitätsrisiko, das beim Donor durch die schwere Anämie, beim Akzeptor durch eine mögliche Herzinsuffizienz durch das hohe Blutvolumen bedingt ist. Man kann versuchen, intrauterin die pathologische Gefäßverbindung zu unterbinden (mittels Laserkoagulation), allerdings ist das Verfahren leider sehr risikoreich.

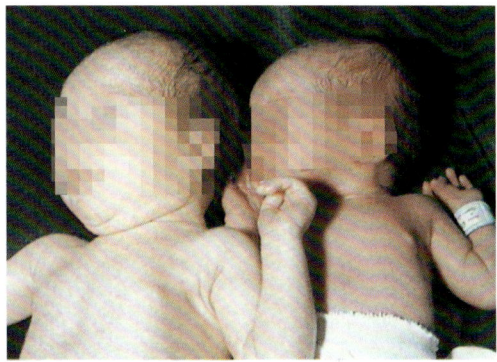

Abb. 12.16 Zwillinge nach intrauteriner fetofetaler Transfusion.

12.11 Erkrankungen der Atemwege und respiratorisches Versagen

12.11.1 Allgemeine Grundlagen

Atemstörungen beim Neugeborenen zeigen sich durch eine Reihe von klinischen Zeichen, die durch bloße Beobachtung des Kindes festgestellt werden können:
- Tachypnoe (beschleunigte Atmung)
- Einziehungen (Thoraxwand wird bei Einatmung nach innen gezogen, entweder an der Kehlgrube, zwischen den Rippen oder am Unterrand des Brustkorbes)
- Stöhnatmung (bei Ausatmung macht das Baby ein stöhnendes Geräusch)
- Nasenflügeln (bei Einatmung weiten sich die Nasenflügel)
- Zyanose

Eine primäre Erkrankung der Atemwege und der Lunge kann zu einer Atemstörung führen, aber auch schwere Erkrankungen außerhalb der Lunge äußern sich in einer Atemstörung des Neugeborenen, z. B. Herzfehler, schwere Infektion oder Stoffwechselstörung.

Die häufigsten primären Erkrankungen der Atemwege bei reifen Neugeborenen sind Pneumonie, Mekoniumaspirationssyndrom und Pneumothorax sowie das Nasse-Lunge-Syndrom (wet lung). Angeborene Fehlbildungen der Atemwege wie das kongenitale Emphysem werden in Kap. 25.4 beschrieben (S. 347). Bei Frühgeborenen sind Atemnotsyndrom, bronchopulmonale Dysplasie, Pneumothorax und Apnoen die häufigsten Ursachen einer Atemstörung.

Atemstörungen münden bei entsprechender Dauer und Schwere in respiratorischem Versagen: die Unfähigkeit der Lunge, das Blut mit Sauerstoff zu versorgen und CO_2 aus dem Blut abzuatmen. Dadurch fällt der Sauerstoffpartialdruck (pO_2) im Blut (und die pulsoxymetrisch gemessene Sauerstoffsättigung, SpO_2) unter den altersentsprechenden Wert, der CO_2-Partialdruck (pCO_2) steigt über den normalen Wert. Mittels Blutgasanalyse einer arteriellen Blutprobe aus einem arterielle Katheter oder einer arteriellen Punktion werden die Werte bestimmt, die bei klinischen Zeichen einer Atemstörung von Bedeutung sind.

Bei der Blutgasanalyse beim Neugeborenen gelten folgende Werte als normal:
- pH: 7,29–7,39
- pO_2: 85–100 mmHg (bei kleinen Frühgeborenen sind anfänglich 50–70 mmHg „normal")
- pCO_2: 35–45 mmHg
- BE: +2 bis –2
- SpO_2: 92–96 %

Bei respiratorischem Versagen muss die Atmung unterstützt werden. Je nach Ausmaß und Art der Störung stehen Sauerstoffgabe, kontinuierlicher positiver Atemwegsdruck (CPAP) oder eine maschinelle Beatmung zur Verfügung.

P Ist es nur möglich, eine kapillare Blutgasanalyse durchzuführen, so ist der pO_2-Wert nicht verwendbar, da das kapillare Blut Mischblut aus arteriellem und venösem Blut ist. In dem Fall kann eine pulsoximetrisch gemessene Sauerstoffsättigung einen Rückschluss auf die Sauerstoffversorgung geben.

Respiratorische und metabolische Azidose. Bei Anstieg des CO_2 im Blut fällt der pH des Blutes (CO_2 wird zu Kohlensäure!): Es entsteht eine respiratorische Azidose. Der pH-Wert ist auch in der Blutgasanalyse ablesbar. Bei starkem und längerem Abfall des Sauerstoffgehalts im Blut wird in den Zellen, die nicht mehr gut mit Sauerstoff versorgt sind, durch unvollständiges Verbrennen von Glukose Milchsäure gebildet. Es entsteht eine metabolische Azidose, die sich im Abfall der messbaren Basen in der Blutgasanalyse zeigt (sog. negativer Basenüberschuss, BE von „base excess"). Eine metabolische Azidose kann neben einer Hypoxie aber auch andere Ursachen haben, z. B. Sepsis, Nierenerkrankungen oder Stoffwechselstörungen.

12.11.2 Nasse-Lunge-Syndrom (wet lung)

Das Nasse-Lunge-Syndrom ist eine vorübergehende Atemstörung mit meist nur leichten klinischen Zeichen und keinem oder geringem Sauerstoffbedarf. Es tritt gehäuft bei reifen oder mäßig unreifen Kindern nach Sectio-Entbindung auf. Im Röntgenbild findet man eine verstärkte zentrale Gefäßzeichnung und Flüssigkeit im Lappenspalt der Lungen. Die Ursache scheint in verzögerter Resorption bzw. vermindertem „Herauspressen" des Lungenwassers nach der Geburt zu liegen.

12.11.3 Mekonium-Aspirationssyndrom

Mekonium bezeichnet den Stuhlgang während der ersten Lebenstage. Er ist von grün-schwärzlicher Farbe, besteht aus eingedickter Galle, abgeschilferten Zellen der Darmschleimhaut, im Fruchtwasser geschluckten Haaren und Hautzellen sowie zähen Sekreten.

Das Mekonium verwandelt sich während der ersten Woche, wenn das Neugeborene Nahrung aufgenommen hat und der Darm mit Bakterien besiedelt wurde, in den normalen Stuhlgang des Säuglings. Während der Fetus im Mutterleib Fruchtwasser trinkt und Flüssigkeit über die Nieren ausscheidet, kommt es normalerweise erst nach der Geburt zum Abgang des ersten Mekoniums.

In ca. 10 % der Geburten findet sich Fruchtwasser, das durch Mekonium verfärbt ist, hauptsächlich bei reifen oder übertragenen bzw. wachstumsretardierten Kindern. Es ist meist durch Hypoxie oder Azidose kurz vor oder unter der Geburt verursacht und damit ein Zeichen von Stress. Deshalb ist eine Geburt mit mekoniumhaltigem Fruchtwasser eine Risikogeburt. Zusätzlich besteht die Gefahr, dass durch Atembewegungen das Baby dickes, Mekoniumpartikel enthaltendes („erbsbreiartiges") Fruchtwasser in die Lunge bekommt (aspiriert). Dann kann ein Mekonium-Aspirationssyndrom entstehen, eine schwere sog. chemische Pneumonie durch Entzündung und Verlegung der Atemwege, die das dicke Mekonium verursacht (**Abb. 12.17**). Die Folge ist ein schweres respiratorisches Versagen, das häufig eine sehr intensive Beatmung notwendig macht. Durch gute Überwachung des Fetus vor der Geburt kann eine Stresssituation früh erkannt und

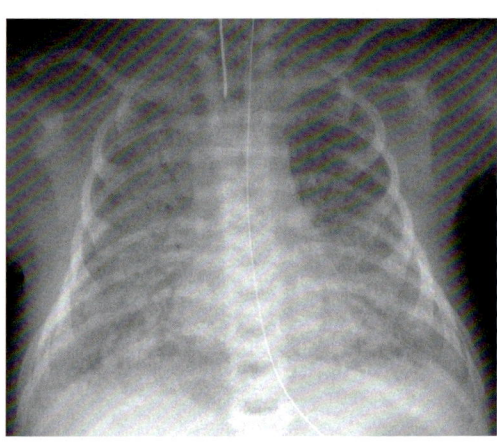

Abb. 12.17 Mekoniumaspiration. Reifes Neugeborenes am 1. Lebenstag.

damit eine Mekonium-Aspiration durch rasche Geburtseinleitung verhindert werden.

12.11.4 Pneumothorax

Ursache und Folgen

Durch erhöhten Druck in Atemwegen und Lungenbläschen, z.B. durch maschinelle Beatmung oder gefangene Luft beim Mekonium-Aspirationssyndrom, kann es zum Austritt von Luft aus den Atemwegen in das Lungengewebe kommen. Das bezeichnet man als interstitielles Emphysem. Kann sich die Luft im interstitiellen Lungengewebe bis zum Rippenfellspalt ausbreiten, so füllt er sich mit Luft (er besteht normalerweise nur aus einem dünnen Flüssigkeitsfilm). Dadurch haften die zwei Blätter des Rippenfells, dessen äußeres mit der Brustwand und dessen inneres mit der Lunge verwachsen ist, nicht mehr über den Flüssigkeitsfilm aneinander. Die Lunge kann so nicht mehr an der Thoraxwand angeheftet bleiben und fällt zusammen. Sie nimmt nicht mehr an den Atembewegungen und damit am Gasaustausch teil. Die Folgen sind Hypoxie (Abfall des pO_2) und Hyperkapnie (Anstieg des pCO_2).

Spannungspneumothorax. Gelangt Luft, was nicht selten ist, über einen Ventilmechanismus (d.h. Luft geht hinein, aber nicht mehr heraus) in den Rippenfellspalt, sodass sich der Druck darin immer weiter erhöht, entsteht ein Spannungspneumothorax. Dieser ist eine akute Notsituation, denn durch die zunehmende Luft im Rippenfellraum werden das Herz und die gegenüberliegende Lunge komprimiert und zur Gegenseite geschoben. Die Folge ist ein noch schwereres respiratorisches Versagen und durch Komprimierung des Blutflusses auch ein Abfall des Blutdrucks (**Abb. 12.18**).

Diagnose und Therapie

Die Diagnose kann man v.a. bei kleinen Frühgebornen schon durch eine Transillumination des Thorax (Kaltlichtquelle auf Thoraxwand, es erscheint ein großer heller Lichthof) stellen, bestätigt wird sie durch eine Röntgenaufnahme.

Die Therapie eines symptomatischen Pneumothorax erfordert die Anlage einer Pleuradrainage, im Fall eines Spannungspneumothorax muss notfallmäßig, z.B. mit einer Kanüle, die Luft drainiert werden.

12.11.5 Syndrom des persistierenden fetalen Kreislaufes

Definition, Ursache und Folgen

Das **Syndrom des persistierenden fetalen Kreislaufes** (PFC-Syndrom, oder PPHN für persistierende pulmonale Hypertonie des Neugeborenen) ist ein respiratorisches Versagen, das nicht durch eine Erkrankung der Atemwege, sondern durch eine Störung der Lungendurchblutung verursacht ist.

Es ist gekennzeichnet durch ein Fehlen des Übergangs vom fetalen Kreislauf zum Kreislauf des Neugeborenen (siehe Abschnitt Übergang zum extrauterinen Leben in diesem Kapitel), d.h. die Lungengefäße erweitern sich nicht nach der Geburt. Dadurch wird die Lunge auch nach der Geburt nur gering durchblutet und das meiste Blut wird weiterhin über das Foramen ovale und den Ductus arteriosus vom rechten Kreislauf unter Umgehung der Lunge direkt in den linken Kreislauf gepumpt. Ein ausreichender Gasaustausch in der Lunge kann damit nicht stattfinden und eine schwere Hypoxie ist die Folge.

Die PPHN tritt oft im Gefolge von Mekonium-Aspiration, Asphyxie, schwerer Sepsis oder bei einer Zwechfellhernie, manchmal aber auch ohne erkennbare Ursache auf. Hypoxie und Hyperkapnie verstärken die Verengung der Lungengefäße, sodass ein „circulus vitiosus" entsteht.

Diagnose und Therapie

In einer Echokardiografie bestätigt sich die Diagnose.

Die Therapie ist schwierig, und besteht aus Beatmung, kreislaufwirksamen Medikamenten, Behandlung

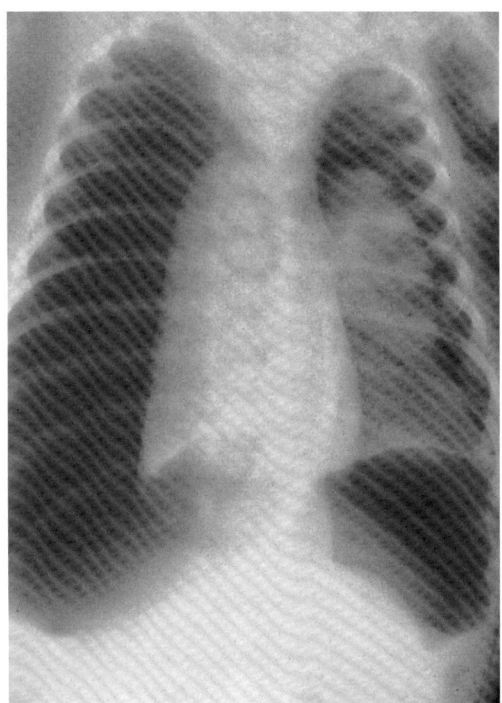

Abb. 12.18 Beidseitiger Spannungspneumothorax.

der Azidose und speziellen Maßnahmen wie inhalatives Stickstoffmonoxid (NO-Beatmung), ggf. sogar eine extrakorporale Membranoxygenierung (ECMO, im Prinzip eine Herz-Lungen-Maschine).

12.11.6 Atemnotsyndrom (RDS = respiratory distress syndrome) und bronchiopulmonale Dysplasie (BPD)

B *Ein Frühgeborenes kommt in der 32. Schwangerschaftswoche zur Welt. Nach Trocknung, Stimulation und Absaugen der Atemwege schreit es und wird rosig. Die Atmung ist zwar regelmäßig, aber zunehmend wird eine Stöhnatmung hörbar und es finden sich subkostale und interkostale Einziehungen. Daraufhin wird eine Atmungsunterstützung mit CPAP (continuous positiv airway pressure = kontinuierlicher positiver Atemwegsdruck, z. B. über eine Maske oder einen nasopharyngealen Tubus) durchgeführt, allerdings ist für eine adäquate Sauerstoffversorgung (Oxygenierung) des Babys eine Zufuhr von 40 % Sauerstoff in der Inspirationsluft notwendig. Ein Röntgenbild zeigt eine feingranuläre Zeichnungsvermehrung in allen Lungenabschnitten mit Aufhellungslinien, die den Bronchien entsprechen. Bei anhaltender Dyspnoe und steigendem Bedarf an Sauerstoff wird das Baby schließlich nasotracheal intubiert und maschinell beatmet.*

Definition

Das Fallbeispiel demonstriert die häufigste Ursache des respiratorischen Versagens bei Frühgeborenen. Das **Atemnotsyndrom** entsteht bei Frühgeborenen durch einen unreifebedingten Mangel an Surfactant, der zu Minderbelüftung der Lungenbläschen (Alveolen) mit den Folgen einer Dyspnoe und Hypoxie führt.

Ursache

Die hauchdünne Wand eines Lungenbläschens (Alveolus), über die der Austausch von O_2 und CO_2 zwischen Blutkapillare und Atemluft stattfindet, ist mit einem Flüssigkeitsfilm überzogen, der durch seine Oberflächenspannung eigentlich einen Kollaps des Bläschens (Atelektase) bewirken würde. Die oberflächenaktive Substanz **Surfactant**, die durch spezielle Zellen des Lungenbläschens gebildet wird, reduziert die Oberflächenspannung des Lungenbläschens so stark, dass es während der Atemphasen stets entfaltet bleibt und nicht kollabiert.

Surfactant wird erst ab der 34.–36. Schwangerschaftswoche in ausreichender Menge produziert. Dadurch besteht bei einer Geburt vor diesem Reifealter ein Mangel an Surfactant, der in den ersten Lebenstagen zum Kollaps der Lungenbläschen führen kann und umso ausgeprägter ist, je unreifer das Kind zur Welt kommt. In den kollabierten Lungenbläschen kann kein Gasaustausch erfolgen.

Sekundärer Surfactantmangel. Bei reifen Kindern kann ein Surfactantmangel sekundär durch einen Verbrauch von Surfactant z. B. bei einer Sepsis, Asphyxie oder einem Mekonium-Aspirations-Syndrom entstehen.

Symptome

Der Versuch des unreifen Babys, die zusammengefallenen Alveolen wieder zu öffnen, führt zu vermehrter Atemanstrengung (Dyspnoe) mit thorakalen Einziehungen. Um den Kollaps der Alveolen zu vermeiden, atmet das Baby gegen eine partiell geschlossene Stimmritze aus, sodass die Ausatmung hörbar wird (Stöhnatmung). Durch den schlechten Gasaustausch entsteht eine Hypoxie. Die Symptome können gleich bei Geburt entstehen, oder sie entwickeln sich in den ersten Lebensstunden.

Diagnose

Die Diagnose ist einfach zu stellen, wenn ein Frühgeborenes die entsprechenden klinischen Zeichen zusammen mit den radiologischen Veränderungen zeigt (**Abb.** 12.19). Die radiologischen Veränderungen werden dabei zur Stadieneinteilung des RDS benutzt:
– RDS 1. Grades: feingranuläre Transparenzverminderung der Lunge
– RDS 2. Grades: wie RDS 1. Grades, zusätzlich positives Luftbronchiogramm
– RDS 3. Grades: Herzschatten und Lungengewebe nicht mehr deutlich voneinander unterscheidbar
– RDS 4. Grades: weiße Lunge im Röntgenbild

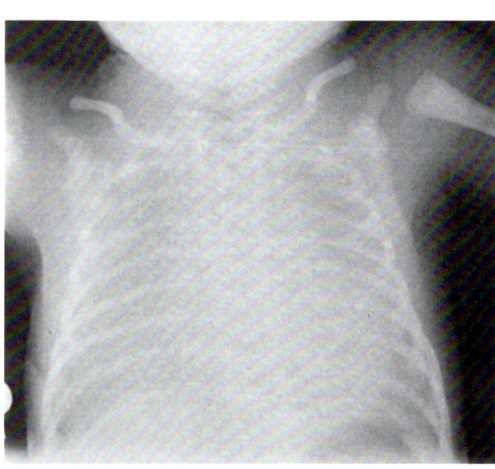

Abb. 12.19 Atemnotsyndrom (Surfactantmangel).

Prävention und Therapie

Nach 3–4 Tagen bessert sich das Atemnotsyndrom meist spontan durch nun gesteigerte Surfactantbildung in den Lungenbläschen. Es muss also überbrückend das respiratorische Versagen therapiert werden. Leider können bei schweren Verläufen die Nebenwirkungen und Komplikationen der Therapie (Beatmung) v. a. bei extremen Frühgeborenen so schwerwiegend sein, dass eine nennenswerte Morbidität daraus resultiert (s. u.).

Ist eine Frühgeburt unvermeidlich, besteht eine mögliche Prävention des RDS in der Gabe von mehreren Dosen eines Kortikosteroids an die Mutter, die man möglichst 48 Stunden vor der Geburt beginnt (sog. „Lungenreife"). Dadurch wird die fetale Surfactantproduktion stimuliert und die Stärke des Atemnotsyndroms häufig reduziert (auch die Rate an bronchopulmonaler Dysplasie und Hirnblutungen). Vermeiden von Hypoxie, Azidose und Hypothermie bei der Geburt ist wichtig, da sie ein RDS verstärken können. Nach der Geburt kann ein Atemnotsyndrom durch die intratracheale Gabe (Gabe über den Tubus direkt in die Lunge des beatmeten Kindes) von industriell hergestelltem Surfactant verhindert oder behandelt werden. Damit kann die Beatmungssituation oft sehr rasch verbessert werden, es muss aber ggf. wiederholt werden.

Komplikationen

Das Atemnotsyndrom ist eine der Ursachen für das Auftreten mehrerer Komplikationen in der Frühgeborenenzeit, z. B. persistierender Ductus arteriosus, bronchopulmonale Dysplasie, Pneumothorax, Retinopathie des Frühgeborenen oder intraventrikuläre Blutung.

Persistierender Ductus arteriosus (PDA). Der Ductus arteriosus verschließt sich beim reifen Kind üblicherweise innerhalb von einem Tag funktionell (durch Konstriktion) und nach mehreren Tagen strukturell (durch Thrombosierung und bindegewebige Umwandlung). Das Gewebe des Duktus beim Frühgeborenen ist weniger empfindlich auf Sauerstoff, sodass die Häufigkeit eines offenen Duktus (PDA) beim Frühgeborenen erhöht ist. Durch Hypoxie bei einem RDS wird das Risiko für die Entwicklung eines PDA noch weiter erhöht. Die Mehrbelastung des Herzens durch den PDA – über einen offenen PDA fließt ein Teil des Blutes aus dem linken Herz über den Duktus in die Lunge und zurück zum linken Herz – verschlechtert zusätzlich die kardiopulmonale Situation des Frühgeborenen. Neben einer Flüssigkeitsrestriktion kann die Gabe von Indomethacin oder Ibuprofen zum Verschluss des Duktus führen, ggf. ist aber auch ein operativer Verschluss notwendig.

Pneumothorax. Ein Pneumothorax tritt nicht selten unter der notwendigen Beatmung auf (s. S. 141).

Bronchopulmonale Dsyplasie (BPD). Die BPD ist eine chronische Lungenerkrankung des sehr unreifen Frühgeborenen, die sich im Verlauf der ersten Wochen entwickeln kann und typischerweise mit intensiver und längerer Beatmung bei schwerem RDS assoziiert ist. Eine Sauerstoffkonzentration von über 40% in der Inspirationsluft ist toxisch für die Lunge. Außerdem sind hohe Beatmungdrücke bei der maschinellen Beatmung zusätzlich schädlich für das Lungengewebe. Auch der vermehrte Blutfluss über die Lunge bei einem PDA trägt zur BPD bei. Es entstehen dadurch entzündliche Umbauvorgänge im Lungengewebe mit Ödembildung, Fibrosierungen, Atelektasen und überblähten Lungenbläschen, wodurch die Funktion der Lunge schwer beeinträchtigt sein kann (**Abb. 12.20**). Man geht von einer BPD aus, wenn im Alter von 36 Wochen das Frühgeborene noch beatmet ist und zusätzlichen Sauerstoff benötigt. Meist findet man typische Veränderungen im Röntgenbild. Die Behandlung einer BPD ist komplex und schwierig. Sie kann das Überleben des Kindes gefährden. Wird sie überstanden, so besteht manchmal noch lange Sauerstoffbedarf, der eine Heimtherapie mit Sauerstoff notwendig machen kann. Ältere Kinder, die eine BPD überstanden haben, sind sehr oft weniger körperlich belastbar und zeigen Veränderungen in der Lungenfunktionsmessung.

Retinopathie des Frühgeborenen (Retinopathy of prematurity, ROP). Die ROP entsteht ebenfalls durch die toxische Wirkung einer erhöhten Sauerstoffkonzentration in der Atemluft und ist damit oft Folge einer längeren Beatmung bei schwerem RDS bzw. einer BPD. Die unreifen Gefäße des Frühgeborenen in der Retina (Netzhaut) reagieren auf den erhöhten und schwankenden Sauerstoffpartialdruck im Blut mit Gefäßverengung und darauf folgender Gefäßneubildung. Durch die überschießende Gefäßneubildung kann es zum

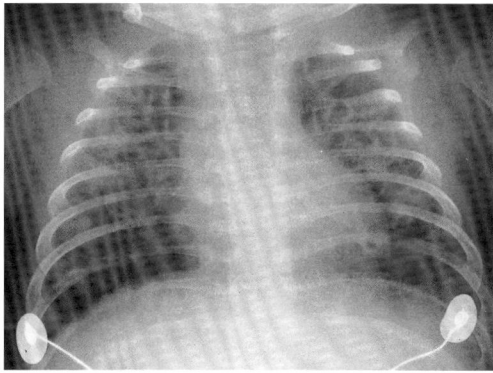

Abb. 12.20 Bronchopulmonale Dysplasie. Symmetrische netzartige Transparenzminderung der Lunge mit „pseudozystischen" Überblähungen (3 Monate altes Frühgeborenes, Geburt in der 26. SSW).

Ablösen der Netzhaut sowie zu Einblutungen in den Glaskörper kommen eine verminderte Sehkraft oder Blindheit sind die Folge. Durch Messen des pO_2 im Blut und sorgsames Vermeiden von erhöhten Sauerstoffpartialdrücken im Blut durch zu hohe Sauerstoffkonzentration in der Atemluft (das PO_2 sollte bei kleinen Frühgeborenen in der ersten Zeit möglichst nicht über 70 mmHg betragen) kann das Risiko einer ROP gesenkt werden. Alle Frühgeborenen, die unterhalb der 32. SSW geboren wurden, bzw. reifere Frühgeborene mit bestimmten Risikofaktoren, sollten ab der 6. Lebenswoche regelmäßig durch einen Augenarzt untersucht werden. Entwickelt sich eine schwere ROP, ist eine Kryo- oder Lasertherapie notwendig. Niedrigere Stadien bilden sich von alleine zurück.

Intraventrikuläre Hirnblutung. Leider erhöht ein RDS auch das Risiko für eine intraventrikuläre Hirnblutung (s. S. 151).

12.11.7 Apnoe

> **B** *Ein Frühgeborenes der 29. Schwangerschaftswoche zeigt zunächst einen unkomplizierten Verlauf in den ersten Lebenstagen. Bei einem RDS 1. Grades wird eine Atemunterstützung mittels CPAP über eine Maske durchgeführt. Am 4. Tag atmet das Kind weiter ruhig und ohne Anstrengung, allerdings gibt es nun zunehmend Monitoralarm. Dabei wird das Baby von der Schwester nicht atmend vorgefunden (keinerlei Thoraxbewegungen), die Sauerstoffsättigung fällt und zunehmend wird die Herzfrequenz langsamer. Die betreuende Schwester stimuliert das Baby sanft durch Bestreichung des Rückens bzw. der Fußsohlen. Das Baby fängt wieder an zu atmen, die Herzfrequenz steigt schnell wieder an.*

Definition und Ursache

Eine **Apnoe** bei Früh- und Neugeborenen ist ein Aussetzen des Atemflusses für eine verlängerte Periode (länger als 10–20 Sek.). Sie wird oft von Bradykardie (verringerte Herzfrequenz) begleitet.

Zentrale Apnoen sind durch Stillstand der Atembewegung charakterisiert. Bei **obstruktiven** Apnoen macht das Baby zwar Atembewegungen, es tritt aber kein Atemfluss auf, weil die Atemwege kollabiert sind (z. B. bei schlaffem Muskeltonus der Schlundmuskulatur oder Zurückfallen der Zunge). Häufig liegt ein Mischtyp vor. Der Apnoe und der sich daraus ergebenden Hypoxie folgt reflektorisch eine Bradykardie (HF < 80 bei reifen Neugeborenen und < 100 bei Frühgeborenen), die besonders problematisch ist, weil sich dadurch der Blutfluss zum Gehirn vermindert und somit ein Risiko für eine ischämische Schädigung des Gehirns besteht.

Das Auftreten von Apnoen beim Früh- oder Neugeborenen kann eine Reihe von Ursachen haben:
– Unreife (idiopathische Apnoen des FG)
– Hypoxie
– Anämie
– Infektionen
– nekrotisierende Enterokolitis
– Hirnblutung
– Krampfanfall
– Stoffwechselprobleme (z. B. Hypoglykämie)

Die sog. idiopathischen Apnoen kommen v. a. bei sehr unreifen Frühgeborenen vor und sind durch die Unreife des Atemzentrums bedingt. Sie sind selten bei Frühgeborenen, die nach der 34. SSW geboren wurden. Wichtig ist die schnelle Abklärung der Ursachen von Apnoen/Bradykardien, da einige eine zügige Behandlung erfordern.

Diagnose und Therapie

Alle Frühgeborenen unter der 35. SSW müssen mit einem Monitor überwacht werden, der die Atembewegungen und die Herzfrequenz registriert. Darunter ist es leicht, eine Apnoe festzustellen. Jedoch ist entscheidend, das man bei Auftreten von Apnoen Hinweise für eine behandlungsbedürftige Ursache sucht. Findet man keine behandelbare Ursache, verabreicht man Theophyllin oder Koffein, die als Atemstimulanzien wirken. Die Anwendung eines nasalen CPAP kann effektiv Apnoen verhindern.

Bei einer Apnoe, die nicht schnell spontan beendet ist oder die schon zur Bradykardie geführt hat, muss das Baby stimuliert werden, ggf. sogar mit Maske und Beutel beatmet werden, bis die Spontanatmung wieder einsetzt. Bei schweren und häufigen Apnoen muss das Kind beatmet werden.

12.12 Erkrankungen des Blutes in der Neugeborenenzeit

12.12.1 Anämie

Allgemeine Grundlagen

Im Mutterleib ist der Fetus einer niedrigen Sauerstoffspannung (pO_2) ausgesetzt. Um dem dadurch folgenden niedrigen Sauerstoffgehalt im Blut zu entgehen, besitzt der Fetus ein spezielles Hämoglobin (das HbF), das schon bei niedrigeren Sauerstoffspannungen gesättigt ist. Außerdem ist die Hämoglobinkonzentration im Blut des Fetus erhöht. Dadurch ist trotz niedrigerer Sauerstoffspannung der Sauerstoffgehalt im arteriellen Blut des Fetus ausreichend hoch.

Bei der Geburt beträgt der normale Hämoglobinwert 16–18 g/dl (ein Hb unter 14 g/dl bei Geburt entspricht einer Anämie). Innerhalb von 3–6 Monaten fällt er auf ca. 11 g/dl ab, ggf. sogar leicht darunter, was als **physiologische Anämie** (Hb < 11 g/dl) der frühen Säuglingszeit („Trimenonanämie") bezeichnet wird. Ein Frühgeborenes mit weniger als 32 SSW Reifealter hat meist einen niedrigeren Wert bei Geburt und dieser fällt schneller ab, sodass es selbst bei komplikationslosem Verlauf schon früher zu einer „physiologischen Anämie" kommt, die oft ausgeprägter ist als bei reifen Neugeborenen.

Durch bestimmte Erkrankungen kann es zu einem pathologischen Abfall des Hb-Wertes kommen, die im Folgenden besprochen werden sollen. Prinzipiell geschieht das entweder durch Blutverlust, verminderte Blutproduktion oder erhöhtem Abbau des Blutes (Hämolyse).

Blutverlust

Verschiedene Ursachen können zu einem Blutverlust führen:
- **Fetomaternale Blutung:** Hier kommt es zum Übertritt von Blut aus den kindlichen in die mütterlichen Plazentagefäße. Die Diagnose wird durch den Kleihauer-Test gestellt (Nachweis von kindlichen Erythrozyten im mütterlichen Blut).
- **Placenta praevia:** Die Plazenta sitzt tief im Uterus und vor dem Gebärmutterhals, durch den der Kopf bei der Geburt durchtreten muss. Beim Geburtsvorgang kann es aus Gefäßen der Placenta praevia massiv bluten.
- **Vorzeitige Plazentalösung:** Die Plazenta löst sich vor der Geburt von der Gebärmutter; auch hier kann es zu schweren Blutungen kommen.

Die häufigste Ursache eines Blutverlustes bei extrem Frühgeborenen ist die häufige diagnostische Blutentnahme. Bei einem Blutvolumen von ca. 80 ml/kg Körpergewicht entspricht die Entnahme von z. B. tgl. 0,5 ml über 8 Tage bei einem 1000 g schweren Baby 5 % des Blutvolumens. Die Produktion kann mit dem Verlust oft nicht Schritt halten und so sind Bluttransfusionen leider eine nicht leicht vermeidbare Notwendigkeit bei extremen Frühgeborenen.

Verminderte Produktion

Eine verminderte Produktion von Blut ist eine vergleichsweise seltene Ursache einer neonatalen Anämie und z. B. durch eine kongenitale Infektion oder eine angeborene Störung der Vorläuferzellen der Erythrozyten im Knochenmark bedingt.

Erhöhter Abbau des Blutes (Hämolyse)

Die Lebenszeit eines Erythrozyten beträgt ca. 100 Tage. Ist die Lebenszeit durch pathologischen Abbau des Blutes (Hämolyse) verkürzt, muss das Knochenmark mehr Erythrozyten produzieren, um eine gleich bleibende Hämoglobinkonzentration zu erreichen (feststellbar an einem erhöhten Anteil junger Erythrozyten [Retikulozyten] im Blut). Gelingt das nicht, entsteht eine hämolytische Anämie, d. h. es wird mehr Blut abgebaut als produziert werden kann. Es gibt eine Vielzahl angeborener Störungen des roten Blutkörperchens, die zu einer Hämolyse führen, die aber zum großen Teil sehr selten auftreten. Die wichtigste neonatale Hämolyse ist der Morbus haemolyticus neonatorum (s. u.). Er kommt häufig vor und wird durch eine Blutgruppeninkompatibilität verursacht.

Morbus haemolyticus neonatorum

B *Bei einem 18 Stunden alten Neugeborenen, das nach unauffälliger Schwangerschaft spontan geboren wurde, bemerkt die Kinderkrankenschwester eine gelbliche Verfärbung der Haut. Eine Blutentnahme zeigt einen Hb-Wert von 13 g/dl und einen Bilirubinwert von 12 mg/dl mit einem direkten Anteil von 0,8 mg/dl. Die Blutgruppe des Kindes ist A Rhesus positiv, ein direkter Coombs-Test zeigt ein positives Ergebnis. Die Mutter hat die Blutgruppe 0 Rhesus positiv.*

Definition

Ein **Morbus haemolyticus neonatorum** entsteht, wenn bei Ungleichheit zwischen mütterlicher und kindlicher Blutgruppe für ein bestimmtes Blutgruppenantigen die Mutter Antikörper gegen das kindliche Blutgruppenantigen und damit gegen die kindlichen Erythrozyten bildet. Die Antikörper werden während der Schwangerschaft auf das Kind übertragen und rufen dort eine Hämolyse beim Kind hervor.

Ursache
Das Kind erbt seine Blutgruppeneigenschaften vom Vater und von der Mutter. Im Mutterleib sind in der Plazenta die Blutkreisläufe zwischen Mutter und Kind zwar getrennt, es treten aber trotzdem immer wieder kindliche Erythrozyten in den mütterlichen Kreislauf über. Damit ist die Mutter fremden, vom Vater stammenden Blutgruppenantigenen ausgesetzt – sofern sie diese nicht selbst besitzt – und reagiert mit einer Antikörperbildung auf die Blutgruppenantigene (Sensibilisierung). Die Antikörper können nun während der Schwangerschaft auf das Kind übertragen werden und bewirken einen vermehrten Abbau kindlicher Erythrozyten schon im Mutterleib und in der Neugeborenenzeit.

Erythroblastosis fetalis. Die schwerste Form mit Symptomen einer schweren Anämie ist die Erythroblastosis fetalis. Sie entsteht üblicherweise durch eine Rhesus-Inkompatibilität zwischen Mutter und Kind (Mutter Rhesus-negativ [„d"], Kind Rhesus-positiv [„D"], Mutter entwickelt Antikörper gegen den Rhesusfaktor D), selten durch andere Inkompatibilitäten.

AB0-Inkompatibilität. Eine leichtere Hämolyse mit zwar durchaus starker Hyperbilirubinämie nach der Geburt aber meist keiner oder geringer Anämie entsteht durch AB0-Inkompatibilität (Mutter hat Blutgruppe 0 und Kind hat Blutgruppe A oder B, die Mutter entwickelt Antikörper gegen A oder B).

M *Eine Rhesus-Inkompatibilität kann nur nach vorherigem Kontakt der Mutter mit Rhesus-positivem Blut entstehen (meist durch vorherige Schwangerschaft mit einem Rhesus-positiven Kind, aber auch z. B. durch eine Transfusion); eine AB0-Inkompatibilität ist schon in der ersten Schwangerschaft möglich.*

Symptome
Die möglichen Folgen des Morbus haemolyticus neonatorum sind eine schwere Hyperbilirubinämie (S. 146ff) und eine Anämie. Die Anämie tritt schon beim Fetus auf, während die Hyperbilirubinämie erst nach der Geburt entsteht, da das Bilirubin des Fetus über die Plazenta „entgiftet" werden kann.

Bei der Erythroblastosis fetalis entsteht durch eine schwere intrauterine Anämie des Fetus eine Herzinsuffizienz (Herzschwäche), die zum Hydrops fetalis führt. Der Fetus entwickelt generalisierte Ödeme mit Pleuraergüssen, Perikardergüssen und Aszites. Das Risiko eines intrauterinen Fruchttodes ist groß.

Bei weniger ausgeprägter Hämolyse wird das Kind mit geringer oder auch gar keiner Anämie geboren, entwickelt aber eine frühe und ausgeprägte Hyperbilirubinämie, die typische Präsentation einer AB0-Inkompatibilität. Aber auch eine Rhesus-Inkompatibilität kann so verlaufen.

Diagnose
In der Schwangerschaft wird neben der Bestimmung der mütterlichen Blutgruppe auch ein Antikörpersuchtest (Suchtest auf Antikörper gegen Erythrozyten) bei der Mutter durchgeführt. Bei positivem Antikörpersuchtest muss die Schwangerschaft eng überwacht werden, insbesondere ist der Fetus auf Zeichen eines Hydrops zu untersuchen. Die Schwere der Hämolyse lässt sich durch die Höhe des Antikörper-Titers im Blut der Mutter abschätzen. Eine Punktion der Nabelschnur mit Hämoglobinbestimmung ist evtl. notwendig; bei dieser Prozedur kann auch therapeutisch eine Transfusion durchgeführt werden.

Ist die Schwangerschaft unauffällig, stellt sich die Diagnose einer Blutgruppeninkompatibilität nach der Geburt durch das Vorhandensein einer entsprechenden Blutgruppenkonstellation zwischen Mutter und Kind, dem Auftreten einer ausgeprägten Hyperbilirubinämie mit oder ohne Anämie sowie ggf. Hinweisen für eine Hämolyse (erhöhte Retikulozytenzahl, erhöhte Zahl weiterer unreifer Vorstufen der roten Blutkörperchen, die normalerweise nur im Knochenmark und nicht im Blut zu finden sind, sog. Normoblasten). Der direkte Coombs-Test kann beim Kind positiv ausfallen, d. h. Antikörper auf den Erythrozyten des Kindes können nachgewiesen werden. Bei einer Rhesus-Inkompatibilität zeigt sich immer ein positiver direkter Coombs-Test, bei einer AB0-Konstellation nur in einem Teil der Fälle.

Therapie
Bei schwerer Erythroblastose (der Name leitet sich von der sehr hohen Zahl der Normoblasten im Blut des Neugeborenen ab) mit intrauterinem Hydrops besteht die Therapie bei sehr unreifen Kindern in intrauterinen Bluttransfusionen. Bei ausreichender Reife kann das Kind per Kaiserschnitt geboren werden. Auf der Intensivstation werden dann Hydrops, Anämie und Hyperbilirubinämie behandelt mittels Drainagen für die Pleuraergüsse, Transfusionen, sowie Therapie der Hyperbilirubinämie (s. u.).

Prophylaxe
Es ist möglich, die Sensibilisierung einer Rhesus-negativen Mutter auf Rhesus-D-Antigen in einer Schwangerschaft durch intramuskuläre Gabe von Anti-Rhesus-D-Immunglobulin (in der 28. SSW und innerhalb von 72 Stunden nach der Geburt sowie nach Abort und Amniozentese) zu verhindern („Rhesus-Prophylaxe"). Da-

durch konnte die Häufigkeit des Auftretens von Erythroblastose und Hydrops fetalis stark reduziert werden.

12.12.2 Hyperbilirubinämie (Icterus neonatorum)

Definition
Bei vielen gesunden Kindern tritt nach der Geburt eine mäßige Gelbfärbung der Haut (Ikterus) meist ab dem 3. Tag auf. Im Serum lässt sich erhöhtes **indirektes** (unkonjugiertes) Bilirubin im messen. Bleibt der Wert unter 17 mg/dl, spricht man von **physiologischer Hyperbilirubinämie**, d.h. es handelt sich um einen physiologischen Neugeborenenprozess ohne Krankheitswert. Steigt der Wert jedoch darüber, handelt es sich um einen **Icterus gravis**, der diagnostische und therapeutische Konsequenzen hat, da unter Umständen eine pathologische Ursache zugrunde liegt und die schwere Komplikation eines **Kernikterus** droht. Tritt die Gelbfärbung der Haut schon in den ersten 24 Stunden auf, spricht man von **Icterus praecox**. Bei einem Ikterus über den 14. Tag hinaus handelt es sich um einen **Icterus prolongatus**.

Ursache
Indirektes (unkonjugiertes) Bilirubin ist ein Abbauprodukt des Hämoglobins. Es ist fettlöslich, gelangt damit leicht durch die Blut-Hirnschranke und ist in hohen Konzentrationen toxisch für die Gehirnzellen. Es kann dadurch zu einem Hirnschaden kommen (Kernikterus). Indirektes Bilirubin wird in der Leberzelle durch einen Stoffwechselprozess wasserlöslich gemacht. Es entsteht direktes (konjugiertes) Bilirubin, das über die Gallenflüssigkeit ausgeschieden werden kann.

> **M** Bei Hyperbilirubinämie mit Erhöhung des Anteils des **direkten** Anteils des Bilirubins liegen andere Krankheitsursachen und ein anderes Krankheitsgeschehen zugrunde als bei der hier besprochenen indirekten Hyperbilirubinämie. Das erhöhte direkte Bilirubin weist auf eine schwere Störung in der Leber oder den Gallenwegen hin (s. Kap. 27.22). Zwar handelt es sich bei Erkrankungen mit einer Erhöhung des direkten Bilirubins streng genommen auch um eine Hyperbilirubinämie und es kommt zu einem Ikterus, zur Unterscheidung spricht man aber bei Erhöhung des direkten Bilirubins besser von Cholestase.

Durch starken physiologischen Abbau des Hämoglobins (s. S. 147) in den ersten Lebenstagen und eine altersbedingte Unreife des Umwandlungsprozesses zum direkten Bilirubin in der Leber in der Neugeborenzeit entsteht eine indirekte Hyperbilirubinämie, der physiologische Neugeborenen-Ikterus. Bei hohen indirekten Bilirubinwerten kann es sich zwar auch noch um eine physiologische Reaktion handeln, jedoch wird mit zunehmender Höhe das Vorliegen eines pathologischen Prozesses wahrscheinlicher. Insbesondere eine Hämolyse (s. S. 193) ist eine häufige Ursache eines Icterus gravis, aber es gibt auch andere Ursachen:

- mit gesteigerter Hämolyse:
  - Blutgruppeninkompatibilität (Rhesus, ABO), Morbus haemolyticus neonatorum
  - angeborene Störungen des Erythrozyten (Enzymdefekte, Membrandefekte)
  - Infektionen
- ohne gesteigerte Hämolyse:
  - physiologischer Ikterus
  - Kinder diabetischer Mütter
  - Kephalhämatom
  - Defekte in der Bildung des direkten Bilirubins (z. B. Crigler-Najjar-Syndrom)
  - Hypothyreose
  - Stillen
  - Frühgeburtlichkeit

Gestillte Kinder haben einen durchschnittlich höheren physiologischen Ikterus als Kinder, die mit industrieller Flaschenmilch gefüttert werden. Der genaue Grund dafür ist nicht bekannt.

Symptome und Diagnose
Eine indirekte Hyperbilirubinämie, die nicht zu einem Kernikterus führt, zeigt neben der Gelbfärbung der Haut keine weiteren Symptome. Bei Vorliegen eines Kernikterus aber entstehen deutliche neurologische Symptome (s. u.).

Eine Gelbsucht erkennt man etwa ab einem Bilirubinwert von 5 mg/dl durch Betrachtung der Haut. Transkutane Bilirubinmessungen helfen heute bei der Einschätzung einer Hyperbilirubinämie. Notwendige Laboruntersuchungen bestehen aus der Bestimmung des gesamten, indirekten und direkten Bilirubins, sowie des Hb-Wertes, der Retikulozytenzahl, der Blutgruppe des Kindes und des direkten Coombs-Tests. Die Diagnose einer physiologischen Hyperbilirubinämie ist eine Ausschlussdiagnose, d.h. man muss bei deutlicher Hyperbilirubinämie alle mögliche pathologischen Ursachen mit geeigneten Laboruntersuchungen ausschließen.

> **M** Eine Gelbsucht am ersten Lebenstag ist immer als pathologisch zu werten und bedarf der sofortigen kinderärztlichen Betreuung.

Therapie
Damit der Wert des indirekten Bilirubins nicht in einen Bereich steigt, der mit der Gefahr eines Kernikterus verbunden ist (ab 20–25 mg/dl), wird mit einer

Therapie spätestens bei Serum-Bilirubinwerten nach **Tab. 12.3** begonnen. Die Empfehlungen gelten für reife Neugeborene ohne andere medizinische Probleme. Bei Frühgeborenen und bei Kindern mit akuten Erkrankungen z. B. einer Sepsis sowie bei Kindern mit Rhesusinkompatibilität und positivem Coombstest gelten niedrigere Grenzen, bei denen mit der Therapie begonnen wird. Das betroffene Kind wird mittels Fototherapie behandelt (**Abb. 12.21**). Dabei wird die Haut mit blauem Licht (Wellenlänge 420–480 nm) bestrahlt. Blaues Licht wandelt indirektes Bilirubin in eine wasserlösliche Form um, die dann über den Urin ausgeschieden werden kann.

Die Lichttherapie kann die Bilirubinkonzentration im Blut sehr effektiv senken, meist auch bei hämolytischen Erkrankungen. In sehr schweren Fällen ist eine Austauschtransfusion notwendig, bei der das Blut des Kindes durch Spenderblut ausgetauscht wird.

Komplikationen

Ziel der Behandlung der Hyperbilirubinämie ist es, die gefürchtete Komplikation des **Kernikterus** zu verhindern. Indirektes unkonjugiertes Bilirubin kann die sog. Blut-Hirn-Schranke überschreiten und ist in hohen Konzentrationen toxisch für das Gehirn. Beim Kernikterus wird indirektes Bilirubin in den Nervenzellen des Gehirns abgelagert und zwar v. a. in den Basalganglien (große Nervenzellkerne im Gehirn). Die Ablagerungen stören die Funktion der Zellen.

Ein Risiko für einen Kernikterus besteht üblicherweise erst, wenn die Konzentration des Bilirubins über 20–25 mg/dl liegt. Bei schwerer Sepsis, Meningitis, Asphyxie und Frühgeburtlichkeit kann ein Kernikterus aber auch schon bei niedrigeren Werten auftreten. Frühzeichen eines Kindes mit Kernikterus sind Trinkschwäche, Berührungsempfindlichkeit und Lethargie. Später kommt es zu Erbrechen, überstreckter Haltung (Opisthotonus), erhöhtem Muskeltonus und Krampfanfällen. Die Langzeitfolgen sind Zerebralparese (spastische Lähmungen), Bewegungs- und geistige Entwicklungsstörungen.

12.12.3 Gerinnungsstörungen

Blutungen in der Neugeborenenzeit können (außer durch ein Trauma) durch angeborenen Mangel eines Gerinnungsfaktors, Störung der Thrombozyten (z. B. Thrombozytopenie) oder durch erworbenen Mangel von Vitamin-K-abhängigen Gerinnungsfaktoren verursacht sein.

Morbus haemorrhagicus neonatorum. Die Gerinnungsstörung durch einen Mangel an Vitamin-K-abhängigen Gerinnungsfaktoren entsteht durch einen niedrigen Speicher des Neugeborenen an Vitamin K, der durch die Vitamin-K-arme Muttermilch in den ersten Tagen weiter abnimmt. Vitamin K ist notwendig, um die Gerinnungsfakoren II, VII, IX und X zu bilden. Durch niedrigen Spiegel der Faktoren kommt es meist zwischen dem 3.–7. Lebenstag (ggf. aber auch früher und manchmal noch bis zum 3. Lebensmonat) zu Blutungen, z. B. am Nabel oder aus dem Darm, aber auch zu inneren Blutungen, z. B. Hirnblutungen. Die Blutungen kann man durch Vitamin-K-Gabe verhindern. Die heute durchgeführte Prophylaxe mit Gabe von oralem Vitamin K (je 2 mg bei U1, U2 und U3) hat den Morbus haemorrhagicus neonatorum praktisch zum Verschwinden gebracht. Kranke Neugeborene und Frühgeborene bekommen Vitamin K als intramuskuläre Injektion.

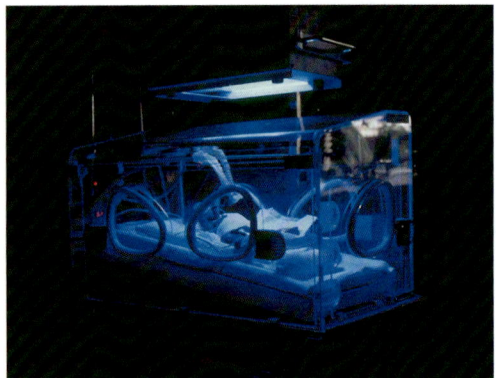

Abb. 12.21 Fototherapie bei einem Frühgeborenen im Inkubator. Um Augenschäden zu vermeiden, trägt das Kind einen Augenschutz.

Tab. 12.3 Bilirubinkonzentration mit der Indikation zur Fototherapie bzw. Austauschtransfusion (nach American Academy of Pediatrics 1994).

Alter in Std.	Fototherapie	Fototherapie 4–6 Std., dann Austauschtransfusion*	Austauschtransfusion
	Gesamtbilirubin in µmol/l (mg/dl)		
≤ 24**	**	**	**
25–48	≥ 260 (15)	≥ 340 (20)	≥ 430 (25)
49–72	≥ 310 (18)	≥ 430 (25)	≥ 510 (30)
≥ 72	≥340 (20)	≥ 430 (25)	≥ 510 (30)

*Austauschtransfusion, wenn Bilirubin unter intensivierter Fototherapie nicht um 20–30 µmol/l (1–2 mg/dl) abgefallen ist.
** Reife Neugeborene mit klinischem Ikterus ≤ 24 Std. bedürfen weiterer pädiatrischer Abklärung, i.d.R. in einer Kinderklinik.

Thrombozytopenie. Eine Thrombozytopenie (Verminderung der weißen Blutplättchen) in der Neugeborenenzeit kann viele Ursachen haben. Nicht selten sind mütterliche Antikörper gegen Thrombozyten ein Grund. Dabei kann die Mutter Antikörper gegen ihre eigenen Thrombozyten gebildet haben (und dadurch selbst an Thrombozytopenie leiden), die über die Plazenta auf das Kind übergehen und beim Fetus und Neugeborenen eine Thrombozytopenie hervorrufen (Autoimmunthrombozytopenie). Oder aber die Mutter bildet gegen fremde (väterliche) Antigene auf den kindlichen Thrombozyten Antikörper, die dann nur die kindlichen Thrombozyten zerstören (Alloimunthrombozytopenie, prinzipiell der gleiche Mechanismus wie bei der Anämie durch Rhesus-Inkompatibilität). In beiden Fällen besteht eine ausgeprägte Thrombozytopenie bei der Geburt, die zu Blutungserscheinungen führen kann.

12.13 Infektionen des Neugeborenen

12.13.1 Konnatale und perinatale Infektionen (TORCH-Infektionen)

Eine Infektion des Neugeborenen kann im Mutterleib, beim Geburtsvorgang oder nach der Geburt erworben werden. Eine Infektion der Mutter mit bestimmten, sehr verschiedenartigen speziellen Erregern wird während der Schwangerschaft über die Plazenta (z. B. Röteln-Virus, Toxoplasmen, Zytomegalievirus, Syphilis-Erreger, Parvovirus) oder unter der Geburt (z. B. Herpes-simplex-Virus, Hepatitis-Viren) auf das Kind übertragen. Diese Infektionen nennt man TORCH-Infektionen (**Tab. 12.4**). Auch das Übertragen einer mütterlichen Infektion nach der Geburt über die Muttermilch ist möglich (z. B. HIV).

12.13.2 Neugeborenensepsis

B *Die Mutter entbindet ein Neugeborenes in der 37. Schwangerschaftswoche. Sie hatte 26 Stunden vor Geburt einen Blasensprung sowie leicht erhöhte Körpertemperaturen. Im CTG fand sich eine Erhöhung des kindlichen Herzschlags. Das Neugeborene zeigt nach zunächst ausreichender Anpassung in den Stunden nach der Geburt eine stöhnende Atmung. Die Hautfarbe wirkt blassgräulich, die Extremitäten sind kühl. Der Muskeltonus ist vermindert (das Kind ist „schlapp" und bewegt sich wenig). In der Blutkultur wachsen Streptokokken der Gruppe B, die auch in einem Vaginalabstrich der Mutter, der vor der Geburt durchgeführt wurde, nachgewiesen werden.*

Definition

Die **Neugeborenen-Sepsis** ist eine bakterielle Infektion in der Neugeborenenzeit. Bei einer Sepsis sind Bakterien in die Blutbahn eingetreten, vermehren sich dort und führen zu schweren Störungen. Die Neugeborenen-Sepsis zeigt sich als frühe Form (**Early-onset-Sep-**

Tab. 12.4 TORCH-Infektionen*.

Erreger	Typische klinische Zeichen des Kindes (Auswahl)
Toxoplasmen	Hydrozephalus, zerebrale Verkalkungen, Chorioretinitis, Hepatosplenomegalie
Röteln-Virus	Hypotrophie, Herzfehler, Mikrozephalie, Katarakt, Chorioretinitis, Taubheit
Herpes-simplex-Viren (HSV)	Enzephalitis, Hautbläschen, Hornhautentzündung, disseminierter Organbefall
Zytomegalie-Viren (CMV)	Hypotrophie, Chorioretinitis, Mikrozephalie, periventrikuläre Verkalkungen, Cholestase, Pneumonie, Taubheit, sepsisähnliches Bild
HIV	AIDS
Varicella-Virus	Katarakt, Mikrophthalmie, narbige Hautveränderungen und Knochenbildungsstörungen bei Infektion während der Schwangerschaft, konnatale Windpocken mit schwerem Verlauf bei peripartaler Infektion
Hepatitis B bzw. C	Hepatitis
Syphilis	Hautefforeszenzen, Hepatitis, chronischer Schnupfen, Hydrozephalus, Knocheninfektionen; später Hornhautentzündungen, Zahndeformitäten, Sattelnase, Schwerhörigkeit
Parvovirus B-19	Anämie, Hydrops
Tuberkulose	Tuberkulose des Neugeborenen oder Säuglings

*der Name leitet sich von T = Toxoplasmose, O = andere (other), R = Röteln, C = CMV, H = Herpes-simplex-Virus ab

sis) schon bei oder unmittelbar nach Geburt oder nach den ersten Lebenstagen als späte Form (**Late-onset-Sepsis**).

Ursache

Eine Vielzahl von Bakterien kann eine Neugeborenensepsis verursachen. Typisch und häufig sind es β-hämolysierende Streptokokken der Gruppe B („B-Streptokokken"). Sie befinden sich bei manchen Schwangeren im Geburtskanal ohne Symptome bei der Mutter hervorzurufen.

Gelangen B-Streptokokken (oder andere Bakterien) unmittelbar vor oder unter der Geburt aus dem unteren Geburtskanal über den Gebärmutterhals in die Fruchthöhle, infizieren sie dort Eihäute und Fruchtwasser: Es kommt zur **Chorioamnionitis**. Dies tritt insbesondere bei vorzeitigem Blasensprung auf. Die Mutter entwickelt Fieber, das Fruchtwasser bei der Geburt ist übel riechend und das Neugeborne entwickelt evtl. eine Pneumonie und Sepsis. Das Geschehen wird **Amnioninfektionssyndrom** genannt. Das Kind infiziert sich also schon im Mutterleib und es kommt zu einer Early-onset-Sepsis.

Bei der Late-onset-Sepsis entsteht die Infektion nach der Geburt. Die Kinder haben dann die Bakterien aus der Umgebung erworben. Neugeborene haben aufgrund eines noch nicht ausreichend entwickelten Immunsystems einen vergleichsweise geringen Schutz gegen Infektionen. Bei Frühgeborenen ist der Schutz nochmals deutlich schwächer.

Symptome

Den Verdacht auf eine Sepsis des Neugeborenen muss man bei einer Vielzahl von Symptomen haben. In der frühen Phase sind das v. a. Zeichen eines veränderten Allgemeinzustands.

Klinische Zeichen einer Sepsis des Neugeborenen sind Folgende:
- blasse, gräuliche Haut mit verzögerter Rekapillarisierung
- Petechien (Einblutungen in die Haut)
- verminderter Muskeltonus
- Bewegungsarmut
- Veränderung der Atmung (Atempausen, Stöhnatmung, Tachypnoe, Dyspnoe)
- Trinkschwäche
- Fieber, aber auch Untertemperatur oder Temperaturschwankungen
- Berührungsempfindlichkeit
- Tachykardie
- kühle Extremitäten

 Schon bei den frühesten und geringsten Zeichen, die auf eine Neugeboreneninfektion hindeuten können, ist eine genaue ärztliche Abklärung notwendig, da eine Sepsis innerhalb von Stunden einen sehr schweren Verlauf mit lebensbedrohlichen Komplikationen nehmen kann.

Diagnose

Laborveränderungen können in der frühen Phase einer Sepsis fehlen, sodass normale Laborwerte eine Sepsis nicht ausschließen. Oft kommt es zuerst zu einem Leukozytenabfall, gefolgt von Leukozytose. Nach 8–12 Stunden steigt das CRP. Eine Blutkultur muss abgenommen werden, beim Amnioninfektionssyndrom auch Abstriche z. B. von Magensaft und Gehörgang, um bei negativer Blutkultur dennoch eine Besiedlung insbesondere mit B-Streptokokken zu finden.

Streng genommen ist zur Diagnose der Sepsis neben den klinischen Zeichen ein Erregernachweis in der Blutkultur notwendig. Da dieser jedoch nicht leicht gelingt, spricht man auch ohne Erregernachweis bei Vorhandensein der typischen Symptome von einer klinischen Sepsis.

Es muss nach einer Lokalisation der Infektion in einem bestimmten Organ als Ausgangspunkt der Sepsis gesucht werden (Nabelinfektion [Omphalitis], Pneumonie, Osteomyelitis, Meningitis, Infektion des Magen-Darm-Traktes, Harnwegsinfektion). Da eine Meningitis im Neugeborenenalter die gleichen Symptome wie eine Sepsis zeigt, muss v. a. bei einer Late-onset-Sepsis immer eine Liquorpunktion durchgeführt werden.

Prävention und Therapie

Bei Hinweisen auf ein drohendes Amnioninfektionssyndrom (Fieber der Mutter unter der Geburt oder laborchemische Hinweise für eine Infektion der Mutter, vorzeitiger Blasensprung) oder bei nachgewiesener Besiedlung der Mutter mit B-Streptokokken kann eine antibiotische Therapie der Mutter vor und während der Geburt das Risiko für eine schwere Infektion beim Neugeborenen sehr stark mindern.

Die Therapie einer Neugeborenensepsis besteht in der Gabe einer Antibiotika-Kombination, die gegen die möglichen Erreger wirksam ist.

Eine sehr intensive Überwachung des Kindes (klinischer Zustand, Atmung, Herzfrequenz, Blutdruck, Ausscheidung, Säure-Basen-Status, Blutgerinnung) ist notwendig, um einen septischen Schock früh zu erkennen und zu behandeln.

Komplikationen

Eine Sepsis des Neugeborenen kann innerhalb weniger Stunden durch die Entwicklung eines septischen Schocks zum Versagen von Atmung und Kreislauf führen. Die massive Vermehrung der Bakterien und ihre Ausschüttung von Toxinen führen zu Blutdruckabfall, Atemnotsyndrom, Gerinnungsstörungen und Herzinsuffizienz. Innerhalb von Stunden kann trotz antibiotischer Therapie der Tod eintreten. Nur durch frühzeitige und intensive Therapie mit Beatmung, Volumengabe, kreislaufwirksamen Medikamenten und Gerinnungstherapie besteht eine Möglichkeit, den Verlauf umzukehren.

12.14 Spezielle neurologische Probleme Früh- und Neugeborener

Die Unreife des zentralen Nervensystems des Neugeborenen und insbesondere des Frühgeborenen sowie die besonderen Gefahren während und nach der Geburt führen zu spezifischen Mustern von Schädigungen des Gehirns in dieser Zeit.

Hypoxisch-ischämische Enzephalopathie

Kommt es bei einem reifen Neugeborenen zu zerebraler Ischämie, am häufigsten durch eine schwere Geburts-Asphyxie mit längerem Kreislaufzusammenbruch (s. S. 129f), entsteht im Verlauf das klinische Bild einer hypoxisch-ischämischen Enzephalopathie (HIE). Der verminderte Blutfluss zum Gehirn führt, wenn er ausgeprägt war, bei reifen Neugeborenen zum Zelluntergang v. a. in der Hirnrinde.

Obwohl der Blutfluss durch Reanimationsmaßnahmen wieder hergestellt wird, entsteht ein Hirnödem, mit nachfolgender weiterer verminderter Hirndurchblutung und damit Gehirnzellschädigung. In diesem Stadium ist das Neugeborene lethargisch bis zum Koma, zeigt Krampfanfälle und Atemdepression. Führt das Hirnödem nicht zum Tod, ist die wahrscheinliche langfristige Folge eine Hirnatrophie mit geistiger und motorischer Behinderung.

Intrakranielle Blutungen

Intrakranielle Blutungen bei reifen Neugeborenen sind selten, meistens Folge eines Geburtstraumas und manifestieren sich oft als subdurale Blutungen (s. S. 525 ff).

Bei Frühgeborenen sind intrakranielle Blutungen häufiger und das Risiko ihres Auftretens steigt mit zunehmender Unreife stark an. Bei Frühgeborenen unter 29 Schwangerschaftswochen muss man bei bis über 20 % mit Hirnblutungen rechnen. Dabei handelt es sich bei der typischen Hirnblutung des Frühgeborenen um eine **intraventrikuläre Hirnblutung**. Direkt unterhalb der Seitenventrikel liegt bei Frühgeborenen ein fragiles Gefäßnetz, das insbesondere bei Schwankungen des Blutflusses bzw. des Blutdrucks schnell rupturieren kann. Schwankungen im zerebralen Blutfluss sind bei Frühgeborenen nicht selten und treten häufig im Zusammenhang mit Beatmungsproblemen, Pneumothorax oder Asphyxie auf. Das Blut gelangt in die Seitenventrikel (intraventrikuläre Blutung Grad 2–3) oder sogar in das umgebende Hirngewebe (periventrikuläre Blutung). Fast immer treten die Blutungen in den ersten 3 Lebenstagen auf.

Bei kleineren Blutungen (Grad 1–2) sind die Frühgeborenen meist asymptomatisch, bei größeren Blutungen kann es zu Lethargie, Krampfanfällen, Apnoen, Blutdruckabfall und Anämie kommen. Die Diagnose wird mittels Ultraschall gestellt (**Abb. 12.22**).

Hydrozephalus. Da das Blut im Ventrikelsystem die Resorption des Liquors (Hirnwasser) behindern kann, kommt es bei höhergradigen Blutungen später oft zu einem Hydrozephalus (Erweiterung der Hirnwasserräume), der die Prognose für die Entwicklung weiter verschlechtert. Langfristig muss ein Hydrozephalus häufig mit einem ventrikulo-peritonealen Shunt (Anlage eines Schlauchs zwischen Hirnventrikel und Bauchhöhle als Abflussweg des Hirnwassers) versorgt werden.

Periventrikuläre Leukomalazie

Die periventrikuläre Leukomalazie (PVL) ist die Reaktion des Frühgeborenengehirns auf eine Ischämie,

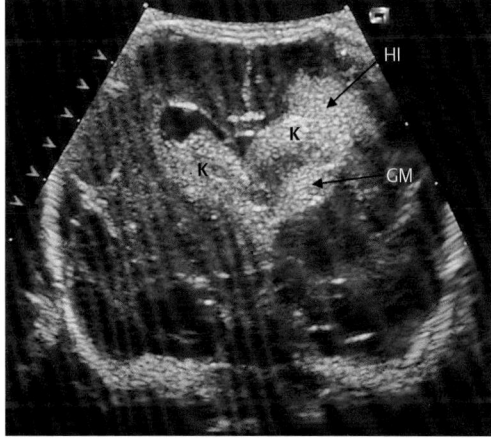

Abb. 12.22 Periventrikuläre Blutung. Blutkoagel (K) im Ventrikel mit einseitigem Einbruch in das Hirngewebe (Frühgeborenes der 25. SSW mit schwerer peripartaler Asphyxie aufgrund einer vorzeitigen Plazentalösung).

d. h. auf einen stark verminderten Blutfluss im Gehirn. Auch sie tritt, wie die intraventrikuläre Hirnblutung, oft bei sehr unreifen Frühgeborenen auf. Jede Form eines starken oder längeren Blutdruckabfalls (z. B. bei Geburtsasphyxie, Sepsis) kann zu PVL führen. Bedingt durch die Ischämie nekrotisiert das Hirngewebe (Gewebeuntergang), v. a. die weiße Substanz. Die Nekrosen sind im späteren Verlauf im Ultraschall als Zysten zu sehen (**Abb. 12.23**). Bei schwerster Form kommt es zur Hirnatrophie mit Entwicklung eines Mikrozephalus.

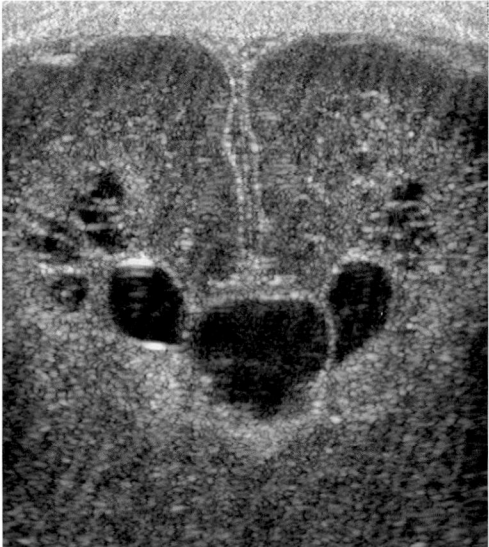

Abb. 12.23 Periventrikuläre Leukomalazie. Zystenbildung um die Seitenventrikel bei einem Frühgeborenen der 26. SSW mit peripartaler Asphyxie.

Die intraventrikulären Blutungen und die PVL gehören zu den Komplikationen des Frühgeborenen, die die weitere Entwicklung des Kindes stark gefährden. Bei höhergradigen Hirnblutungen und bei einer PVL sind spätere motorische und/oder geistige Behinderungen leider häufig. Andere Komplikationen, die die langfristige Prognose von Frühgeborenen beeinflussen, sind die Retinopathie des Frühgeborenen mit möglicher schwerer Sehbehinderung, die bronchopulmonale Dysplasie sowie Ernährungsprobleme z. B. durch ein Kurzdarmsyndrom nach nekrotisierender Enterokolitis (s. Kap. 27.10). Eine langfristige und engmaschige professionelle Nachsorge von Frühgeborenen ist wesentlich, um frühzeitig Probleme in den verschiedenen Entwicklungsbereichen festzustellen und geeignete therapeutische, fördernde und unterstützende Maßnahmen einleiten zu können.

Literatur

American Academy of Pediatrics. Practice parameter: management of hyperbilirubinemia in the healthy term newborn. Pediatrics 1994; 94: 558–565

Biarent D et al. European Resuscitation Council Guidelines for Resuscitation. Section 6. Pediatric life support. Resuscitation 2005; 67S1: S97–S133

Hoehl M, Kullick P, Hrsg. Thiemes Kinderkrankenpflege und Gesundheitsförderung. 3. Aufl. Stuttgart: Thieme; 2008

Kerbl R, Kurz R, Reiter K, Roos R, Wessel L. Hrsg. Checklist Pädiatrie. 5. Aufl. Stuttgart: Thieme: 2016

Razum O, Breckenkamp J. Kindersterblichkeit und soziale Situation: Ein internationaler Vergleich. Dtsch Arztebl 2007; 104: A-2950/B-2599/C-2520

Roos R, Genzel-Boroviczény O, Proquitté H. Checkliste Neonatologie. 3. Aufl. Stuttgart: Thieme; 2008

13 Genetische Erkrankungen

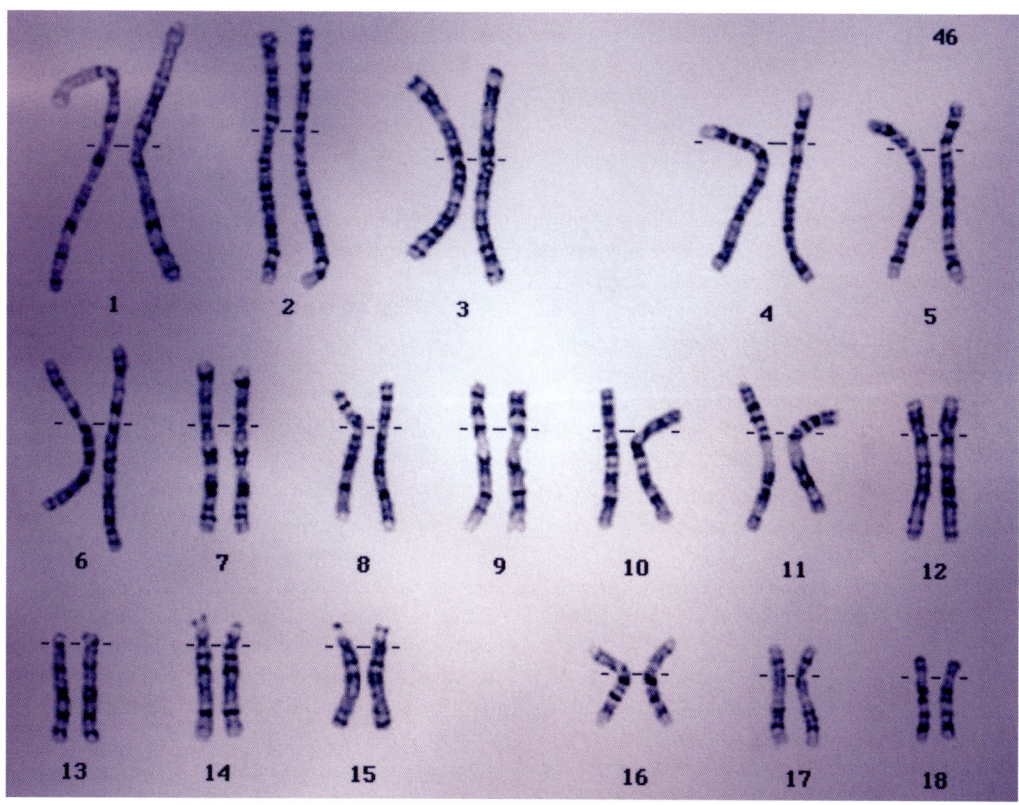

| 13.1 | Allgemeine Grundlagen • 153 | 13.3 | Chromosomenaberrationen • 157 |
| 13.2 | Methodik • 156 | 13.4 | Monogene und polygene erbliche Erkrankungen • 161 |

13.1 Allgemeine Grundlagen

Die Genetik beschäftigt sich mit der Weitergabe der Erbinformation von den Eltern auf ihre Nachkommen. Man schätzt, dass etwa 10 % aller Erkrankungen des Menschen durch Fehler bzw. Störungen bei der Weitergabe der Erbinformation hervorgerufen werden (genetische Erkrankungen).

Die genetische Information (Genom) des Menschen wird durch die Reihenfolge der Basen Adenin, Thymin, Guanin und Cytosin in der DNS bzw. Adenin, Uracil, Guanin und Cytosin in der RNS verschlüsselt. Die Basen kodieren nötige Informationen für den Aufbau von artspezifischen Eiweißkörpern und für Stoffwechselfunktionen. Die doppelsträngige DNS, die Matrize für einzelsträngige RNS, wird in den Chromosomen des Zellkerns bzw. in den Mitochondrien (1 %) des Zytoplasmas verdichtet und gespeichert.

Menschliche Körperzellen enthalten 46 Chromosomen (mit je 1 DNS-Molekül), davon 22 Autosomenpaare und 2 Geschlechtschromosomen (diploider Chromosomensatz). Autosomen werden paarweise nach Größe und Form in Gruppen geordnet und von 1–22 nummeriert. Das weibliche Geschlechtschromosom X ist bei Mädchen paarweise vorhanden (je eins von Vater und Mutter), sie haben den Chromosomensatz 46, XX. Jungen besitzen ein weibliches X- (von der Mutter) und ein männliches Y-Chromosom (vom Vater) und haben den Chromosomensatz 46, XY.

Mitose und Meiose

Erst bei Beginn der Kernteilung (Mitose) werden Chromosomen als stäbchen- und winkelförmige Gebilde im Mikroskop sichtbar, ein Zentromer wird als Einschnürung erkennbar.

Die Geschlechtszellen der Menschen (Spermien und Eizellen) enthalten von jedem Paar homologer Chromosomen nur jeweils eines, d. h. insgesamt 23 Chromosomen (haploider Chromosomensatz). Der dazu notwendige Vorgang (Meiose) besteht aus 2 Reifeteilungen: In der 1. Reifeteilung (Reduktionsteilung) werden aus je 2 Chromatiden bestehende homologe Chromosomen getrennt, wobei väterliche und mütterliche homologe Chromosomen zufällig einer der beiden Gruppen zugeteilt werden (haploider Chromosomensatz). Bei der anschließenden 2. Reifeteilung (ähnlich der Mitose) werden die beiden Schwesterchromatiden voneinander getrennt. Aus 4 haploiden Zellen entstehen entweder 4 Spermien, bzw. durch die ungleiche Aufteilung des Zytoplasmas nur 1 Eizelle. Bei der Befruchtung verschmelzen 2 Geschlechtszellen und besitzen danach wieder einen diploiden Chromosomensatz.

> **M** *Fehler bei der Weitergabe der Information treten selten bei Meiose oder Mitose, häufig v. a. bei der DNS-Replikation auf.*

Gene und Allele

> **M** *Unter einem Gen versteht man eine Untereinheit des Genoms, d. h. das Erbmaterial, das die biologische Erbinformation enthält und ein RNS- bzw. Eiweißmolekül kodiert. Es besteht aus mindestens 3 Basenpaaren und befindet sich an einer bestimmten Stelle des großen DNS-Moleküls.*

Der Mensch besitzt für jedes Gen zwei Allele (Versionen eines Gens). In jeder Generation werden die beiden Allele bei der Bildung der Keimzellen getrennt, wobei jede Keimzelle jeweils ein Allel aus einem solchen Paar erhält. Bei der Befruchtung ergibt sich daher eine neue Allelkombination. Die Allele eines Genpaares liegen auf homologen Genorten (gleiche Stellen der Chromosomen), von denen jeweils eins vom Vater, das andere von der Mutter stammt. Solche allele Gene sind häufig voneinander verschieden und deshalb der Grund für physiologische Varianten von Merkmalen.

Der Mensch besitzt etwa 3 Mrd. Basenpaare in 25 000–40 000 Genen. Nur ein Teil dieser Basenpaare trägt die Information für die Produktion der menschlichen Eiweißkörper und nur ca. 0,1 % der Basenpaare unterscheiden sich bei 2 Menschen desselben Geschlechts (Polymorphismus). Die wesentlich größere Zahl von Erbanlagen ist für den Stoffwechsel wichtig.

Mutationen

Bei den vererbbaren genetischen Erkrankungen kann man Krankheiten durch
- Chromosomenaberrationen (veränderte Struktur oder Anzahl der Chromosomen),
- monogen vererbte (nur durch einen Genort bedingt, den Mendel'schen Vererbungsregeln unterliegend),
- polygen vererbte (z. B. Herzfehler und manche Epilepsien) und
- multifaktorielle Erkrankungen (bedingt durch Zusammenspiel von abnormen Genen und Umwelteinflüssen) unterscheiden.

> **W** *Somatische Mutationen sind Mutationen in den Körperzellen, aber nicht in den Keimzellen. Sie betreffen individuelle Zellen des Organismus und werden nicht weiter vererbt. Abhängig vom Zeitpunkt der Mutation können dadurch z. B. Tumoren ausgelöst werden oder sie bleiben unerkannt.*

Im menschlichen Genom treten immer wieder Mutationen auf, die durch exogene oder endogene Faktoren hervorgerufen werden. Neben größeren chromosomalen Veränderungen kann dabei auch DNS-Sequenz verändert sein, was nur dann von Bedeutung ist, wenn funktionell wichtige Bereiche der DNS betroffen sind.

Veränderungen der DNS sind z. B.:
- Brüche des DNS-Stranges
- chemische Veränderungen der Nukleotide
- Deletionen (Wegfall von Nukleotiden)
- Insertionen (Einfügung neuer Nukleotide)

Dabei kann auch der Code für eine andere Aminosäure und damit evtl. eine fehlerhafte Funktion von Stoffwechselprozessen entstehen.

Heterozygot und homozygot. Wenn ein Individuum auf einem der beiden homologen Genorte einen Defekt durch Mutation aufweist, so ist das Individuum für den Defekt heterozygot. Dies kann z. B. zur Halbierung der wirksamen Proteinmenge führen. Bei identischen Defekten auf beiden homologen Genorten ist das Individuum für den Defekt homozygot.

Dominant und rezessiv. Wenn ein heterozygoter Defekt bereits eine Erkrankung verursacht, bezeichnet man den Vererbungsmodus als dominant. Wenn das nicht der Fall ist, als rezessiv. Eine dominante Erbanlage führt sowohl im heterozygoten wie im homozygoten Zustand zu äußerlich erkennbaren Zuständen.

> **M** *Bei vererbbaren Mutationen unterscheidet man autosomal-dominante und autosomal-rezessive sowie X-chromosomal-dominante oder X-chromosomal-re-*

zessive Erbgänge; je nachdem, ob der Defekt auf einem Autosom oder auf dem X-Chromosom liegt.

Autosomal-dominanter Erbgang

Es reicht beim autosomal-dominanten Erbgang eine Mutation in nur einem Allel aus, um den Phänotyp zu verändern (z.B. Marfan-Syndrom oder Morbus Recklinghausen [Neurofibromatose]). Die mutierte Erbanlage wird von den heterozygoten Trägern mit einer Wahrscheinlichkeit von 50 % unabhängig vom Geschlecht (Verhältnis 1:1) an die Nachkommen weitergegeben. Jeder Träger des mutierten Gens erkrankt (**Abb. 13.1**).

Autosomal-rezessiver Erbgang

Ein Phänotyp manifestiert sich beim autosomal-rezessiven Erbgang nur dann, wenn beide homologen Allele eine Mutation zeigen (**Abb. 13.2**). Sind die Eltern heterozygote Anlageträger und gesund, dann haben männliche und weibliche Nachkommen ein Erkrankungsrisiko von 25 %, bzw. ein Risiko von 50 %, Anlageträger zu sein. Klinisch und genetisch gesund sind 25 % der Kinder von Mutationsträgern. Eine Blutsverwandtschaft erhöht das Risiko von autosomal-rezessiv vererbbaren Gendefekten.

Beispiele für autosomal-rezessiv vererbte Krankheiten sind Mukoviszidose, Alpha-1-Antitrypsinmangel oder Phenylketonurie.

X-chromosomal-dominanter Erbgang

Es erkranken sowohl Männer als auch Frauen (**Abb. 13.3**). Männer sind i.d.R. stärker betroffen (Tod in utero), da sie nicht wie heterozygote Frauen auch gesunde X-Chromosomen aufweisen. Beispiele sind Vitamin-D-resistente Rachitis und Rett-Syndrom.

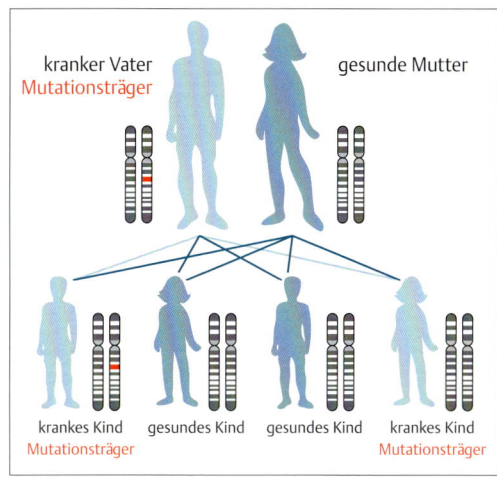

Abb. 13.1 Autosomal-dominanter Erbgang.

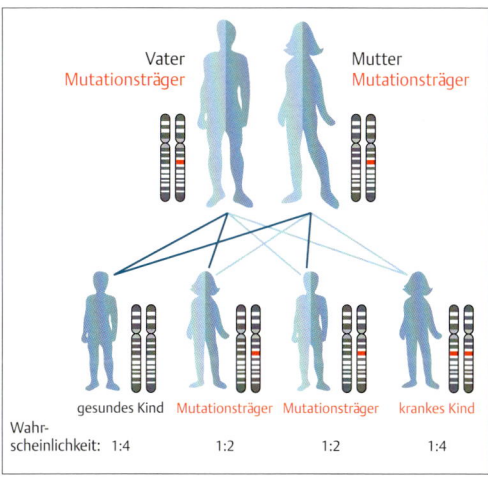

Abb. 13.2 Autosomal-rezessiver Erbgang.

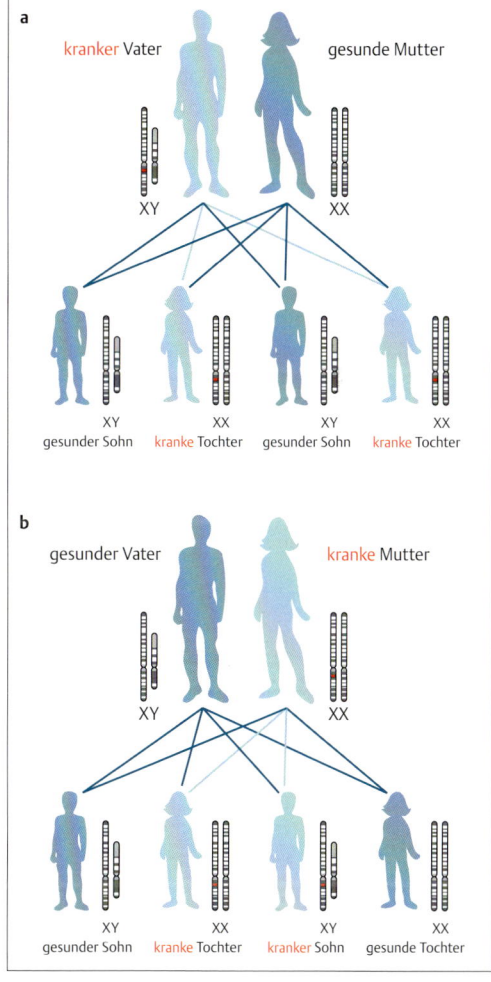

Abb. 13.3 X-chromosomal-dominanter Erbgang. **a** Kranker Vater, gesunde Mutter, **b** gesunder Vater, kranke Mutter.

X-chromosomal-rezessiver Erbgang
Das X-Chromosom der Männer wird immer von der Mutter, das Y-Chromosom vom Vater vererbt. Bei Männern führt die Mutation eines X-chromosomal lokalisierten Gens zur Krankheit, da kein zweites ausgleichendes Allel vorhanden ist, Söhne dieser Männer sind gesund (**Abb. 13.4**). Frauen sind meist nicht oder nur gering betroffen. Die Weitergabe der Mutation erfolgt durch obligate Konduktorinnen (Töchter der Väter), z. B. Rot-Grün-Farbenblindheit, Hämophilien oder Muskeldystrophie vom Typ Duchenne.

Sequenzveränderungen der mitochondrialen DNS
Neben dem Kerngenom (der Gesamtheit der DNS-kodierten genetischen Information des Zellkerns) enthalten auch Mitochondrien 2–10 Kopien eines zirkulären DNS-Moleküls. Das Genom der Mitochondrien kodiert für 37 Gene, die Informationen für die Eiweißmoleküle der Atmungskette und für Ribonukleinsäuren (RNS) enthalten. Mitochondrien werden i. d. R. nur über die Eizellen (d. h. von der Mutter) an die Nachkommen weitergegeben, daher können Krankheiten, die durch Sequenzveränderungen der mitochondrialen DNS verursacht sind, nur über die Mutter vererbt werden. Der Erbgang folgt nicht den Mendel-Regeln.

Daraus resultierende Erkrankungen, z. B. Myoklonus-Epilepsie und verschiedene Syndrome, zeigen durch die freie Kombination von Mitochondrien eine sehr hohe Variabilität. Die prozentuale Verteilung normaler zu mutierten Mitochondrien kann von Gewebe zu Gewebe variieren, was letztlich die Ausprägung des Phänotyps nicht vorhersagbar macht.

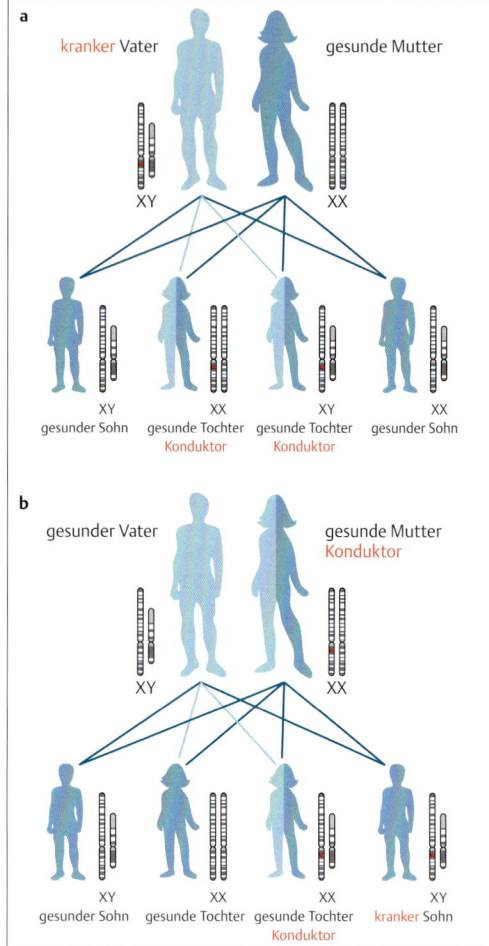

Abb. 13.4 X-chromosomal-rezessiver Erbgang. **a** Kranker Vater, gesunde Mutter, **b** gesunder Vater, gesunde Mutter (Konduktor).

13.2 Methodik

Gendiagnostik und genetisches Screening unterliegen genauen gesetzlichen Regelungen, um den einzelnen Patienten zu schützen. Sie dürfen daher nur im Rahmen einer genetischen Beratung mit schriftlicher Einwilligung der Betroffenen bzw. deren Eltern durchgeführt werden. Besonders wichtig ist diese Beratung, wenn es um eine Risikoabschätzung für Nachkommen vor einer Schwangerschaft geht. Den Eltern sollten v. a. die oft unbegründeten Ängste über hohe Risken genommen werden.

Durch pränatale Diagnostik bei Risikoschwangerschaften kann durch Analyse des Fruchtwassers (Amniozentese in der 13.–15. SSW) bzw. durch Chorionzottenbiopsien (transvaginal oder transabdominell in der 9.–12. SSW) eine Untersuchung der Chromosomen, DNS-Analyse (nach Extraktion aus Zellkernen) und biochemische Analyse durchgeführt werden. Zusätzlich können durch postnatale genetische Diagnostik derzeit bereits mehr als 1000 Erbkrankheiten aufgeklärt werden. Durch die Analyse des gesamten menschlichen Genoms wurde die Grundlage geschaffen, alle menschlichen Gene aufzufinden und letztlich alle Erbkrankheiten aufzuklären und zu diagnostizieren. Auch wie sich Gene gegenseitig beeinflussen, wird in Zukunft aufgeklärt werden können. Durch Genprofilanalysen können bereits mehrere tausend Gene gleichzeitig auf ihren Aktivitätszustand untersucht werden.

Chromosomenanalyse (Karyotypisierung). Die Grundlage aller genetischen Untersuchungen ist die Chromosomenanalyse. Darunter versteht man die mikroskopische Untersuchung der Chromosomenzahl und -struktur. Meist werden Blut oder Fibroblasten aus Hautzellen dazu herangezogen. Mit speziellen Färbetechniken (Bandenfärbung) können verschiedene helle und dunkle Banden unterschieden werden. Bei speziellen Fragestellungen muss eine höhere Auflösung erzielt werden; dazu werden Methoden der Molekularzytogenetik verwendet, z. B. FISH-Analyse (Fluoreszenz-in-situ-Hybridisierung). Dabei werden chemisch markierte DNS-Moleküle auf Chromosomenpräparate oder Gewebsschnitte hybridisiert und durch Fluoreszenz im Mikroskop sichtbar gemacht. Mit einer Vielfarben-FISH können so kleine Strukturanomalien unter dem Mikroskop sichtbar gemacht werden.

Polymerasekettenreaktion (PCR). Nach Isolierung kann die DNS der interessierenden Genabschnitte durch eine PCR enzymatisch vervielfältigt (amplifiziert) und damit zuverlässig und schnell untersucht werden: Dabei werden kleine DNS-Fragmente an die Ziel-DNS angelagert, durch periodische Temperaturschwankungen denaturiert und nach dem Anlagern durch eine DNS-Polymerase verlängert. Durch häufiges Wiederholen des Vorgangs vermehrt sich die DNS-Zielsequenz exponentiell. Die PCR-Produkte werden dann mit verschiedenen Methoden weiter untersucht (z. B. Hybridisierungssonden, DNS-Sequenzierung).

13.3 Chromosomenaberrationen

Darunter versteht man Mutationen, die bereits im Lichtmikroskop beobachtet werden können und häufig mit Abweichungen von der normalen Menge an DNS einhergehen. Sie entstehen durch fehlerhaftes Aufteilen der Chromosomen während der Zellteilungen und verursachen Dysmorphie- und Fehlbildungssyndrome oder Reproduktionsstörungen (z. B. Fehlgeburten oder Unfruchtbarkeit). Sie können in numerische und strukturelle Aberrationen (z. B. Deletionen und Translokationen) eingeteilt werden.

Mosaiktrisomie. Bei der Mosaikform haben alle Zellen ursprünglich 46 Chromosomen. Durch einen Fehler im Zellteilungsprozess entsteht eine Zelle mit 47 Chromosomen, die sich weiter teilt. Daraus entstehen immer mehr Zellen mit ebenfalls 47 Chromosomen. Menschen mit der Mosaikform haben also Zellen mit 46 als auch mit 47 Chromosomen.

13.3.1 Numerische Aberrationen von Autosomen

Sie treten meist sporadisch auf und haben eine geringe Wiederholungswahrscheinlichkeit. Trisomien von Autosomen werden häufig bei Fehlgeburten gefunden. Einige autosomale Trisomien sind nur in Mosaikform mit dem Leben vereinbar (z. B. von Chromosom 8, 9, 14, 20, 22). Die Strukturveränderungen führen i. d. R. dazu, dass eine von der Norm abweichende Zahl von Genen vorliegt. Die veränderte Dosis der Gene führt zu einer für die jeweilige Chromosomenregion charakteristischen Kombination von Fehlbildungen und psychomotorischer Retardierung. Mit dem Leben vereinbar sind 3 reine Trisomien: Down-Syndrom, Edwards-Syndrom und Pätau-Syndrom.

Down-Syndrom (Trisomie 21)
Ursache und Symptome
Ursachen des Down-Syndroms sind ein überzähliges Chromosom 21 (freie Trisomie 21), eine partielle Trisomie 21, ein Mosaik oder eine Translokation.

Symptome sind z. B. mongoloide Lidachse, Brachyzephalus, Epikanthus, flache breite Nasenwurzel, meist offen stehender Mund, schmaler Gaumen, Zahnanomalien, gefurchte Zunge, kurzer Hals und überschüssige (weite) Nackenhaut (**Abb. 13.5**). Alle Patienten sind geistig behindert, zeigen eine muskuläre Hypotonie und die Jungen sind infertil. Weitere auffällige Symptome sind eine Sandalenlücke, kurze breite Hände, Brachydaktylie und Klinodaktylie, Vierfingerfurche, Überstreckbarkeit der Gelenke, Hüftdysplasie und ein Herzgeräusch. Bei 40 % sind auch angeborene Herzfehler vorhanden (v. a. Defekte in der Scheidewand zwischen Herzvorhöfen und -kammern [AV-Kanal], Ventrikelseptumdefekt und Vorhofseptumdefekt).

Diagnose, Therapie und Prognose
Die Sicherung der Diagnose erfolgt durch eine Analyse des Karyotyps (Chromosomenanalyse).

Die Therapie richtet sich nach den im Rahmen der Grundkrankheit vorliegenden Symptomen (Herzfehler-Korrektur, Infektbehandlung). Entscheidend für die geistige und körperliche Entwicklung ist eine entsprechende Förderung.

Die Prognose bezüglich des Überlebens ist gut (bei angeborenen Herzfehlern etwa 70 %). Der Intelligenzquotient ist deutlich reduziert, kann aber durch intensive Frühförderung gesteigert werden. Eine Eingliederung der Patienten in geschützte Werkstätten ist von Vorteil.

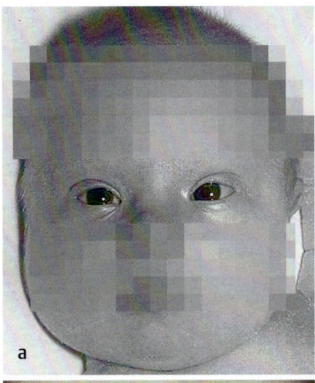
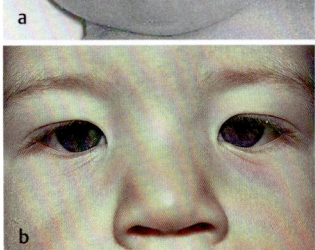
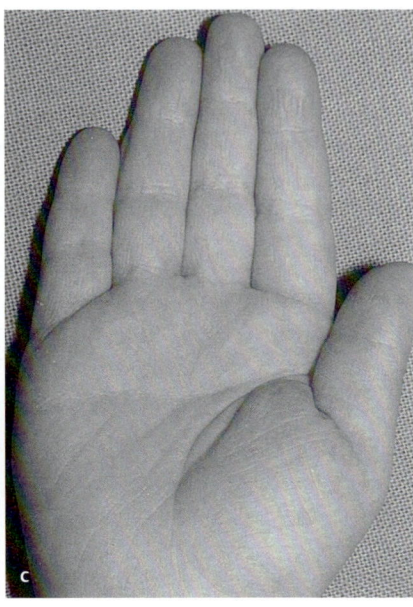

Abb. 13.5 **Down-Syndrom (Trisomie 21). a** Typischer Phänotyp, **b** Epikanthus, **c** Vierfingerfurche.

Edwards-Syndrom (Trisomie 18)

Ursache und Symptome

Die Ursache ist eine Trisomie 18. Meist liegt eine komplette Trisomie 18 vor, seltener ein Mosaik oder eine partielle Trisomie. Mädchen sind deutlich häufiger betroffen als Jungen.

Es wurden bisher zahlreiche phänotypische Auffälligkeiten beschrieben: Polyhydramnion mit kleiner Plazenta, Frühgeburt, prä- und postnataler Minderwuchs, muskuläre Hypertonie, Gedeihstörung, Ateminsuffizienz und Trinkschwäche mit schwerer psychomotorischer Retardierung und Krampfanfällen.

Der Gesichtsschädel ist klein, die Ohren sind tief angesetzt und dysmorph, der Mund klein, der Gaumen schmal und hoch (**Abb. 13.6**). Es können auch Mikrozephalus und Ptosis auffallen. Die Finger zeigen Flexionskontrakturen mit Überlagerung des 2. und 4. Fingers über den 3. Finger und Nagelhypoplasie. Das Sternum ist kurz, die Mamillen sind klein und zeigen einen weiten Abstand. Es bestehen Leisten- und Nabelhernien und eine Rektumdiastase. Jungen zeigen i.d.R. einen Kryptorchismus, Mädchen eine Hypoplasie der Labia majora mit prominenter Klitoris.

Auch diese Kinder können Herzfehler (Ventrikelseptumdefekt, Vorhofseptumdefekt oder persistierender Ductus arteriosus) zeigen. Hufeisennieren, Hydronephrose, polyzystische Nieren, Ureterfehlbildungen und Lungenmissbildungen kommen vor.

Prognose

Die intrauterine Letalität liegt bei etwa 90 %, 50 % der geborenen Kinder sterben in der ersten Lebenswoche,

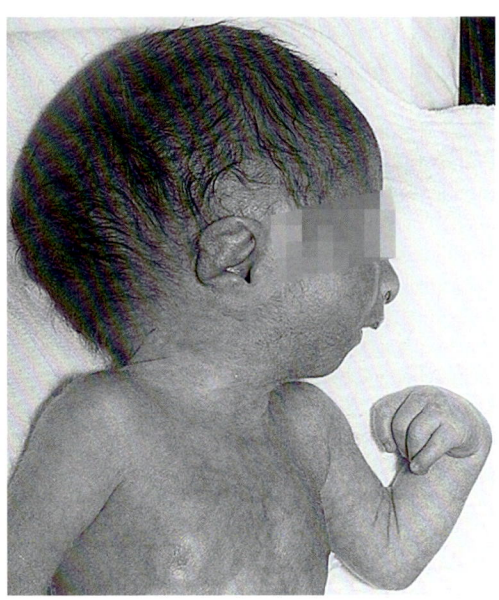

Abb. 13.6 **Edwards-Syndrom (Trisomie 18).** Ausladendes Hinterhaupt, fehlgebildete Ohrmuscheln, kleines Kinn, typische Beugekontrakturen der Finger.

5 % überleben etwas länger. Die Prognose ist bei Mosaiken oder einer partiellen Trisomie 18 besser.

Pätau-Syndrom (Trisomie 13)

Ursache und Symptome

Ursache ist eine Trisomie 13, bei 80 % als freie Trisomie, bei 20 % als Translokationstrisomie.

Zu den Symptomen gehören niedriges Geburtsgewicht, Krampfanfälle, Trinkschwäche, Apnoe und

CHROMOSOMENABERRATIONEN

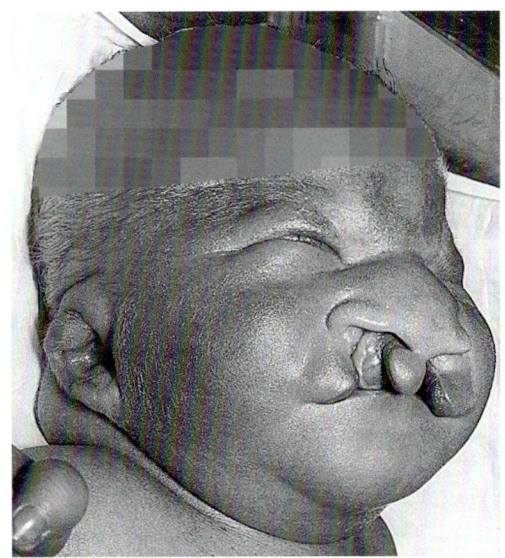

Abb. 13.7 Pätau-Syndrom (Trisomie 13). Doppelseitige Lippen-Kiefer-Gaumen-Spalte, Mikrophthalmie, fehlgebildete Ohrmuschel, kleines Kinn.

schwere psychomotorische Retardierung aufgrund ausgeprägter Gehirnentwicklungsstörungen, Mikrozephalie oder Hydrozephalus, Schwerhörigkeit, Mikrophthalmie, Lippen- oder Lippen-Kiefer-Gaumen-Spalte, dysmorphe Ohren, Polydaktylie, Flexion der Finger und hyperkonvexe schmale Fingernägel, Klumpfüße, Hüfthypoplasien, Leisten- und Nabelhernie (Abb. 13.7). Jungen zeigen einen Kryptorchismus oder abnormes Skrotum, manchmal Hypospadie, Mädchen zeigen häufig einen Uterus bicornis mit Hypoplasie des Ovars.

An den inneren Organen finden sich angeborene Herzfehler, Nierenmissbildungen und Situs inversus der Lungen.

Prognose
Die intrauterine Letalität beträgt ca. 80%, die meisten geborenen Kinder sterben in der ersten Lebenswoche.

13.3.2 Numerische Aberrationen von Gonosomen

Eine abnorme Zahl von Geschlechtschromosomen findet sich beim Ullrich-Turner-Syndrom (45, X0) und beim Klinefelter-Syndrom (47, XXY).

Ullrich-Turner-Syndrom (45, X0)

Definition
Das **Ullrich-Turner-Syndrom** entsteht durch den Verlust eines X-Chromosoms, was zu einem weiblichen Phänotyp führt. Häufig finden sich Mosaike (X0/XX, X0/XY oder andere), evtl. Deletionen des kurzen Armes des X-Chromosoms; im letzteren Fall hängt die Ausprägung des klinischen Bildes vom Ausmaß der Deletion ab. Das Ullrich-Turner-Syndrom hat eine Häufigkeit von 1 auf 2000 weibliche Neugeborene.

Symptome
Die Mädchen zeigen eine Störung der Geschlechtsentwicklung und Minderwuchs bereits von Geburt an. Typisch sind periphere, kissenartige Lymphödeme (Hand- und Fußrücken), tiefer Haaransatz im Nacken, Pterygium colli und Schildthorax mit weit auseinanderstehenden hypoplastischen Mamillen (Abb. 13.8).

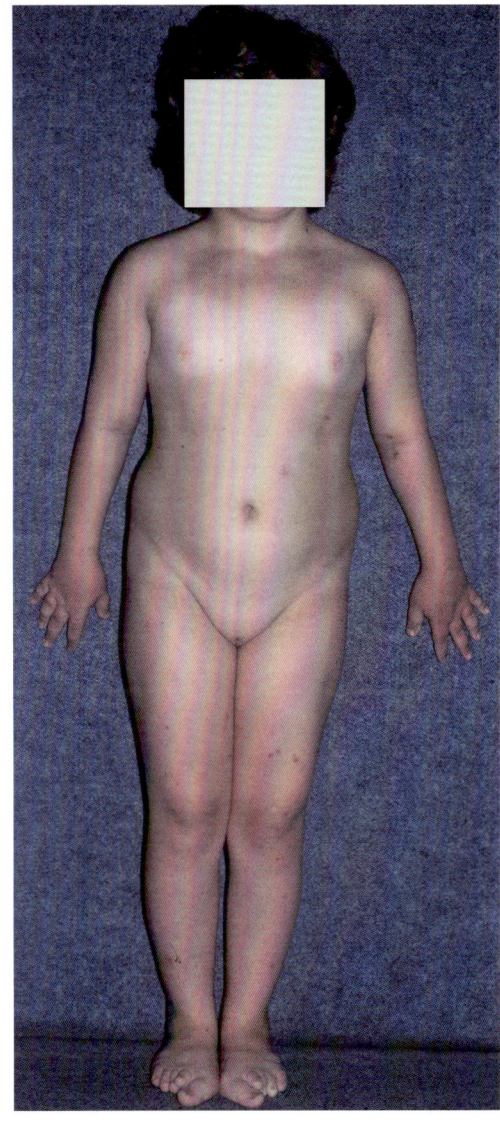

Abb. 13.8 Ullrich-Turner-Syndrom. Kleinwuchs mit proportioniertem gedrungenem Körperbau, breiter Schildthorax mit weit auseinanderstehenden Mamillen.

Zusätzlich können Herzfehler und Nierenanomalien vorhanden sein. Gonaden sind nur rudimentär vorhanden. Die Folge ist eine Infertilität: Die sekundären Geschlechtsmerkmale bilden sich nicht aus; es besteht eine primäre Amenorrhö.

Therapie
Die Behandlung erfolgt durch Substitution mit synthetischem Wachstumshormon. Mit einer Behandlung seit dem Kleinkindalter kann eine annähernd normale Endgröße erreicht werden. Die Behandlung mit weiblichen Geschlechtshormonen kann auch zur Ausbildung sekundärer Geschlechtsmerkmale und zur Vergrößerung von Scheide und Uterus führen.

Klinefelter-Syndrom (47, XXY)

Definition
Das Klinefelter-Syndrom entsteht aufgrund der Polysomie des X-Chromosoms. Es zeigt eine Häufigkeit von 1 auf 900 männliche Neugeborene; 20 % der Patienten zeigen Mosaike.

Symptome
Neugeborene zeigen einen männlichen Phänotyp und primären Hypogonadismus, dessen Symptome erst in der Pubertät deutlich werden. Häufig wird die Diagnose erst bei der Abklärung einer Sterilität gestellt.

Die Jungen zeigen nur gelegentlich eine geistige Retardierung, sind aber ängstlich und affektlabil. Die Körperlänge liegt über der Altersnorm und ist durch eine relativ hohe Unterlänge (Länge von der Fußsohle bis zur Symphyse) charakterisiert. Der Penis und die derben Hoden sind klein. Gelegentlich kommen Herzfehler und Diabetes mellitus vor. Die Pubertät ist verzögert und unvollständig. Körperbau und Schambehaarung der Jungen sind weiblich (**Abb. 13.9**). Oft findet sich eine Gynäkomastie.

13.3.3 Mikrodeletion

Definition
Unter **Mikrodeletionen** versteht man Deletionen von kleinen Bruchstücken eines Chromosoms (unter 5 Millionen Basenpaaren). Sie sind i. d. R. im Mikroskop nicht feststellbar und müssen mit anderen Techniken, z. B. mit der Molekularzytogenetik gesucht werden.

Zu den von Mikrodeletionen verursachten Erkrankungen zählen Prader-Willi-Syndrom, Angelman-Syndrom, Alagille-Syndrom (s. neonatale Cholestase, S. 424), Rubinstein-Taiby-Syndrom und Mikrodeletion 22q11.

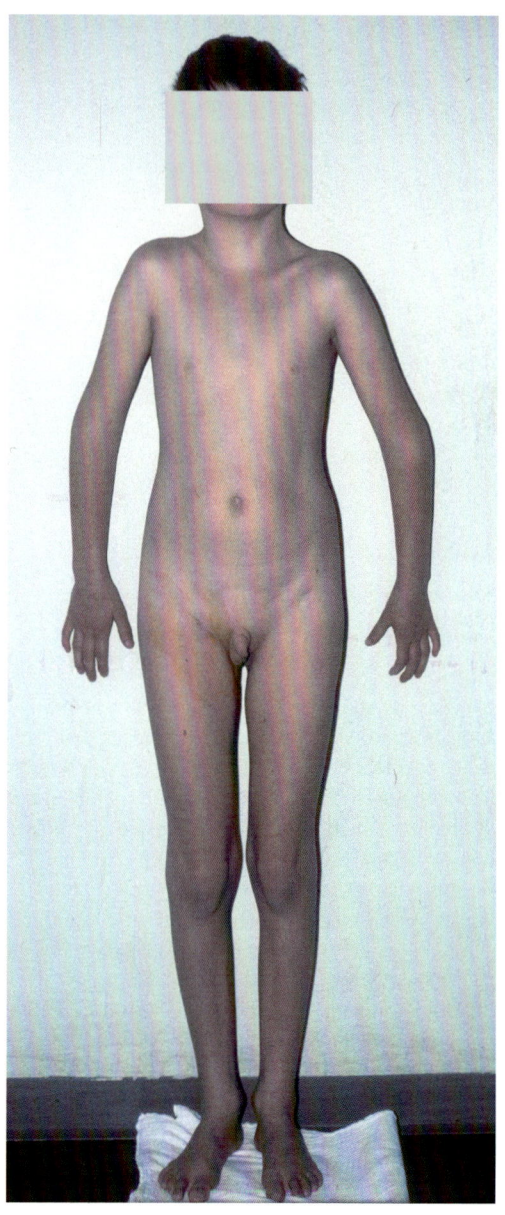

Abb. 13.9 Klinefelter-Syndrom. Weiblicher Körperbau, Hochwuchs und kleine Genitalien.

Mikrodeletion 22q11

Die Mikrodeletion 22q11 (ein relativ kleines Chromosomenbruchstück) ist mit einer Häufigkeit von 1 auf 4000 Neugeborene die häufigste strukturelle Aberration.

Symptome
Die Deletion ist mit verschiedenen Krankheitsbildern assoziiert, die eine ausgeprägte Variabilität zeigen und sich deutlich überlappen. Deshalb wurde aufgrund der

häufigsten Symptome der Begriff CATCH22 geschaffen: cardiac defect, abnormal facies, thymic hypoplasia, cleft palate, Hypocalcaemia, 22q11 deletion (= Herzfehler, abnormes Gesicht, Thymushypoplasie, Gaumenspalte, Hypokalzämie).

13.3.4 Fragiles-X-Syndrom

Das Fragile-X-Syndrom gehört zu den häufigsten erblichen Ursachen und Syndromen geistiger Behinderung (Häufigkeit bei Jungen 1:1000, bei Mädchen 1:5000) und zeigt eine fragile Stelle auf dem X-Chromosom (Xq27).

Die wichtigsten Symptome neben geistiger Behinderung sind Hyperaktivität, große Ohren, langes Kinn und vergrößerte Testes beim Jungen (**Abb. 13.10**).

13.4 Monogene und polygene erbliche Erkrankungen

Monogen erbliche Erkrankungen

Monogen erbliche Erkrankungen werden durch eine Gen-Mutation an einem umschriebenen Genort hervorgerufen, z. B. durch Deletion oder Punktmutation (die zur Verschiebung des Leserasters der Transkription oder Veränderungen der Codierung eines Proteins führt). Nur eine geringe Zahl genetischer Erkrankungen werden durch eine einzige oder durch wenige Mutationen ausgelöst (z. B. Alpha-1-Antitrypsin-Mangel).

Polygen erbliche Erkrankungen

Polygen erbliche Erkrankungen sind Erbleiden, an deren Entstehung mehrere Gene mitwirken. Wenn zusätzlich bestimmte Umwelteinflüsse eine Rolle spielen, spricht man von multifaktorieller Vererbung. Beispiele sind eine Vielzahl von häufigen Fehlbildungen, z. B. Klumpfuß, Hüftluxation, Diabetes mellitus Typ 1.

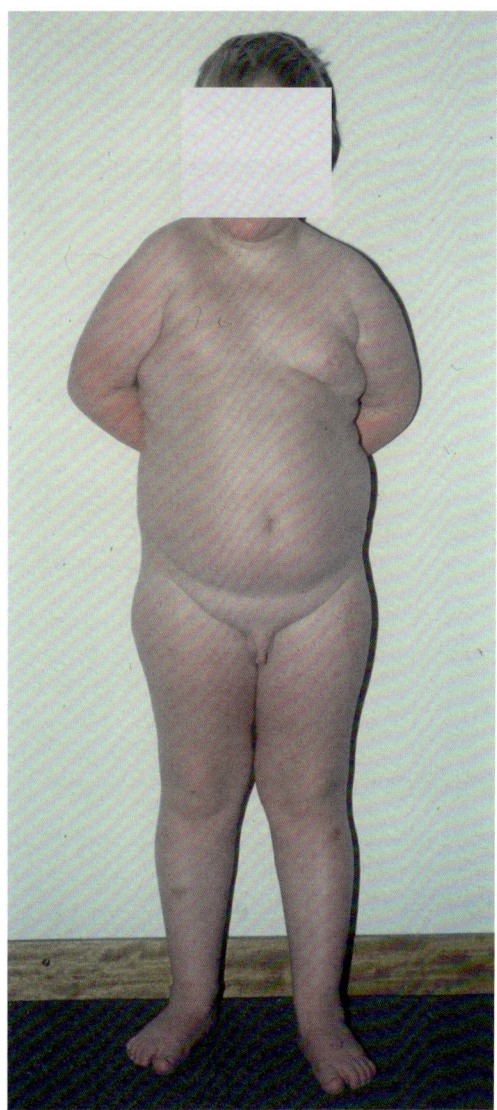

Abb. 13.10 Fragiles-X-Syndrom. Große Ohren, langes Kinn und vergrößerte Testes.

Literatur

Lentze MJ, Schaub J, Schulte FJ, Spranger J. Pädiatrie. Grundlagen und Praxis. 3. Aufl. Heidelberg: Springer; 2007
Millner M. Neuropädiatrie. Stuttgart: Schattauer; 1992
Seyffert W, Gassen HG, Hess O, Jäckle H, Fischbach K-F. Lehrbuch der Genetik. Stuttgart: Fischer; 1998
Gortner L, Meyer S, Sitzmann FC. Duale Reihe Pädiatrie. 4. Aufl. Stuttgart: Thieme; 2012

14 Ernährung des Kindes und ernährungsbedingte Krankheiten

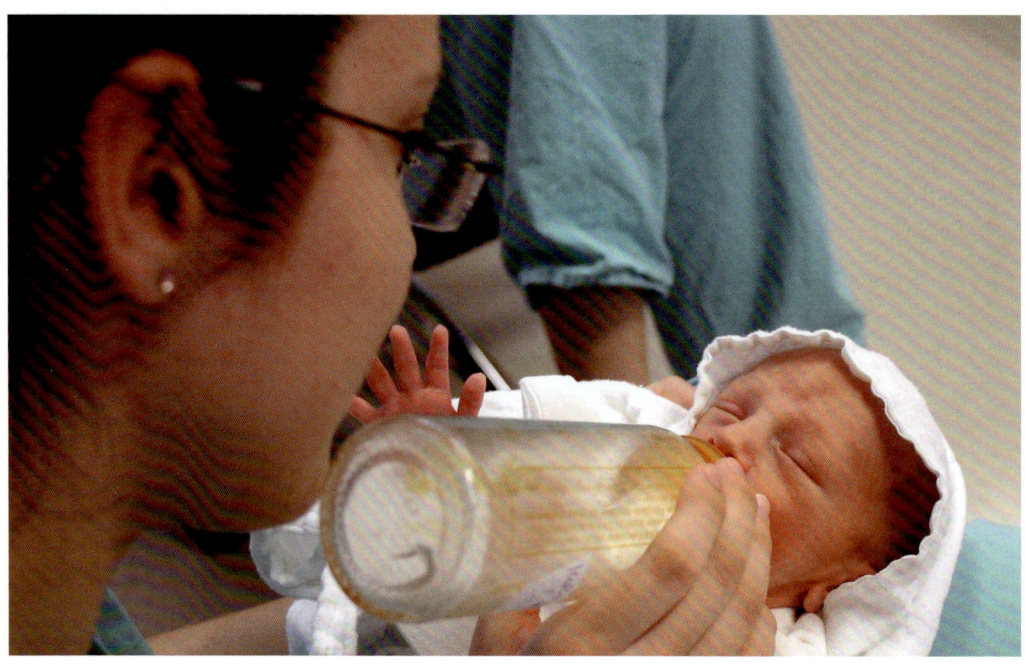

14.1	Ernährung des Säuglings • 162		14.5	Mangel an Vitaminen und Spurenelementen • 170
14.2	Ernährung des Kindes • 166		14.6	Enterale und parenterale Ernährung des kranken Kindes • 171
14.3	Essstörungen • 168			
14.4	Mangelernährung • 169		14.7	Obstipation • 172

Eine altersentsprechende und ausreichende Ernährung ist für ein normales Wachstum und eine normale Entwicklung des Kindes notwendig. Das schnell wachsende Kind und der heranreifende Jugendliche haben einen jeweils altersentsprechenden Bedarf an Kohlenhydraten, Eiweiß, Fett und Wasser sowie an anderen Nahrungsbestandteilen (Vitamine, Spurenelemente und Mineralien). Die erforderliche tägliche Energiezufuhr schwankt in Abhängigkeit von der körperlichen Aktivität.

Sowohl eine Überversorgung als auch eine Unterversorgung kann Störungen verursachen und damit das normale Wachstum und die normale Entwicklung des Kindes gefährden. Bei angeborenen oder erworbenen Erkrankungen kann es zu bedeutenden Veränderungen des Nährstoffbedarfs kommen.

14.1 Ernährung des Säuglings

14.1.1 Stillen

Für die ersten 6 Lebensmonate ist in der Muttermilch alles enthalten, was für die komplette Ernährung des Säuglings notwendig ist. Speziell industriell hergestellte Säuglingsmilch (sog. Formula-Nahrung) erfüllt zwar ebenso den kompletten Bedarf in dieser Zeit, allerdings hat die Muttermilch Vorteile, die über die Ernährung hinausgehen. Deshalb sollte das Stillen von allen Personen, die Mütter beraten, gefördert werden.

Die Vorteile von Muttermilch sind Folgende:
- Bindung von Mutter und Kind wird gefördert.

- Allergische Erkrankungen werden reduziert.
- Die immunologische Abwehr und damit der Schutz vor Infektionen wird gestärkt (Muttermilch enthält schützende Antikörper und antibakterielle Substanzen, z. B. Lysozym, das Bakterienwände angreift).
- Das Kind wird optimal mit langkettigen, mehrfach ungesättigten Fettsäuren versorgt, die wahrscheinlich für die Entwicklung des Nervensystems eine wichtige Rolle spielen.

Aufgrund dieser Vorteile ist im 1. Lebensjahr Muttermilch die empfohlene Nahrung des Säuglings. Bei Bedarf kann eine spezielle Flaschennahrung ergänzend oder ausschließlich gefüttert werden. Unveränderte Kuhmilch sollte im 1. Lebensjahr wegen des hohen Eiweiß- und Salzgehalts und der Gefahr einer Unverträglichkeitsreaktion oder Allergieentwicklung nicht gegeben werden. Säuglingsmilch sollte nicht selbst hergestellt werden. Im Alter von 4–6 Monaten wird schrittweise das Stillen oder die Flaschenkost durch Beikost ersetzt, womit das langsame Abstillen beginnt.

Während der Schwangerschaft wird unter dem Einfluss der Hormone Östrogen und Progesteron das Wachstum der Brustdrüse stimuliert. Die Milchbildung wir durch Saugen an der Brust angeregt. Dabei veranlasst das Hormon Prolaktin die Milchbildung, das Hormon Oxytozin fördert die Milchsekretion (**Abb. 14.1**). In den ersten Tagen nach der Geburt wird in sehr kleinen Mengen die Vormilch (Kolostrum) gebildet. Sie ist besonders reich an Abwehrstoffen. Üblicherweise erfolgt dann ca. am 3. Tag der Milcheinschuss mit der sog. Übergangsmilch. Nach 2–3 Wochen wird die reife Frauenmilch produziert.

P Das erste Anlegen sollte bereits 20–30 Min. nach der Geburt erfolgen. Beim Stillen wird der Körper des Kindes so in den Arm gelegt, dass der Mund-Brust-Kontakt nicht behindert ist. Die Brust wird mit der freien Hand unterstützt, dabei liegen Daumen und Zeigefinger oberhalb der Brustwarze. Der Suchreflex wird durch Bestreichen der Wange mit der Brustwarze nahe am Mund ausgelöst. Brustwarze und Areola (Warzenvorhof) werden in den Mund gebracht, wobei die Nasenatmung nicht behindert sein darf. Will man die Stillmahlzeit unterbrechen, schiebt man einen Finger zwischen Gaumen des Kindes und Areola. Das Meiste der Stillmahlzeit (80 %) wird i. d. R. in den ersten 4 Min. an einer Brust getrunken und nach 10 Min. kaum noch etwas, aber es gibt natürlich langsamer trinkende Säuglinge. In den ersten Wochen sollte zur optimalen Stimulation der Milchproduktion beidseits angelegt werden, danach entweder weiter beidseits oder einseitig im Wechsel je nach Wunsch der Mutter. Ist die Milchproduktion zu groß, wird beidseits angelegt und je-

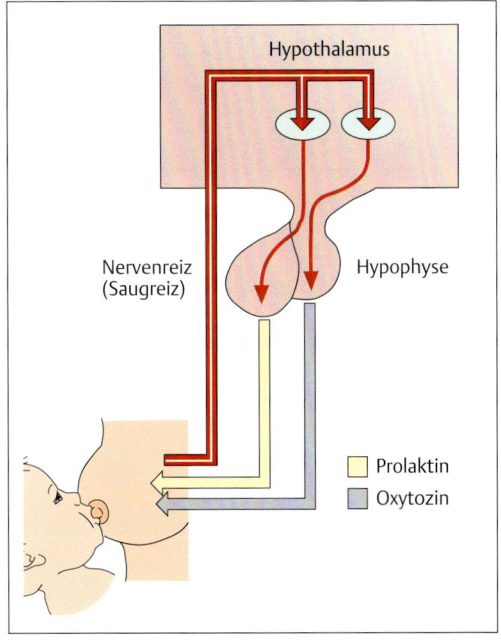

Abb. 14.1 Saugen und Milchbildung. Durch das Stillen wird über nervale Reize die Sekretion der Hormone Oxytozin (aus dem Hypophysenhinterlappen) und Prolaktin (aus dem Hypophysenvorderlappen) angeregt. Prolaktin fördert die Produktion der Milch im Drüsengewebe, das Hormon Oxytozin fördert die Milchsekretion in die Drüsengänge.

de Brust nicht vollständig geleert, um die Milchproduktion zu verringern.

In den ersten Tagen kommt es durch die geringe Trinkleistung und geringe Milchproduktion zu einer Gewichtsabnahme des Säuglings (bis zu 10 % des Geburtsgewichts). Das ist normal. Ein zusätzliches Angebot mit anderen Flüssigkeiten ist nicht notwendig. Die Trinkmenge des Neugeborenen steigert sich dann von Tag zu Tag und schließlich stillt die Mutter nach Bedarf, ca. 6–12-mal am Tag in den ersten 2 Wochen. Ob die Trinkmenge ausreichend ist, kann man an der Gewichtszunahme ablesen und daran, dass beim Wickeln die Windel ca. 6–8-mal am Tag gut nass ist. Nach ca. 2 Wochen sollte das Geburtsgewicht wieder erreicht sein. Die Gewichtszunahme beträgt in den ersten 3 Monaten durchschnittlich 25 g/Tag.

M Die tägliche Trinkmenge für ein gesundes Neugeborenes in den ersten Lebenstagen lässt sich mit der Formel (Lebenstage – 1) x 70 ml berechnen (Finkenstein-Regel). Nach 7–10 Tagen ist die Nahrungsmenge voll aufgebaut und das Kind trinkt jetzt ca. 1/6 seines Körpergewichts (in g) in ml. Das sind Richtwerte. Der Säugling trinkt Muttermilch oder „Pre-Nahrung" ad libitum (nach Bedarf). Sein Gedeihen bestätigt die ausreichende Trinkmenge.

Stillprobleme

Stillprobleme kommen nicht selten vor, sind aber mit entsprechender Unterstützung meist zu überwinden. Es gibt allerdings Faktoren seitens der Mutter, die mit dem Stillen nicht vereinbar sind. Beim Kind können z. B. eine Saugschwäche bei einer Erkrankung der Muskeln oder des Nervensystems oder Fehlbildungen und akute Erkrankungen das Stillen behindern.

Rückstände (z. B. von Pflanzenschutzmitteln), die von der Mutter über die Nahrungskette aufgenommen werden, werden zwar in minimaler Konzentration in der Muttermilch gefunden, allerdings mit jetzt schon seit längerer Zeit deutlich rückläufiger Tendenz. Es gibt keine Hinweise für eine Gefährdung des Säuglings.

Stillprobleme können sein:
- Ängste und Fehlinformationen
- Unerfahrenheit
- psychische Probleme und mangelnde Unterstützung
- Flach- und Hohlwarzen
- Mastitis
- Rhagaden

Beispiele für Kontraindikationen des Stillens sind:
- Alkoholismus
- Brustdrüsenabszess
- Infektionen (z. B. Tuberkulose, HIV)
- Einnahme bestimmter Medikamente durch die Mutter (wenn sie in schädigender Dosierung in die Muttermilch übergehen [z. B. Zytostatika])

14.1.2 Formula-Nahrung

Die sog. Formula-Nahrungen sind industriell hergestellte Milchnahrungen, die als Muttermilchersatz verwendet werden können. Sie werden aus Kuhmilch hergestellt. Dabei muss aber der im Vergleich zur Muttermilch hohe Eiweiß- und Mineralstoffgehalt der Kuhmilch erniedrigt und der niedrige Kohlenhydratgehalt erhöht werden (**Tab. 14.1**).

Es gibt verschiedene Formula-Nahrungen, die sich in ihrer Zusammensetzung unterscheiden. Entspricht die Zusammensetzung jeweils einer europäischen Norm, wird sie entweder Säuglingsanfangsnahrung (ab dem 1. Lebenstag, verwendbar für das ganze 1. Lebensjahr) oder Säuglingsfolgenahrung (empfohlen erst ab dem 5. Monat, enthält mehr Protein als die Anfangsnahrung) genannt.

In der Muttermilch ist das einzige Kohlenhydrat die Laktose. In der Säuglingsanfangsnahrung können nach EU-Norm auch andere Kohlenhydrate enthalten sein (Stärke, Oligosaccharide). Wird allerdings nur Laktose (wie in der Muttermilch) verwendet, handelt es sich um „Pre"-Nahrung. Sie sind der Muttermilch noch ähnlicher und werden besonders für die ersten Lebensmonate empfohlen. Häufig werden heute langkettige, mehrfach ungesättigte Fettsäuren zugesetzt (LCP = long chain polyunsaturated fatty acids), die wahrscheinlich bei der Entwicklung des Gehirns eine Rolle spielen.

Spezielle Formula-Nahrungen

Für spezielle Situationen gibt es besondere Säuglingsnahrungen (**Tab. 14.2**). Am häufigsten werden hydrolysierte Nahrungen eingesetzt. In diesen Nahrungen ist das Kuhmilcheiweiß in unterschiedlichem Grad chemisch aufgespalten (hydrolysiert), sodass sie ein geringeres Risiko besitzen, Milcheiweißallergien hervorzurufen. Sie werden z. B. bei Vorkommen von Allergien in der Familie, bei Zufütterung in den ersten Lebenstagen – sofern notwendig – oder bei auftretenden allergischen Symptomen eingesetzt.

> **M** *Bei einer Milcheiweißallergie sind Milchnahrungen auf Sojabasis nicht einzusetzen, da bei einer Kuhmilchallergie oft auch eine Allergie auf Proteine der Sojapflanze besteht.*

14.1.3 Nahrungsergänzungen

Vitamin D. Vitamin D wird unter Einfluss von UV-Licht in der Haut synthetisiert und findet sich in nur geringem Gehalt in der Muttermilch. Da die Haut in unseren Breiten dem UV-Licht nur wenig ausgesetzt ist, kann

Tab. 14.1 Zusammensetzung von Frauenmilch und Kuhmilch (Sitzmann 2002).

Protein* (g/100 ml)	Lipide (g/100 ml)	Kohlenhydrate (g/100 ml)	Mineralstoffe (g/100 ml)	Energie (kcal [kj]/100 ml)
Frauenmilch				
0,9–1,0	3,5–4,0	7,0	0,2	67–70 [280–292]
Kuhmilch				
3,3	3,5	4,8	0,7	66 [276]

Verhältnis Kasein : Molkenprotein in Frauenmilch 40 : 60, in Kuhmilch 80 : 20
* ohne „Nicht-Protein-Stickstoff"

Tab. 14.2 Säuglingsnahrungen.

Säuglingsnahrungen	Einsatzbereich und Besonderheiten
Pre-Nahrung	– ab dem 1. Lebenstag – entspricht am ehesten der Muttermilch – nur Laktose als Kohlenhydrat
Säuglingsanfangsnahrung	– ab dem 1. Lebenstag – enthält im Unterschied zu Pre-Nahrungen neben Laktose auch andere Kohlenhydrate, wie Stärke
Säuglingsfolgenahrung	– ab dem 5. Lebensmonat – reicher an Protein – sie kann, muss aber nicht ab diesem Zeitpunkt gefüttert werden (Säuglingsanfangsnahrung kann weitergefüttert werden)
teilhydrolysierte Säuglingsnahrung (HA-Nahrung)	– zur Allergieprävention
extensiv hydrolysierte Säuglingsnahrung (z. B. Alfare)	– zur Behandlung von Allergien und Malabsorption
Nahrungen auf Sojabasis	– bei Galaktosämie bzw. Laktoseintoleranz
Frühgeborenennahrung	– Nahrung mit erhöhtem Gehalt u. a. an Eiweiß, Kalzium und Phosphat

es zu einem Vitamin-D-Mangel kommen. Sowohl beim Stillen wie auch bei der Flaschenernährung sollte deshalb ab der 2. Lebenswoche während des ganzen 1. Lebensjahres bis zum 1. Frühling des 2. Lebensjahres (damit im dunkleren Winter noch eine gute Versorgung sichergestellt ist) täglich Vitamin D 400–500 I. E. zugeführt werden. Hierdurch sollen die Folgen eines Vitamin-D-Mangels – Hypokalzämie und Störung der Knochenbildung (Rachitis) – vermieden werden.

Fluorid. Fluorid vermindert effektiv die Kariesbildung. Deshalb wird dem Kind Fluorid beginnend mit der Vitamin-D-Prophylaxe gegeben, es sei denn, das Trinkwasser enthält einen hohen Anteil an Fluorid. Fluorid und Vitamin D können kombiniert in einer Tablette gegeben werden, sind aber auch getrennt erhältlich. Wenn das Kind Zähne putzt und die Zahnpasta verlässlich ausspucken kann, ist es möglich, die Fluoridprophylaxe über fluorierte Zahnpasta fortzuführen.

Vitamin K. Die Vitamin-K-Substitution wird bei der U1, U2 und U3 durch medizinisches Personal vorgenommen. Sie ist notwendig, weil die Vitamin-K-Speicher des Neugeborenen sehr gering sind und Muttermilch nur einen geringen Vitamin-K-Gehalt hat. Vitamin-K-Mangel führt zu Gerinnungsstörungen, die zu schwerwiegenden Blutungen des Säuglings führen können.

Säuglinge erhalten zusätzlich:
– *2 mg Vitamin K oral jeweils bei U1, U2 und U3*
– *400–500 I. E. Vitamin D oral als Tablette tgl. bis zum 1. Frühjahr des 2. Lebensjahres*
– *0,25 mg Fluorid oral, kombiniert mit der Vitamin-D-Propylaxe*

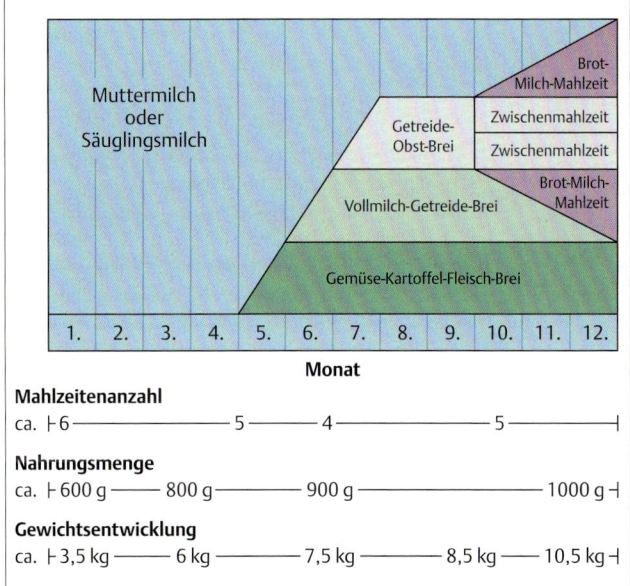

Abb. 14.2 **Ernährungsplan für das 1. Lebensjahr.** Mit altersbezogenen Angaben für Zusammensetzung und Anzahl der Mahlzeiten pro Tag, Nahrungsmengen und Gewichtsentwicklung (nach Nissen 2001).

14.1.4 Beikost

Ab dem 5. Monat wird der Säugling wahrscheinlich nur noch 5-mal am Tag gestillt bzw. gefüttert. In dieser Zeit wird begonnen, die Trinkmahlzeiten langsam und eine nach der anderen durch eine Beikost-Mahlzeit abzulösen (**Abb. 14.2**).

Der Beginn mit einem Kartoffel-Gemüse-Fleisch-Brei sorgt für eine gute Eisenversorgung, die Beibehaltung von 2 Milchnahrungen bzw. Milchbreien pro Tag stellt die Kalziumversorgung sicher. Gegen Ende des 1. Lebensjahres isst das Kind dann zunehmend Kleinkinderkost mit Brotmahlzeiten und altersentsprechender Teilnahme am Familienessen.

14.2 Ernährung des Kindes

Durch unseren zivilisatorischen Fortschritt besteht heute die größere Gefahr nicht mehr in der mangelnden Versorgung mit Nahrungsbestandteilen, sondern in einer Über- und Fehlernährung. Grundsätzlich empfehlenswert ist eine abwechslungsreiche Mischkost, die reich an Obst und Gemüse sowie pflanzlichen Kohlenhydraten (Gemüse, Obst, Getreideerzeugnisse, Kartoffeln) und arm an tierischen Produkten ist (**Abb. 14.3**):
- reichlich: Getränke (kalorienfrei oder -arm) und pflanzliche Lebensmittel (Gemüse, Obst, Getreideerzeugnisse, Kartoffeln)
- mäßig: tierische Lebensmittel (Milch, Milchprodukte, Fleisch, Wurst, Eier, Fisch)
- sparsam: fett- und zuckerreiche Lebensmittel (Speisefette, Süßwaren, Knabberartikel)
- mehr Vollkornmehl, -brot, -nudeln oder -reis anstelle von hellen Produkten
- mehr fettreduzierte Milchprodukte anstelle von Vollmilchprodukten
- mehr fettarme Wurst- und Fleischsorten anstelle von fettreichen Varianten

Die Anzahl der Mahlzeiten ist im Kleinkindalter noch größer als beim Erwachsenen. Einseitige Kostformen und Modediäten können gerade beim wachsenden Menschen Mangelerscheinungen verursachen und sollten vermieden werden.

14.2.1 Übergewicht und Adipositas

Definition und Häufigkeit

Zur Definition des Übergewichts wird heutzutage meistens der sog. Body-Mass-Index (BMI) verwendet. Bei Kindern und Jugendlichen bedeutet ein BMI oberhalb der 90. Perzentile Übergewicht. Adipositas ist ein BMI oberhalb der 97. Perzentile. Übergewicht und Adipositas können langfristig schwere Folgen haben (s. u.) und man muss ihr schon im Kindesalter entgegentreten, da viele übergewichtige Kinder auch im Erwachsenenalter übergewichtig bleiben. Wenn ein oder beide Elternteile übergewichtig sind, ist es sehr viel wahrscheinlicher, dass die Kinder übergewichtig werden und es auch als Erwachsene bleiben. Die Prävalenz von Übergewicht im Kindes- und Jugendalter steigt stetig an (10–20%) und findet sich in immer jüngerem Alter. 8% der heutigen Kinder und Jugendlichen sind als adipös einzustufen (**Abb. 14.4**).

> **D** *Der **BMI** ist der Quotient aus dem Körpergewicht in Kilogramm und dem Quadrat der Körperlänge in Metern (Körpergewicht [kg]/Länge² [m]). Je schwerer die Person im Verhältnis zur Größe ist, umso höher ist der BMI. Bei Erwachsenen spricht man von Übergewicht ab einem BMI von 25, von Adipositas ab 30 und von massiver Adipositas ab 40. Bei Kindern ist der BMI mit dem Alter variabel und man muss mit den Normwerten in Tabellen oder Perzentilenkurven vergleichen (**Abb. 14.5**). Ein BMI oberhalb der 90. Perzentile ist definiert als Übergewicht, ab der 97. Perzentile als Adipositas.*

Folgen

Folgen von Übergewicht können sein:
- Bewegungsarmut
- Bluthochdruck

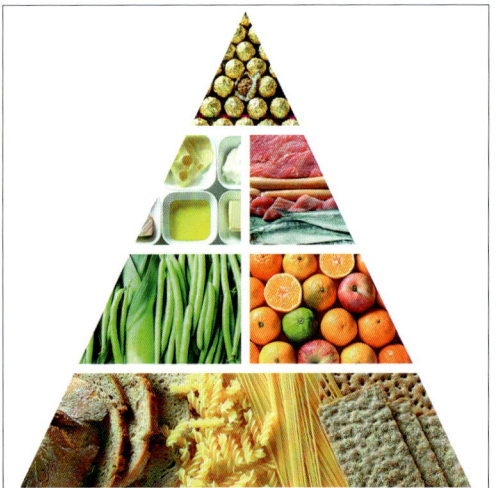

Abb. 14.3 Ernährungspyramide. Foto: C. Meier; Thieme Verlag.

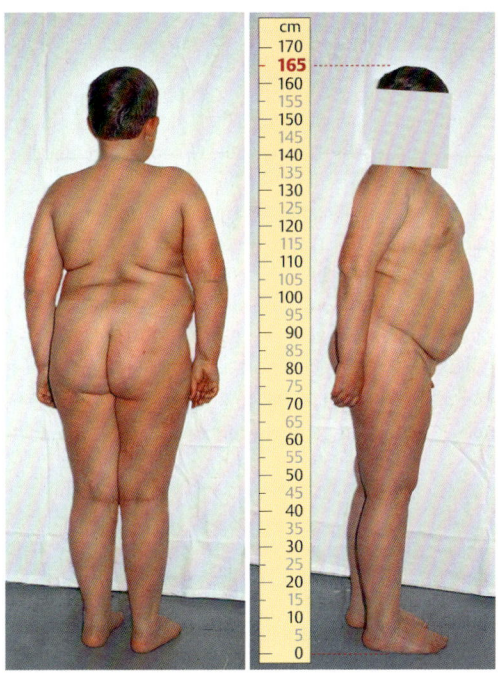

Abb. 14.4 Adipöser Junge (12 Jahre).

- Schlafapnoe (Atemaussetzer im Schlaf) mit vermehrter Müdigkeit am Tag
- Fettstoffwechselstörung
- gestörte Glukosetoleranz und Diabetes mellitus Typ 2
- Leberschäden
- Gelenkprobleme
- beschleunigte Arteriosklerose
- psychische Probleme (z. B. geringes Selbstwertgefühl, Depressionen, Isolation)

Ursache

Es besteht ein genetisches Risiko für die Entwicklung von Übergewicht, was aber nicht den sprunghaften Anstieg des Problems in den letzten Jahrzehnten erklärt. Übergewicht entsteht durch die Aufnahme unnötiger Kalorien, also Nahrungsmittel mit einem Energiewert, der nicht für den Energieumsatz des Körpers verbraucht werden kann. Begünstigt wird dieser Zustand durch einseitige Ernährung mit hochkalorischen Getränken, fettreichen Nahrungsmitteln – insbesondere auch der „Fast-food-Kultur" – und häufigen Zwischenmahlzeiten mit Süßigkeiten oder Snacks sowie

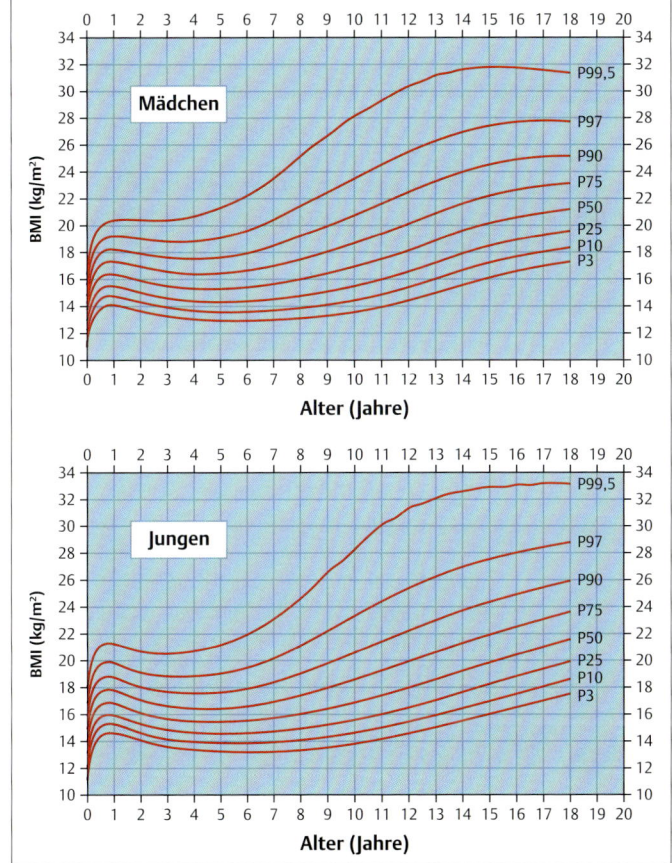

Abb. 14.5 Perzentilenkurven für den BMI (nach Arbeitsgemeinschaft Adipositas im Kindes- und Jugendalter 2009). a Mädchen (0–18 Jahre), b Jungen (0–18 Jahre).

durch Bewegungsmangel. Das Risiko eines kindlichen Übergewichts steigt z. B. stark mit der Anzahl der Stunden, die vor dem Fernseher verbracht werden. Nur bei einem kleinen Teil der Kinder (< 5 %) findet sich eine zugrunde liegende Erkrankung, die mit Übergewicht assoziiert ist, z. B.:
- Prader-Willi-Syndrom
- Cushing-Syndrom
- Laurence-Moon-Bardet-Biedl-Syndrom
- Hypothyreose
- Fröhlich-Syndrom (Hypothalamus-Prozesse)

Therapie

Die Therapie des Übergewichts ist schwierig, die Prognose für eine lang anhaltende Verbesserung schlecht. Erforderlich sind Schulungen über die Zusammenhänge der Ernährung, Verhaltensänderungen, Bewegungstherapie und diätetische Maßnahmen. Ohne Veränderung des Verhaltens – insbesondere hinsichtlich des Bewegungsmangels – ist aber die Aussicht auf eine Veränderung des Essverhaltens sehr gering. Bestehen schon aktuelle gesundheitliche Risiken (z. B. Bluthochdruck), muss eine restriktivere Diät durchgeführt werden. Eine medikamentöse oder chirurgische Behandlung gehört bei Kindern zurzeit nicht zu den Behandlungsoptionen.

14.3 Essstörungen

14.3.1 Anorexie

B *Die 14-jährige Vicky hat nach Angabe der Mutter im letzten halben Jahr massiv an Gewicht abgenommen. Dabei hat sie bemerkt, dass Vicky sich ausgiebig mit der Nahrungszusammensetzung beschäftigt, sehr wählerisch ist, sich ständig wiegt und eine Gewichtszunahme fürchtet. Vorwürfe der Mutter, dass sie zu mager ist, akzeptiert sie nicht. Seit 3 Monaten ist bei Vicky die Regel ausgeblieben.*

Vorkommen und Ursache

Anorexia nervosa ist eine häufige Erkrankung im Adoleszentenalter. Es wird geschätzt, dass 1–5 % der jugendlichen Mädchen betroffen sind, das Verhältnis von Mädchen zu Jungen liegt bei 20 : 1. Die Ursache ist nicht bekannt, prädisponierende Faktoren sind perfektionistisches Verhalten, niedriges Selbstwertgefühl und oftmals geringes Übergewicht in der Vorgeschichte.

Symptome und Diagnose

Das Fallbeispiel veranschaulicht die Erscheinungen der Anorexia nervosa, die im Wesentlichen mit einer gestörten Körperwahrnehmung bezüglich des Gewichts zusammengefasst werden können. Körperliche Folgen können sein:
- Verlust von Kopfhaaren
- Amenorrhö
- trockene, schuppige Haut
- Bradykardie, Rhythmusstörungen
- Osteopenie
- Lymphopenie, Hypokaliämie
- Hypothermie
- Myopathie
- kalte und zyanotische Akren

Stoffwechselstörungen, wie Morbus Addison (Nebenniereninsuffizienz), Hyperthyreose oder Diabetes mellitus, sowie chronische Erkrankungen, wie Morbus Crohn oder Depression oder ein malignes Geschehen müssen ausgeschlossen werden. Diese gehen jedoch typischerweise nicht mit einer gestörten Körperwahrnehmung einher.

Therapie und Prognose

Die Behandlung muss multidisziplinär erfolgen: Individuelle und familienorientierte Familientherapie geht einher mit einem Ernährungsprogramm. Bei lebensbedrohlichen Symptomen muss ggf. auch eine Ernährung per Sonde oder eine intravenöse Ernährung erwogen werden, allerdings ist eine zu schnelle Nahrungszufuhr nicht ungefährlich. Die Erkrankung persistiert in einem Teil der Patienten über viele Jahre, die Mortalität beträgt 3–5 % (s. auch Kap. 35).

14.3.2 Bulimie

Bulimie ist eine Essstörung, die durch zwanghafte „Fressattacken" mit anschließendem Erbrechen charakterisiert ist. Die Attacken ereignen sich üblicherweise nach einer Fastenperiode. Die oft jungen Frauen haben meist ein normales Gewicht oder leichtes Übergewicht. Laxanzien- und Diuretikamissbrauch sind in dieser Gruppe häufig. Persönlichkeitsstörungen und affektive Störungen (z. B. Depression) sind nicht selten assoziiert (s. auch Kap. 35).

14.4 Mangelernährung

Definition
Bei einem Gewicht unter der 3. Perzentile für die entsprechende Körperlänge liegt ein Untergewicht bzw. eine **Dystrophie** vor. Als **Gedeihstörung** bezeichnet man das Abknicken der bisherigen individuellen Gewichtskurve nach unten; eine Gedeihstörung kann also auch schon bei Vorliegen eines noch der Körperlänge entsprechenden Gewichts vorliegen, wenn es von einem sehr hohen Wert auf einen niedrigen, aber noch in der Norm befindlichen Wert fällt (**Abb. 14.6**).

Mangelernährung gefährdet die körperliche und geistige Entwicklung und führt zu gehäuften Infektionen.

Ursache
Dystrophie (**Abb. 14.7**) kann durch fehlende orale Aufnahme (Fehl- oder Mangelernährung, Erkrankungen mit Appetitmangel, aber auch bei sozialer Vernachlässigung im Kleinkindalter), vermehrten Bedarf, der nicht gedeckt werden kann (z. B. durch schwere systemische Erkrankungen) oder durch verminderte Verdauung und Resorption im Darm (z. B. bei Erkrankungen der Bauchspeicheldrüse oder bei Darmerkrankungen) verursacht werden. Weltweit ist die Protein-Energie-Unterernährung durch fehlende Nahrung mit einem Mischbild aus Marasmus und Kwashiorkor eine der Haupttodesursachen bei Kindern unter 5 Jahren.

Marasmus
Der Marasmus ist die häufigste Form der massiven Unterernährung und entsteht durch schwersten Mangel kalorienhaltiger Nahrung. Eine sekundäre Form kann bei schweren Erkrankungen auftreten (z. B. AIDS, Tuberkulose, Zöliakie). Die Kinder sind ausgemergelt und extrem untergewichtig (70 % des Längensollgewichts; das Längensollgewicht ist der Mittelwert des Körpergewichts für eine gegebene Körperlänge in der Bevölkerung), sie haben trockene Haut, kein subkutanes Fettgewebe und einen Verlust der Muskelmasse. Sie sind apathisch und schwach.

Kwashiorkor
Ist die Kalorienzufuhr insgesamt einigermaßen ausreichend, dafür aber der Proteingehalt der Nahrung nicht hoch genug, kommt es zum Kwashiorkor mit starker Ödembildung (Wassereinlagerung im Gewebe), Atrophie der Muskeln, vergrößerter Leber und aufgetriebenem Abdomen. Das subkutane Fettgewebe ist noch erhalten (**Abb. 14.8**).

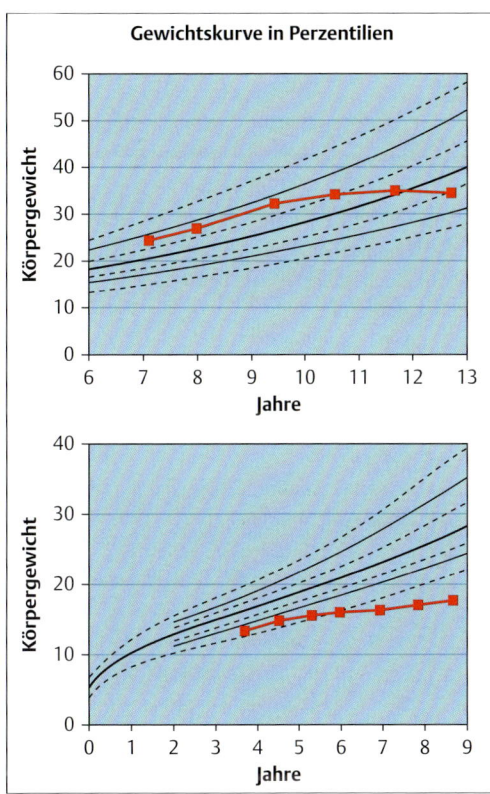

Abb. 14.6 Perzentilenverlauf bei Gedeihstörung. a Bei einem Kind mit Gedeihstörung, das noch nicht untergewichtig ist, **b** bei einem Kind, das durch eine Gedeihstörung eine Dystrophie, d. h. ein Körpergewicht unterhalb der 3. Perzentile entwickelt.

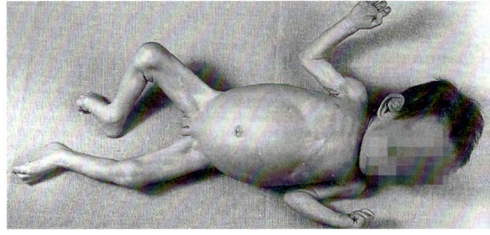

Abb. 14.7 Dystrophes Kind. Man beachte das reduzierte subkutane Fettgewebe, den Verlust der Muskelmasse und das vorgewölbte Abdomen.

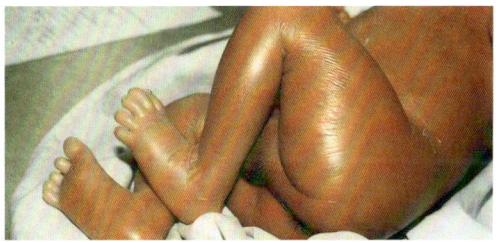

Abb. 14.8 Kwashiorkor. Ca. 1-jähriger Junge mit deutlichen Ödemen.

14.5 Mangel an Vitaminen und Spurenelementen

In Fällen besonderer Ernährungssituationen und bei bestimmten Krankheitsprozessen kann es für einzelne Bestandteile der Nahrung zu einem Mangel kommen; oft sind die Vitamine und Spurenelemente betroffen. So kommt es z. B. bei manchen Lebererkrankungen zu einem Mangel an fettlöslichen Vitaminen (Vitamin A, D, E, K), da die Gallenflüssigkeit nicht mehr produziert wird, die für die Resorption dieser Vitamine im Darm eine große Rolle spielt.

Der isolierte Mangel an Vitaminen und Spurenelementen hat jeweils bestimmte klinische Symptome. Für das Kindesalter häufige Mangelzustände sind in **Tab. 14.3** zusammengefasst.

Vitamin K

Vitamin K ist zur Synthese der Gerinnungsfaktoren II, VII, IX und X erforderlich. Neugeborene werden mit einem niedrigen Vitamin-K-Speicher geboren und auch die Muttermilch ist relativ arm an Vitamin K, sodass v. a. bei gestillten Säuglingen in den ersten Lebenswochen durch einen Mangel an diesen Gerinnungsfaktoren Blutungserscheinungen auftreten können, wenn sie keine Prophylaxe erhalten. Die Blutungen treten oft z. B. am Nabel auf, aber auch aus dem Darm, anderen Schleimhäuten oder sogar im Gehirn. In der normalen Kost, v. a. in Grünpflanzen, findet sich Vitamin K in ausreichender Menge. Vitamin K wird auch von Dickdarmbakterien synthetisiert, sodass ein rein alimentärer (ernährungsbedingter) Mangel nach der frühen Säuglingszeit nicht mehr vorkommt (s. Kap. 16.16.4).

Eisen

Eisenmangel ist besonders häufig. Eisen wird zur Synthese des roten Blutfarbstoffs, des Hämoglobins, benötigt, und kommt außerdem im Myoglobin im Muskel vor. Eine Eisenmangelanämie entsteht, wenn zu wenig Eisen aufgenommen wird, um Hämoglobin in ausreichender Menge bilden zu können oder wenn bei Blutverlust (Verlust des eisenhaltigen Hämoglobins) die eigentlich ausreichende Eisenaufnahme nicht mehr genügt, um den Verlust auszugleichen. In der Nahrung nehmen wir einerseits Eisen auf, das im Hämoglobin und Myoglobin fleischlicher Nahrung enthalten ist und sehr gut resorbiert wird, sowie andererseits Eisen aus Eisensalzen in pflanzlicher Nahrung, die sehr viel schlechter resorbiert werden.

Bei der Geburt sind die Eisenspeicher üblicherweise gut gefüllt. Nach 4 Monaten jedoch sind die Eisenspeicher des Säuglings nur noch gering. Ab diesem Zeitpunkt ist die Entwicklung einer Eisenmangelanämie möglich (v. a. bei Fütterung von nicht angereicherter Flaschenmilch), weshalb Beikost mit Fleischanteil eingeführt wird. In bestimmten Fällen, z. B. bei Blutverlust oder bei Frühgeborenen, die niedrigere Eisenspeicher bei Geburt als reife Neugeborene haben, muss Eisen als Tropfenpräparat ergänzt werden. Bei älteren Kindern entsteht eine Eisenmangelanämie bei inadäquater Ernährung (fleischarme und einseitige Ernährung) oder bei Blutverlusten. Die Erscheinungen des Eisenmangels betreffen nicht nur die Blutbildung, sondern viele Bereiche:
- Blässe der Haut
- Müdigkeit
- Abgeschlagenheit
- Lippenrhagaden
- brüchige Nägel und andere Nagelveränderungen (Löffelnägel)
- verschlechterte mentale Leistung, möglicherweise irreversible Verhaltensstörungen
- ungewöhnliche Nahrungswünsche („Pica", z. B. Essen von Papier)

Jod

Jod ist ein wesentlicher Bestandteil der Schilddrüsenhormone. Bei Jodmangel, der v. a. in den südlichen Regionen des deutschsprachigen Raumes vorkommt, wird zunächst durch Stimulation des Schilddrüsenwachstums (Struma) die Syntheseleistung der Schilddrüsenhormone kompensiert. Bei schwererem Mangel werden sie aber nicht mehr in ausreichender Menge synthetisiert und eine Unterfunktion resultiert (Hypothyreose). Die Jodierung des Speisesalzes ist eine wirksame Prophylaxe

Tab. 14.3 Mangelzustände an Vitaminen und Spurenelementen im Kindesalter.

Ursache	Folgen
Vitamin D	
– mangelnde Exposition der Haut für UV-Licht bei geringer Menge in der Milchnahrung	– Hypokalzämie – Rachitis
Vitamin K	
– geringe Speicher des Neugeborenen – niedriger Gehalt in der Muttermilch	– Blutungserscheinungen
Eisen	
– niedrige Zufuhr – Blutverlust	– s. Text
Jod	
– geringer Gehalt in der Nahrung je nach geographischer Region	– Struma und Hypothyreoidismus (Schilddrüsenunterfunktion)

14.6 Enterale und parenterale Ernährung des kranken Kindes

14.6.1 Enterale Ernährung

Während einer Erkrankung sollte der enteralen Ernährung, wenn möglich, immer der Vorzug gegeben werden. Das ist auf oralem Wege oder, wenn nicht geschluckt werden kann, über eine Sonde möglich, die über Nase oder Mund entweder im Magen oder im Dünndarm (Duodenum oder Jejunum) liegt (**Abb. 14.9**). Ist eine enterale Ernährung mittels Sonde über eine längere Zeit notwendig, sollte die Sonde über die Bauchhaut direkt in den Magen gelegt werden; das kann endoskopisch durch eine perkutane endoskopische Gastrostomie (PEG) erfolgen (**Abb. 14.10**).

Es gibt eine Vielzahl von industriell hergestellten Sondennahrungen mit definiertem Nährstoffgehalt für verschiedene Zwecke (sog. bilanzierte Sondennahrungen). Bei verminderter Verdauungs- und Resorptionsleistung des Darmes z.B. können Sondennahrungen gegeben werden, in denen die Nährstoffe bereits in ihre niedermolekularen Bestandteile aufgeschlossen sind, um die Resorption zu erleichtern.

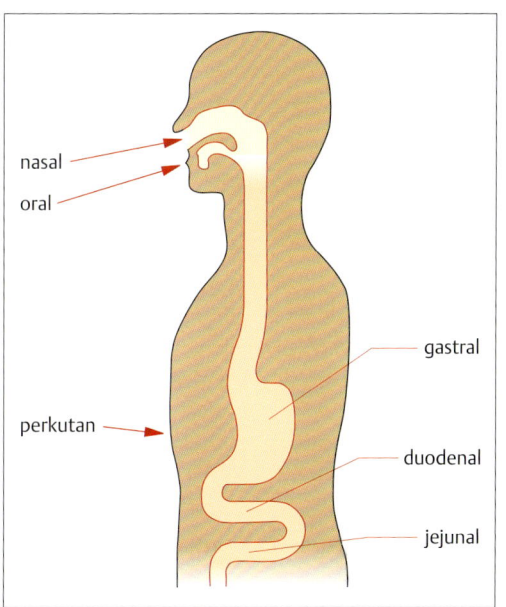

Abb. 14.9 Sondierung. Verschiedene Zugangswege (transnasal, oral oder perkutan) und Sondenlagen (gastral, duodenal oder jejunal).

14.6.2 Parenterale Ernährung

Ist die enterale Ernährung nicht möglich oder nicht ausreichend, muss ausschließlich oder zusätzlich parenteral ernährt werden, d.h. die Nährstoffe müssen unter Umgehung des Darmes direkt ins Blut infundiert werden. Das geschieht entweder über einen peripheren Venenkatheter (der Katheter liegt nur einige Zentimeter tief in einer peripheren Vene) oder einen zentralen Venenzugang (d.h. die Spitze des Katheters liegt in den großen herznahen Hohlvenen).

Für die Infusionstherapie gibt es Glukose- und Eiweißlösungen, Fettemulsionen, Salzlösungen sowie Vitamine und Spurenelemente in gelöster Form, die in benötigter Weise gemischt werden (**Tab. 14.4**). Durch die Notwendigkeit, die Nährstoffe in gelöster Form zu verabreichen, sowie den unphysiologischen Weg direkt ins Blut ist die Menge, die man infundieren kann, begrenzt, v.a. bei der Gabe über einen peripheren Venenkatheter. Das Umgehen des Darmes, der vielfältige Aufgaben bezüglich der Nährstoffe zu erfüllen hat, bevor er sie ins Blut abgibt, kann bei parenteraler Ernährung zu Problemen im Stoffwechsel der Nährstoffe führen:
- Störungen der Blutsalzzusammensetzung
- Azidose
- Mangel an einzelnen Nährstoffen, die nicht ausreichend in der Lösung enthalten sind (z.B. Zink)
- Hyperlipidämie

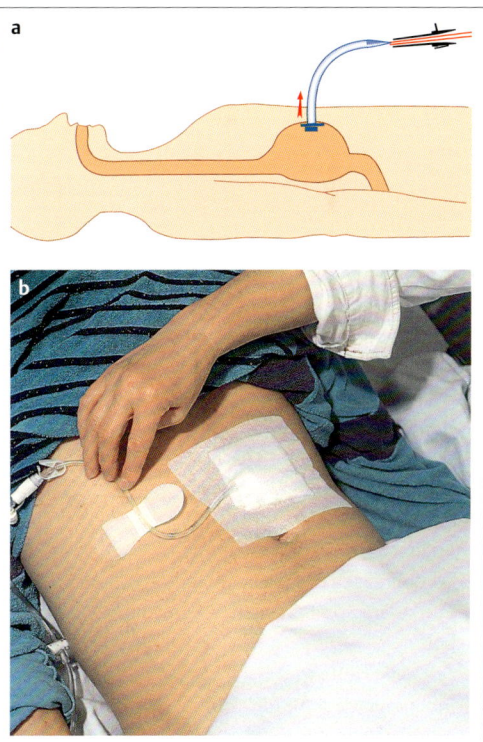

Abb. 14.10 Perkutane endoskopische Gastrostomie-Sonde (PEG-Sonde). a Schematische Darstellung der gelegten Sonde, **b** Sonde in der Bauchwand.

Tab. 14.4 Zusammensetzung der parenteralen Ernährung (Kurz u. Roos 2000).

Bestandteil	Menge/kg KG/Tag	0–1 Jahr	1–7 Jahre	7–11 Jahre	11–16 Jahre
Gesamtflüssigkeit	ml	140–100	120–80	80–60	60–40
Energie	kcal	120–90	10–75	75–60	60–30
	kj	502–377	419–314	314–251	251–126
Glukose (10–20 %)	g	15–20	15	10	5–10
L-Aminosäure	g	1,5–2	1,5–2	1–1,5	1
Fett	g	2–3	2	2	1–2
Na^+ u. Cl^-	mval = ml	2–2,5	1,5–2	1,5–2	1,5
K^+ u. H_2PO_4	mval = ml	2,5–3	2	2	2
Ca^{2+}-Glukonat 10 %	ml	5	2	2	0,5–1
Mg^{2+}-Glukonat 10 %	ml	0,3	0,2	0,1	0,1
Spurenelemente	z. B. Anionen-Spurenelemente 0,1 ml/kg KG/Tag und Kationen-Spurenelemente 0,1 ml/kg KG/Tag				
wasserlösliche Vitamine	z. B. Soluvit 0,5 ml/kg KG/Tag				
fettlösliche Vitamine	z. B. Vitalipid 1 mg/kg KG/Tag				

- Störungen des Galleflusses in der Leber mit folgendem Leberschaden

Hinzu kommen mögliche Probleme durch die Katheter, v. a. bei zentralen Venenkathetern:
- Thrombose
- Embolie
- Infektion
- Blutung
- Extravasation (Infusion fließt z. B. in den Herzbeutel)
- Herzrhythmusstörungen

14.7 Obstipation

Definition

Obstipation ist definiert als verminderte Stuhlfrequenz mit Abgang harten Stuhlgangs und begleitenden Beschwerden. Bei der habituellen Obstipation findet sich keine organische Ursache.

Ursache

Organische Ursachen der Obstipation können sein:
- Dehydration
- Hypokaliämie
- Hypothyreose
- Hyperkalzämie und Hypermagnesiämie
- Medikamente (z. B. Vincristin)
- Morbus Hirschsprung
- Analstenose oder Analstriktur
- Erkrankungen des Rückenmarks (z. B. Spina bifida)
- muskuläre Erkrankungen (z. B. myotone Dystrophie)
- zystische Fibrose
- Missbrauch von Abführmitteln

Die Ursachen müssen durch geeignete Untersuchungen wie Laboruntersuchungen, bildgebende Untersuchungen, Manometrie oder Biopsie des Enddarmes gefunden werden.

Die habituelle Obstipation ist eine funktionelle Störung und mit Abstand die häufigste Ursache von Obstipation nach der Neugeborenenzeit. Sie kann Folge von Schmerzen bei der Defäkation sein (z. B. bei Rhagaden), durch Konflikte bei der Sauberkeitserziehung entstehen oder durch Fehlernährung (zu wenig Flüssigkeit und Ballaststoffe) u. a. begünstigt werden. Schließlich kommt es zu einer Erweiterung und Dehnung des Enddarmes mit verminderter Fähigkeit, bei Füllung mit Kontraktion und Entleerung zu reagieren.

Symptome

Durch die Ansammlung von Stuhlmassen im Kolon kommt es zu Bauchschmerzen, einer paradoxen „Überfluss"-Diarrhö (faulende, sich zersetzende, flüssig werdende Stuhlmassen rutschen seitlich an der Kotsäule heraus) und häufigen Analrhagaden. Bei der Untersuchung finden sich im linken Bauch tastbare harte Kotballen (Skybala), der Tonus des Analsphinkters ist schlaff und manchmal ist der Anus klaffend offen. Bei der rektalen Untersuchung ist die Ampulle mit Stuhl gefüllt.

Enkopresis. Enkopresis ist ein chronischer unwillkürlicher und unkontrollierbarer Abgang von Stuhl bei einem Kind, das schon sauber war oder vom Alter her sauber sein müsste. Sie tritt häufig bei habitueller Obstipation auf, kann aber auch ohne Obstipation durch andere Ursachen (dann oft psychische Faktoren) auftreten.

Therapie

Bei organischer Ursache muss die Grundkrankheit therapiert werden. Nach Ausschluss einer organischen Ursache besteht die Behandlung aus einem mehrstufigen Programm:
- ausführliche Aufklärung über die funktionellen Zusammenhänge
- Abbau von Scham und Ängsten
- Ernährungsberatung
- zunächst intensive Entleerung des Darms (z. B. mit Klysmen oder oraler Gabe von Polyethylenglykol) über 3–5 Tage
- anschließend Reflextraining (anfänglich rektale Abführmittel kurz nach dem Frühstück und anschließende 15 Min. Toilettenzeit) und
- wenn erfolgreich: Dauerbehandlung mit ballaststoffreicher Kost und viel Bewegung, ggf. in der ersten Zeit unterstützend z. B. Laktulose.

Literatur

Arbeitsgemeinschaft Adipositas im Kindes- und Jugendalter (AGA). Konsensbasierte (S2) Leitlinie zur Diagnostik, Therapie und Prävention von Übergewicht und Adipositas im Kindes- und Jugendalter (15.10.2015). Online im Internet: www.adipositas-gesellschaft.de/fileadmin/PDF/Leitlinien/AGA_S2_Leitlinie.pdf

Arbeitsgemeinschaft der Wissenschaftlichen Medizinschen Fachgesellschaften e. V. (AWMF). www.awmf.org/uploads/tx_szleitlinien/021-019l_S2k_Chronische_Obstipation_2013

Deutsche Gesellschaft für Ernährung: www.dge.de

Garbe W. Das Frühchen-Buch. Schwangerschaft, Geburt, das reife Neugeborene, das Frühgeborene, Praktische Tipps für Eltern. 4. Aufl. Stuttgart: Thieme; 2004

Gortner L, Meyer S, Sitzmann FC. Duale Reihe Pädiatrie. 4. Aufl. Stuttgart: Thieme; 2012

Jassoy C, Schwarzkopf A. Hygiene, Mikrobiologie und Ernährungslehre für Pflegeberufe. Stuttgart: Thieme, 2005

Kerbl R, Kurz R, Reiter K, Roos R, Wessel L. Hrsg. Checkliste Pädiatrie. 5. Aufl. Stuttgart: Thieme; 2016

Näke A. Adipositas – aus pädiatrischer Sicht. Pädiatrie up2date 2006; 1: 25–32

Nissen KH, Hrsg. Pädiatrie. 6. Aufl. Stuttgart: Thieme; 2001

Sievers E, Kersting M. Säuglingsernährung. Pädiatrie up2date 2007; 2: 245 ff

15 Infektionskrankheiten

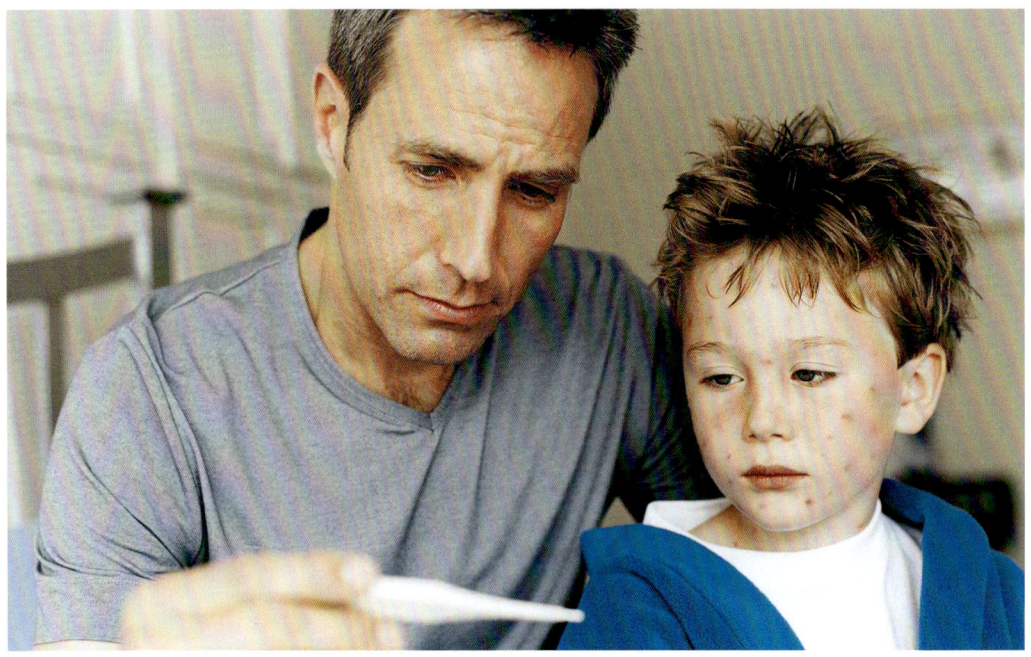

15.1	Allgemeine Grundlagen • 174		15.5	Harnwegsinfektionen • 181
15.2	Mikrobiologische Untersuchungen • 175		15.6	Virale Infektionen der Leber • 182
15.3	Infektionen der Luftwege und des Hals-Nasen-Ohren-Bereiches • 176		15.7	„Virus-ABC" im Kindesalter • 183
15.4	Infektiöse Gastroenteritis (Enteritis infectiosa) • 180		15.8	Infektionen von Haut und Schleimhäuten • 187
			15.9	Meningitis und Meningoenzephalitis • 189

15.1 Allgemeine Grundlagen

Die Kinder- und Jugendzeit ist die Trainingszeit für das Immunsystem. Erste potenzielle Erreger lernt das steril geborene Neugeborene bereits im Geburtskanal kennen. Die ersten 4–6 Wochen wird es durch Antikörper von der Mutter geschützt, die jedoch nur gegen die Krankheiten wirksam sein können, die die Mutter selbst durchgemacht hat (Nestschutz).

Mit Beginn der Nahrungsaufnahme geht das Training weiter. Mit Schutzimpfungen und dem Eintritt in das Krabbelalter wird das Spektrum der Abwehr ständig erweitert, bis das Immunsystem in der Pubertät schließlich „erwachsen" geworden ist.

M *Für die Entwicklung einer gesunden Abwehr sind sowohl übertriebene Hygiene wie auch schneller und unkritischer Einsatz von Antibiotika unangebracht.*

Infektionen, die die Abwehr überwunden haben, können asymptomatisch, schwach symptomatisch („abortiv", z. B. bei Neugeborenen die noch unter Nestschutz stehen) oder mit den klassischen Symptomen verlaufen. Ob zusätzlich Komplikationen auftreten, hängt vom Zustand der körpereigenen Abwehr (Wirtsdisposition) und der richtigen Therapie bzw. dem Einhalten der angeordneten Maßnahmen ab. Setzt sich die Abwehr eines ansonsten gesunden Kindes mit Erregern auseinander, werden diese eliminiert. Nur wenige Erreger verursachen chronische Infektionen (z. B. Hepatitis B) oder wiederkehrende Infektionen mit ähnlichem (Herpes-simplex-Virus) oder anderem (Varizella-Zoster-Virus) Bild.

M *Nicht alle Infektionen sind ungefährlich. Eine schnelle Diagnose ist zum Einleiten einer optimalen Therapie oft obligat.*

15.2 Mikrobiologische Untersuchungen

Zur mikrobiologischen Untersuchung eignen sich verschiedene Materialien: Von Kindern werden besonders häufig Rachenabstriche, Stuhlproben und Urinproben eingesandt. Kinderkliniken führen zahlreiche weitere Untersuchungen durch, z. B. Wundabstriche und Blutkulturen. Wichtig ist der korrekt ausgefüllte Begleitschein, der vom Arzt unterschrieben ist und über Folgendes Auskunft gibt:
- materialbezogene Diagnose (z. B. phlegmonöse Wundinfektion)
- ggf. abwehrschwächende Faktoren oder Grunderkrankungen (z. B. Diabetes mellitus)
- ggf. eine bereits durchgeführte antibiotische Vorbehandlung
- Datum der Probenentnahme (werden mehrere Proben an einem Tag gezogen [z. B. Blutkulturen], auch die jeweilige Uhrzeit)

15.2.1 Labor

Im Labor werden die Patientendaten, die Probenart und die Labornummer im Computer eingegeben, die Labornummern werden daraufhin auf das Röhrchen und auf den Begleitschein geklebt. Außerdem druckt der Computer ein Laborprotokoll aus, auf dem durchgeführte Untersuchungen protokolliert werden können. Eine MTA stellt anhand des Untersuchungsauftrags die Nährböden zusammen und bringt das Probenmaterial darauf aus.

Gramfärbung. Viele Proben können mikroskopisch mit der Gramfärbung untersucht werden. Potenzielle bakterielle Erreger zeigen eine typische Färbung: Grampositive Keime (z. B. Staphylokokken, Streptokokken) haben eine dicke Zellwand und sind in der Gramfärbung blau; gramnegative Bakterien (z. B. Meningokokken, E. coli) haben eine dünne Zellwand und sind in der Gramfärbung rot.

Test auf Antibiotikaresistenz. Nach einer Nacht im Brutschrank haben Bakterien auf geeigneten Nährböden Kolonien gebildet, die ca. 100 Millionen einzelne Bakterien enthalten. Die Nährböden können jetzt begutachtet werden. Als Erreger erkannte Bakterien werden isoliert, um sie auf Resistenz gegen Antibiotika zu testen. Das kann automatisch erfolgen: Bakterien werden in kleinen Näpfen mit Nährlösungen, denen verschiedene Antibiotika zugesetzt sind, brütet; dabei wird photometrisch gemessen, ob sie wachsen oder nicht. Man kann die Bakterien auch gleichmäßig auf hierfür standardisierte Nährböden auftragen und Papierblättchen mit Antibiotika in bestimmten Konzentrationen auflegen. In letzterem Fall werden „Hemmhöfe" ausgemessen (Abstand um die Papierblättchen, in dem kein Wachstum stattfindet). So kann festgestellt werden, ob eine Resistenz besteht oder nicht. Es werden i. Allg. 12 Antibiotika getestet. Das Ergebnis (sensibel, intermediär, resistent) liegt meist 48 Std. nach Eingang im Labor vor.

15.2.2 Serologische Untersuchungen

Können Erreger nur schwer oder nicht angezüchtet werden (z. B. Viren), müssen sie indirekt über vorhandene Antikörper beim Patienten nachgewiesen werden. Verschiedene Serumproben der kleinen Patienten werden im Abstand von mehreren Tagen auf IgM-Antikörper (als Zeichen der akuten Infektion) und IgG-Antikörper (als Zeichen einer vor längerer Zeit durchgemachten Infektion) untersucht. Für den Nachweis von Antikörpern stehen unterschiedliche Testbestecke zur Verfügung.

ELISA. Beim ELISA (Enzyme linked Immunosorbent Assay) sind Erregerbestandteile auf einer Trägerplatte aufgebracht. Eine Trägerplatte, auf der sich Bestandteile der Erreger befinden, wird mit Patientenserum überschichtet. Sind im Patientenserum Antikörper vorhanden, binden sie an die Erregerbestandteile des Trägermediums. Der Überstand wird herunter gewaschen. Im nächsten Schritt werden enzymmarkierte Antikörper gegen menschliche Antikörper eingesetzt. Haben sich menschliche Antikörper angelagert (Infektion wird oder wurde durchgemacht), binden die enzymmarkierten Antikörper an den menschlichen Antikörpern und markieren sie. Durch Anfertigen einer Verdünnungsreihe wird der Titer (Menge der vorhandenen Antikörper) bestimmt. Je mehr Antikörper nachweisbar sind, desto aktueller ist das Infektionsgeschehen.

Agglutinationstest. Bei Agglutinationstests werden entweder Latexpartikel oder rote Blutkörperchen mit Erregerbestandteilen beladen und von den Antikörpern im Serum des Patienten – für das bloße Auge sichtbar – verklumpt. Titer werden mittels Verdünnungsreihen bestimmt.

Indirekte Immunfluoreszenz. Eine Antikörperreaktion kann man mikroskopisch mit indirekter Immunfluoreszenz darstellen. Auf einem Objektträger werden Erreger (z. B. Toxoplasmen oder Treponema pallidum) „festgeklebt". Wird Patientenserum auf den Objektträger gegeben, reagieren evtl. darin vorhandene Antikörper mit den Erregern auf dem Objektträger. Wieder wird „Anti-Mensch-Serum" eingesetzt: Es wird aber anstatt eines Enzyms ein Fluoreszenzfarbstoff zur Markierung verwendet. Sind beim Patienten Antikörper vorhanden, leuchten die Erreger bei entsprechender Anregung des Farbstoffs auf und sind so unter dem Mikroskop gut zu erkennen.

15.2.3 Polymerase-Kettenreaktion – Ein molekularbiologisches Untersuchungsverfahren

Die raschen Fortschritte der Molekularbiologie der letzten Jahre haben auch einen Fortschritt in der mikrobiologischen Diagnostik gebracht. Durch die Polymerase-Kettenreaktion (PCR) kann heute erregerspezifische DNS, mit entsprechendem Mehraufwand auch RNA, amplifiziert (vermehrt) werden.

Zwei erregertypische Primer (kurze DNS-Stücke) werden als Start- und Endpunkt für die Vermehrung des Erbguts eingesetzt. Anschließend wird die Größe des PCR-Produkts bestimmt. Jetzt kann eine Aussage getroffen werden, ob der gesuchte Erreger vorhanden ist oder nicht.

Die PCR wird bei vielen Infektionen zum direkten Erregernachweis, z. B. in der Tuberkulosediagnostik, zum Nachweis von Noroviren oder Hepatitis C eingesetzt, ist aber wegen der hohen Empfindlichkeit relativ störanfällig.

15.3 Infektionen der Luftwege und des Hals-Nasen-Ohren-Bereiches

Die häufigsten Infektionen im Kindesalter sind die sog. „banalen Erkältungen". Sie werden durch unterschiedliche Viren ausgelöst. Die Symptome sind dabei relativ uniform: Beginn meist mit Halsschmerzen, gelegentlich erhöhte Temperatur und Lymphknotenschwellungen, dann Übergang zu „Schnupfen" oder „Erkältung" mit verstopfter und laufender Nase, ggf. unter Beteiligung der Bindehäute und Tuben. Das als Erkältung bezeichnete Krankheitsbild wird symptomatisch behandelt (z. B. Gabe von Azetylsalizylsäure oder Paracetamol, schleimhautabschwellende Substanzen für die Nase) und verläuft normalerweise unkompliziert. Im Folgenden sollen jedoch kompliziertere Verläufe bzw. andere Infektionen der Luftwege dargestellt werden.

15.3.1 Eitrige Bronchitis und Pneumonie

> **B** *Hohes Fieber und quälender trockener Husten fallen der diensthabenden Kinderärztin sofort auf. Der 4-jährigen Melanie Weiß geht es wirklich sehr schlecht, als sie ins Krankenhaus eingeliefert wird. Der Befund beim Abhören ist gar nicht so dramatisch, jedoch zeigt das Röntgenbild eine deutliche Zeichnungsvermehrung und damit eine Schwellung des Lungengerüsts (Interstitium).*

Definition

Als **Pneumonie** (Lungenentzündung) wird eine Infektion von Bronchiolen und Alveolen bezeichnet, also der kleinsten Struktur in der Lunge. Man unterscheidet eine typische (eitrige) Pneumonie und eine sog. „atypische" (nicht eitrige) Pneumonie (s. Kap. 25.9).

Ursache

Die Erreger haben die Abwehr der Luftröhre und Bronchien durchdrungen und sind in die tiefen Atemwege gelangt. Dort konnten sie sich anheften und eine Infektion auslösen. Typische und atypische Pneumonie werden von unterschiedlichen Erregern ausgelöst (Tab. 15.1). Viren sind die häufigsten Erreger von Pneumonien (bei 75 %, s. Kap. 25.6), sind also nicht nur Wegbereiter für bakterielle Pneumonien (s. Kap. 25.9).

Tab. 15.1 Beispiele für Erreger typischer und atypischer Pneumonien.

Typische Pneumonie	Atypische Pneumonie
– Streptococcus pneumoniae	– Legionella pneumophila
– Staphylococcus aureus	– Chlamydophila pneumoniae
– Haemophilus influenzae	– Mycoplasma pneumoniae
– Klebsiella pneumoniae	– Influenza-Virus
	– Zytomegalie-Virus

Symptome

Die bakterielle Pneumonie ist ein schweres, hochfieberhaftes Krankheitsbild, das häufig plötzlich beginnt. Husten, Auswurf und Zeichen der Atemnot (s. Kap. 25.9) sind wegweisend. Für größere Kinder typisch ist auch ein deutlicher Auskultationsbefund und eine Dämpfung beim Abklopfen.

Bei der atypischen Pneumonie sind, wie im Fallbeispiel, auskultatorische Zeichen weniger deutlich und der Husten eher trocken.

Diagnose

Anamnese, körperliche Untersuchung und Röntgenbefund sind wegweisend (s. Kap. 25.9). Wenn Auswurf gewonnen werden kann, sind v. a. die Eiterklumpen das geeignete Untersuchungsmaterial. Die bronchoalveoläre Lavage (BAL) liefert beste Ergebnisse. Bei Verdacht auf virale Pneumonie oder wenn auf eine BAL verzichtet werden soll, können Verläufe des Antikörpertiters zur Diagnose führen. Pilzpneumonien sind selten, eine Lungeninfektion durch Schimmelpilze (Aspergillose) mit kulturellem Nachweis aus Sputum oder BAL sollte immer serologisch bestätigt werden (Laboruntersuchungen s. Kap. 25.9).

Therapie und Prognose

Die Initialtherapie richtet sich einerseits nach der Schwere des Krankheitsbildes und nach der Häufigkeit der im jeweiligen Alter vorkommenden Erreger. Auch eine Aufnahme in stationäre Krankenhauspflege ist vom Alter des Kindes und dem Schweregrad der Erkrankung abhängig (s. Kap. 25.9).

Die Prognose ist bei rechtzeitig einsetzender Therapie gut. Gelegentlich bilden sich Narben im Lungengewebe.

Komplikationen

Hier ist die hämatogene Streuung zu nennen, die ihrerseits zu weiteren Komplikationen führen kann, z. B. zur akuten Endokarditis (Staphylococcus aureus).

Eine mögliche Komplikation der durch die Impfung selten gewordenen Haemophilus-influenzae-Infektion ist die Epiglottitis (s. Kap. 22.7). Hier schwellen aufgrund der Entzündung Kehlkopfschleimhaut und Stimmritzen. Die Folge ist eine deutliche Verengung bis Verlegung der Luftwege, die durch Intubation oder ggf. Tracheostomie behandelt werden muss.

15.3.2 Tonsillitis (Mandelentzündung, Angina, Pharyngealangina)

B *Begonnen hat es wie eine harmlose Erkältung, doch jetzt klagt die 10-jährige Lena über starke Halsschmerzen: „Ich kann kaum noch schlucken!" Die Mutter tastet im Halsbereich geschwollene Lymphknoten. Der Blick in den Hals zeigt der Kinderärztin dick geschwollene, hochrote Rachenmandeln, in deren Krypten „Eiterseen" schwimmen.*

Definition

Als **Tonsillitis** wird die Entzündung der Rachenmandeln bezeichnet (s. auch Kap. 22.2).

Ursache

Streptokokken der serologischen Gruppe A (Streptococcus pyogenes) werden beim Husten und Sprechen durch das dabei freigesetzte Aerosol auf Oberflächen übertragen und dort von Kindern mit den Händen aufgenommen oder die Kinder atmen das Aerosol direkt ein. Besteht bereits eine Virusinfektion (banale Erkältung) haben es die Streptokokken besonders leicht. Sie nisten sich in den Mandeln ein und führen zur Angina tonsillaris lacunaris. Wurden die Mandeln bereits entfernt, kann das Kind auch an einer sog. „Seitenstrangangina" erkranken.

Symptome

Neben Halsschmerzen und erhöhter Temperatur steht eine starke Schwellung v. a. der Rachenmandeln mit Schluckbeschwerden im Vordergrund. Eiterbildung in den Krypten zeigt sich als gelbliche „Stippchen" auf hochrotem Grund.

Scharlach. Tragen die infizierenden Streptokokken ein erythrogenes Enzym, kann Scharlach die Folge sein. Dann entstehen als Folge der Toxineinwirkung ein feiner Hautausschlag am ganzen Körper und eine gerötete Zunge mit geschwollenen Papillen („Himbeerzunge"; Abb. 15.1). Nach 1–2 Wochen schälen sich Hände und Füße.

Diagnose

Aus Abstrichen können Streptokokken im mikrobiologischen Labor problemlos angezüchtet und identifiziert werden. In vielen Kinderarztpraxen stehen Schnelltests für Streptococcus pyogenes (Nachweis des C-Peptids der Zellwand) zur Verfügung.

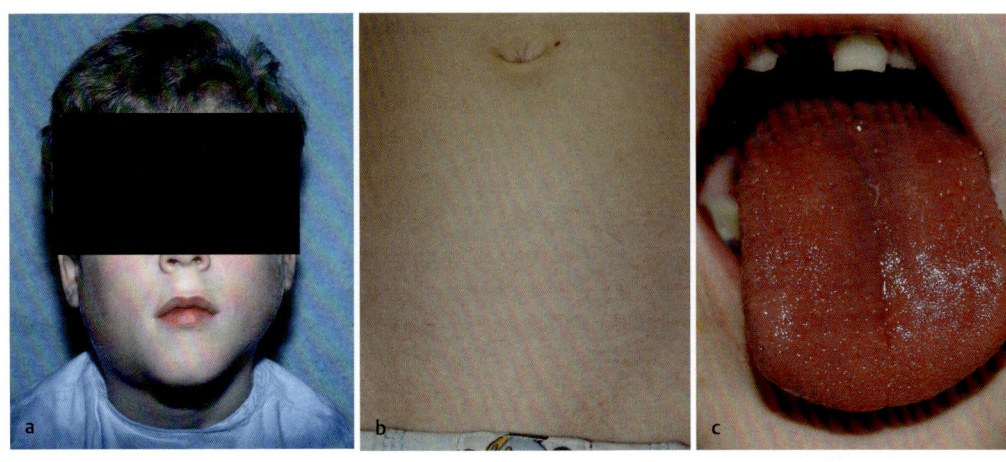

Abb. 15.1 Scharlach. a Exanthem im Gesicht, b Exanthem am Stamm, c Scharlachzunge („Himbeerzunge").

Therapie und Prognose

Wegen möglicher Folgeerkrankungen (s. Komplikationen) und der teilweise schweren Verläufe ist bei Streptokokken eine Antibiotikatherapie indiziert. Streptokokken sind i.d.R. penizillinsensibel, aber es kann auch ein Cephalosporin der Gruppe 1 oder 2 eingesetzt werden.

Bei schnell erfolgender Diagnose und adäquater Therapie ist die Prognose heute gut. Bei Erysipel kann als Erstmaßnahme die betroffene Extremität ruhig gestellt und gekühlt werden.

Komplikationen

Werden Infektionen mit Streptococcus pyogenes zu spät behandelt, können Folgeerkrankungen auftreten: Das akute rheumatische Fieber ist eine nicht-eitrige Gelenksentzündung mit erhöhter Temperatur, die akute diffuse Glomerulonephritis eine Nierenentzündung, bei der vermehrt Proteine ausgeschieden und rote Blutkörperchen im Urin nachgewiesen werden.

15.3.3 Infektiöse Mononukleose (Pfeiffer'sches Drüsenfieber)

B *Carina pfeffert ihre Schultasche in die Ecke. „Mir geht's total dreckig. Und das, wo ich morgen mein Referat halten muss" schluchzt das ehrgeizige Mädchen. Besorgt sieht die Mutter sie an. Carina wirkt todmüde und klagt über starke Halsschmerzen.*

Definition

Infektiöse Mononukleose ist eine fieberhafte Erkrankung hauptsächlich jüngerer Menschen, die durch das Epstein-Barr-Virus hervorgerufen und über Speichelaerosole und -kontakt übertragen wird. Daher wird sie auch als „Kissing-Disease" oder „Kusskrankheit" bezeichnet.

Ursache

Das Virus der Herpesfamilie infiziert Schleimhautzellen und B-Lymphozyten im Rachen und bleibt nach Ende der Symptomatik lebenslang im Körper erhalten.

Symptome und Diagnose

Nach einer Inkubationszeit von 1–4 Wochen treten Halslymphknotenschwellungen und eine Rachenentzündung mit weißlichen Belägen auf den Mandeln auf (**Abb. 15.2**). Abgeschlagenheit und Fieber, seltener Kopf- und Bauchschmerzen, Hautausschlag (v.a. bei Therapie mit Amoxicillin, wie in **Abb. 15.2**) und Milzschwellung können weitere Zeichen sein. Kleinkinder sind oft asymptomatisch infiziert!

Der Nachweis spezifischer IgM-Antikörper gegen das Viruskapsidantigen im Blut ist beweisend. Das Labor zeigt in der Regel auch erhöhte Leberwerte.

Therapie und Prognose

Die Behandlung ist symptomatisch.

Obwohl die Krankheit nur etwa 2–3 Wochen dauert, schließt sich häufig eine mehrere Wochen bis Monate dauernde Genesungsphase (Chronique Fatigue) an, während der sich die Betroffenen abgeschlagen und matt fühlen.

Komplikationen

Selten können Meningitis und Enzephalitis oder ganz selten eine vorübergehende Lähmung von Hirnnerven und Extremitäten (Guillain-Barré-Syndrom) entstehen. Eine Begleitanämie ist möglich.

INFEKTIONEN DER LUFTWEGE

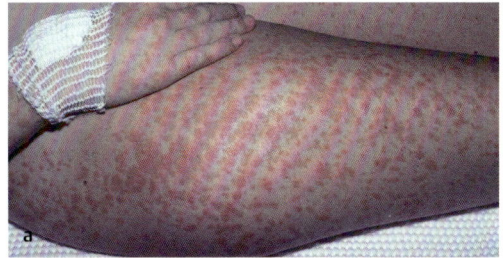

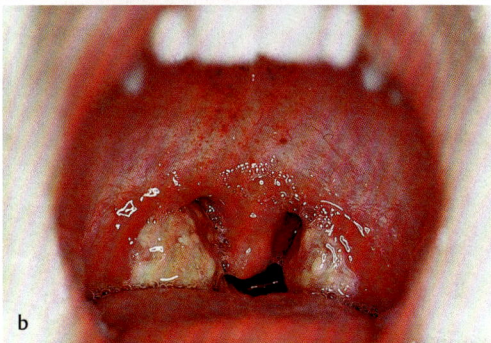

Abb. 15.2 Infektiöse Mononukleose. a Exanthem, b Angina: geschwollene und gerötete Tonsillen mit grauweißen bis gelbgräulichen dicken Belägen.

15.3.4 Otitis

Definition
Bei der Ohrentzündung unterscheidet man Infektionen des äußeren Gehörgangs (**Otitis externa**; Erreger ist meist Staphylococcus aureus oder Pseudomonas, ein Wasserkeim, der beim Baden akquiriert wird), des Mittelohrs (**Otitis media**; meist als Komplikation von Infektionen der oberen Luftwege, Erreger sind daher Viren, Pneumokokken, Haemophilus influenzae, Staphylococcus aureus u. a.) sowie die Innenohrentzündung (**Otitis interna** bei fortschreitender Otitis media).

Symptome
Symptome bei der Otitis externa sind Schmerzen und Jucken im Gehörgang, der nässen und eitern kann. Bei der Otitis media (s. Kap. 22.) stehen „Ohrenschmerzen" im Vordergrund, das Trommelfell kann perforieren und so einen Abfluss für Eiter aus der Paukenhöhle schaffen. Die seltene Otitis interna kann mit Gleichgewichtsstörungen und Schwindel einhergehen.

Therapie und Prognose
Vor dem Ende des 2. Lebensjahres werden bei eindeutigem Befund auf jeden Fall Antibiotika gegeben (s. Kap. 22.5). Die Prognose ist i. Allg. gut, jedoch kann eine Otitis media chronisch werden. Dann werden zusätzlich „Paukenröhrchen" in das Trommelfell eingesetzt, um den Sekretabfluss sicherzustellen.

15.3.5 Pertussis (Keuchhusten)

B *Die 6-jährige Anke erkrankt an einer „Erkältung" mit leichtem Fieber, Halsschmerzen, laufender Nase und rauem Hals. Die Krankheit zieht sich hin und nach 10 Tagen treten nachts heftige Hustenattacken auf. Der Husten ist dabei „stakkatoartig" und verläuft in heftigen Attacken, manchmal bis zum Erbrechen.*

Definition
Als **Pertussis** oder **Keuchhusten** wird die Infektion mit Bordetella pertussis, seltner B. parapertussis, einem gramnegativen Stäbchenbakterium, bezeichnet.

Ursache
Das Bakterium wird aerogen aufgenommen und vermehrt sich im Respirationstrakt, v. a. der Trachea. Es produziert dabei Toxine, die die Tracheal- und Bronchialschleimhaut schädigen und die dafür verantwortlich sind, dass die Symptome nach Absterben der Bakterien anhalten. Die Infektion mit B. parapertussis verläuft kürzer und weniger schwer.

Symptome
Nach einer Inkubationszeit von meist 7–14 Tagen entsteht ein „grippaler" Infekt mit mäßiger Temperatur (Stadium catarrhale). Die Symptome halten etwa 1–2 Wochen an, bevor die typischen nächtlichen Hustenattacken für 4–6 Wochen (Stadium convulsivum) einsetzen. Das Erholungsstadium mit allmählichem Abklingen der Hustenanfälle (Stadium decrementi) nimmt noch einmal 6–10 Wochen in Anspruch.

M *Säuglinge und Kleinkinder sind deutlich schwerer betroffen als ältere Kinder und Jugendliche. Daher wird die frühzeitige Pertussisimpfung dringend empfohlen.*

Diagnose
In der Frühphase können die Bordetellen aus einem Nasopharyngealabstrich angezüchtet werden. Die Diagnose wird aber i. d. R. aufgrund des klinischen Bildes im Stadium convulsivum gestellt (unterstützend ist eine Lymphozytose im Blutbild). Coxsackie-Viren können bei Säuglingen ähnliche Hustenanfälle verursachen.

Therapie und Prognose
Bei Verdacht auf Keuchhusten (z. B. durch Exposition im Kindergarten) ist eine frühzeitige Antibiotikagabe (Erythromycin, Roxithromycin, Clarithromycin, Azithromycin) bei Auftreten der ersten „grippalen" Symptome sinnvoll. Ist die Krankheit jedoch schon fortgeschritten, bleibt nur die symptomatische Therapie.
  Die Prognose ist i. Allg. gut.

Komplikationen

Vor allem bei Babys und Säuglingen gibt es sehr schwere Verläufe. Hier kann die Krankheit tödlich enden (sehr selten). „Trittbrett fahrende" andere Bakterien können das Krankheitsbild durch Pneumonie und Otitis media verschlimmern.

Prophylaxe

Die seit vielen Jahren bei Säuglingen durchgeführte Impfung hat den Schweregrad der Erkrankung vermindert. Die Impfung muss aber bis in das hohe Erwachsenenalter regelmäßig (alle 5–10 Jahre) aufgefrischt werden.

15.3.6 Diphtherie und Tuberkulose

Diphtherie und Tuberkulose spielen heute bei Kindern und Jugendlichen in Westeuropa keine Rolle mehr. Zu beachten ist jedoch, dass die gut verträgliche Diphtherieimpfung konsequent weiter durchgeführt wird. Die BCG-Impfung gegen Tuberkulose wird seit 2000 nicht mehr durchgeführt. Exponierte Personen (Armut, Fluchtsituation) sollten konsequent überwacht werden. Falls es tatsächlich zur Infektion kommt, kann das Krankheitsbild durch eine Therapie in der Frühphase schnell ausheilen.

15.4 Infektiöse Gastroenteritis (Enteritis infectiosa)

B *Plötzlich klagt die 4-jährige Marlene Peters: „Mir wird schlecht". Leider schafft sie es nicht mehr bis zur Toilette und erbricht im Schwall. Damit nicht genug setzt eine halbe Stunde später auch noch ein massiver wässriger Durchfall ein. Nach 3 Stunden hört das Erbrechen auf und der Durchfall wird seltener. Der Arzt empfiehlt stilles Wasser und Salzstangen. Das sonst so lebhafte Mädchen bleibt aber bis zum nächsten Abend freiwillig im Bett.*

Definition

Gastroenteritis ist der Oberbegriff für sämtliche Magen-Darm-Erkrankungen. In der Infektiologie wird dabei ein Symptomenkomplex aus mehr oder weniger starkem Erbrechen und wässrigen bis blutig schleimigen Durchfall verstanden, ausgelöst durch Bakterien und /oder deren Toxine, Viren und – seltener – Parasiten (s. auch Kap. 27.9.2).

Ursache

Als Ursache der Gastroenteritis sind verschiedene Erregergruppen mit drei verschiedenen erforderlichen Maßnahmen für Hygiene und mikrobiologische Untersuchung zu unterscheiden (**Tab. 15.2**).

Symptome

Entsprechend den unterschiedlichen Erregergruppen sorgen nur leicht unterschiedliche Symptome für ein relativ ähnliches Krankheitsbild.

Lebensmittelintoxikation. Wenige Stunden nach Aufnahme des vergifteten Lebensmittels beginnen die Symptome (Brechdurchfall), da das Toxin seine Wirkung gleich entfalten kann. Besserung nach 24, max. 48 Stunden. Alle Betroffenen müssen vom gleichen Lebensmittel gegessen haben. Je nach aufgenommener Dosis kann die Symptomatik jedoch unterschiedlich stark sein.

Lebensmittelinfektion. Die Symptome beginnen nach einer Inkubationszeit von 12 Stunden bis 3 Tagen mit Durchfall und oft Erbrechen. Eine erhöhte Körpertemperatur bis hin zu hohem Fieber und initial wässriger, später oft blutig-schleimiger Durchfall sind weitere Symptome. Einige der Erreger setzen zusätzlich Toxine frei, die weitere Symptome bewirken, z. B. bei Shigellen, der Cholera und bei EHEC (enterohämorrhagische E. coli). Harmloser sind die Toxine von enteropathogenen (EPEC) und enterotoxischen (ETEC) Escherichia coli. Die Amöbenruhr verläuft wie eine bakterielle Infektion, Giardien dagegen verursachen ein lang verlaufendes, wenig dramatisches Krankheitsbild. Bei allen Erkrankten innerhalb eines Ausbruchs gibt es auch hier i. d. R. ein gemeinsames Lebensmittel. Bei mangelnder Hygiene ist eine fäkal-orale Übertragung möglich. Das Krankheitsbild dauert etwa 2–5 Tage, die Erreger werden unter Umständen deutlich länger ausgeschieden.

Virale Gastroenteritis. Die Symptome beginnen nach einer Inkubationszeit von 12–72 Stunden (meist Brechdurchfall). Allerdings sind schwach- oder asym-

Tab. 15.2 Mikrobielle Ursachen der Gastroenteritis.

Ursache	Erreger	Wirkung
Intoxikation	Staphylococcus aureus, Clostridium perfringens, Bacillus cereus und Clostridium botulinum	Gift stört Wasser-haushalt, bei Cl. botulinum die Reizleitung zwischen Nerven und Muskeln
Infektion	Salmonellen, Campylobacter, Escherichia coli (ETEC, EPEC, EHEC), Shigellen, Yersinien, Amöben	Erreger greifen Darmschleimhaut an, ggf. zusätzliche Toxine
Viren	Noro-, Rota-, Adeno-, Astra-, Bufaviren u. a.	Viren vermehren sich in den Darmzellen

ptomatische Verläufe möglich. Bei Noro- und Rotaviren ist durch Erbrochenes und Stuhl in Windeln eine aerogene Übertragung möglich. Der Stuhl ist wässrig, die Temperatur kann leicht erhöht sein. Virale Gastroenteritiden sind hoch infektiös! Daher erkranken i. d. R. innerhalb kürzester Zeit Angehörige und Pflegende.

Diagnose
Aufgrund der typischen Symptomatik ist die Diagnose unschwer zu stellen. Mikrobiologische Untersuchungen von Stuhl und ggf. des verdächtigen Lebensmittels (wenn verfügbar) bringen die Erregerdiagnose, die bei Lebensmittelintoxikationen durch wieder erhitzte Lebensmittel misslingen kann.

Therapie und Prognose
Der Wasser- und Elektrolytverlust sollte möglichst oral ausgeglichen werden (s. Kap. 27.9.2), ggf. ist eine Infusionstherapie indiziert. Der Kostaufbau erfolgt zügig mit altersentsprechender Normalkost. Antibiotika werden nur im Ausnahmefall verordnet. Ein probiotisches Präparat kann zur schnellen Besserung bei akutem, unkompliziertem Diarrhöen beitragen.

Die Prognose ist bei angemessener Behandlung gut.

Komplikationen
Das größte Risiko ist ein Schock bzw. Herz-Kreislauf-Versagen infolge von Wasser- und Elektrolytverlust durch Exsikkose. Jedoch kann es bei Salmonellosen, wenn auch selten, schwere blutige Durchfälle geben. Nach Infektionen mit Yersinien und Campylobacter kann eine reaktive Arthritis auftreten.

EHEC können verschiedene Toxine produzieren, die die roten Blutkörperchen zerstören (Hämolyse) und die Nieren angreifen (Urämie), wobei der Schaden bis zur Dialyse- bzw. Transplantationspflicht reichen kann. Der Symptomkomplex wird als hämolytisch-urämisches Syndrom bezeichnet (s. Kap. 28.7).

15.5 Harnwegsinfektionen

B *Der 3-jährige Max versucht tapfer zu sein, kann aber die Tränen kaum zurückhalten. „Bauchweh", klagt er und „Pipi tut weh". Die Mutter bemerkt, dass er sehr häufig zur Toilette muss. Der Urin ist trüb und riecht merkwürdig.*

Definition
Die meist bakteriellen, seltener durch Hefepilze hervorgerufenen Infektionen der Harnröhre (Urethritis) werden als **Harnwegsinfekt** bezeichnet. Steigt die Infektion weiter auf, kommt es zur Cystitis (**Blasenentzündung**) oder sogar Pyelonephritis (**Nierenbeckenentzündung**)

Ursache
Als Erreger kommen praktisch alle Bakterienspezies in Betracht. Besonders häufig sind Darmbakterien (Escherichia coli, Enterobacter, Klebsiella, Enterokokken u. a.) oder Wasserkeime (Pseudomonas aeruginosa). Seltener ist Staphylococcus aureus die Ursache, noch seltener Pilze wie Candida species u. a. Bakterien.

M *Harnwegskatheter erhöhen das Risiko. 90 % der Harnwegsinfektionen im Krankenhaus sind mit dem Einsatz eines Harnwegskatheters gekoppelt. Etwa 40 % aller nosokomialen Infektionen sind Harnwegsinfekte!*

Mittels Haftorganen heften sich die Erreger auf das Plattenepithel der Harnröhre oder die Katheterflächen und können dann mit Urin nicht mehr „weggespült" werden.

Symptome und Diagnose
Brennen beim Wasserlassen, erhöhte Temperatur, Unterleibsschmerzen, Harndrang und häufigeres Wasserlassen sind typisch, häufiger sind unspezifische Zeichen, vor allem bei Kleinkindern (s. Kap. 28.8).

Mittels Teststreifen oder im Urinsediment werden Bakterien und Leukozyten im Harn nachgewiesen. Die Urinkultur sollte mehr als 1 Million Bakterien (oder Pilze) pro ml zeigen und dabei nicht mehr als zwei Spezies auf einmal.

Therapie und Prognose
Mittels testgerechter Antibiotikagabe und viel trinken lassen wird der Harnwegsinfekt erfolgreich bekämpft.

Die Prognose ist i. Allg. gut, sofern Fehlbildungen korrigiert wurden.

Komplikationen
Unbehandelte Harnwegsinfekte können sich auf Blase und Nierenbecken ausbreiten, die Nieren können geschädigt werden. Auch eine Sepsis – die sog. Urosepsis – kann entstehen.

15.6 Virale Infektionen der Leber

B *Die 15-jährige Lisa Sommer war so stolz, dass sie ihren Vater nach Ägypten begleiten durfte. Jetzt, 3 Wochen nach der Rückkehr, fühlt sie sich „total müde" und hat keinen Appetit. Leichtes Fieber, Druckgefühl im Oberbauch und heller Stuhl sowie dunkler Urin fallen ihr auf. Als sie ihrer Mutter ihr Leid klagt, wird sie von ihr unterbrochen. „Komm mal ans Licht", sagt die Mutter. Und dann: „Deine Augen sind ja ganz gelb. Wir müssen sofort zum Arzt!"*

Definition
Virale Infektionen der Leber werden als **Hepatitis** bezeichnet. Hepatitisviren werden wegen ihrer Vorliebe für Leberzellen zusammengefasst, sie gehören unterschiedlichen Virusfamilien an.

Ursache
Viren aus unterschiedlichen Gattungen werden als Hepatitisviren A–E zusammengefasst (**Tab. 15.3**).

Durch die Immunreaktion des Körpers auf die virusbefallenen Leberzellen werden diese zerstört. So gelangen Enzyme aus den Leberzellen ins Blut, was für Diagnostik und Verlaufskontrolle wichtig ist.

Als Folge der Entzündung staut sich Gallenflüssigkeit in der Leber, daher bleibt der Stuhl hell. Bilirubin (Abbauprodukt des Blutfarbstoffs Hämoglobin) gelangt ins Blut und damit in Haut und Skleren der Augen (Gelbsucht oder Ikterus). Die Nieren scheiden Bilirubin aus, wodurch sich der Urin dunkel färbt.

Symptome
Abgeschlagenheit, Unwohlsein, Appetitlosigkeit, Oberbauchbeschwerden sowie gelegentlich leichtes Fieber, Durchfall, Kopf- und Rachenschmerzen stellen den unspezifischen Beginn dar. Die vollständige Gelbsucht tritt nicht allen Fällen auf. Heller Stuhl sowie dunklerer Urin sind häufiger. Die Hepatitisviren B (und damit D) und C können eine chronische Hepatitis hervorrufen. Die chronisch persistierende Form bereitet keine oder nur geringe Beschwerden und zeigt sich nur an einer Erhöhung der sog. Leberwerte („Transaminasen") im Serum. Die chronische aggressive Form führt zu fortgeschrittenen Stadien mit immer weiterem Leberzelluntergang. Gelegentlich tritt ein mehr oder weniger starker Juckreiz auf.

Diagnose
Mittels Blutprobe wird untersucht, ob die Konzentration der „Amino-Transferasen" ASAT (GOT) und ALAT (GPT) im Serum erhöht ist. Zur Abklärung der Ursache wird eine genaue Anamnese erhoben und nach Antikörpern gegen die verschiedenen Hepatitisviren gesucht. Bei chronischen Hepatitis-B- und Hepatitis-C-Virusinfektionen werden zusätzlich die Viren selbst nachgewiesen: bei der HBV-Infektion durch das HBs-Antigen, bei der HCV-Infektion durch Virus-RNA, deren Menge auch eine Beobachtung des Verlaufes zulässt.

Therapie
Akut Erkrankte sollen sich schonen, ggf. Bettruhe einhalten und kalorienreiche Kost zu sich nehmen. Der größte Teil der Nahrung sollte morgens gegessen werden, denn die Übelkeit nimmt über den Tag zu. Die akute A- und B-Hepatitis wird nicht medikamentös behandelt. Für die chronische Hepatitis B bei Kindern ab dem 3. Lebensjahr stehen Interferone, für die chronische Hepatitis C pegylierte Interferone und Ribavirin zur Verfügung. Die bei Erwachsenen zu einer stark verbesserten Therapiequalität führenden Nukleosid- und Nukleotidanaloga sind bei Kindern derzeit noch nicht ausreichend getestet.

Prognose
Hepatitis A und B heilen bei Kindern und Jugendlichen meist folgenlos aus. Infizierte Neugeborene entwickeln sehr häufig chronische Verläufe bei Hepatitis B. Hepatitis C kann Jahrzehnte unentdeckt bleiben.

Tab. 15.3 Hepatitisviren.

Hepatitisvirus	Inkubationszeit	Übertragungsweg
A	15–40 Tage	fäkalkontaminierte Lebensmittel und Wasser
B	40–200 Tage	Blut, Blutprodukte, Genitalsekrete
C	2–5 Monate	Blut, Mutter auf Kind während Schwangerschaft, 40 % nicht geklärt
D	21–90 Tage	Blut, Blutprodukte, Genitalsekrete (nur bei bestehender Hepatitis B)
E	6–8 Wochen	fäkalkontaminierte Lebensmittel und Wasser in verschiedenen Ländern Zentral- und Südasiens, Afrika und Mittelamerika

15.7 „Virus-ABC" im Kindesalter

Unter diesem Oberbegriff werden alle viralen Infektionen des Kindesalters präsentiert, die mit einer gewissen Häufigkeit auftreten und in den anderen Kapiteln nicht erwähnt werden. Gewählt wurde der Einfachheit halber die alphabetische Reihenfolge.

15.7.1 Erythema infectiosum (Ringelröteln)

B *Die lebhafte Silke ist heute Nachmittag sehr still. „Mir geht es gar nicht gut. Ich fühle mich total schlapp" sagt sie ihrer Freundin. „Och Mensch, wir wollten doch auf den Sportplatz gehen." Silke zuckt nur müde mit den Schultern. „Du hast auch so komische rote Flecken im Gesicht", sagt Petra weiter.*

Definition
Das **Erythema infectiosum** ist die Manifestation einer Infektion durch den Parvovirus B19. Es wird auch als Erythema variegatum oder Exanthema infectiosum bezeichnet.

Ursache
Die Infektion wird durch Tröpfchen übertragen (bei engem Kontakt in 50%). Schwangere haben nur in 20% schützende Antikörper; 20% der Föten infizierter Mütter können erkranken. Typisch sind Ausbrüche in Kindergärten, Schulen, Familien und Kliniken.

Symptome
Nach einer Inkubationszeit von ca. 2 Wochen treten Kopfschmerzen, leichter Juckreiz, Muskelschmerzen, Lymphknotenschwellungen und leichtes Fieber auf, oft nicht als Krankheit empfunden. Der Ausschlag bei nur 15% der Infizierten beginnt mit einem Schmetterlingserythem der Wangen (**Abb. 15.3**). Zu diesem Zeitpunkt besteht keine Ansteckungsgefahr mehr. Danach folgen Effloreszenzen, die sich zu einem durch mehrere Wochen stark wechselnden ring- und girlandenförmigen rötlichen Ausschlag formieren. Der Rumpf ist wenig betroffen.

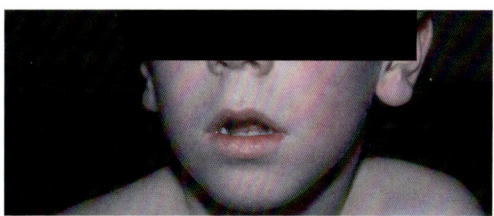

Abb. 15.3 Ringelröteln (Erythema infectiosum).

Diagnose, Therapie und Prognose
Die Diagnose ist meist aufgrund des Erscheinungs- und Beschwerdebilds möglich. Im Zweifelsfall erfolgt im Labor ein serologischer Nachweis von Antikörpern oder Erbgutnachweis mit PCR.

Die Therapie erfolgt rein symptomatisch.

Die Prognose ist ausgesprochen gut. Nach Abheilung besteht lebenslange Immunität.

Komplikationen
Infiziert sich eine Frau während der Schwangerschaft, kann es zu einer Fehlgeburt durch Anämie und Hydrops des Kindes kommen, beim Neugeborenen kann sich eine Knochenmarksaplasie entwickeln. In den letzten Jahren wird Parvovirus B19 vermehrt mit Autoimmunerkrankungen (z. B. rheumatoide Arthritis, systemischer Lupus erythematodes) in Zusammenhang gebracht.

15.7.2 Exanthema subitum (Dreitagefieber)

Das durch Humanes Herpesvirus Typ 6 nach einer Inkubationszeit von 5-10 Tagen ausgelöste Dreitagefieber ist eine der wichtigsten Differenzialdiagnosen bei hohem Fieber von Säuglingen und jungen Kleinkindern. Die Kinder zeigen einen raschen Fieberanstieg bis 40°, der 3-4 Tage intermittierend oder kontinuierlich sein kann. Danach kommt es zur spontanen Abfieberung, gleichzeitig zeigt sich ein kleinfleckiger blassrötlicher Ausschlag am Stamm, danach am ganzen Körper für etwa 2 Tage. Die Diagnose kann klinisch meist erst rückblickend gestellt werden. Die Erkrankung ist eine wichtige Differenzialdiagnose bei allen stark fieberhaften Zuständen in diesem Lebensalter (Harnwegsinfekte und Meningitis müssen ausgeschlossen werden). Als Komplikatio-

---

(vorherige Spalte:)

Komplikationen
Selten kann der Verlauf so heftig sein, dass es zum Leberzerfallskoma kommt.

Hepatitis D verschlimmert eine bereits bestehende Hepatitis B. Bei chronisch aggressiven Verläufen kommt es zur Zirrhose (Leberverhärtung). Jahrzehnte nach einer Infektion kann sich auf dem Boden einer Leberzirrhose ein Leberkarzinom entstehen. Für das Endstadium der Lebererkrankung steht auch für Kinder die Lebertransplantation zur Verfügung.

nen können Fieberkrämpfe auftreten. Die Therapie ist symptomatisch, die Prognose ist in der Regel gut.

15.7.3 Masern

B *Der 4-jährige Paul kommt richtig krank aus dem Kindergarten zurück. „Halsweh" weint er. Seine Stirn ist heiß, er hat Fieber. Weil er Neurodermitis hat, haben ihn die Eltern bisher nur gegen Tetanus und Diphtherie impfen lassen. Seine Mutter steckt ihn mit Wadenwickeln ins Bett. Doch dem Jungen geht es schlechter, ein Ausschlag aus allmählich konfluierenden roten Flecken tritt auf.*

Definition

Als **Masern** wird eine Infektion mit dem Morbillivirus bezeichnet. Nach Übertragung durch Tröpfchenaerosole dringt das Virus in die Zellen der Rachenschleimhaut ein, um sich von dort aus weiter zu verbreiten.

M *Die Erkrankung an Masern ist nach § 6 des Infektionsschutzgesetzes meldepflichtig bei Verdacht, Erkrankung und Tod.*

Ursache

Das Masernvirus ist hochinfektiös. Trotz der effizienten Masernimpfung treten immer wieder Fälle wegen Impfverweigerung oder Kontraindikationen gegen Impfungen auf. Wurde das Krankheitsbild durchgemacht, besteht lebenslange Immunität.

Symptome

11 Tage nach Infektion beginnt ein „grippaler Infekt", 3 Tage danach typische konfluierende Flecken beginnend hinter den Ohren, danach am gesamten Körper mit einem neuerlichen Fieberschub (**Abb. 15.4**). Die Wangenschleimhaut kann kalkspritzerartige Auflagerungen haben (Koplik-Flecken). Begleitend tritt oft Lichtscheue (infolge von Iritis und Bindehautentzündung) auf. Das Krankheitsbild verläuft relativ schwer.

Diagnose

Die Diagnose erfolgt klinisch aufgrund der typischen Symptomatik. Geprüft werden sollte, ob weitere Fälle in der Umgebung aufgetreten sind. Im Zweifel können Antikörper gegen Masern bestimmt werden, das ist z.B. sinnvoll bei abortiven Verläufen, die bei infizierten Neugeborenen unter Nestschutz auftreten können.

Therapie und Prognose

Die Therapie erfolgt symptomatisch.

Immunsupprimierte erhalten Immunglobuline i.v. Die Prognose ist ohne Komplikationen gut, es besteht aber eine vorübergehende 6 Wochen dauernde Immunschwäche.

Komplikationen

Otitis und Pneumonie bei je 1%, Appendizitis bei 1–2%, Meningoenzephalitis bei 1:1000 Erkrankten (Tod bei 1/3, Residuen bei 1/3). Eine extrem seltene Komplikation ist die subakute sklerosierende Panenzephalitis (SSPE), die das Gehirn über viele Jahre lang sukzessive zerstört.

15.7.4 Mumps

B *Eigentlich hat es begonnen wie eine normale Erkältung, aber jetzt geht des dem 7-jährigen Anton sehr schlecht. Den Eltern fallen Schwellung im Gesichtbereich auf, dazu kommt Fieber.*

Definition und Ursache

Als **Mumps** oder „Ziegenpeter" wird die Infektion mit dem Mumpsvirus bezeichnet.

Das Virus befällt außer den Rachenschleimhäuten auch die Speicheldrüsen, die nach einer Inkubationszeit von 10–25 Tagen als Reaktion auf den Entzündungsreiz anschwellen.

Symptome

Neben der Schwellung der Speicheldrüsen und korrespondierter Lymphdrüsen kann es auch zu einer serösen Meningitis (4-6%) kommen. Etwa 40% der Infektionen verläuft asymptomatisch. Entzündungen anderer Organe, z.B. Pankreas, Nerven, Hoden (Mumpsorchitis), etc. sind auch ohne Speicheldrüsenschwellung im Gesicht möglich (**Abb. 15.5**).

Diagnose und Therapie

Die Diagnose erfolgt klinisch, eine Bestimmung von Antikörpern und PCR ist möglich und bei atypischen

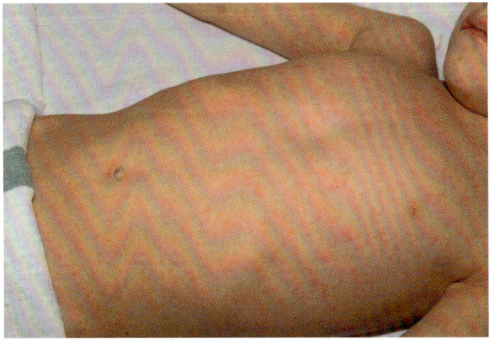

Abb. 15.4 Masernexanthem.

„VIRUS-ABC" IM KINDESALTER

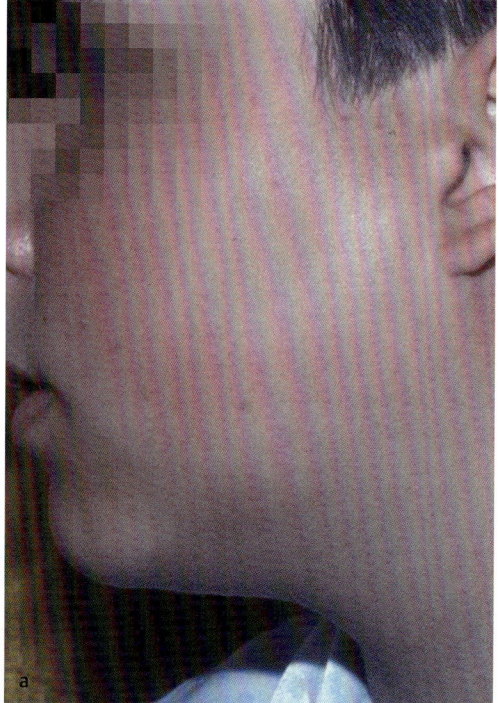

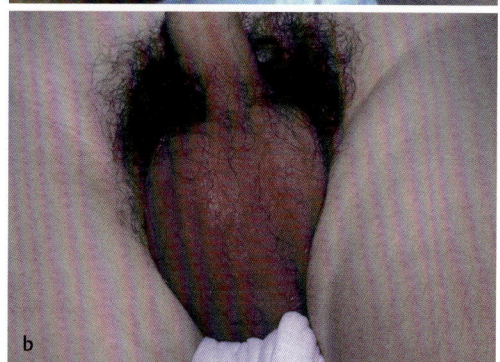

Abb. 15.5 Mumps. a Schwellung der Ohrspeicheldrüse, **b** Hodenentzündung (Mumpsorchitis) bei einem Jugendlichen.

Verläufen angebracht. Amylase in Serum und Harn ist bei 70% erhöht.

Die Therapie ist rein symptomatisch.

Komplikationen

Selten wurden Mumpsenzephalitis und ZNS-Beteiligung (z. B. Fazialisparese) beschrieben. Gefürchtet ist die gelegentlich auftretende Hoden- bzw. Eierstockentzündung, die bei Jugendlichen in der Pubertät oder danach (bis 30%) auftreten und zur Unfruchtbarkeit führen kann. Die Impfung ist daher wichtig; die Erkrankung könnte dadurch ausgerottet werden. Bei Infektion während der ersten 3 Monate der Schwangerschaft kann es zum Abort kommen.

15.7.5 Röteln

B *Eigentlich ist der 16-jährige Thomas eine Sportskanone. Er hat sich schon lange auf das Skiwochenende gefreut. Aber jetzt ist er schlapp, hat Halsschmerzen und keinen Appetit. Am nächsten Morgen bemerkt er einen feinen Hautausschlag im Gesicht und auf der Brust.*

Definition und Ursache

Röteln sind eine akute Infektion, hervorgerufen durch das Rötelnvirus mit einer Inkubationszeit von 10–21 Tagen.

Die Übertragung des Rötelnvirus erfolgt als Tröpfcheninfektion über die Schleimhaut der Atemwege. Der Hautausschlag ist Folge einer immunologischen Reaktion.

Symptome

Die Infektion verläuft zu 50% symptomfrei (die Patienten sind trotzdem ansteckend!). Ansonsten kommt es zu Temperaturerhöhung, Abgeschlagenheit und Appetitlosigkeit. Dann entwickelt sich ein kleinfleckiger nicht konfluierender Hautausschlag, der sich vom Kopf her nach unten über den Körper ausbreitet (**Abb. 15.6**). Hinzu kommen Lymphknotenschwellungen im Nacken, am Hals und hinter den Ohren.

Diagnose

Die Infektion kann durch Nachweis von IgM-Antikörpern im Serum diagnostiziert werden. Bei Neugeborenen mit Röteln-Embryopathie kann das Virus aus Rachensekret und Urin im Labor angezüchtet werden.

Therapie und Prognose

Die Therapie ist symptomatisch. Eine Impfprävention ist möglich und sollte bei Knaben und Mädchen erfolgen, um Infektionen während der Schwangerschaft zu vermeiden.

Die Heilung ist i. d. R. problemlos möglich und hat eine lebenslange Immunität zur Folge.

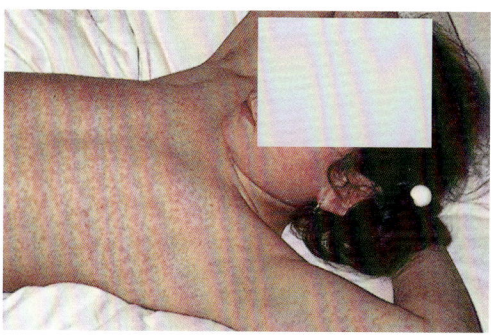

Abb. 15.6 Rötelnexanthem.

Komplikation

Seltene Komplikationen sind Gelenksentzündungen an Fingern, Knien und Handgelenken, die Wochen anhalten können oder eine Enzephalitis oder Erkrankung anderer Organe.

Bei Infektion während der ersten 3 Monate der Schwangerschaft kann es zur Infektion des Embryos und zur Röteln-Embryopathie kommen (Gregg-Syndrom: Retardierung, Katarakt, Innenohrschwerhörigkeit, Herzfehler), mit der Gefahr einer Behinderung des Kindes von Geburt an, im Extremfall schwerste Mehrfachbehinderung.

15.7.6 Windpocken (Varizellen)

> **B** *Andreas stöhnt über den Hausaufgaben: „Heute kapiere ich nichts". Die Mutter streicht ihm über den Kopf und erschrickt. „Komm, Fieber messen". Als der 10-jährige sich auszieht, finden sich am Bauch und den Arme und Gesicht kleine roter Flecken, teilweise mit glasigen Bläschen. Die Temperatur beträgt rektal 38,5 °C.*

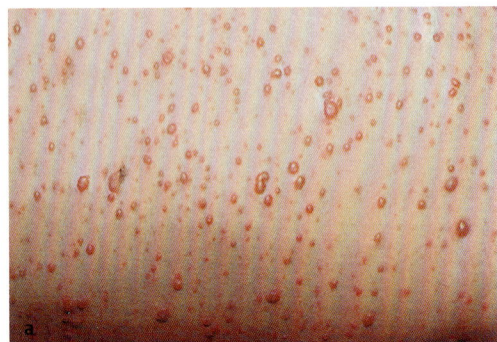

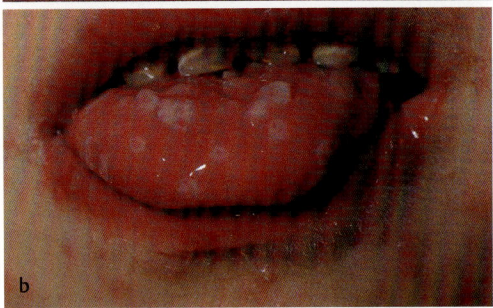

Abb. 15.7 Windpocken (Varizellen). a Bläschen am Stamm, die sich durch schubweises Auftreten in verschiedenen Entwicklungs- bzw. Heilungsstadien befinden, **b** Bläschen an der Zunge.

Definition

Windpocken sind eine akute Erkrankung mit juckendem Hautausschlag, die durch das Varicella-zoster-Virus hervorgerufen wird.

Ursache

Das Varicella-zoster-Virus wird von Mensch zu Mensch über Tröpfcheninfektion verbreitet. Der Erreger ist hoch infektiös und wird meterweit über Aerosol übertragen („Wind"-pocken). Ansteckungsgefahr besteht bereits 1–2 Tage vor Beginn des Hautausschlags und hält so lange an, bis das letzte Bläschen eingetrocknet ist.

Symptome

Nach einer Inkubationszeit von 10 Tagen bis 3 Wochen entstehen leichtes Fieber, Abgeschlagenheit und ein Hautausschlag aus Bläschen, der stark juckt. Die Bläschen sind zuerst klar, werden dann trüb und eitrig, trocknen ein, verschorfen und fallen schließlich ab (Abb. 15.7). Über 2–4 Tage verschwinden immer wieder Bläschen, während gleichzeitig neue entstehen. So besteht ein buntes Bild (Heubner'sche Sternkarte).

Diagnose

Die Diagnose kann aufgrund des Hautbilds leicht gestellt werden, v. a. wenn ein Kontakt zu anderen Kindern mit Windpocken bekannt ist. Bläschen an Schleimhäuten und der behaarten Kopfhaut gelten als beweisend für Windpocken. Zur Überprüfung können IgM-Antikörper im Serum bestimmt werden.

Therapie

Salben und Lotionen können den starken Juckreiz mindern. Um bakterielle Superinfektionen zu verhindern, sollten Hände und Fingernägel sauber gehalten werden.

Prognose

Die Prognose ist gut. Werden Bläschen „aufgekratzt" und entzünden sich, bleiben kleine Narben auf der Haut zurück. Da das Virus in den Ganglien der Dermatomnerven verweilt, kann es Jahre bis Jahrzehnte später zur Gürtelrose (Herpes zoster bei 10%) kommen.

Komplikationen

Pneumonie, Meningitis und Enzephalitis sind seltene Komplikationen, die mit zunehmendem Alter wahrscheinlicher werden.

Windpocken während der Schwangerschaft verlaufen schwer, führen zu einer Infektion des Kindes, die in sehr seltenen Fällen eine Embryopathie (ähnlich wie bei Röteln) hervorrufen kann. Erkrankt die Schwangere um die Geburt, kann das Neugeborene akut schwer erkranken (konnatale oder neonatale Varizellen, Todesfälle bis 33% oder schwere Behinderung möglich!).

15.8 Infektionen von Haut und Schleimhäuten

15.8.1 Erysipel (Wundrose)

B *Marlies langweilt sich. Ihr kleiner Bruder hat eitrige Mandelentzündung und schläft viel. Gerade hat sie seine Decke glattgezogen und an einer wunden Stelle an ihrem Unterschenkel gekratzt. Am nächsten Tag tut die Wunde weh und eine Rötung und Überwärmung breitet sich kreisförmig über ihren Unterschenkel aus.*

Definition
Das **Erysipel** ist eine Infektion mit ß-hämolysierenden Streptokokken der serologischen Gruppe A, die offiziell Streptococcus pyogenes heißen.

Ursache
Mittels spezieller Enzyme (z. B. Hyaluronsäure) ist Streptococcus pyogenes in der Lage, phlegmonöse Entzündungen auszulösen. Er verbreitet sich so in der äußerlich intakten Haut. Ein Insektenstich kann als Eintrittspforte für die Erreger ausreichen.

Symptome
Ausgangspunkt ist eine kleinere oder größere Wunde, die Infektionszeichen zeigt.

Nach der Vermehrung dringen die Bakterien in den Wundrand und weiter in die intakte Haut ein und rufen eine flächenhafte Rötung und Überwärmung der Haut hervor.

Diagnose
Der Erreger wird aus einem Wundabstrich mikrobiologisch angezüchtet. Ein Antibiogramm gibt Auskunft über mögliche Resistenzen, die jedoch selten sind.

Therapie und Prognose
Als Erstmaßnahme sollte die betroffene Extremität ruhig gestellt und gekühlt werden. Es muss antibiotisch behandelt werden, da die Keime in der Haut anders nicht erreicht werden.

Bei rechtzeitiger Therapie heilen Erysipel und Wunde gut aus.

Komplikationen
Wegen starker Ausbreitungstendenz kann sich das Erysipel in Muskeln, Faszien und Körperhöhlen ausdehnen. Eine schnelle Behandlung ist daher notwendig.

15.8.2 Impetigo contagiosa (Grind- oder Borkenflechte)

B *Die 12-jährige Anja bemerkt im Spiegel einen „Pickel", der sich in der Nasolabialfurche bildet. Sie kratzt immer wieder an der leicht juckenden Stelle. Nachmittags ist sie mit ihren Freundinnen im Freibad und reibt sich mit Sonnenöl ein. Nach 2 Tagen bemerkt sie an mehreren Stellen des Körpers Blasen mit Eiterbildung.*

Definition
Als **Impetigo contagiosa** wird die Infektion der Haut mit Streptococcus pyogenes oder Staphylococcus aureus bezeichnet, wenn sich Eiter gefüllte Blasen bilden. Es besteht eine Meldepflicht für betroffene Kinder und Jugendliche nach § 34 IfSG.

Ursache
Einige meist sehr schnell infizierenden Stämme von Streptococcus pyogenes (ca. 80 % der Fälle) und Staphylococcus aureus verfügen über sog. Exfoliativtoxine, die zu einer Auftrennung der Hautschichten mit Blasenbildung führen. Eine Übertragung auf andere Personen ist möglich.

Symptome
Kleine Eiterbläschen werden meist durch Streptokokken, größere durch Staphylococcus aureus hervorgerufen. Die Blasen platzen schnell und machen goldfarbenen Krusten Platz.

Meist bleibt die Erkrankung auf den Mund-Nasenbereich und die Hände beschränkt, bei entsprechender Verschleppung können weitere Körperteile betroffen werden (**Abb. 15.8**).

Therapie und Prognose
Initial kann – nach mikrobiologischem Abstrich – ein lokaler Einsatz von Antiseptika versucht werden, bleibt der schnelle Erfolg aus, ist ein Cephalosporin-Antibiotikum angebracht. Nach Eintreffen des Befundes wird das Antibiotikum angepasst.

Bei rechtzeitiger Behandlung ist die Prognose gut.

Komplikationen
Lymphknotenschwellungen sind möglich.

Mit Staphylokokken als Auslöser kann im Extremfall ein Staphylococcus-Scalded-Skin-Syndrom mit septischem Krankheitsbild auftreten. Das Krankheitsbild ist relativ gefährlich und kann zum Tod führen, wenn es nicht rechtzeitig angemessen behandelt wird.

INFEKTIONSKRANKHEITEN

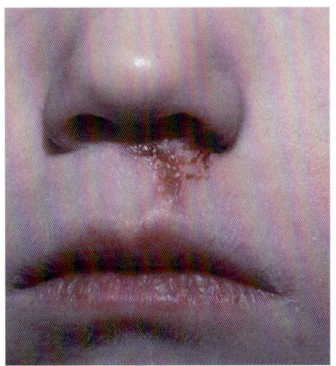
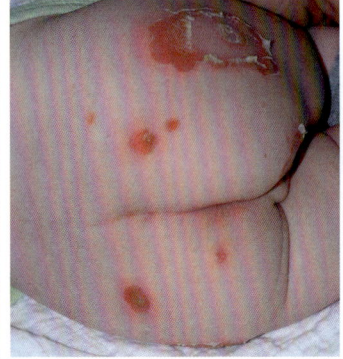
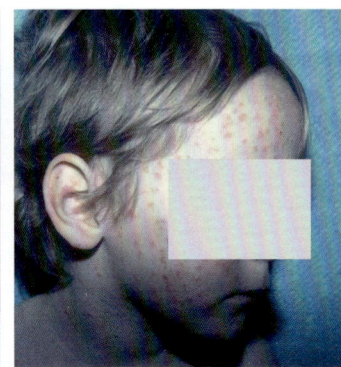

Abb. 15.8 Impetigo Contagiosa.

15.8.3 Kandidainfektionen

B *Manchmal ist Marlies Kästler schon überfordert. Die alleinerziehende Mutter muss häufig Überstunden machen und ihre Mutter, die dann auf den 5 Monate alten Thomas aufpasst, ist schon recht vergesslich. Als sie eines Abends nach Hause kommt und die Windeln wechseln will, erschrickt sie: Thomas hat in Genitalbereich und Analfurche einen großen, merkwürdig riechenden Ausschlag.*

Definition

Infektionen mit dem Spross- oder Hefepilz der Gattung Kandida werden als **Kandidose** oder **Soorinfektion** bzw. „Windeldermatitis" bezeichnet. Die in geringer Menge harmlosen Pilze sind Darmbewohner von vielen, auch sehr jungen Menschen.

Ursache

Liegen Säuglinge oder Kleinkinder zu lange in ihren Windeln, wird die Haut durch die aufgestaute Feuchtigkeit mazeriert. Aus dem Darm austretende Hefepilze nutzen die Abwehrschwäche zur Infektion. Soorpilzinfektionen können im gesamten Gastrointestinaltrakt auftreten, v.a. nach der Gabe von Antibiotika. Dann können sich durch die Verschiebung des Gleichgewichts von Mund- und Darmflora die Pilze vermehren und die Schleimhäute besiedeln. Eine invasive Hefepilzerkrankung wird jedoch nur bei schwerer Abwehrschwäche (z.B. AIDS) beobachtet.

Symptome

Im Fallbeispiel handelt es sich um eine klassische „Windeldermatitis". Sie ist durch einen Hautausschlag gekennzeichnet, der auf das Gebiet der Feuchteinwirkung innerhalb der Windel beschränkt ist und i.d.R. auch bleibt (**Abb. 15.9**). Hinzu kommt ein oft als unangenehm empfundener Geruch. Massiver Pilzbefall des Darmes führt zu Blähungen und einer leichten, breiigen Diarrhöe. Befallene Schleimhäute zeigen weißliche, nicht abstreifbare Beläge, z.B. auf der Zunge.

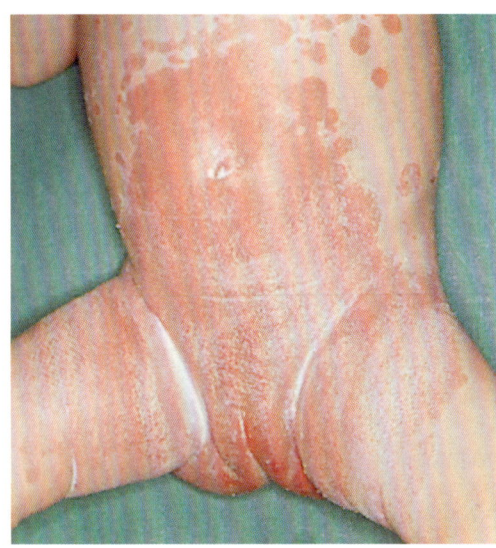

Abb. 15.9 Kandidainfektion (Windeldermatitis).

Diagnose

Die typische Lokalisation sowie die Anamnese (zu lange in den Windeln liegen, Antibiotikagabe) ist wegweisend. Abstriche und Stuhlproben können im mikrobiologischen Labor untersucht werden, die Kultur bereitet keine Probleme. Stuhluntersuchungen sollten quantitativ durchgeführt werden, da es viele gesunde „Pilzträger" gibt, die dann auch nicht behandelt werden sollten.

Therapie und Prognose

Für die lokale Therapie ist Nystatin der Wirkstoff der ersten Wahl. Oral eingenommenes Nystatin wird praktisch nicht resorbiert. Nur bei Abwehrschwäche kann eine systemische Behandlung, z.B. mit Fluconazol, er-

wogen werden. Bei der Behandlung von Genitalmykosen sexuell aktiver Jugendlicher ist die Partnerbehandlung zu berücksichtigen!
Bei adäquater Therapie ist die Prognose gut.

Komplikationen
Komplikationen sind nur bei schwerer Abwehrschwäche oder bei Gefäßkatheterinfektionen im Krankenhaus zu erwarten.

15.9 Meningitis und Meningoenzephalitis

B *Die 15-jährige Ilona wacht mit Halsschmerzen, Kopfschmerzen und erhöhter Temperatur auf. Die Mutter vermutet einen grippalen Infekt und verabreicht ihrer Tochter Azetylsalizylsäure und Tee. Zwei Stunden später klagt das Mädchen auch über Nackensteifigkeit und immer stärker werdende Kopfschmerzen. Sie verdunkelt ihr Zimmer. Der Mutter fällt auf, dass sie nur noch verlangsamt auf Ansprache reagiert. Sie misst noch einmal das Fieber ihrer Tochter, die Temperatur beträgt nun 39,5 °C.*

Definition
Als **Meningitis** wird die Entzündung der Hirnhäute bezeichnet. Wird auch das Gehirn selbst infiziert spricht man von einer **Meningoenzephalitis**.

Ursache
Die Erreger können auf dem Blutweg, nach Schädelbruch, über den Nasen-Rachenraum, nach neurochirurgischen Eingriffen oder fortgeleitet über Zahnabszesse bzw. Innenohrentzündungen in den Liquor gelangen. Der Liquor bietet Bakterien und Pilzen ausgezeichnete Vermehrungsmöglichkeiten. Viren befallen dagegen bevorzugt Hirnzellen um sich dort zu vermehren. Die Folge ist eine massive Entzündung der Hirnhäute.

Typische Erreger der bakteriellen Meningitis sind Neisseria meningitidis (Meningokokken), Pneumokokken, Haemophilus influenzae Typ B (Kleinkinder), Listeria monocytogenes (Neugeborene und Säuglinge) und Escherichia coli (Kapseltyp K1, Neugeborene). Virale Erreger der Meningoenzephalitis sind Herpesviren und das durch Zecken übertragene FSME-Virus (Frühsommer-Meningoenzephalitis).

Symptome
Zusätzlich zu den Symptomen der Grunderkrankung, bei Meningokokken nach Halsschmerzen, entwickeln sich Kopfschmerzen, Nackensteifigkeit und teilweise hohes Fieber. Die kleinen Patienten nehmen eine Schonhaltung ein (angezogene Beine). Bei Säuglingen und Kleinkindern oft weniger charakteristische Beschwerden.

Diagnose
Trüber Liquor bei der Lumbalpunktion deutet auf eine bakterielle Meningitis hin. Bei Viren kann der Liquor klar sein, jedoch zeigt sich auch hier eine erhöhte Zellzahl. Zellzahl, Zellart und Eiweißgehalt des Liquor geben weitere Hinweise auf Erreger, genau wie die mikroskopische Untersuchung nach Gramfärbung.

Therapie und Prognose
Unverzüglich nach der ersten richtungweisenden Diagnostik beginnt nach Gewinnung von Liquor und Blutkulturen die antibiotische Therapie, bei viraler Meningitis werden evtl. Kortikoide gegeben. Die normalerweise für Antibiotika relativ undurchlässige Bluthirnschranke wird bei akuter Meningitis durchlässiger, was die Therapie erleichtert. Die virale Infektion wird symptomatisch behandelt, nur bei einigen Viren ist der Einsatz von Virustatika sinnvoll und Erfolg versprechend.

Bei bakteriellen Meningitiden beträgt die Letalität bei Neugeborenen 15%, bei älteren Kindern 5%. Residuen bei Neugeborenen in 30%, bei älteren Kindern in 15%, Hörstörungen 10%. Haemophilus-influenzae-Infektionen sind seit Einführung der Impfung selten geworden. Dasselbe wird von den Impfungen gegen Pneumokokken und Meningokokken erwartet.

Komplikationen
Eine Meningoenzephalitis birgt stets das Risiko einer Defektheilung. Meningokokken können eine Sepsis mit Verbrauchkoagulopathie (Waterhouse-Friderichsen-Syndrom) mit Einblutungen in die Haut und hoher Mortalität auslösen (**Abb. 15.10**).

Literatur
Jassoy C, Schwarzkopf A, Hrsg. Hygiene, Mikrobiologie und Ernährungslehre für Pflegeberufe. Stuttgart: Thieme; 2004
Kerbl R, Kurz R, Reiter K, Roos R, Wessel L. Hrsg. Checkliste Pädiatrie. 5. Aufl. Stuttgart: Thieme; 2016
Robert Koch Institut. Infektionskrankheiten von A–Z. Online im Internet: http://www.rki.de/cln_091/nn_205760/DE/Content/InfAZ/InfAZ__node.html?__nnn=true; Stand: 06.02.2009

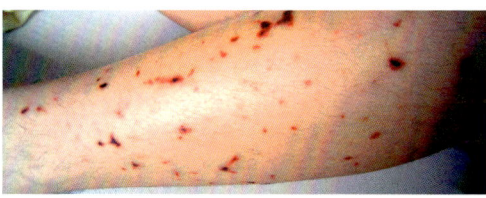

Abb. 15.10 Meningokokkensepsis mit Hautnekrosen.

16 Hämatologie und Onkologie

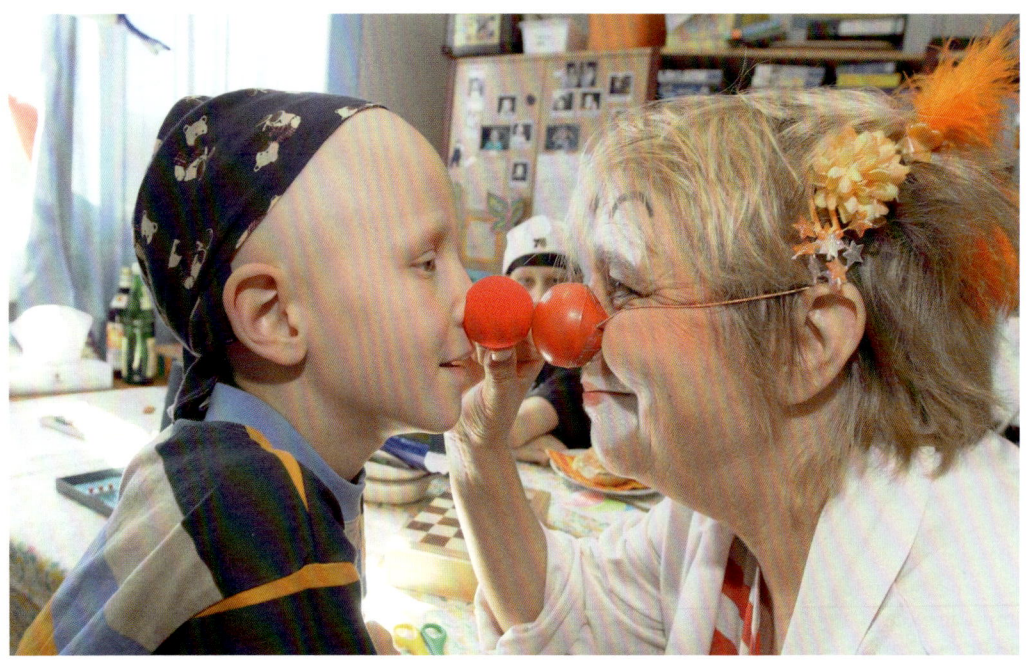

A	**Erkrankungen des Blutes**		16.10	Solide Tumoren ▪ 208
16.1	Allgemeine Grundlagen ▪ 190		16.11	Nachsorge und Spätfolgen ▪ 216
16.2	Erkrankungen des roten Systems ▪ 191		C	**Gutartige Tumoren und tumorähnliche Erkrankungen**
16.3	Erkrankungen des weißen Systems ▪ 196			
16.4	Erkrankungen der Thrombozyten ▪ 197		16.12	Gutartige Tumoren ▪ 217
16.5	Aplastische Anämie (Panzytopenie) ▪ 197		16.13	Tumorähnliche Erkrankungen ▪ 219
16.6	Stammzelltransplantation ▪ 197		D	**Gerinnungsstörungen**
B	**Onkologische Erkrankungen**		16.14	Allgemeine Grundlagen ▪ 222
16.7	Übersicht ▪ 199		16.15	Störungen der primären Hämostase ▪ 223
16.8	Onkologische Therapie ▪ 200		16.16	Störungen der sekundären Hämostase ▪ 225
16.9	Hämatologische Malignome (Leukämien und Lymphome) ▪ 203			

A Erkrankungen des Blutes

16.1 Allgemeine Grundlagen

Die Lehre von den Erkrankungen des Blutes (Hämatologie) beschreibt pathologische Veränderungen der Blutzellen. Diese können entweder vermindert oder vermehrt sein und dabei unterschiedliche Krankheitsbilder hervorrufen. So wird z.B. eine verminderte Anzahl von Erythrozyten als Anämie, von neutrophilen Granulozyten als Neutropenie und von Thrombozyten als Thrombozytopenie bezeichnet. Im Gegensatz dazu wird eine vermehrte Anzahl von Erythrozyten als Erythrozytose oder Polyglobulie, von Leukozyten als Leukozytose und von Thrombozyten als Thrombozytose bezeichnet.

Ziel des vorliegenden hämatologischen Kapitels soll es sein, einen einfachen und übersichtlichen Überblick über die wichtigsten Blutkrankheiten zu bieten. Es wird dabei versucht, aus der Fülle hämatologischer Erkrankungen jene hervorzuheben, die im kinderärztlichen Alltag von besonderer Relevanz sind. Dafür wird auf das Beschreiben von Raritäten und Kuriositäten im Sinne einer besseren Übersicht verzichtet. Bösartige Erkrankungen des Blutes (Leukämien und Lymphome) werden in Kap. 16.9 gesondert und ausführlich behandelt (S. 203 ff).

Hämatologische Primärdiagnostik. Bei der hämatologischen Primärdiagnostik analysiert man Blutbild und Differenzialblutbild, begutachtet Blutausstriche bzw. Knochenmarksausstriche und interpretiert verschiedene Serumparameter (z. B. Eisenparameter bei Eisenmangel, Bilirubin und LDH bei hämolytischen Anämien). Weiterführende hämatologische Untersuchungstechniken beinhalten molekularbiologische Untersuchungen, FACS-Analysen und genetische Untersuchungen.

Behandlung hämatologischer Erkrankungen. Die Behandlung hämatologischer Erkrankungen orientiert sich an der jeweiligen Grunderkrankung und kann von der einfachen Eisensubstitution bei Eisenmangelanämie bis hin zum totalen Ersatz des blutbildenden Systems durch eine Knochenmarks- oder Stammzelltransplantation reichen. Bei vielen Erkrankungen ist auch eine Substitution der Blutzellen im Sinne einer Transfusion von Erythrozytenkonzentraten, seltener von Thrombozyten- oder Leukozytenkonzentraten erforderlich. Die Blutprodukte werden an den Blutbanken von freiwilligen Spendern gewonnen und unter genau definierten Qualitätsstandards hergestellt und gelagert. Bei der Verabreichung von Erythrozytenkonzentraten muss darauf geachtet werden, dass Spender und Empfänger die gleiche Blutgruppe haben, da es ansonsten zu schweren, oft lebensbedrohlichen Komplikationen (Transfusionszwischenfällen) kommen kann. Daher muss unmittelbar vor Transfusionsbeginn durch den verabreichenden Arzt eine neuerliche Überprüfung der Blutgruppen durch eine sog. Kreuzprobe erfolgen.

16.2 Erkrankungen des roten Systems

16.2.1 Anämie allgemein

Definition
Anämie ist als eine unter die Altersnorm verminderte Erythrozytenzahl und/oder Hämoglobinkonzentration im Blut definiert.

Ursache
Ursachen für eine Anämie sind Folgende:
- verminderte Produktion von Erythrozyten im Knochenmark (z. B. bei Eisenmangel, Vitamin B12-Mangel, Leukämie)
- vermehrter Verlust von Erythrozyten (z. B. bei Blutungen)
- vorzeitiger Zerfall von Erythrozyten (Hämolyse; z. B. bei immunologischen Störungen oder bei Defekten der Erythrozytenmembran)

Symptome
Klinische Symptome der Anämie sind Müdigkeit, Abgeschlagenheit und Blässe. Zusätzlich werden oft Kopfschmerzen, Appetitmangel, Leistungsminderung und Spielunlust angegeben. In schweren Fällen werden Tachykardie und Tachypnoe (zunächst nur bei Belastung, später auch in Ruhe) beobachtet.

Diagnose
Für die Diagnose sind primär sorgfältige Anamnese, klinische Untersuchung und Beurteilung des Blutbildes und des Blutausstrichs erforderlich. Gezielte weitere Untersuchungen helfen anschließend, die definitive Diagnose zu stellen (z. B. Eisenstatus bei Verdacht auf Eisenmangelanämie, Knochenmarkspunktion bei Verdacht auf aplastische Anämie oder Leukämie, Hämoglobin-Elektrophorese bei Verdacht auf Thalassämie oder Sichelzellanämie).

Einteilung
Anämien können auf unterschiedliche Weise eingeteilt werden. Manche Autoren unterteilen Anämien nach Größe und Hämoglobingehalt der Erythrozyten in mikrozytäre/hypochrome, normozytäre/normochrome und makrozytäre/hyperchrome Anämien. Als Messparameter werden dabei das mittlere Volumen der Erythrozyten (MCV) und der mittlere Hb-Gehalt eines Erythrozyten (MCH) herangezogen (s. S. 120). Beispiele für mikrozytär/hypochrome Anämien sind Eisenmangelanämie, Infektanämie und Thalassämien. Beispiele für normozytäre/normochrome Anämien sind Blutungsanämie, hämolytische Anämien und Anämie bei Knochenmarksdefekten (Leukämien, aplastische Anämie). Beispiele für makrozytäre/hyperchrome Anämien sind Vitamin-B12- und/oder Folsäuremangel-Anämie.

Hier wird als Einteilungskriterium der Anämien ihre Entstehungsursache herangezogen. Daher werden die Anämien eingeteilt in
- Anämien durch verminderte Produktion von Erythrozyten,
- Anämien durch vermehrten Verlust von Erythrozyten und
- Anämien durch gesteigerten Erythrozytenzerfall (hämolytische Anämien).

16.2.2 Anämien durch verminderte Produktion von Erythrozyten

Kongenitale hypoplastische Anämie (Diamond-Blackfan-Anämie)

Ursache, Symptome und Diagnose
Im ersten Lebenshalbjahr kommt es bei den Patienten zur isolierten Hemmung der Erythropoese, hervorgerufen durch eine genetische Störung der erythrozytären Stammzelle. Oft werden zusätzlich Fehlbildungen wie Mikrozephalus, Hypertelorismus, Herzfehler oder Nierenmissbildungen beobachtet. Klinisches Leitsymptom ist eine zunehmende Blässe. Die Anämie ist makrozytär (MCV erhöht), die Retikulozyten sind vermindert, der Anteil an fetalem Hämoglobin (HbF) ist erhöht.

Therapie
Die Therapie erfolgt mit Transfusionen, wobei nach wiederholten Transfusionen die Gefahr einer transfusionsbedingten Eisenüberladung (Hämosiderose) besteht. Manche Patienten profitieren von Kortikosteroiden. Wirkliche Heilung kann nur mit einer Knochenmarks- oder Stammzelltransplantation erzielt werden.

Akute transiente Erythroblastopenie

Verschiedene Noxen (z.B. Virusinfektionen) können zu einem Stopp der Erythropoese führen, der aber meist nur 1–2 Wochen andauert. Die Erkrankung tritt typischerweise im Kleinkindesalter auf. Charakteristisch ist eine normozytäre Anämie mit verminderten Retikulozytenwerten. Es kommt zur spontanen Erholung der Erythropoese, die durch Gabe von Erythropoetin und Substitution von Eisen und Folsäure beschleunigt werden kann.

Eisenmangelanämie

Ursache
Eisenmangel ist die häufigste Ursache einer mikrozytären/hypochromen Anämie im Kindesalter. Aufgrund eines Mangels an verfügbarem Eisen kommt es dabei zu vermindertem Hb-Gehalt der Erythrozyten. Der Eisenmangel kann durch verminderte Eisenzufuhr (einseitige, fleischarme Ernährung, chronische Resorptions- und Verdauungsstörung, z.B. bei Zöliakie) oder durch chronischen Eisenverlust (chronische Blutungsanämie) bedingt sein.

M *Eine mikrozytäre/hypochrome Anämie mit niedrigem Eisen und hohem Transferrin im Serum ist immer eine Eisenmangelanämie, die eine Abklärung der Ursachen erfordert.*

Symptome, Diagnose und Therapie
Neben allgemeinen Anämiezeichen treten Gedeihstörung, Windel-Dermatitis, Entzündung der Mundschleimhaut und Störungen des Haar- und Nagelwachstums auf. Die Anämie ist mikrozytär/hypochrom (MCV und MCH erniedrigt). Beweisende Serumparameter sind erniedrigtes Serumeisen sowie erhöhte Werte des Eisentransportproteins Transferrin im Serum. Bei fortgeschrittenen Fällen sinkt das Speichereisen im Serum ab (Ferritin).

Zur Therapie der Eisenmangelanämie muss die Ursache behoben werden (Umstellung der Ernährung, Zöliakiediät, Behebung der Blutung). Zusätzlich wird Eisen oral substituiert.

Vitamin B12- und Folsäuremangelanämie

Ursache
Mangel an Folsäure und/oder Vitamin B12 kann zu makrozytärer/hyperchromer Anämie führen. Häufigste Ursachen sind extrem einseitige Ernährung (z.B. Verzicht auf Fleisch, Fisch und Milchprodukte) oder chronische Magen-Darm-Erkrankungen (z.B. Zöliakie). Im Kindesalter selten ist die genetisch bedingte Resorptionsstörung von Vitamin B12 (perniziöse Anämie).

Symptome, Diagnose und Therapie
Die Anämie ist makrozytär/hyperchrom (MCV und MCH erhöht), die Serumspiegel von Folsäure und Vitamin B12 sind erniedrigt. Typischerweise sieht man im Knochenmark große Vorstufen der roten (Megaloblasten) und weißen Reihe. Daher wird diese Anämie auch als megaloblastäre Anämie bezeichnet.

Die Therapie besteht in der Behandlung der Grundkrankheit und der Gabe von Folsäure und Vitamin B12.

Infektanämie

Bei chronischen Infektionen kann es zu normo- oder hypochromer Anämie kommen, als deren Ursache eine Eisenverteilungsstörung vermutet wird. Typischerweise ist zwar das Serumeisen erniedrigt, im Gegensatz zur Eisenmangelanämie fehlt jedoch die Erhöhung des Serumtransferrins. Therapeutisch muss die Grundkrankheit behandelt werden, Eisensubstitution führt i.d.R. nicht zum gewünschten Erfolg.

16.2.3 Anämie durch vermehrten Verlust von Erythrozyten (Blutungsanämie)

Ursache und Diagnose

Eine Blutungsanämie wird durch akuten oder chronischen Blutverlust hervorgerufen. Meist ist sie normozytär/normochrom. Kommt es durch die Blutung zum Eisenmangel, kann die Anämie mikrozytär/hypochrom werden.

Ursachen für Blutungsanämien sind bei Neugeborenen fetomaternale Transfusionen (Blutverlust intrauterin vom Kind an die Mutter) und bei Säuglingen Vitamin-K-Mangel, wiederholte Blutabnahmen oder blutige Durchfälle (z.B. bei Kuhmilchallergie). Bei älteren Kindern können Blutungen im Magen-Darmtrakt (z.B. bei Hiatushernie, Ulkus oder Meckel-Divertikel) zu Blutungsanämie führen. Eine versteckte (okkulte) Blutung im Magen-Darm-Trakt kann oft erst durch den Nachweis von geringfügigen Blutspuren im Stuhl (okkultes Blut im Stuhl) bewiesen werden.

Therapie

Die Therapie der Blutungsanämie besteht in der Blutstillung. Nach starkem akutem Blutverlust mit Zeichen der Hypovolämie (Schock) ist eine sofortige Transfusion mit Vollblut erforderlich. Bei chronischem Blutverlust mit nachfolgendem Eisenmangel ist eine Eisensubstitution indiziert.

16.2.4 Hämolytische Anämien

Definition

Als **Hämolyse** wird die vorzeitige Zerstörung der Erythrozyten bezeichnet. Dabei ist die Lebensdauer der Erythrozyten (normal 120 Tage) verkürzt.

Ursache

Ursache für die Hämolyse kann entweder ein endogener Defekt in den Erythrozyten selbst (z.B. defekte Erythrozytenmembran, defekte Hämoglobinbildung) oder eine exogene Schädigung der Erythrozyten (z.B. durch immunologische oder mechanische Einflüsse) sein.

Symptome und Diagnose

Klinisch finden sich neben den allgemeinen Zeichen der Anämie oft mehr oder weniger ausgeprägte Gelbsucht (Ikterus) und Milzvergrößerung (Splenomegalie).

Die Anämie ist normozytär/normochrom (MCV und MCH im Normbereich). Auf den beschleunigten Abbau der Erythrozyten weisen erhöhte Retikulozytenanzahl sowie eine erhöhter Spiegel von Laktatdehydrogenase (LDH) und indirektem Bilirubin im Serum hin.

Hereditäre Sphärozytose (Kugelzellanämie)

Ursache
Die Sphärozytose ist die häufigste erbliche hämolytische Anämie in Mitteleuropa. Durch einen genetischen Defekt der Erythrozytenmembran nehmen diese eine kugelige Gestalt an, wodurch sie leichter in der Milz abgebaut werden.

Symptome und Diagnose
Bei 50% der Patienten findet sich bereits im Neugeborenenalter ein verstärkter Ikterus, später kommt es zum Auftreten von Blässe, Ikterus, Gallensteinen und Splenomegalie. Virusinfektionen können hämolytische Krisen auslösen: Durch Parvovirus B19 kann eine aplastische Krise mit vorübergehendem Stopp der Erythropoese hervorgerufen werden.

Die Anämie ist normozytär/normochrom (MCV und MCH im Normbereich). Als Zeichen der Hämolyse finden sich erhöhte Werte von Retikulozyten, LDH- und Bilirubin. Im Blutausstrich stellen sich die Erythrozyten als kleine, kugelige Zellen (Sphärozyten) dar (**Abb. 16.1**). Beweisend für eine Sphärozytose ist der Nachweis von verminderter osmotischer Resistenz der Erythrozyten.

Prognose
Der klinische Verlauf der Erkrankung kann von völliger Beschwerdefreiheit bis hin zu chronischer schwerer Anämie mit Transfusionsbedarf und wiederholten hämolytischen oder aplastischen Krisen reichen. Bei schweren Verlaufsformen beseitigt eine Entfernung der Milz (Splenektomie, s.u.) die klinischen Erschei-

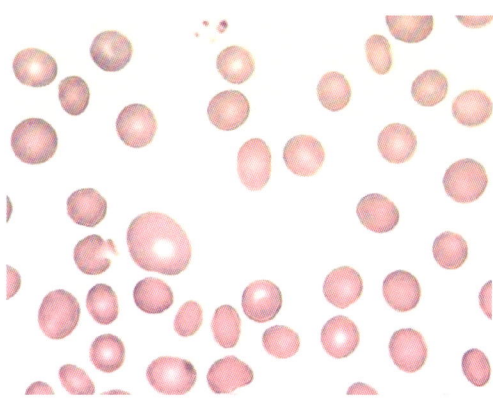

Abb. 16.1 Kugelzellen bei Sphärozytose.

nungen. Wegen erhöhter Infektionsgefahr sollte diese jedoch erst nach dem 6. Lebensjahr und nach Impfung gegen Pneumokokken, Meningokokken und Hämophilus sowie mit anschließender Penizillinprophylaxe erfolgen.

Hämolytische Anämien durch Defekte der Erythrozytenenzyme

Verschiedene erbliche Defekte von Enzymen der Erythrozyten führen zu sekundären Membranschädigungen (z. B. Pyruvatkinasemangel) oder zu erhöhter Anfälligkeit der Erythrozyten gegenüber unterschiedlichen auslösenden Faktoren (z. B. Glukose-6-Phosphat-Dehydrogenasemangel). Als auslösende Faktoren können dabei der Genuss von Fava-Bohnen („Favismus") sowie verschiedene Medikamente in Betracht kommen.

Thalassämie

Definition und Ursache

Bei der **Thalassämie** handelt es sich um eine erbliche Erkrankung, bei der entweder die α-Kette des Hämoglobins (α-Thalassämie) oder die β-Kette des Hämoglobins (β-Thalassämie) vermindert gebildet werden. Während die α-Thalassämie vorwiegend in Indien und Südostasien verbreitet ist, findet sich das β-Thalassämie-Gen häufig im östlichen Mittelmeerraum, in Arabien und in Afrika. Die homozygote Form der β-Thalassämie, bei der von beiden Elternteilen das Thalassämie-Gen vererbt wird, wird auch als Thalassaemia major bezeichnet.

Symptome und Diagnose

Die Thalassämie manifestiert sich in den ersten Lebensmonaten, manchmal bereits intrauterin, mit den Zeichen einer schweren Anämie und Hämolyse.

Die Anämie ist mikrozytär/hypochrom. Es finden sich erhöhte Werte von Retikulozyten, LDH und Bilirubin. Entscheidend für die Diagnose ist es, mittels Hämoglobin-Elektrophorese nachzuweisen, dass β-Ketten vermindert gebildet werden.

Die heterozygote Form der β-Thalassämie wird als Thalassaemia minor bezeichnet. Sie ist i. d. R. asymptomatisch, meist besteht keine Anämie, sondern lediglich eine Mikrozytose mit Hypochromie. In manchen Fällen besteht eine geringgradige Anämie mit milden Hämolysezeichen, was als Thalassaemia intermedia bezeichnet wird.

Therapie

Therapeutisch ist eine Substitution von Erythrozyten in regelmäßigen Abständen erforderlich. Da das früher oder später zu Eisenüberlastung (Hämosiderose) mit endokrinologischen und kardiologischen Langzeitproblemen führt, muss das Eisen frühzeitig auch mittels sog. Chelatbildner (Deferoxamin) entfernt werden. Wirkliche Heilung kann nur mit einer Knochenmarks- oder Stammzelltransplantation erzielt werden.

Sichelzellanämie

Definition

Die **Sichelzellanämie** ist eine erbliche Erkrankung, bei der durch Punktmutation am Chromosom 11 ein abnormes Hämoglobin (HbS) gebildet wird. Die Erkrankung kommt v. a. in Malariagebieten Zentralafrikas und des Mittelmeerraums vor (Träger des Gens sind vor Malaria geschützt und haben dadurch einen Selektionsvorteil).

Symptome

Während Patienten mit heterozygoter (nur von 1 Elternteil vererbter) Form der Sichelzellanämie klinisch unauffällig sind, verklumpt bei homozygoten Patienten (von beiden Elternteilen vererbt) bei vermindertem Sauerstoffdruck das HbS und die Erythrozyten verformen sich sichelförmig. Die sichelförmigen Erythrozyten verstopfen die Gefäße (Thrombosen) und führen zu Infarkten in verschiedenen Organen mit entsprechenden Symptomen und Funktionsausfällen (Sichelzellkrisen). Am häufigsten betroffen sind Knochen (Knocheninfarkte mit Knochenschmerzen), Milz und Nieren (abdominelle Schmerzkrisen) und Gehirn (Schlaganfall).

Diagnose

Typische Laborveränderungen in der Sichelzellkrise sind sichelförmig veränderte Erythrozyten im Blutausstrich (**Abb. 16.2**). Oft finden sich Leukozytose, Thrombozytose sowie Zeichen der Hämolyse (s. oben). Die Behandlung der Krisen besteht aus adäquater Flüssigkeitszufuhr (u. U. auch mittels Erythrozytenkonzen-

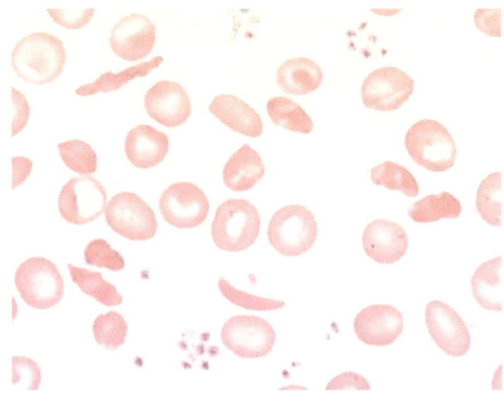

Abb. 16.2 Sichelzellen bei Sichelzellanämie.

traten) und Verabreichung von Schmerzmitteln. Bei wiederholten schweren Krisen v. a. mit Beteiligung des Zentralnervensystems sind prophylaktische regelmäßige Bluttransfusionen oder eine Knochenmarks- oder Stammzelltransplantation als einzig kurative Maßnahme zu erwägen.

Immunhämolytische Anämien

Im Gegensatz zu den bisher vorgestellten erblichen hämolytischen Anämien sind die immunhämolytischen Anämien erworben. Ursache sind Antikörper, die gegen Erythrozyten gerichtet sind. Mittels der sog. Coombs-Tests können die Erythrozytenantikörper nachgewiesen werden.

Ein Beispiel für eine immunhämolytische Anämie ist der Morbus haemolyticus neonatorum, bei dem es durch Blutgruppenunverträglichkeit zwischen Mutter und Kind zu einer Hämolyse der kindlichen Erythrozyten mit entsprechenden Symptomen kommt (s. Kap. 12, S. 145). Ein weiteres Beispiel ist die autoimmunhämolytische Anämie: ein akutes, meist durch Infektionen oder Medikamente ausgelöstes Ereignis, bei dem körpereigene Antikörper gegen Erythrozyten (sog. Autoantikörper) zu oft dramatischer Hämolyse mit entsprechender Symptomatik und Labordiagnostik (ausgeprägte normochrome Anämie, Hämolysezeichen, positive Coombs-Tests) führen können.

Therapeutisch werden Kortikosteroide eingesetzt, in schweren Fällen können auch Bluttransfusionen erforderlich sein.

Mechanische Hämolysen

Diese erworbenen Hämolysen werden zumeist durch Hindernisse in arteriellen Blutgefäßen hervorgerufen. Typischerweise können im Blutausstrich fragmentierte Erythrozyten in Verbindung mit Hämolyseparametern im Labor nachgewiesen werden. Beispiele sind hämolytische Anämie bei mechanischen Herzklappen, hämolytisch-urämisches Syndrom (s. Kap. 28.7) und die meist durch Medikamente hervorgerufene thrombotisch-thrombozytopenische Purpura.

Splenektomie in der Behandlung hämolytischer Anämien

Definition
Die **Splenektomie** bezeichnet die Entfernung der Milz, die komplett oder teilweise (partielle Splenektomie) durchgeführt werden kann.

Indikation
Neben seltenen Erkrankungen, wie Milzzyste oder Milzabszess, stellen v. a. chronisch hämolytische Erkrankungen (Kugelzell-, Sichelzellanämie, auch Thalassämie) Indikationen für Milzresektionen dar. Bei deren Behandlung ist die Milzoperation allerdings die letzte in Frage kommende Maßnahme; sie wird erst erwogen, wenn alle konservativen Maßnahmen keine befriedigende Situation hinsichtlich Blutbild und Schmerzkrisen erreichen können. Der Grund dafür ist das hohe Infektionsrisiko, das für splenektomierte Kinder besteht. Vorbeugende Impfungen (s. o.) und eine intensive antibiotische Behandlung bei Entzündungen oder fieberhaften Erkrankungen sind Konsequenzen zur Reduktion des lebenslangen Risikos.

Durch eine partiell durchgeführte Splenektomie ist der postoperative Immundefekt i. d. R. zu vermeiden. Nicht selten kommt es dabei aber im weiteren Verlauf zu erneutem Anwachsen des verbliebenen Milzanteils mit Wiederauftreten der Blutbild- und Schmerzsymptomatik. Eine allgemein gültige Regel, ob partiell oder komplett reseziert werden soll, gibt es nicht, es muss stets im Einzelfall entschieden werden.

Operationsverfahren
Die Operation erfolgt meist mittels Laparotomie, vielerorts wird jedoch inzwischen das laparoskopische Verfahren wegen geringerer Schmerzen und rascherer Erholung postoperativ sowie kosmetisch günstigerer Narben bevorzugt. Die Milz ist ein sehr vulnerables Organ, das bei einer Verletzung heftig bluten kann. Aufgrund der massiven Vergrößerung gilt dies bei hämolytischen Erkrankungen ganz besonders. Daher ist ein größerer Blutverlust das wesentliche intraoperative Risiko des Eingriffs, Blutkonserven müssen präoperativ bereitgestellt werden.

Teilembolisation der Milz. Als Alternative zur operativen (Teil-)Entfernung wird seit ein paar Jahren eine Teilembolisation der Milz entwickelt. Durch Applikation eines embolisierenden („verstopfenden") Materials mittels Katheter über die Leistenarterie in Äste der Milzarterie wird die Milzdurchblutung vermindert. Einige Berichte geben dadurch eine Reduktion der Symptome der Patienten an. Wegen des Erhalts von Milzgewebe und der Wiederholbarkeit könnte das Verfahren vorteilhaft sein. Es liegen aber noch zu wenig Erfahrungen vor, um die Therapieform generell zu empfehlen.

16.2.5 Polyglobulie (Erythrozytose)

Definition

Während Anämien durch verminderte Anzahl von Erythrozyten gekennzeichnet sind, ist die **Polyglobulie** durch einen konstanten Anstieg von Erythrozytenzahl, Hämoglobin und Hämatokrit über die altersentsprechende Norm charakterisiert.

Absolute Polyglobulie

Die absolute Polyglobulie wird auch als Erythrozytose bezeichnet. Es kommt zu tatsächlich vermehrten Erythrozytenzahlen. Häufigste Ursache ist eine chronische Hypoxämie (z.B. bei angeborenen zyanotischen Herzfehlern oder bei chronischen Lungenerkrankungen), die zu einer Vermehrung des Wachstumsstoffs für Erythrozyten (Erythropoetin) und dementsprechend vermehrter Produktion von Erythrozyten im Knochenmark führt.

Relative Polyglobulie

Hämoglobin, Erythrozytenzahl und Hämatokrit sind nicht durch echte Vermehrung der Erythrozyten, sondern durch Abnahme des Plasmavolumens (z.B. bei schwerer Durchfallserkrankung oder bei Verbrennung) bedingt.

16.3 Erkrankungen des weißen Systems

16.3.1 Neutropenie

Definition

Bei einer **Neutropenie** sind die Werte der neutrophilen Granulozyten auf unterhalb der Altersnorm, i. Allg. unter 1500/µl, vermindert. Eine Neutrophilenzahl unter 500/µl wird als **Agranulozytose** bezeichnet.

Ursache

Ursachen für Neutropenien sind entweder verminderte Bildung der Neutrophilen im Knochenmark oder vermehrter Abbau im peripheren Blut. Man unterscheidet angeborene Formen, bei denen es genetisch bedingt zur Bildungsstörung der neutrophilen Granulozyten kommt, von erworbenen Formen, die durch Infektionen, Medikamente oder Autoimmunprozesse hervorgerufen werden können.

Beispiele angeborener Neutropenien

Infantile maligne Agranulozytose (Kostmann-Syndrom). Beim Kostmann-Syndrom kommt es bereits im frühen Säuglingsalter zu schweren, oft lebensbedrohlichen Infektionen. Auch bei wiederholten Blutabnahmen findet sich im Blutbild immer eine Agranulozytose. Das Knochenmark zeigt einen typischen Ausreifungsstopp der Granulozyten-Vorstufen, der zugrunde liegende genetische Defekt kann heute nachgewiesen werden. Therapeutisch wird G-CSF (Wachstumsstoff für Granulozyten) eingesetzt, einzig kurative Therapieoption ist die Knochenmarks- oder Stammzelltransplantation

Zyklische Neutropenie. Sie ist charakterisiert durch neutropenische Phasen mit Fieber und Infektionen der Haut und/oder Schleimhäute, die in regelmäßigen Abständen von 2–3 Wochen auftreten und nach Abklingen der Neutropenie rasch zurückgehen. Eine Therapie mit G-CSF ist auch bei dieser angeborenen Neutropenie indiziert.

Shwachman-Diamond-Syndrom. Neutropenie ist hier kombiniert mit Pankreasinsuffizienz.

Benigne Neutropenie. Es kommt zu erhöhter Infektanfälligkeit, die aber nie lebensbedrohlich wird.

16.3.2 Leukozytose

Leukozytose ist definiert als Erhöhung der Gesamtleukozytenzahl oberhalb der Altersnorm. Meist wird sie durch Vermehrung der neutrophilen Granulozyten (Neutrophilie) hervorgerufen. Diese tritt v.a. bei bakteriellen Infektionen auf. Dabei kommt es im Differenzialblutbild oft zu einer relativen Zunahme stabkerniger und jugendlicher neutrophiler Granulozyten („Linksverschiebung"). Eine Leukozytose wird auch bei Blutverlust, bei Verbrennungen, bei zentralnervösen Störungen (Krampfanfall, Hirnblutung), nach Operationen sowie oft auch bei der Behandlung mit Kortikosteroiden beobachtet. Eine Leukozytose durch Vermehrung der Lymphozyten wird auch als Lymphozytose bezeichnet. Typischerweise tritt sie bei Virusinfektionen (z.B. bei EBV-Infektion) oder bei Keuchhusten auf.

16.4 Erkrankungen der Thrombozyten

Auf Erkrankungen der Thrombozyten, die Gerinnungsstörungen hervorrufen (Thrombozytopenie, Thrombozytopathie) wird in Kap. 16 D „Gerinnungsstörungen" (S. 222 ff) eingegangen.

16.4.1 Thrombozytose

Eine **Thrombozytose** ist definiert als Thrombozytenzahl >500 000/µl.

Die primäre Thrombozytose, die sehr selten ist, wird im Rahmen von myeloproliferativen Erkrankungen beobachtet (z. B. bei chronisch myeloischer Leukämie oder bei essenzieller Thrombozythämie). Die wesentlich häufigeren sekundären Thrombozytosen treten v.a. nach Infektionen, Traumen und Operationen, Splenektomie, sowie bei Hypoxämie oder Eisenmangel auf. Sekundäre Thrombozythämien können Werte bis 2 000 000 Thrombozyten/µl erreichen, führen aber praktisch nie zu einer Thrombose und bedürfen daher auch keiner Therapie.

16.5 Aplastische Anämie (Panzytopenie)

Definition
Bei der **aplastische Anämie** (Panzytopenie, Knochenmarkversagen) ist die Anzahl von Erythrozyten, Leukozyten und Thrombozyten im Blut vermindert. Ebenfalls vermindert sind die Vorstufen sämtlicher Blutreihen im Knochenmark.

Ursache
Die Ursache des Knochenmarkversagens kann genetisch bedingt (z. B. Fanconi-Anämie, Shwachman-Diamond Syndrom) oder erworben sein. Erworbene Formen werden durch Infektionen (z. B. Virusinfektionen), Medikamente (z. B. Chemotherapie) oder Strahlung (z. B. Atomreaktorkatastrophen) ausgelöst.

Symptome und Diagnose
Klinische Symptome der aplastischen Anämie sind zunehmende Blässe verbunden mit Müdigkeit (Zeichen der Anämie), Infektanfälligkeit (Zeichen der Leukopenie) und Blutungsneigung (Zeichen der Thrombozytopenie). Bei den genetischen Formen sind zusätzlich oft Missbildungen zu beobachten. Im Blutbild eines Patienten mit aplastischer Anämie findet man normochrome Anämie, Leukopenie und Thrombozytopenie. Typischerweise findet sich im Knochenmark eine verminderte, oft fehlende Blutbildung sämtlicher Blutreihen (Knochenmarkshypo- bzw. aplasie).

Therapie
Therapeutisch sind bei medikamentös bedingter aplastischer Anämie zunächst die verursachenden Medikamente abzusetzen. In vielen Fällen ist das Knochenmarkversagen jedoch irreversibel, sodass als einzige kurative Therapiemaßnahme nur eine Knochenmark- bzw. Stammzelltransplantation in Betracht kommt. Für viele Patienten ist jedoch kein geeigneter Stammzellspender verfügbar. Interessanterweise sprechen viele Patienten auf eine immunsuppressive Therapie (z. B. mit Antithymozytenglobulin, Kortikosteroiden und Cyclosporin A) gut an, sodass in der Pathogenese der aplastischen Anämie immunologische Prozesse vermutet werden.

16.6 Stammzelltransplantation

Definition
Bei manchen hämatologischen Erkrankungen kann eine Heilung der Patienten nur durch den totalen Ersatz des blutbildenden Systems mittels Transplantation von Stammzellen erfolgen. Zur Erläuterung des aufwendigen Verfahrens sind einige Begriffsdefinitionen erforderlich:
- **allogen:** Transplantation von einem Menschen auf einen anderen
- **syngen:** Transplantation von einem eineiigen Zwilling
- **autolog:** Transplantation von körpereigenen Zellen

HLA-Typisierung. Der HLA-Typ (HLA = human leukocyte antigen) beschreibt die Oberflächeneigenschaften des Gewebes, die jeder Mensch an der Oberfläche seiner Zellen aufweist. Die Oberflächeneigenschaften werden von den Eltern vererbt und an 4 Stellen (Loci) nachgewiesen (Locus A,B,C,D). Bei identem HLA-Typ spricht man von HLA-Identität zwischen Spender und Empfänger.

Konditionierung. Darunter versteht man eine hochdosierte Chemotherapie, manchmal kombiniert mit

Strahlentherapie, die vor einer Stammzelltransplantation verabreicht werden muss, um Platz für die transplantierten Stammzellen zu schaffen.

Fremdspender. Der ideale Spender ist der HLA-idente Geschwisterspender. Internationale Datenbanken ermöglichen es heute, für viele Patienten einen passenden Fremdspender zu finden.

Gewebsverträglichkeit. Grundvoraussetzung für eine Stammzelltransplantation ist eine Gewebsverträglichkeit zwischen Spender und Empfänger, da es ansonsten sowohl zu Abstoßungen des Transplantats (graft rejection) als auch zu umgekehrten Abstoßungsreaktionen des Transplantats gegen den Empfänger (graft versus host reaction = gvhd) kommen kann. Daher muss vor einer Stammzelltransplantation der HLA-Typ von Spender und Empfänger (ideal wäre HLA-Identität) sorgfältig bestimmt werden.

Stammzellquellen

Stammzellen sind jene Zellen, aus denen sich sämtliche Blutreihen entwickeln können. Sie können aus Knochenmark, peripherem Blut oder aus Plazentarestblut gewonnen werden. Dementsprechend kann eine Stammzelltransplantation (SCTx) als Knochenmarktransplantation (KMT), periphere Stammzelltransplantation (PSCTx) oder als Nabelschnurblut-Transplantation (UCBTx = umbilical cord blood transplantation) erfolgen.

Bei der KMT werden dem Spender in Vollnarkose mittels zahlreicher Punktionen aus dem Beckenkamm ca. 500–1000 ml Knochenmarksblut entnommen. Bei der PSCTx werden Stammzellen nach vorheriger Stimulation des Spenders mit Zytokinen (G-CSF und Erythropoetin) aus dem peripheren Blut mittels maschineller Verfahren (Apherese) gewonnen. Bei der UCBTx werden Stammzellen aus dem Plazentarestblut unmittelbar nach Geburt des Spenders durch Punktion der Nabelvene entnommen.

Indikationen

Indikationen für eine SCTx sind sowohl nicht maligne als auch maligne Erkrankungen. Zu den nicht malignen Indikationen zählen alle schweren Erkrankungen des Blutes, bei denen ein Ersatz der Hämatopoese erforderlich ist (z. B. aplastische Anämie, schwere Formen der Anämie, schwere Immundefekte). Im Gegensatz dazu basiert der kurative Effekt der SCTx bei malignen Erkrankungen (z. B. bei Leukämien und Lymphomen) sowohl auf der durch die SCTx ermöglichten, ultrahoch dosierten onkologischen Therapie mit anschließendem reparativem Stammzellersatz als auch auf einer potenziellen immunologischen Wirkung des mittransplantierten neuen Immunsystems.

Durchführung

Allogene und autologe Stammzelltransplantationen unterscheiden sich in ihrer Durchführung.

Allogene Stammzelltransplantation. Bei der allogenen SCTx wird der Patient zunächst einer Konditionierung unterzogen, die ein völliges Auslöschen der Hämatopoese bewirkt. Danach werden dem Spender Stammzellen entnommen und dem Empfänger mittels einfacher Transfusion intravenös verabreicht. Auf noch ungeklärte Weise finden die Zellen ihren Weg ins Knochenmark (homing), sodass nach ca. 2 Wochen die ersten Zeichen des neu angewachsenen Knochenmarks im Blutbild sichtbar werden (Engraftment). Im Intervall bis zum Engraftment leiden die Patienten unter kompletter Knochenmarksaplasie, sodass die Pflege unter sterilen Bedingungen, sowie zahlreiche unterstützende (supportive) Maßnahmen zum Schutz vor Infektionen durchgeführt werden müssen. Des Weiteren ist eine immunsuppressive Therapie zur Prophylaxe einer Abstoßung zumindest für einige Monate erforderlich. Mittels neuer Verfahren können Stammzellsuspensionen heute hochgereinigt werden, sodass auch Transplantationen von nicht HLA-identen Spendern möglich geworden sind.

Autologe Stammzelltransplantation. Bei autologer SCTx werden dem Patienten eigene Stammzellen entnommen und in flüssigem Stickstoff tiefgefroren (kryokonserviert). Später wird der Patient einer Hochdosistherapie unterzogen, nach der die wieder aufgetauten eigenen Stammzellen transfundiert werden. Im Gegensatz zur allogenen Transplantation sind bei diesem Verfahren keine immunologischen Effekte (weder im positiven noch im negativen Sinne) zu erwarten.

B Onkologische Erkrankungen

16.7 Übersicht

Definition

Onkologische Erkrankungen sind definiert als Erkrankungen, bei denen es zu unkontrolliertem Wachstum von Körperzellen kommt. Synonyme Bezeichnungen sind „**bösartige (= maligne) Erkrankungen**", „**Malignome**" oder „**Krebserkrankungen**". Malignome, die von Epithelzellen ausgehen, werden auch als **Karzinome** bezeichnet. Ungezügeltes Wachstum maligner Zellen führt zur Infiltration der Zellen in die Umgebung, zur Schwellung betroffener Organe (= Geschwulst oder Tumor), zum Einbruch in Blutgefäße und zur Absiedelung von Tochtergeschwülsten (Metastasen) in andere Körperorgane. Ohne entsprechende Therapie bewirkt die maligne Erkrankung früher oder später einen Zusammenbruch der Organfunktionen, der mit dem Leben nicht mehr vereinbar ist.

Ursache

Die Ursache (Ätiologie) maligner Erkrankungen ist in vielen Fällen noch unklar. Manche Malignome sind genetisch bedingt: z. B. Malignome der Netzhaut (= Retinoblastome), die familiär gehäuft auftreten können. Es ist auch bekannt, dass einige Erbkrankheiten mit einer erhöhten Inzidenz maligner Erkrankungen einhergehen (z. B. Down-Syndrom oder Fanconi-Anämie). Neben genetischen Ursachen werden auch virale Ursachen (z. B. Epstein-Barr-Virus bei bestimmten Lymphomen, humanes Papillomavirus bei Gebärmutterhalskrebs, Hepatitis-B- und Hepatitis-C-Virus bei Leberkrebs), Strahlenschädigungen (z. B. Schilddrüsenkrebs nach Atomreaktorunfall), sowie chemische Substanzen (z. B. Lungenkrebs bei Rauchern) als Ursachen für Krebserkrankungen diskutiert.

Unabhängig von der auslösenden Ursache können heute bei fast allen malignen Erkrankungen im Kindesalter ganz spezifische Änderungen in der Erbsubstanz der betroffenen Zellen, sog. chromosomale Aberrationen, festgestellt werden, die bei der Betreuung von Kindern mit Krebserkrankungen sowohl eine diagnostische, eine prognostische als auch eine therapeutische Bedeutung haben.

Häufigkeit

Maligne Erkrankungen stellen in den Industrieländern nach Unfällen die zweithäufigste Todesursache bei Kindern dar. Sie treten mit einer Häufigkeit von ca. 13 auf 100 000 Kinder unter 15 Jahren auf. Die häufigste maligne Erkrankung ist die akute lymphatische Leukämie mit einem Anteil von über 25 % aller Malignome im Kindesalter.

Einteilung

Leukämien und Lymphome sind Krebserkrankungen, die von den Blutzellen ihren Ausgang nehmen und daher auch als hämatologische Malignome bezeichnet werden. Sie machen ca. die Hälfte aller Malignome im Kindesalter aus.

Die andere Hälfte bildet die heterogene Gruppe der soliden Tumoren. Von Letzteren ist als größte Gruppe mit einer Häufigkeit von ca. 20 % die Gruppe der Hirntumoren hervorzuheben, während jeder andere solide Tumor einen Einzelanteil von unter 10 % ausmacht (**Abb. 16.3**). Auffällig ist, dass im Kindesalter, im Gegensatz zum Erwachsenenalter, der Anteil an Karzinomen weniger als 1 % beträgt.

Diagnose

Die Diagnostik bei Verdacht auf Krebserkrankung beginnt mit sorgfältiger Anamnese und klinischer Untersuchung. Blutbild, Blutausstrich und Knochenmarkuntersuchung ermöglichen die definitive Diagnose bei Leukämien. Bildgebende Verfahren wie Ultraschall (Sonografie), Computertomografie (CT), Magnetresonanztomografie (MRT) und Isotopenuntersuchungen (Szintigrafie) sind bei soliden Tumoren erforderlich, um Lokalisation, Größe und Ausbreitung des Tumors und damit auch sein Stadium exakt festlegen zu können.

In den meisten Fällen ist zur definitiven Diagnosestellung bei soliden Tumoren eine Gewebsentnahme (Biopsie) und anschließende histologische Begutachtung des Biopsates erforderlich. Manche Tumoren kön-

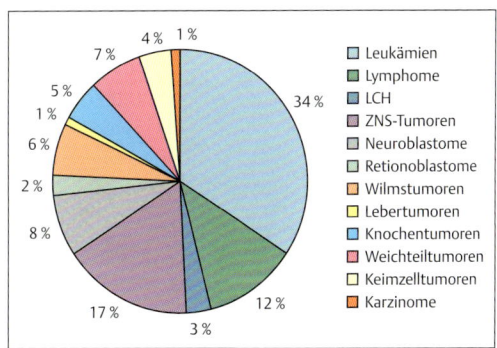

Abb. 16.3 Häufigkeit onkologischer Erkrankungen im Kindesalter.

nen auch mittels typischer Tumormarker diagnostiziert werden (z. B. Harnkatecholamine bei Neuroblastom, α-Fetoprotein bei Hepatoblastom). Vielfach weisen isoliert erhöhte Werte der Laktatdehydrogenase (LDH) im Serum auf einen malignen Prozess hin.

Tumorstadien. Das Bestimmen von Tumorgröße und -ausbreitung ermöglicht es, ein bestimmtes Tumorstadium festzulegen. Während bei Erwachsenen das sog. TNM-System (T = Tumorgröße, N = Lymphknotenbefall, M = Metastasierung) verwendet wird, haben Kinder für jede Tumorart eigene Stadieneinteilungen. Je nach Tumorstadium wird die Intensität der Therapie entsprechend den internationalen Therapieprotokollen festgelegt. Bei manchen Tumoren (z. B. Hirntumoren) erfolgt ein histologisches Grading, um das Ausmaß der Malignität zu bestimmen (Grad I u. II = gutartig, Grad III u. IV = bösartig)

Prognose

Die Prognose maligner Erkrankungen im Kindesalter musste noch vor 30 Jahren als äußerst ernst eingestuft werden, da ein Überleben nur in wenigen Einzelfällen möglich schien. In den letzten Jahrzehnten konnte die Überlebensprognose von Kindern mit Krebserkrankungen dank moderner onkologischer Therapieverfahren dramatisch verbessert werden, sodass heute mehr als ¾ aller Kinder eine gute Chance haben, von ihrer Krebserkrankung auf Dauer geheilt zu werden.

16.8 Onkologische Therapie

16.8.1 Übersicht

Die Therapie onkologischer Erkrankungen im Kindesalter ist immer auf Heilung ausgerichtet (kurativ). Palliative (d. h. lediglich die Beschwerden lindernde) Maßnahmen werden nur in seltenen Ausnahmefällen angewandt. Kurative onkologische Therapie umfasst das interdisziplinäre Zusammenwirken von Chemotherapie, Operation und Radiotherapie. Das erfordert intensive Zusammenarbeit zwischen pädiatrischen Hämato-Onkologen, Kinderchirurgen, Neurochirurgen, Orthopäden, Strahlentherapeuten und Radiologen.

Zusätzlich ist für die psychosoziale Betreuung der Kinder neben den Pflegepersonen immer auch ein Team aus Psychologen, Pädagogen, Sozialarbeitern, Physiotherapeuten und Ergotherapeuten erforderlich. Es besteht Übereinstimmung, dass dem pädiatrischen Hämato-Onkologen im komplizierten Wechselspiel zwischen verschiedensten Disziplinen die Rolle des Koordinators zufällt, der zusätzlich auch für die ordnungsgemäße Verabreichung der Chemotherapie zu sorgen hat.

Sämtliche Kinder mit onkologischen Erkrankungen werden nur in speziellen onkologischen Zentren und im Rahmen internationaler Therapieoptimierungsstudien behandelt, um nicht nur den höchsten Qualitätsstandard der Behandlung zu garantieren, sondern auch die Therapiestrategien fortwährend zu verbessern.

M *Moderne onkologische Therapie erfordert immer das multidisziplinäre Zusammenwirken verschiedenster Disziplinen im Rahmen internationaler Therapieoptimierungsstudien.*

16.8.2 Chemotherapie und Supportivtherapie

Definition

Unter **Chemotherapie** versteht man die Verabreichung von Medikamenten, die das Zellwachstum hemmen und zum Absterben der unkontrolliert wachsenden Krebszellen führen sollen. Die Medikamente werden als Chemotherapeutika oder Zytostatika bezeichnet.

Zytostatika

Zytostatika können intravenös, peroral, subkutan oder intrathekal (in den Liquorraum) verabreicht werden. Sie greifen in unterschiedlichen Phasen der Zellteilung (Mitose) ein und verhindern dabei eine Teilung der Zellen, z. B. durch:
- Einbau falscher Basen in die DNS der Zellkerne (sog. Antimetabolite)
- Entzug der für das Wachstum wichtigen Folsäure (Folsäureantagonisten z. B. Methotrexat)
- Anhängen langer Alkylreste an die DNS der Zellkerne (sog. alkylierende Substanzen)
- Wirkung als sog. Spindelgift (Gift klemmt sich in die Teilungsspindel während der Mitose)

In **Tab. 16.1** sind die wichtigsten Zytostatikagruppen im Überblick dargestellt. Da die unterschiedlichen Zytostatika an unterschiedlichen Phasen der Mitose ihre Wirkung entfalten, ist es verständlich, dass der maximale Therapieeffekt durch die gleichzeitige Verabreichung verschiedener Zytostatika zu erzielen ist (Prinzip der Polychemotherapie).

Nebenwirkungen

Da Zytostatika nicht nur die schnell wachsenden Krebszellen, sondern auch schnell wachsende gesunde Kör-

ONKOLOGISCHE THERAPIE

Tab. 16.1 Wichtige Zytostatika.

Alkylierende Substanzen	Antimetaboliten	Mitoseinhibitoren (Spindelgifte)	Antibiotika	Sonstige
– Busulfan – Carmustin – Ifosfamid – Cyclophosphamid – Cisplatin – Melphalan	– Cytarabin – Thioguanin – Mercaptopurin – Methotrexat	– Etoposid – Vincristin – Vinblastin	– Bleomycin – Daunorubicin – Doxorubicin – Dactinomycin	– L-Asparaginase – Procarbazin – Hydroxyurea

Tab. 16.2 Häufige Nebenwirkungen der Chemotherapie.

Betroffenes Organ	Nebenwirkung
Haut	– Haarausfall (Alopezie) – Ausschlag (Exanthem)
Schleimhaut	– Übelkeit, Erbrechen – Mukusitis
Knochenmark	– Myelodepression: • Leukopenie • Anämie • Thrombozytopenie
Leber	– Anstieg der Leberenzyme
Niere/Harntrakt	– Blasenentzündung (Zystitis) – Nierenschädigung (Nephropathie)

perzellen zerstören können, ergeben sich zahlreiche Nebenwirkungen, deren Management viel Erfahrung und Aufwand seitens des Betreuungsteams erfordert. Sie reichen vom zumeist reversiblen Haarausfall (Alopezie), über Übelkeit und Erbrechen bis hin zu vorübergehender Knochenmarksaplasie mit Panzytopenie, die mit erhöhter Infektions- und Blutungsgefahr verbunden ist (Tab. 16.2).

Unterstützende Maßnahmen

Zahlreiche unterstützende Maßnahmen sind erforderlich, um nicht nur die Krebserkrankung, sondern auch die Nebenwirkungen der onkologischen Therapie erfolgreich behandeln zu können. Sie nehmen einen großen Raum in der alltäglichen Pflege und Betreuung onkologischer Patienten ein. Nachfolgend sind einige der wichtigsten Maßnahmen aufgelistet:

- **Zentralvenenkatheter (s. Kap. 14.6):** Der Zentralvenenkatheter muss immer steril gehandhabt werden, um potenziell lebensgefährliche Katheterinfektionen zu vermeiden.
- **Antiemetika:** Zur Behandlung des durch die Chemotherapie hervorgerufenen Erbrechens stehen zahlreiche, meist zentral wirkende Medikamente zur Verfügung.
- **Dekontamination:** Unter Dekontamination versteht man den Schutz der Patienten vor Infektionserregern. Das geschieht durch Vermeiden von zu viel Kontakt mit potenziell infektiösen Mitmenschen (Menschenansammlungen und Kontakt mit erkälteten Menschen meiden), durch strikte Maskenpflicht und Händedesinfektion für alle Angehörigen sowie alle Mitglieder des Betreuungsteams und durch die prophylaktische Einnahme von antibakteriellen, antimykotischen und antiviralen Medikamenten. In manchen Fällen ist sogar die Pflege in einer sterilen Einheit erforderlich.
- **Kompromisslose antiinfektiöse Therapie im Infektionsfall:** Sollte es trotz aller Dekontaminationsmaßnahmen beim Patienten zum Auftreten einer Infektion (zu erkennen an Fieber und/oder Anstieg der Entzündungswerte im Blut) kommen, ist eine kompromisslose Therapie mit breit wirkenden Antibiotika, in weiterer Folge auch Antimykotika (Mittel gegen Pilze) oder Virostatika (Mittel gegen Viren) erforderlich.
- **Forcierte Diurese:** Manche Zytostatika erfordern ausreichende Flüssigkeitszufuhr, um eine adäquate Nierenfunktion zu erhalten.
- **Blutprodukte:** Die durch die Chemotherapie bedingte Knochenmarksschwäche (Myelodepression) macht häufig die Verabreichung von Blutprodukten (Erythrozytenkonzentrate, Thrombozytenkonzentrate, gelegentlich Granulozytenkonzentrate) erforderlich. Um die in den Konzentraten vorhandenen Spenderlymphozyten zu inaktivieren und damit Abstoßungsreaktionen des Transplantats gegen den Empfänger zu vermeiden, müssen die Konzentrate immer bestrahlt werden.
- **Zytokine:** Wachstumsstoffe für Blutzellen (z. B. G-CSF für Granulozyten oder Erythropoetin für Erythrozyten) helfen oft, die Dauer der Myelodepression zu verkürzen.

 Fieber bei Myelodepression ist immer als Zeichen einer schweren Infektion (Sepsis) zu interpretieren,

die eine sofortige Behandlung mit breit wirkender antiinfektiöser Therapie erfordert.

Während hämatologische Malignome (Leukämien und Lymphome) v. a. durch Chemotherapie erfolgreich behandelt werden können, ist bei soliden Tumoren ein Zusammenwirken von Chemotherapie, Operation und Strahlentherapie erforderlich.

16.8.3 Onkologische Chirurgie

Allgemeine Grundlagen

Der Begriff „onkologische Chirurgie" verdeutlicht, dass für Chirurgen bei bösartigen Tumoren ein besonderes Vorgehen erforderlich ist. Jeder Patient ist sehr individuell zu betrachten, in keinem Fall handelt es sich um einen Routineeingriff.

Zunächst ist das Ziel der Operation festzulegen. Das erfolgt im Rahmen einer Tumorkonferenz, bei der alle für die Behandlung maßgeblichen diagnostischen und therapeutischen Disziplinen beteiligt sind. Ein **diagnostischer Eingriff** zielt lediglich auf das Gewinnen einer Gewebeprobe ab, die pathohistologisch untersucht werden soll. Ein **resezierender Eingriff** hat prinzipiell das komplette Entfernen des Tumors zum Ziel.

> **P** *Der resezierende Eingriff stellt im Rahmen der Tumorbehandlung eine besondere Situation dar. Mit operativer Entfernung einer Geschwulst verbinden (ältere) Kinder und besonders die Eltern sehr große Hoffnungen auf eine Heilung. Aufgrund der meist noch ungeklärten Diagnose zu dem Zeitpunkt ist aber auch die Angst vor einer ungünstigen Prognose besonders groß. Das muss bei der Betreuung der betroffenen Familien durch Ärzte und Pflegekräfte berücksichtigt werden. Manche Probleme können im postoperativen Verlauf, z. B. Schmerzen, Übelkeit, Juckreiz, nicht nur durch die Operation bedingt, sondern auch sehr stark durch die angespannte seelische Situation von Eltern und Kind beeinflusst sein. Ein verständnisvoller, aber auch konsequenter Umgang vermittelt hier Sicherheit und hilft oft mehr als die doppelte Dosis eines Schmerzmittels.*

Operative Besonderheiten

Präoperative

Vor der Operation eines (möglicherweise) malignen Tumors sind besondere Vorbereitungen zu treffen, die den weiteren Weg des resezierten Gewebes betreffen. Da das Präparat frisch, also nicht konserviert, bearbeitet werden muss, ist der Pathologe vom OP-Zeitpunkt zu informieren. Zum Versand von Gewebeproben und Blut in Spezialabore müssen Materialien bereitstehen.

Bösartige Tumoren sind aufgrund ihres raschen Wachstums meist sehr stark durchblutet. Eine Verletzung größerer Tumorgefäße oder gar des Tumors selbst ist neben der erheblich beeinträchtigten Sicht des Operateurs auch durch den Blutverlust ein großes Risiko für den Patienten. Präoperativ müssen daher stets Blutkonserven vorbereitet werden.

Intraoperativ

Intraoperativ wird die Präparation größerer Tumoren dadurch erschwert, dass diese Raumforderungen die normalen anatomischen Strukturen verdrängen. Dadurch ist es z. B. oft schwierig, Adern, die zum Tumor gehören, von denen zu unterscheiden, die die gesunden Organe versorgen. Um die Ausbildung von Metastasen zu verhindern, ist während des Eingriffes von allen Beteiligten darauf zu achten, dass möglichst keine Tumorzellen (direkt oder über Instrumente) mit anderen Körperstellen in Kontakt kommen.

> **M** *Während der Operation ist es möglich, eine Schnellschnittuntersuchung zu veranlassen. Dabei wird vom darauf vorbereiteten Pathologen eine zunächst entnommene Gewebeprobe untersucht; dessen Einschätzung von Art und Dignität des Tumors (gut- oder bösartig) hat für den weiteren Fortgang der Operation eine große Bedeutung.*

Es ist verständlich, dass ein Belassen von bösartigem Tumormaterial für die Prognose der Erkrankung i. d. R. ungünstig ist. Andererseits ist auch zu berücksichtigen, dass eine radikale Operation oft ein besonders hohes Risiko für benachbarte Organe oder Strukturen darstellt, deren Verletzung evtl. nachhaltige Folgen für das Leben des Patienten hat (z. B. die Lähmung einer Extremität). Also muss dem Operateur in der Nutzen-Risiko-Abwägung mit den Kollegen in der Tumorkonferenz vor der Operation klar geworden sein, mit welcher Radikalität und welchem Risiko er den Eingriff vornehmen muss.

Nach Entfernung eines Malignoms markiert der Operateur den Bereich, in dem der Tumor gelegen hat, mit Metallclips. Damit kann mithilfe eines Röntgenbildes später eine evtl. erforderliche Strahlentherapie sehr gezielt und damit möglichst schonend durchgeführt werden.

16.8.4 Venenverweilkatheter

Im Verlauf der Therapie eines Malignoms sind über Monate eine große Menge an Infusionen und Blutentnahmen erforderlich. Um den Patienten zahllose Venenpunktionen zu ersparen, erhalten sie zu Beginn einen Venenverweilkatheter. Darunter versteht man operativ eingebrachte, zentrale, d. h. in der Hohlvene

Tab. 16.3 Vor- und Nachteile von Venenverweilkathetern.

Lumen	Mobilität des Patienten	Infektionsgefahr	Dislokationsgefahr	Liegedauer	Bedienung
Port-Katheter					
1	sehr gut, Sport und Schwimmen möglich	relativ gering	sehr gering	bis zu wenigen Jahren	Anstechen durch die Haut
Perkutane Katheter (z. B. Hickman, Broviac)					
bis zu 3	mäßig, kein Sport	größer als beim Port	mäßig, in der Anfangszeit relativ groß	einige Monate	steriles Einpacken nach jeder Verwendung

endende Venenkatheter. Vor- und Nachteile der Venenverweilkatheter sind **Tab. 16.3** zu entnehmen.

P Der Umgang mit den Verweilkathetern seitens der Pflege und der Ärzte erfolgt unter besonderer Beachtung der Hygiene und bedarf eines hausinternen Standards (s. Lehrbücher der Kinderkrankenpflege).

Port-Katheter. Port-Katheter bestehen aus einer unter der Haut platzierten Kammer und einem daran angeschlossenen Katheter, der in eine größere Vene eingeführt wurde; die Spitze liegt in der Hohlvene. Der Port liegt also komplett intrakorporal, was den Patienten eine große Mobilität ermöglicht.

Perkutane Katheter. Perkutan eingebrachte Katheter (z. B. Hickman oder Broviac) haben ihre Anschlüsse außerhalb der Haut, verlaufen eine längere Strecke unter der Haut, bevor sie in gleicher Weise wie der Port-Katheter in eine Vene eintreten, um mit der Spitze zentral zu enden. Eine Muffe aus Kunststoffgewebe befindet sich am subkutanen Teil des Katheters; in diese wächst Bindegewebe ein, sodass sie – nach einer gewissen Zeit – eine Sicherung gegen zu leichtes Herausrutschen darstellt. Die lange subkutane Distanz zwischen Hautaustritt- und Veneneintrittstelle sorgt für eine geringere Infektionsgefahr als bei „normalen" zentralen Venenkathetern. Perkutane Katheter können einen, zwei oder drei Kanäle besitzen (1-, 2- oder 3-lumig). Bei mehreren Kanälen können mehrere miteinander nicht mischbare Infusionen gleichzeitig gegeben werden. Für die meisten Chemotherapien sind daher perkutane Katheter vorzuziehen.

16.8.5 Strahlentherapie

Die Bestrahlung mit ionisierenden Strahlen (z. B. Röntgenstrahlen) zerstört im bestrahlten Bezirk die in Teilung befindlichen Zellen. Die Bestrahlung stellt somit eine wertvolle zusätzliche onkologische Lokalmaßnahme dar, da manche solide Tumoren aufgrund ihrer Lokalisation und Ausdehnung auch nach neoadjuvanter Chemotherapie nicht radikal entfernt werden können (z. B. maligne Hirntumoren oder Malignome der Halsweichteile).

In Analogie zur onkologischen Chirurgie muss auch die Bestrahlung nach onkologischen Radikalitätsgrundsätzen (d. h. mit entsprechendem Sicherheitsabstand zum gesunden Gewebe) erfolgen. Um eine sichere Verabreichung der geplanten Strahlendosis zu gewährleisten, müssen die Patienten während der Bestrahlung fixiert sein (z. B. mittels einer individuell angefertigten Gesichtsmaske bei Schädelbestrahlung). Bei kleinen Kindern ist die Durchführung einer exakten Bestrahlung oft nur in Allgemeinnarkose möglich.

Aufgrund der durch die Bestrahlung hervorgerufenen Langzeitschäden (z. B. Hormonausfälle, Wachstumsstörungen des bestrahlten Areals, Sekundärmalignome) ist man heute bestrebt, eine Bestrahlung bei Kindern möglichst selten und nur bei strengster Indikation durchzuführen.

16.9 Hämatologische Malignome (Leukämien und Lymphome)

16.9.1 Leukämien

Definition

Leukämien sind maligne Erkrankungen der Blutzellen (hämatopoetischen Zellen), die die normale Hämatopoese verdrängen und extramedulläre Organe (z. B. Leber, Milz, Nieren oder Gehirn) infiltrieren. Der Befall von Hirnhäuten und ZNS wird auch als Meningeosis leucaemica bezeichnet.

Einteilung und Häufigkeit

Je nach Ursprung der malignen Entartung und klinischem Verlauf unterteilt man Leukämien in lymphatische (von den Vorläuferzellen der Lymphozyten ausgehende) und myeloische (von den Vorläuferzellen der Granulozyten oder Monozyten ausgehende) Leukämien sowie in akute und chronische Leukämien. Dementsprechend werden im Kindesalter akute lymphatische Leukämie (ALL), akute myeloische Leukämie (AML) und chronisch myeloische Leukämie (CML) unterschieden. Die chronisch lymphatische Leukämie kommt bei Kindern nicht vor.

Leukämien haben an kindlichen Malignomen einen Anteil von 35–40 % und sind somit die häufigsten malignen Erkrankungen im Kindesalter. Unter den Leukämien ist die ALL mit 80 % am häufigsten, gefolgt von AML mit 18 % und CML mit 2 %.

Symptome und Diagnose

Durch die Verdrängung der gesunden Hämatopoese vermindert sich die Anzahl von Erythrozyten, Thrombozyten sowie der gesunden Leukozyten mit den entsprechenden Symptomen von Anämie, Thrombozytopenie und Leukozytopenie. Die Kinder leiden unter zunehmender Müdigkeit, Abgeschlagenheit, Hautblutungen und Petechien und/oder hartnäckigen Infektionen.

Viele Kinder geben oft starke Knochenschmerzen an, die durch den Expansionsdruck der Leukämiezellen im Knochenmark erklärt werden. In fortgeschrittenen Fällen können auch andere Organmanifestationen klinisch sichtbar werden (z. B. Hodenschwellung bei Hodenbefall, Lymphknotenvergrößerung bei ALL, Kopfschmerzen und Hirnnervenausfälle bei Meningeosis leucaemica).

Im Blutbild findet sich oft eine kombinierte normochrome Anämie mit Thrombozytopenie. Die Leukozyten können normal oder sogar vermindert sein, gelegentlich kommen auch erhöhte Leukozytenzahlen mit Werten über 100000/µl vor. Im Blutausstrich finden sich fast immer atypische, unreife Leukozyten, die für den erfahrenen Hämato-Onkologen als leukämische Blasten erkenntlich sind. Im Knochenmarksausstrich findet sich eine Infiltration des Knochenmarks mit gleichförmig aussehenden (monomorphen) leukämischen Blasten und Verdrängung der gesunden Hämatopoese. Mittels Beurteilung der Zellmorphologie kann i. d. R. der Typ der Leukämie (ALL oder AML) bzw. der entsprechende Subtyp (z. B: B-ALL oder T-ALL) unterschieden werden (**Abb. 16.4**).

Spezialfärbungen, FACS-Analyse und zytogenetische bzw. molekulargenetische Verfahren helfen zusätzlich bei der Klassifikation der verschiedenen Leukämieformen (s. Kap. 13.2). Zur initialen Diagnostik zählt auch eine Untersuchung des Liquor cerebrospinalis, um eine Meningeosis leucaemica auszuschließen. Eine Sonografie gibt Hinweise auf weiteren Organbefall (z. B. Leber, Milz, Nieren oder Lymphknoten).

> **M** *Wenn im Blutbild mehr als eine Zelllinie betroffen ist (z. B. Anämie plus Thrombozytopenie), muss ein ernsteres Problem des Knochenmarks vorliegen, das einer weiteren Abklärung bedarf.*

Therapie

Die betroffenen Kinder können nur geheilt werden, wenn sämtliche Leukämiezellen komplett vernichtet werden. Bei akuten Leukämien (ALL und AML) geschieht das mittels Chemotherapie, die als Polychemotherapie im Rahmen internationaler Therapieoptimierungsstudien verabreicht wird. Man unterscheidet dabei verschiedene Phasen: Induktions-, Konsolidierungs-, Reintensivierungs- und Erhaltungstherapie. Ziel der Induktionstherapie ist das Erreichen einer sog. Remission, die als Rückgang der leukämischen Blasten unter 5 % definiert ist. Ziel der weiteren Phasen ist es, die Remission zu erhalten und einen Rückfall der malignen Erkrankung (= Rezidiv) zu vermeiden.

Eine intensive Supportivtherapie ist erforderlich, um die zahlreichen möglichen Komplikationen der antileukämischen Therapie (z. B. Infektionen oder Blutungen) zu vermeiden oder zu behandeln (s. S. 201). Eine Knochenmark- oder Stammzelltransplantation kann bei manchen Patienten mit prognostisch ungünstiger, akuter Leukämie eine zusätzliche Therapieoption darstellen. Bei Patienten mit CML kann eine Heilung immer nur mittels Knochenmark- oder Stammzelltransplantation erzielt werden.

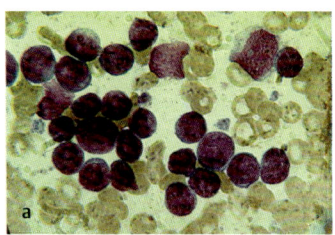 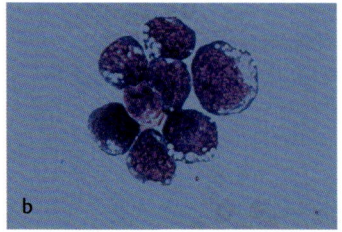 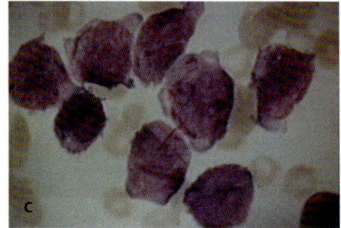

Abb. 16.4 Zellmorphologie verschiedener Leukämietypen. Knochenmarkausstriche: **a** B-Vorläufer-Zell-ALL: diffuse Infiltration des Knochenmarks mit monomorphen, lymphatischen Blasten, **b** B-ALL: typische Morphologie reifer B-ALL-Blasten mit dunkelblauem Zytoplasma und Vakuolen, **c** AML: diffuse Infiltration des Knochenmarks mit myeloischen Blasten.

Akute lymphatische Leukämie

B *Die 8-jährige Sabrina litt unter zunehmender Müdigkeit, Inaktivität und Spiellust. Zusätzlich traten Schmerzen im Bereich des Handgelenks rechts, der Ferse links und des Schlüsselbeins rechts auf. Es kam immer wieder zu fieberhaften Episoden. Im Rahmen eines fieberhaften Infekts traten auch Hautblutungen und Petechien auf. Bei der klinischen Untersuchung war Sabrina in reduziertem Allgemeinzustand. Sie war auffällig blass und zeigte vereinzelt Hämatome und Petechien, Leber und Milz waren deutlich vergrößert. Im Blutbild fanden sich eine Leukozytose mit 17400 Leukozyten/μl, eine normochrome Anämie mit einem Hb-Wert von 7,2 g/dl und eine Thrombozytopenie mit 52000 Thrombozyten/μl. Im Blutausstrich zeigten sich lymphatische Blasten, im Knochenmark fand sich eine 100%ige Infiltration von lymphatischen Blasten, die mittels FACS-Analyse als B-Vorläuferzellen identifiziert wurden. Die Untersuchung des Liquors war unauffällig. Es wurde die Diagnose einer B-Vorläufer-Zell-ALL ohne ZNS-Befall gestellt und mit der Polychemotherapie entsprechend dem internationalen Therapieprotokoll begonnen. Die Patientin zeigte gutes Ansprechen auf die Chemotherapie und war bei der Kontrollpunktion nach 2 Wochen bereits in Remission. Nach 2 Jahren Chemotherapie konnte Sabrina gesund in die Nachsorge entlassen werden.*

Definition

Die **akute lymphatische Leukämie** (ALL) ist die häufigste Leukämieform und die häufigste maligne Erkrankung im Kindesalter überhaupt. Sie geht von lymphatischen Vorläuferzellen aus und ist bei über 80% der Kinder heilbar.

Je nachdem welche lymphatischen Vorläuferzellen maligne entartet sind, unterscheidet man B-Vorläufer-Zell-ALL (84% aller ALL), B-ALL (3%) und T-ALL (13%). Nahezu bei allen Patienten mit ALL kann man heute genetische Veränderungen in den Leukämiezellen (chromosomale Aberrationen) feststellen. Mit zytogenetischen oder molekulargenetischen Methoden können z.B. sog. Translokationen (= Austausch von Chromosomenbruchstücken) in den Leukämiezellen nachgewiesen werden, von denen einige auf eine ungünstigere Prognose hinweisen (z.B. Translokation 9,22 oder 4,11).

Therapie und Prognose

Die Therapie der ALL erfolgt mittels Polychemotherapie im Rahmen internationaler Therapieoptimierungsstudien. Bei großer initialer Tumorzellmasse (hohe Leukozytenzahlen, massiver Organbefall) sind bei Therapieeinleitung spezielle Supportivmaßnahmen erforderlich, um ein sog. Tumorlysesyndrom (Elektrolytentgleisung, Nierenschädigung, Gefäßverstopfungen), hervorgerufen durch den gesteigerten Zellzerfall, zu verhindern.

Zur Prophylaxe einer Meningeosis leucaemica müssen Zytostatika in den Liquorraum (intrathekal) verabreicht werden. Auf eine Schädelbestrahlung zur Prophylaxe oder Therapie der Meningeosis leucaemica kann heute bei den meisten Patienten verzichtet werden. Bei initialem Befall des ZNS ist jedoch eine zusätzliche ZNS-Therapie inkl. Schädelbestrahlung erforderlich.

Die Dauer der Chemotherapie in den oben dargestellten Phasen beträgt insgesamt 24 Monate. Während die ersten 6 Monate häufige stationäre Aufenthalte erfordern (Induktions-, Erhaltungs- und Reintensivierungstherapie), können die restlichen 18 Monate (Erhaltungstherapie) überwiegend ambulant verabreicht werden.

Dank der intensiven Therapie können heute über 80% aller Kinder mit ALL auf Dauer geheilt werden. Neben manchen prognostisch ungünstigen Translokationen (s.o.) muss als wichtigster Parameter für die Prognose der Erkrankung das individuelle Ansprechen der Patienten in der ersten Phase der Induktionstherapie angesehen werden. Dadurch können jene 15% aller Patienten mit ALL identifiziert werden, die ein höheres Rezidivrisiko aufweisen und daher eine intensivere Therapie bis hin zur Knochenmark- oder Stammzelltransplantation benötigen.

Die reife B-ALL unterscheidet sich von allen übrigen ALL-Subtypen durch besonders aggressives Wachstumsverhalten, das eine andere Therapie-Strategie mittels hochdosierter und engmaschig verabreichter Chemotherapieblöcke erfordert. Durch diese Therapie konnte die Chance auf ein ereignisfreies Überleben für Kinder mit reifer B-ALL auf über 90% gesteigert werden.

Akute myeloische Leukämie

Definition

Die **akute myeloische Leukämie** (AML) ist die zweithäufigste Leukämie im Kindesalter. Sie geht von myeloischen Zellen (Vorläuferzellen der Granulozyten oder Monozyten) aus und ist heute bei über 60% der Kinder heilbar.

Die AML wird entsprechend der sog. FAB-Klassifikation (**FAB**: **F**rench **A**merican **B**ritish) in 8 Subtypen unterteilt (FAB M0 bis FAB M7), von denen einige eine günstigere und einige eine ungünstigere Prognose aufweisen. In Analogie zur ALL sind auch bei vielen AML-Patienten genetische Veränderungen mit prognostischer Relevanz in den Leukämiezellen nachweisbar. Der wichtigste prognostische Parameter ist aber auch bei Patienten mit AML das individuelle Ansprechen auf die Chemotherapie.

Therapie
Die Therapie der AML besteht aus Polychemotherapie im Rahmen internationaler Therapieoptimierungsstudien. Durch sehr hohe initiale Leukozytenzahlen (Hyperleukozytose) kann ein sog. Tumorlysesyndrom entstehen, das spezielle Supportivmaßnahmen erfordert. Auf eine sehr intensive Induktionstherapie folgen eine Konsolidierungs-, Reintensivierungs- und eine Erhaltungstherapie. Bei Kindern mit ungünstiger Prognose stellt eine Knochenmark- oder Stammzelltransplantation eine weitere Therapieoption dar.

> **P** *Die Komplikationsrate mit initialem Tumorlysesyndrom, Blutungen und Infektionen bis hin zum Todesfall ist bei Patienten mit AML sehr hoch, sodass diese Patienten nur an größeren kinderonkologischen Zentren mit entsprechender Erfahrung des Betreuungsteams behandelt werden dürfen. Die teilweise extrem verlängerten Aplasiephasen erfordern ein intensives supportives Management.*

Prognose
Die Prognose der AML ist deutlich schlechter als die der ALL: Nur 80 % aller Kinder erreichen überhaupt eine Remission. Die Kinder können auch durch eine Stammzelltransplantation kaum geheilt werden. Die Überlebensrate nach 5 Jahren liegt heute für die Gesamtgruppe der AML bei 60 %.

Chronisch myeloische Leukämie

Definition
Die **chronisch myeloische Leukämie** (CML) ist durch gesteigerte Hämatopoese in Knochenmark, Milz und Leber charakterisiert. Typischerweise weisen die Leukämiezellen das sog. Philadelphia-Chromosom mit der Tanslokation 9,22 auf.

Symptome und Diagnose
Die Erkrankung verläuft chronisch mit einer oft jahrelang dauernden stabilen Phase, die terminal in einen Blastenschub mündet. Primäres Symptom ist meist eine extreme Splenomegalie, die durch entsprechende Vorwölbung des Abdomens sichtbar wird. Im Blutbild findet sich eine ausgeprägte Leukozytose mit Leukozytenzahlen oft über 100000/μl, bei häufig normalen Erythrozyten- und Thrombozytenzahlen. Im Blutausstrich zeigen sich, im Gegensatz zu den akuten Leukämien, keine unreifen Blasten sondern unterschiedlich ausgereifte weiße Vorläuferzellen. Beweisend ist der Nachweis des Philadelphia-Chromosoms und der Translokation 9,22.

Therapie
Die Therapie der CML erfolgt durch Hemmung des gesteigerten hämatopoetischen Wachstums mittels Interferon oder dem Zytostatikum Hydroxyurea. Ein neuer Therapieansatz besteht in der Verabreichung von Imatinib, einer die Hämatopoese hemmenden Substanz mit Ansatzpunkt direkt an der Translokationsstelle 9,22. Mit den therapeutischen Verfahren kann zwar eine klinische Besserung erreicht werden, wirkliche Heilung ist nach derzeitigem Wissen nur durch eine Knochenmark- oder Stammzelltransplantation möglich.

16.9.2 Maligne Lymphome

Definition
Maligne Lymphome sind Erkrankungen, bei denen es zu maligner Entartung von Zellen des lymphatischen Systems kommt. Sie werden in Morbus Hodgkin und Non-Hodgkin-Lymphome unterteilt.

Non-Hodgkin-Lymphome

> **B** *Der 16-jähriger Roland klagte 1 Monat über Husten, der trotz antibiotischer Therapie immer stärker wurde. Wegen zunehmender Atemnot wird ein peripheres Krankenhaus aufgesucht, wo im Thorax-Röntgen und im Thorax-CT ein ausgeprägter Tumor des Mediastinums mit schlitzförmiger Kompression der Luftröhre dargestellt wurde. Daraufhin erfolgte der Hubschraubertransport an das kinderonkologische Zentrum. Bei der klinischen Untersuchung atmete Roland schwer. Es fand sich eine deutliche Schwellung der Hals-Lymphknoten sowie deutliche Gefäßzeichnung am Hals im Sinne einer oberen Einflussstauung. Von den Laboruntersuchungen war das Blutbild unauffällig, im Serum waren die Werte von LDH (903IE/l) und Harnsäure (11,1 mg/dl) erhöht. Durch Punktion eines rechtsseitigen Pleuraergusses in Lokalanästhesie konnte die Diagnose eines T-NHL gestellt werden und sofort mit der Polychemotherapie entsprechend dem internationalen Therapieprotokoll begonnen werden. Bereits nach wenigen Stunden kam es zu dramatischer Besserung des klinischen Zustandes und in weiterer Folge wurde eine komplette Remission erreicht. Der weitere klinische Verlauf war geprägt durch zahlreiche Komplikationen (durch Chemotherapie ausgelöste Pankreatitis und Kortison-bedingte reaktive Depression) die ein intensives supportives Management erforderten. Nach 2 Jahren Chemotherapie konnte der Patient beschwerdefrei in die Nachsorge entlassen werden.*

Definition
Non-Hodgkin-Lymphome (NHL) sind Malignome des lymphatischen Gewebes ausgehend von entarteten lymphatischen Vorläuferzellen. NHL sind im Kindesalter immer hochmaligne. Es gibt fließende Übergänge zur akuten lymphatischen Leukämie (ALL). Ab einem

Blastenanteil von >25% im Knochenmark spricht man nicht mehr von einem NHL mit Knochenmarksbefall sondern von einer ALL.

Symptome
Klinisches Primärsymptom der NHL ist eine derbe und schmerzlose Schwellung von Lymphknotenpaketen, für die es keine entzündliche Ursache gibt (**Abb. 16.5a**). Bei Befall der intrathorakalen Mediastinal-Lymphknoten kann sich das NHL auch als primärer Notfall mit oberer Einflussstauung und Atemnot präsentieren (**Abb. 16.5b**).

Diagnose
Zur Festlegung des Tumorstadiums sind bildgebende Verfahren (Sonografie, Röntgen, MRT und CT) erforderlich. Die exakte Diagnose wird durch Lymphknotenbiopsie und histologische Untersuchung des Biopsates gestellt. Bei Patienten mit Mediastinalbefall kann eine Biopsie zu lebensgefährlichen Komplikationen führen, sodass ein minimal invasiver Eingriff (z. B. Punktion eines Pleuraergusses in Lokalanästhesie und zytologische Analyse des Punktats) angestrebt werden sollte.

Therapie und Prognose
Die Therapie des NHL erfolgt in Analogie zur ALL mit Polychemotherapie mit den entsprechenden Supportivmaßnahmen. Das reife B-Zell-NHL wird auch als Burkitt-Lymphom bezeichnet und wie die reife B-ALL mit hochdosierten engmaschig verabreichten Chemotherapie-Blöcken behandelt. Die Prognose des NHL ist gut, die 5-Jahres-Überlebensrate liegt bei 80 %.

Morbus Hodgkin

Definition
Morbus Hodgkin ist ein malignes Lymphom, dessen histologisches Kenzeichen die sog. Hodgkin- und Reed-Sternberg-Zellen sind (**Abb. 16.6**). Er kann in sämtlichen Lymphknoten auftreten.

Symptome und Diagnose
Die klinische Symptomatik entwickelt sich langsamer als bei NHL. Erstsymptom ist eine zumeist schmerzlose und derbe Lymphknotenschwellung. Gelegentlich können zusätzlich Allgemeinsymptome wie Fieber, Gewichtsverlust und Nachtschweiß auftreten.

Die Diagnosestellung erfolgt mittels histologischer Untersuchung eines Lymphknotenbiopsats.

Therapie und Prognose
Je nach Ausbreitung des Lymphoms wird eine Stadienzuordnung getroffen und damit die Intensität der erforderlichen Therapie festgelegt. Die Behandlung ist eine Kombination aus Polychemotherapie mit Bestrahlung der betroffenen Lymphknotenregionen (Involved-Field-Bestrahlung).

Die Prognose ist mit einer Überlebensrate von >90 % exzellent.

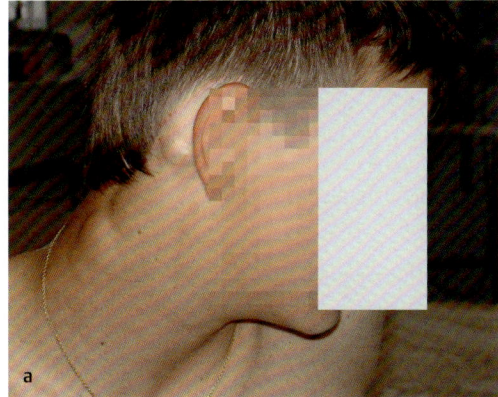

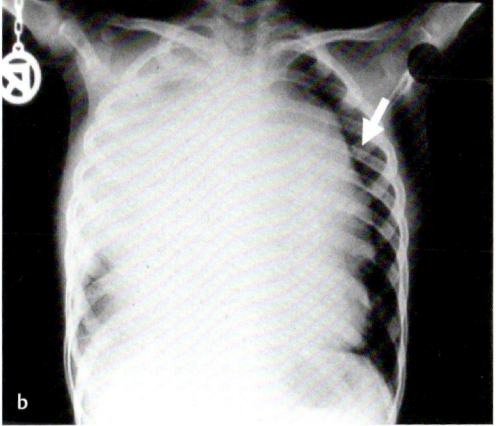

Abb. 16.5 Non-Hodgkin-Lymphom. a Derbe, schmerzlose Lymphknotenschwellung, **b** Thoraxröntgen bei einem Patienten mit T-NHL: Der Patient wurde mit ausgeprägter Atemnotsymptomatik aufgenommen. Im Thorax-Röntgen zeigt sich eine massive Mediastinalverbreiterung mit Kompression der linken Lunge.

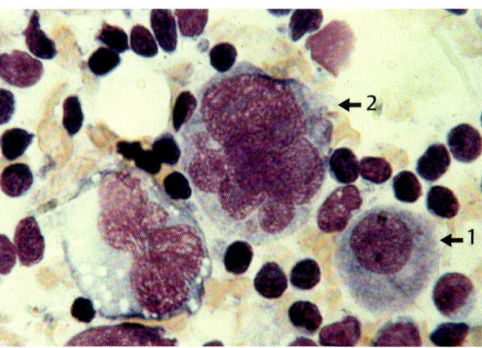

Abb. 16.6 Morbus Hodgkin. Hodgkin-Zelle (1) und mehrkernige Reed-Sternberg-Zelle (2).

16.10 Solide Tumoren

16.10.1 Hirntumoren

Definition

Hirntumoren sind eine heterogene Gruppe sowohl gutartiger als auch bösartiger Tumoren des ZNS. Sie bilden in ihrer Gesamtheit mit ca. 20 % die größte Gruppe der soliden Tumoren.

Ursache und Klassifikation

Die Ätiologie der Hirntumoren ist unbekannt. Sie können nach Bestrahlung des ZNS oder nach Einnahme bestimmter Medikamente (z. B. Nitrosamine) auftreten. Daneben ist eine erhöhte Inzidenz von Hirntumoren bei manchen angeborenen Syndromen bekannt (z. B. Neurofibromatose, tuberöse Sklerose, Von-Hippel-Lindau-Syndrom).

Hirntumoren werden histologisch klassifiziert als Astrozytome, primitive neuroektodermale Tumoren (Medulloblastome, Ependymome, Pinealoblastome) und Kraniopharyngeome. Die zusätzliche Einteilung nach Malignitätsgraden (Grad I und II gutartig, Grad III und IV bösartig) ermöglicht eine weitere Differenzierung.

Symptome und Diagnose

Typische primäre Symptome sind Hirndruckzeichen wie Kopfschmerzen und Erbrechen, die v. a. morgens auftreten und tagsüber wieder nachlassen (erhöhter Hirndruck im Liegen). Da die Symptome recht uncharakteristisch sind, werden immer wieder lange Anamnesezeiten beobachtet. Bei zusätzlichem Auftreten neurologischer Herdsymptome, wie Halbseitenparese, Gleichgewichts- und Gangstörung (Ataxie), Hirnnervenlähmungen oder Krampfanfällen, wird die Verdachtsdiagnose eines Hirntumors rascher gestellt.

Bildgebende Verfahren wie MRT oder CT ermöglichen es, die klinische Verdachtsdiagnose zu bestätigen sowie die Tumorlokalisation exakt zu beurteilen. Durch Nachweis von Tumorzellen im Liquor kann eine Ausbreitung im Liquorraum (Liquordissemination) nachgewiesen werden. Die definitive Diagnose wird histologisch nach Probebiopsie gestellt.

M *Morgendliches Erbrechen und Kopfschmerzen können Symptome eines Hirntumors sein und bedürfen einer weiteren Abklärung.*

Therapie

Wie bei allen Malignomen sind auch bei Hirntumoren Operation, Radiotherapie und Chemotherapie als Grundpfeiler der onkologischen Therapie anzusehen. Eine besondere Herausforderung für das Behandlungsteam stellt dabei die spezifische anatomische Beschaffenheit des ZNS und seine spezielle Vulnerabilität dar. So können z. B. onkologisch radikale Resektionen nur in seltenen Fällen oder nur um den Preis schwerer neurologischer Spätkomplikationen durchgeführt werden. Des Weiteren kann die Schädelbestrahlung bei Kindern unter 5 Jahren wegen der noch nicht abgeschlossenen Hirnreifung und den damit verbundenen Spätfolgen nur in Ausnahmefällen vorgenommen werden. Einen einschränkenden Faktor für die Wirksamkeit der Chemotherapie bildet die Blut-Hirn-Schranke, die nur von wenigen Zytostatika überwunden werden kann.

Prognose

Trotz all der limitierenden Faktoren beträgt die Überlebensrate für die Gesamtgruppe der Hirntumoren nach 5 Jahren derzeit ca. 52 %, wobei die Prognose von der histologischen Diagnose, der Lokalisation und der damit verbundenen Operabilität abhängt. Für viele der überlebenden Kinder wird der weitere Lebensweg durch unterschiedlich ausgeprägte Spätfolgen geprägt, die von zerebraler Leistungsminderung, neurologischen Ausfällen bis hin zu komplexen Hormonausfällen reichen können.

Astrozytome (Gliome)

Astrozytome machen ca. 50 % aller Hirntumoren aus. Sie entstehen aus Astrozyten, den Stützzellen des ZNS und können histologisch sowohl gutartig (Grad I und II) als auch bösartig (Grad III und IV) sein.

Niedriggradige Astrozytome. Niedriggradige Gliome können im Kleinhirn, Hirnstamm, in den Großhirnhemisphären und im Rückenmark lokalisiert sein (**Abb. 16.7**). Als klinische Erstsymptome treten neben allgemeinen Hirndruckzeichen (Kopfschmerzen, Erbrechen) je nach Lokalisation unterschiedliche fokale neurologische Ausfälle wie Gleichgewichtsstörungen (bei Astrozytomen des Kleinhirns), Krampfanfälle oder Lähmungen (bei Astrozytomen der Hemisphären) oder Hirnnervenausfälle und Sehstörungen (bei Astrozytomen des Hirnstamms oder der Sehbahn) auf. Die radikale Tumoroperation ist die Therapie der Wahl. Bei Patienten mit inoperablen Astrozytomen (z. B. des Hirnstamms) oder bei Größenwachstum mit neurologischer Verschlechterung nach partieller Resektion wird versucht, das Tumorwachstum mittels Chemotherapie oder Radiotherapie unter Kontrolle zu bringen. Die Überlebensprognose der niedriggradigen Astrozytome ist i. d. R. ausgezeichnet, allerdings leiden

SOLIDE TUMOREN

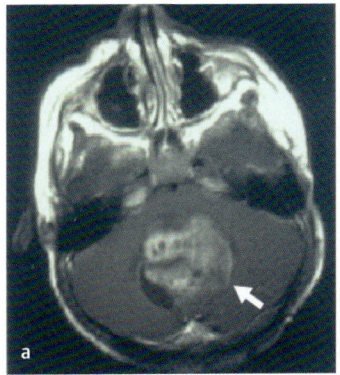 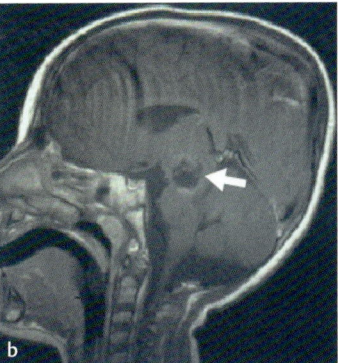 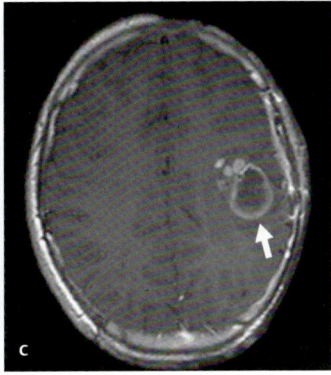

Abb. 16.7 Niedriggradige Astrozytome (MRT). a Astrozytom Grad I des Kleinhirns: teils zystischer, teils solider Tumor, **b** Astrozytom Grad II des Hirnstamms: teils zystischer, teils solider Tumor, **c** Astrozytom Grad II der Großhirnhemisphäre: teils zystischer, teils solider Tumor im Bereich des linken Schläfenlappens.

Patienten mit niedriggradigen Astrozytomen des Hirnstamms oft unter erheblichen Spätfolgen.
Höhergradige Astrozytome. Sie treten überwiegend im Bereich der Großhirnhemisphären auf. Ihre Prognose ist trotz Operation, Bestrahlung und Chemotherapie nach wie vor schlecht.

Primitive neuroektodermale Tumoren (PNET)

B *Der 6-jährige Leon klagte 4 Wochen lang über diffuse Kopfschmerzen, die v. a. morgens auftraten. Dann bemerkte die Mutter einen unsicheren Gang, das Kind wankte zwischenzeitlich „wie ein Betrunkener". Übelkeit, Erbrechen und Appetitlosigkeit folgten. Bei der klinischen Untersuchung fiel eine deutliche Gangataxie und eine Halbseitenschwäche rechts auf, die Laborbefunde waren unauffällig. Im MRT fand sich ein 5×4×6 cm großer Tumor in der hinteren Schädelgrube mit soliden und zystischen Anteilen, die Untersuchung des Liquors war unauffällig. Der Tumor wurde total exstirpiert, die histologische Aufarbeitung des Resektats ergab die Diagnose eines Medulloblastoms. Nach postoperativer Bestrahlung mit anschließender Erhaltungspolychemotherapie über 1 Jahr entsprechend dem internationalen Therapieprotokoll für maligne Hirntumoren konnte das Kind in die Nachsorge entlassen werden. Der Junge ist seit 6 Jahren tumorfrei. Tumor- bzw. therapiebedingte Spätfolgen sind weiter bestehende minimale Gangunsicherheit, Hörstörung beidseits sowie Wachstumshormonmangel, der substituiert wird.*

Definition
Primitive neuroektodermale Tumoren (PNET) bilden mit 20% die zweitgrößte Gruppe der Hirntumoren. Sie gehen von embryonalen neuroektodermalen Zellen aus und sind immer maligne. Zu den PNET zählen Medulloblastom, Ependymom (ausgehend von den Ependymzellen der Hirnventrikel) und Pinealoblastom (ausgehend von der Pinealisdrüse). Der wichtigste Vertreter der PNET ist das Medulloblastom, das im Kleinhirn entsteht, sehr rasch wächst und zu Abtropfmetastasen in den Liquorraum neigt (**Abb. 16.8**).

Symptome und Diagnose
Primäre Symptome bei Medulloblastom sind Hirndruckzeichen (Erbrechen, Kopfschmerzen) und Kleinhirnzeichen (Gleichgewichtsstörungen, Ataxie, Tremor). Die Verdachtsdiagnose wird mittels MRT und/

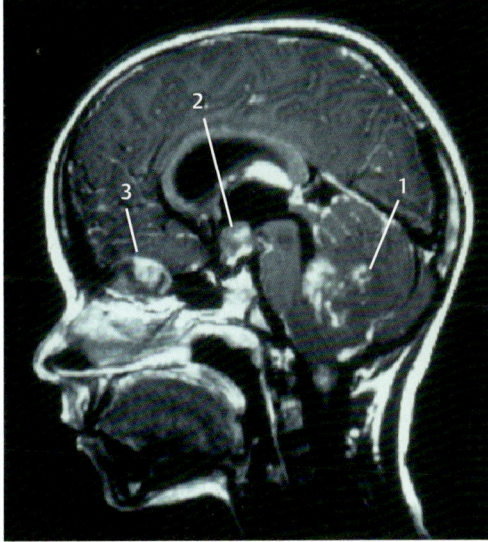

Abb. 16.8 MRT eines Kindes mit liquordisseminiertem Medulloblastom. Im Bereich der hinteren Schädelgrube kommt ein inhomogen Kontrastmittel aufnehmender Tumor zur Darstellung (1), mit Absiedelungen am Boden des 3. Ventrikels (2) und unter dem Frontalhirn (3). Nach Resektion des Primärtumors konnten die Absiedelungen mittels Chemotherapie und Bestrahlung zum Verschwinden gebracht werden. Das Kind ist schon seit über 10 Jahren tumorfrei, leidet jedoch unter erheblichen Spätfolgen.

oder CT erhärtet, die Liquorzytologie gibt Aufschluss über eine mögliche Liquordissemination.

Therapie und Prognose
Die Therapie besteht aus möglichst kompletter chirurgischer Resektion gefolgt von Bestrahlung und Chemotherapie. Bei Kindern unter 4 Jahren kann die Strahlentherapie durch hochdosierte Chemotherapie und/oder autologe Stammzelltherapie ersetzt werden (s.S. 196ff). Die 5-Jahres-Überlebensrate bei Medulloblastomen beträgt 50–70%, Langzeitspätfolgen wie neurologische oder endokrinologische Defekte sind häufig.

Kraniopharygeom

Definition
Das **Kraniopharygeom** ist ein gutartiger Tumor, der entwicklungsgeschichtlich aus der sog. Rathke-Tasche abgeleitet wird. Tumorlokalisation ist die Mittellinie im Bereich der Hirnanhangsdrüse (Hypophyse).

Symptome und Diagnose
Primäre Symptome sind Sehstörungen (v.a. Gesichtsfeldausfälle) und endokrinologische Ausfälle wie Minderwuchs, verzögerte Pubertät oder Diabetes insipidus. Mittels bildgebender Verfahren (MRT oder CT) wird ein aus soliden und zystischen Anteilen bestehender Tumor im Bereich der Hypophyse nachgewiesen, typischerweise kommen oft Verkalkungen innerhalb des Tumors zur Darstellung.

Therapie und Prognose
Als therapeutische Maßnahmen sind operatives Entfernen und Radiotherapie hervorzuheben. Dabei ist immer auf die Nachbarschaft zu Sehnervenkreuzung und Hypophyse Rücksicht zu nehmen. Die 10-Jahres-Überlebensrate beträgt 60–80%. Die überlebenden Kinder leiden oft unter erheblichen Langzeitspätschäden wie Hormonausfällen, Sehstörungen oder schwer beherrschbaren Essstörungen mit Adipositas.

16.10.2 Neuroblastom

B *Ein 2-jähriges Mädchen klagte 2 Wochen lang über Müdigkeit und Appetitlosigkeit. Es traten auch immer wieder Schmerzen im Bereich des rechten Oberschenkels und der Wirbelsäule auf. Die Eltern suchten den niedergelassenen Kinderfacharzt auf, der im Ultraschall einen abdominellen Tumor entdeckte und das Kind an das hämato-onkologische Zentrum überwies. Bei der klinischen Untersuchung war das Kind in reduziertem Allgemeinzustand, es fand sich eine deutlich tastbare Resistenz im rechten Oberbauch, das Abdomen war druckschmerzhaft und vorgewölbt. Die Laboruntersuchungen zeigten eine massive Erhöhung der LDH (1733 U/l), sowie eine normochrome Anämie (Hb 9,5 g/dl). Die Bildgebung (Sonografie, MRT) brachte einen 12×9×9 cm großen Tumor im rechten Oberbauch zur Darstellung, der von der rechten Nebenniere ausging. In der Skelettszintigrafie sowie in der MIBG-Szintigrafie fanden sich zahlreiche Mehrspeicherherde im Skelettsystem. Die Untersuchung der Tumormarker ergab eine deutliche Erhöhung der Katecholamine im Harn sowie der NSE im Serum. Die Untersuchung des Knochenmarks war unauffällig. Es wurde eine Biopsie des Tumors durchgeführt, die die Verdachtsdiagnose eines Neuroblastoms mit positivem Nachweis der prognostisch ungünstigen Parameter (N-Myc-Onkogen und 1-p-Deletion) bestätigte. Das Kind wurde entsprechend dem internationalen Studienprotokoll für Neuroblastome im Stadium IV behandelt. Nach einer präoperativen Chemotherapie verkleinerte der Tumor sich deutlich, sodass er nahezu komplett entfernt werden konnte. Postoperativ wurden eine Hochdosistherapie mit autologer Stammzelltransplantation sowie eine lokale Strahlentherapie durchgeführt. Das Kind ist seit 3 Jahren tumorfrei, als Spätfolge ist eine beidseitige Schwerhörigkeit aufgetreten, die eine Versorgung mit Hörgeräten erfordert.*

Definition
Das **Neuroblastom** ist ein Tumor, der von Zellen des sympathischen Grenzstrangs ausgeht und der v.a. im Säuglings- und Kleinkindalter vorkommt.

Symptome
Die klinische Symptomatik wird durch die Lokalisation des Tumors bestimmt:
– Zervikale Neuroblastome manifestieren sich durch die sog. Horner-Trias (Ptose, Miose, Enophtalmus).
– Thorakale Neuroblastome bewirken Husten, Atemnot und/oder Schluckstörungen.
– Abdominelle Neuroblastome werden durch ein vorgewölbtes Abdomen und Bauchschmerzen auffällig.
– Bei Metastasierung in das Skelettsystem finden sich häufig Knochenschmerzen, gelegentlich ein Brillenhämatom.
– Manchmal kann ein Neuroblastom in den Spinalkanal infiltrieren und einen sog. Sanduhrtumor mit entsprechender neurologischer Symptomatik bis hin zur Querschnittlähmung verursachen (**Abb. 16.9a**).

Diagnose
Mittels bildgebender Verfahren (Sonografie, CT, MRT) kann der Tumor lokalisiert werden, wobei beim Neuroblastom oft stippchenförmige Verkalkungen gefunden werden (**Abb. 16.9b**). Eine spezifische Isotopenuntersuchung für Neuroblastome ist die J-131-Meta-Benzylguanidin-Szintigrafie. Beim Neuroblastom werden Metabolite des Katecholamin-Stoffwechsels (Vanillin-

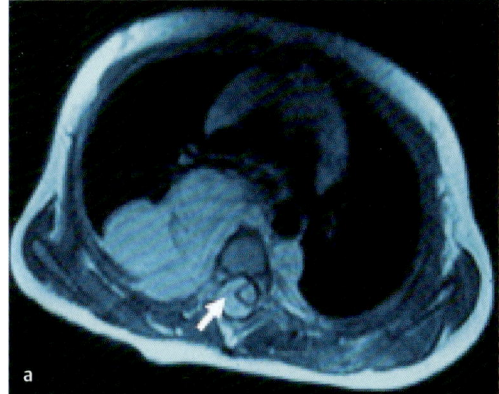

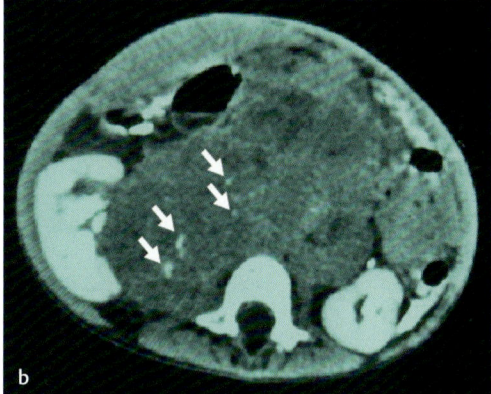

Abb. 16.9 Neuroblastome. a Neuroblastom rechts paravertebral (MRT), das in den Spinalkanal eindringt und zangenförmig das Rückenmark umfasst (Sanduhrtumor), b Abdominelles Neuroblastom (CT) mit typischen stippchenförmigen Verkalkungen.

mandelsäure, Homovanillinmandelsäure, Dopamin) im Harn ausgeschieden, die als Tumormarker nachgewiesen werden können. Ein weiterer Tumormarker ist die neuronspezifische Enolase (NSE) im Serum.

Therapie

Die Therapie des Neuroblastoms wird in Abhängigkeit vom klinischen Stadium festgelegt. Eine Besonderheit stellt das Stadium IV-S dar, das bei Säuglingen mit Metastasen in Haut, Leber und Knochenmark beobachtet wird und durch eine spontane Rückbildungstendenz ohne jegliche Therapie gekennzeichnet ist. Es kann einfach abgewartet werden, bis die spontane Rückbildung eintritt.

Lokalisierte Neuroblastome (Stadium I–II) erhalten eine Kombinationstherapie bestehend aus Operation in Kombination mit adjuvanter Chemotherapie. Ausgeprägte Lokalstadien (Stadium III) sind oft primär inoperabel und erfordern daher zusätzlich eine neoadjuvante Chemotherapie. Metastasierende Neuroblastome (Stadium IV) benötigen eine intensive neoadjuvante Chemotherapie, gefolgt von einer möglichst radikalen Operation mit anschließender Lokalbestrahlung und autologer Stammzelltransplantation (s. S. 197f).

Prognose

Der klinische Verlauf des Neuroblastoms kann individuell sehr unterschiedlich sein und von spontaner Rückbildung bis hin zur völlig unbeeinflussbaren Tumorerkrankung reichen. Je nach Ausbreitung des Tumors werden verschiedene Stadien unterschieden. Kinder mit den Lokalstadien I–III haben mit 60–90% Überlebensrate eine gute Prognose, während Kinder mit metastasiertem Neuroblastom Stadium IV trotz intensiver multidisziplinärer Therapie nach wie vor eine schlechte Prognose haben.

Ziel der modernen Neuroblastomforschung ist es, Parameter zu finden, die eine bessere Unterscheidung von Neuroblastomen mit guten und mit schlechter Prognose zu ermöglichen. So zeigte sich, dass z. B. Neuroblastome mit dem Verlust eines Chromosomenteils am Chromosom 1 (1-p-Deletion) und solche mit der Vermehrung eines bestimmten Tumor-Onkogens (N-myc) eine schlechtere Prognose haben und daher eine intensivere Therapie erfordern.

16.10.3 Wilms-Tumor (Nephroblastom)

Definition

Der **Wilms-Tumor** (Nephroblastom) ist ein maligner embryonaler Tumor der Niere, der vorwiegend im Säuglings- und Kleinkindalter auftritt und eine hervorragende Prognose hat.

Die Ätiologie des Tumors ist unbekannt, in den Tumorzellen findet sich oft eine Deletion am Chromosom 11. Bei 10% der Kinder mit Wilms-Tumor findet man zusätzlich Fehlbildungen im Urogenitalbereich, fehlende Augenlinsen oder Vergrößerungen einer Körperhälfte. Es werden 5 Stadien unterschieden, ein beidseitiger Befall der Nieren wird als Stadium V bezeichnet.

Symptome

Klinisches Hauptsymptom ist eine schmerzlose, schnell wachsende Vorwölbung des Abdomens, v. a. im Flankenbereich. Durch bildgebende Verfahren (Sonografie, MRT, CT) kann die genaue Tumorlokalisation und -ausdehnung bestimmt werden (**Abb. 16.10**). Eine Biopsie des Tumors zur exakten histologischen Diagnose ist i. d. R. nicht erforderlich, da die diagnostische Sicherheit moderner Bildgebung heute bei weit über 90% liegt.

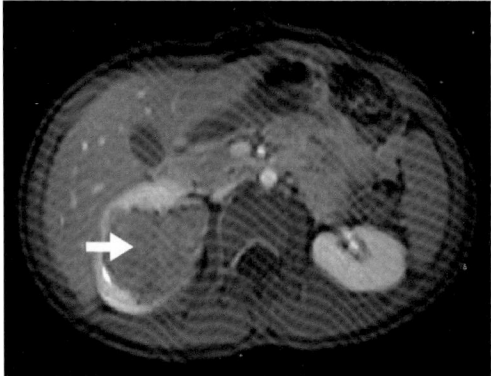

Abb. 16.10 Wilms-Tumor. MRT eines Kindes mit Wilms-Tumor, der nahezu die gesamte rechte Niere einnimmt.

Therapie

Die Therapie des Wilms-Tumors beginnt mit neoadjuvanter Chemotherapie. Der Tumor wird dann mittels Nephrektomie (kompletter Entfernung der befallenen Niere) operativ entfernt. In seltenen Fällen kann auch ein Teil der befallenen Niere erhalten werden. Die postoperative Therapie wird je nach histologischem Befund und postoperativem Tumorstadium festgelegt, wobei manche Patienten zusätzlich zur neoadjuvanten Chemotherapie eine postoperative Lokalbestrahlung erhalten. Bei Patienten mit beidseitigem Wilms-Tumor (Stadium V) muss versucht werden, möglichst viel funktionsfähiges Nierengewebe zu erhalten.

16.10.4 Weichteilsarkome

Definition

Weichteilsarkome sind maligne Tumoren, die von Zellen des embryonalen Bindegewebes (mesenchymalen Zellen) ausgehen. Der wichtigste Vertreter ist das Malignom der quergestreiften Muskulatur, das Rhabdomyosarkom.

Neben den Rhabdomyosarkomen (RMS), die mehr als 50 % der Weichteilsarkome ausmachen, unterscheidet man v. a. Fibrosarkome, Synovialsarkome und periphere neuroektodermale Tumoren.

Symptome und Diagnose

Die klinischen Primärsymptome richten sich nach der Lokalisation: RMS der Orbita (ca. 30 % der RMS) manifestieren sich durch Hervorstehen des Augapfels (Exophtalmus; **Abb. 16.11**), RMS des Kopf-Hals-Bereichs durch eine derbe schmerzlose Schwellung, oft verbunden mit Hirnnervenausfällen, RMS der Blase zeigen sich durch Blut im Harn (Hämaturie) und Schmerzen beim Urinieren und RMS der Extremitäten durch Schwellung und Bewegungseinschränkung.

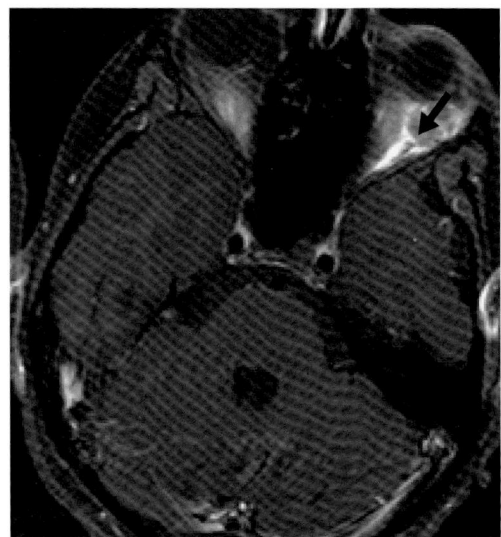

Abb. 16.11 Rhabdomyosarkom der linken Orbita (MRT).

Die weitere Diagnostik beinhaltet bildgebende Verfahren (Sonografie, MRT und CT). Die definitive Diagnose wird histologisch mittels Probebiopsie gestellt.

Therapie

Die Therapie besteht aus neoadjuvanter Chemotherapie mit nachfolgender radikaler Tumorexstirpation, bei der u. U. auch eine Verstümmelung des Patienten in Kauf genommen werden muss. Postoperativ folgt eine adjuvante Chemotherapie evtl. kombiniert mit Radiotherapie. Die Überlebensrate nach 5 Jahren beträgt ca. 60 %, wobei RMS der Orbita und Blase eine bessere Prognose aufweisen als RMS im Bereich des Kopfes oder Halses.

16.10.5 Knochentumoren

Definition

Maligne **Knochentumoren** gehen vom Knochen aus. Man unterscheidet Osteosarkome, die v. a. durch Bildung von Knochengewebe (Osteoid) gekennzeichnet sind und Ewing-Sarkome, die vom bindegewebigen Knochenmarkgerüst oder der Beinhaut (Periost) ausgehen. Beide Knochentumorarten befallen v. a. die langen Röhrenknochen, Ewing-Sarkome kommen auch in den platten Knochen vor (z. B. Becken, Wirbelkörper, Schulterblatt).

Symptome und Diagnose

Die klinische Symptomatik maligner Knochentumoren beginnt mit Knochenschmerzen, Schwellung und Bewegungseinschränkung. Manchmal kann im Gebiet des Tumors eine Fraktur (pathologische Fraktur) auftreten. Die Metastasierung erfolgt vorwiegend in die Lungen.

Wichtigste Bildgebung ist das klassische Röntgenbild, das bei Osteosarkomen Zeichen der Knochenzerstörung und Knochenneubildung zeigt, während bei Ewing-Sarkomen typischerweise eine zwiebelschalenartige Periostabhebung zu sehen ist (**Abb. 16.12**). Ergänzend werden MRT, CT und Szintigrafie durchgeführt. Als unspezifischer Tumormarker kann im Serum die LDH erhöht sein, manche Patienten mit Osteosarkom haben auch erhöhte Werte der alkalischen Phosphatase (AP). Die definitive Diagnose wird histologisch nach Probebiopsie gestellt.

Therapie und Prognose

Die Therapie maligner Knochentumoren besteht aus präoperativer Chemotherapie und anschließendem radikalen operativen Entfernen des Tumors. Moderne operative Verfahren ermöglichen es heute, bei den meisten Patienten trotz radikaler Tumorentfernung die Extremität zu erhalten (z. B. durch Einsetzen einer Hüft- oder Kniegelenks-Endoprothese).

Die histologische Beurteilung des Tumorpräparats ermöglicht wertvolle Rückschlüsse auf die Wirksamkeit der Chemotherapie. Je nach Anteil von vitalem oder avitalem Tumorgewebe kann ein sog. Regressionsgrad bestimmt werden, der direkte Hinweise auf die weitere Prognose liefert. Bei Ewing-Sarkomen ist eine intensivierte postoperative Chemotherapie bis hin zur autologen Stammzelltransplantation in Verbindung mit lokaler Bestrahlung erforderlich. Metastasen der Lunge erfordern immer auch eine chirurgische Resektion der Lungenmetastasen im Rahmen einer Thorakotomie oder Thorakoskopie. Bei manchen Patienten sind mehrere Thoraxeingriffe bis zur endgültigen Heilung erforderlich.

Die Überlebensprognose maligner Knochentumoren liegt bei ca. 65 %. Wichtigste Prognoseparameter sind die Radikalität der Tumorentfernung und das Ansprechen auf die Chemotherapie.

16.10.6 Keimzelltumoren

Definition

Keimzelltumoren entstehen aus Keimzellen. Sie können im Bereich der Keimdrüsen (Gonaden) oder extragonadal auftreten und sowohl gutartig wie auch bösartig sein.

Je nach Entwicklungsstufe der Keimzelle können verschiedene Keimzelltumorarten unterschieden werden. Einen identischen histologischen Aufbau weisen das Seminom des Hodens, das Dysgerminom des Ovars und das Germinom des ZNS auf. Ordnet man die unterschiedlichen Keimzelltumoren nach abnehmendem Malignitätsgrad, ergibt sich folgende Reihenfolge: embryonales Karzinom, Chorionkarzinom, Dottersacktumor, Seminom/Germinom/Dysgerminom, matures Teratom. Bei den meisten Keimzelltumoren liegen Mischformen der unterschiedlichen Gewebsformationen vor.

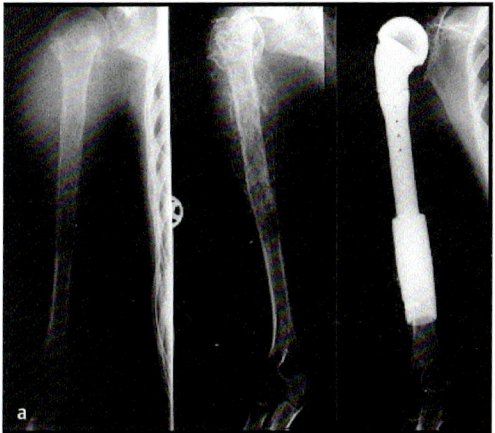
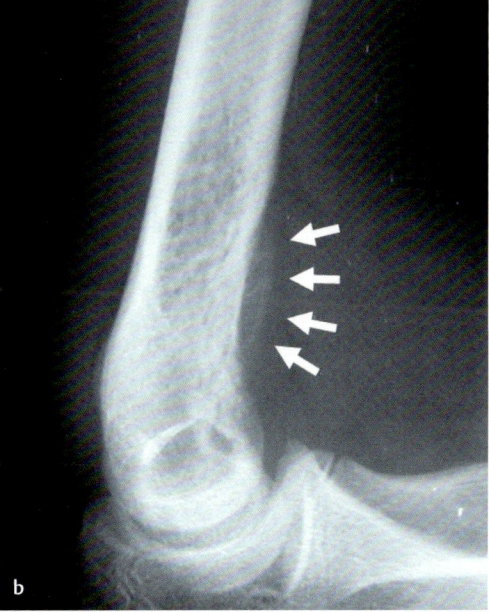

Abb. 16.12 Knochentumoren. a Röntgenbilder eines Kindes mit Osteosarkom des Oberarms: Die Bilder links und in der Mitte zeigen den Tumor mit Knochendestruktion und Knochenneubildung, das rechte Bild wurde nach onkologisch radikaler Tumorentfernung und Implantation einer Endoprothese angefertigt. **b** Röntgenbild eines Ewing-Sarkoms des Humerus: Zu erkennen ist die Anlagerung des Tumormaterials ohne Destruktion der Humerusstruktur.

Symptome

Die klinischen Erstsymptome sind geprägt von der Lokalisation. Keimzelltumoren des Hodens zeigen sich als schmerzlose, derbe Schwellungen. Keimzelltumoren des ZNS sind im Bereich der Mittellinie lokalisiert und erzeugen Hirndrucksymptome, endokrinologische und neurologische Ausfälle. Intrathorakale Keimzelltumoren können zu Husten, Atemnot und oberer Einflussstauung führen, Keimzelltumoren des Steißbeins werden oft pränatal oder nach der Geburt entdeckt und können zu Störungen der Blasen- und Mastdarmfunktion führen.

Diagnose

Die Diagnostik von Keimzelltumoren beinhaltet neben der klinischen Untersuchung die Anwendung bildgebender Verfahren (Sonografie, MRT und CT) sowie das Bestimmen von typischen Tumormarkern im Serum. Das α-Fetopotein (AFP) ist bei Dottersacktumoren und embryonalen Karzinomen erhöht, das humane β-Choriongonadotropin (β-HCG) bei Chorionkarzinomen und die humane plazentare alkalische Phosphatase (HPLAP) bei Seminomen/Dysgerminomen.

Therapie

Die Therapie von Keimzelltumoren wird von der Lokalisation und vom histologischen Typ bestimmt. Gutartige Keimzelltumoren (z. B. Teratome) werden chirurgisch entfernt (**Abb. 16.13**), maligne Keimzelltumoren benötigen zusätzlich eine Chemotherapie. Nur Seminome/Germinome und Dysgerminome sind empfindlich auf Strahlentherapie.

Prognose

Die Prognose der Keimzelltumoren ist generell gut, die 5-Jahres-Überlebensrate liegt für die Gesamtgruppe der Keimzelltumoren bei ca. 90%.

16.10.7 Seltene solide Tumoren (Retinoblastom, Hepatoblastom, Histiozytosen)

Der Vollständigkeit halber sollen hier noch kurz einige weitere, seltenere Malignome erwähnt werden.

Retinoblastom

Definition

Retinoblastome sind maligne Tumoren der Netzhaut. Sie können sporadisch oder familiär gehäuft vorkommen. Typischerweise findet sich in den Tumorzellen eine chromosomale Veränderung am Chromosom 13 (Retinoblastomgen), bei familiären Formen ist die Veränderung auch in allen anderen Körperzellen nachweisbar.

Symptome und Diagnose

Das Retinoblastom tritt meist einseitig auf, bei familiären Formen praktisch immer beidseitig. Typischerweise wird die Diagnose im 1. Lebensjahr oder Kleinkindalter gestellt. Wichtigstes Symptom ist eine weiße Pupille (Leukokorie) des betroffenen Auges, das sog. Katzenauge (**Abb. 16.14**).

Therapie und Prognose

Die Behandlung muss immer in Kooperation mit Hämato-Onkologe und Augenarzt erfolgen. Bei einseitigem, ausgedehntem Befall ist eine Entfernung des Augapfels (Enukleation) erforderlich. Je nach Infiltrationstiefe des Retinoblastoms, die bei der histologischen Aufarbeitung des entfernten Augapfels bestimmt wird, ist manchmal eine postoperative Chemotherapie erforderlich.

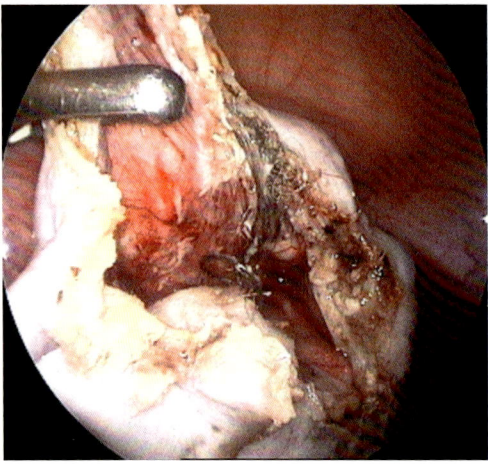

Abb. 16.13 Reifes Teratom des Ovars („Dermoid"). Intraoperativer Zufallsbefund bei der Laparoskopie, besonders auffällig sind die Haare.

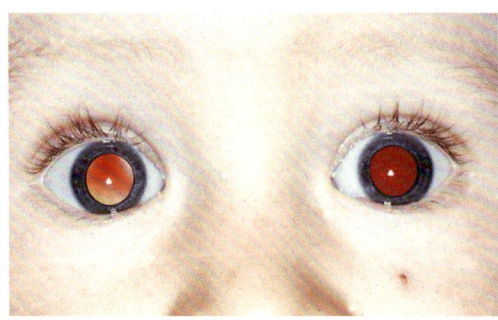

Abb. 16.14 Retinoblastom. Das weißliche Aufleuchten der Pupille des rechten Auges ist ein typischer Befund.

Bei kleinen, frühzeitig entdeckten Retinoblastomen mit Chance auf Visuserhalt kann manchmal ein den Bulbus erhaltendes Vorgehen mit Chemotherapie in Kombination mit augenärztlichen Lokalmaßnahmen (Kryotherapie, Thermotherapie, Lasertherapie, Brachytherapie) versucht werden. Die kombinierte Vorgangsweise ist besonders bei beidseitigem Befall erforderlich, um dem Kind eine Erblindung zu ersparen. Die Prognose bei Retinoblastomen ist hervorragend, die 5-Jahres-Überlebensrate liegt bei 97 %.

Hepatoblastom

Hepatoblastome sind die häufigsten malignen Lebertumoren im Kindesalter. Sie treten bei Kindern unter 2 Jahren auf, Jungen sind 1,7-mal häufiger betroffen als Mädchen.

Klinisches Erstsymptom ist meist ein abdomineller, tast- und sichtbarer Tumor, seltener kommt es zu Bauchschmerzen, Gewichtsverlust und Erbrechen. Bildgebende Verfahren (Sonografie, MRT, CT) geben Aufschluss über Tumorlokalisation und -ausbreitung. Als typischer Tumormarker findet sich bei den meisten Patienten eine Erhöhung des α-Fetoprotein (AFP) im Serum. Die Therapie basiert auf einer radikalen Tumorresektion. Wenn das primär nicht möglich ist, muss eine Tumorverkleinerung durch neoadjuvante Chemotherapie erfolgen.

Bei kompletter Resektion liegt die Heilungsrate bei über 80 %.

Histiozytosen

Histiozytosen sind Erkrankungen des Monozyten/Makrophagensystems. Man unterscheidet 2 Formen, die Langerhans-Zell-Histiozytose (LCH) und die hämophagozytische Lymphohistiozytose (HLH).

Langerhans-Zell-Histiozytose

Definition. Bei der **Langerhanszell-Histiozytose** (LCH) vermehren sich die Langerhans-Zellen, eine Histiozytenart mit typischen histologischen und immunzytologischen Charakteristika (Birbeck-Granula im Elektronenmikroskop, CD1a-Positivität an der Zelloberfläche). Am häufigsten betroffen ist das Skelettsystem, seltener sind Haut, ZNS oder innere Organe (Lungen, Knochenmark, Leber, Milz) beteiligt. Ein einzelner Knochenherd einer LCH wird auch als eosinophiles Granulom bezeichnet, weil neben den typischen Langerhans-Zellen auffällig viele eosinophile Granulozyten in der Läsion sichtbar sind.

Symptome und Diagnose. Klinisches Symptom eines eosinophilen Granuloms ist eine indolente, manchmal auch schmerzhafte Schwellung im Bereich eines Knochens. Am häufigsten betroffen sind der Schädel, das Becken und die langen Röhrenknochen. Die Diagnostik umfasst neben der sorgfältigen klinischen Untersuchung eine Röntgenuntersuchung, Skelettszintigrafie sowie bildgebende Verfahren zum Ausschluss eines Befalls der inneren Organe.

Therapie Die Therapie besteht aus der chirurgischen Entfernung des Knochenherdes. Bei Befall mehrerer Knochen ist eine systemische Therapie mit Kortikosteroiden und Zytostatika erforderlich. Bei Befall innerer Organe muss die Therapie intensiviert werden.

Hämophagozytische Lymphohistiozytose

Definition und Ursache. Die hämophagozytische Lymphohistiozytose (HLH) ist keine maligne Erkrankung per se, sondern eine überschießende Vermehrung von Histiozyten, hervorgerufen durch einen angeborenen oder erworbenen Immundefekt. Man unterscheidet eine familiäre Form, die unbehandelt in den ersten Lebensjahren zum Tode führt, von sekundären Formen, die im Rahmen von Virusinfektionen, onkologischen Erkrankungen oder rheumatischen Erkrankungen auftreten können. Typischerweise kommt es bei der HLH zu massiver Vermehrung von Histiozyten, die im Knochenmark eine Phagozytose von Blutzellen (Hämophagozytose) hervorrufen und verschiedene Organe (ZNS, Haut, Leber, Milz) infiltrieren können.

Symptome und Diagnose. Klinische Symptome sind hohes Fieber, das durch keinerlei anti-infektiöse Maßnahmen unter Kontrolle gebracht werden kann, Panzytopenie, Vergrößerung von Leber und Milz (Hepato-Splenomegalie) sowie Veränderungen typischer Serumparameter (z. B. Ferritin oder Triglyzeride).

Therapie. Therapeutisch ist der sofortige Einsatz von Kortikosteroiden und Zytostatika erforderlich. In vielen Fällen kann Heilung nur mittels Knochenmark- oder Stammzelltransplantation erzielt werden.

16.11 Nachsorge und Spätfolgen

Die pädiatrische Hämato-Onkologie ist heute in der glücklichen Lage, mehr als ¾ aller Kinder mit Krebserkrankung auf Dauer von ihrem Malignom zu heilen und ihnen damit einen Übergang in ein normales Erwachsenenleben zu ermöglichen. Für ca. ⅓ der Patienten ist die Heilung nur um den Preis einer permanenten Gesundheitsbeeinträchtigung in Form unterschiedlicher tumor- oder therapiebedingter Spätfolgen zu erzielen. Ziel der Tumornachsorge ist daher – neben der rechtzeitigen Diagnose eines möglichen Rezidivs – die möglichst frühzeitige Identifizierung und Behandlung möglicher Spätfolgen.

Es zeigte sich in den letzten Jahrzehnten, dass jeder Tumorpatient bezüglich seiner Spätfolgen ein individuelles Risikoprofil aufweist. Die häufigsten und auch schwersten Spätkomplikationen werden bei Hirntumor-Patienten beobachtet. Sie leiden sowohl unter neurologischen Defiziten, hervorgerufen durch den Tumor oder die Tumoroperation, als auch unter endokrinologischen Störungen, hervorgerufen v. a. durch die Schädelbestrahlung. Schädelbestrahlte Kinder haben auch ein höheres Risiko für Hirnleistungsdefizite und Zweittumoren.

Orthopädische Spätfolgen werden v. a. bei Patienten nach Knochentumoren beobachtet und erfordern spezielle Rehabilitationsprogramme.

Manche Zytostatika, z. B. Anthrazykline, die bei vielen onkologischen Erkrankungen eingesetzt werden, können eine Schädigung des Herzmuskels hervorrufen, die oft erst nach Jahren klinisch manifest wird. Daher müssen Patienten nach Anthrazyklin-Therapie lebenslang kardiologisch betreut werden. Weitere therapiebedingte mögliche Spätfolgen sind Nierenschäden (v. a. durch alkylierende Zytostatika oder durch Bestrahlung), Hörstörungen (v. a. durch Cisplatin), chronische Infektionen (z. B. Hepatitis) und Zweittumoren, die sowohl durch Bestrahlung als auch durch Zytostatika verursacht werden können.

Alle Spätkomplikationen erfordern die Durchführung einer professionellen Nachsorge durch ein mit der Problematik vertrautes Team. Üblicherweise wird die Nachsorge zunächst im Rahmen der pädiatrischen Hämato-Onkologie durchgeführt. Nach Erreichen des Erwachsenenalters muss ein sanfter und kompetenter Transfer der Patienten an die Erwachsenenmedizin erfolgen.

C Gutartige Tumoren und tumorähnliche Erkrankungen

16.12 Gutartige Tumoren

Gutartig nennt man Tumoren, wenn sie keine Tochtergeschwülste (Metastasen) an anderen Körperstellen ausbilden, also auf eine Stelle begrenzt bleiben. Damit stellen sie in den meisten Fällen keine direkte Gefahr für das Leben des Patienten dar. Das sagt aber nichts darüber aus, welchen Schaden sie an dem Körperteil verursachen, an dem sie wachsen. Ein gutartiger Tumor kann z.B. zur Instabilität eines Knochens, zur Erblindung eines Auges oder auch zum Darmverschluss (Ileus) oder Hirndruck führen und damit auch Lebensgefahr bedeuten. Andererseits kann er so harmlos sein, dass keine Behandlung erforderlich ist. Es gibt auch Tumoren, die nicht eindeutig als gut- oder bösartig einzustufen sind. Die wichtigsten als gutartig angesehenen Tumoren des Kindesalters werden im Folgenden dargestellt.

16.12.1 Hämangiom

Definition

Das **Hämangiom** ist eine gutartige Geschwulst, die aus Blutkapillaren besteht. Da es mit viel Blut gefüllt ist, das ausgedrückt werden kann, wird es im Volksmund „Blutschwamm" genannt.

Symptomatik

An der Oberfläche der Haut sind Hämangiome mittel- bis dunkelrote Flecken oder Erhebungen. Je tiefer sie in oder unter der Haut liegen, desto bläulicher erscheinen sie und werden dann nicht selten mit einem frischen Hämatom verwechselt. Grundsätzlich kann ein Hämangiom in jedem durchbluteten Gewebe vorkommen. Bevorzugte Lokalisationen sind Körperoberfläche (Haut-Unterhaut) und Kopf. Die Größe kann bis zu vielen Zentimetern im Durchmesser betragen. Größere Hämangiome der Haut können leicht exulzerieren (**Abb. 16.15a**) und sind dann infektionsgefährdet. In (seltenen) besonders voluminösen Hämangiomen kann eine so große Blutmenge fließen, dass es durch die zusätzlich erforderliche Pumparbeit zur Herzinsuffizienz kommen kann.

> **M** Typisch ist das Erscheinen und Wachsen des Hämangioms in den ersten Lebenswochen bis -monaten mit spontanem Stillstand im weiteren Säuglingsalter. Viele, v. a. kleinere Hämangiome können sich im Kleinkindalter und auch noch später von selbst wieder teilweise oder ganz zurückbilden. Nur selten entsteht bei einem größeren Kind ein Hämangiom neu.

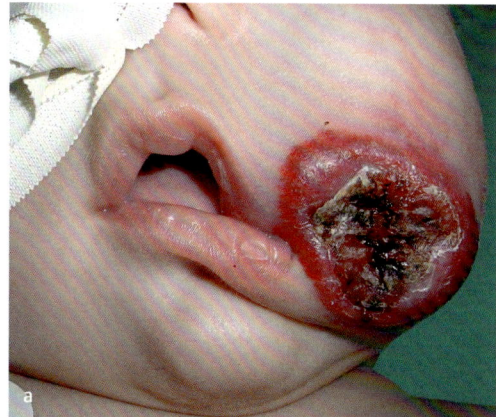
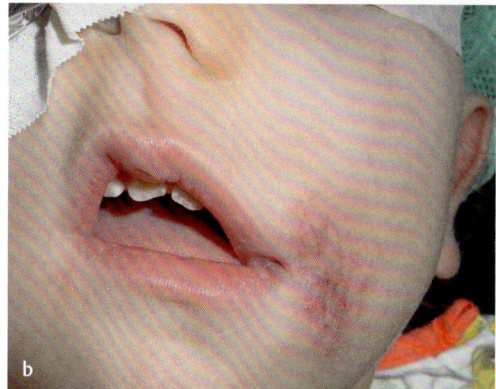

Abb. 16.15 Hämangiom. a Rasch wachsendes, spontan exulzeriertes Hämangiom aller Wandschichten der Wange bei einem Säugling vor der Therapie, b nach der Therapie mit dem NdYAG-Laser.

Diagnose

Oberflächliche Hämangiome sind meist leicht als solche zu erkennen; bei konstanter Größe seit der Geburt kann eine Abgrenzung zu einer vaskulären Malformation (s. Kap. 16.13.3) aber auch einmal schwierig sein. Tiefer gelegene Hämangiome lassen sich bevorzugt mit der (Duplex-)Sonografie darstellen, evtl. ist zusätzlich ein MRT (oder CT) erforderlich.

Therapie

Aufgrund der geschilderten Charakteristik müssen viele kleinere Hämangiome gar nicht behandelt werden.

Problematisch ist dabei, dass in keinem Fall vorhergesagt werden kann, wie groß der Tumor letztendlich werden wird und ob er zur Rückbildung neigt. Grundsätzlich sollte ein Hämangiom im Gesicht, an den Händen, Füßen und den Streckseiten der großen Gelenke therapiert werden. Auch an anderen Stellen ist bei anhaltendem Wachstum oder besonderer Größe eine Behandlung indiziert.

Bewährt für die Therapie haben sich außer der Exzision die Kryotherapie und die Laserbehandlung.

Kryotherapie. Mit der Kryotherapie werden ganz flache oberflächliche Hämangiome „vereist"; d. h. durch Aufsprühen einer kalten Flüssigkeit (flüssiger Stickstoff) oder durch Aufsetzen stark abgekühlter Stempel (Kontaktkryotherapie) über wenige Sekunden wird eine Erfrierung verursacht, die innerhalb von 2–3 Wochen unter Abstoßung des Hämangioms abheilt. Beide Vorgehensweisen haben eine gleich gute Erfolgsrate. Bei kleinflächigen Befunden ist dazu keine Betäubung erforderlich.

Lasertherapie. Die Lasertherapie erfolgt aufgrund der Schmerzhaftigkeit in Narkose. Sie ist an der Körperoberfläche, aber unter Ultraschall- oder MRT-Kontrolle auch an tieferen Stellen und in inneren Organen möglich. Kurz nach jeder Behandlung tritt eine z.T. erhebliche Schwellung auf, die nach wenigen Tagen rückgebildet ist; besondere Maßnahmen sind dabei nicht erforderlich. Bis zum gewünschten Ergebnis werden i.d.R. mehrere Behandlungen im Abstand von jeweils 4–6 Wochen benötigt (s. Abb. 16.15).

Propranolol. Der Betablocker Propranolol hält das Wachstum von Hämangiomen sehr zuverlässig auf, oft wird auch eine teilweise Rückbildung erreicht. Die systemische Therapie (oral) erfolgt bis zum Alter von 10 Monaten und erfordert Kontrollen des Blutdrucks, ist insgesamt aber komplikationsarm.

> **W** *Bei der Laserbehandlung kommen für oberflächliche flache Hämangiome sog. Oberflächenlaser, für dickere und/oder tiefer gelegene der NdYAG-Laser zum Einsatz. Oberflächenlaser werden bei Erwachsenen auch ohne Narkose angewandt; wegen der nadelstichartigen Empfindungen ist das für Kinder nicht zu empfehlen. Das Laserlicht wird von der roten Farbe des Blutschwammes wesentlich stärker absorbiert als von den umliegenden Geweben. Durch den durch die Absorption der Laserenergie entstehenden Reiz wird im Tumor die Rückbildung angeregt.*

Prognose

Aufgrund der Wachstumscharakteristik sind Rezidive mit wachsendem Alter selten, aber möglich. Hämangiome der Haut hinterlassen ab einer gewissen Größe unabhängig von therapeutisch induzierter oder spontaner Rückbildung eine Haut, die sich durch Farbe und Festigkeit von der Umgebung unterscheiden kann. Haarwurzeln können von Hämangiomen zerstört werden, was an der behaarten Kopfhaut und zukünftig behaarten Körperstellen zur Alopezie führt.

16.12.2 Lipom

Als **Lipom** bezeichnet man eine gutartige Geschwulst, wenn sie aus Fettgewebe besteht. Die meisten Lipome treten im Unterhautfettgewebe auf. Es handelt sich um tastbare, evtl. auch sichtbare schmerzlose Knoten. Eine Behandlungsindikation besteht bei einem auffällig sichtbaren oder funktionell störenden Tumor, der dann reseziert wird.

16.12.3 Fibrom

Ein **Fibrom** ist ein gutartiger Tumor aus Bindegewebe, der selten Beschwerden verursacht. Bei auffälliger Größe oder störender Lokalisation (z. B. im Gelenkbereich) wird er operativ entfernt.

16.12.4 Adenom

Adenome nennt man gutartige Tumoren, die von Schleimhaut oder Drüsenparenchym ausgehen. Typische Beispiele sind Polypen im Darm. Sie können durch perianale Blutungen auffallen, bei besonderer Größe aber auch zum Ileus führen. An anderen Organen treten Adenome bei Kindern und Jugendlichen selten auf.

16.12.5 Osteochondrom (kartilaginäre Exostose)

Definition

Der Begriff „**Osteochondrom**" bezeichnet eine Geschwulst, die aus zwei Gewebsarten besteht: Knochen und Knorpel. Das Synonym „kartilaginäre Exostose" beschreibt zusätzlich die Lage: mit Knorpel versehene, aus dem Knochen herauswachsende Wucherung. Der Tumor befindet sich meist in der Nähe einer Epiphysenfuge.

Symptome

Fast immer besteht eine auffällige Diskrepanz zwischen deutlich sichtbarer Größe der Wucherung und geringen Beschwerden. Sie bestehen bei entsprechender Lage meist aus Irritationen von Nerven oder einem Druckgefühl in bestimmten Körperpositionen, evtl. auch aus einer Bewegungseinschränkung.

Diagnose

Im Röntgenbild zeigt sich eine knöcherne Geschwulst auf einem völlig normalen Knochen, der größere knorpelige Anteil ist dabei allerdings nicht zu erkennen (**Abb. 16.16**). Das Bild zusammen mit dem Tastbefund lässt bereits eine fast immer sichere Diagnose zu.

Therapie

Kartilaginäre Exostosen werden operativ entfernt, d.h. sie werden mit dem Meißel vom übrigen Knochen abgetragen, i.d.R. erst beim Auftreten von Beschwerden. Allerdings sollte die Entfernung erfolgen, bevor aufgrund der Größe des Tumors durch die Abtragung die Stabilität des verbleibenden Knochens gefährdet wird.

P *Postoperativ muss vor dem Beginn der Mobilisierung Klarheit über die Belastbarkeit des verbliebenen Knochens vorliegen. Bei der Resektion besonders großer Exostosen ist evtl. intraoperativ eine Stabilisierung durch einen Fixateur externe oder eine Plattenosteosynthese vorgenommen worden. In jedem Fall hat der Operateur festzulegen, ob eine Übungs- (d.h. Bewegungs-) oder Belastungsstabilität gegeben ist.*

Prognose

Bei inkompletter Abtragung ist ein Rezidiv möglich, ansonsten bleiben die Patienten nach der Therapie unauffällig.

W *Selten gibt es Kinder, die multiple kartilaginäre Exostosen aufweisen. Dabei handelt es sich um eine dominant vererbte Krankheit, die häufiger das männliche Geschlecht betrifft. Sie tritt bereits im Kleinkindalter in Erscheinung. Die Indikation zur operativen Entfernung wird sehr zurückhaltend gestellt. Im Erwachsenenalter sind regelmäßige Kontrollen erforderlich, da eine maligne Entartung in 2 % der Fälle zu erwarten ist.*

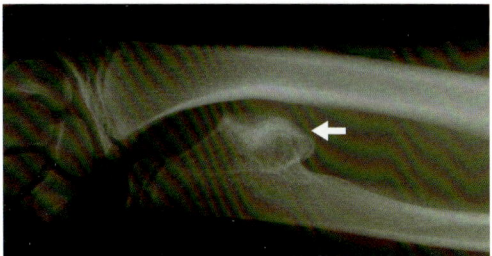

Abb. 16.16 Osteochondrom der Ulna (Röntgenbild eines 12-jährigen Jungen). aufgrund des Tumorwachstums ist der benachbarte Radius bogenförmig umgebaut.

16.12.6 Osteoidosteom

Definition

Ein **Osteoidosteom** liegt an der Oberfläche eines ansonsten unauffälligen Knochens und besteht aus regulär aufgebautem Knochengewebe mit einem zentralen Nest (Nidus) aus unreifem Knochen und Bindegewebe.

Symptome und Diagnose

Das Osteoidosteom tritt i.d.R. im zweiten Lebensjahrzehnt mit lokalen, häufig nächtlichen Beschwerden auf. Die Schmerzen lassen sich typischerweise sehr gut mit Azetylsalizylsäure behandeln.

Das Röntgenbild zeigt einen charakteristischen Befund mit erkennbarem Nidus.

Therapie und Prognose

Die Behandlung erfolgt durch Abtragung des Prozesses mit dem Meißel, wobei auf die komplette Entfernung des Nidus geachtet werden muss (intraoperative Röntgendurchleuchtung). Bei restloser Entfernung ist ein Rezidiv nicht zu erwarten.

16.13 Tumorähnliche Erkrankungen

16.13.1 Dermoidzyste

Definition

Als **Dermoidzyste** („hautähnliche Blase") oder Dermoid bezeichnet man eine mit Hautepithel ausgekleidete Zyste. Sie enthält als Produkt der Hautzellen meist Talg, gelegentlich auch Haare. Sie entsteht aus in der Embryonalzeit versprengten Zellen.

Symptome und Vorkommen

Die Zyste befindet sich unter der Haut, in den Weichteilen oder auch unter dem Periost des Schädelknochens. Sie kommt besonders häufig im Kopf-Hals-Bereich vor (**Abb. 16.17**). Bei subperiostaler Lage auf der Schädelkalotte kann sie zur Ausdünnung der Kalotte bis hin zur Perforation führen. Sie fällt als derber, meist erbs- bis haselnusskerngroßer Knoten auf, der langsam größer wird. Aufgrund der Lokalisation, die meist für Lymphknoten oder Halszysten untypisch ist, lässt sich das Dermoid i.d.R. von diesen unterscheiden.

Diagnose

Bei unsicherer Diagnose kann eine Sonografie evtl. zur Differenzierung beitragen. Am Schädelknochen sollte durch diese Untersuchung die Frage der Perforation präoperativ abgeklärt werden.

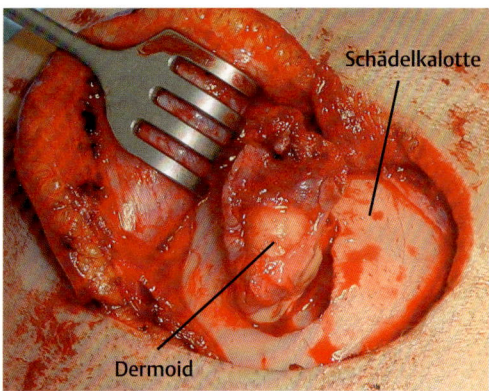

Abb. 16.17 Dermoidzyste (Präparation aus der Schädelkalotte).

Therapie und Prognose

Da das Dermoid aufgrund der Produktion von Talg stetig größer wird, sollte eine chirurgische Exstirpation erfolgen, sobald die Diagnose gestellt worden ist.

Nur bei nicht komplett entfernter Zyste ist mit einem Rezidiv zu rechnen.

> **W** Ebenfalls als Dermoidzyste wird oft das reife Teratom (s. S. 213f) des Ovars bezeichnet. Die Bezeichnung ist streng genommen jedoch nicht korrekt, da diese Geschwulst i. d. R. außer Hautanteilen auch andere Gewebe enthalten kann, z. B. Zähne, Muskulatur oder Nervenzellen.

16.13.2 Lymphangiom

Definition

Ein **Lymphangiom** ist eine meist zystische Raumforderung aus Lymphgewebe und Gewebsflüssigkeit.

Symptome

Es handelt sich i. d. R. um eine farblose schmerzlose weiche Schwellung. Es kann überall auftreten, wo Lymphgefäße vorhanden sind, also in praktisch allen Geweben. In der Haut fällt es durch immer wieder an der gleichen Stelle nässende Bläschen auf. Im Inneren des Körpers tritt es meist in Form von mehreren bis zahlreichen unterschiedlich großen Zysten in Erscheinung. Bevorzugte Lokalisation sind die Weichteile des Halses; dafür besteht der seit alter Zeit gebräuchliche Begriff Hygroma colli („Wassergeschwulst des Halses").

Diagnose

Sonografisch lässt sich die Diagnose mit großer Wahrscheinlichkeit stellen, zur Abgrenzung von wichtigen Leitungsbahnen und Organen ist ein MRT zusätzlich hilfreich.

Therapie

Da das Lymphangiom schmerzlos ist, muss es meistens erst bei eindeutiger Größenzunahme oder bei nach außen auffälliger Raumforderung therapiert werden. Prinzipiell kommen Resektion, Laserbehandlung oder Sklerosierung („Verödung") durch Einspritzen einer reizenden Substanz, z. B. Bleomycin, in Frage. Welches Verfahren gewählt wird, hängt v. a. von der Lokalisation des Prozesses ab. Die größte Erfolgsaussicht hat die Resektion, bei einem Rezidiv nach Operation werden die anderen Verfahren jedoch oft bevorzugt.

Prognose

Das bei Lymphangiomen veränderte Gewebe geht immer ohne scharfe Abgrenzung in gesundes umgebendes Gewebe über. Es ist daher oft nicht komplett zu entfernen. Lymphangiome besitzen deshalb ein relativ großes Risiko für die Ausbildung von Rezidiven. Eine maligne Entartung wird auch nach langjährigen Verläufen nicht beobachtet.

> **W** Übersetzt bedeutet Lymphangiom „Geschwulst aus Lymphbahnen". Seit einiger Zeit wird jedoch bezweifelt, dass es tatsächlich ein Tumor ist. Viele Erkenntnisse sprechen dafür, dass es sich um eine Fehlbildung von Lymphbahnen handelt, die in ihrer Entwicklung in der betroffenen Region keinen Anschluss an größere Sammelgefäße gefunden haben. Somit fließt ihnen aus dem Gewebe Lymphflüssigkeit zu, die aber nicht abfließen kann. Damit sammelt sich eine zunehmende Menge Flüssigkeit in den fehlgebildeten Bahnen, die sich dadurch zu Zysten umformen.

16.13.3 Vaskuläre Malformation

Definition

Als **vaskuläre Malformationen** (VM) bezeichnet man angeborene Fehlbildungen von Blutgefäßen. Entsprechend gibt es venöse, arterielle und arterio-venöse Malformationen. Sie können auf kapillärer Ebene ausgebildet sein oder aus größeren Gefäßen bestehen. VM sind bei Geburt bereits in vollem Ausmaß vorhanden, lediglich durch Stau von Blut kann es später noch zur Dilatation und damit zu einer begrenzten Volumenzunahme kommen.

Eine kapilläre VM der Haut wird als Naevus flammeus oder Feuermal bezeichnet.

Symptome

Das Erscheinungsbild ist sehr vielseitig. Eine VM kann aus einer oder mehreren zusätzlichen, evtl. unter der

Haut sichtbaren Adern bestehen und erinnert dann an Krampfadern des Erwachsenen. Eine VM kann auch wie ein Tumor als umschriebene Raumforderung ausgebildet sein; eine sichere Unterscheidung von einem Hämangiom ist dann unter Umständen schwierig.

Der Naevus flammeus ist ein blau-rot gefärbtes Areal der Haut, die dabei meist verdickt ist.

Problematisch sind arterio-venöse VM größerer Gefäße. Sie können Kurzschlüsse des Blutflusses (arteriovenöse Fisteln) beinhalten, die in einer zusätzlichen Volumenbelastung des Herzens und damit evtl. in einer Herzinsuffizienz resultieren. Außerdem können sie die Durchblutung einer Extremität erheblich steigern, was einen Riesenwuchs des Körperteils und erhebliche chronische Schmerzen zur Folge hat.

Diagnose

Während ein Naevus flammeus durch Blickdiagnose erkannt wird, sind tiefer gelegene VM eine Domäne der Farbdoppler-Sonografie. Zur Darstellung von VM größerer Gefäße muss eine Angiografie durchgeführt werden.

Therapie

Grundsätzlich ist eine Behandlung nur bei Beschwerden oder wesentlicher kosmetischer Beeinträchtigung indiziert. Umschriebene raumfordernde VM lassen sich evtl. resezieren. Ein Naevus flammeus ist bislang kaum zu therapieren. Lediglich eine gewisse Aufhellung ist durch eine Behandlung mit einem Oberflächenlaser möglich. Das kann jedoch schon zu deutlich besserem Wohlbefinden des Patienten (und der Eltern) führen. VM der größeren Gefäße werden operativ und/oder interventionell radiologisch (transarteriell) behandelt. Entscheidend für die Linderung von Beschwerden ist dabei der Verschluss arterio-venöser Fisteln.

Prognose

VM bilden sich nie spontan zurück. Nur nach kompletter Resektion ist die Prognose gut. Nicht oder nicht komplett resezierbare VM können sehr problematisch in der Therapie sein. Eine Linderung von Beschwerden ist dann oft schon ein Erfolg, eine Heilung meist nicht möglich.

16.13.4 Knochenzyste

Definition

Zwei Arten von **Knochenzysten** werden unterschieden: die juvenile und die aneurysmatische. Bei beiden Formen handelt es sich um osteolytische Prozesse, d. h. es wird nicht Gewebe gebildet (wie bei einem Tumor), sondern Knochen abgebaut. Eine aneurysmatische Knochenzyste (AC) besteht aus einem blutgefüllten Hohlraum, der meist die äußere Kontur des Knochens auftreibt. Eine juvenile Knochenzyste (JC) besteht aus einem mit seröser Flüssigkeit gefüllten Hohlraum, die äußere Kontur des Knochens ist i. d. R. erhalten. Die Ursache der Entstehung ist bei beiden Formen ungeklärt.

Symptome

Sowohl die AC als auch die JC treten v. a. in den Metaphysen der langen Röhrenknochen auf, besonders die AC aber auch in anderen Knochen. Beide Zystenarten führen nur in seltenen Fällen zu Beschwerden, die aus einem lokalisierten uncharakteristischen leichten Schmerz bestehen. Manchmal fallen die Zysten zufällig im Rahmen einer Röntgenuntersuchung auf. Aufgrund der Ausdünnung der Knochenkortikalis durch die Osteolyse treten die Zysten meist jedoch durch eine sog. pathologische Fraktur in Erscheinung: Der Knochen bricht, ohne dass eine nennenswerte Gewalteinwirkung stattgefunden hat.

Diagnose

Für einen damit vertrauten Untersucher reicht das Standardröntgenbild in zwei Ebenen aus, um die Knochenzyste von anderen Knochenprozessen zu unterscheiden. Gelegentlich wird ein MRT durchgeführt und eine Knochenbiopsie entnommen. Die Unterscheidung beider Zystenformen ist allerdings selbst histologisch oft unsicher.

Therapie

Frakturierte JC (insbesondere bei ausgedehnter Fraktur) heilen in 20 % ohne weitere Maßnahmen in einigen Monaten ab, bei AC kommt das sehr viel seltener vor. Aufgrund der ausgedünnten Kortikalis und der damit verbundenen (erneuten) Frakturgefahr ist es allerdings bei verletzten und unverletzten Zysten zu empfehlen, eine intramedulläre Schienung (s. S. 242 ff) vorzunehmen. JC bilden sich darunter mit einer großen Wahrscheinlichkeit innerhalb von 6–18 Monaten zurück, bei AC ist das deutlich seltener der Fall. Daher wird bei fehlender Rückbildung eine Auffüllung der Zyste mit Knochenersatzmaterial (Hydroxylapatit) vorgenommen, das vom Organismus zu eigenem Knochen umgebaut werden kann. Eine Resektion der Zyste kommt nur noch selten in Frage.

Prognose

Da AC und JC im Erwachsenenalter praktisch nicht vorkommen, muss es sich um selbstlimitierende Prozesse handeln. Die AC spricht auf eine Therapie wesentlich schlechter an als die JC. Bei inkompletter Rückbildung ist ein Rezidivwachstum v. a. bei der AC nicht selten.

D Gerinnungsstörungen

16.14 Allgemeine Grundlagen

Gerinnungsstörungen können in Störungen der primären und der sekundären Hämostase eingeteilt werden.

Störungen der primären Hämostase

Zur primären Hämostase gehören v. a. Thrombozyten, vaskuläre Faktoren und der Von-Willebrand-Faktor, der die Thrombozyten an verletztem Endothel haften und aggregieren lässt. Man kann Störungen der primären Hämostase durch In-vivo-Tests und einen In-vitro-Test direkt nachweisen.

In-vivo-Tests.
- Kapillarresistenztest: Dem Patienten wird für 5 Min. am Arm eine Blutdruckmanschette angelegt und diese auf ca. 50 mmHg aufgeblasen. Wenn Petechien auftreten, ist eine hochgradige Thrombozytopenie (bzw. -pathie) oder Vasopathie zu vermuten.
- Bestimmung der Blutungszeit (nach Ivy): Sie ist ein Maß für die Interaktion zwischen Thrombozyten, Blutdruck-, Strömungs- und Schergeschwindigkeit des Blutes, Temperatur und Endothel (Bildung von Prostazyklinen, Proteaseninhibitoren und Von-Willebrand-Faktor). Dem Patienten wird am Arm eine Blutdruckmanschette angelegt und diese auf ca. 40 mmHg aufgeblasen. An der Innenseite des Unterarmes wird anschließend ein Schnitt gesetzt und die Zeit notiert, bis die Blutung stoppt.

In-vitro-Test. Der Test (PFA 100) simuliert die kapillare Blutstillung in-vitro: Dazu wird Patientenblut durch eine Membran gepresst, die mit Aktivatoren der Thrombozytenaggregation beschichtet ist. Adhäsion und Aggregation der Thrombozyten verschließen die Membran. Gemessen wird die Zeit bis zum Stillstand des Blutflusses.

Störungen der sekundären Hämostase

Störungen der sekundären Hämostase sind Koagulopathien, die sich durch In-vitro-Tests nachweisen lassen: aktivierte partielle Thromboplastinzeit (aPTT) und Prothrombinzeit (PTZ) bzw. INR (international normalized ratio: Verhältnis der PTZ des Patienten zu einer PTZ aus einer Kontrollgruppe).

Im deutschen Sprachraum wird neben der INR weiterhin der Quick-Wert angegeben. Verlängerungen der Tests weisen auf Mangelzustände plasmatischer Gerinnungsfaktoren hin. Zur genauen Diagnostik ist aber die Bestimmung der einzelnen Faktoren notwendig.

Pathologische Gerinnungstests können auch durch Antiphospholipid-Antikörper und Lupusantikoagulanzien verursacht werden. Diese sind meist harmlos, können in Ausnahmefällen aber zu schweren Blutungen führen.

Anamnese

Wie jede Diagnostik in der Pädiatrie ist die Familienanamnese und persönliche Blutungsanamnese der erste Schritt zur richtigen Diagnose.

Typische Fragen sind Folgende:
- Gab es Nachblutungen nach Operationen oder Zahnextraktionen?
- Kommt häufiges Nasenbluten vor?
- Neigt der Patient zu Hämatomen nach leichten Traumen?
- Ist die Menstruationsblutung verlängert und/oder verstärkt?

X-chromosomal vererbte Blutungskrankheiten (Hämophilie A und B) finden sich fast ausschließlich bei Jungen, die Mütter sind meist symptomlose Überträger. Blutungen bei jungen Säuglingen können durch Vitamin-K-Mangel oder eine schwere Lebererkrankung hervorgerufen werden. Blutungen bei einer schweren akuten Erkrankung (z. B. Sepsis) können Hinweis auf eine Verbrauchskoagulopathie sein. Länger anhaltende Blutungen nach Traumen können auf Thrombozytopenie hinweisen. Bei Koagulopathien treten oft Spätblutungen auf. Nach Medikamenten sollte immer gefragt werden (besonders Azetylsalizylsäure).

Symptome

Schwerpunkt der klinischen Untersuchung ist die genaue Inspektion von Haut, Schleimhäuten bzw. Blutungsstelle. Haut- und Schleimhautblutungen sind nicht wegdrückbar. Petechiale Haut- und Schleimhautblutungen weisen auf Störungen der primären Hämostase hin. Bei Störungen der sekundären Hämostase finden sich größere, schmerzhafte Blutungen in Muskeln oder Gelenken, Hautblutungen sind wesentlich größer.

16.15 Störungen der primären Hämostase

16.15.1 Thrombozytopenie

Definition und Ursache

Bei einer **Thrombozytopenie** sind die Thrombozytenwerte auf unter 100000/µl vermindert. Die Ursache dafür ist ein hereditärer oder erworbener Mangel durch ungenügende Produktion im Knochenmark oder ein gesteigerter Abbau von Thrombozyten, z. B. bei Infektionen, Thrombosen, durch Medikamente oder Toxine.

Immunthrombozytopenie

Definition und Ursache

Die häufigste Thrombozytopenie ist die **Immunthrombozytopenie** (ITP). Bei der ITP werden Thrombozyten im peripherem Blut durch körpereigene Antikörper (Autoantikörper) angegriffen und im RES (retikuloendotheliales System) abgebaut. Dadurch wird die Zahl der peripheren Thrombozyten vermindert.

Symptome und Diagnose

Ausgelöst durch einen Tage bis Wochen zuvor durchgemachten Virusinfekt kommt es bei Kindern vor dem 8. Lebensjahr zu Petechien (punktförmige Blutungen), Hämatomen und spontan sistierenden Schleimhautblutungen, bei normaler Milzgröße (**Abb. 16.18a**). Die Thrombozytenzahl liegt meist unter 20000/µl. Im Blutausstrich findet man junge, große Thrombozyten („Riesenthrombozyten", **Abb. 16.18b**). Andere Blutzellen und das Knochenmark sind unauffällig. Die Zahl der Megakaryozyten kann normal oder erhöht sein.

Therapie und Prognose

Die Therapie besteht darin, Medikamente zu vermeiden, die die Gerinnung beeinflussen (z. B. Azetylsalizylsäure). In schwereren Fällen erfolgt auch eine Behandlung mit Immunglobulinen oder Glukokortikoiden. Bei lebensbedrohlichen Blutungen werden Thrombozyten- und Erythrozytenkonzentrate gegeben.

Bei den meisten Patienten normalisiert sich die Anzahl der Thrombozyten innerhalb von Tagen bis Wochen spontan. Bei ca. 10 % der Patienten dauert die Thrombozytopenie länger als 6 Monate an, v. a. bei Mädchen und bei Kindern nach dem 10. Lebensjahr. Man spricht dann von einer chronischen ITP.

Differenzialdiagnose

Differenzialdiagnostisch kommen Infektionen, Verbrauch der Thrombozyten oder der Einfluss von Medikamenten in Frage. Begleitthrombozytopenien finden sich auch bei hämolytisch-urämischem Syndrom, Hepatitis, Lupus erythematodes u. a. Erkrankungen.

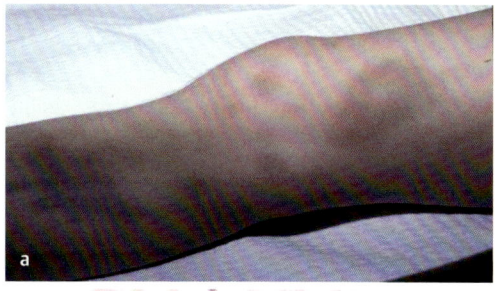
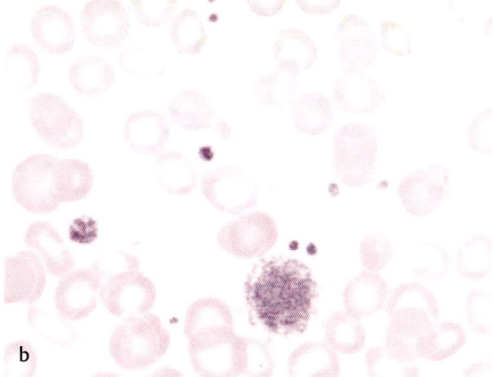

Abb. 16.18 **Immunthrombozytopenie. a** thrombozytopenische Purpura, **b** Riesenthrombozyten.

Weitere Thrombozytopenien

Eine **Iso-Immunthrombozytopenie** ist eine Folge der Sensibilisierung der Mutter gegen kindliche Thrombozyten während der Schwangerschaft, ähnlich wie bei Rhesus- und Blutgruppen-Inkompatibilität.

Ein Beispiel für hereditäre Thrombozytopenien ist das X-chromosomal rezessiv vererbte **Wiskott-Aldrich-Syndrom**. Die charakteristischen Symptome sind Thrombozytopenie, Ekzem und rezidivierende Infektionen. Es wird durch eine Mutation des WASP-Proteins hervorgerufen, das für die Struktur von Lymphozyten und Thrombozyten wichtig ist.

16.15.2 Thrombozytopathie

Definition und Ursache

Bei einer **Thrombozytopathie** ist die Thrombozytenfunktion bei normaler Thrombozytenzahl gestört. Ein Defekt der Thrombozyten selbst (endogen, z. B. Morbus Glanzmann) oder das Fehlen eines plasmatischen oder Gefäßfaktors, der zur Funktion notwendig ist (exogen) können der Grund dafür sein. Ein Beispiel für eine exogene Thrombozytopathie ist das Von-Willebrand-Jürgens-Syndrom (s. u.). Erworbene Thrombozytopathien treten im Rahmen von Erkrankungen oder als Folge der Einnahme von Medikamenten (Azetylsalizylsäure!) auf.

Symptome

Typisch sind Schleimhautblutungen (v. a. Nasen-, Zahnfleischblutungen und Menorrhagien). Seltener sind Blutungen aus dem Gastrointestinal- oder Harntrakt. Häufig treten auch Hämatome und Ekchymosen auf. Petechien finden sich nur bei gleichzeitiger verminderter Thrombozytenzahl.

Von-Willebrand-Jürgens-Syndrom

Definition

Das **Von-Willebrand-Jürgens-Syndrom** wird durch quantitativen oder qualitativen Mangel des Von-Willebrand-Faktors (vWF) verursacht und i. d. R. autosomal dominant vererbt. Je nach der Art des Defekts (Fehlen, geringere Konzentration oder Funktionseinschränkung des vWF) werden 3 Typen unterschieden. Der schwerste Typ 3 (Fehlen des vWF) wird autosomal-rezessiv vererbt. Das Von-Willebrand-Jürgens-Syndrom stellt die häufigste vererbte Blutungskrankheit dar und betrifft etwa 1 % der Bevölkerung.

Ursache

Das Gen für den vWF liegt auf dem kurzen Arm des Chromosoms 12 (12p13.3). Beim gesunden Menschen bindet der vWF an einen Rezeptor der Thrombozytenmembran und an verletztes Endothel. Durch die Brückenbildung aggregieren die Thrombozyten. Im peripheren Blut schützt er den Gerinnungsfaktor VIII durch Komplexbildung davor, von Proteasen abgebaut zu werden. Daher können beim Von-Willebrand-Jürgens-Syndrom sowohl die Konzentration des vWF wie auch die Aktivität des Faktors VIII vermindert sein.

Symptome

In erster Linie treten Schleimhautblutungen auf, in leichten Fällen nach Operationen oder Traumen, in schweren Fällen auch spontan. Beim Fehlen des vWF kommt es auch zu spontanen Gelenksblutungen.

Diagnose

Blutungszeit und PFA-100-Verschlusszeit sind verlängert, die Faktor-VIII-Aktivität und die Konzentration des vWF sind vermindert. Es findet sich eine pathologische Thrombozytenaggregation. Bei Verdacht auf eine Funktionseinschränkung ist eine quantitative und qualitative Analyse nötig. Da bei Stress und Infektionen die Konzentration des vWF ansteigt, ist die endgültige Diagnose erst nach wiederholt pathologischen Befunden möglich.

Therapie

Die Therapie erfolgt mit vWF-haltigen Faktor-VIII-Präparaten, DDAVP (= Vasopressin-Analogon, setzt vWF aus dem Gefäßendothel frei) und Fibrinolysehemmern.

16.15.3 Purpura-Schönlein-Henoch

Eine Störung der primären Hämostase kann auch durch einen Gefäßschaden verursacht sein. Bei der Purpura Schönlein-Henoch (s. Kap. 31.8) liegt eine den ganzen Körper betreffende allergische Entzündung der Gefäße vor. Dabei können Hauterscheinungen, aber auch Gelenkschmerzen, Schleimhautblutungen im Magen-Darm-Trakt oder Hämaturie beobachtet werden (**Abb. 16.19**). Die Behandlung ist bei zu erwartender Spontanheilung symptomatisch.

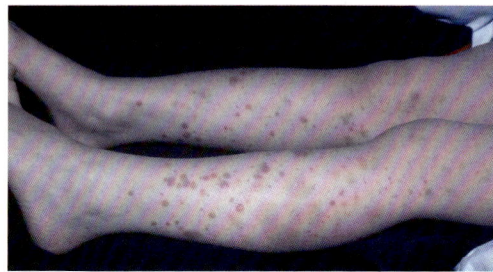

Abb. 16.19 Purpura-Schönlein-Henoch (anaphylaktoide Purpura). Beispiel für eine Störung der primären Hämostase im Rahmen eines Infektes bei normaler Thrombozytenzahl im peripheren Blut.

16.16 Störungen der sekundären Hämostase

Definition

Bei **Störungen der sekundären Hämostase** mangelt es an einem oder mehreren plasmatischen Gerinnungsfaktoren. Dabei werden vererbbare Gerinnungsstörungen (Hämophilie A und B und seltenere) wegen ihrer lebenslangen Bedeutung von erworbenen (Vitamin K-Mangel, Verbrauchskoagulopathie, Thrombose) unterschieden.

16.16.1 Hämophilie A

Definition und Ursache

Bei der **Hämophilie A** handelt sich um eine X-chromosomal rezessiv vererbte verminderte Aktivität des Faktors VIII, die zu einer Blutungsneigung führt (Häufigkeit 1:10 000 Jungen).

Das defekte Gen liegt auf dem langen Arm des Chromosoms X (Region Xq28); i. d. R. sind die Mütter gesunde Konduktorinnen (s. Kap. 13, S. 156). Da 33 % der Fälle sporadisch auftreten, schließt eine negative Familienanamnese die Hämophilie A nicht aus.

Pathogenese

Fehlt der Faktor VIII oder ist seine Aktivität vermindert, so ist die endogene Aktivierung der Gerinnung und Fibrinbildung gestört. Dadurch findet kein ausreichender Wundverschluss statt.

Symptome

Sie sind vom Schweregrad der Hämophilie abhängig. Ist die Aktivität des F-VIII:C unter 1 % (schwere Form) vermindert, kommt es bereits im Säuglingsalter zu schmerzhaften spontanen Gelenksblutungen mit späterer Gelenksdestruktion, schmerzhaften Muskelblutungen nach Bagatelltraumen und starkem Blutverlust. Die Blutungen können oft erst Stunden später auftreten. Bei Neugeborenen manifestiert sich die Erkrankung sehr selten. Bei Konzentrationen des F-VIII:C zwischen 1–5 % (mittelschwere Form) kommt es typischerweise zu Blutungen nach Verletzungen oder Zahnextraktionen; bei leichter Hämophilie (Konzentration des F-VIII:C über 5 % bis ca. 15 %) kommt es erst nach größeren Verletzungen oder ausgedehnten Operationen zu Blutungen.

Diagnose

Die Labordiagnostik weist eine verlängerte aPTT, normale INR, normale Thrombozytenzahl und Blutungszeit auf. Diagnose und Schweregrad der Hämophilie können erst durch Bestimmung des F-VIII:C festgestellt werden. Postpartal kann die Konzentration des F-VIII:C bei leichter und mittelschwerer Hämophilie durch den Geburtsstress falsch hoch sein.

Therapie

Eine rasches Blutstillen ist durch die Gabe von Faktor-VIII-Konzentrat i. v. 2 × pro Tag mit schweregradabhängiger Dosierung möglich. Durch eine Dauerprophylaxe (3 × Faktor-VIII-Konzentrat pro Woche), die üblicherweise bei der schweren Form durchgeführt wird, können wiederholte spontane Blutungen vermieden werden. Die häufigste Nebenwirkung der Therapie ist die Bildung von Hemmkörpern gegen Faktor VIII. Die Gefahr der Übertragung von Infektionserregern durch Faktor-VIII-Konzentrate ist heute weitgehend gebannt.

Bei leichter und mittelschwerer Hämophilie kann als Alternative DDAVP gemeinsam mit einem Fibrinolysehemmer gegeben werden. Blutungsfördernde Medikamente wie Azetylsalizylsäure sollten vermieden werden. Die Gelenke können durch Muskeltraining stabilisiert werden.

16.16.2 Hämophilie B

Definition und Ursache

Bei der **Hämophilie B** handelt es sich um eine Blutungsneigung durch Mangel an Faktor IX, der bei 1:30 000 männlichen Neugeborenen vorkommt. Erbgang und klinisches Bild entsprechen der Hämophilie A. Das Faktor-IX-Gen liegt auf dem langen Arm des Chromosoms X (Xq26-27.3).

Diagnose

Klinisch zeigen sich eine verlängerte aPTT bei normaler INR. Die Diagnose erfolgt durch Nachweis eines erniedrigten oder fehlenden Faktors IX bei normalem Faktor VIII.

Therapie

Die Therapie erfolgt durch die Verabreichung von Faktor-IX-Präparaten. Die Halbwertszeit ist länger als von Faktor VIII, daher beträgt das Intervall bei wiederholter Gabe durchschnittlich 18 Stunden.

16.16.3 Seltene erbliche Koagulopathien

Seltenere Koagulopathien sind Mangelzustände an Faktor II, V, VII, X, XI, XII und XIII, die autosomal rezessiv vererbt werden. Die endgültige Diagnose wird auch hier erst durch eine Bestimmung des Einzelfaktors gesichert. Die Therapie erfolgt durch frisch gefrorenes Plasma, Prothrombinkomplexkonzentrate (beinhalten Faktoren II, VII, IX und X) oder Einzelfaktorenkonzentrate (derzeit nur möglich bei Mangel an Faktor VII und Faktor XIII). Ein Mangel an Faktor XII führt zwar zu einer Verlängerung der aPTT, jedoch zu keiner Blutungsneigung.

16.16.4 Vitamin-K-Mangelblutung

Definition

Mit **Vitamin-K-Mangelblutung** ist eine Blutung durch einen (erworbenen) Mangel an Vitamin-K-abhängigen Gerinnungsfaktoren (II, VII, IX, X) gemeint.

Ursache

Vitamin K ist ein Koenzym einer Karboxylase, die verschiedene Proteasen funktionsfähig macht. Ein Vitamin-K-Mangel mit verringerter Konzentration Vitamin-K-abhängiger Gerinnungsfaktoren kann z. B. durch Geburtskomplikationen, Früh- und Mangelgeburt oder durch Medikamente, Enteritis, Malabsorption (Mukoviszidose, Zöliakie) oder Cholestasen unterschiedlicher Genese bzw. länger dauernde parenterale Ernährung klinisch manifest werden.

 Bei Neugeborenen kann durch eine Vitamin-K-Mangelblutung ein lebensbedrohlicher Morbus haemorrhagicus neonatorum ausgelöst werden (Häufigkeit 1 : 200 Neugeborene, wenn keine Vitamin-K-Prophylaxe durchgeführt wurde).

Symptome

Bei sonst gesunden, meist gestillten Neugeborenen können bei ausbleibender Prophylaxe am 1. Lebenstag (Frühform), zwischen 2.–5. Lebenstag (klassische Form), oder zwischen der 3.–7. Lebenswoche (Spätform) Blutungen aus dem Magen-Darm-Trakt oder im Zentralnervensystem auftreten. Bei mütterlichen Risikofaktoren finden sich Blutungen bereits am ersten Lebenstag.

Diagnose und Therapie

Die Diagnose erfolgt indirekt durch Bestimmen einer erhöhten INR, die sich nach Gabe von Vitamin K normalisiert. Lebensbedrohliche Blutungen erfordern auch die Substitution von Vitamin-K-abhängigen Gerinnungsfaktoren. Als Differenzialdiagnose kommen eine Verbrauchskoagulopathie oder Leberkrankheiten mit einer anderen Störung der Synthese von Gerinnungsfaktoren in Betracht.

16.16.5 Verbrauchskoagulopathie

Definition und Ursache

Bei einer **Verbrauchskoagulopathie** handelt es sich um eine Blutungsneigung durch akuten Verbrauch von Gerinnungsfaktoren. Durch Freisetzung von gerinnungsaktivierenden Substanzen im Rahmen von Schockereignissen wird eine diffuse intravasale Gerinnung verursacht, bei der Gerinnungsfaktoren und Thrombozyten in so großer Menge verbraucht werden, dass es an anderer Stelle zu Blutungen kommt (z. B. bei einer fulminanten Meningokokken-Sepsis oder Polytrauma).

Symptome

Auffällig sind Petechien, Schleimhautblutungen und aufgrund von Mikrothrombosen Nekrosen der Haut sowie kalte, livid verfärbte Hautbezirke („intravitale Totenflecke"). Als Folgen der Mikrothrombose in Gehirngefäßen kommt es zu Krampfanfällen, Somnolenz, cholestatischem Ikterus (Schockleber), Atemnot (Schocklunge) und Oligurie bzw. Hämaturie (Schockniere).

Therapie

Entscheidend ist die frühzeitige Therapie der Grunderkrankung, z. B. durch Antibiotikagabe, neben Schockbekämpfung und Beatmung. Wenn Blutungen im Vordergrund stehen, werden Frischplasma und Thrombozytenkonzentrate therapeutisch verabreicht.

16.16.6 Thrombose und Embolie

Definition

Eine **Thrombose** ist ein Verschluss von Gefäßen durch ein an dieser Stelle entstandenes Blutgerinnsel (Thrombus). Bei einer **Embolie** wird ein in einem größeren Gefäß oder dem Herzen entstandener Thrombus mit dem Blut in ein peripheres Gefäß geschwemmt und verschließt dieses.

Ursache

Venöse Thrombosen treten im Kindesalter selten auf. Ursachen sind Veränderungen der Gefäßwand, der Blutzusammensetzung (darunter APC-Resistenz, Protein-C- und S-Mangel und Antiphospholipid-Antikörper) und der Strömungsgeschwindigkeit. Verweilkatheter bei Intensivpatienten führen v. a. im Säuglingsalter zu Thrombosen. Ein Anstieg der Häufigkeit beginnt in der Pubertät, begünstigt durch hormonelle Umstände, Rauchen und medikamentöse Kontrazeption. Arterielle Thrombosen sind meist Folge eines Arterienkatheters.

Symptome

Venöse Thrombosen der tiefen Extremitätenvenen (**Phlebothrombose**) sind gekennzeichnet durch Schmerzen, Schonhaltung, Bewegungeinschränkung, Schwellung, livide Verfärbung und Einflussstauung bzw. verstärkte Venenzeichnung. Davon werden die Thrombosen der oberflächlichen Venen (**Thrombophlebitis**) unterschieden, die lediglich zu lokal begrenzten schmerzhaften Verhärtungen der betroffenen Vene führen (häufigste Ursache: peripherer Venenzugang).

Bei einer Thrombose oder Embolie einer Extremitätenarterie ist die Extremität sehr schmerzhaft, blass und kalt, periphere Pulse können nicht getastet werden. Bei einer Thrombose einer Nierenarterie kommt es zur Hämaturie, bei der Arteria pulmonalis (Lungenembolie) zu Dyspnoe und Thoraxschmerzen und bei der Arteria cerebri media zur Hemiparese.

Diagnose

Bei einer genauen Anamnese werden Thrombosen in der Verwandtschaft vor dem 40. Lebensjahr oder während der Schwangerschaft, aber auch Thrombosen an ungewöhnlichen Stellen bzw. Hautnekrosen nach Virusinfekten berichtet. Bildgebende Verfahren bestätigen die Diagnose: sonografische Farbdoppleruntersuchung, Phlebo- und Arteriografie, MR- und CT-Angiografie, und Bestimmung des D-Dimers im peripheren Blut. Ein negatives D-Dimer macht eine Thrombose höchst unwahrscheinlich, muss u. U. aber mehrmals im Verlauf gemessen werden.

Therapie und Prophylaxe

Bei Thrombosen größerer Gefäße werden Antikoagulanzien wie Heparin oder Kumarinderivate (zur Gerinnungshemung) bzw. Fibrinolytika (z. B. Urokinase, zur Auflösung eines frischen Thrombus) verabreicht. Dazu erfolgt eine symptomatische Behandlung mit Kompressionsstrümpfen und Schmerzmitteln. Als Nebenwirkungen der Therapie können Blutungen und Thrombopenien auftreten.

Zur Prophylaxe weiterer Thrombosen dienen altersgerechte Mobilisationsübungen oder die Gabe niedermolekularer Heparine. Eine primäre Prävention mit Heparin erfolgt bei Kindern nach Herzkatheteruntersuchungen und nach Herz- oder Gefäßoperationen.

Eine Thromboseprophylaxe im Rahmen von Operationen oder Verletzungen ist bei Kindern i. d. R. nicht erforderlich. Kriterien, bei denen aus heutiger Sicht eine Prophylaxe sinnvoll ist, zeigt **Tab. 16.4**. Durchgeführt wird sie durch subkutane Injektionen niedermolekularen Heparins einmal täglich und das Verwenden von passenden Kompressionsstrümpfen.

Literatur

Bruhn HD, Hach-Wunderle V, Schambeck CM. Hämostaseologie für die Praxis: Sicher durch den klinischen Alltag. Stuttgart: Schattauer; 2007

Colman RW, Hirsch J, Marder VJ, Clowes AW, George JN. Hemostasis and Thrombosis. 4th Ed. Philadelphia: Lippincott Williams & Wilkins; 2001

Lentze MJ, Schaub J, Schulte FJ, Spranger. Pädiatrie, Grundlagen und Praxis. 3. Aufl. Heidelberg: Springer; 2007

Müller-Berghaus G, Pötzsch B. Hämostaseologie. Heidelberg: Springer; 1999

Nathan DG, Orkin SH, Ginsburg D, Look AT. MNathan and Oski's Hematology of Infancy and Childhood. 6th Ed. Philadelphia: Saunders; 2003

Gortner L, Meyer S, Sitzmann FC. Duale Reihe Pädiatrie. 4. Aufl. Stuttgart: Thieme; 2012

Tab. 16.4 Indikationen für eine Thromboseprophylaxe im Wachstumsalter.

Betroffene Patienten	Wenn mind. eine der Indikationen vorliegt	Dauer
ab Pubertätsstadium Tanner 2 (Kap. 3.1)	– ruhig gestelltes Bein (Gips/Cast) – Knochen-OP (außer Metallentfernung) – größere Weichteiloperation bzw. -verletzung an den Extremitäten – längere Bauchoperation (Appendektomie und länger) – Malignom-Operation – Operation mit mind. 2 Tagen Bettruhe – postoperativ beibehaltene Intubation – Sepsis – Thrombozytose – Thrombose oder Lungenembolie in der Anamnese der Eltern oder Geschwister	– bei Bettruhe: bis der Patient mehrfach täglich selbst zumindest zur Toilette geht – bei Ruhigstellung: bis der Gips/Cast abgenommen ist

17 Transplantationen

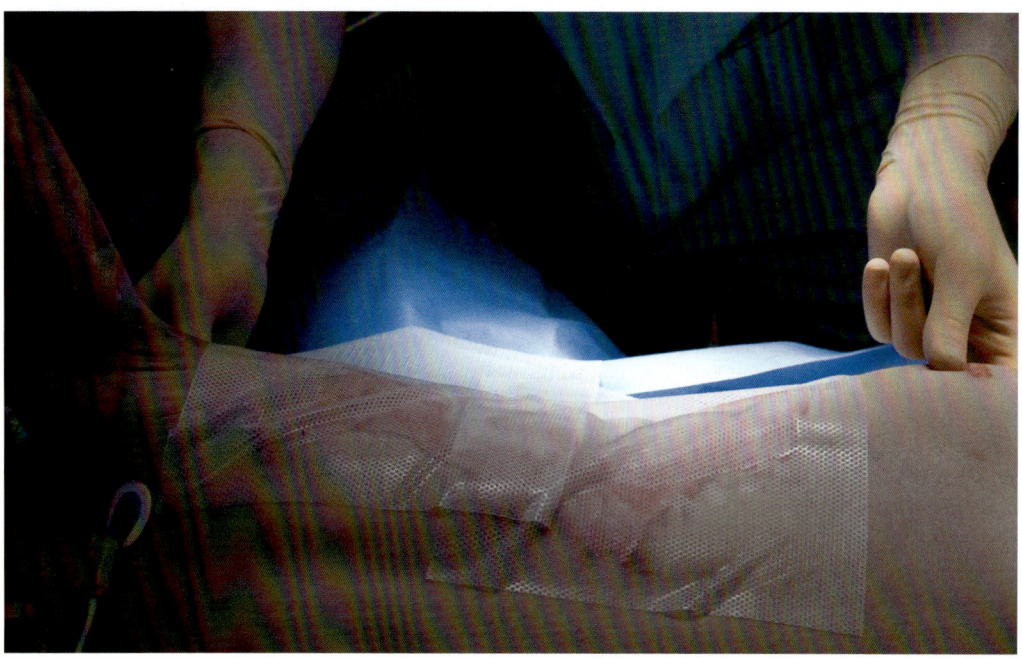

17.1 Allgemeine Grundlagen • 228
17.2 Operative Verfahren • 229
17.3 Betreuung von Kindern und Jugendlichen nach Transplantation eines soliden Organs • 230

Definition

Unter einer **Transplantation** versteht man die Entnahme lebenden Gewebes (Transplantat) und die Verpflanzung desselben an anderer Stelle des gleichen oder eines anderen Organismus. Bei einer **autologen Transplantation** erfolgt die Verpflanzung innerhalb desselben Menschen. Findet die Transplantation von einem Menschen (Spender) auf einen anderen (Empfänger) statt, spricht man von **homologer oder allogener Transplantation**. **Heterolog** oder **xenogen** bezeichnet eine Verpflanzung zwischen verschiedenen Spezies, also zwischen Tier und Mensch.

Als **Replantation** wird der Wiedereinbau eines Körperteils an seiner ehemaligen Körperstelle bezeichnet. Hierbei handelt es sich fast immer um unfallbedingt abgetrennte Gliedmaßen.

Implantation ist der Einbau eines leblosen Fremdkörpers (Implantat) in den menschlichen Körper, z. B. Herzschrittmacher, Hodenprothese oder künstliche Gelenke.

17.1 Allgemeine Grundlagen

Immunologie

Die Verträglichkeit von Transplantat und Empfängerorganismus ist vom Ausmaß der genetischen Übereinstimmung der Gewebe (Histokompatibilität) abhängig. Je geringer die Übereinstimmung, desto mehr wird das Transplantat vom Empfänger als fremd erkannt und somit wie ein Krankheitserreger durch die Körperabwehrmechanismen bekämpft. Die Abstoßung ist das Kernproblem der Transplantation; sie ist lediglich bei der autologen Transplantation oder zwischen eineiigen Zwillingen nicht zu befürchten. Bei den anderen Formen müssen die immunologischen Abwehrreaktionen daher medikamentös unterdrückt werden (s. Kap. 17.3.7).

Organspende

Bei der Lebendspende wird ein Organ oder ein Teil davon einem lebenden Menschen entnommen, der sich freiwillig dazu bereit erklärt hat. Wegen einer möglichen Gesundheitsgefährdung des Spenders hat das Vorgehen bei soliden Organen Ausnahmecharakter.

Häufiger erfolgt die Entnahme eines Transplantats von Leichen. Hierzu ist das dokumentierte Einverständnis des Verstorbenen zu Lebzeiten (Organspendeausweis) oder das der nächsten Angehörigen erforderlich. Juristisch gibt es diesbezüglich aber Unterschiede zwischen verschiedenen Ländern. Vorraussetzung für die Organentnahme ist der Hirntod, der den irreversiblen kompletten Ausfall der Hirnfunktionen bezeichnet. Er wird nach heutigem Wissensstand durch Nulllinien-EEG und fehlende Hirndurchblutung nachgewiesen. Die übrigen Organe werden bei beabsichtigter Transplantation so lange am Leben erhalten (z. B. durch Fortsetzung der Beatmung), bis die Organentnahme erfolgt ist.

Allogene Organtransplantation

Alle Patienten, die hierzulande ein neues Organ benötigen, sind bei EUROTRANSPLANT (Niederlande) verzeichnet. Wird ein als Spender geeigneter hirntoter Patient dort gemeldet, werden die immunologisch am besten geeigneten Empfänger verständigt, die sich dann umgehend in ihre Transplantationsklinik begeben. Ein der Klinik des Verstorbenen benachbartes Transplantationsteam reist zum Spender, um die gefragten Organe (i. d. R. mehrere) zu entnehmen. Diese werden mittels Lufttransport in die Kliniken der Empfänger gebracht, wo die Patienten operativ bereits so weit vorbereitet worden sind, dass die Transplantate sofort eingepflanzt werden können. Je nach Organ dürfen zwischen Entnahme und Einpflanzung nur wenige Stunden verstreichen.

Ca. 10 % aller Organtransplantationen werden bei Kindern durchgeführt. In Deutschland erhalten ca. 300–400 Kinder jährlich ein Organ (in Österreich 30–40/Jahr). Nierentransplantationen werden am häufigsten, Lebertransplantationen am zweithäufigsten bei Kindern durchgeführt (BRD ca. 100/Jahr, Österreich ca. 10/Jahr). Ca. 40–50 Kinder werden in Deutschland pro Jahr Herz- oder Herz-Lungen transplantiert. Darmtransplantationen werden im deutschen Sprachraum nur ganz vereinzelt durchgeführt. Angeborene Organfehlbildungen bzw. irreversibles chronisches Leber- bzw. Nierenversagen stellen die häufigsten Ursachen dar. Aufgrund von Organknappheit kommt es zu immer längeren Wartezeiten auf ein geeignetes Organ. Daher ist insbesondere für Säuglinge- und Kleinkinder eine Lebendspende durch einen Elternteil bei Nieren -und Lebertransplantationen eine immer häufigere Alternative, um den Familien das ungewisse Schicksal auf der Warteliste zu ersparen.

17.2 Operative Verfahren

17.2.1 Gestielte Transplantation

Definition

Die **gestielte Transplantation** bezeichnet eine Verlagerung von Gewebe in die nähere Umgebung, wobei das Transplantat nur so weit aus seiner Umgebung herausgelöst wird, dass die Durchblutung (der Gefäßstiel) erhalten bleibt.

Indikation

Die Methode wird v. a. zur Deckung von Gewebsdefekten nach Verletzungen oder ausgedehnten Resektionen verwendet (**Abb. 17.1**). Vorteilhaft ist die große Einheilungschance, nachteilig die aufgrund des Stiels räumlich begrenzte Anwendbarkeit.

17.2.2 Freie Transplantation

 *Bei der **freien Transplantation** wird das Transplantat komplett aus seiner Umgebung herausgelöst.*

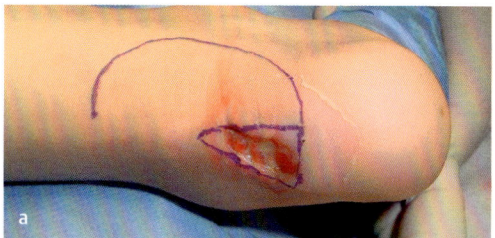
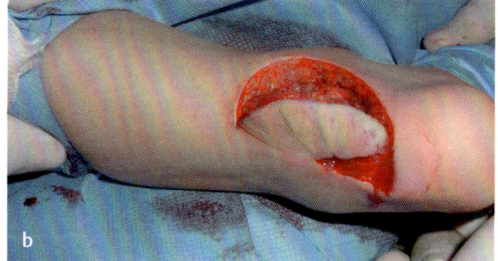

Abb. 17.1 Gestielte Transplantation. Deckung einer Defektwunde über der Achillesferse mit einem Rotationslappen. **a** Angezeichnete Hautschnitte, **b** mobilisierter Lappen.

Bei einer freien Transplantation ohne Gefäßanschluss muss das Transplantat durch Diffusion und Neueinsprossung von Kapillaren ernährt werden, ansonsten stirbt es ab. Dementsprechend kommen entweder nur dünne (Haut) oder wenig durchblutete (Nerv, Sehne) Gewebe dafür in Betracht. Das Verfahren wird nur autolog durchgeführt. Wichtigstes Beispiel im Kindesalter ist die Spalthauttransplantation (s. S. 265) zur Deckung eines thermisch bedingten Hautdefekts.

Größere Gewebsverbände und ganze Organe müssen bei einer freien Transplantation wieder an Arterien und Venen angeschlossen, also mit Gefäßanschluss eingepflanzt werden. Das betrifft sowohl die autologe Transplantation freier Muskellappen bei großen Weichteildefekten als auch die allogene Organtransplantation.

17.3 Betreuung von Kindern und Jugendlichen nach Transplantation eines soliden Organs

Die postoperative Betreuung organtransplantierter Kinder wird durch ein multidisziplinäres Team mit Einbindung der Eltern gewährleistet und erfolgt nach standardisierten Behandlungsprotokollen. Um situations- und altersgerecht auf den Krankheitsverlauf und die Entwicklung der Kinder eingehen zu können, werden sie idealerweise postoperativ auf einer Pädiatrischen Intensivstation (PICU) aufgenommen.

> **P** *Komplikationen müssen frühzeitig erkannt werden; dabei ersetzt technisches Monitoring keine genaue Patientenbeobachtung.*

Bei Übernahme der Patienten auf die PICU sollte nach besonderen intraoperativen Ereignissen sowie Blutverlusten- bzw. Transfusionen, Plasmagaben, stündlicher Harnproduktion, verabreichten Medikamenten, intraoperativen Laborparametern, sowie warmer und kalter Ischämiezeit gefragt werden. Anschließend erfolgt eine gründliche Beurteilung bezüglich Vitalzeichen, Ventilation, Hämodynamik, Gefäßzugängen, Kathetern und Drainagen.

17.3.1 Beatmung und Atmung

Sofern die Kinder nicht schon im Operationssaal extubiert werden konnten, ist eine rasche Extubation innerhalb der ersten 24 Std. anzustreben. Eine nichtinvasive Beatmung mittels Nasen- bzw. Masken-CPAP oder CPAP-Helm ist zu bevorzugen. Patienten mit vorbestehender Lungenerkrankung und prolongierter künstlicher Beatmung müssen individuell von der Beatmungsmaschine entwöhnt werden (Weaning). Nicht korrekt positionierter intratrachealer Tubus, Atelektasen, vorübergehend eingeschränkte Zwerchfellmotilität, Pleuraerguss, Flüssigkeitsüberladung, offener Thorax bzw. offenes Abdomen und exzessive Analgosedierung sind Risikofaktoren, die für eine verzögerte Extubation sprechen. Ein stark geblähtes oder mit Aszites gefülltes Abdomen und dadurch hoch stehendes Zwerchfell beeinträchtigen die Spontanatmung stark.

17.3.2 Flüssigkeitsbilanz

Der Flüssigkeitsstatus wird durch Vitalparameter (Herzfrequenz, RR), zentralvenösen Druck (ZVD), Rekapillarisierungszeit, Hautspannung und Harnproduktion (Ziel: 1–2ml/kgKG/h) beurteilt. Eine stündliche Beobachtung der Harnausscheidung und strenge 6-stündliche Bilanzierung sind unbedingt notwendig (Ziel: ausgeglichene Bilanz). Daher wird der präoperativ gelegte Blasenkatheter in den ersten postoperativen Tagen belassen. Bei nicht intubierten Säuglingen und Kleinkindern kann auf eine Windelbilanzierung gewechselt werden, um die Gefahr eines katheterinduzierten Harnwegsinfekts zu minimieren. Später genügt tägliches Wiegen zur Kontrolle.

Bei Flüssigkeitsüberladung und zur Elektrolytsteuerung können kontinuierliche Hämofiltration oder Hämodialyse notwendig sein.

17.3.3 Blutdruckmonitoring

Intraoperativ wird gewöhnlich ein arterieller Zugang (Verweilkanüle) gelegt, um eine kontinuierliche invasive Blutdruckkontrolle zu gewährleisten. Meist benötigen die Patienten nach der Extubation keine blutdruckunterstützenden Medikamente im Sinne von Katecholaminen mehr. Da bestimmte immunosuppressive Medikamente (Kortison, Cyclosporin A, Tacrolimus) zu arterieller Hypertension führen können, ist eine engmaschige Blutdruckkontrolle (oszillatorische Messung) auch nach Beendigung der invasiven arteriellen Blutdrucküberwachung notwendig. Ca. 30% aller Patienten benötigen eine antihypertensive Therapie.

17.3.4 Infektionsprophylaxe

Das Infektionsrisiko ist durch die notwendige immunsuppressive Therapie mit einer Häufigkeit von über 50 % deutlich erhöht. Am häufigsten sind bakterielle Infektionen, gefolgt von viralen und Pilzinfektionen. Daher erhalten alle Patienten in den ersten Wochen nach der Transplantation üblicherweise eine intravenöse antibiotische sowie antimykotische Prophylaxe, evtl. auch gegen eine CMV-Infektion (CMV: Zytomegalie-Virus). Da bakterielle Infektionen bei immunsupprimierten Patienten die häufigste Todesursache darstellen, muss eine solche rechtzeitig erkannt werden. Dazu dienen Kulturen von Trachealsekret, Blut, Harn und Drainageflüssigkeit, bei Durchfall auch eine komplette Stuhlkultur inkl. Nachweis von Clostridien sowie CMV- und EBV-Diagnostik (EBV: Eppstein-Barr-Virus). Zusätzlich müssen die Wunden regelmäßig inspiziert und ggf. ein Hautausschlag registriert werden.

 Hauptinfektionsquellen sind liegende (Wund-)Drainagen und insbesondere zentrale Venenkatheter (ZVK). Daher sollte der Umgang mit zentralen Venenkathetern streng nach den empfohlen Hygienerichtlinien erfolgen.

Das medizinische Personal und die Eltern spielen als Überträger von Virusinfektionen keine Rolle, solange sie selbst infektfrei sind. Bei einem akuten Infekt (z. B. Infekt der oberen Luftwege) empfiehlt es sich für diese Personen, einen Mundschutz zu tragen; Kittelpflege ist nicht notwendig. Die regelmäßige und korrekte Händedesinfektion stellt die wichtigste Infektionsprophylaxe dar.

Im stationären Bereich werden Wässerhähne mit speziellen Bakterienfiltern (Legionellen) für die Entnahme von Wasser zum Waschen von Transplantierten verwendet. Auflösen von Medikamenten und Nachspülen der Magensonde erfolgt mit Aqua bidestillata.

17.3.5 Körpertemperatur

Eine engmaschige Kontrolle der Körpertemperatur ist essenziell. Hohes Fieber (> 38,5 °C zentral) ist ein häufiges, aber unspezifisches postoperatives Symptom, die Ursachen sind vielfältig. Neben dem Anzeichen einer Infektion kann Fieber bei einer Verschlechterung der Transplantatfunktion auch ein Hinweis für eine akute Abstoßungsreaktion sein. Bei länger bestehenden unklaren Fieberepisoden ist auch an die Entwicklung von lymphoproliferativen Erkrankungen (PTLD) zu denken.

17.3.6 Analgosedierung

Die Sedierung (Midazolam bzw. Propofol) kann im Zuge der Extubation rasch beendet werden. Schmerzen, die nach einer Operation auftreten, sind weder sinnvoll, noch dienen sie einem diagnostischen Zweck und müssen daher nicht ausgehalten werden. Die Schmerztherapie mit Opioiden ist in den 3–4 Tagen nach der Transplantation essenziell. Im weiteren Verlauf sollten nicht-steroidale Antirheumatika (Paracetamol, Ibuprofen) sowie individuelle Opioidbedarfsgaben für eine adäquate Schmerztherapie ausreichend sein. Genaue Beobachtung und Schmerzeinschätzung mittels Skalen und Bewertungsbogen sollten Standard auf einer pädiatrischen Intensivstation sein.

17.3.7 Immunosuppressive Therapie

Nach heutigem Wissensstand muss nach Organtransplantationen die immunsuppressive Therapie lebenslang durchgeführt werden. Die Intensität ist in den ersten 3 Monaten am höchsten und wird in den nächsten 9 Monaten je nach Transplantatfunktion stufenweise reduziert, sodass ein Jahr postoperativ nur noch eine relativ geringe Dosis notwendig ist.

Je nach Organ wird zumeist eine Kombination von verschiedenen immunsuppressiven Medikamenten eingesetzt. In den meisten Protokollen sind die Kalzineurininhibitoren (CNI) Ciclosporin A (CyA, Sandimmun) bzw. Tacrolimus (FK506, Prograf) die Grundsäulen der Therapie. Da sowohl Unterdosierung als auch Überdosierung unbedingt zu vermeiden sind, muss ab dem 2. postoperativen Tag täglich der CyA bzw. FK506 Talspiegel bestimmt werden.

Medikamente und ihre Nebenwirkungen

Die wichtigsten Nebenwirkungen der CNI sind Nephrotoxizität und Neurotoxizität (zerebrale Krampfanfälle), Hyperlipidämie, arterielle Hypertension, diabetogene Stoffwechsellage und intestinale Störungen. Bei CsA zeigen sich zusätzlich vermehrte Körperbehaarung und Gingivahyperplasie. Durch bestimmte Wechselwirkungen beeinflussen zahlreiche Medikamente (z. B. Makrolidantibiotika, Fluconazole) aber auch bestimmte Substanzen (z. B. Grapefruit, Johanneskraut) die CNI-Bioverfügbarkeit und sollten daher nur bei strenger Indikationsstellung und entsprechender engmaschiger Kontrolle der CNI-Spiegel verwendet werden.

Kortikosteroide werden durch neuere Medikamente immer mehr in den Hintergrund gestellt. Bei mittel- bis langfristiger Gabe wird eine Dosierung unter der

Cushing-Schwellendosis angestrebt, um die bekannten Nebenwirkungen zu vermeiden. Mycophenolatmofetil (MMF, Cellcept) und Mycophenolat-Natrium (Myfortic) werden oft in Kombination mit CNI verwendet. Leukopenie sowie gastrointestinale Störungen (z. B. Übelkeit, Durchfall) sind die häufigsten Nebenwirkungen.

Zusätzlich werden noch neuere Medikamente wie Interleukin-2-Rezeptorantagonisten wie Basiliximab (Simulect) und Daclizumab (Zenapax) sowie TOR-Inhibitoren Rapamycin (Sirolimus, Rapamune) und Everolimus (Certikan) eingesetzt. Sie kommen meist bei Auftreten von unerwünschten Nebenwirkungen (va. Nephro-und Neurotoxizität) der CNI zur Anwendung, um deren Dosis so niedrig wie möglich zu halten. Prinzipiell erhöhen alle immunsuppressiven Therapien das Langzeitrisiko für die Entstehung von malignen Erkrankungen (Lymphome, Hauttumoren).

Abstoßungsreaktion
Unspezifische Symptome wie Fieber, schlechterer Allgemeinzustand sowie eine Verschlechterung der Transplantatfunktion (verminderte Harnausscheidung, Erhöhung der Leber bzw. Nierenwerte) deuten auf eine akute Abstoßungsreaktion hin, die primär in den ersten Monaten nach der Organtransplantation auftritt. Sie muss i. d. R. durch eine Biopsie des transplantierten Organs histologisch bestätigt werden, um eine Abstoßungstherapie zu rechtfertigen. Meistens wird die Therapie erfolgreich mit hochdosierten Kortikosteroiden durchgeführt. Chronische Abstoßungsreaktionen sind zwar seltener, führen aber trotz des kombinierten Einsatzes von verschiedenen Immunsuppressiva in manchen Fällen zu chronischer Dysfunktion des transplantierten Organs und machen dann eine Retransplantation notwendig.

17.3.8 Ernährung und Darmentleerung

Normalerweise sind nach erfolgreicher Transplantation keine organspezifischen Spezialnahrungen mehr erforderlich. Solange der Patient intubiert und beatmet ist, wird er über die gastrale Ernährungssonde ernährt. Der enterale Nahrungsaufbau kann bei Toleranz des Patienten zügig begonnen werden, gewöhnlich 4--12 Std. nach Extubation. Kortikosteroide stimulieren deutlich den Appetit, was einen zügigen oralen Nahrungsaufbau begünstigt. Speziell Säuglinge und Kleinkinder können vorübergehend oder dauerhaft orale Nahrungsaufnahme verweigern. Ein (erneutes) Erlernen der oralen Nahrungsaufnahme kann manchmal eine Zusammenarbeit mit Ergotherapeuten, Logopäden und den Eltern erfordern.

Grundsätzlich können alle Lebensmittel außer rohem Fleisch, probiotischem Joghurt und Grapefruit konsumiert werden. Bei Salaten und Obst ist jedoch auf eine besonders gründliche Reinigung zu achten.

Eine tägliche Darmentleerung ist erstrebenswert. Da es nach einer Operation – verstärkt durch Schmerzmedikation mit Opioiden – zur Verlangsamung der Darmtätigkeit und Obstipation kommen kann, muss frühzeitig mit darmstimulierenden Maßnahmen begonnen werden.

17.3.9 Laboruntersuchungen und bildgebende Verfahren

In den ersten Tagen sind Routineparameter oft mehrmals täglich zu kontrollieren. Medikamenten-Talspiegel der Immunsuppressiva im Plasma werden täglich abgenommen. Blutzuckerkontrollen sind regelmäßig, anfangs engmaschig notwendig. Mit Insulingaben wird einem hohen Blutzuckerspiegel entgegengesteuert.

Für das Monitoring der Organperfusion erfolgen Sonografien mit Farbdoppler, in den ersten 5–7 Tagen täglich.

17.3.10 Thromboseprophylaxe und Blutungsgefahr

Postoperativ sind alle Gefäßanastomosen der Organe akut thrombosegefährdet, was zum Verlust des Organs führen kann. Zudem stellen zentrale Venenkatheter ein Thromboserisiko dar. Der Hämatokrit sollte daher < 0,35/l gehalten werden, was v. a. bei der Verabreichung von Erythrozytenkonzentraten von Bedeutung ist. Mit einer kontinuierlichen intravenösen Antikoagulation (Heparinperfusor) wird das Thromboserisiko gesenkt, wodurch sich aber das postoperative Blutungsrisiko erhöht. Regelmäßige Blutgerinnungskontrollen sind deshalb erforderlich.

17.3.11 Transfer von der PICU auf die Normalstation

Aufgrund des geringeren Risikos von nosokomialen Infektionen und der Möglichkeit der 24-Stunden-Begleitung durch einen Elternteil auf einer Normalstation sollte der Transfer auf die Normalstation so schnell wie möglich angestrebt werden. Die Unterbringung erfolgt in Einzelzimmern ohne weitere Isoliermaßnahmen.

Ein Mundschutz für die Patienten ist nur beim Verlassen des Zimmers empfehlenswert. Begleitpersonen, Besucher und das medizinische Personal sollten nur bei einem akuten Infekt der oberen Luftwege einen Mundschutz tragen.

 Die wichtigste Hygienemaßnahme ist die konsequente Händedesinfektion.

17.3.12 Entlassung

Nachdem Patient und Eltern mit der Dosierung und Gabe der Medikamente vertraut sind, müssen folgende Kriterien erfüllt sein: stabile Transplantatfunktion und Medikamentenspiegel (CyA bzw. Fk506), ausreichende Flüssigkeitszufuhr und enterale Ernährung, sowie ausreichende Mobilität. Nach einem Aufklärungsgespräch bezüglich der Verhaltensmaßnahmen (**Abb. 17.2**) werden die Patienten in häusliche Pflege entlassen und kommen anfänglich i.d.R. einmal wöchentlich zur ambulanten Kontrolle. Je nach Verlauf werden die ambulanten Kontrollintervalle ausgedehnt.

Literatur

Emond JC, Lobritto SJ, Jan D. Donor evaluation, surgical technique and perioperative management. In: Fine RN, Webber SA, Olthoff KM, Kelly DA, Harmon WE, Hrsg. Pediatric solid organ transplantation. 2nd Ed. Oxford: Blackwell Publishing Ltd; 2007, 213–224

Ganschow R. Krankheiten nach Lebertransplantation. Monatsschr Kinderheilkd 2007; 155: 1048–1053

Melter M. Immunsuppression. In: Rodeck B, Zimmer KP, Hrsg. Pädiatrische Gastroenterologie, Hepatologie und Ernährung. Heidelberg: Springer; 2008, 623–627

Verhaltensmaßnahmen nach Entlassung nach einer Transplantation

- Die regelmäßige und zuverlässige Einnahme der immunosuppressiven Medikamente hat oberste Priorität.
- Außer regelmäßigem Händewaschen mit herkömmlicher Seife sind keine Sterilitätsmaßnahmen zuhause notwendig.
- Sonnenschutz (Kopfbedeckung, Sonnencremes mit hohem Schutzfaktor) ist bei Freizeitaktivitäten unbedingt erforderlich, da bei Organtransplantierten das Risiko für Hautkrebserkrankungen wesentlich höher ist.
- Das Heben von schweren Lasten bzw. Tätigkeiten mit starker intraabdomineller Druckerhöhung sollte in den ersten 6 Monaten nach Transplantation vermieden werden.
- Kindergarten bzw. Schule können ca. 4 Wochen nach Entlassung wieder besucht werden.
- Die Verantwortlichen der Schule müssen dahingehend informiert werden, dass sie bei Bekanntwerden von Infektionskrankheiten, z.B. Varizellen oder Masern, die Eltern sofort informieren.
- Schwimmen in chloriertem Wasser ist ca. ab 3 Monaten nach Entlassung möglich.
- Leichte körperliche Aktivitäten wie Spazierengehen oder Eislaufen sind sofort erlaubt, Belastungen mit einer erhöhten intraabdominellen Druckerhöhung (schwereres Heben, Leistungssport) ab 6 Monate nach Transplantation.
- Erst ab dem 2. postoperativen Jahr können und sollen alle empfohlenen Totimpfungen durchgeführt werden. Immunisierungen mit Lebendimpfstoffen sind derzeit generell nicht empfohlen, werden aber in einzelnen Transplantationszentren durchgeführt.
- Eine rasche komplette Resozialisierung in Kindergarten, Schule bzw. Berufsleben ist ein wesentlicher Bestandteil einer erfolgreichen Transplantation. Die Kinder sollen nach Organtransplantationen ungehindert und altersgerecht aufwachsen. Organtransplantierte sollten langfristig die gleiche Lebensqualität erfahren wie Ihre Geschwister bzw. gleichaltrigen Freunde.

Abb. 17.2 Verhaltensmaßnahmen nach Entlassung.

18 Verletzung und Vergiftung

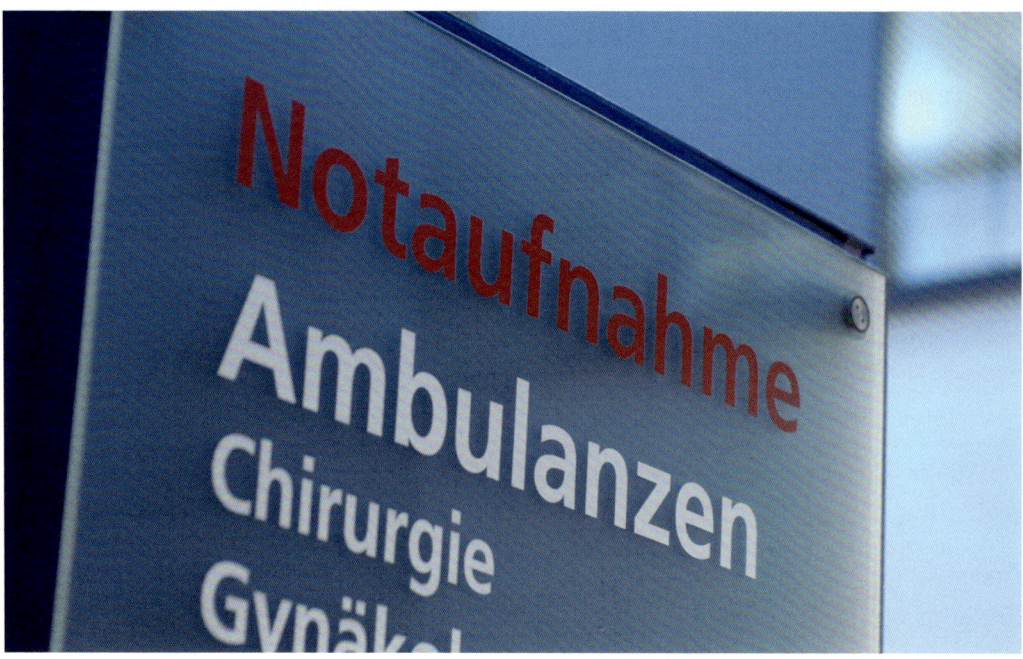

18.1	Allgemeine Grundlagen • 234		18.7	Ösophagusverätzung • 260
18.2	Allgemeines zu Frakturen • 236		18.8	Thermische Verletzungen • 261
18.3	Spezielle Frakturen • 244		18.9	Ertrinkungsunfall • 267
18.4	Gelenk- und Bandverletzungen • 250		18.10	Hitzeschäden (Sonnenstich, Hitzekollaps, Hitzschlag, Hitzetod) • 269
18.5	Verletzung der Leitungsbahnen, Muskeln und Sehnen • 252		18.11	Stromunfall (Elektrounfall) • 270
18.6	Verletzungen des Rumpfes • 257		18.12	Vergiftungen • 271

18.1 Allgemeine Grundlagen

Eine Verletzung stellt eine Beeinträchtigung der körperlichen Integrität dar, die durch äußere Gewalteinwirkung hervorgerufen worden ist. Letztere kann mechanischer, aber auch thermischer oder chemischer Art sein. Die Vergiftung und der Ertrinkungsunfall kommen zwar i.d.R. ohne Gewalteinwirkung zustande, die Schädigung des Körpers entsteht jedoch auch akut und durch äußere Einflüsse, was ihnen einen ähnlichen Charakter wie bei einer Verletzung verleiht.

Eine Gewalteinwirkung hinterlässt i.d.R. Spuren an der Körperoberfläche, z.B. offene Wunden (s. Kap. 6.2), Schwellungen, Rötung, Blasenbildung oder Hämatomverfärbung.

D Bei einem **Hämatom** (Bluterguss) sammelt sich nach einer Verletzung von Adern Blut im Gewebe. Ein frisches Hämatom verfärbt sich bläulich und verändert sich während der Resorption des Blutes über grünlich zu gelblich. Nach etwa 3 Wochen ist die Verfärbung verschwunden. Eine **Prellmarke** stellt ein Hämatom in der Haut dar, das durch stumpfe Gewalteinwirkung verursacht wurde (**Abb. 18.1**). Die Verletzung heilt spontan folgenlos aus; es ist jedoch stets eine tiefer liegende Verletzung auszuschließen.

Bezüglich der Verletzung des Gehirns, also des Schädel-Hirn-Traumas, wird auf Kap. 32 verwiesen, wo sie im

ALLGEMEINE GRUNDLAGEN

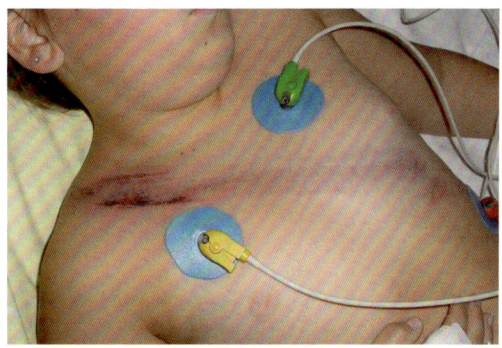

Abb. 18.1 Prellmarke durch Sicherheitsgurt. **Intrath**orakale Verletzungen müssen ausgeschlossen werden.

Zusammenhang mit den anderen Erkrankungen dieses Organs besprochen wird.

18.1.1 Polytrauma

D *Weist ein Patient mehrere Verletzungen an verschiedenen Körperregionen bzw. Organsystemen auf, spricht man unabhängig von deren Ausmaß von einer Mehrfachverletzung. Sind bei einer Mehrfachverletzung eine der Verletzungen oder mehrere zusammen lebensbedrohlich, bezeichnet man das als **Polytrauma**.*

Die Behandlung eines Polytraumas lässt sich in mehrere typische Phasen einteilen (**Tab. 18.1**). Dabei kann die Zeiteinteilung individuell sehr unterschiedlich sein (z. B. durch Auftreten von Komplikationen).

Ein Polytrauma muss häufig von verschiedenen Fachabteilungen behandelt werden. Eine Abteilung ist daher dafür verantwortlich, Federführung und Koordination zu übernehmen: sei es die chirurgische Abteilung, die interdisziplinäre Intensivstation oder die Abteilung, die für die wesentlichste Verletzung zuständig ist. Eine gut koordinierte und kollegiale interdisziplinäre Zusammenarbeit ist für die Prognose des Patienten von essenzieller Bedeutung. Nur so hat das Kind die Chance auf das bestmögliche Behandlungsergebnis.

M *Die Diagnose eines Polytraumas beinhaltet immer die Lebensgefahr.*

Tab. 18.1 Phasen der Behandlung eines Polytraumas.

Zeitraum	Charakteristika
Akut-/Reanimationsphase	
1.–3. Std.	– Reanimation – Stabilisieren der Vitalfunktionen – Diagnostik
Primärphase	
3. Std. bis 3. Tag	– operatives Versorgen von Blutungen und Hohlorganperforationen – primäres Stabilisieren von Frakturen – intensivmedizinisches Behandeln von Atmung und Kreislauf
Sekundärphase	
3. bis ca. 10. Tag	– operatives Behandeln weniger bedeutender Verletzungen – Fortsetzen der intensivmedizinischen Therapie
Tertiärphase	
ab ca. 10. Tag	– definitive operative Therapie bislang unvollständig behandelter Verletzungen (z. B. Hauttransplantation bei Verbrennung, plastische Deckung von Defekten) – Korrektureingriffe – Frührehabilitation mit Mobilisierung

Alle hier besprochenen Erkrankungen treten plötzlich auf und treffen damit das Kind und dessen Angehörige völlig unvorbereitet. Die resultierende körperliche Beeinträchtigung reicht von banal und kurzfristig über wesentlich und längerfristig bis hin zur Lebensgefahr. Aufgrund der Spannbreite und der damit zunächst verbundenen Unsicherheit beeinflussen Ängste der Betroffenen die Situation erheblich. Es ist daher wichtig, durch zügige Diagnostik baldmöglichst Klarheit über die genaue Art der Verletzung und die notwendige Therapie zu gewinnen.

P *Gerade in diesen Situationen kommt der seelischen Betreuung von Kind und Eltern eine große Bedeutung zu. Das bedeutet, dass Hektik vermieden und Ruhe und Sicherheit bei der Betreuung ausgestrahlt werden sollen. Aufkommendes Vertrauen reduziert Nervosität, Angst und beim Patienten v. a. auch Schmerz! Pflegekraft und Arzt können durch ihr Verhalten einen ganz wesentlichen Einfluss auf den Heilungsverlauf nehmen.*

18.2 Allgemeines zu Frakturen

18.2.1 Anatomie

Beim Neugeborenen bestehen die Knochen zum großen Teil, viele sogar komplett aus Knorpel. Skelettverletzungen sind in dem Alter im Röntgenbild deshalb oft nicht zu sehen. Am Ende des Wachstums findet man Knorpelanteile nur noch an den Gelenkflächen.

Im Wachstumsalter werden die Röhrenknochen der Extremitäten in 4 anatomische Regionen unterteilt: Epiphyse, Metaphyse, Diaphyse (= Schaft) und Apophyse. Zwischen der Epi- und Metaphyse befindet sich die Wachstumsfuge (= Epiphysenfuge; **Abb. 18.2**). An den langen Röhrenknochen der Arme und Beine finden sich Epi- und Metaphysen sowie Wachstumsfugen an beiden Enden, an den kurzen Röhrenknochen der Hände und Füße jeweils nur an einem.

Eine Apophyse ist ein seitlicher Ansatz, der ebenfalls über eine Fuge mit dem übrigen Knochen in Verbindung steht. Das Längenwachstum findet an den Röhrenknochen nur in den Epiphysenfugen statt, das Dickenwachstum geht von der Knochenhaut (Periost) aus. Die Fugen des gesamten Skeletts schließen sich (verknöchern) in einer bestimmten Reihenfolge zwischen dem 14.–18. Lebensjahr, womit das Wachstum dann abgeschlossen ist (bei Mädchen früher als bei Jungen).

Ein Gelenk stellt die bewegliche Verbindung zweier Knochen dar, die durch eine Gelenkkapsel begrenzt wird. Die Gelenkflüssigkeit (Synovialflüssigkeit) dient dem Gleiten der knorpeligen Oberflächen. Außen ist die Kapsel durch derbe Bindegewebsstränge (Bänder, Bandapparat) verstärkt, die neben den über das Gelenk ziehenden Muskeln und Sehnen für die Stabilität der Verbindung sorgen.

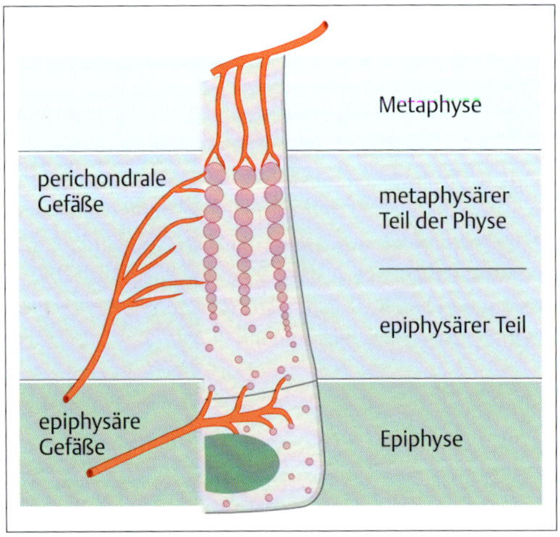

18.2.2 Frakturarten

Frakturen werden nach verschiedenen Gesichtspunkten unterschieden (**Tab. 18.2**). Erst wenn alle Charakeristika einer vorliegenden Fraktur bekannt sind, lassen sich Art und Dringlichkeit der notwendigen Therapie festlegen.

Lokalisation

Der Behandlungsansatz wie auch die Prognose unterscheiden sich bei Schaft-, Hals- oder Kopffrakturen ganz erheblich. Eine Verschiebung im Bereich der Wachstumsfuge ohne Schädigung der Fuge wird als **Epiphysenlösung** bezeichnet. Sie kann mit einem metaphysären Keilbruch kombiniert sein.

Frakturen, die die Keimzone der Wachstumsfuge kreuzen, nennt man **Epiphysenfrakturen** (mit oder ohne metaphysäre Beteiligung).

> **W** *Verletzungen der Epiphysen- und Wachstumsfugen nach Salter I–IV (**Abb. 18.3**). Bei Salter I und II kommt es nicht zu einer Schädigung der Fuge an sich, sodass bei korrekter Stellung das Wachstum fast nie beeinträchtigt ist. Bei Salter III–IV sind die Durchblutung der Fuge und die Fuge selbst betroffen. Damit besteht auch bei optimaler Therapie die ernsthafte Gefahr eines Wachstumsstillstands oder Fehlwachstums. Aufgrund der Beteiligung der Gelenkfläche ist auch das Risiko einer Funktionseinbuße des Gelenks hoch.*

Tab. 18.2 Einteilung von Frakturen nach verschiedenen Gesichtspunkten.

Charakteristikum	Einteilung
Lokalisation	epi-, meta-, diaphysär
Frakturart	Wulst-, Grünholzfraktur, komplette Fraktur
Dislokation	nicht disloziert, verschoben, verkürzt, geknickt, verdreht
Frakturverlauf	Quer-, Längs-, Schräg-, Spiralfraktur
Fragmentanzahl	einfache Fraktur (= 2 Fragmente), Mehrfragmentfraktur (≤ 5 Fragmente), Trümmerfraktur (> 5 Fragmente)
Frakturentstehung	Biegungs-, Stauchungs-, Berstungs-, Abrissfraktur
Weichteilbeteiligung	offene Fraktur (I.–III. Grades) geschlossene Fraktur mit Weichteilschaden (I.–III. Grades)

Abb. 18.2 Aufbau einer Epiphysenfuge.

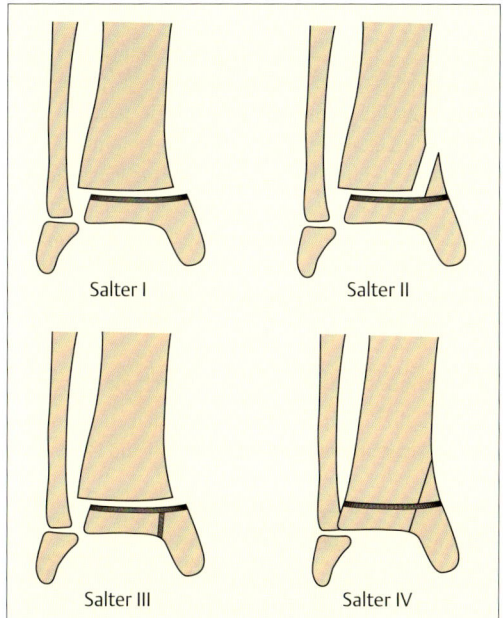

Abb. 18.3 Verletzungen der Epiphysen- und Wachstumsfugen nach Salter.

Frakturart

Fissur. Eine Fissur ist ein Riss im Knochen ohne Verformung des angrenzenden Knochenstruktur.

Wulstfraktur. Eine Wulstfraktur ist eine begrenzte Deformierung innerhalb des Knochens ohne Verletzung der Knochenhaut und ohne Fehlstellung (Dislokation). Sie kommt v. a. an den Metaphysen der Röhrenknochen vor, ist nicht dislokationsgefährdet und heilt folgenlos aus.

Grünholzfraktur. Charakteristisch für die Grünholzfraktur ist der zumindest teilweise erhaltene Periostschlauch. Ihren Namen hat sie wegen der Vergleichbarkeit mit einem jungen („grünen") Zweig, der beim Biegen auch nur im Inneren bricht, während die Rinde erhalten bleibt. Sie tritt v. a. an Dia- und Metaphysen der Röhrenknochen auf und hat eine gute Heilungstendenz. Eine zu korrigierende Fehlstellung kann vorliegen oder auch sekundär entstehen.

Komplette Fraktur. Von einer kompletten Fraktur spricht man, wenn im gesamten Durchmesser eine Kontinuitätsdurchtrennung erfolgt ist.

Biegungsfraktur. Eine besondere Art von Fraktur stellt die Biegungsfraktur dar, bei der an einem langen Röhrenknochen (v. a. Radius) eine Verbiegung auftritt, ohne dass das Knochengewebe einreißt. Nicht selten lässt sich die Diagnose erst nach mind. 10 Tagen sichern, wenn Heilungszeichen in einer erneuten Röntgenaufnahme erkennbar sind.

Dislokation

Neben der Art der Dislokation ist das Ausmaß entscheidend, das in Zentimeter oder im Verhältnis zur Gesamtgröße des Knochens und in Winkelgraden angegeben wird. Interessant ist auch das Risiko einer späteren (sekundären) weiteren Dislokation, die bei instabilen Frakturen durch Verkürzung von Muskeln und Sehnen in unterschiedlichem Maß droht.

Weichteilbeteiligung

Die offene Fraktur, d. h. bei zusätzlich bestehender Durchtrennung der Haut, birgt die besondere Gefahr der Wundverschmutzung mit Kontamination des infektionsanfälligen Knochens (**Abb. 18.4**). Während Grad I eine minimale Wunde bezeichnet, ist bei Grad III ein großer Weichteildefekt mit offen liegender Fraktur vorhanden. Aber auch bei geschlossener Fraktur kann ein erheblicher Weichteildefekt (evtl. mit Verletzung von Leitungsbahnen) vorliegen, der sich aufgrund einer Durchblutungsstörung wesentlich auf die Frakturheilung auswirken kann.

18.2.3 Symptome und Diagnostik

Als Zeichen einer möglichen Fraktur sind Schmerz, Schwellung, Fehlstellung und eingeschränkte oder aufgehobene Funktion zu nennen, alles Symptome, die visuell (ohne Anfassen) wahrgenommen werden können. Knochenreiben ist ein untrügliches Symptom, das aber wegen der damit verbundenen starken Schmerzen nicht ausgelöst werden darf! Die klinische Untersuchung erstreckt sich außerdem auf das Prüfen der Peripherie, d. h. auf Motorik, Sensibilität und Durchblutung der distal der Fraktur befindlichen Bereiche, um eine Verletzung der Leitungsbahnen nicht zu übersehen.

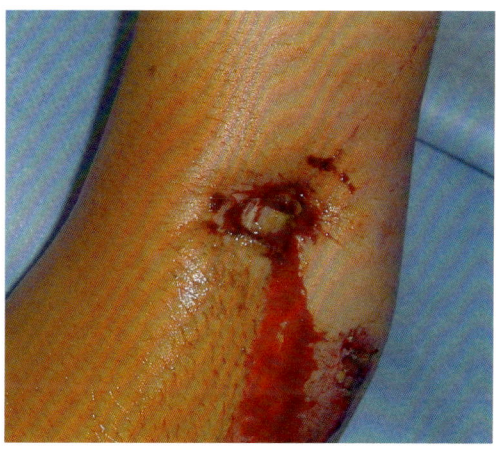

Abb. 18.4 Offene Unterarmfraktur mit sichtbarem proximalem Radiusfragment.

Sichern lässt sich die Diagnose einer knöcherne Verletzung in den meisten Fällen nur mit der Bildgebung. Die Röntgenuntersuchung, die zur sicheren Beurteilung stets in 2 senkrecht zueinander stehenden Ebenen durchgeführt werden muss, ist das wichtigste diagnostische Instrument zur Feststellung des Knochenbruchs. Sie wird in folgenden Fällen eingesetzt:
- primäre und evtl. sekundäre Diagnostik
- Stellungskontrolle (bei konservativer Therapie)
- Kontrolle des Heilungsfortschritts („Kalluskontrolle")
- Kontrolle der Konsolidation (Stabilisation)

Die Kontrollen sind nicht bei allen Frakturen erforderlich.

In Standardaufnahmen schwer darzustellende Regionen (z. B. Gesicht, Schädelbasis) werden mittels CT beurteilt. Das MRT hat in der primären Diagnostik nur selten eine Bedeutung, mit ihm kann man aber eine Fraktur im Zweifelsfall ausschließen. An bestimmten Lokalisationen kann die Diagnose auch mittels Ultraschall gestellt werden, was die Röntgenstrahlen evtl. entbehrlich macht. Allerdings lässt sich mittels Ultraschall nie eine Fraktur ausschließen!

18.2.4 Grundlagen der Frakturheilung

Kallus

Nach einer knöchernen Verletzung bildet sich im entstandenen Hämatom zunächst Bindegewebe, später kommen Osteoblasten dazu, also Zellen, die Knochensubstanz produzieren. So entsteht der Kallus („Heilknochen"), der mit ungeordneter Knochenstruktur die Fraktur relativ rasch stabilisierend überbrückt („konsolidiert"). Geringe Bewegungen und Belastungen fördern den Vorgang, zu starke Bewegungen und Belastungen lassen den Kallus in seiner Frühphase reißen oder deformieren ihn.

Die Kallusbildung erfolgt überschießend, d. h. der Knochen verdickt sich, was man im Röntgenbild sehen und sehr oft tasten kann. Noch instabiler Kallus ist i. d. R. druckschmerzhaft, nach Konsolidation aber nicht mehr. Nach erfolgtem Stabilisieren wird die gebildete Knochensubstanz des Kallus über viele Monate wieder in die rationellere geordnete Struktur von Kortikalis und Spongiosa umgebaut, die Verdickung verschwindet.

M *Die Behandlung eines Knochenbruchs zielt darauf ab, die Kallusbildung zu fördern und sie in die richtige Bahn zu lenken, also ein möglichst rasches Konsolidieren der Fraktur in korrekter Stellung zu erreichen.*

Heilungszeit

Knochenbrüche im Kindesalter verheilen (konsolidieren) schneller als beim Erwachsenen: Je jünger das Kind, desto kürzer ist die Heilungszeit. Je nach Frakturart und Lokalisation differiert die Heilungszeit allerdings sehr. Eine metaphysäre Fraktur eines Fingerknochen kann bereits nach 10 Tagen fest sein, während wenig daneben eine Schaftfraktur dafür 4–5 Wochen braucht. Brüche an der unteren Extremität benötigen bis zur Belastbarkeit mit dem Körpergewicht i. d. R. noch länger.

Beeinflussung des Wachstums durch eine Fraktur

Grundsätzlich sind drei Formen der Wachstumsstörung an der Extremität möglich: Stimulation und Hemmung der Fuge sowie Fehlwachstum.

Stimulation der Fuge. Stimulative Wachstumsstörungen sind die typische Reaktion des wachsenden Skeletts auf ein größeres Trauma. Sie sind das Resultat einer posttraumatischen Stimulation einer oder mehrerer Fugen, vermutlich verursacht durch die zur Heilung langfristig gesteigerte Durchblutung der betroffenen Extremität. Ein überschießendes Längenwachstum hat an der unteren Extremität eine größere Auswirkung als im Bereich der oberen Extremität, da daraus eine Fehlhaltung des Achsenskeletts erfolgen kann. Eine zu große Beinlängendifferenz muss daher z. B. mit einer Sohlenerhöhung ausgeglichen werden. Eine derartige Längendifferenz wird i. d. R. in den nächsten Jahren wieder ausgeglichen und ist daher als nur vorübergehend zu betrachten.

Hemmung der Fuge. Eine hemmende Wachstumsstörung ist selten. Sie tritt auf, wenn der vorzeitige Verschluss einer Epiphysenfuge aufgrund einer Schädigung ihrer Durchblutung erfolgt ist.

Fehlwachstum. Ein Fehlwachstum, also eine zunehmende Achsabweichung des wachsenden Knochens, kann zwei Gründe haben:
- Durch teilweisen Verschluss einer Epiphysenfuge findet nur noch auf einer Seite der Fuge Wachstum statt.
- Eine posttraumatisch verbliebene Fehlstellung kann im Bereich einer Fuge zum Wachstum in abweichender Richtung führen.

Korrekturmöglichkeiten des wachsenden Skeletts

Der Ausgleich von posttraumatischen Fehlstellungen ist durch das Knochenwachstum möglich, insbesondere bei verbliebener Verkürzung oder Abwinkelung. Bei einer Verkürzung besteht auch immer eine Seitverschiebung oder eine Trümmerzone, was eine besonders lange Heilungszeit benötigt. Das führt zu einer stärkeren Stimulation der Fugen mit nachfolgendem Ausgleich der Verkürzung.

Ein Achsknick oder Seitversatz wird vom Periost so korrigiert, dass auf der einen (konvexen) Seite Knochenmaterial abgebaut und auf der anderen (konkaven) angebaut wird. Der Vorgang wird als Remodeling bezeichnet. Wie ausgeprägt ein Remodeling sein kann, hängt sehr von der Lokalisation der Fraktur und der Ebene ab, in der die Fehlstellung besteht. Grundsätzlich ist die Korrekturmöglichkeit umso größer, je jünger das Kind ist.

Praktisch keine Korrektur erfolgt beim Rotationsfehler (Verdrehung der knöchernen Fragmente).

18.2.5 Prinzipien der Frakturbehandlung

Eine Fraktur kann entweder konservativ oder operativ behandelt werden. Welcher Weg einzuschlagen ist, hängt von Art und Lokalisation der Fraktur sowie Alter und möglichen Begleiterkrankungen des Kindes ab. Prinzipiell muss die Stellung der Fraktur so sein oder soweit korrigiert werden, dass eine möglichst normale Funktion und auch Form des Knochens für das weitere Leben erreicht werden können. In jedem Fall gehört eine ausreichende Schmerztherapie dazu.

> **M** *Die drei Grundsätze der Frakturbehandlung sind:*
> 1. *Schmerz beseitigen.*
> 2. *Form und Funktion des Knochens wiederherstellen.*
> 3. *Spätschäden vermeiden.*

Definition

Zunächst müssen einige Begriffe erklärt werden, die zur Beschreibung der Therapieformen verwendet werden. Als **Reposition** bezeichnet man das Einrichten, also die Korrektur der Stellung der Fraktur. Unter **Retention** versteht man dann die Art, wie die Stellung für die Heilungszeit gesichert wird. Das kann operativ oder mittels Ruhigstellen oder durch eine Kombination von beidem erfolgen. Das Ruhigstellen einer Extremität wird auch **Immobilisierung** genannt.

Die Stabilität einer Frakturversorgung ist wichtig für die Nachbehandlung. **Übungsstabil** ist eine Fraktur, wenn die benachbarten Gelenke bewegt werden dürfen, ohne dass ein Verschieben des Bruches zu befürchten ist. **Belastungsstabilität** ist gegeben, wenn die Bewegungen auch gegen Widerstand oder die Belastung mit dem Körpergewicht möglich sind.

Behandlungsverlauf

Bei sicher unkomplizierten Frakturen (z. B. Radiuswulstfraktur) werden ohne weitere Kontrollen nach 2–3 Wochen Ruhigstellung und Behandlung beendet. Nicht operativ stabilisierte und dislokationsgefährdete Brüche müssen nach wenigen Tagen röntgenologisch hinsichtlich der Stellung kontrolliert werden. Wie bei den anderen Frakturen wird nach der primären Therapie festgelegt, wann eine Röntgenkontrolle erfolgen soll (i. d. R. nach 3–5 Wochen). Anhand des dargestellten Kallus lässt sich dann die Fortdauer der Ruhigstellung und die Belastbarkeit erkennen (**Tab. 18.3**). Die Extremität kann i. d. R. frei gegeben werden, wenn bei gut tastbarem Kallus dieser nicht mehr druckschmerzhaft ist. Bevor wieder Sport getrieben werden darf, müssen die Kraft der Extremität und auch die Beweglichkeit der Gelenke wieder hergestellt sein.

Nachbehandlung

Komplikationen der Frakturbehandlung

Prinzipiell können allein durch Ruhigstellen einer Extremität Venenthrombosen und Gelenkversteifungen auftreten. Während die Komplikationen bei Erwachsenen sehr gefürchtet sind, kommen sie bei Kindern fast nicht vor. Mit Thrombosen ist erst ab der Geschlechtsreife zu rechnen, sodass eine Thromboseprophylaxe ab der Menarche oder einem Körpergewicht über 50 kg erforderlich ist (s. S. 227). Gelenkversteifungen durch Kontrakturen oder Verkalkungen des Bandapparats sind im Wachstumsalter nur bei wesentlicher Verletzung des Gelenks selbst zu befürchten.

> **P** *Sorgfältig zu beachten ist in jedem Lebensalter die Gefahr von Druckstellen im Gips. Hier sind kleine Kinder besonders gefährdet, da sie noch keine detaillierten Angaben machen und den Frakturschmerz nicht vom Druckschmerz unterscheiden können.*

Tab. 18.3 Belastungsstufen der unteren Extremität im Wachstumsalter.

Stufe	Bedeutung
0 ohne Belastung	Fuß darf nicht aufgesetzt werden, Anwendung von Kinderwagen, Unterarmgehstützen, Rollstuhl
1 Sohlenkontakt	Fuß darf und soll den Boden beim Gehen lediglich berühren, Anwendung von Unterarmgehstützen
2 Teilbelastung	Bein wird gleichzeitig mit Unterarmgehstützen belastet
3 Vollbelastung	Unterarmgehstützen nicht mehr erforderlich

Bei Kleinkindern ist meist nur die Unterscheidung zwischen 0 und 3 möglich.

Durch zunehmende Schwellung kann ein Gipsverband zu eng werden und so Durchblutung und Innervation beeinträchtigen, was starke, v. a. zunehmende Schmerzen verursacht.

> **M** *Bezüglich Schmerzen im Gips hat der Patient immer recht. Im Zweifelsfall muss der Gips gelockert oder neu angelegt werden. Wegen evtl. bestehender Dislokationsgefahr muss aber zuvor Rücksprache mit dem verantwortlichen Arzt genommen werden.*

Während beim Erwachsenen wegen der genannten Komplikationsrisiken jegliches Ruhigstellen möglichst vermieden und dafür eine aufwendigere Operation in Kauf genommen wird, kann beim Kind das Ruhigstellen deutlich großzügiger gehandhabt und Operationen auf ein Minimum (minimal invasiv) beschränkt werden. Bei Erwachsenen erfolgen Frakturbehandlungen zu etwa 50 % operativ, bei Kindern nur zu etwa 10 %.

Pseudarthrose. Sehr selten kommt es bei Kindern zur Ausbildung einer Pseudarthrose. Dabei heilen beide Enden einer Fraktur für sich ab, ohne dass eine stabile Verbindung zwischen beiden Fragmenten aufgebaut wird. Ursache ist fast immer nicht ausreichendes Ruhigstellen. Die Therapie der Pseudarthrose erfolgt immer operativ (und ist nicht einfach!).

18.2.6 Konservative Therapie

Knochenbrüche im Kindesalter werden in den meisten Fällen konservativ (= nicht operativ) versorgt. Darunter versteht man das Ruhigstellen der Fraktur, evtl. nach vorangehender Reposition. Zum Immobilisieren stehen diverse Möglichkeiten zur Verfügung, die je nach Verletzungsart und Patientenalter zum Einsatz kommen (**Tab. 18.4**).

Gilchrist- und Desault-Verband. Beim Gilchrist-Verband wird der betroffene Arm in 90°-Stellung des Ellenbogens mit einem Schlauchverband überzogen. Das proximale Ende des Schlauchs wird über die Schulter um den Hals herum zum Handgelenk geführt (vertikale Stabilisierung), das distale Ende von der Hand über den Rücken zum Ellenbogen (horizontale Stabilisierung). Dabei ist eine Körperpflege mit Waschlappen und Creme möglich. Das ist beim Desault-Verband, bei dem der ebenfalls im Ellenbogen gebeugte Arm komplett mit zirkulär geführten Binden am Oberkörper fixiert wird, nicht der Fall.

Blount-Schlinge. Sie wird lediglich von kleinen Kindern toleriert, hat aber wegen der pflegbaren Haut gegenüber dem Gips/Cast einen Vorteil (**Abb. 18.5**).

Pflasterzügelverband. Beim Pflasterzügelverband werden mehrere Pflasterstreifen mit dachziegelartiger Überlappung zirkulär um zwei Zehen geführt, die Enden kleben jeweils auf dem Fußrücken.

Extension. An die Extension können sich nur sehr kleine Kinder gewöhnen (innerhalb von 1–2 Tagen); bei diesen Patienten ist die Behandlung jedoch sehr

Tab. 18.4 Immobilisierungsmöglichkeiten.

Bezeichnung	Material	Art der Ruhigstellung	Mögliche Indikation
Rucksack	Verband	Bewegungseinschränkung des Schultergürtels	Klavikulafraktur
Gilchrist, Desault	Verband	Fixieren des angelegten Armes am Oberkörper	proximale Oberarmfraktur
Blount-Schlinge (Cuff-and-Collar)	Verband	Fixieren des Handgelenks am Hals	suprakondyläre Oberarmfraktur beim Kleinkind
Pflasterzügel	Heftpflaster	Fixieren eines Zehs an einem benachbarten	Zehenfraktur
Extension	Verband, Extensionsgestell, Gewichte	gleichmäßiger längs gerichteter Zug an der Extremität	Oberschenkelfraktur bis 2 Jahre
Weißgips	Weißgips	Stabilisieren der Fraktur inkl. 1–2 benachbarter Gelenke	Alle Extremitätenfrakturen, Band- und Sehnenverletzungen
Cast (Kunststoffverband)	Kunstharzbinden	Stabilisieren der Fraktur inkl. 1–2 benachbarter Gelenke	alle Extremitätenfrakturen, Band- und Sehnenverletzungen
Orthese (s. S. 60)	gepolstertes Metall- od. Kunststoffgestell	Stabilisieren eines Gelenks mit der Möglichkeit eines festzulegenden Bewegungsausmaßes	Bandverletzungen

effektiv. Wegen des langen stationären Aufenthalts (2–3 Wochen) ist die Methode umstritten und wird nur noch bei Oberschenkelfrakturen (bis ca. 2–3 Jahre) eingesetzt.

Gips- und Castverbände. Sie können als semizirkuläre Schienen (mit elastischer Binde angelegt) oder zirkulär ausgeführt werden (**Abb. 18.6** u. **Abb. 18.7**). Bei einer frischen Verletzung erfolgt das Ruhigstellen wegen der noch bestehenden Schwellneigung prinzipiell mit einer Gips-/Castschiene oder einem Spaltgips. Das ist ein primär geschlossen angelegter Gips/Cast, der sofort über seine gesamte Länge bis auf die Haut gespalten wird. Gipsbinden werden zur Anlage nass gemacht. Durch Trocknen wird der Verband dann hart (durch Wasser kann er aber wieder aufweichen). Beim Cast kommt es durch Kontakt mit (Luft-)Feuchtigkeit zur irreversiblen Polymerisation des Kunstharzes (nach Aushärten gegenüber Wasser unempfindlich). Auf eine ausreichen-

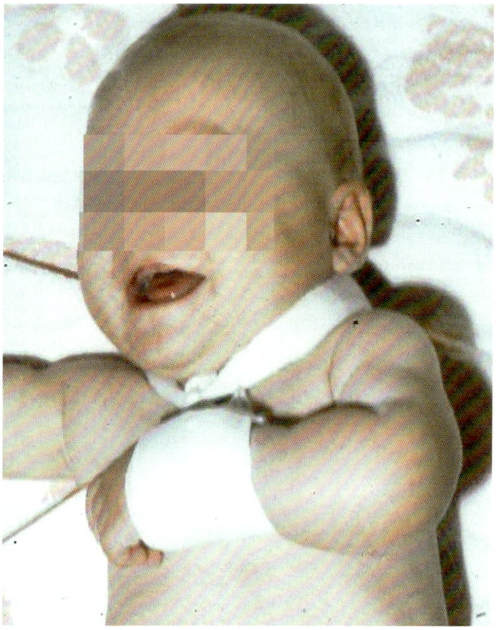

Abb. 18.5 Blount-Schlinge (Cuff-and-Collar) beim Säugling.

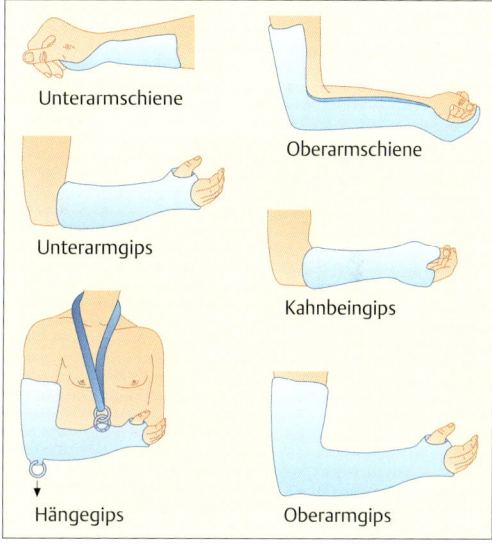

Abb. 18.6 Gips-/Cast-Verbände des Arms (Beispiele).

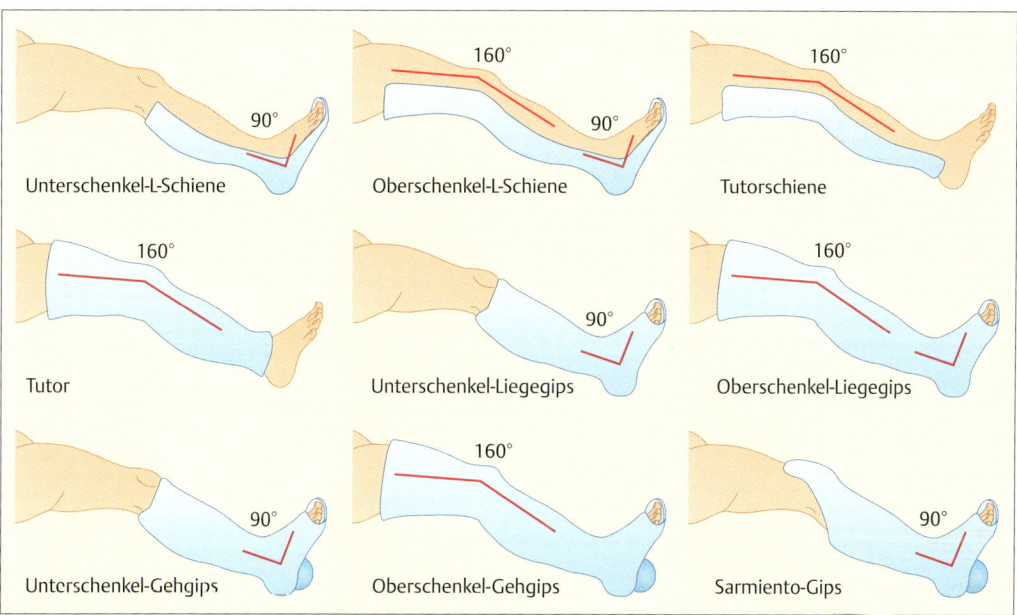

Abb. 18.7 Gips-/Cast-Verbände des Beins (Beispiele).

de Polsterung prominenter Stellen muss bei beiden Materialien gleichermaßen geachtet werden. Als Gehgips wird ein belastbarer Beingips bezeichnet. Dazu wird evtl. im Fersenbereich ein Hartgummiklotz eingearbeitet; alternativ wird eine Sohle untergeschnallt oder ein größerer Schuh getragen.

Gipskeilung. Sie ist eine Möglichkeit, eine Achsabweichung im zirkulär angelegten Gips (oder Hartcast, nicht aber Softcast!) zu korrigieren. Der Kallus sollte dazu bereits angelegt, aber noch nicht konsolidiert sein. Nach zirkulärem Aufsägen des Gipses an geeigneter Stelle wird dieser aufgebogen; an der sich öffnenden Seite wird z. B. ein Stück Kork eingeklemmt. Darüber wird der Bereich wieder mit einer Lage Gips oder Cast geschlossen.

18.2.7 Operative Therapie

Die operative Behandlung von Frakturen hat zum Ziel, die Fragmente in eine tolerable Stellung zueinander zu bringen und sie in dieser zu fixieren, wenn das konservativ nicht möglich ist. In den meisten Fällen kann man die Fraktur ohne Eröffnung der darüber befindlichen Weichteile, d. h. „geschlossen", reponieren. Gelingt das nicht oder muss eine sehr exakte Reposition erreicht werden, wird die Fraktur frei gelegt, d. h. „offen" reponiert.

Grundsätzlich sollen Reposition und Fixation im Wachstumsalter mit möglichst geringem operationsbedingtem Trauma erfolgen, um die Gefahr der Wachstumsbeeinflussung zu minimieren. Aufgrund der im Wachstumsalter großzügig handhabbaren Ruhigstellung (s. u.) ist eine ausgedehnte operative Stabilisierung auch nur selten notwendig. Zur Fixation werden v. a. Drähte und Schrauben, seltener auch Metallplatten oder Nähte eingesetzt.

Kirschnerdraht. Am häufigsten kommt der **Kirschnerdraht** (= K-Draht) zur Anwendung (**Abb. 18.8**). Er wird (in einer Stärke von 1–2 mm) mit einer Bohrmaschine in den Knochen eingebracht und kann die achsengerechte Stellung der Fraktur halten, wenn zusätzlich eine Gips- oder Cast-Ruhigstellung erfolgt. Die Methode wird v. a. bei metaphysären Frakturen eingesetzt.

Verschraubungen. Mittels einer oder mehrerer Schrauben (Stahl oder Titan) kann eine Fraktur unter Druck gebracht werden, was zur Verschmälerung des Bruchspalts führt (**Abb. 18.9**). Das ist bei epiphysären Frakturen, also bei Gelenkbeteiligung, wichtig. Verschraubungen werden aber auch an anderen Stellen vorgenommen.

Elastisch-stabile intramedulläre Nagelung. Die Versorgung von Quer- oder leichten Schrägfrakturen an Röhrenknochen erfolgt am besten mit der elastischstabilen intramedullären Nagelung (ESIN, Synonyme: Nancy-Nagelung, Prevot-Nagelung). Dabei werden 2 Metallschienen (zwischen 1,5–3,5 mm dick) über fast

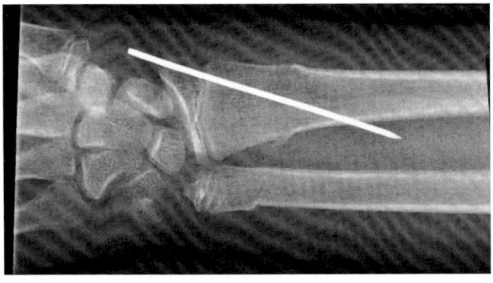

Abb. 18.8 Kirschnerdraht-Osteosynthese einer distal metaphysären Radiusfraktur (Röntgenbild).

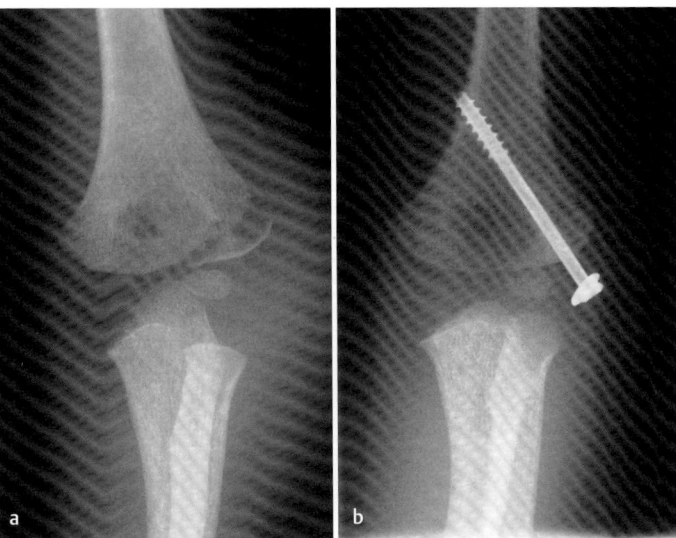

Abb. 18.9 Verschraubung. a Fraktur des Condylus radialis des Humerus, **b** Versorgung mit einer Schraubenosteosynthese.

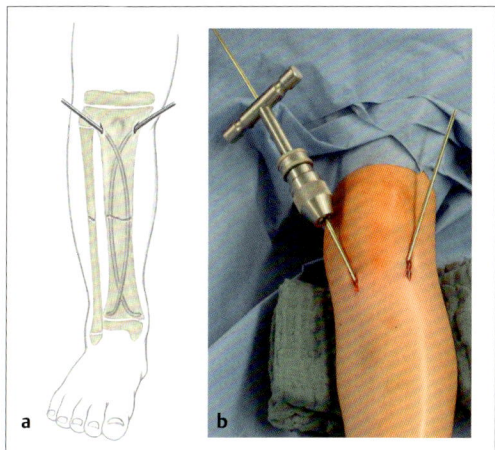

Abb. 18.10 Elastisch-stabile intramedulläre Nagelung. a Prinzip der elastisch-stabilen intramedullären Nagelung (ESIN) der Unterschenkelfraktur: Die Schienen kreuzen sich proximal und distal der Fraktur und verspannen sich damit zur größten Stabilität im Frakturbereich. Die Wachstumsfugen werden geschont. **b** Einbringen zweier ESIN-Schienen in die Tibia von proximal.

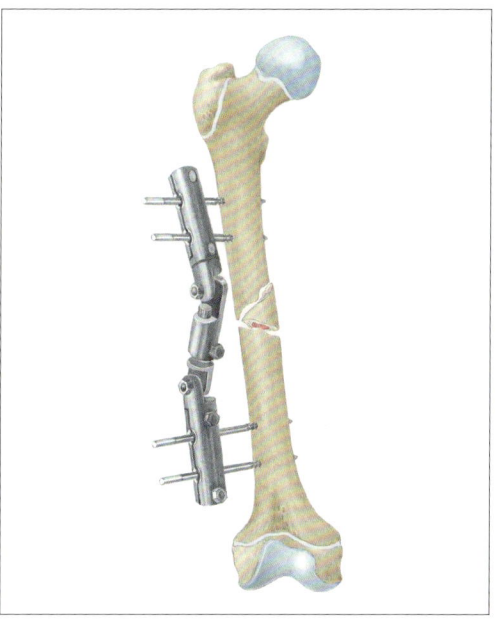

Abb. 18.11 Prinzip des unilateralen Fixateur externe bei einer Femurfraktur. Die den Fixateur verankernden Schrauben sind proximal und distal der Fraktur eingebracht, die Fraktur selbst bleibt unberührt.

die ganze Länge des Knochens so in den Markraum eingebracht, dass sie sich jeweils vor und hinter der Fraktur kreuzen (**Abb. 18.10**). Durch den leicht federnden Effekt der Technik wird die Heilung beschleunigt, außerdem macht die damit erreichte Stabilität zusätzliches Ruhigstellen entbehrlich (Belastungsstabilität). Die intramedullären Schienen werden manchmal auch zur Stabilisierung metaphysärer Frakturen eingebracht. Dann handelt es sich vom Prinzip her nicht um eine „elastisch-stabile" sondern lediglich um eine intramedullär schienende Versorgung.

Fixateur externe. Bei Frakturen der langen Röhrenknochen, die mit ESIN nicht sinnvoll zu behandeln sind (Mehrfragmentfrakturen, lange Schrägfrakturen) wird ein Fixateur externe angelegt. Dabei handelt es sich um ein außerhalb der Extremität befindliches Metallgestänge, das mittels mehrerer, zu beiden Seiten der Fraktur eingebrachter Schrauben oder Drähte im Knochen verankert ist (**Abb. 18.11**). Die Methode ist i. d. R. ebenfalls belastungsstabil. Um eine Infektion zu vermeiden, ist aber eine tägliche Pflege der Hauteintrittsstellen erforderlich. Dafür bedarf es auch einer guten häuslichen Compliance. Ist diese nicht gegeben oder die Konsolidationszeit zu lang, empfiehlt es sich gelegentlich, nach ein paar Wochen einen Verfahrenswechsel vorzunehmen. Das bedeutet, dass der Fixateur gegen z. B. die intramedullären Schienen ausgetauscht wird, um einer Infektion vorzubeugen.

Zuggurtungsosteosynthese. Eine Zuggurtungsosteosynthese besteht aus 2 parallel in den Knochen eingebrachten Bohrdrähten, um die ein Biegedraht in Form einer „8" über die Fraktur hinweg gewickelt wird. Zugkräfte von Sehnen durch Bewegungen der Extremität werden mit der Technik in Druckkräfte im Frakturspalt umgewandelt und sind somit nicht nur möglich sondern erwünscht. Typische Lokalisationen dafür sind Patella und Olekranon.

Verplattungen. Dabei wird der Knochen über eine lange Strecke freigelegt und die Platte mit einigen Schrauben proximal und distal der Fraktur befestigt. Wegen des erforderlichen großen Weichteiltraumas werden Verplattungen (Stahl oder Titan) im Wachstumsalter kaum vorgenommen.

Entfernung des eingebrachten Metalls. Die Entfernung des eingebrachten Metalls erfolgt je nach Technik zu unterschiedlichen Heilungszeiten. Meistens können Kirschnerdrähte nach 3 Wochen, Schrauben nach ca. 2 Monaten, ESIN-Schienen nach ca. 6 Monaten entfernt werden; bei manchen Frakturen wird jedoch davon auch deutlich abgewichen. Wenn das Entfernen in Einzelfällen zu aufwendig oder riskant wäre, kann das Material auch auf Dauer verbleiben. In jüngerer Zeit entwickeltes resorbierbares Osteosynthesematerial hat sich wegen noch nicht überzeugender Eigenschaften bislang nicht durchsetzen können.

18.3 Spezielle Frakturen

Im Folgenden werden Charakteristika häufiger oder besonders bedeutsamer Frakturen und deren spezielle Behandlung dargestellt.

18.3.1 Schultergürtel und Oberarm

Klavikulafraktur
Die Fraktur der Klavikula (Schlüsselbein) ist im Kindesalter so häufig wie unproblematisch. Sie tritt i. d. R. in der Schaftmitte (~ 90 %) auf. Wachstumsstörungen sind selten und funktionelle Beschwerden resultieren daraus nicht. Auch sind die spontanen Korrekturen (Remodeling) im Kindesalter ausgesprochen groß. Die Therapie ist fast immer konservativ mit Anlage eines Rucksackverbands, der anfangs täglich nachgezogen werden muss, oder eines Dreiecktuchs. Die Ruhigstellung erfolgt so lange, wie der Patient es als angenehm und hilfreich empfindet. Nach 3–4 Wochen ist die Fraktur konsolidiert, eine Röntgenkontrolle ist nicht erforderlich.

Subkapitale Humerusfraktur
Die Therapie ist meistens konservativ möglich (Gilchrist, Desault für 3 Wochen). Nur bei ausgeprägter Fehlstellung oder der Epiphyseolyse bei jüngeren Kindern ist eine Reposition und operatives Vorgehen erforderlich, wobei intramedulläre Schienen (vom distalen Humerus aus) oder perkutane Kirschnerdrähte benutzt werden. Die Behandlung wird durch Ruhigstellen mit individueller Dauer ergänzt. Die Mobilisation beginnt nach Abnahme des Verbandes. Eine Notwendigkeit zur Physiotherapie besteht erst, wenn 4 Wochen nach der Konsolidation die Beweglichkeit noch stark eingeschränkt ist.

Gelegentlich kommt am proximalen Humerus eine Epiphysenlösung als Geburtstrauma infolge einer schweren Geburt vor. Die Diagnose ist erschwert, da aufgrund der Muskelumhüllung die Fehlstellung nicht auffällig und röntgenologisch die Epiphyse noch nicht sichtbar ist. Klinisch ergibt sich der Verdacht bei Schonung des Armes und Druckschmerz. Dann ist Ultraschall Mittel der Wahl zur Diagnose. Außerdem können die Zeichen einer Plexuslähmung bestehen.

Oberarmschaftfraktur
Die Oberarmschaftfraktur kommt sehr selten vor. Sie wird meist konservativ behandelt und 4–6 Wochen im Gilchrist, Desault oder Brace ruhig gestellt. Lediglich bei starker Achsabweichung wird reponiert und mittels elastisch stabiler Marknagelung oder Fixateur externe retiniert; dann ist keine Ruhigstellung erforderlich.

Suprakondyläre Humerusfraktur
Die suprakondyläre Humerusfraktur ist die häufigste Ellbogenverletzung im Wachstumsalter. In 98 % der Fälle handelt es sich um eine Extensionsfraktur (distales Fragment ist nach streckseitig disloziert), in 2 % um eine Flexionsfraktur. Bei stark dislozierten Frakturen sind Begleitverletzungen von N. medianus, N. ulnaris oder A. brachialis nicht selten (s. Kap. 18.5).

Liegt keine oder nur eine geringe Dislokation vor, kann mit einem Oberarmgips oder einer Blount-Schlinge (Cuff-Collar-Verband, s. **Abb. 18.5**) 3–4 Wochen konservativ behandelt werden. Verbleibende Fehlstellungen führen zu z. T. erheblichen Funktionseinschränkungen. Bei einer deshalb notwendigen Reposition wird i. d. R. mit Kirschner-Draht stabilisiert. Es kann aber auch sinnvoll sein, vom proximalen Oberarm aus intramedullär zu schienen oder einen Fixateur externe anzubringen. Das Metall von Drähten und Fixateur wird nach etwa 3–4 Wochen, das von intramedullären Schienen nach 3–4 Monaten entfernt.

Epikondyläre Fraktur
Dabei handelt es sich um den Abriss des Epikondylus, also um eine Apophysenverletzung. Fast immer ist der Epicondylus ulnaris betroffen, der besonders bei einer Ellenbogenluxation abreißen kann. Ist er nur gering disloziert, kann konservativ mit Oberarmgips (ca. 3 Wochen) therapiert werden. Bei gröberer Dislokation droht allerdings eine chronische Instabilität des Gelenks, weshalb dann der Epikondylus offen reponiert und mittels Schraube refixiert wird. Ist 3–6 Wochen nach der Freigabe spontan noch keine ausreichende Beweglichkeit wieder erreicht, wird mittels Physiotherapie weiter behandelt.

Condylus-radialis-Fraktur und transkondyläre Y-Fraktur
Bei diesen Verletzungen zieht die Fraktur bis in die Gelenkfläche hinein: Es handelt sich um eine intraartikuläre Verletzung (Salter IV). Während der Condylus radialis häufiger allein frakturiert, tritt die Kombination mit Fraktur des Condylus ulnaris (Fraktur verläuft dann in der Form eines „Y") sehr selten auf. Der Condylus radialis kann inkomplett vom Humerus gelöst sein („hängende Fraktur"); dann wird lediglich für 4–5 Wochen mit Oberarmgips therapiert. Bei leichter Dislokation droht eine Verschlechterung der Situation; es

erfolgt eine Röntgenkontrolle nach 4–5 Tagen und bei dann unverändertem Befund dieselbe Behandlung.

Bei primär oder sekundär deutlich dislozierter Stellung muss offen exakt reponiert und mittels Schraube retiniert werden (s. **Abb. 18.9**); nach 2–3 Wochen ist die spontane Bewegung möglich. Bei verbleibender Fehlstellung muss durch zunehmendes Fehlwachstum und evtl. ausbleibender Konsolidierung mit entsprechenden Funktionseinbußen gerechnet werden.

18.3.2 Unterarm und Hand

Frakturen des proximalen Radius

Die in den meisten Fällen vorliegende Halsfraktur oder Epiphyseolyse heilt am proximalen Radius auch aus einer recht deutlichen Fehlstellung folgenlos aus. Der tolerable Grenzbereich wird allerdings mit zunehmendem Alter kleiner. Die meisten Fälle werden also konservativ im Gips behandelt (1–2 Wochen), danach mit spontaner Bewegung ohne Belastung.

Die Problematik der Frakturen besteht darin, dass jedes Trauma (auch Reposition und Operation) zu partieller Kopfnekrose führen kann. Das liegt an der hier leicht zu beeinträchtigenden Blutversorgung. Eine Umbaustörung mit verbreitertem und plumpem Radiusköpfchen und -hals und daraus resultierender Einschränkung der Pro- und Supination sind die Folge. Operative Maßnahmen sollten daher möglichst wenig invasiv erfolgen. In den meisten Fällen gelingt eine Reposition des dislozierten Köpfchens mit einer von distal eingebrachten intramedullären Schiene. Eine Ruhigstellung erfolgt für etwa 10–14 Tage, dann wird spontan bewegt. Die frühzeitige funktionelle Belastung erscheint wichtig für die Revaskularisierung des Radiusköpfchens.

Olekranonfraktur

Die Olekranonfraktur tritt isoliert nur sehr selten auf, meist besteht sie in Kombination mit einer Radiusköpfchenluxation/-fraktur. Der Bruch kann intraartikulär oder extraartikulär verlaufen. Bei einer Frakturspaltbreite bis zu 2–3 mm gilt die Fraktur als undisloziert und wird konservativ mit einem Gips für 4 Wochen therapiert. Bei mehr als 3 mm besteht die Gefahr zunehmender Dislokation durch den Zug der Trizepssehne, sodass, wie auch bei verschobenen Fragmenten, operativ behandelt wird. Dabei wird meist die Zuggurtungsosteosynthese angewendet, die sofortiges spontanes Mobilisieren ermöglicht. Bei schräger Fraktur ist die Schraubenosteosynthese die Alternative.

Unterarmschaftfrakturen

Von einer Unterarmfraktur spricht man, wenn beide Unterarmknochen gebrochen sind. Bei einzelnen Verletzungen wird nur der jeweilige Knochen benannt. Liegt eine Ulnafraktur ohne erkennbare Radiusfraktur vor, ist speziell nach Luxation des proximalen Radius zu suchen. Die Kombination beider Verletzungen wird Monteggia-Läsion genannt (zur Problematik der Radiusköpfchenluxation s. S. 251).

Dislozierte Frakturen können die Umwendbewegungen am Unterarm einschränken. Bei altersabhängig relativ wenig spontaner Korrekturmöglichkeit können daher nur geringe Fehlstellungen toleriert und konservativ für 3–5 Wochen im Oberarmgips therapiert werden. Eine grenzwertige Abkippung kann sekundär mittels Gipskeilung korrigiert werden. Bei stärkerer Abkippung oder kompletter Dislokation erfolgt die (fast immer geschlossene) Reposition und ESIN-Osteosynthese, die bei Frakturen an Radius und Ulna auch stets an beiden Knochen vorgenommen wird. Damit ist eine spontane Mobilisierung in den nächsten Tagen möglich. Die Schienen verbleiben für etwa 6 Monate im Arm.

Monteggia-Läsion

Dabei liegt eine Ulna-Fraktur gleichzeitig mit einer Luxation des proximalen Radius vor. Die Fraktur ist im Röntgenbild leicht zu diagnostizieren (**Abb. 18.12**). Wird die Luxation dabei jedoch übersehen, führt das zu erheblichem Folgeschaden mit wesentlicher Bewegungseinschränkung im Ellenbogen.

Distale Unterarmfrakturen

Auch distal werden isolierte Frakturen des Radius oder der Ulna von der Unterarmfraktur mit Beteiligung beider unterschieden. Während bei Verletzungen im Bereich der Fuge keine Dislokation verbleiben darf, besteht bei metaphysären Frakturen eine hohe Potenz des Remodeling. Prinzipiell können wegen des distal besonders ausgeprägten Längenwachstums bei Kindern Abkippungen von z.T. bis zu 50° spontan wieder

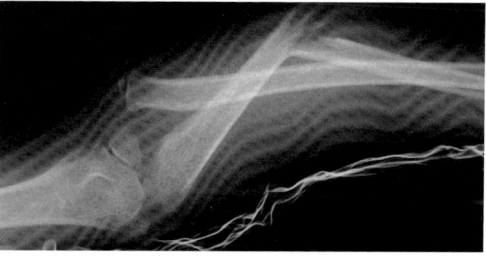

Abb. 18.12 Monteggia-Läsion. Luxation des proximalen Radius in Verbindung mit einer Ulna-Fraktur.

korrigiert werden. Allerdings benötigt das viele Monate, während derer man das Kind nicht mit einem derart schiefen Arm herumlaufen lassen möchte.

Fehlstellungen von ≥ 20° bei kleineren Kindern und ≥ 10° bei Jugendlichen werden daher i.d.R. in Narkose reponiert. „Stabile" Frakturen können im Gips ruhig gestellt werden, dislokationsgefährdete retiniert man zusätzlich mit einem Kirschner-Draht (i.d.R. nur den Radius; s. Abb. 18.8). Ab dem Schulalter ist nur ein Unterarmgips erforderlich. Kinder bis zum Vorschulalter benötigen jedoch einen Oberarmgips, da ein solcher am kurzen Arm wesentlich sicherer sitzt. Nach 3–5 Wochen ist spontanes Mobilisieren möglich. Wachstumsstörungen durch vorzeitigen Fugenschluss kommen bei korrekter Stellung nur sehr selten vor.

Handwurzelfrakturen

Der Bruch der Handwurzelknochen ist außerordentlich selten. Am häufigsten ist das Skaphoid betroffen, meist isoliert, selten auch mit distaler Radiusfraktur. Die Skaphoidfraktur ist häufig primär radiologisch nicht sichtbar. Bei klinischem Verdacht wird ein Gipsverband mit Daumeneinschluss für 2 Wochen angelegt. Wenn dann bei persistierenden Beschwerden spezielle Röntgen-Zielaufnahmen (und im Zweifelsfall ein MRT) die Fraktur bestätigen, wird die Ruhigstellung für insgesamt 6–8 Wochen fortgesetzt. Die bei Erwachsenen gefürchtete Pseudarthrosenbildung ist im Wachstumsalter eine Rarität.

Frakturen der Hand

Nicht dislozierte Brüche im Bereich der Hand werden konservativ behandelt. Fehlstellungen in der Bewegungsebene des benachbarten Gelenks können bei noch offener und korrekt stehender Fuge ebenfalls weitgehend belassen bleiben (bis ca. 20°), sie werden recht gut spontan durch Remodeling korrigiert. Andere Fehlstellungen müssen in Anästhesie beseitigt werden (Abb. 18.13).

Bezüglich der Heilungsdauer muss sowohl an der Mittelhand wie auch den Fingergliedern ganz wesentlich zwischen epi- und metaphysären Verletzungen sowie Schaftverletzungen differenziert werden. Frakturen in der Nähe der Wachstumsfuge heilen rasch, Ruhigstellung ist nur für 10–14 Tage erforderlich. Frakturen des Schaftes heilen deutlich langsamer, sie benötigen eine Gipsbehandlung für 3–6 Wochen.

Bei einer nicht zu tolerierenden Fehlstellung wird in Regional- oder Allgemeinanästhesie reponiert und meist dann auch mittels Kirschnerdraht (an der Mittelhand evtl. auch intramedulläre Schiene) retiniert und 14 Tage ruhig gestellt. Die Metallentfernung hängt von Frakturstelle und Heilungszeit ab.

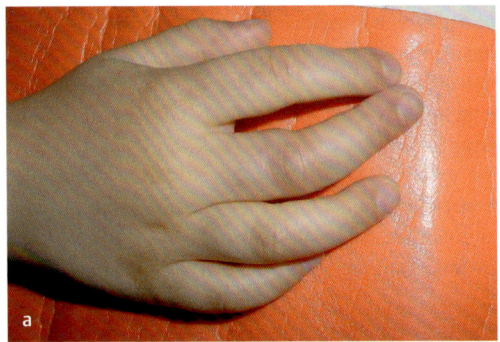
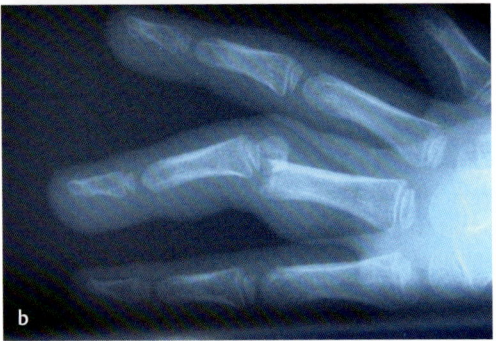

Abb. 18.13 Dislozierte Fraktur des Mittelfingergrundglieds. Das Grundgliedköpfchen muss reponiert und mit 1–2 Kirschnerdrähten fixiert werden. **a** Klinisch, **b** Röntgenbild.

18.3.3 Brustkorb und Wirbelsäule

Rippen- und Sternumfrakturen

Aufgrund der großen Elastizität des jungen Knochens sind Frakturen der Rippen, des Sternum und der Wirbel ausgesprochen selten. Am Brustkorb sind dann jedoch häufig mehrere Rippen gebrochen, bei ≥ 5 Rippen spricht man von Rippenserienfraktur. Eine „Ruhigstellung" dieser Fraktur ist wegen der Belüftung der Lunge natürlich nicht möglich. Da aber aufgrund der erheblichen Schmerzen die Atmung (und damit die Belüftung auch randständiger Lungenabschnitte) vom Patienten wesentlich reduziert wird, droht die Ausbildung einer Pneumonie. Deshalb erfordert die Therapie eine suffiziente Analgesie bei körperlicher Schonung bis zur Schmerzfreiheit. Knöchern heilen die Verletzungen des Brustkorbs folgenlos aus. Sternum- und Rippenfrakturen entstehen im Rahmen eines massiven stumpfen Thoraxtraumas. Dabei ist natürlich der Ausschluss von Verletzungen der inneren Organe vonnöten (s. Kap. 18.1).

Frakturen der Wirbelsäule

Wirbelkörperfrakturen entstehen meist durch grobe axiale Kräfte, z.B. durch einen Sturz aus größerer Höhe auf das Gesäß. Aber auch grobe Biegungskräfte über eine Kante (2-Punkt-Beckengurt im Auto!) können zu ligamentären Verletzungen mit verschobenem Wirbel oder Bogenfrakturen führen. Grundlage der Diagnostik sind Röntgenbilder in 2 Ebenen, wobei damit wegen Überlagerungen nicht alle Wirbelsäulenabschnitte gut dargestellt werden können. Eine genaueres Beurteilen von Stellung und Stabilität einer Fraktur ermöglicht das CT. Die beste Darstellung des Rückenmarks und dessen Umgebung gibt das MRT, das bei neurologischer Symptomatik stets durchgeführt wird.

Stabile Frakturen. Als „stabil" werden Frakturen bezeichnet, die weder disloziert noch dislokationsgefährdet sind und bei denen die Hinterwand des Wirbelkörpers nicht eingebrochen ist. Ist bei einer stabilen Fraktur die Vorder- oder Seitenwand nicht mehr als auf 50 % der Höhe komprimiert, wird funktionell behandelt. Das bedeutet Bettruhe mit isometrischem Rückenmuskeltraining unter Analgesie bis zur Schmerzfreiheit. Nach meist wenigen Tagen ist Mobilisieren unter physiotherapeutischer Anleitung möglich.

Instabile Frakturen. „Instabil" werden Frakturen genannt, die das Rückenmark bereits in Mitleidenschaft gezogen haben oder es bei weiterer Dislokation bedrohen. Bei fehlender Dislokation kann prinzipiell auch konservativ behandelt werden. Um aber die damit verbundene wochenlange Bettruhe (bis zu 3 Monaten) zu vermeiden, wird meist der operativen Stabilisierung der Vorzug gegeben.

Operative Therapie. Bei der operativen Therapie von instabilen oder stärker komprimierten stabilen Frakturen wird ein Fixateur interne an die Wirbel angelegt. Dabei handelt es sich um ein von dorsal unter die Weichteile eingebrachtes paariges Stabsystem, das mit Schrauben in den benachbarten nicht frakturierten Wirbelkörpern verankert wird. Damit können komprimierte Wirbel auch wieder aufgerichtet werden. Postoperativ ist die Mobilisierung unter Physiotherapie i. d. R. kurzfristig möglich. Der Fixateur interne wird nach 6–9 Monaten wieder entfernt.

Densfraktur. Eine besondere Stellung nehmen die Densfrakturen ein. Bei kleinen Kindern ist sie im Röntgenbild nicht zu sehen und muss mittels MRT bestätigt oder ausgeschlossen werden. Eine nicht dislozierte Fraktur kann mit Minervacast (**Abb. 18.14**) oder Halo-Fixateur (Fixateur externe für den Kopf-Hals-Bereich) ruhig gestellt werden. Eine dislozierte Verletzung wird operativ von ventral reponiert und mit einer Schraube fixiert.

> **M** *Bei allen frakturbedingten neurologischen Defiziten ist eine intensive neuropädiatrische Betreuung (Rehabilitation) erforderlich.*

18.3.4 Becken

Stets als Folge eines massiven Direkttraumas treten Beckenfrakturen selten isoliert, sondern meist kombiniert mit mehr oder weniger schweren Weichteil- und zusätzlichen knöchernen Verletzungen auf. Meist steht die Problematik der Begleitverletzung im Vordergrund. Neben Röntgenbildern sind oft MRT oder CT erforderlich, um eine Dislokation und deren Ausmaß zu erkennen. Stabile Frakturen werden stets konservativ behandelt, d. h. Ruhigstellen bis zur Schmerzfreiheit. Instabile Frakturen müssen evtl. durch die Anlage eines Fixateur externe stabilisiert werden, was im Wachstumsalter sehr selten der Fall ist.

Man kann Frakturen ohne und mit möglichen gravierenden Spätfolgen unterscheiden (**Tab. 18.5**). Die Prognose ist v. a. von der Formveränderung der Beckeneingangsebene abhängig.

Das lokale Remodeling ist dank des periostendostalen Korrektursystems besonders gut ausgeprägt. Es führt jedoch nur zur Wiederherstellung der einzelnen Knochenabschnitte, nicht aber zum Remodeling der Beckenform selbst. Kommt es so z. B. zur Verschiebung der Beckeneingangsebene, bleibt sie im Verlauf des weiteren Wachstums unverändert bestehen.

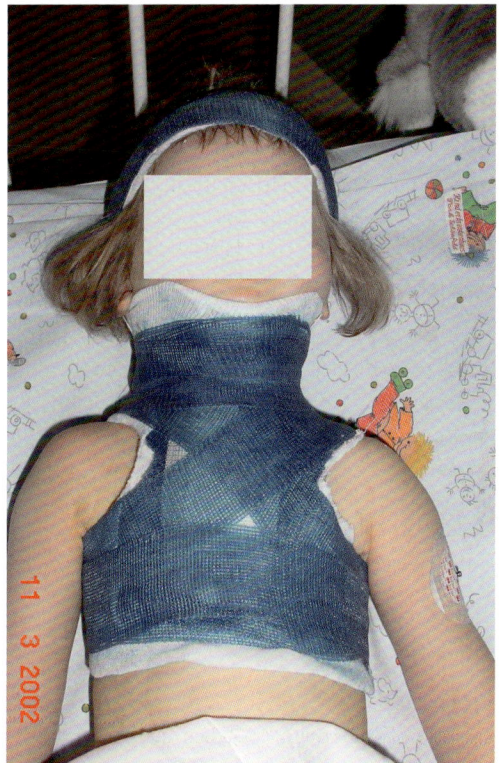

Abb. 18.14 Minervacast.

Tab. 18.5 Unterscheidung knöcherner Beckenverletzungen.

Ohne Spätfolgen	Gravierende Spätfolgen möglich
– Apophysenausrisse – Beckenschaufelfrakturen – isolierte Ileumfrakturen – isolierte Schambeinfrakturen – isolierte Iliosakrallockerungen	– Malgaigne-Frakturen (Beckenringbruch; doppelter Vertikalbruch des Beckenrings an den Schambeinen und Sakroiliakalgelenken) – Symphysenruptur – Azetabulumfraktur

Der Apophysenausriss stellt die häufigste knöcherne Beckenverletzung dar. Sie tritt bei plötzlicher heftiger Anspannungsbewegung auf, z. B. beim Fußballspiel, mit anschließendem stechendem Schmerz im Bereich der Leiste oder im Bereich der Adduktorenansätze. Die Therapie besteht aus Entlastung mit Schmerzmedikation, bis bei unbelasteter Bewegung kein Schmerz mehr angegeben wird (Dauer etwa 8–12 Tage). Die schmerzfreie Belastung ist nach 4–6 Wochen möglich.

18.3.5 Oberschenkel und Patella

Schenkelhalsfrakturen
Diese sind im Wachstumsalter besonders selten. Ein Problem stellt hier die Störung der Blutversorgung des Hüftkopfes durch den Bruch dar, die zur Ausbildung einer Hüftkopfnekrose führen kann. Ohne Dislokation wird konservativ im Becken-Bein Gips behandelt, bei dislozierter Fraktur operativ mit Schrauben- oder Kirschnerdrahtosteosynthese. Nach 4–6 Wochen kann mit der Belastung wieder begonnen werden.

Oberschenkelschaft
Auch diese Brüche können grundsätzlich bei fehlender Dislokation konservativ mit einem Becken-Bein-Gips ruhig gestellt werden. Aufgrund der pflegerischen Probleme bei dem Verfahren (**Abb. 18.15**) kommt in den ersten 3 Lebensjahren vielfach die Overhead-Extension zur Anwendung. Bei älteren Kindern wird die operative Versorgung bevorzugt. Quer- und flache Schrägbrüche bieten sich für die elastisch stabile intramedulläre Nagelung (**Abb. 18.16**) an, steile Schräg- sowie Trümmerbrüche sind mit dem Fixateur externe besser zu versorgen. Bei beiden Verfahren kann i. d. R. nach dem Abschwellen belastet werden.

Distale Oberschenkelfraktur
Auch dieser Frakturtyp ist selten. Häufig ist hier die Wachstumsfuge betroffen, was in ca. ⅓ der Fälle zu späteren Wachstumsstörungen führen kann. Das Korrekturpotenzial ist in diesem Bereich des Knochens gering, sodass keine gravierende Achsabweichung belassen werden kann. Ist eine konservative Therapie möglich, erfolgt sie durch einen Oberschenkelgips. Muss eine Fehlstellung korrigiert werden, wird zusätzlich durch gekreuzte Kirschnerdrähte oder eine Schraubenosteosynthese stabilisiert. Bei sehr guter

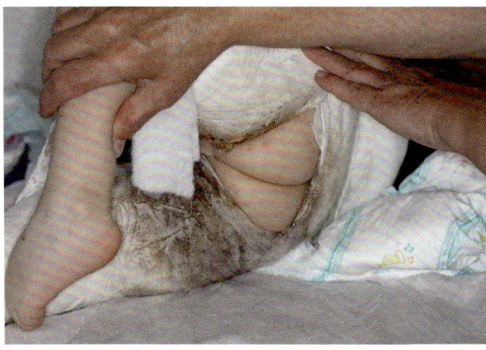

Abb. 18.15 **Problem des Becken-Bein-Gipses.** Unangenehme Verschmutzung im Windelbereich.

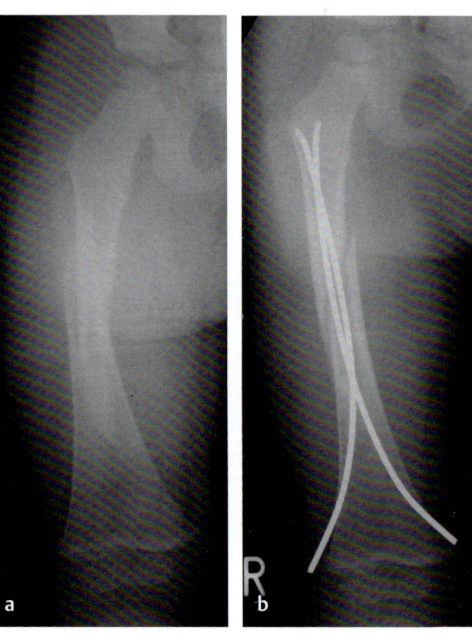

Abb. 18.16 Oberschenkelschaftfraktur eines Kleinkinds. **a** Vor der Behandlung, **b** nach elastisch stabiler intramedullärer Nagelung (ESIN).

Compliance kann dann postoperativ bei Entlastung auf einer Motorschiene das Knie mobilisiert werden, oft empfiehlt sich aber eine zusätzliche Gipsruhigstellung für 3 Wochen. Der Belastungsbeginn ist meist nach ca. 6 Wochen möglich.

Patella
Die sehr seltene Patellafraktur kann als Längs-, Quer- oder Trümmerfraktur oder als Randabbruch auftreten. Therapeutisch gilt das Augenmerk der Gelenkfläche. Ein Hämarthros wird punktiert. Dann erfolgt bei undislozierten Brüchen eine konservative Therapie mit Ruhigstellen in einer Gipsschiene und nach Abschwellen in einem Gipstutor (**Abb. 18.17**). Bei einfachen dislozierten Brüchen erfolgt die Stabilisierung durch eine Zuggurtungs- oder Schraubenosteosynthese, die bewegungsstabil ist. Bei Trümmerbrüchen und Randabrissen muss individuell rekonstruiert werden. Meist muss für 8 Wochen entlastet werden.

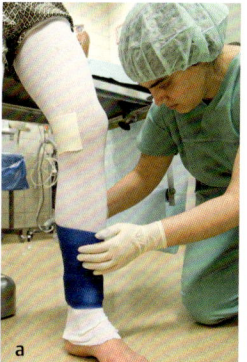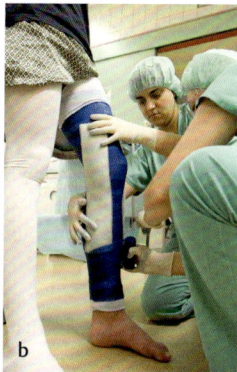

Abb. 18.17 Anlage eines Tutors. **a** Anwickeln. Die Castbinde wird am aufgesetzten, mit Baumwollschlauch bezogenen Bein angewickelt. Prominente Stellen müssen gepolstert werden. **b** An beiden Seiten wird mit Hard-Cast-Streifen zwischen der 1. und 2. Lage verstärkt.

18.3.6 Unterschenkel und Fuß

Die beiden Unterschenkelknochen können einzeln frakturiert sein („Tibiafraktur", „Fibulafraktur"). Wenn beide gleichzeitig betroffen sind, dann (und nur dann) spricht man von einer „Unterschenkelfraktur" (**Abb. 18.18**).

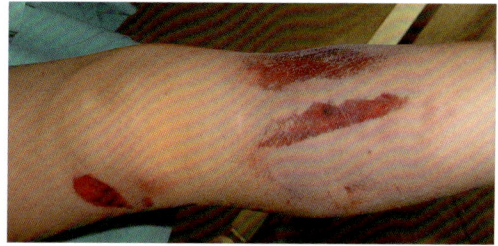

Abb. 18.18 Unterschenkelfraktur nach Überrolltrauma (präoperativ).

Unterschenkel proximal
Neben den bei Fugenbeteiligung möglichen Wachstumsstörungen ist eine zunehmende Fehlstellung möglich, wenn an der proximalen Tibia der Bruchspalt medial weiter ist als lateral. Durch eine stärkere Stimulation der medialen Wachstumsfuge verstärkt sich nicht selten die Valgusstellung mit der Folge einer Fehlbelastung des Kniegelenks. Die Therapie bei undislozierten Frakturen erfolgt konservativ. Liegt eine Dislokation vor, wird häufig eine Schraubenosteosynthese durchgeführt. Weitere mögliche Osteosyntheseverfahren sind gekreuzte Kirschnerdrähte oder Fixateur externe.

Unterschenkelschaft
Es handelt sich hier meist um Grünholz-, Quer- oder Schrägfrakturen.

Die Domäne dieses Frakturtyps ist die konservative Therapie mit 4–6-wöchiger Ruhigstellung in einem Oberschenkelgips, insbesondere bei isolierter Tibiafraktur. Leichte Achsabweichungen können durch eine Gipskeilung korrigiert werden. Bei deutlicherer Dislokation oder instabiler Fraktur erfolgt operativ eine intramedulläre Osteosynthese oder, insbesondere bei schweren Weichteilverletzungen, die Anlage eines Fixateur externe mit kurzfristig möglicher Belastung.

Unterschenkel distal/ Sprunggelenk
Das Sprunggelenk ist wie das Hüft- und Kniegelenk durch das Körpergewicht stark belastet.

Eine posttraumatische Fehlstellung oder Fehlwachstum durch eine teilweise verknöcherte Fuge führt zur Fehlbelastung und mit der Zeit zum vorzeitigen Verschleiß (Arthrose) des Gelenks. Das ist bei der Frakturbehandlung zu berücksichtigen. Die Therapie kann bei fehlender Dislokation (bzw. Dislokationsgefahr) konservativ mit einem Unterschenkelgips erfolgen.

Wenn eine Indikation zur Operation besteht, erfolgt die Retention durch Kirschnerdrähte oder Zugschrauben. Bei nahezu ausgewachsenen Jugendlichen kann an der distalen Fibula auch eine Plattenosteosynthese angezeigt sein. Die Ruhigstellung ist bei konservativer oder Kirschnerdraht-Versorgung 4–5 Wochen erforderlich; je nach Fraktur kann evtl. bereits früher teilweise belastet werden (Gehgips).

Fußwurzelknochen

Im Bereich der Fußwurzelknochen kommt es sehr selten zu knöcherner Verletzung. Am ehesten sind Kalkaneus, Talus oder Os naviculare betroffen. Nicht selten verbleiben Spätschäden in Form einer Bewegungseinschränkung oder Beschwerden. Am Talus besteht die Gefahr einer Nekrosenbildung. Die Therapie erfolgt i.d.R. konservativ mit Gipsruhigstellung und gleichzeitigem Entlasten für 6 Wochen. In Ausnahmefällen wird operativ vorgegangen. Danach muss evtl. für bis zu 12 Wochen entlastet werden.

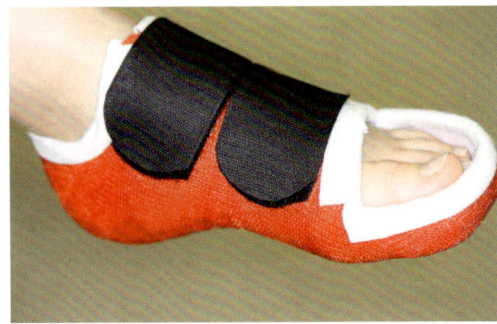

Abb. 18.19 Geisha-Schuh aus Cast zur Ruhigstellung der Fußsohle.

Mittelfuß

Ähnlich wie bei den Mittelhandknochen ist hier der häufigste Bruch die subkapitale Fraktur, gefolgt von der Schaft- und Basisfraktur. Sind 1 oder 2 Metatarsalia betroffen, muss i.d.R. nicht mit einer weiteren spontanen Dislokation gerechnet werden. Die Therapie kann konservativ durch einen Unterschenkelgips oder einen Geisha-Schuh aus Cast durchgeführt werden (**Abb. 18.19**).

Bei 3 oder mehr betroffenen Knochen besteht jedoch zunehmend die Gefahr einer Dislokation, weshalb hier meist operativ stabilisiert werden muss. Die operative Retention erfolgt dann durch Kirschnerdrähte oder intramedulläre Schienung. An der Basis des 5. Mittelfußknochens kommt die Zuggurtungsosteosynthese zur Anwendung, alternativ eine Zugschraube. Metaphysäre Frakturen werden 2–3 Wochen, diaphysäre 3–5 Wochen ruhig gestellt, eine Entlastung ist manchmal noch länger erforderlich.

Zehen

Wenn an Zehen eine deutliche Dislokation vorliegt, kann i.d.R. in Leitungsanästhesie eine Reposition durchgeführt werden. Zur Ruhigstellung wird, mit und ohne Reposition, ein Dachziegelverband angelegt. Nur in Ausnahmefällen ist ein Unterschenkelgips mit Zehenplatte nötig.

18.4 Gelenk- und Bandverletzungen

Definition

Eine **Luxation** ist eine Verrenkung eines Gelenks. Es kommt dabei durch Gewalteinwirkung zu einer sehr schmerzhaften Fehlstellung der artikulierenden Knochen zueinander, die die Gelenkbeweglichkeit aufhebt. Von einer **Spontanreposition** spricht man, wenn die Gelenkanteile ohne therapeutisches Eingreifen von selbst wieder in die korrekte Stellung gelangen.

Bandverletzungen können in Form einer Ruptur innerhalb der Bandstruktur (**Bandruptur**) oder als Ausriss des Bandansatzes aus dem Knochen (**Bandausriss**, evtl. mit knöchernem Fragment) zustande kommen. Bei einer **Bänderdehnung** kommt es zur Überdehnung, d.h. zu vorübergehender Gefügestörung des Bandgewebes ohne Kontinuitätsdurchtrennung. Der Volksmund spricht dabei auch von Verstauchung.

Ursache, Symptome und Therapie

Das Auftreten von Luxationen ist im Wachstumsalter deutlich altersabhängig. Bei Jüngeren treten sie fast nie auf, werden mit zunehmendem Alter jedoch häufiger. Begünstigt werden sie durch eine angeborene Fehlform eines oder beider beteiligter Knochen.

Ein luxiertes Gelenk ist meist sehr schmerzhaft und weist eine aufgehobene Beweglichkeit auf. Das Gelenk reagiert auf die Verletzung i.d.R. mit einer Ergussbildung, die auch blutig sein kann. Knorpelschäden können vorliegen und sind nur arthroskopisch zu erkennen. Ein abgeschertes Knorpelfragment macht sich oft erst später durch Einklemmungsprobleme schmerzhaft bemerkbar. Aufgrund der Fehlstellung ist eine Luxation immer mit einer Überdehnung der Gelenkkapsel und der umgebenden Bänder verbunden. Deshalb ist zur Wiederherstellung der Gelenkstabilität mind. 2-wöchiges Ruhigstellen sinnvoll.

> **M** *Bei häufiger auftretenden Verrenkungen eines Gelenks ist zu überlegen, ob die Stabilität operativ verbessert werden kann. Es besteht sonst die Gefahr von Knorpelschäden mit frühzeitigem Verschleiß.*

Auch die Art von Bandverletzungen ist vom Alter abhängig. Bei Jüngeren (bis ca. 11 Jahre) liegt eine kontinuitätstrennende Bandverletzung fast immer als Ausriss aus dem Knochen vor, bei Älteren erfolgt die Ruptur i.d.R. im Verlauf des Bandes selbst. Klinisch ist rasch ein ausgeprägtes Hämatom zu sehen, das bei einer Bänderdehnung wesentlich geringer ausgebildet ist. Therapeutisch steht die Ruhigstellung im Vordergrund. Dabei vernarben durchtrennte Strukturen, eine Bänderdehnung verheilt unversehrt. Ist ein ausgerissenes knöchernes Fragment zu weit disloziert, muss es operativ refixiert werden.

Nach Bandläsionen mit Kontinuitätstrennung besteht grundsätzlich die Möglichkeit einer verbleibenden Instabilität, die mit Beschwerden verbunden sein kann. Diesen ist mit Physiotherapie (Training der zur Kompensation geeigneten Muskulatur) und gelegentlich zusätzlich mit operativen Maßnahmen zu begegnen.

18.4.1 Spezielle Luxationen

Schulterluxation
Die Schulterluxation ist im Kindesalter eine Seltenheit. Es sollte vor jedem Repositionsversuch eine Röntgenuntersuchung stattfinden, um eine Fraktur auszuschließen. Nach der Reposition wird im Gilchrist-Verband für 3 Wochen ruhig gestellt.

Ellbogenluxation
Aufgrund der veränderten Bandstabilität tritt die Ellbogenluxation im Humeroulnar-Gelenk erst jenseits des 7. Lebensjahres auf. Die Diagnose ist visuell einfach zu stellen. Nach einer (Spontan-)Reposition ist die stattgehabte Luxation jedoch oft nur aufgrund des meist vorliegenden Ausrisses des Epicondylus ulnaris im Röntgenbild zu erkennen, das in jedem Fall angefertigt wird.

Klinisch besteht eine meist ulnare, seltener auch radiale Seitenbandinstabilität. Therapeutisch wird in Narkose/Regionalanästhesie reponiert und eine Prüfung der Seitenbänder vorgenommen. Bei Dislokation des Epicondylus ulnaris wird dieser offen reponiert und mit Schraube oder Draht refixiert. Liegt eine Instabilität ohne knöchernen Ausriss vor, wird entweder sofort oder bei fortbestehender Symptomatik nach 2–3 Wochen operativ eine Bandrekonstruktion vorgenommen. Eine Ruhigstellung erfolgt meist für 2 Wochen.

Eine Luxation des Humeroradial-Gelenks erfolgt bei einer Ruptur des Ligamentum anulare am Radiushals (s. **Abb. 18.12**). Wenig dislozierte Luxationen drohen übersehen zu werden, was zu erheblichen und zunehmenden Bewegungseinschränkungen führt. Meist tritt die Luxation gleichzeitig mit einer Ulnafraktur auf (Monteggia-Läsion, s.o.).

Chassaignac-Verletzung
Es handelt sich um eine schmerzhafte, blockierte Pronationsstellung des Vorderarms im Ellbogen. Die Verletzung tritt häufig im 2.–4. Lebensjahr auf. Durch einen unvorbereiteten plötzlichen Zug an der Hand kommt es zur Subluxation des Radiusköpfchens. Die Reposition erfolgt ohne Anästhesie durch Beugung des Ellbogens in eine Supinationsstellung hinein bei gleichzeitigem Druck auf das Radiusköpfchen. Eine Ruhigstellung ist nicht erforderlich. Bleibt trotz Reposition eine Schonhaltung bestehen, wird für 3 Tage eine Oberarm-Gipsschiene in Supinationsstellung angelegt.

Finger-Luxation
Verrenkungen an den Fingern sind röntgenologisch von Frakturen zu differenzieren. Durch axialen Zug lassen sie sich relativ leicht reponieren. Eine Gipsruhigstellung erfolgt für 2 Wochen.

Hüftluxation
Die seltene, sehr schmerzhafte Verletzung entsteht bei nicht vorgeschädigtem Gelenk infolge einer starken Gewalteinwirkung. Der Oberschenkel ist meist gebeugt in Innenrotation fixiert. Eine Reposition muss möglichst rasch in Narkose erfolgen, da bei verzögerter Therapie (> 12 Stunden) aufgrund einer Durchblutungsstörung eine Hüftkopfnekrose auftreten kann.

Patellaluxation
Die Verrenkung der Kniescheibe ist relativ häufig zu beobachten. Die Patella ist dabei nach lateral disloziert, was den Eindruck eines „schiefen Knies" erzeugt. Der Patient hält das Knie leicht gebeugt fixiert. Eine Reposition ist durch ein von ventral erfolgendes ruckartiges Durchstrecken des Gelenks möglich. Die Ruhigstellung wird mit einem Gipstutor (s. **Abb. 18.17**) oder einer Knie-Orthese vorgenommen.

Eine habituelle Patella-Luxation ist eine wiederholt auftretende Läsion, die in einer Fehlform der Patella und/oder der lateralen Femurkondyle begründet ist. Sie lässt sich mit einer axialen Röntgenaufnahme nachweisen. Bei häufiger Verrenkung wird operativ mittels Medialverlagerung der Patella behandelt.

18.4.2 Spezielle Bandverletzungen

Kreuzbänder
Fast immer handelt es sich um eine Läsion des vorderen Kreuzbandes, das mit dem proximalen Ansatz (Eminentia mediana) ausgerissen sein kann. Klinisch ist die Verletzung aufgrund der Schmerzen primär nicht zu diagnostizieren, v.a. nicht auszuschließen, weshalb bei

jedem Verdacht auf eine Binnenverletzung des Gelenks nach Abschwellen erneut untersucht werden muss.

Als Symptom zeigt sich das Schubladenphänomen, d.h. die Tibia ist bei leicht gebeugtem Knie gegen den Femur verschiebbar. Bei Bewegung unter Belastung kann dies das Gefühl eines „Wackelgelenks" mit Gangunsicherheit erzeugen.

Beim Kind wird i.d.R. konservativ behandelt. Dies umfasst nach kurzfristigem Entlasten eine Teilbelastung an Gehstützen (mit Knie-Orthese) und ein intensives Aufbautraining der Quadrizeps-Muskulatur, die das Gelenk stabilisieren kann. Ist damit keine Stabilität zu erreichen, wird v.a. bei Jugendlichen eine Kreuzbandersatz-Plastik in Erwägung gezogen. Beim Ausriss der Eminentia mediana wird im Tutor oder in der Orthese in Streckstellung ruhig gestellt. Meist ist eine operative Refixation nicht erforderlich.

Sprunggelenkaußenbänder
Während bei Kindern eine Ruptur des fibulotalaren-fibulokalkanearen Bandapparats aufgrund des knöchernen Ausrisses im Röntgenbild erkennbar sein kann, ist beim Jugendlichen die Ruptur primär von einer Dehnung nicht zu unterscheiden. Als unsicheres Kriterium macht ein relativ geringes Hämatom eine Ruptur lediglich unwahrscheinlich.

Ist nach einer 3-wöchigen Ruhigstellung (Unterschenkelgips, Antisupinationsorthese) eine Dehnung des Bandapparates ohne Schmerzen und ohne vermehrte Aufklappbarkeit des Gelenks möglich, darf davon ausgegangen werden, dass keine Ruptur vorlag. Die Behandlung kann dann beendet werden. Bei einer Ruptur sollte eine Antisupinationsorthese noch für weitere 3 Wochen getragen werden.

18.4.3 Traumatischer Gelenkerguss

Nennenswerte Gelenkverletzungen gehen i.d.R. mit einem Erguss einher. Liegt eine knöcherne oder ligamentäre Läsion als Ursache des Ergusses vor, muss der Erguss nur entlastet werden, wenn er stark ausgeprägt ist und Schmerzen verursacht. Ist bei der primären Diagnostik (einschließlich Standard-Röntgen) lediglich der Erguss festzustellen, wird er auch aus diagnostischen Gründen punktiert. Sind neben blutigen Anteilen auch Fettaugen auf dem Punktat zu erkennen, spricht das für eine knöcherne Verletzung. Diese muss dann radiologisch (MRT, CT) und evtl. arthroskopisch gesucht werden.

Gelenkpunktion. Die Gelenkpunktion ist unter streng aseptischen Bedingungen durchzuführen, da die Gelenkflüssigkeit einen sehr guten Nährboden für Bakterien darstellt. Bei Kindern ist eine Narkose erforderlich, beim Jugendlichen reicht manchmal eine Lokalanästhesie aus. Am häufigsten ist das Kniegelenk betroffen, das auf einer Rolle leicht gebeugt gelagert wird. Die Punktion erfolgt mit einer speziellen Gelenkpunktionsnadel zwischen Patellaoberrand und lateraler Femurkondyle.

18.5 Verletzung der Leitungsbahnen, Muskeln und Sehnen

Verletzungen der Gefäße, Nerven und Weichteile können durch ein direktes, meist scharfes Trauma (z.B. Sturz durch eine Glastür) zustande kommen. Oft treten sie aber auch im Rahmen einer dislozierten Fraktur auf, bei der der gebrochene scharfkantige Knochen die benachbarten Strukturen komprimiert oder durchtrennt hat.

Die bei der ersten Untersuchung festzustellende Symptomatik kann über das Ausmaß der Verletzungen hinweg täuschen: Vor allem bei Schnittverletzungen ist immer von mehr und tiefer liegenden Läsionen auszugehen, als es von außen scheint. Dadurch ist an vielen Lokalisationen eine gründliche Wundrevision in Regionalanästhesie oder Vollnarkose erforderlich. Außer bei erkennbarer Durchblutungsstörung distal der Wunde ist die Revision der tieferen Strukturen aber nicht als Notfallindikation anzusehen und kann, evtl. nach oberflächlichem Wundschluss in Lokalanästhesie, am vorbereiteten und nüchternen Patienten auch am nächsten Tag vorgenommen werden.

18.5.1 Gefäßverletzung

Symptome
Eine Verletzung einer größeren Arterie oder Vene fällt durch ein massives Hämatom oder bei offener Wunde auch durch eine laufende oder spritzende (arterielle) Blutung auf. An Extremitätenarterien reagieren die durchtrennten Enden allerdings mit einem Spasmus und dem Einrollen der Intima, woraufhin sich ein Thrombus bilden kann, der die Blutung zum Stillstand bringt (**Abb. 18.20**). Diese Eigenschaft bieten Venen nicht, deren Blutung kommt leichter durch Kompression zu Erliegen, bei geschlossener Wunde durch den Druck des Hämatoms selbst.

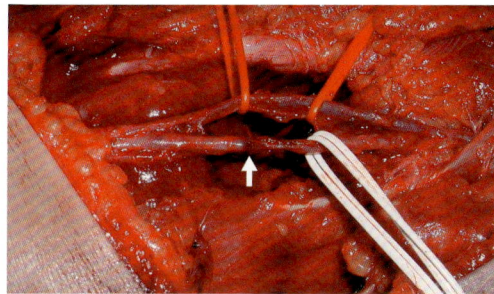

Abb. 18.20 Quetschung der A. brachialis (weißer Zügel) in der Ellenbeuge mit Ruptur der Muskelschicht und Thrombusbildung proximal (Pfeil).

M Bei einer offenen Wunde schließt eine geringe Blutung die Verletzung einer größeren Arterie nicht aus. Die Verletzung einer größeren Arterie ist hinsichtlich des Blutverlustes meist weniger gefährlich als die einer Vene, deren Blutung nicht von selbst zum Stillstand kommt.

Therapie

Bei der primären Versorgung einer arteriellen oder größeren venösen Blutung am Unfallort reichen meist digitale Kompression oder Kompressionsverband aus. Torniquets („Abbinden") sollten keine Anwendung mehr finden.

Die Verletzung eines großen arteriellen Gefäßes (bis zum Niveau der A. poplitea bzw. A. brachialis) ist eine absolute Operationsindikation. Relative Indikationen können bestehen, wenn kleinere Gefäße verletzt, aber gut kollateralisiert sind und nicht zu peripheren Ausfällen führen. Der Eingriff zur Gefäßrekonstruktion erfolgt ausschließlich in Allgemeinanästhesie. Größere arterielle Gefäße können intraoperativ mit einem Fogarty-Katheter (dünner Ballon-Katheter) sondiert werden, mit dem eine Entfernung von Thromben möglich ist. Zum Nachweis der Durchgängigkeit kann eine Arteriografie (evtl. intraoperativ mit dem Bildverstärker) erforderlich sein.

Gefäßnähte erfolgen mit monofilem, nicht resorbierbarem Material. Ist durch die Naht eine Einengung des Gefäßlumens zu erwarten, wird dies durch Einnähen eines Patches (Flickens) vermieden. Ein Venenpatch sollte immer einem Kunststoffpatch vorgezogen werden. Bei größerem Gefäßwandverlust (z. B. bei langstreckiger Quetschung) kann das Einsetzen eines Interponats erforderlich sein. Auch hier sollte eine nicht verletzte Vene als Ersatz dienen. Gefäßanastomosen werden End-zu-End durchgeführt.

18.5.2 Nervenverletzung

Nervenverletzungen machen sich durch einen Ausfall an Sensibilität („taubes Gefühl") und motorischer Funktion bemerkbar. Allerdings ist das insbesondere bei kleineren Kindern und in der durch Schmerzen und Aufregung geprägten Situation bei der ersten Untersuchung oft nicht zu eruieren. Dann sind Kontrolluntersuchungen nach 1–2 Tagen erforderlich.

Die Nervenverletzung kann als Neurapraxie (= Neuropraxie), Axonotmesis oder Neurotmesis vorliegen (Tab. 18.6). Bei der Axon- und Neurotmesis kommt es zum Untergang der im distalen Nervenabschnitt befindlichen Axone, da sie keine Verbindung mehr zur (im Rückenmark gelegenen) Nervenzelle besitzen. Von proximal können die Axone mit einer Geschwindigkeit von ca. 1 mm pro Tag wieder bis zu ihrem Zielpunkt in der Peripherie wachsen, wenn die Nervenhülle intakt (Abb. 18.21) bzw. wieder hergestellt ist. Somit kann das Wiedererlangen von Sensibilität oder motorischer Funktion in der Peripherie je nach Entfernung zur Verletzungsstelle Monate bis zu 2 Jahre dauern.

Therapie

Bei geschlossenen Wunden ist im Wachstumsalter ein komplett durchtrennter Nerv unwahrscheinlich. Deshalb wird bei nachweisbarer Nervenschädigung zunächst die spontane Regeneration abgewartet. Ist nach 3–6 Monaten (je nach Lokalisation der Schädigung) keinerlei Erholungstendenz erkennbar, kann ein spätes sekundäres operatives Vorgehen indiziert sein. Dabei wird bei kompletter Durchtrennung eine Verbindung der Nervenenden hergestellt, evtl. unter Verwendung

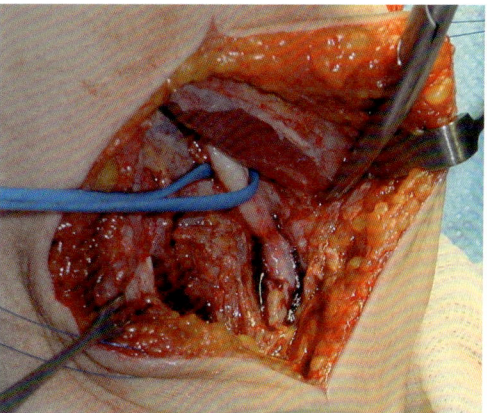

Abb. 18.21 Nervenverletzung. Quetschung des Medianus-Nerven (blauer Zügel) in der Ellenbeuge infolge (bereits reponierter) suprakondylärer Humerusfraktur: Klinisch bestanden deutliche Bewegungseinschränkung und Gefühlsstörung der Finger 1–3, die sich nach 3–4 Monaten wieder regeneriert hatten.

Tab. 18.6 Formen der Nervenschädigung.

Art der Schädigung	Heilungschance
Neurapraxie	
durch Dehnung/Quetschung verursachte Beeinträchtigung der Leitfähigkeit der Nervenfasern ohne erkennbare Zerstörung der Nervenstruktur	spontan reversibel (Tage bis Wochen)
Axonotmesis	
in ihrer Kontinuität unterbrochene endoneurale Strukturen und Axone, Nervenhülle bleibt intakt	spontane Regeneration der Axone wahrscheinlich
Neurotmesis	
vollständig in seiner Kontinuität unterbrochener Nerv	Regeneration der Axone nur nach Nervennaht möglich, oft nur inkomplett

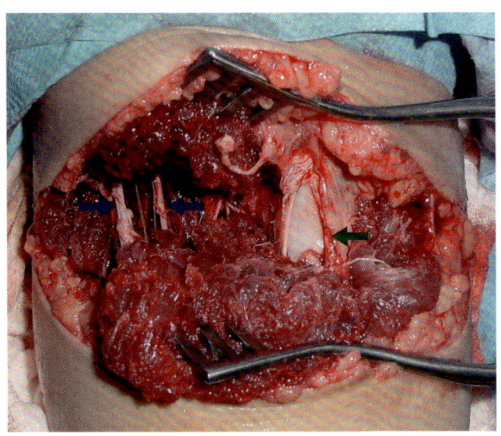

Abb. 18.22 **Muskelverletzung.** Ausgedehnte Muskelruptur am Unterschenkel nach Quetschtrauma, komplett durchtrennte Fußhebermuskeln, Nerv und Arterie (blaue Pfeile) freiliegend, nicht dislozierte Tibiafraktur (grüner Pfeil).

eines an anderer Stelle entnommenen Nervensegments als Interponat. Meist wird dazu der N. suralis herangezogen, der ein relativ unbedeutender, aber gut zugänglicher sensibler Nerv ist.

Der Verdacht auf einen durchtrennten oder in einem Frakturspalt eingeklemmten Nerv stellt eine absolute Operationsindikation dar. „Primär" nennt man die Versorgung innerhalb der ersten 24–48 Stunden, „sekundär" nach Abheilung der Umgebung (1–3 Wochen). Je nach Größe des Nervs können in mikrochirurgischer Technik einzelne Faszikel (faszikuläre Naht), Bündel von Faszikeln (perineurale Naht) oder nur die Nervenhülle (epineurale Naht) adaptiert werden.

Nachbehandlung

Für die Heilung eines Nervs ist 10–20-tägiges Ruhigstellen wünschenswert. Das wird aber einer aus anderen Gründen erforderlichen früheren Übungsbehandlung untergeordnet. Die durch den Nervenschaden funktionell ausgefallene Muskulatur muss mittels regelmäßiger Reizstrombehandlung vor Atrophie und Elastizitätsverlust bewahrt werden, um eine Wiederaufnahme der Funktion nach Regeneration des Nervs zu ermöglichen.

18.5.3 Muskelverletzung

Muskelläsionen können bei geschlossenen und offenen Verletzungen vorhanden sein. Geschlossen kann eine Quetschung, eine Zerrung oder ein partielle Ruptur (Muskelfaserriss) vorliegen. Bei offenen Verletzungen sind neben einer Quetschung auch die Durchtrennung größerer Anteile von Muskeln möglich (**Abb. 18.22**).

Symptome

Eine Zerrung erfolgt durch ruckartige Belastung des Muskels ohne Kontinuitätsverlust von Muskelfasern. Daher fällt sie nur durch Schmerzen in einem umschriebenen Muskelbereich auf. Beim Muskelfaserriss sind neben einer unterschiedlichen Anzahl an Muskelfasern auch im Muskel verlaufende Gefäße rupturiert. Es bildet sich ein Hämatom, was noch stärkere Schmerzen zur Folge hat. Sonografisch kann das Hämatom dargestellt und in seiner Größe beurteilt und damit der Muskelfaserriss von einer Zerrung abgegrenzt werden. Bei offenen Verletzungen liegt das Ausmaß der Muskelläsion klar vor Augen.

Therapie

Geschlossene Muskelverletzungen. Geschlossene Muskelverletzungen werden konservativ behandelt; entscheidend ist dabei die Entlastung. Während bei einer Zerrung die Extremität lediglich geschont und evtl. mit einem elastischen Salbenverband versehen wird, kann beim Muskelfaserriss neben einer elastischen Wicklung auch eine Gipsruhigstellung erforderlich sein, um ausreichende Schmerzfreiheit zu erzielen. Ein sehr ausgeprägtes Hämatom wird evtl. punktiert. Bei den i.d.R. jugendlichen Patienten muss außerdem an die Thromboseprophylaxe gedacht werden. Bei Schmerzfreiheit kann mit isotonischen Bewegungsübungen (Bewegungen ohne Anspannung der Muskulatur) begonnen werden, die dann mit steigender Belastung fortgeführt werden.

Offene Muskeldurchtrennungen. Bei offenen Muskeldurchtrennungen begrenzten Ausmaßes genügt es, die umgebende Faszie zu nähen. Bei ausgedehnteren Defekten besteht das Problem, dass die Muskeln adaptiert werden müssen, Nähte im Muskelgewebe (und besonders im traumatisierten) aber kaum halten. Daher ist ohne Naht der Faszie keine Festigkeit zu erzielen. Das kann im Konflikt mit einem Kompartmentsyndrom (s. u.) stehen, das durch die zu erwartende massive Schwellung des Muskels bei geschlossener Faszie droht. Dementsprechend ist die Behandlung individuell vorzunehmen, unter sorgfältiger postoperativer Überwachung des Patienten. Nach 3-wöchigem Ruhigstellen kann wie bei der geschlossenen Verletzung mit isotonischen Bewegungen begonnen werden.

18.5.4 Sehnenverletzung

M *Sehnen dienen als Ansatz und Ursprung der Muskeln an den Knochen, sie stellen also mit Muskeln und Knochen eine funktionelle Einheit dar.*

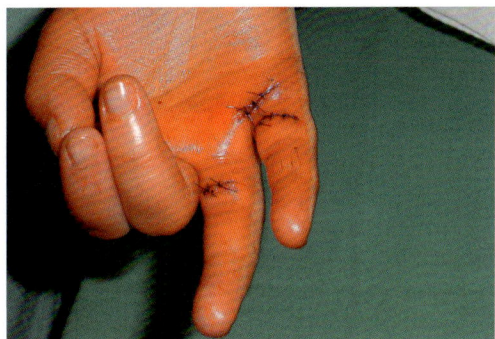

Abb. 18.23 **Sehnenverletzung.** Beugesehnendurchtrennung der Finger IV und V durch Glasscheibenverletzung: Finger können nicht gebeugt werden (nach Splitterentfernung und Primärversorgung der Haut, vor geplanter Sehnenrevision).

Typische Sehnenverletzungen im Wachstumsalter sind Sehnendurchtrennungen bei Schnittverletzungen und der knöcherne Ausriss der Sehne mit ihrem Knochenansatz. Dabei handelt es sich meist um Apophysen, z. B. der Spina iliaca anterior superior, also dem oberen vorderen Darmbeinstachel, an dem die Sehne des M. sartorius ansetzt. Das liegt daran, dass die Verbindung der Apophyse zum Knochen über die Fuge weniger stabil ist als die Sehne. Somit sind knöcherne Sehnenausrisse vom Charakter her als Apophysenabrisse zu behandeln, im Kindesalter nahezu immer konservativ. Die Sehnen, die hauptsächlich durch Schnittverletzungen durchtrennt werden, sind die Beuge- und Strecksehnen der Hand. Die grundsätzlichen Prinzipien der Versorgung lassen sich auf andere Sehnen übertragen.

Beugesehnenverletzung der Langfinger

Die Beugesehnen der Langfinger werden in tiefe und oberflächliche Sehne eingeteilt: Die tiefe Beugesehne tritt durch die sich teilende oberflächliche im Bereich der Grundphalanx hindurch. Anatomisch von großer Bedeutung sind die Ringbänder über Grund- und Mittelglied. Werden sie bei einer Verletzung oder im Zuge einer rekonstruktiven Operation durchtrennt, so springt die Sehne bei der Beugung vor und es kann zusätzlich zu Verwachsungen der Sehne mit dem Unterhautfettgewebe kommen.

Bei alleiniger Durchtrennung der tiefen Beugesehne fehlt die aktive Beugung im Endgelenk. Bei alleiniger Durchtrennung der oberflächlichen Beugesehne kann unter Fixierung der übrigen Langfinger in Streckstellung der betroffene Finger nicht gebeugt werden. Bei einer Durchtrennung beider Beugesehnen ist keinerlei aktive Beugung im Mittel- und Endgelenk möglich (Abb. 18.23).

Neben der funktionellen Prüfung muss auch immer die Sensibilität mit überprüft werden, um eine Verletzung der begleitenden Nerven-Gefäß-Bündel nicht zu übersehen.

Strecksehnenverletzungen der Langfinger

Der Strecksehnenapparat besteht, anders als bei den Beugern, nur aus einer Sehne. Je nachdem, in welcher Höhe der Hand/des Fingers die Durchtrennung total oder subtotal auftritt, ist das Streckdefizit mehr oder weniger stark ausgeprägt. Nur der knöcherne Ausriss der Strecksehne aus dem Endglied kann geschlossen vorkommen, alle anderen Strecksehnendurchtrennungen treten nur in Verbindung mit einer offenen Wunde auf.

Therapie

Grundsätzlich muss eine Wunde mit Verdacht auf Sehnenverletzung unter optimalen Bedingungen (Regionalanästhesie oder Vollnarkose) versorgt werden. Sollten diese nicht vorliegen, ist zunächst die Wunde zu verschließen, bis die Verletzung endgültig versorgt werden kann.

Um das Ausmaß der Verletzung zu beurteilen, muss die bestehende Wunde häufig gezielt vergrößert werden, auch um genügend Raum für die Sehnennaht zu bekommen.

Eine Strecksehnenverletzung wird mit nicht resorbierbaren U-Nähten und Fixierung der Gelenke mittels axialem Kirschnerdraht oder Gipsschiene für 3 Wochen versorgt. Die Versorgung einer durchtrennten Sehne nahe dem Ansatz am Endglied erfolgt mittels einer zur Fingerbeerenseite geführten Naht (Sehnennaht nach Lengemann). Beim knöchernen Strecksehnenausriss ohne offene Wunde kann es auch ausreichend

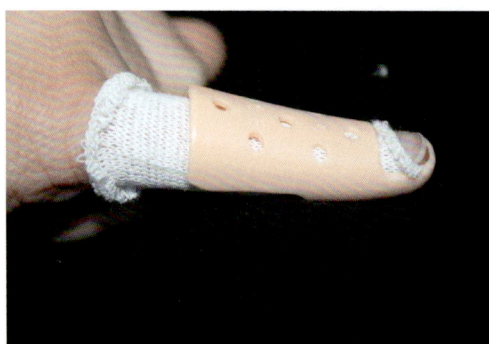

Abb. 18.24 Stack-Schiene zur Behandlung des geschlossenen Strecksehnenabrisses am Endglied.

sein, eine Kunststoffschiene nach „Stack" für 3 Wochen anzulegen („Stack-Schiene", **Abb. 18.24**).

Bei durchtrennten Beugesehnen kann sich insbesondere der Teil der Sehnen, der zum Muskel zieht, mehrere Zentimeter von der eigentlichen Wunde zurückgezogen haben und schwierig darzustellen sein. Der andere Sehnenteil wird durch maximale Beugung des Fingers aufgefunden. Strecksehnenenden können sich nicht so weit zurückziehen. Die Naht erfolgt je nach Durchmesser der Sehne mittels 1 oder 2 in den Kern der Sehne eingebrachten Rückstichnähten mit nicht resorbierbarem Nahtmaterial; die Nähte müssen die zur Heilung erforderliche Stabilität aufbringen. Die Außenseite der Sehne wird zusätzlich mit einer feineren resorbierbaren Naht geglättet.

Nachbehandlung

Die Nachbehandlung wiederhergestellter Beugesehnen erfolgt mittels „dynamischer Fixierung nach Kleinert". Dazu wird ein Unterarmgips als dorsale Schiene oder zirkulär angelegt, der zur Entlastung der Beugesehnen das Handgelenk in 20° und die Grundgelenke 50° gebeugt hält, bei voller Streckbarkeit der distalen Gelenke. Zusätzlich wird der verletzte Finger durch einen zwischen Fingernagel und Binde am Unterarm eingebrachten Gummizügel in leichter Beugestellung gehalten. Damit kann frühzeitig durch passive Bewegungsübungen die Sehne ohne Belastung bewegt werden, was zum Verhindern von Verwachsungen der Sehne mit der Umgebung notwendig ist. Nach 3 Wochen kann mit aktiver Beugung ohne Widerstand begonnen werden. Die Gipsruhigstellung in Beugestellung wird 5 Wochen beibehalten. Voll belastbar ist die Beugesehne erst nach 8 Wochen und bei freier Beweglichkeit.

Die Ruhigstellung bei der Strecksehnenbehandlung erfolgt für 4–5 Wochen. Anschließend kann mit der Bewegungstherapie begonnen werden.

18.5.5 Kompartmentsyndrom

Definition

Der Begriff **Kompartmentsyndrom** leitet sich ab aus dem englischen „compartment" (= Abteilung, Raum). Es handelt sich um eine schmerzhafte muskuläre Bewegungseinschränkung mit Parästhesien als Komplikation der Traumatisierung eines Extremitätenabschnitts. In Ausnahmefällen kann es auch infolge einer Sehnenscheidenentzündung auftreten. Das Kompartmentsyndrom tritt am häufigsten am Unterschenkel auf, aber auch im Bereich der Hand und des Unterarms (Parainfusion!) und den anderen Extremitätenabschnitten ist ein Auftreten möglich.

Ursache

Durch Fraktur, Quetschverletzung, Gefäßverletzung, Verbrennung oder eine Parainfusion kann es aufgrund zunehmender Ödem- oder Hämatombildung zur Volumenzunahme der Weichteile innerhalb einer Faszi-

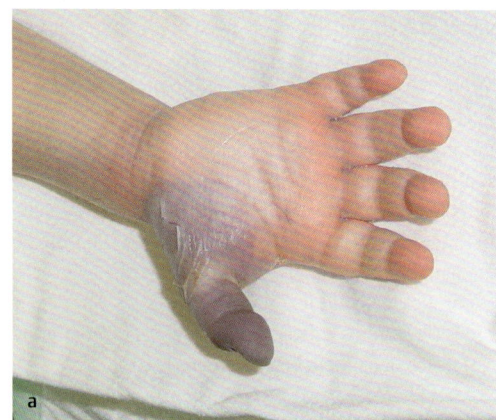

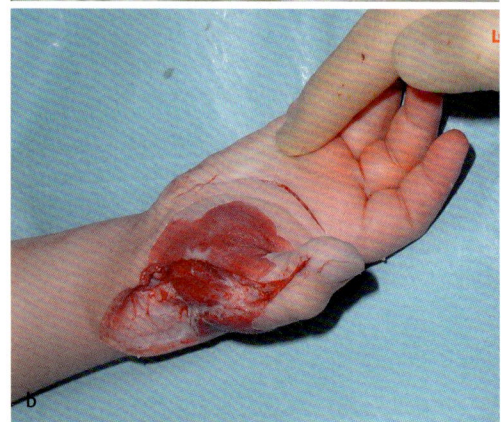

Abb. 18.25 Kompartmentsyndrom der Hand durch Parainfusion. **a** Massive Schwellung der gesamten Hand mit Spannungsblasen und fehlender Durchblutung des Daumens, **b** wieder hergestellte Durchblutung unmittelbar nach Faszienspaltung (Fasziotomie).

enloge kommen, die sich nicht ausdehnen kann. Somit tritt initial durch eine Drucksteigerung in der Loge eine Mikrozirkulationsstörung auf. Es resultieren zunehmende Funktionsausfälle von Muskeln und Nerven sowie eine eingeschränkte Durchblutung der Peripherie; letztendlich nekrotisiert die Muskulatur (irreversibler Schaden). Ursächlich kann ein zu eng gewordener elastischer Verband oder Gipsverband vorliegen.

Symptome

Als erstes Symptom stellen sich starke zunehmende Schmerzen ein. Bei ausreichender Compliance des Patienten ist relativ früh ein Sensibilitätsverlust distal zu eruieren. Äußerlich fällt massives Anschwellen mit glänzender Haut, Rötung und evtl. Spannungsblasen auf. Peripher des betroffenen Bereiches ist eine livide Verfärbung durch venöse Stauung zu beobachten (**Abb. 18.25**), die peripheren Pulse können dabei zunächst noch tastbar sein. An der Muskulatur besteht ein Dehnungsschmerz; der Funktionsausfall der Muskeln ist allerdings von der schmerzhaften Bewegungseinschränkung meist nicht zu unterscheiden.

Diagnose

Diagnostisch kann der Druck in der Faszienloge gemessen werden. Es existieren jedoch keinerlei abgesicherte Druckwerte, die bei verschiedenen Altersgruppen einen noch zulässigen Druck von einem gefährlichen sicher unterscheiden. Auch ist die Druckmessung nicht ohne Narkose tolerabel. Ist also der klinische Verdacht auf ein Kompartmentsyndrom so groß, dass eine Druckmessung erforderlich erscheint, sollte in gleicher Sitzung auch therapiert werden.

Therapie

Wenn die Diagnose gestellt wird, ist die Fasziotomie absolut indiziert und als Notfall durchzuführen. Nach langstreckiger Eröffnung von Haut und Unterhaut werden alle Faszien des betroffenen Bereiches in ganzer Länge gespalten (Fasziotomie). Haut und Unterhaut bleiben weit eröffnet. Der Defekt kann vorübergehend mit Hautersatzmaterial verschlossen werden, da aufgrund der nun eintretenden postischämischen Hyperämie weiteres Anschwellen des Gewebes zu erwarten ist.

Komplikationen

Wird das Kompartmentsyndrom zu spät erkannt oder nicht adäquat behandelt, drohen aufgrund von Muskelnekrosen und des Untergangs sensibler Funktionen Kontrakturen der Gelenke und ein Funktionsverlust der gesamten Extremität. Ein schweres Kompartmentsyndrom kann außerdem aufgrund der Durchblutungsstörung eine Amputation erforderlich machen.

18.6 Verletzungen des Rumpfes

18.6.1 Thoraxtrauma

Ernsthafte Verletzungen des Brustkorbs und der darin befindlichen Organe sind im Kindesalter selten zu behandeln. Von den inneren Organen ist am häufigsten die Lunge betroffen. Es können aber auch Luftröhre, Bronchien, die großen Gefäße, Herz, Speiseröhre und Zwerchfell verletzt werden, was meist problematische Komplikationen mit sich bringt.

Ursachen

Die meisten Thoraxverletzungen im Kindesalter kommen durch Stürze aus großer Höhe oder durch Verkehrsunfälle zustande; besonders gefährlich sind Überrolltraumata. Auch Prügeleien können zu ernsthaften Verletzungen führen (Fußtritt). Es handelt sich also ganz überwiegend um stumpfe Gewalteinwirkung. Stich- oder Schussverletzungen sind hierzulande im Kindes- und Jugendalter bislang Raritäten.

Symptome

Im Vordergrund steht beim Thoraxtrauma neben Schmerzen eine eingeschränkte Atmung: Verletzungen der Lunge oder Atemwege verringern die Atemkapazität, bei Schmerzen kann u. U. eine Schonatmung beobachtet werden. Innere Blutungen mit abfallenden Werten des Bluthämoglobins sind selten, können aber natürlich zu Kreislaufdepression und evtl. Schocksymptomatik führen. Bei der Untersuchung eines am Rumpf verletzten Patienten ist neben der Auskultation die Kompression der Rippen wichtig, um durch den ausgelösten Schmerz eine Rippenfraktur zu erkennen. Allerdings können gerade bei Kindern aufgrund der noch großen Elastizität des Brustkorbs innere Organe auch verletzt sein, ohne dass Rippen frakturiert sind.

> **M** *Geringe Verletzungszeichen der Thoraxwand lassen keinesfalls auf die Situation der inneren Organe schließen.*

Diagnose

Apparativ steht das Röntgenbild des Thorax an erster Stelle: Es gibt Auskunft über die Belüftung der Lunge und eine pathologische Luftansammlung im Pleuraspalt oder Mediastinum, auch Rippenfrakturen lassen sich darauf nachweisen. Die Blutgasanalyse gibt Auskunft über die Funktion der Atmung, das Blutbild über einen Blutverlust. Sonografisch wird nach freier Flüssigkeit in Pleuraspalt und Herzbeutel als Zeichen einer Blutung gesucht. Danach ergibt sich evtl. die Indikation zu MRT oder CT, um zentrale thorakale Strukturen zu untersuchen. Auch eine Endoskopie (Bronchoskopie, Ösophagoskopie) kann erforderlich sein.

Rippenfraktur

Die Rippenfraktur ist meist nur wegen der Schmerzen, v.a. in den ersten Tagen, ein Problem, da Ruhigstellen verständlicherweise nicht möglich ist. Behandelt wird entsprechend mit ausreichender Analgesie, um eine Schonatmung mit Minderbelüftung der Lunge zu vermeiden. Bei einer dislozierten Fraktur kann ein Fragment aber auch die Lunge verletzen, was zum Pneumothorax führt. Von einer Rippenserienfraktur spricht man, wenn mind. 5 benachbarte Rippen gebrochen sind.

Lungenkontusion

Die Lungenkontusion (Quetschung der Lunge) führt zu Einblutungen und Ödem im Parenchym, also zur Reduktion der Atemaustauschfläche. Daraus kann sich in den betroffenen Bezirken eine Pneumonie entwickeln. Therapiert wird mit Sauerstoffvorlage und Antibiotikumprophylaxe, evtl. muss auch intubiert und beatmet werden. Fast immer kommt es im weiteren Verlauf zu kompletter Ausheilung.

Pneumothorax

Der Pneumothorax tritt gerade infolge eines Traumas häufig als Spannungspneumothorax auf (s. Kap. 25.13).

Ruptur von Ösophagus oder Bronchien

Eine Perforation von Ösophagus oder Bronchien führt zum Luftaustritt ins Mediastinum. Daraus kann sich eine Mediastinitis entwickeln, die prinzipiell Lebensgefahr bedeutet. Behandelt wird antibiotisch, evtl. muss das Leck auch operativ verschlossen werden.

Herzbeuteltamponade

Von einer Herzbeuteltamponade spricht man, wenn die Pumpfunktion des Herzens durch eine Ansammlung freien Bluts zwischen Herzmuskel und dem umgebenden Herzbeutel beeinträchtigt ist. Das kann evtl. zu einer lebensgefährlichen Kreislaufdepression führen. Der Herzbeutel muss punktiert und entlastet werden.

Zwerchfellruptur

Eine Zwerchfellruptur ist extrem selten. Dabei können Bauchorgane in den Thorax verlagert werden und so die Lunge komprimieren. Korrigiert wird das durch operative Rekonstruktion des Zwerchfells.

18.6.2 Abdominaltrauma

Verletzungen der Organe der Bauchhöhle sind häufiger zu beobachten als intrathorakale. Die parenchymatösen Organe Leber, Milz, Pankreas und Nieren stehen dabei im Vordergrund. Die Hohlorgane Magen, Darm und Harnblase sind selten betroffen. Am empfindlichsten ist die Milz, die in 40–60 % der abdominellen Organverletzungen betroffen ist. Rupturen der Organe sind seltener aber viel problematischer als Kontusionen (Quetschungen), die i.d.R. keiner spezifischen Therapie bedürfen. Lebensgefahr entsteht bei ausgedehnter Blutung, die ein rasches Eingreifen erforderlich macht.

Ursache

Ähnlich dem Thoraxtrauma handelt es sich beim Abdominaltrauma fast immer um stumpfe Gewalteinwirkung. Typisch sind Stürze auf eine Kante (Tischkante, Fahrradlenker, Ast), manchmal auch der Druck des Sicherheitsgurts bei einem schweren Verkehrsunfall. Die äußere Gewalt korreliert nicht immer mit dem Ausmaß der Verletzung. So können Stürze aus großer Höhe nur leichte Blessuren, banale Stürze mit der Flanke auf eine Kante eine Leber- oder Milzverletzung hervorrufen.

Symptome

Äußere Hämatome sind nur bei einem Teil intraabdomineller Verletzungen zu beobachten. Wichtiger ist die schmerzhafte Abwehrspannung der evtl. vorgewölbten Bauchdecke. Eine Bauchmuskelzerrung kann jedoch zu Beginn ähnliche Schmerzen verursachen wie eine ernsthafte Organläsion. Blässe und Kreislaufschock machen einen Blutverlust wahrscheinlich. Übelkeit und Erbrechen sind weitere unspezifische Symptome. Harnwegsverletzungen führen zur Hämaturie, nur sehr selten zum Harnverhalt.

Diagnose

Ein stumpfes Bauchtrauma liegt vor, wenn mittels apparativer oder serologischer Diagnostik eine intraabdominelle Läsion nachgewiesen werden kann. Der Stoß gegen den Bauch ohne Organläsion kann als Bauchprellung davon abgegrenzt werden.

Wichtigstes Instrument ist die Sonografie. Damit können alle parenchymatösen Organe sehr gut beurteilt werden, freie Flüssigkeit (Blut) ist leicht zu erkennen. Zur Abklärung einer Magen-Darm-Ruptur dient die Röntgenuntersuchung des Abdomens, die im horizontalen Strahlengang freie Luft aus dem Verdauungstrakt in der Bauchhöhle nachweist. Blutbild sowie organtypische Serumparameter komplettieren die primäre Diagnostik. Bei sonografisch nicht eindeutiger oder besonders ausgedehnter Läsion ist ein MRT (wenn nicht verfügbar CT) sinnvoll.

Milzverletzung

Milzrupturen gehen mit einer Blutung in die freie Bauchhöhle einher, nur selten besteht lediglich ein Hämatom im Parenchym. In den allermeisten Fällen kommt die Blutung aber vor einer Kreislaufgefährdung des Patienten spontan zum Stillstand oder lässt sich mit der Gabe von 1–2 Erythrozytenkonzentraten kompensieren. Danach müssen unter Bettruhe, die für 2 Wochen sinnvoll ist, engmaschige Kontrollen von Kreislauf und Blutbild und in bestimmten Abständen sonografische Untersuchungen durchgeführt werden.

Im Wachstumsalter muss nur selten operativ vorgegangen werden. Dabei ist dann durch Kleben oder Nähen der Oberfläche der Organerhalt anzustreben. Das kann offen oder laparoskopisch vorgenommen werden (**Abb. 18.26**). Bei zu großem Defekt kann auch eine Splenektomie notwendig sein. Bei erhaltener Milz muss langfristig keine Funktionsbeeinträchtigung befürchtet werden.

Leberverletzung

Aufgrund der größeren Festigkeit der Leberkapsel sind intraparenchymatöse Hämatome bei einer Verletzung der Leber häufiger zu beobachten als in der Milz. Therapeutisch gilt für die Hämatome wie auch für Rupturen mit Blutung in die freie Bauchhöhle das gleiche Vorgehen wie bei der Milz, also i.d.R. konservativ. Operativ lässt sich die Kapsel meist nähen und kleben, einer Resektion eines Leberteils bedarf es nur in Einzelfällen. Nach dem Ausheilen ist praktisch immer eine uneingeschränkte Funktion zu erwarten.

Pankreasverletzung

Die Pankreasruptur ist die typische Verletzung beim Sturz auf den Fahrradlenker: Das vor der Wirbelsäule liegende Organ wird zwischen dieser und dem Lenker gequetscht. Aufgrund der durch die Verdauungssäfte hervorgerufenen Peritonitis muss operativ behandelt werden. Bei geringem Defekt kommt die direkte Naht der beiden Organteile in Betracht. Bei größerem Defekt wird der Pankreaskopf medialseitig verschlossen, der Pankreasschwanz mit seiner offenen Seite mit einer Dünndarmschlinge anastomosiert. Die Organfunktion bleibt damit erhalten. Nach dem Ausheilen wirkt sich die Verletzung dann nicht mehr auf die Ernährung aus.

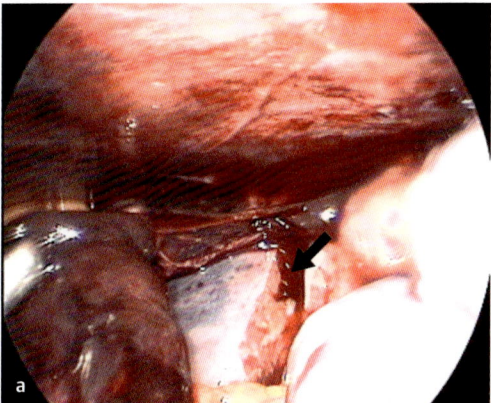
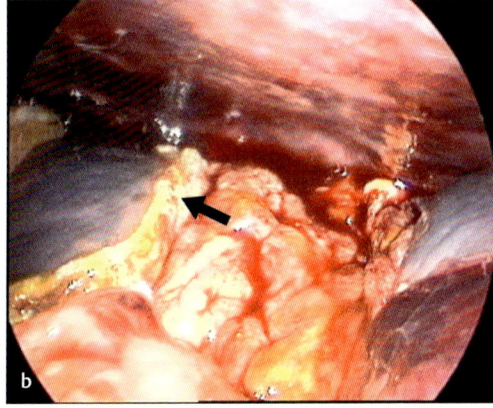

Abb. 18.26 Laparoskopisches Kleben einer Milzruptur. **a** Rupturstelle mit anhaltender Blutung (Pfeil), **b** in den Riss eingelegtes, mit Fibrinkleber behaftetes Kollagenvlies (Tachosil).

Magen-Darm-Verletzung

Eine Perforation des Magens oder (häufiger) des Darms ist eine dringliche Operationsindikation. Dabei kann offen oder laparoskopisch vorgegangen werden. Letzteres ist vorteilhaft, da die Rupturlokalisation meist nicht bekannt ist. Die Läsion kann i.d.R. durch direkte Naht verschlossen werden, sodass hinsichtlich der Verdauung keine Folgen verbleiben. Aufgrund der zwischenzeitlichen Peritonitis ist aber mit peritonealen Verwachsungen zu rechnen, die im weiteren Leben evtl. Probleme verursachen können.

Nierenverletzung

Bei der Niere liegt fast immer eine Kontusion mit Blutung in die ableitenden Harnwege vor, die konservativ zu behandeln ist. Eine Funktionsstörung muss bei gesunder gegenseitiger Niere nicht befürchtet werden. Durch Gerinnselbildung kann ein Abflusshindernis entstehen, das durch sonografische Kontrollen erkannt wird. Eine Ruptur der Niere ist selten, des Nierenbeckens noch seltener. Die Ausheilung bleibt meist ohne Folgen, gelegentlich verbleibt eine Parenchymnarbe.

18.7 Ösophagusverätzung

Definition

Eine **Ösophagusverätzung** kann durch Ingestion von Laugen (z. B. Spülmaschinenreiniger) und Säuren verursacht werden und tritt v. a. in den physiologischen Engen und Längsfalten des Ösophagus auf.

Ursache

Ursächlich ist i. d. R. unsachgemäßes Lagern von alkalischen Herdreinigern oder Abflussreinigern. Auch das Abfüllen von Laugen oder Säuren in handelsübliche leere Trinkflaschen (Brause, Saft) macht es für Kinder schwer, rechtzeitig die Gefahr in der Flasche zu erkennen.

Die Schädigung ist abhängig von Menge, Art und Konzentration des Agens sowie der Dauer des Einwirkens. Laugen sind allgemein gefährlicher als Säuren. Bei Säuren entsteht eine trockene Koagulationsnekrose, die die Schleimhaut eher versiegelt. Bei Laugen hingegen verflüssigt sich das Gewebe (Kolliquationsnekrose), was auch benachbarte Gewebe gefährdet.

> **M** *Als Frühkomplikation kann bei tiefer Verätzung eine lebensgefährliche Mediastinitis auftreten. Auch ist das Ausbilden einer ösophago-trachealen Fistel mit Aspirationsgefahr möglich. Die häufigste Komplikation ist die narbige Striktur der Speiseröhre, die die orale Ernährung unmöglich machen kann.*

Symptome

Retrosternale Schmerzen und Schmerzen im Mund, vermehrter Speichelfluss, Übelkeit/Erbrechen sowie Rötung und evtl. Beläge in der Mundhöhle bilden das klinische Bild, ggf. kommt ein für die Substanz spezifischer Mundgeruch hinzu. Eine verätzte Speiseröhre ohne Ätzspuren im Mund ist ungewöhnlich, aber möglich! Da aufgrund des schlechten Geschmacks keine großen Mengen des ätzenden Agens verschluckt werden, kommt es meist nicht zur Resorption nennenswerter Toxinmengen und somit i. d. R. nicht zu toxischen Symptomen.

Diagnose

Lässt die Anamnese eine Ingestion einer ätzenden Substanz wahrscheinlich erscheinen oder sind im Mund bereits Ätzspuren erkennbar, muss innerhalb von 24 Stunden endoskopiert werden. Bei vorliegenden Nekrosen besteht dabei die Gefahr der Perforation.

Die Schädigung der Schleimhaut lässt sich in 3 Schweregrade einteilen:
- **Grad 1, leichte Verätzung:** Es bestehen lediglich Hyperämie und Ödem der Schleimhaut. Da das Epithel selbst weitgehend intakt ist, heilen Verätzungen ersten Grades meist folgenlos aus.
- **Grad 2:** Das Epithel ist teilweise zerstört und es kommt zu fleckförmigen bis zirkulären Ulzerationen, die histologisch bis in die Submukosa reichen.
- **Grad 3:** Die Schleimhaut ist vollständig zerstört, die Tiefe der Verätzung reicht bis in die Muskelschicht oder noch weiter und führt nicht selten zur Perforation im akuten Stadium.

Liegt eine Verätzung vor, wird die Endoskopie in bestimmten Abständen wiederholt, bis die Schleimhaut abgeheilt ist. Nach einigen Tagen wird der Ösophagus röntgenologisch mittels eines Kontrastmittel-Breischlucks untersucht. Dabei wird die Funktion der Muskulatur beurteilt, die für die Prognose entscheidend ist.

Therapie

Sinnvolle Erstmaßnahmen (reichlich Wasser trinken lassen, bei Lauge evtl. mit Zusatz von Essig oder Zitronensaft) sind nur unmittelbar nach der Ätzingestion angebracht, in der Klinik oder Arztpraxis kommen sie bereits viel zu spät. Erbrechen soll nicht induziert werden, damit die Substanz nicht noch einmal über die Schleimhaut läuft.

Magenspülungen sind sinnlos und gefährlich, werden nicht mehr durchgeführt. Bei geringgradiger Verätzung wird für wenige Tage auf orale Gaben verzichtet, eine Magensonde zur Ernährung ist sinnvoll. Bei tieferer Verätzung kann wegen der erforderlichen längeren Nüchternheit die Anlage einer Gastrostomie infrage kommen. Außerdem wird prophylaktisch antibiotisch behandelt. Eine Kortikoid-Therapie soll Narbenbildung vermindern, sie ist in ihrer Wirksamkeit aber umstritten.

Sobald das Ausbilden einer Striktur zu erkennen ist, wird der Ösophagus in Narkose wiederholt bougiert (s. S. 390 f.). Lässt sich damit die Verengung nicht verhindern oder beseitigen, muss der operative Ersatz des Ösophagus erwogen werden, der auf verschiedene Arten durchgeführt werden kann.

Eine geringradige Verätzung heilt innerhalb von wenigen Tagen ab, tiefer reichende Läsionen benötigen 3–4 Wochen.

Komplikationen

Nach tieferen Verätzungen besteht in 1,2–6,4 % der Fälle ein erhöhtes Risiko des Ösophaguskarzinoms.

18.8 Thermische Verletzungen

Unter dem Begriff thermische Verletzungen werden Verbrennung, Verbrühung und Erfrierung zusammengefasst, da sich die Schädigungen nur in Nuancen in ihrer Auswirkung auf die Haut und damit auch in ihrer Behandlung unterscheiden. Chemische Hautverletzungen durch ätzende Säuren oder Laugen, die im Wachstumsalter großflächig nur sehr selten vorkommen, werden nicht speziell besprochen, im Grunde gelten die Behandlungsprinzipien der thermischen Verletzungen. Erfrierungen werden in unseren Breiten bei Kindern und Jugendlichen, im Unterschied zu Hitzeverletzungen, ebenfalls extrem selten beobachtet.

Im Jahr werden in Deutschland ca. 1800 schwerbrandverletzte Patienten in den entsprechenden Zentren behandelt; ca. 600 davon sind Kinder unter 14 Jahren. Z. Zt. existieren in Deutschland 16 Zentren mit insgesamt 44 Betten, die spezialisiert sind auf die Behandlung schwerbrandverletzter Kinder.

M *Der Begriff „schwer brandverletztes Kind" und damit auch die Indikation für die Aufnahme eines thermisch verletzten Kindes in ein Zentrum sind klar definiert:*
- *Verbrennung 2. oder 3. Grades im Gesichts-, Hand-, Fuß- oder Anogenitalbereich*
- *Inhalationstrauma*
- *Verbrennung 2. Grades > 10% der Körperoberfläche (KOF)*
- *Verbrennung 3. Grades > 5% der KOF*
- *infizierte Brandwunde*
- *mehr als 6-wöchige Behandlung ohne Abheilung*

Neben den in den ersten Kapiteln dieses Buches erwähnten Besonderheiten des kindlichen Organismus gibt es wichtige Gründe dafür, dass Kinder in speziell für sie eingerichteten Verbrennungszentren behandelt werden:
- Die KOF ist im Verhältnis zum Körpergewicht beim kleinen Kind etwa 2,5-mal größer als beim Erwachsenen. Das bedeutet, dass eine Wunde von z. B. 20% der KOF den Gesamtorganismus eines Kindes wesentlich mehr beeinträchtigt.
- Die Haut ist beim Kind wesentlich dünner (0,56mm beim kleinen Kind vs. 2,5mm beim Erwachsenen). Damit ist bereits bei weniger Kontakt zum schädigenden Agens eine schwerer wiegende Verletzung zu erwarten.
- Bei der thermischen Verletzung eines Kindes dauert es länger, die Tiefenausdehnung endgültig zu bestimmen.

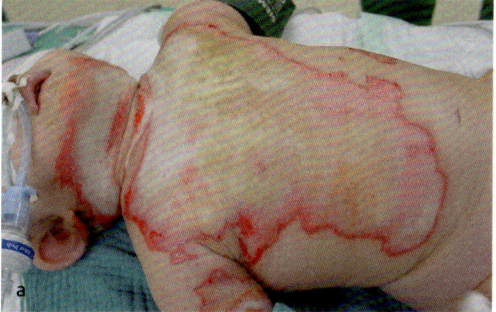

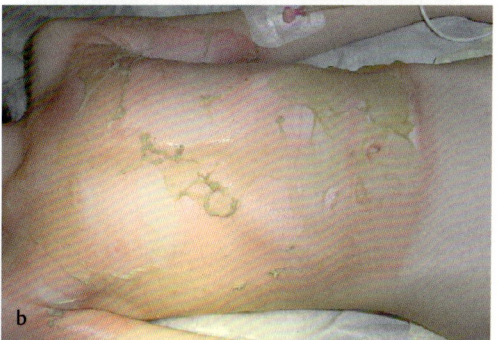

Abb. 18.27 Thermische Verletzungen. a Typisches Verteilungsmuster einer Verbrühung eines Kleinkinds (heißes Wasser aus umkippendem Wasserkocher): unregelmäßig begrenzte Wunde durch zufällige Verteilungsfläche des heißen Wassers. b Verbrennung eines 10-jährigen Jungen (Kleidung durch Feuerzeug entzündet): Die Begrenzung der Wunde entspricht ca. der Begrenzung des Kleidungsstücks.

Am häufigsten betroffen sind Kleinkinder, die sich verbrühen (**Abb. 18.27a**). Mit dem Schulkindalter nehmen Verletzungen durch Verbrennungen (**Abb. 18.27b**), elektrischen Strom und Explosionen zu.

Ursache

Die Ursachen für thermische Verletzungen sind vielfältig. Aufgrund unterschiedlicher Einwirkzeiten und evtl. zusätzlich bestehender Verschmutzung hat die Ursache auch einen Einfluss auf die Prognose. Bei einer Explosion können z. B. zusätzlich Prellungen der Haut und der darunter befindlichen Weichteile oder Einsprengungen von Schwarzpulver vorliegen, auch bei Glutverbrennung ist mit Fremdkörpern zu rechnen. Der Stromunfall wirkt sich besonders stark auf die Weichteile aus mit ggf. erheblichem Gewebsuntergang, während Wasserdampf nur die thermische Schädigung mit sich bringt.

18.8.1 Charakteristika der thermischen Wunde

Flächenausdehnung

Die Flächenausdehnung der thermischen Wunde ist für den Heilungsverlauf von großer Bedeutung. Ist eine Fläche von weniger als 10 % der KOF betroffen, dann ist ohne Infektion nicht mit einer Beeinträchtigung des Gesamtorganismus zu rechnen. Bei größeren Wunden sind Komplikationen (s. u.) zu erwarten, die den Patienten insgesamt krank und eine intensivmedizinische Behandlung notwendig machen.

Die Flächenausdehnung wird in Prozent der Körperoberfläche angegeben. Da die Oberflächen der verschiedenen Körperregionen im Laufe des Wachstums ihren Anteil an der Gesamtoberfläche des Körpers verändern, muss die Einschätzung anhand altersentsprechender Tabellen vorgenommen werden (**Abb. 18.28**). Zum Abschätzen kleinerer Wunden eignet sich die Faustregel, dass in jedem Lebensalter die Handinnenfläche des Patienten ca. 1 % seiner Körperoberfläche entspricht (**Abb. 18.29**). Bei wenig erfahrenem Personal oder in der Hektik der Versorgung am Unfallort passiert es oft, dass die Flächenausdehnung einer thermischen Wunde überschätzt und die Tiefenausdehnung unterschätzt wird. Das ist aber nicht schlimm, umgekehrt wäre es problematisch.

Tiefenausdehnung

Um die Tiefe einer thermischen Verletzung zu beurteilen, gibt es eine Einteilung in Schweregrade (**Abb. 18.30**):
– Grad I : Erythem, nur Epidermis betroffen
– Grad II : Blasenbildung, Epidermis und Dermis betroffen
– Grad III : Nekrose aller Hautschichten
– Grad IV: Nekrose aller Hautschichten und der Weichteile

Die Einteilung dient der Festlegung der lokalen Therapie. Dazu werden zusätzlich Grad IIa und IIb unterschieden, da bei Grad I und IIa eine spontane Abheilung ohne Narben auftritt, bei Grad IIb und höher ist eine operative Behandlung erforderlich. Auch zusätzliche Komplikationen sind bei den höhergradigen Fällen wesentlich häufiger. Bei Kindern ist es typisch, dass sich das wahre Ausmaß der Tiefenausdehnung erst nach einigen Tagen herausstellt: Das erschwert selbst dem erfahrenen Arzt, die Behandlung festzulegen.

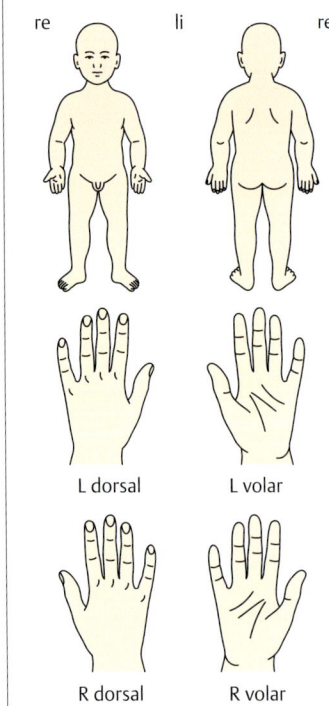

	Alter in Jahren					% KOF Grad		
	< 1	1 – 4	5 – 9	10 – 14	> 14	1	2	3
Kopf	19	17	13	11	9			
Hals	2	2	2	2	2			
Rumpf (ventr.)	13	13	13	13	13			
Rumpf (dors.)	13	13	13	13	13			
Gesäß re.	2,5	2,5	2,5	2,5	2,5			
Gesäß li.	2,5	2,5	2,5	2,5	2,5			
Genitale	1	1	1	1	1			
Oberarm re.	4	4	4	4	4			
Oberarm li.	4	4	4	4	4			
Unterarm re.	3	3	3	3	3			
Unterarm li.	3	3	3	3	3			
Hand re.	2,5	2,5	2,5	2,5	2,5			
Hand li.	2,5	2,5	2,5	2,5	2,5			
Oberschenkel re.	5,5	6,5	8	8,5	9			
Oberschenkel li.	5,5	6,5	8	8,5	9			
Unterschenkel re.	5	5	5,5	6	6,5			
Unterschenkel li.	5	5	5,5	6	6,5			
Fuß re.	3,5	3,5	3,5	3,5	3,5			
Fuß li.	3,5	3,5	3,5	3,5	3,5			
					Summe			
					Summe :			

Abb. 18.28 Thermische Wunden. Schema und altersbezogene Tabellen zur Dokumentation und Ermittlung der Gesamtausdehnung (% der KOF).

THERMISCHE VERLETZUNGEN

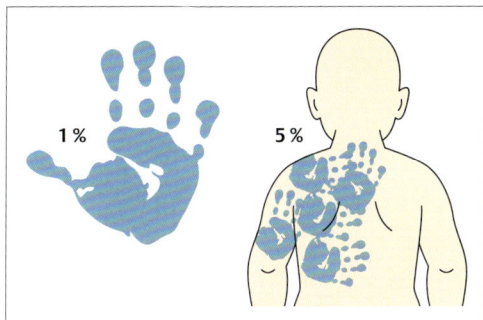

Abb. 18.29 „1%-Regel" zur Abschätzung einer Fläche am Körper. In jedem Lebensalter entspricht die Handinnenfläche des Patienten ca. 1% seiner Körperoberfläche.

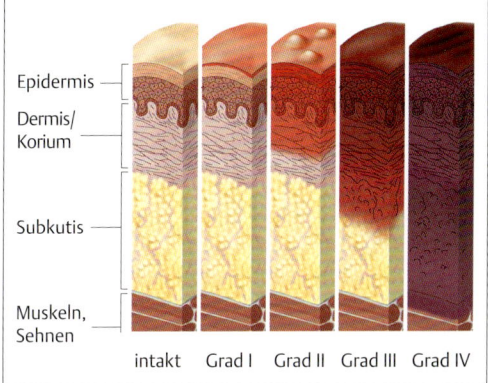

Abb. 18.30 Einteilung der Eindringtiefe einer thermischen Schädigung in Schweregrade.

Verbrühung

Verbrühungen liegen bei 70% der thermischen Verletzungen vor. Dabei können sich je nach Verbreitung des Agens Wundanteile unterschiedlicher Schweregrade ausbilden. Bedeckte Körperteile sind stärker betroffen, da die heiße Flüssigkeit in der Kleidung verbleibt. Ein großes Problem sind ölige Flüssigkeiten. Sie haben eine höhere Temperatur als Wasser (Verbrühungen mit heißem Öl bis 170°C, Teer 204–260°C) und eine längere Kontaktzeit. Das Verteilungsmuster der Verbrühungswunden ähnelt sich häufig. Durch vom Tisch heruntergezogene Flüssigkeit sind beim Kleinkind vornehmlich Gesicht und ventraler Rumpf, oft auch die Arme betroffen (s. **Abb. 18.27a**).

M *Bei strumpf- oder handschuhförmigen Verbrühungswunden muss an die Möglichkeit einer Kindesmisshandlung gedacht werden (Eintauchen in heißes Wasser).*

Verbrennung

Die Feuerverbrennung entsteht durch eine Stichflamme, brennende Kleidung oder Kontaktverbrennungen (Glut, Bügeleisen). Meist liegt eine Hautschädigung dritten Grades vor. Auch hier ist die Bedeckung des Körpers beim Unfall von Bedeutung. Eine Stichflamme verbrennt die unbedeckte Haut, bekleidete Bereiche bleiben ausgespart. Fängt jedoch die Kleidung Feuer, sind die bekleideten Bereiche besonders stark betroffen (s. **Abb. 18.27b**).

Bei Verbrennungen durch elektrischen Strom (S. 270) sind die Hautläsionen i.d.R. nur die „Spitze des Eisberges", darunter bilden sich innerhalb von Tagen meist tiefe Nekrosen von Muskulatur, Leitungsbahnen und Knochen aus.

18.8.2 Risiken und Komplikationen

Zunächst ist der frisch verletzte Patient im Bereich thermischer Wunden der Funktionen der Haut beraubt. Das betrifft v.a. Flüssigkeits- und Temperaturregulation und den Infektionsschutz. Es kommt also bei größeren Wundflächen zu erheblichen Flüssigkeits- und Elektrolytverlusten und zum Abfall der Körpertemperatur. Außerdem besteht eine große Infektionsgefahr der Wunde, über die die Krankheitserreger auch in den Körper eindringen und eine schwere Allgemeininfektion (Sepsis) verursachen können.

Durch die Gewebeschädigung wird Tumornekrosefaktor (TNF) im Körper freigesetzt, ein Mediator, der Entzündungs- und Immunreaktionen (z.B. ausgeprägte ubiquitäre Ödembildung) im Organismus steuert. Dadurch kommt es zu intravasalem Volumenverlust mit möglicher Kreislaufdepression und evtl. -schock. Man spricht bei diesen Allgemeinreaktionen von der **Verbrennungskrankheit**, deren Schwere grob mit dem Ausmaß der Gewebsschädigung korreliert.

Zirkuläre Wunden sind besonders zu beachten. Liegt hier ein Grad III vor, hat die Haut keine Elastizität mehr, um der zunehmenden Schwellung der Weichteile nachzugeben. An den Extremitäten droht dabei ein Kompartment-Syndrom (s.S. 256f), am Rumpf eine eingeschränkte Atmung.

Beim Abheilen tieferer Hautläsionen kommt es zum Haarverlust und zur Narbenbildung, meist sogar mit hypertrophen Narben oder Keloiden. Diese sind nicht nur ästhetisch ein Problem. Sie führen in Gelenkbereichen auch zu Kontrakturen, also Bewegungseinschränkungen, die für das weitere Leben von entscheidender Bedeutung sein können.

18.8.3 Therapie

Verhalten am Unfallort

Beim Ereignis einer thermischen Verletzung ist zunächst das Agens zu beseitigen: Flammen müssen mit Decken erstickt oder mit Wasser gelöscht, der Patient von der Hitzequelle entfernt werden. Elektrischer Strom ist auszuschalten; niemals darf der Patient vom Strom weggezogen werden (eigene Verletzungsgefahr)! Bei Verbrühungen sollte das Kind möglichst schnell entkleidet werden.

Eine Kühlung kann nur in den ersten ca. 2 Minuten das Ausmaß der thermischen Schädigung beeinflussen; danach dient sie der Schmerzreduktion. Sie kann bei kleinen Flächen mit kühlem Wasser vorgenommen werden. Bei größeren Wunden ist lauwarmes Wasser besser geeignet, da ansonsten ein Auskühlung des Kindes droht, die die Prognose des weiteren Verlaufs beeinträchtigt. Zu Kühlung ebenfalls geeignet sind Gelkissen, wenn sie nicht aus dem Tiefkühlfach kommen.

Vor einem Transport in die Klinik sollten die Wundflächen steril (oder zumindest sauber) abgedeckt werden. Salben sind, wie die alten Hausmittel Quark, Mehl oder Zahnpasta, zu vermeiden. Eine ausreichende Schmerzmedikation ist wichtig, bei großflächigen Wunden ist daher vor dem Transport die Indikation zur Intubation großzügig zu stellen.

Primärversorgung

In der Klinik werden nach dem Abklären von Begleitverletzungen (z.B. Fraktur, Inhalationstrauma) die Wunde gereinigt und Blasen abgetragen, bei größerer oder unklarer Fläche in Narkose. Die Wahl des therapeutischen Regimes richtet sich nach betroffener Körperoberfläche, Lokalisation und initialer Tiefenbestimmung. Im Mittelpunkt der initialen Behandlung thermischer Verletzungen steht der Verband mit Fettgaze und einer antimikrobiellen Salbe (Lavaseptgel), lediglich im Gesicht wird darauf verzichtet, hier werden Kochsalzkompressen aufgelegt. Dabei wird der Schweregrad beurteilt und die Fläche dokumentiert. Liegt eine zirkuläre Verletzung 3. Grades vor, müssen Haut und Unterhaut in diesem Bereich komplett längs gespalten werden, was als Escharotomie (**Abb. 18.31**) bezeichnet wird. Bei Kopfbeteiligung ist die Haarrasur obligatorisch.

Weiteres Vorgehen

Bei thermischen Wunden >10% der KOF erfolgt eine intensivmedizinische Behandlung zur Bekämpfung der Verbrennungskrankheit, u.a. mit einem speziellen Infusionsschema.

In Abständen von 2–4 Tagen werden Verbandwechsel (evtl. wieder in Narkose) vorgenommen und die Tiefenausdehnung überprüft.

Therapie bei Grad I und IIa

Hier kommt es zu spontaner Abheilung: Die Haut baut wieder eine Epithelschicht auf. Nach Abtrocknen der Wunde bei Grad IIa sind keine Verbände mehr erforderlich, die Behandlung kann abgeschlossen werden. Bei Grad I ist keinerlei Behandlung notwendig.

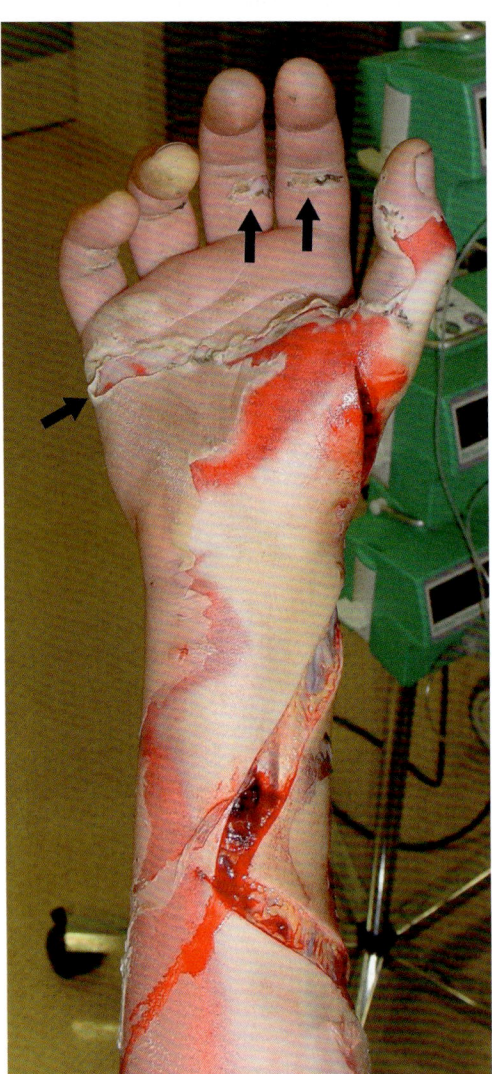

Abb. 18.31 Escharotomie am Unterarm. Zirkuläre Verbrennung Grad III–IV infolge eines Starkstromunfalls: Die Pfeile markieren die Kontaktstellen mit der Hochspannungsleitung (Strommarken).

THERMISCHE VERLETZUNGEN

Therapie bei Grad IIb

Auch hier ist das initiale Vorgehen wie oben beschrieben. Es erfolgen Salbenverbände mit Lavaseptgel. Im Verlauf muss eine tiefere Dermabrasio bzw. Nekrektomie (Hautschichtenabtragung) durchgeführt werden. Anschließend kann ein spezieller Membranverband aufgelegt werden oder es werden speziell präparierte eigene Hautzellen aufgesprüht. Eine Spalthauttransplantation muss ggf. durchgeführt werden.

Therapie bei Grad III

Zunächst ist das Vorgehen wie bei Grad-II-Verletzungen. Frühzeitig muss dann die geschädigte Haut entfernt werden (Nekrektomie). Sobald wie möglich erfolgt die Spalthauttransplantation.

Spalthauttransplantation

Pro Operation können 15–25% der KOF durch die Transplantation patienteneigener Spalthaut gedeckt werden. Wegen der verbleibenden Spuren einer Spalthautentnahme ist die Entnahmestelle vorzugsweise der behaarte Kopf; hier wachsen die Haare rasch wieder. Die Entnahme wird mit einem Akku-Dermatom durchgeführt. Die Entnahmetiefe beträgt 0,1–0,2 mm; d. h. es wird nur eine Schichtdicke der Haut entnommen, die einer Schürfwunde entspricht und die spontan komplett abheilt. Eine erneute Abnahme ist nach 7–10 Tagen möglich, sodass 3 Entnahmen innerhalb von 20–30 Tagen denkbar sind. Allerdings lässt die Qualität der abgenommen Spalthaut bei so kurzen Regenerationszeiten mit jeder erneuten Abnahme nach. Die Wundversorgung mit geschlossener Spalthaut ergibt die besten ästhetischen Ergebnisse aller operativen Hautersatztechniken (**Abb. 18.32**).

Nekrektomierte, aber noch nicht mit Transplantaten gedeckte Areale werden mit allogener Spenderhaut (glyzerolkonservierte Leichenhaut) zwischenzeitlich gedeckt.

Wird die entnommene Spalthaut so aufbereitet, dass ihre Fläche dadurch vergrößert wird, als bezeichnet man das als Expansion der Spalthaut. Großflächige Wunden, die mit solcher Spalthaut bedeckt werden, heilen schneller ab. Bei der Mesh-Graft-Technik wird mit einem speziellen Gerät die Spalthaut zu einem Netz geschnitten, das man auseinander ziehen kann. Bei der MEEK-Technik wird die Spalthaut in viele kleine Inseln zerteilt, die dann auseinander gezogen auf die Wunden aufgebracht werden. Durch die Expansion entstehen mehr Hautränder, von denen gleichzeitig eine Epithelbildung ausgeht. Nachteilig ist die sich auf

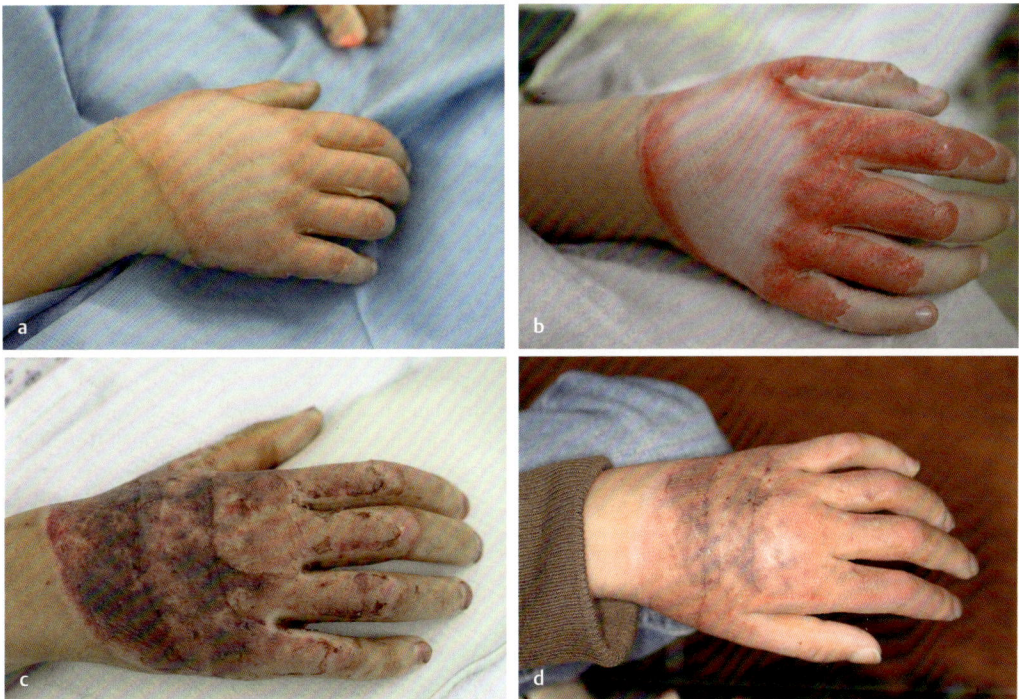

Abb. 18.32 Spalthauttransplantation bei einer Verbrühung 3. Grades der Hand. a Bei Erstversorgung, Tiefe deutet sich schon an. **b** 2 Tage später: Grad III ist jetzt sicher, auch die roten Bezirke sind nicht mehr durchblutet. **c** 5 Tage nach Spalthauttransplantation: Unter den Transplantaten befinden sich diskrete Hämatome. **d** 18 Tage nach Spalthauttransplantation: Die Hämatome werden resorbiert.

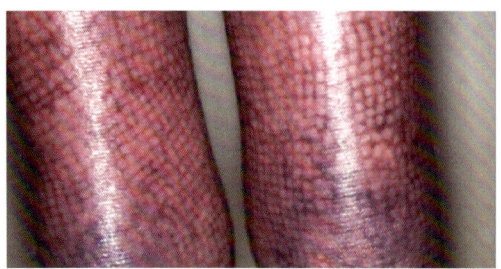

Abb. 18.33 Abgeschlossene Wundheilung nach MEEK-Transplantation. Die rötlich-bläuliche Verfärbung wird innerhalb von 1–2 Jahren verblassen, die netzförmige Struktur wird auf Dauer erhalten bleiben.

Dauer bildende netz- oder fleckförmige Hautstruktur (**Abb. 18.33**).

Ersatz von Epidermis und Dermis
Ein Ersatz der Epidermis kann mit durch Züchtung vermehrten eigenen Hautzellen (autologe Keratinozyten) vorgenommen werden. Das Verfahren ist sehr teuer und sehr empfindlich in der Anwendung, sodass es bislang Einzelfällen mit besonders großen Defekten vorbehalten bleibt.

Auch ein Ersatz der Dermis ist möglich. Dazu stehen aus tierischem Bindegewebe hergestellte Materialien zur Verfügung (z.B. Integra, Matriderm), die auf den Weichteilen einheilen und mit Spalthaut gedeckt werden.

18.8.4 Nachsorge

> **P** Die Nachbehandlung nach einer thermischen Verletzung, v. a. nach operativer Therapie, ist ein ganz wichtiger Punkt. Sie beginnt sofort nach dem Abschluss der Wundheilung. Ohne vernünftige und konsequente Nachsorge sind die operativen Prozeduren alle vergebens. Das muss den Eltern noch während des stationären Aufenthalts klar gemacht werden, denn sie müssen die Konsequenz im Alltag zuhause umsetzen. Entsprechend müssen sie gut angeleitet werden, wozu die stationäre Mitaufnahme eines Elternteils anzustreben ist.

Nach dem Einheilen transplantierter Haut werden für das Ablösen von Krusten täglich Bäder vorgenommen, zum Schutz vor Austrocknung gründlich fetthaltige Cremes aufgetragen. Um die Narben bis zum Erreichen ihrer Ruhephase (1–2 Jahre) weich zu halten und einer Hypertrophie entgegen zu wirken, muss über lange Zeit eine Kompressionsbehandlung erfolgen. Dazu werden maßgeschneiderte fest-elastische Kleidungsstücke angefertigt, die für 23 Stunden am Tag zu tragen sind. Oft werden Silikongel-Platten darunter auf die Haut aufgelegt. Genauso bedeutsam ist v.a. am Anfang der Nachsorge die Physio- und Ergotherapie, um die aufgrund von längerer Intubationszeit, Schmerzen, dicken Verbänden und evtl. Ruhigstellungsschienen in ihrer Beweglichkeit eingeschränkten Gelenke zu regenerieren. Damit muss auch Kontrakturen entgegengewirkt werden.

Ein oft vernachlässigter Aspekt der Nachsorge schwerer thermischer Verletzungen ist die psychologische Betreuung. Sowohl das Kind als auch die Angehörigen erleiden durch die evtl. lebensbedrohliche Erkrankung, den oft monatelangen Krankenhausaufenthalt, die Schmerzen, die körperliche und ästhetische Beeinträchtigung eine seelische Veränderung, die sie nicht allein bewältigen können. Ein einfühlsamer und verständnisvoller Umgang durch Pflegekräfte und Ärzte ist hier sicherlich hilfreich, reicht aber meist nicht aus. Professionelle Hilfe durch erfahrene Kinder- und Jugendpsychologen und auch Seelsorger ist dringend zu empfehlen. Damit kann auch das Eingliedern in das „öffentliche" Umfeld (z.B. Schule) besser vorbereitet werden.

18.8.5 Prognose und Prävention

Prognose
Das Zeitintervall zwischen Unfall und Therapie ist am Anfang entscheidend für das Vermeiden oder Verringern von Komplikationen und damit für die weitere Prognose des Patienten. Schnellstmöglich müssen Kreislauf und Atmung (v.a. bei Gesichtsverletzung, Inhalationstrauma) stabilisiert, eine ausreichende Analgesie erreicht (Stressreduktion für den Patienten) und eine adäquate Primärversorgung der Wunden durchgeführt werden. Nach fachgerechter Therapie hat die konsequente häusliche Nachsorge einen wesentlichen Einfluss auf das Gesamtergebnis.

Prinzipiell ist bei Wunden von Grad IIb oder schwerer keine spurenlose Heilung möglich. Auch ideal eingeheilte Spalthaut sieht farblich anders aus als die Umgebung und ist mechanisch nicht so widerstandsfähig. Entnahmestellen sind farblich ebenfalls verändert. Narbenbildung kann zu bleibenden Bewegungseinschränkungen v.a. im Gesicht und an den Fingergelenken führen, die später nur z.T. operativ zu verbessern sind.

Die Behandlung thermischer Verletzungen gehört zu den sich rasch wandelnden Therapien. Immer wieder werden neue Schemata entwickelt. Die Forschung konzentriert sich v.a. auf die Entwicklung von Hautersatzmaterialien, die ästhetisch bessere Behandlungsergebnisse ermöglichen sollen.

Prophylaxe

Thermische Verletzungen sind prinzipiell keine unvermeidbaren Schicksalsschläge. Die typischen Gefahrensituationen sind dem gesunden Menschenverstand bekannt, die epidemiologischen Gesichtspunkte zumindest den mit der Behandlung Vertrauten.

Aufklärung und Intervention sind sehr wichtig. Ein subjektives Gefahrenbewusstsein v. a. bei den Eltern muss aufgebaut werden. Viele Organisationen sind hier schon tätig (z. B. Paulinchen e. V.).

18.9 Ertrinkungsunfall

Definition

Ertrinken bedeutet Tod innerhalb der ersten 24 Stunden nach dem Unfall.

Beinaheertrinken bedeutet das Überleben für mind. 24 Stunden nach dem Unfall, im Todesfall nach dieser Zeit spricht man von **sekundärem Ertrinken**.

Immersion ist das Eintauchen des Körpers ohne Kopf, **Submersion** ist das Eintauchen des Körpers und des Kopfes.

Beim Ertrinken wird Folgendes unterschieden:
- Ertrinken mit Aspiration (nasses Ertrinken):
  - Ertrinken in Süßwasser (führt zu diffusem Lungenschaden, Auswaschung von Surfactant, Hyponatriämie, Hyperkaliämie, Hämolyse, ventrikulärer Fibrillationen, größerem Blutvolumen)
  - Ertrinken in Salzwasser (verursacht Lungenödem, Inaktivierung von Surfactant, häufig Elektrolytstörungen, Hypernatriämie, renale Effekte, Asystolie, kleineres Blutvolumen)
- Ertrinken ohne Aspiration (trockenes Ertrinken)

Hypothermie wird differenziert in milde Hypothermie (> 32 °), mittlere Hypothermie (29–32°) und schwere Hypothermie (< 29°).

Der **Orlowski-Score** umfasst 5 ungünstige prognostische Faktoren:
- Alter 3 Jahre oder älter
- Submersionszeit über 5 Min.
- kein Reanimationserfolg innerhalb der ersten 10 Min. nach der Bergung
- komatös bei Aufnahme in die Klinik
- arterieller pH Wert bei Aufnahme unter 7,10

Bei Zutreffen von weniger als 2 Punkten besteht eine gute Prognose von über 90 %, bei Zutreffen von mehr als 3 Punkten besteht eine gute Prognose von nur 5 %.

Ursache

Die am häufigsten gefährdeten Personen sind Kinder im Alter von 2–5 Jahren, wobei deutlich mehr Jungen als Mädchen zu dieser Unfallrisikogruppe zählen. Meist ist es nur ein kurzer unbeobachteter Moment, in dem die Entdeckungslust der Kinder, der Spaß am Badevergnügen geweckt wird. Dieser reicht aus, um innerhalb weniger Sekunden dem sog. Badespaß ein Ende zu setzen und das Kind in einen lebensbedrohlichen Zustand zu bringen.

Besonders gefährlich sind die immer häufiger vorkommenden Heimswimmingpools, Gartenteiche, Biotope sowie zugefrorene Teiche und Flüsse im Winter. Beim Ertrinken in warmem Wasser kühlt der Körper langsam ab, sodass ein Überleben nur bis zu 5–10 Min. möglich ist. Bei kaltem Wasser erfolgt eine schnellere Abkühlung: Einzelfälle überleben bis zu 40 Min. Submersionszeit. Nicht weniger gefährlich ist die eigene Badewanne zu Hause, denn bis zu 24 % aller Ertrinkungsunfälle sind Badewannenunfälle.

Die zweithäufigste Risikogruppe stellen Jugendliche dar, die aufgrund von Mutproben, Selbstüberschätzung, Alkohol und Drogen Ertrinkungsunfälle erleiden.

Pathophysiologie

Das Ertrinken verläuft in 3 Phasen:
1. **Panik:** Beim Überlebenskampf, dem Versuch, an der Wasseroberfläche zu bleiben oder dahin zu kommen, gelangen kleine Wassermengen in den Hypopharynx.
2. **Tauchreflex:** Apnoe, Bradykardie und Laryngospasmus treten auf (je jünger das Opfer, desto schwächer entwickelt, auch durch Hypothermie eingeschränkt). Dabei wird der Blutfluss in die non-vitalen Organe zugunsten von Herz und Gehirn reduziert.
3. **Finaler Überlebenskampf:** Große Wassermengen werden geschluckt, Erbrechen, Aspiration und Bewusstseinsverlust folgen.

Beim kompletten Untertauchen des Menschen im Wasser kann der Atemreiz von untrainierten Personen i. d. R. nicht länger als 2 Minuten unterdrückt werden. In Panik kommt es zur Aspiration von Wasser, was einen Laryngospasmus hervorruft. Auf die dadurch entstehende Hypoxie folgt bei längerem Fortbestehen die Bewusstlosigkeit. Der Laryngospasmus löst sich dann in den meisten Fällen: Größere Mengen an Wasser oder Erbrochenem können nun aspiriert oder verschluckt werden. Durch das Vermischen von Wasser und Luft kommt es zur Schaumbildung. Bei 85 % aller

Opfer beträgt die Aspirationmenge durchschnittlich 22 ml/kg Flüssigkeit. Bleibt der Laryngospasmus beim Bewusstlosen bestehen, erfolgt keine weitere Aspiration. Man spricht dann vom „trockenen Ertrinken", was bei 10 % der Ertrinkungsopfer beobachtet wird.

Für die pathophysiologischen Veränderungen der Immersion sind folgende Faktoren ausschlaggebend: Beim Eintauchen ins Wasser erhöht sich der hydrostatische Druck und somit auch die kardiale Vorlast und das Herzzeitvolumen. Durch die deutlich unter der Körpertemperatur liegende Wassertemperatur wird eine Vasokonstriktion ausgelöst und der Atemantrieb gesteigert. Bei längerem Fortbestehen der Unfallsituation sinkt die Körpertemperatur ab. Eine Hypothermie ist die Folge.

Bei der Submersion (= zusätzliches Untertauchen des Kopfes) mit Aspiration von Wasser entstehen schwere pulmonale Veränderungen. Ab einer Menge von 2 ml/kg aspiriertem Wasser wird der pulmonale Gasaustausch erschwert, weil durch die Ansammlung von Flüssigkeit in den Alveolen die Fläche für den Gasaustausch verringert wird. Die Auswaschung und Denaturierung von Surfactant führt zur Bildung von Atelektasen. In weiterer Folge kann sich ein Lungenödem entwickeln und durch die Zunahme des pulmonalen Rechts-Links-Shunts wird die Hypoxie stärker und die Gefahr eines ARDS (acute respiratory distress syndrome) immer größer.

Die schweren pulmonalen Komplikationen können beim Ertrinkungsopfer, das anfangs noch bei Bewusstsein ist, auch erst nach einiger Zeit entstehen und zu einer dramatischen klinischen Verschlechterung bis hin zum Atem- und Kreislaufstillstand führen. Die Folgen der Hypoxie sind in **Tab. 18.7** aufgeführt.

Diagnose

Die Labordiagnostik umfasst Säurebasenhaushalt, Elektrolyte, Laktat, Blutbild, CRP, Nierenretentionswerte und Transaminasen mit CK-BB. Des Weiteren werden ein Thorax-Röntgenbild angefertigt und eine Kategorisierung nach Glasgow-Koma-Skala (S. 98) und Orlowski-Score vorgenommen. Die Hirnstammreflexe werden überprüft.

Therapie

Die Therapie erfolgt in erster Linie durch Beatmung: druckkontrollierte Beatmung mit PEEP bei Sättigungsproblemen oder bei einem Wert der Glasgow-Koma-Skala von < 8. Dazu sind eine ausreichende Sedoanalgesie und Relaxierung für die Bronchialtoilette erforderlich. Bei Aspiration ist evtl. eine Bronchiallavage durchzuführen.

Für die Temperaturbehandlung sollten möglichst keine Wärmelampen verwendet werden (lokale Verbrennungsgefahr), sondern der Patient auf eine Heiz- oder Kühlmatte gebettet werden; evtl. ist der Patient auch frühzeitig zu kühlen, um eine überschießende Temperatur (über 36°) zu vermeiden. Am Beatmungsgerät wird die Atemgastemperatur nur um 1° höher eingestellt als die Körperkerntemperatur, um thermische Schäden an der Trachea zu verhindern. Als Erwärmung wird 0,5–1° pro Stunde angestrebt. Ein kalter Patient (< 29°) mit persistierender Asystolie wird an der Herzlungenmaschine aufgewärmt.

Eine Antibiotikatherapie erfolgt nur bei entsprechendem Anstieg der Entzündungsparameter, nicht prophylaktisch.

> **P** *Minimal Handling:* Sowohl bei der Grundpflege als auch bei allen weiteren pflegerischen wie auch therapeutischen Maßnahmen soll dieser Aspekt berücksichtigt werden, da der Patient gerade in der ersten Phase der Behandlung besonders viel Ruhe und entsprechende Erholungszeiten benötigt.

Kann der Patient nach erfolgreicher Behandlung die Klinik wieder verlassen, ist meist eine neurologische Rehabilitation notwendig. Diese sollte so rasch wie möglich erfolgen, um vorhandene neurologische Defizite bzw. Schäden zu therapieren.

Pflege

Absaugen der Atemwege. Der Patienten wird unter Präoxygenierung abgesaugt. Dabei sollen immer 2 Pflegepersonen anwesend sein. Je nach Zustand des Patienten wird beim Absaugen vorsichtig vibriert. Der Patienten muss ausreichend sediert, analgesiert und relaxiert werden, um Hirndruckspitzen durch Husten oder Gegenatmen zu vermeiden.

Lagerung bei möglichem Hirnödem (Neurointensivpflege). Für die ersten 72 Stunden gelten: Kopf in Mittelstellung, Oberkörperschräglage 15–30°, Gelenke

Tab. 18.7 Folgen der Hypoxie beim Ertrinkungsunfall.

Organ	Schädigung
Gehirn	zytotoxisches Hirnödem
Gastrointestinaltrakt	blutige Diarrhoe, Schleimhautabstoßung
Herz	Kontraktilitätsstörung, Vasotonusstörung
Niere	akute tubuläre und/oder kortikale Nekrose
Blut	Hämolyse, disseminierte intravasale Koagulopathie

in Mittelstellung zur Kontrakturenprophylaxe. Später sind die Gelenke durchzubewegen, sobald es der Zustand des Patienten erlaubt. Ein Luftkissenbett dient der Dekubitusprophylaxe. Anfangs wird auf eine Spitzfußprophylaxe verzichtet, um das Entstehen eines Strecktonus nicht zu fördern.

> **P** *Durch die Darmatonie muss der Stuhlgang angeregt werden. Dabei ist die Bauchpresse zu vermeiden, da es sonst zur Hirndrucksteigerung kommen kann.*

Monitoring

Die Überwachung des ansprechbaren Patienten betrifft Herzfrequenz, EKG, Blutdruck (nicht invasiv), Atemfrequenz und Sauerstoffsättigung für 24 Stunden (nach Reanimation für 48 Stunden).

Der komatöse Patient ist weitaus aufwendiger zu beobachten. Hier sind Herzfrequenz, EKG, Blutdruck invasiv und kontinuierlich, zerebraler Perfusionsdruck, Atemfrequenz, Kapnografie, Beatmungsmonitoring, Harnmenge stündlich (Blasendauerkatheter) zu kontrollieren. Der zentrale Venendruck, Sauerstoffsättigung, Glasgow-Koma-Skala und Hirnstammreflexe werden alle 6–12 Stunden überprüft und notiert. Elektrolyte und Blutzucker müssen engmaschig kontrolliert sowie Krampfanfälle dokumentiert werden. Das ZNS-Monitoring umfasst außerdem NIRS (zerebrale Oxymetrie), CFM (cerebral function monitoring, kontinuierliches EEG), transkranielle Dopplersonografie und Schädelsonografie.

18.10 Hitzeschäden (Sonnenstich, Hitzekollaps, Hitzschlag, Hitzetod)

Definition

Unter einem **Hitzeschaden** versteht man eine Gesundheitsstörung, die durch eine längere Zeit erhöhte Umgebungstemperatur verursacht wird: Durch die anhaltende Wärmezufuhr bei gleichzeitig ungenügender Wärmeabgabe steigt die Körperkerntemperatur stark an. Gleichzeitig werden Flüssigkeit und Kochsalz abgegeben, sodass die Gefahr eines Hirnödems besteht.

Beim **Sonnenstich** bewirkt eine lang anhaltende Sonnenbestrahlung des Kopfes eine Hirnhautreizung.

Ein **Hitzekollaps** wird durch Flüssigkeitsverlust bei Wärmezufuhr verursacht. Es kommt zum Kreislaufversagen mit Schocksymptomen. Beim **Hitzschlag** steigt zusätzlich die Körpertemperatur über 40°C (rektal) an. Ein Anstieg der Körperkerntemperatur über 42 °C wird als **Hyperthermie** bezeichnet; das kann schließlich zum **Hitzetod** führen.

Von diesen Hitzeschäden des Gesamtorganismus ist der **Sonnenbrand** als Hautschädigung zu differenzieren, die auch ohne Allgemeinbeeinträchtigung auftreten kann (Abb. 18.34). Da es sich pathophysiologisch um eine Verbrennung handelt, entsprechen die Schweregrade, Symptomatik und Therapie der Haut denen der Verbrennungsmedizin (s. S. 261 ff).

Ursache

Hitzeschäden werden durch das ungünstige Verhältnis von Körperoberfläche zu Körpergewicht beim Säugling und Kleinkind begünstigt. Bei zu hoher Umgebungstemperatur und hoher Luftfeuchtigkeit, gleichzeitig ungenügender Flüssigkeitszufuhr, zu warmer

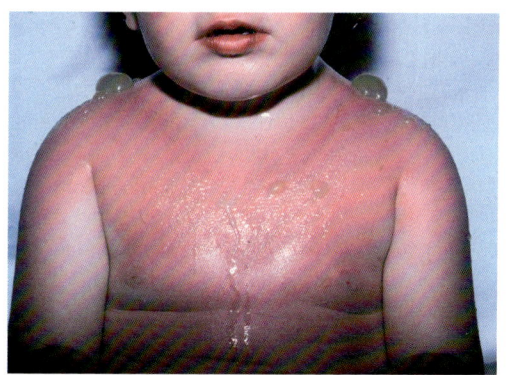

Abb. 18.34 Sonnenbrand mit Blasenbildung.

Bekleidung oder starker Sonneneinstrahlung kann die Körpertemperatur auf 40 °C und mehr ansteigen. Besonders gefährlich ist es, Säuglinge und Kleinkinder in einem sonnenbeschienenen verschlossenem Auto zurückzulassen.

Hitzeschäden können auch durch körperliche Überanstrengung oder verschiedene Grundkrankheiten begünstigt werden.

Pathophysiologie

Durch hohe Wärmezufuhr und gehinderte Wärmeabgabe zusammen mit dem Verlust von Flüssigkeit und Salz kommt es zu erweiterten Blutgefäßen, zur relativ verminderten zirkulierenden Blutmenge (Hypovolämie), Schock, zum Anstieg der Körpertemperatur und zum Hirnödem, das schließlich zu zerebralen Krampfanfällen führen kann.

Durch verschiedene Medikamente ausgelöst können ebenfalls Störungen der Wasser- und Wärmeregulation auftreten. Unter normalen Umständen kann der Organismus die Kerntemperatur über einen großen Temperaturbereich regulieren; gefördert wird dies durch erweiterte Hautgefäße und Schwitzen. Mit ansteigender Umgebungstemperatur und zunehmender Luftfeuchtigkeit fallen die Mechanismen nacheinander aus. Die Flüssigkeitsverluste werden zunächst noch durch eine gesteigerte Herzaktion kompensiert. Die Viskosität des Blutes nimmt zu. Die Nieren werden weniger durchblutet, was zu Oligurie und Anstieg von Harnstoff und Kreatinin führt. Schließlich versagt bei einer Körpertemperatur von über 41°C auch die Thermoregulation, auch größere Kinder schwitzen nicht mehr.

Symptome

Bei Hitzekollaps kommt es zu Kopfschmerzen, Unruhe, Erbrechen, Koma und zerebralen Krampfanfällen; die Haut ist blass, kalt und schweißbedeckt und zeigt im Schockzustand eine grau-zyanotische Hautfarbe. Die Herzaktion ist bradykard.

Bei Hitzschlag findet man gerötete, heiße, trockene Haut und erhöhte Körpertemperatur. Die Herzaktion ist tachykard. Es entwickelt sich eine metabolische Azidose mit vertiefter und beschleunigter Atmung. Schließlich kommt es zur Hypoxämie („akutes Atemnotsyndrom"). Kopfschmerzen, Meningismus, Benommenheit und Bewusstlosigkeit können sehr rasch aufeinander folgen und zu zerebralen Krampfanfällen führen.

Bei extremen, körperlichen Anstrengungen kann es durch Rhabdomyolyse zu Hyperkaliämie und Nierenversagen kommen.

Diagnose und Therapie

Die Diagnose wird durch Anamnese, Symptome und klinische Untersuchung gestellt.

Die Kinder müssen rasch in eine kühle Umgebung gebracht werden. Zunächst werden die Vitalfunktionen gesichert:
- Hochlagerung ist zur Therapie des Hirnödems wichtig (bei Kollaps Flachlagerung)!
- Atmung und Kreislauf werden überprüft, der Kreislauf mit Ringer-Laktat oder physiologischer Kochsalzlösung wiederaufgefüllt.
- Die Körpertemperatur wird durch physikalische Maßnahmen gesenkt (kühle Umschläge, evtl. Alkoholsprays, Essigwickel).

Magenspülungen können mit kühlen Ringerlösungen oder physiologischen Kochsalz-Lösungen vorgenommen werden. Antipyretika wirken bei Hitzschlag nicht!

Die weitere Therapie richtet sich nach den auftretenden klinischen Problemen (Krampfanfälle, Rhabdomyolyse, Nierenversagen, akutes Atemnotsyndrom).

Prognose und Prophylaxe

Die Prognose ist abhängig vom Zeitpunkt des Therapiebeginns und vom Schweregrad des Hirnödems.

Besonders bei Kindern und Säuglingen sollte einer intensiven Sonnenbestrahlung durch Expositionsprophylaxe vorgebeugt werden. Ist diese nicht zu umgehen, sollte sie kurz gehalten, eine luftdurchlässige Kleidung und helle Kopfbedeckung getragen werden. Auf ausreichende Flüssigkeitszufuhr (ohne Alkohol, aber evtl. salzhaltige Speisen) sollte geachtet werden.

18.11 Stromunfall (Elektrounfall)

Die meisten Stromunfälle ereignen sich durch Haushaltsstrom. Kleinkinder sind besonders gefährdet, da sie mit ihren kleinen Fingern leicht in ungesicherte Steckdosen greifen können. Vereinzelt geraten Jugendliche in Stromkreise von Hochspannungsleitungen oder erleiden in seltenen Fällen Blitzschläge.

Definition

Bei einem **Stromunfall** gelangt das Kind in einen Stromkreis zwischen Stromquelle und Erde, wodurch Gewebe durch den Strom geschädigt wird.

Ursache und Symptome

Ein Stromunfall wird durch die dünne Haut der Kinder, v.a. wenn die Haut feucht ist, auf Grund des geringen Widerstandes begünstigt. An den Ein- und Austrittsstellen des Stroms entstehen an der Haut sog. Strommarken (lokale Verbrennungen), besonders an Händen, Lippen und Zunge (die aber nicht obligat sind). Es können auch andere Gewebe, z.B. Muskel, geschädigt werden (evtl. Muskelkrämpfe bis Myolyse). Bei nur kurzem Kontakt treten Schwindel, Benommenheit bis Bewusstlosigkeit auf, selten zerebrale Krampfanfälle.

Bei Starkstrom- oder Hochspannungsunfällen entstehen tiefgehende Verbrennungen bis zur Verkohlung

(s. **Abb. 18.31**), evtl. durch Störung des Reizleitungssystems des Herzens Kammerflimmern oder Herzstillstand, Atemstörungen und Koma, evtl. Nierenversagen durch freigesetztes Myoglobin.

Diagnose

Anamnese und körperliche Untersuchung ergeben die Diagnose. Pulsoxymetrie und EKG zum Überprüfen einer möglichen Mitbeteiligung des Herzens (evtl. mehrmals) und Überwachung der Vitalfunktionen des Patienten sind notwendig. Sekundärschäden (Frakturen, Schäden des ZNS), die durch Wegschleudern entstanden sind, müssen gesucht werden.

Therapie

Der Stromkreis wird durch Abschaltung des Stroms oder Durchschneiden der Leitungen mit isolierten Werkzeugen unterbrochen (**ohne sich selbst zu gefährden!**). Danach wird der Patient von der Stromquelle entfernt, u. U. mithilfe von nicht stromleitenden Gegenständen (z. B. trockenes Holz, Gummi). Danach müssen sofort die Vitalparameter überprüft und bei Bedarf aufrecht erhalten werden (wenn nötig mit Herzmassage, Defibrillierung, Stabilisierung des Kreislaufes und künstlicher Beatmung).

Wichtig sind rascher Transport in die Klinik mit Überwachung der Vitalparameter, evtl. Intubation, Beatmung (auch über längere Zeit) und starke Schmerzmittel. Bei schweren Fällen ist eine Intensivtherapie notwendig: Hirnödemtherapie und Azidoseausgleich, evtl. auch die Behandlung eines akuten Nierenversagens.

Die Lokalbehandlung erfolgt wie bei Verbrennungen.

Prognose und Prophylaxe

Die Prognose ist abhängig von Ursache und Schweregrad des Stromunfalls und vom Zeitpunkt des Behandlungsbeginns. Die Mortalität kann bei Hochspannungsunfällen 30 %, bei Blitzschlägen 50 % betragen.

Stromquellen müssen vor Kleinkindern gesichert werden. Bei Gewittern sollte Schutz in geschlossenen Gebäuden oder Autos gesucht, bzw. metallische Gegenstände beiseite gelegt werden.

18.12 Vergiftungen

Definition

Unter **Vergiftungsunfall** versteht man Krankheitserscheinungen nach Kontakt mit oder Ingestion von möglicherweise schädigenden Substanzen. Ein **Ingestionsunfall** ist die versehentliche Einnahme von möglicherweise schädigenden Substanzen.

Ursache

Bei Kindern ist oft nicht eindeutig zu klären, ob sie tatsächlich etwas eingenommen (geschluckt) oder Kontakt gehabt haben oder es sind häufig so kleine Mengen, dass keine Symptome auftreten. Schwere bedrohliche Vergiftungen sind bei Kleinkindern selten, tödliche sehr selten. Bei Jugendlichen ist nicht selten ein Suizidversuch die auslösende Ursache. Die weit überwiegende Menge der Ingestionen betrifft Kleinkinder im Alter von 1½–4 Jahren. Ein 2. Häufigkeitsgipfel der Ingestionen bzw. Vergiftungen liegt zwischen 10–17 Jahren (Alkohol bei Jungen, Medikamente und in den letzten Jahren ebenfalls Alkohol bei Mädchen).

Die Ingestionen passieren oft in Haushalt oder Garten: Die gefährlichen Substanzen werden häufig nicht außerhalb der Reichweite der Kleinkinder aufbewahrt. Es besteht oft ein Missverhältnis zwischen den Fähigkeiten der Kleinkinder und dem korrekten Einschätzen dieser Fähigkeiten durch die Aufsichtspersonen. Die toxischen Substanzen sind meist Haushaltsmittel und Medikamente (Psychopharmaka und Herz-Kreislauf-Mittel).

Eine Ingestion wird oft bemerkt, bevor Vergiftungssymptome auftreten. Daher sollten schnell Informationen durch eine Vergiftungs-Notrufzentrale eingeholt werden (s. weiterführende Adressen S. 590). Um entscheiden zu können, ob es sich um gefährliche Vergiftungen oder harmlose Ingestionen handelt, ist es wichtig, Angaben über die Symptome der Vergiftung (z. B. Erbrechen) und die eingeleiteten Gegenmaßnahmen zu machen. Möglichst genaue Angaben über den Patienten und die Substanz sind erforderlich:
– WER: Alter und Gewicht des Kindes
– WAS: Welche Substanz
– WIEVIEL: Menge der Substanz
– WANN: Zeitpunkt der Vergiftung
– WIE: Umstände und Art der Einnahme oder des Kontaktes mit dem Gift

Der Notarzt braucht außerdem genaue Angaben der Erreichbarkeit: Name, Wohnort, Telefonnummer und Zufahrtsweg.

Für die weitere Behandlung ist oft entscheidend, die (vermutete) Giftsubstanz bzw. Verpackung der Substanz mitzubringen.

Symptome

Die Beschwerden sind meist uncharakteristisch, selbst bei sehr auffälligen Befunden: Bewusstlosigkeit, Krämpfe, Kollaps oder Organversagen können auftreten. Eine Ursache kann daraus nicht vermutet werden.

> **M** *Jede Bewusstseinstrübung oder Bewusstlosigkeit oder ein anderes plötzlich auftretendes unerklärliches Symptom kann eine Vergiftung als Ursache haben.*

Erste Hilfe

Folgende Maßnahmen zählen zur „Ersten Hilfe":
- Vitalfunktionen überprüfen und aufrechterhalten (ohne sich selbst zu gefährden).
- Bei Bewusstlosigkeit bzw. schweren Vergiftungen ist ein schneller Transport (in stabiler Seitenlage) in die nächste Klinik dringlich.
- Bei Giften, die durch die Haut aufgenommen werden, muss die Kleidung entfernt, das Kind geduscht und mit Seife gewaschen werden.
- Bei Augenverätzungen müssen die Augen 5–10 Min. bei offenen Lidern mit fließendem Wasser gespült werden.
- Bei Säuren- und Laugeningestion sollte viel Wasser oder Tee getrunken werden.

Erst nach guter Information über die Eigenschaften der fraglichen Noxe kann darüber entschieden werden, ob eine Behandlung erfolgen muss oder nicht!

Primäre Giftentfernung

Als primäre Giftentfernung wird das Entfernen einer Substanz aus dem Magen-Darm-Trakt vor erfolgter Resorption bezeichnet. Sie erfolgt (nach Information durch die Vergiftungsnotrufzentrale) durch induziertes Erbrechen (mittels Ipecacuanha-Sirup, anschließend Tee oder Fruchtsaft).

> **M** *Kein Salzwasser geben (gefährlich) und nicht versuchen, Erbrechen mechanisch auszulösen (ineffektiv).*

Magenspülung. In der Klinik wird heute nur noch selten eine Magenspülung durchgeführt. Dabei ist auf Folgendes zu achten: in Seiten- und Kopftieflage (dabei häufig Erbrechen); großes Schlauchvolumen (10 mm Innendurchmesser), ausreichende Länge des Schlauches (Distanz von der Nasenwurzel bis zum Xiphoid + 10 cm), Ablassen des Mageninhalts durch Tiefhalten des Schlauchendes nach Einführen, danach Einlaufen/Ablassen von physiologischer Kochsalzlösung (5–10 ml/kg KG/Einzelspülung). Zuletzt sollte klare Flüssigkeit abfließen. Oft verbleiben aber große Reste des Toxins im Magen. Bevor der Magenschlauch entfernt wird, wird Aktivkohle (Carbo medicinalis) in den Magen gegeben (s. u.).

> **M** *An die Sicherung des gewonnenen Materials sollte immer gedacht werden (Harn, Blut und Mageninhalt aufheben)!*

Kontraindikationen für Magenspülungen bzw. Erbrechen sind Säuren- und Laugenverätzungen, bewusstlose Kinder, Säuglinge unter 9 Monaten, Krampfanfälle und Vergiftungen mit organischen Lösungsmitteln oder Tensiden (Schaumbildner!).

Aktivkohle (Carbo medicinalis). Wichtig ist die Gabe von Carbo medicinalis (1 g/kg Körpergewicht, mind. 10-facher Überschuss, max. 50 g) und eines Abführmittels, um die Absorption zu verhindern und die Elimination der Giftsubstanz zu beschleunigen. Carbo medicinalis bindet in den Poren zahlreiche Substanzen, ist atoxisch und nebenwirkungsfrei und ersetzt in letzter Zeit meistens die Magenspülung.

Sekundäre Giftentfernung

Darunter versteht man die Giftentfernung aus dem Körper nach erfolgter Resorption. Sie wird dann durchgeführt, wenn nach primärer Giftentfernung respiratorische, hämodynamische oder neurologische Symptome oder hohe Blutkonzentrationen weiter bestehen. Sie ist dem Krankenhaus vorbehalten und erfolgt durch Unterbrechung des enterohepatischen Kreislaufes z. B. mit Cholestyramin, künstliche Beatmung bei Substanzen, die über die Lunge ausgeschieden werden, forcierte Diurese bei Toxinen, die über die Nieren ausgeschieden werden, wasserlöslich und nicht an Eiweiß gebunden sind, Hämodialyse (bei hoher Plasmakonzentration), Hämoperfusion (bei lipophilen Giften) oder Plasmapherese (Gifte mit Eiweißbindung).

Antidotgabe

Antidote binden Gift (z. B. Aktivkohle) oder haben eine physiologische oder chemisch definierte Gegenwirkung. Bei einigen Vergiftungen kann Antidot vom Arzt gegeben werden (z. B. Naloxon bei Morphin-, Physostigmin bei Atropin-, Belladonna- u. a., Atropin bei Insektizid-, N-Azetylzystein bei Paracetamol-Vergiftungen, oder Akineton bei Psychopharmakavergiftung mit extrapyramidalen Symptomen).

18.12.1 Alkoholvergiftung

Die Alkoholvergiftung wurde in den letzten Jahren die häufigste Vergiftungsart, die bei Jugendlichen beobachtet wird. Meist werden Alkoholmischungen mit z. B. sehr hohen Alkoholkonzentrationen getrunken. Kinder zeigen oft eine geringe Alkoholtoleranz!

Symptome und Therapie

Zu den Symptomen zählen rötliche Gesichtsfarbe, Schwindel, Übelkeit, Erbrechen, Benommenheit bis tiefe Bewusstlosigkeit. Es besteht die Gefahr einer Hypoglykämie! Bei schweren Alkoholvergiftungen ist die Temperatur- und Kreislaufregulation gestört. Manchmal wird Alkohol auch in suizidaler Absicht eingenommen.

Eine primäre Giftentfernung erfolgt durch Erbrechen und Magenspülung. Danach werden Infusionen von 20%iger Glukoselösung gegeben, um Hypoglykämien zu vermeiden.

18.12.2 Atropinvergiftung (Anticholinergikavergiftung)

Ein atropinartiges Vergiftungsbild entsteht bei Vergiftungen mit Tollkirsche, Stechapfel oder Medikamenten (z. B. Antiemetika, Spasmolytika).

Symptome und Therapie

Zeichen einer Vergiftung sind hochrotes Gesicht mit Hyperpyrexie (extremes Fieber), weite Pupillen, Übererregbarkeit, Halluzinationen bis Koma und Atemstörungen.

Eine primäre Giftentfernung erfolgt durch Erbrechen und Magenspülung. Zusätzlich wird Aktivkohle verabreicht. Als Antidot wirken Physostigmin oder Neostigmin. Die Hyperpyrexie wird mit physikalischen Maßnahmen behandelt. Der Patient wird auf der Intensivstation überwacht.

18.12.3 Kodeinvergiftung

Sie erfolgt häufig akzidentell durch kodeinhaltige Hustensäfte.

Symptome und Therapie

Die Symptomatik besteht in Hautrötung, Rötung, Miosis, Ataxie, Tremor und Somnolenz. Bei höheren Dosen kann eine Atemdepression auftreten (direkt oder durch Hypoxie!).

Therapiert wird mit Magenspülung und Aktivkohle. Das Antidot ist Naloxon.

18.12.4 Drogenvergiftung

Drogenvergiftungen werden zunehmend v. a. bei Jugendlichen beobachtet.

Symptome und Therapie

Zu den Symptomen zählen Bewusstseinsstörungen, Halluzinationen, Erregungszustände, Tachykardie, Krampfanfälle, Atemdepression bis zentrale Atemlähmung.

Zunächst müssen die Vitalfunktionen gesichert werden, evtl. auch durch Beatmung. Die genaue Substanz wird durch ein Drogenscreening nachgewiesen, worauf die Gabe eines entsprechenden Antidots folgt. Eine Sedierung kann notwendig sein.

18.12.5 Paracetamolvergiftung

Paracetamol ist die am häufigsten verwendete Substanz gegen Fieber und Schmerzen und in manchen Ländern ohne ärztliche Verschreibung erhältlich. Es hat eine geringe therapeutische Breite.

Symptome und Therapie

Bei toxischen Mengen (ab 60–100 mg/kg Körpergewicht) kommt es zunächst zu Erbrechen, Bauchschmerzen, Schwitzen und nach einem symptomfreien Intervall von 12–36 Stunden zu einer Leberschädigung mit Leberversagen, Nierenversagen, Enzephalopathie und Kardiomyopathie.

Als Sofortmaßnahme ist eine rasch einsetzende primäre Giftentfernung notwendig. Als Antidot können entweder N-Azetylzystein oder L-Methionin intravenös gegeben werden. Wenn mit der Therapie zu spät begonnen wird, ist eine Lebertransplantation akut notwendig.

18.12.6 Insektizid- und Herbizidvergiftung:

Alkylphosphate (E 605 u. a. Insektizide) hemmen die Cholinesterase. Die Nervengifte werden häufig ungesichert aufbewahrt. Spuren der Substanzen, auch auf der Haut, sind bereits gefährlich. Auch die Lösungsmittel sind bei der Einschätzung der Gefährlichkeit zu berücksichtigen. Eine enge Zusammenarbeit mit den Vergiftungsnotrufzentralen ist bei der Vielzahl von Substanzen erforderlich.

Symptome und Therapie

Herbizide können Haut und Schleimhäute verätzen, führen zu Nieren- und Leberschädigung, -Insuffizienz und Lungenödem. Insektizide verursachen Übelkeit, Durchfälle, Erbrechen, Schweißausbrüche, Miosis, Atemlähmung und Koma.

Ein rascher Transport in ein Zentrum kann lebensrettend sein!

Die Therapiemaßnahmen sind primäre Giftentfernung mit Carbo medicinalis, reichlich Trinken von Flüssigkeit und Darmspülungen. Als Antidot werden Atropin und Toxogonin verabreicht. Eine Intensivtherapie mit künstlicher Beatmung ist oft wochenlang nötig.

18.12.7 Pilzvergiftung

Pilzvergiftungen haben eine kurze Latenz bis max. 3 Stunden und führen im Wesentlichen zu Erbrechen und Durchfällen mit Gefahr der Exsikkose. ZNS-Symptome treten bei Vergiftungen mit Fliegenpilz oder Pantherpilz auf. Bei Intoxikation mit dem Pantherpilz kommt es zu Halluzinationen, Unruhe, Verwirrtheit, Tachykardie und Mydriasis.

In allen Fällen ist eine primäre Giftentfernung indiziert.

Knollenblätterpilzvergiftung (Amanita-Arten)

Symptome
Sie treten erst nach einer langen Latenzzeit (5–20 Stunden) auf: Bauchschmerzen, Erbrechen, reiswasserähnlicher Durchfall mit Gefahr von Exsikkation und Schock, neurologischen Störungen, Anurie. Bei Überleben des Cholera-ähnlichen Zustands droht eine schwerste Leberparenchymschädigung mit Coma hepaticum und Tod durch Kreislaufkollaps.

Therapie
Eine sofortige primäre Giftentfernung durch Magenspülung ist indiziert, auch bei fehlenden Symptomen (wenn die Ingestion rechtzeitig bemerkt wird!).
Möglichst frühzeitig sollten hohe Penizillindosen und Silibilin-Infusionen gegeben werden (beide Substanzen verdrängen Amanitin aus der Eiweißbindung). Durch die Silibilin-Therapie konnte die Mortalität der Vergiftung deutlich gesenkt werden.

18.12.8 Literatur

Aring C. Beinahe-Ertrinken. Monatsschr Kinderheilkd 2001; 149: 476–478

Braun W, Dönhardt A. Vergiftungsregister. Stuttgart: Thieme; 1970

Grubbauer HM, Skrabl-Baumgartner A, Rödl S. Behandlung des kindlichen Ertrinkungsunfalles. Chir Prax 2004; 63: 293–303

von Laer L, Kraus R, Linhart WE. Frakturen und Luxationen im Wachstumsalter. 5. Aufl. Stuttgart: Thieme; 2007

Lentze MJ, Schaub J, Schulte FJ, Spranger J. Pädiatrie. Grundlagen und Praxis. 3. Aufl. Heidelberg: Springer; 2007

von Mühlendahl KE, Oberdisse U, Bunjes R, Brockstedt M. Vergiftungen im Kindesalter. 4. Aufl. Stuttgart: Thieme; 2002

Orowski JP. Drowning, near drowning, and ice-water submersion. Pediatr Clin North Am 1987; 34: 75–92

Gortner L, Meyer S, Sitzmann FC. Duale Reihe Pädiatrie. 4. Aufl. Stuttgart: Thieme; 2012

Teising D. Neonatologische und pädiatrische Intensivpflege, Praxisleitfaden und Lernbuch. 2. Aufl. Berlin: Springer; 2001

19 Vernachlässigung und Kindesmisshandlung

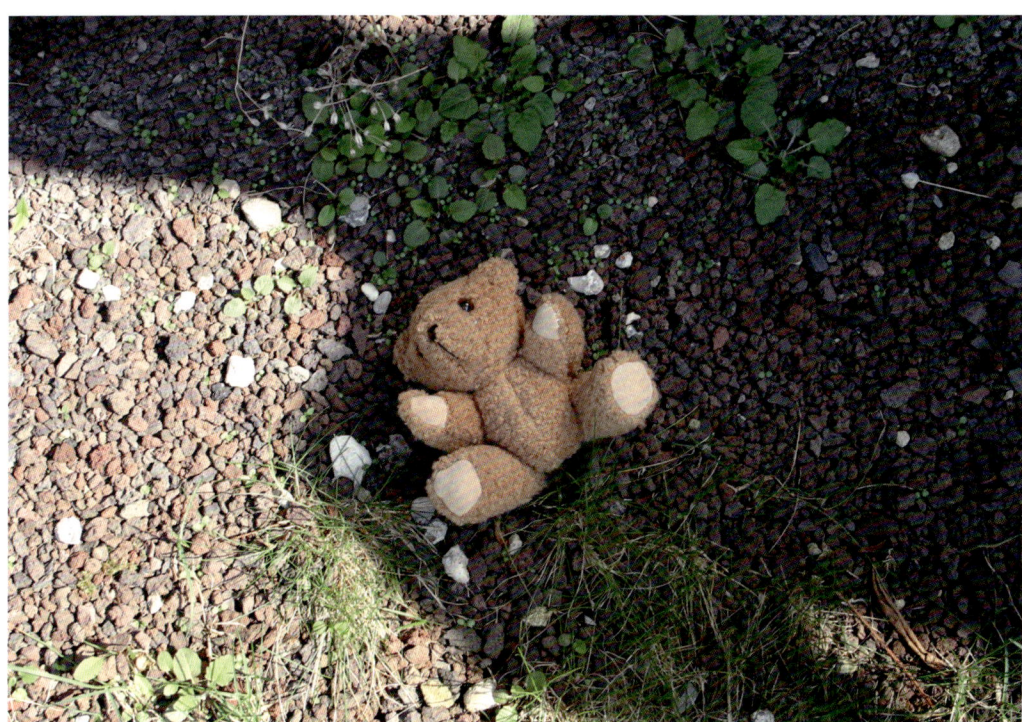

19.1	Hinweise und Anamnese ▪ 276		19.5	Intervention ▪ 279
19.2	Körperliche Misshandlung ▪ 276		19.6	Rolle der Pflege im Kinderschutz ▪ 280
19.3	Sexueller Missbrauch ▪ 278		19.7	Fazit ▪ 281
19.4	Vernachlässigung und emotionale Misshandlung ▪ 279			

Körperliche und sexuelle Gewalt sowie Vernachlässigung führen zu erheblichen Störungen der physischen und seelischen Gesundheit von Kindern und einem kaum zu ermessenden emotionalen, psychischen und physischen Leid. Neuere neurobiologische Forschungen zeigen in beeindruckender Weise, dass chronische Misshandlungen zu bleibenden EEG-Veränderungen und messbarem verringertem Hirnvolumen führen. Beschäftigte im Gesundheitswesen können gerade bei körperlicher Misshandlung eine Schlüsselrolle beim Erkennen, Betreuen und dem Schutz von Kindern spielen.

Die Diagnose einer Misshandlung erfordert die Kenntnis gängiger Misshandlungsverletzungen, die von Unfallverletzungen und weiteren Differenzialdiagnosen abgegrenzt werden müssen. Auch wenn die Diagnose eines sexuellen Missbrauchs, einer Vernachlässigung oder emotionalen Misshandlung deutlich schwieriger ist und eher in den psychodiagnostischen Bereich fällt, sind auch hier wertvolle Beiträge zum Kinderschutz möglich.

Neben spezifischen medizinischen Kenntnissen erfordert dies Rechtssicherheit, Kenntnis der lokalen Kinderschutzangebote und die innere Bereitschaft sich für die Kinder einzusetzen. Vielfach besteht große Sorge, einen falschen Verdacht zu äußern. Wesentlich häufiger sind jedoch die übersehenen Misshandlungen und damit die in ihrer Not allein gelassenen Kinder. Misshandlungen verlaufen meist chronisch-rezidivierend und oft mit zunehmender Intensität. Durch übersehene Misshandlungen kommt es zu schwereren Verletzungen, Behinderungen oder gar Todesfällen. Entscheidend ist, dass der medizinische Beitrag zum Kinderschutz nie im Alleingang sondern nur multiprofessionell gelingen kann.

19.1 Hinweise und Anamnese

Entscheidend ist es, die Plausibilität zu prüfen, mit der eine vorliegende Verletzung durch die angegebene Anamnese erklärbar ist. Die Diskrepanz zwischen Vorgeschichte und klinischem Befund ist der wichtigste Baustein der Diagnose. Unfälle haben nahezu immer eine Anamnese, bei Misshandlungen fehlt sie in etwa 40%. Nicht zu vergessen ist, dass es in jeder sozialen Schicht zu Misshandlungen, Vernachlässigungen und Missbrauch kommen kann.

Hinweise. Hinweise auf eine Misshandlung sind
- fehlende, vage, unklare, oder wechselnde Erklärungsmuster,
- für Alter oder Entwicklungsstand unpassender Unfallmechanismus,
- verzögertes Aufsuchen medizinischer Hilfe,
- angeblich selbst oder durch Geschwister zugefügte schwere Verletzungen,
- Entdecken zusätzlicher Verletzungen bei der Untersuchung,
- rezidivierende unklare Verletzungen,
- gehäufter Wechsel medizinischer Betreuung und
- Hinweise von Dritten oder dem Kind selbst.

Anamnese. Bei der Anamnese sind folgende Daten zu erheben:
- aktuelle Verletzungen, Umstände, Zeugen, vorangegangene Stresssituationen
- medizinische Vorgeschichte: Erkrankungen, Verletzungen, Gedeihstörungen, Behinderungen, Wahrnehmen von Impfungen und Vorsorgeuntersuchungen
- Familienanamnese: Blutgerinnungsstörungen, Knochenerkrankungen
- Sozial-, Verhaltens- und Entwicklungsanamnese: „Schwieriges Kind"? Belastete Eltern-Kind-Beziehung? Stress- oder Krisensituation? Verhaltensauffälligkeiten?

Diagnose

Zur Diagnostik gehört eine schonende, aber gründliche und vollständige (komplett ausgezogen!) körperliche Untersuchung, mit sorgfältiger, fotografischer Dokumentation mit Maßband und zusätzlicher Skizze. Folgende Untersuchungen sind ebenfalls Teil der Diagnostik:
- Röntgen-Skelett-Screening (Ganzkörperröntgen, bei einem Alter von < 2–3 Jahren)
- Skelettszintigrafie (ergänzend)
- zerebrale Computertomografie bei Kopfverletzungen akut
- Kernspintomografie (MRT; immer nach 2–3 Tagen und 2–3 Monaten)
- Augenhintergrund (immer bei einem Alter von < 2 Jahren)
- Basislabor (BB, GOT, GPT, γ-GT, Amylase, Lipase, AP, Kalzium, Phosphor, Quick/PTT, v. Willebrand, PFA 100)

19.2 Körperliche Misshandlung

19.2.1 Hautbefunde

Ort, Art, Häufung und das unterschiedliche Alter von Verletzungen spielen eine wichtige Rolle für die Diagnose. Eine zeitlich exakte Zuordnung aufgrund unterschiedlicher Hämatomfarben ist allerdings nicht mehr zulässig. Unterschiedliche gefärbte Hämatome können durchaus gleichzeitig entstanden sein.

Typische Lokalisationen. Sehr wichtig sind die typischen Lokalisationen: Thorax, Rücken, Pobacken, dorsale Oberschenkel, Ohrmuschel und hinter den Ohren, Kieferwinkel, Wangen, Oberlippe, Lippenbändchen, Hals, Nacken, ventrale Unterarme, Schulter, Oberarme, Handrücken und Anogenitalbereich (**Abb. 19.1a** und **b**).

Hämatome. Die Wahrscheinlichkeit einer Misshandlung steigt mit der Zahl der verdächtigen Hämatome. Hämatome durch Unfälle sind bei kleinen, nicht mobilen Säuglingen sehr selten (nur bei 0,6% < 6 Monate und bei 1,7% < 9 Monate). Geformte Hämatome durch den Abdruck von Gegenständen, Händen oder Würgemale finden sich nahezu ausschließlich bei Misshandlungen. Bissmarken sind eine typische Blickdiagnose und vom Charakter her ovaläre Quetschverletzungen. Tierbisse sind dreieckig und eher Rissverletzungen. Erwachsenenbisse haben regelhaft einen Abstand der Eckzähne von mehr als 3 cm (vgl. **Abb. 19.1c**).

Verbrennungen. Misshandlungsbedingte Verbrennungen (in 80% Verbrühungen) sind schwerwiegender, haben eine hohe Sterblichkeit (ca. 30%) und ein hohes Risiko gravierender nachfolgender schwerwiegender psychischer Störungen und bleibender körperlicher Behinderungen. Bei Verbrühungen durch Unfälle entsteht meist ein sehr unregelmäßiges Spritz- und Tropfmuster. Misshandlungsbedingte Verbrühungen, oft durch Eintauchen in heiße Flüssigkeiten (Immersionsverbrennungen), zeigen dagegen ein gleichmäßiges, scharf begrenztes, Handschuh- oder strumpfartiges Muster an Händen oder Füßen mit gleichförmiger Verbren-

KÖRPERLICHE MISSHANDLUNG

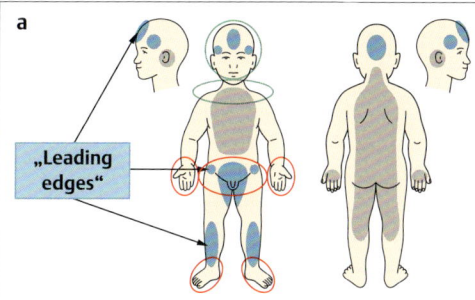

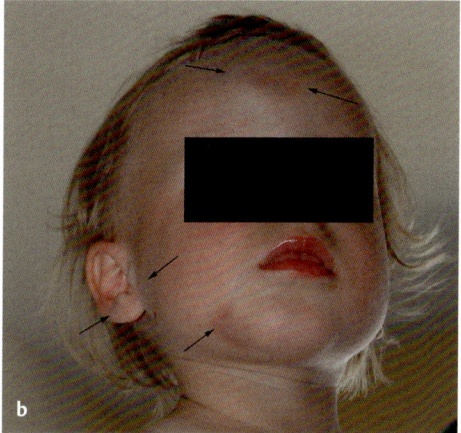

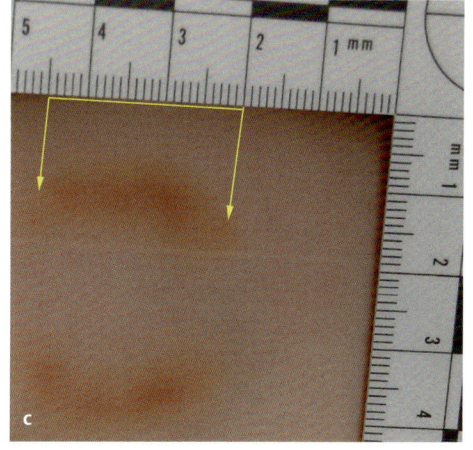

Abb. 19.1 Hautbefunde. a Typische Verteilungsmuster von Hämatomen bei Misshandlung und Unfällen, **b** Gesichtshämatome an Kinn und Ohrmuschel, **c** Bissmarke (hier Kinderbiss).

etwa 8–10 mm Durchmesser, sind tief ausgestanzt und finden sich oft im Bereich von Hand- oder Fußrücken.

19.2.2 Knochenbrüche

8–12% aller Frakturen bei Kindern beruhen auf Misshandlungen, darunter jede 2. Fraktur im ersten Lebenshalbjahr. Etwa 40% werden zufällig entdeckt. 80% der Misshandlungsfrakturen finden sich unter 18 Monaten. Akzidentelle Frakturen betreffen häufiger ältere Kinder (nur in 2% bei Kindern unter 18 Monaten, aber in 85% bei den über 5-jährigen). Klassisch sind multiple Frakturen in verschiedenen Heilungsstadien ohne adäquate akzidentelle Erklärungen. Metaphysäre und epiphysäre Frakturen gehören zu den stärksten Hinweisen.

Periostale Reaktionen entstehen durch Ablösen des Periosts nach Schleudern. Rippenfrakturen werden auch bei schweren Verkehrsunfällen und kardiopulmonaler Reanimation sehr selten gefunden und sind ohne Anamnese nahezu beweisend. Bei banalen Stürzen bis etwa 1,50 m Sturzhöhe (Wickeltisch!) kommt es in 3–5% zu einfachen, linearen, parietalen Schädelfrakturen. Verdächtig sind dagegen multiple, komplexe Frakturen (Nähte kreuzend, verzweigt, sternförmig, weiter Frakturspalt (> 3–5 mm), „Eierschalenfrakturen", okzipitale Impressionsfrakturen und begleitende Hirnblutungen bei angeblich banalen Stürzen.

19.2.3 Gehirnverletzungen – Shaken-Baby-Syndrom

Misshandlungsverletzungen des Gehirns kommen überwiegend im 1. Lebensjahr vor. Sie sind die häufigste misshandlungsbedingte Todesursache (75%) und haben die meisten Folgeschäden. Die größte Bedeutung hat das Schütteltrauma oder Shaken-Baby-Syndrom. Es ist definiert als Kombination subduraler Hämatome und ausgeprägter retinaler Blutungen mit oft schweren und prognostisch ungünstigen, diffusen Hirnschäden durch schweres Schütteln eines Säuglings.

M *Ein Schütteltrauma erfordert massivstes, heftiges, gewaltsames Hin- und Herschütteln des Kindes und ist keinesfalls erklärbar durch „Herumschlenkern", Hochwerfen, Hochnehmen ohne Kopfunterstützung oder forschen, ungeschicktem Umgang mit Säuglingen.*

Nach Aussagen geständiger Täter ist auch Laien die Gewalttätigkeit und Lebensgefährlichkeit dieser Tat offensichtlich (**Abb. 19.2**).

Für das Ausmaß der Hirnschädigung und die zeitliche Zuordnung spielen subdurale und retinale Blutun-

nungstiefe. Aussparungen in Hautfalten (Kniekehlen, Ellenbeugen) oder am Po entstehen durch Eintauchen mit Festhalten. Trockene Verbrennungen durch heiße Gegenstände sind geformt und bilden den betreffenden Gegenstand ab. Zigarettenverbrennungen haben

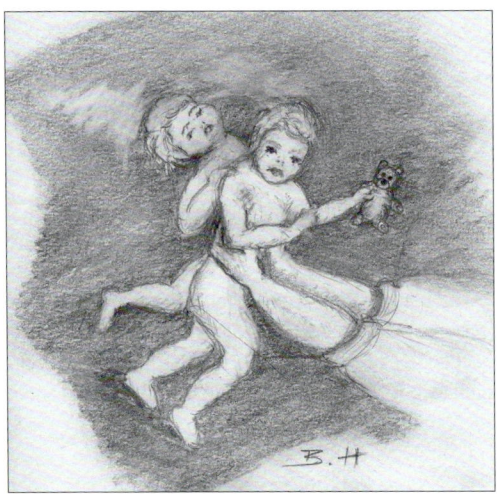

Abb. 19.2 Schütteltrauma (rekonstruiert nach geständigen Tätern).

gen keine Rolle. Die eigentliche Schädigung entsteht durch millionenfachen Abriss von Nervenverbindungen (diffuses axonales Trauma) im umher rotierenden Gehirn. Zusätzlich kommt es bei Schädigung des Atemzentrums zur Apnoe mit daraus resultierendem Sauerstoffmangel und in der Folge zum therapeutisch schwer zu beeinflussenden Hirnödem. Symptome sind zerebrale Krampfanfälle, Irritabilität, Somnolenz, Apathie, Apnoen und Erbrechen.

M *Geschüttelte Babies, die später klinisch deutlich auffällig sind (intensivpflichtig, Krampfanfälle, Folgeschäden) sind **immer** sofort im Moment des Schüttelns und auch für Laien erkennbar schwer krank – **es gibt also kein freies Intervall**.*

Die Mortalität beträgt 20–25 %, nahezu 90 % haben Folgeschäden, darunter befinden sich in über 60 % der Fälle meist ausgeprägte neurologische Störungen: Entwicklungsstörungen, Seh-, Hör- und Sprachausfälle, zerebrale Anfallsleiden, mentale Retardierungen, spastische Paresen. Morphologisch finden sich multizystische Enzephalopathien, Porenzephalien, Hirnatrophien und Mikrozephalien.

19.2.4 Sonstige Manifestationen

Kopf und Gesicht. Kopf und Gesicht sind häufig betroffen und gerade der Mund als Verkörperung des Schreiens oder von Fütterschwierigkeiten „beliebte" Zielscheibe von Gewaltakten. Meist finden sich äußere Hämatome, Lippenkontusionen oder Verletzungen der Ohren („Ohren lang ziehen"!). Typische zugefügte Fütterverletzungen sind: Verletzungen der Mundschleimhaut oder der Zunge, traumatische Perforationen des Gaumens oder des Pharynx, Verbrennungen der Mundhöhle durch Einführen heißer Flüssigkeiten oder Nahrung. Auch die Zähne sind durch direkte Gewalteinwirkung betroffen und weisen Frakturen, Dislokationen oder Ausrisse auf.
Bauchraum und Brustkorb. Verletzungen des Bauchraumes und Brustkorbes als Folge von Schlägen oder Tritten sind seltener, stellen jedoch die zweithäufigste Todesursache bei Misshandlungen dar. Sie werden oft spät vermutet und entdeckt. Dabei kommt es v. a. zu Hohlorganverletzungen, wie dem Hämatom der Duodenalwand, aber auch zu Verletzungen solider Organe.
Münchhausen-by-Proxy-Syndrom. Beim Münchhausen-by-Proxy-Syndrom (Münchhausen-Stellvertreter-Syndrom) erfinden oder produzieren zumeist Mütter Symptome, um sich über das Kind in ärztlich-medizinisches Umfeld zu begeben und schädigen ihre Kinder teilweise erheblich bis hin zur Tötung (10–15 % Sterblichkeit).

19.3 Sexueller Missbrauch

Über 90 % der Opfer weisen körperliche Normalbefunde auf, da viele der Taten zu keinen oder schnell heilenden Verletzungen führen. Selbst ausgeprägtere Verletzungen wie Hymenaleinrisse können mit entsprechendem Abstand komplett verheilen. Sehr selten präpubertär und gelegentlich bei Adoleszenten müssen bei akuter Vergewaltigung Befunde und Spuren gesichert werden. Dies erfordert spezielle kinder- und jugendgynäkologische und forensische Kenntnisse. In den meisten Fällen beruht die Diagnose allerdings auf der qualifiziert erhobenen Aussage der Kinder oder Jugendlichen.

19.4 Vernachlässigung und emotionale Misshandlung

Vernachlässigung und emotionale Misshandlung sind die häufigsten und demnach am meisten übersehenen, unterdiagnostizierten Misshandlungsformen (etwa 60 %). Dabei werden basale körperliche und seelische Bedürfnisse von Kindern nicht erfüllt:

- **Körperliche und medizinische Vernachlässigung:** Sie ist gekennzeichnet durch Mangel an physischer bzw. gesundheitlicher Fürsorge und Schutz vor Gefahren. Klassisch ist die qualitativ oder quantitativ fehlerhafte Ernährung mit Gedeihstörung.
- **Emotionale Vernachlässigung:** Hier kommt es zu inadäquater oder fehlender emotionaler Fürsorge, Zuwendung, Wertschätzung und Liebe sowie einem insuffizienten Beziehungsangebot.
- **Emotionale Misshandlung:** Sie bezeichnet eine aktiv feindselige, herabwürdigende, emotional kalte Erziehungshaltung, die sich in Geringschätzung, Abneigung, Schmähungen und verbaler Gewalt ausdrückt.

Die Diagnose ist schwierig, durch Verhaltens- und Interaktionsbeobachtung auf Station manchmal zu vermuten und erfordert kinderpsychologische und sozialpädiatrische Kompetenzen.

19.5 Intervention

Das wichtigste Ziel der Intervention ist der Schutz des Kindes vor weiterer Misshandlung. Meist wird versucht, durch Hilfe und Unterstützung der Familie die Probleme zu beheben, die zur Misshandlung geführt haben. Das ist Aufgabe des Jugendamtes und des Familiengerichtes, unterstützt durch Familienhilfefachkräfte. Hierfür sind genaue Informationen aus der Klinik oder Praxis wichtig. Bei sehr schweren Misshandlungen oder fehlender Einsicht der Eltern ist in einigen Fällen eine Trennung – vorübergehend oder dauerhaft – unumgänglich. Auch (straf-)rechtliche Überlegungen spielen eine Rolle, helfen allerdings in den seltensten Fällen, das Kind zu schützen. Eine primäre polizeiliche Anzeige ist nur ausnahmsweise sinnvoll. Um die erlittene Misshandlung zu bewältigen, können und sollen Therapie, Förderung, Rehabilitation in Anspruch genommen werden.

Die Intervention erfordert, „dran zu denken" und es sich vorstellen zu können. Weiterhin sind Fachkenntnisse über Misshandlungsverletzungen und vernünftige diagnostische Strategien zur Abgrenzung von Unfällen u. a. Erkrankungen wichtig.

M *Die Schweigepflicht stellt kein Hindernis für Kinderschutz dar – das gefährdete Kindeswohl wiegt schwerer und befugt Ärzte und Pflegende ihre Schweigepflicht zu brechen (§34, rechtfertigender Notstand).*

Kinderschutz funktioniert nur multiprofessionell, erfordert also Kooperationsfähigkeit und -bereitschaft mit Sozialberufen. Zur Sicherung des Kindesschutzes, Deeskalation der zugespitzten Situation und für gründliche Anamnese, Untersuchung und Diagnostik ist die stationäre Aufnahme fast immer indiziert.

Kinderschutzgruppe

Da eine mögliche Misshandlungsdiagnose zu erheblichen Verunsicherungen, Spannungen und emotionalen Belastungen der beteiligten Ärzte und Pflegenden führt, sollte jede Klinik, die Kinder behandelt, eine Kinderschutzgruppe einrichten. Dazu gehören Sozialarbeiter, Psychologen, Pflegekräfte und Ärzte. Die emotionale „Last" wird dabei auf mehrere Schultern verteilt und die Fälle können aus unterschiedlicher beruflicher Perspektive diskutiert werden. Das geschieht am sinnvollsten nach abgeschlossener Diagnostik in Form einer interdisziplinären Helferkonferenz, an der Oberarzt, Stationsarzt, betreuende Pflegekraft, Sozialarbeiter, Psychologin und ein Mitarbeiter des Jugendamtes teilnehmen.

Weiteres Vorgehen

Das Jugendamt wird immer beteiligt, aber erst nach Ankündigung und Begründung den Eltern gegenüber. In dem Gespräch werden den Eltern alle medizinischen Fakten und Vermutungen offen dargelegt. Die Misshandlung wird inhaltlich klar und unmissverständlich, aber nicht konfrontativ oder aggressiv benannt. Ziel ist, dass die Eltern die Verantwortung dafür übernehmen und in der Lage sind, Hilfsangebote anzunehmen.

Vor Entlassung müssen Weiterbetreuung und Unterstützung eindeutig geregelt sein. Darüber hinaus muss zum Schutz des Kindes eine strikte Kontrolle sichergestellt werden. Das erfolgt i. d. R. durch zunächst wöchentliche Untersuchungen beim niedergelassenen Kinderarzt. Bei fehlender Einsicht der Eltern wird durch Jugendamt bzw. Familiengericht das Sorgerecht entzogen und die Kinder in einer Pflegefamilie untergebracht.

19.6 Rolle der Pflege im Kinderschutz

Pflegekräfte spielen eine wichtige Rolle, da sie Informationen und Kenntnisse über das Kind beisteuern können, die Ärzten vorenthalten bleiben. Das ergibt sich aus dem deutlich engeren zeitlichen, aber auch emotionalen Kontakt zum Kind. Vertrauen entsteht bei den Aktivitäten des täglichen Lebens, die viel weniger förmlich und „offiziell" sind. Wichtig ist es, im Umgang mit den Kindern sich nicht von der eigenen Betroffenheit und seinen Emotionen leiten zu lassen. So kann ein möglichst objektives Bild der Gesamtsituation zusammengetragen werden.

Dokumentation

Ein Hauptaugenmerk liegt auf möglichst sachlicher und wertfreier Beobachtung und Dokumentation der Eltern-Kind-Interaktion und somit auf den elterlichen Fähigkeiten (Abb. 19.3):
- Welche Form, Häufigkeit und Intensität der Kommunikation findet zwischen Eltern und Kind und zwischen den Eltern selbst statt?
- Widmen sie die Zeit ihrem Kind, reden sie mit ihm oder sitzen sie schweigend daneben oder verlassen häufig die Station?
- Erkundigen sich Eltern beim Kind oder den Pflegekräften wie der Tag des Kindes war?
- Erkennen sie die Bedürfnisse ihres Kindes zeitnah und können sie diese ihren eigenen Wünschen voranstellen?
- Ist der Umgangston freundlich oder rüde? Wird Fäkalsprache benutzt? Gibt es verbale Aggressionen?
- Bekommen Eltern ihre Aggressionen unter Kontrolle?

Damit keine Beobachtungen, Aussagen und subjektive Eindrücke verloren gehen, müssen sie unbedingt im Sinne einer Beweisführung sehr genau dokumentiert werden. Aussagen sollten so wortgetreu wie nur möglich notiert werden. Beobachtungen und subjektive Eindrücke sind als solche klar zu kennzeichnen, dennoch aber wichtig für die Gesamtbeurteilung. Auch Telefonate mit Eltern, Angehörigen oder Kinderarzt müssen aufgeschrieben und mit Datum, Uhrzeit und Name versehen werden. Alle wichtigen Informationen sollten in einem separaten Ordner aufbewahrt werden, da Eltern ein Recht auf Kurvenansicht haben und somit die Pflegeberichte lesen könnten. Das ist zu Anfang einer Verdachtsklärung jedoch nicht sinnvoll.

Abb. 19.3 Pflegedokumentation bei Misshandlungsverdacht.

Wichtig:
- Trägt das Kind noch die gleiche Kleidung wie bei dem Übergriff?
- Wenn ja, diese in einem separaten Beutel aus Stoff oder Papier aufbewahren (kein Plastikbeutel, Luftabschluss kann DNA zerstören).
- Kind erst nach Rücksprache mit zuständigem Arzt waschen (alle Spuren gesichert?).

Dokumentation in separatem Ordner
- Pflegezustand (schmutzige Kleidung, dreckige Fingernägel usw.)
- vorhandene Hämatome (bisher unentdeckt, Farbe, Größe, Ort)
- Abklären, wer das Kind besuchen darf.
- Abklären, mit wem das Kind die Station verlassen darf.
- Wer kam wann und für wie lange zu Besuch?
- Wie war der Umgang zwischen Besucher und Kind?
- Freut sich das Kind auf den angekündigten Besuch oder wirkt es eher verschreckt?
- Wie ist das Verhalten des Kindes dem Pflegepersonal gegenüber (ängstlich, zurückhaltend, distanzlos)?
- Wie verhält sich das Kind gegenüber anderen Patienten?
- Wie formuliert das Kind diverse Tätigkeiten und Begriffe (z.B. Stuhlgang, Urin lassen, Scheide, Penis)?
- Wie beschreibt das Kind seine familiäre Situation/Schule/Freunde/Lebenslage?
- Wie äußert sich das Kind zu seinen Verletzungen oder anderem Grund des stationären Aufenthaltes?
- Wie verhält sich das Kind in Bezug auf das Schlafengehen?
- Wie schläft das Kind (weint, schläft unruhig)?
- Geniert sich das Kind (altersentsprechend)?
- Zeigt es nicht altersentsprechendes sexualisiertes Verhalten (wirkt es aufreizend, kokett)?
- Sind alle erforderlichen Vorsorgeuntersuchungen im gelben Untersuchungsheft wahrgenommen worden und wenn ja, wie oft wurde dafür der Arzt gewechselt?
- Absprachen mit dem Jugendamt beachten.

Gespräche mit den Eltern
Bei Gesprächen mit den Eltern ist es wichtig, die Sorge um das Kind nicht durch einen unbewusst aggressiven oder vorwurfsvollen Ton zum Ausdruck zu bringen. Misshandelnde Eltern sind zumeist Eltern-in-Not, oft mit eigener Gewalterfahrung als Kind. Sie spüren meist recht genau das Misstrauen des Personals. Ein professioneller Umgang beinhaltet, ein Interesse für die Eltern und ihre Probleme mit dem Kind zu entwickeln. Das bedeutet, Hinweise auf Überforderung zu registrieren und darauf einzugehen. Den Eltern positiv gegenüberzutreten und sie ernst zu nehmen heißt nicht, sie von ihrer Verantwortung freizusprechen. Es bedeutet aber auf lange Sicht, durch einen vertrauensvollen Ansatz, dem Kind besser helfen zu können.

19.7 Fazit

Misshandlungen, Vernachlässigung und Missbrauch werden häufig unterdiagnostiziert. Gerade in der Kindermedizin herrscht oft eine Art „Heile-Welt-Denken" vor. Vielen fällt es schwer, sich Misshandlung vorzustellen. Oft besteht eine große Angst vor Fehlern, dem Bruch der Schweigepflicht oder jemanden zu Unrecht zu verdächtigen. Das darf jedoch nicht dazu führen, misshandelte Kinder in ihrer Not allein zu lassen. Pflegekräfte haben hier eine fachliche Verantwortung und Fürsorgepflicht, was Mut und Selbstbewusstsein erfordert. Am ehesten können Pflegekräfte durch fachlich selbstbewusste Mitarbeit in einer Kinderschutzgruppe dazu beitragen, Kindern in Not zu helfen.

19.7.1 Literatur

Herrmann B, Dettmeyer R, Banaschak S, Thyen U. Kindesmisshandlung. Medizinische Diagnostik, Intervention und rechtliche Grundlagen. Heidelberg: Springer Medizin Verlag; 3. Auflage, 2016

Fachinformationen, Dokumentation, Kinderschutzgruppen Leitfaden, Fortbildung u. a. unter: http://www.kindesmisshandlung.de

TEIL IV

Organspezifische Erkrankungen

20 Kopf und Hals · 284
21 Augenheilkunde · 290
22 HNO-Erkrankungen · 303
23 Rumpf · 314
24 Herz und Gefäße · 323
25 Atmungssystem · 343
26 Immunsystem und Allergologie · 367
27 Verdauungssystem · 381
28 Niere und Harnwege · 431
29 Genitale · 451
30 Erkrankungen des Bewegungsapparats · 460
31 Kindliches Rheuma und Erkrankungen des Bindegewebes · 483
32 Nervensystem · 493
33 Endokrinologie und Stoffwechsel · 529
34 Haut · 562
35 Psychosomatik · 571

20 Kopf und Hals

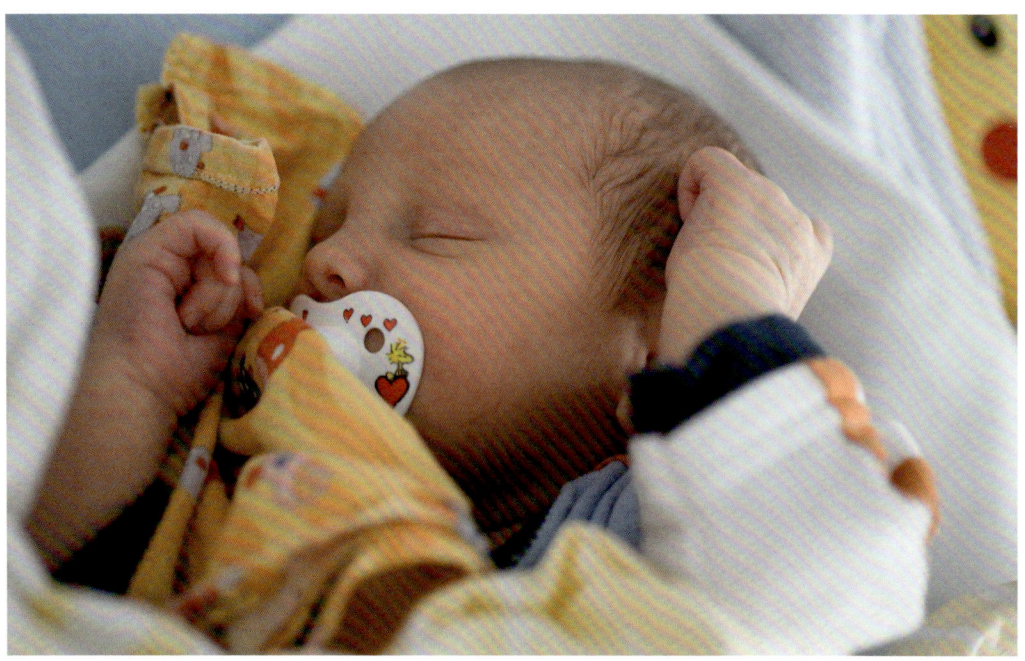

20.1	Kraniosynostosen • 284		20.3	Halszysten und Halsfisteln • 287
20.2	Lippen-Kiefer-Gaumenspalten • 286		20.4	Torticollis • 289

20.1 Kraniosynostosen

Definition und Ursache

Kraniosynostosen oder **Kraniostenosen** sind die Folgen eines vorzeitigen Verschlusses der Schädelnähte.

Die Ursache der vorzeitigen Verknöcherung ist unklar. Die Fehlbildung erscheint sporadisch, in einigen Fällen familiär. Die Häufigkeit beträgt geschätzt 1 von 2000 Lebendgeburten. Einige Fehlbildungssyndrome gehen mit frühzeitig verschlossenen Schädelnähten einher (Apert-Syndrom, Morbus Crouzon).

> **M** *Nur unverschlossene, flexible Nähte zwischen den knöchernen Schuppen des Schädels ermöglichen das relativ rasche Größenwachstum des Gehirns in den ersten Lebensjahren.*

Die Frontal- und die Sagittalnaht (Pfeilnaht) in der Mittellinie ermöglichen das Breitenwachstum des Kopfes und trennen jeweils die beiden Frontal-, Parietal- und Okzipitalschuppen in der Mittellinie. Die Koronarnähte (Kranznähte) trennen, beiderseits von oben nach unten verlaufend, jeweils die Frontal- von den Parietalschuppen. Die große Fontanelle stellt deren Kreuzungsstelle dar. Die kürzeren Lambdanähte trennen die Okzipital- von den Parietalschuppen. Deren „Kreuzung" mit der Mittellinie ist die kleine Fontanelle. Koronar- und Lambdanähte ermöglichen das Längenwachstum des Schädels (**Abb. 20.1**).

Symptome

Die Entwicklung des Gehirns ist bei den betroffenen Kindern normal, wenn nur eine Schädelnaht betroffen ist. Neurologische Symptome sind erst zu erwarten, wenn sich das Gehirn wachsend ausdehnt und durch mehrere vorzeitig verknöcherte Nähte daran gehindert

KRANIOSYNOSTOSEN

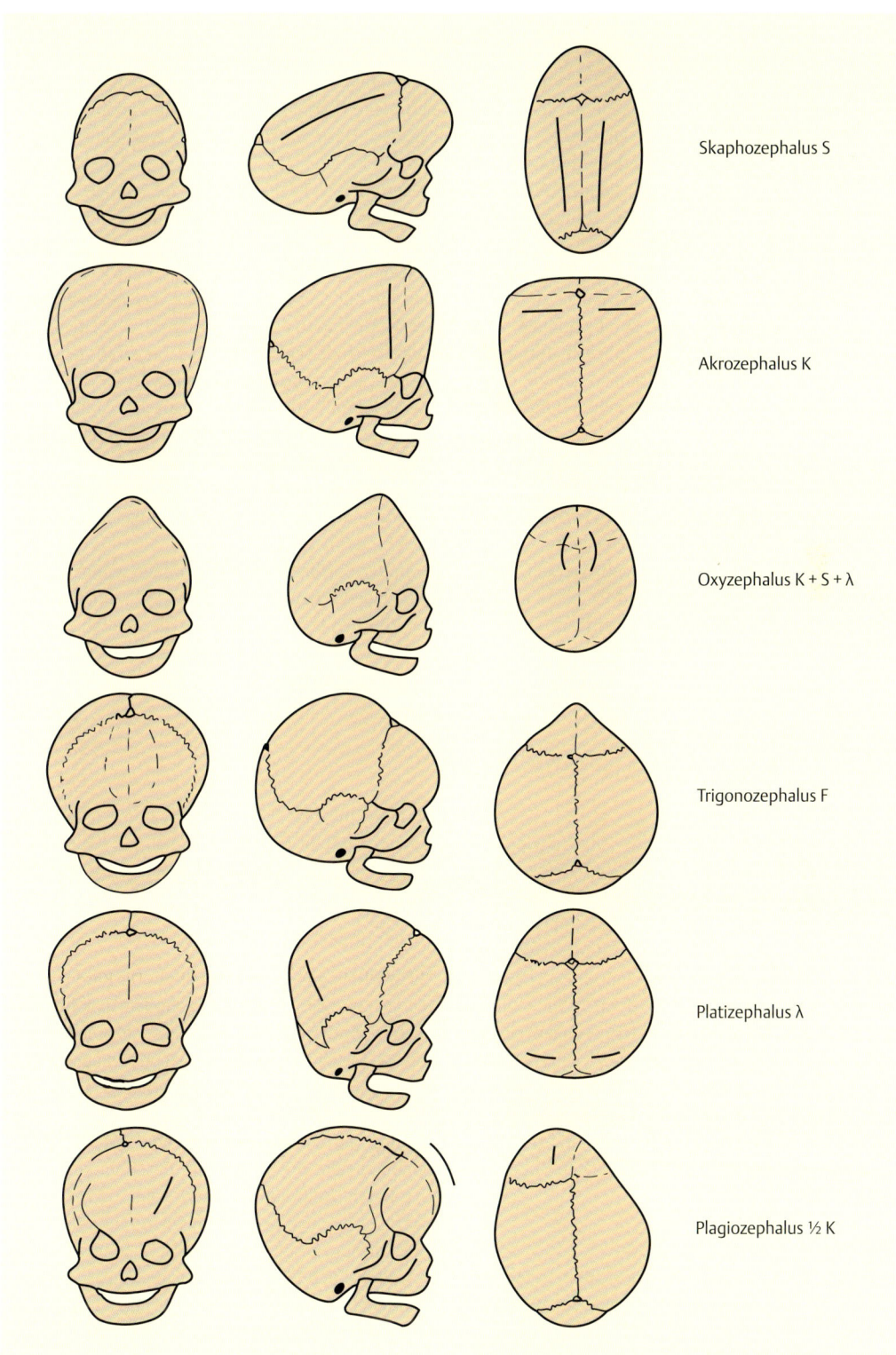

Abb. 20.1 Schädelkonfiguration bei wichtigen Typen der Kraniosynostosen. Die Pfeile markieren das kompensatorische Wachstum (S = Synostose der Sagittalnaht, C = Synostose der Coronarnaht, λ = Syonostose der Lambdanaht, F = Synostose der Frontalnaht).

wird. Aufgrund des „Platzmangels" im Innenraum des Schädels kann es dann langsam zu einer verminderten Hirnzirkulation, zu gesteigertem Hirndruck und zu lokalen Druckschädigungen kommen, je nachdem welche Naht oder Nähte frühzeitig verknöchern.

Aufgrund der oft zusätzlich veränderten Gesichtsschädelknochen (Orbita, Maxilla) können Augenstörungen und sogar Atemstörungen resultieren. Die Verknöcherung der Sagittalnaht führt zu einem Langschädel (Dolichozephalus) oder einem Kahnschädel (Skaphozephalus), die der Koronarnähte zu einem Kurzschädel (Brachyzephalus). Kombinationen oder einseitige Verknöcherungen sind möglich (Turmschädel, Kleeblattschädel u.a.). Die Namensgebung ist etwas verwirrend, da es z.T. für dieselbe Fehlform verschiedene Bezeichnungen gibt.

Diagnose

Palpatorisch lässt sich sehr oft ein knöcherner Wulst im Verlauf der betroffenen Naht nachweisen.

Röntgenaufnahmen des Schädels werden durch Schichtbildverfahren wie MRT und CT heute auch in 3-dimensionaler Projektionstechnik ergänzt.

Therapie

Die einzige mögliche Therapie ist chirurgisch. Wenn die Diagnose eindeutig ist, wird im Säuglingsalter die betroffene Naht als breiter Streifen durch Osteotomie reseziert. Dazu müssen Haut und Weichteile komplett von den Kalotten abgelöst werden. Sind mehrere Nähte betroffen, erfolgt eine sehr aufwendige operative Korrektur durch mehrere Osteotomien im Bereich des Gesichtsschädels, der Frontal- und der Parietalschuppe (fronto-orbitales Advancement). Nach 2–3 Monaten sind die Knochendefekte wieder verschlossen. Je früher die Operation durchgeführt wird, desto mehr kann die bestehende Fehlform durch das noch ausgeprägtere Kopfwachstum korrigiert werden.

Als Komplikation ist ein relativ hoher Blutverlust aufgrund der stark durchbluteten Haut und Weichteile des Kopfes und dem weit eröffneten Knochen zu nennen. Außerdem besteht aufgrund der großflächigen Wunde eine wesentliche Infektionsgefahr, natürlich auch für das Gehirn.

In der Nachbehandlung verordnen manche Operateure einen Schaumstoffhelm für 1–2 Monate, um die von Knochen befreiten Bereiche mechanisch zu schützen. Das nimmt vielen Eltern die Unsicherheit beim Umgang mit ihrem Kind.

20.2 Lippen-Kiefer-Gaumenspalten

Definition und Ursache

Spaltbildungen von (Ober-)Lippe, (Ober-)Kiefer und Gaumen (allein oder in Kombination) treten relativ häufig als angeborene Fehlbildungen des Kopf-Hals-Bereiches auf (1:500). **Lippen-Kiefer-Gaumenspalten** (LKG-Spalten) können isoliert und mit bisher unklarer Ursache vorkommen oder aber Teil eines Syndroms sein (Pierre-Robin-Syndrom). Auch in Zusammenhang mit bekannten Chromosomenveränderungen gibt es Spaltbildungen. Somit liegt, wie bei vielen anderen komplexen Fehlbildungen, vermutlich ein Zusammenspiel von genetischen und äußeren Störungen vor. Die Spaltbildungen können ein- oder beidseitig sein. Eine pränatale Diagnose durch hochauflösenden Ultraschall ist möglich.

Formen und Folgen

Lippenspalten und Lippen-Kiefer-Spalten treten fast immer links oder rechts (oder beidseits) der Mittellinie auf, die Gaumenspalte liegt mittig (**Abb. 20.2**).

Postpartal besteht bei Beteiligung des Kiefers oder Gaumens zunächst das Problem der fehlenden Trennung zwischen Luft- und Speiseweg im Mund. Daraus resultiert eine große Aspirationsgefahr. Ein Sogaufbau ist nicht möglich. Eine Lippenspalte erschwert das Trinken zusätzlich. Später kommen bei Kieferbeteiligung erhebliche Zahnfehlstellungen hinzu. Die Gaumenproblematik führt zu einer auffällig näselnden Sprache.

Therapie

Die Therapie der LKG-Spalten erfordert in hohem Maße ein interdisziplinäres Team aus Pädiatern, Pflegekräften, Kieferchirurgen und -orthopäden, plastischen Chirurgen, Sprachtherapeuten, Psychologen u.a.

Bei der Primärversorgung steht die Sicherung der Atmung im Vordergrund, besonders wenn weitere Fehlbildungen wie Hypoplasie des Unterkiefers (Pierre-Robin-Syndrom) vorliegen. Aspirationen bei der Nahrungszufuhr müssen vermieden und eine an das Kind angepasste Ernährungsweise gefunden werden. Das wird durch die möglichst frühe Anpassung einer Gaumenplatte durch den Kieferchirurgen erreicht. Für die Flaschenfütterung stehen spezielle Sauger zur Verfügung.

Die chirurgische Therapie wird für jedes Kind individuell geplant. Der Verschluss der Lippenspalte erfolgt meist im 3., der des Kiefers und Gaumens im

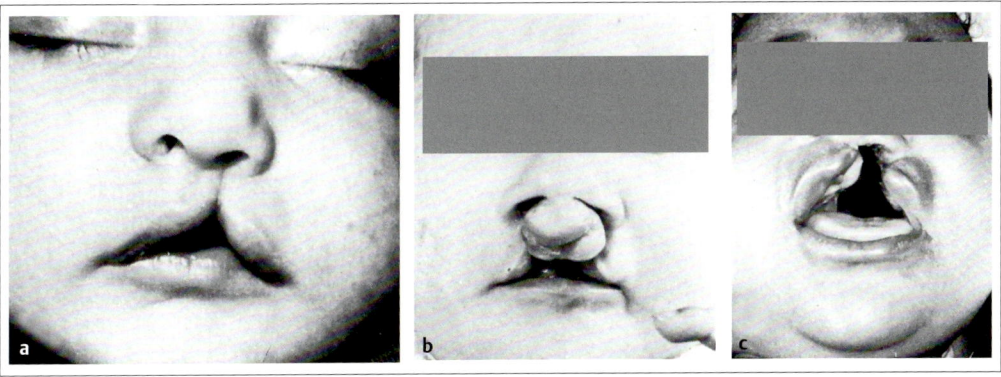

Abb. 20.2 Spaltbildungen. a Einseitige Lippenspalte, b beidseitige Lippenspalte, c einseitige Lippen-Kiefer-Gaumenspalte.

9.–12. Lebensmonat. Durch den offenen Gaumen sind die Kinder besonders anfällig für Entzündungen der Ohren, sodass vielfach „Paukenröhrchen" zur Drainage des Innenohres angelegt werden. Weitere chirurgische Maßnahmen sowie die kieferorthopädische Behandlung erstrecken sich bis in das Pubertätsalter und werden z. B. von Sprachtherapien begleitet.

20.3 Halszysten und Halsfisteln

Definition und Ursache

Die Entwicklung der Strukturen und Organe des menschlichen Halses, aber auch des unteren Gesichts, des Gaumens und Rachenraums bis hin zum oberen Ösophagus ähnelt in der frühen Embryonalphase den ersten Entwicklungsstufen von Fischen. So findet man in der frühen Entwicklungsphase im späteren Hals- und Unterkieferbereich sog. **Kiemen- und Schlundbögen** (Abb. 20.3) aus denen sich Unter- und Oberkiefer, Zunge aber auch Gefäße und Muskulatur des Rachens sowie des Halses entwickeln.

Aus dem Boden eines dieser Schlundbögen entwickelt sich, wie eine Knospe aussprießend, die Schilddrüse (Abb. 20.4). Sie zieht bei der weiteren Entwicklung ventral vor dem Zungenbein und dem Kehlkopf nach unten und hinterlässt auf diesem Wege den Ductus thyreoglossus. Dieser verschließt sich (obliteriert) normalerweise bereits bis zur 8. Woche. Dennoch kann

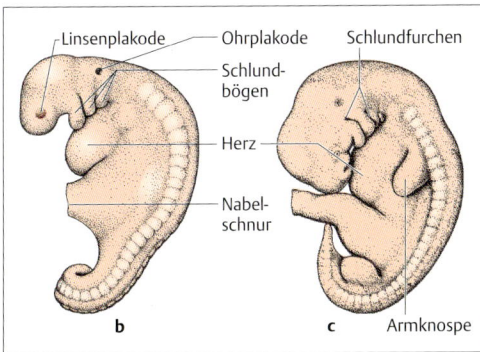

Abb. 20.3 Kiemenbögen und -taschen beim menschlichen Embryo. a 28 Tage, b 5 Wochen alt.

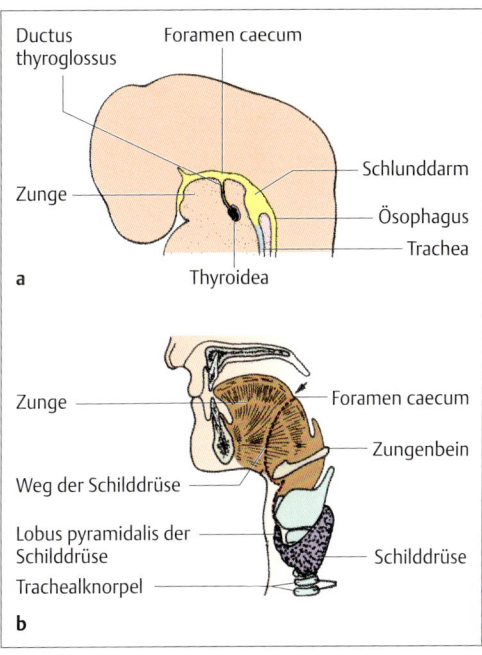

Abb. 20.4 Entwicklung und Wanderung der Schilddrüse (Thyreoidea). a Schilddrüsendivertikel an der Basis der Zungenanlage, b definitive Lage der Schilddrüse und Darstellung des Abstiegswegs (gestrichelt), in dessen Verlauf sich die mediane Halszyste bilden kann.

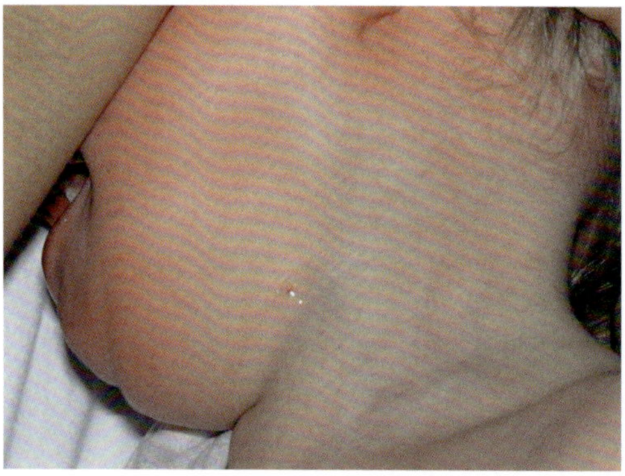

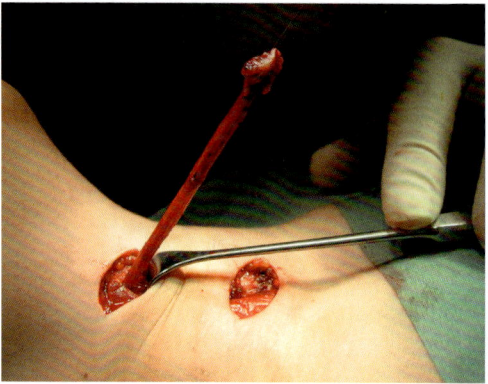

Abb. 20.5 Laterale Halsfistel mit Sekretfluss.

der Kanal vom Zungengrund (Foramen caecum) bis zur Schilddrüse offen bleiben und zystische Auftreibungen ausbilden. Die stets in der Mittellinie gelegene **mediane Halszyste** kann sich entzünden und – im Falle einer entzündlichen Perforation – einen Fistelgang zur Haut ausbilden (**mediane Halsfistel**).

Zwischen Kiemenbögen und Schlundtaschen gibt es Gänge, die, sofern sie sich nicht spontan verschließen, ebenfalls Fisteln ausbilden können. So findet sich zwischen Rachenmandel und seitlicher Haut gelegentlich ein Überrest des Sinus cervicalis, der als **laterale Halsfistel** imponiert (**Abb. 20.5**). Der Gang kann durch ständige Sekretion, aber auch durch eine Infektion Krankheitswert haben. **Laterale Halszysten** bilden sich, wenn nur Teile des Ganges offen bleiben und es innerhalb dieser Abschnitte zu Sekretansammlungen kommt.

Therapie

Alle Strukturen werden operativ entfernt (**Abb. 20.6**), wobei auf das vollständige Entfernen des Gangsystems zu achten ist, da es sonst zu Rezidiven kommt. Bei der medianen Halszyste wird der mittlere Anteil des Zungenbeines abgetrennt und mit entfernt, da die Fistel durch den Knochen zieht.

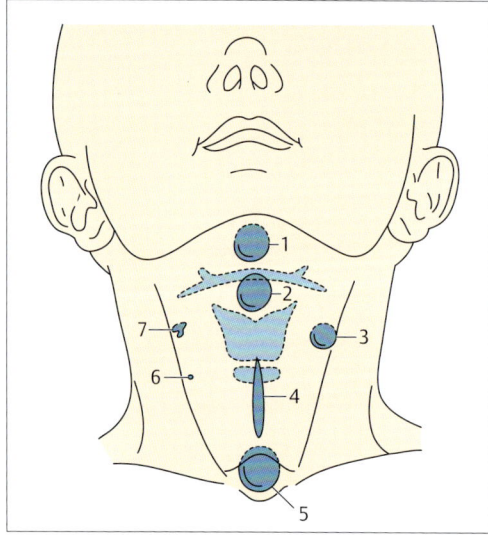

Abb. 20.6 **Resektion einer lateralen Halsfistel mit Etappenschnitten.** Die Fistel mündete ursprünglich im Bereich des rechten Hautschnitts und wurde zur weiteren Präparation unter der Hautbrücke hindurch zum 2. Schnitt durchgezogen.

20.3.1 Weitere angeborene Anomalien im Kopf-Halsbereich

Weitere angeborene Anomalien im Kopf-Hals-Bereich sind **Kiemenbogen- und -taschenreste** (z. B. Knorpel oder Zysten vor dem Ohr oder am Mundboden, blind endende Hautgrübchen) oder oberflächliche **mediane Halsspalten**.

Letztere entstehen vermutlich in der frühen Phase der starken Beugung des embryonalen Kopfteiles und dessen Berührung und Verwachsung mit dem Herzbuckel (**Abb. 20.7**).

Abb. 20.7 **Wichtigste Fehlbildungen der Halsregion.** Mundbodenzyste (1), mediane Halszyste (2), laterale Halszyste (3), mediane Halsspalte (4), Thymuszyste (5), laterale Halsfistel (6), knorpeliger Kiemenbogenrest (7).

20.4 Torticollis

Definition und Ursache

Beim **Schiefhals** (**Torticollis**) des Neugeborenen oder jüngeren Säuglings fällt neben der typischen Seitwärtsneigung des Kopfes eine derbe Schwellung an der betroffenen Halsseite auf. Sie entspricht einer olivenförmigen Verdickung des Sternocleidomastoideus-Muskels.

Bildet sich das Symptom nach bis zu 6 Monaten nicht zurück, kann es zu einer Fixierung des Schiefhalses mit zusätzlichen Problemen kommen: Durch die lang anhaltende Fehlstellung des Kopfes verzögert sich die Entwicklung des Gesichtes, eine Gesichtsasymmetrie. In späteren Stadien können dann eine Skoliose der Halswirbelsäule und ausgleichende Gegenkrümmungen der Brustwirbelsäule entstehen.

Untersucht man die veränderten Muskelareale histologisch, findet sich ein Nebeneinader von Fibrose („fibromatosis colli") und Atrophie der Muskulatur sowie Infiltrate und Ödeme. Der Schiefhals wird häufig nach problematischen Entbindungen (Steißlage, schwierige Kopfentwicklung) gefunden, sodass die Vermutung einer geburtstraumatischen Verletzung nahe liegt. Andererseits wird angenommen, dass die Veränderungen auch der Grund für die problematische Geburt sein könnten. Eine genaue Klärung der Ursache wurde bisher nicht erreicht.

Therapie

Bei 80–95 % der Kinder ist eine Physiotherapie erfolgreich. Dabei wird die Halsmuskulatur entgegen der Verkürzung passiv gedehnt. Die Eltern werden angeleitet, die Übungen im häuslichen Rahmen täglich fortzusetzen. Alle Spontanbewegungen (z.B. beim Füttern) sollten so geführt werden, dass das Kind gegen den Muskelzug „arbeiten" muss.

In seltenen Fällen ist die Behandlung nicht ausreichend und die Fehlstellung fixiert sich über das Säuglingsalter hinaus. Dann ist eine chirurgische Therapie angezeigt: Über einen Halsschnitt wird der Muskel in seinem unteren Drittel durchtrennt und ein kurzes Segment aus dem Muskel entfernt. Anschließend kann kurzzeitiges Ruhigstellen und Aufrichten durch eine Halskrause oder einen Minervagips (s. S. 247) sinnvoll sein. Im Anschluss erfolgt intensives krankengymnastisches Training. Gesichtsasymmetrien können sich im Verlauf wieder zurückbilden.

21 Augenheilkunde

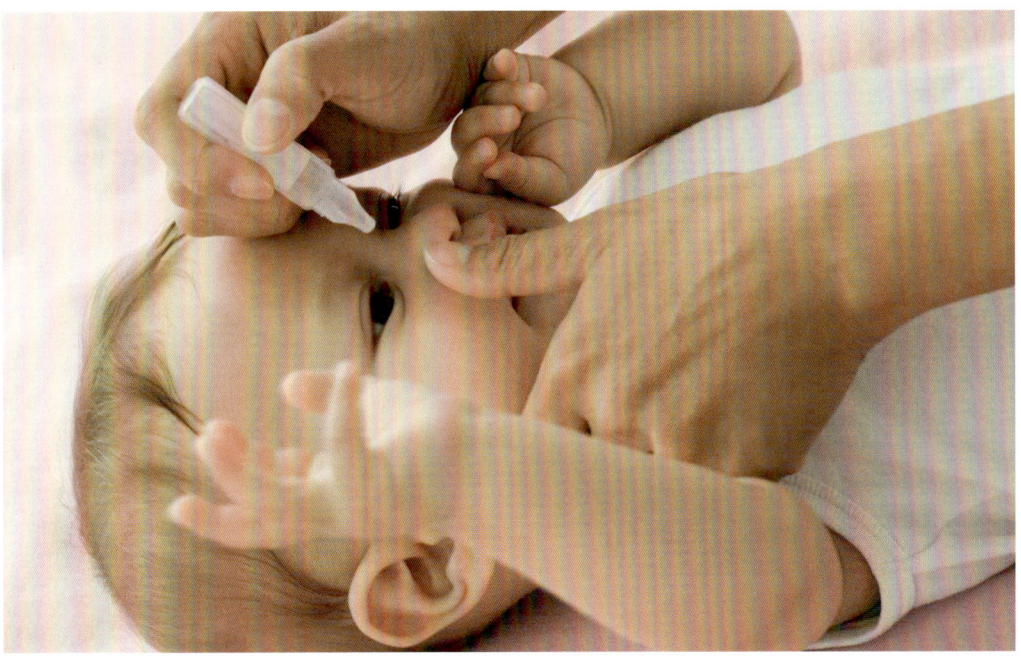

21.1	Allgemeine Grundlagen ▪ 290		21.7	Erkrankungen der Linse und des Glaskörpers ▪ 297
21.2	Refraktion ▪ 293		21.8	Kongenitales Glaukom ▪ 298
21.3	Angeborene Fehlbildungen ▪ 294		21.9	Tumoren ▪ 299
21.4	Infektionen ▪ 294		21.10	Netzhauterkrankungen ▪ 299
21.5	Erkrankungen der Orbita und Tränenwege ▪ 295		21.11	Uveitis ▪ 301
21.6	Ptosis ▪ 297		21.12	Strabismus (Schielen) ▪ 301
			21.13	Nystagmus ▪ 302

21.1 Allgemeine Grundlagen

21.1.1 Aufbau des Auges

Die Anatomie des Auges zeigt **Abb. 21.1**. Der Augapfel (Bulbus) besteht aus drei Hautschichten. Die äußere Haut – Faserhaut (Tunica fibrosa) – wird unterteilt in Lederhaut (Sklera) und Hornhaut (Cornea). Aderhaut (Chorioidea), Ziliarkörper (Corpus ciliare) und Regenbogenhaut (Iris) bilden die mittlere Haut (Uvea). Die Netzhaut (Retina) ist die innere Haut. Die Sklera ist eine Sehnenhaut und damit die festeste Haut des menschlichen Körpers. Sie gibt dem Auge seine Form und schützt es.

Die Hornhaut liegt der Lederhaut „uhrglasförmig" auf und ist mit ihr verwachsen. Sie ist durchsichtig und außerordentlich berührungsempfindlich (Schutzmaßnahme) und macht ca. 75 % des Gesamtbrechwertes des Auges aus. Sie hat mit der Linse die Aufgabe, ein scharfes Bild auf der Netzhaut zu erzeugen. Die Aderhaut ist der blutreichste Teil des Auges. Mit zahlreichen Arterien und Venen durchzogen versorgt sie andere Schichten mit Nährstoffen.

Der Ziliarkörper ist ein ringförmiger, elastischer Körper. In den Furchen an der Oberfläche sind zahlreiche Drüsen, die das Kammerwasser erzeugen und absondern. Im Ziliarkörper befindet sich der ringförmige

ALLGEMEINE GRUNDLAGEN

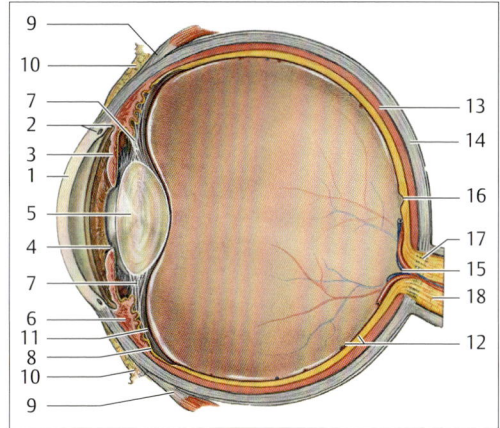

Abb. 21.1 Anatomie des Auges. Hornhaut (1), Kammerwinkel mit Schlemm-Kanal (2), Regenbogenhaut (Iris) mit radiären und zirkulären Muskelfasern (3), Pupille (4), Linse (5), Ziliarkörper (Corpus ciliare) mit dem M. ciliaris (6), Zonulafasern (Aufhängeapparat der Linse, 7), Pars plana der Netzhaut (8), Augenmuskelansätze (9), Bindehaut (Konjunktiva, 10), Glaskörpergrenzmembran (11), Netzhaut (Retina) mit ihren Gefäßen (12), Aderhaut (Chorioidea, 13), Lederhaut (Sklera, 14), A. und V. centralis retinae (15), Makula (16), Siebplatte (Lamina cribrosa 17), Sehnerv (Fasciculus opticus, 18).

21.1.2 Physiologie des Sehens

Beim Sehvorgang dringt Licht durch die Hornhaut ein, gelangt zur Linse und wird gebündelt. Das dort entstandene Bild wird auf der Netzhaut abgebildet. Über den Sehnerv werden die Bildinformationen der Netzhaut an das Gehirn weitergeleitet. Sie hat etwa 127 Mio. Rezeptoren. Der Sehnerv verbindet die Sinneszellen des Augapfels mit dem Gehirn, sodass der Mensch ein Bild wahrnimmt.

21.1.3 Ophthalmologische und orthoptische Diagnostik bei Kindern

Augenärztliche Untersuchung
Zur Beurteilung des Organbefundes ist es erforderlich, den vorderen und hinteren Augenabschnitt durch den Augenarzt zu untersuchen. Auch das Prüfen der Pupillomotorik und Messen der Refraktion ist wichtiger Bestandteil der augenärztlichen Untersuchung. Sie wird bei Kindern i.d.R. durch eine orthoptische Mitbeurteilung ergänzt.

Beurteilung des Sehverhaltens bei Säuglingen und Kleinkindern
Vom 1.–3. Lebensmonat beobachtet der Untersucher die visuellen Funktionen der Kinder, z.B. Fixation und Verfolgung von Lichtquellen, Spielzeugen, Reaktion auf Gesichter (soziales Lächeln). Zwischen dem 4.–36. Lebensmonat gelingt meist die Einschätzung des Sehvermögens mit Tests für „Preferential looking" in 50 cm bis 1 m Abstand. Die Prüfung erfolgt bei jedem Auge einzeln. Bei einseitiger Amblyopie zeigt das Kleinkind oft sofort ein ausgeprägtes Abwehrverhalten, wenn das besser sehende Auge abgedeckt wird (**Abb. 21.2**).

Akkommodationsmuskel. Die Augenlinse ist eine klare faserige Substanz, die keine Nerven und Blutgefäße enthält. Sie ist für ca. 25 % der Brechkraft des Auges verantwortlich. Der Glaskörper ist eine gallertartige Substanz (98 % Wasser), die von einer dünnen Hülle umschlossen wird. Er ist nerven- und blutgefäßlos.

Die Netzhaut ist ein glasklares Häutchen. Sie besteht hauptsächlich aus den Rezeptoren – den Zapfen und Stäbchen. Zapfen und Stäbchen wandeln das Licht in Nervenreize um. Mit den Zapfen sehen wir Farben, sie sind weniger lichtempfindlich. Mit den Stäbchen sehen wir Hell-Dunkel. Bei geringem Licht sehen wir mit ihnen farblos und undeutlich. Am hinteren Augenpol befinden sich in einer Vertiefung die meisten Zapfen, die Fovea centralis, die die Stelle des schärfsten Sehens bezeichnet. Um die Fovea centralis ist eine gelb gefärbte Zone, die Makula. Sie enthält neben zahlreichen Zapfen auch schon mehrere Stäbchen. Zum Rande der Netzhaut hin nimmt die Zahl der Zapfen ab und die der Stäbchen zu.

Die Sehnervenfasern verlassen 4 mm neben der Netzhautgrube, zum Sehnerven gebunden (Papille), das Auge durch die Siebplatte (Lamina cribrosa). Dort sind keine Zapfen und Stäbchen, daher die Bezeichnung „blinder Fleck".

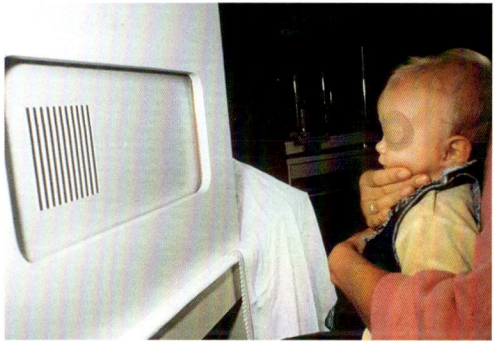

Abb. 21.2 Preferential looking. Die Teller-Acuity-Card steht in einem Schaukasten. Der Untersucher sitzt dahinter. Auf die Weise kann er feststellen welche Hälfte das Kind fixiert. Bevorzugt es die gestreifte Seite so fixiert es gut.

Visus und Sehschärfe

Ab einem Alter von 2,5 Jahren kann i.d.R. die Sehschärfe mit (genormten) Sehprobentafeln in 3–5m Abstand getestet werden. Die Sehschärfenprüfung ist neben dem Alter von Kooperation und kognitivem Entwicklungsstand der Kinder abhängig.

Refraktionsbestimmung

Zwischen Säuglings- und Grundschulalter ist die objektive Bestimmung der Ametropie (Fehlsichtigkeit) nach Gabe von Atropin- oder Zyklopentolataugentropfen durch Skiaskopie (Schattenprobe) oder Autorefraktometrie (automatische Brechkraftmessung) das Mittel der Wahl. Bei älteren Kindern und Jugendlichen kann auch durch Vorhalten verschiedener Glaskombinationen bis zum Erreichen der maximalen Sehschärfe eine subjektive Brillenbestimmung erfolgen. Liegt ein Refraktionsfehler vor, wird eine Brille verordnet.

Binokularsehen

Ab dem 3. Lebensmonat ist bei normaler Sehentwicklung räumliches Sehen nachweisbar.

Augenstellung

Die Augenstellung kann mittels Hornhautreflexe oder Abdecktest ermittelt werden.

Hornhautreflexe. Fixiert das Kind eine Lichtquelle, wird diese von der Hornhaut reflektiert. Beim nichtschielenden Kind fallen die Hornhautreflexbilder beidseits auf die Hornhautmitte (**Abb. 21.3**). Wird das Hornhautreflexbild nicht symmetrisch auf beiden Augen abgebildet, sondern ist auf einem Auge verschoben, besteht ein Strabismus.

Abdecktest. Das Kind fixiert eine Lichtquelle oder ein anderes Objekt. Dabei werden die Augen vom Untersucher einseitig oder wechselseitig abgedeckt und beim jeweils freien Auge beobachtet, ob Einstellbewegungen zu sehen sind (**Abb. 21.4**). Durch den Abdecktest gelingt die Unterscheidung zwischen manifestem und latentem Strabismus. Die genaue Messung der Schielwinkelgröße erfolgt mit Prismen.

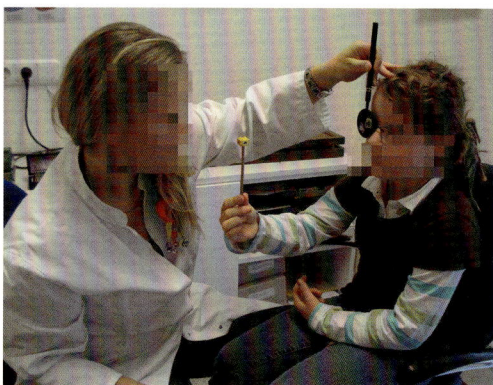

Abb. 21.4 Abdecktest. Während das Kind ein Objekt fixiert, beobachtet der Untersucher das jeweils freie Auge.

Augenbeweglichkeit (Motilität)

Bei, soweit möglich, ruhiger und gerader Kopfhaltung lässt man das Kind in die verschieden Blickrichtungen schauen und achtet auf Bewegungsdefizite einer oder beider Augen.

21.1.4 Amblyopie

Amblyopie ist die Schwachsichtigkeit eines oder beider Augen. Sie tritt häufig bei Schielerkrankungen, angeborenen und im frühen Kindesalter erworbenen organischen Augenschädigungen oder höheren Refraktionsfehlern auf. Behandelt wird die Amblyopie durch Verordnung der optimalen Brille und meist für mehrere Stunden tägliches Abkleben eines Auges (Okklusionstherapie).

21.1.5 Sehbehinderungen, Blindheit und visuelle Frühförderung

Kinder mit kongenitaler oder früh erworbener Sehbehinderung und Blindheit profitieren erheblich von der Früherkennung des visuellen Defizits, da durch den Augenarzt eine visuelle Förderung eingeleitet werden kann. Hierbei werden durch Blinden- und Sehbehindertenpädagogen das verbliebene Sehvermögen sowie andere Sinnesfunktionen (Hör- und Tastsinn) geschult, sodass weitere entscheidende Schritte, z.B. in der kognitiven und motorischen Entwicklung, schneller oder überhaupt erreicht werden können. Daher ist eine kurzfristige augenärztliche Konsultation notwendig, wenn beim Kind Folgendes auffällt:

- okulodigitales Zeichen (die Kinder stochern oder reiben an ihren Augen, vermutlich werden durch die mechanische Reizung Phosphene freigesetzt

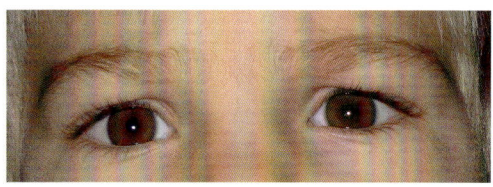

Abb. 21.3 Hornhautreflexbild. Die fixierte Lichtquelle wird von der Hornhaut reflektiert.

und visuelle Wahrnehmungen, wie Lichtblitze, erzeugt)
- kein oder sehr verzögertes Fixieren bzw. Verfolgen der Augen (z. B. Lichtquellen, Gesichter, kein soziales Lächeln)
- augenscheinlich auffälliger Organbefund, z. B. Leukokorie (weißlich verfärbte Pupille), Nystagmus, Iriskolobom, keine oder träge Pupillenlichtreaktion, unterschiedlich große Pupillen (Anisokorie), sehr kleine oder große Augen

Mit der Einschulung in eine Blinden- und Sehbehindertenschule oder als Integrativkind in eine reguläre Grundschule endet die Frühförderung. In den Einrichtungen werden u. a. der Umgang mit vergrößernden Sehhilfen (z. B. Lupen, Fernrohrbrillen, Bildschirmlesegeräte) oder die Brailleschrift (Blindenschrift) erlernt, um am Unterricht teilzunehmen.

21.2 Refraktion

Definition

Unter **Refraktion** versteht man das Verhältnis der Brechkraft der brechenden Medien (Linse und Hornhaut) zur Achsenlänge des Bulbus. Differenziert wird zwischen Emmetropie (Normalsichtigkeit) und Ametropie (Fehlsichtigkeit).

Bei **Emmetropie** (Rechtsichtigkeit) ist das Verhältnis zwischen Achsenlänge des Auges und Brechkraft von Hornhaut und Linse ausgeglichen, der Brennpunkt der einfallenden Strahlen liegt auf der Netzhaut (**Abb. 21.5**).

Eine **Ametropie** (Fehlsichtigkeit) liegt bei einem Missverhältnis zwischen Achsenlänge des Auges und Brechkraft der brechenden Medien vor. Dadurch können Symptome wie Verschwommen- oder Verzerrtsehen, asthenopische Beschwerden (z. B. Augenbrennen, Cephalgien) oder Strabismus entstehen. Man unterscheidet zwischen Hyperopie, Myopie und Astigmatismus. Die Brechkraft eines optischen Systems wird international in Dioptrien (dpt) angegeben und nach den Gesetzen der geometrischen Optik berechnet.

Hyperopie (Weitsichtigkeit)

Bei Hyperopie haben die parallel einfallenden Lichtstrahlen ihren Brennpunkt erst hinter der Netzhaut. Damit der Brennpunkt direkt auf die Netzhaut fallen kann, wird die Hyperopie durch Plusgläser (Sammellinsen) ausgeglichen.

Myopie (Kurzsichtigkeit)

Im Gegensatz zur Hyperopie befindet sich bei der Myopie der Brennpunkt der parallel einfallenden Lichtstrahlen vor der Netzhaut. Die Korrektur der Myopie erfolgt durch Minusgläser (Zerstreuungslinsen).

Astigmatismus (Stabsichtigkeit)

Beim Astigmatismus besteht eine Krümmungsanomalie hauptsächlich der Hornhaut. Dadurch werden parallel einfallende Lichtstrahlen nicht zu einen Punkt vereinigt, sondern zu einer Brennlinie auseinander gezogen. Das Ziel der Astigmatismuskorrektur ist es, die Brennlinie zu einem Brennpunkt auf der Netzhaut zusammenzubringen. Hierbei werden Zylindergläser (torische Linsen) verwendet, da diese die Lichtstrahlen nur in einer Ebene brechen.

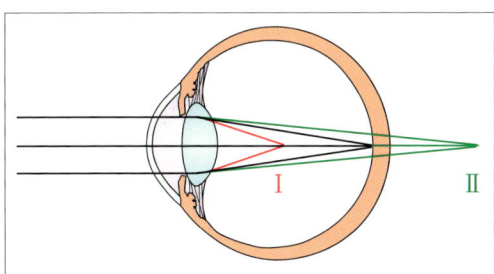

Abb. 21.5 Brennpunkte bei Emmetropie und Ametropie. Bei Emmetropie vereinigen sich parallele Strahlen aus dem Unendlichen (schwarze Linien) in einem Brennpunkt auf der Netzhaut. Bei Myopie liegt dieser Brennpunkt (I) vor der Netzhaut (rote Linien), bei Hyperopie (II) hinter der Netzhaut (grüne Linien).

21.3 Angeborene Fehlbildungen

Fehlbildungen am Auge sind zahlreich, im folgenden beschränkt sich die Darstellung auf die wichtigsten Fehlbildungen.

21.3.1 Kolobome

Definition

Kolobome sind Fusionsdefekte. Beim inkompletten Verschluss der Augenbecherspalte in der Embryonalentwicklung entsteht ein Uveakolobom, das die Iris bzw. die Aderhaut betrifft (**Abb. 21.6**). Es gibt aber auch reine Lidkolobome. Kolobome können isoliert oder im Rahmen anderer Missbildungssyndrome auftreten.

Uveakolobom

Während Defekte der Iris sich meist als „Schlüssellochpupille" zeigen, findet man beim Uveakolobom meist einen weißlichen Bezirk unterhalb der Papille durch das Fehlen der Aderhaut in diesem Bereich. Ist die Stelle des schärfsten Sehens (Makula) nicht betroffen, kann sich die Sehschärfe normal entwickeln.

Lidkolobom

Der Defekt im Lidrandbereich kann besonders zu Schäden der Hornhaut führen, sog. Expositionskeratitis.

21.3.2 Mikrophthalmus und Anophthalmus

Definition

Bei **Mikrophthalmus** und **Anophthalmus** handelt es sich um seltene Missbildungen. Beim Mikrophthalmus liegt ein verkleinerter Augapfel vor, beim Anophthalmus fehlt der Augapfel ganz.

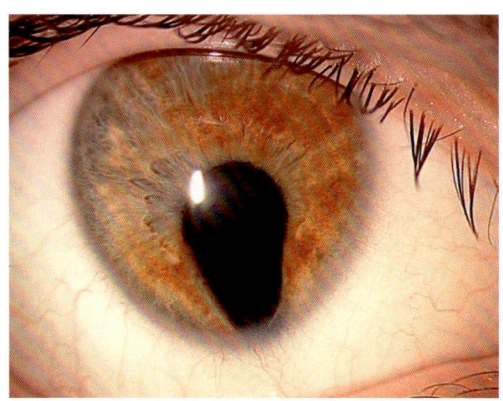

Abb. 21.6 Iriskolobom.

21.4 Infektionen

21.4.1 Kongenitale Infektionen

Toxoplasmose

Es handelt sich um eine Infektionskrankheit durch den Erreger Toxoplasma gondii, der meist im 1. Trimenon von der frisch infizierten (meist asymptomatischen) Mutter auf den Fetus übertragen wird. Ursachen sind Kontakt mit Katzen und infizierte Nahrungsmittel (z. B. Genuss von rohem Fleisch). Symptomatisch sind chorioretinale Narben, eine Katarakt, selten ein Mikroophthalmus.

> **M** Bei Kindern mit V. a. kongenitale Toxoplasmose ist eine konsiliarische ophthalmologische Untersuchung erforderlich (**Abb. 21.7**).

Röteln

Eine Infektion mit Röteln, v. a. im 1. Trimenon, kann zu Katarakt, Glaukom, Mikrophthalmus sowie zu einem sog. „Pfeffer-und-Salz"-Fundus (Bereiche am Augenhintergrund mit sich abwechselnden Hyper- und Hypopigmentierungen) führen.

Andere kongenitale Infektionskrankheiten

Seltene andere Infektionen mit Augenbeteiligung sind: Zytomegalie, Herpes Simplex, HIV. Zumeist liegt eine Netzhautentzündung (Retinitis) vor. Eine Lues congenita kann zur Optikusatrophie oder Hornhautentzündung (Keratitis) führen.

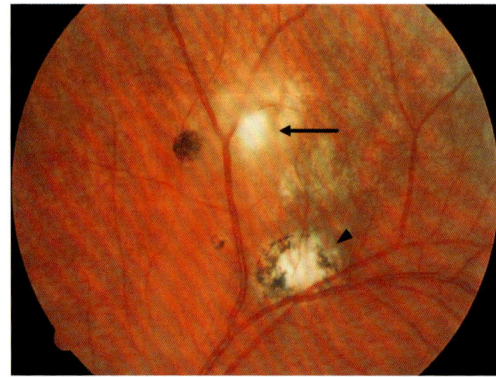

Abb. 21.7 **Kongenitale Toxoplasmose.** Toxoplasmosenarbe (Dreieck) mit angrenzendem frischen entzündlichen Herd (Pfeil).

21.4.2 Erworbene Infektionen

Ophthalmia neonatorum

Definition

Bei der **Ophthalmia neonatorum** handelt es sich um eine Bindehautentzündung (Konjunktivitis) bei Neugeborenen.

Ursache

Das Kind infiziert sich während der Geburt im Geburtskanal mit Bakterien. Chlamydien sind am häufigsten, seltener Gonokokken oder andere Bakterien. Gelegentlich tritt eine Konjunktivitis auch als Reaktion auf die sog. Credé-Prophylaxe auf (s. Kap. 12.4, S. 132 f).

Credé-Prophylaxe.
Die Credé-Prophylaxe ist die vorbeugende Behandlung von Neugeborenen mit Augentropfen, die ursprünglich eine 1%ige Silbernitratlösung enthielten. Heute wird meist Erythromycin in Form von Augentropfen oder -salbe verwendet.

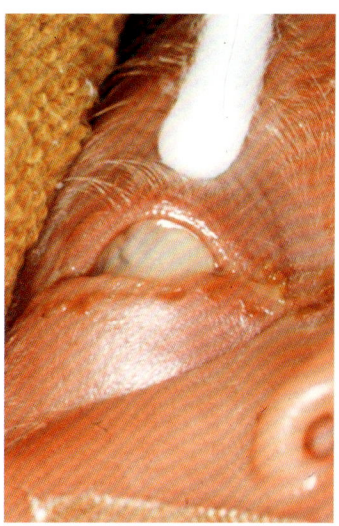

Abb. 21.8 Neugeborenenkonjunktivitis (Gonoblennorrhö). Lidschwellung und rahmig-eitriges Sekret.

Symptome und Therapie

Als Symptome fallen eine starke purulente Konjunktivitis, Epiphora (Tränenträufeln) und ein hochrotes Auge auf (**Abb. 21.8**). In Extremfällen kann die Konjunktivitis bis zur Erblindung führen. Behandelt wird mit topischer und v. a. bei Chlamydiennachweis auch systemischer Antibiotikagabe, da so eine evtl. vorliegende pulmonale Infektion mitbehandelt wird.

21.5 Erkrankungen der Orbita und Tränenwege

21.5.1 Angeborener Verschluss der Tränenwege

Ursache

Das untere Ende des Tränenabflusswegs (Ductus nasolacrimalis) kann bei Säuglingen durch eine Membran verlegt sein (Hasner-Klappe). Dadurch kommt es zum Sekretstau, der dann zu einer Besiedlung mit Bakterien und Entzündungsreaktion führen kann. Betroffen sind 5 % aller Neugeborenen.

Symptome

Die betroffenen Kinder leiden von Geburt an, typischerweise nach 2–3 Wochen an Epiphora mit Konjunktivitis. Bei Druck auf den Tränensack entleert sich schleimiges oder eitriges Sekret aus dem Tränenpünktchen.

Therapie

Durch hydrostatische Massage gelingt es manchmal, die Verengung zu überwinden. Dazu müssen die Eltern mehrmals täglich mit dem Zeigefinger die Tränensackregion massieren. Häufig verschwinden die Symptome bis zum 6. Lebensmonat von selbst durch spontanes Öffnen der Hasner-Klappe. Eine Überdruckspülung und Sondierung der ableitenden Tränenwege durch den Augenarzt ist sinnvoll, wenn bis zum Alter von 6 Monaten keine Besserung erfolgt oder eine stärkere Entzündung (Dakryozystitis) auftritt (**Abb. 21.9**).

21.5.2 Tränendrüsenentzündung (Dakryoadenitis)

Es handelt sich um eine ein- oder beidseitige Entzündung der Tränendrüse aufgrund einer viralen (z. B. bei Mumps, Masern, Influenza oder Mononukleose) oder bakteriellen (meist Staphylokokken) Infektion.

Dabei tritt eine Paragraphenform des Oberlides mit Rötung, Schwellung und gelegentlich Fieber auf. Die Behandlung erfolgt je nach zugrunde liegender Ursache (ggf. Antibiotika).

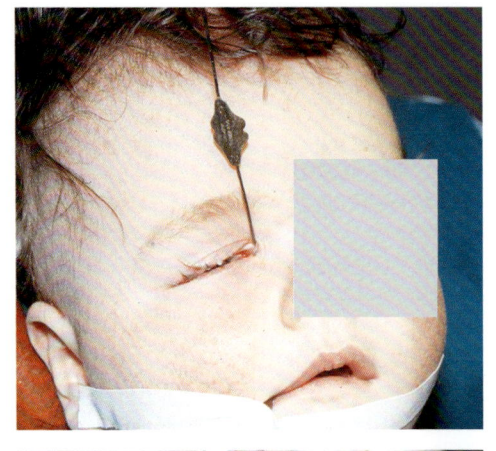
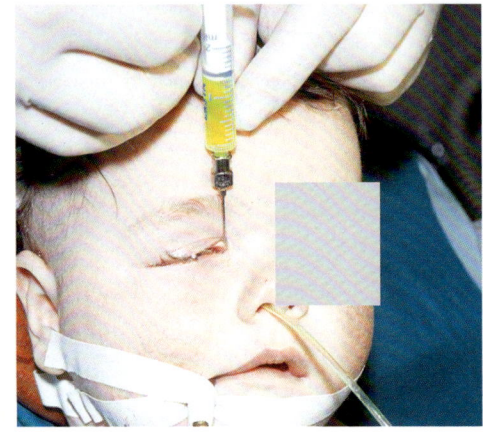
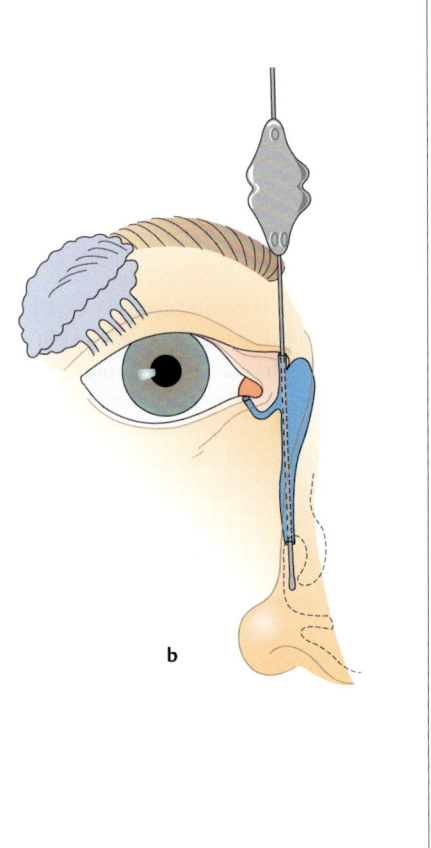

Abb. 21.9 Eröffnung einer Tränenwegsstenose mit der Silberblattsonde (Dakryozystitis neonatorum). Bei Kindern ab 6 Monaten empfiehlt es sich, den Eingriff in Kurznarkose vorzunehmen. **a** Die Silberblattsonde wird nach erfolgter Tropfanästhesie vorsichtig in die Tränenwege eingeführt. Die Tränenpünktchen werden erweitert und anschließend die Hasner-Klappe geöffnet. **b** Schema. **c** Mit gefärbter Spüllösung kann nachgewiesen werden, dass die Tränenwege durchgängig sind.

21.5.3 Orbitaphlegmone

Definition

Eine **Orbitaphlegmone** ist eine akute, zumeist bakterielle Entzündung des weichen retroseptalen Orbitagewebes und insbesondere im Kindesalter häufig.

Ursache

Die häufigste Ursache ist die Sinusitis. Bei Kleinkindern besteht oft statt einer Orbitaphlegmone nur eine präseptale (periorbitale) Infektion, häufig im Zusammenhang mit Atemwegserkrankungen. Weitere Ursachen können auch Hautinfektionen, infizierte Gerstenkörner, Hautverletzungen oder Fremdkörper in der Augenhöhle sein. Bei Kindern ist die Infektion mit Hämophilus influenzae am häufigsten.

Symptome und Therapie

Symptome sind Chemosis, Hyperämie der Bindehaut, Lidschwellung, Exophthalmus, verminderte Beweglichkeit des betroffenen Auges, Doppelbilder, starke Schmerzen sowie Visusverlust und Fieber. Gefürchtete Komplikationen einer Orbitaphlegmone sind Sinusthrombosen, Meningitis und Septikämie.

Eine stationäre Aufnahme und genaue Abklärung ist unbedingt erforderlich, sowie das Einleiten einer parenteralen Infusionstherapie mit Antibiotika.

21.6 Ptosis

Definition

Das Herabhängen des Oberlids nennt man **Ptosis**.

Ursachen

Primäre Ptosis

Bei Kindern ist die Ptosis meist angeboren (**kongenitale Ptosis**). Ursächlich liegt häufig eine Störung des Hirnnerven (Aplasie des Okulomotoriuskerns) vor, der den Lidheber (Musculus levator palpebrae) innerviert (**Abb. 21.10**). Als Folge der fehlenden Innervation ist auch der Levatormuskel (= Lidheber) unterentwickelt. Gelegentlich wird eine kongenitale Ptosis mit Fehlinnervation beobachtet: Bei Kaubewegungen hebt sich das herabhängende Oberlid (Marcus-Gunn-Phänomen).

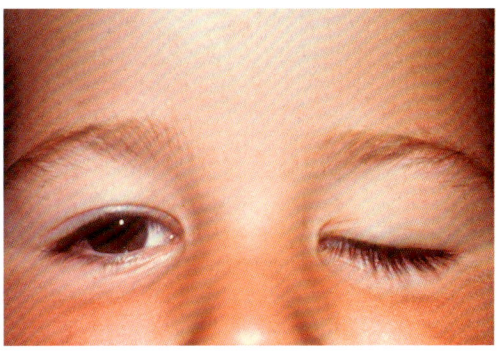

Abb. 21.10 Kongenitale Ptosis. Durch die angeborene Ptosis des Musculus levator palpebrae hängt meist einseitig das betroffene Oberlid herunter.

Sekundäre Ptosis

Ursachen können sein:
- **Lähmung des 3. Hirnnerven:** Diese sind oft mit Pupillen- und Motilitätsstörungen assoziiert (Okulomotoriusparese). Kongenitale Lähmungen des 3. Hirnnerven sind im Kindesalter im Gegensatz zum Erwachsenen meist gutartig.
- **Hornersyndrom mit Trias** (Miosis [verengte Pupille], Ptosis, Pseudoenophthalmus [Eindruck des zurückgesunkenen Auges]): Kongenitale Fälle sind meist durch Verletzungen des Plexus brachialis während der Geburt bedingt.
- **im Rahmen einer Myasthenia gravis** (neurologische Autoimmunerkrankung mit belastungsabhängiger Muskelschwäche)
- **Bindehautentzündung**
- **Lidtumor** (z. B. Hämangiom)

Therapie

Um eine Schwachsichtigkeit des Auges (Amblyopie) zu vermeiden, wird je nach Befund eine Abdeckbehandlung des Auges (Okklusionsbehandlung), und/oder eine Ptosis-Operation durchgeführt.

> **M** Es handelt sich bei Kleinkindern nicht nur um ein kosmetisches Problem: Die Ptosis kann zu einer schweren Amblyopie führen.

21.7 Erkrankungen der Linse und des Glaskörpers

21.7.1 Kongenitale Katarakt

Unter einer **kongenitalen Katarakt** versteht man das angeborene Vorliegen einer ein- oder beidseitigen Linsentrübung (**Abb. 21.11**).

> **M** Eine angeborene Katarakt ist die häufigste Ursache einer hochgradigen Amblyopie oder sogar einer Erblindung. Die Amblyopie entwickelt sich bereits in den ersten 2 Lebensmonaten und ist oft nicht reversibel. Es ist empfehlenswert, bei der U2 eine Untersuchung des Augenhintergrundes (Funduskopie) durchzuführen. Bei abgeschwächtem Rotreflex (Brückner-Test) sollte sofort ein Augenarzt hinzugezogen werden. Immer häufiger gelingt es jedoch, auch ausgeprägte Linsentrübungen bereits pränatal mittels Ultraschall zu diagnostizieren.

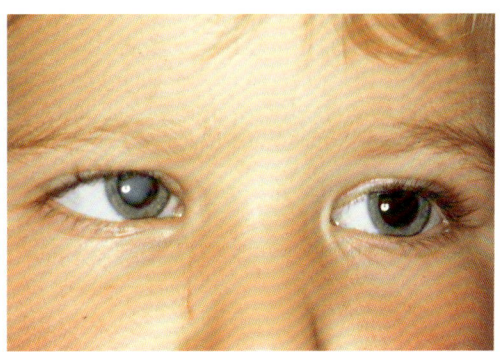

Abb. 21.11 Kongenitale Katarakt. Rechts Leukokorie (weißliches Aufleuchten der Pupille).

Die Erscheinungsformen der Trübungen sind vielfältig. Ob eine Katarakt für die Sehschärfe relevant ist, ist nicht einfach zu beurteilen. Man geht davon aus, dass eine zentrale Trübung von mehr als 3 mm visusbeeinflussend ist. Die Indikation zur OP sollte zudem von dem Ergebnis einer Visusbestimmung (Preferentiallooking), ggf. eines VEPs (= visuell evoziertes Potenzial) und dem Grad der Abschwächung des Rotreflexes abhängig gemacht werden.

Einseitige Katarakte. Einseitige Katarakte sind durch Störungen während der Embryogenese verursacht. Die Prognose ist gut, wenn die OP mit optischer Versorgung innerhalb der ersten 2 Lebensmonate erfolgt. Meist muss nach der OP noch eine Amblyopiebehandlung (Abdeckbehandlung) angeschlossen werden.

Beidseitige Katarakte. Beidseitige Katarakte sind entweder Folge von Stoffwechselerkrankungen (z. B. Galaktosämie, Diabetes mellitus u. a.) oder vererbt, wobei ein autosomal-dominanter Erbgang am häufigsten vorkommt. Aber auch intrauterine Infektionen (z. B. Toxoplasmose, Röteln, Zytomegalie, Herpes, Syphilis) oder Chomosomenaberrationen (z. B. Trisomie 21) können beidseitige Katarakte verursachen. Selten treten diese auch im Rahmen von primären Fehlbildungen des Auges oder im Rahmen zahlreicher anderer Syndrome auf. Auch hier sollte möglichst vor dem 2.–3. Lebensmonat eine Operation durchgeführt werden.

21.7.2 Persistierender hyperplastischer Glaskörper

Beim **persistierenden hyperplastischen Glaskörper** (PHPV) handelt es sich um eine seltene Entwicklungsstörung des Auges am Ende der Embryonalzeit, bei dem der primäre Glaskörper (Vitreus) nie vollständig atrophiert. Es wird ein anteriorer und ein posteriorer PHPV unterschieden.

Die Symptome reichen von einer Katarakt über die Ausbildung eines Glaukoms bis hin zur traktiven Netzhautablösung. Die Behandlung ist schwierig, eine Amblyopie häufig.

21.8 Kongenitales Glaukom

Definition

Beim **kongenitalen Glaukom** (umgangssprachlich: grüner Star) führt eine pathologische Erhöhung des Augeninnendrucks zu einer Dilatation der Bulbuswand und besonders der Hornhaut. So entsteht der Buphthalmus (charakteristisches großes Auge) mit progressivem Hornhautdurchmesser.

Die Inzidenz beträgt etwa 1:10000, Jungen sind etwas häufiger betroffen als Mädchen, zumeist trifft es beide Augen.

Symptome

Das klinische Bild besteht aus vergrößertem Hornhautdurchmesser (Neugeborene: max. 10,5 mm), Epiphora, Lichtempfindlichkeit, trüber Hornhaut und spaltlampenmikroskopisch sichtbaren Linien am Hornhautendothel (**Abb. 21.12**).

> **M** *Bei jedem Kind mit ein- oder beidseitig vergrößerter Hornhaut bzw. Säuglingen/Kindern mit erworbener Epiphora besteht ein Verdacht auf kongenitales, infantiles oder juveniles Glaukom.*

Diagnose

Gelingt es nicht, die Erkrankung durch eine klinische Untersuchung auszuschließen, muss eine Narkoseuntersuchung durchgeführt werden. Hier werden die vorderen Augenabschnitte untersucht, der Hornhautdurchmesser bestimmt, der Kammerwinkel untersucht (Gonioskopie), die Länge des Bulbus und der Augeninnendruck (Tonometrie) gemessen sowie eine Funduskopie durchgeführt.

Wichtigste Differentialdiagnose ist eine Megalokornea (x-chromosomal-rezessiv vererbte anormal große Hornhaut meist beidseits, hauptsächlich Jungen betroffen).

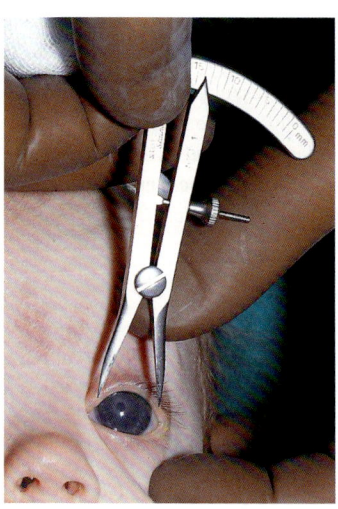

Abb. 21.12 Kongenitales Glaukom. Messung des Hornhautdurchmesser bei einem 3 Monate altem Säugling; Befund: 14 mm, Hornhaut getrübt.

Therapie

Die Behandlung erfolgt chirurgisch. Bei ungetrübter Hornhaut wird eine sog. Goniotomie durchgeführt (spezielle Messer und Kontaktgläser erforderlich), bei trüber Hornhaut alternativ eine sog. Trabekulotomie. In ca. 80% der Fälle kann hierdurch der Augeninnendruck reguliert werden.

21.9 Tumoren

21.9.1 Benigne Tumoren

Benigne Tumoren werden in Kap. 16 behandelt.

21.9.2 Maligne Tumoren

Maligne Tumoren sind im Wachstumsalter insgesamt selten. Es werden nur die beiden häufigsten malignen Tumoren des Auges im Kindesalter aufgeführt.

Retinoblastom

Das Retinoblastom ist der häufigste maligne Tumor des Auges im Kindesalter, er kann ein- oder beidseitig auftreten. Gelegentlich kann zusätzlich auch ein intrakranielles Retinoblastom vorkommen (trilaterales Retinoblastom). Symptomatisch sind Leukokorie, Visusminderung und akuter Strabismus (s. S. 214 u. 293, **Abb. 16.14**). Die Therapie ist meist chirurgisch. In Abhängigkeit der Ausdehnung erfolgt eine operative Entfernung des Tumors bis zur Entfernung des Augapfels (Enukleation), ggf. kombiniert mit Radio- oder Chemotherapie.

 Bei jedem schielenden Kind ist eine Fundusuntersuchung mit medikamentös erweiterten Pupillen (Mydriasis) erforderlich.

Orbitales Rhabdomyosarkom

Das Rhabdomyosarkom ist der häufigste primäre maligne Tumor der Orbita im Kindesalter. Symptome sind Ptosis, Exophthalmus (Hervortreten des Auges), evtl. Entzündungszeichen und rasches Wachstum. Als Therapie kommt die chirurgische Entfernung in Frage. In Abhängigkeit der Ausdehnung ist die Entfernung des Inhaltes der gesamten Augenhöhle erforderlich (Exenteratio), ggf. kombiniert mit Radio- oder Chemotherapie.

21.10 Netzhauterkrankungen

21.10.1 Frühgeborenenretinopathie

Von der Frühgeborenenretinopathie (Retinopathia praematurorum, RPM) sind unreife Frühgeborene mit niedrigem Geburtsgewicht und Gestationsalter sowie Beatmungsdauer mit einem FiO_2 >30% betroffen. Durch eine Störung der Vaskularisation der Netzhaut werden extraretinale Blutgefäße neu gebildet. Durch Blutungen in den Glaskörper und Schrumpfungsprozesse kann hierdurch eine traktive Netzhautablösung auftreten. Die RPM wird je nach Ausprägung in 4 Stadien eingeteilt.

Kriterien zum Screening von Neugeborenen auf RPM sind:
– Gestationsalter unter 32 Wochen (falls nicht bekannt bei Geburtsgewicht <1500g unabhängig von zusätzlicher Sauerstoffgabe)
– mehr als 3 Tage Sauerstoff postnatal (bei einem Gestationsalter von 32.–36. Schwangerschaftswoche)

 Die Erstuntersuchung sollte in der 6. postnatalen Woche erfolgen, nicht jedoch vor dem postmenstruellen Alter von 31 Wochen.

Diagnose und Therapie

Zur Vorbereitung der Untersuchung erfolgt die Pupillenerweiterung üblicherweise mit Neosynephrin 2,5% Augentropfen (AT), Tropicamid-AT im Wechsel alle 15 Minuten je zweimal, der Überstand wird abgetupft. Nach eingetretener Mydriasis erfolgt die indirekte Ophthalmoskopie unter Verwendung eines Lidsperrers. Zur Beurteilung der Peripherie wird ggf. der Augapfel eingedellt (Indentation).

Therapeutisch erfolgt in fortgeschrittenen Stadien eine Laserkoagulationsbehandlung der avaskulären Netzhaut in Allgemeinnarkose, bei abgelöster Netzhaut ggf. vitreoretinale Chirurgie.

21.10.2 Achromatopsie

Die Achromatopsie ist eine autosomal rezessiv vererbte Erkrankung mit Dysfunktion der Zapfen. Das Farbensehen ist hochgradig gestört. Weitere Symptome sind eine Visusminderung um 0,1, Nystagmus, extreme Blendungsempfindlichkeit. Die Diagnose wird mittels Elektroretinogramm (ERG) gestellt. Die Behandlung wird symptomatisch mit Brillenanpassung mit Kantenfiltergläsern und visueller Frühförderung durchgeführt.

21.10.3 Albinismus

Der okuläre Albinismus ist x-chromosomal vererbt. Durch Störung der Melaninsynthese finden sich am Auge eine durchscheinende Iris und ein pigmentloser Fundus. Hieraus resultieren hohe Blendungsempfindlichkeit und hochgradige Herabsetzung der Sehschärfe. Bei der okulokutanen Form haben die Patienten typischerweise helle Haut und weiße Haare (**Abb. 21.13**).

21.10.4 Morbus Coats

Infolge von Veränderungen der retinalen Blutgefäße kann es zu einer exsudativen Netzhautablösung kommen. Die Erkrankung tritt häufig am Ende des 1. Lebensjahrs auf und ist meist einseitig. In fortgeschrittenen Fällen ist eine Leukokorie (s. S. 293 u. S. 297) zu beobachten. Therapeutisch kommen eine Laserkoagulationsbehandlung bis hin zu netzhautchirurgischen Verfahren in Frage.

21.10.5 Augenbefunde bei Kindesmisshandlung (Shaken-baby-Syndrome)

Hierbei finden sich in bis zu 40% der Fälle pathologische Befunde an den Augen. Insbesondere im Bereich der Netzhaut kann es zu Blutungen kommen, aber auch Glaskörperblutungen oder ein Papillenödem kommen vor. Assoziierte intrazerebrale Blutungen sind nicht selten. Meist sind die betroffenen Kinder jünger als 4 Jahre.

Eine besondere Therapie ist augenärztlicherseits meist nicht erforderlich (vgl. Kap. 19).

21.10.6 Retinopathia pigmentosa

Definition

Die Bezeichnung **Retinopathia pigmentosa** oder Retinitis pigmentosa (RP) beschreibt eine durch Vererbung oder spontane Mutation entstehende Netzhautdegeneration, bei der die Photorezeptoren zerstört werden.

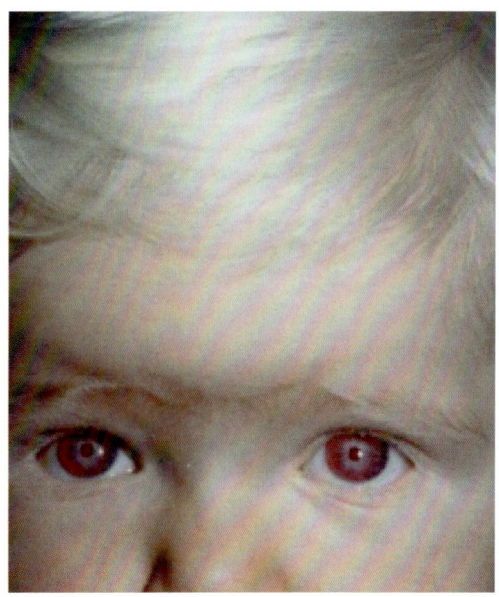

Abb. 21.13 Okulokutaner Albinismus (Kind iranischer Herkunft).

Die Erkrankung tritt meistens im Jugendalter oder in den mittleren Lebensjahren mit den ersten Merkmalen (Nachtblindheit) ein, die Sehkraft lässt allmählich nach.

Symptome

Die Symptome sind Nachtblindheit, Blendungsempfindlichkeit, Einschränkung des peripheren Sehens (Gesichtsfeldeinschränkung) bis zum sog „Tunnelblick" und ein vermindertes Kontrast und Farbensehen. Ungefähr 10% der betroffenen Patienten leiden an einer sog. assoziierten RP im Rahmen eines anderen Syndroms (z. B. Usher-Syndrom, Bardet-Biedl-Syndrom, Refsum-Syndrom).

Therapie und Prognose

Eine Behandlung, die das Fortschreiten verhindern oder die Krankheit heilen kann, ist nicht möglich. Eine Ausnahme bilden Sonderformen, z. B. das Refsum-Syndrom, ein Stoffwechseldefekt, bei dem eine phytansäurearme Spezialdiät die RP zum Stillstand bringen kann.

21.11 Uveitis

Definition

Bei der **Uveitis** handelt es sich um eine Entzündung des Augeninneren bei verschiedenen Erkrankungen; je nach Lokalisation werden eine anteriore, eine intermediäre und eine posteriore Uveitis unterschieden.

21.11.1 Juvenile rheumatoide Arthritis (JRA, Morbus Still)

Die JRA ist die häufigste Ursache einer anterioren Uveitis bei Kindern und tritt im Gegensatz zu Uveitiden des Erwachsenen meist ohne Schmerzen und ohne Bindehautrötung auf. Es zeigt i.d.R. ein Vorderkammerzellreiz mit oder ohne Synechien (Verklebungen der Pupille mit der Linse). Mädchen mit positivem Nachweis von antinukleären Antikörpern haben das höchste Uveitisrisiko. Die Behandlung erfolgt i.d.R. mit kortisonhaltigen Augentropfen.

21.11.2 Sarkoidose

Die Sarkoidose kann eine Ursache einer meist nicht vor dem 8. Lebensjahr auftretenden Uveitis sein (anteriore bis posteriore Uveitis möglich).

21.12 Strabismus (Schielen)

Definition

Als **Strabismus** definiert man das Abweichen der Sehachse eines Auges von der Normalstellung. Dabei unterscheidet man 2 Hauptformen (**Abb. 21.14**): Begleitschielen (Strabismus concomitans) und Schielen infolge von Augenbewegungsstörungen (Strabismus incomitans).

Begleitschielen

Das Begleitschielen (Strabismus concomitans) ist entweder angeboren oder tritt in den ersten 3 Lebensjahren, selten bis zum 6. Lebensjahr auf. Charakteristisch dafür ist, dass der Schielwinkel in alle Blickrichtungen gleich ausgeprägt ist. Der Strabismus concomitans wird in manifestes (sichtbares) Schielen und latentes (nicht sichtbares) Schielen unterteilt. Ursachen für einen Strabismus concomitans sind:

– genetische Faktoren (bei ca. 60% familiäre Häufung)
– unkorrigierte Refraktionsfehler
– ein- oder beidseitige Augenfehlbildungen, Augentumoren

Schielen infolge von Augenbewegungsstörungen (Strabismus incomitans)

Hier ist das Schielen das Resultat einer angeborenen oder erworbenen Lähmung eines oder mehrerer Augenmuskeln bzw. Augenmuskelanomalien in ein- oder beidseitiger Ausprägung. Der Schielwinkel ist in den jeweiligen Blickrichtungen unterschiedlich groß.

Erworbene Augenmuskelparesen oder mechanische Einschränkungen der Augenbeweglichkeit werden u.a. verursacht von Traumata, Hydrozephalus, Hirnblutungen, Pseudotumor cerebri, Hirn- oder Orbitatumoren,

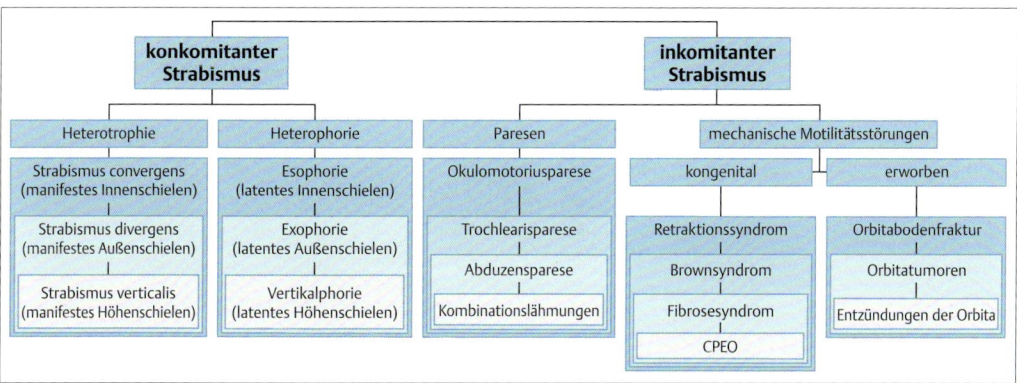

Abb. 21.14 Einteilung von Strabismusformen.

Multiple Sklerose, Meningitis, Borreliose. Häufig treten Augenmuskellähmungen (vor allem die Abduzensparese) auch ohne nachweisbare Ursache auf und bilden sich nach Wochen bzw. Monaten meist komplett wieder zurück (ideopathisch).

Die erworbenen Augenbewegungsstörungen verursachen oft störende Doppelbilder. Zur Vermeidung der Diplopie wird häufig eine kompensatorische Kopffehlhaltung eingenommen oder das betroffene Auge geschlossen (Monoblepsie).

Therapie

Bei Augenmuskellähmungen und erworbenen mechanischen Bewegungseinschränkungen ist eine rasche Einleitung weiterführender Diagnostik (Radiologie, Neuropädiatrie, HNO) zum Abklären der Ursache empfehlenswert. Um die Augenstellung zu verbessern und das beidäugige Sehen wiederherzustellen, kann in vielen Fällen von konkomitanten und inkomitanten Strabismen eine Schieloperation durchgeführt werden. Zusätzlich ist bei jedem kleinen Patienten mit Strabismus die Verordnung der optimalen Brille und je nach Sehschärfe die Einleitung einer Okklusion des besseren Auges zur Amblyopiebehandlung notwendig.

21.13 Nystagmus

Definition und Symptome

Der **Nystagmus** ist als unwillkürliches, rhythmisches Augenzittern eines oder beider Augen definiert, das ruck- oder pendelartig sein kann. Die Schlagrichtung ist horizontal, vertikal oder rotatorisch ausgeprägt, häufig liegen auch Kombinationen vor. Gelegentlich sind zur Nystagmusberuhigung eine Kopffehlhaltung oder ein Head nodding (Kopfnicken) zu beobachten. Differenziert wird zwischen kongenitalen bzw. frühkindlichen und erworbenen Nystagmen.

Kongenitale und frühkindliche Nystagmusformen

Kongenitale und frühkindliche Nystagmusformen treten zwischen dem 1.–3. Lebensmonat auf. Die Schlagrichtung ist meist horizontal ruckend bis pendelnd und kann gelegentlich mit einer vertikalen und rotatorischen Komponente einhergehen. Der Nystagmus ist an beiden Augen immer gleich stark ausgeprägt (assoziiert). Die Formen treten sehr häufig bei organischer Augenfehlbildung, meist angeborenen Erkrankungen der Netzhaut, der Sehnerven oder bei einer Linsentrübung auf. Der kongenitale idiopathische Nystagmus ist wesentlich seltener.

Erworbene Nystagmen

Erworbene Nystagmen können bei Erkrankungen und Fehlbildungen des Hirnstamms und Kleinhirns und daher in jedem Lebensalter auftreten. Im Unterschied zu den kongenitalen bzw. frühkindlichen Nystagmen ist hier oft ein Pendel- oder Rucknystagmus in nur eine Schlagrichtung oder nur in eine Blickrichtung sichtbar. Zudem ist der Nystagmus nicht selten an einem Auge stärker oder einseitig ausgeprägt (dissoziiert). Ältere Kinder (ca. ab Kindergartenalter) geben oft bei Nystagmusbeginn Sehstörungen im Sinne von Scheinbewegungen (Oszillopsien) an.

M *Bei erworbenen Nystagmen ist die neuropädiatrische und radiologische Abklärung zur Klärung der Ursache obligat.*

Therapie

Angeborene und konstant bleibende, erworbene Nystagmen können gelegentlich durch eine Augenmuskeloperation beruhigt werden.

Literatur

Augustin AJ. Augenheilkunde. 2. Aufl. Heidelberg: Springer; 2001

Hollwich F, Verbeck B. Augenheilkunde für Krankenpflegeberufe. 3. Aufl. Stuttgart: Thieme; 1988,

Kanski JJ. Klinische Ophthalmologie. 5. Aufl. München: Urban & Fischer, 2004

Kaufmann H. Strabismus. 3. Aufl. Stuttgart: Thieme; 2004

Lang GK. Augenheilkunde. 3. Aufl. Stuttgart: Thieme; 2004

Schiefer U, Wilhelm H, Zrenner E, Burk A. Praktische Neuroophthalmologie. 2. Aufl. Heidelberg: Kaden-Verlag; 2003/2004

Spalton DJ, Hitchings RA, Hunter PA. Atlas der Augenkrankheiten. Stuttgart: Thieme; 1987

22 HNO-Erkrankungen

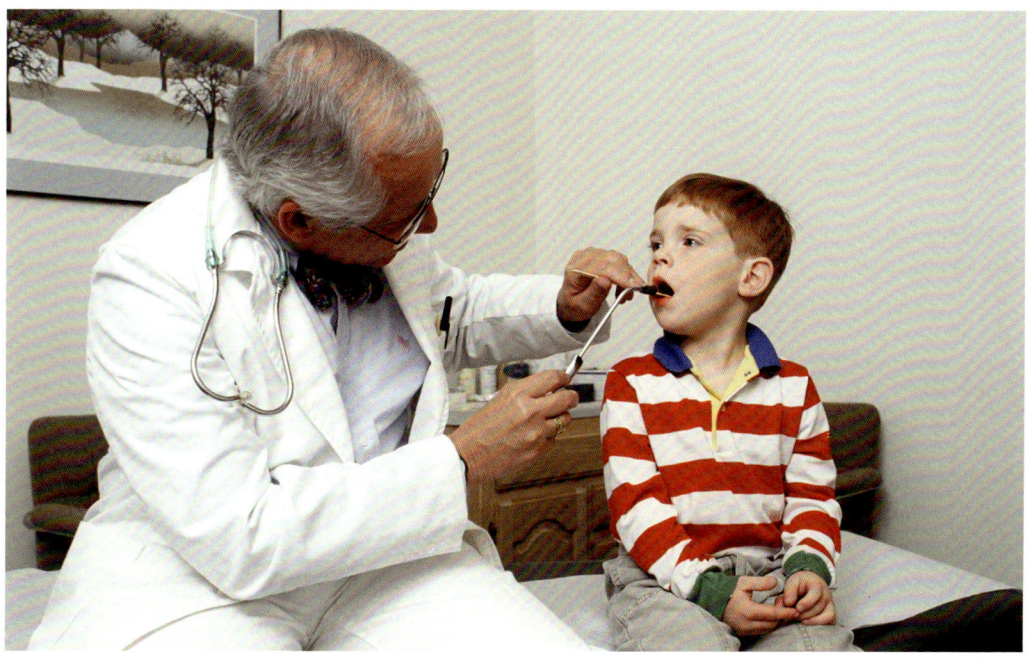

22.1	Untersuchungsmethoden • 303		22.6	Hyperplasie der Adenoiden • 310
22.2	Tonsillitis • 304		22.7	Epiglottitis (Laryngitis supraglottica) • 310
22.3	Sinusitis • 306		22.8	Tubenbelüftungsstörung und Pauken-
22.4	Pharyngitis • 307			drainage • 311
22.5	Otitis Media • 307		22.9	Tonsillektomie und Adenektomie • 312

22.1 Untersuchungsmethoden

Zusätzlich zu den Untersuchungsmethoden des Pädiaters und vor dem Einsatz bildgebender Verfahren stehen dem HNO-Facharzt Untersuchungsverfahren zur Verfügung, die im Folgenden kurz zusammengefasst werden.

Ohr. Am Ohr sind die wichtigsten Untersuchungen die der Gehörgänge sowie der Trommelfelle mittels Ohrtrichter, Stirnreflektor und Ohrmikroskop, das eine 6–40-fache Vergrößerung ermöglicht. Der Vorteil der genannten Ohruntersuchungen liegt darin, dass im Gegensatz zum Otoskop, eine Hand frei bleibt um Manipulationen mit Instrumenten durchzuführen. Die wichtigsten Funktionsprüfungen des Hörorgans umfassen die Tonaudiometrie um die Hörschwelle zu bestimmen, das Sprachaudiogramm um das Sprachverständnis zu beurteilen und die Tympanometrie zum Beurteilen der Mittelohrfunktion. Methoden zur Bestimmung der Hörschwelle bei Kleinkindern sind vorwiegend die BERA (Brainstem Electric Response Audiometry) sowie das Messen der otoakustischen Emissionen. Sie erlauben eine objektive Funktionsprüfung des Innenohrs beim Kleinkind.

Gleichgewichtsorgan. Die wichtigsten Untersuchungen des Gleichgewichtsorgans sind Koordinationsprüfungen sowie das Beurteilen des Nystagmus mittels Frenzel-Brille und Elektronystagmografie.

Nase, Epipharynx. Die Nase und der Epipharynx werden mittels Stirnreflektor und Nasenspekulum bzw. Epipharynxspiegel untersucht. Eine exaktere Abklärung ermöglicht die endoskopische Untersuchung mit dem starren oder flexiblen Endoskop.

Mundhöhle und Pharynx. Mundhöhle und Pharynx werden mittels Stirnreflektor, Spatel oder endoskopisch untersucht.

Kehlkopf. Die Kehlkopfspiegelung erfolgt durch das Vorziehen der Zunge und Inspektion des Kehlkopfes mit einem angewärmten Spiegel. Eine exaktere Beurteilung ermöglicht die Laryngoskopie mittels flexiblen Endoskops oder mit dem starren Endoskop sowie dem Operationsmikroskop in Allgemeinanästhesie.

Ösophagus. Die Ösophagoskopie erfolgt mittels flexibler oder starrer Endoskopie. Die starre Endoskopie bietet den Vorteil, Fremdkörper besser entfernen zu können.

Tracheobronchoskopie. Die Untersuchung der Trachea und der Bronchien erfolgt entweder mittels starrer oder flexibler Endoskope.

22.2 Tonsillitis

> **B** *Ein Kleinkind wird wegen Fiebers, Halsschmerzen und Nahrungsverweigerung vorgestellt. Die Mutter berichtet, dass es keine festen Speisen schlucke, zwar trinke, aber seine Lieblingssäfte verweigere. Bei der Racheninspektion fanden sich deutlich vergrößerte, gerötete Tonsillen, leichter Würgereiz bei Spateln, an den dorsalen Anteilen der Tonsillen stippchenförmige Beläge. Die Kieferwinkellymphknoten sind vergrößert.*

Definition

Die akute Tonsillitis (Angina) ist eine infektiöse Erkrankung der Tonsillen. Man unterscheidet:
- Angina catharralis (gerötete und geschwollene Tonsillen ohne Beläge)
- Angina follicularis (gerötete und geschwollene Tonsillen mit kleinen weißlich-gelben Stippchen im Bereich der Kryptenöffnungen der Gaumenmandeln [Abb. 22.1])
- Angina lacunaris (gerötete und geschwollene Tonsillen mit größeren, fleckartigen, zusammenhängenden Belägen)

Sonderformen der Angina. Sonderformen der Angina sind Folgende:
- Herpangina durch Coxsackie-A-Viren
- Angina agranulocytotica (bei allen mit Agranulozytose einhergehenden Grundkrankheiten, z. B. als Folge einer Zytostatikatherapie)
- Plaut-Vincent-Angina
- Angina bei Diphtherie, Soor-Infektion, Epstein-Barr-Virus-Infektion, Lues und Tuberkulose

Ursache

Eine Angina wird hervorgerufen von Streptokokken der Gruppe A oder von Viren (v.a. Epstein-Barr-Virus, Abb. 22.2)

Symptome

Fieber, Halsschmerzen sind die vorherrschenden Symptome. Beim Kleinkind treten v.a. Schluckbeschwerden mit Nahrungsverweigerung auf, was beim Säugling sehr rasch zur Dehydration führen kann.

Diagnose

Die Diagnose erfolgt durch den Lokalbefund: Bei genauer Inspektion des Rachens sind die Tonsillen meist ohne Auslösung eines Würgereizes inspizierbar und das Ausmaß der lokalen Veränderungen gut abschätzbar. Ein Beweis der Streptokokken-A-Infektion kann durch einen Rachenabstrich und Züchtung der Bakterien in Kultur erfolgen. Schnelltests sind verfügbar.

Im Blut können Entzündungsparameter wie Leukozytose mit Linksverschiebung, Erhöhung des CRP und Anstieg des Antistreptolysintiters nachgewiesen werden. Differenzialdiagnostisch muss v.a. die infektiöse

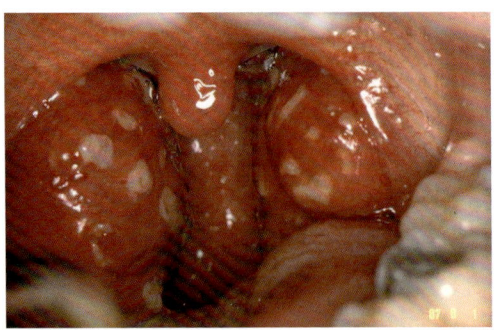

Abb. 22.1 Angina follicularis.

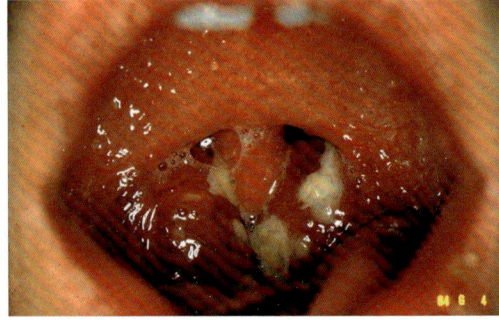

Abb. 22.2 Angina bei infektiöser Mononukleose.

Mononukleose durch Bestimmung der IgM-Antikörper im Blut bewiesen oder ausgeschlossen werden.

Therapie

Die Therapie erfolgt mit Penizillin V (100000 Einheiten pro kg Körpergewicht über 10 Tage) oral. Als Alternativen stehen Makrolid-Antibiotika zur Verfügung. Wichtig ist eine ausreichend lange dauernde Therapie mit ausreichend hohen Dosen Penizillin.

Prognose

Die Prognose der Streptokokken A Infektion ist bei rechtzeitiger Behandlung gut. Ein Ansprechen zeigt sich üblicherweise bereits nach zwei Tagen durch Fieberabfall und erneute Nahrungsaufnahme. Bei infektiöser Mononukleose muss die Spontanheilung abgewartet werden, bis dahin ist nur eine symptomatische Therapie, v.a. durch Schmerzstillung möglich. Die Heilung der infektiösen Mononukleose dauert bis zu 4 Wochen.

Lokale Komplikationen

Retropharyngealabszess

Der Retropharyngealabszess wird besonders bei Säuglingen und Kleinkindern häufiger beobachtet (**Abb. 22.3**). Klinische Leitsymptome sind besonders starke Schluckschmerzen, eine Bewegungseinschränkung des Kopfes, bedingt durch die starke perifokale, entzündliche Schwellung im Halsbereich. Manchmal tritt auch ein inspiratorischer Stridor auf. Das Allgemeinbefinden ist sehr stark eingeschränkt. Ultraschall oder MRT bestätigen den Verdacht.

Die Therapie erfolgt durch parenterale Antibiotika gegen Staphylokokken und Streptokokken und daran anschließende Adenotonsillektomie mit Abszessdrainage.

Peritonsillarabszess

Der Peritonsillarabszess betrifft überwiegend Schulkinder und ist außerordentlich schmerzhaft. Ein Verdacht besteht bei entsprechend starker Lymphadenitis colli, Bewegungseinschränkung bis Kieferklemme mit Hypersalivation und extrem starken Krankheits- und Entzündungszeichen. Die Bestätigung erfolgt durch Ultraschall und/oder MRT. Die Therapie erfolgt wie beim Retropharyngealabszess.

Tonsillenhyperplasie

> **B** *Ein Kleinkind wird wegen kloßiger Sprache, Appetitlosigkeit und Schnarchen vorgestellt. Bei der Inspektion zeigt sich eine ausgeprägte Vergrößerung beider Tonsillen ohne Hinweise auf eine Infektion. Die Tonsillen sind stark zerklüftet und berühren sich in der Mitte. In Rückenlage zeigt das Kind einen inspiratorischen Stridor. Die Eltern sind extrem beunruhigt.*

Therapie. Vor allem bei einer nachgewiesenen nächtlichen Hypoventilation mit obstruktiver Schlafapnoe (Gefahr der Hypoxie und Entwicklung eines Cor pulmonale) ist eine Tonsillotomie zur Verkleinerung des Tonsillengewebes indiziert. Bei geringerem Ausmaß (ohne ständige klinische Symptome und ohne obstruktive Schlafapnoe) wird mit der Tonsillotomie zunächst abgewartet (Rückbildung möglich).

Chronische Tonsillitis

Chronisch rezidivierend ablaufende Entzündungen führen dazu, dass die Tonsillen klein, zerklüftet und derb werden und mit den Tonsillennischen verbacken. Das wird meist jenseits des 10. Lebensjahres beobachtet. Hinweise sind z.B. ein Zwang zum häufigen Räuspern, häufig auftretende eitrige Tonsilliden oder derbe, kaum druckschmerzhafte Lymphknotenschwellungen im Kieferwinkelbereich.

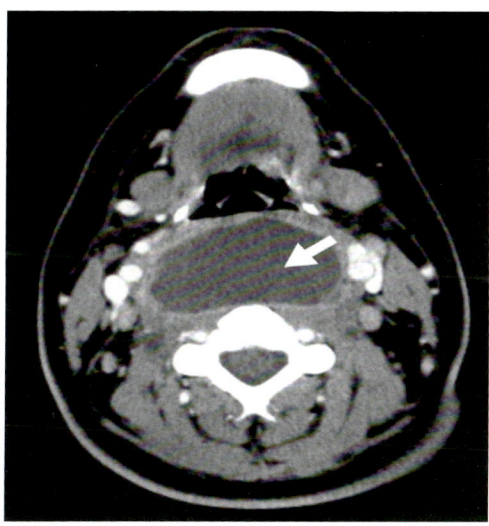

Abb. 22.3 Retropharyngealabszess (s. Pfeil).

22.3 Sinusitis

B Ein 3-jähriger Junge wird wegen bereits monatelang andauernden Hustens vorgestellt. Die Mutter berichtet, dass auch die Vorstellung beim Internisten, eine Therapie mit Hustensaft und zuletzt Bioresonanz keine Besserung gebracht hat. Auf Befragung gibt sie an, dass die Beschwerden mit einem akuten Schnupfen und gering erhöhten Körpertemperaturen begonnen haben. Jetzt fiebert das Kind nicht mehr.
Bei der Inspektion findet sich in beiden Nasenhöhlen dickflüssiges, eitriges Sekret, im Mund findet sich eine Eiterglocke an der Rachenhinterwand (**Abb. 22.4**). Zusätzlich besteht Klopfschmerz über beiden Sinus maxillares. Der Auskultationsbefund der Lunge ist unauffällig. Im Blutbild zeigt sich eine Leukozytose mit Linksverschiebung, CRP ist erhöht. Das MRT der Nasennebenhöhlen ergibt eine komplette Verschattung der Sinus maxillares beidseits. Sinus frontalis, ethmoidalis und sphenoidalis beidseits sind frei. Die Therapie mit Amoxicillin/Clavulansäure kombiniert mit abschwellenden Nasentropfen und Rotlichtbestrahlung 2 × 5 Min./Tag führt zur Beschwerdefreiheit. Von einer Fortführung der kostenpflichtigen Bioresonanzbehandlung wird abgeraten.

Definition

Die **akute Sinusitis** ist eine entzündliche Reaktion der Schleimhaut im Bereich der Nasennebenhöhlen auf infektiöse, allergische oder toxische Reize. Eine akute, eitrige, bakteriell verursachte Sinusitis ist selten, kann aber als Komplikation 5–7 Tage nach einem akuten Infekt auftreten.

Die chronische Sinusitis dauert mind. 3 Monate, ist symptomarm und im Kindesalter selten.

Ursache

Eine Sinusitis tritt zu 90 % als Folge eines Virusinfektes der oberen Luftwege auf (Rhinosinusitis). Die bakterielle Sekundärinfektion wird durch Haemophilus influenzae, Staphylokokken oder Pneumokokken verursacht. Kieferhöhlen und Ethmoidalzellen haben bereits im Säuglingsalter Bedeutung. Die Entwicklung der Keilbeinhöhlen erfolgt zwischen dem 1. bis max. 23. Lebensjahr, das Stirnbein wird zwischen 4.–12. Lebensjahr pneumatisiert.

Symptome

Charakteristisch sind Allgemeinsymptome einer Infektion (Husten, Schnupfen, Kopfschmerzen, evtl. subfebrile oder febrile Körpertemperaturen). Meist fehlen lokale Symptome. Schmerzen an der Stirn sind ab Ende der Grundschulzeit (10. Lebensjahr) bedeutsam, v.a. die Verstärkung des Schmerzes, wenn sich der Patient nach vorne beugt. Manchmal wird auch über Mundgeruch oder über Konjunktivitis berichtet.

Diagnose

Die Diagnose ist im Wesentlichen eine klinische Diagnose. Man muss immer an eine Sinusitis denken, wenn ein länger als 10 Tage anhaltender, eher eitriger Schnupfen mit Schleimeiterstraße an der Rachenhinterwand besteht. Der lokalisierte Druck- oder Klopfschmerz ist oft ein Leitsymptom. Ein Beweis erfolgt am besten mit MRT der Nasennebenhöhlen (keine Strahlenbelastung!), was eine exakte Diagnose erlaubt. Bei bakterieller Infektion finden sich im Blutbild Leukozytose und Linksverschiebung bzw. ein erhöhtes CRP. Eine invasive Diagnostik ist meist nicht notwendig.

Therapie

Die Sinusitis zeigt eine hohe Spontanheilungsrate (80 %). Bei Fieber oder bakterieller Infektion sind Breitbandantibiotika (Amoxicillin/Clavulansäure) notwendig. Schleimhautabschwellende Nasentropfen alle 3–4 Stunden, evtl. auch Analgetika, Antiphlogistika und Hausmittel wie Inhalationen oder Rotlichtbestrahlungen sind zur Drainage und Belüftung der Nasennebenhöhlen notwendig. Bei allergisch bedingter Sinusitis wird mit topischen Kortikosteroiden, evtl. in Kombination mit systemischen Antihistaminika behandelt. Endonasale endoskopische Eingriffe sind im Kindesalter selten notwendig. Im Wiederholungsfall kann bei vergrößerten Adenoiden eine Adenektomie zu einer Besserung führen.

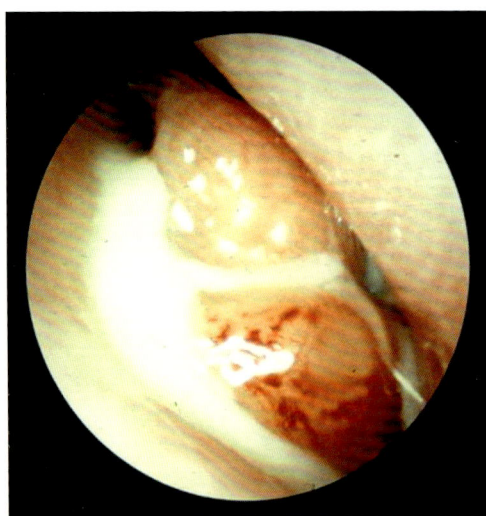

Abb. 22.4 Akute Sinusitis. Eitriges Sekret in der Nasenhöhle.

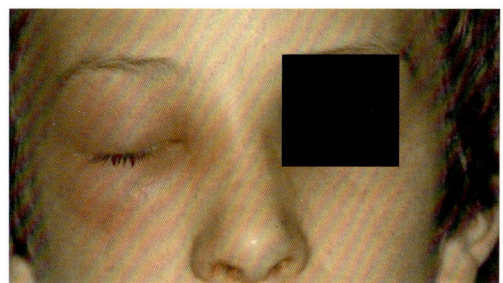

Abb. 22.5 Orbitalphlegmone.

Prognose und Komplikationen

Die Prognose ist gut.

Gefürchtet ist die Ausbreitung der Entzündung bis zur Orbitalphlegmone (**Abb. 22.5**). Selten kommt es zu Thrombosen des Sinus cavernosus, Meningitis oder Osteomyelitis (Cave dentogene Entzündung im Säuglingsalter).

22.4 Pharyngitis

Definition und Ursache

Die **Pharyngitis** ist eine Entzündung des Rachenraumes.

Ursache ist meist eine Virusinfektion (Rhinovirus, respiratorisches Synzytialvirus, Parainfluenza-Virus), die fast immer eine kombinierte Rhinopharyngitis verursacht.

Symptome

Zu den Symptomen zählen Halsschmerzen, trockenes Gefühl im Rachen, vermehrter Speichelfluss, Schnupfen und eine deutliche Rötung des weichen und harten Gaumens. Säuglinge können schwere Allgemeinsymptome mit Fieber und Nahrungsverweigerung entwickeln. Bei bakteriellen Infektionen (Haemophilus influenzae und Streptokokken) sind die Symptome stärker ausgeprägt.

Diagnose

Die Diagnose erfolgt mittels Racheninspektion, evtl. Rachenabstrich. Im Blutbild finden sich bei bakterieller Infektion Leukozytose mit Linksverschiebung und erhöhtes CRP, bzw. bei Virusinfektion eine Lymphozytose. Selten verursachen Virusinfektionen auch eine Leukopenie.

Therapie

Die Therapie erfolgt symptomatisch mit abschwellenden Nasentropfen, evtl. Analgetika. Bei älteren Kindern können Lutschtabletten gegeben werden. Bei Verdacht auf bakterielle Infektion werden Cephalosporine bzw. Makrolid-Antibiotika über 10 Tage gegeben.

22.5 Otitis Media

B *Ein 2-jähriges Mädchen wird vorgestellt: Seit 3 Tagen hat es Schnupfen, heute Fieber. Es schreit, ist nicht zu beruhigen, hat 1-mal erbrochen. Der interne Status ist mit Ausnahme einer Rhinitis unauffällig. Bei der Otoskopie findet sich rechts ein im vorderen oberen Quadranten stark gerötetes und vorgewölbtes Trommelfell mit Entdifferenzierung der Trommelfellstrukturen. Das Trommelfell links ist rosa verfärbt. Auf der rechten Seite besteht ein Tragusdruckschmerz, links ist ein solcher nicht sicher beurteilbar. Der Arzt diagnostiziert rechts eine Otitis media acuta, links eine Otitis catarrhalis.*

Definition

Die **akute Otitis media** ist eine Entzündung im Bereich des Mittelohrs (**Abb. 22.6**). Besonders häufig wird sie bei Säuglingen und Kleinkindern von einer Infektion aus dem Rachenraum über die Tuba Eustachii fortgeleitet. Auf Basis eines viralen Infektes kommt es häufig zu einer Sekundärinfektion mit Bakterien (Pneumokokken 30–40 %, Haemophilus influenzae 20–30 %, Moraxella catarrhalis ca. 10 %). Bei Allergien oder vergrößerten Adenoiden treten die Infektionen häufiger auf.

Symptome

Die Otitis media beginnt rasch mit Fieber und Schmerzen (besonders bei der bakteriellen Form der Otitis media). Bei Säuglingen und Kleinkindern tritt zusätzlich häufig Erbrechen auf. Anamnestisch ist meist ein Virusinfekt zu eruieren, der bereits 1–3 Tage besteht.

Diagnose

Die Anamnese ist meist typisch, es besteht häufig ein Tragusdruckschmerz. Bei der Otoskopie finden sich entweder ein gerötetes Trommelfell oder ein Trommel-

HNO-ERKRANKUNGEN

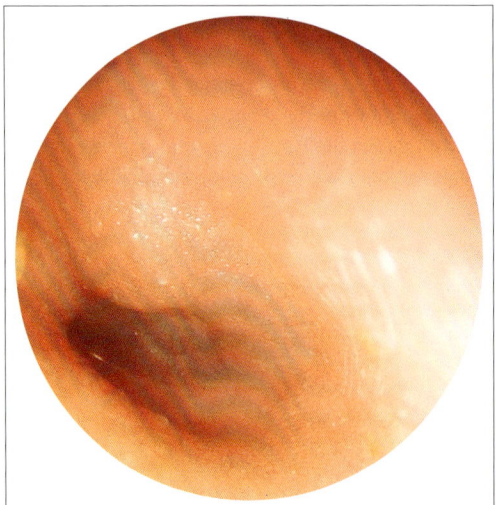

Abb. 22.6 Akute Otitis media. Vorgewölbtes, verdicktes und entdifferenziertes Trommelfell.

fell ohne Lichtreflexe, evtl. mit Vorwölbung und Entdifferenzierung der Trommelfellstrukturen.

Therapie

Zunächst werden abschwellende Nasentropfen (keine Ohrentropfen!) verabreicht. Bei nicht sicher bakterieller Infektion kann mit einer Antibiotikatherapie max. 48 Stunden abgewartet werden, danach ist eine neuerliche Inspektion notwendig. Bei sicher bakterieller Infektion oder fehlender Besserung des Befundes oder gar Verschlechterung ist eine Therapie mit Amoxicillin 50 mg/kg Körpergewicht über 8–10 Tage notwendig, danach ist der Behandlungserfolg zu kontrollieren (Beurteilung der Abheilung bzw. Feststellung eines Tubenkatarrhs, evtl. mit Paukenerguss).

Bei Risikogruppen (Schwerkranke, Patienten mit Immundefekten, bekannte Exposition gegen resistente Pneumokokken, z.B. bei Hospitalisierung, oder Patienten, bei denen das erste Antibiotikum oral versagt hat) sollte von vornherein die Zusammenarbeit mit einem Otolaryngologen gesucht werden und Amoxicillin/Clavulansäure verabreicht werden.

Prognose

Relativ häufig heilt die Otitis media je nach Keim (Pneumomokken 19%, Haemophilus influenzae 48% und Moraxella catarrhalis 75%, rein virale Entzündung 100%) spontan ab. Bei Problemkeimen ist eine entsprechende Antibiotikaauswahl notwendig. Die Haemophilus-influenzae-Impfung hat die Häufigkeit der durch Haemophilus influenzae bedingten bakteriellen Otitis media deutlich reduziert. Das Gleiche wird von der Pneumokokken-Impfung erwartet. Bei fehlendem Ansprechen der Entzündung auf Antibiotika, spätestens nach 72 Stunden, sollte ein alternatives Antibiotikum gewählt werden. Im Wiederholungsfall kann eine Adenektomie zur Besserung der rezidivierenden Otitiden führen.

Komplikationen

Chronische Otitis media

Definition. Von einer chronischen Otitis media spricht man, wenn die Entzündung entweder länger als 3 Monate besteht oder häufig auftritt (auf dem Boden von Allergien, Funktionsstörungen der Tuba Eustacchii oder bei Störungen der lokalen Immunabwehr). Besonders häufig ist eine chronische Otitis media bei Gaumenspalten durch die dabei gestörte Funktion der Tuba Eustacchii.

Symptome. Leitsymptom ist eine lang anhaltende oder rezidivierende Sekretion aus dem Gehörgang. Meist bestehen keine Ohrenschmerzen. Bei der bakteriologischen Untersuchung werden häufig entweder Escherichia coli oder Problemkeime wie Pseudomonas nachgewiesen. Bei der Diagnostik finden sich oft Trommelfelldefekte oder ein Cholesteatom, ein benigner Tumor aus Granulations- und Bindegewebe, histologisch gekennzeichnet durch zwiebelschalenartig aneinander gelagertes, verhornendes Plattenepithel (**Abb. 22.7**). Weitere Komplikationen sind Mittel- und Innenohrschwerhörigkeit, in seltenen Fällen Abszesse, Knochendestruktion oder eine Lähmung des N. facialis.

Therapie. Die Therapie erfolgt durch gezielte Auswahl (laut Antibiogramm) wirksamer Antibiotika (lokal und systemisch). Evtl. muss ein Paukenröhrchen implantiert werden (S. 311). Bei chronischer Otitis media mit Perforation des Trommelfells oder Cholesteatom ist eine Tympanoplastik evtl. mit Mastoidektomie indiziert (**Abb. 22.8**).

Mastoiditis

Bei Ausbleiben der Heilung einer Otitis media schreitet die Entzündung oft bis in das Mastoid fort. Im Säuglingsalter kommt es oft ohne sehr auffällige Befunde zur weiteren Ausbreitung der Entzündung mit Allgemeinsymptomen wie Durchfälle, Fieber und Gedeihstörungen. Als Lokalbefund ist ein etwas stärkeres Vorstehen der Ohrmuschel der betroffenen Seite und in seltenen Fällen eine Rötung hinter dem Ohr zu finden (**Abb. 22.9**).

Neben einer akuten Mastoiditis kann sich auch eine chronische Mastoiditis mit peripherer Fazialisparese entwickeln. Die Diagnose erfolgt mittels CT (**Abb. 22.10**). Die Therapie besteht in intravenöser Antibiotikatherapie und Operation (Mastoidektomie), um ein Fortschreiten der eitrigen Entzündung zu verhindern

OTITIS MEDIA

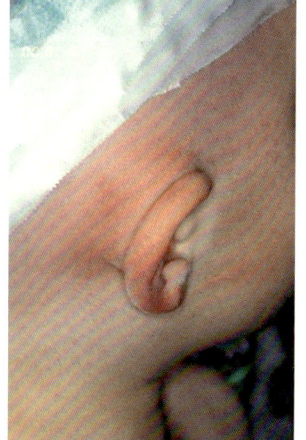

Abb. 22.9 Mastoidits.

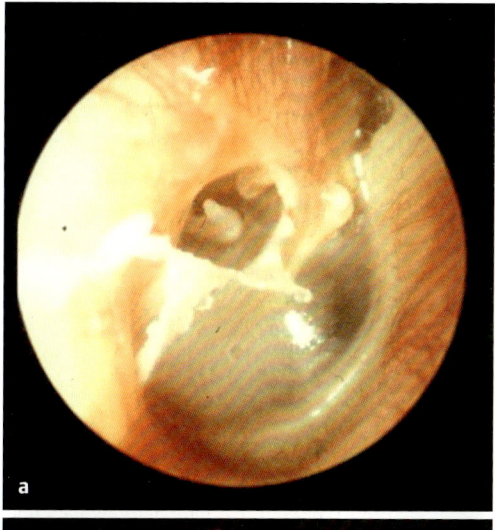

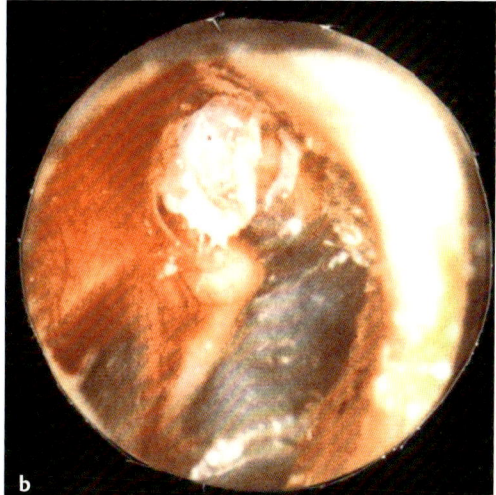

Abb. 22.7 Chronische Otitis media. a Perforation und Unterbrechung der Gehörknöchelchenkette, b Cholesteatom in der Pars flaccida des Trommelfells.

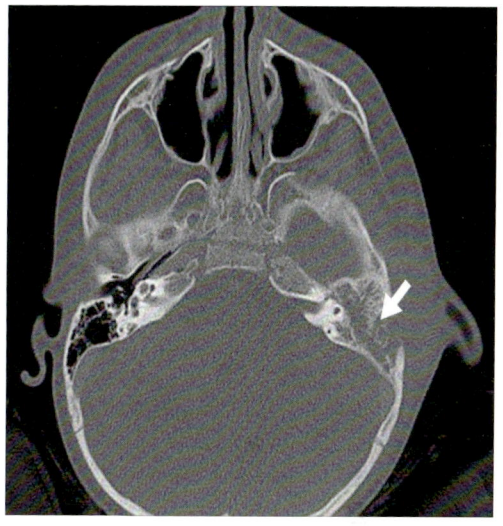

Abb. 22.10 CT einer Mastoiditis. Entzündungsherd im rechten Mastoid (Pfeil).

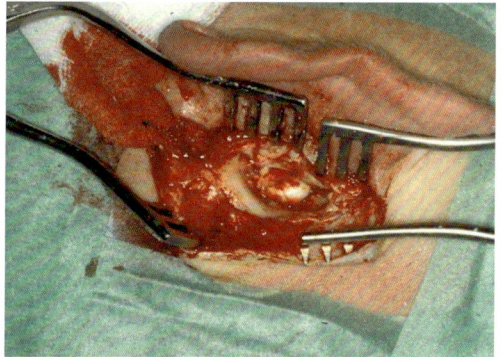

Abb. 22.8 Tympanoplastik bei Cholesteatom (retroaurikulärer Zugang).

(Meningitis, Extraduralabszess, Subduralempyem, Hirnabszess, laterale Sinusvenen-Thrombose).

Nicht eitrige Komplikationen der Otitis media
Zu den nicht eitrigen Komplikationen der Otitis media zählen Trommelfellperforation, Cholesteatom oder Hypakusis.

22.6 Hyperplasie der Adenoiden

Die Rachenmandel bildet zusammen mit Gaumenmandel, Zungengrundtonsillen und den Seitensträngen den lymphatischen Rachenring. Durch den Kontakt mit der Atemluft und ihre Lage am Rachendach ist die funktionelle Belastung sehr groß und eine funktionell bedingte Hyperplasie gerade bei Kindern mit noch nicht voll entwickeltem Immunsystem häufig.

Definition und Ursache
Die **Rachenmandelhyperplasie** entsteht ohne Infektion des sehr aktiven Immunsystems (**Abb. 22.11**). Durch die Hyperplasie kommt es leicht zur Einengung der bei Kindern aufgrund der Körpergröße noch engen nasalen Atemwege, und gleichzeitig auch zu einer Verlegung der Tubenostien.

Symptome
Die adenoiden Wucherungen führen zu einer Behinderung der Nasenatmung und als Folge der Belüftungsstörung des Mittelohres zu leichter bis mittelgradiger Schallleitungsschwerhörigkeit. Typisch sind die Facies adenoidea (offener Mund, gedunsenes Gesicht, schnarchende Atmung in der Nacht), sekundäre entzündliche Reaktionen (Infekte der oberen Luftwege und Otitis media) und die nasale Sprache (**Abb. 22.12**).

Diagnose
Bei der Racheninspektion sind die Adenoide nicht zu sehen. Sie sind entweder mittels Epipharynxspiegelung oder im seitlichen Nasennebenhöhlenröntgen nachweisbar.

Therapie
Eine spontane Rückbildung ist möglich. Wenn die Symptome allerdings länger als 3 Monate andauern (Behinderung der Nasenatmung, rezidivierende Otitiden), sollte eine Adenektomie durchgeführt werden.

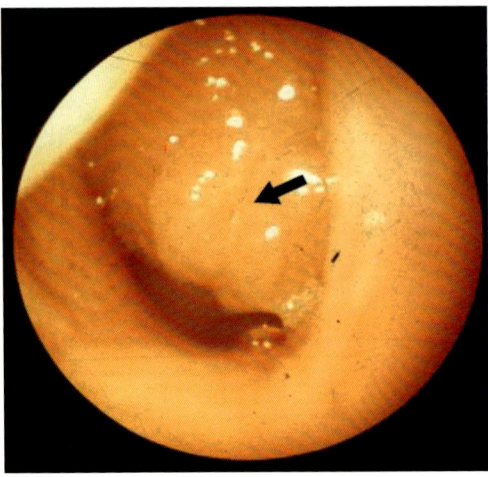

Abb. 22.11 Hypertrophe Adenoide (Rachenmandelhypertrophie).

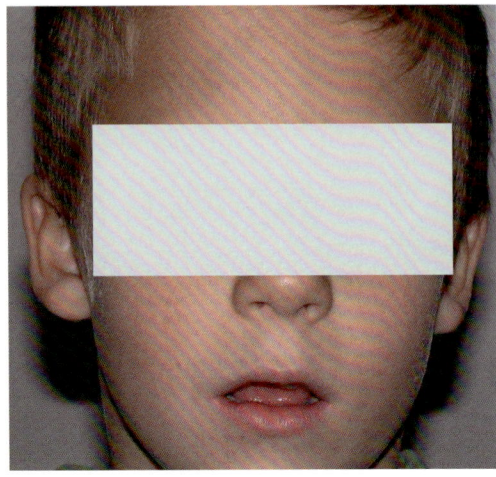

Abb. 22.12 Facies adenoidea bei hypertrophen Adenoiden

22.7 Epiglottitis (Laryngitis supraglottica)

B *Ein 22 Monate altes Kleinkind wird mit dem Notarztwagen an die Klinik gebracht. Seit einem Tag besteht hohes Fieber mit starken Halsschmerzen. Die Eltern bemerkten eine zunehmend starke Atemnot und riefen den Notarzt. Beim Eintreten des Arztes saß das Kind mit nach vorne gebeugtem Kopf, wollte sich nicht hinlegen, hatte eine kloßige Sprache, Speichel rann aus dem Mund. Im Krankenhaus wird dem Kind Sauerstoff zugeführt und ein Venenzugang gelegt. Nach Vorbereitung eines gekühlten mit einem Mandrin versteiften Tubus wird nach tiefer Sedierung mit dem Laryngoskop intubiert. Dabei zeigt sich eine stark geschwollene, kugelförmig imponierende, stark gerötete Epiglottis, die oberflächlich leicht verletzt wird. Durch einen schmalen noch offenen Spalt, der erst nach Absaugen des Speichels sichtbar wird, kann der versteifte und gekühlte Tubus in die Trachea vorge-*

schoben werden und das Kind wird mit Respirator beatmet. Nach den ersten Atemzügen bessert sich die Oxygenierung des Patienten. Die Intubation wird über 6 Tage bei gleichzeitiger intravenöser Therapie mit Amoxicillin/Clavulansäure (150 mg/kg täglich) fortgesetzt. Nach 6 Tagen kann das Kind extubiert und die tiefe Sedierung beendet werden.

Definition und Ursache

Die **Epiglottitis** ist eine akute, meist durch Haemophilus influenzae Typ B ausgelöste Entzündung der Epiglottis. Nach Einführung der Haemophilus-Impfung ist die perakut verlaufende, lebensgefährliche Erkrankung extrem selten geworden. Das Häufigkeitsmaximum liegt im Kleinkindesalter.

Symptome

Die Kinder wirken schwer krank mit starken Halsschmerzen, hohem Fieber und Speichelfluss aus dem Mund. Das Kind mag sich nicht hinlegen, hat eine klobige Sprache, vermeidet allerdings das Sprechen. Bei der Auskultation der Atmung findet man grobblasige Rasselgeräusche. Im Gegensatz zur subglottischen Laryngitis (Pseudokrupp) besteht kein bellender Husten und keine Heiserkeit.

Diagnose und Therapie

Die Diagnose erfolgt aufgrund der Symptome und durch die Inspektion des Larynx, die unter Intubationsbereitschaft erfolgen muss.

Die Therapie erfolgt mit Amoxicillin/Clavulansäure 150 mg/kg täglich intravenös (oder Cephalosporine). Es wird für mind. 3–6 Tage intubiert.

Prognose

Die Prognose ist bei rechtzeitiger Therapie gut, bei später Diagnose/Therapie ist die Mortalität hoch. Die Haemophilus-influenzae-Impfung hat zum Verschwinden dieses schweren Krankheitsbildes geführt.

22.8 Tubenbelüftungsstörung und Paukendrainage

B *Der Mutter eines Kleinkindes fällt auf, dass es nach einem Infekt der oberen Atemwege beim Ansprechen von hinten nicht oder nur verzögert reagiert sowie beim Hören von Kinderkassetten den Rekorder stets ungewöhnlich laut stellt. Das Kind greift immer wieder zu den Ohren, was die Mutter als Schmerzempfindung deutet.*

Definition

Unter einer **Tubenbelüftungsstörung** versteht man eine unzureichende Belüftung des Mittelohres durch eine akute oder chronische Störung des Öffnungsmechanismus der Tuba auditiva (Eustachi-Röhre). Die Luft im Mittelohr wird resorbiert. Die Folge ist ein Unterdruck mit nachfolgender Trommelfellretraktion bzw. Paukenexsudat.

Ursache und Symptome

Ursächlich sind katarrhalische Erkrankungen des Nasenrachenraumes, vergrößerte Rachenmandeln, allergische Rhinitis oder Nasenrachentumoren.

Zu den Symptomen zählen Druck- und Völlegefühl im Ohr, Rauschen und Mittelohrschwerhörigkeit.

Diagnose

Die Diagnose erfolgt durch Otoskopie oder Ohrmikroskopie.

Der Hammergriff erscheint verkürzt, der Lichtreflex verändert, das Trommelfell kann eine verstärkte Gefäßinjektion zeigen jedoch keine Trommelfellrötung oder Vorwölbung wie bei einer akuten Otitis media. Bei einem Erguss kann man einen Flüssigkeitsspiegel und gelbliches Exsudat oder gelegentlich Luftblasen beobachten, die durch das Trommelfell durchscheinen. Im Audiogramm zeigen sich eine Schallleitungsschwerhörigkeit sowie Zeichen eines Unterdrucks des Mittelohres im Tympanogramm.

Therapie

Die Tubenbelüftung normalisiert sich üblicherweise durch abschwellende Nasentropfen, Tubendurchblasung (Politzern) und Rotlichtbestrahlungen. Kinder können die Tube selbst belüften, indem sie einen Ballon (z. B. Otovent) mit der Nase aufblasen.

Bei therapieresistentem Exsudat des Mittelohrs ist eine Parazentese (Punktion der Paukenhöhle durch das Trommelfell) mit Absaugung des Exsudates, Einsetzen eines Paukenröhrchens (**Abb. 22.13a**), ggf. zusammen mit Adenektomie angezeigt. Paukenröhrchen werden meist nach 9 Monaten spontan abgestoßen (Trommelfell verschließt sich wieder), ansonsten können sie operativ entfernt werden. Während des Bestehens eines Paukenröhrchens ist das Eindringen von Wasser in den Gehörgang zu vermeiden, Schwimmen sollte man nur mit entsprechenden Ohrstöpseln, Tauchen ist verboten (**Abb. 22.13b**).

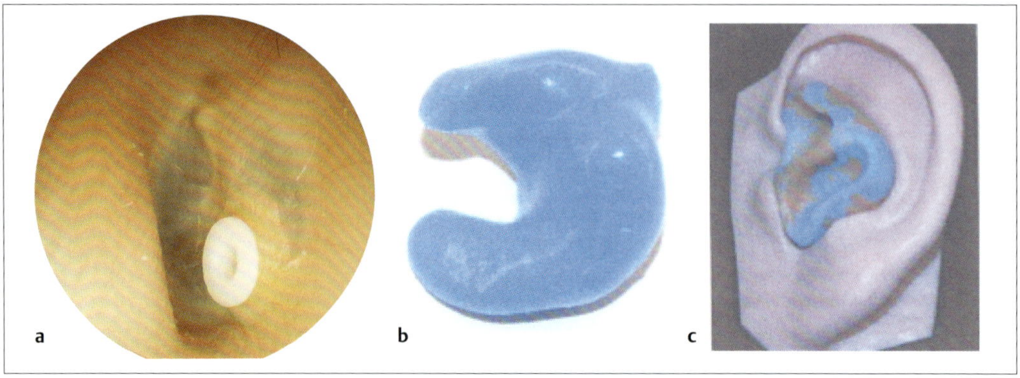

Abb. 22.13 Paukenröhrchen. a Paukenröhrchen in situ, **b** Wasserschutz.

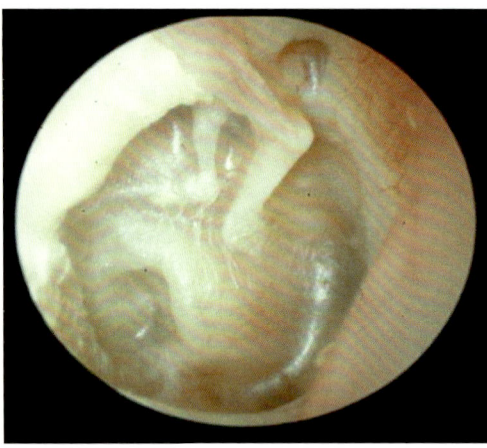

Abb. 22.14 Adhäsivprozess (rechtes Ohr).

Prognose und Komplikationen

Meist kann eine gestörte Tubenfunktion konservativ behandelt werden. Sollte ein operativer Eingriff erforderlich sein, ist die Prognose ebenso sehr gut.

Komplikationen entstehen vorwiegend bei Behandlungsverzögerung oder Nichtbehandlung einer Tubenbelüftungsstörung. Kalkeinlagerungen im Trommelfell, atrophische und retrahierte Trommelfellbereiche, Adhäsivprozesse (Verwachsungen zwischen Gehörknöchelchen, Trommelfell und Paukenhöhlenwand), Paukenfibrose (teilweise oder vollständige Fibrose des Paukenhöhlenlumens) sowie eine Versteifung der Gehörknöchelchenkette können die Folge sein (**Abb. 22.14**).

22.9 Tonsillektomie und Adenektomie

22.9.1 Tonsillektomie

Indikation

Eine Indikation zur Tonsillektomie (Mandeloperation, Gaumenmandelausschälung) besteht bei folgenden Krankheitsbildern:
- Tumorverdacht
- chronische Tonsillitis (Pfropfbildung in den Krypten, Mundgeruch, Schluckschmerzen)
- Verdacht auf Herdgeschehen (perioperative Antibiotikaprophylaxe, insbesondere bei Kindern mit Herzfehlern)
- rezidivierende Anginen (Operation im infektionsfreien Intervall)
- Zustand nach Peri-Retrotonsillarabszess
- Sepsis nach Angina

Hyperplastische Tonsillen. Bei hyperplastischen Tonsillen („kissing tonsils") ohne chronische Entzündungszeichen, wird, wenn diese lediglich ein mechanisches Atemhindernis darstellen und dadurch zu obstruktiven Schlafapnoen führen, nicht die Tonsillektomie sondern die Tonsillotomie (Mandelkappung) durchgeführt.

Operationsvorbereitung

Eine Tonsillektomie bei Kindern unter 4 Jahren (während der Entwicklung des Immunsystem) erfolgt nur nach strenger Indikationsstellung und bei schwerwiegender Symptomatik.

Bei rezidivierenden Anginen erfolgt die Operation im entzündungsfreien Intervall. Bei Verdacht auf ein Herdgeschehen ist eine perioperative Antibiotikaprophylaxe erforderlich. Selbstverständlich ist eine kinderärztliche Prüfung der Operationstauglichkeit mit normalem Gerinnungsstatus Grundvoraussetzung für eine Operation.

Die Operation wird üblicherweise in Intubationsnarkose am liegenden Patienten mit rekliniertem Kopf durchgeführt. Die Tonsillen werden aus dem Tonsillenbett unter Schonung der Muskulatur herauspräpariert. Die Blutstillung erfolgt mittels bipolarer Kauterpinzette und/oder resorbierbaren Umstechungen.

Postoperative Pflege

Der stationäre Aufenthalt beträgt 3–5 Tage. Postoperativ erfolgt eine entsprechende Schmerzbehandlung. Diätvorschriften sind einzuhalten. Das Risiko einer Tonsillektomie besteht in der Möglichkeit einer Nachblutung, die bis zum 14. postoperativen Tag (Häufigkeitsmaximum 1. Tag und 6.–8. Tag), wenn sich die weißlichen Fibrinbeläge abstoßen, auftreten kann (**Abb. 22.15**). Sollte es zu einer Nachblutung kommen, ist ein rasches Vorgehen (Schockbehandlung, operative Versorgung) erforderlich. Es besteht die Gefahr eines lebensbedrohlichen Schockzustands infolge des Volumenverlustes sowie durch die Möglichkeit der Blutaspiration.

Nach der Tonsillektomie ist eine körperliche Schonung von 14 Tagen angezeigt. Über 3 Wochen besteht Sportverbot.

Prognose

Die Tonsillektomie kann Beeinträchtigungen im Rahmen einer chronischen Tonsillitis oftmals langfristig verbessern. In einigen Fällen treten vermehrt Seitenstrangentzündungen nach Tonsillektomie auf.

22.9.2 Adenektomie

Indikationen

Führt eine Hyperplasie der Rachenmandel zu behinderter Nasenatmung, Dauerschnupfen, Tubenventilationsstörung, Seromukotympanon, rezidivierenden Mittelohrkatarrhen, geschlossenem Näseln, Nasennebenhöhlenentzündungen und Bronchitis, ist die Indikation zur **Adenektomie** (Entfernung der Rachenmandel, im Volksmund „Polypen") gegeben.

Kontraindikationen sind evtl. (submuköse) Gaumenspalten und ein kurzes Gaumensegel.

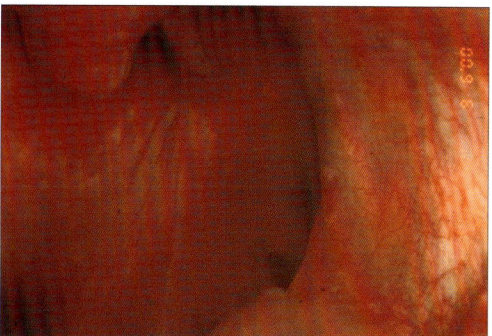

Abb. 22.15 Nachblutung in der linken Tonsillennische.

Vorbereitung und Operation

Die Operation erfolgt im entzündungsfreien Intervall.

In Intubationsnarkose in Rückenlage wird mit rekliniertem Kopf die Rachendachmandel mit dem sog. „Beckmann-Ringmesser" entfernt.

Perioperative Pflege

Meist verursacht die Adenektomie keine wesentlichen Schmerzen. Die Belastung für den Patienten ist weitaus geringer als bei der Tonsillektomie. Eine Schmerzbehandlung ist ggf. erforderlich. Nachblutungen nach Adenektomie sind weitaus seltener als nach Tonsillektomie, aber nicht auszuschließen. Bei Auftreten einer Blutung (aus Nase- oder Mundrachen) ist die sofortige ärztliche Versorgung angezeigt.

Nach der Adenektomie sollte sich der Patient 10 Tage schonen.

Prognose

Die Adenektomie führt oftmals zur raschen Beseitigung aller Symptome und Normalisierung des Gesamtzustandes.

Literatur

Boenninghaus HG, Lenarz T. Hals-Nasen-Ohrenheilkunde. 12. Aufl. Heidelberg: Springer; 2005

Berghaus A, Rettinger G, Böhme G. Duale Reihe Hals-Nasen-Ohrenheilkunde. Stuttgart: Hippokrates; 1996

Probst R, Grevers G, Iro H. Hals-Nasen-Ohrenheilkunde. Stuttgart: Thieme; 2000

23 Rumpf

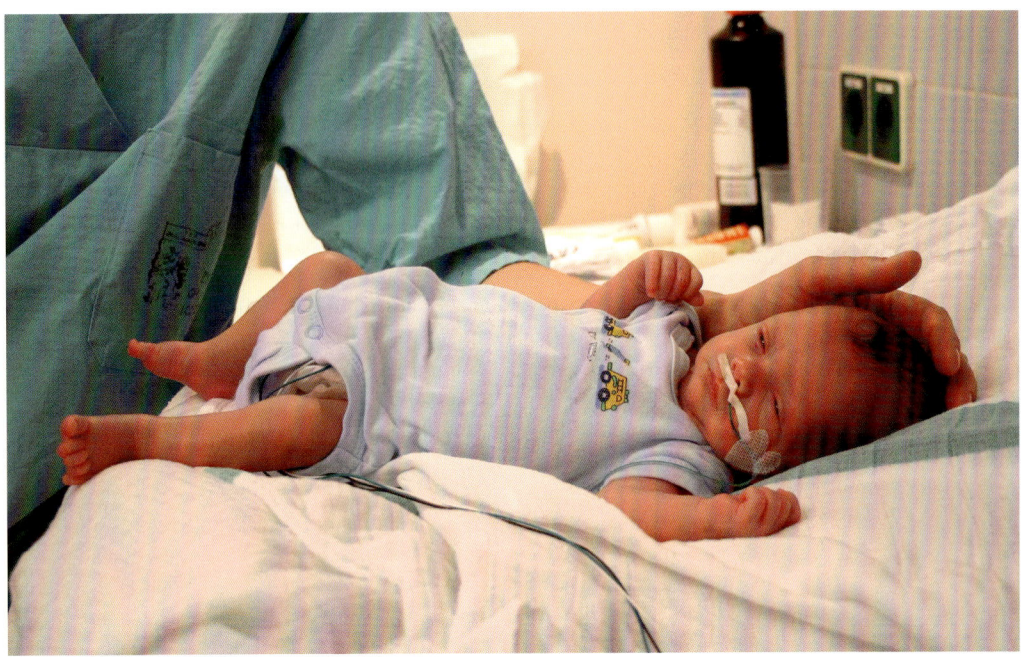

23.1 Fehlbildungen • 314
23.2 Hernien • 318
23.3 Fehlformen des Brustkorbs • 321

23.1 Fehlbildungen

23.1.1 Omphalozele und Laparoschisis

Definition

Omphalozele (übersetzt: Nabelsack) und **Laparoschisis** (übersetzt: Bauchspalt) sind Spaltbildungen der vorderen Bauchwand, bei denen die Bauchorgane nach außerhalb in einen umgebenden Bruchsack (Omphalozele) bzw. freiliegend (Laparoschisis) verlagert sind.

Bei der Omphalozele liegen die verlagerten Organe im (dadurch erweiterten) Anfangsteil der Nabelschnur. Die restliche Nabelschnur geht daher mittig aus dem Bruchsack hervor (**Abb. 23.1**). Bei der Laparoschisis ist der Bauchwanddefekt offen, die verlagerten Organe liegen unbedeckt außen. Die Nabelschnur findet sich stets am linken Unterrand des Defektes (**Abb. 23.2**). Der Bruchsack der Omphalozele kann insbesondere unter der Geburt einreißen; dann sind die Organe ebenfalls unbedeckt, sodass die Unterscheidung von der Laparoschisis auf den ersten Blick schwierig sein kann.

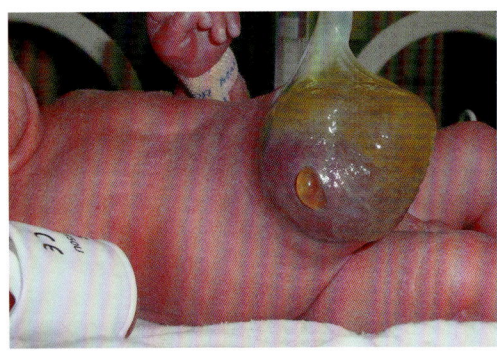

Abb. 23.1 Omphalozele. Die vorverlagerten Bauchorgane sind von der Nabelschnur umhüllt.

FEHLBILDUNGEN

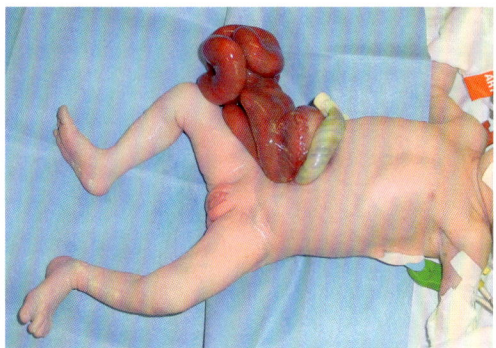

Abb. 23.2 Laparoschisis. Vorverlagert sind Dünndarm, Dickdarm und ein Hoden; auf der linken Körperseite befindet sich die Nabelschnur.

Ursache

Es handelt sich um eine Hemmungsfehlbildung. Die embryonale Ausformung des Rumpf-Rohres aus der dreiblättrigen Keimscheibe (s. Kap. 1.1) ist beeinträchtigt, das Rohr nicht komplett geschlossen worden. Die Ursache der Hemmung ist jedoch nicht geklärt.

M Im Bereich des Defekts fehlt die Schutzfunktion der Haut. Durch Verdunstung gehen dem Körper Wärme und viel Flüssigkeit verloren. Der direkte Kontakt zur Außenwelt ermöglicht das Eindringen von Bakterien in die normalerweise sterile Bauchhöhle. Je nach Lagerung des Kindes kann es zur mechanischen Beeinträchtigung des Darmes und seiner Blutgefäße kommen. Die dadurch bestehenden Gefahren für das Neugeborene sind daher:
- Auskühlung
- Austrocknung
- Infektion
- Einengung und Durchblutungsstörung des Darmes

Außerdem liegen bei der Omphalozele oft weitere Fehlbildungen v.a. des Herzens und des Nervensystems (bei ca. 50% der Fälle) vor. Bei der Laparoschisis besteht häufig zugleich eine Darmatresie (s. Kap. 27).

Therapie

Erstversorgung

Die Erstversorgung im Kreißsaal zielt darauf ab, die genannten Gefahren zu mindern. Die unbedeckten Organe müssen feucht, steril und möglichst wasserdicht verpackt werden, außerdem ist wegen der Durchblutung auf die Lagerung des Darmes zu achten.

P Am einfachsten anzuwenden und daher sehr gebräuchlich sind durchsichtige sterile Plastiktüten, in die das Neugeborene im Kreißsaal mit dem Unterleib bis unter die Achseln hineingesteckt wird, die freiliegenden Organe werden mit sterilen Kochsalzkompressen bedeckt. Die Gefahr der mechanischen Beeinträchtigung ist dabei aber sehr groß. Besser ist es, einen sterilen Handschuh zu verwenden, der über die freien Organe gestülpt wird. Durch (nicht zu strammes) Umwickeln mit einer elastischen Binde entsteht ein stabiles Paket, bei dem nicht nur der Austrocknung, Auskühlung und Infektionsgefahr entgegengewirkt wird, sondern auch ein Schutz gegen Abknicken besteht.

Operative Versorgung

Bei einer Laparoschisis oder einer rupturierten, also eingerissenen Omphalozele ist baldmöglichst die operative Versorgung anzustreben. Daher sollte bei präpartal gestellter Diagnose die Entbindung in einem perinatologischen Zentrum mit intensivmedizinischer und kinderchirurgischer Versorgungsmöglichkeit geplant werden.

Bei der Operation wird zunächst die Bauchhöhle im Hinblick auf weitere Fehlbildungen inspiziert. Insbesondere muss der Darm auf komplette Durchgängigkeit geprüft werden. Bei gleichzeitigem Vorliegen einer Darmatresie wird ein temporärer Anus praeter angelegt (s. Kap. 27).

Der Verschluss des Bauchdeckendefektes ist auf verschiedene Weise möglich. Bei wenig ausgelagerten Organanteilen und kleiner Lücke kann diese evtl. durch direkte Naht der Bauchmuskelränder und der Haut miteinander verschlossen werden. Bei größeren Defekten wird ein Flicken aus Fremdmaterial zur Deckung in die Ränder der Muskulatur eingenäht. Dabei können sowohl natürliche als auch künstliche, resorbierbare oder nicht resorbierbare Materialien zum Einsatz kommen (**Tab. 23.1**). Da Haut dehnbarer ist als Muskulatur, kann sie über dem Flicken meist noch geschlossen werden.

Schuster-Plastik. Bei sehr großen Defekten kommt zunächst die sog. **Schuster-Plastik** zur Anwendung. Dafür wird eine Folie aus Silikon zu einem für das jeweilige Kind passenden Beutel geformt, der die außen liegenden Organe aufnimmt und mit seinem Rand an der Muskelschicht angenäht wird (**Abb. 23.3**). Der Beutel wird steril verbunden und bei Rückenlage des Kindes an der Decke des Inkubators elastisch fixiert. Durch die Schwerkraft der im Beutel liegenden Organe und eine schrittweise Verkleinerung des Beutels wird die Bauchdecke gedehnt und damit die Bauchhöhle vergrößert. So verlagern sich die Organe nach und nach in die Bauchhöhle. Nach 2–3 Wochen ist meist der operative Verschluss durch eine der anderen genannten Verfahren möglich.

W Von der Größe der Lücke und dem Volumen der außen liegenden Organe ist es abhängig, welcher Weg zum Verschluss gewählt wird. Die Bauchhöhle ist bei

Tab. 23.1 Materialien für den Defektverschluss an der Bauchhöhle (Beispiele).

Name	Art des Materials	Vorteil	Nachteil
Fascia lata	gewachsenes Bindegewebe (z.B. vom Pferd)	– heilt meist ein – große Festigkeit	– Abstoßung möglich
Surgisis	Kollagen aus Schweinedarm	– heilt meist ein	– Abstoßung möglich – relativ steif
GoreTex	Kunststoff, nicht resorbierbar	– keine Abstoßung – gut zu verarbeiten	– muss später entfernt werden
Vicryl-Netz	vorgefertigtes Netz aus resorbierbarem Nahtmaterial	– keine Abstoßung – gut zu verarbeiten	– verliert an Festigkeit

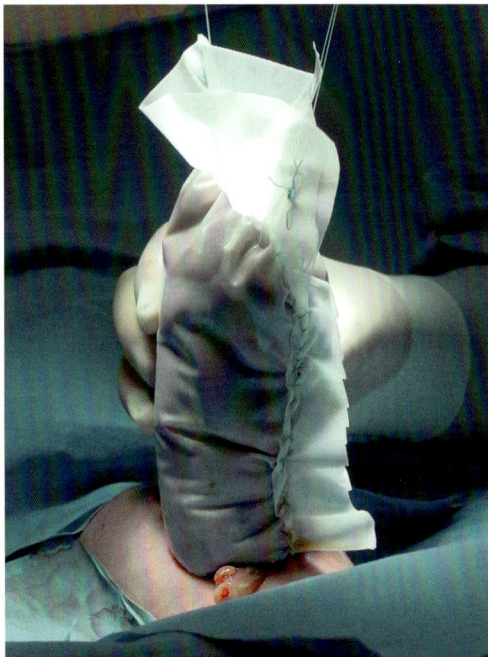

Abb. 23.3 Schuster-Plastik bei ausgeprägter Laparoschisis.

einer Laparoschisis oder Omphalozele nicht groß genug, um auch die „äußeren" Organe problemlos aufzunehmen. Bei deren Verlagerung in die Bauchhöhle und dem Bauchdeckenverschluss muss deshalb besonders auf den Druck geachtet werden, der im Bauch dabei entsteht. Wenn der Druck im Bauch zu groß wird, drohen erhebliche Gefahren: Die Naht der Bauchdecke kann einreißen (Platzbauch), die Durchblutung der Bauchorgane und der Blutrückfluss über die Hohlvene kann beeinträchtigt sein (Organversagen, Kreislaufinsuffizienz) und v.a. der Druck auf die Lunge so groß werden, dass eine Beatmung nicht mehr möglich ist (Ateminsuffizienz).

Prognose

Nach größeren Defekten, besonders bei Verschluss mit künstlichem Material, ist i.d.R. im Alter von 1–3 Jahren eine weitere Operation zum Verschluss des bestehenden Narbenbruches und evtl. zum Entfernen des Fremdmaterials erforderlich. Wenn keine weiteren Fehlbildungen vorliegen, ist nach überstandener postoperativer Heilungsphase die Prognose hinsichtlich einer normalen Entwicklung des Kindes sehr gut. Bei sehr großen Defekten, postnatalen Komplikationen (z.B. Infektion des Fremdmaterials) oder zusätzlichen Fehlbildungen besteht in den ersten Lebenswochen jedoch auch eine reelle Gefahr für das Leben des Kindes.

23.1.2 Blasenekstrophie

Die Blasenekstrophie gehört ebenfalls zu den Fehlbildungen der Bauchwand. Da sie aber im Wesentlichen eine Fehlbildung der Harnblase darstellt und v.a. darin die besondere Problematik besteht, wird sie bei den Fehlbildungen des Harntrakts beschrieben (s. Kap. 28).

23.1.3 Kongenitaler Zwerchfelldefekt (Enterothorax)

Definition

Der **kongenitale Zwerchfelldefekt** besteht aus einer angeborenen Lücke im Zwerchfell. Bauchorgane sind in den Thorax verlagert (Enterothorax = Darm enthaltender Thorax). Der Lungenflügel der betroffenen Seite ist unter- (Hypoplasie) oder gar nicht entwickelt (Aplasie).

Ursache

Das Zwerchfell entwickelt sich beim Embryo aus einer vorderen und einer hinteren Membran, die durch Verschmelzung in der 7. Woche die Brusthöhle von der Bauchhöhle komplett trennen. Fast immer ist es eine Entwicklungsstörung des hinteren Anteils, die eine Lücke sehr unterschiedlicher Größe verursacht. Dadurch können sich Bauchorgane zu einem großen Teil in den Thorax verlagern. Durch rasches Wachstum komprimieren sie die Lungenknospe und behindern deren Entwicklung.

Komplikationen

Durch das Ansammeln von Luft in den intrathorakal liegenden Verdauungsorganen kommt es nach der Geburt zunehmend zur Kompression des zunächst entfalteten gesunden Lungenflügels der Gegenseite mit der Folge einer lebensbedrohlichen Dyspnoe. Ebenso wird der Verdauungstrakt eingeengt mit der Folge eines Verschlusses und evtl. einer Durchblutungsstörung des Darmes.

Klinisches Bild

Ein Zwerchfelldefekt sollte i.d.R. durch die Sonografie bereits pränatal aufgefallen sein. Dann erfolgt eine geplante Entbindung in einem Perinatalzentrum. Die sofortige intensivmedizinische Therapie kommt den genannten Komplikationen zuvor.

Problematisch sind Neugeborene, bei denen die Fehlbildung bei der Geburt nicht bekannt ist. Da der Gasaustausch in einem gesunden Lungenflügel für die Grundversorgung des Körpers ausreicht, beginnen sie, normal zu atmen, und sind rosig. Sie fallen also zunächst während der Entbindungsphase im Kreißsaal noch nicht auf! Erst allmählich kommt es durch das stetig zunehmende Ansammeln von Luft in Magen und Darm zur Kompression der gesunden Lunge und damit zu den Symptomen der Atemnot. Bis dahin sind bereits mehrere Stunden vergangen und das Kind liegt oft kaum beachtet im Bettchen.

Diagnose

Mit einer Röntgenaufnahme des Thorax kann ein Zwerchfelldefekt eindeutig nachgewiesen oder ausgeschlossen werden (**Abb. 23.4**). Auch sonografisch sind im Thorax die verlagerten Bauchorgane zu erkennen.

Therapie

Primärversorgung

Entscheidend für die Prognose des Kindes ist nach der Geburt die umgehende Intubation und suffiziente Beatmung. Ein neonatologisch erfahrenes und entsprechend ausgerüstetes ärztlich-pflegerisches Team muss das Kind im Kreißsaal sofort nach der Abnabelung übernehmen. Durch ebenfalls rasches Legen und Ableiten einer Magensonde wird die Ausdehnung des Magen-Darmtraktes verhindert.

Nach der Intubation wird das Kind zunächst intensivmedizinisch betreut (Legen eines zentralvenösen und arteriellen Zuganges, Ausgleich des Säure-Basen-Haushaltes). Zur weiteren Stabilisierung wird mit der operativen Behandlung mindestens 24 Stunden gewartet.

Sollte sich in Unkenntnis des Zwerchfelldefektes bereits eine Atemnot entwickelt haben, ist bis zur Notfallintubation außer dem Legen einer Magensonde nur die Vorlage von Sauerstoff sinnvoll.

M *Wenn ein vor wenigen Stunden geborenes, zunächst unauffälliges Kind plötzlich eine Zyanose und Tachypnoe entwickelt, darf es bis zum Ausschluss eines Zwerchfelldefektes (Röntgen) nicht mit der Maske beatmet werden. Dadurch würde besonders viel Luft auch in den Magen gedrückt, was die Atemnot rasch verstärken und damit erhöhte Lebensgefahr bedeuten würde.*

Operative Therapie

Vor der Operation ist nicht zu erkennen, wieviel vom Zwerchfell tatsächlich angelegt und wie groß der Defekt eigentlich ist. Das ist für das operative Vorgehen jedoch entscheidend. Im günstigsten Fall ist zirkulär um den Defekt herum Zwerchfellmuskulatur vorhanden. Durch direkte Muskelnähte kann der Defekt dann verschlossen werden. Oft fehlt der hintere Zwerchfellanteil; bei ausreichendem vorderem Anteil wird dieser an die dorsalen Rippen angenäht. Größere Defekte erfordern das Einnähen von natürlichem oder künstlichem Fremdmaterial (Material wie bei den Bauchwanddefekten, s. **Tab. 23.1**). Alternativ kann der Verschluss evtl. auch mit einem Muskelschwenklappen erfolgen. Dafür wird die innerste Schicht der Bauchmuskulatur so frei präpariert, dass ein Lappen entsteht, der nur noch am Rippenbogen verwachsen ist. Dieser wird nach dorsal

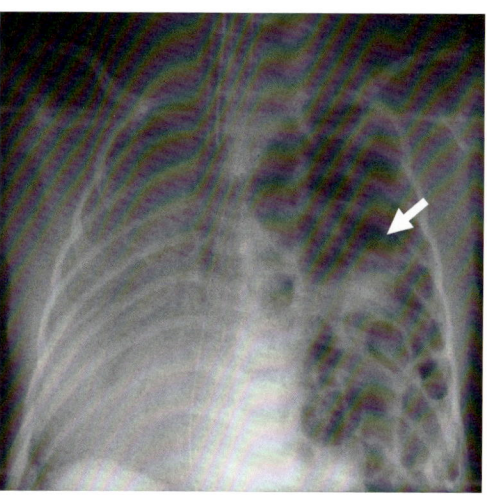

Abb. 23.4 Röntgenbild des Thorax bei einem linksseitigen Zwerchfelldefekt. Luftgefüllte Darm- und Magenanteile stellen sich dunkel dar.

umgeschlagen und hinten und seitlich an den Rippen, medial an die andere Zwerchfellseite angenäht.

Nach erfolgtem Defektverschluss besteht oft das Problem, dass die Bauchhöhle für die aus dem Thorax in den Bauch verlagerten Organe zu klein ist. Manchmal muss dann zum Verschluss des Bauches wie bei den Bauchwanddefekten vorgegangen werden (s. S. 315 f).

Prognose

Für Kinder mit einem Zwerchfelldefekt ist es entscheidend, wie schnell sie einer suffizienten Beatmung und intensivmedizinischen Therapie zugeführt werden. Neugeborene, die so stabilisiert werden können, dass der operative Defektverschluss durchgeführt werden kann, haben i. d. R. sehr gute Überlebenschancen. Instabile Kinder, die nicht innerhalb weniger Tage in einen operationsfähigen Zustand gebracht werden können, unterliegen einer hohen Letalität.

> **W** *Nach erfolgtem Defektverschluss kann sich der komprimierte, aber angelegte Lungenflügel entfalten. Auch wenn dieser nach längerer Zeit im Röntgenbild wie normales Lungengewebe erscheint, ist jenes auf mikroskopischer Ebene weiterhin fehlgebildet. Es ist nur zu einem gewissen Grad zum Gasaustausch in der Lage. Große körperliche Ausdauerleistungen werden dem Menschen in der Zukunft nicht möglich sein, eine ansonsten normale körperliche und intellektuelle Entwicklung ist dadurch aber nicht beeinträchtigt.*
>
> *Wenn es nach der Geburt zu längerfristiger Dyspnoe mit Entgleisung des Säure-Basen-Haushaltes kommt, ist oft mit Versagen des Kreislaufes und in der Folge auch lebenswichtiger Organe (z. B. Leber, Nieren) zu rechnen, die für das Leben limitierend sein können. Ein Kind, dessen pH-Wert im Blut auf 6,9 oder tiefer abgesunken ist, hat eine sehr schlechte Überlebenschance.*

23.2 Hernien

23.2.1 Allgemeine Grundlagen

Definition

Eine **Hernie** ist eine sackartige Vorwölbung des Bauchfells (genannt Bruchsack) durch eine Lücke der Bauchdecke oder des Zwerchfells (Bruchlücke, Bruchpforte), in die sich Bauchorgane (Bruchinhalt) hinein verlagern können. Hernien in der Bauchdecke werden als äußere, im Zwerchfell als innere Hernien bezeichnet. Bei angeborenen Hernien wölbt sich der Bruchsack durch eine bei der Geburt vorhandene physiologische Lücke vor (z. B. innerer Leistenring, Nabel). Sie kann bereits kurz nach der Geburt oder aber auch erst nach Jahren erstmalig in Erscheinung treten („austreten").

Erworbene Hernien entstehen durch zunehmende Schwächung des Gewebes an typischen Schwachstellen der Muskulatur durch chronisch erhöhten intraabdominellen Druck (z. B. bei Narben nach Operationen). Das ist jedoch bei Kindern und Jugendlichen selten. Das in der deutschen Sprache seit Jahrhunderten gebräuchliche Synonym „Bruch" verleitet zu der irrigen Annahme, dass zur Entstehung einer Hernie stets etwas gerissen bzw. gebrochen sein müsste. Das trifft aber nur sehr selten zu.

Symptome

Ausgetretene Hernien können ein Druckgefühl oder ziehende Schmerzen verursachen, was sich bei Säuglingen evtl. durch Unruhe bemerkbar macht. Häufig sind betroffene Kinder aber beschwerdefrei. Bei Darmanteilen im Bruchsack kann es zur Passagebehinderung des Darms mit Obstipation kommen. Während äußere Hernien bei vorverlagertem Bruchinhalt meist sichtbar sind, lassen sie sich ohne Bruchinhalt oft durch das Ertasten der Bruchlücke erkennen. Innere Hernien können nur durch die Bildgebung (Sonografie, Magen-Darm-Passage) oder oft auch erst intraoperativ dargestellt werden.

Komplikationen

Irreponible Hernie. Als irreponibel bezeichnet man eine chronisch ausgetretene Hernie, wenn der Bruchinhalt durch Verwachsungen nicht in die Bauchhöhle zurückgedrückt werden kann. Das verursacht allenfalls leichte Beschwerden, es besteht keine akute Gefahr für den Bruchinhalt.

Eingeklemmte Hernie. Im Unterschied dazu ist bei einer eingeklemmten (= inkarzerierten) Hernie die Bruchlücke so eng, dass es zunächst zu venösem Stau, später auch zu arterieller Minderdurchblutung des Bruchinhaltes kommt. Dadurch entsteht zunächst eine Schwellung, die ein Rückverlagern immer mehr verhindert, im Weiteren sogar die Gefahr des Gewebsuntergangs. Eine eingeklemmte Hernie ist daher meist stark schmerzhaft.

Therapie

Wenn bei eingeklemmtem Bruchinhalt nicht mit dosiertem Druck reponiert werden kann, ist eine Notfalloperation erforderlich. Dabei wird die Bruchpforte zur Rückverlagerung des Bruchinhaltes (Reposition) zunächst erweitert. Ist der Bruchinhalt nekrotisch, wird er reseziert. Das ist bei Kindern nur selten erforderlich.

Alle anderen Hernien werden als Wahleingriff operiert. Dabei werden der Bruchsack reseziert und die Bruchpforte durch Nähte verschlossen. Die Nähte erfordern zur Heilung eine körperliche Schonung des Patienten von 3–4 Wochen (bei großen Brüchen auch länger).

Eine Spontanheilung, d. h. ein wachstumsbedingter Verschluss der Bruchlücke, ist nur bei kleinen Nabelhernien in den ersten 1–2 Lebensjahren möglich.

23.2.2 Leistenhernie

Definition

Bei der **Leistenhernie** (= Inguinalhernie) wölbt sich der Bruchsack durch den Leistenkanal nach außen vor. Bei Kindern ist das fast immer eine angeborene Hernie, bei der der Bruchsack aus dem offen gebliebenen Processus vaginalis besteht. Dabei handelt es sich um eine Aussackung des Bauchfells im Leistenkanal, die sich normalerweise bis zur Geburt verschlossen hat. Bei Jungen kommt die Hernie sehr viel häufiger vor als bei Mädchen. Erworbene Leistenhernien sind bei Kindern eine Seltenheit. Reicht die Vorwölbung bis in den Hodensack, spricht man von einer Skrotalhernie (**Abb. 23.5**).

Symptome

Kennzeichnend ist die Schwellung oberhalb des Leistenbandes (Linie zwischen oberem Darmbeinstachel und Schambein), die sich spontan oder auf Druck in die Bauchhöhle zurück verlagert. Beim Kind ist der Nachweis der Leistenhernie nur im ausgetretenen Zustand möglich. Bei der Indikationsstellung zur Operation muss sich der Kinderchirurg daher nicht selten auf die zuverlässige Schilderung der Schwellung durch die Eltern oder den überweisenden Kinderarzt verlassen. Die Leistenhernie kann evtl. mit vergrößerten Leistenlymphknoten, einer Hydrozele (s. S. 456), einer Schenkelhernie (s. u.) und im eingeklemmten Zustand mit einer Hodentorsion (s. S. 455) verwechselt werden.

Therapie

Leistenhernien gehören zu den häufigsten Gründen für eine Operation im Kindesalter. Da die Einklemmungsgefahr groß ist (je kleiner das Kind, umso größer), ist eine Operation in jedem Fall indiziert. Dabei muss nach Eröffnung des Leistenkanals lediglich der Bruchsack reseziert werden, ein Verschluss der Bruchlücke (wie bei anderen Hernien) ist bei der kindlichen Leistenhernie nicht erforderlich. Da jedoch der Leistenkanal wieder vernäht wird, ist postoperativ eine körperliche Schonung des Patienten wichtig (s. o.).

Prognose

Eine Schädigung des Samenleiters oder der Hodengefäße im Leistenkanal und damit des Hoden besitzt bei einer geplanten Operation ein geringes Risiko. Bei einem Notfalleingriff wegen einer Einklemmung sind die Strukturen aufgrund der Schwellung schwieriger zu unterscheiden, leichter zu verletzen und damit wesentlich mehr gefährdet. Eine Rezidivhernie ist möglich, beim Kind aber selten.

23.2.3 Schenkelhernie

Definition

Der Bruchsack der **Schenkelhernie** (= Femoralhernie) befindet sich unter dem Leistenband in der Lücke, durch die auch die V. und A. femoralis zum Oberschenkel ziehen. Die Bruchform kommt im Wachstumsalter sehr selten vor und wird daher leicht mit der benachbarten Leistenhernie verwechselt.

Symptome

Wie die Leistenhernie verursacht die Schenkelhernie eine Schwellung in der Leiste, im Unterschied zu jener jedoch direkt unterhalb des Leistenbandes. Die Unterscheidung von einer Schwellung der dort befindlichen Lymphknoten kann schwierig sein; evtl. ist das dann durch eine Sonografie möglich.

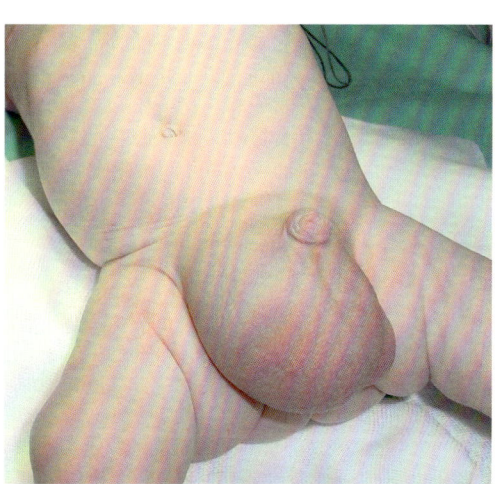

Abb. 23.5 Skrotalhernie. Größere rechtsseitige Leistenhernie beim Säugling.

Therapie und Prognose

Die stets erforderliche Operation erfolgt durch den gleichen Zugang wie bei der Leistenhernie. Bei der Schenkelhernie muss jedoch die Bruchlücke eingeengt werden. Dazu wird der Unterrand eines Teils der Bauchmuskulatur (der M. obliquus internus) an das Schambein genäht.

Rezidive sind selten.

23.2.4 Nabelhernie

Definition

Der Bruchsack der **Nabelhernie** (= Umbilikalhernie) wölbt sich durch die bei der Geburt physiologisch vorhandene Nabellücke vor. Die Lücke verschließt sich i.d.R. im Laufe des 1. (bis 2.) Lebensjahres spontan. Kleine Nabelhernien sind häufig zu beobachten.

Symptome

Nabelhernien sind durch die Vorwölbung des Nabels oder die darunter tastbare Lücke leicht zu erkennen. Sie verursachen in den meisten Fällen keinerlei Beschwerden. Eine Einklemmung kommt nur sehr selten vor.

Therapie und Prognose

Wegen des normalerweise spontan erfolgenden Verschlusses der Bruchlücke ist die Operation einer Nabelhernie in den ersten beiden Lebensjahren nur bei besonderer Größe indiziert. Auch später wird aufgrund der geringen Einklemmungsgefahr nur bei Beschwerden, einer größeren Lücke oder unschönem Nabel operiert. Dabei wird nach Abtragen des Bruchsacks die Lücke mit Nähten verschlossen.

Rezidive sind selten.

23.2.5 Epigastrische Hernie

Definition

Als **epigastrische Hernie** wird ein Bruch bezeichnet, dessen Bruchlücke sich auf der Linie zwischen Nabel und Sternum befindet; in der Nähe des Nabels heißt er auch supraumbilikale Hernie. Die Lücke ist meist klein. Es können durchaus mehrere Hernien gleichzeitig vorhanden sein.

Symptome

Ziehende bewegungsabhängige Beschwerden und Druckschmerz kennzeichnen die epigastrische Hernie. Eine Einklemmung kommt nur sehr selten vor.

Therapie und Prognose

Bei Beschwerden wird lediglich die Bruchlücke mit Nähten verschlossen. Problematisch kann allerdings, v.a. bei weniger schlanken Patienten, das Aufsuchen der meist kleinen Lücke sein. Daher sollte präoperativ am wachen Patienten die schmerzhafte Stelle markiert werden.

Rezidive sind selten. Meist handelt es sich bei einer erneuten Hernie um eine benachbarte, vor der Operation nicht wahrgenommene weitere Lücke.

23.2.6 Narbenhernie

Definition

Nach einer Laparotomie kann sich durch eine gelockerte Naht in der Bauchmuskelschicht eine Lücke ausbilden. Hierfür können intraoperativ ein zu schwaches Bauchdeckengewebe oder eine nicht ausreichende Nahttechnik verantwortlich sein. Postoperative Gründe sind stark geblähtes Abdomen, Wundinfektion oder zu frühe und zu heftige körperliche Belastung des Patienten. In der Lücke entsteht durch den stetigen intraabdominellen Druck eine **Narbenhernie**, die i.d.R. im Laufe der Zeit immer größer wird. Narbenhernien sind bei Kindern nicht häufig.

Symptome

Die Vorwölbung im Narbenbereich und die tastbare Lücke sind, außer bei adipösen Patienten, leicht zu erkennen. Beschwerden können, müssen aber nicht vorhanden sein. Einklemmungen sind bei kleineren Lücken nicht ungewöhnlich.

Therapie

Aufgrund der Tendenz zur Progredienz und der Einklemmungsgefahr sollte eine Narbenhernie immer operativ behandelt werden.

Fasziendopplung. Während bei kleineren Lücken und normalem Bauchmuskelgewebe ein einfacher Verschluss der Lücke durch Nähte ausreichen kann, erfordern eine größere Lücke oder schwaches umgebendes Gewebe eine Fasziendopplung. Die hierbei angewandte, nach dem Chirurgen Mayo benannte Nahttechnik führt dazu, dass das Gewebe zu beiden Seiten der Lücke übereinander zu liegen kommt, also „gedoppelt" wird, was eine größere Festigkeit zur Folge hat.

23.2.7 Rektusdiastase

Definition

Bei manchen Menschen stehen die beiden Stränge der geraden Bauchmuskulatur (M. rectus abdominis) auseinander. Dadurch besteht in der Mittellinie des Bauches eine Lücke ohne Bruchsack. Es handelt sich bei der **Rektusdiastase** also nicht um eine Hernie. Symptome und Therapie sind den Hernien der Bauchwand jedoch ähnlich.

Symptome

Beschwerden werden durch die Rektusdiastase nicht verursacht. Die typische lang gestreckte Vorwölbung in der Bauchmitte bei angespannter Bauchmuskulatur wird jedoch von manchen Patienten oder Eltern als so störend und kosmetisch unschön empfunden, dass ein Behandlungswunsch besteht.

Therapie und Prognose

Operativ werden die Ränder der beiden Muskelbäuche im Sinne der Fasziendopplung (s. S. 320) übereinander vernäht.

Vor allem bei adipösen Patienten sind Rezidive möglich.

23.3 Fehlformen des Brustkorbs

23.3.1 Trichterbrust

Definition

Bei einer **Trichterbrust** (= Pectus excavatum) liegt eine Einsenkung der vorderen Brustwand vor (**Abb. 23.6**). Sie kann individuell sehr unterschiedlich ausgeformt sein. Die symmetrische Form ist durch eine zu beiden Seiten gleich stark ausgeprägte Mulde charakterisiert, deren tiefster Punkt im Brustbein liegt. Bei der asymmetrischen Form wölbt sich eine Seite des Brustkorbs gegenüber der anderen vor, die Mulde kann dabei ihre tiefste Stelle seitlich des Brustbeins aufweisen.

Symptome

Prinzipiell handelt es sich um eine bei schlanken Menschen äußerlich gut erkennbare Fehlform des Brustkorbs, die in vielen Fällen keine Krankheitserscheinungen auslöst und dann auch keine Erkrankung darstellt.

Bei den (seltenen) besonders ausgeprägten Befunden ist das Herz durch den Trichter so weit in seiner Lage verändert, dass die Funktion des Organs beeinträchtigt sein kann. Durch den verringerten Raum innerhalb des Brutkorbs ist evtl. auch die Lunge in ihrer Ausdehnung behindert, was eine verringerte Lungenfunktion zur Folge hat. Daraus kann eine geringere Leistungsfähigkeit resultieren. Diese Symptome sind v. a. bei jüngeren Kindern der Grund für eine operative Therapie.

Bei Teenagern hingegen steht in den meisten Fällen die psychische Beeinträchtigung im Vordergrund. Diese Patienten leiden unter dem in ihren Augen kosmetischen Makel. Sie haben Angst vor Verachtung oder Hänseleien Gleichaltriger und meiden daher Situationen, in denen sie mit kaum oder gar nicht bekleidetem Oberkörper gesehen würden (Schwimmbad, Umkleideraum). Auch für ein verkrampftes Verhältnis zum anderen Geschlecht kann diese Fehlform der Grund sein. Dabei muss das objektive Ausmaß der Fehlform nicht unbedingt mit dem Ausmaß der psychischen Beeinträchtigung übereinstimmen.

Diagnose

Neben der ausführlichen Befragung zu Kennzeichen der körperlichen Leistungsfähigkeit werden mittels EKG und Messung der Lungenfunktion die Organfunktionen beurteilt. Das Ausmaß des Trichters wird mit Hilfe eines MRT (alternativ CT) bestimmt, die dem Operateur gleichzeitig die Lagebeziehung der intrathorakalen Organe zeigt.

Therapie

Früher wurde zunächst häufig eine konservative Therapie durch krankengymnastische Übungsbehandlung der Rumpf- und Schultergürtelmuskulatur empfohlen. Deren Wirksamkeit hat sich jedoch nie nachweisen lassen.

Über viele Jahre wurde die Trichterbrust bevorzugt nach sehr aufwendigen, sehr belastenden und mit einer Reihe ernsthafter Risiken behafteten Methoden z. B. nach Ravich oder Rehbein (s. S. 322) behandelt. Seit Mitte der 1990er-Jahre hat jedoch die vom Amerikaner Nuss entwickelte Methode die beiden Verfahren weitgehend verdrängt. Gründe dafür sind eine erhebliche Reduktion von intraoperativem Blutverlust, Narbenbildung und Operationszeit.

Operationsmethode nach Nuss. Bei der Methode nach Nuss wird ein für den jeweiligen Patienten individuell zurechtgebogener Stahlbügel unter thorakoskopischer Kontrolle von einer Seite zur anderen in den Brustkorb eingebracht. Danach befindet sich die Mitte des Bügels unter dem Trichter und drückt diesen aus dem Brustkorb heraus; die beiden Enden des Bügels liegen an den Seiten des Thorax den Rippen außen auf.

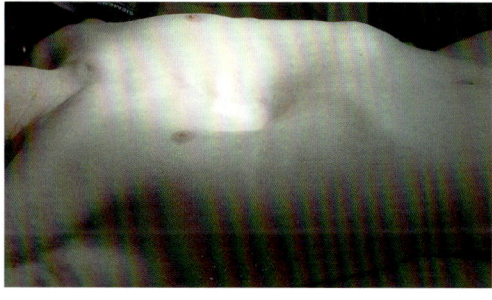

Abb. 23.6 Trichterbrust (17-jähriger Junge).

P *Besondere Risiken des Eingriffs sind die Verletzung von Lunge, Herz oder Gefäßen an der Brustkorbinnenseite. In den ersten postoperativen Tagen besteht das Hauptproblem in starken Schmerzen, weshalb der Patient zu geringen Atemexkursionen neigt und der Gefahr einer Pneumonie ausgesetzt ist. Sehr wichtig sind daher in dieser Zeit Mobilisierung und Atemtherapie durch Pflegepersonal und Physiotherapeuten.*

Die Schmerzbehandlung erfolgt am besten durch eine Periduralanästhesie, weil dadurch die Mitarbeit des Patienten am wenigsten beeinträchtigt wird.

In der Folgezeit sind einfache sportliche Aktivitäten, z. B. Jogging oder Schwimmen, für 4–6 Wochen zu vermeiden, eine größere körperliche Belastung oder Kontaktsportarten für 3 Monate. Nach 2–3 Jahren wird der Bügel durch einen nur unwesentlich belastenden Eingriff wieder entfernt.

23.3.2 Kielbrust

Definition

Bei der **Kielbrust** ist die Thoraxvorderwand nach außen vorgewölbt; ausgeprägte Formen erinnern an den Kiel eines Segelbootes. Der Volksmund spricht auch von einer Hühnerbrust. Die Kielbrust tritt deutlich seltener auf als die Trichterbrust.

Symptome

Da der Innenraum des Thorax bei dieser Fehlform eher größer ist als normal, bestehen keine organischen Krankheitserscheinungen. Hinsichtlich der psychischen Beeinträchtigung sind die betroffenen Jugendlichen aber vergleichbar mit den Trichterbrustpatienten.

Diagnose

Eine apparative Diagnostik ist nicht erforderlich. Lediglich zu Dokumentationszwecken kann eine seitliche Röntgenaufnahme oder ein MRT sinnvoll sein.

Therapie

Konservativ ist die Kielbrust nicht zu beeinflussen, sie wird mit einer aufwendigen plastischen Operation korrigiert. Dabei werden über einen großen Schnitt das Brustbein und alle Rippen an der vorderen Brustwand freigelegt. Das Brustbein wird durchtrennt und von allen Rippen abgetrennt. Die fehlgeformten Rippen werden ihrerseits durchtrennt, Teile davon auch reseziert. **Operationsmethoden (Rehbein bzw.** Ravich). Bei der Methode nach Rehbein wird das Brustbein an Metallstäben, die zu beiden Seiten in Rippen eingebracht werden und sich vor dem Brustbein kreuzen, mit Drähten aufgehängt. Die Stäbe geben dabei die korrigierte Form vor. Nach Ravich werden die durchtrennten Knochen in korrigierter Form lediglich mit Nähten fixiert. Beide Methoden sind zeitaufwendig, besitzen aufgrund der großen Wundfläche ein hohes Infektionsrisiko und verursachen wegen der zahlreichen Knochenwunden einen höheren Blutverlust. Der große Hautschnitt hinterlässt außerdem eine recht auffällige Narbe an der Vorderseite der Brust. Die ausgeprägten postoperativen Schmerzen entsprechen denen der Nuss-Methode bei der Trichterbrustkorrektur.

M *Aufgrund der wesentlichen Risiken wird die Indikation zur Korrektur der Kielbrust besonders streng gestellt.*

Die postoperative Behandlung erfolgt wie bei den Trichterbrustpatienten (s. S. 321f). Jegliche sportliche Betätigung ist jedoch erst nach 3 Monaten möglich. Die Metallentfernung bei der Rehbein-Methode wird nach 3–4 Jahren vorgenommen.

24 Herz und Gefäße

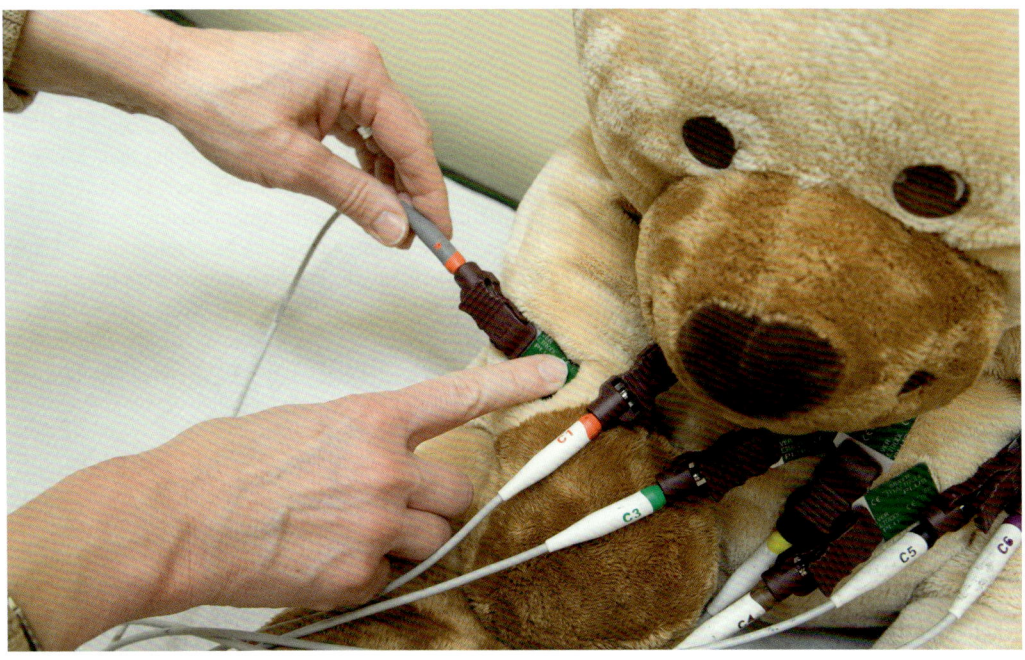

24.1	Allgemeine Grundlagen ▪ 323	24.6	Herzrhythmusstörungen ▪ 335
A	**Angeborene Herzfehler**	24.7	Hypertonie ▪ 338
24.2	Shuntvitien ▪ 325	C	**Entzündliche Herzerkrankungen**
24.3	Obstruktive Fehlbildungen ▪ 328	24.8	Endokarditis ▪ 340
24.4	Univentrikuläres Herz ▪ 330	24.9	Myokarditis ▪ 341
B	**Funktionelle Herzerkrankungen und Hypertonie**	24.10	Rheumatisches Fieber ▪ 341
		24.11	Kawasaki-Syndrom ▪ 342
24.5	Herzinsuffizienz ▪ 334		

24.1 Allgemeine Grundlagen

Das Herz ist dafür verantwortlich, Blut in Körper- und Lungenkreislauf zu pumpen. Es besteht aus jeweils 2 Vorhöfen und 2 Hauptkammern (Ventrikel; **Abb. 24.1**). Der linke Ventrikel pumpt das Blut über die Hauptschlagader (Aorta) in den Körperkreislauf, von wo es über die obere und untere Hohlvene in den rechten Vorhof zurückfließt. Der rechte Ventrikel wirft das Blut in die Lungenschlagader (Pulmonalarterie) aus. In der Lunge erfolgt der Gasaustausch und über die Lungenvenen fließt das Blut in den linken Vorhof zurück. Ventrikel und Vorhöfe stehen über Segelklappen in Verbindung. Die Aortenklappe und die Pulmonalklappe sind sog. Taschenklappen.

Nach der Geburt kommt es zu einer Umstellung der Kreislaufverhältnisse. Im Mutterleib atmet das Kind nicht und der Lungenkreislauf wird großteils umgangen. Es bestehen Kurzschlussverbindungen zwischen den Vorhöfen (Foramen ovale) und zwischen der Aorta und der Pulmonalarterie (Ductus arteriosus Botalli). Nach der Geburt verschließen sich Foramen ovale und Duktus und das gesamte Blut wird nicht nur in den Systemkreislauf, sondern auch in den Lungenkreislauf gepumpt (s. **Abb. 12.5**, S. 129).

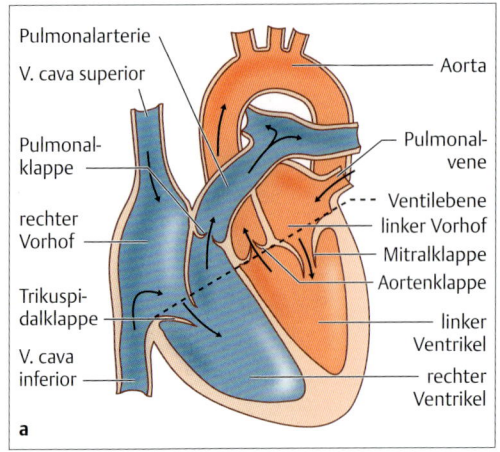

Abb. 24.1 Anatomie des Herzens.

Diagnostik

Zur Diagnostik der Herz-Kreislauf-Erkrankungen stehen neben sorgfältiger Anamneseerhebung und körperlicher Untersuchung mehrere apparative Untersuchungen zur Verfügung (s. Kap. 11). Das Röntgenbild des Thorax dient zur Beurteilung von Herzgröße- und form. Einige angeborene Herzfehler gehen mit einer charakteristischen Herzform einher. Zusätzlich ergeben sich Aufschlüsse über die Durchblutung der Lunge, die bei angeborenen Herzfehlern vermehrt oder vermindert sein kann.

Neben dem normalen EKG gibt es als spezielle Anwendungen das Belastungs- und das Langzeit-EKG. Das Belastungs-EKG kann am Fahrrad- oder Laufbandergometer durchgeführt werden und gibt Aufschluss über Herzfrequenz, Herzrhythmus und sonstige EKG-Veränderungen unter körperlicher Belastung. Beim Langzeit-EKG erfolgt eine Aufzeichnung über 24 Stunden oder länger zur Diagnose von Rhythmusstörungen.

Die Echokardiografie ist in den letzten 30 Jahren das wichtigste Diagnoseverfahren in der Kinderkardiologie geworden. Neben der Beurteilung der Anatomie des Herzens ermöglicht es, den Blutfluss im Herzen und den großen Gefäßen darzustellen, sodass die meisten angeborenen Herzfehler allein echokardiografisch diagnostiziert werden können.

Die Bedeutung der invasiven Herzkatheteruntersuchung in der Diagnostik angeborener Herzfehler ist in den letzten Jahren durch die Anwendung anderer bildgebenden Verfahren (neben Echokardiografie auch MRT) zurückgegangen.

A Angeborene Herzfehler

Angeborene Herzfehler sind eine häufige Fehlbildung, die bei bis zu 8 von 1000 Geburten auftritt. Die Schäden entstehen bereits in der 3.–8. Schwangerschaftswoche. Zu den bekannten schädigenden Einflüssen zählen neben einigen Medikamenten auch Alkoholkonsum, Rötelninfektion und Diabetes mellitus seitens der Mutter. Bedingt durch die Verbesserung der therapeutischen Möglichkeiten erreichen ungefähr 90% der mit einem Herzfehler geborenen Kinder das Erwachsenenalter. Die Tatsache, dass das Statistische Bundesamt über 20624 Patienten (Fallzahlen) mit der Diagnose „angeborene Fehlbildungen des Kreislaufsystems (Q20–28)" im Jahre 2006 berichtet, zeigt den Stellenwert, den die Erkrankungen im pädiatrischen Krankengut einnehmen.

24.2 Shuntvitien

Definition

Unter einem **Shuntvitium** versteht man einen Herzfehler bei dem eine Verbindung der pulmonalen und systemischen Zirkulation besteht. Ein Links-Rechts-Shunt führt zum Übertritt oxygenierten Blutes in die pulmonale Zirkulation, sodass der Lungenkreislauf überlastet wird, während dem systemischen Kreislauf Blut entzogen wird. Somit wird auch das Herzzeitvolumen, das dem systemischen Kreislauf zur Verfügung steht, reduziert.

Umgekehrt wird bei einem Rechts-Links-Shunt nicht oxygeniertes, zyanotisches Blut in die systemische Zirkulation gemischt, sodass die Sauerstoffsättigung im arteriellen Blut absinkt. Damit sinkt trotz „normalem" Herzzeitvolumen das Sauerstoffangebot, die Leistungsfähigkeit von Muskulatur und Organen wird reduziert. Inwieweit sich der jeweilige Shunt bemerkbar macht, hängt vom Ausmaß des Shunts und von der Höhe des Sauerstoffbedarfs ab (körperliche Belastung!).

24.2.1 Vorhofseptumdefekt

Definition

Unter einem **Vorhofseptumdefekt** oder **Atriumseptumdefekt** (ASD) versteht man eine offene Verbindung zwischen beiden Vorhöfen nach der Geburt. Das Erscheinungsbild eines Vorhofseptumdefekts reicht vom kleinen offenen Foramen ovale (persistierendes Foramen ovale: PFO) bis hin zum Atrium commune, bei dem kaum mehr eine Begrenzung zwischen den beiden Vorhöfen erkennbar ist.

Ursache

In der fetalen Zirkulation ist eine Öffnung in der Vorhofscheidewand (PFO) unabdingbar. Venöses systemisches und oxygeniertes Nabelschnurblut mischen sich im rechten Vorhof. Die Perfusion des Körpers und auch (das durchflussbedingte) Wachstum der linken Herzkammer hängen also direkt von einem ausreichend großen PFO ab. Durch die Umstellung des Kreislaufs bei der Geburt fällt auch der Druck im rechten Vorhof ab. Auf physiologischem Wege verschließt nun eine zuklappende Membran das PFO (20–25% der Kinder weisen danach noch ein kleines, nicht bedeutsames PFO auf).

Liegt jedoch ein größerer Defekt vor, kann er nicht geschlossen werden: Es kommt zu einer ständigen Öffnung im Bereich des Vorhofseptums, einem Vorhofseptumdefekt (in diesem Falle ein Ostium-secundum-Defekt; Abb. 24.2).

Physiologisch liegt (aufgrund des gering höheren Druckes im linken Vorhof) ein Links-Rechts-Shunt vor. Dieser kann sich jedoch im Falle einer Druckerhöhung in der pulmonalen Zirkulation (z.B. Valsalva-Manöver oder bei pulmonaler Hypertonie) umkehren, sodass auch zeitweise ein Rechts-Links-Shunt möglich ist.

Symptome

Das Auftreten klinischer Symptome ist von der Größe des Defekts (damit auch von der Größe des Shuntvolumens) und vom Patientenalter abhängig. Es kann zu einer Volumenüberladung des pulmonalen Kreislaufs kommen, die sich in reduzierter Belastungsfähigkeit

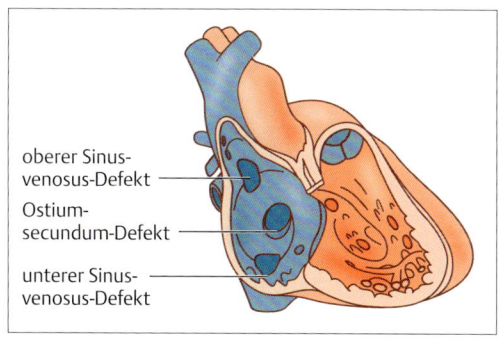

Abb. 24.2 Verschiedene Formen von Vorhofseptumdefekten.

und auch gehäuft auftretenden pulmonalen Infekten bemerkbar machen kann. Im fortschreitenden Lebensalter können, bedingt durch die Größenzunahme des rechten Vorhofs, Herzrhythmusstörungen hinzukommen. Auch das Auftreten von paradoxen Embolien durch Übertritt eines Thrombus aus dem venösen System in das arterielle System ist möglich und beim Erwachsenen häufig das erste Symptom eines ASD.

Therapie

Vorhofseptumdefekte werden, gemessen an der Häufigkeit ihres Auftretens, selten symptomatisch. Dies gilt besonders für ein PFO. Verursacht ein ASD jedoch Veränderungen im Sinne von Rechtsherzhypertrophie, Belastung der pulmonalen Strombahn oder gar einer paradoxen Embolie, ist der Verschluss des Defektes indiziert. Der operative ASD-Verschluss wurde 1954 erstmals durchgeführt. Heutzutage ist der Eingriff eine Domäne interventionell tätiger Kardiologen. Nur wenn der interventionelle Verschluss mittels Schirmchen nicht möglich ist, wird der ASD entweder mit einem Flicken (meist körpereigenes Perikard) oder direkt durch eine Naht verschlossen.

24.2.2 Kammerscheidewanddefekt

Definition

Beim **Kammerscheidewanddefekt** oder **Ventrikelseptumdefekt** (VSD) handelt es sich um eine offene Verbindung zwischen beiden Herzkammern. Sie machen 20–30% der angeborenen Herzfehler aus. VSD können an verschiedenen Stellen der membranösen oder muskulären Kammerscheidewand lokalisiert sein (**Abb. 24.3**). Ihre Lokalisation sowie ihre Größe sind ausschlaggebend für den Schweregrad der durch sie ausgelösten Symptome sowie deren Behandlung.

Häufig ist ein VSD in einen komplexen Herzfehler integriert: Das Überleben des Säuglings ist bei bestimmten, komplexen Fehlern oft nur durch das Vorhandensein eines VSD möglich. Bei einem VSD erfolgt ein meist systolischer Blutfluss aus dem linken (Hochdruck)-Ventrikel in den rechten (Niederdruck)-Ventrikel. Es kommt somit im Gegensatz zum ASD sowohl zu Volumen-, als auch Druckbelastungen der rechten Herzkammer.

> **W** *Kleine Defekte bleiben, außer dem Herzgeräusch, meist asymptomatisch. Beim großen, nicht druckmindernd wirkenden VSD führt der im Gegensatz zum systemischen Kreislauf niedrige Widerstand im pulmonalen Kreislauf zu einem großen Links-Rechts-Shunt. Dadurch wird der linksventrikuläre Auswurf reduziert, was wiederum eine kompensatorische Erhöhung des intravaskulären Blutvolumens sowie eine Erhöhung des pulmonalarteriellen Druckes, der dem aortalen Druck angeglichen sein kann, zur Folge hat.*

Symptome

Die Patienten werden meist durch ein Herzgeräusch auffällig, das jedoch, auch wenn es laut und eindrucksvoll sein sollte, nichts über den klinischen Schweregrad des Defektes aussagt. Gerade große Defekte, deren Ventilwirkung auf die Shunt gering ist, zeigen geringere Herzgeräusche als kleine, muskuläre Defekte, die zwar laut sind, jedoch wenig klinische Bedeutung haben. Säuglinge und Kleinkinder mit großem VSD stellen sich mit Gedeihstörungen, Defiziten in der körperlichen Belastbarkeit (Trinkschwäche!), bis hin zu Kurzatmigkeit und Tachykardie vor. Als Folge solch großer Defekte kann bereits im Vorschulalter eine pulmonale Hypertonie auftreten.

Therapie

Die Therapiebedürftigkeit eines Kammerscheidewanddefekts ist von seiner klinischen Symptomatik abhängig. Große VSD werden meist in den ersten sechs Lebensmonaten operativ (meist durch einen Dacronpatch) verschlossen. Perimembranöse VSD (ca. 80 %) können sich bei entsprechender Größe durch Vernarbung eines Teils des septalen Trikuspidalklappensegels (das nahe am Defekt liegt) verschließen. Größere Auswirkungen auf die Schlussfähigkeit der Trikuspidalklappe sind selten.

Liegt der Defekt der Aorten- oder Pulmonalklappe zugeordnet, ist sein Spontanverschluss selten. Hingegen ist die Gefahr von schweren Schädigungen, besonders der Aortenklappe, hoch. Ein operativer Verschluss (auch ein interventioneller kann möglich sein) ist noch vor Eintritt des Kindes in das Schulalter indiziert. Muskuläre VSD verschließen sich häufig spontan, da infolge des Shuntvolumens das Wachstum

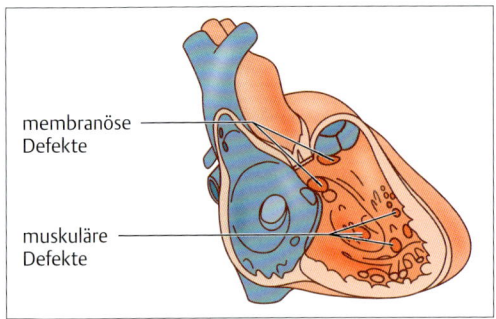

Abb. 24.3 Lokalisation verschiedener Ventrikelseptumdefekte.

der rechtsventrikulären Muskulatur forciert wird. Ein operativer (oder interventioneller) Verschluss ist selten erforderlich.

24.2.3 Persistierender Ductus arteriosus Botalli

Definition

Der **Ductus arteriosus Botalli** besteht aus einer kurzen, arteriellen Röhre zwischen Pulmonalarterie und Aorta (**Abb. 24.4**). Er gehört – wie das offene Foramen ovale – zu den Komponenten, die die fetale Zirkulation sicherstellen. Durch den Duktus umgeht das Blut des Ungeborenen die nicht funktionstüchtige Lunge und fließt direkt in die Aorta. Nach der Geburt verschließt sich der Duktus innerhalb von 72 Stunden (atmungsbedingte Veränderungen im Blut-PH lösen Kontraktion der glatten Muskulatur aus). Verschließt sich der Ductus arteriosus nicht, spricht man von einem **persistierendem Ductus arteriosus** (PDA), der einen pathologischen Befund darstellt.

Symptome

Bei einem PDA belastet ein Links-Rechts-Shunt mit systolischem und diastolischem Fluss den Kreislauf, sodass es förmlich zu einem „Weglaufen" des aortalen Blutvolumens in die pulmonale Strombahn kommt. Daraus resultiert eine Minderperfusion von Koronararterien und abdomineller Organe. Da bei Frühgeborenen häufig ein PDA vorliegt, kann es in dieser Patientengruppe zu schweren Funktionsstörungen der betroffenen Organe, zu Herz-, Leber-, Niereninsuffizienz und Darmischämien kommen.

Therapie

Bei Frühgeborenen, deren Organperfusion durch einen PDA schwer belastet ist, wird ein unbedingter Verschluss des PDA angestrebt. Ist das medikamentös (Indometacin) nicht möglich, wird der Verschluss operativ vorgenommen. Bei älteren Patienten, bei denen ein PDA festgestellt wurde, ist meist ein interventioneller Verschluss möglich, es sei denn ein großer, langjährig bestehender Shunt hat bereits eine pulmonale Hypertonie mit Eisenmenger-Reaktion (pulmonaler Widerstand ist höher als systemischer Widerstand) herbeigeführt. In dem Fall ist ein Verschluss des PDA (und auch anderer Shunts) nicht mehr möglich.

24.2.4 Atrioventrikulärer Scheidewanddefekt

Definition

Ein **atrioventrikulärer Scheidewanddefekt** (AV-Kanal) besteht aus einem Vorhof- und einem Kammerscheidewanddefekt (**Abb. 24.5**). Durch die beiden Defekte gehen die sonst voneinander getrennten Trikuspidal- und Mitralklappen ineinander über und bilden eine gemeinsame Klappe. Auf Vorhof- und Kammerebene kommt es zu einem großen Links-Rechts-Shunt, der normalerweise zum Druckausgleich zwischen beiden Herzkammern führt.

Symptome

Nur ein AV-Kanal mit kleinem (restriktivem) VSD kann über das Säuglingsalter hinaus bestehen, ohne Zeichen der Herzinsuffizienz beim Kind hervorzurufen. Ein nicht restriktiver VSD führt unweigerlich zur Ausbildung einer pulmonalen Hypertonie.

Therapie

Der AV-Kanal wird operativ korrigiert, wobei die Operation sowohl den Verschluss von ASD und VSD als auch Trennung und Rekonstruktion von Trikuspidal- und Mitralklappppe umfasst.

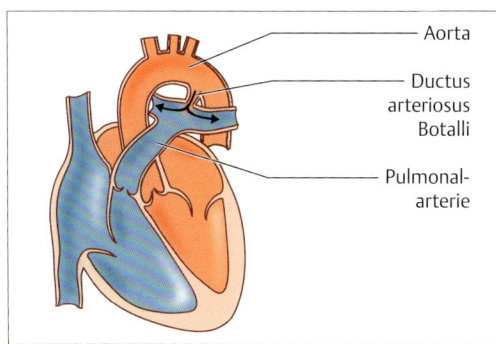

Abb. 24.4 **Persistierender Ductus arteriosus Botalli.** Zwischen Aorta und Pulmonalarterie besteht eine Gefäßverbindung.

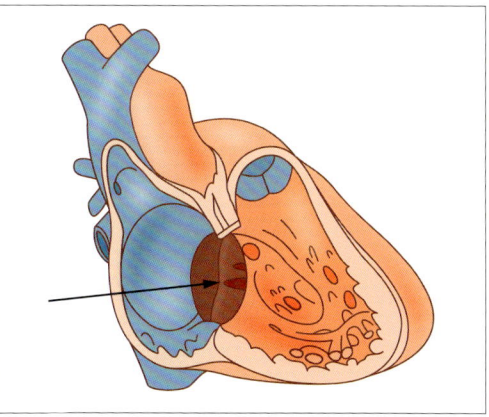

Abb. 24.5 Darstellung eines AV-Kanals.

24.2.5 Transposition der großen Gefäße

Definition

Bei der Transposition der großen Gefäße (TGA) entspringt die Aorta aus dem rechten Ventrikel (führt also zyanotisches, nicht oxgeniertes Blut), während die Pulmonalarterie aus dem linken Ventrikel entspringt und oxgeniertes Blut zur Lunge leitet (**Abb. 24.6**).

Symptome

Das Neugeborene kommt „normal" zur Welt und bleibt zunächst unauffällig. Erst der Verschluss der Shunts (über Foramen ovale und PDA) beendet die bis dahin im Herzen erfolgte Mischung von sauerstoffreichem und sauerstoffarmen Blut. Jetzt erreicht nur noch sauerstoffarmes Blut den großen Kreislauf, der Säugling wird zyanotisch und in der Folge dyspnoisch, evtl. tachykard und herzinsuffizient. Die Situation bessert sich nicht nach Sauerstoffgabe.

Therapie

Nur das sofortige Wiederherstellen einer weiteren Durchmischung von sauerstoffarmem und sauerstoffreichem Blut gewährleistet das akute Überleben des Säuglings. Das geschieht sowohl über medikamentöses Offenhalten des Ductus arteriosus Botalli (Prostaglandininfusion), als auch über die mechanische Erweiterung oder Öffnung des Foramen ovale (Rashkind-Manöver) mittels Herzkatheter. Die definitive operative

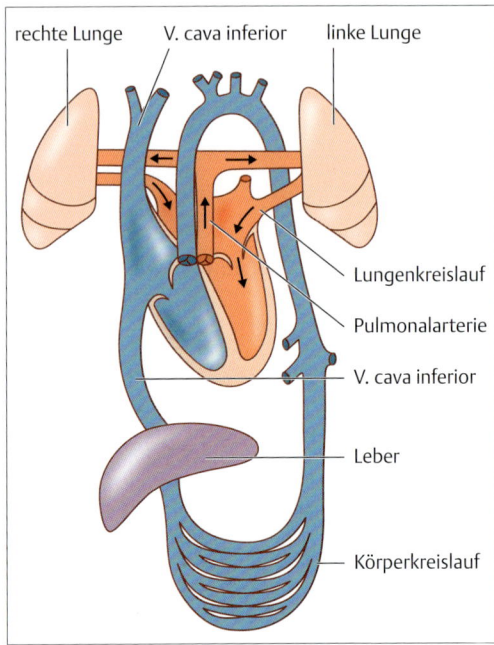

Abb. 24.6 **Transposition der großen Gefäße.** Schema der Blutzirkulation nach erfolgtem Verschluss von Foramen ovale und Ductus arteriosus Botalli.

Korrektur erfolgt in den ersten 2 Lebenswochen mittels arterieller Switch-Operation, die durch Tausch von Pulmonalarterie und Aorta die regulären Flussverhältnisse rekonstruiert.

24.3 Obstruktive Fehlbildungen

Obstruktionen (Verengungen) im Ausflusstrakt der beiden Herzkammern stellen ein unphysiologisches Ventil in den normalerweise nicht verengten Gefäßen dar. Diese Ventile erhöhen die Nachlast der betroffenen Herzkammer, die infolgedessen durch Wachstum der Kammermuskulatur versucht, die Ventile zu überwinden. Die Hypertrophie der Kammermuskulatur wiederum führt zur Abnahme der Dehnbarkeit (Compliance) des Myokards, was sich in diastolischer Funktionsstörung, zunächst nur in Belastungssituationen, bei Zunahme der Obstruktion auch in Ruhe äußert und klinisch zu einer Abnahme der Belastbarkeit des Patienten führt.

Das oft imponierende Herzgeräusch gibt nur einen Hinweis auf Art und Lokalisation der Stenose, korreliert jedoch nicht unbedingt mit dem Schweregrad der Erkrankung. Verengungen der sowohl links- als auch rechtsventrikulären Ausflussbahn können in jeder Höhe auftreten. Obstruktionen können somit subvalvulär (unterhalb der betreffenden Klappe), valvulär (im Klappenbereich) oder supravalvulär (oberhalb der Klappe) angesiedelt sein.

24.3.1 Fallot-Tetralogie

Definition

Die **Fallot-Tetralogie** ist der häufigste zyanotische Herzfehler. Die alte Bezeichnung „Tetralogie" leitet sich aus dem Griechischen ab und weist auf einen aus 4 Komponenten bestehenden Symptomkomplex hin: Hierzu zählt man einen Ventrikelseptumdefekt (VSD), eine über dem Defekt „reitende Aorta", eine muskuläre (subvalvuläre) sowie eine valvuläre oder auch eine supravalvuläre Pulmonalstenose und eine Rechtsherzhypertrophie (**Abb. 24.7a**, vgl. mit **Abb. 24.1**).

Den 4 Komponenten liegt als gemeinsame Ursache eine verschobene Kammerscheidewand zugrunde. Die

OBSTRUKTIVE FEHLBILDUNGEN

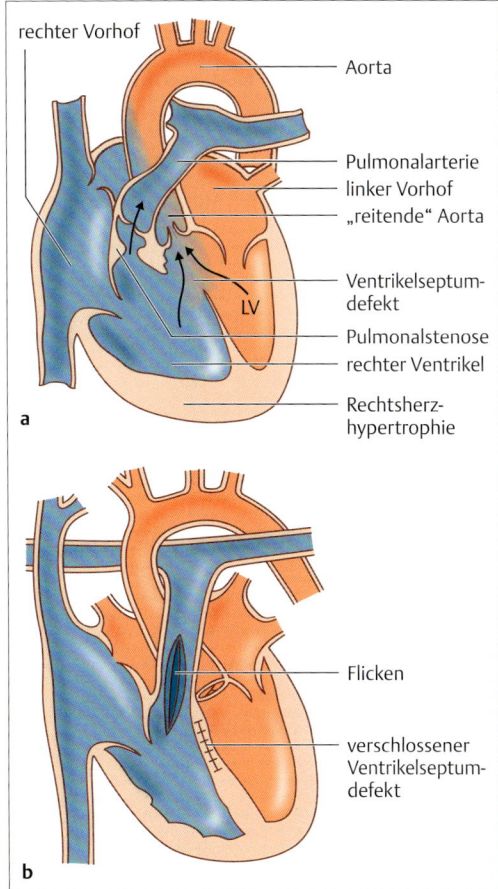

Abb. 24.7 Fallot-Tetralogie. a „Reitende" Aorta, Ventrikelseptumdefekt, Pulmonalstenose und Rechtsherzhypertrophie bilden den Symptomkomplex. b Die Korrektur der verengten Ausflussbahn der rechten Herzkammer wird durch Einnähen eines Flickens erreicht (Patchplastik).

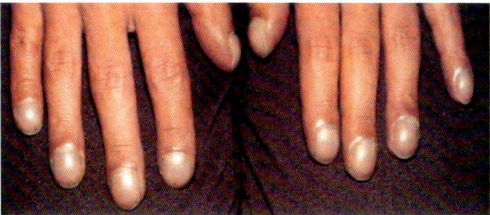

Abb. 24.8 Chronische Zyanose. Trommelschlägelfinger und Uhrglasnägel.

Fallot-Tetralogie liegt bei bis zu 10% aller Kinder mit angeborenen Herzfehlern vor.

Symptome

Die Kinder werden meist unauffällig geboren. Die Zyanose entwickelt sich dann innerhalb der ersten Lebensmonate, da durch Wachstum der muskulären (subvalvulären) Pulmonalstenose der rechtsventrikuläre Ausflusstraktes immer mehr verengt wird. Der zur Überwindung der Enge benötigte Blutdruck steigt so sehr an, dass der Druck in der rechten Herzkammer über den der linken Herzkammer ansteigt. Damit kommt es über den VSD zu einem Rechts-Links-Shunt: In die arterielle Zirkulation des Kindes wird venöses Blut gemischt, die Kinder werden zyanotisch (blau, „Blue Babies").

Die Situation kann sich krisenhaft darstellen: Hypoxämische Krämpfe, bei denen die Sättigung infolge eines unzureichenden pulmonalen Blutflusses massiv abfällt, können sehr dramatisch auftreten. Ältere Kinder nehmen oft eine sog. „Hockstellung" ein, wodurch der systemische periphere Widerstand steigt und somit die Perfusion der Lunge verbessert wird. Bei älteren Kindern sind hoher Hämatokrit, Uhrglasnägel und Trommelschlägelfinger zu beobachten (Abb. 24.8).

Therapie

Die Korrekturoperation wird meist zwischen dem 4.–6. Lebensmonat durchgeführt. Der VSD wird mittels Patchplastik verschlossen und der rechtsventrikuläre Ausflusstrakt von hochgradigen Verengungen befreit. Letzteres wird durch Entfernen der unterhalb der Pulmonalklappe gelegenen großen Muskelbündel und Erweitern der verengten Pulmonalklappe erreicht. Oberhalb der Pulmonalklappe (supravalvulär) gelegene Verengungen werden mittels eines Perikardflickens erweitert (Abb. 24.7b).

24.3.2 Aortenisthmusstenose

Definition

Eine **Aortenisthmusstenose** (ISTHA) ist eine Verengung der Aorta distal des Abgangs der zum Kopf und den oberen Extremitäten ziehenden Arterien und proximal des Ductus arteriosus. Sie liegt bei 8–10% aller Kinder mit angeborenen Herzfehlern vor. Als Ursache des Auftretens vermutet man in die Aorta versprengtes Duktusgewebe. Die postnatale Kontraktion des Gewebes kann zu einer umschriebenen Aortenstenose führen.

Symptome

Der plötzliche postoperative Verschluss des Duktus führt zu einer massiven Minderversorgung der unteren Körperhälfte und gleichzeitig zu einer akuten Widerstandserhöhung im arteriellen Kreislauf (Ventil). Als Folge kann ein Linksherzversagen beim Säugling auftreten. Tritt die Aortenisthmusstenose weniger gravierend in Erscheinung, kann sich über einen längeren Zeitraum (auch ein Erreichen des Erwachsenenalters ist möglich) eine arterielle Hypertonie der oberen Körperhälfte bei Hypotonie der unteren Körperhälfte ausbilden. Im Falle großer Kollateralkreisläufe ist jedoch auch eine normale Blutdrucksituation der unteren Körperhälfte bei hohem Blutdruck in der oberen Körperhälfte möglich.

Therapie

In der Akutphase kann bei (drohendem) Linksherzversagen durch Wiedereröffnung des Duktus eine Entlastung erreicht werden. Alternativ ist eine Dehnung der Engstelle mittels Ballondilatation möglich. Gelingt das nicht, ist die Akutoperation mit Entfernung des verengten Aortensegments und End-zu-End-Anastomosierung der Aorta Therapie der Wahl.

24.3.3 Aortenstenose

Definition

Mit **Aortenstenose** wird eine Verengung bezeichnet, die unterhalb, in Höhe oder oberhalb der Aortenklappe (subvalvulär, valvulär oder supravalvulär) angelegt sein kann. Die Muskulatur der linken Herzkammer nimmt als Reaktion auf dieses Ventil an Größe zu (Muskelhypertrophie).

Symptome

Belastungsdyspnoe kann ein Zeichen einer Obstruktion des linksventrikulären Ausflusstrakts sein. Bei der kongenitalen Verengung der Aortenklappe ist es möglich, dass unmittelbar nach der Geburt Linksherzversagen auftritt. Es können aber auch Herzrhythmusstörungen im Sinne ventrikulärer Arrhythmien oder auch der plötzliche Herztod auftreten. Angina pectoris als Zeichen einer nicht ausreichenden Herzkranzgefäßversorgung der hypertrophierten Muskulatur ist möglich.

Therapie

Die subvalvuläre Form wird durch Ausschälen sämtlichen Bindegewebes behandelt. Ein Rezidiv ist möglich, falls bindegewebige Reste verbleiben. Hat sich eine tunnelförmige Enge ausgebildet, muss der Ausflusstrakt plastisch erweitert werden. Liegt eine muskuläre Enge vor, wird eine Resektion der muskulären Einengung vorgenommen. Bei der Verengung der Klappe selbst ist rasches Eingreifen, falls möglich durch Ballondilatation der verengten Klappe, erforderlich. Gelingt das nicht, muss die verengte Klappe chirurgisch erweitert werden.

Ein Herzklappenersatz kann auch im Kleinkind- oder Säuglingsalter vorgenommen werden. Der bevorzugte Ersatz der erkrankten Aortenklappe durch die eigene Lungenschlagaderklappe (Pulmonalklappe) ermöglicht im weiteren Verlauf ein Wachstum der Klappe, was bei Verwendung einer Kunstklappe natürlich ausscheidet. Die supravalvuläre Aortenstenose wird durch Erweiterung der Aorta mittels eines Flickens (Patchplastik) behandelt.

24.4 Univentrikuläres Herz

Ein anatomisch normales Herz funktioniert mit 2 Herzkammern: Die rechte Herzkammer ist für den Lungenkreislauf zuständig, die linke Herzkammer für den Systemkreislauf. Als angeborener Herzfehler kann sowohl die linke oder auch die rechte Herzkammer hypoplastisch sein. Beispiele für ein univentrikuläres Herz sind hypoplastisches Linksherz-Syndrom und Trikuspidalatresie.

24.4.1 Hypoplastisches Linksherz-Syndrom

Definition

Beim **hypoplastischen Linksherz-Syndrom** (HLHS) ist die linke Herzkammer nicht richtig entwickelt. Oft sind die Aorten- und Mitralklappen nicht vorhanden oder hypoplastisch angelegt. Die Aorta ascendens ist hypoplastisch und ca. 2–4 mm groß. Der Systemkreislauf ist von einem offenen Duktus abhängig (**Abb. 24.9**). Die Inzidenz des HLHS wird mit 1–7/10000 Neugeborenen angegeben.

> **W** *Physiologie.* Pulmonalvenöses Blut fließt über den Vorhofseptumdefekt (ASD) in den rechten Vorhof und mischt sich mit dem systemvenösen Blut. Das Mischblut fließt über die Trikuspidalklappe in die rechte Herzkammer. Während der systolischen Herzaktion fließt das Blut in die Lunge und über den Duktus in den Systemkreislauf. Die Koronarversorgung ist retrograd. In seltenen Fällen kann ein antegrader Fluss über hypoplastische Mitral- und Aortklappen vorhanden sein. Solche Neugeborenen sind immer vom offenen Ductus arteriosus und ASD abhängig.

Symptome

Klinische Symptome sind Tachykardie, Tachypnoe, Schwitzen und Trinkschwäche.

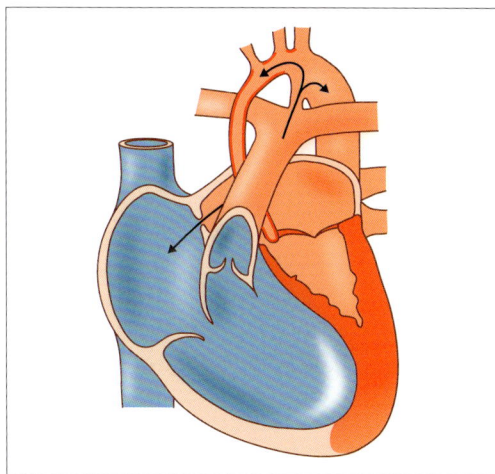

Abb. 24.9 Hypoplastisches Linksherz-Syndrom. Rechter Vorhof und rechter Ventrikel sind vergrößert, der linke Ventrikel ist unterentwickelt. Oxigeniertes Blut erreicht über das Foramen ovale und den Ductus arteriosus Botalli den Körperkreislauf.

Therapie

Die Therapie ist immer chirurgisch. System- und Pulmonalkreislauf werden mit 3 Operationen bis zum 2. Lebensjahr getrennt.

Trennung von System- und Pulmonalkreislauf: 1. Schritt

Die erste Palliation wird in der 1. Woche nach der Geburt durchgeführt. Die Operation wurde erstmals in den 80er-Jahren von Norwood vorgenommen (**Abb. 24.10**).

Eine Alternativtherapie besteht aus chirurgisch bilateralem Pulmonalarterienbanding und folgender Stentimplantation im Duktus. Die Palliation des Aortenbogens erfolgt erst im Alter von 4–6 Monaten. Auf eine große Operation im Neugeborenenalter sowie auf Kunststoffshunts kann verzichtet werden, da hier direkt eine Verbindung des oberen Hohlvenenblutes mit der Pulmonalarterie geschaffen wird. Die Therapiemethode ist weniger kompliziert und komplikationsreich als eine Norwood Operation bei Neugeborenen.

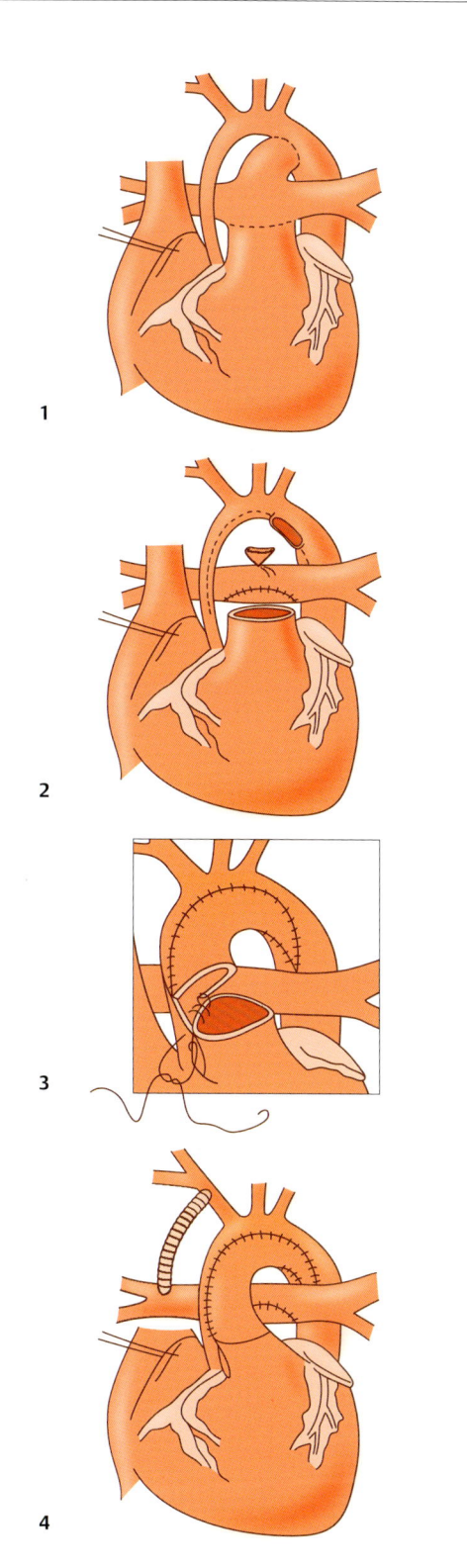

Abb. 24.10 Norwood-Operation. Die Pulmonalarterie wird vor der Bifurkation durchgetrennt und der Duktus entfernt (1). Duktal- und Pulmonalseite werden direkt und mit einem Flicken verschlossen (2). Aus hypoplastischer Aorta, Pulmonalarterienstamm und Aortenbogen wird eine neue Aorta mithilfe eines Flickens (Homograft oder Xenograft) geformt (3). Danach wird eine breite Kommunikation zwischen beiden Vorhöfen geschaffen. Der pulmonale Kreislauf wird über eine Verbindung mit einer Kunstprothese der Größe 3,0 oder 3,5 mm an den Systemkreislauf angeschlossen (4). Damit wird der pulmonale Blutfluss reguliert.

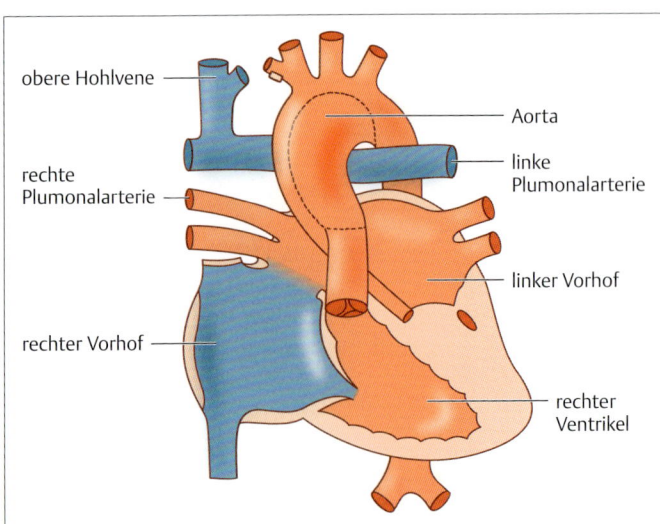

Abb. 24.11 **Glenn-Shunt.** End-zu-Seit bidirektional.

Trennung von System- und Pulmonalkreislauf: 2. Schritt

Ab dem 3. Lebensmonat sinkt der Lungenwiderstand bei Neugeborenen, sodass man die 2. Palliativoperation durchführen kann. Bei der Operation wird der Kreislauf halb getrennt. Der vorgelegte Shunt zwischen System- und Pulmonalkreislauf wird entfernt und die obere Hohlvene mit der rechten Pulmonalarterie anastomosiert (Glenn-Shunt; **Abb. 24.11**).

Bei der alternativen Therapie werden Duktusstent und beide Bandings entfernt und nach der Rekonstruktion der Aorta wird, wie bei einer Norwood-Operation, ein Glenn-Shunt zur rechten Pulmonalarterie angelegt. Nach diesem Verfahren fließt das obere systemvenöse Blut passiv in die Lunge, das untere systemvenöse Blut mischt sich mit dem pulmonalvenösen Blut und fließt zum Systemkreislauf. Damit wird die rechte Herzkammer entlastet. Die systemische Sauerstoffsättigung liegt zwischen 75–85%.

Trennung von System- und Pulmonalkreislauf: 3. Schritt

Nach 1–3 Jahren, je nach Entwicklung des Kindes, wird die 3. Palliativoperation, die sog. totale kavopulmonale Konnektion (TCPC) durchgeführt. Bei der Operation wird die untere Hohlvene intrakardial oder extrakardial mit der Pulmonalarterie anastomosiert. Damit werden Pulmonal- und Systemkreislauf getrennt.

Prognose

Klassische Norwood-Operationen hatten lange Zeit eine Mortalität von 20–40 %. Heute ist in sehr erfahrenen Kliniken die Mortalität auf 10–15% bei günstigen Fällen gesunken. Niedriges Geburtsgewicht, Frühgeburt, extrem kleine Aorta ascendens und spät gestellte Diagnose erhöhen die Mortalität. Das in Giessen entwickelte alternative Hybridverfahren (bilaterales Pulmonalarterienbanding sowie Ductus stenting) erlaubt es, auch solche Kinder mit niedriger Mortalität zu behandeln.

Nach den 3 Palliativoperationen wird eine systemische Sauerstoffsättigung von über 90% erreicht. Das ermöglicht ein normales Wachstum der Kinder. Die rechte Herzkammer bleibt aber immer Systemkammer. Wenn die sog. extrakardiale Fontanzirkulation gut funktioniert, können die Kinder ganz normal leben. Außer Leistungssport ist auch eine einfache sportliche Betätigung möglich. Die rechte Herzkammer kann als Systemkammer mit der Zeit jedoch versagen und insuffizient werden, in einer solchen Situation ist eine Herztransplantation die einzige Alternative.

Unbehandelt sterben 95% der Kinder während des ersten Lebensmonats. Ohne Behandlung wird die Lunge wegen des gemeinsamen Kreislaufs überflutet, was zur Herzinsuffizienz führt.

24.4.2 Trikuspidalatresie

Bei diesem Vitium ist die Trikuspidalklappe nicht vorhanden, weshalb die rechte Herzkammer hypoplastisch angelegt ist. Die Neugeborenen haben immer einen ASD und VSD (**Abb. 24.12**). Es gibt 3 verschiedene Varianten bei der Trikuspidalatresie: Fehlen der Klappe mit Verschluss, Stenose oder mit normaler Pulmonalarterie. Bei normalen Verbindungen der übrigen Gefäße spricht man vom Typ I, ist eine Trikuspidalatresie kombiniert mit einer Transposition der großen Gefäße (TGA) spricht man von Typ II.

UNIVENTRIKULÄRES HERZ

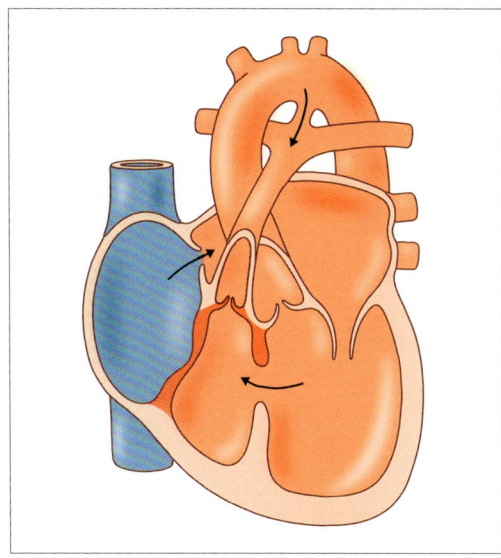

Abb. 24.12 Trikuspidalatresie. Hier dargestellt mit Ventrikelseptumdefekt, Pulmonalstenose, offenem Ductus arteriosus, Vorhofseptumdefekt sowie Hypoplasie von rechtem Ventrikel und Pulmonalarterienstamm.

> **W** Bei der Fehlbildung fließt das systemvenöse Blut vom Ober- und Unterkörper in den rechten Vorhof. Weil die Trikuspidalklappe atretisch ist, fließt das Blut über den ASD in den linken Vorhof. Von hier aus gelangt systemvenöses und pulmonalvenöses Mischblut über die Mitralklappe in die linke Herzkammer. Bei der systolischen Herzaktion fließt das Mischblut über den VSD in die Pulmonalarterie und direkt in die Aorta.

Symptome und Therapie

Trikuspidalatresie Typ 1A. Bei dieser Form ist die Pulmonalarterie atretisch. Der pulmonale Fluss ist vom Ductus arteriosus abhängig. Da sich der Duktus nach der Geburt langsam verschließt, werden die Säuglinge zyanotisch. Als palliative Maßnahme wird ein aortopulmonaler Shunt oder interventionell ein Duktusstent angelegt. Nach dem Eingriff wird ab dem 3. Monat Shunt oder Stent entfernt und ein kavopulmonaler Glenn-Shunt wie bei einem HLHS durchgeführt. Ab 1,5–2 Jahren kann die totale Kreislauftrennung (TCPC) als letzter Palliationsschritt durchgeführt werden.

Trikuspidalatresie Typ 1B. Die Pulmonalarterie ist stenotisch. Wenn die Stenose hochgradig ist, resultiert eine Zyanose. Die Säuglinge brauchen auch eine palliative Shuntanlage oder einen Duktusstent. Die Stenose kann auch balanciert sein: Das bedeutet, die pulmonale Strombahn ist vor Überflutung geschützt und der pulmonale Blutfluss ist ausreichend, sodass die Kinder nicht zyanotisch sind und nicht akut operiert werden müssen. Je nach Symptomatik können solche Kinder später (4–6 Monate) zuerst mit Glenn-Shunt und danach mit TCPC (2 bis 4 Jahre) operiert werden.

Trikuspidalatresie Typ 1C. Hier ist Pulmonalarterie ganz normal angelegt. Nach Absinken des pulmonalen Widerstands wird die Lunge überflutet, was zur Herzinsuffizienz führt. Klinisch sieht man Trinkschwäche, Schwitzen, Gedeihstörung sowie Tachypnoe. Als erster Palliationsschritt wird bei solchen Kindern der Lungenzufluss gedrosselt, indem ein Pulmonalarterienbanding angelegt wird. Damit wird der pulmonale Blutfluss kontrolliert. Nach 3–4 Monaten werden Glenn-Shunt und nach 2 Jahren die totale Kreislauftrennung durchgeführt.

B Funktionelle Herzerkrankungen und Hypertonie

24.5 Herzinsuffizienz

Definition

Von **Herzinsuffizienz** spricht man dann, wenn das Herz nicht in der Lage ist, den Organismus ausreichend mit Blut und somit mit Sauerstoff zu versorgen.

Die Herzinsuffizienz kann nur die linke Herzhälfte (Linksherzinsuffizienz) oder ausschließlich die rechte Herzhälfte (Rechtsherzinsuffizienz) betreffen, es können aber auch beide Herzhälften betroffen sein (globale Herzinsuffizienz). Ursachen und Symptome der Herzinsuffizienz im Kindes- und Jugendalter unterscheiden sich signifikant von denen bei Erwachsenen. Der Schweregrad der Herzinsuffizienz kann nach den Kriterien der New York Heart Association (NYHA) eingeteilt werden:

- NYHA I: keine Einschränkung der körperlichen Belastbarkeit
- NYHA II: geringe Einschränkung der körperlichen Aktivität
- NYHA III: deutliche Einschränkung der Belastbarkeit
- NYHA IV: Beschwerden in Ruhe

Ursache

Als Ursachen kommen sehr unterschiedliche Erkrankungen infrage:

- **Angeborene Herzfehler:** Man unterscheidet dabei Herzfehler mit Druckbelastung, bei denen das Herz gegen einen Widerstand pumpen muss und Herzfehler mit Volumenbelastung, bei denen das Herz mit einer zu großen Blutmenge konfrontiert ist (s.o.).
- **Rhythmusstörungen:** Sowohl eine zu langsame Herzfrequenz (z.B. totaler AV-Block) als auch eine zu schnelle Herzfrequenz (supraventrikuläre oder ventrikuläre Tachykardie) können zu Herzinsuffizienz führen (s.u.).
- **Erkrankungen mit eingeschränkter Funktion des Herzmuskels:** Dazu gehören Endokarditis, Myokarditis, verschiedene Formen der Kardiomyopathien oder Morbus Kawasaki (s.u.).
- **Primär nicht kardial bedingte Erkrankungen:** Dies sind z.B. Lungenerkrankungen wie zystische Fibrose, Nebenwirkungen von Medikamenten wie Zytostatika, Bluthochdruck oder Stoffwechselerkrankungen.

Symptome

Die klinischen Zeichen sind vom Alter des Patienten abhängig:

- Symptome in jedem Lebensalter:
  - Herz-Kreislauf-System: hohe Herzfrequenz, niedriger Blutdruck, kühl-marmorierte Extremitäten mit verlängerter Rekapillarisierungszeit
  - Lunge und Atmung: Atemnot und erhöhte Atemfrequenzen, Lungenödem mit feuchten Rasselgeräuschen
  - Stauungszeichen: Vergrößerung von Leber und Milz (Hepatosplenomegalie), Ödeme, rasche Gewichtszunahme
- Symptome bei Neugeborenen und Säuglingen:
  - starkes Schwitzen, v.a. an der Stirn
  - Trinkschwäche und verminderte Gewichtszunahme
  - schwaches Schreien
  - Ödeme v.a. an den Augenlidern, nur selten an den Beinen
- Symptome bei größeren Kindern und Jugendlichen (ähnlich den Symptomen im Erwachsenenalter):
  - verminderte körperliche Aktivität
  - Ängstlichkeit, Unruhe, Besserung der Symptomatik bei Oberkörperhochlagerung
  - Stauungszeichen: gestaute Halsvenen, Knöchelödeme
  - in der Anamnese Husten und Kurzatmigkeit

Diagnose

Das Röntgenbild des Thorax zeigt evtl. eine Verbreiterung des Herzschattens (Kardiomegalie), Zeichen aktiv vermehrter Lungendurchblutung oder Lungenstauung und/oder Pleuraergüsse. Mittels Echokardiografie kann ein angeborener Herzfehler oder eine Kardiomyopathie nachgewiesen oder ausgeschlossen werden (**Abb. 24.13**). Die systolische und diastolische Herzfunktion kann gemessen werden und Ergüsse im Bereich des Perikards oder der Pleura können dargestellt werden.

In manchen Fällen ist eine invasive Diagnostik mittels Herzkatheter notwendig, z.B. um das Herzzeitvolumen zu messen oder eine Herzmuskelbiopsie vornehmen zu können (**Abb. 24.14**).

Therapie

Zunächst werden Allgemeinmaßnahmen vorgenommen. Dazu gehört Folgendes:

HERZRHYTHMUSSTÖRUNGEN

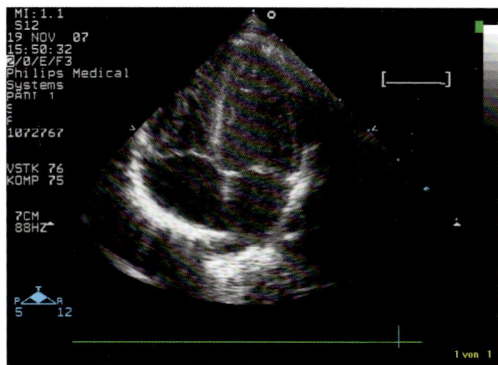

Abb. 24.13 Ultraschalldarstellung des Herzens im sog. „Vierkammer-Blick" (Normalbefund).

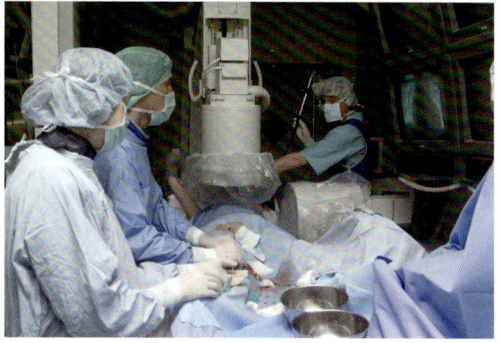

Abb. 24.14 Herzkatheterintervention mit transösophagealer Ultraschallkontrolle.

- Sauerstoffbedarf durch Bettruhe, Oberkörperhochlagerung und Sedierung vermindern.
- Sauerstoffangebot durch Sauerstoffgabe verbessern (z. B. über eine Nasenbrille oder wenn notwendig durch Beatmung).
- Ernährung beachten (Flüssigkeitsrestriktion, hochkalorische Nahrung, bei Säuglingen kleine häufige Mahlzeiten, evtl. durch Magensonde).

Sollte der Herzinsuffizienz eine behandelbare Ursache, z. B. eine Rhythmusstörung oder ein angeborener Herzfehler zugrunde liegen, wird man versuchen, die Ursache zu eliminieren.

Medikamentös gibt es verschiedene Arzneigruppen, die auf unterschiedliche Weise auf das Herz Einfluss nehmen.

ACE-Hemmer. Angiotensin-Converting-Enzym-Hemmer und Angiotensin-1-Rezeptor-Blocker greifen in den Hormonhaushalt der Nebennierenrinde ein und verringern die Anspannung der Gefäßmuskulatur. Diese sog. Nachlastsenkung entlastet das Herz. Zusätzlich wird die Pumpfunktion des Herzens verbessert.

Diuretika (entwässernde Mittel). Sie führen zu vermehrter Flüssigkeitsausscheidung über die Niere. Dadurch können Flüssigkeitsansammlungen (Ödeme) ausgeschwemmt werden. Das Herz wird durch eine sog. Vorlastsenkung entlastet.

Betablocker. Betablocker hemmen die Wirkung spezieller Stresshormone im Körper (Katecholamine). Es kommt zur Senkung von Blutdruck und Herzfrequenz. Dadurch kann das Herz ökonomischer arbeiten.

Digitalis. Digitalis verbessert die Pumpfunktion des Herzens und senkt die Herzfrequenz.

Prognose

In manchen Fällen ist es trotz aller Allgemeinmaßnahmen und medikamentöser Therapie nicht möglich, eine chronische Herzinsuffizienz zu behandeln. In den Fällen bleibt nur die Herztransplantation als letzte Möglichkeit übrig, die in spezialisierten Zentren schon ab dem Säuglingsalter durchgeführt werden kann. Aufgrund des Mangels an geeigneten Spenderorganen muss oft eine Überbrückung mittels mechanischer Kreislaufunterstützung erfolgen. Das ist mit ECMO-Systemen (extrakorporale Membranoxygenierung) oder dem sog. Kunstherz möglich. Darunter versteht man Pumpensysteme, die entweder eine oder beide Herzkammern unterstützen.

24.6 Herzrhythmusstörungen

B *Ein 14-jähriges Mädchen wurde stationär aufgenommen, da sie seit 1 Stunde Herzrasen verspürte. Sie berichtete, dass das schon seit 2 Jahren immer wieder vorkommt, ganz plötzlich auftritt und für einige Sekunden bis Minuten andauert. Das EKG zeigte eine supraventrikuläre Tachykardie. Auf Trinken von Eiswasser kam es zu einem Umschlagen in einen Sinusrhythmus, der das Bild eines Wolff-Parkinson-White-Syndroms zeigte. 3 Monate später erfolgte bei der Patientin eine elektrophysiologische Untersuchung mit Hochfrequenzablation. Seitdem ist sie beschwerdefrei.*

Definition

Unter **Herzrhythmusstörungen** versteht man Erkrankungen des Herzens, die phasenweise oder kontinuierlich mit einer zu hohen, zu niedrigen und/oder unregelmäßigen Schlagfrequenz einhergehen.

Normale Herzfrequenz im Kindesalter

Die Herzfrequenzen sind im Kindesalter sehr unterschiedlich und altersabhängig. Die normale mittlere Herzfrequenz liegt bei Neugeborenen um 140 Schläge pro Minute, bei größeren Säuglingen um 110/min, bei Kleinkindern um 90/min und bei Schulkindern ähnlich wie bei Erwachsenen um 70/min. Natürlich ist die Herzfrequenz auch situationsabhängig, wobei die minimale Herzfrequenz in Ruhe bzw. im Schlaf und die maximale Herzfrequenz bei körperlicher Belastung bzw. beim Säugling beim Schreien auftritt. So sind Herzfrequenzen bei unruhigen kleinen Säuglingen bis 200/min nicht außergewöhnlich.

> **M** Ist die Herzfrequenz für das Alter zu langsam, spricht man von **Bradykardie**, ist sie zu schnell, von **Tachykardie**.

Ursache

Herzrhythmusstörungen sind im Kindes -und Jugendalter häufig. Sie können sowohl herzgesunde Kinder betreffen, aber auch im Zusammenhang mit Myokarditiden, Kardiomyopathien oder nach Operationen angeborener Herzfehler auftreten.

Diagnose

Der Diagnostik dient das EKG:
- **Standard-EKG:** Das Ruhe-EKG ist nach wie vor das wichtigste Hilfsmittel zur Diagnostik von Rhythmusstörungen. Routinemäßig wird dabei ein EKG mit 12 Ableitungen verwendet.
- **Langzeit-EKG:** Das Langzeit-EKG ist wichtig für die Diagnostik intermittierend auftretender Rhythmusstörungen. Hierbei erfolgt die Aufzeichnung von meist 3 Ableitungen über 24 Stunden oder länger.
- **Belastungs-EKG:** Das Belastungs-EKG (meist mittels Fahrradergometrie, **Abb. 24.15**) dient der Diagnostik belastungsabhängiger Rhythmusstörungen.

24.6.1 Bradyarrhythmien

Definition

Bradyarrhythmien sind Rhythmusstörungen, die mit einer zu langsamen Herzfrequenz einhergehen.

Sinusbradykardie

Eine Sinusbradykardie in Ruhe ist als physiologisch anzusehen und kann auch als Indiz eines guten Trainingszustandes angesehen werden, solange es bei körperlicher Belastung zu einem regelrechten Herzfrequenzanstieg kommt. Auch ein intermittierender Ersatz des Sinusknotens als Schrittmacher z. B. durch den AV-Knoten (sog. wandernder Schrittmacher) kann bei Kindern und Jugendlichen normal sein.

Oftmals kommt es nach Operationen angeborener Herzfehler zu einer Störung der Erregungsbildung im Sinusknoten, die sich in einer permanenten Sinusbradykardie oder einem permanenten Knotenersatzrhythmus äußert. Man spricht von Sinusknotendysfunktion oder „**sick sinus syndrome**". In ausgeprägten Fällen ist dann die Therapie mit einem permanenten Herzschrittmacher notwendig.

Atrioventrikulärer Block

Beim atrioventrikulären Block (AV-Block) ist die Überleitung der elektrischen Erregung von den Vorhöfen zu den Ventrikeln gestört. Der AV-Block kann in unterschiedlicher Ausprägung auftreten.

AV-Block Grad I. Der AV-Block Grad I ist im EKG durch eine Verlängerung des PQ-Intervalls, der sog. Überleitungszeit gekennzeichnet (bei Kindern > 0,18 sec). Ein AV-Block Grad I ist asymptomatisch und bedarf keiner Therapie.

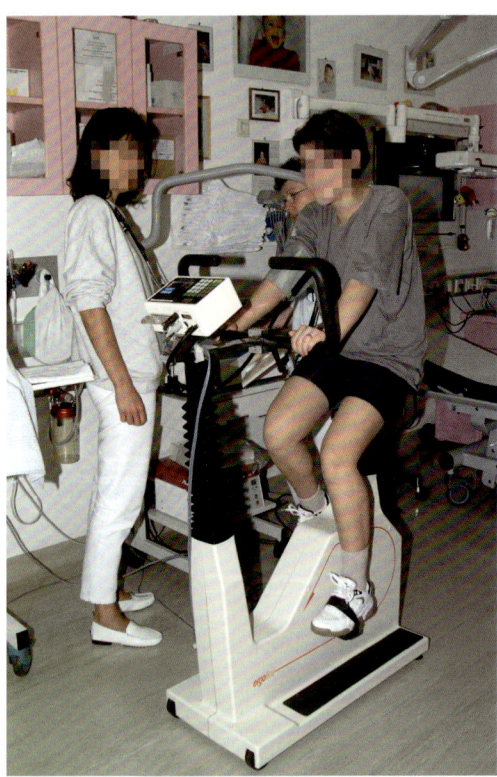

Abb. 24.15 Belastungs-EKG mittels Fahrradergometrie.

AV-Block Typ II. Beim AV-Block Typ II kommt es intermittierend zum Ausfall der Überleitung der Erregung vom Vorhof zu den Herzkammern.

AV-Block Typ III (**totaler AV-Block**). Der totale AV-Block ist durch vollständig blockierte Überleitung vom Vorhof zu den Herzkammern definiert. Somit schlagen Vorhöfe und Herzkammern unabhängig voneinander, wobei es meist aufgrund des langsameren Kammerrhythmus zu einer Bradykardie kommt. Der totale AV-Block kann angeboren sein (insbesondere bei Kindern von Müttern mit Autoimmunerkrankungen wie Lupus erythematodes oder Sjögren-Syndrom oder bei komplexen angeborenen Herzfehlern). In anderen Fällen kommt es als chirurgisch bedingte Komplikation im Rahmen von Herzoperationen zu einem postoperativen AV-Block. Die Therapie des kompletten AV-Blocks besteht, wenn nötig, aus der Versorgung mit einem permanenten Schrittmacher.

24.6.2 Tachyarrhythmien

Definition

Tachyarrhythmien sind Rhythmusstörungen, die mit einer zu schnellen Herzfrequenz einhergehen.

Extrasystolen

Extrasystolen sind vorzeitig einfallende Extraschläge, die ihren Ursprung in den Vorhöfen oder dem AV-Knoten (supraventrikuläre Extrasystolen) oder in den Herzkammern (ventrikuläre Extrasystolen) haben können. Supraventrikuläre Extrasystolen haben meist schmale Kammerkomplexe, sind i.d.R. harmlos und kommen auch bei völlig gesunden Kindern und Jugendlichen vor. Ventrikuläre Extrasystolen haben meist abnorm verbreiterte Kammerkomplexe, denen keine P-Wellen vorausgehen. Meist sind auch ventrikuläre Extrasystolen als harmlos zu werten, wenn sie nicht in Paaren oder als Salven oder aber im Rahmen einer Herzerkrankung auftreten.

Supraventrikuläre Tachykardien

Definition

Paroxysmale (anfallsartig auftretende) **supraventrikuläre Tachykardien** sind die häufigsten Rhythmusstörungen bei sonst herzgesunden Kindern (**Abb. 24.16**). Sie können beim Neugeborenen oder jungen Säugling, aber auch bei älteren Kindern vorkommen. Die Herzfrequenzen der Tachykardien liegen zwischen 150 und 300/min, sie sind meist umso höher, je jünger das Kind ist.

Symptome

Säuglinge mit supraventrikulärer Tachykardie sind meist schweißig, tachypnoisch und trinken schlecht, ältere Kinder bemerken meist selbst das Herzrasen und verspüren ein Schwäche- oder Schwindelgefühl. Ausgelöst werden paroxysmale supraventrikuläre Tachykardien meist durch kreisende Erregungen, entweder im AV-Knoten oder über eine zusätzliche Leitungsbahn zwischen Vorhöfen und Ventrikeln (Wolff-Parkinson-White-Syndrom).

Therapie und Prognose

Therapeutisch kann man versuchen, die Tachykardie durch einen Vagusreiz zu unterbrechen: Säuglingen legt man einen Eisbeutel oder nasskalten Lappen auf das Gesicht. Ältere Kinder können Eiswasser trinken. In anderen Fällen muss die Tachykardie durch Medikamente (z. B. Adenosin) oder durch elektrische Kardioversion unterbrochen werden. Zur Anfallsprophylaxe können verschiedene antiarrhythmisch wirksame Medikamente (z. B. Propafenon, Beta-Blocker, Flecainid, Amiodaron) verwendet werden. Es kann aber auch eine invasive elektrophysiologische Untersuchung mit Hochfrequenz-Katheterablation der akzessorischen Leitungsbahn oder einer elektrischen Bahn im AV-Knoten erfolgen.

Die Prognose der paroxysmalen supraventrikulären Tachykardien ist meist gut.

Ventrikuläre Tachykardien

Ventrikuläre Tachykardien haben ihren Ursprung im Bereich der Herzkammern. Sie sind viel seltener, jedoch auch prognostisch ernster als supraventrikuläre Tachykardien. Gekennzeichnet sind sie im EKG durch abnorme und verbreiterte Kammerkomplexe (**Abb. 24.17**).

Bei ventrikulären Tachykardien entwickelt sich oft schnell eine manifeste Herzinsuffizienz, es kann aber auch zum plötzlichen Herztod im Rahmen von Kammerflimmern oder Kammerflattern kommen. Die primäre Notfalltherapie ist die elektrische Kardioversion

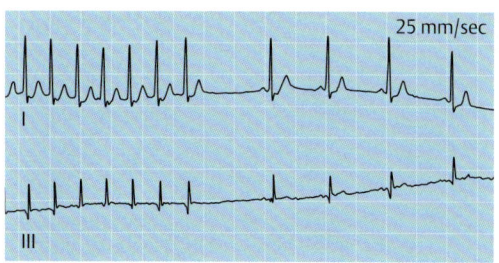

Abb. 24.16 Paroxysmale supraventrikuläre Tachykardie mit Übergang in einen Sinusrhythmus.

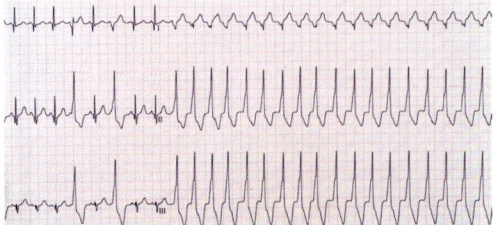

Abb. 24.17 Ventrikuläre Tachykardie mit verbreiterten Kammerkomplexen im EKG.

24.7 Hypertonie

B Bei einem 18-jährigen Jugendlichen wurde bei der Tauglichkeitsuntersuchung der Bundeswehr ein erhöhter Blutdruck von 160/90 mmHg festgestellt. Auch bei wiederholten weiteren Messungen und einer 24-Stunden-Blutdruckmessung zeigten sich erhöhte Werte. Anamnestisch gab der Patient an, dass er beim Fußball immer wieder nach 30 Minuten Krämpfe in den Beinen bekommen hatte. Bei der klinischen Untersuchung fielen abgeschwächte Pulse an den unteren Extremitäten auf, am Oberschenkel war der Blutdruck 110/50 mmHg. Im Ultraschall zeigte sich eine Aortenisthmusstenose und der Patient musste operiert werden.

Definition

Eine **arterielle Hypertonie** liegt dann vor, wenn der systolische und/oder der diastolische Blutdruck bei mindestens dreimaliger Messung an verschiedenen Tagen über der 95. Perzentile liegt. Die Normalwerte des Blutdrucks sind altersabhängig: je jünger das Kind, desto niedriger der Blutdruck (Tab. 11.2, S. 97). Von einer milden Hypertonie spricht man, wenn die 95. Perzentile des Blutdrucks um max. 10 mmHg überschritten wird. Bei einer Überschreitung bis zu 30 mmHg spricht man von einer mittelschweren Hypertonie und bei Werten, die mehr als 30 mmHg über der 95. Perzentile liegen, von einer schweren Hypertonie.

Ursachen

Bei 80% der Kinder mit Bluthochdruck findet man keine Ursache. Man spricht von einer primären (essenziellen) Hypertonie. Häufig liegt bei diesen Patienten eine familiäre Neigung zu Bluthochdruck oder Übergewicht vor. Von einer sekundären Hypertonie spricht man, wenn dem Bluthochdruck eine organische Ursache zugrunde liegt. Die häufigste Ursache für eine sekundäre Hypertonie sind Nierenerkrankungen (z.B. Glomerulonephritis, chronische Niereninsuffizienz, Refluxnephropathie). Die häufigste kardiovaskuläre Ursache ist eine Aortenisthmusstenose. Auch eine Schilddrüsenüberfunktion oder katecholaminproduzierende Tumoren (Phäochromozytom, Neuroblastom) können zu einer Hypertonie führen.

Diagnose

Nach wiederholt auffällig hohen Blutdruckmessungen sind zur Diagnose einer Hypertonie eine 24-Stunden-Blutdruckmessung und zur Beurteilung des Blutdruckverhaltens unter körperlicher Belastung eine Fahrradergometrie unerlässlich (s. Abb. 24.15). Bestätigt sich der Verdacht auf eine Hypertonie, müssen verschiedene Untersuchungen zum Ausschluss einer sekundären Form durchgeführt werden. Um eine kardiale Ursache auszuschließen, werden EKG, Echokardiografie und Blutdruckmessungen an oberen und unteren Extremitäten (zum Ausschluss einer Aortenisthmusstenose) vorgenommen. Sonografisch wird nach erworbenen oder angeborenen Erkrankungen der Nieren und Harnwege gesucht. Die Laboruntersuchungen umfassen Blutbild, Urinanalyse (inkl. Katecholamine), Elektrolyte und Nierenretentionswerte sowie Schilddrüsenwerte im Serum.

P *Die Blutdruckmessung kann bei Kindern mit Manschette und Stethoskop nach Riva-Rocci erfolgen, wobei der systolische Wert mit dem Auftreten der sog. Korotkov-Töne und der diastolische Wert mit dem Verschwinden eben dieser Töne definiert ist. Einfacher ist es, den Blutdruck mit geeigneten Geräten oszillometrisch zu bestimmen. Der Blutdruck sollte, wenn möglich, im Sitzen mit Unterstützung des rechten Armes auf Herzhöhe gemessen werden. Bei der Erstmessung sollte vergleichend an der rechten oberen und unteren Extremität gemessen werden. Entscheidend ist auch die Wahl der richtigen Manschettengröße (**Abb. 24.18**): Der Gummiteil der Manschette muss mind. 2/3 des Oberarms bedecken. Wählt man eine zu kleine Manschette, wird der Blutdruck falsch hoch gemessen („small-cuff-Syndrom").*

HYPERTONIE

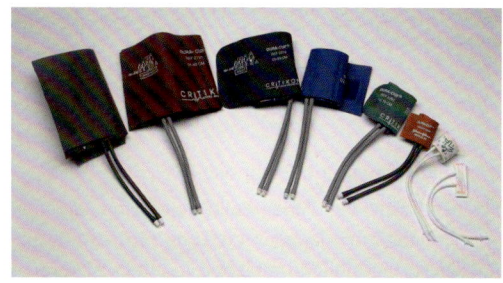

Abb. 24.18 Blutdruckmessung. Je nach Lebensalter sind unterschiedliche Blutdruckmanschetten notwendig.

Therapie

Oft reichen bei einer essenziellen Hypertonie schon Allgemeinmaßnahmen wie Gewichtsreduktion, Ausdauertraining und diätetische Maßnahmen wie Reduktion des Kochsalzgenusses aus. An blutdrucksenkenden Medikamenten werden im Kindesalter insbesondere Substanzen aus der Gruppe der Betablocker und der ACE-Hemmer eingesetzt. Bei sekundären Hypertonieformen richtet sich die Therapie nach der Grunderkrankung.

M *Insbesondere jüngere Kinder sind bei der Blutdruckmessung in der Arztpraxis oder Erstuntersuchung in der Klinik besonders ängstlich und haben in dieser Situation einen höheren Blutdruck (white-coat-Hypertonie). Daher müssen erhöhte Blutdruckwerte immer mit einer 24-Stunden-Blutdruckmessung in gewohnter Umgebung objektiviert werden.*

C Entzündliche Herzerkrankungen

24.8 Endokarditis

Definition

Unter **Endokarditis** versteht man eine Entzündung der Herzinnenhaut (Endokard), wobei v.a. die Herzklappen betroffen sind.

Ursache

Grundsätzlich kann jeder Mensch eine Endokarditis bekommen, Patienten mit angeborenen Herzfehlern sind jedoch besonders gefährdet. Die Endokarditis wird durch Bakterien hervorgerufen (z.B. Staphylokokken, Streptokokken, Enterokokken), die auf dem Blutweg zum Herz gelangen. Ausgangspunkt kann eine bakterielle Infektion anderer Organe sein (z.B. Angina tonsillaris, Pneumonie, Harnwegsinfekt), aber auch nach invasiven ärztlichen Maßnahmen (Operationen, zahnärztliche Eingriffe) können Bakterien eingeschwemmt werden und eine Endokarditis auslösen.

Symptome

Charakteristisch ist die Kombination folgender Symptome:
- Fieber ohne sonstige Krankheitszeichen
- Müdigkeit, Abgeschlagenheit, Gewichtsverlust
- Auftreten von „neuen" Herzgeräuschen
- Zeichen der Herzinsuffizienz (Ödeme, Lebervergrößerung)

Diagnose

Im Labor findet man Entzündungszeichen z.B. erhöhtes C-reaktives Protein, erhöhte Blutsenkungsgeschwindigkeit und Anämie. Bakterien lassen sich evtl. mittels Blutkultur nachweisen. In der Echokardiografie findet man in 2/3 der Fälle Veränderungen an den Herzklappen, sog. „Vegetationen" (**Abb. 24.19**). Sie sind evtl. nur in der transösophagealen Echokardiografie sichtbar.

Therapie

Die Therapie der Endokarditis besteht aus Antibiotika, die intravenös verabreicht werden. Die Dauer der Therapie beträgt mind. 4 Wochen.

Komplikationen und Prognose

Bei der Hälfte der Patienten treten Komplikationen auf. Es kann zur Klappenzerstörung mit Insuffizienz v.a. der Aorten- und Mitralklappe kommen. Außerdem kann thrombotisches Material, das im Herzen entstanden ist, in andere Organe verschleppt werden und dort Komplikationen verursachen (z.B. Lungenembolie, Hirnabszess). Die Prognose der Endokarditis ist ernst, die Sterblichkeit beträgt etwa 20%.

Endokarditisprophylaxe

90% der Endokarditisfälle im Kindes- und Jugendalter betreffen Patienten mit angeborenen Herzfehlern. Ist der Blutstrom im Herzen nicht normal (z.B. bei Kurzschlussverbindungen oder Engstellen) kann es durch Verwirbelungen des Blutstroms zu kleinsten Verletzungen am Endokard kommen. Die Stellen sind dann anfällig für eine Entzündung, wenn Bakterien in das Blut eingeschwemmt werden. Daher müssen Patienten mit angeborenen Herzfehlern besondere Maßnahmen ergreifen, um eine Endokarditis zu vermeiden:
- sorgfältige Zahn- und Mundhygiene
- sorgfältige Haut- und Nagelpflege
- Antibiotikaprophylaxe (vor invasiven ärztlichen Eingriffen wie Operationen, zahnärztliche Eingriffe)

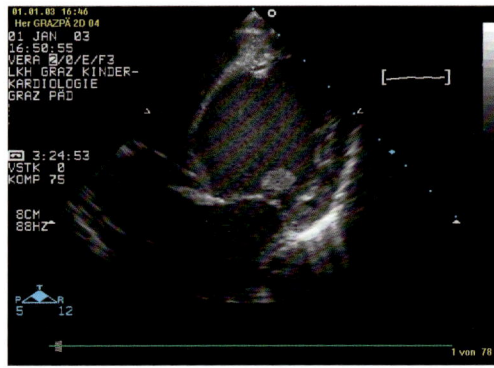

Abb. 24.19 Endokarditis. In der Echokardiografie sind typische Vegetationen an der Mitralklappe nachweisbar.

24.9 Myokarditis

Definition
Unter **Myokarditis** versteht man eine Entzündung des Herzmuskels. Ist auch der Herzbeutel (Perikard) betroffen, spricht man von Perimyokarditis. Im deutschsprachigen Raum wird die Myokarditis v.a. von Viren ausgelöst. Typische Erreger sind Coxsackie-, Adeno- oder Influenzaviren. Andere Ursachen wie bakterielle Erreger (z.B. Salmonellen oder Borrelien) sind weitaus seltener.

Symptome
Die klinischen Symptome einer Myokarditis sind oft unspezifisch. Meist stehen Symptome der akuten Herzinsuffizienz wie Tachykardie, Atemnot, Zyanose oder Lebervergrößerung im Vordergrund. Bei jungen Säuglingen kann sich eine Myokarditis aber auch nur mit Unruhe, Erbrechen oder Wimmern manifestieren.

Diagnose
Im Blut sind erhöhte Entzündungsparameter und erhöhte Herzenzyme (CK, LDH, Transaminasen, Troponin T) sowie eine positive Virusserologie zu bestimmen.

Das Röntgenbild des Thorax zeigt einen vergrößerten Herzschatten. Mittels Echokardiografie lassen sich eine Dilatation des linken Ventrikels, eine Funktionseinschränkung des Herzmuskels sowie ein Perikarderguss nachweisen. Im EKG sind Rhythmusstörungen und Überleitungsstörungen erkennbar.

Therapie
Eine kausale Therapie der Virusmyokarditis ist bis heute nicht möglich, sodass nur symptomatische Maßnahmen indiziert sind. Strenge Bettruhe muss eingehalten werden und eine evtl. Herzinsuffizienz wird medikamentös therapiert. In manchen Fällen ist sogar eine mechanische Kreislaufunterstützung (Kunstherz) notwendig.

Prognose
Der Verlauf einer Myokarditis ist sehr unterschiedlich. In vielen Fällen kommt es zur völligen Ausheilung. Andererseits kann aber auch eine dilatative Kardiomyopathie entstehen. Dann bleibt oft nur noch eine Herztransplantation als einzige Therapieoption übrig.

24.10 Rheumatisches Fieber

Definition
Das akute **rheumatische Fieber** ist eine Zweiterkrankung nach Infektionen mit Streptokokken der Gruppe A (s. Kap. 31.6). Es ist eine Erkrankung mehrerer Organe, wobei v.a. Herz, Gelenke und Haut betroffen sind. Rheumatische Herzerkrankungen sind in den industrialisierten Ländern äußerst selten geworden, stellen aber in Entwicklungsländern ein großes Problem dar und sind weltweit weiterhin die häufigste Ursache für erworbene Herzerkrankungen bei Kindern und Jugendlichen.

Symptome und Therapie
Nach Infekten der oberen Luftwege und Scharlach bei Schulkindern (6–16 Jahre) kommt es typischerweise nach 2–3 Wochen zu folgenden Hauptsymptomen:
- Polyarthritis: Entzündung mehrerer großer Gelenke
- Karditis: Entzündung des Herzens (v.a. die Herzklappen sind befallen)
- Erythema marginatum: ring- oder girlandenförmige Hautveränderungen (v.a. an Stamm und Extremitäten)
- subkutane Knötchen
- Chorea minor: spontane ungewollte Bewegungen in verschiedenen Muskelgruppen (auch als „Veitstanz" bezeichnet, tritt meist erst einige Monate nach den anderen Organmanifestationen auf)

Andere typische Symptome sind Fieber und Gelenksschmerzen. Im Labor zeigen sich Blutsenkungsgeschwindigkeit und C-reaktives Protein erhöht. Als Zeichen der abgelaufenen Streptokokkeninfektion lässt sich ein erhöhter Antistreptolysin-Wert nachweisen.

Die Behandlung besteht aus Bettruhe und der Gabe von Antibiotika und entzündungshemmenden Substanzen (z.B. Acetylsalizylsäure).

Komplikationen
Als Folge der entzündlichen Herzerkrankung kann es zu bleibenden Schäden an den Herzklappen kommen, d.h. zu einer Stenose (Klappe geht nicht weit genug auf) oder einer Insuffizienz (Klappe schließt nicht vollständig). Dabei sind v.a. Mitralklappe (Mitralstenose oder -insuffizienz) und Aortenklappe (Aortenstenose oder -insuffizienz) betroffen.

24.11 Kawasaki-Syndrom

B *Ein 5-jähriger Junge wurde aufgrund von 2 Tage dauerndem Fieber und einer Lymphknotenschwellung am Hals dem Kinderarzt vorgestellt. Dieser verordnete ein Antibiotikum. Trotz antibiotischer Therapie fieberte der Junge jedoch weiter bis 39,5°C und der Allgemeinzustand reduzierte sich. Daher erfolgte nach 3 Tagen die stationäre Aufnahme. Bei der Aufnahme war der Junge in reduziertem Allgemeinzustand und febril mit 39°C. Er hatte Lymphknotenvergrößerungen am Hals, Lacklippen und eine Bindehautentzündung (Abb. 24.20). Aufgrund des Verdachts auf Kawasaki-Syndrom erhielt der Patient intravenöse Immunglobuline und Aspirin. Er entfieberte prompt und der Allgemeinzustand besserte sich. Nach 1 Woche schuppte sich die Haut an Händen und Füßen.*

Definition

Unter **Kawasaki-Syndrom** versteht man eine akute entzündliche Erkrankung mit Beteiligung der kleinen Blutgefäße von Haut, Schleimhäuten und inneren Organen, die vorwiegend vor dem 5. Lebensjahr auftritt (s. Kap. 31.7). Die Ursache der Erkrankung ist bis heute unbekannt.

Symptome

Das Kawasaki-Syndrom wird auch als mukokutanes Lymphknotensyndrom (MCLS) bezeichnet. Oft wird die Erkrankung mit einem viralen Infekt oder Scharlach verwechselt. Das klassische Kawasaki-Syndrom ist durch Haupt -und Nebensymptomen gekennzeichnet.

Die 6 Hauptsymptome sind:
- Fieber unklarer Genese seit 5 Tagen, trotz antibiotischer und antipyretischer Therapie
- nicht eitrige Bindehautentzündung
- Lymphknotenschwellung v.a. am Hals
- ausgeprägte Lacklippen und Erdbeerzunge
- unspezifischer Ausschlag am Stamm
- Erythem und Schwellung der Hände und Füße sowie schuppende Finger u. Zehen bei Abheilung der Erkrankung

Die Nebensymptome kommen durch Mitbeteiligungen von Leber, Nieren und Magen-Darm-Trakt zustande.

Diagnose und Therapie

Es gibt keine beweisenden Laborbefunde für das Kawasaki-Syndrom, sodass die Diagnose allein aus dem klinischen Bild gestellt werden muss.

Behandelt wird mit strenger Bettruhe, Verabreichung von Azetylsalizylsäure sowie Immunglobulinen.

Komplikationen und Prognose

Bei ¼ der unbehandelten Kinder treten Aneurysmen (Erweiterungen, Aussackungen) der Koronararterien auf, die bis zu einem Herzinfarkt führen können. Bei rechtzeitigem Therapiebeginn ist die Prognose jedoch gut. Die Sterblichkeit beträgt nur 0,3–0,5%.

Literatur

Deutsche Gesellschaft für Pädiatrische Kardiologie. Aktuelle Leitlinien. http://www.awmf.org/leitlinien/aktuelle-leitlinien/ll-liste/deutsche-gesellschaft-fuer-paediatrische-kardiologie-ev.html

Kerbl R, Kurz R, Reiter K, Roos R, Wessel L. Checkliste Pädiatrie. 5. Aufl. Stuttgart: Thieme; 2016

Haas NA, Kleideiter U. Kinderkardiologie. Stuttgart: Thieme; 2011

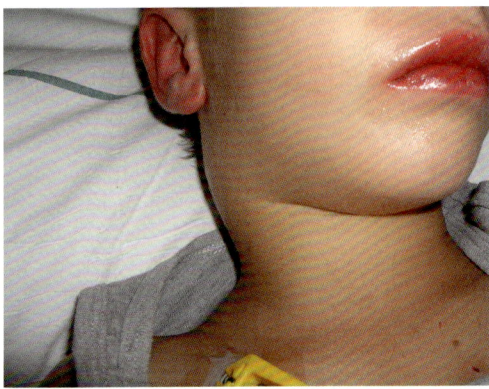

Abb. 24.20 Kawasaki-Syndrom. Lacklippen und Lymphknotenschwellung.

25 Atmungssystem

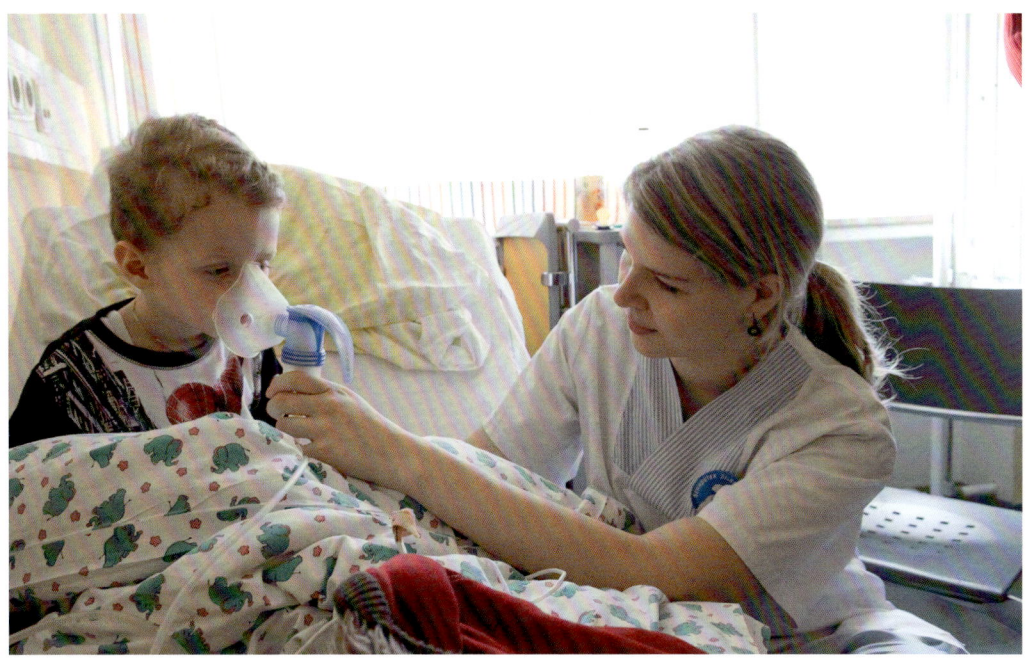

25.1	Allgemeine Grundlagen	343	25.8	Asthma bronchiale	351
25.2	Operationstechniken	344	25.9	Pneumonie	355
25.3	Stenosen von Larynx und Trachea	346	25.10	Lungenabszess und Pleuraempyem	358
25.4	Lungenfehlbildungen	347	25.11	Zystische Fibrose und Bronchiektasen	359
25.5	Krupp-Syndrom	347	25.12	Aspiration	363
25.6	Akute obstruktive Bronchitis	349	25.13	Pneumothorax	365
25.7	Akute Bronchiolitis	350	25.14	Lungentumoren	366

25.1 Allgemeine Grundlagen

Das Atmungssystem besteht aus Atemzentrum im Stammhirn, zentralen und peripheren Atemrezeptoren, Atemwegen, Lungenparenchym und Atemmuskulatur (Zwerchfell, Interkostal und Bauchmuskeln sowie Muskeln des Schultergürtels). Ein normaler anatomischer Aufbau und eine uneingeschränkte Funktionsfähigkeit aller dieser Anteile sind entscheidend, wenn bei intensiver körperlicher Belastung die Kapazität des Systems voll ausgeschöpft werden soll. Für die Grundversorgung des Organismus in Ruhe wird hingegen nur ein relativ geringer Teil der Kapazität benötigt. Eine Erkrankung des Atmungssystems macht sich i.d.R. also wesentlich in der körperlichen Leistungsfähigkeit des Menschen bemerkbar.

In diesem Kapitel werden Krankheiten von Luftwegen, Lunge und des umgebenden Pleuraraums besprochen. Sie können auf angeborenen Fehlbildungen beruhen oder im Laufe des Lebens erworben sein.

Diagnostik

Zur Erfassung von Erkrankungen der Atmungsorgane stehen außer der Anamnese und der körperlichen Untersuchung eine Reihe von apparativen Untersuchungen sowie eine differenzierte Labordiagnostik zur Verfügung.

Bei der körperlichen Untersuchung des Atmungssystems kommt es neben der Auskultation v.a. auf die Beobachtung des Patienten an. Eine gesteigerte oder verminderte Frequenz oder Tiefe der Atmung, ein ungleichmäßiger Rhythmus, Atemgeräusche und v.a. Husten sind typische Charakteristika einer Erkrankung der Luftwege oder der Lunge. Zumindest eine dieser Veränderungen ist in den meisten Fällen zu beobachten. Unspezifische Zeichen oder Symptome wie Fieber, verminderter Allgemeinzustand, Zyanose oder thorakale Schmerzen stehen bei einer akuten Erkrankung oft auf den ersten Blick im Vordergrund. In der Vorgeschichte des Patienten können kurz- oder längerfristig verminderte Leistungsfähigkeit, gehäuftes Auftreten von Fieber oder Symptome im Zusammenhang z.B. mit Kontakt zu Tieren, körperlicher Belastung oder einer bestimmten Jahreszeit wichtige Hinweise für das weitere diagnostische Vorgehen geben.

Die apparative Standarduntersuchung der Lunge ist das Röntgenbild im anterior-posterioren („a-p") oder (i.d.R. ab etwa dem 3. Lebensjahr) posterior-anterioren („p-a") Strahlengang: Es gibt schnell eine gute Übersicht über grundlegende Aspekte z.B. die Belüftung der beiden Lungenflügel. Selten ist bei bestimmten Fragestellungen auch ein seitliches Röntgenbild erforderlich. Um auffällige Strukturveränderungen genauer zu differenzieren und zu lokalisieren, werden v.a. CT und in letzter Zeit zunehmend auch MRT eingesetzt. Über verschiedene Volumina, die Dehnungsfähigkeit der Lunge sowie den Strömungswiderstand in den Luftwegen geben Lungenfunktionsprüfungen Auskunft.

Die Standardlaboruntersuchung ist die arterielle Blutgasanalyse, anhand derer – insbesondere bei einer akuten Erkrankung – die aktuelle Funktion des Gasaustausches in der Lunge beurteilt wird. Weiterführend steht eine Reihe von Methoden z.B. endoskopische Techniken, Punktions- und Biopsietechniken, und nuklearmedizinische, immunologische und mikrobiologische Untersuchungen zur Verfügung (s. dazu auch Kap. 11).

25.2 Operationstechniken

25.2.1 Thorakotomie

Definition

Die **Thorakotomie** bezeichnet die operative Eröffnung des Brustkorbs. Es werden der Zugang an der Thoraxseite (laterale Thorakotomie) und durch das Brustbein (Sternotomie) unterschieden.

Vorgehen

Über die laterale Thorakotomie sind die Organe der jeweiligen Seite sowie das Mediastinum zu erreichen. Der Patient wird dazu mit abduziertem Arm auf die andere Seite gelegt. Zur Überstreckung des Thorax erfolgt die Lagerung z.B. auf einer Rolle (**Abb. 25.1**). Der Brustkorb wird zwischen 2 Rippen quer eröffnet. Zum Verschluss werden resorbierbare Nähte um die beiden benachbarten Rippen gelegt.

Die Sternotomie wird für die Resektion des Thymus vorgenommen oder, wenn beide Lungenseiten in einer Operation zu behandeln sind (sehr selten). Ansonsten handelt es sich um einen Standardzugang in der Herzchirurgie. Der Verschluss erfolgt mit Drähten, die um die beiden Sternumhälften herum gelegt werden.

25.2.2 Thorakoskopie

Definition

Bei der **Thorakoskopie** handelt es sich um die Endoskopie (s. Kap. 11) des Brustkorbs. Sie erfolgt i.d.R. mit dem Zweck einer Operation, nur selten allein aus diagnostischem Grund. Die Thorakoskopie wurde erst in den letzten 20 Jahren entwickelt.

Vorgehen und Bedeutung

Die Lagerung entspricht der zur lateralen Thorakotomie (s.o.). Über mehrere Hautinzisionen werden kleine Röhrchen (sog. Trokare) in den Pleuraraum eingebracht. Darüber können eine Kamera und Instrumente gezielt in den Brustkorb eingeführt werden.

Das Verfahren bietet gegenüber der Thorakotomie einige Vorteile. Aufgrund wesentlich kleinerer Wunden sind postoperativ die Atmungsfunktion weniger eingeschränkt und die Schmerzen deutlich geringer. Die kleinen Wunden verheilen außerdem kosmetisch viel unauffälliger als die große Narbe der Thorakotomie.

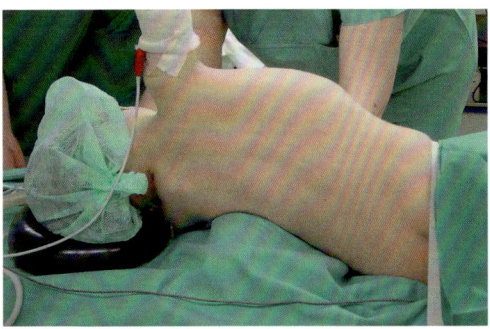

Abb. 25.1 Lagerung zur Thorakoskopie oder lateralen Thorakotomie rechts.

Tab. 25.1 Indikationen zur Thorakoskopie.

Erkrankung	Maßnahme
Lungenabszess, Pleuraempyem	Abszess-/Empyem-Ausräumung und Drainage
Pneumothorax	Verschluss des Lecks, Bullaresektion
peripherer Tumor	Keilresektion
Sequester	Resektion
Ösophagusatresie	Ösophagusrekonstruktion

Nachteile sind die fehlende Tastfunktion der Finger und eine schlechtere Beherrschbarkeit größerer intraoperativer Blutungen. Inzwischen wird eine wachsende Anzahl an Thoraxeingriffen thorakoskopisch vorgenommen (**Tab. 25.1**). Bestimmte Operationen, z.B. bei Tumoren im Zentrum der Lunge, bleiben jedoch dem herkömmlichen offenen Verfahren, d.h. der Thorakotomie vorbehalten.

> **P** Unabhängig von der Art des Zugangs wird am Ende eines intrathorakalen Eingriffs zumindest eine Drainage eingelegt. Bei Operationen an Lunge, Atemwegen oder Pleura handelt es sich um eine Bülau-Drainage (S. 58), in anderen Fällen um eine normale Ablaufdrainage. Nach intrathorakalen Eingriffen ist das Fördern der Atmung des Patienten ein ganz wichtiger Aspekt der Pflege, um die durch die Operation erhöhte Pneumoniegefahr zu verringern. Mit Unterstützung durch die Physiotherapie sind regelmäßig Atemübungen durchzuführen und eine rasche Mobilisation anzustreben.

25.2.3 Resektionsverfahren an der Lunge

Anatomische Resektion

Bei einer anatomischen Resektion erfolgt die Entfernung des erkrankten Gewebes entlang der angelegten anatomischen Grenzen, also zwischen den Lungensegmenten oder -lappen. Man unterscheidet die Segmentresektion, die Lappenresektion und die Pneumektomie (Entfernung eines ganzen Lungenflügels). Angestrebt wird immer das zur vollständigen Entfernung der Erkrankung kleinstmögliche Verfahren.

Keilresektion

Bei einem begrenzten Prozess an der Lungenperipherie kann dieser auch ohne Beachtung der anatomischen Grenzen entfernt werden. Dies erfolgt i.d.R. keilförmig.

25.2.4 Dekortikation

Definition

Übersetzt heißt **Dekortikation** die „Entfernung der Rinde". Gemeint ist damit an der Lunge das Abschälen fibrinöser oder narbiger Beläge. Die auch Pleuraschwarte genannten Beläge sind Folge einer eitrigen Entzündung (Pleuraempyem) oder einer Blutung im Pleuraspalt. Sie bilden eine feste Hülle um die Lunge und beeinträchtigen deren Dehnbarkeit. Die Dekortikation führt zu einer Verbesserung der Ausdehnung und damit der Funktion der Lunge.

25.2.5 Pleurodese

Eine therapeutisch beabsichtigte Verklebung der Lunge mit der parietalen Pleura, also der Thoraxwand, wird als Pleurodese bezeichnet. Grund für eine Pleurodese kann ein rezidivierender Spontanpneumothorax sein, der von unterschiedlichen Stellen ausgeht. Das Verfahren wird auch bei einem chronischen (nicht kardial bedingten) Pleuraerguss angewandt.

Meist wird versucht, die Verklebung durch Instillation einer die Pleura reizenden Substanz oder Lösung zu erreichen. Das erfolgt sonografisch oder thorakoskopisch kontrolliert. Zum Einsatz kommt z.B. hochprozentige Glukoselösung, hypertone Kochsalzlösung oder Talkumpuder. Manchmal wird auch mittels Thorakotomie eine mechanische Aufrauung beider Pleurablätter vorgenommen.

25.2.6 Tracheotomie/Tracheostomie

Definition

Die **Tracheotomie** bezeichnet die Eröffnung der Trachea, gemeint ist i.d.R. die Notfallmaßnahme bei drohender Erstickung. Eine **Tracheostomie** ist ein operatives Vorgehen zur Erstellung einer dauerhaften Öffnung der Luftröhre, einem Tracheostoma.

Indikation

Die wesentlichen Gründe für die Anlage eines Tracheostoma sind Langzeitintubation und längerfristige Erkrankungen mit verminderter Hustenleistung: Hier erleichtert der offene Zugang zur Trachea die Bronchialpflege.

Bei einer mechanischen Verlegung des Kehlkopfes durch Tumor, Schwellung oder Lähmung beider Stimmbänder (Recurrensparese) wird mittels Tracheostoma das Intubationshindernis umgangen.

Vorgehen

Die Anlage des Tracheostoma erfolgt etwas unterhalb des Kehlkopfes. Bei Kindern ist i.d.R. die vor der Luftröhre liegende Schilddrüse in der Mittellinie zu durchtrennen, um die geeignete Stelle der Trachea frei zu legen. Der Schnittrand der eröffneten Luftröhre wird mit der Haut vernäht. Bei der Einlage und beim Wechsel der Trachealkanüle ist bei kleinen Kindern darauf zu achten, dass die Kanüle in der Luftröhre nicht zu lang ist, da sie die Luft sonst evtl. nur in einen Lungenflügel leitet. Die Größenbezeichnung einer Trachealkanüle entspricht ihrem Durchmesser. Außer Kanülen mit unveränderbarer Länge gibt es auch verstellbare Kanülen, die bei kleinen Kindern oft vorzuziehen sind.

Wenn nach einiger Zeit das Tracheostoma nicht mehr erforderlich ist, kann es operativ wieder verschlossen werden.

> *Bei einem Tracheostoma ist auf einen guten Sitz der Kanüle und das Trockenhalten der umgebenden Haut zu achten. Sonst kommt es zum Auflösen der oberflächlichen Hautschichten (Mazeration) mit Infektionsgefahr sowie zur Granulationsbildung („wildes Fleisch") mit Einengung des Stoma.*

25.3 Stenosen von Larynx und Trachea

25.3.1 Laryngomalazie

Definition
Eine fehlende Stabilität der Knorpel des Kehlkopfs kann zu einem Kollaps des Kehlkopfs bei der Inspiration führen, das nennt man **Laryngomalazie**.

Symptome und Verlauf
Das Kind fällt durch einen inspiratorischen Stridor auf, oft einem Schnarchen ähnlich. Die Diagnose kann durch eine Laryngoskopie gestellt werden. Eine klinische Relevanz im Sinne einer Beeinträchtigung des Gasaustausches liegt dabei aber nur sehr selten vor, sodass eine Therapie ebenso selten erforderlich ist. Durch das Wachstum vergrößert sich der Kehlkopfdurchmesser, der Knorpel wird stabilisiert. So verschwindet die Symptomatik i.d.R. in den ersten 2 Lebensjahren.

25.3.2 Tracheomalazie

Definition
Bei einer **Tracheomalazie** ist die Stabilität von Knorpelspangen der Luftröhre beeinträchtigt.

Ursache
Eine angeborene Schädigung der Knorpelspangen entsteht bei Säuglingen i.d.R. durch konstanten Druck von außen auf die Trachea. Als Ursache kommen Fehlbildungen der großen thorakalen Gefäße oder die Oesophagusatresie mit großem Blindsack infrage. Durch langfristige Intubation, v.a. mit einem geblockten Tubus, kann ebenfalls eine Druckschädigung der Knorpelspangen entstehen.

Symptome und Diagnose
Die Symptome entstehen durch eine Einengung der Trachea bei Überdruck im Thorax, also beim Ausatmen. Das kann Dyspnoe und Zyanose bei körperlicher Belastung hervorrufen. Durch eine Tracheobronchoskopie wird die Diagnose gestellt sowie Lokalisation und Ausmaß bestimmt. Zur Klärung der Ursache kann ein MRT (CT) oder eine Angiografie erforderlich sein.

Therapie
Bei milden Formen ist abwartendes Verhalten sinnvoll, da sich durch das Wachstum die Situation meist verbessert. Eine schwer wiegende Dyspnoe kann eine Tracheostomie erforderlich machen.
Aortopexie. In manchen Fällen wird eine Aortopexie durchgeführt. Dabei wird mittels einer Thorakotomie die vor der Trachea verlaufende Aorta an die Rückseite des Sternums angenäht. Aufgrund bindegewebiger Stränge zwischen Aorta und Trachea wird durch das Vorverlagern der Aorta die Luftröhre aufgespannt, die dann weniger kollabieren kann.

25.3.3 Erworbene Stenosen von Larynx und Trachea

Definition und Ursache
Eine **Stenose**, also eine Einengung von Larynx oder Trachea, ist meist die Folge einer längeren Intubation. Dabei können Gewebswucherungen (Granulome) oder eine narbige Schrumpfung entstehen. Während das bei Früh- und Neugeborenen seltener vorkommt, steigt das Risiko für eine solche Stenose mit dem Lebensalter des Kindes an. Auch eine Raumforderung, z.B. Hämangiom oder Lymphangiom, kann den Durchmesser der oberen Luftwege verringern. Außerdem kommen Verletzungen mit narbiger Abheilung als Ursache infrage.

Symptome und Diagnose
Dyspnoe und Stridor sind die Leitsymptome, die zu einer Tracheobronchoskopie Anlass geben sollten.

Therapie

Oft lassen sich Granulome und narbige Stenosen, aber auch Tumoren endoskopisch mit Laser resezieren. Eine kurzstreckige Stenose lässt sich auch durch eine Resektion des betroffenen Tracheasegments mit nachfolgender Anastomose der beiden Tracheaenden behandeln.

25.4 Lungenfehlbildungen

Lungenfehlbildungen gehören zu den seltenen Organmissbildungen. Die 3 wichtigsten werden hier dargestellt.

Definition

Zystisch-adenomatoide Malformation. Die zystisch-adenomatoide Malformation (CAM) entsteht aus einer Fehlentwicklung von Bronchialepithel. Da dieses Schleim produziert, der nicht nach außen abfließen kann, entstehen dabei meist Zysten. Der früher übliche Begriff „Lungenzyste" wird aber nicht mehr verwendet, da die Fehlbildung auch komplett aus soliden Anteilen bestehen kann.

Kongenitales Emphysem. Eine fehlgebildete oder fehlende Knorpelspange eines Bronchus kann dazu führen, dass beim Ausatmen der Bronchus kollabiert und die Ausatmung behindert. Peripher davon sammelt sich so mit jedem Atemzug etwas mehr Luft an. Damit werden die davon betroffenen Lungenanteile überbläht, der darauf folgende Untergang der Alveolen ist irreversibel. Das nennt man kongenitales Emphysem. Nach der Größe des kranken Lungenanteils werden Segmentemphysem und Lappenemphysem (Lobäremphysem) unterschieden.

Lungensequester. Lungenparenchymzellen, die sich ohne Bezug zum Bronchialsystem entwickelt haben, bilden tumorähnliche Zellhaufen, die als Lungensequester bezeichnet werden. Dieser bezieht seine arterielle Blutversorgung nicht aus dem Bronchialkreislauf, sondern aus extrapulmonalen Gefäßen. Ein Sequester kann in die Lunge eingebettet sein, aber auch außerhalb der Lunge oder sogar intraabdominell liegen.

Symptome

Die Grundsymptome der 3 genannten Fehlbildungen sind eine beeinträchtigte Atmungsfunktion (Dyspnoe) und damit einhergehend Leistungsverlust und chronisch rezidivierende Infektionen. Durch die Größe der Fehlbildung wird gesundes Lungengewebe komprimiert und steht funktionell nicht mehr zur Verfügung. Das macht sich v.a. beim Emphysem i.d.R. deutlich bemerkbar. Die Schleimansammlung der CAM oder auch ein Sequester stellen häufig den Ausgangspunkt für bakterielle Infektionen dar. Wiederholte Pneumonien in der gleichen Region der Lunge lassen den Verdacht auf eine Fehlbildung aufkommen.

Diagnose

Die Röntgenaufnahme der Lunge reicht für die Diagnose eines Emphysems aus. Eine CAM oder ein Sequester können dabei durch unspezifische Verschattungen auffallen, die durch ein MRT oder ein CT weiter abgeklärt werden müssen. Die Unterscheidung von einer andersartigen Raumforderung ist in beiden Fällen jedoch vor der Therapie oft nicht eindeutig.

Therapie

Die Fehlbildungen müssen reseziert werden. Das erfolgt i.d.R. mittels Thorakotomie, evtl. auch Thorakoskopie. Nach einer Resektion einer größeren Raumforderung können sich die gesunden Lungenanteile besser ausdehnen, wodurch die Lungenfunktion verbessert wird.

25.5 Krupp-Syndrom

> **B** Ein 22 Monate alter Junge hat seit 2 Tagen Schnupfen und Husten. Der Husten wird schnell stärker und zusätzlich tritt Heiserkeit auf. Kurz nach Mitternacht wacht der Junge mit bellendem Husten, ausgeprägter Heiserkeit und deutlichem inspiratorischen Stridor auf. Die besorgten Eltern bringen ihr Kind in die Notfallsambulanz der Kinderklinik. Bereits auf dem Weg dorthin bessern sich die Beschwerden. Das Kind ist bei Eintreffen in mäßig reduziertem Allgemeinzustand und gutem Ernährungszustand (Gewicht: 13 kg, Größe: 86 cm) und präsentiert sich mit geringem Schnupfen, bellendem Husten, Heiserkeit und – allerdings nur bei forcierter Atmung – mit inspiratorischem Stridor und jugulären bzw. interkostalen Einziehungen. Nach Beruhigung und Gabe von Dexamethason 2 mg oral tritt eine schnelle und nachhaltige Besserung ein.

Definition

Das **Krupp-Syndrom** ist eine der häufigsten Erkrankungen des Kleinkindalters. Der Begriff steht für ein akut auftretendes, klinisch durch bellenden Husten, Heiserkeit und inspiratorischen Stridor definiertes Syndrom. Pathophysiologisch liegt eine Laryngotracheitis zugrunde, also eine entzündliche Schwellung der Schleimhaut, die von den Stimmbändern variabel weit in die Trachea reicht.

Neben der in der westlichen Welt kaum mehr vorkommenden Diphtherie sind dem Krupp-Syndrom der virale Krupp (akute virale Laryngotracheitis, subglottische Laryngitis), der sog. spasmodische Krupp (rekurrierender Krupp) und die maligne Laryngotracheobronchitis (bakterielle Tracheitis) zugeordnet.

Ursachen

Die häufigste Form ist der virale Krupp, der bevorzugt zwischen dem 6. Lebensmonat und dem 5. Lebensjahr auftritt. Ursache ist eine Virusinfektion. Die häufigsten Erreger sind Parainfluenzaviren Typ 1–3, gefolgt von Respiratory-Syncytial-, Rhino-, Influenza- und Adenovirus.

Der seltener auftretende spasmodische Krupp ist charakterisiert durch rekurrierendes Auftreten des Syndroms ohne vorausgehende oder begleitende Zeichen eines Virusinfekts. Die betroffen Kinder zeigen häufig eine positive Allergielage sowie spätere Übergänge in ein Asthma bronchiale.

Die sehr seltene, lebensbedrohliche maligne Laryngotracheobronchitis wird durch Bakterien (v.a. Staphylococcus aureus, Haemophilus influenzae) verursacht und ist durch pseudomembranöse Beläge an der Trachealschleimhaut gekennzeichnet.

Symptome/Zeichen

Der Krupp-Symptomatik geht üblicherweise für 1–2 Tage eine Rhinopharyngitis voraus. Bei einem Großteil der Kinder findet sich Fieber. Das Syndrom aus bellendem Husten, Heiserkeit und inspiratorischem Stridor folgt typischerweise einem zirkadianen Rhythmus, mit einem Maximum in den frühen Morgenstunden. Je nach Schweregrad können darüber hinaus Einziehungen, Nasenflügeln, ein kontinuierlicher (auch exspiratorischer) Stridor, Pulsus paradoxus, Blässe (oder Zyanose), Tachykardie, Tachypnoe und Apathie beobachtet werden.

Diagnose

Die Diagnose ergibt sich aus dem typischen klinischen Bild. Anamnese und klinische Untersuchung sind meist ausreichend. Mit einer Übersichtsröntgenaufnahme (inkl. Halseinschluss) kann das seltene Ereignis einer Aspiration eines schattengebenden Fremdkörpers erfasst werden; im übrigen leistet ein Röntgenbild keinen wesentlichen Beitrag zur Diagnose.

Bei atypischen Verlaufsformen (Krupp-Syndrom im ersten Lebenshalbjahr, protrahierter Verlauf, kein Ansprechen auf Therapie) ist eine endoskopische Abklärung indiziert. Differenzialdiagnostisch kommen Fremdkörper im extrathorakalen Luftweg oder im Ösophagus, Epiglottitis, Peritonsillar- und Retropharyngealabszesse, aber auch präexistente (angeborene) Stenosen (z.B. subglottisches Hämangiom) infrage.

Therapie

In vielen Fällen kann bei der Initialpräsentation nicht klar zwischen viralem und spasmodischem Krupp unterschieden werden. Die Therapieempfehlungen für die beiden Krupp-Formen sind daher identisch. Das wesentliche therapeutische Prinzip besteht in der einmaligen Gabe eines Kortikosteroids, wobei die Applikation in erster Linie systemisch (vorzugsweise oral, seltener rektal) erfolgen soll. Die meist verwendeten Steroide sind Dexamethason und Prednison bzw. Prednisolon. Das Steroid führt i.d.R. schnell (meist schon nach 30–60 Min.) und anhaltend zum Abschwellen der Schleimhaut und damit zu deutlicher klinischer Besserung.

Inhalativ appliziertes Adrenalin führt über eine Vasokonstriktion sehr schnell (innerhalb von 10 Min.) zu einer Abnahme der entzündlichen Schleimhautschwellung. Die Wirkung hält allerdings nur etwa 2 Stunden lang an und der Langzeitverlauf der Erkrankung wird durch Adrenalininhalationen nicht wesentlich beeinflusst.

Als ergänzende supportive Therapie sind Antipyretika und abschwellende Nasentropfen zu nennen. Für Maßnahmen wie Luftbefeuchtung („Nebelzelttherapie") oder die Applikation von kalter Luft wurde keine positive Wirkung nachgewiesen. Eine routinemässige Sedierung ist ebenfalls nicht indiziert, die Maßnahme sollte (kontrollierten) Ausnahmesituationen vorbehalten bleiben. Eine erleichterte Atmung durch wirksame medikamentöse Therapie und freundlicher Zuspruch beruhigen die wegen der Dyspnoe initial oft unruhigen Kinder schnell.

Eine Indikation zum Einsatz von Antibiotika besteht lediglich bei der malignen Laryngotracheobronchitis. Bei drohender bzw. bereits eingetretener respiratorischer Dekompensation bleibt als ultima ratio die Intubation zur Sicherung des Luftwegs. Die Maßnahme ist allerdings seit dem großzügigen Einsatz von Steroiden (in Kombination mit Adrenalininhalationen) sehr selten geworden.

Komplikationen und Prognose

Eine respiratorische Dekompensation (Tod durch Ersticken) tritt äußerst selten auf. Ebenfalls sehr selten wurde ein im Rahmen der akuten oberen Luftwegsobstruktion auftretendes Lungenödem beschrieben.

Die Prognose für viralen und spasmodischen Krupp ist i.d.R. ausgezeichnet. Die maligne Laryngotracheobronchitis kann in ca. 5–10% der Fälle letal verlaufen.

25.6 Akute obstruktive Bronchitis

B *Vorgestellt wird ein 16 Monate altes Mädchen. Seit drei Tagen bestehen Schnupfen und trockener Husten, am Vorabend traten beschleunigte Atmung und vereinzelt auch Atemgeräusche auf. In den Nachtstunden nahm der Husten deutlich zu, die Atmung erschien den Eltern massiv erschwert. Bei Eintreffen in der Notfallsambulanz ist das Kind in einem deutlich reduzierten Allgemeinzustand, fiebert (38,3°C) und hustet trocken. Auffällig sind eine Atemfrequenz von 56/Min., ein deutlich verlängertes Exspirium, juguläre und interkostale Einziehungen, lautes exspiratorisches Pfeifen über allen Lungenfeldern, dazwischen vereinzelt auch Brummen. Die pulsoxymetrisch registrierte Sauerstoffsättigung in Luft beträgt ca. 90%. Das Mädchen wird stationär aufgenommen und pulsoxymetrisch überwacht. Die initiale Therapie besteht in der Inhalation eines Beta-2-Mimetikums, Nasenpflege mit abschwellenden Nasentropfen und Antipyrese bei Bedarf.*

Definition

Die **akute obstruktive Bronchitis** ist eine der häufigsten Erkrankungen im Säuglings- und frühen Kleinkindalter. Pathophysiologisch liegen dem Krankheitsbild entzündlich geschwollene Schleimhäute, vermehrte Produktion von teils zähem Bronchialsekret und Bronchospasmus unterschiedlichen Ausmaßes zugrunde, wobei hier v.a. die größeren und mittleren Bronchien betroffen sind. Alle 3 vorgenannten Mechanismen bewirken eine Obstruktion der Bronchien und führen damit zu einer erschwerten Atmung.

Ursachen und Symptome/Zeichen

Ursache ist eine Virusinfektion: zu den häufigsten Erregern zählen Respiratory-Syncytial-, Adeno-, Influenza-A- und -B-Viren, Parainfluenza- und Rhinoviren.

Oft geht der akuten obstruktiven Bronchitis für ein bis mehrere Tage eine Rhinopharyngitis voraus. Die Körpertemperatur ist i.d.R. nur mäßig erhöht. Die Kinder präsentieren sich typischerweise mit erhöhter Atemfrequenz, verlängertem Exspirium, exspiratorischem Pfeifen u.a. trockenen Rasselgeräuschen sowie jugulären und interkostalen Einziehungen.

Diagnose

Die Diagnose ergibt sich aus dem typischen klinischen Bild. Anamnese und klinische Untersuchung sind für die Diagnosestellung meist ausreichend. Ergänzend sollte die Sauerstoffsättigung mittels Pulsoxymetrie gemessen werden. Bei milden Erkrankungsformen ist eine Thorax-Röntgenaufnahme optional; ein Röntgenbild sollte jedoch auf jeden Fall bei schwereren Erkrankungen angefertigt werden (Nachweis von Komplikationen).

Laboruntersuchungen sind i.d.R. auf Blutbild und Differenzialblutbild sowie Blutgase, Säure-Basen-Haushalt und Elektrolyte zu beschränken. Weiterführende diagnostische Maßnahmen z.B. eine Luftwegsendoskopie sind nur in ganz wenigen Ausnahmesituationen (schwerer und/oder protrahierter Verlauf, lokalisierte Pathologie) indiziert. Differenzialdiagnostisch kommen v.a. Asthma bronchiale, zystische Fibrose, Fremdkörperaspiration, kongenitale Fehlbildungen (z.B. Tracheo- oder Bronchomalazie), darüber hinaus auch Flüssigaspirationen und Pneumonien infrage.

Therapie

In allen Fällen sind supportive Therapiemaßnahmen wie abschwellende Nasentropfen und Antipyretika bei Bedarf durchzuführen. Bei Abfall der Sauerstoffsättigung ist die Gabe von Sauerstoff über Kopfkästchen, Maske oder Nasenbrille angezeigt. Darüber hinaus ist auf ausreichende Flüssigkeitssubstitution zu achten (oral, parenteral). Grundsätzlich sind stationär aufgenommene Kinder zu monitorisieren.

Bei stationär aufgenommenen Kindern soll routinemäßig ein inhalatives Beta-2-Mimetikum verabreicht werden. Das unterschiedliche Ansprechen auf ein Beta-2-Mimetikum ergibt sich aus dem variablen Anteil des Bronchospasmus an der Bronchusobstruktion. Die Reaktion auf den Bronchodilatator ist klinisch sorgfältig zu beurteilen: Bei positiver Reaktion sollte die Inhalation in vorerst 4-stündigen Abständen weitergeführt werden, bei sehr schweren Krankheitsverläufen auch in kürzeren Zeitabständen (Monitoring!); bei negativer (paradoxer) sowie bei fehlender Reaktion sollten keine weiteren Inhalationen durchgeführt werden.

Bei gering- bis mittelgradiger obstruktiver Bronchitis sind Kortikosteroide nicht indiziert. Bei schweren Verlaufsformen (Sauerstoffbedarf, respiratorische Dekompensation) kann eine systemische Steroid-Gabe möglicherweise von Nutzen sein. Inhalative Kortikosteroide bleiben i.d.R. in dieser Situation wirkungslos. Da eine bakterielle Infektion als Komplikation sehr selten auftritt, ist die Gabe von Antibiotika primär nicht indiziert. Sekreto- bzw. Mukolytika sind in der Situation wirkungslos und daher ebenfalls nicht angezeigt. Bei respiratorischer Dekompensation können intensivmedizinische Maßnahmen bis hin zur endotrachealen Intubation mit Beatmung notwendig werden.

Komplikationen

Häufig können Atelektasen (verursacht durch komplette Bronchusobstruktionen) oder Überblähungsareale (verursacht durch partielle Bronchusobstruktionen) unterschiedlicher Ausdehnungen beobachtet werden. Eine respiratorische Dekompensation tritt äußerst selten auf; auch ein Pneumothorax zählt zu den seltenen Komplikationen.

Prognose

Die Prognose ist i.d.R. sehr gut. Die Erkrankung klingt in den meisten Fällen innerhalb von 1–2 Wochen ab, kann jedoch (besonders bei Jungen, Passivrauchbelastung usw.) erneut auftreten (rekurrierende obstruktive Bronchitis).

25.7 Akute Bronchiolitis

B *Seit 2 Tagen bestehen bei einem 4 Monate alten Säugling ausgeprägter Schnupfen, trockener Husten und gering erhöhte Körpertemperatur. Der Junge trinkt nach Einschätzung seiner Mutter nicht ausreichend. Bei der Untersuchung fallen ein deutlich reduzierter Allgemeinzustand, eine Atemfrequenz von 70/Min., Nasenflügeln, interkostale Einziehungen und feinblasige Rasselgeräusche auf. Die Sauerstoffsättigung liegt bei ca. 86%. Der Säugling wird stationär aufgenommen und monitorisiert. Die Therapiemaßnahmen bestehen in Nasenpflege, Sauerstoffgabe und Flüssigkeitssubstitution.*

Definition

Die **akute Bronchiolitis** stellt die häufigste Infektionskrankheit der unteren Atemwege im Säuglingsalter dar (Gipfel 4.–6. Lebensmonat). Pathophysiologisch liegen der Erkrankung eine entzündliche Schwellung der Schleimhaut und vermehrte Produktion von teils zähem Bronchialsekret zugrunde, wobei hier v.a. die kleinen Bronchien und Bronchiolen betroffen sind.

Ursache

Ursache ist eine Virusinfektion. Zu den häufigsten Erregern zählen Respiratory-Syncytial-, Adeno-, Influenza-A- und -B-Viren, Parainfluenza- und Rhinoviren.

Symptome/Zeichen

Der akuten Bronchiolitis geht i.d.R. ein Prodromalstadium mit Schnupfen und trockenem Husten voraus. Die Säuglinge präsentieren sich typischerweise mit erhöhter Atemfrequenz, interkostalen Einziehungen, feinblasigen, feuchten Rasselgeräuschen und – je nach Schweregrad – mit Trinkproblemen und Zyanose. Bei jungen Säuglingen können Apnoen das erste Zeichen sein.

Diagnose

Die Diagnose ergibt sich aus dem typischen klinischen Bild, wobei Anamnese und klinische Untersuchung i.d.R. für die Diagnosestellung ausreichend sind. Eine Messung der Sauerstoffsättigung mittels Pulsoxymetrie sollte in jedem Fall durchgeführt werden. Bei milder Bronchiolitis ist die Anfertigung einer Thorax-Röntgenaufnahme optional; bei schweren Verlaufsformen oder präexistenten chronischen Lungen- oder Herzerkrankungen sollte jedoch auf jeden Fall ein Röntgenbild angefertigt werden, um Atelektasen oder auch pneumonische Infiltrationen nachweisen zu können.

Laboruntersuchungen sind i.d.R. auf Blutbild und Differenzialblutbild sowie Blutgase, Säure-Basen-Haushalt und Elektrolyte (bekannte Hyponatriämie bei RSV-Infektion [RSV: Respiratory-Syncytial-Virus] durch inadäquate ADH-Sekretion) zu beschränken.

Differenzialdiagnostisch kommen Pneumonien, kongenitale Herzfehler mit pulmonaler Hyperperfusion, Septikämie und schwere metabolische Azidose infrage, darüber hinaus Asthma bronchiale, zystische Fibrose, Aspiration und kongenitale Luftwegsfehlbildungen.

Therapie

Die wesentlichsten Maßnahmen bestehen in minimalem Handling (keine unnötigen Untersuchungen oder Manipulationen, Vermeiden von Anstrengungen, Schmerzen, Stress), Nasenpflege mit abschwellenden Nasentropfen, Flüssigkeitssubstitution (oral, jedoch nicht über eine nasogastrale Sonde; parenteral) und

Sauerstoff bei Bedarf (Ziel: SaO$_2$ > 92%) über Kopfkästchen, Maske oder Nasenbrille.

Die Inhalation eines Beta-2-Mimetikums (z. B. Salbutamol) ist i.d.R. wirkungslos, so wie auch die Gabe von Kortikosteroiden. Lediglich bei sehr schweren Verlaufsformen können systemische Kortikosteroide evtl. von therapeutischem Wert sein. Antibiotika sind primär nicht indiziert. Auch Sekreto- bzw. Mukolytika haben keinen Platz in der Therapie der akuten Bronchiolitis. Bei respiratorischer Dekompensation können intensivmedizinische Maßnahmen (Nasen-CPAP, Intubation und Beatmung) erforderlich werden.

Risikokinder (z. B. Zustand nach Frühgeburtlichkeit, bronchopulmonale Dysplasie) können mit einem monoklonalen humanisierten Antikörper gegen RSV (Palivizumab) passiv immunisiert werden.

Komplikationen

In 10–20% der Fälle können zentrale Apnoen auftreten. Relativ häufig (in bis zu 30%) werden Atelektasen bzw. pneumonische Infiltrate beobachtet, wobei eine bakterielle Superinfektion ausgesprochen selten ist. Eine respiratorische Dekompensation tritt bei fehlenden Risikofaktoren relativ selten auf.

Prognose

Bei primär gesunden Kindern ist die Prognose i.d.R. gut. Die Erkrankung klingt typischerweise innerhalb von 1–2 Wochen ab; die Mortalität liegt bei < 1%. Allerdings sind bei sehr jungem Alter, Zustand nach Frühgeburtlichkeit und bei Vorliegen präexistenter Erkrankungen (z. B. bronchopulmonale Dysplasie, zystische Fibrose, Herzfehler, neuromuskuläre Erkrankungen) schwerere Krankheitsverläufe bzw. Komplikationen mit deutlich höherer Wahrscheinlichkeit zu erwarten. Nach schwerer Bronchiolitis entwickelt sich nicht selten ein dem Asthma ähnelndes Krankheitsbild, die sog. „reaktive Luftwegserkrankung", die jedoch eine bessere Prognose als das klassische Asthma bronchiale zu haben scheint.

25.8 Asthma bronchiale

B *Bei einem 6-jährigen Jungen besteht seit einigen Tagen ein respiratorischer Infekt: Es begann mit Schnupfen und Halsschmerzen, seit 2 Tagen hat der Junge trockenen Husten, der besonders nachts bzw. in den frühen Morgenstunden deutlich verstärkt auftritt. In der Nacht vor der Vorstellung wachte der Junge kurz nach Mitternacht mit starkem Husten und Atemnot auf. Die Mutter verabreichte eine Inhalation mit einem bronchialerweiternden Medikament, worauf sich vorübergehend eine Besserung der Beschwerden einstellte. Etwa 6 Stunden später verschlechterte sich die Situation erneut. Die Langzeitanamnese ergibt eine seit dem Säuglingsalter bestehende milde atopische Dermatitis, außerdem rekurrierende obstruktive Bronchitiden seit dem frühen Kleinkindalter und gehäuftes Auftreten von trockenem Husten. Vor 6 Monaten sei ein Allergietest durchgeführt worden und habe positive Reaktionen auf Hausstaub- und Mehlmilbe, Katze sowie Gräser und Roggen ergeben. Der Junge präsentiert sich in mäßig reduziertem Allgemeinzustand und gutem Ernährungszustand. Schon auf Distanz ist ein leises exspiratorisches Pfeifen hörbar, das auskultatorisch über allen Lungenabschnitten nachweisbar ist. Darüber hinaus fallen juguläre und interkostale Einziehungen sowie eine Atemfrequenz von knapp 40/Min. auf. Die Lungen sind seitengleich belüftet, das Exspirium ist deutlich verlängert. Die Haut ist trocken, zeigt jedoch keine Effloreszenzen. In der Nase findet sich mäßig seröses Sekret, der Rachen ist gerötet und gering verschleimt. Die pulsoxymetrisch registrierte Sauerstoffsättigung beträgt 91%. Nach Inhalation eines Beta-2-Mimetikums und systemischer Gabe eines Kortikosteroids stellt sich innerhalb von 1 Stunde eine deutliche Besserung ein.*

Definition/Prävalenz

Asthma bronchiale ist die häufigste chronische Erkrankung im Kindes- und Jugendalter. Es ist gekennzeichnet durch eine chronische Entzündung der Bronchialschleimhaut mit rezidivierenden, spontan oder nach Therapie vollständig oder teilweise reversiblen Obstruktionen der intrathorakalen Atemwege. Bei den meisten Patienten bestehen bronchiale Hyperreagibilität (gesteigerte Reaktionsbereitschaft der Bronchialschleimhaut auf verschiedene Stimuli, z. B. kalte Luft) und atopische Diathese (Neigung zu Atopie bzw. zu Überempfindlichkeitsreaktionen bei Kontakt mit an sich harmlosen Substanzen aus der Umwelt).

Der akuten asthmatischen Reaktion liegt pathophysiologisch eine Obstruktion der intrathorakalen Atemwege zugrunde. Diese wird durch Bronchokonstriktion, Schleimhautödem und Dyskrinie mit Mukostase hervorgerufen.

Im deutschsprachigen Raum beträgt die Prävalenz des Asthma bronchiale im Kindesalter etwa 10%; in vielen Industrienationen ist sie sogar höher. In den letzten Jahrzehnten stieg die Asthmaprävalenz deutlich an bzw. nahmen atopische Erkrankungen insgesamt zu.

Ursachen

Es ist seit langem bekannt, dass Asthma bronchiale familiär gehäuft auftritt; heute geht man von einer multifaktoriellen genetischen Ursache aus. Darüber hinaus sind bei entsprechender genetischer Disposition jedoch auch exogene Manifestationsfaktoren von Bedeutung. Als solche Faktoren werden u.a. Umwelteinflüsse und immunmodulatorische Effekte von Infekten diskutiert. Insbesondere der in den westlichen Ländern typische Lebensstil (sehr gute hygienische Verhältnisse, Leben in der Stadt, Kleinfamilien, Änderung der Ernährungsgewohnheiten, mütterliches Rauchen während der Schwangerschaft) scheint von großer Bedeutung zu sein. Vom Säuglingsalter bis zur Pubertät ist gehäuft das männliche Geschlecht betroffen; als Ursache dafür werden die bei Jungen im Vergleich zu Mädchen kleineren Luftwege angesehen.

Während eine pränatale Tabakrauchexposition durch Rauchen der Mutter im letzten Trimenon der Schwangerschaft in einem gehäuften Auftreten von Asthma resultiert, verschlechtert postpartale Tabakrauchexposition bereits bestehendes Asthma: Der Bedarf an Medikamenten nimmt zu. Auch durch andere Luftschadstoffe, wie Schwefeldioxid, Stickstoffdioxid, Ozon und Staub kann ein bereits bestehendes Asthma verschlechtert werden.

Symptome/Zeichen

Während Patienten mit schwerem Asthma wegen der über weite Strecken erhöhten Atemarbeit dystroph sein können und als Zeichen chronischer Überblähung oft eine Thoraxdeformierung (vergrösserter anteriorposteriorer Thoraxdurchmesser, Harrison-Furche) zeigen, sind Patienten mit leichtem bis mittelschwerem Asthma im beschwerdefreien Intervall bei der körperlichen Untersuchung i.d.R. unauffällig. Ganz selten kommt es zur Ausbildung von Trommelschlägelfingern und Uhrglasnägeln.

Eine akute Asthmaexazerbation ist durch Tachypnoe, die Zeichen einer erhöhten Atemarbeit (Nasenflügeln, juguläre und interkostale Einziehungen, Einsatz der Atemhilfsmuskulatur), verlängertes und gepresstes Exspirium sowie typische exspiratorische kontinuierliche Rasselgeräusche (Pfeifen, Giemen, Brummen) gekennzeichnet. Bei Zunahme der Atemwegsobstruktion können die exspiratorischen Rasselgeräusche bzw. das Atemgeräusch deutlich leiser werden und eine sog. „stille" oder „stumme" Lunge („silent chest") beobachtet werden (das Fehlen lauter Rasselgeräusche darf daher nicht als Indiz für das Vorliegen einer nicht ausgeprägten Atemwegsobstruktion gewertet werden!)

Die Untersuchung der Haut erbringt oft Hinweise auf das Vorliegen einer atopischen Dermatitis (Neurodermitis), wie trockene Haut, rote, schuppende, manchmal auch nässende Ekzeme oder eine sog. Dennie-Morgan-Falte (Faltung der Haut unterhalb des unteren Augenlids).

Diagnose

Asthma bronchiale im Kindes- und Jugendalter kann sich in verschiedenen Phänotypen präsentieren, die unterschiedlich in Ätiologie, Ansprechen auf Medikamente und Prognose sind. Ein spezifischer Test für die Diagnose Asthma steht nicht zur Verfügung.

Anamnese. Eine genaue Anamnese zur Erhebung asthmaverdächtiger Symptome und Risikofaktoren stellt ein sehr zuverlässiges Instrument zur Findung der Diagnose dar. Bei einer erstmaligen Vorstellung eines Kindes mit Verdacht auf Asthma bronchiale sollten folgende Fragen gestellt werden:

- Besteht eine familiäre Anamnese (Verwandte ersten Grades, d.h. Eltern oder Geschwister) von allergischen Erkrankungen und/oder Asthma bronchiale?
- Besteht/bestand beim Kind eine atopische Dermatitis?
- Hat das Kind Episoden mit pfeifenden/keuchenden/ziehenden Atemgeräuschen?
- Hat das Kind nächtlichen oder frühmorgendlichen Husten, unabhängig von Erkältungskrankheiten?
- Wacht das Kind in der Nacht wegen erschwerter Atmung oder Husten auf?
- Hat das Kind Zustände von Atemnot?
- Bestehen Beschwerden während einer gewissen Jahreszeit?
- Leidet das Kind unter Husten oder pfeifenden/keuchenden/ziehenden Atemgeräuschen nach oder bei körperlicher Belastung?
- Bestehen Beschwerden von Seiten der Augen oder Nase bzw. der Atemwege nach Kontakt mit Haustieren oder Pollen?
- Besteht ein chronischer Schnupfen oder ist die Nasenatmung häufig behindert?

Positive Antworten auf mehrere dieser Fragen erhöhen die Wahrscheinlichkeit des Vorliegens eines Asthma bronchiale.

Körperliche Untersuchung. Neben der Anamnese ist eine gründliche Untersuchung der Lunge, eine Suche nach Thoraxdeformierungen, Trommelschlägelfingern und Uhrglasnägeln sowie eine Beurteilung von Hinweisen auf eine Atopie (Dennie-Morgan-Falte, trockene oder inflammierte Hautstellen) durchzuführen.

Lungenfunktionsdiagnostik. Der wichtigste objektive Test zum Nachweis einer reversiblen obstruktiven Ventilationsstörung ist die Lungenfunktionsdiagnostik. Sie muss daher Bestandteil sowohl der Erstuntersuchung bei Verdacht auf Asthma bronchiale als auch jeder Folgeuntersuchung sein. Kinder in den ersten 3 Lebensjahren stellen eine diagnostisch besonders anspruchsvolle Gruppe dar, da für sie geeignete Lungenfunktionstechniken nur in wenigen Zentren zur Verfügung stehen.

Wenn keine Atemwegsobstruktion und damit auch keine Reversibilität nachweisbar ist, und die Diagnose unklar ist, können weitere objektive Parameter, z.B. Messen der bronchialen Reagibilität sowie das Erfassen der Atemwegsinflammation mittels NO-Messung (NO: Stickstoffmonoxid) in der Ausatemluft, erfolgen.

Allergiediagnostik. Eine Basisallergiediagnostik (Prick-Test und/oder Bestimmung des Gesamt-IgE und spezifischer IgE-Antikörper) vervollständigt die Abklärung.

Zusätzliche Untersuchungen. In unklaren Fällen bzw. bei Auftreten von therapieresistenten und ausgeprägten Atemwegsobstruktionen muss eine Röntgenaufnahme des Thorax angefertigt werden, nicht zuletzt aus differenzialdiagnostischen Erwägungen. Als Ausdruck der chronischen Entzündung des Bronchialsystems wird häufig eine vermehrte peribronchiale Zeichnung gefunden; auch sind Überblähung bzw. kleinere Atelektasen typisch. Darüber hinaus ist eine Röntgenuntersuchung des Thorax bei Verdacht auf Komplikationen eines akuten Asthma bronchiale (Pneumothorax, grossflächige Atelektasen) angezeigt.

Differenzialdiagnostik. Weitere Untersuchungen, z.B. quantitative Bestimmung der Immunglobuline, Schweisstest, Reflux-Diagnostik oder flexible Bronchoskopie, ergeben sich v.a. aus dem Verdacht auf das Vorliegen einer alternativen Diagnose. Eine solche muss v.a. bei produktivem Husten, Dystrophie, Zyanose, restriktiver Ventilationsstörung oder mangelndem Therapieerfolg überlegt werden. Die wichtigsten Differenzialdiagnosen bei intrathorakaler Atemwegsobstruktion sind folgende:

- akute Bronchiolitis
- akute obstruktive Bronchitis
- postvirale reaktive Atemwegserkrankung
- akutes Asthma bronchiale
- Bronchopneumonie
- Bronchiolitis obliterans
- Mykoplasmen-, Chlamydien-, Pertussisinfektionen
- Tuberkulose
- kongenitale Malformationen der Atemwege
- chronische Lungenerkrankung als Folge einer Frühgeburtlichkeit
- Fremdkörperaspiration
- gastroösophagealer Reflux
- zystische Fibrose
- Zilienfunktionsstörungen
- Immunmangelerkrankungen

Therapie

In den letzten Jahren wurde eine Reihe von nationalen und internationalen Empfehlungen bzw. Leitlinien zur Behandlung des Asthma bronchiale bei Kindern und Jugendlichen mit dem Ziel publiziert, das Management der Patienten zu standardisieren und den betreuenden Personen eine Hilfestellung zu geben. Aktuelle Management-Empfehlungen orientieren sich in erster Linie am Konzept einer optimalen Asthmakontrolle unter Berücksichtigung subjektiver Variablen wie Lebensqualität, körperliche Belastbarkeit und Symptome, sowie objektiver Variablen wie Veränderungen der Lungenfunktion.

Trotz der Empfehlungen zur Optimierung des Managements von Kindern und Jugendlichen mit Asthma muss bewusst bleiben, dass derzeit der natürliche Verlauf der Erkrankung kaum beeinflussbar und eine frühe prophylaktische Therapie nicht möglich ist.

Medikamentöse Therapie

Asthma bronchiale mit seltenen Episoden. Bei Vorliegen eines Asthmas mit seltenen Episoden (Episoden seltener als alle 6 Wochen und normale Lungenfunktion vor Therapiebeginn) wird eine Bedarfstherapie mit einem Bronchodilatator (Beta-2-Mimetikum) empfohlen. Die Therapie wird im Vorschulalter bevorzugt mittels Dosieraerosol und Vorschaltkammer, im Schulalter mittels Pulverinhalation durchgeführt.

Asthma bronchiale mit häufigen Episoden. Bei Vorliegen eines Asthmas mit häufigen Episoden (Episoden häufiger als alle 6 Wochen, Lungenfunktion vor Therapiebeginn normal oder obstruktiv) bzw. eines persistierenden Asthmas (dauernde Beschwerden, Lungenfunktion obstruktiv) ist neben der Gabe eines Beta-2-Mimetikums bei Bedarf eine antientzündliche Therapie angezeigt. Letztere kann mit einem inhalativen Kortikosteroid in niedriger Dosis oder einem Leukotrien-Rezeptor-Antagonisten begonnen werden. Während u.a. bei erhöhtem Serum-IgE, ausgeprägter bronchialer Hyperreagibilität und eingeschränkter Lungenfunktion ein besseres Ansprechen auf inhalative Steroide zu erwarten ist, sprechen v.a. jüngere Kinder und Patienten mit kürzerer Erkrankungsdauer auf einen Leukotrien-Rezeptor-Antagonisten gut an. Bei den Verlaufskontrollen wird die Therapie nach dem jeweiligen Grad der Asthmakontrolle gewählt. Wenn in den letzten 3 Monaten keine Asthmasymptome auftraten und die Lungenfunktion normal ist (kontrolliertes Asthma), wird eine sog. „step-down"-Therapie empfohlen. Ergibt die Erfassung der Asthmakontrolle ein nur teilweise oder nicht kontrolliertes Asthma, wird eine antientzündliche Therapie begonnen bzw. im Rahmen einer „step-up"-Therapie erweitert.

Akuttherapie des schweren Asthmaanfalls, Status asthmaticus. Die Erstmaßnahme beim akuten Asthmaanfall ist die Inhalation eines Beta-2-Mimetikums, wobei die Substanzen in der häuslichen Situation max.

alle 4 Stunden inhaliert werden sollen. Wenn der Patient auf die Beta-2-Mimetika-Inhalation nicht anspricht oder schon vor Ablauf der 4-Stundenfrist weitere Inhalationen notwendig werden, ist sofort ein Arzt aufzusuchen. Beim Status asthmaticus (Bestehen einer Ruhedyspnoe über 12 Stunden, fehlendes Ansprechen auf inhalative Bronchodilatatoren) handelt es sich um eine lebensbedrohliche Situation, die einer sofortigen intensiven stationären Therapie bedarf. Die Akuttherapie des schweren Asthmaanfalls schließt O_2-Gabe über eine Nasensonde oder -maske, Inhalationen eines Beta-2-Mimetikums alle 20 Minuten (bzw. Beta-2-Mimetikum subkutan), systemische Steroidtherapie und bei Verschlechterung intensivmedizinische Maßnahmen ein.

Nicht-medikamentöse Therapie
Besonders wenn das Asthma nicht ausreichend kontrolliert ist, muss neben einer „step-up"-Therapie auch das nicht-medikamentöse Management optimiert werden. Dazu gehört neben umfassender Schulung des Patienten (und evtl. seiner Familie) auch das Ausarbeiten eines schriftlichen Managementplans (inkl. Notfallplan für akute Exazerbationen) und regelmäßiges Überprüfen der Therapieadhärenz.
Schulungen. Für die Schulung von Kindern und Jugendlichen mit Asthma bronchiale stehen strukturierte und gut standardisierte Programme (Asthmabasisschulung, Asthmaverhaltenstraining) zur Verfügung. Das Asthmaverhaltenstraining soll v.a. bei Patienten mit schwerem Asthma bronchiale, jedoch auch bei Vorliegen mangelnder Therapieadhärenz und bei Hinweisen auf ausgeprägte psychosoziale Belastungssituationen eingesetzt werden.
Immuntherapie. Bei Vorliegen einer klinisch relevanten Reaktion auf inhalative Allergene kann eine spezifische Immuntherapie nicht nur zu einer Abnahme der Symptomatik, sondern auch zu verminderter bronchialer Reagibilität und zu verringertem Gebrauch von Medikamenten führen. Neben der subkutanen Immuntherapie steht heute auch eine sublinguale Immuntherapie zur Verfügung. Darüber hinaus kann es auch notwendig und sinnvoll sein, eine Allergenkarenz in Form einer sekundären Prävention zu empfehlen, besonders wenn sich die Asthmasituation bei Tierkontakt, Pollen- oder Hausstaubmilbenbelastung verschlechtert.

> **M** *Wesentlich ist auch die strikte Vermeidung von (aktiver und passiver) Tabakrauchexposition sowie von anderer Schadstoffbelastung.*

Verlaufskontrollen
Sie sollten etwa alle 3 Monate erfolgen, wobei v.a. der Grad der Asthmakontrolle zu erfassen ist. Nicht selten stufen Kinder und auch deren Eltern das Asthma als kontrolliert ein, obwohl Symptome auftreten oder die körperliche Belastbarkeit eingeschränkt ist. Damit sinkt naturgemäß die Bereitschaft zur Langzeittherapie.
Die Erhebung der Therapieadhärenz ist i.d.R. schwierig; oft werden keine realistischen oder nur ungenaue Angaben über das Einhalten der empfohlenen Therapie gemacht. Auf die besonderen Bedürfnisse des individuellen Kindes bzw. seiner Familie und die potenziellen Ursachen für eine schlechte Therapieadhärenz sollte eingegangen und auch eine gemeinsame Entscheidung über das zukünftige therapeutische Management getroffen werden. Die Inhalationstechnik sollte aufgrund der häufigen Fehler bei der Anwendung in regelmäßigen Abständen überprüft werden. Neben der Erhebung einer genauen Anamnese ist (soweit möglich) das Durchführen einer Lungenfunktionsuntersuchung der wichtigste Bestandteil jeder Verlaufskontrolle.

Komplikationen
Durch komplette Bronchusobstruktionen können Atelektasen, durch partielle Bronchusobstruktionen Überblähungsareale unterschiedlicher Ausdehnungen auftreten. Ein Pneumothorax zählt zu den seltenen Komplikationen eines akuten Asthma bronchiale.
Die Asthmamortalität im Kindes- und Jugendalter ist im deutschsprachigen Raum erfreulich niedrig. Gefährdet sind besonders Jugendliche, wobei in der Mehrzahl der Fälle eine nicht ausreichende antiasthmatische Therapie verantwortlich ist. Meist kommt es während einer akuten Atemwegsobstruktion zu einer letal endenden Asphyxie. Als Risikofaktoren sind ausgeprägte bronchiale Reagibilität, nicht vollständig reversible Bronchialobstruktion, schlechte Therapieadhärenz, schlechte ärztliche Überwachung und fehlendes Krankheitsempfinden zu nennen.

Natürlicher Verlauf und Prognose
Aus Langzeitstudien über den Verlauf des Asthma bronchiale ergibt sich klar, dass die früher weit verbreitete Meinung, die meisten Kinder würden in der Pubertät ihr Asthma verlieren, nicht zutrifft. Derzeit wird davon ausgegangen, dass 40–50% aller Kinder mit Asthma bronchiale ihre Erkrankung bis ins Erwachsenenalter behalten, wobei Patienten mit leichtem Asthma ihre Symptome eher verlieren als solche mit schwerem Asthma. Als prognostisch ungünstige Faktoren für eine Persistenz der Asthmasymptome sind früher Beginn des Asthma, schweres Asthma, ausgeprägte bronchiale Hyperreagibilität, Atopie sowie passives und aktives Rauchen zu nennen. Es konnte bisher nicht gezeigt werden, dass die moderne Asthmatherapie die Langzeitprognose ändern kann.

25.9 Pneumonie

B *Ein 8 Jahre alter Junge wird in einer Notfallsambulanz vorgestellt. Seit einer halben Woche bestehen Schnupfen und trockener Husten. Im Laufe der letzten 1–2 Tage verschlechterte sich der Allgemeinzustand deutlich. Hohes Fieber, Schüttelfrost, rechts-thorakale atemabhängige Schmerzen sowie erschwerte Atmung traten auf. Bei der Untersuchung zeigt sich der Junge in einem deutlich reduzierten Allgemeinzustand, etwas ängstlich, hoch fiebernd und intermittierend hustend. Es fällt eine Schonhaltung (nach links konvexer Bogen der BWS) auf. Die Atemfrequenz beträgt 30/Min.; die Atmung ist gepresst. Es bestehen juguläre und interkostale Einziehungen. Die Perkussion ergibt eine Dämpfung rechts basal posterior, auskultatorisch sind hier feinblasige Rasselgeräusche zu hören. Die Röntgenaufnahme des Thorax zeigt eine homogene, unscharf begrenzte Verschattung im rechten Unterfeld, das Labor eine Leukozytose und stark erhöhtes C-reaktives Protein (CRP). Die Sauerstoffsättigung beträgt 92%. Der Junge wird mit der Diagnose bakterielle Pneumonie stationär aufgenommen und pulsoxymetrisch monitorisiert. Die Therapie besteht aus intravenösem Antibiotikum, Bettruhe und Flüssigkeits- bzw. Elektrolytzufuhr, Sauerstoffgabe und Antipyrese nach Bedarf.*

Definition und Epidemiologie

Eine **Pneumonie** stellt eine Entzündung der Lunge dar, die die Lungenbläschen (den Alveolarraum) und/oder das Lungengerüst erfasst. Nach morphologischen (radiologischen) Kriterien werden Lobärpneumonie, Segmentpneumonie, Bronchopneumonie, interstitielle Pneumonie und Pleuropneumonie (**Abb. 25.2**) unterschieden, nach der Ätiologie bakterielle, virale und atypische (inkl. Pilz-) Pneumonien. Darüber hinaus werden sog. primäre (in einem zuvor gesunden Organismus entstandene Pneumonien) von sekundären Pneumonien (eine bereits zuvor bestandene Pathologie begünstigt die Infektion) abgegrenzt.

Die Pneumonie-Inzidenz ist altersabhängig: Während sie für die Altersgruppe 0–5 Jahre etwa 40 Pneumonien pro 1000 Kinder und Jahr beträgt, liegt sie im Schulalter bei etwa 10 pro 1000 Kinder und Jahr. Besonders gefährdet sind Kinder im 1. Lebensjahr und Kinder unter schlechten sozioökonomischen Bedingungen (Malnutrition, Schadstoffbelastung usw.). Weltweit sind bei Kindern unter 5 Jahren 2–3 Mio. Todesfälle pro Jahr auf Pneumonien zurückzuführen.

Auch das Erregerspektrum ist altersabhängig; während in der Neonatalperiode die Mehrzahl der Pneumonien bakteriellen Ursprungs ist, stehen im Säuglings- und Kleinkindalter virale Pneumonien im Vordergrund. Mykoplasmen spielen v.a. im Schulalter eine wichtige Rolle. Nur max. ¼ aller Pneumonien ist bakteriellen Ursprungs. Von nosokomialen Infektionen und gelegentlichen Ausbrüchen von Legionelleninfektionen abgesehen, treten bakterielle (im Gegensatz zu viralen) Pneumonien kaum epidemisch auf.

Ursachen

Die wichtigsten bakteriellen Erreger sind Pneumokokken, Streptokokken, Staphylococcus aureus und Haemophilus influenzae, zusätzlich bei Neugeborenen B-Streptokokken, Escherichia coli, Klebsiellen und Enterokokken. Bei nosokomialen Pneumonien müssen neben den altersspezifisch typischen Keimen stationsspezifische Problemkeime (z.B. Pseudomonaden, Oxacillin-resistente Staphylokokken), aber auch seltenere Erreger wie Legionellen und auch Pilze in Betracht gezogen werden. Bei Pneumonien im Gefolge einer Aspiration muss auch mit anaeroben und gram-negativen Bakterien gerechnet werden.

Die wichtigsten Erreger einer viralen Pneumonie im Kindes- und Jugendalter sind Respiratory-Synzytial-, Parainfluenza-, Influenza-, Adeno-, Masern-, Rhino- und Herpesviren. Sog. atypische Pneumonien werden durch Mycoplasma pneumoniae, Chlamydia pneumoniae, Legionella pneumoniae und Ureaplasma urealyticum verursacht. Darüber hinaus können Pneumonien auch durch Pilze (z.B. Pneumocystis jirovecii, Candida albicans, Aspergillus fumigatus) und (in unseren Breiten selten) durch Parasiten verursacht werden. In bis zu 30% treten Mischinfektionen auf. Seltener sind sog. chemische Pneumonien, z.B. nach akzidenteller Aspiration von Kohlenwasserstoffen.

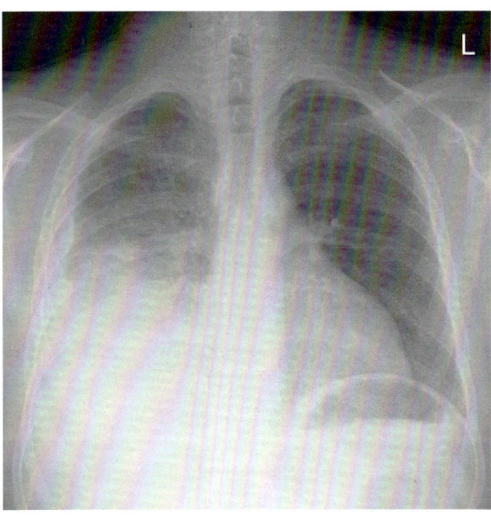

Abb. 25.2 Pleuropneumonie rechts bei einem 14-jährigen Jungen.

Die Übertragung erfolgt vorwiegend durch Tröpfcheninfektion von Mensch zu Mensch. Viele der genannten Krankheitserreger lassen sich aus dem Nasopharynx von gesunden Kindern isolieren. Eine Reihe von prädisponierenden Faktoren kann das Entstehen einer Pneumonie begünstigen: Dazu zählen Fehlbildungen, Asthma bronchiale, neuromuskuläre Erkrankungen, Herzfehler mit vermehrter Lungendurchblutung, Aspiration und eine angeborene oder erworbene Immundefizienz. Neugeborenenpneumonien entstehen entweder nach plazentarer Übertragung von Erregern oder durch Aspiration kontaminierten Materials bzw. hämatogen.

Symptome/Zeichen

Häufig besteht eine Infektion der oberen Atemwege (Schnupfen, Husten). Während sich virale und atypische Pneumonien meist über Tage entwickeln und von mäßigen Temperaturen begleitet sind, beginnen bakterielle Pneumonien i.d.R. akut und sind durch hohes Fieber (z.T. mit Schüttelfrost und allgemeinem Krankheitsgefühl) gekennzeichnet. Tachypnoe und Tachykardie treten ebenfalls häufiger bei bakteriellen als bei viralen bzw. atypischen Pneumonien auf.

Der Husten ist initial oft trocken oder stakkatoartig, später produktiv. Die Auskultation zeigt typischerweise fein- und mittelblasige Rasselgeräusche, evtl. auch abgeschwächte Atemgeräusche, kann aber auch wenig ergiebig sein. Perkutorisch kann je nach Ausdehnung der Pneumonie bzw. auch bei Vorliegen eines Pleuraergusses eine Dämpfung nachweisbar sein.

Bei schwereren Krankheitsverläufen sind Nasenflügeln, juguläre und interkostale Einziehungen, Dyspnoe, Hypoxämie bzw. Zyanose und Bewusstseinstrübung möglich. Eine Pleuritis führt initial zu stechenden atemabhängigen Schmerzen, die mit zunehmendem Erguss dumpfer und schwächer werden.

Bei Neugeborenen und jungen Säuglingen sind die klinischen Zeichen einer Pneumonie oft uncharakteristisch und umfassen Apathie, Trinkschwäche, graues Hautkolorit, Temperaturinstabilität und Apnoen. Damit können Pneumonien im frühesten Kindesalter mit Sepsis, Meningitis oder Harnwegsinfektionen verwechselt werden. Abdominelle Schmerzen bei basalen Pneumonien führen häufig zunächst zur falschen Verdachtsdiagnose einer akuten Appendizitis.

Diagnose

Bildgebende Diagnostik. Bereits aus Anamnese und klinischer Untersuchung ergeben sich i.d.R. klare Hinweise auf das Vorliegen einer Pneumonie. Eine Röntgenaufnahme des Thorax stellt den „Goldstandard" in der Diagnostik einer Pneumonie dar und sollte auch bei Kindern durchgeführt werden, die mit unklarem Fieber und ohne organspezifische Symptome in ihrem Allgemeinzustand beeinträchtigt sind. Während Komplikationen einer Pneumonie wie Erguss, Abszessbildung und Atelektase klar nachweisbar sind, kann mittels Thorax-Röntgen nicht verlässlich zwischen viralen bzw. atypischen und bakteriellen Pneumonien unterschieden werden. Eine seitliche Aufnahme ist in der Mehrzahl der Fälle nicht notwendig. Die Sonografie kann zur Darstellung und Verlaufsbeobachtung von Pleuraergüssen und pleuranahen intrapulmonalen Prozessen eingesetzt werden. Bei kompliziertem Verlauf bzw. einer zugrunde liegenden Pathologie (z.B. Malformation) kann ein CT hilfreich sein.

Laboruntersuchungen. Gängige Laboruntersuchungen umfassen die Bestimmung von Blutbild und Differenzialblutbild und CRP. Bei Vorliegen einer bakteriellen Pneumonie bestehen i.d.R. eine Leukozytose und erhöhtes CRP, bei viralen bzw. atypischen Pneumonien wird eine Leukozytose seltener gesehen, das CRP ist normal bis gering erhöht. Eine zuverlässige Unterscheidung zwischen bakteriellen und viralen bzw. atypischen Pneumonien ist anhand der Parameter jedoch nicht möglich. Das Messen der Sauerstoffsättigung mittels Pulsoxymetrie ist in allen Fällen wünschenswert. Blutgase, Säure-Basen-Haushalt und Elektrolyte werden je nach klinischer Situation bestimmt. Grundsätzlich steht eine Reihe von kulturellen, serologischen, immunologischen und molekularbiologischen Methoden für einen Erregernachweis zur Verfügung. Da jedoch ambulant erworbene und unkompliziert verlaufende Pneumonien i.d.R. auch ohne spezifischen Erregernachweis gut behandelbar sind, werden invasive Methoden zur Gewinnung von Untersuchungsmaterial wie Bronchoskopie mit bronchoalveolärer Lavage und Biopsie nicht empfohlen.

Invasive Erregerdiagnostik. Bei therapierefraktären, protrahierten Verläufen, Vorliegen einer angeborenen oder erworbenen Immundefizienz und nosokomialen Pneumonien sollte die Indikation zu einer invasiven Erregerdiagnostik großzügig gestellt werden. Pleuraergüsse sollten generell punktiert und das gewonnene Material u.a. mikrobiologisch untersucht werden. Insgesamt ist die Abgrenzung zwischen bakteriellen und viralen bzw. atypischen Pneumonien weder durch Laborparameter noch nach klinischen oder radiologischen Kriterien, sondern nur durch einen Erregernachweis zuverlässig möglich.

Differenzialdiagnose. Differenzialdiagnostisch kommen v.a. Aspiration, akute Bronchiolitis, akute obstruktive Bronchitis, akutes Asthma bronchiale, zystische Fibrose, Bronchiektasien, Tuberkulose, kongenitale Fehlbildungen und Tumoren infrage.

Therapie

Bei Vorliegen (oder dringendem Verdacht auf das Vorliegen) einer bakteriellen Pneumonie ist eine antibiotische Behandlung einzuleiten, die initial (ohne Kenntnis des Erregers) nach dem für die Altersgruppe oder die individuellen Risikofaktoren typischen Keimspektrum auszurichten ist. Neugeborene und Säuglinge sowie Kinder mit stärker beeinträchtigtem Allgemeinzustand, Dyspnoe und/oder Zyanose und Kinder mit Komplikationen (z.B. Pleuraerguss) sollten stationär aufgenommen und zumindest zu Beginn intravenös antibiotisch behandelt werden.

Ältere Kinder mit weniger ausgeprägtem Befund sind bei guter Therapieadhärenz meist ambulant mit einer oralen Therapie behandelbar. Bei unkomplizierten bakteriellen Pneumonien beträgt die Therapiedauer i.d.R. 7–10 Tage. Bei stationär behandelten Kindern kann meist nach wenigen Tagen von der parenteralen auf eine orale Therapie umgestellt werden.

Kinder mit komplizierten Verläufen müssen z.T. über Wochen behandelt werden. Bereits innerhalb von 24 (spätestens jedoch 48) Stunden nach Therapiebeginn ist bei einer adäquat behandelten bakteriellen Pneumonie eine deutliche klinische Besserung zu erwarten. Bei fehlender Besserung kommen differenzialdiagnostisch v.a. virale oder atypische Pneumonien (bei älteren Kindern ist immer auch an Mykoplasmen zu denken) infrage.

Größere Pleuraergüsse sind zu punktieren bzw. drainieren. Als begleitende Maßnahmen sind Bettruhe, ausreichende Flüssigkeits- und Elektrolytzufuhr (cave: inadäquate ADH-Sekretion), bei Bedarf die Gabe von Sauerstoff und Antipyrese zu nennen. Eine spezifische Therapie für virale Pneumonien steht mit wenigen Ausnahmen (z.B. Aciclovir, Ganciclovir, Oseltamivir) nicht zur Verfügung. Ab dem 5. Lebensjahr tritt eine Infektion mit Mycoplasma pneumoniae deutlich häufiger auf, sodass Makrolide als Therapeutika der ersten Wahl zu erwägen sind. Auf die Therapie seltener Pneumonien (z.B. Legionellen-Pneumonie und Pneumonien durch Pilze bzw. Parasiten) kann in diesem Kapitel nicht eingegangen werden.

Prävention

Die HIB-Impfung (HIB: Haemophilus influenzae Typ B) und Pneumokokkenimpfstoffe schützen zumindest vor einer Reihe von Infektionen mit Haemophilus- und Pneumokokkenstämmen. Gegen Masern-Pneumonie bzw. Varizella-Zoster-Virus-Pneumonie schützt ebenfalls eine adäquate Immunisierung. Für Kinder mit chronischen Lungenerkrankungen (z.B. zystische Fibrose) wird eine jährliche Influenzaimpfung empfohlen. Eine Prophylaxe von schweren RSV-Infektionen mit Palivizumab wird nach unterschiedlichen nationalen Leitlinien bei Risikokindern (z.B. Zustand nach Frühgeburtlichkeit, bronchopulmonale Dysplasie) angeraten.

Kinder mit Asplenie können durch eine Penicillinprophylaxe vor Pneumokokkeninfektionen geschützt werden. Eine prophylaktische Antibiotikagabe ist oft auch bei angeborenen oder erworbenen Immundefizienzen sinnvoll. Trimethoprim-Sulfamethoxazol und Pentamidine sind präventiv gegenüber Pneumocystis-jirovecii-Pneumonien einsetzbar. Nosokomiale Pneumonien können nur durch konsequente Hygienemaßnahmen (Händedesinfektion!) und eine rigorose mikrobiologische Überwachung verhindert werden.

Komplikationen

Im Rahmen von bakteriellen Pneumonien, aber auch bei Mykoplasmeninfektionen können Pleuraergüsse auftreten. Die Ausbildung von Pleuraschwarten nach adäquat behandelter Pleuropneumonie hat meist keine klinisch relevanten funktionellen Auswirkungen. Staphylokokkenpneumonien können zu einer Abszedierung führen. Für RSV-bedingte Pneumonien gelten die für die akute Bronchiolitis getroffenen Feststellungen (S. 350 f). Bei ausgedehnteren Pneumonien tritt oft eine Hypoxämie auf. Gelegentlich entwickelt sich eine respiratorische Insuffizienz, selten kommen schwerste Verläufe mit Progression zu einem ARDS vor.

Prognose

In Entwicklungsländern stellen Pneumonien nach wie vor eine der Haupttodesursachen bei Säuglingen und Kleinkindern dar. Im Gegensatz dazu liegt die Mortalität ambulant erworbener Pneumonien in entwickelten Ländern deutlich unter 1%. Pneumonien bei Früh- oder Neugeborenen bzw. nosokomial erworbene oder im Rahmen einer Immundefizienz auftretende Pneumonien haben eine höhere Mortalität.

Bei adäquater Behandlung heilt die Mehrzahl der Pneumonien ohne Residuen aus. Im Gefolge von viralen bzw. atypischen Pneumonien kann sich eine bronchiale Hyperreagibilität entwickeln, die sich klinisch wie ein Asthma bronchiale präsentiert.

25.10 Lungenabszess und Pleuraempyem

Definition
Eine abgekapselte Eiteransammlung im Lungenparenchym wird als **Lungenabszess** bezeichnet, eine Eiteransammlung im Pleuraspalt außerhalb der Lunge als **Pleuraempyem**.

Ursache und Symptome
In beiden Fällen handelt es sich um bakterielle Infektionen, die fast immer als Komplikation einer Pneumonie entstehen. Seltenere Ursachen sind Verletzungen oder operative Eingriffe.

Die Symptomatik ist mit thorakalen Schmerzen, Dyspnoe, Fieber und Reduktion des Allgemeinzustands sowie erhöhten Entzündungsparametern im Serum bei beiden Krankheitsbildern von einer Pneumonie nicht zu unterscheiden.

Diagnose
Der Lungenabszess ist häufig im Standardröntgenbild im Stehen oder in Seitenlage dadurch zu erkennen, dass sich aufgrund darin befindlicher Luft und Flüssigkeit eine Spiegelbildung zeigt (**Abb. 25.3**). Dann ist keine weitere Diagnostik erforderlich. Ohne Luft imponiert der Abszess jedoch röntgenologisch nur als Raumforderung, die mittels MRT oder CT genauer abgeklärt werden muss.

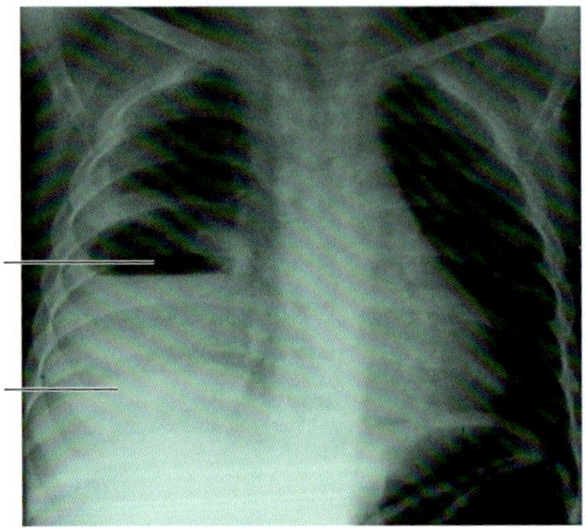

Abb. 25.3 Lungenabszess im Röntgenbild. Gut erkennbar ist die Spiegelbildung zwischen Luft- und Flüssigkeitsanteil des Abszesses.

Ein Pleuraempyem bietet im Röntgenbild und sonografisch das Bild eines Pleuraergusses. Dass es sich bei der Flüssigkeit um Eiter handelt, lässt sich erst durch eine Punktion erkennen.

Therapie und Verlauf
Zunächst ist bei beiden Infektionen die antibiotische Therapie, möglichst nach Antibiogramm, essenziell. Zusätzlich ist, wie bei allen Eiteransammlungen, die Entleerung des Eiters erforderlich. Ein größerer Lungenabszess, der an der Lungenperipherie liegt, kann durch sonografisch gesteuerte Einlage einer Drainage entlastet werden. Besser ist i.d.R. eine Thorakoskopie evtl. auch Thorakotomie, weil dabei neben flüssigem Eiter auch festeres infiziertes Material entfernt werden kann.

Das frische Pleuraempyem wird durch eine Bülau-Drainage (S. 58) behandelt. Bereits wenige Tage nach dem Auftreten des Empyems wird die eitrige Flüssigkeit jedoch organisiert, d.h. sie wird mit Fibrin durchsetzt und damit fest. Durch die Drainage ist das Material nicht mehr zu entfernen. Die Indikation wird dann evtl. zur operativen Ausräumung des Pleuraspaltes gestellt. Ansonsten entstehen Verwachsungen der Lunge mit der parietalen Pleura.

Nur in besonders schweren Fällen verbleiben nach Pleuraempyem oder Lungenabszess längerfristig so ausgedehnte pleurale Verwachsungen, dass die Patienten auf Dauer eine eingeschränkte Atemfunktion aufweisen. Bei fehlender Besserungstendenz kann dann die Indikation zur Dekortikation bestehen. Teilweise bilden sich jedoch nach einer Dekortikation die Verwachsungen neu, sodass ein bleibender Erfolg des Eingriffs nicht in allen Fällen zu verzeichnen ist.

Die Indikation für eine operative Intervention beim Pleuraempyem wird uneinheitlich gesehen. Einerseits gibt es Studien, die durch eine operative Ausräumung des Pleuraspaltes eine raschere Genesung der Patienten nachweisen konnten. Andererseits bilden sich im Wachstumsalter die aufgrund eines Empyems zunächst entstandenen Verwachsungen meistens innerhalb einiger Monate wieder zurück.

25.11 Zystische Fibrose und Bronchiektasen

25.11.1 Zystische Fibrose

B *In der Lungenambulanz wird ein 3 Jahre altes Mädchen wegen zuletzt deutlich zunehmenden Hustens vorgestellt. Die Mutter berichtet, dass schon im Säuglingsalter häufig protrahierte Episoden von initial trockenem, später feuchtem Husten auftraten. Jetzt ist der Husten durchwegs produktiv. Darüber hinaus hat das Mädchen von Anfang an nicht so gut an Gewicht zugenommen wie ihr älterer Bruder. Mehrmals am Tag werden größere Mengen meist übel riechender Stühle abgesetzt und der Bauch ist nahezu ständig stark gebläht. Das Mädchen wurde in der Vergangenheit mehrfach bei Ärzten vorgestellt, bisher wurden jedoch keine weiterführenden diagnostischen Maßnahmen ergriffen. Die Patientin zeigt einen reduzierten Ernährungszustand (Gewicht mit 10,8 kg knapp unter der 3. Perzentile, Länge mit 90 cm an der 25. Perzentile). Im Gegensatz zum relativ mächtig imponierenden Brustkorb und dem meteoristisch geblähten Abdomen wirken die Extremitäten zart, es finden sich angedeutete Trommelschlägelfinger und Uhrglasnägel. Die Atemfrequenz ist mit 36/Min. erhöht, über der Lunge finden sich über allen Lungenfeldern auskultatorisch diskret fein- bis mittelblasige Rasselgeräusche. Der Leberunterrand ist 1–2 cm unter dem Rippenbogen palpabel, v.a. im rechten Unterbauch sind Stuhlmassen tastbar. Der Schweißtest ergibt bei einer Schweißmenge von 112 mg eine Chloridkonzentration von 92 mval/l und eine Natriumkonzentration von 86 mval/l.*

Definition

Die **zystische Fibrose** (cystic fibrosis, CF), im Deutschen auch als **Mukoviszidose** bezeichnet, stellt bei Kaukasiern die häufigste letale angeborene Stoffwechselerkrankung dar. Sie zeigt einen autosomal-rezessiven Erbgang und weist in Mitteleuropa eine Inzidenz von etwa 1:3500 auf. Damit ist in unserer Population etwa jede 30. Person als Genträger zu betrachten.

Ursachen

Bei dem betroffenen Gen handelt es sich um das sog. CFTR-Gen (CFTR: **c**ystic **f**ibrosis **t**ransmembrane conductance **r**egulator), das sich auf dem langen Arm des Chromosoms 7 befindet und für welches mittlerweile mehr als 2000 verschiedene Mutationen bekannt geworden sind. Die in Europa (bei beträchtlichen regionalen Unterschieden) mit Abstand häufigste Mutation ist F508del (etwa 70% aller CF-Chromosomen).

Das Gen kodiert ein multifunktionales Protein, das an der apikalen Oberfläche von Epithelzellen liegt. Seine Hauptfunktion besteht in der Bildung eines Chloridkanals. Wenn durch das Vorliegen eines veränderten Proteins die Chloridabgabe aus der Zelle gestört ist, kommt es zu vermehrtem Natrium- und damit auch Wassereinstrom in die Zelle, woraus eine viskose Eindickung diverser Drüsensekrete resultiert.

D *Pathogenetisch handelt es sich bei der* **CF** *um eine Dysfunktion exokriner Drüsen auf der Basis eines Defekts im Salz- und Wassertransport.*

Der gestörte Ionentransport scheint jedoch nicht der einzige pathophysiologische Mechanismus zu sein. Darüber hinaus besteht eine hohe Entzündungsbereitschaft insbesondere des respiratorischen Epithels (auch ohne Vorliegen einer Infektion) und eine gesteigerte Affinität von Bakterien zu eben diesem Epithel. Der Basisdefekt im Wasser- und Salztransport führt zu Organveränderungen, die i.d.R. mit der Obstruktion von Drüsenausführungsgängen beginnen und in letzter Konsequenz zu einer zystisch-fibrotischen Transformation der Organe (typisch z.B. des Pankreas) führen. Schwere sekundäre Veränderungen sind v.a. in Respirationstrakt, Pankreas, Darm, Leber, Gallengängen und Reproduktionstrakt zu finden.

Symptome

Aus den genannten Ursachen ergibt sich, dass die CF eine Multiorganerkrankung darstellt. Zumeist wird der Krankheitsverlauf v.a. vom Ausmaß der Lungenbeteiligung und vom Ernährungszustand geprägt, wobei die Beteiligung einzelner Organe bzw. Organsysteme von Patient zu Patient sehr unterschiedlich sein kann.

Symptome/Zeichen vonseiten der Atemwege
Die Pathogenese der Lungenerkrankung ist durch das Zusammenspiel der Faktoren Obstruktion, Entzündung und Infektion gekennzeichnet, woraus sich mittel- bis langfristig über eine Gewebeschädigung Bronchiektasen (**Abb. 25.4**), eine chronische Hypoxie und schließlich Rechtsherzversagen mit pulmonaler Hypertension und Cor pulmonale entwickeln können. Daraus resultieren ein produktiver Husten mit eitrigem Sputum, Dyspnoe, Zyanose, die Entwicklung eines Fassthorax und von Trommelschlägelfingern und Uhrglasnägeln und durch den erhöhten Energieverbrauch (erhöhte Atemarbeit) auch eine Gedeihstörung.

Im Bereich der Atemwege sind neben der Lungenerkrankung eine chronische Rhinosinusitis und bei einem geringen Prozentsatz der Patienten auch eine Polyposis nasi zu erwähnen. Erst in fortgeschritteneren Krankheitsstadien treten als Komplikationen Hämoptysen (Bluthusten) bzw. Pneumothorax auf.

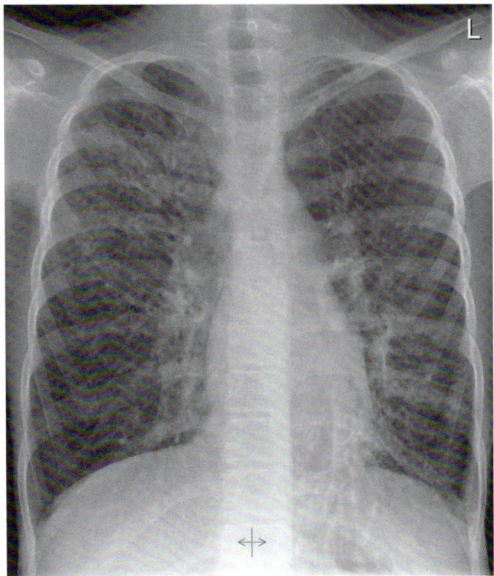

Abb. 25.4 Generalisierte Bronchiektasen bei einem 14-jährigen Mädchen mit zystischer Fibrose.

Pankreasbedingte Symptome/Zeichen
Etwa 85 % aller Patienten zeigen eine exokrine Pankreasinsuffizienz, die sich als Folge von Obstruktionen der Drüsenausführungsgänge und nachfolgender Zerstörung des exokrinen Gewebes (zystisch-fibrotischer Umbau) ergibt. Die exokrine Pankreasinsuffizienz führt zu Maldigestion mit übel riechenden, voluminösen Fettstühlen, einem prominenten, meteoristisch geblähten Abdomen und zwangsläufig zu einer Gedeihstörung mit vermindertem Muskel- und Fettgewebe. Bei Patienten mit suffizienter exokriner Pankreasfunktion besteht oft eine Neigung zu rekurrierender akuter bzw. zu chronischer Pankreatitis.

Durch zunehmenden Funktionsverlust auch des endokrinen Anteils des Pankreas kann sich (i.d.R. nicht vor dem 10. Lebensjahr) auch eine diabetische Stoffwechsellage entwickeln (initial eine gestörte Glukosetoleranz, später das Vollbild eines CF-bedingten Diabetes).

Weitere charakteristische Symptome/Zeichen
Etwa 10 % aller Neugeborenen mit CF präsentieren sich mit einem Mekoniumileus; später kann sich ein sog. „distales intestinales Obstruktionssyndrom" (DIOS), früher auch Mekoniumileusäquivalent genannt, entwickeln. Ein geringer Prozentsatz der CF-Patienten entwickelt eine ausgeprägte hepatobiliäre Zirrhose mit konsekutiver portaler Hypertension, Ösophagusvarizen und Splenomegalie; auch Cholangitis und Cholelithiasis können auftreten.

Am Darm können neben Maldigestion eine chronische Obstipation und schmerzhafte Koprostase in Zökum und Kolon sowie Rektum- oder Analprolaps beobachtet werden. Durch erhöhten intraabdominellen Druck (verursacht durch tief stehendes Zwerchfell und Husten) können sich ein gastroösophagealer Reflux sowie eine Ösophagitis ausbilden. Mit einer multifaktoriellen Ätiologie (u. a. kann auch eine Kortikosteroid-Therapie dazu beitragen) können sich Osteoporose und Fragilitätsfrakturen entwickeln; auch Arthropathien treten gelegentlich auf. Männliche Patienten sind i.d.R. aufgrund einer Obliteration des Vas deferens steril, weibliche Patienten zeigen oft eine eingeschränkte Fertilität.

Erhöhter Salzverlust. Ein weiteres charakteristisches Merkmal der CF ist der erhöhte Salzverlust über den Schweiß. Während beim Gesunden ein Großteil der Ionen im Primärschweiß in den Ausführungsgängen der Schweißdrüsen durch aktive Transportmechanismen rückresorbiert wird, führt bei Menschen mit einem CFTR-Defekt die fehlende oder mangelnde Rückresorption dazu, dass vermehrt Natrium- und Chloridionen ausgeschieden werden und damit ein erhöhter Salzbedarf besteht.

Diagnose

In einigen Ländern (wie auch in Österreich) ist ein Neugeborenenscreening auf CF seit vielen Jahren flächendeckend etabliert. Manche Länder bedienen sich dazu der Bestimmung des immunreaktiven Trypsins (IRT), andere bevorzugen ein genetisches Screening bzw. eine Kombination beider Methoden. Mithilfe eines Neugeborenenscreenings ist eine frühe Diagnose und damit auch eine frühzeitig einsetzende Therapie möglich; damit sollte die im Fallbeispiel geschilderte klassische Präsentation eines Säuglings oder Kleinkindes mit CF heute nicht mehr zu sehen sein.

Die definitive Diagnosestellung erfolgt mittels Schweißtest und/oder Genotypisierung. Mit dem Schweißtest werden die Konzentrationen von Chlorid und Natrium im Schweiß gemessen, die bei CF typischerweise deutlich erhöht sind. Als das zuverlässigste Verfahren gilt die sog. Pilokarpin-Iontophorese.

Bei jedem Patienten mit CF sollte darüber hinaus auch eine Genotypisierung versucht werden. Damit wäre bei Familien mit bekannten CFTR-Mutationen auch eine zukünftige pränatale Diagnostik möglich. Von einer Pränataldiagnostik macht erfahrungsgemäß jedoch nur ein Teil der von CF betroffenen Familien Gebrauch, da eine CF-Erkrankung des Kindes nicht zwangsläufig als Grund für einen Schwangerschaftsabbruch anzusehen ist. In ausgewählten Fällen kann auch eine Potenzialdifferenzmessung im Nasenepithel durchgeführt werden; diese Methode ist jedoch sehr aufwendig, verlangt spezielle Messgeräte und trainiertes Personal und ist damit nur in wenigen Zentren verfügbar.

Therapie

Grundsätzlich erfordert die CF eine lebenslange, intensive, täglich durchzuführende Therapie, die aufgrund der Vielzahl betroffener Organe bzw. Organsysteme oft sehr komplex ist. Hauptziele der Therapie sind das Erreichen bzw. das Halten eines normalen Gewichts und einer normalen Lungenfunktion. Die wichtigsten Therapiemaßnahmen beinhalten eine hochkalorische Ernährung, Pankreasenzymsubstitution, Vitaminsupplementation, Physiotherapie bzw. körperliche Aktivität/Sport und Antibiotikatherapie.

Ernährung

CF-Patienten haben (zusätzlich zur Maldigestion) einen erhöhten Energieverbrauch und benötigen daher zum Erreichen eines normalen Gewichts eine hochkalorische, d.h. fettreiche Ernährung. Der Energiequotient sollte bei 120–150% der Altersnorm liegen. Nahrungszusätze können im Säuglingsalter z.B. aus Dextrinmaltose und Ölen bestehen, später aus Honig, Schokoladepulver, Sahne, Nüssen und hochkalorischen Trinknahrungen. Stellt sich trotz dieser Maßnahmen Untergewicht ein, ist eine Sondenernährung (nasogastrale Sonde bzw. Ernährung über eine perkutane endoskopische Gastrostomie) in Betracht zu ziehen.

Außerdem ist, besonders bei Sport, Fieber oder Hitze, eine Salzzulage erforderlich. Die Pankreasenzymsubstitution erfolgt heute mit magensaftresistenten und mikroverkapselten Enzympräparaten. Orientierungspunkte für die individuelle Dosierung sind Stuhlfrequenz, Stuhlkonsistenz und -geruch, Gewichtsentwicklung und das Ausmaß von abdominellen Schmerzen bzw. Meteorismus. Besonders die fettlöslichen Vitamine A, D, E und K müssen substituiert werden, darüber hinaus kann die Substitution von Eisen bzw. Spurenelementen sinnvoll sein.

Physiotherapie

Das Mobilisieren und Entfernen des viskösen Bronchialsekrets kann bei Säuglingen und Kleinkindern nur durch Betreuungspersonen bewerkstelligt werden: meist kommen Lagerungsdrainage, Abklopfen und Vibrationen zur Anwendung. Ab dem späten Kleinkindbzw. Schulkindalter kommen durch die Patienten selbst angewendete Techniken z.B. die PEP-Maskentherapie oder die autogene Drainage zum Einsatz. Die Methoden ermöglichen nicht nur eine zunehmende Selbstständigkeit der Patienten, sondern sind ab diesem Lebensalter deutlich wirksamer als die vorgenannten Techniken. Im weiteren Sinne sind Training und Sport ebenfalls als atemphysiotherapeutische Maßnahmen anzusehen.

Antibiotika

Aufgrund der i.d.R. bereits im Säuglings- bzw. Kleinkindalter einsetzenden Besiedelung des Respirationstrakts mit pathogenen Keimen stellen Antibiotika eine wesentliche Säule im Gesamtbehandlungsprogramm der CF dar. Während es sich anfangs überwiegend um Staphylococcus aureus bzw. Haemophilus influenzae handelt, wird mit steigendem Lebensalter Pseudomonas aeruginosa immer bedeutsamer. Grundsätzlich sollen hohe Antibiotikadosierungen verwendet werden, da die Antibiotikaspiegel im Bronchialsekret deutlich unter den jeweiligen Serumspiegeln liegen. Eine Kombination von Antibiotika ist i.d.R. sinnvoll, typisch z.B. ein Beta-Lactam- mit einem Aminoglykosid-Antibiotikum.

Neben peroraler und parenteraler Applikation stellt die tägliche Inhalation von Pseudomonas-wirksamen Antibiotika eine zusätzliche Therapieoption dar. Wichtige Indikationen für eine antibiotische Therapie sind pulmonale Exazerbationen und Neubesiedlungen des Respirationstrakts mit pathogenen Keimen. Sind Keime einmal im Sinne einer chronischen Infektion im Bronchialsystem etabliert, kann auch eine langfristige Suppressionstherapie erforderlich sein.

Neben typischen Nebenwirkungen der Antibiotika wie Allergien und Toxizitäten (z.B. durch die häufig verwendeten Aminoglykoside) stellen auch die Selektionierung resistenter Erreger und die Kolonisation des Respirationstrakts durch andere Erreger mögliche relevante Nebenwirkungen dar. Es besteht jedoch kein Zweifel, dass durch eine offensive antimikrobielle Therapie sowohl die Lebensqualität als auch die Überlebenszeit von CF-Patienten deutlich verbessert wird.

Weitere Maßnahmen

Neben der antibiotischen Therapie kommt auch eine Reihe von antiinflammatorischen Therapiestrategien sowie antiobstruktiven Maßnahmen zum Einsatz, auf die hier im Detail nicht eingegangen werden kann.

Wenn trotz Ausschöpfens aller konservativen medizinischen Maßnahmen eine progrediente klinische Verschlechterung eintritt oder eine klinische Verschlechterung sehr rasch einsetzt, lebensbedrohliche Komplikationen auftreten oder eine massiv reduzierte Lebensqualität vorliegt, können Organtransplantationen erforderlich werden. Diese können die Lunge, aber auch die Leber betreffen. Die CF ist die mit weitem Abstand häufigste Indikation zu einer Lungentransplantation im Kindes- und Jugendalter. Die mittlere 5-Jahres-Überlebensrate nach Lungentransplantation liegt bei über 50%.

Neben den erwähnten etablierten Therapiemaßnahmen wird seit Jahren intensiv auch an der Entwicklung neuer therapeutischer Möglichkeiten z.B. Gentherapie, Reparatur des defekten CFTR-Proteins oder Aktivierung alternativer Chloridkanäle gearbeitet. Erste kausale Therapieoptionen stehen bereits zur Verfügung. Grundsätzlich ist die Lunge aufgrund ihrer Erreichbarkeit durch inhalative Therapien ein gut geeignetes Organ für manche dieser Therapieansätze.

Komplikationen

Die typischen Komplikationen in weit fortgeschrittenen Krankheitsstadien wurden bereits weiter oben erwähnt; dazu zählen z.B. Hämoptysen und Pneumothorax sowie CF-bedingter Diabetes mellitus, hepatobiliäre Zirrhose, Osteoporose.

Prognose

Auch heute noch stirbt ein Großteil der CF-Patienten letztlich an Ateminsuffizienz. Allerdings ist die Prognose der CF in den letzten Jahrzehnten stetig besser geworden: Die mittlere Lebenserwartung liegt heute bei in einem Zentrum umfassend betreuten Patienten bei etwa 40 Jahren.

Die Prognose von CF-Patienten ist wesentlich von der Betreuung in einem spezialisierten CF-Zentrum abhängig. Das Team eines solchen Zentrums besteht aus den behandelnden Ärzten und aus einer Vielzahl weiterer Berufsgruppen, z.B. spezialisiertem Pflegepersonal, Physiotherapeuten, Diätassistenten, Sozialarbeitern, Psychologen und Datenmanagern.

25.11.2 Bronchiektasen

Definition und Ursachen

Bronchiektasen stellen durch erworbene, irreversible Veränderungen der Bronchialwand erweiterte Bronchien dar. Am Beginn von Bronchiektasen steht eine zylindrische Erweiterung der Bronchien mit Kaliberschwankungen, das Endstadium ist zumeist durch sackförmige Erweiterungen charakterisiert.

Zu den Ursachen zählen Infektionen (z.B. Adenoviruserkrankungen, Tuberkulose), angeborene Erkrankungen (z.B. zystische Fibrose, primäre ziliäre Dyskinesie, Immunmangelerkrankungen), mechanische Ursachen (z.B. rezidivierende Flüssigaspirationen oder eine Fremdkörperaspiration) und Fehlbildungen des Bronchialsystems (z.B. Tracheobronchomegalie, Tracheal- bzw. Bronchialstenose).

Symptome/Zeichen und Diagnose

Es besteht i.d.R. chronischer Husten, der meist produktiv ist. Je nach Schwere und Dauer der Erkrankung können sich Thoraxdeformitäten bzw. Trommelschlägelfinger und Uhrglasnägel entwickeln. Auskultatorisch fallen oft lokalisierte Rasselgeräusche auf, selten kommt es zum Auftreten von Hämoptysen.

Je nach vermuteter Ursache der Bronchiektasen können unterschiedliche diagnostische Methoden zum Einsatz kommen. Das Thorax-Übersichtsröntgen unterschätzt das Ausmaß von Bronchiektasen meist; die diagnostische Methode der Wahl zum Nachweis von Bronchiektasen ist das CT.

Therapie

Unabhängig von der Ursache für die Bronchiektasen bestehen die therapeutischen Maßnahmen v.a. im Mobilisieren und Entfernen von Bronchialsekret durch atemphysiotherapeutische Techniken (inkl. Training und Sport) und einer offensiven Antibiotikatherapie bei bakteriellen Infektionen. Die häufigsten Krankheitserreger bei Bronchiektasen sind Staphylokokken und Haemophilus influenzae.

Bei streng auf ein Segment oder einen Lappen beschränkten Bronchiektasen ist, unabhängig von der Ursache, eine chirurgische Resektion des betroffenen Lungenabschnitts möglich. Allerdings ist vor einer Segment- bzw. Lappenresektion wegen lokalisierter Bronchiektasen eine aggressive konservative Therapie über einen längeren Zeitraum durchzuführen und erst bei fehlender Besserung eine Resektion angezeigt.

Komplikationen und Prognose

Relativ selten werden Hämoptysen beobachtet; bei generalisierten Bronchiektasen bzw. bei Bronchiektasen im Rahmen chronisch obstruktiver Lungenerkrankungen stellt die Rechtsherzbelastung die wichtigste Komplikation dar.

Die Prognose hängt naturgemäß von der zugrunde liegenden Erkrankung ab. Lokalisierte Bronchiektasen (z.B. nach abgelaufenen Infektionen) haben bei regelmäßig durchgeführter Therapie i.d.R. eine gute Prognose.

25.12 Aspiration

B *Ein knapp 2 Jahre alter Junge wird in der Notfallsambulanz der Klinik vorgestellt. Die Mutter berichtet, dass ihr Sohn beim Essen von Erdnüssen plötzlich zu würgen und heftig zu husten begann; das Gesicht verfärbte sich dabei tief rot, vielleicht auch etwas bläulich. Daraufhin habe sie das Kind mit dem Oberkörper nach unten über ihren Oberschenkel gelegt und mit der flachen Hand mehrmals auf seinen Rücken geklopft, worauf mehrere kleine Erdnussstücke heraufgewürgt bzw. ausgespuckt worden seien. Im Laufe der nächsten Minuten habe sich die Situation beruhigt; allerdings trete auch jetzt (etwa 2 Stunden nach dem Ereignis) immer wieder Husten auf. Der Junge ist in einem guten Allgemeinzustand. Die Atemfrequenz beträgt 30/Min., Atemgeräusche sind rechts im Vergleich zu links deutlich abgeschwächt, außerdem besteht ein ausschließlich rechts hörbares exspiratorisches Pfeifen. Das Thorax-Übersichtsröntgen zeigt eine abgeflachte und tief stehende rechte Zwerchfellhälfte, eine Verlagerung des Mediastinums nach links sowie eine gegenüber links deutlich erhöhte Strahlentransparenz der rechten Lunge. Eine starre Bronchoskopie zur Diagnosesicherung und Therapie wird unverzüglich in die Wege geleitet und ergibt schließlich ein im rechten Hauptbronchus verkeiltes Erdnussstück, das in toto geborgen werden kann.*

Definition und Epidemiologie

Unter einer **Fremdkörperaspiration** versteht man das Inhalieren fester Materialien (z.B. Nahrungsmittel oder kleine Spielzeugteile) in Kehlkopf, Luftröhre oder Bronchien. Im weiteren Sinne wird auch die Aspiration von Flüssigkeiten (bei Trinken, Erbrechen, gastroösophagealem Reflux, Unfällen mit chemischen Substanzen z.B. Lampenöl) zur Fremdkörperaspiration gezählt, wobei hier Mikro- von Makroaspirationen unterschieden werden.

Von akuter Fremdkörperaspiration wird bei einer Zeitdauer von bis zu wenigen Tagen nach dem Ereignis gesprochen; bei einer chronischen Fremdkörperaspiration kann der Zeitraum zwischen Aspiration und Diagnosestellung bzw. Therapie sogar Jahre betragen. Die Fremdkörperaspiration ist im Kindesalter ein relativ häufiges Ereignis; in den Vereinigten Staaten von Amerika beträgt ihr Anteil an tödlichen Unfällen bei Kindern unter 4 Jahren zwischen 5–10%. Etwa 80% aller Patienten mit Fremdkörperaspiration sind unter 4 Jahre alt; der Häufigkeitsgipfel für die Aspiration fester Materialien liegt bei etwa 2 Jahren. Jungen sind nahezu doppelt so häufig betroffen wie Mädchen. Entgegen anders lautender Feststellungen ist in den meisten Fällen eine deutliche Bevorzugung der rechten gegenüber der linken Seite nicht gegeben.

Ursachen

Die Aspiration eines festen Fremdkörpers wird nicht selten getriggert durch plötzliche Ereignisse wie Erschrecken, Stolpern oder Stürzen, die i.d.R. eine tiefe Inspiration hervorrufen und damit zur Aspiration von im Mund oder zwischen den Lippen befindlichen Gegenständen in den Luftweg führen können. Zu den Ursachen für eine Aspiration von Flüssigkeiten unmittelbar beim Trinken zählen dysfunktionelles Schlucken im Rahmen neurologischer bzw. neuromuskulärer Erkrankungen, angeborene Fehlbildungen (z.B. tracheoösophageale Fistel oder laryngeale Spaltbildung) und erworbene Zustände (z.B. Stimmbandlähmung nach Thoraxchirurgie). Darüber hinaus können Erbrechen oder ein gastroösophagealer Reflux zu einer Flüssigkeitsaspiration führen.

Symptome/Zeichen

Die Symptome können je nach Größe und Lokalisation des Fremdkörpers variieren. Initial tritt i.d.R. anfallsartiger Husten mit oder ohne Würgen auf. Große Fremdkörper, z.B. Fleischstücke, festes Gemüse oder Plastikteile, können durch eine Obstruktion von Kehlkopf oder Luftröhre zu einer akut lebensbedrohlichen Situation mit Atemnot und Erstickungszeichen (Angst!) führen. Darüber hinaus können durch eine partielle Atemwegsobstruktion verursachte Stenosegeräusche wie in- und exspiratorischer Stridor bzw. exspiratorisches Giemen auftreten.

Laryngeale bzw. tracheale Fremdkörper führen im Gegensatz zu bronchialen Fremdkörpern nicht zu einer klinisch oder radiologisch nachweisbaren Seitendifferenz, was die Diagnosestellung erschweren kann. Bronchiale Fremdkörper rufen i.d.R. lokalisierte Auffälligkeiten, z.B. leises Atemgeräusch, lokalisiertes Giemen, lokalisierter hypersonorer Klopfschall, hervor. Weitere Zeichen können sternale bzw. interkostale Einziehungen sowie Heiserkeit sein.

Oft folgt wenige Stunden nach dem akuten Ereignis ein symptomarmes Intervall mit nur noch vereinzeltem Husten. Flüssigkeiten dringen – oft beidseitig – weit in die Bronchialperipherie vor und führen initial ebenfalls zu akutem Husten, in weiterer Folge zu den Symptomen bzw. Zeichen einer Bronchitis bzw. Bronchopneumonie. Eine Besonderheit stellt ein ösophagealer Fremdkörper (z.B. Knochenstück oder Speisebolus) dar. Auch in dieser Situation kann die Luftröhre durch Kompression von hinten eingeengt sein, sodass aspirationstypische Symptome bzw. Zeichen auftreten. Häufig wird auch verstärkter Speichelfluss beobachtet.

Diagnose

Wurde ein Aspirationsereignis beobachtet, kann sich die (Verdachts-)Diagnose allein aus der typischen Anamnese ergeben. Allerdings wird bei bis zu 50% aller Kleinkinder mit Fremdkörperaspiration das Ereignis nicht beobachtet bzw. nicht richtig interpretiert. Die Kinder sind i.d.R. zu jung, um das Geschehen adäquat zu schildern.

Die klinische Untersuchung liefert häufig verdächtige Befunde, kann jedoch auch negativ sein. Thorax-Röntgenaufnahmen eignen sich zum direkten Nachweis röntgendichter Fremdkörper und können insbesondere bei Anfertigung von In- und Exspirationsaufnahmen indirekte Zeichen einer Aspiration ergeben (**Abb. 25.5**). Typische Auffälligkeiten sind eine lokalisierte Überblähung (z.B. eines Lappens oder einer Lunge) mit Verlagerung des Mediastinums zur gesunden Seite, wobei sowohl die lokal vermehrte Strahlentransparenz als auch die Mediastinalverlagerung bei maximaler Exspiration deutlich zunehmen. Zu den indirekten radiologischen Zeichen einer Fremdkörperaspiration zählen weiter Atelektasen (eher selten) und multiple fleckige Infiltrate nach Aspiration von Flüssigkeiten (bei Säuglingen besonders in den Oberfeldern), im Extremfall bis hin zum Bild einer Schocklunge. Gelegentlich kann sich nach Alveolarruptur auch ein subkutanes Emphysem entwickeln. Ein unauffälliges Thorax-Röntgen schließt eine Aspiration nicht aus (das gilt insbesondere für laryngeale oder tracheale Fremdkörper).

Bei chronischen Aspirationen kann ein CT notwendig werden, insbesondere auch, um Folgeschäden zu erkennen bzw. zu quantifizieren. In anamnestisch, klinisch sowie radiologisch unklaren Situationen kann zur Diagnosesicherung bzw. zum Ausschluss einer Fremdkörperaspiration eine flexible Bronchoskopie durchgeführt werden.

Differenzialdiagnose. Differenzialdiagnostisch kommen akute Bronchiolitis, akute obstruktive Bronchitis, akutes Asthma bronchiale, Laryngitis subglottica bzw. Laryngotracheobronchitis sowie kongenitale Luftwegsfehlbildungen u.a. Ursachen obstruktiver Lungenerkrankungen bzw. rekurrierender oder persistierender Pneumonien infrage. An eine Fremdkörperaspiration ist immer bei fehlender Resolution akuter respiratorischer Infektionen, chronischem Husten und Hämoptysen, Atelektase und respiratorischem Versagen zu denken.

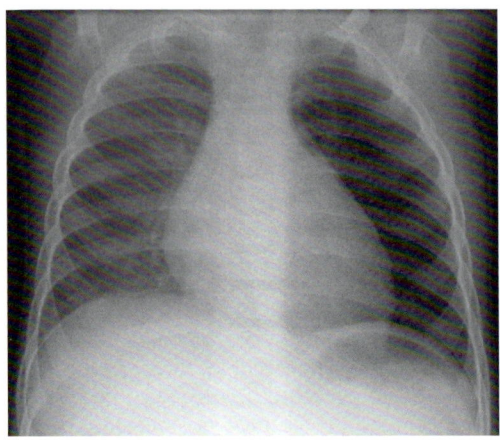

Abb. 25.5 Überblähung der linken Lunge bei 11 Monate altem Jungen aufgrund eines nicht schattengebenden Fremdkörpers im linken Hauptbronchus.

Therapie

Bei dringendem Verdacht auf eine Fremdkörperaspiration (typische Anamnese, typische klinische sowie radiologische Befunde) ist eine starre Bronchoskopie zur Diagnosesicherung und Therapie indiziert. Bei möglicher Fremdkörperaspiration (z.B. aspirationsverdächtige Anamnese, jedoch weder klinische noch radiologische Auffälligkeiten) ist grundsätzlich auch in jedem Fall eine endoskopische Exploration indiziert, die in diesen Fällen jedoch primär mittels flexibler Bronchoskopie erfolgen kann. Die starre Bronchoskopie ist nach wie vor die Methode der Wahl für eine Fremdkörperextraktion; bei sehr weit peripher gelegenen Fremdkörpern kann jedoch die flexible Bronchoskopie durchaus hilfreich sein bzw. auch eine Kombination beider Methoden erforderlich werden.

Nur sehr selten gelingt eine Fremdkörperextraktion nicht endoskopisch, in diesen Fällen muss eine Thorakotomie bzw. Bronchotomie oder sogar eine Resektion von Lungengewebe durchgeführt werden. Wesentlich für eine erfolgreiche Fremdkörperextraktion sind ein erfahrener Untersucher in Verbindung mit einem erfahrenen Anästhesisten. Organische Fremdkörper (z.B. Nüsse, Getreide- und Grasähren; Erdnüsse u.a. Nüsse machen ca. 2/3 aller intrabronchialen Fremdkörper aus) führen i.d.R. rasch zu einer ausgeprägten Entzündung der Bronchialschleimhaut mit konsekutiver Bildung von Granulationsgewebe. In diesen Fällen ist eine systemische Kortikosteroidtherapie indiziert, um ein Abschwellen der Schleimhaut zu erreichen.

Bei hochgradiger Bronchusobstruktion durch einen Fremdkörper und das ihn umgebende sog. „Fremdkörperbett" und vorhandener poststenotischer Infektion kann eine antibiotische Behandlung indiziert sein. Ganz selten resultieren aus einer chronischen Fremdkörperaspiration lokalisierte Bronchiektasen sowie irreversible Schädigungen von Lungenparenchym: In diesen Situationen kann eine Segmentresektion bzw. Lobektomie erforderlich werden. Nach Entfernen von chronischen Fremdkörpern können physiotherapeutische Maßnahmen zur Sekretmobilisation und -entfernung sinnvoll sein.

Prophylaxe

Kleinkindern sollen keine Nüsse oder nussstückhaltige Produkte angeboten werden. Kinder sollen generell beim Essen nicht umherlaufen. Kleine Spielzeugteile oder ähnliches sollten für Kleinkinder ebenfalls nicht zugänglich sein.

Komplikationen

Auch die Komplikationen sind je nach Beschaffenheit des Fremdkörpers und dessen Verweildauer im Atemtrakt unterschiedlich. Die gefährlichste Komplikation bei großen Fremdkörpern, die Kehlkopf oder Luftröhre weitgehend obstruieren, stellt der akute Erstickungstod dar. Ein respiratorisches Versagen kann jedoch auch Wochen oder Monate nach einer Fremdkörperaspiration durch einen sog. „wandernden" Fremdkörper, der zuerst die Ventilation einer Seite und danach der Gegenseite beeinträchtigt, auftreten.

Bleibt ein Fremdkörper längere Zeit im Bronchialsystem liegen, wird er zunehmend von Granulationsgewebe ummauert, was letztendlich zum subtotalen oder vollständigen Verschluss des betroffenen Bronchus führen kann. Distal von der Stenose kommt es initial zu einem Sekretstau, später durch Infektion zur Ausbildung rekurrierender bzw. persistierender Pneumonien und von Bronchiektasen. Gelegentlich werden Hämoptysen beobachtet. Selten verursachen spitze Fremdkörper eine Perforation der Bronchuswand.

Die Aspiration von Kohlenwasserstoffen (z.B. Mineralöle, Kerosin oder Möbelpolitur) führt zur akuten Pneumonitis, die i.d.R. rasch und komplett ausheilt. Manchmal können sich jedoch chronische Lungenveränderungen als Komplikationen entwickeln. Auch die Inhalation von Lipiden (z.B. Olivenöl, Paraffin, und Erdnussöl), die Vehikel für Medikamente (z.B. Nasentropfen) darstellen können, wurde beschrieben. Auch hier können im Gefolge einer Pneumonitis letztendlich chronische Veränderungen bis hin zu einer Lungenfibrose bzw. permanenten Lungenschädigung auftreten.

Prognose

Die Prognose ist äußerst variabel und richtet sich nach der Art der Aspiration (fest oder flüssig), der Natur des Aspirats (organisch oder nicht organisch), der Größe des Aspirats, der Lage des Fremdkörpers im Respirationstrakt, der Verweildauer des Fremdkörpers (akute oder chronische Fremdkörperaspiration) u.a. Faktoren.

25.13 Pneumothorax

Definition

Der **Pneumothorax** bezeichnet eine Luftansammlung im Pleuraraum außerhalb der Lunge.

Ursache

Bei einem **Spontanpneumothorax**, bei dem eine überblähte Stelle der Lunge ohne Einwirkung von außen platzt, tritt Luft aus einem Leck der Lunge in den Pleuraraum aus. Das kommt besonders bei Asthma, einem Emphysem (**Abb. 25.6**) oder bei Früh- und Neugeborenen vor. Auch Verletzungen der Lunge durch ein Trauma oder eine Operation können ein Leck verursachen. Die freie Luft eines Pneumothorax kann auch von außen in den Pleuraraum gelangen, wenn die Thoraxwand perforierend verletzt ist.

Symptome

Von fehlenden Symptomen (bei geringer Menge freier Luft) über eine gewisse Beeinträchtigung der Atmung bis hin zur lebensbedrohlichen Atemnot reicht das symptomatische Spektrum des Pneumothorax. Beim Spontanpneumothorax geben ältere Kinder und Jugendliche außerdem oft einen mäßigen schlagartigen Schmerz an.

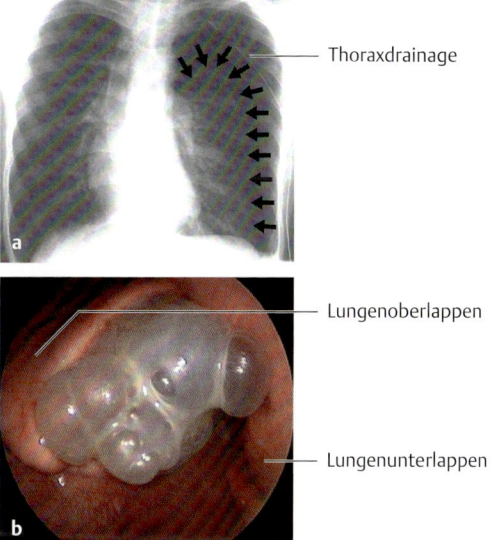

Abb. 25.6 Pneumothorax (15-jähriger Junge). **a** Röntgenbild eines Pneumothorax links bei liegender abgeklemmter Thoraxdrainage (Lungengrenze markiert). **b** Kleine Emphysemblase, durch wiederholtes Platzen Ursache des Pneumothorax (intraoperativ, Thorakoskopie).

Spannungspneumothorax. Von einem Spannungspneumothorax spricht man, wenn durch einen Ventilmechanismus des Luftlecks mit jedem Atemzug mehr freie Luft in den Pleuraraum gelangt, diese die Lunge rasch zunehmend komprimiert und damit zur hochakuten Dyspnoe führt.

Diagnose

Im Röntgenbild der Lunge ist die zusammengefallene Lunge gut zu erkennen (s. **Abb. 25.6a**), damit ist die Diagnose bereits gestellt. Durch eine Verlagerung des Mediastinums zur gesunden Seite lässt sich auch ein Spannungspneumothorax nachweisen.

Therapie

Kleinere freie Luftmengen ohne nennenswerte Symptomatik bedürfen keiner Therapie, sie werden spontan resorbiert. Eine eingeschränkte Atmungsfunktion beim Spontanpneumothorax und kleineren Verletzungen erfordert die Anlage einer Bülau-Drainage (S. 58). Bei nicht ausreichendem Erfolg der Drainage oder einer größeren Verletzung wird ein operativer Verschluss des Lecks vorgenommen, evtl. unter Resektion des ursächlichen Lungenanteils. Beim Spannungspneumothorax kann das unverzügliche Einstechen einer Kanüle durch die Thoraxwand als Sofortmaßnahme lebensrettend sein, dadurch wird der intrathorakale Druck entlastet.

25.14 Lungentumoren

Bei einem Tumor im Bereich der Lunge handelt es sich meist um eine Metastase eines malignen Prozesses in einer anderen Körperregion. Primäre Tumoren, die von Lungen- oder Bronchialgewebe ausgehen, sind im Kindes- und Jugendalter noch seltener als die Fehlbildungen. Wie bei diesen erfolgt die Diagnostik mittels Standardröntgenaufnahme und MRT oder CT. Als Therapie wird die Raumforderung reseziert, bei malignen Prozessen evtl. nach chemotherapeutischer Vorbehandlung.

Literatur

Coran A, Spitz L. Operative Pediatric Surgery. 6th Ed. London: Hodder Arnold; 2006

von Mutius E, Gappa M, Eber E, Frey U. Hrsg. Pädiatrische Pneumologie. 3. Aufl. Berlin, Heidelberg: Springer 2014

26 Immunsystem und Allergologie

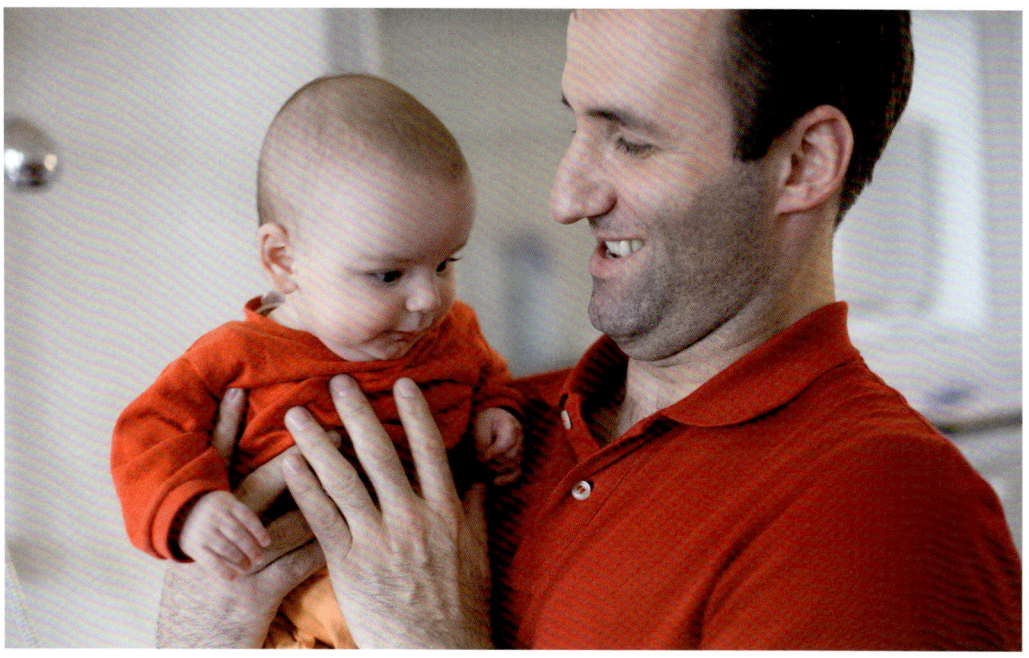

A Immunstatus mit besonderer Berücksichtigung kongenitaler Immundefekte
26.1 Primäre Immundefekte • 368

B Diagnostik und Therapie von Allergien im Kindesalter

A Immunstatus mit besonderer Berücksichtigung kongenitaler Immundefekte

Der Verdacht auf einen Immundefekt ergibt sich bei ungewöhnlich frühen, häufigen, schweren oder polytopen Infektionen oder solchen mit ungewöhnlichen Erregern. Es gibt aber keine definierten Normwerte dafür, was noch als normal angesehen werden kann. Rezidivierende Infektionen sind in den ersten Lebensmonaten selten, da ein Nestschutz durch die von der Mutter übertragenen Antikörper besteht. Nach dem 1.Lebensjahr können banale Infektionen bis zu 8-mal im Jahr auftreten, die Häufigkeit hängt aber vom Milieu ab, in dem das Kind aufwächst. Im Schulalter sinkt die Häufigkeit ab: Max. 6 Infektionen/Jahr werden noch als normal angesehen.

M *Bei rezidivierenden eitrigen Infektionen oder Kombination mit Gedeihstörungen muss immer auch an einen Immundefekt gedacht werden.*

Einteilung

Immundefizienzen sind selten und lassen sich in physiologische, primäre, sekundäre und iatrogene Immundefekte unterteilen:
– Physiologische Immundefekte findet man bei Feten und Neugeborenen im 1. Lebensjahr.
– Sekundäre Immundefekte können passager in jedem Lebensalter vorkommen, z.B. bei Frühgeburtlichkeit, Infektionen, Adenoiden, Mukoviszidose, malignen Erkrankungen, Diabetes mellitus, schweren Verbrennungen, chronischen Darmerkran-

kungen oder Mangelernährung, nephrotischem Syndrom und Urämie, Autoimmunkrankheiten, nach Splenektomie oder bei mangelnder Pflege und Hygiene.
- Iatrogene Immundefekte werden durch Narkose, ionisierende Strahlung und bei medikamentöser Behandlung mit Zytostatika u. a. Medikamenten hervorgerufen.

Auf die primären Immundefekte wird im Folgenden näher eingegangen.

26.1 Primäre Immundefekte

Ursachen

Angeborene Immundefekte sind durch Störungen während der Reifung des Immunsystems bedingt. Familiäre Häufungen und Blutverwandtschaft werden beobachtet. Mehrere Immundefekte zeigen einen X-chromosomal, oder autosomal rezessiven Erbgang.

Definition

Entsprechend der WHO werden folgende primäre Immundefekte unterschieden:
- B-Lymphozyten-Defekte (50%)
- T-Lymphozyten-Defekte (30%)
- Phagozyten-Funktionsdefekte (18%)
- Komplementdefekte (2%)

Symptome

Das klinische Hauptsymptom sind rezidivierende Infekte: respiratorische, gastrointestinale und urogenitale Infekte, Sepsis, Meningitis und Osteomyelitis. Die Infektionen sind nicht immer massiv. Disseminierte Pilzinfektionen (mukokutane Kandidose), protrahierte virale Infekte, mit Pneumocystis carinii assoziierte Pneumonien und ausgeprägte mykobakterielle Infektionen werden bei Defekten der zell-mediierten Abwehr beobachtet. Bei humoralen Immundefizienzen herrschen eitrige Infektionen vor.

Bestimmte primäre Immundefekte (z.B. CVID: common variable immonodeficiency) können sich infolge einer gestörten Immunregulation als autoimmunologisches Geschehen (z.B. Coombs-positive hämolytische Anämie) manifestieren. Der primäre Immundefekt kann auch ein vorerst asymptomatischer Bestandteil eines Syndroms sein, das durch andere Symptome diagnostiziert wird (z.B. Tetanie bei DiGeorge-Syndrom oder Thrombopenie bei Wiskott-Aldrich-Syndrom).

Diagnose

Die wichtigste Entscheidung bei suspekter Immundefizienz ist die Auswahl, welcher Patient und nicht wie abgeklärt werden soll.

Zu den Laboranalysen gehört ein technisches und mikroskopisches Differenzialblutbild. Weitere wichtige Laboranalysen, die im Rahmen eines standardisierten Immunfunktionsscreenings in einem immunologischen Laboratorium durchgeführt werden, sind in **Tab. 26.1** aufgelistet.

Therapie

Die Erfolgsquote einer haploidenten Knochenmarktransplantation von einem Spender-Elternteil ist umso höher, je früher das Krankheitsbild diagnostiziert wird. Die frühzeitige Diagnose einer noch nicht symptomatischen Immundefizienz kann die Langzeitprognose betroffener Patienten (Vermeidung von Bronchiektasien!) auch durch Einleitung präventiver symptomatischer Maßnahmen (Immunglobulinsubstitution, antibiotische Dauerprophylaxe) entscheidend verbessern, wenn keine kausalen kurativen Maßnahmen verfügbar sind.

26.1.1 Primäre (humorale) Immundefekte mit Störung der Antikörperbildung

Kongenitale Agammaglobulinämie

Das Hauptmerkmal der kongenitalen Agammaglobulinämien ist ein kompletter Antikörpermangel bei erhaltener T-Zellfunktion. Die bekannteste Form ist die von Bruton 1952 beschriebene, familiäre X-chromosomal assoziierte Agammaglobulinämie (Morbus Bruton).

Morbus Bruton
Vererbung und Pathogenese. Es erkranken fast nur männliche Nachkommen. Wegen eines defekten Rearrangements der schweren Immunglobulinketten kommt es zu einem Differenzierungsblock der Prä-B-Zellen im Knochenmark (B-Zell-Reifungsstörung). Es fehlen alle Ig-Klassen. Als kausaler Gendefekt wurde auf dem X-Chromosom (Xq22) die fehlerhafte Expression einer zytoplasmatischen Tyrosinkinase beschrieben.
Symptome. Mit zunehmendem Lebensalter kommt es zu rezidivierenden Infekten der oberen und unteren Luftwege (Bronchiektasien!), Meningitis, Pyodermie und Sepsis. Die Erreger sind häufig kapselbildende Eiterbakterien (Staphylokokken, Pneumokokken, Strep-

Tab. 26.1 Laboranalysen zur Überprüfung verschiedener Komponenten des Immunsystems.

Humorale Immunität	T-Zell-vermittelte Immunität	Unspezifische Immunität
– Analyse der Serum-Immunglobuline inkl. IgG- und IgA-Subklassen – Analyse der spezifischen Impftiter (z.B. Diphterie, Tetanus) – Analyse der spezifischen Antikörperproduktion auf Polysaccharidantigene (erst ab dem 18.–24. Lebensmonat sinnvoll) – Isohämagglutintiter (bei gestörter Immunantwort keine ABO Antikörper nachweisbar) – Flusszytometrie (Analyse der B-Lymphozyten)	– Röntgenaufnahme des Thymus (bei T-Zelldefekt: fehlender Schatten im Thoraxröntgen) – kutaner Multitest (CMI) auf Recallantigene (Einschränkung: CMI erst ab dem 12. Lebensmonat aussagekräftig, daher in der Frühdiagnostik von Immundefekten kaum verwertbar) – Flußzytometrie (Analyse der wichtigsten T-Zellmarker [Gesamt T-Zellzahl: CD2, CD3; T-Helfer-Zellen: CD4, T-Suppressor-Zellen CD8]) – Mitogentest (Überprüfung der polyklonalen Proliferation von Lymphozyten [DNA-Synthesefähigkeit], verfügbar sind T-Zellmitogene [Phytohämagglutinin: PHA, Concanavalin-A: Con-A] und B-Zellmitogene [Pokeweedmitogen] oder Antikörper gegen T-Zellantigene [z.B. anti CD3]) – spezifische Stimulation von Lymphozyten mit Antigenen (z.B. mit Diphterie- oder Tetanusantigen)	– Analyse der Phagozytose und Abtötung von Bakterien (z.B. NBT-Test) – Analyse des Komplementsystems (z.B. C3, C4, Ch50)

tokokken, Hämophilus). Seronegative Oligoarthritiden werden beobachtet. Hämolytische Anämien, Dermatomyositis-ähnliche Zustandsbilder, atopische Symptome und Lymphome können auftreten.

Diagnose und Therapie. Im Knochenmark sind Prä-B-Lymphozyten vorhanden (cIgM+). Sehr wenige dieser Zellen gelangen auch in die Peripherie, reifen aber nicht aus, sodass B-Lymphozyten im peripheren Blut völlig fehlen. In der Flusszytometrie fehlen B-Zellmarker. T-Zell- und NK-Zell-Kompartiment sind normal. Eine konsequenten Immunglobulingabe mit mind. 250mg/kg/Monat (initial das Doppelte) ist nötig. Die Serum-IgG-Konzentration soll nicht unter 4g/l absinken.

Kongenitale Dysgammaglobulinämien

Niedrige Werte oder Fehlen einer oder zwei Ig-Klassen bei normalen oder erhöhten übrigen Immunglobulinen sind das Hauptmerkmal kongenitaler Dysgammaglobulinämien.

Selektiver IgA-Mangel

Beim selektiven IgA-Mangel handelt es sich um den häufigsten Immundefekt. Die Serum-IgA-Spiegel sind nicht messbar oder massiv vermindert (< 0,3g/l).
Vererbung und Pathogenese. Der selektive IgA-Mangel tritt sporadisch auf, familiäre Häufungen werden beobachtet. Bei Patienten mit atopischer Disposition und Autoimmunerkrankungen ist er häufiger.

Symptome. Das klinische Spektrum ist sehr variabel: von Symptomfreiheit (>50%) bis zu erhöhter Infektanfälligkeit, Atopie, Zöliakie, Autoimmunerkrankungen und erhöhter Inzidenz von Tumoren. Erhöhte respiratorische Infektanfälligkeiten wurden bei IgA-, IgG2- und/oder IgG4-Mangel beobachtet. Da die IgG2-Subklasse überwiegend Antikörper gegen Polysaccharide enthält, erklären sich die bronchopulmonalen Infekte mit kapselbildenden Bakterien (z.B. Streptokokkus pneumoniae). Verschiedene Autoimmunerkrankungen (z.B. Diabetes Typ I, rheumatoide Arthritis) weisen eine deutliche Prävalenz des selektiven IgA-Mangels auf. Patienten mit IgA-Mangel und atopischen Symptomen zeigen oft ein erhöhtes Serum-IgE und neigen zu rekurrenten sinubronchopulmonalen Infekten.

Diagnose und Differenzialdiagnose. Isolierte IgA-Verminderung < 0,3g/l, fehlende IgA-Synthese nach In-vitro-Stimulation von peripheren Lymphozyten (PBL) mit Pokeweed-Mitogen (PWM) sind hinweisgebend für die Diagnose. Differenzialdiagnostisch abgegrenzt werden müssen Ataxia teleangiectasia, Hyper-IgE-Syndrom und sekundäre Immundefekte mit IgA-Mangel.

Therapie. Nur Patienten mit ausgeprägten klinischen Problemen sind behandlungsbedürftig. Eine konsequente, gezielte antibiotische Therapie von Infektionen ist nötig. Eine Immunglobulinsubstitutionstherapie ist kontraindiziert: IgA angereicherte Immunglobulinpräparate führen nicht zur gewünschten höheren

Schleimhautkonzentration von IgA, sondern zur Antikörperbildung gegen IgA mit anaphylaktischen Reaktionen. Um andere anaphylaktische Reaktionen zu vermeiden, sollten IgA-Mangel-Patienten bei erforderlichen Bluttransfusionen gewaschene Erythrozyten oder Blut von Spendern mit gleicher Blutgruppe, die auch an IgA-Mangel leiden, erhalten.

Selektive IgG-Subklassen-Defekte
Klinik. Immunglobuline der G-Klasse sind auf 4 Subklassen verteilt (IgG1–4). Ein Subklassendefekt führt, wenn es sich nicht um IgG1 handelt, nur zu einer unwesentliche verminderten Gesamt-IgG-Fraktion, kann aber, bedingt durch die heterogenen biologischen Funktionen der IgG-Subklassen, eine klinische Bedeutung besitzen. IgG1 und IgG3 enthalten Antikörper für Proteinantigene: Ein Fehlen der Subklassen vermindert z.B. die Abwehrfunktion gegenüber Staphylokokken. IgG2, das bis zum 2. Lebensjahr kaum gebildet wird, enthält alle Antikörper gegen bakterielle Polysaccharide und bewirkt eine erhöhte Anfälligkeit für Infektionen mit kapselbildenden Erregern. Bei rezidivierenden Otitiden und Bronchopneumonien sollte daher ein IgG2-Subklassendefekt evaluiert werden. Sowohl Autoimmunopathien wie unbehandelbare kindliche Epilepsien sind gehäuft mit IgG2-Subklassendefekten assoziiert.
Therapie. Wenn kein zusätzliches IgA-Mangelsyndrom vorliegt, (Cave: anaphylaktische Reaktion!) ist eine Immunglobulinsubstitutionstherapie indiziert.

Transitorische Hypogammaglobulinämie des Neugeborenen
Definition und Symptome. Die humorale Immundefizienz liegt dann vor, wenn sich die physiologische Neugeborenenhypogammaglobulinämie bis in das 2.–3. Lebensjahr verlängert. Symptomatisch sind rezidivierende Otitiden, Bronchopneumonien, seltener Hautinfekte, Meningitis und Sepsis.
Diagnose und Therapie. Niedriges Serum-IgG mit Verminderung aller IgG-Subklassen liefert den Nachweis der Erkrankung. Auch die übrigen Ig-Klassen sind vermindert oder im unteren Normbereich. Alle anderen Immunfunktionsanalysen (Gesamt-T- und B-Zellzahl, Subpopulationen, Mitogenantwort, spezifische Antikörperbildung auf z.B. Tetanus und Diphterieantigene) sind normal. Als Ursache wird eine verzögerte T-Helfer-Zellreifung angenommen. Die Ig-Spiegel normalisieren sich i.d.R. zwischen dem 2.–4. Lebensjahr von selbst. Nur bei sehr schweren Infekten ist neben der antibiotischen Therapie eine Immunglobulingabe sinnvoll.

Variable Hypogammaglobulinämie
Definition. Bei variabler Hypogammaglobulinämie (Common variable immunodeficiency, CVID) handelt es sich um eine heterogene Gruppe von Immundefektsyndromen, denen die Hypogammaglobulinämie gemeinsam ist, während die T-Zell-Funktionen nur gering gestört sind. Es gibt eine früh einsetzende Form und einen sog. „Late-onset"-Typ.
Pathogenese. Variable Hypogammaglobulinämien treten überwiegend sporadisch auf. Der typische Beginn liegt im 2.–3. Lebensjahrzehnt, virale Infekte können vorausgehen. Die Pathogenese ist variabel, meistens handelt es sich um B-Zelldefekte. Die B-Zellfunktion kann auf verschiedenen Differenzierungsstufen gestört sein: Häufig können die B-Lymphozyten nicht zu Plasmazellen ausreifen. Auch Störungen der T- und B-Zellkooperation, sowie Autoantikörperproduktion gegen T- und B-Lymphozyten werden beobachtet.
Symptome. Nach unauffälliger Vorgeschichte und normaler Impfanamnese erkranken die Patienten an rezidivierenden sinupulmonalen Infekten, die zu Bronchiektasien führen können. In der Lamina propria des Dünndarms sind IgA- und IgM-produzierende Plasmazellen vermindert. Etwa 50% der Patienten leiden an sprueähnlichen gastrointestinalen Problemen (z.B. Blähungen, Durchfälle, Malabsorption, Fettstühle). Infektionen des Urogenitalsystems sind bei CVID-Patienten selten. Autoimmunphänomene (z.B. Coombs-positive Anämie, rheumatoide Arthritis) und Tumorerkrankungen werden beobachtet.
Therapie. Ein früher Beginn mit antibiotischer Therapie und intravenöser Immunglobulinsubstitution bessert die Prognose des Krankheitsbildes deutlich und kann die Entwicklung von Bronchiektasien verhindern. Eine Immunglobulinsubstitution alle 4–6 Wochen ist meistens ausreichend, um die Serum-IgG-Konzentration über 4–5g/dl zu halten.

3. Seltene humorale Immundefekte

Humorale Immundefizienz mit erhöhtem IgM
Bei der humoralen Immundefizienz fehlen IgA und IgG oder sind vermindert. Polyklonales IgM ist erhöht. Die Therapie besteht aus gezielter Antibiotikagabe und i.v. Gammaglobulinsubstitution.

κ-Ketten-Immundefizienz
Bei der κ-Ketten-Immundefizienz können keine Immunglobuline mit κ-Leichtketten gebildet werden.

> **W** *Immunglobuline bestehen aus 2 schweren und zwei leichten Polypeptidketten. Die κ-Kette ist eine Form der leichten Ketten.*

Die Symptomatik besteht aus Hypogammaglobulinämie mit rezidivierenden bronchopulmonalen Infekten und Durchfallneigung.

Hypogammaglobulinämie bei Transcobalamin-II-Mangel

Diese seltene Form der Hypogammaglobulinämie ist bedingt durch Transcobalamin-II- und Vitamin-B12-Mangel. Die klinischen Symptome sind perniziöse Anämie, Mukosaatrophie im Magen-Darm-Trakt mit Durchfällen, Agammaglobulinämie, Störung der Phagozytose. Die Therapie besteht aus der parenteralen Verabreichung von Vitamin B12 in hohen Dosen (1–2mg/Tag).

26.1.2 Primäre Immundefekte mit Störung der zellvermittelten Immunität

Schwere kombinierte Immundefekte

Definition

Schwere kombinierte Immundefekte (severe combined immunodeficiency, SCID) sind charakterisiert durch das vollständige Fehlen der spezifischen zellulären und humoralen Immunabwehr.

Vererbung und Pathogenese

Die Mehrzahl der Fälle sind sporadisch, auch familiäre Fälle mit autosomal rezessivem oder X-chromosomal gebundenem Erbgang wurden beschrieben. Oft ergibt die Familienanamnese Blutsverwandtschaft, männliche Kinder sind häufiger betroffen. Es handelt sich um eine heterogene Gruppe von T-Zelldefekten, die alle die gleiche klinische Symptomatik haben: Zwischen dem 3.–6. Lebensmonat sind immer weniger von der Mutter stammende Immunglobuline nachweisbar. Es kommt zu Gedeihstörungen und rekurrierenden Infekten.

Klinik

Das Kind leidet unter bakteriellen Infekten, schweren Pilzinfektionen (generalisierte Candidasis), viral bedingten Durchfällen und Malabsorption. Wenn mütterliche T-Lymphozyten peripartal diaplazentar übertragen oder nicht bestrahlte Bluttransfusionen verabreicht wurden, treten als Folge einer Graft versus host Reaktion (GvHR) generalisierte Hautausschläge auf.

Diagnose

Lymphknoten, Tonsillen und Thymus fehlen vollständig, im Blutbild besteht eine Lymphopenie. Immunologische Untersuchungen bestätigen den Verdacht: Lymphozytenproliferationstests auf T-Zellmitogene (PHA, Con-A), sowie antiCD3-Stimulationstests sind hochgradig vermindert (<10% der Norm). Spättyp-Hauttestreaktionen (Multitest Merieux) auf Recallantigene sind negativ. Die Flusszytometrie zeigt weniger als 10% periphere T-Lymphozyten.

Man unterscheidet 6 Formen des SCID:

- **Retikuläre Dysgenesie:** Bei der schwersten Verlaufsform fehlen die T- und B-Lymphozyten komplett. Zusätzlich besteht Monozytopenie und Neutropenie.
- **SCID ohne T- und B-Zellen aber mit normaler Hämatopoese.**
- **SCID mit B-Zellen (Swiss type of SCID):** Infolge des Fehlens der T-Zellen findet keine B-Zellreifung statt: Immunglobuline können nicht gebildet werden.
- **SCID mit Adenosin-Deaminase- und Purinnukleosid-Phosphorylase-Mangel:** Das Fehlen von Adenosin-Deaminase (ADA) im Purinstoffwechsel blockiert durch Akkumulation toxischer Metabolite die Zellteilung von T-Lymphozyten. Nach der Geburt sind die T- und B-Lymphozyten zunächst normal, später kommt es besonders durch Infekte zu T-Zell-Zerstörung und -Mangel. Bei PNP-Mangel (PNP: Purinnukleosid-Phosphorylase) finden sich auch hämatologische Störungen (aplastische oder megalozytäre Anämie). Ohne Knochenmarkstransplantation führt die Erkrankung durch schwere, rekurrente Infekte zum Tod der Kinder.
- **SCID mit defekter Expression von MHC-Klasse-I/II-Genprodukten:** Die Klinik besteht in humoraler Immundefizienz mit massiven Durchfällen und Gedeihstörung. Die Lebenserwartung ist unbehandelt etwas günstiger als bei den anderen SCID Formen (3–5 Jahre), insgesamt ist die Prognose schlechter, weil eine Knochenmarkstransplantation (KMT) wegen der vorhandenen T-Lymphozyten viel schwieriger durchführbar ist.
- **Weitere SCID-Varianten:** Sie zeigen eine defekte Expression des TCR-CD3-Komplexes (TCR: T-Zellrezeptor) oder eine defekte Transkription von wichtigen Interleukinen.

Therapie

Die Therapie der Wahl ist die haploidente Knochenmarktransplantation (KMT) mit T-Zell-depletiertem Knochenmark eines Elternteiles. Grundsätzlich sollen bei allen SCID-Formen nur bestrahlte Erythrozytenkonzentrate verabreicht werden.

Kombinierter Immundefekt

Beim **kombinierten Immundefekt** (CID: combined immunedeficiency, Nezelof-Syndrom) handelt es sich um eine hypoplastische Anlagestörung des Thymus und aller lymphatischen Organe. Der Erbgang ist autosomal rezessiv.

Die Symptomatik ist vergleichbar mit SCID. Es fallen eine hohe Infektanfälligkeit und Gedeihstörung auf. Im peripheren Blutbild besteht eine Lymphopenie, T-Lymphozyten sind deutlich vermindert, aber nachweisbar (>10%). Die Immunglobulinspiegel sind zumindest im IgM-Bereich normal.

Die Therapie der Wahl ist, wie bei SCID, die Knochenmarktransplantation (mit zytoablativer Konditionierung wegen vorhandener T-Lymphozyten).

DiGeorge-Syndrom

Definition und Diagnose
Beim DiGeorge-Syndrom handelt es sich um eine embryonale Hemmungsmissbildung mit Thymushypoplasie, Hypoparathyreodismus, Gesichtsdysmorphie und Aortenmissbildungen. Die T-Zellzahl und Mitogenproliferation sind vermindert, B-Zellen und NK-Zellaktivität vermehrt. Die Serum-Immunglobulinspiegel sind je nach Ausprägungsgrad des T-Zelldefektes normal oder vermindert.

Vererbung und Pathogenese
Durch eine sporadisch auftretende Dysplasie der 3. und 4. Schlundtasche (betroffene Organe: Thymus, Nebenschilddrüse, Aortenbogen) fehlt der Thymus. Meist ermöglicht aber ektopes Thymusgewebe im Halsbereich eine normale oder verzögerte T-Zellreifung.

Symptome
Hauptsymptome sind hypokalzämische Krämpfe und Hyperphosphatämie, außerdem Gesichtsdysmorphie (Hypertelorismus, Mikrognathie, tiefsitzende Ohren), Aortenmissbildungen (Fallot-Tetralogie, Dextroposition der Aorta) und Ventrikelseptumdefekte, Hypothyreosen und Ösophagusatrophien. Eine erhöhte Infektanfälligkeit findet sich initial nur bei ca. 20% der Patienten, bei stärker ausgeprägtem T-Zelldefekt liegt auch eine Immuglobulinproduktionsstörung vor.

Diagnose und Therapie
Die Diagnose wird durch verminderte T-Zellzahl und Mitogenproliferation bestätigt.

Die Hypokalzämie wird mit Vitamin D und Kalzium behandelt. Aortenmissbildungen und eine etwaige Ösophagusatresie werden operativ korrigiert. Lebendimpfungen sind kontraindiziert; wie bei allen T-Zelldefekten nur dürfen nur bestrahlte Erythrozytenkonzentrate verabreicht werden.

Ataxia teleangiectasia

Definition
Bei der **Ataxia teleangiectasia** (AT; Louis-Bar-Syndrom) handelt es sich um eine progrediente Immundefizienz mit Kleinhirnataxie, okulokutanen Teleangiektasien, endokrinologischen Störungen und erhöhter Tumorinzidenz

Symptome und Ursache
Als erstes Symptom fällt zu Beginn der Gehfähigkeit die zerebelläre Ataxie auf, außerdem kommen schwere sinupulmonale Infekte und Bronchiektasien vor. Die Ursache ist ein progredienter T-Zelldefekt, bei 50–70% findet sich auch IgA- und IgE-Mangel.

Therapie
Eine kausale Therapie ist nicht möglich, daher muss frühzeitig eine genetische Beratung erfolgen. Die Symptome werden mit gezielter Antibiotikagabe, Hormonsubstitution und Physiotherapie behandelt.

Wiskott-Aldrich-Syndrom

Definition und Vererbung
Kennzeichen des **Wiskott-Aldrich-Syndroms** (WAS) ist eine Trias aus thrombozytopenischer Purpura, Infektneigung und Ekzemkonstitution. Es sind ausschließlich männliche Neugeborene betroffen. Es handelt sich um einen rezessiven X-chromosomal gebundenen Erbgang.

Symptome
Erstsymptom sind thrombozytopenische Blutungen und Ekzeme in den ersten 3 Lebensmonaten, später Infektanfälligkeit und eine ausgeprägte Neigung zu allergischen Reaktionen, häufig Leukämien, Lymphomen und Hirntumoren.

Therapie und Prognose
Die meisten Kinder sterben innerhalb der 1. Lebensjahre an Infektionen und Blutungen. Nach dem 5. Lebensjahr überwiegen Malignome als Todesursache. Die einzige kausale Therapie ist eine Knochenmarktransplantation mit vorhergehender zytoablativer Konditionierung.

Hyper-IgE-Syndrom

Definition
Das **Hyper-IgE-Syndrom** (**Hiob-Buckley-Syndrom**) ist ein variabler T-Lymphozyten- und Granulozytendefekt mit hohem Serum-IgE.

Symptome und Therapie

In den ersten Lebensjahren kommt es zu rezidivierenden Staphylokokkeninfekten in Form von tiefen Hautabszessen, Lymphadenopathie und gelegentlichen Lungenabszessen. Zusätzlich finden sich ein massives Ekzem, auffallend grobe Gesichtszüge, hyperkeratotische Fingernägel und eine Wachstumsretardierung.

Eine kausale Therapie gibt es nicht. Symptomatisch können Antibiotika verabreicht, Abszessspaltungen durchgeführt und die atopischen Erscheinungen behandelt werden.

Chronische mukokutane Candidose

Definition

Bei der **chronischen mukokutanen Candidose** (CMC) handelt es sich um eine Pilzinfektion mit Übergang auf die Haut und häufig assoziierter Polyendokrinopathie. Die Krankheit manifestiert sich in den ersten 3 Lebensjahrzehnten.

Diagnose und Therapie

Die Diagnose wird gestellt bei selektiver zellulärer Anergie gegenüber Candida-Antigenen im Hauttest und in der Lymphozytenproliferation. Konsequente antimykotische Maßnahmen müssen getroffen werden.

Primäre intestinale Lymphangiektasie

Definition

Bei der primären intestinalen Lymphangiektasie handelt es sich um einen kombinierten Immundefekt mit vorwiegender Störung der zellulären Immunität (kongenitale Lymphangiektasie des Intestinums mit chronischem intestinalem Protein- und Lymphozytenverlust). Serumalbumin und Immunglobuline (v.a. IgG) sind durch den enteralen Proteinverlust und erhöhten Katabolismus stark vermindert.

Therapie

Nur symptomatische Maßnahmen sind möglich, wie Immunglobulin- und Albuminsubstitution, parenterale Gabe von Elektrolyten, Vitaminen und Spurenelementen.

B Diagnostik und Therapie von Allergien im Kindesalter

Falldarstellung

Aktuelle Anamnese. Ein 12-jähriges Mädchen leidet seit 5 Jahren unter einer allergischen Rhinokonjunktivitis in den Monaten Mai bis Juli. Bisher war sie mit symptomatischer Therapie (Antihistaminika lokal und systemisch) nur bedingt beschwerdefrei. Im laufenden Jahr trat zu Beginn des Schuljahres im Herbst erstmals Atemnot bei Sport im Schulunterricht auf.

Langzeitanamnese. Das Mädchen litt als Säugling unter einem milden atopischen Ekzem. Sie wurde teilgestillt. Unter altersentsprechender Fläschchennahrung traten „Bauchkoliken" auf. Im Kleinkindalter hatte das Mädchen rezidivierende, infektgetriggerte Bronchitiden. Seit dem 7. Lebensjahr besteht eine Rhiniconjunctivitis allergica.

Familienanamnese. Bei der Mutter besteht eine allergische Rhinokonjunktivitis; als Kind hatte sie ein atopisches Ekzem. Der Vater ist ohne Allergien, der 8-jährige Bruder ist ebenfalls beschwerdefrei. Die 14-jährige Schwester reagiert mit mäßiger Rhiniconjunctivitis allergica nach Hausstaubexposition.

Sozialanamnese. Die Familienmitglieder sind alle Nichtraucher, gelegentlich kommt die Nachbarskatze zu „Besuch".

Klinischer Status. Das 12-jährige Mädchen ist in gutem Allgemein- und normalem Ernährungszustand. Die genaue Untersuchung ergab folgende Befunde:
- HNO-Status: eingezogene Trommelfelle, Nasenschleimhaut diskret gerötet, glasiges Sekret in beiden unteren Nasengängen, leicht eingeschränkte Nasenatmung
- reine Herztöne, normofrequent
- über beiden Lungen Vesikuläratmen, bei forcierter Exspiration leichtes Giemen
- trockene Haut am Stamm, in beiden Ellenbeugen depigmentierte Areale, Kratzspuren an den Unterschenkeln

Thorax-Röntgen. Die Röntgenaufnahme des Thorax ergab Zeichen der Bronchitis und Peribronchitis mit mäßiger Überblähung der Lungenbasen.

Lungenfunktion. Es fanden sich Zeichen für diskrete periphere Luftwegsobstruktion mit signifikantem Bronchodilatatoreffekt.

Allergietest (Haut-Pricktest). Bei den Allergietests ergaben sich folgende Befunde:
- Histaminquaddel: 5mm
- Gräsermix: 10mm, Roggenpollen: 5mm, Baumpollen: 3mm, Katze: 9mm
- Hausstaubmilben (Der. p/Der f.) 9mm/6mm
- Nahrungsmittelallergene (Kuhmilch, Hühnerei, Nüsse, Weizen): negativ

Diagnose. Bei dem Mädchen wurde eine Polysensibilisierung gegen saisonale und ganzjährige Allergene mit daraus resultierender Rhinoconjunctivitis allergica und allergischem Asthma bronchiale diagnostiziert.

Therapie. Folgende Therapien werden angeraten:
- antientzündliche und bronchodilatatorische Inhalationstherapie nach Stufenplan
- Allergenkarenz (Encasings, Katzen meiden)
- symptomatische antiallergische Therapie während der Pollensaison
- spezifische Immuntherapie

Definition

Unter **Allergie** versteht man eine fehlgesteuerte Reaktion des Immunsystems mit bisweilen stark erhöhter Produktion der Immunglobuline E (IgE), die physiologisch den geringsten Anteil der menschlichen Immunglobulin-Isoytypen ausmachen. **Atopie** bezeichnet den Zustand der stattgefundenen IgE-Antikörperbildung, die Allergie die daraus resultierenden Symptome.

> **M** *Wie bei allen anderen Immunglobulinen ist die Höhe des IgE-Spiegels im Serum altersabhängig, mit niedrigen Werten beim Säugling und Kleinkind und einem „Gipfel" in der 2. Lebensdekade.*

Korrekterweise muss zwischen den Begriffen „Atopie" und „Allergie" differenziert werden.

Atopie. Unter Atopie versteht man die genetisch ererbte Disposition, IgE-Antikörper gegen an sich natürlich vorkommende Proteine zu bilden, z.B. Pollen, Nahrungsmittelproteine oder Tierhaare. Das muss nicht zwangsläufig zu einer allergischen Erkrankung führen. Ergebnisse aus der MAS-Studie (deutschen multizentrischen Untersuchung zur Allergierisikoerfassung bei Neugeborenen bis zum 7. Lebensjahr) zeigte eine durchgehende Allergensensibilisierungsrate bei 15% jener Kinder, die mit 7 Jahren auch an Asthma bronchiale erkrankt waren (Illi et al. 2001a). Besonders bei Kindern deren Eltern oder Geschwister von Allergien betroffen sind, soll deshalb möglichst früh mittels Allergietests eine atopische Disposition festgestellt werden, um allergische Erkrankungen rechtzeitig erkennen und therapieren zu können.

Tab. 26.2 Allergische Erkrankungen und deren Prävalenz in der Pädiatrie.

Erkrankung	Prävalenz
Asthma bronchiale	10%
Rhinoconjunctivitis allergica	10–20%
Nahrungsmittelallergien	3–4%
Insektengiftallergien	0,8–1%
atopisches Ekzem (Neurodermitis)	10%
Anaphylaxie	1–4%

Allergie. Unter Allergie bezeichnet man eine chronisch entzündliche Multisystemerkrankung, die durch IgE-getriggerte Freisetzung hochpotenter, zirkulierender Entzündungsstoffe, sog. Zytokine, charakterisiert ist. Je nach Ort der Allergen-Antikörper-Reaktion sind die Schleimhäute unterschiedlicher Organe betroffen, zumeist aber die der oberen und unteren Luftwege, der Gastrointestinaltrakt und – im schlimmsten Fall – das kardiovaskuläre System im Rahmen einer Anaphylaxie (**Tab. 26.2**).

Epidemiologie

In den letzten Jahrzehnten war eine stetige Zunahme allergischer Erkrankungen besonders in den Industrieländern der westlichen Welt zu verzeichnen. Allerdings zeigen epidemiologische Studien aus Afrika, Indien und zuletzt aus China ein rasantes Ansteigen von Allergien auch in diesen Ländern an. Daher hat sich das wissenschaftliche Interesse zunehmend der Erforschung von Risikofaktoren der Allergieentstehung zugewandt.

Da die genetische Disposition für Atopie weltweit nicht zugenommen hat, kommt den in den vergangenen 30 Jahren geänderten Umwelteinflüssen eine zunehmende Bedeutung für das rasante Ansteigen allergischer Erkrankungen zu. Der sog. „westliche Lebensstil", der durch Kleinfamilien, geänderte Still- und Ernährungsgewohnheiten, späten Kindergartenbesuch und geringere Exposition mit Infektionserregern (sog. „Hygienehypothese") gekennzeichnet ist, schlägt sich, wie es scheint, in einer höheren Allergiepatientenzahl nieder.

Als Untermauerung der Hygienehypothese haben Studien aus dem ländlichen Raum in Bayern, der Schweiz und Österreich zeigen können, dass Kinder, die auf Bauernhöfen leben, seltener an allergischer Rhinitis und Asthma bronchiale erkranken als jene, die zwar auf dem Land leben, aber nicht regelmäßig Kontakt mit Stalltieren haben (Riedler et al. 2001). Der Grund dafür dürfte eine frühe Polung des Immunsystems in Richtung Th1-Lymphozyten sein, die durch Endotoxine im Stall und Genuss von unpasteurisierter Milch vermittelt wird. Neuere Studienergebnisse zeigen jedoch, dass die Effekte nur bei einer entsprechenden genetischen Disposition zum Tragen kommen (Eder et al. 2006).

M *Neben einer ererbten Bereitschaft für Allergien scheinen geänderte Umwelteinflüsse für die Zunahme allergischer Erkrankungen in den letzten Jahrzehnten verantwortlich zu sein. Unter Hygienehypothese versteht man in diesem Zusammenhang einen Erklärungsversuch für die Zunahme von Allergien. Ein geringer Kontakt mit Mikroben in früher Kindheit und eine damit einhergehende Abnahme von Infektionskrankheiten polt das Immunsystem in Richtung Allergieantikörperbildung.*

Aufgrund des komplexen Zusammenspiels zwischen Vererbung und Umwelteinflüssen ist es schwierig, allgemeingültige Empfehlungen zur Prävention von Allergien abzugeben. Trotzdem gibt es in der Pädiatrie die einmalige Chance, Früherkennung zu betreiben und besonders bei jenen Kindern Präventionsmaßnahmen zu empfehlen, deren Allergierisiko zwischen 30–80% beträgt, je nachdem ob nur ein oder beide Elternteile oder Geschwister betroffen sind.

Allergieprävention

Primärprävention

Die Primärprävention sollte im Idealfall eine Allergensensibilisierung verhindern. Dabei spielt eine frühe Auseinandersetzung des Immunsystems mit den Zellwandbestandteilen gramnegativer aber auch viraler Partikel eine präventive Rolle. Es konnte gezeigt werden, dass Kinder dann seltener an Allergien litten, wenn sie in früher Kindheit häufig eine infektiöse Rhinitis gehabt hatten (Illi et al. 2001b). Auch schwere Infektionen wie Hepatitis A oder Tuberkulose schützen vor Allergensensibilisierungen. Die Primärprävention von Allergien ist daher auch aktuell Gegenstand internationaler Forschungsprojekte in der pädiatrischen Allergologie.

Sekundärprävention

Unter den Begriff Sekundärprävention werden all jene Maßnahmen vereint, die bei bereits allergensensibilisierten Personen helfen, den Ausbruch einer allergischen Erkrankung zu verhindern. So konnte im Rahmen der sog. „ETAC"-Studie (early treatment of allergic children) durch 18-monatige Behandlung von Kleinkindern mit atopischem Ekzem mit dem Antihistaminikum Cetirizin (H_1-Rezeptorblocker) nach 3 Jahren eine signifikante Reduktion von Asthma bronchiale bei jenen Kindern festgestellt werden, die bereits gegen Gräser- und/oder Hausstaubmilbenallergen sensibilisiert waren (Diepgen 2002). Allerdings verschwand der, dem Asthma bronchiale vorbeugende, Effekt bei den hausstaubmilbensensibilisierten Kindern nach einer Verlaufsbeobachtung von 3 Jahren wieder, was als Ausdruck einer chronischen Inflammation der Atemwege durch ein relevantes Ganzjahresallergen interpretierbar ist.

Besonders eindrucksvoll konnte mittels spezifischer Immuntherapie ein Asthmapräventionseffekt an Kindern mit Heuschnupfen gezeigt werden. Dabei ließ sich im Rahmen der PAT-Studie (Prevention of atopy by treatment) bei 6–14-jährigen Kindern mit Heuschnupfen (Folge einer Birken- und/oder Gräserpollenallergie) aber ohne Asthma bronchiale, nach 3-jähriger subkutaner Immuntherapie signifikant seltener Asthma diagnostizieren als bei nicht mit Immuntherapie behandelten Kindern (40% vs 80%; Möller et al. 2002). Auch die kürzlich erschienene Follow-up-Studie, 10 Jahre nach Beginn der spezifischen Immuntherapie, zeigte ein signifikant erniedrigtes Asthmarisiko bei Kindern nach Allergenimmuntherapie (Jacobsen et al. 2007).

Tertiärprävention

Als Tertiärprävention werden jene Maßnahmen bezeichnet, die bei allergischen Kindern mit bereits manifesten Symptomen einer allergischen Erkrankung zu größtmöglicher Beschwerdefreiheit führen. Hier kommt der sog. Allergenkarenz und der allergenspezifischen Immuntherapie ein wichtiger Stellenwert zu.

Dass die Entfernung aus dem häuslichen Allergenmilieu eine deutliche Verbesserung der Allergiesymptome und der Lungenfunktion, aber auch eine signifikante und anhaltende Reduktion von Entzündungsmediatoren bewirken kann, hat eine von mehreren Studien in hochalpinen Kliniken eindrücklich zeigen können (Grottendorst et al. 2002). Offensichtlich führen die niedrigen Hausstaubmilbenkonzentrationen im Hochgebirge zur geschilderten Verbesserung von allergischer Rhinitis und Asthma bronchiale.

Zuhause kann das Verwenden milbendichter Schutzüberzüge über Matratzen und Polster, sog. „Encasings", die Allergenkonzentration und damit die Beschwerden deutlich senken. Allerdings hat eine kürzlich erschienene Zusammenfassung der publizierten Datenlage zur Wirksamkeit der Hausstaubmilbenkarenzmaßnahmen mittels Encasings (Meta-Analyse) keine sichere Wirksamkeit bei bereits etabliertem allergischen Asthma bronchiale zeigen können (Sheik et al. 2007).

Präventionsmaßnahmen

Um Kinder mit familiärer Allergiebelastung vor Allergien zu schützen ist es wichtig, einige steuerbare Präventionsmaßnahmen anzuwenden. Dazu gehört die ärztliche Empfehlung an die betroffenen Familien, ausreichend lange zu stillen (mind. 6 Monate), Beikost erst nach dem 4. Lebensmonat einzuführen, nicht zu rauchen, Haustiere zu meiden und bei den ersten Anzeichen einer atopischen Disposition eine rasche allergologische Abklärung durch einen auf diesem Gebiet versierten Pädiater durchführen zu lassen.

 Prävention von Allergien bedeutet:
– *Primärprävention: Allergensensibilisierung verhindern.*
– *Sekundärprävention: Ausbruch einer allergischen Erkrankung verhindern.*
– *Tertiärprävention: allergie-assoziierte Symptome bei manifester Erkrankung reduzieren.*

Diagnose

Mittels gründlicher Anamnese kann oft rasch, v.a. bei saisonal auftretenden allergischen Beschwerden unter Zuhilfenahme eines Pollenflugkalenders (täglicher Pollenkalender in Tageszeitungen und Internet), eine Allergie diagnostiziert werden.

Bei einer Allergieanamnese sollten folgende Daten erhoben werden:
– Symptomschilderung: Niesreiz, Nasenfluss, behinderte Nasenatmung, Atemnot, Husten, Juckreiz, Durchfall, Erbrechen
– Zusammenhang zwischen Beschwerden und zeitlicher oder geo grafischer Exposition (z.B. saisonale oder ganzjährige Beschwerden, im Freien, in geschlossenen Räumen, nur am Arbeitsplatz)
– Langzeitanamnese: Ekzeme, Nahrungsmittelunverträglichkeit, obstruktive Bronchitis
– Familienanamnese (Eltern, Geschwister): Asthma bronchiale, allergische Rhinitis, atopisches Ekzem
– Sozialanamnese: Raucher, Haustiere, Wohnung

Als Hilfsmittel können Fragebögen, Allergiebeschwerdekalender und Diättagebücher benutzt werden.

Zur Bestätigung der Verdachtsdiagnose bringen spezielle Allergietests endgültige Klarheit.

Allergiehauttests (Pricktest)

Sog. Hautpricktests werden mittels Aufbringen einer Allergenlösung auf die entfettete Haut des Unterarmes und anschließendes Ritzen der Epidermis durchgeführt. Die danach entstehende Rötung bzw. Quaddelbildung wird abgemessen. Bei positiver Histaminkontrolle wird eine Quaddelgröße von über 3mm im Durchmesser dabei als Allergensensibilisierung gewertet (**Abb. 26.1**). Das immunologische Prinzip des Allergiehauttests erläutert **Abb. 26.2**. Der Vorteil der Testmethode ist das rasche Vorliegen eines Ergebnisses, der Nachteil die Beeinflussbarkeit des Tests durch Medikamenteneinnahme (Antihistaminika) und den Hautzustand selbst (Urticaria factitia, atopisches Ek-

PRIMÄRE IMMUNDEFEKTE

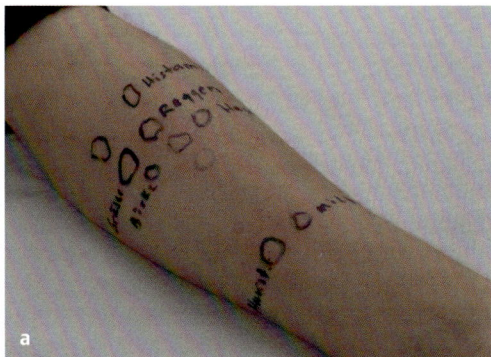

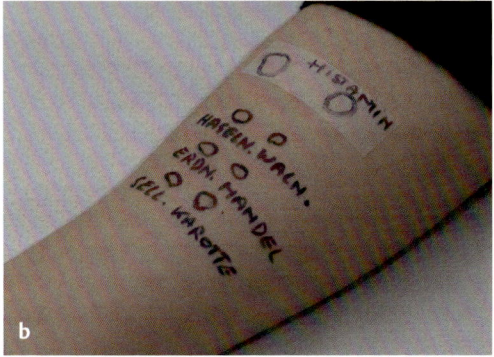

Abb. 26.1 Pricktest. Polysensibilisierter Junge mit positivem Allergietest auf Nahrungsmittel und Inhalationsallergene: Die Sensibilisierungen auf Hasel-, Walnuss und Karotte sind als Kreuzallergien bei Baumpollensensibilisierung zu werten.

zem). Ein weiterer Nachteil des Hautpricktests ist die erschwerte Beurteilbarkeit der klinischen Relevanz eines positiven Testergebnisses, vor allem bei Pollen- aber auch bei Nahrungsmittelallergikern. Hier können neuere Labortestmethoden verlässlichere Informationen im Einklang mit der Anamnese liefern.

In-vitro-Tests

Mit In-vitro-Tests werden die spezifischen IgE-Antikörper aus dem Blut des Patienten bestimmt. Mittels spezieller Methoden (Immunocap) wird auch eine Quantifizierung der zirkulierenden IgE-Antikörper ermöglicht. In der Praxis haben sich dazu sog. „Symptomprofile" bewährt, die durch Zuordnung der gängigsten Allergene zu den jeweiligen allergischen Erkrankungen (Nahrungsmittelallergene bei atopischem Ekzem, Pollen bei Heuschnupfen, Tierhaare, Schimmelpilze und Hausstaubmilbe bei Asthma bronchiale) eine kostengünstige Allergiediagnose ermöglichen.

In den letzten Jahren hat, besonders in pädiatrisch allergologischen Zentren, die sogenannte Komponentendiagnostik mittels Microarray-Technologie zunehmend an Bedeutung in der Allergiediagnostik gewonnen. Hierbei werden aus einer sehr geringen Blutmenge (ggf. Kapillarblut) mittels eines Allergen-Chip-Tests (ISAC Thermofisher Scientific) IgE-Antikörper gegen 112 Einzelallergene (Inhalations-, Nahrungsmittel-,

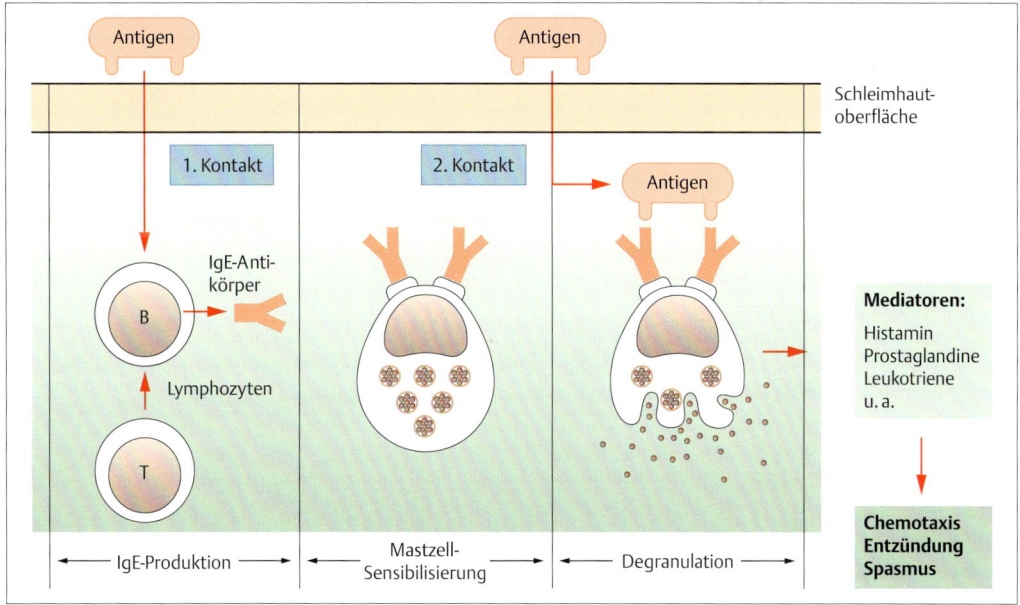

Abb. 26.2 Allergische Sofortreaktion Typ I nach Coombs und Gell. Nach dem 1. Allergenkontakt bildet das Immunsystem spezifisches IgE, das beim 2. Kontakt wiederum an das Allergen bindet. Der gebildete Komplex aus Antikörper (gebunden an Mastzellen) und Allergen bewirkt, dass die Mastzellen große Mengen an Mediatoren (z.B. Histamin) ausschütten, die dann die Symptome auslösen.

Insektengiftallergene) mittels Lasertechnologie semiquantitativ ermittelt. Mit Hilfe dieses Labortestverfahrens können nicht nur Allergensensibilisierungen, beispielsweise gegen die Hauptallergene von Birken- oder Gräserpollen, nachgewiesen werden. Sie ermöglichen über die Bestimmung von meist kreuzreaktiven Nebenallergenen auch eine bessere Indikationsstellung zu einer effektiven und nachhaltig erfolgreichen Allergen-Immuntherapie.

Provokationstests
Im Gegensatz zu den geschilderten diagnostischen Mitteln, die in der kinderfachärztlichen Praxis problemlos durchgeführt werden können, stehen Provokationstests mit Allergenen. Sie können nur in entsprechend eingerichteten Spezialkliniken durchgeführt werden. Provokationstests sind dann angezeigt, wenn trotz einer allergieverdächtigen Anamnese die Allergiehauttests und Bluttests negativ ausfallen.

Zur Diagnosesicherung einer allergischen Rhinokonjunktivitis sind konjunktivale und nasale Provokationstests mit stark verdünnten Allergenlösungen möglich, sowie bei Verdacht auf – meist Hausstaubmilben-getriggertes – Asthma bronchiale, inhalative Provokationstests mit Allergenlösungen ansteigender Konzentration. Da es nach den Provokationen zu einer allergischen Spätreaktion (Auslösen einer schweren allergischen Rhinitis oder sogar einer Asthmaexacerbation) kommen kann, müssen die so getesteten Kinder mind. 12 Stunden unter ärztlicher Beobachtung bleiben.

Nahrungsmittelprovokationen. Nahrungsmittelprovokationen im Doppel-Blind-Placebo-Verfahren sind weiterhin der Goldstandard in der Diagnose von klinisch relevanten Nahrungsmittelallergien. Die besonders zeitaufwendigen Tests erfordern ein perfekt eingespieltes Team von Diätologen, Ärzten und Pflegepersonen. Hierbei werden die verdächtigen Nahrungsmittelallergene, wie Kuhmilch, Hühnerei oder Weizen, in ansteigender Dosierung im Wechsel mit Placebo-Produkten dem Kind solange gegeben, bis entweder allergische Symptome auftreten oder die übliche Nahrungsmittelmenge erreicht wird. Oft kann ein aussagekräftiges Ergebnis erst nach ein paar Tagen erreicht werden. Ein intravenöser Venenzugang, sowie das Bereithalten von Notfallmedikamenten wie Adrenalin, Kortison und Antihistaminika ist dabei unbedingt Voraussetzung.

> **M** *Eine erfolgreiche Allergiediagnostik beim Kind gelingt mittels sorgfältiger Anamnese, Allergiehauttest, IgE-Antikörperbestimmung aus dem Blut und – in ausgewählten Fällen – mittels Provokationstests mit Allergenen.*

Therapie
Abgesehen von den bereits ausführlich erwähnten Präventionsstrategien gibt es grundsätzlich die Möglichkeit symptomatisch – also abhängig vom Ausmaß der Beschwerden – oder ursächlich, kausal zu behandeln. Während die symptomatische Therapie am „Erfolgsorgan" der allergischen Reaktion ansetzt, bezieht die kausale Therapie die Allergie als Multisystemerkrankung ein.

Medikamentöse Therapie
Je nach betroffenem Organ, können topische (am Ort des Geschehens) oder systemische Medikamente zum Einsatz kommen. Grundsätzlich sind die Substanzgruppen für alle von der Allergie betroffenen Organe die selben. Sie beinhalten Antihistaminika (H1-Rezeptorblocker) und Kortikosteroide, Leukotrienantagonisten und Cromoglykate. Allerdings unterscheiden sich

Tab. 26.3 Wirkmechanismus symptomatischer anti-allergischer Medikamente bei allergischer Rhinokonjunktivitis (nach Cauwenberge 1999).

Charakteristika	Antihistaminika (oral)	Antihistaminika (nasal)	Steroide (nasal)	Oxymetazolinhydrochlorid (nasal)	Ipratropiumbromid	Cromone (nasal)
Rhinorrhöe	++	++	+++	0	++	+
Niesen	++	++	+++	0	0	+
Juckreiz	++	++	+++	0	0	+
Obstruktion	+	+	+++	++++	0	+
Symptome der Augen	++	0	++	0	0	0
Wirkungseintritt	1 Std.	15 Min.	12 Std.	5–15 Min.	15–30 Min.	variabel
Wirkdauer	12–24 Std.	6–12 Std.	12–48 Std.	3–6 Std.	4–12 Std.	2–6 Std.

+ marginaler Effekt; ++++ substanzieller Effekt

die unterschiedlichen Substanzgruppen hinsichtlich ihrer Wirksamkeit auf das jeweilige Allergieleitsymptom (Tab. 26.3).

Allergen-spezifische Immuntherapie

Neben der Allergenkarenz zählt die Allergen-Immuntherapie (Hyposensibilisierung) zu den effektivsten kausalen Therapieformen allergischer Erkrankungen. Das Prinzip ist dabei das Erreichen einer immunologischen Toleranz durch Verabreichung ansteigender Allergenkonzentrationen über einen Zeitraum von meist 3 Jahren. In den WHO Richtlinien zur spezifischen Immuntherapie wird durch die Bezeichnung „therapeutische Vakzination zur Behandlung allergischer Erkrankungen", dem Schutzimpfungscharakter der Therapieform Rechnung getragen (Bousquet 1998).

Für den klinischen Alltag stehen zurzeit für Kinder und Jugendliche bis zum 18. Lebensjahr 2 Applikationsformen zur Verfügung: die subkutane Anwendung für langanhaltenden Therapieerfolg, auch nach Absetzen der Therapie, am besten ganzjährig durchgeführt, mit zunächst subkutanen wöchentlichen, danach monatlichen subkutanen Injektionen durch den Arzt mit einer Beobachtungszeit von 30 Minuten nach Injektion und die sublinguale Immuntherapie, die ähnlich einer Schluckimpfung jeden Morgen nüchtern unter die Zunge getropft werden und danach geschluckt werden muss.

Eine große Verbesserung bei den sublingualen Immuntherapieformen stellt die Entwicklung der oralen Gräsertablette dar. In der Kinder- u. Jugendheilkunde sind zurzeit für die Therapie einer allergischen Rhinitis und/oder eines saisonalen Asthma bronchiale infolge einer Gräserpollenallergie zwei europaweit erhältliche Gräsertabletten zur sublingualen Immuntherapie verfügbar. Eine 3-jährige, doppel-blind-Placebokontrollierte Studie an 5- bis 12-jährigen Kindern mit allergischer Rhinitis konnte zeigen, dass jene Kinder, die die Gräsertablette drei Jahre nahmen, ab dem zweiten Therapiejahr sowohl signifikant weniger Asthmasymptome, als auch einen signifikant geringeren Medikamentenverbrauch im Vergleich zur Placebogruppe hatten - und zwar auch zwei Jahre nach Therapieende. Diese Studienergebnisse werden gerade zur Publikation vorbereitet. Da zur Erreichung der optimalen Wirksamkeit 3 Jahre Therapie nötig sind, ist die Therapiecompliance beider Anwendungsformen, besonders jedoch bei der zuhause durchgeführten entscheidend für den Therapieerfolg.

Die häufigsten Indikationen für die Allergenimmuntherapie in der Pädiatrie sind saisonale allergische Rhinitis, persistierende allergische Rhinitis bei Hausstaubmilbenallergie, Insektengiftallergie, saisonales sowie meist Hausstaubmilbenallergie-getriggertes Asthma bronchiale ohne wesentliche Lungenfunktionseinschränkung. Grundsätzlich ist der Therapieerfolg bei Kindern mit einigen wenigen Allergensensibilisierungen und kurzer Krankheitsdauer am größten.

> **M** *Grundsätzlich muss zwischen medikamentöser, symptomlindernder Therapie von allergischen Erkrankungen und einer kausalen, an den Ursachen der Allergien ansetzenden Behandlung unterschieden werden. Neben der Allergenkarenz zählt die allergenspezifische Immuntherapie zu den kausalen Behandlungsformen. Die Indikation für letztere in der Pädiatrie sind allergische Rhinitis, allergisches Asthma bronchiale und Insektengiftallergie. Als Therapie stehen sublinguale und subkutane Applikationsformen zur Verfügung.*

Fazit

Aufgrund der Zunahme allergischer Erkrankungen kommt dem Spezialgebiet der pädiatrischen Allergologie in zunehmendem Maß eine größere Bedeutung zu. So kann der allergologisch versierte Pädiater bei Kindern mit familiärem Atopierisiko eine beratende Funktion hinsichtlich Präventionsmaßnahmen ausüben, entsprechende diagnostische Schritte einleiten, Schulungsprogramme anbieten (Neurodermitistrainer, Asthmaschulung) und Therapievorschläge im Einklang mit der evidenzbasierten Medizin initiieren. Um zum Wohl der anvertrauten kindlichen Allergiepatienten erfolgreich sein zu können, muss ein interdisziplinäres Team von Pädiatern, Diätologen und Krankenschwestern zusammenarbeiten, das sich kontinuierlich auf dem laufenden halten muss. Ebenso bedeutsam ist ein gutes Vertrauensverhältnis zu den betroffenen Kindern und ihren Familien.

Literatur

Belohradsky B. Primäre Immundefekte. Stuttgart: Kohlhammer: 1986

Bousquet J. WHO Position Paper: Allergen immunotherapy-Therapeutic vaccines for allergic diseases. Allergy 1998; 53

Cauwenberge P, Bachert C, Passalaqua G et al. Consensus statement on the treatment of allergic rhinitis. Allergy 1999; 116–34

Diepgen TL. Early Treatment of the Atopic Child Study Group. Long-term treatment with cetirizine of infants with atopic dermatitis: a multi-country, double-blind, randomized, placebo-controlled trial (the ETAC trial) over 18 months. Pediatr Allergy Immunol 2002; 13: 278–286

Eder W, Klimecki W, Yu L et al. ALEX Study Team: Association between exposure to farming, allergies and genetic variation in CARD4/NOD1. Allergy 2006; 61: 1117–1124

Ferencik M, Rovensky J, Matha V, Jensen-Jarolim E. Wörterbuch Allergologie und Immunologie. Wien: Springer; 2004

Grottendorst DC, Dahlen SE, Van den Mos JW. Benefits of high altitude allergen avoidance in atopic adolescents with moderate to severe asthma, over and above treatment with high dose inhaled steroids. Clin Exp Allergy 2002; 31: 400–408

Illi S, von Mutius E, Lau S et al. The pattern of atopic sensitization is associated with the development of asthma in childhood. J Allergy Clin Immunol 2001a; 108: 709–14

Illi S, von Mutius E, Lau S et al. MAS Group. Early childhood infectious diseases and the development of asthma up to school age: a birth cohort study. BMJ 2001b; 322: 390–395

Jacobsen L, Niggemann B, Dreborg S et al. The PAT investigator group. Specific immunotherapy has long-term preventive effect of seasonal and perennial asthma: 10-year follow-up on the PAT study. Allergy 2007; 62: 943–948

Kerbl R, Kurz R, Roos R, Wessel L. Checkliste Pädiatrie. 3. Aufl. Stuttgart: Thieme; 2007

Möller C, Dreborg S, Ferdousi HA et al. Pollen immunotherapy reduces the development of asthma in children with seasonal rhinoconjunctivitis (the PAT-study). J Allergy Clin Immunol 2002; 109: 251–256

Nathan DG, Ginsburg D, Orkin SH, Look TA. Nathan and Oski's Hematology of Infancy and Childhood. 6th Ed. Philadelphia: Saunders; 2003

Riedler J, Braun-Fahrländer C, Eder W et al. ALEX Study Team: Exposure to farming in early life and development of asthma and allergy: a cross-sectional survey. Lancet 2001; 6; 358: 1129–33

Sheik A, Hurwitz B, Shelata Y. House dust mite avoidance measures for perennial allergic rhinitis. Cochrane Database Syst Rev 2007; (1): CD001563

Wahn U, Seger R, Wahn V, Holländer GA. Pädiatrische Allergologie und Immunologie. 4.Aufl. München: Urban & Fischer; 2005

27 Verdauungssystem

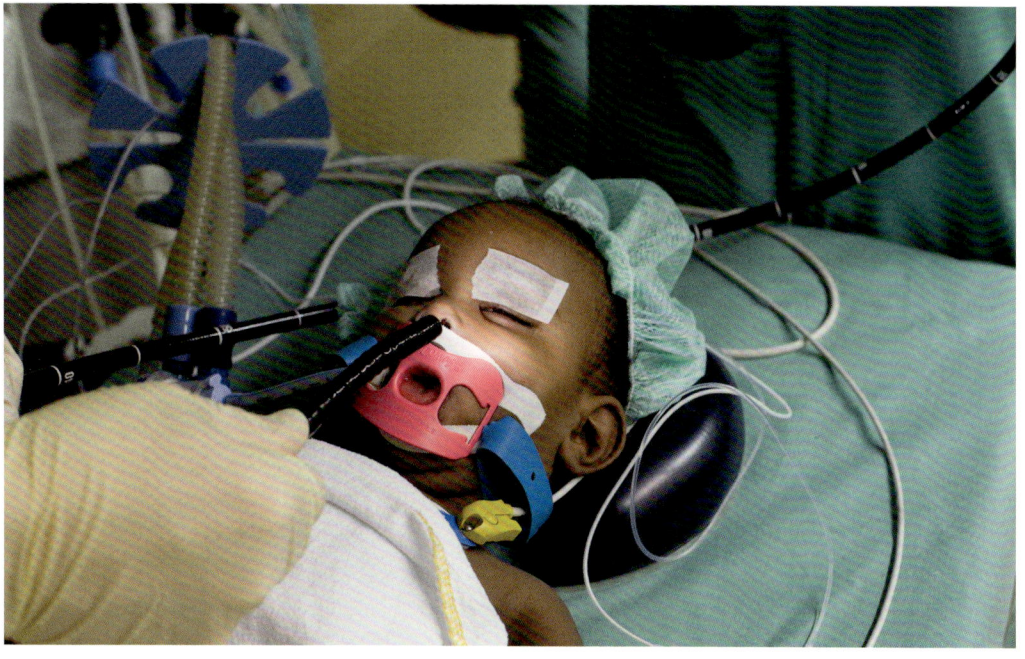

A	**Allgemeine Grundlagen**	E	**Weitere Erkrankungen des Darms**	
27.1	Allgemeine Operationstechniken • 382	27.15	Malrotation • 416	
B	**Erkrankungen mit Transportstörungen**	27.16	Duplikatur • 416	
27.2	Ileus • 388	27.17	Ductus omphaloentericus persistens/ Meckel-Divertikel • 417	
27.3	Angeborene Transportstörungen des Verdauungstrakts • 389	27.18	Rektumprolaps • 417	
27.4	Erworbene Transportstörungen • 396	27.19	Hämorrhoiden • 418	
C	**Resorptionsstörungen des Darms**	27.20	Darmpolypen • 418	
27.5	Malabsorption • 401	27.21	Stuhlinkontinenz • 419	
27.6	Kuhmilchallergie • 402	F	**Leber, Galle, Pankreas**	
27.7	Zöliakie • 404	27.22	Cholestase des Neugeborenen und Säuglings • 420	
27.8	Kurzdarmsyndrom • 405	27.23	Extrahepatische Gallengangsatresie • 424	
D	**Entzündungen des Darms**	27.24	Choledochuszyste • 426	
27.9	Infektiöse Erkrankungen • 407	27.25	Leberzirrhose • 426	
27.10	Nekrotisierende Enterokolitis • 409	27.26	Coma hepaticum (akutes Leberversagen) • 427	
27.11	Appendizitis • 410	27.27	Aszites • 427	
27.12	Analfistel, Analabszess • 411	27.28	Cholelithiasis • 428	
27.13	Peritonitis • 411	27.29	Pankreatitis • 429	
27.14	Chronisch entzündliche Darmerkrankungen • 412			

A Allgemeine Grundlagen

Der Verdauungstrakt entwickelt sich aus dem Urdarm (Kap. 1). Neben den verschiedenen Abschnitten des Verdauungsweges gehen auch Leber und Pankreas als Ausknospungen aus dem Urdarm hervor. Diese Organe sind im Überfluss angelegt. Das bedeutet, dass (bis zu bestimmten Grenzen) ein größerer Anteil des jeweiligen Organvolumens durch eine Erkrankung verloren gehen kann, ohne dass das Einfluss auf die Ernährungsgewohnheiten oder die Lebensqualität hat.

Fehlbildungen und erworbene Erkrankungen des Verdauungssystems können sowohl die morphologische Struktur als auch biochemische Funktionen betreffen. Der Verdauungstrakt wird aber auch an Erkrankungen beteiligt, deren Ursachen außerhalb des Systems zu finden sind (z.B. Erbrechen bei Erkrankungen des Gehirns). Die den Verdauungstrakt betreffenden Krankheitszeichen sind daher häufig unspezifisch. Auch einige psychosomatische Erkrankungen bilden ihre organischen Symptome in diesem System aus.

Für die Diagnostik stehen eine Vielzahl an körperlichen und apparativen Untersuchungstechniken sowie Laborparameter zur Verfügung, die in Kap. 11 näher ausgeführt sind.

Therapeutisch stehen operative Verfahren, medikamentöse Applikationen oder diätetische Maßnahmen im Vordergrund. Oft führt nur eine gemeinsame Behandlung durch Pädiater und Kinderchirurgen zum Erfolg. Die heute angewandten operativen Techniken haben sich zum größten Teil bereits seit 40, 50 oder sogar über hundert Jahren bewährt. Im Laufe der Zeit sind Verfeinerungen oder Varianten und bessere Materialien hinzugekommen, sowie bessere Erkenntnisse über die geeignete Indikationsstellung. So hat sich z.B. in den letzten 20 Jahren die minimal invasive Chirurgie (Laparoskopie) immer weiter in den Vordergrund gedrängt, die viele bewährte Methoden mit einer geringeren Belastung für den Patienten ermöglicht. Anders verhält es sich mit der konservativen Therapie. Wie an anderen Organsystemen auch sind durch stetige Erforschung molekularer Zusammenhänge und Entwicklung immer neuerer Wirkstoffe die medikamentösen Therapieschemata heute mit denen vor 30 oder mehr Jahren meist nicht mehr zu vergleichen.

27.1 Allgemeine Operationstechniken

27.1.1 Laparotomie

Definition

Unter der **Laparotomie** versteht man die Eröffnung der Bauchhöhle mit einem mehr oder weniger großen Schnitt. Seit der Entwicklung der Laparoskopie (s.u.) wird die Laparotomie auch als „offener" oder „konventioneller" Zugang bezeichnet.

Technik

Je nach Art des Eingriffs und der Zielregion innerhalb der Bauchhöhle wählt der Operateur einen längs gerichteten Zugang (Mittelschnitt, Transrektalschnitt, Pararektalschnitt), einen Querschnitt (Oberbauchquerschnitt, Pfannenstielschnitt) oder eine schräge Eröffnung (Rippenbogenrandschnitt, Wechselschnitt; Abb. 27.1). Da die Bauchdecke aus mehreren Schichten besteht, muss am Ende der Operation der Verschluss auch in mehreren Schichten erfolgen. Er besteht i.d.R. aus der Naht des Peritoneum, der Muskel- bzw. Muskelfaszennnaht, der Subkutannaht und der Hautnaht. Die Vor- und Nachteile des Zugangs zeigt (Tab. 27.1).

Komplikationen

Je größer der Schnitt ist, desto leichter kann der Eingriff vorgenommen werden. Grundsätzlich sind bei größeren Wunden aber aufgrund der umfangreicheren Schädigung des Gewebes auch die Risiken postoperativ größer. Diese bestehen zum einen aus der Wund-

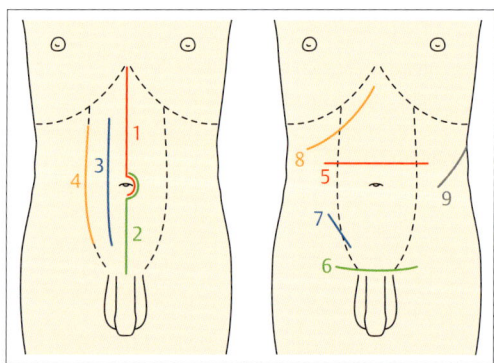

Abb. 27.1 Zugänge zur Bauchhöhle. Oberer Mittelschnitt (1), unterer Mittelschnitt (2), Transrektalschnitt (3), Pararektalschnitt (4), oberer Querschnitt (5), Pfannenstielschnitt (6), Wechselschnitt (7), Rippenbogenrandschnitt (8), Flankenschnitt (9).

ALLGEMEINE OPERATIONSTECHNIKEN

Tab. 27.1 Vorteile von Laparotomie und Laparoskopie.

Laparotomie	Laparoskopie
Sicht	
dreidimensional, bei großer Laparotomie mehr Übersicht	bessere Detailsicht (ca. 10-fache Vergrößerung), bessere Übersicht als bei kleiner Laparotomie
Organgefühl	
deutlich besser	
Blutverlust	
bei starker Blutung einfachere Blutstillung	blutungsärmere Präparation
Temperaturverlust	
	deutlich geringer (bei körperwarmem CO_2)
Atmung/Kreislauf	
weniger beeinträchtigt	
OP-Dauer	
kürzer	
postoperative Schmerzen	
	früher vorbei
Wundinfektion	
	seltener
Narbenbildung	
	weniger auffällig
Narbenhernien	
	seltener
Verwachsungen	
	deutlich weniger
körperliche Belastbarkeit	
nach 3–4 Wochen möglich	nach 1 Woche möglich

infektion mit Eiterbildung, die zu einer Lockerung der Nähte führen kann. Zum anderen können Nähte auch ohne Infektion aufgehen oder ausreißen. Bei Hautnähten spricht man dann von Wunddehiszenz. Wenn die Fasziennaht wieder aufgeht, hält i.d.R. die Peritonealnaht auch nicht; dieser Zustand wird als **Platzbauch** bezeichnet. Kommt es durch nicht ausreichend fest verheilte Fasziennähte später zur Ausbildung einer Lücke in der Muskelschicht, entsteht eine Narbenhernie (Kap. 23.2.6, S. 320).

27.1.2 Laparoskopie

Definition

Die **Laparoskopie** („Bauchspiegelung") ist ein endoskopischer Zugang zur Bauchhöhle. Dabei werden die Organe und der Eingriff durch ein mittels Videokamera an einen Monitor übermitteltes Bild betrachtet (zur Endoskopie s. S. 107). Aufgrund der nur kleinen Hautschnitte wird diese Operationstechnik, wie auch die Thorakoskopie oder Arthroskopie, als **minimal invasive Chirurgie** (MIC) bezeichnet; der Volksmund spricht auch von der „Schlüssellochchirurgie".

Technik

Bei der Laparoskopie werden nur so kleine Inzisionen an der Bauchwand vorgenommen, dass Trokare (Röhrchen aus Kunststoff oder Metall) dort hineingesteckt werden können. Über die Trokare lassen sich dann ein Endoskop und Instrumente verschiedener Art in die Bauchhöhle einführen. Es gibt Trokare von ca. 2 mm bis über 20 mm im Durchmesser. Für die meisten kinderchirurgischen Eingriffe wird ein Durchmesser von 5 mm benutzt, bei Säuglingen von 2–3 mm.

Um eine gute Übersicht zu bekommen, wird ein Pneumo- oder besser Kapnoperitoneum hergestellt, d.h. das Abdomen wird mit CO_2 aufgedehnt. Der Verschluss der Trokarstellen benötigt nur bei größeren Trokaren eine Fasziennaht, ansonsten reicht die Hautnaht.

Bei pulmonal beeinträchtigten Kindern kann das Kapnoperitoneum zu Ateminsuffizienz führen: Dann muss der Eingriff durch eine Laparotomie fortgesetzt werden. Außerdem hat das Kapnoperitoneum intraoperativ Auswirkungen auf den Kreislauf, was bei der Narkoseführung berücksichtigt werden muss. Wundinfektionen und Narbenhernien treten seltener auf als bei der Laparotomie, sind aber möglich (s. **Tab. 27.1**).

27.1.3 Enterotomie

Definition

Als **Enterotomie** bezeichnet man die operative Eröffnung des Darms, ohne einen Darmabschnitt zu entfernen. Gründe dafür können z.B. das Entfernen eines Fremdkörpers oder eines Polypen, die Entnahme einer Gewebeprobe oder das Beseitigen einer Verengung sein.

Technik

Die Eröffnung erfolgt i.d.R. in Längsrichtung, der Verschluss wird dann quer vorgenommen, um eine mit der Naht verbundene Einengung zu vermeiden oder eine vorbestehende Stenose zu erweitern.

27.1.4 Resektionen am Verdauungstrakt

Definition
In der gesamten Chirurgie bezeichnet die „**Resektion**" die Entfernung von Gewebe durch Schneiden, das „**Resektat**" ist das heraus getrennte Gewebestück. Am Verdauungstrakt spricht man entsprechend des Anteils, der betroffen ist, z.B. von Dünndarm-, Transversum- oder Rektumresektion.

Es werden Teilresektionen von totalen Resektionen unterschieden. Unter einer Segmentresektion versteht man die Entfernung eines kleineren Abschnitts eines Darmanteils (z.B. Ileumsegmentresektion). Grundsätzlich kann jeder Teil des Verdauungstraktes für eine Resektion infrage kommen, lediglich die Entfernung des Duodenums kommt in der Kinderchirurgie praktisch nicht vor.

Technik
Muss am Verdauungstrakt ein Teil entfernt werden, so ist das Vorgehen an allen Teilen des Organs sehr ähnlich. Nach Festlegen der beiden Grenzen wird dazwischen der zu resezierende Teil von Nachbarstrukturen oder Verwachsungen abgelöst und von den einstrahlenden Gefäßen abgetrennt. Dann kann an den Grenzen durchtrennt und das Resektat entfernt werden.

Anastomose. Das Vereinigen der verbleibenden offenen Enden durch Naht heißt, wie bei anderen Hohlorganen auch, Anastomose. Das erfolgt i.d.R. auf Stoß und wird dann End-zu-End-Anastomose genannt. Bei manchen Eingriffen wird ein freies Darmende an die Seite eines anderen, dort eröffneten Darmabschnitts angeschlossen; das ist dann eine End-zu-Seit-Anastomose (z.B. Bishop-Koop-Anastomose, S. 395). Anastomosen werden mit den beiden beteiligten Darmabschnitten und dem Zusatz „-stomie" bezeichnet. Eine Ileo-Ileostomie ist demnach eine Verbindung zweier Ileumabschnitte, eine Ileo-Transversostomie eine Verbindung zwischen Ileum und Colon transversum.

Komplikationen
Anastomoseninsuffizienz. Durch gelockerte Nähte, Entzündungen in der Nachbarschaft oder Durchblutungsstörungen der Anastomose kann es zum Auftreten eines Lecks (Anastomoseninsuffizienz) kommen. Der Austritt des Inhalts des Verdauungstrakts führt zu einer heftigen bakteriellen Entzündung der Umgebung, z.B. einem Abszess, im Bauch auch zu einer Peritonitis (S. 411f). Das bedeutet oft einen schweren Krankheitszustand des Patienten, z.T. auch Lebensgefahr. Eine Revision des Darms ist i.d.R. erforderlich.

Anastomosenstenose. Schrumpfungsvorgänge, wie sie allgemein bei einer Narbenbildung nicht selten sind, können zu einer Verengung (Anastomosenstenose) mit Behinderung des Weitertransportes führen; die Stenose ist operativ zu korrigieren.

Prognose
Die Entfernung von kleineren Teilen des Verdauungstraktes hat i.d.R. keine gravierende Auswirkung auf die Funktion des gesamten Organs, da sich der verbleibende Organabschnitt an die zusätzlichen Aufgaben adaptieren kann. Umfangreiche Resektionen, z.B. des ganzen Kolons oder Oesophagus, haben hingegen Folgen für das weitere Leben des Kindes. Besonders vom Dünndarm muss eine bestimmte, je nach Alter des Kindes unterschiedliche Länge verbleiben, damit ein Überleben möglich ist. Wenn der vorhandene Dünndarm hinsichtlich Verdauung und Resorption der normalen Nahrung nicht ausreicht, um das Kind gedeihen zu lassen, liegt ein Kurzdarmsyndrom mit umfangreicher Problematik vor (S. 405f).

27.1.5 Anus praeter

Definition
Unter einem **Anus praeter** (AP) versteht man einen künstlichen, d.h. operativ angelegten Darmausgang abseits der natürlichen Lokalisation. Dabei kann entweder der Dünn- oder der Dickdarm beteiligt sein. Ein ähnlicher Begriff ist das **Stoma**. Damit bezeichnet man ebenfalls eine künstliche Öffnung, aber am gesamten Verdauungstrakt oder auch an einem anderen Hohlorgan (z.B. Tracheostoma [s. Kap. 25.2.6]). Genauer benannt wird das Stoma durch den Organteil, der von der künstlichen Öffnung betroffen ist, z.B. Gastrostoma (Magen), Kolostoma (Dickdarm), Transversostoma (Colon transversum).

Indikationen für Anus praeter oder Stoma
Der AP oder das Stoma des Darms dient dem Ableiten des Darminhaltes, wenn der aboral davon gelegene Darm aus irgendeinem Grund nicht zum Weitertransport oder zum Weiterverarbeiten des Darminhaltes geeignet ist. Ein Grund kann eine ausgeprägte Entzündung sein, die durch das Ableiten des Darminhalts ruhig gestellt wird und besser abheilen kann. Ein anderer Grund kann ein Darmverschluss sein, z.B. eine Darmatresie (S. 315). Ein AP wird bei Kindern meist nur vorübergehend („passager") angelegt, nur selten ist er in diesen jungen Jahren bereits endgültig („permanent"), also für den Rest des Lebens erforderlich.

Ein Stoma am oberen Verdauungstrakt (Gastrostoma, auch Jejunostoma) wird i.d.R. für die Zufuhr von

ALLGEMEINE OPERATIONSTECHNIKEN

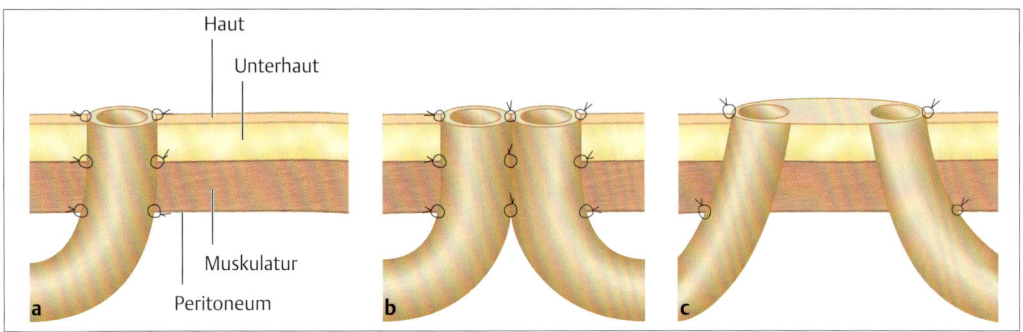

Abb. 27.2 Arten der Anus-praeter- bzw. Stoma-Anlage. a Endständig, b doppelt endständig, c doppelläufig.

Nahrungsmitteln, Flüssigkeiten oder Medikamenten angelegt (s.u.).

Arten des Anus praeter oder Stoma

Ein AP oder Stoma kann endständig, doppelt endständig oder doppelläufig angelegt werden. Bei allen Arten wird die auszuleitende Darmöffnung durch eine darauf abgestimmte Öffnung der Bauchdecke durchgezogen. Der Rand der Darmwand wird mit der umgebenden Haut vernäht (Abb. 27.2). Manche Chirurgen nähen das Stoma innerhalb der Laparotomiewunde ein. Das ist hinsichtlich der Komplikationen (s.u.) etwas riskanter, vermeidet aber eine zusätzliche Inzision der Bauchwand.

Endständig bedeutet, dass ein freies Darmende sozusagen an der Haut endet. Doppelt endständig nennt man die Ausleitung zweier freier Darmenden, die nebeneinander an einer Bauchwandöffnung ausgeleitet werden. Das Stoma hat damit zwei Öffnungen, die zu zwei verschiedenen Darmabschnitten führen. Doppelläufig ist eine Darmausleitung, wenn der Darm nur seitlich eröffnet wird, die Hinterwand also in Kontinuität erhalten bleibt. Damit hat das Stoma eine Öffnung, die in zwei verschiedene Darmabschnitte führt; in einen, der den Darminhalt nach außen führt („zuführender Schenkel") und einen, dessen Darmbewegung nach innen führt („abführender Schenkel"). Meist wird zur besseren Nutzung und Pflege des AP die Darmschlinge über eine Hautbrücke gelegt. Für den richtigen Umgang mit einem doppelt endständigen oder doppelläufigen AP ist die Angabe des Operateurs wichtig, welcher Darmschenkel zu- bzw. abführend ist.

Komplikationen

Die Öffnung der Bauchdecke, durch die die Darmausleitung erfolgt, muss von Seiten der Weite genau auf den Darm abgestimmt sein. Ist sie zu gering, kann der Darm sich nicht entleeren, es liegt eine Anus-praeter-Stenose vor. Ist die Weite hingegen zu groß, kann der an den AP anschließende Darm durch die Darmöffnung hindurch nach außen vorfallen. Das nennt man Anuspraeter-Prolaps (Abb. 27.3).

Solange das Stoma noch nicht komplett eingeheilt ist, kann sich durch die Darmbakterien eine Infektion der Bauchdecke um das Stoma herum ausbilden. Bei Kindern kommt das relativ selten vor. Eine präoperative Gabe eines geeigneten Antibiotikums reduziert das Risiko wesentlich.

Besonders bei Stomata von Magen oder Dünndarm wird die Haut um das Stoma herum durch den in diesem Bereich sehr angreifenden Inhalt (Verdauungssekrete!) oft stark gereizt. Das erschwert die Pflege, d.h. das Ankleben eines Stomabeutels, sehr.

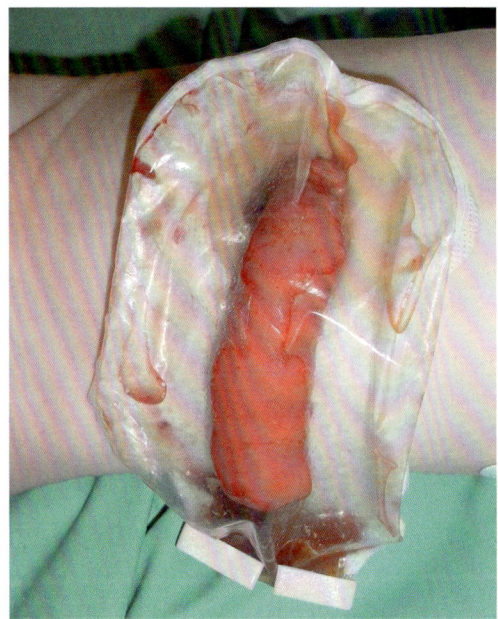

Abb. 27.3 Anus-praeter-Prolaps. Langstreckiger Vorfall eines Darmschenkels bei mit Beutel versorgtem Stoma; die Innenseite (Schleimhautseite) ist dabei nach außen gestülpt.

P *In der postoperativen Zeit, in der noch keine wesentliche Menge Stuhl austritt, muss lediglich die Schleimhaut mit einer feuchten Kompresse vor dem Austrocknen bewahrt werden, um das Einheilen nicht zu gefährden. Das Ankleben und v.a. der Wechsel eines Stomabeutels ist erst nach ein paar Tagen zu empfehlen, damit die Nähte nicht gefährdet werden. Die Öffnung der Klebeplatte am Stomabeutel muss stets exakt so zugeschnitten werden, dass sie an allen Seiten bis an die Schleimhaut heranreicht. Nur so ist ein Schutz der Haut vor dem oft ätzenden Darminhalt möglich.*
In vielen Fällen soll nach der Einheilung der aus dem zuführenden Schenkel austretende Darminhalt in den abführenden Schenkel umgefüllt werden. Das dient dem Funktionserhalt und Wachstum des letzteren und dem Gedeihen des Kindes, indem der Verlust an Mineralien und Nahrungsbestandteilen vermindert wird. Dazu wird der Inhalt des Stomabeutels in einer Spritze aufgezogen und mittels Katheter/Ernährungssonde in den abführenden Schenkel **langsam** *instilliert. Das Umfüllen sollte insbesondere am Dünndarm so häufig vorgenommen werden, dass nur geringe Mengen transportiert werden müssen. Der Dünndarm kann nur wenig Volumen auf einmal aufnehmen, der Überschuss ist zu verwerfen.*

27.1.6 Perkutane endoskopische Gastrostomie (PEG)

Definition
Eine Gastrostomie ist eine künstliche, an der vorderen Bauchwand angelegte Öffnung des Magens. Diese kann im Rahmen einer Laparotomie angelegt werden. Häufiger wird heutzutage jedoch eine Gastrostomie mithilfe der Endoskopie angelegt. Diese wird dann **perkutane endoskopische Gastrostomie**, kurz **PEG** genannt.

Indikationen
Eine PEG wird in den meisten Fällen zur Ernährung angelegt, wenn eine orale Nahrungsaufnahme nur unzureichend oder gar nicht möglich ist. Es handelt sich bei Kindern und Jugendlichen i.d.R. um Patienten mit neurologischer Grunderkrankung.

Technik
Zu Anlage einer PEG wird unter endoskopischer Kontrolle mittels einer Kanüle ein Faden durch die Bauchdecke des linken Oberbauchs in den Magen eingeführt. Mit einer Endoskopzange lässt sich der Faden fassen und mit dem Endoskop zum Mund heraus führen. Die PEG-Sonde wird mithilfe des Fadens durch Mund, Ösophagus und Magenwand hindurch und zur Bauchdecke heraus gezogen. Eine Andruckplatte am inneren Ende der Sonde hält diese auf der Innenseite des Magens fest. Von außen wird eine Gegendruckplatte an der Sonde angebracht, sodass die Magenwand an die Bauchdecke gedrückt wird und dort festwachsen kann. Außen lässt sich die Sonde an verschiedene Spritzen oder ein Infusionssystem anschließen, sodass Medikamente und flüssige Ernährung zugeführt werden können.

Wenn die Magen- und Bauchwand fest miteinander verwachsen sind, kann die PEG-Sonde auch gastroskopisch ausgetauscht werden. Oft wird dann statt einer PEG-Sonde eine Sonde mit einem füllbaren Ballon (sog. Gastrotube) eingesetzt, die durch die Bauchdecke eingeführt wird und sich in der Folgezeit auch ohne Endoskopie austauschen lässt (**Abb. 27.4**). Der Ballon dient der Abdichtung an der Mageninnenwand. Für mobile Patienten gibt es eine sehr kurze Ballon-Sonde, deren äußere Öffnung ähnlich einem Knopf direkt auf der Haut liegt; daher wird sie Button genannt. Mit ihr sind normale körperliche Aktivitäten, z.B. auch Schwimmen, möglich.

Komplikationen
Wenn die PEG-Sonde in der ersten postoperativen Zeit zu locker sitzt, liegt die Magenwand nicht dicht an der Bauchdecke: Magensaft kann in die Bauchhöhle gelangen und eine Peritonitis verursachen. Nach Einheilen der PEG führt eine zu lockere Sonde und damit der Austritt von Magensaft an der Sonde vorbei zu erheblichen Reizungen der Weichteile und der Haut.

Über längere Zeit kommt es gelegentlich vor, dass Andruckplatte oder Ballon von Magenschleimhaut überwachsen werden. Eine Entfernung der Sonde ist dann endoskopisch schwierig. Bei der Verabreichung nicht richtig flüssiger Materialien (zerkleinerte Tabletten, Breikost) verstopfen v.a. die Buttons leicht.

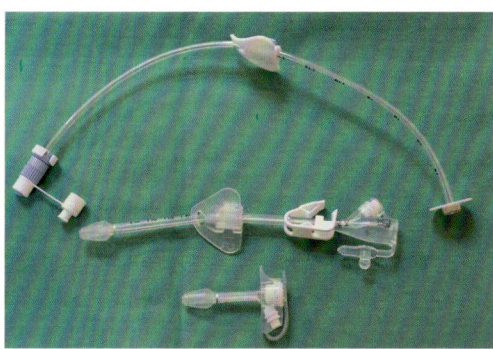

Abb. 27.4 Gastrostomie-Sonden. Primäre Gastrostomie-Sonde (oben), Gastrotube (mittig), Button (unten).

> **P** *Aufgrund der genannten Komplikationen muss zumindest täglich der Sitz der Sonde überprüft und evtl. durch Nachschieben der äußeren Gegendruckplatte korrigiert werden; die Sonde muss fest sitzen! Die Sonde ist auch regelmäßig zu bewegen. Am besten wird das 1-mal täglich gemacht (Ausnahme: die ersten 2 Wochen nach Anlage der PEG!). Die häuslichen Betreuungspersonen des Patienten müssen dafür zuverlässig angelernt werden. Das Verstopfen der Sonde kann durch Nachspülen von Wasser oder Tee nach jeder Verwendung vermieden werden.*

B Erkrankungen mit Transportstörungen

27.2 Ileus

Definition

Unter einem Ileus versteht man die Unfähigkeit des Darms, seinen Inhalt weiter in Richtung des Darmausganges zu transportieren. Der **mechanische Ileus** ist durch ein mechanisches Hindernis charakterisiert, das den Darm einengt und von dessen Peristaltik nicht überwunden werden kann. Demgegenüber besteht der **paralytische Ileus** aus einer Darmlähmung, d.h. die Peristaltik ist zum Erliegen gekommen, der Darm bewegt sich nicht mehr. Ein **Subileus** ist kein genau definierter Zustand: Der Begriff beschreibt eine bereits bestehende Einschränkung der Darmtätigkeit (mechanisch oder paralytisch), die vom Organismus aber noch kompensiert wird.

Ursache

Der Grund eines mechanischen Ileus kann bereits vor der Geburt ausgebildet sein, z.B. ein angeborener Verschluss des Darms (Atresie, s.u.). Krank wird das Kind dadurch aber erst postnatal, wenn der Darm seine eigentliche Funktion aufnehmen soll. Erworbene Hindernisse sind meist Verwachsungen mit Einengung des Darms. Seltener sind der Grund des Ileus verschluckte Fremdkörper. Tumoren können den Darm ebenfalls obstruieren, sind aber in der dafür erforderlichen Größe im Kindes- und Jugendalter sehr selten.

Ursache eines paralytischen Ileus kann eine ausgeprägte Entzündung (z.B. Peritonitis) oder eine andere stark schmerzhafte Erkrankung (z.B. Harnleiterstein) im Bauchraum sein. Eine Darmparalyse wird auch durch Stoffwechselstörungen hervorgerufen, dazu zählen entgleister Diabetes mellitus und dekompensierte Niereninsuffizienz (Urämie). Neurologische Erkrankungen, z.B. Trauma des Rückenmarks, können ebenfalls die Darmtätigkeit unterbinden. Nicht selten lässt sich als Grund der Paralyse ein Kaliummangel eruieren, der wiederum selbst verschiedene Ursachen haben kann. Eine hohe Dosierung bestimmter Medikamente, z.B. Opiate, hat den gleichen Effekt auf den Darm.

> **M** *Die Paralyse des Darms in der ersten Zeit nach einer Operation ist normal. Die Peristaltik kommt i.d.R. wieder von selbst in Gang: Der Zustand wird daher nicht als Ileus bezeichnet.*

Symptome

Auffälligstes Charakteristikum eines Ileus ist der aufgetriebene Leib, der extreme Ausmaße annehmen kann. Alle anderen Symptome können, müssen aber nicht unbedingt vorhanden sein. Dazu zählen die allgemein als typisch für den Ileus angesehenen Symptome Erbrechen und Stuhlverhalten. Bei einem mechanischen Verschluss kommt es erst zum Erbrechen, wenn der Darminhalt sich bis zum Duodenum zurück gestaut hat; das kann beim Verschluss im unteren Dünndarm bis zu mehreren Tagen dauern. Auch ist das Kolon hinter dem Verschluss noch zu mehreren spontanen Entleerungen in der Lage. Das Auftreten der Symptome ist also eine Frage der Zeit.

Beim mechanischen Ileus kommt es anfangs zu gesteigerter Aktivität des Darms, die sich durch glucksende Geräusche und bei sehr schlanken Kindern durch in der Bauchdecke sichtbare Darmbewegungen nach außen bemerkbar machen kann. Oft sind damit auch rezidivierende krampfartige Schmerzen verbunden. Nach einiger Zeit erlahmt die Peristaltik jedoch und die intervallartigen Schmerzen sistieren. Die ausgeprägte Distension des Bauches verursacht dann einen Dauerschmerz.

Weitere Symptome entstehen durch die Folgen des Ileus (s. Prognose) und – beim paralytischen Ileus – durch die der Paralyse zugrunde liegende Ursache.

Diagnose

Das Vorliegen eines Ileus lässt sich mit Röntgen und Ultraschall bestätigen oder ausschließen. Das Röntgenbild a.-p. in Rückenlage und Linksseitenlage (alternativ Stehen oder Hängen) zeigt die dilatierten Darmschlingen und sog. Spiegelbildungen (**Abb. 27.5a**). Diese entstehen durch die Trennung von Gas und Flüssigkeit im Darmlumen. Die Sonografie weist neben der Dilatation des Darms dessen Wandödem und Peristaltik nach. Evtl. ist auch der Verschluss oder eine Entzündung (z.B. perforierte Appendizitis) als Ursache des Ileus darstellbar.

Zur Beurteilung des Zustands des Patienten dienen Kreislaufparameter und Blutgasanalyse. Außerdem müssen Blutbild und Elektrolyte sowie zur Ursachenforschung die Standardparameter der Bauchorgane im Serum und der Blutzucker bestimmt werden.

Therapie

Bei jedem Ileusverdacht ist eine Magensonde zu legen: Sie entlastet den Bauch und reduziert das Erbrechen. Die Therapie des paralytischen Ileus durch Infusionen, Medikamente und evtl. eine Operation richtet sich ansonsten nach der Ursache. Der Verschluss eines mechanischen Ileus muss operativ beseitigt werden. Neben

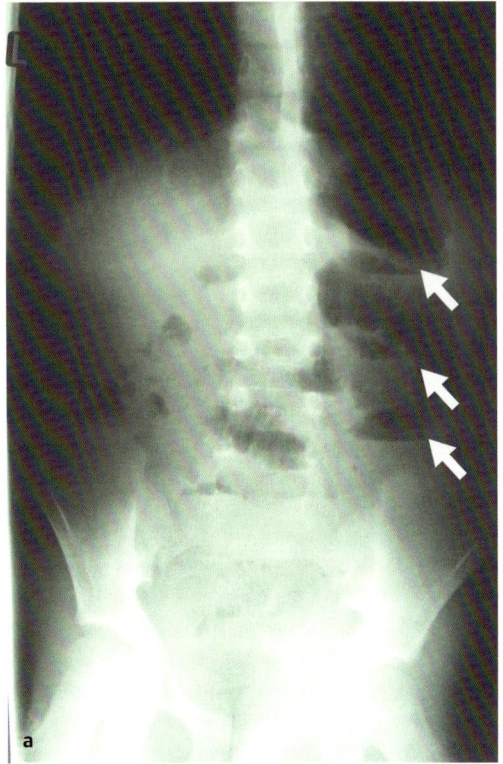
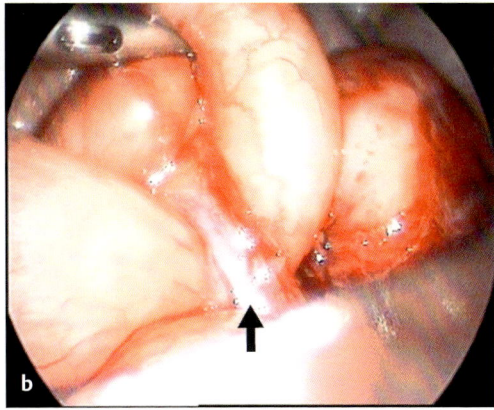

Abb. 27.5 Bridenileus (8-jähriger Junge). a Röntgenbild Abdomenübersicht im Stehen: Markiert sind die Spiegelbildungen des Dünndarms. b Abschnürung des Darms, laparoskopische Sicht: Der Pfeil zeigt die Bride (Verwachsung).

der Laparotomie kommt auch die Laparoskopie (**Abb. 27.5b**) dafür infrage.

Prognose

Erhebliche Wasseransammlungen im Darmlumen und als Ödem in der Darmwand führen zu Volumenmangel im Kreislaufsystem (Schock) und zu Elektrolytverschiebungen. Dadurch und durch die eingeschränkte Lungenventilation (aufgetriebener Bauch) verschiebt sich zunehmend der Säure-Basen-Status des Blutes (Azidose). Durch den Schockzustand verschlechtert sich mit der Durchblutung auch der Zustand des Darms und damit wieder des Kreislaufs. Wenn nicht rechtzeitig eingegriffen wird, kommt es dadurch zur Funktionseinbuße auch anderer lebenswichtiger Organe (Niere, Leber), was die Situation weiter verschärft. Prinzipiell ist ein Ileus also ein lebensbedrohlicher Zustand, der konsequent intensivmedizinisch und evtl. chirurgisch behandelt werden muss.

27.3 Angeborene Transportstörungen des Verdauungstrakts

Im Folgenden werden neben anderen angeborenen Transportstörungen die Atresien der verschiedenen Abschnitte des Verdauungstrakts vorgestellt.

Definition

Als **Atresie** bezeichnet man einen kongenitalen Verschluss eines Hohlorgans: Sie wird nach dem betroffenen Organ bezeichnet.

27.3.1 Ösophagusatresie

Definition

Bei der **Ösophagusatresie** (ÖA) handelt es sich um einen Verschluss des thorakalen Anteils der Speiseröhre. In den meisten Fällen besteht eine Verbindung zwischen Ösophagus und Trachea, eine **ösophagotracheale Fistel**. Diese kann von der Trachea zum oberen, unteren oder zu beiden Ösophagusanteilen verlaufen. In über 90% der Fälle ist eine untere Fistel ausgebildet. Zu etwa 5% ist der Verschluss ohne Fistel vorhanden.

Die sog. **H-Fistel** ist ebenfalls eine Verbindung beider Röhren, aber ohne Verschluss der Speiseröhre.

Ursache

Der Defekt entsteht durch eine fehlerhafte Aufspaltung des Urdarms in Speise- und Luftröhre. Die verbleibende Verbindung beider Röhren ist dann die ösophagotracheale Fistel.

Assoziierte Fehlbildungen

Mehr als die Hälfte aller Kinder mit einer ÖA weisen weitere nennenswerte Fehlbildungen auf, betroffen davon sind v.a. das Herz-Kreislauf-System und der Darm. Bei ca. jeder 4. ÖA liegt eine sehr ernste komplexe Fehlbildungskombination vor, die **VACTERL-Assoziation**. Dabei ist VACTERL die Kombination der Anfangsbuchstaben der betroffenen Körperteile: Wirbel und Rippen, Anus, Herz, Trachea, Ösophagus, Niere und Extremitäten. Eine Vacterl-Assoziation liegt bei einem Kind vor, bei dem mind. 3 dieser Körperteile Fehlbildungen aufweisen.

Symptome

Das Kind ist unfähig, Nahrung aufzunehmen. Jeder Schluck wird wieder ausgespuckt mit einer hohen Wahrscheinlichkeit der Aspiration. Bei einer Fistel zwischen Trachea und oberem Ösophagusanteil laufen Speichel und Nahrung sogar direkt in die Atemwege. Dadurch kann es zu Zeichen der Atemnot und Zyanose kommen.

Bei der H-Fistel ist die Ernährung möglich, sie fällt meist erst später durch rezidivierende Pneumonien auf, die durch häufige kleine Aspirationen verursacht worden sind.

Diagnose

Da der Fetus auch intrauterin nicht schlucken kann, fällt bereits pränatal sonografisch ein Polyhydramnion auf, also vermehrte Amnionflüssigkeit. Das lässt den Gynäkologen an die Möglichkeit einer Atresie im oberen Verdauungstrakt denken. Zumindest bei diesen (besser bei allen) Neugeborenen sollte bereits im Kreißsaal eine Magensonde gelegt werden. Gelingt das nicht, wird bei möglichst weit vorgeschobener Sonde ein Röntgenbild von Thorax und Oberbauch angefertigt. Anhand des Kontraststreifens der Sonde kann man die Höhe des Speiseröhrenverschlusses erkennen. Die früher übliche Röntgenuntersuchung mit Kontrastmittel im Ösophagus wird wegen der Aspirationsgefahr nicht mehr durchgeführt.

 Bei einer Fistel von der Trachea nur zum oberen Ösophagus oder einer Atresie ohne Fistel kann keine Luft in den Magen gelangen, dann ist das Abdomen im Röntgenbild luftleer. Eine Aspiration kann (bei Nahrungskarenz) nur mit Speichel erfolgen. Nur bei einer Fistel zum unteren Ösophagus kann Luft in den Magen gelangen, die Luft im Abdomen ist auf dem Röntgenbild zu sehen. Wenn aber Luft in den Magen gelangt, wird dieser bei jedem Schreien weiter gebläht. Dadurch entsteht die Gefahr, dass sich Magensaft über die Fistel in die Trachea entleert; aspirierte Magensäure ist aber für die Lunge besonders schädlich. Die Ösophagusatresie mit einer unteren Fistel ist also die gefährlichste Form und bedarf daher einer raschen Therapie.

Therapie

Bis zur operativen Behandlung muss eine Schlürfsonde mit Dauersog im oberen Ösophagus liegen, um den Speichel abzusaugen und der Aspiration vorzubeugen. Die Nahrungskarenz versteht sich von selbst. In vielen Kliniken wird das Kind nach Diagnosestellung bereits intubiert. Wenn der Tubus so weit vorgeschoben wird, dass gerade noch beide Lungenflügel belüftet werden, bedeckt er von innen die Fistel. So wird das Aufblähen des Magens verhindert und die Aspirationsgefahr verringert. Bei unterer Fistel sollte die Operation innerhalb von 24 Stunden, ohne untere Fistel innerhalb von 2–3 Tagen nach der Geburt angestrebt werden.

Die Operation erfolgt durch rechtsseitige laterale Thorakotomie (S. 344), wobei der Pleuraraum i.d.R. nicht eröffnet wird. Der Eingriff besteht aus der Abtrennung der Fistel mit sorgfältigem Verschluss der Trachea. Der obere und untere Ösophagusanteil werden anastomosiert. Nach einer Woche erfolgt eine Röntgendarstellung mit Kontrastmittel zum Ausschluss eines Anastomosenlecks. Danach kann mit dem oralen Nahrungsaufbau begonnen werden.

Dehnung der Speiseröhre. Da bei einer ÖA der obere Ösophagusteil immer sehr weit und der untere sehr schmal ist, kann auch bei unauffälliger Heilung die Anastomose für die Nahrungsaufnahme zu eng sein. Dann sind Bougierungen (Dehnungen) der Speiseröhre erforderlich, die in individuell festzulegenden Intervallen in Narkose durchgeführt werden. Dafür stehen Hartgummistäbe zur Verfügung, die mit zunehmendem Durchmesser über die Anastomose hinweg geführt werden. Alternativ kann ein Dehnungsballon verwendet werden, der im Anastomosenbereich mit Flüssigkeit gefüllt wird.

 In manchen Fällen sind beide Enden der Speiseröhre zu weit voneinander entfernt, um sie direkt miteinander vernähen zu können. Dann erfolgt zunächst nur die Anlage eines Gastrostoma zur Ernährung. Wenn eine Elongation der beiden Anteile (Verlängerung beider Enden durch kontinuierlichen Zug) mit Anastomosierung nach

2–3 Wochen nicht möglich ist, wird nach einigen Monaten der Ösophagus durch Anteile des Magens oder Darms in aufwändiger Operation ersetzt.

Komplikationen

Die Gefahr, dass in der ersten Woche nach der Operation ein Leck in der Anastomose auftritt, ist am Ösophagus deutlich größer (ca. 10%) als an anderen Stellen des Verdauungstrakts. Meist heilt das Leck unter weiterer Nahrungskarenz von alleine ab. Ähnlich häufig ist ein Leck des Trachealverschlusses, das meist zu einer Rezidivfistel führt. Diese kann auch noch nach längerer Zeit auftreten und muss erneut operiert werden.

Bei etwa 30% der Kinder mit ÖA tritt im weiteren Verlauf ein gastroösophagealer Reflux (GÖR, s.u.) auf.

> **P** *Präoperativ sollte ein Kind mit unterer Fistel mit dem Oberkörper hoch gelagert werden (30–45°), um die Luft möglichst ohne Flüssigkeit aus dem Magen entweichen zu lassen. Bei einer Anastomose, die nach ausgedehnter Mobilisierung unter größerer Spannung genäht worden ist, kann es sinnvoll sein, das Kind in der 1. Woche postoperativ mit vorgeneigtem Kopf zu lagern. Intraoperativ wird eine Magensonde (Schienungssonde) gelegt. Sie ermöglicht einen frühen enteralen Nahrungsaufbau, auch bei Anastomosenleck. Sie ist daher von besonderer Wichtigkeit und besonders gut zu fixieren und zu kontrollieren. Eine herausgerutschte Sonde kann nicht mehr ohne Gefahr für die Anastomose ersetzt werden.*

Prognose

Reif geborene Kinder ohne weitere Fehlbildungen überleben zu 95% und erreichen i.d.R. langfristig die Fähigkeit zur normalen Nahrungsaufnahme. Bei Frühgeborenen und Kindern mit weiteren, v.a. kardialen Problemen wird die Überlebenschance im Wesentlichen von diesen Problemen bestimmt.

27.3.2 Duodenalatresie

Ursache

In der 2. Gestationswoche wird aus dem Duodenum vorübergehend ein solider Strang. Darin bilden sich rasch Blasen, die wieder zu einem durchgängigen Lumen verschmelzen. Tritt hier eine Störung auf, verbleibt ein Verschluss, der sich fast immer im absteigenden Teil des duodenalen „C" findet. Auch eine ringförmige Ausbildung des Pankreas um den Darm herum (Pancreas anulare) kann die Lumenbildung verhindern.

Assoziierte Fehlbildung. Etwa ⅓ der Kinder mit Duodenalatresie (DA) weisen eine Trisomie 21 (Morbus Down, S. 157f) auf. Nicht selten sind auch kardiale Fehlbildungen vorhanden.

Symptome

Erbrechen früh nach der Geburt sowie wiederholt postprandial lässt den Verdacht auf eine DA aufkommen. Meist, aber nicht zwangsläufig, handelt es sich um galliges Erbrechen. Dabei kann es zu erheblicher Dehydration mit Elektrolytverlust kommen.

Diagnose

Bei guter Pränataldiagnostik kann die DA durch eine deutliche Dilatation des oberen Duodenumanteils bereits vor der Geburt diagnostiziert werden. Außerdem weisen die meisten Föten ein Polyhydramnion auf. Postpartal lässt sich die DA sonografisch zweifelsfrei nachweisen. Ein Röntgenbild des Abdomens im Hängen zeigt charakteristisch zwei Luftblasen im Oberbauch („double bubble"), eine größere links (Magen) und eine kleinere rechts, die sich im erweiterten oberen Duodenum befindet. Das restliche Abdomen ist luftleer.

Therapie

Verschluss oder Stenose müssen operativ beseitigt werden. Um die Durchblutung von Pankreas und Duodenum nicht zu gefährden, wird die Atresie i.d.R. nicht freigelegt. Aufgrund der Dilatation des oberen Anteils lassen sich oberer und unterer Duodenalteil ventral der atretischen Stelle einander annähern und nach Eröffnung Vorderseite an Vorderseite („Seit-zu-Seit") anastomosieren. Dies wird als Duodenoduodenostomie bezeichnet. Die Atresie wird also nicht reseziert, sondern umgangen. Über eine ins Jejunum vorgeschobene Schienungssonde kann früh wieder mit dem enteralen Nahrungsaufbau begonnen werden.

Komplikation

Bei einer Anastomoseninsuffizienz am Duodenum handelt es sich um eine zwar seltene, aber sehr ernst zu nehmende Komplikation. Der reichliche Gallefluss in der Nachbarschaft (Mündung des Ductus choledochus) verhindert eine spontane Abheilung des Lecks. Es kommt zur Bildung einer Gallefistel zur intraoperativ gelegten Drainage oder einer galligen Peritonitis. Die Gallefistel ist schwer zu therapieren, die Peritonitis lebensbedrohlich.

Prognose

Für die Ernährung ist nicht mit Einschränkungen zu rechnen. Für das Überleben ist die Schwere evtl. bestehender weiterer Fehlbildungen entscheidend.

27.3.3 Duodenalstenose

Definition
Bei deutlicher Verengung des Zwölffingerdarms ohne kompletten Verschluss spricht man von der **Duodenalstenose**.

Ursache
Einerseits kann es sich um eine inkomplette Atresie handeln. Andererseits gibt es bei einer Fehllage des Dickdarms (Malrotation, S. 416) bindegewebige Stränge vom im Oberbauch liegenden Zökum nach rechts lateral, die das Duodenum einengen („Ladd-Bänder").

Symptome und Diagnose
Rezidivierendes Erbrechen postprandial ist auch hier das typische Symptom. Gelegentlich fällt dies aber auch erst nach Monaten oder Jahren, vereinzelt sogar erst im Erwachsenenalter, auf.

Der Verdacht auf eine Stenose ergibt sich oft bereits mittels Sonografie. Zur genaueren Darstellung wird eine Röntgenuntersuchung mit Kontrastmittel vorgenommen.

Therapie und Prognose
Die operative Behandlung besteht bei der Malrotation aus der Durchtrennung der Ladd-Bänder, ansonsten entspricht sie der Therapie der Duodenalatresie.

Eine Einschränkung der Lebensqualität ergibt sich i.d.R. nicht.

27.3.4 Dünndarmatresie

Ursache
Am Jejunum oder Ileum können bei der Geburt ein oder mehrere Verschlüsse gleichzeitig vorhanden sein (**Abb. 27.6**). Im Unterschied zu allen anderen Atresien kommt es zum Verschluss am Dünndarm nicht während der Entstehung der Organe (Organogenese), sondern viel später. In erster Linie wird eine Durchblutungsstörung für den Untergang eines Darmsegmentes verantwortlich gemacht. Das kann z.B. durch einen intrauterinen Volvulus (S. 397) oder eine Laparoschisis (S. 314ff) verursacht werden. Der untergegangene Darmabschnitt kann dabei sehr unterschiedlich lang gewesen sein, sodass intraoperativ einerseits ein Dünndarm von praktisch normaler Länge, andererseits aber auch ein deutlich zu kurzer gefunden werden kann.

Symptome und Diagnose
Es handelt sich um einen Ileus mit den oben genannten Symptomen (s. S. 388f). Bis das Kind auffällig wird, können allerdings 2–3 Tage vergehen. Trotz des Verschlusses kann normal gefärbtes Mekonium abgesetzt werden, da es sich bereits vor dem Untergang des Dünndarmsegments im Kolon angesammelt haben kann. Da der bereits intrauterin gestaute und erweiterte Dünndarm pränatal sonografisch oft erkannt wird, kann man sich auf eine umgehende Therapie postpartal einstellen, bevor das Kind symptomatisch wird.

Die Diagnostik entspricht ebenfalls der des Ileus.

Therapie
Der Darmverschluss muss reseziert werden. Durch den schon intrauterin entstandenen Stau vor dem Stopp ist der präatretische Darm sehr dilatiert. Demgegenüber ist der postatretische Darm durch den ungenutzten Zustand hinter dem Stopp sehr zart ausgebildet. Diese Diskrepanz verhindert eine primäre Anastomosierung beider Abschnitte. Deshalb werden beide Anteile als Anus praeter ausgeleitet. Bei mehreren Atresien muss jedes erhaltene Darmsegment mindestens einen Anus praeter erhalten. Durch die Entlastung des präatretischen Darms nimmt dessen Durchmesser ab, andererseits wird der postatretische Darm durch Wachstum und Umfüllen des Darminhaltes weiter. Nach einigen Wochen erfolgt dann die Anastomosierung.

Komplikationen
Bei noch wesentlich ungleichen Lumina bei der Anastomosierung ist eine Stenose der Anastomose nicht selten. Sie verhindert den Nahrungsaufbau und muss operativ korrigiert werden. Eine Anastomoseninsuffizienz ist am Dünndarm jedoch eine Rarität.

Prognose
Langfristig ist für das Kind entscheidend, wie lang der erhaltene Dünndarm ist. Von unbeeinträchtigter Er-

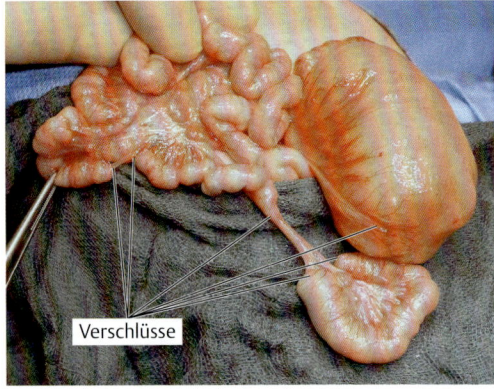

Abb. 27.6 Multiple Dünndarmatresie. Mehrere Verschlüsse (V) mit dazwischen fehlenden Darmsegmenten; Aufstau der mit dem Magen in Verbindung stehenden Schlinge.

nährung bis zu einem gravierenden Kurzdarmsyndrom (S. 405) ist alles möglich.

27.3.5 Analatresie

Definition und Ursache

Beim Embryo gibt es zunächst am kaudalen Ende des Rumpfes die Kloake, in der der Urdarm endet. Aus der Kloake gehen der Enddarm, die Harnblase und die inneren Genitalien mit Keimdrüsen hervor. Das Rektum hat also in der Entwicklung eine enge Beziehung zu den Harnwegen und dem weiblichen Genitale. Außerdem sind die Kloake und danach der Enddarm zunächst von einer Membran nach außen hin verschlossen. Wenn diese Membran am Ende der neunten Embryonalwoche nicht einreißt, bleibt der Verschluss bis zur Geburt erhalten und wird als **Analatresie** bezeichnet.

Formen der Analatresie

Der Abstand des Enddarms zur Haut im Bereich des Schließmuskels kann wenige Millimeter bis mehrere Zentimeter betragen. Entsprechend unterteilt man die Analatresien in eine hohe, mittlere und tiefe Form (tief: Darm nah an der Haut). Noch wichtiger ist aber zu unterscheiden, ob, und wenn ja, welche Fistel zwischen Darm und Harnwegen oder Genitale besteht. Damit sind Verbindungen gemeint, die als Reste der oben angesprochenen engen embryologischen Beziehung dieser Organe bestehen können. Die Fistel ist am häufigsten perineal (zum Damm), urethral (zur Harnröhre, beim Jungen) oder vestibulär (zum Scheidenvorhof, beim Mädchen) ausgebildet. Eine perineale Fistel wirkt oft wie ein etwas zu weit vorne gelegener Anus und wird daher auch Antepositio ani genannt.

Symptome

Die fehlende anale Öffnung fällt bei der ersten Untersuchung des Kindes auf (**Abb. 27.7a**). Bei einer relativ weiten perinealen Fistel wird bei unerfahrener Betrachtung die Fehlbildung aber hin und wieder übersehen. Bei einer Fistel zum Harntrakt oder Genitale kann sich dort Mekonium entleeren. Außer bei einer weiten perinealen Fistel besteht prinzipiell natürlich ein Ileus. Zur Ausbildung der typischen Symptome sollte es aber erst gar nicht kommen.

Diagnose

Die Diagnostik zielt auf die Frage der Höhe der Atresie und die Suche nach einer Fistel ab. Mit der Sonografie lässt sich vom Damm aus recht gut das blind endende Rektum darstellen und damit die Entfernung zur Haut bestimmen. Eine Fistel lässt sich dabei manchmal vermuten, aber niemals ausschließen. Röntgenologisch kann im seitlichen Strahlengang bei angehobenem Gesäß (Aufnahme nach Wangensteen) mithilfe der Luft am Rektumende der Abstand zur Haut abgeschätzt werden.

Die Suche nach einer Fistel erfolgt röntgenologisch mit einem MCU (S. 117). Wurde ein Kolostoma angelegt, kann auch über den abführenden Kolonschenkel mit Kontrastmittel eine Fisteldarstellung durchgeführt werden. Eine endoskopische Untersuchung (Zystoskopie, Vaginoskopie) wird oft zusätzlich durchgeführt.

Therapie

Primär ist es entscheidend, dem Neugeborenen die Darmentleerung zu ermöglichen. Ist der Rektumblindsack nur durch eine dünne Gewebsschicht im externen Sphinkterbereich von der Außenwelt getrennt, wird beim Neugeborenen bereits die definitive Behandlung vorgenommen. Bei allen anderen Formen wird die eigentliche operative Korrektur erst nach einigen Monaten angestrebt. Zur Darmentleerung wird zunächst entweder eine vorhandene perineale Fistel so weit wie nötig aufgedehnt oder ein Kolostoma im linken Abdomen angelegt.

Posteriore sagittale Anorektoplastik (Operation nach Peña). Die operative Konstruktion eines Rektum-Anus-Kanals wird heutzutage von der Gesäßfalte aus vorgenommen (**Abb. 27.7b**). Der komplizierte Begriff „posteriore sagittale Anorektoplastik" (kurz PSARP) beschreibt das Vorgehen, es wird auch nach seinem Entwickler Operation nach Peña genannt. Dabei wird das Rektum freipräpariert, die Fistel dargestellt und verschlossen und das Rektum durch den meist vorhandenen Schließmuskelring hindurch zur Haut ausgeleitet. Bei einer sehr hohen Atresie ist evtl. zusätzlich ein Zugang durch die Bauchhöhle erforderlich, um

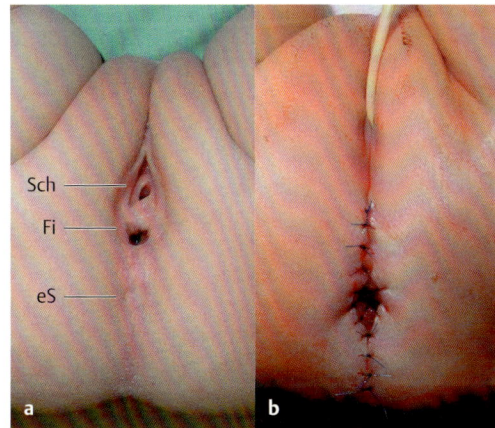

Abb. 27.7 Analatresie mit vestibulärer Fistel (Fi). Markiert sind auch der externe Sphinkter (eS) und der Scheideneingang (Sch). **a** Präoperativ, **b** postoperativ.

das Rektum und die Fistel darzustellen. Das Kolostoma wird nach Einheilung des Rektums in einem weiteren Eingriff verschlossen.

> **W** *Die Operation wird erst nach einigen Monaten vorgenommen, weil beim Neugeborenen praktisch alle Gewebe (Fett, Muskel, Bindegewebe, Darmwand) gleich aussehen und die Muskulatur noch recht zart ausgebildet ist. Beim älteren Säugling lassen sich die anatomischen Strukturen wesentlich besser differenzieren und die Operation dadurch mit mehr Präzision durchführen.*

Komplikationen

Eine Fistel zum Harntrakt birgt stets das Risiko einer Harnwegsinfektion. Die postoperative Hauptkomplikation ist das Rezidiv der Fistel. Nach Verschluss einer urethralen Fistel ist auch eine Harnröhrenstriktur möglich.

Prognose

Die Ergebnisse der Analatresiebehandlung sind hinsichtlich der Funktion bis heute nicht zufriedenstellend.

Am Darmausgang gehören beim Gesunden viele Strukturen zum sog. Kontinenzorgan. Eine normale Kontinenz und Entleerung ist nur bei einwandfreiem Zusammenspiel der Strukturen möglich. Wenn einige Teile des Kontinenzorgans gar nicht angelegt sind (z.B. sensible Innervation), können sie auch durch die Operation nicht geschaffen werden. Bei guter chirurgischer Therapie ist mit einer einwandfreien Funktion des Darmausgangs nur in 30% der Fälle zu rechnen. Der Rest verteilt sich etwa gleichmäßig auf Gruppen mit chronischer Obstipation oder Inkontinenz. Bei tiefer Atresieform sind die Aussichten besser, bei hoher Form schlechter.

Während Inkontinenz für den Patienten v.a. ein soziales, die Lebensqualität stark beeinträchtigendes Problem darstellt, hat die chronische Obstipation Auswirkungen auf das Gedeihen. Die Verstopfung ist oft medikamentös und diätetisch sowie mit Einläufen behandelbar. Zur Therapie der Inkontinenz s. S. 419.

27.3.6 Kloake

Wenn die eigentlich nur vorübergehend vorhandene Kloake sich beim Embryo nicht korrekt weiter entwickelt und bis zur Geburt fortbesteht, handelt es sich um eine besonders komplexe, sehr seltene Fehlbildung. Enddarm, Scheide und untere Harnwege haben sich nicht getrennt. Von außen ist in der Anogenitalfalte eine einzelne mehr oder weniger große Öffnung zu sehen, aus der sich Urin und Stuhl entleert.

Operativ ist von Seiten des Darms wie bei der Analatresie vorzugehen. Außerdem müssen aber Genitale, Harnblase und Urethra separiert und konstruiert werden. Der technisch komplizierte Eingriff wird meist im Alter von ca. einem Jahr vorgenommen. Die Ergebnisse hinsichtlich der Funktion der Organe sind individuell sehr unterschiedlich; oft sind in späteren Jahren ergänzende operative Korrekturen erforderlich.

27.3.7 Mekoniumileus

Definition

Der **Mekoniumileus** ist meist ein frühes Symptom der Mukoviszidose (zystische Fibrose, S. 359 ff). Dabei produziert die Schleimhaut des Dünndarms bereits früh intrauterin einen besonders festen, zähen Schleim. Dieser setzt sich in Form von farblosen Kugeln am Ende des Dünndarms fest, sodass das Mekonium nicht passieren kann und sich davor im Sinne eines mechanischen Ileus aufstaut (**Abb. 27.8**).

Symptome

Die beim Mekoniumileus vorhandene Erweiterung des Dünndarms kann (wie bei der Dünndarmatresie) bereits im pränatalen Ultraschall gesehen werden. Wird dies nicht erkannt und postpartal nicht umgehend behandelt, bilden sich nach der Geburt die Zeichen des mechanischen Ileus aus (s. S. 388 f).

Diagnose

Die Diagnostik entspricht der des Ileus. Sonografisch kann oft der eingedickte Schleim vor der Bauhin-Klappe dargestellt werden. Spiegelbildungen sind im Röntgenbild kaum vorhanden, da das aufgestaute Mekonium sehr zäh ist und sich nicht wie Flüssigkeit verhält.

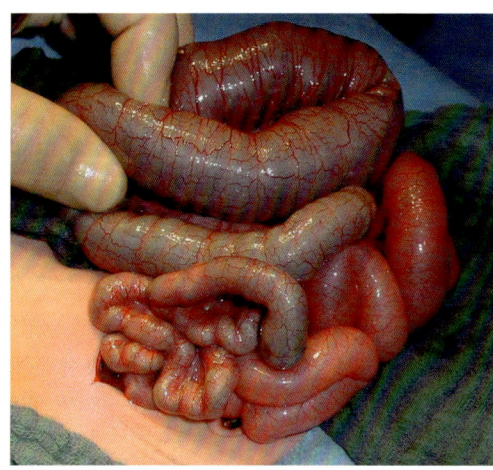

Abb. 27.8 Mekoniumileus. Schleimkugeln im terminalen Ileum mit davor aufgestautem Mekonium.

Therapie

Der obturierende Schleim und das zähe, an der Schleimhaut klebende Mekonium müssen operativ entfernt werden. Dafür wird das Ileum an der Grenze zwischen Schleim und Mekonium eröffnet (Ileotomie). Der einfache Wiederverschluss der Ileotomie birgt das Risiko, dass der nicht entfernbare Rest des Darminhalts erneut eindickt und zu einem Passagehindernis wird. Eine Ausleitung als Ileostoma ist eine Möglichkeit, das zu verhindern.

Bishop-Koop-Fistel. Da der Verlust von Darminhalt über das Stoma bei dem aufgrund der Mukoviszidose ohnehin schlecht gedeihenden Kind ungünstig ist, wird häufig statt des normalen Ileostoma eine Bishop-Koop-Fistel angelegt. Nach kompletter Durchtrennung des Ileums wird dazu das Ende des zuführenden Schenkels an die Seite des abführenden Schenkels, wenige Zentimeter von dessen Ende entfernt, anastomosiert. Das frei bleibende Ende des abführenden Schenkels wird dann als endständiges Ileostoma ausgeleitet (**Abb. 27.9**). Damit gibt es die Möglichkeit, den abführenden Darm zu spülen. Der Darminhalt kann den normalen Weg einnehmen. Wenn sich die Fistel nach einigen Wochen nicht von selbst verschlossen hat, wird sie mit einem kleinen Eingriff entfernt.

Prognose

Nach Beseitigung des Ileus normalisiert sich die Darmtätigkeit allmählich. Die Prognose für das Kind wird von der Grunderkrankung bestimmt.

Differenzialdiagnose

Vom Mekoniumileus abzugrenzen ist das Mekoniumpfropf-Syndrom. Dabei ist es pränatal im Kolon zu einer Eindickung von Mekonium gekommen, das sich nach der Geburt i.d.R. mit Einläufen mobilisieren lässt. Nach der Entleerung des Mekoniums stellt sich eine normale Darmtätigkeit ein. Eine zu behandelnde Grunderkrankung liegt nicht vor.

27.3.8 Aganglionose

Definition

Bei der **Aganglionose** liegt eine Fehlbildung der Innervation des Darms vor. Im betroffenen Darmsegment fehlen die Ganglien in der Muskelschicht. Sehr gebräuchliche Bezeichnungen der Erkrankung sind auch **Morbus Hirschsprung** und **Megacolon congenitum** (d.h. angeborener Riesendickdarm), weil der Entdecker der Fehlbildung Hirschsprung annahm, dass die Dilatation des Darms vor der Aganglionose das eigentliche Problem darstellte.

Ursache

In der Embryonalzeit wandern Vorläufer der Ganglienzellen in den Ösophagus ein und breiten sich über mehrere Wochen allmählich bis zum Anus hin aus. Eine gestörte Wanderung führt dazu, dass sich zwischen der Stelle des Wanderungsstopps und dem Anus keine Ganglienzellen entwickeln können. Da sich deshalb in dem Bereich das übliche Wechselspiel der Muskulatur aus Aktivieren und Erschlaffen nicht ausbilden kann, kommt es zur Schrumpfung der Muskulatur, also einer Stenose mit Passagebehinderung.

Oral davon staut sich der Darm auf („Megakolon"). Von einer Aganglionose ist also immer das Ende des Rektum betroffen. Wie weit nach oral die Fehlbildung reicht, ist individuell sehr unterschiedlich: Von 2 cm bis zum gesamten Darm ist alles möglich, der Dünndarm ist aber nur in 5% der Fälle betroffen.

Symptome

Die Symptomatik der Aganglionose besteht aus einem relativ breiten Spektrum möglicher Krankheitszeichen: Die betroffenen Kinder weisen kein einheitliches Bild auf. Aufgrund der Darmdilatation ist das aufgetriebene Abdomen das häufigste Symptom. Verdächtig ist auch, wenn das Neugeborene innerhalb von 48 Stunden postpartal kein Mekonium abgesetzt hat. Erbrechen kann als weiteres Ileuszeichen hinzukommen.

Milde Formen können aber auch beim Neugeborenen unauffällig bleiben und erst nach Monaten oder wenigen Jahren durch eine chronische Obstipation in Erscheinung treten. Dann kann auch Stuhlschmieren bzw. Überlauf-Enkopresis (ständiger unkontrollierter Abgang kleiner Stuhlmengen bei Obstipation) führendes Symptom sein.

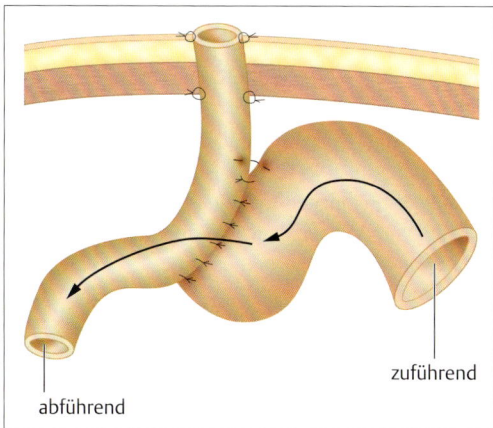

Abb. 27.9 Bishop-Koop-Fistel. Das freie Ende des abführenden Schenkels wird zur Bauchdecke ausgeleitet, der zuführende Schenkel seitlich an den abführenden anastomosiert.

Diagnose

Die Sonografie kann die Aganglionose nicht darstellen, zum Ausschluss anderer Erkrankungen ist sie aber durchzuführen. Das Röntgenbild der Abdomenübersicht weist die massive Darmdilatation nach. Wenn das betroffene Segment nicht nur wenige Zentimeter lang ist, kann ein Röntgen-Kontrasteinlauf den typischen Kalibersprung darstellen. Besonders charakteristische Veränderungen sind in der Anomanometrie (S. 113) zu erkennen: Bei regelrechter Funktion des Schließmuskels kann allein mit dieser Untersuchung eine Aganglionose ausgeschlossen werden.

Eine sichere Bestätigung der Diagnose ist allerdings nur histologisch möglich. Dazu werden (i.d.R. in Narkose) an verschiedenen Stellen des Rektums mit einem speziellen Gerät sog. Saug-Biopsien entnommen.

Therapie

Die durch die Aganglionose verursachte Engstellung des Darms kann nur operativ beseitigt werden. Bei bestehendem Ileus oder sehr ausgeprägter Darmdilatation ist zunächst die Anlage eines Anus praeter oral des engen Darms angezeigt. Bei noch kompensierbarer Symptomatik kann die definitive Operation direkt vorgenommen werden.

Hirschsprungresektion. Der fehlgebildete Darm wird reseziert, das dabei entstandene freie Ende mit dem Anus anastomosiert. Da die Länge des Resektats und damit die präzise Bezeichnung des Eingriffs sehr unterschiedlich sind, spricht man i.Allg. von der Hirschsprungresektion. Oft lässt sich erst während des Eingriffs mit einer histologischen Untersuchung von Darmwandproben („Schnellschnitt") die Grenze zwischen gesundem und fehl gebildetem Darmabschnitt (= Resektionsgrenze) nachweisen. Für die Art der Resektion gibt es mehrere Verfahren, die als gleichwertig anzusehen sind. Prinzipiell ist ein Vorgehen über die Bauchhöhle möglich, das in konventioneller oder laparoskopischer Technik erfolgen kann. Weniger ausgedehnte Resektionen können auch vom Darmausgang aus durchgeführt werden.

Sphinktermyektomie. Bei einer sehr kurzstreckigen (< 5cm) Aganglionose genügt meist eine Sphinktermyektomie. Bei dem relativ kleinen Eingriff wird durch den Anus hindurch ein Streifen des inneren Schließmuskels entfernt, was zur Erweiterung des engen Segments führt.

Komplikationen

Die Darmdilatation kann bis zur Perforation zunehmen. Heutzutage nur noch selten zu beobachten ist das mit hoher Letalität verbundene „toxische Megakolon". Dabei kommt es zur bakteriellen Überwucherung des dilatierten Darmsegments mit nachfolgender Sepsis. Der Verlauf kann fulminant sein. Die Unterscheidung von einer normalen Neugeborenensepsis, die ihrerseits einen paralytischen Ileus verursachen kann, ist schwer.

Relativ selten kommt es in den ersten Tagen postoperativ zur Nahtinsuffizienz (= Anastomoseninsuffizienz), was eine perirektale Abszessbildung nach sich ziehen kann. Ein Schrumpfen der Anastomose (Stenose) führt zu erneuter chronischer Obstipation.

Prognose

Wenn zumindest das Colon ascendens verbleibt, ist langfristig mit einer Normalisierung der Darmtätigkeit zu rechnen. Bei einer kurzstreckigen Resektion stellt sich diese bereits im postoperativen Verlauf ein. Bei einer langstreckigen Resektion ist zunächst über Wochen bis wenige Monate die Stuhlfrequenz erhöht, was dann durch Adaptation des relativ kurzen Restkolons nachlässt.

27.4 Erworbene Transportstörungen

27.4.1 Hypertrophe Pylorusstenose

Definition

Bei der **hypertrophen Pylorusstenose** wird die Pylorusmuskulatur übermäßig stimuliert. Sie verdickt sich daraufhin immer weiter (hypertrophiert), bis eine Passage des Mageninhalts nicht mehr möglich ist.

Ursache

Der ursächliche Reiz, der zur Stimulierung führt, ist bislang nicht bekannt. Ebenso wenig geklärt ist, ob eine angeborene Anlage oder ein postpartaler Reiz oder beides für die Hypertrophie verantwortlich ist. Daher ist manchmal auch von der kongenitalen Pylorusstenose die Rede. Bei Jungen tritt die Pylorusstenose 4-mal so häufig auf wie bei Mädchen; insgesamt betrifft sie etwa 3 von 1000 Neugeborenen.

Symptome

Typisch ist das Erbrechen „im Schwall", also im hohen Bogen, das direkt nach jeder Mahlzeit erfolgt. Es tritt im Alter von 4–6 (2–8) Wochen auf. Das Kind resorbiert keine Nahrung mehr und verliert zusätzlich durch das Erbrechen Flüssigkeit und Salzsäure, also Protonen und Chlorid. Daraus resultieren Gewichtsverlust, Exsikkose und hypochlorämische Alkalose (Base-Excess erhöht). Am ruhigen Kind ist oft der Pylorus wie ein Tumor im rechten Oberbauch zu tasten. Nach Gabe von Nahrung kann man peristaltische Wellen im Oberbauch sehen. Oft hat das Kind einen charakteristischen sorgenvollen, faltigen, ältlich wirkenden Gesichtsausdruck.

Diagnose

Ganz im Vordergrund steht die Sonografie, mit der anhand der Dicke und Länge des Pylorus die Diagnose gestellt werden kann (s. **Abb.11.2**, S. 100). Bei grenzwertigen Maßen entscheidet die Heftigkeit der Symptomatik über Zuwarten oder Therapie. Röntgenologisch lässt sich mit Kontrastmittel die Pylorusstenose ebenfalls charakteristisch darstellen. Sinnvoll ist diese Untersuchung aber nur, wenn eine andere Diagnose eher wahrscheinlich ist.

Therapie

Die Behandlung besteht zunächst aus Nahrungskarenz bei liegender Magensonde sowie Ausgleich von Säure-Basen-Status und Elektrolyten durch Infusionen. Danach erfolgt durch einen kleinen Schnitt im rechten Oberbauch die Pyloromyotomie. Dabei wird lediglich die Muskulatur des Pylorus stumpf in Längsrichtung auseinander gedrängt, die Schleimhaut bleibt geschlossen. Dadurch wird der Pyloruskanal so weit, dass die Nahrungspassage wieder möglich ist. Die Pylorusmuskulatur bildet sich danach allmählich wieder auf das normale Maß zurück. Währenddessen erfolgt ein schrittweiser Nahrungsaufbau innerhalb weniger Tage. Wenn die Schleimhaut versehentlich eröffnet und mit Naht verschlossen worden ist, verzögert sich der Nahrungsaufbau.

Differenzialdiagnosen

Eine ähnliche Symptomatik des rezidivierenden Erbrechens kann auch von jeder Passagebehinderung im Duodenum, einem ausgeprägten gastro-ösophagealen Reflux (s.u.), einer Stoffwechselerkrankung oder einfach einer Überfütterung hervorgerufen werden.

27.4.2 Volvulus

Definition

Beim **Volvulus** ist der Darm um den eigenen Mesenterialstiel verdreht. Dabei schnürt sich der Darm selbst das Lumen ab, sodass ein Ileus entsteht. Außerdem werden i.d.R. auch die zum Darm führenden Gefäße stranguliert, was nach einigen Stunden zur Nekrose des Darms führt.

Ursache

Häufigste Ursache des Volvulus ist eine Malrotation (S. 416). Dabei hängt der Darm nur am schmalen Mesenterialstiel, es fehlt jede Fixierung am Retroperitoneum. Durch Körperbewegungen oder allein durch die Peristaltik kann es zur Verdrehung kommen. Fast der ganze Dünndarm und ein Großteil des Kolon sind i.d.R. betroffen. Eine andere Ursache für einen Volvulus kann ein Verwachsungsstrang an einer Darmschlinge sein, die sich um die Achse des Stranges verdrehen kann. Dann sind meist kürzere Darmsegmente betroffen.

Symptome

Bei einigen Kindern tritt der Volvulus bereits pränatal auf, was zur vorzeitigen Geburt führen kann. Über 50% der Patienten erleiden den Volvulus im 1. Lebensmonat. Hauptsymptom ist dann heftiges galliges Erbrechen. Weitere Zeichen sind ein distendiertes, später auch hartes Abdomen und evtl. blutiger Stuhl. Größere Kinder geben auch plötzlich auftretende Schmerzen an. Wenn die Diagnose nicht früh gestellt wird, kommen durch die Nekrose Zeichen der Peritonitis, Sepsis und Dehydration hinzu.

Bei älteren Kindern kann der Volvulus auch ein subakutes oder chronisches Krankheitsbild mit rezidivierenden Koliken und Erbrechen sowie Gedeihstörung verursachen.

Diagnose

Das Röntgenbild als Abdomenübersicht zeigt gestaute Darmschlingen als Hinweis auf den Ileus. Alternativ kann aber auch ein sog. gasloses Abdomen zu sehen sein. Bei deutlichen Symptomen verbietet sich wegen des Zeitverlustes eine weitere Diagnostik zugunsten einer raschen Therapie. Bei nicht akutem Verlauf kann eine Kontrastdarstellung des Magen-Darm-Trakts die Malrotation und auch eine Stenosierung nachweisen.

Therapie

Mittels Laparotomie muss möglichst schnell der Darm freigelegt und entdreht werden. Erfolgt damit die Wiederherstellung der Durchblutung früh genug, kann sich der Darm erholen und belassen bleiben. Nur eindeutig nekrotischer Darm wird reseziert. Bei unsicherer Einschätzung der Erholungsfähigkeit wird das Abdomen zunächst verschlossen. Eine „Second-look"-Laparotomie nach 24–48 Stunden zeigt dann das Ausmaß der zu resezierenden Nekrose.

Prognose

Aufgrund sich postoperativ ausbildender Verwachsungen des Darms ist mit einem Rezidiv nicht zu rechnen. Bei nur kurzstreckiger Resektion ist keine Einschränkung der Lebensqualität zu erwarten. Bei ausgedehnter Resektion verbleibt ein Kurzdarmsyndrom (S. 405) oder der Verlauf endet letal.

27.4.3 Invagination

Definition

Genau genommen handelt es sich bei einer **Invagination** um eine Einstülpung eines beliebigen Darmsegmentes in das folgende. Mit Invagination meint man jedoch i.d.R. die Einstülpung des terminalen Ileums ins Kolon, da diese einen Krankheitswert besitzt. Aufgrund der Bauhin-Klappe ist es dem Dünndarm nur selten möglich, von selbst wieder aus dem Kolon heraus zu gleiten: Es besteht vielmehr ein Verschluss des Darmlumens und damit ein mechanischer Ileus.

Ursache

Nur in wenigen Fällen ist eine Darmveränderung (Polyp, Meckel-Divertikel) im terminalen Ileum vorhanden, die als Anfang durch eine peristaltische Welle durch die Bauhin-Klappe gedrückt worden ist. Die meisten Invaginationen treten idiopathisch, also ohne erkennbaren Grund, auf. Sehr häufig liegt zeitgleich ein Virusinfekt vor, der zu vergrößerten paraintestinalen Lymphknoten geführt haben kann. Kinder mit Mukoviszidose erleiden eine Invagination deutlich häufiger als andere.

Symptome

Kolikartige Schmerzen, oft aus dem Schlaf heraus, sind das führende Symptom. Etwas später kommt es auch zu rezidivierendem galligem Erbrechen. Im rechten Abdomen ist die Invagination walzenförmig zu tasten. Blutbeimengungen im Stuhl weisen auf eine schon länger bestehende Invagination hin. Betroffen sind Kinder im Alter von 4 Monaten bis 4 Jahren, die Häufigkeit liegt bei etwa 4 von 1000 Kindern.

Diagnose

Sonografisch lässt sich die Invagination eindeutig darstellen. Lediglich bei schon langem Bestand der Invagination (>2–3 Tage) können weitere Veränderungen die typische Darstellung beeinträchtigen. Dann kann ein röntgenologischer Kolonkontrasteinlauf weiteren Aufschluss bringen.

Therapie

In den meisten Fällen, die innerhalb von 24 Stunden nach dem Auftreten der ersten Symptome zur Behandlung gelangen, lässt sich eine Reposition des Darms ohne Operation erreichen. In manchen Kliniken wird das mit einem Kontrasteinlauf unter Röntgenkontrolle durchgeführt. Genauso gut geht es, wenn statt Kontrastmittel Luft mit bestimmtem Druck über einen Ballonkatheter ins Kolon gedrückt wird (s. **Abb. 11.8**, S. 102). Ein dritter Weg ist das Verwenden von physiologischer Kochsalzlösung als Einlauf unter sonografischer Kontrolle der Reposition. In jedem Fall kommt es darauf an, den Dickdarm aufzudehnen, um ein Zurückrutschen des Dünndarms zu ermöglichen.

Gelingt die konservative Behandlung nicht, muss die Reposition operativ vorgenommen werden. Bevorzugt wird dafür die Laparotomie, da die Invagination dann meist schon länger besteht und ein manuelles Ausstreichen des Darms erfordert.

Ileozökopexie. Nach der Reposition wird noch eine Ileozökopexie durchgeführt, d.h. das terminale Ileum wird mit ein paar Nähten Seite an Seite an das Aszendens angeheftet. Bei rezidivierenden Invaginationen empfiehlt es sich, eine Ileozökopexie prophylaktisch vorzunehmen; dafür ist die Laparoskopie zu bevorzugen.

Prognose

Nach konservativer Therapie besteht ein Rezidivrisiko von ca. 5%.

27.4.4 Briden- und Adhäsionsileus

Definition

Briden und **Adhäsionen** sind unterschiedliche Arten von Verwachsungen zwischen Darmschlingen untereinander oder zu anderen Oberflächen im Bauchraum. Briden sind längere strangförmige, Adhäsionen flächige Verwachsungen. Durch eine Bride kann der Darm eingeklemmt oder abgeschnürt (s. **Abb. 27.5b**), durch Adhäsionen bewegungsunfähig und abgeknickt werden. Man spricht dann entweder vom Briden- oder Adhäsionsileus.

Ursache

Nach einer Operation oder einer Entzündung im Bauchraum kann es an allen beteiligten Bereichen zur Absonderung von Fibrin kommen, das zur Blutgerinnung und Wundheilung dient. Es haftet sehr gut an allen Oberflächen und führt so zu deren Verklebung. Einwandernde Zellen bilden Bindegewebe in den Verklebungen, die sich damit nicht mehr von alleine lösen können. Je gröber man mit den Oberflächen intraoperativ umgeht, desto mehr Verklebungen entstehen. Minimal-invasive Operationen haben weniger Verwachsungen zur Folge als gleichartige offene Eingriffe.

ERWORBENE TRANSPORTSTÖRUNGEN

Komplikationen
Beim Bridenileus können Blutgefäße ebenfalls von der Abschnürung betroffen sein, sodass das Absterben eines Darmsegments möglich ist.

Symptome und Diagnose
Symptomatik und Diagnostik sind die des mechanischen Ileus. Bei hochakuten Symptomen handelt es sich eher um einen Bridenileus, bei Adhäsionen entwickelt sich der Darmverschluss oft etwas langsamer.

Therapie
Wie bei jedem mechanischen Ileus muss auch bei den Verwachsungen operativ vorgegangen werden. Das Durchtrennen der Verwachsungen ist prinzipiell durch einen offenen oder minimal-invasiven Zugang möglich. Die Laparoskopie ist dabei wegen des kleineren Zugangs zwar die elegantere, aber wegen der durch die geblähten Schlingen schlechten Übersicht schwierigere Methode.

Prognose
Bei den Adhäsionen setzt man v.a. durch das Durchtrennen der Verwachsungen wieder einen Reiz zur Wundheilung, also zur erneuten Verwachsung. Das muss nicht zwangsläufig, kann aber erneut zu einem Ileus führen.

27.4.5 Fremdkörperingestion

Definition
Ingestion bedeutet allgemein Nahrungsaufnahme. Als **Fremdkörper** sind hier alle verschluckten nicht kaubaren oder nicht gekauten Stücke gemeint.

Symptome
Insbesondere Säuglinge und Kleinkinder stecken alles Greifbare in den Mund. Mittelgroße Teile können verschluckt werden und evtl. an verschiedenen Engstellen des Verdauungstrakts hängen bleiben. Besondere Engstellen sind der Ösophaguseingang, der Ösophagus in Höhe der Kreuzung mit dem linken Hauptbronchus, vor dem Magenein- und Magenausgang und vor der Bauhin-Klappe. Dementsprechend unterschiedlich können die Symptome sein. Hustenreiz (Ösophaguseingang), Schmerzen, Speicheln und Nahrungsverweigerung (Ösophagus), Symptomlosigkeit (Magen) oder Zeichen eines mechanischen Dünndarmileus können das klinische Bild bestimmen.

Diagnose
Wenn der Fremdkörper aus röntgendichtem Material ist, kann mit einem Röntgenbild des Thorax oder Abdomens (im Liegen) danach gesucht werden. Im Abdomen wird die Suche sonografisch durchgeführt. Oft wird jedoch der Fremdkörper nicht gefunden, dann entscheiden die Beschwerden über das Durchführen der Endoskopie.

Therapie
Liegt der Fremdkörper im Ösophagus oder Magen, wird er mittels Endoskopie entfernt. Bei im Magen befindlichen kleinen Münzen oder Knopfbatterien kann damit aber einige Tage gewartet werden. Wenn bis dahin in der Kontrolle des Stuhls das Stück nicht gefunden wurde und eine Röntgenkontrolle weiterhin die Lage im Magen nachweist, erfolgt die Endoskopie. Fremdkörper im Ösophagus sind wegen der Perforationsgefahr immer gleich zu entfernen. Beim Ileus versteht sich ein umgehendes operatives Entfernen von selbst.

27.4.6 Gastroösophagealer Reflux

Definition
Der Rückfluss (= Reflux) von Magensaft in die Speiseröhre kommt bei jedem Gesunden gelegentlich vor. Krankhaft ist der **gastroösophageale Reflux** (GÖR), wenn sein Ausmaß so groß ist, dass es zum Erbrechen, zu rezidivierenden Aspirationen oder zur Entzündung der Ösophagusschleimhaut kommt.

Ursache
Die ventilartige Schließfunktion des Mageneingangs (Kardia) ist von mehreren anatomischen Strukturen und physiologischen Vorgängen abhängig. In den ersten Lebensmonaten ist die Funktion noch nicht ausgereift, sodass in dem Alter ein Reflux häufig zu beobachten ist. Bei älteren Säuglingen kann die Fehlfunktion persistieren. Bevorzugt ist das infolge anderer Passageprobleme im oberen Gastrointestinaltrakt der Fall: bei Ösophagusatresie oder neurologischen Erkrankungen. Bei noch älteren Kindern oder bei Erwachsenen kann ein pathologischer Reflux jedoch auch nach zunächst einwandfreier Funktion z.B. bei neurologischen Erkrankungen neu entstehen.

Symptome
Auffälligstes und manchmal einziges Symptom ist das häufige Erbrechen, Spucken oder passive Herauslaufen von Nahrung aus dem Mund. Im Liegen tritt es häufiger auf als in vertikaler Position. Daraus kann eine zu geringe Nahrungsaufnahme mit Gedeihstörung resultieren. Der GÖR ist der häufigste Grund einer Gedeihstörung beim jungen Säugling. Außerdem kann es immer wieder zu Aspirationen kommen, die zu rezidivierenden Pneumonien oder Bronchospasmen führen. Die

vermehrte Anwesenheit von Magensäure kann an der Speiseröhrenschleimhaut eine Entzündung (Ösophagitis) hervorrufen, die retrosternale Schmerzen auslösen und das Schlucken beeinträchtigen kann. Eine chronische Ösophagitis hat zudem oft eine Anämie durch Mikroblutungen zur Folge.

Diagnose

Es gibt mehrere Untersuchungen, die Zeichen eines Refluxes nachweisen können. Wenn mind. 2 davon positiv ausfallen, gilt die Diagnose als gesichert. Radiologisch kann durch Schlucken von Kontrastmittel („Breischluck") das Ausmaß des Refluxes bildlich dargestellt werden. Durch pH-Metrie über 24 Stunden oder Impedanzmessung (S. 113) ist die zeitliche Anwesenheit des Mageninhalts im Ösophagus zu ermitteln. Schließlich werden bei einer Gastroösophagoskopie die Weite der Kardia und der Zustand der Schleimhaut beurteilt und eine Biopsie zur histologischen Beurteilung entnommen.

Therapie

Zunächst ist jeder pathologische GÖR konservativ zu behandeln. Säuglinge werden in weitgehend aufrechter Position gelagert (Autositz, auch nachts) und erhalten ihre flüssige Nahrung angedickt. Ältere Kinder erhalten ein Medikament, das die Säureproduktion hemmt und sollten im Bett auch mit dem Oberkörper erhöht liegen. Die Behandlung wird für mehrere Monate bis zu einem Jahr fortgesetzt. Kommt es trotz Therapie oder nach Absetzen derselben wieder zum pathologischen Reflux, ist die operative Behandlung indiziert.

Zwei Operationsmethoden haben sich aus einer Vielzahl an Möglichkeiten als die meistgenutzten herausgestellt: die Fundoplicatio nach Nissen und die nach Thal. Fundoplicatio (= „aus dem Fundus eine Falte machen") bedeutet, dass der Fundus des Magens mobilisiert und je nach Methode unterschiedlich weit um das Ende des Ösophagus herum geschlungen wird. Einen Vergleich beider Methoden bietet (**Tab. 27.2**). Das Verfahren nach Nissen wird bei Kindern v.a. dann gewählt, wenn ein sehr guter Verschluss der Kardia erreicht werden soll und die orale Ernährung zweitrangig ist, z.B. bei vorhandener Gastrostomie. Nach Thal wird operiert, wenn aufgrund normaler oraler Nahrungsaufnahme und beim kleineren Kind (Schreialter) das Aufstoßen möglich bleiben soll.

Tab. 27.2 Vergleich der Fundoplicatio-Methoden nach Nissen und Thal.

Nissen	Thal
Umschließung des Ösophagus	
360°	270°
Aufstoßen möglich	
nein	ja
Beeinträchtigung des Schluckens	
möglich	nein
Verhinderung des Refluxes	
sehr gut	gut
operativer Zugang	
konventionell oder minimal-invasiv	konventionell oder minimal-invasiv
Rezidivrisiko	
ca. 10%	ca. 10%

Prognose

Sowohl nach erfolgreicher konservativer wie operativer Therapie ist ein erneutes Auftreten des Refluxes möglich. Die Ergebnisse der Operationen sind zu 80–90% gut.

C Resorptionsstörungen des Darms

27.5 Malabsorption

Definition
Unter **Malabsorption** versteht man die ungenügende Aufnahme (Resorption) von Nährstoffen aus verdauter Nahrung.

Ursache
Nährstoffe werden v.a. über die Dünndarmschleimhaut resorbiert. Eine Malabsorption ist daher meist Symptom einer Erkrankung des Dünndarms, bei der der Aufbau des Dünndarms insgesamt oder dessen Mukosa abnorm ist oder der eine angeborene Störung der Resorption zugrunde liegt. Erkrankungen des Dickdarms, der Leber- und Gallenwege, der Bauchspeicheldrüse oder des endokrinen Systems führen seltener zu einer Malabsorption (**Tab. 27.3**).

Bei europäischen Kindern sind chronische Diarrhö und Malabsorption meist Folge einer Nahrungsmittelunverträglichkeit:
- Eine Eiweißunverträglichkeit (z.B. das Getreideeiweiß Gluten) schädigt die Schleimhaut.
- Eine Unverträglichkeit von Kohlenhydraten basiert meist auf mangelnder Resorption von Mono- bzw. Disacchariden (Fruktose bzw. Laktose). Diese verbleiben im Darm, werden dort osmotisch wirksam (ziehen also Wasser ins Lumen) und eine osmotische Diarrhö ist die Folge.
  - Der Fruktosemalabsorption liegt ein Überangebot an Fruktose zugrunde.
  - Die Laktosemalabsorption beruht auf dem Mangel des Laktose-spaltenden Enzyms Laktase. Man unterscheidet einen primären genetischen (75% der Weltpopulation) und sekundären Laktasemangel (bei Schleimhautschädigung).

Symptome
Leitsymptom ist die chronische Diarrhö (länger als 2 Wochen andauernd) – je länger die Dauer, umso größer die Gefahr der Mangelernährung. Bei Eiweißunverträglichkeit (z.B. Zöliakie) geht die Schleimhautschädigung je nach Ausmaß mit einer selektiven oder globalen Malabsorption einher (**Tab. 27.4**). Bei Fruktosemalabsorption sind Meteorismus und Diarrhö nach Genuss zu großer Mengen fruktosehaltiger Nahrungsmittel (Apfelsaft) typisch, aber keine Gedeihstörung. Bei genetisch verankertem Laktasemangel werden Kinder frühestens ab dem 6. Lebensjahr symptomatisch und reagieren auf laktosehaltige Nahrung mit Meteorismus, Koliken und Diarrhöe.

Diagnose
Die Diagnostik variiert je nach Grunderkrankung und kann zahlreiche morphologische und funktionelle Untersuchungen umfassen. Bei Verdacht auf Fruktose-

Tab. 27.3 Ursachen chronischer Diarrhö und Malabsorption.

Erkrankung	Beispiele
Erkrankungen des Dünndarms	
– abnorme Mukosa (Enteropathien)	Zöliakie, kuhmilchsensitive Enteropathie, Infektionen (viral, bakteriell), M. Crohn
– abnorme Anatomie	Kurzdarm
– selektive angeborene Resorptionsstörungen	Glukose-Galaktose-Malabsorption
Erkrankungen des Dickdarms	Colitis ulcerosa
Erkrankungen der Bauchspeicheldrüse	zystische Fibrose
Erkrankungen der Leber-/Gallenwege	Gallengangsatresie
Endokrine Erkrankungen	Zollinger-Ellison-Syndrom

Tab. 27.4 Extraintestinale Symptome infolge Malabsorption bei chronischer Diarrhöe.

Symptome	Globale Malabsorption	Selektive Malabsorption oder Verlust
Gedeihstörung	ja	
Anämie		Eisen, Vitamin B12, Folsäure
periphere Neuropathie		Vitamin B12, Vitamin B 1
Knochenschmerzen (Osteopenie/ Osteoporose)		Vitamin D, Kalzium
Muskelkrämpfe		Magnesium, Kalzium
Nachtblindheit		Vitamin A
Gewichtsverlust	ja	
Ödeme		Albumin, Eiweiß
Schwäche		Kalium, Elektrolyte (allg.)
Blutungen, Hämatome		Vitamin K

oder Laktosemalabsorption sollte ein Ernährungs- und Symptomprotokoll geführt werden, um den Zusammenhang zwischen Nahrungsmittel und Symptom zu überprüfen. Mittels H_2-Atemtest, d.h. Messung der Wasserstoff-Konzentration im Atem nach Fruktose- oder Laktosegabe, lässt sich die Malabsorption bei typischen Beschwerden nachweisen. Der primäre Laktasemangel kann molekulargenetisch diagnostiziert werden.

Therapie

Die Therapie richtet sich nach der Grunderkrankung. Basiert die Malabsorption auf einer Nahrungsmittelunverträglichkeit, ist entweder der Verzicht auf das Nahrungsmittel in der Ernährung (z.B. Gluten) oder seine Einschränkung (z.B. Fruktose) Therapie der Wahl.

> **M** *Bei Fruktosemalabsorption sollte Fruktose eingeschränkt oder während einer Mahlzeit mit glukosehaltigen Nahrungsmitteln (z.B. Trauben) kombiniert werden, da durch die parallele Aufnahme beider Zucker im Darm die Fruktoseverträglichkeit verbessert ist.*

Bei Laktosemalabsorption kann durch laktosefreie Ernährung Symptomfreiheit erzielt werden. Es gibt einige enzymatisch behandelte Milchprodukte, häufig werden aber kleinere Milchmengen (bis 100 ml/Mahlzeit) oder fermentierte Milchprodukte recht gut vertragen.

27.6 Kuhmilchallergie

> **B** *Ein 3 Wochen alter, reif geborener Säugling wird ausschließlich gestillt. Die Ernährung der Mutter besteht aus landesüblicher Mischkost. Das Kind gedeiht mäßig und ist klinisch ansonsten unauffällig, hat aber zunehmend blutig-schleimige Beimengungen im sonst unauffälligen Stuhl.*

Definition

Unter dem Begriff „**Kuhmilchallergie**" (KMA) werden Unverträglichkeitsreaktionen auf Kuhmilchproteine zusammengefasst, die auf unterschiedlichen Immunmechanismen basieren: Man unterscheidet **IgE-vermittelte** und **nicht-IgE-vermittelte** Reaktionen (IgE: Immunglobulin E). Erstere führen zu klinischen **Sofortreaktionen** (sofort: max. 120 Min nach Kuhmilchprotein-Gabe), letztere zu **verzögerten Reaktionen** (> 24 Std. nach Kuhmilchprotein-Gabe).

Ursache

Kuhmilchproteine sind die ersten wesentlichen Nahrungsmittelallergene, denen ein Neugeborenes ausgesetzt ist. Die KMA ist die häufigste Nahrungsmittelallergie im Säuglingsalter und betrifft bis zu 10% aller Säuglinge. Die Ursachen sind vielgestaltig und nur teils geklärt: Familiäre Neigung zu Allergien und das noch unausgereifte Abwehrsystem des Darms dürften ihre Entstehung begünstigen.

Symptome

Am bedrohlichsten ist die systemische Manifestation der KMA, die Anaphylaxie, die bei bis zu 10% der Kinder beobachtet wurde. Viel häufiger sind aber Manifestationen an einzelnen Organsystemen (Haut, Magen-Darm-Trakt, Atemwege). Etwa 90% der Säuglinge haben mehr als ein Symptom (**Tab. 27.5**).

Haut und Atemwege. Symptome der Haut und Atemwege sind meist IgE-vermittelt und bewirken eher Sofortreaktionen. Bis zu 35% der Patienten haben Hautsymptome, wobei Gesichtsrötung und Nesselsucht meist rasch nach Gabe von Kuhmilchprotein auftreten. Das häufigste Hautsymptom ist die atopische Dermatitis, die über einen längeren Zeitraum entsteht. Eine Reaktion der Atemwege führt zur mitunter bedrohlichen Verengung der Bronchien.

Magen-Darm-Trakt. Bis zu 80% der Kinder haben Symptome des Magen-Darm-Trakts („Kuhmilchprotein-Enteropathie"): Bei einer Sofortreaktion kommt es zu Übelkeit, Erbrechen, Bauchschmerzen und Diarrhöe, manchmal kombiniert mit Symptomen von Haut oder Atemwegen. Häufiger sind verzögerte Reaktionen, v.a. bei jungen Säuglingen: Die Kuhmilchprotein-Enteropathie betrifft meist ausschließlich gestillte oder mit Milchfertignahrung ernährte Säuglinge. Leitsymptome sind chronische Diarrhöe und Gedeihstörung. Bei der Kuhmilchprotein-Enterokolitis kann es wegen massiven Erbrechens und Diarrhöe zu erheblichem Flüssigkeitsverlust kommen. Ist die Diarrhöe blutig, müssen Infektionen als Ursache ausgeschlossen werden. Die Proktokolitis ist ein Problem sehr junger, auch meist ausschließlich gestillter Säuglinge. Typisch sind Schmerzen beim Stuhlgang und blutig-schleimige Stuhlbeimengungen bei sonst gutem Allgemeinzustand. Manchmal zeigt sich eine beginnende atopische Dermatitis.

> **W** *In letzter Zeit wird diskutiert, ob Kuhmilchproteine auch die Motilität des Magen-Darm-Traktes beeinträchtigen und daher gastroösophagealen Reflux oder Obstipation bedingen können.*

Tab. 27.5 Klinische Symptome der Kuhmilchallergie.

IgE-vermittelt	Nicht-IgE-vermittelt
systemisch	
– Anaphylaxie	
Haut	
– akute Gesichtsrötung/Nesselsucht	– atopische Dermatitis
Atemwege	
– akute Rhinitis – akute Bronchienverengung	– Asthma
Magen-Darm-Trakt	

Sofortreaktion („klassische" KMA, bis max. 2 Std. nach Kuhmilchproteingabe):
– Übelkeit, Erbrechen
– Bauchschmerzen, Koliken
– Diarrhöe
	verzögerte Reaktion (> 24 Stunden bis Monate nach Kuhmilchproteingabe):
	– Kuhmilchprotein-Enteropathie (4–6 Monate alt):
	  • chronische Diarrhö, Malabsorption, Gedeihstörung
	  • Erbrechen, geblähtes Abdomen
	  • Anämie, Eiweißverlust, Ödeme
	– Kuhmilchprotein-Enterokolitis: blutige Diarrhö
	– Kuhmilchprotein-Proktokolitis (< 2 Monate):
	  • blutig-schleimige Stuhlbeimengungen
	wichtig: bis 60% der Kinder werden ausschließlich gestillt

Diagnose

Diagnostisch ist die genaue Anamnese wesentlich: Sofortreaktionen sind i.d.R. einfach festzustellen, da die meist eindrucksvollen Symptome rasch nach Kuhmilchproteingabe auftreten. Sind bei Eltern oder Geschwistern des Kindes allergische Erkrankungen bekannt, ist das ein weiterer diagnostischer Hinweis. Verzögerte Reaktionen werden i.d.R. anhand der typischen Symptome und deren eindeutigem Verschwinden unter der Therapie diagnostiziert.

Bei den IgE-vermittelten Sofortreaktionen zeigt sich typischerweise ein erhöhter IgE-Spiegel im Blut. Zusätzlich kann man Kuhmilchprotein-spezifische IgE-Antikörper bestimmen: Stark positive Ergebnisse sind insofern diagnostisch, als bei >95% der Kinder mit diesem Resultat eine KMA vorliegt.

Durch oberflächliches Einritzen standardisierter Testlösungen (und Kontrollsubstanzen, z.B. Kochsalzlösung) in die Haut ist bei Sofortreaktionen eine rasche Quaddelbildung zu erwarten, die bei einem definiert größeren Durchmesser als dem der Kontrollsubstanz als „positiv" gewertet wird.

Bei verzögerten Reaktionen ist der zeitliche Zusammenhang zwischen Kuhmilchproteingabe und Symptom nicht eindeutig und beweisende Labortests fehlen. Bei Kuhmilchprotein-Enteropathie zeigt sich die Schädigung der Dünndarmschleimhaut aber recht gut im histologischen Befund, sodass gelegentlich eine Endoskopie mit Biopsie durchgeführt wird (**Abb. 27.10**).

Eine KMA mit klinischer Sofortreaktion kann durch kontrollierte Kuhmilchbelastung bewiesen werden. Treten die Symptome aber verzögert auf, ist die Methode wenig praktikabel.

Therapie

Therapeutisches Grundprinzip ist die Elimination des Allergens, das die Symptome hervorruft („Expositionsprophylaxe"): Daher werden bei Kindern mit KMA die Kuhmilchproteine aus der Nahrung eliminiert. Bei voll gestillten Säuglingen wird den Müttern eine streng Kuhmilchprotein-freie Diät verordnet. Bestehen die Symptome weiterhin, muss je nach klinischer Situation auf eine Eiweißhydrolysat-Milchfertignahrung umgestellt werden. Bei Kindern, die bisher Kuhmilchprotein-Milchfertignahrung erhielten, wechselt man ebenfalls zu Eiweißhydrolysat-Milchfertignahrung (sog. „extensive Hydrolysate" oder „Aminosäure-Formula").

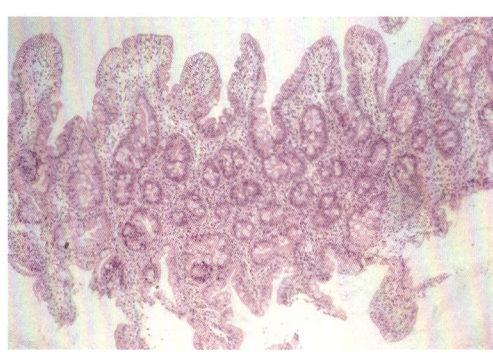

Abb. 27.10 Plumpe Dünndarmzotten bei Kuhmilchprotein-Enteropathie eines 7 Monate alten Säuglings.

Die Kuhmilchprotein-freie Ernährung wird i.d.R. bis zum Ende des 1. Lebensjahres durchgeführt, bzw. solange, bis das betroffene Kind Kuhmilchprotein nachweislich verträgt („Toleranzentwicklung"). Das ist meist bis zum vollendeten 3. Lebensjahr der Fall.

 Die Gabe von Milchfertignahrung auf Basis von Sojaeiweiß ist bei Säuglingen im Alter von < 6 Monaten nicht empfohlen und auch bei älteren Kindern wegen möglicher allergischer Kreuzreaktionen problematisch.

Prognose

Die Prognose ist gut (Erholungsraten von ca. 60% nach 1 Jahr, 75% nach 2 Jahren, und 87% nach 3 Jahren). Allerdings kann die KMA die erste Manifestation weiterer allergischer Erkrankungen sein.

27.7 Zöliakie

Ein 1 1/2jähriges Kind leidet seit Monaten an Blähungen, Bauchschmerzen und „Durchfall". Es erhält eine normale Mischkost, aber es ist appetitlos, blass und schlecht gelaunt.

Definition und Ursache

Bei der **Zöliakie** wird die Dünndarmschleimhaut durch Gluten geschädigt, ein in den Getreidearten Weizen, Roggen, Gerste und Hafer enthaltenes Eiweiß. Dadurch werden die meisten Nährstoffe schlechter aufgenommen, d.h. es resultiert eine Mangelernährung. Die Überempfindlichkeit auf Gluten ist erblich verankert und betrifft 1–2% der Bevölkerung.

Symptome

Seit der Antike ist die Zöliakie („bauchige Krankheit") als chronisches Verdauungsproblem bekannt, bei der die Patienten häufige dünne Stühle haben und immer „ausgemergelter" werden. Außer dieser symptomatischen Zöliakie gibt es auch asymptomatische Formen. Leitsymptom der typischen symptomatischen Zöliakie ist die chronische Diarrhöe, die mit Gedeihstörung, Appetitlosigkeit und Misslaunigkeit einhergeht und früher meist Kleinkinder betraf. Je nach Ausmaß der Malabsorption gibt es zahlreiche, auch andere Organe betreffende Symptome. Heute sind die Kinder bei der Diagnose älter und werden öfter aufgrund atypischer Symptome oder assoziierter Erkrankungen diagnostiziert.

Diagnose

Die Diagnose einer Zöliakie basiert auf drei Kriterien:
- für Zöliakie sprechende klinische Symptome und allgemeine Laborparameter bzw. Assoziationen (**Tab. 27.6**)
- positive zöliakiespezifische serologische Testresultate
- mit Zöliakie vereinbarer histologischer Befund
- HLA-DQ2/HLA-DQ8-Positivität

Die empfindlichsten serologischen Tests beruhen auf dem Nachweis der an das Immunglobulin A (IgA) gebundenen endomysialen Antikörper oder des erhöhten Titers der IgA-Gewebstransglutaminase. Der IgA-Spiegel wird mitbestimmt, da die Tests nur bei normalem IgA verwertbar sind.

Das histologische Beurteilen der Dünndarmschleimhaut erfolgt aus Gewebeproben, die bei einer Endoskopie des Duodenums entnommen werden. Die Schleimhautschädigung wird anhand der Klassifizierung nach Marsh beschrieben und eine Zöliakie bei den Marsh-Stadien II–IIIC diagnostiziert.

Zum Nachweis einer Zöliakie können u. a. Gewebeproben der Dünndarmschleimhaut (= Zwölffingerdarm) entnommen werden. Zu dem Entnahmezeitpunkt muss die Ernährung des Patienten genügend Gluten enthalten.

Tab. 27.6 Häufige auf Zöliakie hinweisende Symptome und Assoziationen.

Klinisch	Laborchemisch	Assoziationen
– Gedeihstörung (Gewicht < 3. Perzentile/ Wachstumsverzögerung) – rezidivierende Bauchschmerzen seit >1 Jahr – Durchfallneigung – Adynamie – chronische Kopfschmerzen – häufige Infektionen (IgA-Mangel?) – Haut-/Haarprobleme	– Eisenmangelanämie (trotz Eisentherapie) – erhöhte Leberwerte (ungeklärt, seit > 6 Mon.)	– Zöliakie bei erstgradig Verwandten – Autoimmunerkrankungen (v.a. Diabetes mellitus I, Thyreoiditis) – Down-Syndrom, Turner-Syndrom

Therapie und Prognose

Derzeit ist die einzige Therapie die glutenfreie Ernährung, die konsequent durchgeführt werden sollte.

Unter glutenfreier Ernährung sind die klinischen Symptome innerhalb weniger Monate rückläufig, was bei der typischen Manifestation eindrucksvoll sein kann. Auch bei guter Einhaltung der Diät kann es aber Jahre dauern, bis sich die Schleimhaut normalisiert. Meist ist dann von klinischer Beschwerdefreiheit auszugehen. Eine unbehandelte Zöliakie zieht allerdings viele Probleme (u.a. Eisenmangel, Osteoporose) nach sich und birgt das Risiko der Krebsentstehung (malignes Lymphom).

27.8 Kurzdarmsyndrom

Definition

Unter einem **Kurzdarmsyndrom** versteht man eine über längere Zeit oder dauerhaft bestehende Mangelsituation des Körpers aufgrund eines zu kurzen Dünndarms, der für die Verdauung und Resorption einer normalen altersentsprechenden Ernährung nicht lang genug ist.

Ursache

Die oral aufgenommene Nahrung braucht bei der Passage des Dünndarms ausreichend Zeit und Kontakt zur Schleimhaut, um komplett von Verdauungsenzymen gespalten und von der Schleimhaut resorbiert zu werden. Da der Darm normalerweise in überschüssiger Länge ausgebildet ist, macht sich ein krankheitsbedingter Verlust eines Darmsegments bis zu einer bestimmten Länge nicht dauerhaft bemerkbar.

Unter einer (nicht exakt zu bestimmenden) Mindestlänge erfolgt die Passage des Dünndarms zu schnell. Außerdem verändern sich die Ausschüttung von enteralen Hormonen und Flüssigkeiten und die Zusammensetzung der bakteriellen Besiedlung des Darms. Dadurch finden Verdauung und Resorption nur unvollständig statt. Durch die sowohl quantitativ wie auch qualitativ nicht ausreichende Aufnahme der Nahrungsbestandteile ist das Kind mit einem Kurzdarmsyndrom nicht in der Lage, Körpersubstanz (Eiweiß, Fett) aufzubauen. Auch fehlen essenzielle Bestandteile wie Spurenelemente und Vitamine, sodass auch weitere Organfunktionen eingeschränkt sind.

Die häufigsten Ursachen sind das angeborene Fehlen längerer Darmabschnitte (Dünndarmatresie) und eine langstreckige Resektion infolge z.B. eines Volvulus oder einer ausgeprägten Entzündung (v.a. nekrotisierende Enterokolitis). Da das Kolon überwiegend die Funktion der Flüssigkeits- und Elektrolytresorption hat, wirkt sich ein Verlust allein des Dickdarms nicht auf die Nahrungsresoption aus und hat kein Kurzdarmsyndrom zur Folge.

Symptome

Neben mangelhaftem Gedeihen kommt es zu Durchfällen, Fettstühlen und Dehydration, die Analyse des Stuhls weist regelmäßig unverdaute Nahrungsbestandteile nach. Weiter können durch die Mangelernährung ein geschwächtes Immunsystem, eine Gerinnungsstörung oder andere spezielle Funktionsdefizite resultieren.

Adaptation. Als Adaptation bezeichnet man eine ganze Reihe von Anpassungsvorgängen, mit denen der verbliebene Darm auf den Verlust eines längeren Segments reagiert. Der Einfluss bestimmter Hormone und enteraler Nahrungsbestandteile verändert die verbliebene Schleimhaut, deren Oberfläche sich deutlich vergrößern und deren Fähigkeit zur Resorption sich wesentlich steigern kann.

Therapie

Konservative Therapie

Die vom Darm nicht ausreichend zu Verfügung gestellten Nahrungsbestandteile und verlorene Flüssigkeitsmengen müssen dem Organismus parenteral zugeführt werden. Dem Kind wird ein Venenverweilkatheter gelegt (S. 171) und es erhält eine durch regelmäßige Gewichts- und Serumkontrollen individuell zusammengestellte Infusionsbehandlung.

Sehr wichtig ist auch eine spezielle enterale Ernährung. Diese besteht teilweise aus bereits hydrolysierter und damit leicht resorbierbarer Nahrung. Allerdings sind auch nicht hydrolysierte Nahrungsanteile erforderlich, da ohne sie die Adaptation des Darms nicht erfolgt. Aufgrund der Adaptation und des Wachstums (auch des Darms) verändert sich der Bedarf des Organismus im Lauf der Zeit. Wenn nicht zu viel Darm fehlt, ist es möglich, dass das Kind nach längerer Zeit wieder ohne parenterale Ernährung auskommt. Das kann allerdings mehrere Jahre in Anspruch nehmen.

Die Empfehlungen einer zusätzlichen medikamentösen Therapie verändern sich aufgrund neuer Studien immer wieder. Es kommen u.a. ein die Peristaltik dämpfendes Mittel (Opiat) und ein die Magensäure reduzierendes Präparat (H_2-Blocker) zum Einsatz.

Operative Therapie

Häufig entwickelt sich bei einem Kurzdarmsyndrom eine Dilatation des verbliebenen Dünndarms, die die Verdauungsfunktion zusätzlich verschlechtert. Um die Situation zu verbessern, wurden verschiedene operative Techniken entwickelt. Als effektivste haben sich mittlerweile zwei Methoden durchgesetzt, die aus dem kurzen dilatierten Darmsegment ein längeres schmales bilden. Nach Bianchi werden dabei der Darm in Längsrichtung geteilt und aus beiden Anteilen zwei Rohre gebildet, die hintereinander anastomosiert werden. Nach Kimura wird der erweiterte Darm an gegenüber liegenden Seiten in bestimmten Abständen abwechselnd eingekerbt, wodurch man ihn wie eine Ziehharmonika in die Länge ziehen kann. Aufgrund des guten Effekts, den die Operationen für die Ernährungssituation der Kinder haben, wird bei manchen gezielt über mehrere Wochen eine Dilatation des Darms herbeigeführt, um eine der Operationen vornehmen zu können.

Prognose

Durch die heutzutage mögliche langfristige parenterale Ernährung und wachsende Infrastruktur der ambulanten Pflege, die das im häuslichen Rahmen möglich macht, ist ein Überleben über viele Jahre nicht selten. Ein Minimum an Dünndarm muss jedoch vorhanden sein, da sonst die Substitution durch die Infusionen i.d.R. nicht in den Griff zu bekommen ist.

Entgleisungen des Stoffwechsels, v.a. durch Infektionen, können den Organismus so weit aus dem Gleichgewicht bringen, dass es medikamentös und über Infusionen nicht beherrscht werden kann. Dann kann die Kurzdarmsituation zum Tod führen. Die enorme Adaptationsfähigkeit und das zu erwartende Darmwachstum insbesondere bei den meist betroffenen Säuglingen rechtfertigen jedoch jede Maßnahme, die das Kind möglichst lange überleben lässt.

D Entzündungen des Darms

27.9 Infektiöse Erkrankungen

27.9.1 Gastritis, Duodenitis und Ulkus

Definition

Es handelt sich um entzündliche Läsionen der Magen- oder Duodenalschleimhaut. Bei **Gastritis** und **Duodenitis** ist die Läsion großflächig ausgebildet, auf die Schleimhaut begrenzt und heilt ohne Relikt ab. Das **Ulkus** (= „Geschwür") besteht fokal, erreicht auch tiefere Gewebsschichten und heilt unter Narbenbildung ab. Ulzera können in Magen (Ulcus ventriculi) und Duodenum (Ulcus duodeni) auftreten.

Ursache

Als Ursache besteht i.d.R. eine Infektion mit dem Bakterium Helicobacter pylori. Der Keim wird häufig im Kleinkindalter von älteren Angehörigen auf die Kinder übertragen. Bei Kindern und Jugendlichen deutscher Abstammung tritt er mit 5–15% bislang relativ selten auf, bei anderer Abstammung (türkisch ca. 60%, osteuropäisch bis über 90%) ist der Keim weiter verbreitet.

Die Besiedlung mit dem Keim bedeutet aber noch nicht zwangsläufig das Auftreten von Symptomen. Mitauslösende Faktoren für die Schleimhautentzündung oder das Geschwür können genetische Veranlagung, Nikotin, Alkohol, Ernährungsfehler oder bestimmte Medikamente sein. Seltener tritt ein Ulkus auch ohne Infektion bei akuten Stresssituationen, z.B. bei intensivmedizinischer Behandlung oder nach größeren Operationen, auf.

Symptome und Diagnose

Die Beschwerden bestehen aus Oberbauchschmerzen mit Druckschmerz, Appetitverlust und evtl. Erbrechen. Bei ausgeprägter Gastritis oder einem Ulkus kann auch Hämatinerbrechen auftreten.

Nicht invasiv kann eine bestehende Infektion mit dem ^{13}C-Atemtest nachgewiesen werden. Dabei wird ein Stoffwechselprodukt des Bakteriums (Urease) in der Ausatemluft bestimmt. Immunologische Untersuchungen des Stuhls oder Serums können den Kontakt mit dem Bakterium, nicht aber die floride Infektion nachweisen. Besser gelingt die Diagnose endoskopisch (Gastroduodenoskopie). Dabei können oft typische Schleimhautveränderungen erkannt und Schleimhautbiopsien entnommen werden, die histopathologisch zur Diagnose führen können. Auch mit dem Helicobacter-Urease-Test (HUT) kann durch den Nachweis von Urease in einem Biopsat die Diagnose gesichert werden.

Therapie und Prognose

Die Behandlung besteht aus einer medikamentösen Tripel-Therapie: 2 Antibiotika (Amoxicillin, Clarithromycin) werden mit Omeprazol (reduziert die Säureproduktion) kombiniert. Das führt i.d.R. zur Beseitigung des Keims.

Da keine Immunität entsteht, sind Rezidive häufig.

27.9.2 Akute Gastroenteritis

Definition

Die **akute Gastroenteritis** ist eine selbstlimitierte akute Durchfallerkrankung, die durch eine Infektion mit Viren, Bakterien oder Protozoen verursacht wird und 2–7 Tage dauert. Die dabei i.d.R. auftretende **Diarrhö** (= „Durchfall") bezeichnet wässrigen Stuhlgang, der gehäuft (≥ 3-mal täglich) auftritt.

Ursache

Die Aufnahme der Krankheitserreger erfolgt über die Schleimhäute des Mund-Nasen-Rachenraums. Ursächlich sind die Übertragung durch Tröpfchen (Niesen, Sprechen) infizierter Personen, v.a. über verunreinigte Hände und verunreinigte Nahrungsmittel. Durch die Infektion wird die Darmschleimhaut geschädigt, was die Resorption von Flüssigkeit und Nahrungsbestandteilen beeinträchtigt und die Sekretion von Wasser steigert.

Bei Erkrankungen der oberen Atemwege ist eine „Begleitenteritis" möglich.

Besondere Erreger. Das Rotavirus war bis zur Umsetzung der Schutzimpfung der häufigste Erreger im Säuglingsalter. Noroviren benötigen eine nur sehr geringe Keimzahl für eine Infektion und sind daher besonders leicht ansteckend. Salmonellen können auch nach Abheilung der Erkrankung unbemerkt im Körper eines Patienten verbleiben („Dauerausscheider") und noch nach Monaten auf andere Personen übertragen werden.

Symptome

Leitsymptome sind akute Diarrhöe, Fieber, Erbrechen und Bauchschmerzen. Der Flüssigkeitsverlust über den Darm führt zur Dehydration, die mild (<3%), mäßig (3–9%) und schwer (>9% akuter Gewichtsverlust) und für Säuglinge und Kleinkinder gefährlich sein kann. Bei bakteriellen Erregern können auch Blutbeimengungen im Stuhl auftreten.

Diagnose

In der Anamnese weist eine akute Diarrhöe in Familie oder Umgebung auf die Erkrankung hin. Nach einem Aufenthalt in Südeuropa/Tropen muss auch an parasitäre Infektionen gedacht werden. Der Erreger kann durch mikrobiologische Untersuchungen identifiziert werden. Wegen der kurzen Dauer und des selbstlimitierenden Verlaufs sind Blutgasanalyse oder das Bestimmen von Serumelektrolyten und Nierenretentionswerten nur bei schwererer Erkrankung erforderlich.

Therapie

Da die Gastroenteritis von selbst abklingt, zielt die Therapie auf Ausgleichen und Vermeiden der Symptome bzw. Komplikationen ab. Wesentlich ist die Behandlung der Dehydration, zunächst mit „oraler Rehydrationslösung" (ORL). ORL wirken, weil die Resorption von Wasser über die Darmschleimhaut an die gleichzeitige Aufnahme oral verabreichter Glukose und Natrium in definierter Zusammensetzung gekoppelt ist. Leicht bis mäßig dehydrierte Kinder sollen ausschließlich mit ORL rehydriert werden (**Tab. 27.7**). Hausgemachte ORL wirken wegen zu hohem Salz- oder Zuckergehalt oft entgegengesetzt, in Fruchtsäften enthaltener Zucker verstärkt die Diarrhöe; beides sollte vermieden werden. Bei schwerer Dehydration ist eine nicht zu rasche parenterale Substitution notwendig.

Tab. 27.7 Therapie der Dehydration bei akuter Gastroenteritis.

Dehydration	Initiale Rehydration	Erhaltungstherapie
leicht	50 ml ORL/kg KG in 3–4 Std.	50–100 ml ORL bei jedem wässrigen Stuhl
mittel	100 ml ORL/kg KG in 3–4 Std.	
schwer	intravenöse Substitution	10–20 ml ORL/kg KG/Std.

ORL: orale Rehydrationslösung

Nach der Rehydration soll zügig wieder mit bisheriger Nahrung begonnen werden, da auch unverdünnte milchzuckerhaltige Milchfertignahrung (MFN) gut vertragen wird und sich Kinder bei einer Fastenpause nicht so schnell erholen. Gestillte Kinder werden weiter gestillt. Bei jedem wässrigen Stuhl soll ORL prophylaktisch gegeben werden. Die Gabe von Antibiotika ist nur ausnahmsweise nötig.

 Bei gutem Allgemeinzustand bestimmt das Kind selbst die benötigte Flüssigkeitsmenge.

Prävention und Prognose

Prophylaktisch schützt eine Impfung vor der häufigen Rotavirus-Enteritis im Säuglingsalter.
Die Prognose ist i.d.R. sehr gut.

27.10 Nekrotisierende Enterokolitis

Definition

Übersetzt heißt **nekrotisierende Enterokolitis** (NEC) „mit Gewebsuntergang einhergehende Entzündung des Dünn- und Dickdarms". Es handelt sich um eine typische Komplikation unreifer Neugeborener. Charakteristisch ist die Pneumatosis intestinalis: Das sind Gasblasen in der Darmwand, die durch in die Darmwand einwandernde Bakterien entstehen (**Abb. 27.11**). Meist ist das terminale Ileum, oft das Kolon betroffen, in 50% der Fälle ist mehr als eine Stelle des Darms beteiligt.

Ursache

Es besteht eine Entzündung durch Darmbakterien bei geschwächter Immunabwehr. Was die Entzündung letztendlich verursacht, ist nicht geklärt. Die Theorie, dass eine vorübergehende Durchblutungsstörung des Darms dafür verantwortlich ist, hat sich bislang nicht bestätigen lassen.

Symptome

Typischerweise fällt das Frühgeborene (je kleiner und unreifer, desto häufiger) in der 2. Lebenswoche durch ein distendiertes Abdomen auf. Es kann zunächst weich, später auch fest und evtl. gerötet sein. Meist kommen Magenreste oder Erbrechen dazu, häufig auch Blut im Stuhl. Im weiteren Verlauf entwickelt das Kind die allgemeinen Zeichen einer Sepsis mit Beeinträchtigung von Kreislauf und Atmung. In seltenen Fällen kann die NEC auch bereits in den ersten Lebenstagen oder wesentlich später auftreten.

Diagnose

Die Sonografie kann oft die Pneumatosis zeigen. Im fortgeschrittenen Stadium sind evtl. auch Gasblasen in der Leber zu erkennen, die mit dem Blut dorthin gelangt sind. Außerdem ist freie Flüssigkeit nachzuweisen. Noch deutlicher wird die Pneumatosis im Röntgenbild der Abdomenübersicht. Hier ist auch freie Luft im Bauch als Zeichen der erfolgten Perforation zu sehen. Eine für die NEC spezifische Labordiagnostik gibt es nicht. Um die Situation des Kindes zu beurteilen, sind Entzündungsparameter (Blutbild, CRP) und Analyse der Blutgase erforderlich.

Therapie

Wird die NEC früh erkannt, kann eine konservative Therapie allein bereits ausreichen. Sie besteht aus Nahrungskarenz mit offen ablaufender Magensonde (Ruhigstellung des Darms) und einer Breitspektrum-Antibiose.

Schreitet die Erkrankung unter der konservativen Therapie fort, wird eine Laparotomie unumgänglich. Der geeignete Zeitpunkt ist nicht leicht auszumachen: Das Kind ist so krank, dass die OP erforderlich ist, aber noch so stabil, dass es die OP übersteht. Spätestens der Nachweis einer Perforation stellt jedoch die sofortige Indikation. Ziel der Operation ist das Ruhigstellen des Darms durch ein Enterostoma, das oral der oralsten Entzündungsstelle angelegt wird. Bei einer einzelnen, begrenzten Stelle wird diese auch reseziert, längerstreckige Resektionen werden vermieden.

Prognose

Wird die Operation noch beim weitgehend stabilen Kind durchgeführt, ist die Aussicht auf Heilung gut. Ausgenommen sind Kinder mit Pannekrose (>75% des Darms betroffen), die immer wieder an den Folgen der Sepsis versterben. Die Reanastomosierung des Darms wird nach wenigen Monaten bzw. bei einem Körpergewicht von 2500–3000g vorgenommen, bei schlechtem Gedeihen aber auch früher. Dabei werden durch narbige Abheilung verengte Darmsegmente reseziert.

In den vergangenen 10 Jahren ist die Häufigkeit der NEC wesentlich zurückgegangen. Auch die konservative Therapie ist zunehmend erfolgreich, sodass deutlich weniger Kinder wegen einer NEC operiert werden müssen. Das ist vermutlich einer verbesserten neonatologischen Intensivmedizin zu verdanken.

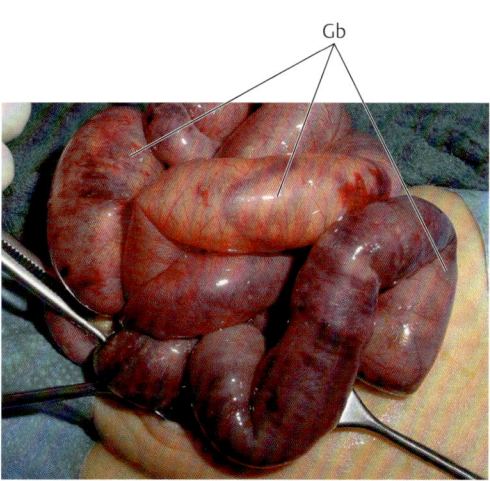

Abb. 27.11 Nekrotisierende Enterokolitis. Multiple Einblutungen und Gasblasen (Gb) unter der Serosa.

27.11 Appendizitis

Definition

Bei der **akuten Appendizitis** handelt es sich um eine nachweisbare bakterielle Entzündung der Appendix vermiformis, also des Wurmfortsatzes am Zökum. Eine **chronisch-rezidivierende Appendizitis** beschreibt ein Krankheitsbild, das durch wiederholt auftretende, aber vorübergehende, typische rechtsseitige Unterbauchschmerzen charakterisiert ist. Dabei ist eine Entzündung aber nie eindeutig nachzuweisen. Die Diagnose wird daher von manchen Chirurgen auch abgelehnt.

Ursache

Der Auslöser der Entzündung ist nicht immer feststellbar. Meist handelt es sich um eine Obliteration des schmalen Appendixlumens, z.B. durch eingedickten Stuhl („Kotstein"). Der so verhinderte Austausch mit dem Dickdarmlumen führt zu einer Überwucherung der im Lumen vorhandenen Bakterien und in weiterer Folge zur Durchblutungssteigerung der Appendix mit Beschwerden („katarrhalische Appendizitis").

Kann die Körperabwehr die Entzündung nicht beherrschen, kommt es zur Infiltration der Appendixwand („phlegmonöse Appendizitis", **Abb. 27.12**). Im Weiteren wird die Appendixwand zerstört, es kommt zur Gangränbildung („gangränöse Appendizitis") und in deren Folge zur Perforation mit Austritt von Eiter in die Bauchhöhle („perforierte Appendizitis"). Wenn benachbarte Darmschlingen oder das große Netz die Appendix rechtzeitig durch Verklebung umhüllen, erfolgt die Perforation nicht in die freie Bauchhöhle; der Eiter sammelt sich in einer wachsenden Höhle um die Appendix (perityphlitischer Abszess).

Symptome

Das Hauptsymptom ist der Bauchschmerz, der nach Beginn im Oberbauch oder von vornherein im rechten Unterbauch angegeben wird. Bei Lageanomalien des Darms tritt der Schmerz auch an anderen Stellen auf. Alle weiteren möglichen Symptome können, müssen aber nicht vorhanden sein. Dazu zählen Übelkeit und Erbrechen, (sub-)febrile Temperatur oder Schmerzverstärkung beim Gehen oder Hüpfen. Der Verlauf ist sehr variabel: Es können von den ersten Beschwerden bis zur Perforation lediglich 12 Stunden vergehen, andererseits kann eine Woche nach Beginn immer noch ein Anfangsstadium vorliegen.

Häufig tritt die Appendizitis ab dem 5. Lebensjahr auf. Davor wird sie aufgrund der Seltenheit und der noch weniger typischen Symptome oft zu spät erkannt.

Diagnose

Eine apparative Diagnostik kann Hilfestellung geben, ist aber nicht verlässlich. Die Sonografie kann evtl. die entzündlich verdickte Appendix darstellen, keinesfalls aber die Appendizitis sicher ausschließen. Eine Erhöhung der Leukozytenzahl im Blut und des CRP im Serum sind möglich, aber nicht zwangsläufig vorhanden. Einen sicheren Marker für die Diagnose oder den Ausschluss der Appendizitis gibt es bislang nicht. So ist es für jede Klinik normal, wenn bei der Appendektomie in etwa 20% doch keine akute Appendizitis vorliegt.

M *Entscheidend für die OP-Indikation bei einem Verdacht auf eine Appendizitis ist allein die Untersuchung des Bauches durch den Chirurgen!*

Therapie

Die Appendektomie ist im akuten Fall eine dringliche Operation. Dabei wird die Appendix vom Zökum abgesetzt und entfernt. Das erfolgt konventionell über einen Schrägschnitt im rechten Unterbauch oder laparoskopisch. Bei chronisch-rezidivierendem Krankheitsbild ist die Laparoskopie vorzuziehen, da durch sie wegen der größeren Übersicht auch andere Ursachen der Beschwerden erkannt und behandelt werden können.

Komplikationen

Bei entsprechender Größe kann der perityphlitische Abszess auf den Darm obstruierend wirken, also einen Ileus verursachen. Die freie Perforation führt zur diffusen Peritonitis (s.u.), die mit Lebensgefahr einhergeht. Darin liegt die besondere Bedeutung der vermeintlich harmlosen Appendizitis.

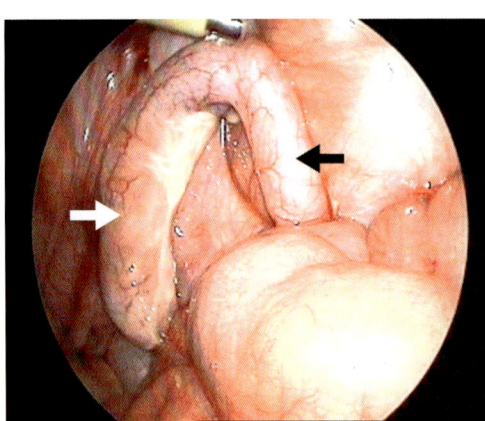

Abb. 27.12 Phlegmonöse Appendizitis (laparoskopische Sicht). Deutliche Verdickung mit Fibrinbelag im Spitzenbereich (weißer Pfeil), weitgehend noch normale Form basisnah (schwarzer Pfeil).

27.12 Analfistel, Analabszess

Definition
Eine Eiteransammlung in der perianalen Darmwand und dem umgebenden Gewebe wird **Analabszess** genannt. Eine **Analfistel** ist eine entzündliche, zarte gangartige Verbindung zwischen Darmlumen und Perianalhaut.

Ursache
Ein Analabszess kann schon bei kleinen Säuglingen auftreten; er geht dann i.d.R. von einer Entzündung in einer angeborenen Analfistel aus, deren äußere Öffnung verlegt ist. Bei älteren Kindern und Erwachsenen können Entzündungen in den Krypten der Schleimhaut entstehen, die dann zu einem Abszess oder einer Fistel führen können. Bei Patienten mit Morbus Crohn oder einer Immunschwäche ist das relativ häufig zu beobachten.

Symptome und Diagnose
Eine sehr schmerzhafte gerötete Schwellung neben dem Anus ist charakteristisch für den Abszess. Später kann auch Fieber hinzukommen. Bei kleinen Säuglingen oder bei wiederholter Abszessbildung besteht der Verdacht auf eine Analfistel, die aber während der akuten Entzündung nicht erkennbar ist. Bei älteren Patienten verursachen Analfisteln Schmerzen, Juckreiz und Nässen, das zu schwer therapierbarer entzündlicher Reizung der Umgebungshaut führt.

Die Diagnose ist bereits beim Anblick des Anus klar. Bei sehr ausgedehntem Abszess oder rezidivierender Fistelbildung kann ein MRT sinnvoll sein, um einen tiefer liegenden Herd (pararektal) zu finden.

Therapie und Prognose
In Vollnarkose wird der Abszess breit inzidiert, eine Fistel mit einer feinen Metallsonde dargestellt und komplett gespalten, die Wunde bleibt jeweils offen. Postoperativ wird die Wunde durch Sitzbad oder Ausduschen nach jedem Stuhlgang sauber gehalten, bis sie vom Grund her zugranuliert ist (sekundäre Wundheilung). Eine zusätzliche antibiotische Behandlung über wenige Tage wird nicht überall durchgeführt.

Nach der Spaltung angeborener Fisteln (können beidseitig vorhanden sein), sind Rezidive sehr ungewöhnlich, bei erworbenen Abszessen und Fisteln hingegen häufig.

27.13 Peritonitis

Definition
Bei der **Peritonitis** handelt es sich um eine lebensbedrohliche Entzündung des Bauchfells (Peritoneum), also der Innenauskleidung der Bauchhöhlenwand und der äußersten Schicht der Bauchorgane.

Ursache
Die Peritonitis kann sowohl durch Bakterien, als auch chemisch ausgelöst werden. Bakterien spielen bei sich ausbreitenden Entzündungen des Magen-Darm-Trakts eine Rolle (z.B. perforierte Appendizitis). Eine chemische Reizung des Bauchfells kommt durch Flüssigkeiten zustande, die in ihrer Zusammensetzung wesentlich von der normalen Peritonealflüssigkeit abweichen. Das sind meist Verdauungssäfte aus einem perforierten Darmabschnitt.

Eine seltene Form der Peritonitis wird von Bakterien (meist Pneumokokken) verursacht, die sich über die Blutbahn im Körper verbreiten, ohne dass Bauchorgane erkrankt sind.

Pathogenese. Im entzündlich gereizten Bauchfell kommt es zunächst zur Ödembildung, die bei einer diffusen Peritonitis massive Ausmaße annehmen kann. Die Verschiebung der Flüssigkeit führt zu einem ausgeprägten Flüssigkeitsverlust im Kreislauf, was mit der damit verbundenen Elektrolytverschiebung einen Abfall des Blutdrucks zur Folge hat. Nach einigen Stunden beginnt das Peritoneum außerdem, Fibrin abzusondern, ein Eiweiß, das verschiedene mit Bauchfell überzogene Strukturen miteinander verkleben lässt. Damit kann der Körper einen Entzündungsherd abgrenzen (z.B. perityphlitischer Abszess, S. 410). Der Eiweißverbrauch verursacht jedoch ebenfalls eine Ödembildung im übrigen Körper, z.B. der Lunge. Die Beeinträchtigung von Kreislauf und Atmung ist dann für Reduktion der Funktion weiterer Organe verantwortlich, z.B. Leber (Gerinnungsstörung), Niere (Niereninsuffizienz) und letztendlich allen anderen. Aus der Baucherkrankung wird also eine sich von selbst immer weiter verschlimmernde Erkrankung des gesamten Organismus: Es besteht akute Lebensgefahr!

Symptome
Eine Peritonitis geht mit heftigen Bauchschmerzen einher, später folgen Fieber und Durst. Durch die beeinträchtigte Peristaltik (paralytischer Ileus) kann Erbrechen auftreten. Weitere Symptome ergeben sich aus den oben genannten Komplikationen anderer Organe.

Diagnose

Sonografisch lassen sich Ödeme an allen Bauchfellbereichen und freie Flüssigkeit (Aszites) nachweisen. Weitere diagnostische Maßnahmen (z.B. ein Röntgenbild des Abdomen in Linksseitenlage) ergeben sich aus dem Verdacht für die Ursache der Peritonitis.

Therapie

Das Vorgehen richtet sich i.d.R. nach der ursächlichen Erkrankung. Grundsätzlich stehen jedoch bei jeder Peritonitis eine suffiziente Analgesie und das Stabilisieren von Kreislauf (durch Infusionen und evtl. Katecholamine) und Atmung (evtl. Intubation) im Vordergrund. Dazu ist ein breites intensivmedizinisches Monitoring erforderlich. Gleichzeitig muss mittels Laparotomie oder Laparoskopie die Ursache geklärt und beseitigt werden. Im Rahmen des Eingriffs werden die Bauchhöhle gründlich mit physiologischer Kochsalzlösung gespült und Drainagen eingelegt.

Prognose

Aus einer überstandenen Peritonitis können erhebliche Folgen resultieren. Die Verwachsungen des Darms bergen lebenslang das Risiko eines mechanischen Ileus (S. 388), auch können sie chronische Bauchschmerzen verursachen. Bei Mädchen sind die inneren Genitalien häufig verklebt, sodass die Aufnahme der Eizelle in die Tube beeinträchtigt sein kann.

Differenzialdiagnose

Unter einer Pseudoperitonitis versteht man eine den Peritonitisbeschwerden gleichende Symptomatik, die aber nicht durch eine Erkrankung des Peritoneums verursacht ist. Sie entsteht im Rahmen einer Stoffwechselentgleisung (Diabetes mellitus, Porphyrie) oder der Polyarthritis.

27.14 Chronisch entzündliche Darmerkrankungen

> **B** *Ein 15-jähriger Jugendlicher fühlt sich seit Monaten krank, ist appetitlos und hat den Sport aufgegeben. Er sieht blass und zu jung für sein Alter aus. Er leidet immer öfter unter Bauchschmerzen und hat häufiger Stuhlgang als zuvor, mitunter mit blutigen Beimengungen.*

Definition

Zu den **chronisch entzündlichen Darmerkrankungen** (CED) zählen **Morbus Crohn** (MC), **Colitis ulcerosa** (CU) und die seltenere undefinierte CED. MC ist eine Entzündung, die die ganze Dicke der Darmwand betrifft (transmural) und alle Abschnitte des Gastrointestinaltrakts befallen kann; die Entzündung kann dabei regional unterschiedlich ausgeprägt sein. Bei der CU beschränkt sich die Entzündung auf die Darmschleimhaut und ist auf den Dickdarm begrenzt, reicht aber manchmal noch in das terminale Ileum hinein („backwash ileitis"). Gemeinsam ist den CED der chronische, individuell sehr unterschiedliche Verlauf und die bisher nicht geklärte Ursache. Prinzipiell dürften alle 3 Erkrankungen u.a. auf Überreaktionen des Immunsystems beruhen.

Häufigkeit und Symptome

Die Inzidenz des MC nimmt seit Jahren zu (derzeit 2–25 auf 100000 Personen), 25% aller neuen MC-Fälle betreffen Patienten, die jünger als 20 (v.a. 10–16) Jahre sind. Bei der CU ist die Inzidenz derzeit stabil (Nord-Süd-Gefälle: 8–13 auf 100000 Personen in Skandinavien, ca. 1,5 auf 100000 in Kroatien). Auch Säuglinge können schon an CED erkranken, aber der Altersgipfel für Neuerkrankungen liegt in der 2. Lebensdekade.

Der Beginn des MC kann schleichend sein und sich über Monate bis Jahre hinziehen. Typisch ist die Symptomkombination immer wiederkehrender Bauchschmerzen (84%), Gewichtsstillstand/-verlust (80%) und chronische Durchfälle (79%), wobei der Gewichtsverlust bis zur Kachexie führen kann (**Abb. 27.13**). Maskierte Verläufe mit Wachstumsstillstand und verzögerter Pubertät kommen bei bis zu 65% der betroffenen Kinder und Jugendlichen vor und können der Diagnose um Jahre vorausgehen. Weitere Leitsymptome sind die Beeinträchtigung von Appetit und Aktivität sowie Aphthen oder Ulzera im Mund. Auch Symptome außerhalb des Magendarmtrakts (extraintestinal), z.B. Gelenkschmerzen oder Fieber, lassen an MC denken.

Dagegen präsentieren sich mehr als 90% der pädiatrischen Patienten mit CU mit blutigen Durchfällen, die teils massiv sind. Da die Erstsymptome der CU meist dramatischer sind, wird die CU im Gegensatz zum MC meist innerhalb weniger Wochen diagnostiziert.

Diagnose

Bei der klinischen Untersuchung sind die Inspektion von Haut und Schleimhaut (inkl. Anogenitalregion) und die Palpation von Leber, Milz und abdominellen Resistenzen besonders wichtig. Außerdem sollte der Ernährungszustand erhoben und ggf. das Pubertätsstadium bestimmt und über Jahre verfolgt werden.

CHRONISCH ENTZÜNDLICHE DARMERKRANKUNGEN

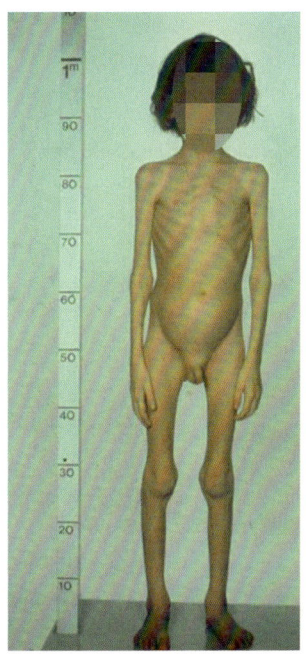

Abb. 27.13 **Morbus Crohn.** Kachexie, Kleinwuchs und fehlende Pubertätsentwicklung eines 13-jährigen Jungen mit neu diagnostiziertem Morbus Crohn (Dünndarm und Ileozökalregion).

Für die Einschätzung der Entzündungsaktivität ist die Bestimmung von BSG, CRP, Blutbild, Serumelektrophorese und Stuhl-Calprotectin wichtig. Bei der Erstdiagnostik lassen sich bei mehr als 80% der an MC erkrankten Kinder eine beschleunigte BSG und/oder erhöhtes CRP und bei mehr als 40% eine mittelschwere Anämie feststellen. Bei CU haben jedoch bis zu 10% der neu diagnostizierten Kinder trotz eines ausgedehnten endoskopischen Befunds normale Entzündungsparameter. Anfangs müssen virale, bakterielle und parasitäre Infektionen des Gastrointestinaltrakts ausgeschlossen werden. Zur Differenzierung zwischen MC und CU kann die Bestimmung der „p-ANCA"-Antikörper dienen, die bei CU häufiger positiv sind (**Tab. 27.8**).

Für die erste Darstellung von Darmwandverdickungen oder intraabdominalen Abszessen bietet sich die Sonografie des Abdomens an, wobei Veränderungen der Darmwand mittels Farbdopplersonografie weiter differenziert werden. Diagnostisch wegweisend sind Gastroduodenoskopie, ergänzt durch eine initiale MR-Darstellung des Dünndarms, und Koloskopie (inkl. Endileum) mit multiplen Biopsien aus allen Abschnitten (**Abb. 27.14**). Ein Röntgenbild der Handwurzel ermöglicht die Bestimmung des Knochenalters zur Wachstumsprognose. Knochendemineralisationen können durch Knochendichtemessungen erfasst werden. Regelmäßige augenärztliche Kontrollen (Iridozyklitis, Katarakt, Augendruck) sollten auch erfolgen. ERCP, MR-Cholangiografie und Leberbiopsie erfordern spezielle Indikationen (primär sklerosierende Cholangitis, Autoimmunhepatitis).

Therapie

Die konservative Therapie der CED im Kindesalter basiert auf Erfahrungen aus Studien an Erwachsenen, wobei unterschiedliche Dosierungen der Medikamente und Besonderheiten wie Minderwuchs und verzögerte Pubertät berücksichtigt werden müssen. Je nach Lokalisation, Ausdehnung und Aktivität sind die klinischen Probleme sehr unterschiedlich, sodass stets individuell

Tab. 27.8 Vergleich zwischen Morbus Crohn und Colitis ulcerosa im Kindesalter.

Befund	Morbus Crohn	Colitis ulcerosa
Alter < 6 Jahre	gelegentlich	gelegentlich
langjähriger Verlauf vor Diagnose	häufig	ungewöhnlich
Minderwuchs/verzögerte Pubertät	immer wieder	selten
blutige Durchfälle	gelegentlich	> 90%
tastbare Resistenzen	häufig	nein
perianale Auffälligkeiten	häufig	ungewöhnlich
BSG und CRP erhöht	häufig	seltener
p-ANCA-Antikörper positiv	selten	häufig
sonografisch Darmwandverdickung	häufig	seltener
Beteiligung des oberen Gastrointestinaltrakts	häufig	nein
Beteiligung des Ileum	häufig	nein (außer Backwash-Ileitis)
Beteiligung des Rektums	gelegentlich	regelmäßig
segmentaler Befall	häufig	ungewöhnlich
Strikturen, Fisteln	häufig	ungewöhnlich
transmuraler Befall	häufig	ungewöhnlich
Kolonkarzinomrisiko	leicht erhöht	stärker erhöht

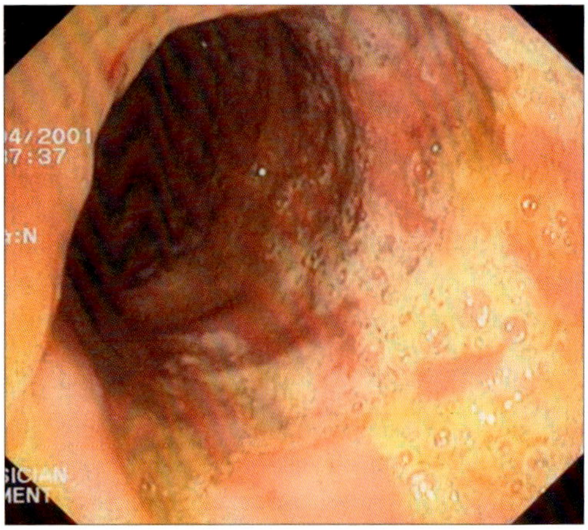

Abb. 27.14 Colitis ulcerosa. Konfluierende Ulzera und Fibrinmassen bei akutem Schub.

- Glukokortikoide (z.B. Prednison)
- Immunsuppressiva (z.B. Azathioprin)
- Antibiotika (z.B. Metronidazol)
- TNFα-Antiköper (z.B. Infliximab)
- zusätzliche Substitution (Vitamine, Spurenelemente)
– Ernährungstherapie (mittels Elementar- oder polymerer Diät [sog. „Astronautenkost"])
– operative Behandlung
– Psychotherapie

Voraussetzungen für die richtige Auswahl der Medikamente bzw. Entscheidung für eine Ernährungstherapie sind die histologische Diagnose der Erkrankung (MC oder CU) sowie die genaue Kenntnis von Lokalisation und Krankheitsaktivität (Tab. 27.9). Aufgrund der chronischen Verlaufsform und der oft erheblichen Beschwerden mit wesentlicher Beeinträchtigung des täglichen Lebens ist eine gute psychologische Betreuung erforderlich. Diese hat das Ziel, die Patienten ihre Krankheit akzeptieren zu lassen.

behandelt wird. Dabei versucht man, die entzündliche Aktivität zurückzudrängen und die Symptome so zu bessern, dass eine weitgehend normale körperliche und psychosoziale Entwicklung ermöglicht wird.

Grundsätzlich gibt es mehrere therapeutische Möglichkeiten der CED:
– medikamentöse Therapie:
  • 5-Aminosalizylsäure (5-ASA), Sulfasalazin (SASP)

Operative Therapie

Colitis ulcerosa. Die CU kann durch komplettes Entfernen des Kolons (Proktokolektomie) definitiv geheilt werden. Bei Versagen der konservativen Behandlung oder bei langfristiger hochdosierter medikamentöser

Tab. 27.9 Medikamentöse Therapie bei CU bzw. MC im Kindes- und Jugendalter.

Krankheitsaktivität/Ausdehnung	Medikation
Colitis ulcerosa (CU)	
akute distale CU/Proctitis ulcerosa	5-ASA-Klysma (bevorzugt)
gering bis mittel/ausgedehnt bis total	1. Wahl: SASP p.o.; 2. Wahl: 5-ASA p.o.
mittel bis schwer/ausgedehnt bis total	zusätzlich: Prednison i.v./p.o.
fulminant	Prednison-Hochdosistherapie, alternativ Cyclosporin, Tacrolimus
Remissionserhaltung	1. Wahl: 5-ASA p.o.; 2. Wahl: SASP p.o.; evtl. Prednison
Medikation bei Steroidabhängigkeit	1. Wahl: Azathioprin p.o.; 2. Wahl: 6-Mercaptopurin p.o.
Morbus Crohn (MC)	
gering bis mittel/distales Kolon	SASP-/5-ASA-/Kortikosteroid-Suppositorium, -Klysmen
gering bis mittel/Kolon	SASP p.o.; 5-ASA p.o.
gering/nur Ileozökalregion	Budesonid p.o.
ausschließlich Dünndarm	1. Wahl: Ernährungstherapie (über 8 Wochen); 2. Wahl: 5-ASA p.o. (mit Dünndarmfreisetzung)
mittel bis schwer	s. CU
fulminant	s. CU
Fisteln/Abszesse	Antibiotika (und operative Therapie)
therapierefraktär	Infliximab-Infusion
Remissionserhaltung	1. Wahl: Azathioprin p.o.; 2. Wahl: 6-Mercaptopurin p.o. (alternative: Methotrexat)

Behandlung (Nebenwirkungen!) ist diese Operation die Alternative. Um ein permanentes Ileostoma zu vermeiden, sind verschiedene Operationstechniken entwickelt worden. Heute ist es üblich, aus dem Ende des Dünndarms durch Faltung eine Art Tasche („Pouch") zu bilden, die mit dem Anus anastomosiert wird. Für die meisten Patienten wird dabei ein gutes Ergebnis erzielt (3–6 Defäkationen/Tag). Probleme können eine höhere Stuhlfrequenz, anhaltende Inkontinenz oder rezidivierende Entzündungen des Pouch bereiten.

Morbus Crohn. Problematischer ist die operative Behandlung beim MC, da die Erkrankung aufgrund des möglichen Befalls des gesamten Verdauungstraktes auch durch eine Operation nicht komplett zu heilen ist. Die Indikationen für operative Maßnahmen beschränken sich auf die Beseitigung konservativ nicht zu beherrschender Symptome und Komplikationen:
- Darmstenose/-verschluss
- Gedeihstörung
- unbeherrschbare Diarrhöe
- perianale Fistel/Abszess
- Fistel zwischen Darmschlingen
- Fistel zwischen Darm und Bauchwand
- chronische Bauchschmerzen

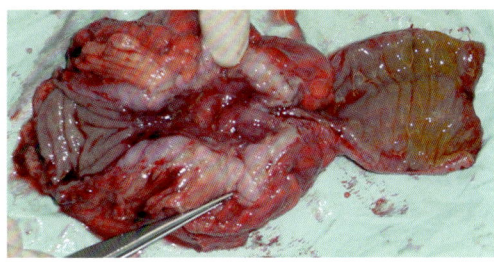

Abb. 27.15 Aufgeschnittenes Ileumsegmentresektat bei Ileus infolge Morbus Crohn. Alle Darmwandschichten sind entzündlich verändert, die Grenze zur gesunden Darmwand vor und hinter der Stenose ist scharf.

So vielseitig wie die Indikationen sind entsprechend die operativen Maßnahmen. Sie reichen von der Anlage eines (passageren) Enterostoma im akuten Fall über Darmsegmentresektionen (**Abb. 27.15**) bis zu meist wiederholten Fisteloperationen am Anus. Darmresektionen werden so sparsam wie möglich vorgenommen, da mit weiteren Resektionen in der Zukunft gerechnet werden muss. Fisteloperationen sind oft frustran und erfordern häufig eine vorübergehende Ruhigstellung des Darms durch einen Anus praeter.

E   Weitere Erkrankungen des Darms

27.15   Malrotation

Definition

Malrotation heißt übersetzt „Drehfehler". Es handelt sich um den Zustand nach einer ungenügenden oder gar nicht erfolgten (Nonrotation) embryonal-fetalen Drehung des Darms. Resultat ist eine Lageanomalie, Dünn- und Dickdarm liegen nicht wie üblich im Bauch platzert. Die Fehlbildung ist für sich genommen jedoch keine Erkrankung. Die ergibt sich erst aus evtl. auftretenden Komplikationen.

> **W** *Während des raschen Wachstums zwischen der 6.–12. Woche vollzieht der Darm eine Drehung um 270° gegen den Uhrzeigersinn um seine Mesenterialwurzel. Dadurch kommt es zur typischen Lage des Darms im Abdomen mit Fixierung des auf- und absteigenden Kolon an der dorsolateralen Bauchwand. Findet die Drehung nicht statt, liegt der Dünndarm komplett rechts, der Dickdarm ohne Querkolon links im Abdomen. Außerdem erfolgt keinerlei Fixierung des Darms außer der schmalen Mesenterialwurzel. Damit ist der Darm sozusagen als Gesamtpaket sehr beweglich.*

Komplikationen

Aufgrund der zu großen Beweglichkeit des Darmpakets kommt es häufig in den ersten Lebenswochen zum Volvulus (S. 397) mit vitaler Gefährdung für den Darm und das Kind. Eine weitere Komplikation, die sich meist schon beim jungen Säugling bemerkbar macht, ist die Obstruktion des Duodenums durch die Ladd-Bänder (S. 392).

Nach ein paar Jahren droht eine weitere Gefahr, wenn die Malrotation bis dahin nicht aufgefallen ist: Wenn sich eine Appendizitis ausbildet, wird sie aufgrund der Fehllage des Zökums und der Appendix (Oberbauch oder linker Unterbauch) oft erst erkannt, wenn es zur Perforation und Peritonitis gekommen ist.

Therapie

Wenn eine der Komplikationen auftritt, richtet sich die Therapie nach dieser. Über die Notwendigkeit einer prophylaktischen Behandlung einer zufällig aufgefallenen, symptomlosen Malrotation herrscht unter den Kinderchirurgen keine Einigkeit.

27.16   Duplikatur

Definition

Unter einer **Duplikatur** (Doppelung) versteht man die Doppelanlage eines Darmsegments. Diese kann sich auf einen kurzen Abschnitt beschränken oder auf jeder Länge bis zum gesamten Verdauungstrakt ausgebildet sein. Es handelt sich um eine zystische oder tubuläre Struktur, die sich auf der Mesenterialseite des eigentlichen Darms befindet und mit diesem eine gemeinsame Wand besitzen kann.

Ursache und Symptome

Es handelt sich um eine sehr frühe embryonale Fehlentwicklung von Urdarmzellen; der Grund dafür ist nicht bekannt.

Die häufigsten Symptome sind chronisch rezidivierende Schmerzen und partielle Obstruktion mit Passagebehinderung. Außerdem kommen Darmblutungen vor.

Diagnose

Im Ultraschall fällt i.d.R. die zystische oder tubuläre Struktur auf. Die Diagnose ist damit aber noch nicht eindeutig gestellt. Andere Untersuchungen haben jedoch keine größere Aussagekraft. Häufig wird ein MRT oder CT durchgeführt, um die Abgrenzung von anderen Organen und einen sicheren Tumorausschluss zu ermöglichen. Letztendlich ist die Diagnose meist erst intraoperativ oder pathohistologisch zu klären.

Therapie

Wenn keine oder nur eine kleine Kontaktfläche zum eigentlichen Darm vorhanden ist, lässt sich die überschüssige Struktur isoliert resezieren. Bei ausgedehnter Kontaktfläche kommt eine Segmentresektion des Darms infrage. Bei besonders langem betroffenen Segment wird nur eine Verbindung zwischen normalem und überschüssigem Lumen hergestellt, sodass das zusätzliche Lumen auch vom Darminhalt durchströmt wird.

27.17 Ductus omphaloentericus persistens/ Meckel-Divertikel

Definition

Beim **Ductus omphaloentericus persistens** (DO) handelt es sich um den erhalten gebliebenen Dottergang, der beim Embryo eine Verbindung zwischen Darm und Dottersack herstellt. Der Gang bildet sich normalerweise komplett zurück. Bei einer partiellen Rückbildung, bei der eine Aussackung am unteren Ileum verblieben ist, wird diese als Meckel-Divertikel (MD) bezeichnet.

Symptome

Das MD kommt bei etwa 1–2% der Bevölkerung vor. Meist ist es symptomlos und wird zufällig oder nie entdeckt. Die Schleimhaut des Divertikels kann jedoch Gewebe des Pankreas oder Magens aufweisen, das zu Entzündungen oder Blutungen führen kann. Akute oder rezidivierende Bauchschmerzen, Blut im Stuhl oder eine chronische Blutungsanämie führen das Kind zum Arzt. Akute Beschwerden ähneln der akuten Appendizitis.

Der komplett erhaltene DO ist eine offene, zarte oder breitere Verbindung des Darms zum Nabel (**Abb. 27.16**). Der anhaltend nässende Nabel oder die Entleerung von Stuhl im Nabel sind charakteristische Zeichen der Fehlbildung. Der Gang kann auch Ausgangspunkt eines Abszesses sein.

Diagnose

Ein MD lässt sich nur schwer diagnostizieren. Bei Verdacht (z.B. durch Meläna [Teerstuhl]) kann eine Szintigrafie das Divertikel darstellen, wenn Magenschleimhaut darin vorhanden ist. Bei einer Entzündung des MD kann es als meist nicht zuzuordnende Struktur in der Sonografie auffallen. Im Rahmen einer Appendektomie bei kaum oder nicht entzündetem Wurmfortsatz sollte zum Ausschluss eines MD grundsätzlich eine Revision des Ileums erfolgen.

Ein DO steht fest, wenn Stuhl über den Nabel abgesetzt wird. Bei lediglich nässendem Nabel ist die Abgrenzung zum persistierenden Urachus durch die Bildgebung oft nicht möglich; sie erfolgt dann intraoperativ.

Therapie und Komplikationen

Beide Strukturen werden komplett reseziert, was im entzündungsfreien Zustand relativ einfach möglich ist. Bei präoperativ zu vermutendem MD wird die Laparoskopie als Zugang bevorzugt. Der DO lässt sich über einen Nabelrandschnitt freilegen.

Eine Nahtinsuffizienz am Darm tritt extrem selten auf, andere Komplikationen sind nicht nennenswert.

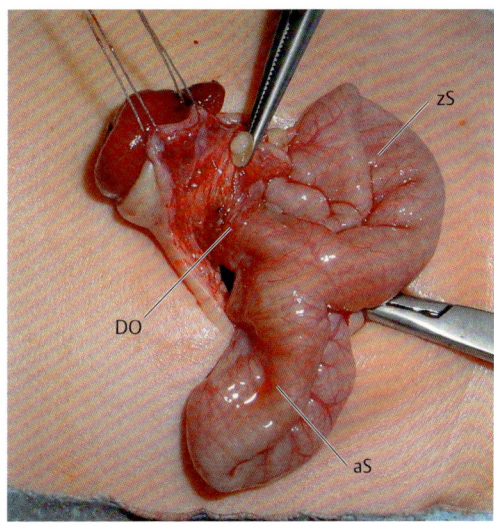

Abb. 27.16 Ductus omphaloentericus persistens (DO) beim Neugeborenen. Die Abzweigung vom Dünndarm und die Mündung im Nabel ist gut zu erkennen (zS: zuführender Dünndarmschenkel, aS: abführender Dünndarmschenkel)

27.18 Rektumprolaps

Definition und Ursache

Beim **Rektumprolaps** handelt es sich um einen Vorfall von Teilen des Rektums durch den Anus hindurch, sodass sie sichtbar werden.

Dem Rektumprolaps liegt eine Gewebsschwäche der Beckenbodenmuskulatur zugrunde. Diese kann durch eine neurologische Erkrankung oder ohne erkennbaren Grund zustande gekommen sein. Sehr oft liegt eine chronische Obstipation vor, sodass das Kind zur Stuhlentleerung viel die Bauchpresse einsetzt. Außerdem kommt der Prolaps gehäuft bei Mukoviszidose vor.

Symptome

Im Anus ist Schleimhaut in kreisförmigen Falten zu sehen. Der Vorfall kann bis zu einigen Zentimetern lang sein. Er tritt meist im Rahmen des Stuhlgangs auf und ist überraschend wenig schmerzhaft.

Therapie

Der akute Vorfall lässt sich meist problemlos wieder zurückdrücken, wenn er nicht zu lang ist. Bei rezidivierendem Prolaps wird durch Nahrungsumstellung oder medikamentös (für etwa 1 Jahr) für einen zuverlässig weichen Stuhlgang gesorgt, damit die Bauchpresse nicht erforderlich ist. In geeignetem Alter kann ein Beckenbodentraining unterstützend wirken.

Bei ungenügendem Effekt erfolgt operativ die Rektopexie. Dabei wird laparoskopisch das Rektum am Os sacrum angenäht, sodass es nicht mehr nach unten sacken kann. Sollte auch dies nicht zum Erfolg führen, kommt eine Rektumresektion in Betracht.

27.19 Hämorrhoiden

Definition und Symptome

Unter **Hämorrhoiden** versteht man ein pathologisches Anschwellen des im unteren Enddarm vorhandenen arteriovenösen Hämorrhoidalpolsters.

Hämorrhoiden kommen im Kindes- und Jugendalter nur selten vor. Sie können Juckreiz, Schmerzen, peranale Blutungen oder einen im Analring sichtbaren blauen Knoten verursachen.

Diagnose und Therapie

Bei sichtbarem Knoten oder klinischem Verdacht wird eine Rektoskopie gleichzeitig zur Diagnostik und Therapie durchgeführt. Bei kleinen Hämorrhoiden genügt i.d.R. eine Sklerosierung, d.h. Unterspritzung mit einer zur Verödung reizenden Lösung. Größere Knoten werden über einer Ligatur abgetragen.

Differenzialdiagnose

Etwas betonte subkutane Analvenen werden häufig für Hämorrhoiden gehalten. Sie besitzen aber keinen Krankheitswert und bedürfen keiner Therapie.

27.20 Darmpolypen

Definition

Darmpolypen sind aus der Schleimhaut herauswachsende Veränderungen. Bei Kindern handelt es sich ganz überwiegend um **Hamartome**, d.h. Fehlbildungen der Schleimhaut, die einzeln auftretend gutartig sind. Bei Jugendlichen treten aber auch zunehmend **Adenome** auf, also echte Tumoren der Schleimhaut, die bei zunehmender Größe entarten, also bösartig werden können. Beide treten im Kolon auf, zu 85% im Rektum und Sigma.

Unter familiärer **Polyposis** versteht man seltene vererbte Krankheiten, die sehr zahlreiche Polypen im gesamten Darm aufweisen. Sie sind z.T. problematisch, da einige ein wesentliches bis hohes malignes Entartungsrisiko besitzen. Die bekanntesten sind das Peutz-Jeghers-Syndrom (Entartungsrisiko nur gering erhöht) und die Polyposis coli (Entartungsrisiko 100%).

Symptome und Diagnose

Polypen besitzen eine mechanisch empfindliche Oberfläche und neigen daher zu rezidivierenden Blutungen. Da Polypen häufig mit einem längeren Stiel gewachsen sind, können im Rektum gelegene durch den Anus prolabieren. Rezidivierende Bauchschmerzen sind selten.

Viele Polypen lassen sich schon mit dem untersuchenden Finger im Rektum tasten. Mittels Koloskopie sollte immer das gesamte Kolon untersucht werden. Die histologische Untersuchung des entfernten Polypen ist obligat.

Therapie

Viele Polypen verdrehen sich um ihren Stiel, lösen sich dabei ab und werden mit dem Stuhl ausgeschieden. Bei einem endoskopischen Fund wird der Polyp unter endoskopischer Kontrolle elektrisch abgetragen und geborgen.

Bei der Polyposis coli erfolgt eine totale Kolektomie, um der Entartung vorzubeugen.

27.21 Stuhlinkontinenz

Definition

Unter **Stuhlinkontinenz** oder **Enkopresis** versteht man den unwillkürlichen Abgang des Darminhalts durch den Anus. Es gibt eine komplette und eine partielle Inkontinenz. Bei letzterer kann festerer Stuhl kontrolliert werden, während dünnflüssiger Darminhalt unwillkürlich abgeht. Als sekundär bezeichnet man eine Inkontinenz, wenn sie sich nach einer zunächst erlernten Stuhlkontrolle ausbildet; bei primärer Enkopresis war der Patient noch nie zur Stuhlkontrolle in der Lage.

Ursache

Die Kontinenz des Darms erfordert die Funktionsfähigkeit einiger Strukturen. So muss – außer einer normal ausgebildeten und innervierten Muskulatur von Sphinkter und Beckenboden – die Sensibilität der Analschleimhaut, der Rektumwand und wiederum der muskulären Strukturen vorhanden sein. Auch der hämorrhoidale Schwellkörper im Rektum trägt zur Kontinenz bei. Besonders wichtig ist also neben einer normal angelegten rektoanalen Anatomie die Innervation. Jede Schädigung der Sakralnerven oder Rückenmarkschädigung oberhalb der Sakralnerven wirkt sich auf die Kontinenz aus.

Die häufigste angeborene Ursache der Inkontinenz ist die Myelomeningozele. Hohe Formen der Analatresie führen durch eine insuffizient ausgebildete Beckenbodenmuskulatur ebenfalls häufig zur Inkontinenz. Verletzungen des Rückenmarks oder des Anorektums zählen zu den erworbenen Ursachen der Inkontinenz, ebenso Schädigungen des Sphinkterapparats durch chronische Fistelbildungen beim Morbus Crohn. Als häufigste erworbene Ursache gilt die chronische Obstipation, bei der voluminöse harte Stuhlmassen im Rektum dessen Funktion beeinträchtigen und nur die darum herum erfolgende Passage dünnflüssigen Stuhls ermöglichen, der dann unwillkürlich abgeht („Pseudodiarrhöe").

Häufig ist der Grund der Enkopresis auch nicht im organischen Bereich zu suchen. Seelische Belastungen und Krankheiten können ebenfalls mit diesem Symptom zum Ausdruck kommen, insbesondere bei der sekundären Form.

Diagnose

Nacheinander müssen zunächst die organischen Ursachen abgeklärt werden. Dazu ist neben genauer Anamnese und rektoanaler, abdomineller und neurologischer Untersuchung die Anomanometrie hilfreich, die die Funktionsfähigkeit des sog. Kontinenzorgans überprüft. Mittels MRT lässt sich die Anatomie des Rückenmarks und des Beckenbodens darstellen. Ein Defäkogramm zeigt den funktionellen Ablauf der Darmentleerung, eine Rektoskopie dient der Abklärung endoluminaler Veränderungen. Wenn keine organische Ursache nachgewiesen werden kann, erfolgt die psychologische Untersuchung.

Therapie

Eine psychologisch bedingte Inkontinenz bedarf in erster Linie einer darauf abgestimmten Therapie.

Bei ausgeprägter Inkontinenz gibt es als passive Versorgungsmöglichkeit Analtampons, die den unwillkürlichen Abgang des Stuhls verhindern sollen. Oft sind sie aber im Effekt unbefriedigend und werden von den Kindern abgelehnt.

Biofeedback-Methode. Bei einem wenigstens teilweise angelegten muskulären Schließapparat hat sich das Training der Muskulatur mit der sog. Biofeedback-Methode bewährt. Dabei übt der Patient, einen im Analkanal liegenden Ballon mit Muskelkraft zusammenzudrücken. Auf einem Monitor wird ihm der Effekt bildlich dargestellt, was zur Leistungssteigerung motiviert. Außerdem wird die Sensibilität für diesen Bereich gesteigert. Über Monate täglich durchgeführt ist hier eine wesentliche Verbesserung der Schließfunktion zu erzielen. Vorraussetzung ist eine gute Compliance von Kind (geeignetes Alter) und Eltern.

Operative Therapie

Operativ gibt es die Möglichkeit, ein endgültiges endständiges Kolostoma anzulegen. Die modernen Versorgungsmöglichkeiten mit Anus-praeter-Beuteln und -Kappen ermöglichen einen angenehmeren Lebensstil als mit Analtampons. Es wurden auch verschiedene Operationen entwickelt, die auf eine Verstärkung der Sphinktermuskulatur abzielen. Sie kommen allerdings fast nur bei ausgewachsenen Patienten zum Einsatz.

Malone-Operation und Irrigation. Alternativ gibt es die Malone-Operation. Dabei wird am Zökum, meist unter Verwendung der Appendix, eine kontinente, d.h. sich nicht entleerende Öffnung zur Bauchhaut geschaffen. Diese fällt kosmetisch kaum oder, wenn im Nabelbereich gelegen, gar nicht auf. Über den Zugang ist dann die Irrigation möglich. Darunter versteht man die mithilfe eines Darmrohres und geeigneter Spülflüssigkeit vorgenommene gründliche Reinigung des Kolons; das wird meist 1-mal täglich durchgeführt und dauert 20–30 Minuten. So kann eine unwillkürliche Darmentleerung vermieden und eine sog. soziale Kontinenz erreicht werden.

F Leber, Galle, Pankreas

27.22 Cholestase des Neugeborenen und Säuglings

B *Ein 3 Wochen alter Säugling wird wegen auffällig heller Stühle und einer gelben Verfärbung von Haut und Skleren vorgestellt. Die Laboruntersuchungen ergeben eine Erhöhung des direkten und indirekten Bilirubins, eine geringe Erhöhung der Transferasen (AST, ALT) und eine deutliche Erhöhung der Gammaglutamyltransferase (GGT). Bei der Untersuchung finden sich eine Resistenz im linken Oberbauch und eine Herzaktion über dem Thorax rechts. Das Thoraxröntgen bestätigt den Situs inversus, die Choleszintigrafie ergibt eine fehlende Ausscheidung des radioaktiven Tracers in den Darm, die Leberbiopsie zeigt Veränderungen, die auf extrahepatische Gallengangsatresie hinweisen. Die Diagnose wird durch die Laparotomie bestätigt: Die Präparation der Gallenwege zeigt Reste des Gallenwegssystems und eine kleine Gallenblase ohne Inhalt. Galle wird erst bei der Präparation der Porta hepatis sichtbar. Es wird eine Operation nach Kasai-Suruga (Portoenterostomie mit kutaner Enterostomie) angeschlossen.*

Postoperativ nimmt die Galleproduktion zu, der Ikterus blasst ab, die Transferasen bleiben gering erhöht. Der Säugling wird postoperativ rasch oral ernährt. Zur Unterstützung des Gallenflusses wird Ursodeoxycholsäure gegeben. Eine antibiotische Prophylaxe wird ein halbes Jahr durchgeführt, danach wird die kutane Enterostomie verschlossen. Während der gesamten postoperativen Zeit sind die Stühle des Patienten gut gefärbt. Eine Nachuntersuchung im 5. Lebensjahr zeigt neben einer tastbar derb-höckerigen Leber erhöhte Transferasen. Die Syntheseleistung der Leber ist normal.

27.22.1 Allgemeine Grundlagen

Definition

Die **Cholestase** ist definiert durch eine eingeschränkte Galleausscheidung aus der Leber in den Darm. Pathophysiologisch kann eine Störung der Funktionen in der Leberzelle, der Ausscheidung der Galle aus den Leberzellen oder des Galleabflusses über die Gallenwege zugrunde liegen.

Symptome

Leitsymptom ist eine Gelbsucht (entweder Icterus gravis oder Icterus prolongatus [länger als 2 Wochen andauernder Ikterus]; ein Icterus praecox [Ikterus vor dem Alter von 36 Stunden] kann ebenfalls Ausdruck einer Lebererkrankung sein). Bei allen Lebererkrankungen findet sich auch eine Hepatomegalie unterschiedlichen Ausmaßes, in der Hälfte der Fälle bei längerer Dauer auch eine Splenomegalie.

Ausdruck einer besonders schwerwiegenden Galleabflussstörung sind anhaltende acholische Stühle; dabei fehlen dem Stuhl die Gallefarbstoffe (gelb-braun-grün), er erscheint grau-weiß. Weitere Symptome, die oft auf einen höheren Schweregrad des Krankheitsbildes hinweisen, sind Blutungen durch Störungen der Synthese von Gerinnungsfaktoren und Aszites. Eine Sepsis kann Ursache der Erkrankung sein oder den Verlauf komplizieren.

Diagnose

Die Diagnostik richtet sich nach der Dringlichkeit. Besteht Lebensgefahr? Ist das Kind akut und schwer krank? Ist eine extrahepatische Gallengangsatresie ausgeschlossen?

Bei einem mehr als 2 Wochen alten ikterischen Säugling (Icterus prolongatus) müssen zunächst Gesamtbilirubin und direktes Bilirubin gemessen werden. Zusätzlich werden Hinweise für Hämolyse (LDH), Infektionen (Blutbild, CRP), eingeschränkte Syntheseleistung der Leber (Cholinesterase, Albumin), Cholestase (GGT, alkalische Phosphatase) und das Ausmaß der Leberzellschädigung (ALT, AST) gesucht. Die wichtigsten Stoffwechseluntersuchungen sind Blutzuckerbestimmung und Überprüfen der Schilddrüsenfunktion.

In der weiteren raschen Diagnostik hat sich das Vorgehen nach einem Stufenschema bewährt, dessen Eckpunkte Ultraschalluntersuchung, hepatobiliäre Sequenzszintigrafie und perkutane Leberblindbiopsie sind. Alle drei Untersuchungen dienen v.a. der schnellen Diagnostik der extrahepatischen Gallengangsatresie (GGA, S. 424ff).

Ultraschall. Der Ultraschall zeigt bei der GGA meist eine rudimentäre Gallenblase und manchmal ein echoreiches Band in der Pfortadergabel (triangular cord sign). Manchmal ist allerdings die Gallenblase nahezu normal angelegt und zeigt auch eine postprandiale Entleerung. Die Ultraschalluntersuchung ist besonders wichtig zum Ausschluss einer Choledochuszyste.

Hepatobiläre Sequenzszintigrafie. Bei der hepatobilären Sequenzszintigrafie (nuklearmedizinische Untersuchung) werden Tc-99m-markierte Iminodiazetate injiziert. Sie werden durch die Hepatozyten aufgenommen und über die Galle in den Darm ausgeschieden.

Eine fehlende Ausscheidung innerhalb von 24 Stunden in den Darm ist pathologisch und kann durch eine extrahepatische Gallengangsatresie oder durch schwere Cholestasen anderer Ursachen bedingt sein. Die Ausscheidung allein hat nur eine 40%ige Genauigkeit, daher ist eine Analyse der Aufnahme- und Ausscheidungskurve des Tracers notwendig. In Kombination mit der Bestimmung der GGT erhöht sich damit die Effektivität der Untersuchung auf 93 % richtiger Diagnosen. Die Untersuchung hängt damit aber von der Erfahrung der jeweiligen Zentren ab.

Perkutane Leberblindbiopsie. Die perkutane Leberblindbiopsie ist bei Kindern in Narkose durchzuführen. Die Leber wird nach sonografischer Darstellung und kleiner Hautinzision von der Seite her angestochen. Dabei wird ein zarter Gewebszylinder gewonnen, der histologisch aufgearbeitet wird: Nach dem 2. Lebensmonat zeigt die Leber bei extrahepatischer Gallengangsatresie eine Läppchenarchitektur mit gleichmäßiger Zunahme der portalen Fibrose, eine duktuläre Proliferation und Galleseen in den Portalfeldern. Vor dem 2. Lebensmonat sind die Zeichen nicht so stark ausgeprägt; daher ist eine besondere Erfahrung des Pathologen notwendig. Die Leberbiopsie erlaubt allerdings eine Aussage über andere Erkrankungen, z.B. eine intrahepatische Gallengangshypoplasie. Wenn die extrahepatische Gallengangsatresie durch die Untersuchung nicht ausgeschlossen werden kann, ist eine Laparotomie mit intraoperativer Cholangiografie notwendig, die letztlich die Verdachtsdiagnose beweist oder ausschließt.

W *An manchen Zentren werden Screeninguntersuchungen durch Bestimmung des Bilirubins im Duodenalsaft durchgeführt, vereinzelt auch die ERC (endoskopische retrograde Choledochografie) oder die MRCP (Magnetresonanzcholangiografie).*

Ursache

Eine Vielzahl von Erkrankungen kann zu einer Cholestase im Neugeborenen- oder Säuglingsalter führen.

Erkrankungen der extrahepatischen Gallenwege. Eine Cholestase kann bei folgenden Krankheiten auftreten:
– extrahepatische Gallengangsatresie
– Choledochuszyste
– Syndrom der eingedickten Galle (z.B. bei Mukoviszidose, Hämolyse, totale parenterale Ernährung)
– Gallensteine
– entzündliche Infiltrate, maligne Tumoren bzw. Lymphknotenerkrankungen
– Darmduplikaturen, peritoneale Stränge
– angeborene anatomische Veränderungen der Gallenwege
– spontane Perforation oder Entzündungen der Gallenwege

Intrahepatische Erkrankungen. Eine Cholestase kann bei folgenden intrahepatischen Krankheiten auftreten:
– Infektionen
– intrahepatische Gallenwegserkrankungen:
  • Caroli-Syndrom
  • Gallengangshypoplasien (syndromatisch und nicht syndromatisch)
– Stoffwechselerkrankungen:
  • Aminosäure-, Lipid-, Kohlehydrat- und Gallensäurestoffwechselerkrankungen
  • peroxisomale und mitochrondriale Erkrankungen
  • kongenitale Glykosilierungsdefekte
  • Harnstoffzyklusstörungen
  • Speicherkrankheiten
– Erbleiden:
  • Alpha-1-Antitrypsin-Mangel
  • Mukoviszidose
  • intrahepatische Cholestasen (familiär u.a.)
  • Dubin-Johnson-, Rotor- und Aagenaes-Syndrom
  • neonatale Hämochromatose
– endokrinologische Erkrankungen, z.B.:
  • kongenitale Hypothyreose
  • Hypopituitarismus
– chromosomale Erkrankungen:
  • Trisomie 13, 18, oder 21
– vaskuläre Erkrankungen:
  • Budd-Chiari-Syndrom
  • perinatale Asphyxien
  • Herzversagen
– toxische Erkrankungen:
  • Medikamente oder Drogen
  • totale parenterale Ernährung
  • embryofetales Alkoholsyndrom
– idiopathische neonatale Hepatitis

Einige dieser Ursachen sind akut lebensbedrohend, andere führen zu einer chronischen Lebererkrankung. Eine frühzeitige Erkennung, genaue Diagnostik und rasche Therapie ist daher von höchster Wichtigkeit. Neben den im Folgenden dargestellten Ursachen gehören die extrahepatische Gallengangsatresie und die Choledochuszyste zu den wichtigsten (s. S. 422 f u. 426).

27.22.2 Alpha-1-Antitrypsin-Mangel

Der Alpha-1-Antitrypsin-Mangel (Phänotyp Z) ist eine autosomal rezessiv vererbte Krankheit mit einer Häufigkeit von 1:1000 bis 2000 Lebendgeburten. Es ist die häufigste genetische Ursache von Lebererkrankungen bei Kindern. Alpha-1-Antitrypsin (AAT) hemmt Proteinasen (Proteinase-Inhibitor: PI). Durch eine Mutation am Chromosom 14q31-32.3 erfolgt eine Aminosäuresubstitution im Molekül des AAT, die eine Fehlfaltung des Moleküls bewirkt. Es wird durch die Leberzelle nicht mehr ausgeschieden und im endoplasmatischen Retikulum der Leberzellen gespeichert. Die Speicherung selbst oder die eingeschränkte Funktion führt zur Hepatopathie und zu einem hepatotoxischen Effekt.

Die Diagnose erfolgt durch die Bestimmung der AAT-Serumkonzentration und Phänotypisierung mittels isoelektrischer Fokussierung. Die häufigste Mangelvariante ist das Z-Allel. 10–15 % der homozygoten PIZ-Träger entwickeln eine Lebererkrankung im Sinne einer neonatalen Hepatitis oder intrahepatischen Gallengangshypoplasie. 30 % der Patienten zeigen eine Weiterentwicklung bis zur Leberzirrhose. Heterozygote PIZ-Träger sind in unserer Bevölkerung häufig (3–3,5%), zeigen in der Säuglingszeit eine milde Hepatopathie, die i.d.R. bis zum Ende des 1. Lebensjahres ausheilt.

27.22.3 Progressive familiäre intrahepatische Cholestase

Bei der progressiven familiären intrahepatischen Cholestase (PFIC) handelt es sich um Gallensäuren- bzw. Gallelipid-Transportdefekte. Es werden drei Typen (PFIC 1–3) unterschieden, die durch familiäres Auftreten ohne erkennbare metabolische oder anatomische Ursache gekennzeichnet sind:
- **PFIC 1** (Mutation am Chromosom 18q21-22): Das defekte FIC-1-Gen (familiärer intrahepatischer Cholestase-Locus) verursacht eine defekte ATPase und damit eine Behinderung des Transports von Aminophospholipiden vom äußeren zum inneren Blatt der Plasmamembran. Charakteristisch für die Störung sind hohe Gallensäurekonzentrationen im Serum, niedrige GGT und ausgeprägter Juckreiz.
- **PFIC 2** (Mutation auf dem Chromosom 2q24): Die Mutation führt zu einem Defekt der Gallensäureexportpumpe. Der Transporter ist für den Export der Cholsäure und ihrer Konjugate verantwortlich. Charakteristisch sind hohe Gallensäuren und niedrige GGT-Aktivität im Serum sowie niedriges Cholesterin und nicht nachweisbares Lipoprotein X.
- **PFIC 3** (Mutation auf dem Chromosom 7 mit defektem Multidrug-Resistant-3-Gen): Das Gen kodiert eine Phosphoflippase, die den Transport von Phosphatidylcholin aus den Hepatozyten in den Canaliculus ermöglicht und die Gallengänge vor den polaren Cholaten schützt. Charakteristisch sind erhöhte GGT im Serum und Fehlen der Phospholipide in der Galle.

27.22.4 Virusinfektionen

Die klassischen Virusinfektionen der Leber (Kap. 15) sind im Säuglingsalter extrem selten: Ein Screening auf Hepatitis B wird während der Schwangerschaft der Mutter durchgeführt (Kap. 4). Bei HBsAg-positiver und Anti-HBe-positiver Mutter ist ein akutes Leberversagen des Kindes 3 Monate nach der Geburt möglich. HBs- und HBe-Ag-positive Mütter übertragen bei Ausbleiben der Simultanimpfung gegen Hepatitis B die Infektion in 90 % der Fälle auf ihre Kinder, die zu chronischen Hepatitis B-Trägern werden. Stillen ist aber möglich, wenn das Kind einer Simultanimpfung unterzogen wurde (aktive und passive Impfung unmittelbar nach der Geburt).

Die Übertragungswahrscheinlichkeit von Hepatitis C von der Mutter auf das Kind ist, ausgenommen bei einer Koinfektion mit HIV (Humanes Immundefizienz-Virus), gering. Auch diese Mütter können ihre Kinder ohne hohes Risiko stillen. Bei beiden Infektionen kann keine Garantie gegeben werden, dass die Infektion durch die Muttermilch nicht auf das Kind übertragen wird.

Die häufigste Virusinfektion, die zu einer neonatalen Cholestase führt, ist die Zytomegalie. 25 % der Schwangeren haben Zytomegalievirus (CMV) in ihrem Blut. Die durch CMV ausgelöste Cholestase heilt i.d.R. aus.

Lebererkrankungen verursachende Viren mit möglichen extrahepatischen Symptomen und Erkrankungen sind in **Tab. 27.10** zusammengefasst.

27.22.5 Intrahepatische Gallengangshypoplasie bzw. -atresie

Die intrahepatische Gallengangshypoplasie (IHA) ist neben Alpha-1-Antitrypsinmangel und familiären Cholestasen die wichtigste Differenzialdiagnose zur Gallengangsatresie, da die Cholestase einen ähnlich schweren Verlauf zeigt.

Eine intrahepatische Gallengangsatresie/-hypoplasie kann folgende Ursachen haben:
- genetische/metabolische Erkrankungen:
  - syndromatisch: Alagille-Syndrom
  - nicht syndromatisch (Trisomie 13, 18, oder 21; Alpha-1-Antitrypsinmangel; Mukoviszidose,

Tab. 27.10 Lebererkrankungen: verursachende Viren und extrahepatische Manifestationen.

Virus	Extrahepatische Manifestationen
Parvovirus B 19	aplastische Anämie
Epstein-Barr-Virus	Schwellungen von Lymphknoten, Tonsillen
Herpes zoster	disseminierte Infektion, Haut
HHV 6	Meningitis, Enzephalitis, Myokarditis
Adenovirus, Coxsackievirus (A 9, B), Echovirus (6, 9, 11, 14, 19)	Myokarditis, Pneumonitis, Meningoenzephalitis
Zytomegalie	SFD, Mikrozephalus, intrakranielle Verkalkungen, Meningoenzephalitis, Taubheit, Thrombopenie, Retinitis, Splenomegalie
Herpes simplex	Splenomegalie, Herzfehler, Pneumonitis, Haut, Meningoenzephalitis, Splenomegalie, perinataler Herpes d. Mutter

Hypopituitarismus, peroxisomale Störungen, progressive familiäre Cholestasen (PFIC))
- Infektionen (Zytomegalie, Röteln, Syphilis)
- immunologische Erkrankungen (Abstoßung nach Transplantationen, GVHD, sklerosierende Cholangitis [primär oder sekundär]), Sarkoidose
- Medikamente (z.B. Antibiotika)
- unklare Ursachen (idiopathisch)

Die IHA kann nur histologisch einwandfrei diagnostiziert werden. Die Häufigkeit wird auf 1:35000 Geburten geschätzt. Die Therapie kann nur symptomatisch durchgeführt werden. Bei einem Teil der Patienten ist eine völlige Heilung möglich, besonders wenn eine Hyperalimentation durchgeführt wird. Die Prognose der IHA hängt von der Ursache ab.

Alagille-Syndrom. Diese syndromatische Form der IHA ist ein autosomal dominant vererbtes Syndrom mit einer Prävalenz von 1:20000, bedingt durch Mutationen im JAG-1-Gen (Chromosom 20). Das phylogenetisch alte Gen kodiert bei Insekten den Flügelansatz und ist bei Menschen für den Aufbau des Bindegewebes verantwortlich. Neben IHA bestehen eine periphere Pulmonalstenose oder andere kongenitale Herzmissbildungen, Aneurysmen von Aorta bzw. Gehirngefäßen mit der Gefahr von Blutungen, eine typische Facies, Anomalien von Wirbelkörper (Schmetterlingswirbel) und Auge (Embryotoxon posterior). Es ist nur eine symptomatische Therapie möglich. Die Prognose ist ohne Transplantation ähnlich wie die der idiopathischen neonatalen Hepatitis (s.u.).

27.22.6 Weitere Ursachen

Galaktosämie

Es handelt sich um einen Enzymdefekt in der Leberzelle mit einer Häufigkeit von 1:35000 Geburten. Die klassische Form wird durch den Mangel an Galaktose-Uridyltransferase hervorgerufen und führt innerhalb der ersten Lebenstage zu akutem Leberversagen durch das Anhäufen von Galaktose-1-Phosphat in der Leber.

Die Diagnose erfolgt durch den Fluoreszenztest nach Beutler und Baluda, der die Aktivität des vorhandenen Enzyms durch Fluoreszenz anzeigt (bedside-Diagnostik). Eine Verdachtsdiagnose kann bei Milchernährung ab dem 3. Lebenstag durch den Nachweis erhöhter Galaktosekonzentrationen im Blut erfolgen (z.B. durch den Guthrietest). Die Therapie erfolgt durch Blutaustauschtransfusion und galaktosefreie Ernährung. Bei rechtzeitiger Diagnostik und konsequenter Therapie entwickeln sich die Kinder fast normal.

Tyrosinämie Typ I

Ebenfalls ein Enzymmangel liegt der Tyrosinämie zugrunde. Eine Mutation des Gens auf Chromosom 15q23-q25 führt zu einer Störung des Tyrosinabbaus durch einen Defekt der Fumarylacetoacetat-Hydrolase. In Plasma und Harn findet man erhöhtes Succinylazeton, die Enzymaktivität in Lymphozyten und Fibroblasten beweisen die Störung. Die Erkrankung führt häufig zu akutem Leberversagen. Die Prognose hat sich durch Behandlung mit NTBC, einem Hemmstoff, der den Anfall pathologischer Metabolite verhindert, und tyrosin- bzw. phenylalaninarme Diät deutlich gebessert. Bei akutem Leberversagen ist die Lebertransplantation Therapie der Wahl.

Neonatale Hämochromatose

Die akute Lebererkrankung beginnt pränatal und führt zu Eisenablagerungen in Leber, Pankreas, Myokard und endokrinen Organen. Die Ätiologie ist unklar. Laborchemisch hinweisend ist eine erhöhte Transferrinsättigung mit erniedrigtem Transferrinspiegel, beweisend eine Mundschleimhaut-Biopsie zum Nachweis der extrahepatischen Eisenspeicherung. Die Therapie mit Antioxidantien kann in Einzelfällen die Lebenserwartung verlängern. Die Prognose ist schlecht.

Bakterielle Infektionen

Die Infektionen erfolgen diaplazentar oder postnatal meist durch gramnegative Keime wie Escherichia coli (Harnwegsinfektion, Sepsis). Endotoxine der Bakterien vermindern den Gallefluss.

 Der Nachweis einer Sepsis schließt andere Ursachen der Cholestase nicht aus!

Syndrom der eingedickten Galle

Das Syndrom der eingedickten Galle entsteht wahrscheinlich durch zu langsamen Gallefluss bzw. durch Veränderungen der Gallekonsistenz und wurde bei zystischer Fibrose, Hämolyse, totaler parenteraler Ernährung oder Kurzdarmsyndrom beschrieben.

Eine Reihe weiterer Stoffwechseldefekte führt zu neonataler Cholestase (s.o.). Auch Hormone sind in die Regulation des Galleflusses involviert: Besonders wichtig ist die Bestimmung der Konzentration der Schilddrüsenhormone im Serum, da eine kongenitale Hypothyreose durch Substitution des Schilddrüsenhormons leicht behandelt werden kann und zu einer Normalisierung der Hepatopathie führt. Hinweise für hypophysäre Störungen können Hypoglykämien sein.

Eine Cholestase bei Frühgeborenen wird sehr häufig durch perinatale Asphyxien bzw. Herzversagen und dadurch bedingten ischämischen Schaden verursacht. Totale parenterale Ernährung mit einer Dauer über 2 Wochen kann v.a. dann zur Cholestase führen, wenn auch kleine Mengen oraler Nahrungszufuhr nicht möglich sind. Die Ursache der Störung ist nicht genau bekannt, doch kann die Zufuhr kleiner Nahrungsmengen auf natürlichem Weg die Häufigkeit der Cholestase deutlich verringern.

Idiopathische neonatale Hepatitis

Trotz der Fortschritte in den letzten Jahrzehnten und Entdeckung einer Reihe genetischer Ursachen der neonatalen Cholestase kann noch immer ein großer Prozentsatz der Cholestase bei Kindern im jungen Säuglingsalter keiner Ursache zugeordnet werden. Bei entsprechenden, für neonatale Cholestase charakteristischen histologischen Veränderungen wird die Erkrankung als idiopathische neonatale Hepatitis bezeichnet. Die Patienten werden symptomatisch behandelt.

27.22.7 Prognose der neonatalen Cholestase

Die Prognose kann i.d.R. erst am Ende des 1. Lebensjahres abgeschätzt werden. Vor allem eine Hepatomegalie, persistierende Zeichen der Cholestase bzw. des Ikterus und in der Histologie nachweisbare Gallengangsproliferationen weisen auf eine chronische, später bis zum Leberversagen führende Erkrankung hin. Prospektive Studien zeigten, dass jeweils ca. 33% der Erkrankungen völlig ausheilen, auf Dauer subklinische Veränderungen der Leberenzyme im Serum zeigen oder eine Entwicklung zur Leberzirrhose aufweisen.

Folgende Hinweise deuten auf eine schlechte Prognose der neonatalen Cholestase:
– pränatale Dystrophie
– positive Familienanamnese oder Konsanguinität der Eltern
– schwere Gerinnungsstörung
– kleine Leber
– niedrige GGT
– zusätzliche Organerkrankungen
– „metabolischer Geruch"
– Persistenz der Hepatomegalie oder des Ikterus über 1 Jahr
– Gallengangsproliferationen und periportale Fibrose in der Leberhistologie

27.23 Extrahepatische Gallengangsatresie

Definition

Die **extrahepatische Gallengangsatresie** ist eine fortschreitende partielle oder komplette Atresie der extrahepatischen Gallenwege. Sie gehört zu den wichtigsten Differenzialdiagnosen der neonatalen Cholestase und hat eine Häufigkeit von durchschnittlich 1:17000 Lebendgeburten (Steiermark/Kärnten). Man kann mehrere Subtypen unterscheiden: Die isolierte Gallengangsatresie und die Gallengangsatresie kombiniert mit partiellem oder totalem Situs inversus sowie Atresien mit oder ohne Polysplenie-Syndrom.

Pathologisch-anatomisch kann entweder der Ductus choledochus atretisch sein oder es findet sich eine Atresie des rechten und/oder linken Ductus hepaticus auf Höhe der Porta hepatis, jeweils mit offenem proximalen Gallenwegssystem. Von der extrahepatischen Gallengangsatresie muss hinsichtlich der Therapie die intrahepatische Gallengangsatresie (bzw. -hypoplasie, S. 422f) streng getrennt werden. Die extrahepatische Gallengangsatresie ist in der Pädiatrie die häufigste Indikation zu einer Lebertransplantation.

Extrahepatische Gallengangsatresie

Ursache

Es werden genetische, immunologische und fetale infektiöse Prozesse des Gallengangssystems diskutiert, letztlich ist die Ursache aber unklar. Wahrscheinlich führen verschiedene Faktoren zu einem ähnlichen Krankheitsbild.

Im Verlauf der Entwicklung entsteht das Gallengangssystem aus dem hepatischen Divertikulum des Urdarms (4. Gestationswoche). Daraus entstehen das intrahepatische Gallengangssystem und die extrahepatischen Gallengänge. Eine Störung der Entwicklung kann den Verschluss des Gangsystems zur Folge haben.

Symptome und Diagnose

Mädchen sind 1,4-mal häufiger betroffen als Jungen, das Geburtsgewicht ist normal. Bei 2/3 der Patienten ist der Verlauf zunächst unauffällig, ab der 2. Lebenswoche entsteht ein zunehmender Ikterus mit erhöhtem konjugierten (direkten) Anteil des Bilirubins, evtl. dunklem Harn und mit zunehmender Atresie deutlich entfärbte oder wechselnd gefärbt/entfärbte Stühle.

Die Diagnostik entspricht der Abklärung der Cholestase (S. 420 f).

Therapie

Biliodigestive Anastomose nach Kasai mittels Roux-Schlinge. Sinn der Operation ist eine ausreichende Gallendrainage. Nach Kasai werden dabei die Leberpforte frei gelegt und das extrahepatische Gallengangssystem untersucht. Die extrahepatischen Gallengänge sind meist rudimentär als fibröser Strang vorhanden. Sie werden inkl. Gallenblase komplett entfernt. An deren Abgang aus der Leber (Leberpforte) wird die Leberkapsel eröffnet. Dann wird das Jejunum durchtrennt und so anastomosiert, dass die zuführende (orale) Schlinge etwa 30 cm von der Durchtrennung entfernt seitlich wieder in die abführende (aborale) Schlinge einmündet. Eine so entstandene überstehende Dünndarmschlinge wird Roux-Schlinge genannt (und in der Bauchchirurgie auch zu verschiedenen anderen Zwecken verwendet). Deren offenes Ende wird nach Kasai mit der Leberkapsel an der eröffneten Leberpforte anastomosiert, sodass die sich in der Leberpforte sammelnde Galleflüssigkeit über die Roux-Schlinge zum Nahrungsbrei abfließen kann (**Abb. 27.17**). Von dieser Operationsmethode gibt es einige Modifikationen. Manche Kinderchirurgen legen z.B. durch die Haut eine Drainage in die Roux-Schlinge ein. Sie soll die Gefahr einer durch aufsteigende Darmbakterien verursachten Cholangitis (Gallenwegsentzündung) verringern. Die operative Verbindung zwischen Gallensystem und Verdauungstrakt wird allgemein als biliodigestive Anastomose bezeichnet.

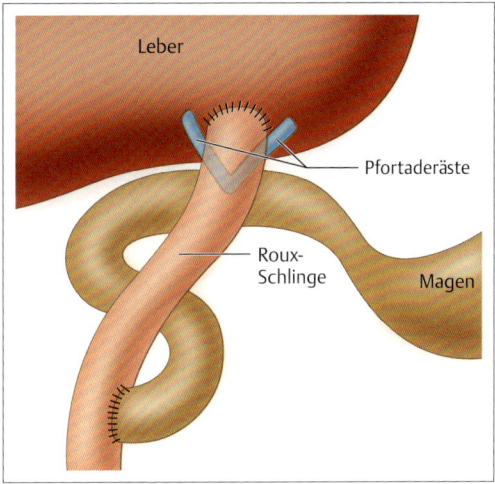

Abb. 27.17 **Schema der Portoenterostomie nach Kasai.** Die aus dem Verdauungsweg ausgeschaltete Jejunum-(Roux)-Schlinge wird mit der Leberkapsel an der Leberpforte anastomosiert.

Lebertransplantation. Bei bereits vorliegender Zirrhose oder zusätzlich vorhandener intrahepatischer Gallengangshypoplasie wird häufig primär die Lebertransplantation empfohlen.

Komplikationen

Die Gallengangsatresie verläuft progredient und führt bei einem Teil der Patienten bereits intrauterin oder peripartal zu einer Obstruktion des extrahepatischen, später auch intrahepatischen Gallengangssystems. Der Rückstand der Gallenflüssigkeit führt seinerseits zu zusätzlicher Schädigung von Gallenwegen und Leber durch die Galleinhaltsstoffe und resultiert in einer Bindegewebsvermehrung (Fibrose), die schließlich zu einer Leberzirrhose (s.u.) führen kann. Bei Fortschreiten der Leberzirrhose kommt es zu diversen Folgen, die z.T. akut lebensbedrohend sind oder langsam zum Tod führen (S. 426 f).

Die häufigste postoperative Komplikation ist die bakterielle Cholangitis, die durch einen geringen Gallefluss begünstigt wird. Mit prophylaktischer postoperativer Antibiotikatherapie kann die Häufigkeit der aszendierenden Cholangitiden verringert werden.

Prognose

Durch die Operation nach Kasai können etwa 30 % der Kinder bis ins Erwachsenenalter überleben. Entscheidend für den Erfolg der Operation ist das Alter des Patienten zum Zeitpunkt der Portoenterostomie. Als Grenze wird heute meist der 45.(–60.) Lebenstag angesehen, danach sinkt die Chance der erfolgreichen Galledrainage wegen fortgeschrittener Leberfibrose auf 10–30 %. Auch nach erfolgreicher Korrekturoperation und dadurch ermöglichtem Galleabfluss kann es zu einer zunehmenden intrahepatischen sklerosierenden Cholangiopathie kommen. Deshalb, oder wegen operativ nicht erreichtem Galleabfluss, muss bei einem Großteil der Kinder später eine Lebertransplantation durchgeführt werden. Die Aussichten der Lebertransplantation sind besonders seit der Einführung der Splittechnik und „Living related transplantation" so gut, dass derzeit ca. 90 % aller Kinder mit Gallengangsatresie langfristig überleben.

27.24 Choledochuszyste

Definition

Als **Choledochuszyste** bezeichnet man eine angeborene, in verschiedenen anatomischen Formen auftretende Erweiterung des Ductus choledochus. Die Unterscheidung von 5 definierten Typen ist für die Therapie von Bedeutung.

Ursache

Während die gemeinsame Mündung von Gallengang und Pankreasgang ins Duodenum (Vater-Papille) den Normalfall darstellt, ist ein der Papille vorgeschalteter gemeinsamer Gang (Common Channel) pathologisch. Dieser ermöglicht einen Rückfluss von Pankreasfermenten in den Gallengang während der fetalen Entwicklung und behindert den Abfluss in den Darm. Man nimmt an, dass in den meisten Fällen daraus die Fehlform des Gallenganges resultiert. Bei einem Teil der Choledochuszystenformen ist die Genese aber noch völlig unklar.

Symptome

Tritt die Fehlbildung in den ersten 6 Lebensmonaten in Erscheinung, entspricht die Symptomatik der der extrahepatischen Gallengangsatresie (S. 425), da funktionell ein kompletter Gallenwegsverschluss vorliegt. Bei älteren Kindern treten neben einem Ikterus abdominelle Schmerzen und z.T. auch eine Raumforderung im Oberbauch in den Vordergrund.

Diagnose

In den meisten Fällen lässt sich bei vorliegendem Ikterus die Diagnose bereits mittels Ultraschall stellen (erweiterte extrahepatische Gallenwege). Auch eine Gallenszintigrafie zeigt einen charakteristischen Befund. Um den exakten Typ der Choledochuszyste zu erkennen, bedarf es bei größeren Kindern einer ERCP, ansonsten der (intraoperativen) direkten Cholangiografie. Bei einem starken Magnetfeld kann auch eine MRCP ausreichend sein. Zusätzlich zur Bildgebung muss vor einem operativen Eingriff eine Abklärung anderer Ursachen der Cholestase (S. 421) erfolgen.

Therapie und Prognose

Da in der Vergangenheit in 10–15% verbliebener Choledochuszysten später Karzinome aufgetreten sind, wird heutzutage die Zyste oder zumindest deren Schleimhaut komplett entfernt. Bei den häufigsten Formen (Typ I und II) lässt sich dann ein Galleabfluss in den Darm durch eine Hepatikojejunostomie (mit Roux-Schlinge, S. 425) ermöglichen.

In manchen Fällen kann es im Laufe des Lebens zu rezidivierenden Cholangitiden kommen. Ansonsten ist die postoperative Prognose, wenn keine intrahepatischen Veränderungen zusätzlich vorliegen, gut.

27.25 Leberzirrhose

Definition

Unter **Leberzirrhose** versteht man eine knotige Regeneration eines durch Entzündungen, metabolische oder biliäre Erkrankungen zerstörten Leberparenchyms mit bindegewebigem Umbau der Leber und Zerstörung der Läppchenstruktur. Die Regenerate sind funktionslos. Die Leberzirrhose ist das Endstadium jeder Lebererkrankung. Sie führt zu einer fortschreitenden Zerstörung der Leber.

Komplikationen

Durch die pathologische Regeneration des zerstörten Lebergewebes wird der Durchfluss von Portalvenenblut durch die Leber behindert: Es bilden sich Umgehungskreisläufe mit erhöhtem Pfortaderdruck („portale Hypertension"). Durch die Umgehungskreisläufe werden die dabei benutzten Venen ausgeweitet. Liegen sie unter der Schleimhaut des Ösophagus (Ösophagusvarizen), kann es v.a. bei gleichzeitiger Thrombopenie (durch die vergrößerte Milz) zu lebensgefährlichen Ösophagusvarizenblutungen kommen.

Symptome

Vergrößerter Bauchumfang, schlechtes Gedeihen, Juckreiz mit manchmal gelblicher Hautverfärbung und Zeichen der portalen Hypertension (verdickte Venen an der Rumpfoberfläche, Hämorrhoiden, Spider naevi) sind die typische Symptomkonstellation. Außerdem entwickeln sich zunehmend weitere Funktionsdefizite der Leber, z.B. bei der Produktion von Albumin und Gerinnungsfaktoren. Die portale Einflussstauung und Hypalbuminämie führt zum Aszites. Im Endstadium der Erkrankung kann sich eine hepatische Enzephalopathie entwickeln, der man therapeutisch unbedingt zuvorkommen muss (Lebertransplantation).

Diagnose

Ultraschall und Leberbiopsie geben Auskunft über das Fortschreiten der Zirrhose. Die Ursache ist in der Endphase der Leberschädigung meist bereits bekannt. Ansonsten ist sie hinsichtlich einer Beratung weiterer Familienmitglieder intensiv zu suchen; v.a. Stoffwechselstörungen sollten diagnostiziert werden.

Therapie

Da es sich um die Folge einer anderen Erkrankung handelt, steht die Ausschaltung der Ursache (z.B. bei Fruktoseintoleranz oder Galaktosämie) bzw. Reduktion der Noxe (z.B. bei Morbus Wilson durch kupferbindende Medikamente) im Vordergrund. Die Indikation zur Lebertransplantation hängt von der Syntheseleistung der Leber ab. Die Transplantation muss auf jeden Fall vor Beginn der Enzephalopathie (Ammoniakerhöhung!) durchgeführt werden.

27.26 Coma hepaticum (akutes Leberversagen)

Definition

Beim **Coma hepaticum** handelt es sich um ein akutes Leberversagen mit hepatischer Enzephalopathie, also einer Schädigung der Hirnfunktion durch Stoffwechselprodukte, die in der Leber nicht weiterverarbeitet werden.

Ursache

Es kommen foudroyante Verläufe von Hepatitiden, Morbus Wilson, Vergiftungen (Knollenblätterpilze, Tetrachlorkohlenstoffprodukte) oder die Therapie mit hepatotoxischen Medikamenten (z.B. Valproinsäure, Azetylsalizylsäure, Paracetamol, Zytostatika) in Betracht.

Symptome

Es treten diverse Symptome der Leberinsuffizienz (z.B. Ikterus, Haut- und Schleimhautblutungen) zusammen mit den Zeichen zunehmender Enzephalopathie (Unruhe, Tremor, Verwirrtheit, Schläfrigkeit bis zu Somnolenz und Krampfanfällen) auf.

Als Komplikationen treten Zeichen des Nierenversagens, von Elektrolyt- oder Säure-Basen-Haushalts-Störungen auf. Hohe Ammoniakspiegel im Blut weisen auf das Leberkoma hin.

Therapie

Die Therapie orientiert sich an den Symptomen. Unter Intensivtherapie (Verhindern einer Erhöhung des Hirndrucks!) können entgiftende Maßnahmen (ev. extrakorporale Austauschverfahren) vorgenommen werden. Eine Heilungschance bietet eine rasche Lebertransplantation.

27.27 Aszites

Definition und Ursache

Unter **Aszites** versteht man eine pathologische Flüssigkeitsansammlung in der Bauchhöhle.

Ursachen sind Herz-, Leber-, Magen-Darm-, Pankreas- oder Nierenerkrankungen, Peritonitis oder Malignommetastasen.

Symptome und Diagnose

Leitsymptom ist ein großer Bauch, ein verstrichener Nabel und seitlich ausladende Flanken.

Die Diagnose wird mittels Sonografie und diagnostischer Parazentese (entzündlich: erhöhter Eiweißgehalt und erhöhte Zahl der segmentkernigen Leukozyten; pankreatisch: hohe Amylase) gestellt.

Therapie

Eine Beseitigung der auslösenden Ursache ist oft kurzfristig nicht möglich. Kochsalz- und Flüssigkeitsrestriktion und evtl. die Substitution von Serumalbumin reduzieren die weitere Bildung des Aszites. Es erfolgt eine langsame Ausschwemmung des Aszites mit Aldosteronantagonisten (Spironolacton) in Kombination mit einem Saluretikum (Furosemid) unter Elektrolytkontrolle. Eine Drainage kombiniert mit intravenöser Volumensubstitution wird nur bei ungenügendem Therapieerfolg oder akut bei pulmonaler Insuffizienz infolge eines Zwerchfellhochstands durchgeführt.

27.28 Cholelithiasis

Definition

Bei der **Cholelithiasis** (Vorhandensein eines Gallensteins) liegen weiche oder härtere Stücke (Konkremente) in den Gallenwegen, zumeist in der Gallenblase, vor. Sie können zwischen 1 mm und mehreren cm groß und einzeln oder in großer Zahl vorhanden sein. Bei Kindern ist die Erkrankung selten, die Häufigkeit nimmt nach der Pubertät jedoch mit dem Alter deutlich zu.

Ursache

Die Gallenflüssigkeit besteht aus verschiedenen Substanzen in einem etwa konstanten Mischungsverhältnis. Wird der Anteil einer der Substanzen über längere Zeit erhöht, kommt es zum Ausfällen, d.h. es bilden sich feste Konkremente. Hämolytische Erkrankungen (S. 193ff) führen bei 70% der Betroffenen zu einer Erhöhung des Bilirubins in der Galle, das sich mit Kalzium zu Kalziumbilirubinat verbindet. Zusammen mit anderen Kalziumverbindungen entstehen schwer lösliche Salze und Bilirubinsteine, die im Kindesalter den häufigsten Steintyp darstellen.

Cholesterinsteine finden sich bei Kindern in 25 % der Fälle, v.a. nach der Pubertät und gehäuft bei Mädchen. Ursachen dafür sind z.B. Mukoviszidose, Adipositas, Hypothyreosen und Malabsorptionssyndrome. Weitere Risikofaktoren für die Bildung von Gallensteinen sind sämtliche chronische Lebererkrankungen oder medikamentöse Therapien, z.B. mit Ceftriaxon, oder eine längerfristige parenterale Ernährung.

Symptome und Diagnose

Oft werden rezidivierende unspezifische Beschwerden angegeben, aber auch heftige kolikartige Oberbauchschmerzen (v.a. nach fettreichen Mahlzeiten).

Die Darstellung von Konkrementen ist eine Domäne der Ultraschalldiagnostik (hohe Spezifität und Sensitivität). Dadurch können auch Vorstufen der Gallensteine oder Gallengries (Sludge) erfasst werden. Intrahepatische Gallensteine oder Steine im Ductus choledochus entgehen häufig der Ultraschalldiagnostik. Sie können bei erweiterten intrahepatischen Gallenwegen vermutet werden.

Bei den Laborwerten fällt evtl. eine Erhöhung der GGT auf, v.a. bei Kindern vor dem 3. Lebensjahr.

Therapie

Kleinere Konkremente bilden sich bei Kindern oft spontan zurück. Daher werden asymptomatische Gallensteine (sonografischer Zufallsbefund) nicht direkt therapiert; lediglich vorhandene Risikofaktoren (z.B. Adipositas) sollten behandelt werden.

Wenn die Gallensteine Beschwerden verursachen, besteht die Indikation zur operativen Entfernung der Gallenblase (Cholezystektomie), in der sich i.d.R. die Konkremente bilden. Dabei wird die Gallenblase mit dem Ductus cysticus vom Ductus hepatocholedochus abgesetzt und aus ihrer flächigen Verbindung mit der Leber ausgelöst. In den letzten 20 Jahren wird der Eingriff bei unkomplizierter Cholelithiasis fast nur noch laparoskopisch vorgenommen. Bei einem Verdacht auf Gallengangskonkremente werden die Gallenwege präoperativ (durch ERCP) oder intraoperativ (Röntgen) dargestellt.

Deutlich seltener kommt die extrakorporale Stoßwellenlithotrypsie (Steinzertrümmerung) zum Einsatz, sie kann nur bei solitären, nicht röntgendichten Konkrementen und größeren Kindern durchgeführt werden.

Bei Gallenblasensludge und kleinen Konkrementen, bei Kindern unter 3 Jahren, aber auch als postoperative Prophylaxe, kann Ursodeoxycholsäure verwendet werden.

Komplikationen

Konkremente können zu einem Abflusshindernis aus der Gallenblase oder in den extrahepatischen Gallenwegen werden. Durch den Gallestau entsteht dann eine Cholezystitis und/oder Cholangitis, die mit starken Schmerzen und Fieber einhergeht (S. 420ff). Außerdem kann ein Abflusshindernis in den Gallewegen zur Cholestase führen, die als Ikterus mit Schmerzen in Erscheinung tritt (S. 425).

27.29 Pankreatitis

27.29.1 Akute Pankreatitis

Definition

Unter **akuter Pankreatitis** versteht man eine durch Autodigestion (Selbstverdauung) des Pankreasparenchyms hervorgerufene Entzündung, die durch vorzeitige Trypsinaktivierung hervorgerufen wird.

Man kann zwischen einer milden und schwer verlaufenden Form, morphologisch zwischen interstitiell ödematöser (90 % der Fälle) und hämorrhagisch nekrotisierender Pankreatitis unterscheiden.

Ursache

Im Wachstumsalter sind meist Infektionen (Mumps, Zytomegalie), Arzneimittel und stumpfe Bauchtraumen Auslöser einer Bauchspeicheldrüsenentzündung. Selten liegt als Ursache auch eine Missbildung im Bereich des galle- und pankreassaftableitenden Gangsystems vor (Common channel: Vereinigung von Pankreas und Gallengang vor der Mündung ins Duodenum und längeres gemeinsames Endstück vor der Mündung). Weitere metabolisch toxische Ursachen können Mukoviszidose, Malnutrition, Nierenkrankheiten, Diabetes mellitus, Schock und Hypoxie und ein hämolytisch urämisches Syndrom sein. Daneben existieren auch hereditäre Ursachen. Häufig bleibt die Ursache unbekannt (idiopathische Form).

Symptome

Im Vordergrund stehen heftige, i.d.R. plötzlich beginnende Oberbauchschmerzen mit gürtelförmiger Ausstrahlung in den Rücken, Übelkeit und Erbrechen. Bei der Untersuchung besteht eine extreme Druckschmerzhaftigkeit und lokalisierte, eindrückbare Spannung im linken Oberbauch. Die Darmperistaltik kann reduziert oder aufgehoben sein. Evtl. liegen Fieber, Atemnot, Ikterus, Hypotonie oder auch Verwirrtheit vor.

Diagnose

Die akute Pankreatitis wird durch den Nachweis einer starken Erhöhung der pankreatischen Serum-Amylase und -Lipase (über das 3-fache der Norm) bestätigt. Die Schwere der Pankreatitis korreliert nicht mit der Enzymaktivität im Serum.

Eine Unterscheidung der beiden Formen akuter Pankreatitis kann nur durch Computertomografie oder MRT mit Kontrastmittel (Nachweis der Nekrosen) und Bestimmung des CRP erfolgen, das bei der schweren Verlaufsform extrem stark ansteigt. Wegen der Dynamik der Entzündung ist das Ausmaß der Nekrosen erst nach 72 Stunden nachweisbar.

Durch die Sonografie ist nur selten eine ätiologische Klärung möglich; sie ist wertvoll für die Verlaufsbeurteilung. Mit einer MRCP (Magnetresonanz-Cholangiopankreatikografie) können eine Cholelithiasis als auslösende Ursache nachgewiesen und Gangmissbildungen evtl. dargestellt werden. Eine direkte Gangdarstellung über eine ERCP ist bei der akuten Entzündung jedoch kontraindiziert.

Therapie

Es werden lediglich die mit der Entzündung verbundenen Symptome behandelt: Schmerzbekämpfung, Nahrungs- und Flüssigkeitskarenz über Stunden bis wenige Tage, parenterale Rehydrierung und Ausgleich einer evtl. Hypovolämie. Intensivmedizinische Überwachung ist erforderlich. Die orale Ernährung sollte relativ schnell wieder aufgenommen werden. Bei Nekrosen und insbesondere bereits erfolgter Infektion wird antibiotisch therapiert. Größere Nekrosen und Abszesse müssen zusätzlich durch eine Laparotomie operativ ausgeräumt und drainiert werden.

Komplikationen

Komplikationen der Pankreatitis sind Hypovolämie mit Hypotonie, Blutungen, Infektionen von Parenchymnekrosen und Sepsis durch aufsteigende Darmkeime. Aus einem größeren Entzündungsherd kann nach 2–3 Wochen ein enzymgefüllter Hohlraum entstehen, eine sog. Pankreaspseudozyste. Diese kann rupturieren, sich infizieren und Schmerzen verursachen. Sie kann sich allerdings auch innerhalb von einigen Tagen bis Wochen spontan oder nach Einbringen einer perkutanen Drainage zurückbilden. Bei Progredienz oder schmerzhafter Persistenz kann sie operativ durch eine Anastomose mit Dünndarm (Roux-Schlinge, S. 425) oder Magen entlastet werden.

Prognose

Die interstitielle ödematöse Pankreatitis ist meistens mild und selbst limitierend. Sie hat eine Letalität von unter 10 %. Die hämorrhagische nekrotisierende Pankreatitis zeigt durch systemische Komplikationen bis zum Organversagen einen schweren Verlauf mit einer Sterblichkeit von 25 %.

27.29.2 Chronische Pankreatitis

Definition

Die **chronische Pankreatitis** ist ein chronisch fortdauernder oder rezidivierender irreversibler Entzündungsprozess. Lediglich die chronisch obstruktive

Pankreatitis ist reversibel, wenn die Ursache beseitigt wird.

Ursache

Die Erkrankung kann hereditär (autosomal dominant vererbte Mutation auf Chromosom 7q31), bei Mukoviszidose, infolge eines Trauma, bei Anomalien von Pankreas- und Gallenwegssystem bzw. sklerosierender Cholangitis oder bei einem autoimmunen Prozess vorkommen. Häufig kann die Ursache der chronischen Pankreatitis nicht geklärt werden.

Symptome und Diagnose

Die chronische Pankreatitis kann immer wieder auftretende Bauchschmerzen und schließlich eine exokrine und endokrine Pankreasinsuffizienz und damit eine Maldigestion (mangelhafter Verdauung der Nahrung) hervorrufen.

Bei klinischem Verdacht werden Pankreasfunktionstests (Pancreozymin-Secretin-Test, Stuhlfettbestimmung, fäkale Elastase oder Chymotrypsinaktivität) durchgeführt. Sonografie und MRT (CT) können strukturelle Veränderungen des Organs aufzeigen.

Therapie und Komplikationen

Pankreasenzyme können oral substituiert werden. Daneben erfolgen Schmerzbekämpfung und Behandlung der Ursache bzw. Folgen (z.B. Diabetes mellitus). Günstig sind gehäufte kleine Mahlzeiten. Blähende Speisen sollten vermieden werden. Eine gezielte Vitaminsubstitution (v.a. Vitamine A, D, E, K) ist angezeigt.

Auch bei der chronischen Pankreatitis kann es zur Pseudozystenbildung kommen (S. 429f), die bei Infektion oder Beschwerden behandelt wird.

Literatur

Sadler TW. Medizinische Embryologie. 10. Aufl. Stuttgart: Thieme; 2003

Coran A, Spitz L. Operative Pediatric Surgery. 6th Ed. London: Hodder Arnold; 2006

Hauer A. Chronische Diarrhoe bei Nahrungsmittelunverträglichkeiten. Kinder- und Jugendmedizin 2007; 7:21–32

Deutsch J. Die Cholestase des jungen Säuglings - praktisches Vorgehen bei der Differentialdiagnose. Päd Pädol 1990; 25: 117-128

Deutsch J., Danks DM, Smith AL, Campbell PE. The long-term prognosis of babies with neonatal liver disease. Arch Dis Child 1985; 60: 447-451

Mowat A. Liver Disorders in Childhood. 3rd ed. Oxford: Butterworth-Heinemann; 1994

Rodeck B, Zimmer K-P. Pädiatrische Gastroenterologie, Hepatologie und Ernährung. 2. Aufl. Heidelberg: Springer; 2013

Suchy FJ, Sokol RJ, Balistreri WF. Liver Disease in Children. 3rd ed. New York: Cambridge University Press; 2007

28 Niere und Harnwege

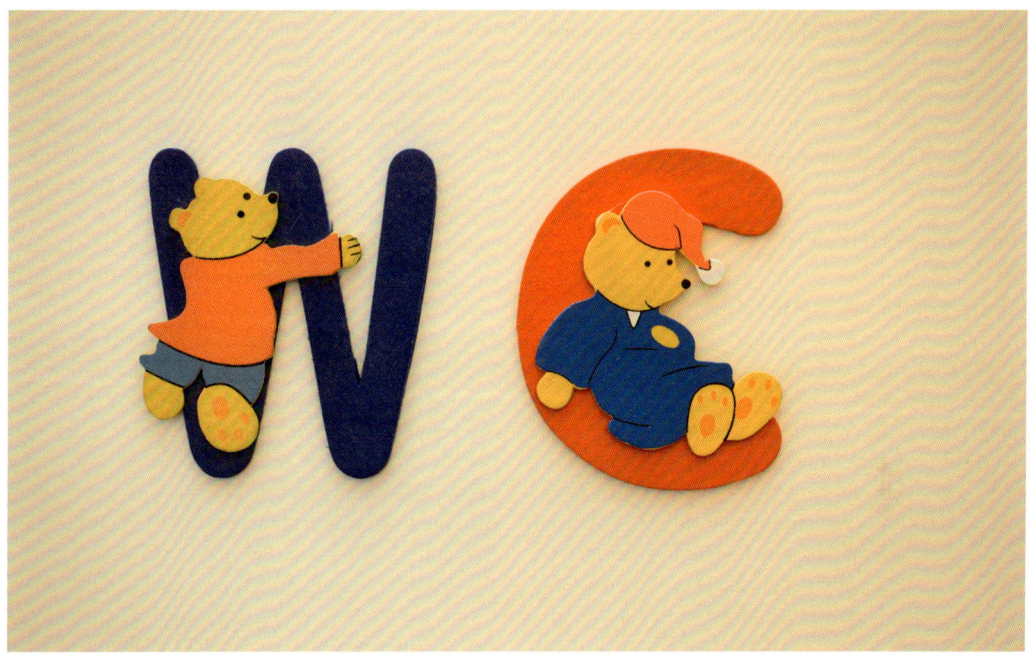

28.1	Allgemeine Grundlagen ▪ 431	28.7	Hämolytisch-urämisches Syndrom ▪ 444
28.2	Angeborene Fehlbildungen ▪ 432	28.8	Harnwegsinfekte ▪ 445
28.3	Harntransportstörungen ▪ 435	28.9	Zystische Erkrankungen der Niere ▪ 447
28.4	Akutes und chronisches Nierenversagen ▪ 439	28.10	Nierensteine (Urolithiasis) ▪ 449
28.5	Nephrotisches Syndrom ▪ 441	28.11	Blasenentleerungsstörungen ▪ 450
28.6	Glomerulonephritis ▪ 442	28.12	Tumoren des Harntrakts ▪ 450

28.1 Allgemeine Grundlagen

Die Nieren entwickeln sich zunächst als Urnieren, die sich wieder vollkommen zurückbilden. Anschließend entstehen Vornieren, die teilweise in den endgültigen Nierenanlagen, den Nachnieren, bestehen bleiben. Ungefähr ab der 9.–12. Schwangerschaftswoche beginnen die Nieren mit der Harnproduktion. Diese Harnproduktion nimmt im Verlauf der Schwangerschaft soweit zu, dass die Fruchtwassermenge im Verlauf der Schwangerschaft im Wesentlichen von der Nierenfunktion des Fetus abhängt. Bei angeborenen Nierenfehlbildungen mit vermindertem funktionstüchtigen Nierengewebe kann es daher zu einer verminderten, seltener zu einer vermehrten Fruchtwassermenge kommen. Viele Fehlbildungen der Nieren und Harnwege sind bereits vor der Geburt im Ultraschall zu erkennen.

Die Ausbildung der Funktionseinheiten der Nieren (Nephrone) ist bis zum Ende der 34. Schwangerschaftswoche abgeschlossen, die komplette Ausreifung der Nierenfunktion erfolgt aber erst im Laufe des 1. Lebensjahres. So ist bei einem reifen Neugeborenen die Nierenfunktion noch wesentlich geringer ausgebildet als bei älteren Kindern oder Erwachsenen. Das ist sowohl bei der Gabe von Medikamenten zu beachten als auch beim Einsatz spezieller Untersuchungsmethoden, die eine gewisse Ausreifung der Nierenfunktion voraussetzen (z.B. nuklearmedizinische Untersuchungen, intravenöse Pyelografie; S. 117). Durch die Unreife der Nieren sind Neugeborene und Säuglinge bei gleichzeitig vorhandenen Magen-Darm-Erkrankungen wie Durchfall und Erbrechen stärker gefährdet, Elektrolytentgleisungen und massiven Wasserverlust zu entwickeln.

Die Aufgaben der Nieren sind die Regulation des Elektrolyt- und Wasserhaushaltes und damit eng verbunden die Regulation des Blutdrucks. Dabei wird die Niere teilweise von Hormonen aus anderen Organen beeinflusst, teilweise ist die Niere selber ein hormonbildendes Organ (Renin, Vitamin D3 und Erythropoetin). Durch Sekretion von Säuren und Basen und mit der Bildung von Bicarbonat regulieren die Nieren den Säuren-Basen-Haushalt.

Untersuchungstechniken

Die wichtigsten Untersuchungsmethoden des Harnsystems werden hier nur kurz skizziert. Zur genaueren Darstellung s. Kap. 11.8, S. 115 ff.

Bei Kindern ist es besonders wichtig, den Nutzen einer Untersuchungsmethode bei der Diagnostik zu hinterfragen. Dabei sind Nebenwirkungen z.B. von Kontrastmitteln oder die Strahlenbelastung bei allen Arten der Röntgenuntersuchungen und nuklearmedizinischen Untersuchungsmethoden zu bedenken sowie die Notwendigkeit einer Sedierung bei kleinen Kindern und Säuglingen bei manchen Untersuchungen. Wie oben bereits erwähnt, ist auch auf die Aussagekraft einer Untersuchungsmethode bezüglich der Nierenfunktionsreife zu achten.

Speziell bei Kindern sollte die Durchführung der Diagnostik soweit wie möglich schmerzlos oder schmerzarm sein (z.B. Blutabnahme und Legen eines Venenkatheters mit Emla-Pflaster). Die Kinder sollten altersentsprechend über die durchzuführenden Untersuchungen aufgeklärt werden, um ihnen möglichst die Angst zu nehmen. Dabei ist auf eine entspannte Atmosphäre während der Untersuchung zu achten.

Ultraschall (Sonografie). Die Ultraschalluntersuchung ist die Standarduntersuchung zur Basisabklärung der Nieren und des harnableitenden Systems. Die Untersuchung ist einfach durchführbar, nicht schmerzhaft, relativ preisgünstig und eignet sich daher gut zur Erstdiagnostik und zur Verlaufskontrolle. Nebenwirkungen sind keine bekannt.

Miktionszystosonografie. Die Miktionszystosonografie ist eine Methode zum Nachweis eines vesikoureteralen Refluxes (VUR). Da allerdings nicht alle Grade eines VUR einwandfrei erkannt werden können und die Darstellung der Harnröhre dabei nicht möglich ist, ist zur Diagnostik des VUR nach wie vor die Miktionszysturethrografie der „Goldstandard" (s.a. Kap. 11.8, S. 117).

Nuklearmedizinische Untersuchungen. Bei der Isotopen-Nephrografie (ING) bzw. Diuresenephrografie (DNG) wird ein radioaktiver Marker intravenös verabreicht, der über die Nieren aufgenommen und rasch wieder ausgeschieden wird. Mit einer speziellen Kamera kann zunächst die Anreicherung im Nierengewebe, anschließend die Ausscheidung über das Nierenhohlraumsystem gemessen werden. Bei der DNG wird zusätzlich ein Diuretikum zur Forcierung der Ausscheidung gegeben. Bei der Auswertung kann man die relative Seitenfunktion der Nieren sowie den Harnabfluss errechnen. Bei der DMSA-Untersuchung (DMSA: Dimercaptosuccinat) wird ebenso ein radioaktiv markiertes Pharmakum intravenös verabreicht, das sich im Nierengewebe anreichert. Dadurch kann man gut die Morphologie der Nieren und evtl. Narben oder Entzündungsdefekte darstellen. Nachteile der Untersuchungsmethoden sind die Strahlenbelastung sowie die häufige Notwendigkeit einer Sedierung für die Dauer der Untersuchung.

MR-Urografie. Die MR-Urografie wird zunehmend auch in der Diagnostik der Nieren und des Harntrakts verwendet. Mit dieser Untersuchung kann man die Anatomie sehr gut darstellen und eine Funktionsdiagnostik durchführen. Nachteile sind die Notwendigkeit einer Sedierung bei Säuglingen und Kleinkindern und auch die nur begrenzte Verfügbarkeit bei relativ hohen Kosten.

28.2 Angeborene Fehlbildungen

28.2.1 Doppelter Ureter, Ureterektopie, „Doppelnieren" und Ureterozele

Definition und Symptome

Der **doppelte Ureter** ist eine Verdopplung des Harnleiters, der sich ausgehend von einer gedoppelten Ureterknospe in der Embryonalzeit entwickelt. Dabei bilden sich 2 Harnleiter in Richtung auf eine einzelne Nierenanlage aus, woraufhin eine **Doppelniere**, ein Organ mit 2 Hohlsystemen entsteht. Die Anomalie findet sich bei 2–4% aller Menschen.

Die Ureteren können vom Nierenbecken bis zu ihrer Mündung in die Harnblase parallel verlaufen (Ureter duplex) oder sich vor dem Eintritt in die Blasenwand y-förmig vereinigen und mit nur einem Ostium in der Blase münden (Ureter fissus). Beim Ureter duplex mündet der dem oberen Nierenpol zugehörige Harnleiter stets weiter unten und näher zum Blasenhals gelegen. Im Extremfall findet sich die Mündung am oder unter dem Blasenhals, in der Urethra oder – bei

ANGEBORENE FEHLBILDUNGEN

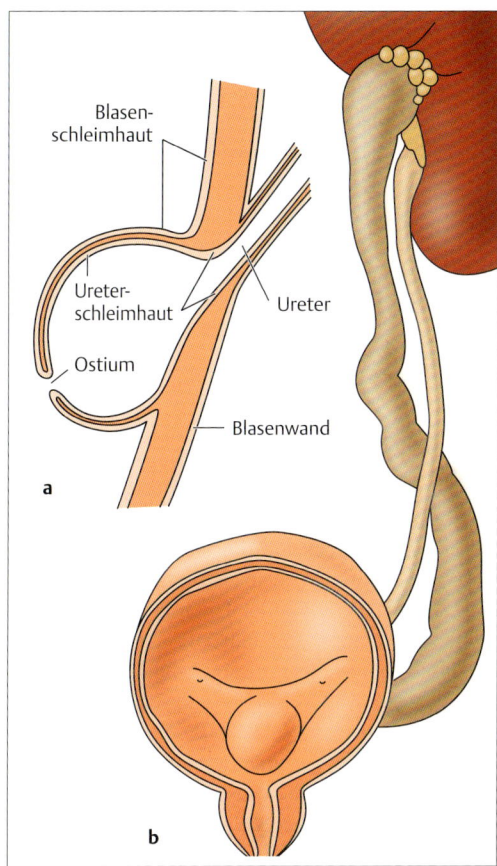

Abb. 28.1 Ureterozele. a Querschnitt durch Blasenwand und Ureterozele, **b** Ureterozele am Ende eines gedoppelten Ureters: In dieser Lage kann eine Ureterozele den Blasenausgang verlegen.

weiblichen Patienten – in der Vagina (**Ureterektopie**). Mündet ein solcher ektoper Ureter unterhalb der Ebene des Blasenschließmuskels, so ist ggf. eine (Pseudo-) Harninkontinenz irreführendes Symptom.

Träger von **Doppelnieren** können lebenslang ohne Krankheitssymptome sein, dennoch sind Phänomene wie Harnstauung und Reflux bei diesen Patienten häufiger zu finden.

Liegt eine Mündungsenge bei einem der beiden Ureteren vor, kommt es in einigen Fällen zu einer ballonartigen Auftreibung der umliegenden Schleimhaut in die Blase hinein (**Ureterozele**, Abb. 28.1). Häufig findet sich auch ein Reflux in einer oder beiden Anlagen. Die Symptome sind dann dem vesikoureterorenalen Reflux (VUR, S. 438 ff) bei normalen Nieren gleich.

Diagnose
Bei der Diagnostik führt die Sonografie, gefolgt von der Kontrastmitteldarstellung im MCU und ggf. der Szintigrafie. Die exakten anatomischen Verhältnisse lassen sich oftmals erst durch eine Zystoskopie klären.

Therapie
Therapeutische Schritte sind von klinischen Symptomen (wiederkehrende Harnwegsinfektionen, Pyelonephritis, Pseudoinkontinenz) sowie vom eingetretenen oder zu erwartenden Schaden am Nierengewebe abhängig.

Bei Operationen an Doppelsystemen muss zunächst geklärt werden, ob die Funktion beider Nierenpole ausreichend ist. Liegt eine angeborene Dysplasie eines Pols vor oder haben wiederholte Infektionen dessen Funktion stark geschädigt, so empfiehlt sich eher eine operative Entfernung des Nierenanteils inkl. dessen zugehörigen Harnleiters (Heminephrektomie, Heminephroureterektomie).

Ist die Nierenfunktion gut, wird man sich für den Erhalt der Niere und die Rekonstruktion der Fehlbildung im Bereich der Harnblase entscheiden. Dazu gehören die Eröffnung einer Ureterozele sowie die operative Neueinpflanzung eines oder beider Harnleiter.

28.2.2 Weitere Fehlbildungen der Niere

Es gibt zahlreiche weitere Anomalien der Nierenform oder ihrer Lage. Die Verschmelzung der beiden unteren Pole von rechter und linker Niere führt zu einer **Hufeisenniere**, die Verschmelzung aller Pole zu einer **Kuchenniere**. Eine Niere kann vollständig fehlen (**Nierenagenesie**), sie kann sehr tief im kleinen Becken liegen (**Beckenniere**) oder aber, abhängig von Körper- und Atembewegungen ihre Position wechseln (**Wanderniere**). Alle Befunde können lebenslang ohne Krankheitssymptome sein. Gehäuft finden sich aber primäre oder sekundäre Parenchymschäden, Reflux oder Harnaufstau.

Unkomplizierte **Nierenzysten** können einzeln oder in geringer Zahl auftreten und sind nur dann klinisch auffällig, wenn ihre Größe zu Verdrängungserscheinungen führt. Diese müssen unterschieden werden von der angeborenen, meist einseitigen **multizystischen Nierendysplasie**, bei der es schon vor der Geburt zu traubenartiger zystischer Umwandlung des gesamten Nierengewebes kommt (s. Kap. 28.9).

Zu den vererbten Erkrankungen gehören die beiden Formen der polyzystischen Nephropathie (S. 447 f). Bei der autosomal (nicht an Geschlechtschromosomen gebundenen) rezessiven Form kommt es schon im Kindesalter zum Umbau und Funktionsverlust beider Nieren, aber auch zu Veränderungen des Gallengangsystems. Bei der autosomal-dominanten Form kommt es erst zwischen dem 30.–50. Lebensjahr zu zystischen Umbauprozessen.

28.2.3 Urachusanomalien

Der Urachus ist eine durch den Haftstiel (Nabelschnur) verlaufende fetale Verbindung zwischen der ursprünglich bestehenden Kloake (später Blase) und der aus dem Dottersack entstehenden Allantois. Er verschließt sich spontan und verkümmert zu einer bandförmigen Struktur an der inneren Bauchwand zwischen Blase und Nabel (Ligamentum umbilicale medianum).

Formen der Urachusanomalien

Bleibt der Urachus nach der Geburt vollständig durchgängig, findet man Urinentleerungen über den Nabel (**Abb. 28.2a**). Ein nässender Nabel kann somit, neben dem häufigen Nabelgranulom, 2 embryologisch anatomische Ursachen haben: einen persistierenden Urachus oder einen persistierenden Dottergang, den Ductus omphaloentericus (S. 417), der den Nabel mit dem Darm verbindet. Verschließt sich der Urachus unvollständig, so kann, ohne direkte Verbindung nach außen oder zur Harnblase, eine Urachuszyste entstehen (**Abb. 28.2b**). Verbleibt ein offener Urachusrest an der Harnblase oder direkt unter dem Nabel, so spricht man von einem Urachusdivertikel (**Abb. 28.2c** und **d**). In beiden Fällen entleert sich kein Urin über den Nabel.

Symptome, Diagnose und Therapie

Urinverluste über den Nabel weisen eindeutig auf einen persistierenden Urachus hin. Rezidivierende Entzündungen und ein nässender Nabel ohne Granulom können Zeichen eines unvollständigen Verschlusses des Urachus sein.

Die Diagnose lässt sich oft schon sonografisch, sonst über Kontrastmitteldarstellungen (MCU) sichern. Zur Therapie werden die verbliebenen Gangstrukturen operativ entfernt.

28.2.4 Epispadie-Ekstrophie-Komplex

Definition

Im Verlauf der embryonalen Entwicklung der Blase und der Harnröhre sind mehrere Fehlbildungen möglich. Extrem selten ist das vollkommene Fehlen von Harnblase und Harnröhre, ebenfalls sind Doppelbildungen eine Rarität. Störungen der Entwicklung zeigen sich meist als dysraphische Fehlbildungen, vergleichbar mit den Fehlbildungen bei der Spina bifida, bei denen der Spinalkanal unvollständig geschlossen ist. Dementsprechend findet man eine dorsal offene Urethra (**Epispadie**), eine offen liegende Harnblase (**Blasenekstrophie**, **Abb. 28.3**) oder noch zusätzlich eine gemeinsame Mündung des Harn- und Darm-Traktes im Sinne einer **Kloakenekstrophie**. Die **Blasenekstrophie** weist eine Häufigkeit von 1 auf 30 000 bis 50 000 Geburten auf. Jungen sind häufiger betroffen.

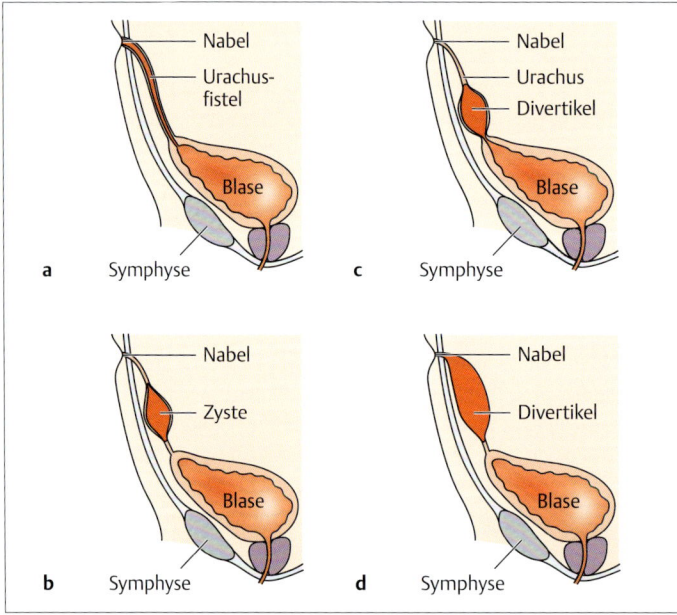

Abb. 28.2 Formen der Urachusanomalien. a Fistel (komplett durchgängiger Urachus), b Urachuszyste (ohne Verbindung zu Blase oder Nabel), c Urachusdivertikel mit Verbindung zur Blase, d Urachusdivertikel mit Verbindung zum Nabel.

HARNTRANSPORTSTÖRUNGEN

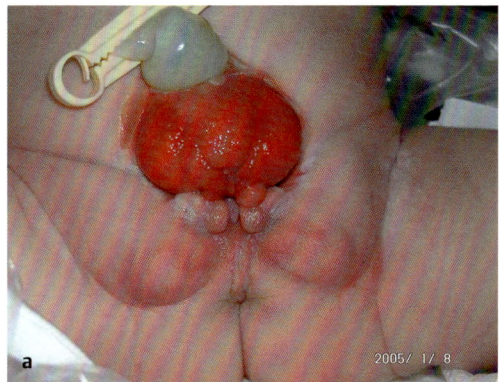

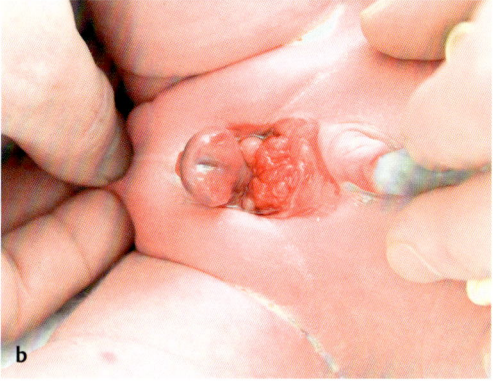

Abb. 28.3 **Blasenekstrophie.** a Bei einem weiblichen und b bei einem männlichen Neugeborenen.

Diagnose

Eine pränatale Diagnose ist möglich (fehlende Harnblase). Bei Geburt zeigt sich dann eine auf dem Unterbauch offen liegende Blasenschleimhaut. Urin entleert sich regelmäßig aus den meist gut sichtbaren Harnleitermündungen. Bei Jungen liegt i.d.R. eine Epispadie vor. Dass nicht ausschließlich die Harnblase von der Fehlbildung betroffen ist, zeigt auch die Beteiligung des knöchernen Beckens, das ventral geöffnet vorliegt. Der Abstand zwischen den Symphysenknochen zeigt das Ausmaß der Spaltbildung.

Therapie

Die operative Versorgung ist kein Notfall, sondern sollte gezielt nur in einem Zentrum mit entsprechender Erfahrung erfolgen. Unterschiedliche Operationsverfahren haben das gemeinsame Ziel, eine normale Funktion des unteren Harntraktes wiederherzustellen. Die Erlangung der Kontinenz ist dabei oberstes Ziel. Dazu gehören eine ausreichende Kapazität der Harnblase sowie ein funktionierender Schließmuskel.

Sowohl ein- als auch zweizeitige Operationsverfahren kommen in Betracht. Dabei wird die Harnblase verschlossen und unter die Bauchdecke verlegt. Entscheidende Bedeutung kommt der Rekonstruktion des Blasenhalses und der Ebene des Schließmuskels zu. Ggf. wird zusätzlich das knöcherne Becken dorsal durchtrennt und ventral wieder zu einem Ring verschlossen. Eine Epispadie bei Jungen erfordert zusätzlich die Rekonstruktion der Harnröhre.

Bleibt die Harnblase langfristig kleinkapazitär kommt später eine Augmentation in Betracht: Unter Verwendung verschiedener Materialien (Dünndarm, Dickdarm, Biomaterialien) wird operativ die Erweiterung des Blasenvolumens angestrebt. Die operative Entfernung der Harnblase und Schaffung einer Ersatzblase oder einfach nur einer äußeren Harnableitung sollte stets nur die letzte Option sein, nicht zuletzt weil bekannt ist, dass im Spätverlauf maligne Tumoren in den Übergangsbereichen der verschiedenen Gewebe entstehen können.

Prognose

Die betroffenen Patienten benötigen eine umfassende Langzeitbetreuung und fürsorgliche pflegerische Betreuung bei der Bewältigung der zahlreichen Probleme. Dazu gehören in manchen Fällen das Erlernen des Einmal-Katheterismus, das Blasentraining und die Betreuung bei häufigen diagnostischen und therapeutischen Eingriffen.

28.3 Harntransportstörungen

Störungen des Harntransportes können angeboren (häufiger bei Kindern) oder erworben (häufiger bei Erwachsenen) sein. Je nach Lokalisation des Abflusshindernisses stauen sich die darüber liegenden Abschnitte des Harntrakts auf.

Ein erweitertes Nierenbeckenkelchsystem wird als **Hydronephrose** bezeichnet (Abb. 28.4a und b). Ein erweiterter Harnleiter als **Hydro- oder Megaureter** (Abb. 28.4c). Die häufigsten angeborenen Transportstörungen finden sich auf Höhe des Ureterabgangs vom Nierenbecken (**Ureterabgangsstenose**) und im Bereich der Uretermündung (**Ureterostiumstenose**). Sie können vorübergehend (transient) und damit nicht behandlungsbedürftig sein.

Erworbene Störungen können durch das Wachstum eines Tumors oder auch durch Steine im Harnsystem bedingt sein. Oft sind sie auch Komplikationen therapeutischer und diagnostischer Bemühungen und dabei entstandener Verletzungen, z.B. in Form von narbigen Einengungen der Harnröhre (**Urethrastriktur**).

28.3.1 Urethralklappen

Ursache und Symptome

Angeborene **Harnröhrenklappen** (Urethralklappen) können schon intrauterin zu einem massiven beidseitigen Aufstau des Harntraktes führen (**Abb. 28.5**). Segelartige Klappen verengen die männliche Harnröhre kurz unterhalb der Einmündung des Samenleiters (Samenhügel, Colliculus seminalis) und führen zu erweiterter Urethra oberhalb der Klappen, zu verdickter Blasenwand sowie bei ca. 60% der Kinder zu sekundärem Reflux. Neben den Veränderungen scheint auch eine Anlagestörung (Dysplasie) des oberen Harntaktes zu bestehen.

Diagnose

Alle Phänomene können bereits bei der vorgeburtlichen Ultraschalldiagnostik erkennbar sein. Nach der Geburt zeigt die Sonografie die veränderte Blasenwand sowie den Harnaufstau. Ein MCU sichert die Diagnose. Eine Szintigrafie berechnet die funktionellen Einschränkungen.

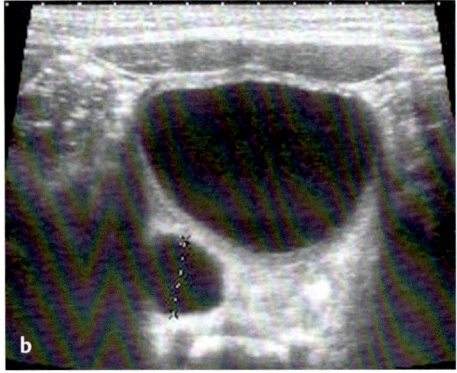

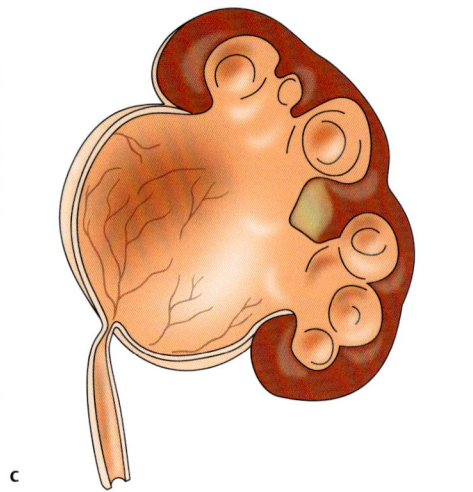

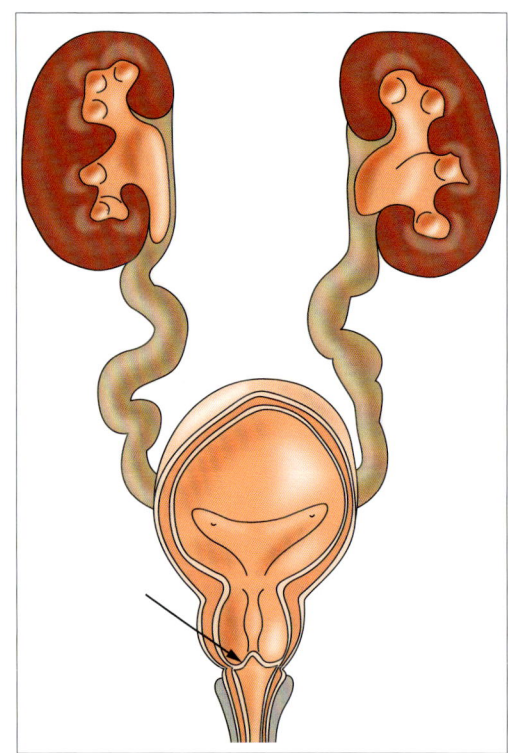

Abb. 28.4 **Harntransportstörungen**. **a** Hydronephose (Sonografie): Niere mit aufgestautem Kelchsystem, **b** Megaureter (gestrichelte Linie; Blasenquerschnitt, Sonografie), **c** riesige Hydronephrose (Schema) bei kongenitaler Stenose des Nierenbeckenausgangs.

Abb. 28.5 **Urethralklappen** (Pfeil). Erweiterte Harnröhre oberhalb der Klappen sowie verdickte Harnblasenwand und Aufstau in beide Harnleiter.

Therapie

Zur Therapie bedarf es zunächst der Entlastung des Harnsystems durch einen transurethralen, besser durch einen suprapubischen Blasenkatheter sofort nach der Geburt. Die Urethralklappen werden anschließend im Rahmen einer Endoskopie durchtrennt. Hierzu dienen sichelförmige kleinste Messer, Elektrohaken oder endoskopisch eingebrachte Laserfasern.

In extremen Fällen kann eine zusätzliche Entlastung des oberen Harnsystems durch eine vorübergehende Harnableitung erforderlich sein.

Komplikationen und Prognose

Trotz der Beseitigung der eigentlichen Ursache machen zahlreiche Probleme eine Langzeitbetreuung der Kinder erforderlich: Ein sekundärer Reflux führt zu Harnwegsinfektionen und fortschreitendem Verlust der Nierenfunktion. Das bedarf einer entsprechenden Therapie (s. vesikorenaler Reflux, S. 438).

Die Veränderungen der Harnblase (muskuläre und bindegewebige Hypertrophie) führen anhaltend zu Funktionsstörungen bis hin zu verschiedenen Formen der Harninkontinenz. Schließlich kann der – oft schon bei Geburt vorhandene – Nierenschaden zur Niereninsuffizienz führen. Im Verlauf der Folgejahre werden 40–50% der Kinder mit einer Urethralklappenkrankheit niereninsuffizient.

28.3.2 Meatusstenose

Bei Mädchen sind unter der Schließmuskelebene liegende (subvesikale) Abflussstörungen aufgrund der wesentlich kürzen Urethra selten. Allenfalls eine fibröse, ringförmige Enge der Urethramündung (**Meatusstenose**, Abb. 28.6) führt zu Miktionsstörungen und rezidivierenden Harnwegsinfektionen, nicht aber zu einem vesikorenalen Reflux. Therapie der Wahl ist eine operative Erweiterung des Meatus (Meatusplastik).

28.3.3 Ureterabgangsstenose

Definition

Eine **Ureterabgangsstenose** (**ureteropelvine Stenose**) ist eine Enge (Stenose) des Ureters am Übergang zum Nierenbecken. Sie führt zu einer Erweiterung des Nierenbeckens und der Nierenkelche (Hydronephrose, s. Abb. 28.4).

Ursache und Diagnose

Ursächlich liegt eine kurzstreckige einengende Veränderung der Ureterwand (Fibrose) oder eine Abknickung des Harnleiters durch atypisch verlaufende Nierengefäße vor.

Seitdem die Sonografie regelhaft und mit hoch auflösenden Geräten in der vorgeburtlichen Diagnostik eingesetzt wird, werden viele Ureterabgangsstenosen (u.a. Störungen des Harntransports) frühzeitig entdeckt.

Therapie

Nur ein Teil der Patienten benötigt eine operative Korrektur. Erst wenn regelmäßige sonografische Verlaufskontrollen eine Zunahme des Befundes sowie ein kompensatorisches Wachstum der nicht betroffenen Niere und eine Nierenszintigrafie die fixierte Harnstauung und ggf. einen zunehmenden Funktionsverlust der betreffenden Niere bestätigt, ist eine operative Behandlung erforderlich.

Nierenbeckenplastik. Das weltweit häufigste Operationsverfahren ist die Nierenbeckenplastik nach Anderson-Hynes, bei der durch einen offenen Zugang in der Flanke das Nierenbecken verschmälert und die Engstelle reseziert wird (**Abb. 28.7**). Der durch einen Längsschnitt erweiterte Ureter wird an das Nierenbecken angenäht (anastomosiert). Für einige Tage werden Ureter und Nierenbecken durch einen Ureterkatheter geschient.

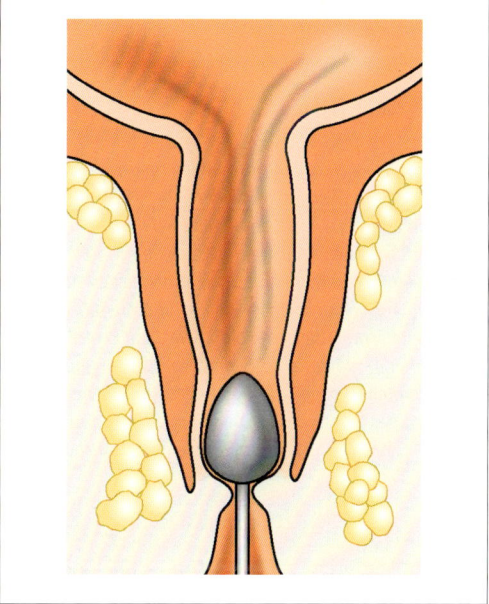

Abb. 28.6 **Meatusstenose.** Weibliche Harnröhre, dargestellt mit einem Dilatator, sog. Bougie á boule.

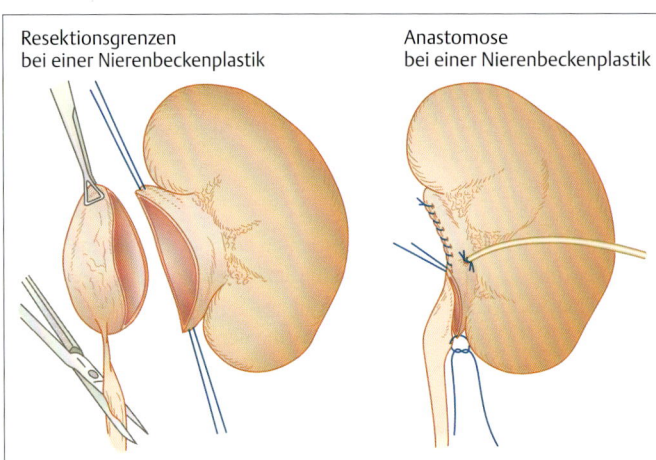

Abb. 28.7 Nierenbeckenplastik bei einer Ureterabgangsstenose.

28.3.4 Ureterostiumstenose

Definition

Eine **Ureterostiumstenose** ist eine Stenose im Bereich der Einmündung des Ureters in die Harnblase. Sie führt zu einer Erweiterung des Harnleiters (obstruktiver Megaureter) und des oberen Hohlsystems.

Diagnose und Therapie

Die Diagnostik entspricht der bei den anderen Harntransportstörungen. Sind eine Zunahme der Stauung und ein Funktionsverlust der betroffenen Niere zu erwarten, so ist eine operative Korrektur angezeigt. Es bedarf i.d.R. einer operativen Harnleiterneueinpflanzung (Ureterozystoneostomie).

Abzugrenzen ist ein **idiopathischer Megaureter** bei dem der Ureter dilatiert ist, ohne dass eine Behinderung des Harnflusses vorliegt.

> **P** An den Nieren und Harnwegen operierte Patienten bedürfen postoperativ einer sorgfältigen Pflege und Beobachtung. Dazu gehört neben den üblichen Kontrollen auch die Überwachung der Schienungskatheter. Es ist darauf zu achten, dass diese nicht abknicken oder durch Blutkoagel verstopfen. Die Ein- und Ausfuhr von Flüssigkeiten (oral und intravenös) wird auf Protokollen festgehalten und bilanziert. Sehr kleine Kinder und unruhige Patienten werden ggf. fixiert. Das Konzentrierungsvermögen der Nieren kann durch die Bestimmung des spezifischen Gewichtes im Sammelurin eingeschätzt werden.

28.3.5 Vesikoureterorenaler Reflux

Beim **vesikoureterorenalen Reflux** (VUR) findet sich ein Rückfluss von Harn aus der Blase (lat. vesica) über die Harnleiter (gr. ureter) in das Kelchsystem der Nieren (lat. ren).

Ursache und Symptome

Von einem VUR sind 1–5% aller Kinder betroffen. Bei Kindern mit Harnwegsinfekten steigt die Zahl auf 30–40% an. Die Pathologie des VUR besteht dabei aus mehreren Aspekten: primäre Fehlentwicklung des oberen Harntraktes (Dysplasie) beginnend an der Uretermündung, Erweiterung des Ureters und des Nierenhohlsystems sowie Schäden durch rezidivierende Harnwegsinfektionen.

Führendes Symptom sind rezidivierende Harnwegsinfektionen. Häufig sind funktionelle Blasenstörungen (Enuresis u.a.) assoziiert. Unspezifische Flankenschmerzen finden sich selten. Langfristig drohen Funktionseinschränkungen der Nieren (Refluxnephropathie) und Hypertonie.

Diagnose

Der VUR wird durch eine Kontrastmittelgabe in die Harnblase diagnostiziert. Bei einer Miktionszysturethrografie (MCU) wird die Harnblase über einen Katheter gefüllt. Liegt ein Reflux vor, füllen sich Ureteren und Nierenbeckenkelchsystem ebenfalls mit Kontrastmittel.

Auch sonografisch lässt sich unter Anwendung von speziellen Kontrastmitteln ein VUR darstellen. Die Katheterisierung der Harnblase bleibt aber auch dabei erforderlich. Wichtig ist die Abgrenzung von einem sekundären Reflux, bei dem sich der Rückstau aufgrund einer Abflussstörung im Bereich des Blasenschließmuskels oder der Urethra entwickelt (s. Urethralklappen, S. 436f).

Therapie

Ein VUR kann sich bei bis zu 50% der Patienten spontan bessern oder ausheilen. Das gilt eher für niedriggradige Befunde und solche ohne komplizierende Faktoren (z.B. Doppelnieren) als für hochgradige und über das 6. Lebensjahr hinaus bestehende. Voraussetzungen für eine Therapieentscheidung sind das Alter des Kindes, der Refluxgrad, das Ausmaß der eingetretenen Nierenschäden und der bisherige Verlauf.

Eine Antibiotika-Prophylaxe (niedrig dosiertes Antibiotikum einmal täglich) wird zumindest bei komplexeren Fällen und Patienten mit wiederholten Harnwegsinfektionen empfohlen. Regelmäßige klinische und radiologische Kontrollen zeigen im Verlauf dann im günstigen Fall eine Ausheilung, anderenfalls eine Persistenz und Verschlechterung der Situation. Es kann zur Schrumpfung der beteiligten Nieren mit zunehmendem Funktionsverlust kommen. Für eine aktive Therapie gibt es zwei Behandlungsoptionen: Bei der **endoskopischen Refluxtherapie** wird im Rahmen einer Blasenspiegelung ein Substrat-Depot unter die Harnleitermündung gespritzt, welches zu einer Einengung derselben führt. Dadurch wird der notwendige Ventilmechanismus im Bereich des Ureterostiums wiederhergestellt. Diese sehr schonende Behandlung hat mittlerweile Erfolgsraten um 80%. Bei ausbleibendem Erfolg oder bei Kontraindikationen (z.B. Ostium-Anomalien) bleibt die **operative Antirefluxplastik** Mittel der Wahl. Dabei erfolgt eine Rekonstruktion des normalen Verlaufes des Harnleiters durch die muskuläre Wand der Harnblase. Die häufigsten Operationsverfahren sind entweder die Ureterneueinpflanzung nach Leadbetter-Politano, bei der die Harnblase eröffnet und der Ureter neu implantiert wird oder die Antireflux-Operation nach Lich-Gregoir bei der der Harnleiter außerhalb der Harnblase in eine neu präparierte Scheide der Blasenwand fixiert wird.

28.4 Akutes und chronisches Nierenversagen

28.4.1 Akutes Nierenversagen

B *Eine Mutter besucht am Nachmittag mit ihrem 18 Monate alten Jungen aufgrund eines seit 5 Tagen andauernden, teils blutigen Durchfalls den Kinderarzt. Diesem fallen ein reduzierter Allgemeinzustand und blasse Haut auf. Neben der Abgeschlagenheit des Kindes berichtet die Mutter auch von – bis auf etwas Stuhl – trockenen Windeln seit den Morgenstunden. Der Arzt überweist das Kind wegen Gastroenteritis mit Dehydration an die nächste Kinderabteilung. In der Klinik werden im Rahmen der Blutabnahmen erhöhte Werte für Kreatinin und LDH sowie eine Anämie und Thrombozytopenie festgestellt. Im Blutausstrich finden sich Fragmentozyten. Die Diagnose „akutes Nierenversagen bei Verdacht auf hämolytisch-urämisches Syndrom" wird gestellt.*

Definition
Akutes Nierenversagen (ANV) ist durch eine plötzlich auftretende Abnahme der Nierenfunktion mit einem Anstieg von Kreatinin und Harnstoff im Blut gekennzeichnet. Dabei kommt es bei einem Großteil der betroffenen Kinder zu einer Einschränkung (Oligurie: Harnausscheidung unter 300 ml/m²/Tag bzw. bei Neugeborenen unter 1 ml/kg/h) oder völligem Versiegen der Harnproduktion (Anurie).

Ursache
Als Ursachen für das ANV kommen verschiedene Erkrankungen wie hämolytisch-urämisches Syndrom (s.o.), Glomerulonephritis, Infektionen, Frühgeburtlichkeit, Herzinsuffizienz, Dehydration (z.B. Gastroenteritis), Schock, Intoxikation (z.B. Medikamente) oder Nephrolithiasis in Frage. Die Ursachen können die Nierenfunktion prärenal, renal und postrenal beeinflussen. Beim prärenalen Nierenversagen liegt aufgrund verminderter renaler Durchblutung eine Störung der Nierenfunktion vor. Hingegen findet sich beim renalen Nierenversagen eine primäre Schädigung des Nierenparenchyms. Bei einer akuten Harnabflussstörung spricht man vom postrenalen Nierenversagen.

Symptome
Als Symptome des ANV können neben Abgeschlagenheit oder Blässe auch Zeichen der Überwässerung (Herzinsuffizienz, Hypertonie, Ödeme, Hyponatriämie) oder der Hypovolämie (Hypotonie, Tachykardie, verminderter Hautturgor) sowie eine eingeschränkte Harnausscheidung auftreten.

Diagnose
Neben einer genauen Anamnese (Urinmenge, Medikamente, Flüssigkeitsstatus, Vorbefunde, Dauer der Symptome) steht eine körperliche Untersuchung (Gewicht, Volumenstatus, Haut, Schleimhäute, Palpationsbefund, Blutdruck) am Anfang der diagnostischen Abklärung. Die Urinanalyse (Streifentest, Sediment, Urinnatrium) gibt weitere Hilfestellung. Zu den notwendigen Blutabnahmen zählen: Kreatinin, Harnstoff, Blutbild, Elektrolyte, Säure-Basen-Haushalt, C-reaktives Protein, Blutsenkungsgeschwindigkeit, Blutausstrich, Transferasen, Virologie und autoimmunologische Diagnostik (v.a. Komplementfaktoren sowie Vaskulitis- und SLE-typische Antikörper). Zur initialen Abklärung gehören ebenso Nieren- und Harnblasenultraschall. Bei Verdacht auf eine renale Ursache ist häufig eine Nierenbiopsie zu veranlassen.

Therapie

Das therapeutische Vorgehen besteht in der Therapie der ursächlichen Erkrankung und im Management des ANV. Zu den kausalen therapeutischen Möglichkeiten gehören Rehydrierung beim prärenalen dehydrationsbedingten ANV, Gabe von immunsuppressiven Medikamenten bei immunologischen Erkrankungen, Absetzen nephrotoxischer Medikamente oder Beseitigung von Harnabflussstörungen beim postrenalen ANV. Zum Management des ANV zählen eng bilanzierte Flüssigkeitsein- und ausfuhr, tägliche Gewichts- und mehrfach täglich durchgeführte Blutdruckkontrollen, Ausgleich von Elektrolytschwankungen und einer metabolischen Azidose sowie adäquate Ernährung. Bei vielen Patienten ist eine vorübergehende Nierenersatztherapie (Hämodialyse oder Peritonealdialyse) notwendig.

 Folgende Indikationen machen eine Dialysebehandlung erforderlich:
- *Hyperkaliämie (nach Ausschöpfen konservativer Therapie)*
- *schwere Hypertonie*
- *andauernde Oligurie mit Überwässerung*
- *Anurie über 24 Stunden*
- *rapider Abfall der Harnproduktion bzw. Anstieg von Kreatinin und Harnstoff im Blut*

Essenzielle pflegerische Maßnahmen für den Verlauf des ANV sind Flüssigkeitsbilanzierung, adäquate Natrium-/Kaliumzufuhr (Ernährung), Gewichtskontrolle und Blutdruckmessung

Komplikationen und Prognose

An Komplikationen sind beim ANV neben den Elektrolytstörungen (Hyperkaliämie), die Zeichen der Überwässerung (Hyponatriämie, zerebrale Krämpfe, Ödeme, hypertensive Krisen) hervorzuheben.

Die Prognose des ANV ist von der auslösenden Grunderkrankung und den einhergehenden Komplikationen abhängig. Allgemein lässt sich jedoch sagen, dass bei über 90 % der vom ANV betroffenen Kinder eine vollständige Erholung der Nierenfunktion zu erwarten ist.

28.4.2 Chronisches Nierenversagen

Ein 7-jähriges Mädchen wird bei der Kinderärztin mit Verdacht auf Kleinwuchs und gelegentlicher Appetitlosigkeit vorgestellt. Nach Erstellen der Wachstumskurve fällt ein Wachstumsstillstand auf, woraufhin das Kind an die nächste Kinderabteilung überwiesen wird. Hier werden eine ausgeprägte Anämie (Hämoglobin 7 g/dl), ein Blutdruck von 130/70 mmHg, eine metabolische Azidose und ein Kreatinin von 4 mg/dl gefunden. In der weiteren Abklärung zeigen sich im Ultraschall beidseits erweiterte Harnleiter und verkleinerte Nieren. Nach Durchführung einer MCU wird ein vesikoureteraler Reflux und folglich „chronisches Nierenversagen bei Refluxnephropathie" diagnostiziert.

Definition

Chronisches Nierenversagen (CNV) bedeutet eine nicht mehr reversible, stetige Verminderung der exkretorischen Funktion (Abnahme der glomerulären Filtrationsrate) und geht mit einem zunehmenden Verlust tubulärer und endokriner Funktionen einher.

Der Kreatininwert allein gibt keine genaue Aussage über das Ausmaß der eingeschränkten glomerulären Filtrationsrate (GFR). Dafür ist die Berechnung der Kreatinin-Clearance (Sammelharn) oder eine Evaluation der GFR mithilfe der Schwartz-Formel (altersabhängig und bezogen auf die Körperlänge) unerlässlich.

Ursache

Die Ursachen des CNV können in angeborene und erworbene Erkrankungen unterteilt werden. Zu den angeborenen Erkrankungen gehören einerseits vor allem sogenannte „Congenital Anomalies of the Kidney and the Urinary Tract (CAKUT)" wie polyzystische und dysplastische Nieren, Refluxnephropathie oder die Urethralklappe beim Jungen und andererseits das kongenitale nephrotische Syndrom, Stoffwechselerkrankungen oder die juvenile Nephronophthise. Unter den erworbenen Ursachen finden sich Erkrankungen wie Glomerulonephritiden, Pyelonephritis oder hämolytisch-urämisches Syndrom.

Symptome

Zu Beginn des chronischen Nierenversagens treten meist keine Symptome auf. Erst mit Fortschreiten der Erkrankung kommt es zunächst zu unspezifischen Symptomen, bis letztlich schwere Urämiesymptome eintreten: Leistungsschwäche, Müdigkeit, Appetitlosigkeit, Erbrechen, blasse Haut, Enuresis, Polyurie, Polydipsie, Juckreiz, Ödeme, erhöhte Infektneigung, Kleinwuchs, Frakturen, Muskelkrämpfe und zerebrale Krämpfe. Die Symptome sind Folge der verminderten exkretorischen Nierenfunktion und Zeichen der sekundären Schädigung verschiedener Organ- und Stoffwechselsysteme: Anämie, Osteopathie, metabolische Azidose, Kleinwuchs und Hypertonie.

Diagnose

Neben den anamnestisch erhebbaren Symptomen sind Untersuchungen des Urins (Protein, Blut, Zellen,

Tab. 28.1 CNV: Behandlungsoptionen sekundärer Schäden.

Sekundäre Schäden durch CNV	Behandlungsoptionen
Malnutrition	adäquate Ernährung (ausreichende Kalorien- und Eiweißzufuhr), Vitaminsubstitution, evtl. Ernährung über Magen- oder PEG-Sonde
Anämie	Eisensubstitution, Erythropoietintherapie
Kleinwuchs	Wachstumshormontherapie
Osteopathie	phosphatreduzierte Ernährung, Phosphatbinder, Vitamin-D3-Substitution
Hypertonie	antihypertensive Medikation, evtl. Reduktion der Natriumzufuhr
metabolische Azidose	Gabe von Natriumbikarbonat
Elektrolytstörungen	z.B. Hyperkaliämie: kaliumreduzierte Ernährung und/oder Gabe von Kaliumbindern

Mikrobiologie, Sammelharn), des Blutes (Kreatinin und Harnstoff), Blutdruckmessung und ein klinischer Status unerlässlich. Eine weiterführende Abklärung beinhaltet die Diagnostik von Malnutrition (Nahrungsprotokoll, Perzentilenkurve), Kleinwuchs (Perzentilenkurve), Pubertätsverzögerung (Tanner-Stadien, S. 17), Anämie (Hämoglobin, Eisenstatus), Osteopathie (Phosphor, Kalzium, Vitamin D, Parathormon) und Hypertonie (24-Stunden-Blutdruckmessung, Herzultraschall).

Therapie

Die Betreuung eines Kindes mit CNV muss interdisziplinär zwischen betreuenden Kindernephrologen, Pflegepersonal, Psychologen, Diätologen und dem zuständigen (niedergelassenen) Kinderfacharzt durchgeführt werden. Neben einer Beeinflussung des Fortschreitens des CNV durch kausale therapeutische Maßnahmen, z.B. Beseitigung einer Harnwegsobstruktion, kann durch die in Tab. 28.1 angeführten Therapieoptionen das Ausmaß der sekundären Schäden vermindert werden.

Prognose und Komplikationen

Das CNV ist irreversibel. Jedoch ist der Zeitpunkt, wann eine Nierenersatztherapie notwendig ist, variabel und von der Grunderkrankung sowie von der konservativen Therapie abhängig. Als Überbrückung zur angestrebten Nierentransplantation können entweder Hämodialyse oder Peritonealdialyse durchgeführt werden. Bei der Nierentransplantation gibt es die Möglichkeit einer Lebendspende oder einer Fremdspende (Eurotransplant).

Die akuten Komplikationen des ANV können auch beim CNV auftreten. Chronische Komplikationen sind Folgen der sekundären Schädigung verschiedener Organsysteme.

28.5 Nephrotisches Syndrom

> **B** Ein 5-jähriger Junge wird mit Lidödemen in der Kinderambulanz vorgestellt. Die Mutter berichtet, dass der Knabe seit 3 Tagen verkühlt und müde sei. Das „geschwollene" Gesicht ist ihr erst heute aufgefallen. Bei der Untersuchung zeigen sich Lid- und Knöchelödeme. Die erste Harnuntersuchung mittels Harnstreifen ist hochpositiv auf Eiweiß. Die daraufhin durchgeführte Blutuntersuchung zeigt ein erniedrigtes Albumin mit 2,3 g/dl, die Nieren- und Leberfunktionswerte sind unauffällig, ebenso wurde ein normaler Blutdruck gemessen. Es wird die Diagnose „nephrotisches Syndrom" gestellt.

Definition

Das **nephrotische Syndrom** (NS) ist ein Symptomkomplex, der einen Proteinverlust mit mehr als 1 g/m² im 24-Stunden-Sammelharn (große Proteinurie), eine Hypoalbuminämie mit weniger als 2,5 g/dl Albumin im Serum und meist Ödeme beinhaltet. Zusätzlich bestehen deutliche Hyperlipidämie und Hypercholesterinämie.

Ursache

Es gibt mehrere Nierenerkrankungen, die ein nephrotisches Syndrom verursachen. Dabei findet man sehr häufig eine **Minimal-change-Nephropathie** (bei 85%), bei der es zu keiner dauerhaften Schädigung der Niere kommt. Die seltener auftretende fokal sklerosierende Glomerulosklerose (FSGS) oder entzündliche Erkrankungen gehen oft mit schweren glomerulären Schädigungen und der Entwicklung eines chronischen Nierenversagens einher. Noch seltener ist die Manifestation anderer Erkrankungen als nephrotisches Syndrom: Sie reichen von immunologischen Systemerkrankungen (z.B. Lupus erythematodes, Schönlein-Henoch-Syndrom), über Infektionen bis zu metabolischen Erkrankungen und Neoplasien.

Den Erkrankungen ist gemeinsam, dass es zu einer Störung der glomerulären Filterfunktion kommt und so massenhaft große Moleküle (v.a. Proteine) in den Harn gelangen. Durch den großen Proteinverlust wird der onkotische Druck im gesamten Kapillarblutbett vermindert, was zu Ödemen führt. Dazu trägt auch das verminderte Ausscheiden von Natrium durch die Nieren bei.

Symptome

Typische Symptome sind Ödeme, bevorzugt an den Augenlidern, Beinen sowie Skrotum oder großen Labien. Zusätzlich klagen die Kinder auch häufig über Bauchschmerzen, verbunden mit Appetitlosigkeit und Erbrechen.

Diagnose

Die Diagnose erfolgt zunächst durch einen Harnstreifentest, bei dem eine hochpositive Reaktion auf Eiweiß nachgewiesen werden kann. Eine darauf folgende Blutabnahme beinhaltet eine Serumchemie mit Gesamtprotein, Albumin, Elektrolyten, Leber- und Nierenfunktionsparametern, einigen immunologischen Parametern (z.B. antinukleäre Antikörper, Komplement) sowie Blutbild und Gerinnungsstatus. Außerdem wird die Eiweißausscheidung durch eine 24-Stunden-Harnsammlung präzise gemessen. Weitere wichtige diagnostische Schritte sind die Durchführung eines Harnsediments (Erythrozyten, Zylinder) und die Blutdruckmessung. Zusätzlich sollte das Abdomen mittels Ultraschall untersucht werden, wobei hier häufig ein Aszites zu finden ist.

Da bei der überwiegenden Mehrzahl der Kinder eine Minimal-change-Nephropathie vorliegt, erfolgt eine Nierenbiopsie nur dann, wenn kein Ansprechen auf die nach den ersten Diagnoseschritten eingeleitete Kortisontherapie erfolgt oder andere Kriterien einen ungünstigen Verlauf erwarten lassen. Solche Kriterien sind z.B. gleichzeitiges Auftreten von Makrohämaturie, Bluthochdruck oder akutes Nierenversagen (deutliche Erhöhung von Kreatinin), aber auch ein Auftreten der Erkrankung schon im 1. Lebensjahr oder erst nach Pubertätsbeginn. Dann ist auch eine genetische Abklärung zu veranlassen.

Therapie

Prinzipiell wird eine Therapie mit Kortison (Prednisolon) nach einem Standardschema durchgeführt. Dabei wird Prednisolon über 12 Wochen, beginnend mit einer Dosis von 60 mg/m² täglich verabreicht, was nach 6 Wochen auf eine Dosis von 40 mg/m² jeden 2. Tag reduziert wird.

Bis zum möglichen Ansprechen auf die Kortisontherapie müssen die Salzzufuhr reduziert und die Flüssigkeit bilanziert werden. Hierbei hilft auch die tägliche Gewichtskontrolle. Auf jeden Fall sollte eine strikte Bettruhe wegen der erhöhten Thrombosegefahr vermieden werden.

In Einzelfällen, v.a. bei massiven Ödemen, kann die Gabe von Diuretika indiziert sein. Bei Zeichen von starker intravasaler Volumenkonzentration können auch eine Humanalbumingabe und/oder Antikoagulation notwendig werden.

Prognose

Bei der Hälfte der Kinder geht die Proteinurie nach Beginn der Kortisontherapie schon innerhalb von 7 Tagen zurück. Auf die Therapie sprechen 80% der Kinder innerhalb von 14 Tagen an. Hier spricht man dann auch von einem kortison- bzw. steroidsensiblen nephrotischen Syndrom, das i.d.R. durch eine Minimal-change-Nephropathie verursacht wird. Die Entwicklung einer chronischen Niereninsuffizienz ist dann nicht zu erwarten. Allerdings neigen die Kinder zu Rezidiven, also neuerlichem Auftreten der Proteinurie, die wiederum mit Kortison behandelt werden müssen. Ein Auftreten von mehr als 4 Rezidiven/Jahr (häufig rezidivierend) oder das Wiederauftreten unmittelbar nach Absetzen von Kortison (kortisonabhängiges nephrotisches Syndrom) machen eine Therapieerweiterung mit anderen Immunsuppressiva (z.B. Cyclosporin A) notwendig, da sonst mit gravierenden Kortisonnebenwirkungen zu rechnen ist.

Sollte sich nach 4–6 Wochen Kortisonbehandlung keine Besserung zeigen, spricht man von Kortison- bzw. Steroidresistenz. Dann ist die Durchführung einer Nierenbiopsie obligat. Dabei finden sich häufiger Erkrankungen, die einen schlechten Verlauf der Erkrankung mit Entwicklung eines chronischen Nierenversagens erwarten lassen. Zur Behandlung der selteneren Erkrankungen werden Protokolle mit hochdosiertem Kortison, aber auch anderen Immunsuppressiva (z.B. Cyclosporin A oder Rituximab) eingesetzt.

Komplikationen

Bei den Komplikationen muss zwischen den durch die Erkrankung entstehenden und den durch die Therapie entstehenden Nebenwirkungen unterschieden werden.

Schwerwiegend sind Thrombosen (z.B. Sinusvenenthrombose), die durch Hämokonzentration und eine veränderte Zusammensetzung der Gerinnungsfaktoren (Verluste über Niere) entstehen. Durch Verluste von Immunglobulinen besteht eine erhöhte Neigung zu schweren Infektionen, v.a. zu Pneumokokken-Infektionen.

Die häufigsten Nebenwirkungen der Langzeitkortisontherapie sind Magenulkus, Adipositas, Osteoporose, Wachstumsstörungen und Bluthochdruck, manchmal auch die Entwicklung eines Diabetes mellitus.

28.6 Glomerulonephritis

B *Ein 8-jähriger Junge wird in der Ambulanz mit geschwollenen Augenlidern und Knöchelödemen vorstellig. Bei der durchgeführten Harnuntersuchung zeigt sich ein Cola-farbener Harn, die Blutdruckmessung ergibt einen Wert von 132/85 mmHg. Ein Infekt der oberen Atemwege fand vor 2 Wochen statt. Im Serum zeigen sich erhöhte Nierenretentionsparameter, die Infektionsparameter sind leicht erhöht. Die immunologischen Befunde zeigen einen erhöhten Antistreptolysintiter (ASLO) und einen verminderten Komplementfaktor C3.*

Definition

Eine **Glomerulonephritis** (GN) stellt eine akute oder chronische Entzündung der Nierenkörperchen (Glomerula) dar. Bei akuten proliferativen Glomerulonephritiden handelt es sich um verschiedene Krankheitsbilder mit unterschiedlichen Ätiologien und klinischen Manifestationen.

28.6.1 Akute postinfektiöse Glomerulonephritis

Definition

Die **akute postinfektiöse Glomerulonephritis** (APGN) ist eine immunmediierte Erkrankung nach einer Infektion mit ß-hämolysierenden Streptokoken. Es kommt zu einer Antigen-Antikörper-Reaktion in den Glomerula, die das Komplementsystem aktivieren und zur Entzündung führen. Betroffen sind v.a. Kinder im Kindergarten- und Grund- bzw. Volksschulalter.

Ursache

Die APGN tritt meist 1–4 Wochen nach einer Infektion der oberen Luftwege mit ß-hämolysierenden Streptokokken auf. Die Inzidenz ist mit 10–12% aller Streptokokkeninfektionen hoch, jedoch wegen häufigerer Antibiotikatherapie rückläufig.

Symptome

Nach einer Infektion der oberen Atemwege kommt es zum Erscheinungsbild eines nephritischen Syndroms. Hauptsymptome sind Makrohämaturie, Proteinurie, Hypertonie, Ödeme und Oligo- selten Anurie mit Anstieg der Retentionsparameter. Erstsymptome können jedoch unspezifische Symptome wie Müdigkeit, Erbrechen, Bauch- bzw. Kopfschmerzen sein.

Diagnose

Die Diagnose der APGN ergibt sich durch eine genaue und ausführliche Anamnese und durch die erhobenen Labor- und Harnbefunde. Ein Rachenabstrich mit Nachweis einer Streptokokkeninfektion ist beweisend.

Im Labor finden sich erhöhter ASLO Titer (ca. 3–4 Wochen nach Krankheitsbeginn), verminderte Aktivität des Serumkomplements (v.a. C3) sowie erhöhtes Kreatinin und erhöhte Infektionsparameter (Leukozytose mit Linksverschiebung). Im Harnsediment findet man dysmorphe Erythrozyten und Erythrozytenzylinder. In einer Nierenbiopsie zeigen sich sog. Humps (charakteristische Immunkomplexe aus Immunglobulinen und Komplementfaktoren), allerdings ist die Indikation zur Biopsie bei diesem Krankheitsbild sehr selten indiziert.

Differenzialdiagnostisch abgegrenzt werden müssen Enteritis, Appendizitis, Urolithiasis, hämolytisch-urämisches Syndrom u. a. akute Glomerulonephritiden.

Therapie

Die Therapie der APGN ist v.a. symptomatisch. Im Vordergrund stehen Bettruhe, diuretische Therapie und Restriktion der Salzaufnahme im Falle von Ödemen und Hypertonie. Die Infektion mit Streptokokken ist meist bei der Erstvorstellung bereits abgeheilt, jedoch sollten Patienten mit positivem Rachenabstrich eine antimikrobielle Therapie (Penicillin für 10 Tage) erhalten.

P *Aus pflegerischer Sicht ist die anfangs tägliche Kontrolle von Gewicht, Blutdruck, Urinvolumen, Proteinurie (Albustix), Hämaturie (Combur) zu erwähnen. Regelmäßige Blutabnahmen zur Kontrolle von C3, Serumkreatinin, BUN, Kalium, Gesamtprotein und Elektrolyten sind durchzuführen. Außerdem sind strenge Flüssigkeitsbilanzierung (12-stündlich) und Natrium-, Kalium- und Phosphorarme Diät einzuhalten.*

Prognose

Die Prognose der APGN ist i.A. günstig. Meist kommt es zur Abnahme von Makrohämaturie und Ödemen, sowie Normalisierung von Hypertonie und Harnvolumen innerhalb von 1–2 Wochen. Eine asymptomatische Mikrohämaturie kann noch über 6–12 Monate persistieren. Die Serumantikörper gegen Streptokokken kehren i.d.R. innerhalb von 6 Monaten auf die Ausgangswerte zurück. Das verminderte C3-Komplement muss nach 6–8 Wochen wieder normalisiert sein.

Komplikationen und Differenzialdiagnose

Als schwerwiegendste und lebensbedrohliche Komplikation sind akutes Nierenversagen und Dialysepflichtigkeit des Patienten zu werten; jedoch entwickeln weniger als 2% aller Patienten ein chronisches Nierenversagen.

Andere, im Kindesalter sehr seltene Formen einer Glomerulonephritis können rasch progrediente GN, membranoproliferative GN, membranöse GN oder IgA-Nephritis sein.

28.7 Hämolytisch-urämisches Syndrom

B *Ein 16 Monate alter, blasser und in reduziertem Allgemeinzustand befindlicher Junge wird in der Ambulanz vorgestellt. Die Mutter berichtet, dass das Kind bisher immer gesund gewesen war, jetzt jedoch seit 2 Tagen an Fieber mit teils blutigem Durchfall und Erbrechen leidet. Am Morgen war der Harn in der Windel erstmals Cola-braun gefärbt, insgesamt war die Windel weniger nass als gewöhnlich. Die Familie ist gerade von einer Woche „Urlaub am Bauernhof" zurückgekehrt, wo das Kind erstmals frische Kuhmilch getrunken hat. Bei der Untersuchung finden sich Petechien an Stamm und unterer Extremität, der Blutdruck ist erhöht. In der Blutuntersuchung zeigen sich massive hämolytische Anämie mit erhöhter LDH und erhöhten Nierenfunktionsparametern (Kreatinin und Harnstoff) sowie Thrombozytopenie. Im Blutausstrich sind Fragmentozyten nachweisbar. Es wird die Diagnose eines hämolytisch-urämischen Syndroms mit beginnendem akuten Nierenversagen gestellt.*

Definition und Ursache

Das **hämolytisch-urämische Syndrom** (HUS) ist eine seltene Erkrankung, die meist Kinder zwischen 2 und 7 Jahren betrifft. Dennoch ist es die häufigste Ursache des akuten Nierenversagens im Kindesalter. Es ist eine akute Erkrankung, der meist eine bakterielle Infektion des Gastrointestinaltrakts, seltener der oberen Luftwege, voraus geht.

Man unterscheidet zwei Formen: **typisches** oder **Shigatoxin-positves HUS**, dem meist eine Gastroenteritis voraus geht und **atypisches HUS**, dessen Ursachen mittlerweile gut geklärt sind und in einer angeborenen oder erworbenen Störung des Komplementsystems liegen dürften. Die atypische Form kommt auch familiär gehäuft vor und wird daher vereinzelt auch als familiäres HUS bezeichnet. Das atypische HUS kann rezidivieren.

Toxinwirkung. Häufigstes auslösendes Toxin beim typischen HUS ist das Verotoxin (oder Shiga-like Toxin), das v.a. von enterohämorrhagischen E. coli (EHEC), aber auch von anderen darmpathogenen Keimen gebildet wird. Als Reservoir der Keime gelten v.a. Rinder. Die Toxine schädigen das Gefäßendothel, v.a. in den Gefäßen der Niere. Dadurch wird die Gerinnung in den Gefäßen aktiviert und es kommt zur Bildung von Thromben. Die durch Thromben verengten Gefäße lösen eine mechanische Hämolyse aus, da die vorbei fließenden Erythrozyten durch die Thromben beschädigt werden. Außerdem kommt es zu Funktionsstörungen der Niere, da deren Durchblutung durch die Gefäßverschlüsse gestört ist. Im schlimmsten Fall kann es zum vollständigen Ausfall der Harnproduktion kommen.

Symptome

Klassische Symptome des typischen HUS sind anfangs unspezifisch: Blässe, Bauchschmerzen mit oft blutigen Durchfällen und Abgeschlagenheit bis Lethargie. Später kommt es zu verminderter oder fehlender Harnproduktion und evtl. zu Krämpfen und schwerer Hypertonie.

Diagnose

Wichtiges diagnostisches Kriterium stellt das Vorliegen der Trias aus hämolytischer Anämie, Thrombozytopenie und Urämie dar. Neben der Anamnese (Frage nach Gastroenteritis, Verzehr von unpasteurisierter Milch oder rohem Fleisch, Harnmenge, Hämaturie) und der klinischen Untersuchung muss auch eine Blutuntersuchung durchgeführt und ein Blutausstrich gemacht werden. In der Blutuntersuchung zeigt sich eine Thrombozytopenie sowie eine schwere Anämie aufgrund der Zerstörung der Erythrozyten. Die zerstörten, eierschalenförmigen Erythrozyten (Fragmentozyten) lassen sich im Blutausstrich nachweisen und sind, ebenso wie der Nachweis von EHEC im Stuhl, beweisend für das Vorliegen eines typischen HUS. Kennzeichnend für das Vorliegen einer Urämie sind die Erhöhung von Kreatinin und Harnstoff. Die Veränderungen sind abhängig von Schwere und Dauer des Nierenversagens. Bei der Harnuntersuchung zeigen sich Mikro- bis Makrohämaturie und Proteinurie.

Therapie

Es gibt keine kausale Therapie des typischen HUS. Die Therapie ist symptomatisch und richtet sich nach dem Schweregrad des akuten Nierenversagens. Die Anämie kann durch Gabe von Erythrozytenkonzentraten ausgeglichen werden. Ein beginnendes Nierenversagen kann manchmal durch die Gabe von Furosemid beherrscht werden, nicht selten wird jedoch eine (vorübergehende) Dialysebehandlung notwendig. Bei Verdacht auf Vorliegen eines atypischen HUS kann eine Plasmapherese sinnvoll sein. Als vorbeugende Maßnahme sollte auf den Verzehr von rohem Rindfleisch und unpasteurisierten Milchprodukten verzichtet werden.

Prognose

Die Prognose des typischen HUS ist gut. Meist kommt es, auch nach einer durchgeführten Dialysebehandlung, zur vollständigen Erholung der Nierenfunktion. Eine regelmäßige Nachkontrolle ist dennoch angezeigt, da sich in einzelnen Fällen, trotz anfänglich vollständig normaler Nierenfunktion, noch nach Jahren ein chronisches Nierenversagen entwickeln kann. Die Prognose des atypischen HUS ist weitaus ungünstiger, es führte früher meist ins terminale Nierenversagen. Eine neue Antikörper-Therapie (Eculizumab) hat hier die Prognose verbessert. Die Mortalität im akuten Krankheitsstadium liegt bei ca. 2%.

Komplikationen

Häufigste Komplikationen des HUS stellen die z.T. massive Hypertonie und lebensbedrohliche Elektrolytentgleisung im Rahmen des akuten Nierenversagens dar. Beim atypischen HUS sind das Wiederauftreten der Erkrankung nach zuvor kompletter Erholung der Nierenfunktion und terminales Nierenversagen prognostisch besonders ungünstig. Häufig kommt es auch nach erfolgter Nierentransplantation zum Rezidiv des HUS im Transplantat.

28.8 Harnwegsinfekte

B *Ein 5 Monate alter männlicher Säugling kommt mit hohem Fieber und septischen Aspekt in die Ambulanz. Die Mutter berichtet von einer Trinkschwäche seit 2 Tagen. Die körperliche Untersuchung ergibt zusätzlich zum septisch grau-blassen Hautkolorit eine unspezifische Berührungsempfindlichkeit. Der Harnstreifen verfärbt sich positiv auf Leukozyten und Nitrit. Der Blutbefund zeigt erhöhtes CRP und Leukozytose.*

Definition

Harnwegsinfektionen sind entzündliche Reaktionen unterschiedlicher Genese in Nierenbecken, Harnleitern, Harnblase oder Harnröhre, die akut, chronisch rezidivierend oder persistierend verlaufen können. Sie gehören zu den häufigsten bakteriellen Entzündungen im Kindesalter und sind ernstzunehmende Erkrankungen, die sowohl eine exakte Diagnostik als auch eine sorgfältige Behandlung erfordern, da die Nieren im Kindesalter leichter geschädigt werden als im Erwachsenenalter.

Man unterscheidet 2 Formen, die sich nicht immer sicher voneinander abgrenzen lassen. Die untere Harnwegsinfektion oder **Zystitis** ist eine Infektion der Harnröhre bzw. der Harnblase. Bei der oberen Harnwegsinfektion, der sog. **Pyelonephritis**, ist das Nierenbecken betroffen.

Harnwegsinfektionen gehören zu den häufigsten bakteriellen Infektionen im Kindesalter mit einer Inzidenz von 5% bei Mädchen bis zum 15. Lebensjahr und mind. 1% bei Jungen. Rezidive kommen in 30% der Harnwegsinfektionen innerhalb eines Jahres und bis zu 50% innerhalb der ersten 5 Jahre vor, wobei Mädchen doppelt so häufig von Rezidiven betroffen sind.

Ursache

Bakterien des Darmes, wie E. coli (60–80% der Fälle), Enterokokken, Pseudomonas aeroginosa, Proteus mirabilis und Klebsiellen, sind i.d.R. die häufigsten Erreger. Es können aber auch Pilze (Candida) oder Viren (z.B. Adenoviren oder Coxsackieviren) die Auslöser sein.

Angeborene Fehlbildungen des Harntraktes, wie Urethralklappen, hochgradige Phimosen, obstruierende Harnsteine, neurogene Blasenstörungen oder Meningomyelozelen sind häufige Ursachen für Harnwegsinfektionen. Bei 10–15% der fieberfreien und 50% der hoch fieberhaften Harnwegsinfektionen liegt ein VUR, ein Harnrückfluss von der Blase in die Niere, vor.

Symptome

Die Symptome bei einem Harnwegsinfekt sind sehr unspezifisch und stark vom Alter sowie der Lokalisation der Infektion abhängig. Kinder mit Zystitis zeigen oft eine leicht erhöhte Körpertemperatur um 38ºC. Wenn diese jedoch mehr als 38,5ºC erreicht, muss das als Zeichen einer Mitbeteiligung der oberen Harnwege betrachtet werden. Symptome, die auf die Beteiligung des unteren Harntrakts hindeuten, wie Dysurie (schmerzhafte Harnentleerung), Pollakisurie (häufigere Harnentleerung) und Dranginkontinenz sind vor dem Alter von 1,5–2 Jahren ungewöhnlich.

Abwehrkräfte gegen eine bakterielle Besiedelung sind v.a. bei Neugeborenen noch sehr schlecht entwickelt. Es kommt daher häufiger zur Urosepsis mit Temperaturschwankungen, gelegentlich auch in Kombination mit einer Meningitis, sowie zu septisch grau-blassem Hautkolorit, Trinkschwäche und Berührungsempfindlichkeit. Bei Säuglingen stehen v.a. gastrointestinale Symptome im Vordergrund, wie Erbrechen und Durchfall, manchmal in Kombination mit Fieber, evtl. Schock und Meningismus. Oft fällt auch ein saurer Windelgeruch auf.

Kleinkinder werden v.a. durch Fieber, Erbrechen, Inappetenz, Dysurie und sekundäre Enuresis (Einnässen) auffällig. Schulkinder haben oft eine ähnliche Symptomatik wie Erwachsene. Sie zeigen v.a. Symptome von Dysurie, Pollakisurie und Dranginkontinenz. Oft treten auch Flankenschmerzen, Nierenklopfschmerz und Bauchschmerzen auf. Die Körpertemperatur ist normal bis subfebril. Bei älteren Kindern treten oft nur unspezifische Symptome wie Müdigkeit, Stimmungslabilität, Appetitlosigkeit und diffuse Bauchschmerzen auf.

> **M** Eine sekundäre Enuresis kann bei bereits „trockenen" Kindern ein Hinweis auf eine Harnwegsinfektion sein! Außerdem kommt es bei rezidivierenden Harnwegsinfektionen oft zu einer Abschwächung der Symptomatik von Schub zu Schub.

Diagnose

Die Basisdiagnostik beim Harnwegsinfekt beruht auf der Untersuchung des Harns mittels Harnstreifen und Bakterienkultur. Wichtig sind natürlich auch sorgfältige altersbezogene Anamnese und klinische Untersuchung inkl. Blutdruck, Abdomenpalpation und Inspektion des Genitalbereichs.

Die Diagnose wird durch den Nachweis von erhöhten Leukozytenzahlen im Urin mittels Teststreifen und den mikrobiologischen Nachweis des Erregers gestellt. Dafür benötigt man Spontanharn aus einem frischen Einmalklebebeutel bei Wickelkindern oder den Mittelstrahlharn bei größeren Kindern. Bei besonderer Indikation können in manchen Fällen auch Katheter- oder Blasenpunktionsharn wichtig sein.

Arten der Harngewinnung. Harn kann auf folgende Weise gewonnen werden:
- Einmalklebebeutel
- Mittelstrahlharn
- Katheterharn (aus Einmalkatheter oder Dauerkatheter)
- suprapubischer Blasenpunktionsharn

> **P** Vor Gewinnung des Harns sollte der Genitalbereich sorgfältig 2-mal mit Wasser (keine Desinfektionsmittel oder Seife verwenden) gereinigt werden! Nach Gewinnung des Harns muss dieser sofort bei 4°C in den Kühlschrank, um eine Kontamination mit Bakterien zu verhindern.

> **M** Mittelstrahlharn ist Harn, bei dem ohne Unterbrechung des Harnflusses, sowohl die erste als auch die letzte Harnportion verworfen werden und die mittlere Portion in einem Becher gesammelt wird.

Bildgebende und funktionelle Diagnostik. Neben der Harnkultur gehören auch die bildgebende und funktionelle Diagnostik dazu, um eine Früherkennung möglicher Risikofaktoren für weitere Infektionen und Nierenschäden zu gewährleisten. Bei jeder ersten Harnwegsinfektion sollte man eine Sonografie von Harnblase und ableitenden Harnwegen durchführen. Damit ist es möglich, Erweiterungen des oberen Harntrakts und Veränderungen von Nierenparenchym und Harnblase festzustellen. Mittels Miktionszysturethrografie (MCU) kann ein VUR erkannt werden. Die DMSA-Szintigrafie stellt Defekte und Narben im Nierenparenchym dar. Mithilfe der Diuresenephrografie (DNG) können Störungen der Harnabflussverhältnisse und die seitengetrennte Nierenfunktion beurteilt werden.

Therapie

Bei Verdacht auf einen Harnwegsinfekt muss die antibiotische Therapie sofort nach Abnahme der Harnkultur erfolgen. Die am häufigsten oral verabreichten Medikamente sind Amoxicillin und Clavulansäure oder Cephalosporine. Bei oraler Antibiotikagabe muss die sichere orale Einnahme gewährleistet sein und prompt erfolgen. Beim hochfieberhaften Harnwegsinfekt ist eine parenterale Gabe von Antibiotika über 7–10 Tage mit Harnkulturkontrolle nach ca. 48 Stunden indiziert.

Die Antibiotika in therapeutischer Dosis sollen nicht kürzer als 7 und nicht länger als 14 Tage verabreicht werden. Für die Reinfektionsprophylaxe werden oral Cephalosporine und bei älteren Kindern Trimethoprim verabreicht. Allgemeine Maßnahmen, wie reichliche Flüssigkeitszufuhr, Vermeiden lokaler Unterkühlung und Korrektur falscher Reinigungstechniken nach Stuhlgang, sollen mitbeachtet werden.

Bei rezidivierenden Harnwegsinfektionen mit Risikofaktoren sollte je nach Indikation evtl. eine operative Korrektur durchgeführt werden. Das Überwachen potenzieller Nierenparenchymschäden erfolgt durch Sonografie, MCU und DMSA-Scan.

Prognose

Bei akuten oder rezidivierenden Harnwegsinfektionen ohne besondere Risikofaktoren ist die Prognose sehr gut, wenn die Therapie frühzeitig und adäquat erfolgt. Bei vorgeschädigten Nieren und nicht korrigierbaren bzw. nicht korrigierten Harntransportstörungen besteht die Gefahr einer irreversiblen Zerstörung von Nierenparenchym mit der Folge einer chronischen Niereninsuffizienz.

Komplikationen

Abhängig von verschiedenen Risikofaktoren, wie Fehlbildungen der ableitenden Harnwege, Harnentleerungsstörungen, Enuresis und Harnwegsobstruktionen, können Harnwegsinfektionen rezidivieren.

Beim Vorliegen eines VUR besteht die Gefahr von wiederholten Pyelonephritiden mit Urosepsis, Nierenabszessen und daraus bedingt einer Refluxnephropathie. Die Folgen können fortschreitende Schrumpfprozesse des Nierenparenchyms sein, mit Entwicklung einer chronischen Niereninsuffizienz und deren Folgeerscheinungen.

28.9 Zystische Erkrankungen der Niere

> **B** Bei pränatalen Ultraschalluntersuchungen werden in der 32. SSW bei einem männlichen Fetus Nieren mit diffus verstärkter Echogenität auffällig. Zusätzlich besteht ein Oligohydramnion. Postnatal sind erhöhte Kreatininwerte im Serum, reduzierte Kreatininclearance und stark vergrößerte echodichte Nieren im Ultraschall nachzuweisen (**Abb. 28.8**). Das Kind ist trotz Lungenhypoplasie ausreichend zu beatmen. Die Szintigrafie zeigt eine reduzierte Nierenfunktion, die Nierenbiopsie typische Sammelrohrzysten (polyzystische Niere vom autosomal-rezessiven Typ (Typ 1 nach Potter). Die Erkrankung ist relativ rasch progredient, sodass der Säugling noch im 2. Lebenshalbjahr dialysiert werden muss.

Zystische Nierenerkrankungen können in genetisch verursachte zystische Nephropathien, multizystische Nierendysplasien bzw. Entwicklungsstörungen und zystische Nephropathien bei Fehlbildungssyndromen eingeteilt werden.

28.9.1 Genetisch verursachte zystische Nephropathien

Autosomal-rezessive polyzystische Nieren

Autosomal-rezessive polyzystische Nieren (Typ I nach Potter; ARPKD) werden bereits bei der Geburt oder im 1. Lebensjahr diagnostiziert. Sie betreffen i.d.R. beide Nieren symmetrisch.

Ursache
Es handelt sich um eine autosomal-rezessive Vererbung. Das verantwortliche Gen wurde auf dem Chromosom 6p21.1 lokalisiert. Die Häufigkeit liegt etwa bei 1 auf 20000 Neugeborene.

Pathologisch anatomisch findet man divertikelartige Erweiterungen der Sammelrohre mit einem Durchmesser von 1–2 mm, glomeruläre Zysten fehlen, die ableitenden Harnwegsstrukturen sind unauffällig. Oft ist die Erkrankung mit einer kongenitalen Leberfibrose kombiniert, die später meist zu einer Funktionseinschränkung der Leber führt. Es werden perinatale/neonatale, infantile und juvenile Formen unterschieden.

Symptome
Bei der perinatalen Form sind die Nieren im Sinne eines bilateralen Bauchtumors stark vergrößert. 90 % des Nierenparenchyms sind verändert. Aufgrund des Oligohydramnions kann eine Lungenhypoplasie entstehen, die zusammen mit einem Zwerchfellhochstand zu Beatmungsproblemen und Tod führen kann. Bei der infantilen Form ist das Hauptsymptom der Bauchtumor durch große Nieren oder Hepatomegalie. Später kommt es zu Nierenversagen, arterieller Hypertonie und portaler Hypertension. Das führende Symptom der juvenilen Form ist die kongenitale Leberfibrose mit portaler Hypertension und Ösophagusvarizenblutungen, zusätzlich zu arterieller Hypertonie und chronischer Niereninsuffizienz.

Die Symptome der autosomal-rezessiven Form überlappen sich mit jenen der autosomal-dominanten Form, je später die Kinder diagnostiziert werden. Im Rahmen der perinatalen/neonatalen Form kann eine Potter-Sequenz entstehen: tiefliegende Augen, Hypertelorismus, Thoraxhypoplasie und Missbildungen der Extremitäten. Gelegentlich treten auch rezidivierende Harnwegsinfektionen auf.

Diagnose
In der Sonografie zeigen sich Zystennieren bereits pränatal an der symmetrischen Größenzunahme und erhöhten Echodichte der Nieren. Eine Differenzierung

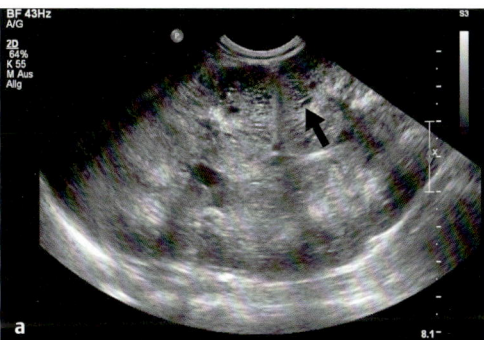 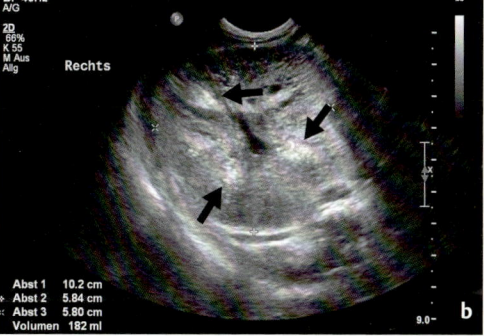

Abb. 28.8 Zystische Nierenerkrankungen. a In der riesigen Niere finden sich extrem viele kleine Parenchymzystchen (Pfeil). **b** Niere im Querschnitt: Die kortiko-medulläre Differenzierung ist aufgehoben, im Bereich der Markpyramiden finden sich echodichte Areale (Pfeile).

von der autosomal-dominanten Form ist durch Ultraschall nicht möglich. Meist sind die sonografischen Veränderungen erst nach der 30. SSW vorhanden. Pathologisch-anatomisch erreichen die Zysten eine Größe von max. 2 mm. In der Neugeborenenzeit zeigen etwa ⅓ der Kinder sonografische Merkmale beider Formen, eine genaue Familienanamnese inkl. Ultraschalluntersuchung der Eltern ist daher notwendig, um sie zuordnen zu können.

Therapie
Es gibt keine kausale Therapie. Durch Intensivpflege im Neugeborenenalter, Nierenersatztherapie und Nierentransplantation hat sich die Prognose verbessert.

Autosomal-dominante polyzystische Nieren
Ursache
Autosomal-dominante polyzystische Nieren (Typ III nach Potter; ADPKD) stellen eines der häufigsten monogenen Erbleiden dar (Inzidenz 1:1000). Es wurden Genmutationen im Bereich des PKD-1-Lokus (Chromosom 16p13.3) bei 96 % der Erkrankten und im Bereich des PKD-2-Lokus (Chromosom 4q21) bei 4 % der Erkrankten nachgewiesen.

Das häufigste Manifestationsalter der Erkrankung liegt zwischen dem 30. und 50. Lebensjahr. Sie führt zu einer chronischen Niereninsuffizienz nach dem 50. Lebensjahr.

Symptome
Es kommt zu einer asymmetrischen Nierenvergrößerung mit normalen und zystischen Nephronen und Zystenbildung variabler Größe (bis zu mehreren cm). Die Nierenzysten können in allen Nierenanteilen lokalisiert sein und nehmen mit dem Alter an Größe zu. Neben unspezifischen Symptomen wie Flankenschmerz finden sich Proteinurie, Makrohämaturie, Harnwegsinfekte, Nephrolithiasis, Hypertonie und terminal eine chronische Niereninsuffizienz. Aneurysmen an der Gehirnbasis finden sich bei bis zu 40 % aller Patienten.

Diagnose und Therapie
Die Diagnose erfolgt mittels Ultraschall: Die Nieren sind im Unterschied zu ARPKD unregelmäßig begrenzt, makroskopisch höckerig. Typisch ist die Bildung von größeren Zysten auch in Leber, Pankreas und Milz. Wichtig ist auch die Ultraschalluntersuchung der Eltern, um die Erkrankung frühzeitig zuordnen zu können. In betroffenen Familien kann eine pränatale genetische Diagnostik durchgeführt werden.

Die Nierenfunktion muss regelmäßig klinisch und laborchemisch überwacht werden. Bei Bedarf erfolgen antihypertensive Therapie, Infektionsprophylaxe bei rezidivierenden Harnwegsinfekten und Nierenersatztherapie.

28.9.2 Multizystische Nierendysplasie

Definition
Die **multizystische Nierendysplasie** (Typ IIa nach Potter) ist eine fehlerhafte Nierengewebsdifferenzierung ohne familiäre Häufung. Jungen sind doppelt so häufig wie Mädchen betroffen. Die Störung ist nach der Geburt einseitig; es kann ein Nierensegment oder ein ganzes Organ inkl. der Harnleiter betroffen sein. Eine doppelseitige Störung führt zur Potter-Sequenz und zu intrauterinem Tod.

Symptome und Diagnose
Klinisch zeigen sich ein asymmetrischer Bauchtumor (Differenzialdiagnose: Wilmstumor) sowie möglicherweise rezidivierende Harnwegsinfektionen.

Mittels Sonografie lassen sich sehr große Zysten in der Nierenloge, fehlende Nierenperfusion sowie ein Reflux im unteren nicht atretischen Ureteranteil nachweisen. Die Nierenszintigrafie belegt eine fehlende Organfunktion.

Therapie und Prognose
Bei einseitigem Vorkommen ohne assoziierte Fehlbildungen oder klinische Symptomatik kann man das funktionslose Organ meist belassen. Später nimmt das Volumen der Zysten ab, sodass die Niere nicht mehr nachweisbar wird. Bei arterieller Hypertonie muss in Einzelfällen eine Nephrektomie durchgeführt werden.

Die Prognose ist von der Schwere der assoziierten Fehlbildungen abhängig.

28.9.3 Zystische Nephropathien bei Fehlbildungssyndromen

Eine Reihe von Erkrankungen kann mit Nierenzysten vergesellschaftet sein: z.B. Bardet-Biedl-, Prune-Belly-, Smith-Lemli-Opitz- u.a. Syndrome, VACTERL-Assoziation und tuberöse Sklerose oder Stoffwechselstörungen wie Glutarazidurie und Zellweger-Syndrom.

28.10 Nierensteine (Urolithiasis)

Definition
Bei der **Urolithiasis** befinden sich organische oder anorganische Steine in den ableitenden Harnwegen. **Nephrokalzinose** ist die Ablagerung von Kalzium (Kalziumoxalat oder -phosphat) im Nierenparenchym, v.a. im Nierenmark.

Pathogenese und Ursache
Steine bilden sich bei einem typischen Harn-pH-Wert, wenn der Harn mit lithogenen Substanzen übersättigt ist und ein Missverhältnis zur Konzentration von Kristallisationshemmern vorliegt.

Die Ursachen sind nur teilweise bekannt: Infektionen (v.a. durch ureasebildende Bakterien), Harnwegsobstruktionen, Stoffwechselstörungen, chronische Erkrankungen und Bettruhe sind Risken für Steinbildung. Weitere Ursachen sind hormonelle Störungen (Hyperparathyreoidismus, Gicht u.a.) oder Stoffwechselstörungen (Hyperkalzurie, Hyperoxalurie, Zystinurie, familiäre Hypomagnesiämie, Hypozitraturie, Glykogenose Typ I, Xanthinurie u.a.), Neoplasien und Medikamente (z.B. Vitamin-D-Überdosierung oder andere hoch dosierte Medikamente).

Epidemiologie
Jungen und Männer sind 4-mal häufiger als Mädchen und Frauen betroffen. Der Altersgipfel liegt bei 20–30 Jahren mit einer Häufigkeit von ca. 10–20:10000; nur 2% der Nierensteine finden sich bei Kindern. Sie bestehen zu 80% aus Kalziumoxalat, der Rest aus Kalziumphosphat, Harnsäure, Magnesium-Ammonium-Phosphat, Zystin oder aus einer Mischung daraus. Selten sind Xanthinsteine.

Symptome
Bei Säuglingen und Kleinkindern stehen Fieber, Appetitlosigkeit, Erbrechen, Bauchschmerzen, Meteorismus, oder Pyurie im Vordergrund, bei älteren Kindern kommt es zu Nierenkoliken mit Schmerzen vom Nierenlager bis in die Schamgegend, häufig mit Makrohämaturie. Die häufigsten Komplikationen sind Miktionsstörungen, Hydronephrose und Infektionen.

Diagnose
Die anfängliche Diagnostik muss den Stein lokalisieren und die Operationsindikation festlegen. Sie ist zunächst eine Domäne der Sonografie: Ab einer Größe von 2 mm sieht man echodichte Strukturen mit Schallschatten hinter dem Stein (**Abb. 28.9**). Die Röntgenaufnahme des Abdomens zeigt schattengebende Steine, die Harnanalyse gibt weitere Hinweise. Entscheidend ist die Steinanalyse (Kristallografie) nach Spontanabgang oder operativer Entfernung. Die Suche nach der Ursache der Steinbildung ist unerlässlich.

Therapie, Prophylaxe und Prognose
Reichliche Flüssigkeitszufuhr und Bewegung reichen zum Abgang kleiner Steine aus. Bei Koliken werden Spasmolytika verabreicht. Im oberen Harntrakt liegende Steine werden zu 85% durch extrakorporale Stoßwellenlithotripsie entfernt. Prävesikale Uretersteine können mittels Zeiss-Schlinge extrahiert werden, Blasensteine werden endoskopisch zerkleinert und entfernt. Bei Versagen dieser Methoden werden die Steine operativ entfernt.

Eine Prophylaxe ist durch reichliche Flüssigkeitszufuhr (auch nachts) zur Harnverdünnung, gezieltes Behandeln von Harnwegsinfektionen und Beheben von Harnabflussstörungen möglich. Bei Stoffwechselstörungen sind diätetische und medikamentöse Maßnahmen nötig. Ansäuern des Harns hilft bei Urat- und Zystinsteinen, Alkalisieren bei Phosphat- und Oxalatsteinen, Vitamin B6 bei primärer Oxalurie, Allopurinol bei Hyperurikämie. Verlaufskontrollen mittels Ultraschall sowie Harnkontrollen sind in 3–6-monatigen Abständen nötig.

Bei Infektionen als Ursache ist die Prognose gut. Bei metabolischen Ursachen kommen häufig Rezidive vor.

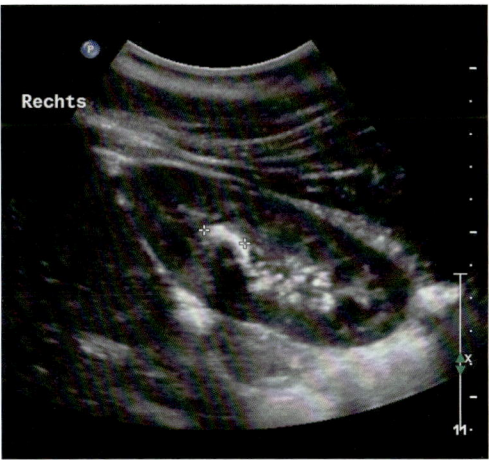

Abb. 28.9 Nierenbeckenstein. Hinter dem markierten Nierenbeckenstein fällt die typische Schallabschwächung (Schallschatten) auf.

28.11 Blasenentleerungsstörungen

28.11.1 Blasenentleerungsstörungen

Definition und Ursache

Bei den **Störungen der Blasenfunktion** muss man zwischen organischen und funktionellen Ursachen unterscheiden. Klinische Zeichen können bei beiden entweder Harninkontinenz bzw. Enuresis sein, aber auch eine verzögerte oder unvollständige Entleerung der Harnblase. Außerdem können wiederholt Harnwegsinfektionen auftreten oder ein VUR (s. S. 438ff) begünstigt werden. Zu den **organischen Störungen** gehören v.a. Abflussstörungen wie Urethralklappen oder Harnröhrenstrikturen (s. S. 436). **Neurogene Blasenentleerungsstörungen** finden sich bei Kindern mit Spina bifida oder anderen angeborenen und erworbenen Schädigungen des Rückenmarks.

Enuresis. Als Enuresis wird heute nur noch die eigentliche Enuresis nocturna, also das nächtliche Einnässen über das 6. Lebensjahr hinaus, bezeichnet. Dabei fehlen Tagessymptomatik, Harnwegsinfektionen oder Blasenentleerungsstörungen (monosymptomatische Enuresis nocturna). Die Ursache ist vermutlich multifaktoriell, da sowohl genetische, psychische, hormonelle und Aspekte der Schlafarchitektur beschrieben werden.

Inkontinenz. Als Inkontinenz wird jegliche Form eines unwillkürlichen Urinverlustes bezeichnet. Die Diagnostik zielt darauf ab, verschiedene Formen und Ursachen der Inkontinenz abzuklären. Liegen dem Urinverlust unkontrollierte Kontraktionen des Blasenmuskels (Detrusor) zugrunde, so spricht man von einer Detrusorinstabilität oder Dranginkontinenz. Fehlt die Koordination zwischen dem Impuls zur Blasenentleerung und Öffnung des Schließmuskels (Sphinkter), liegt eine Sphinkter-Detrusor-Dyskoordination vor. Ist die Verschlussfunktion des Sphinkters nicht ausreichend, kann es zu einer Belastungsinkontinenz kommen: Bei körperlicher Anstrengung oder bei erhöhtem Druck im Abdomen durch Husten oder Niesen verlieren die Patienten Urin.

Diagnose

Zur Diagnostik werden neben der allgemeinen körperlichen Untersuchung v.a. Harnflussuntersuchungen bis hin zur vollständigen Zystomanometrie (Urodynamik) angewendet.

Therapie

Vor einer konkreten Therapie sollten Eltern und Kinder informiert und geschult werden, idealerweise im Rahmen einer Urotherapie. Mit nahezu gleich guten Ergebnissen erfolgt dann entweder eine Behandlung mit einem Weckapparat („Klingelhose") oder mit Medikamenten (antidiuretisches Hormon/Desmopressin).

Neben der Urotherapie kommen verschiedene Therapieformen zur Anwendung: Anticholinergika dämpfen die Übererregbarkeit der Blase. Trainingsmethoden unter Zuhilfenahme von Sensoren für die Muskelspannung (Biofeedbacktraining) helfen, Beckenboden und Schließmuskel zu stärken. Andere Patienten (z.B. mit neurogenen Störungen) können nur unter regelmäßiger Entleerung der Harnblase mittels Katheter kontinent werden. Das Vermitteln der Technik des (sterilen) Selbstkatheterismus gehört zu den anspruchsvollen Aufgaben der Pflegenden auf kinderurologischen Stationen und Ambulanzen.

28.12 Tumoren des Harntrakts

28.12.1 Wilms-Tumor

Gut- oder bösartige Tumoren des Harntraktes sind insgesamt sehr selten. Unter diesen jedoch relativ häufig (1:100 000 Neugeborene, 7,5% der Tumoren im Kindesalter) ist der **Wilms-Tumor** (**Nephroblastom**; s. Kap. 16, S. 211f). Das häufigste Diagnosealter liegt bei 2 (Jungen) bis 3 (Mädchen) Jahren. In einer, selten in beiden Nieren findet sich ein zunächst verdrängend wachsender Tumor, der erst in späteren Stadien die Nierenkapsel durchbricht. Eine Metastasierung erfolgt überwiegend über den Blutweg in Lunge, Leber, Gehirn und regionale Lymphknoten.

Literatur

Avner ED, Harmon WE, Niaudet P, Yoshikawa N, Emma F, Goldstein SL. Eds. Pediatric nephrology. 7th Ed. Heidelberg: Springer; 2016

Beetz R, Mannhardt-Laakmann W, Schofer O. Kinderurologische Sprechstunde. Stuttgart: WVG; 1998

Schärer K, Mehls O, Hrsg. Pädiatrische Nephrologie. Heidelberg: Springer; 2002

Gortner L, Meyer S, Sitzmann FC. Duale Reihe: Pädiatrie. 4. Aufl. Stuttgart: Thieme; 2012

Zerres K, Waldherr R. Zystische Nierenerkrankungen – Klassifikation und neue Aspekte. Dt Ärztebl 1990; 87: 2356–2362

29 Genitale

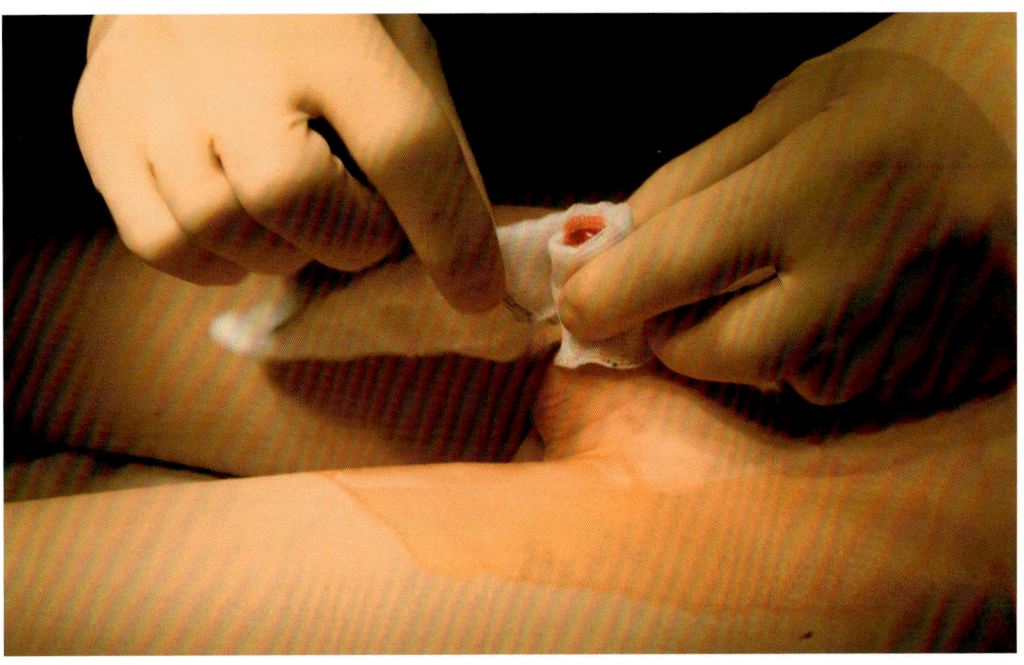

29.1 Penis • 451
29.2 Hoden und Skrotum • 454
29.3 Äußeres weibliches Genitale • 457
29.4 Inneres weibliches Genitale • 458

29.1 Penis

29.1.1 Phimose

Definition und Symptome

Eine **Phimose** ist eine Enge des Vorhautrings, die ein Zurückstreifen der Vorhaut (Praeputium) über die Eichel (Glans penis) unmöglich macht (**Abb. 29.1**). Nach der Geburt ist eine Enge sowie auch ein mit der Glans verklebtes inneres Vorhautblatt noch physiologisch. Gegen Ende des 4. Lebensjahres sind bei über 90% der Jungen die beiden Schichten voneinander getrennt und die Vorhautenge aufgelöst. Abgeschilferte Epithelzellen und Talgabsonderungen der Innenseite von Vorhaut und Glans bilden das Smegma, das oftmals gelblich teigig unter der Vorhaut durchscheint und nicht mit einer eitrigen Entzündung verwechselt werden darf.

Eine weitere seltene Ursache der Phimose ist der Lichen sclerosus (S. 457).

Komplikationen

Bei einer extremen Phimose füllt sich bei der Miktion der Raum unter der Vorhaut ballonartig. Dadurch wird eine Blasenentleerungsstörung verursacht, die das Auftreten von Harnwegsinfekten oder sogar eines vesikoureteralen Refluxes begünstigt.

Entzündungen der Glans (Balanitis) und zusätzlich der Vorhaut (Balanoposthitis) treten bei Phimose häufiger auf. Die Entzündungen fördern Vorhauteinrisse und Narbenbildungen, die ihrerseits zu einer narbigen Phimose führen können. Balanitis und Balanoposthitis werden durch Sitzbäder und alkoholische Umschläge nach initialer Spülung des Vorhautsackes behandelt. Selten ist eine stationäre Behandlung erforderlich. Narbenbildung resultiert auch, wenn Eltern zu früh und zu forsch versuchen, die Vorhaut zurückzustreifen. Diese sollte frühestens im 3.–4. Lebensjahr zu Reinigungszwecken behutsam mobilisiert werden.

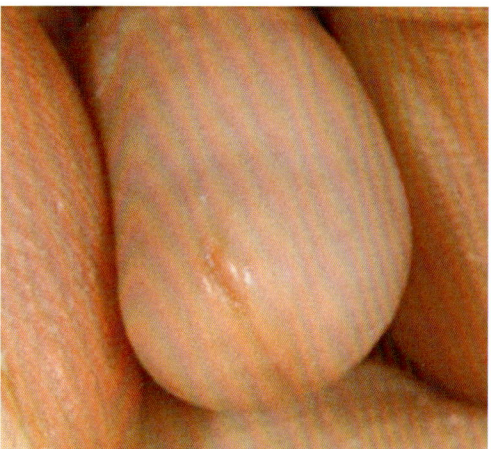

Abb. 29.1 **Ausgeprägte Phimose.** Die Glans ist nicht einsehbar.

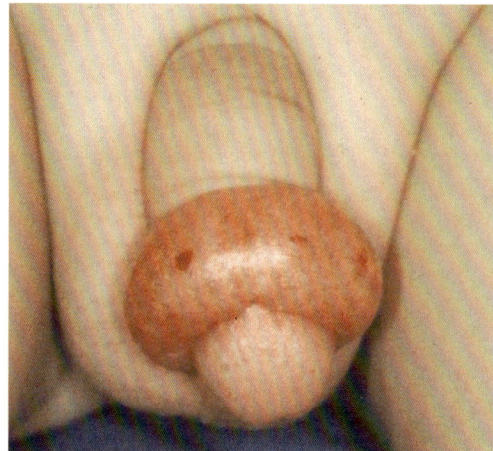

Abb. 29.2 **Paraphimose.** Die retrahierte Vorhaut ist massiv geschwollen.

Paraphimose. Bei einer Paraphimose kommt es zu einer ringartigen Schwellung („spanischer Kragen") der (gewaltsam) über die Glans zurückgezogenen Vorhaut (**Abb. 29.2**). Im weiteren Verlauf kommt es zu einer stärker werdenden Ödembildung, Schmerzen und im Extremfall zur Durchblutungsstörung der Glans. Somit stellt die Paraphimose einen Notfall dar. Meist gelingt es in Analgosedierung den ödematösen Vorhautring wieder vor die Glans zu reponieren. Andernfalls muss in Narkose die Vorhaut dorsal inzidiert werden, um eine Entlastung zu gewährleisten. Nach Abschwellung erfolgt dann später eine Zirkumzision.

Therapie

Die Therapie der Phimose besteht in einer Zirkumzision (Beschneidung), bei der sowohl das äußere als auch das innere Vorhautblatt umschnitten und so weit entfernt werden, dass die Glans penis frei bleibt (komplette oder radikale Zirkumzision) oder ein unbehindertes Zurückstreifen der verbliebenen Vorhaut möglich ist (partielle Zirkumzision). Die Indikation zu Zirkumzision stellt sich im Normalfall erst ab dem 3.–4. Lebensjahr. Vorher ist nur bei Paraphimose oder wiederholten Entzündungen ein Grund zur Operation gegeben.

Anders als bei der medizinischen Indikation wird eine sog. rituelle Zirkumzision vielfach aus religiösen (Muslime und Juden) oder anderen kulturell geprägten Gründen durchgeführt. Alte Zeugnisse dieser möglicherweise ältesten Operation am Menschen überhaupt stammen aus den Jahren bis 2700 Jahre v.Chr. In den 60er-Jahren wurden in den USA bis zu 90% der Neugeborenen beschnitten. Wichtig ist, dass auch nichtmedizinisch begründete Zirkumzisionen unter denselben Bedingungen (Schmerzfreiheit und Asepsis) durchgeführt werden.

> **W** *In letzter Zeit wird der rituelle, also medizinisch nicht begründete operative Eingriff an dem nicht selbst einwilligungsfähigen Patienten rechtlich sehr kritisch gesehen. Eine zunehmende Zahl von Chirurgen führt daher keine rituelle Beschneidung mehr durch.*

29.1.2 Hypospadie

Definition

Bei ca. 3 von 1000 Neugeborenen findet sich eine Form der **Hypospadie**. Charakteristisch für die Fehlbildung sind 3 anatomische Veränderungen (**Abb. 29.3**): 1.
- Fehlmündung der Harnröhrenöffnung an der Unterseite des Penis
- Spaltung der Vorhaut auf der Ventralseite und Ausbildung einer dorsal gelegenen „Hautschürze"
- Krümmung des Penisschaftes (in unterschiedlicher Ausprägung)

Die Mündung der Urethra kann entweder im Bereich der Glans penis (glandulär), im Bereich des Sulcus coronarius (koronar), des Penisschafts (penil), an der Peniswurzel bzw. auf Höhe des Skrotums (penoskrotal, skrotal) oder im Dammbereich (perineal) gelegen sein. Distal der Mündung findet sich meist eine mehr oder weniger breite Urethralfurche, die einem spaltförmig offenen Rest der Urethra entspricht. In 80–90% der Fälle liegt die Mündung der Harnröhre in den distalen Abschnitten des Penis, nur 5–10% sind schwere, d.h. scrotale oder perineale Formen.

Ursache

Die Entwicklung zur männlichen Form des zunächst indifferenten Genitale geschieht unter Androgeneinfluss in der 6.–14. Schwangerschaftswoche. Dabei kommt es zu einer ventralseitigen Verschmelzung der Urethral-

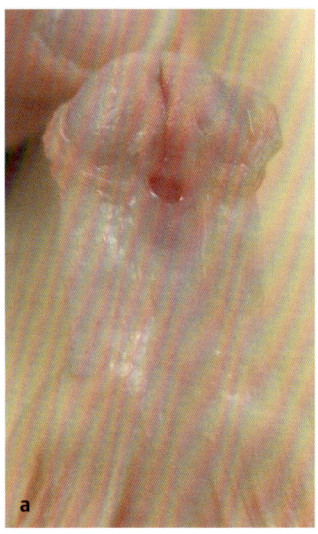
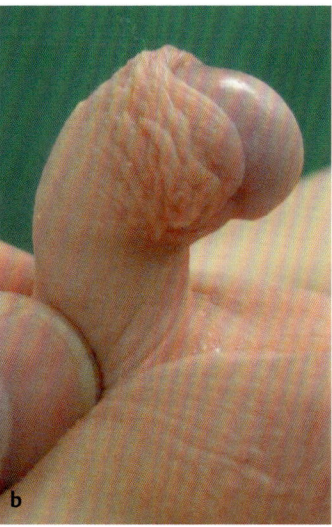

Abb. 29.3 **Distale Form der Hypospadie (häufig). a** Ventral: gut erkennbare Urethraöffnung am distalen Penisschaft, **b** seitlich: beachte die Krümmung von 90°.

falten, die erst danach eine Röhre bilden. Störungen in der Entwicklungsphase bewirken einen unvollständigen ventralseitigen Verschluss der Harnröhre.

In schweren Fällen und in Verbindung mit Lage- oder Entwicklungsanomalien der Hoden ist stets an eine Störung der Geschlechtsentwicklung zu denken. Eine Chromosomenanalyse sowie eine weiterführende endokrinologische Diagnostik sind dann angezeigt.

Therapie

Ziele der operativen Therapie sind Aufheben der Peniskrümmung und Verlagern der Harnröhrenmündung nach distal, um nach vorn gerichtete Miktion und Ejakulation zu ermöglichen und insgesamt ein weitgehend normales äußeres Erscheinungsbild des Penis zu schaffen.

Zahlreiche operative Verfahren stehen zur Verfügung. Für unkomplizierte Formen der Hypospadie haben sich Operationstechniken durchgesetzt, die in einer Sitzung den Penisschaft strecken und unter Einbindung der Urethralfurche einen Verschluss der distalen Harnröhre erreichen. Bei komplexeren Formen muss neben dem Strecken des Penisschafts eine langstreckige Neubildung der Harnröhre erzielt werden. Hierzu wird entweder Penisschafthaut oder Vorhaut verwendet (**Abb. 29.4**). Auch freie Transplantate der Mundschleimhaut zur Aufnaht auf die Urethralfurche (Onlay-Technik) oder Bildung einer Röhre (Tubus-Technik) werden angewendet.

Die neu geschaffene Urethra wird i.d.R. für eine längere Zeit nach der Operation durch einen Katheter geschient.

> **P** *Postoperativ ist auf sichere Fixierung der Katheter und Verbände sowie auf eine Überwachung der Ausscheidung zu achten.*

29.1.3 Palmure

Unter einer **Palmure** (frz.: Schwimmhaut) versteht man eine Anomalie des Penis, bei der die Skrotalhaut nicht an der Penisbasis sondern am Schaft oder an der Spitze ansetzt.

Anheben des Penis oder Erektionen sind durch den sich aufspannenden Hautlappen behindert. Die Anomalie wird durch eine operative Hautplastik (Z- oder Y-Plastik) korrigiert.

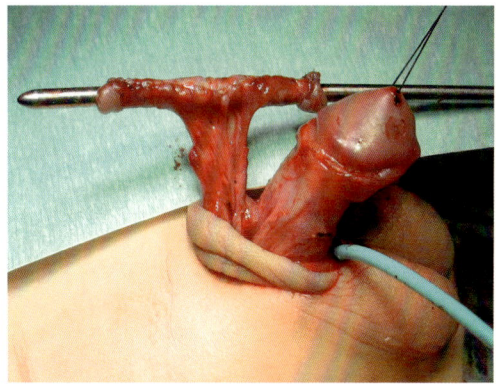

Abb. 29.4 **Operative Therapie der Hypospadie.** Aus der Vorhaut gebildete gestielte Röhre, die zwischen das Ende der eigentlichen Harnröhre (blauer Katheter) und der Penisspitze (schwarzer Faden) eingenäht wird.

29.2 Hoden und Skrotum

29.2.1 Lageanomalien des Hodens

Definition

Als Fehllage ist jegliche Lage des Hodens außerhalb des Skrotums anzusehen. Ist der Hoden außerhalb des Skrotums nachweisbar, spricht man vom **Hodenhochstand** (Maldescensus testis). Von **Kryptorchismus** spricht man, wenn bei der körperliche Untersuchung kein Hoden zu finden ist: Dabei kann dieser im Bauch liegen, atrophiert oder gar nicht vorhanden sein.

Liegt der Hoden intraabdominal, spricht man vom **Bauchhoden**, liegt er im Leistenkanal, handelt es sich um einen **Leistenhoden**. Als **Gleithoden** wird ein Hoden bezeichnet, der sich durch Zug in das Skrotum bewegen lässt, aber sofort in seine Ursprungsposition zurückschnellt. Ein **Pendelhoden** dagegen liegt zwar oft oberhalb des Skrotums, kann aber spontan und in entspannter Situation regelrecht skrotal liegen. Meist liegt ein ausgeprägter Cremasterreflex zugrunde, der den Hoden im Sinne eines Schutzreflexes nach inguinal (in die Leistengegend) zieht.

Bei einer **Hodenektopie** ist der Hoden außerhalb seines normalen embryonalen Wanderungsweges zu finden, z.B. auf der Bauchmuskulatur oder im kleinen Becken.

Ursache

Die zunächst noch nicht in männlich und weiblich differenzierten Gonaden liegen in den ersten Schwangerschaftswochen dicht unterhalb der Nieren im Retroperitonealraum. Aus dieser Höhe entspringen auch die versorgenden Gefäße (A. und V. testicularis links aus der Nierenvene und rechts aus der Aorta). Während die Ovarien im Verlauf der Schwangerschaft nur in das untere Becken absteigen, wandern die Hoden unter Hormoneinfluss weiter bis in das Skrotum. Außerdem ist eine bandartige Struktur zwischen Hoden und Skrotum (Gubernaculum) am Abstieg des Hodens beteiligt. Bei dem Abstieg (Deszensus) wird eine Falte des Peritoneums und ein Teil der Bauchwandmuskulatur (M. cremaster) mit nach skrotal gezogen. Der Deszensus des Hodens kann ein- oder beidseitig an verschiedenen Stellen verfrüht enden.

Therapie

Vom Pendelhoden abgesehen, sind alle Formen behandlungsbedürftig, wenn sie über das 1. Lebensjahr hinaus bestehen. Die Therapie basiert auf zwei Säulen: Hormonbehandlung und operative Therapie.
Hormontherapie. Der Hormontherapie liegt die Kenntnis eines (passageren) Hormonmangels zugrunde. In der Hypophyse werden Gonadotropine durch sog. Releasing-Hormone aus dem Hypothalamus freigesetzt und stimulieren im Hoden die Entwicklung der Spermienvorstufen sowie die Testosteronbildung. Die Gabe der Releasing-Hormone und die anschließende Gabe von humanem Choriongonadotropin (HCG), das den Hoden direkt stimuliert, bewirken einen Deszensus bei 25–50% der Patienten.

Operative Therapie. Wird ein Abstieg der Hoden bis zum Abschluss des ersten Lebensjahres nicht erreicht oder liegt gleichzeitig eine Hernie oder eine Hydrozele vor, so ist die operative Therapie angezeigt. Dabei wird von einem Schnitt über der Leiste der Leistenkanal eröffnet und Samenstrang (Ductus deferens) und Hodengefäße weitest möglich mobilisiert (Orchidolyse). Durch eine oder mehrere Nähte wird der Hoden direkt unter der Haut des Skrotums fixiert (Orchidopexie). Liegt der Hoden in der Bauchhöhle, so ist er vom Leistenring aus nicht mehr operativ zu erreichen. Bei einer Laparoskopie können der Hoden und seine Lage beurteilt werden. Sofern möglich, erfolgt eine Verlagerung in Richtung des inneren Leistenringes, um eine Fortsetzung des Eingriffes von außen (wie beschrieben) anzuschließen. Das kann zeitgleich oder während eines zweiten Eingriffes erfolgen. Bei sehr hoher Lage des Hodens kann es erforderlich sein, die Hodengefäße zu durchtrennen, wenn sie eine Verlagerung zum Leistenring unmöglich machen. Die Durchblutung des Hodens wird dann von den Gefäßen des Gubernaculum testis und des Ductus deferens übernommen. Bei dieser Operation (OP nach Fowler-Stevens) folgt dann ein weiterer Eingriff, um den Hoden schließlich nach skrotal zu verlagern.

Komplikationen

Ist die postoperative Spannung des Samenstrangs zu groß, kann sich der Hoden aus dem Skrotum lösen und damit ein Rezidiv des Hodenhochstands auftreten. Ebenfalls kann dadurch, wie auch durch intraoperative Schädigung der Gefäße, eine Durchblutungsstörung mit nachfolgendem Untergang des Hodens entstehen.

Prognose

Folgen eines unvollständigen Deszensus sind eine verminderte Spermiogenese **beider** Hoden (auch bei nur einseitigem Hodenhochstand!) und ein erhöhtes Risiko für maligne Hodentumoren im Erwachsenenalter. Bei einer erfolgreichen Therapie innerhalb des 2. Lebensjahrs können diese Folgen verhindert werden. Mit steigendem Alter zu Beginn der Therapie nimmt der Funktionsverlust zu, ohne dass allerdings im Einzelfall sichere Aussagen über das Ausmaß getroffen werden können.

29.2.2 Hodentorsion

Definition

Die wichtigste Differenzialdiagnose eines akuten Schmerzes und einer akuten Schwellung am Hoden und Skrotum („akutes Skrotum") ist die **Hodentorsion**. Sie ist definiert durch eine Rotation des Hodens mit unterschiedlich langen Abschnitten des Samenstranges in der Längsachse. Dabei können sich Hoden und Nebenhoden innerhalb (intravaginal) oder außerhalb (extravaginal) der Hodenhüllen, oberhalb der Hodenhüllen (supravaginal) oder nur der Hoden, ohne den Nebenhoden (mesorchial), verdrehen.

Die Rotation schnürt die Gefäße ab. Zunächst wird der venöse Abfluss, dann der arterielle Zustrom eingeschränkt. Innerhalb weniger Stunden kommt es zu einer Nekrose des gesamten Hodenparenchyms. Ursächlich muss eine fehlende Fixierung des Hodens angenommen werden. Anomalien wie Hodenhochstand (Maldeszensus) oder Pendelhoden begünstigen eine Hodentorsion.

Am häufigsten sind akute Torsionen bei Neugeborenen und Säuglingen sowie bei Jungen in der Pubertät (Altersgipfel 14 Jahre). Auch eine Torsion vor der Geburt kommt vor und erklärt zahlreiche Befunde, bei denen nach der Geburt nur noch atrophierte Überreste des Hodens zu finden sind („vanishing testis").

Symptome und Diagnose

Meist kommt es zu einer akut eintretenden schmerzhaften Schwellung des Hodens. Die Schmerzen sind sehr stark, ausstrahlend in die Leiste, oft begleitet von Übelkeit und Erbrechen. Seltener sind ein schleichender Beginn oder Formen, bei denen es mehrfach zuvor zu kurzen Schmerzattacken kam (rezidivierende Torsion). Die Symptome bei Säuglingen können sehr unspezifisch sein. Bei der Untersuchung findet sich ein meist vergrößerter, stark druck- und berührungsempfindlicher Hoden, der ggf. quer zur normalen Achse liegt und der Richtung Leiste angezogen ist (**Abb. 29.5a**). Die Haut des Skrotums kann gerötet und verdickt sein. Der Samenstrang in der Leiste ist druckempfindlich.

Wichtigstes Diagnostikum ist die Sonografie/Dopplersonografie. Sie zeigt Größe und Lage, insbesondere aber die Durchblutungsverhältnisse des Hodens an.

Therapie

Jeder nicht sicher auszuschließende Verdacht auf eine Hodentorsion muss umgehend operativ versorgt werden. Um begleitende Anomalien zu behandeln (offener Leistenkanal), werden Samenstrang und Hoden von der Leiste her freigelegt und versorgt, ggf. ist auch ein Zugang von skrotal möglich. Der Hoden wird derotiert und das Wiedereinsetzen der Durchblutung beobachtet. Evtl. wird eine Biopsie des Hodengewebes entnommen. Liegt eine gesicherte Nekrose des Hodens vor, wird dieser entfernt (Orchiektomie, **Abb. 29.5b**). Erholt sich der Hoden, wird er zusätzlich im Skrotum fixiert (Orchidopexie). Eine prophylaktische operative Orchidopexie des Hodens der Gegenseite wird empfohlen.

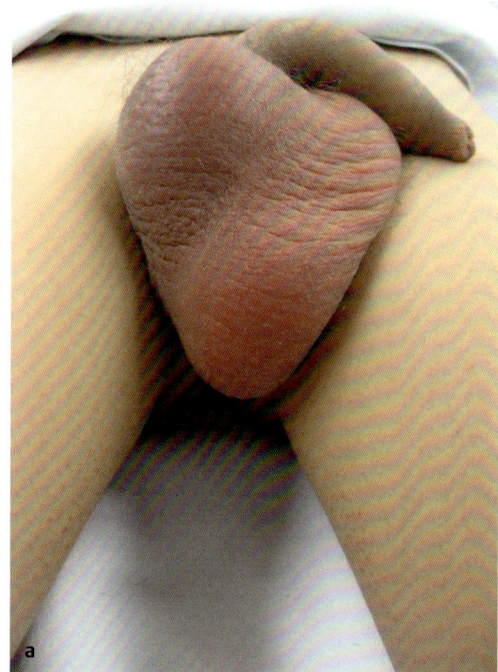

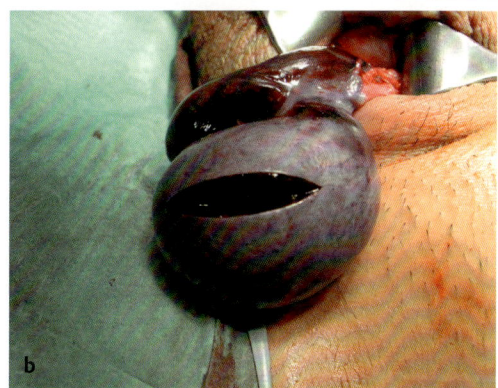

Abb. 29.5 Hodentorsion. a Rechter Hoden ist im Vergleich zu links höher stehend, geschwollen und verfärbt, **b** intraoperativ nach Entdrehung keine Blutung bei Inzision: Eine Nekrose liegt vor.

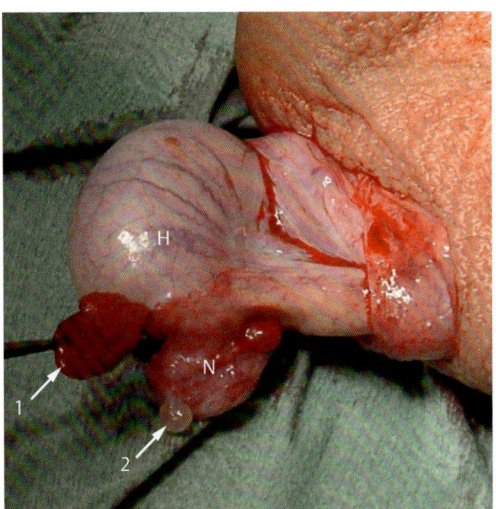

Abb. 29.6 Hydatidentorsion intraoperativ. Geschwollene livide Hydatide (1) neben reizlosem Hoden (H), Nebenhoden (N) und weiterer reizloser Hydatide (2).

Differenzialdiagnose

Von der Hodentorsion abzugrenzen sind entzündliche Erkrankungen des Hoden-Nebenhoden-Komplexes (s.u.). Durchaus ebenso akut kann eine **Hydatidentorsion** sein. Hydatiden sind kleine, zystische, meist gestielte Anhängsel an Hoden und Nebenhoden, die embryologische Überreste der Geschlechtsdifferenzierung darstellen. Am häufigsten findet sich die Morgagni-Hydatide (Appendix testis) am oberen Pol des Hodens. Kommt es zu einer spontanen Verdrehung um den Stiel der Hydatide, schwillt sie stark an und verursacht Schmerzen. Diese verschwinden i.d.R. innerhalb weniger Tage und das nekrotische Gewebe wird resorbiert. Bleibt die Ursache der Beschwerden jedoch unklar, muss stets operativ eine Torsion des Hodens ausgeschlossen werden. Eine anhaltend schmerzhafte torquierte Hydatide wird operativ abgetragen (**Abb. 29.6**).

29.2.3 Entzündliche Erkrankungen

Zu ähnlichen Symptomen wie bei der Hodentorsion kann eine Entzündung führen. Dabei können jeweils isoliert der Hoden (**Orchitis**), der Nebenhoden (**Epididymitis**) oder beide Strukturen gleichzeitig betroffen sein (**Epididymorchitis**). Die Beschwerden entstehen bei den entzündlichen Veränderungen i.d.R. deutlich langsamer.

Eine Orchitis kann durch verschiedene Erreger bedingt sein: Viren (Mumps, Varizellen, Coxsackie, Mononukleose), verschiedene Bakterien und begleitend bei Tuberkulose, Aktinomykose, Lepra u.a. Die Epididymitis kann aufsteigend über den Ductus deferens aber auch auf dem Blutweg (hämatogen) entstehen. Nicht immer leicht abzugrenzen sind Erkrankungen und Entzündungen des Skrotums (Phlegmone, Erysipel, infizierte Furunkel oder Atherome, idiopathisches Skrotalödem u.a.).

29.2.4 Hydrozelen

Definition und Ursache

Eine **Hydrozele** (übersetzt „Wasserblase") ist eine Wasseransammlung in einem bis zur Geburt nicht verklebten Anteil des Processus vaginalis peritonei im Leistenkanal (Hydrocele funiculi: Funikulozele) oder in den Hodenhüllen (Hydrocele testis). Meist liegt eine haarfeine Verbindung zur Bauchhöhle vor, aus der die Flüssigkeit stammt. Die Genese der Hydrozelen ist also eng verwandt mit der Entstehung eines Leistenbruchs (S. 319).

Symptome

Eine über lange Zeit bestehende Schwellung des Skrotums (Hydrocele testis) oder eine bewegliche prallelastische Raumforderung im Leistenkanal (Funikulozele) sind die typischen Zeichen der Erkrankung. Die Schwellung kann dabei von wechselnder Ausprägung sein. Ist die Flüssigkeit ausdrückbar, ist von einem komplett offenen Prozessus auszugehen. Gelegentlich kommt es durch akute Größenzunahme zu akuten Schmerzen.

Diagnose

Meist lässt sich die Diagnose bereits bei der klinischen Untersuchung stellen. Das Wasser lässt das Skrotum charakteristisch aufleuchten, wenn ein Lämpchen an die Haut gehalten wird. Bei akuten Beschwerden schließt das Zeichen aber nicht aus, dass z.B. eine eingeklemmte Hernie oder Entzündung besteht.

Therapie

Eine leichte Form der Hydrocele testis ist nicht therapiebedürftig. Ab einer gewissen Größe, bei zunehmendem Befund oder bei komplett offenem Prozessus (Anlage zur Leistenhernie!) ist die Indikation zur Operation aber gegeben. Eine Funikulozele sollte bei längerem unverändertem Befund (Monate) ebenfalls reseziert werden. Bei der Operation wird wie beim Leistenbruch der Leistenkanal über einen Leistenschnitt freigelegt. Nach Ablösung der Samenstranggebilde wird eine Hydrocele testis in ganzer Länge gespalten oder teilweise entfernt, eine Funikulozele komplett exstirpiert. Ein zusätzlich proximal vorhandener Prozessus (Bruchsack) muss ebenfalls reseziert werden.

29.2.5 Varikozele

Definition
Als **Varikozele** wird eine pathologische Erweiterung mit varikösen Veränderungen der Hodenvenen (Plexus pampiniformis) bezeichnet (**Abb. 29.7**).

Ursache und Symptome
Da die Veränderungen zu über 90% auf der linken Seite bestehen, vermutet man ursächlich ein anatomisch-mechanisches Problem: Die Hodenvene mündet auf der linken Seite nahezu rechtwinklig in die linke Nierenvene. Zudem fehlen Venenklappen, die wie an den Extremitäten einen Rückstau von Blut verhindern können. Eine stauungsbedingte Erweiterung der Hodenvenen durch einen Tumor ist selten, muss aber stets ausgeschlossen werden.

Eine Varikozele kann asymptomatisch bleiben oder sich durch ziehende oder dumpfe Schmerzen im Leisten- oder Hodenbereich bemerkbar machen. Die Beschwerden bessern sich meist in Rückenlage. Problematischer ist der Umstand, dass die Varikozele zu einer Atrophie des Hodens und somit zu eingeschränkter Fertilität führen kann. Vermutlich sind Sauerstoffmangel und Überwärmung dafür verantwortlich.

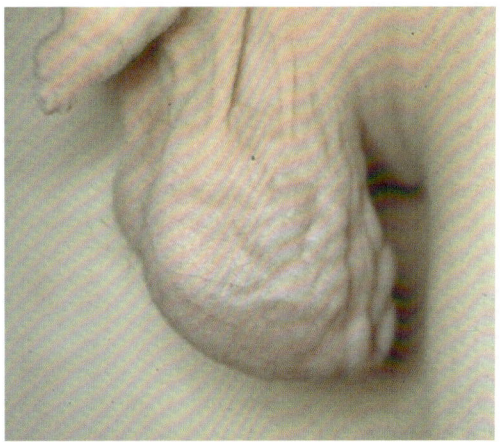

Abb. 29.7 Varikozele. Erweiterter Venenplexus im Skrotum.

Therapie
Klinische Beschwerden und v.a. eine beginnende Atrophie des Hodens sind Indikation für eine Therapie. Operative Verfahren sind dabei die laparoskopische oder offene Unterbindung (Ligatur) der Vena testicularis (nach Bernardi) oder beider Hodengefäße (nach Palomo) im Bauch. Auch eine Sklerosierung der Gefäße ist möglich.

29.3 Äußeres weibliches Genitale

29.3.1 Labiensynechie

Bei der **Labiensynechie** liegt eine Verklebung der inneren Labien vor (**Abb. 29.8**). Das kann eine entzündliche Ursache haben oder aber ohne erkennbare Ursache entstehen. Typisch ist das Phänomen nur bis zum präpubertären Alter, danach tritt es nicht mehr auf. Die Erkenntnis, dass die Labiensynechie nach der Pubertät, also unter Östrogeneinfluss, nicht mehr auftritt, führte zur therapeutischen Anwendung östrogenhaltiger Salben. Diese können die Synechie durch regelmäßige äußerliche Anwendung im Idealfall auflösen. Andernfalls ist eine instrumentelle Lösung angezeigt, die in Narkose oder tiefer Sedierung erfolgen sollte. Um Rezidive zu vermeiden, wird anschließend ebenfalls mit Östrogensalbe nachbehandelt, Rezidive sind jedoch trotzdem häufig.

29.3.2 Lichen sclerosus

Die Hauterkrankung **Lichen sclerosus** tritt bei beiden Geschlechtern auf, bei Mädchen allerdings wesentlich häufiger. Dabei kommt es zu weißlicher Verfärbung, Ausdünnung und Verletzlichkeit von Haut und

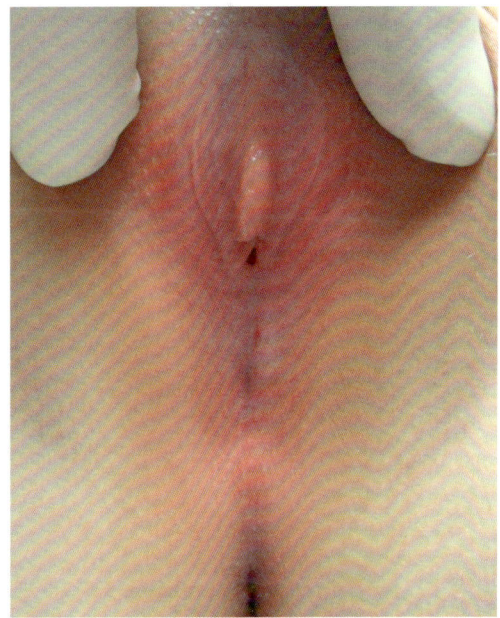

Abb. 29.8 Labiensynechie. Nur minimale Öffnung am vorderen Scheideneingang.

Schleimhaut der Genitalregion. Teilweise blutende Einrisse der Haut verursachen Schmerzen, Brennen und Juckreiz. Auch hier treten die Symptome nach der Pubertät nicht mehr auf. Es bestehen der Verdacht auf eine genetische Disposition und möglicherweise der Zusammenhang zu familiären Autoimmunerkrankungen. Östrogenhaltige Salben sind jedoch unwirksam. Zur Anwendung kommen dagegen kortisonhaltige Salben und Sitzbäder.

29.4 Inneres weibliches Genitale

29.4.1 Ovarialzysten und -tumoren

Ursache und Symptome

Veränderungen an den Eierstöcken werden nach wechselnden oder akuten Beschwerden oder aber zufällig entdeckt. Bei entsprechender Größenausdehnung sind große Zysten oder Tumoren als tastbare Raumforderung oder gar sichtbare Vorwölbung der Bauchwand zu erkennen. Bei der stets durchzuführenden Sonografie lassen sich die Auffälligkeiten dann den Ovarien oder aber den nahe liegenden Strukturen oder Organen (Uterus, Harnblase, Darm, Appendix) zuordnen.

Die Veränderungen an den Ovarien können entweder zystisch (flüssigkeitsgefüllt) oder solide sein. Am häufigsten findet man sog. funktionelle Zysten, die aus ungehemmter Entwicklung aus normalen Follikel- oder Gelbkörperzysten (Corpus luteum) entstehen. Bei Mädchen nach der Pubertät entstehen die Zysten zunächst im Rahmen des hormonell gesteuerten Zyklus und bilden sich beim Eisprung (Ovulation) zurück. Bleibt die Rückbildung oder Eröffnung der Zysten aus, können sich bis zu über 20 cm große Raumforderungen bilden. Kleinere Zysten bleiben dabei zunächst symptomlos und bilden sich spontan zurück. Das gilt auch für bereits in der Schwangerschaft entdeckte Zysten. Bei zunehmender Größe stellen sich Beschwerden ein, die durch die Verdrängung anderer Strukturen (Uterus, Darm, Harnblase, Harnleiter) bedingt sind.

Komplikationen

Blutungen, Einrisse (Rupturen) und Stieldrehungen (Torsionen) verursachen heftige und akute Beschwerden. Bei Letzteren dreht sich das (vergrößerte) Ovar um dessen eigene Achse: Es kommt zu einer korkenzieherartigen Verdrehung der zuführenden Gefäße, die ähnlich der Torsion des Hodens zu vollständiger Nekrose des Organs führen kann. Das Risiko einer Torsion steigt ab einer Größe des Ovars von 4 cm erheblich an.

Diagnose

Sie erfolgt i.d.R. mittels Sonografie, ggf. ergänzt durch ein MRT. Besteht der Verdacht auf einen Tumor, sind zusätzliche Laboruntersuchungen angezeigt (Tumormarker, Hormonstatus).

Therapie

Stieldrehungen des Ovars und symptomatische große Zysten bedürfen einer operativen Therapie. Laparoskopisch können Zysten organerhaltend eröffnet und damit entlastet werden (s. **Abb. 29.9**). Im Falle einer Torsion wird das Organ zunächst in die normale Lage zurückgedreht. Kommt es zu einer Erholung und Normalisierung der Durchblutung erfolgt evtl. eine Nahtfixierung, um eine erneute Torsion zu vermeiden. Zeigt sich eine Nekrose des Organs wird es entfernt.

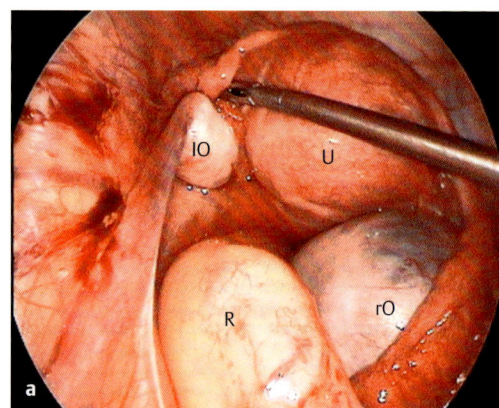

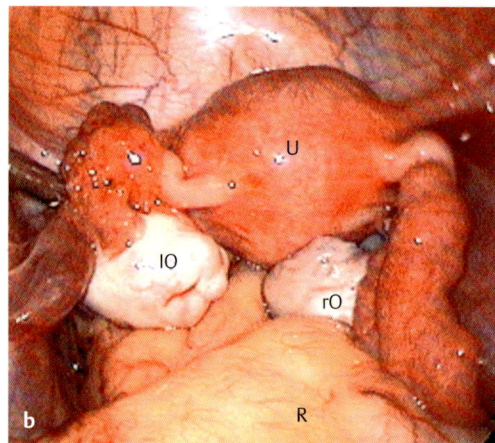

Abb. 29.9 Ovarialzyste bei der Laparoskopie. a Im Seitenvergleich massive Vergrößerung des rechten Ovars (rO) gegenüber dem linken (lO); Uterus (U), Rektum (R); **b** nach Fensterung der Zyste etwa seitengleicher Befund.

Tumoren der Ovarien sind ca. zur Hälfte gutartig (Dermoide und Teratome), wobei auch diese in bis zu 10% der Fälle maligne entarten können. Bei den malignen Tumoren handelt es sich fast ausnahmslos um Keimzelltumoren. Neben der operativen Entfernung ist die interdisziplinäre Behandlung mit Onkologen und Endokrinologen zwingend erforderlich (S. 200).

29.4.2 Fehlbildungen des inneren Genitale

Hymenalatresie

Das Hymen bildet den äußeren Abschluss der Vagina und ist normalerweise bei der Geburt bereits eröffnet. Ist die Perforation ausgeblieben, sammelt sich nach Eintritt der Menstruation das Blut in der Vagina (Hämatokolpos), im Uterus (Hämatometra) bis hin zu den Tuben (Hämatosalpinx). In der Pubertät treten zyklische, zunehmende Unterbauchschmerzen auf. Während oft durch die Bauchdecke eine tumorartige Resistenz zu tasten ist, erweist sich das Hymen bei der Untersuchung als vorgewölbt und blau durchschimmernd. Sonografisch lässt sich die Diagnose sichern. Als Therapie muss lediglich das Hymen inzidiert werden.

Vaginalfehlbildungen

Die Entwicklung der Vagina kann ausgeblieben (Vaginalaplasie) oder durch eine intrauterine Infektion die Vagina wieder zugewachsen sein. Andererseits gibt es auch Doppelanlagen der Scheide (Vagina duplex). In all diesen (sehr seltenen) Fällen muss die Vagina neu gebildet oder operativ korrigiert werden.

Uterusfehlbildungen

Aufgrund seiner Genese aus 2 Müller-Gängen kann nach unvollständiger Verschmelzung der Gänge der Uterus doppelt angelegt sein. Dabei können beide Seiten gleichwertig oder deutlich unterschiedlich groß ausgebildet vorliegen. Eine operative Korrektur ist möglich, wird aber meist nicht als erforderlich angesehen, da zu 75% keinerlei Sterilitäts- oder Schwangerschaftskomplikationen zu erwarten sind.

30 Erkrankungen des Bewegungsapparats

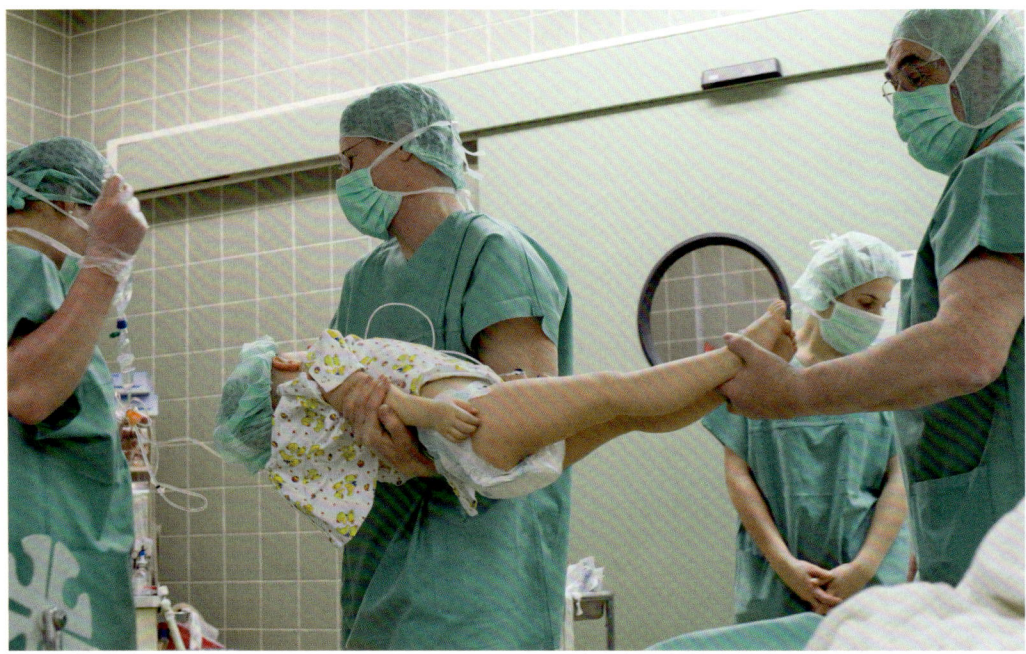

30.1	Grundlagen und Untersuchungstechniken ▪ 460		30.7	Fehlformen und Fehlentwicklungen bestimmter Knochen und Gelenke ▪ 473
A	**Erkrankungen der Muskulatur**		30.8	Erworbene Erkrankungen bestimmter Knochen und Gelenke ▪ 478
30.2	Muskeldystrophie ▪ 462			
30.3	Myasthenie ▪ 463		C	**Weitere Erkrankungen der Extremitäten**
30.4	Spinale Muskelatrophie ▪ 464		30.9	Fehlbildungen der Extremitäten ▪ 480
B	**Erkrankungen der Knochen und Gelenke**		30.10	Unguis incarnatus ▪ 481
30.5	Allgemeine Knochen- und Gelenkserkrankungen ▪ 466		30.11	Panaritium, Paronychie ▪ 481
			30.12	Schnellender Finger ▪ 482
30.6	Entzündungen in Knochen und Gelenken ▪ 470			

30.1 Grundlagen und Untersuchungstechniken

Der Bewegungsapparat wird von knöchernem Skelett, Gelenken, Muskeln mit Sehnen und Bindegewebe gebildet. Damit können aktive willkürliche Bewegungen vom ZNS gesteuert, ausgeführt werden. Eine Bewegung wird im motorischen Areal des Großhirns „geplant". Moduliert mit Einflüssen aus anderen Hirnregionen wird sie schließlich über das 1. (zentrale) Motoneuron in das Rückenmark (Myelon) weitergeleitet. Dort erfolgt die Umschaltung auf das 2. (periphere) Motoneuron, das im Vorderhorn des Myelons entspringt. Mittels Neurit (Nervenfortsatz) wird die Information an die Muskulatur weitergeleitet. An der motorischen Endplatte erfolgt die Übertragung der Information des Nervensystems auf die Muskulatur (**Abb. 30.1**).

Erkrankungen die den Bewegungsapparat betreffen, können passager (erworben) auftreten, d.h. in Form von Verletzungen oder Entzündungen. Sie können aber auch in Form von angeborenen, genetischen Erkrankungen auf Dauer vorhanden sein (z.B. spinale Muskelatrophie, Osteogenesis imperfecta). Eine kausale Therapie gibt es für den Großteil der Formen nicht. Zur entsprechenden Versorgung und Betreuung der

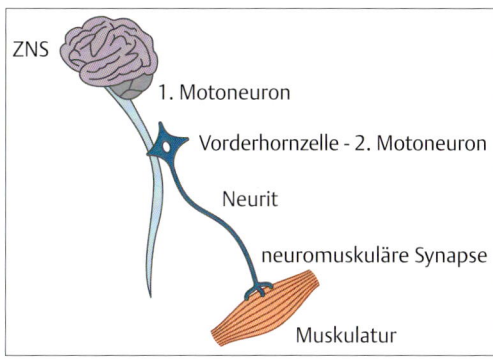

Abb. 30.1 Zusammenspiel von ZNS und Muskulatur (Schema).

Apparative Untersuchung

Im Serum lassen sich Muskelenzyme oder Marker für metabolische Muskelerkrankungen bestimmen. Elektrophysiologische Untersuchungen wie Nervenleitgeschwindigkeit (NLG) und Elektromyografie (EMG) helfen in der Unterscheidung zwischen neurogenen und myogenen Erkrankungen (Kap. 11, S. 119). An bildgebenden Verfahren stehen die Sonografie und das MRT zur Verfügung.

Muskelbiopsie

Unter offener Biopsie versteht man einen chirurgischen Eingriff zur Gewinnung von Gewebsproben. Zur genaueren Differenzierung der Muskelerkrankungen ist die Muskelbiopsie unerlässlich. Standardisiert ist die Stelle der Biopsieentnahme am äußeren mittleren Drittel des Oberschenkels (M. vastus lateralis). In seltenen Fällen wird auch der betroffene Muskel biopsiert.

Die Entnahmestelle wird gekennzeichnet, mit Desinfektionsmittel gewaschen und die Umgebung mit sterilen Tüchern abgedeckt. Für die Nadelbiopsie wird unter Analgosedierung die Haut mit dem Skalpell maximal 0,5–1 cm eröffnet. Mit der Biopsienadel (z.B. Bergströmnadel) werden 2–3 Muskelproben entnommen und sofort entsprechend den Laborvorschriften entweder in ein spezielles Transportmedium eingelegt oder sofort in flüssigem Stickstoff eingefroren. Im spezialisierten Labor wird der Muskel lichtmikroskopisch, immunhistochemisch und ggf. elektronenmikroskopisch untersucht.

Bei spezifischen Fragestellungen können auch Enzymfunktionsmessungen (z.B. Atmungskettenenzyme) in frischem Muskelgewebe vorgenommen werden. Die histologisch gestellte Diagnose sollte anschließend genetisch mit einer Mutationsanalyse bestätigt werden.

chronisch kranken Patienten ist ein interdisziplinäres Therapeuten- und Ärzteteam notwendig.

Klinische Untersuchung

Zunächst müssen Erscheinungsbild (z.B. asthenischer Habitus) und Haltungskontrolle (Fehlhaltungen oder Kontrakturen) beachtet werden. Dann folgt die Beobachtung der Spontanmotorik (Bewegungsmuster harmonisch oder bizarr) und des Gangbilds, des Spielverhaltens und der Interaktion des Kindes mit den Eltern oder dem Untersucher.

Zum somatischen Status gehört auch die Prüfung von Muskeleigenreflexen (gesteigert: Hyperreflexie, nicht auslösbar: Areflexie), Muskelkraft, Muskeltonus (verkrampft: hyperton oder spastisch; schlaff: hypoton) und des aktiven und passiven Bewegungsumfangs in sämtlichen Gelenken. Die Funktion der Hirnnerven wird über Augenmotilität, Mimik und Koordination beim Schlucken bzw. Saugen und Kauen beurteilt.

A Erkrankungen der Muskulatur

30.2 Muskeldystrophie

Definition

Muskeldystrophien sind eine Gruppe von genetisch bedingten Erkrankungen, die mit primär fehlerhaftem Aufbau der Muskulatur oder im Verlauf des Lebens zunehmendem Muskelschwund einhergehen.

30.2.1 Muskeldystrophie Duchenne

Definition und Ursache

Bei der Muskeldystrophie Duchenne (MDD) liegt die krankheitsspezifische Veränderung im Verlust des Dystrophins – eines Proteins, das zur Stabilität der Muskelzellmenbran beiträgt. Dystrophin lässt sich immunhistochemisch in den Zellen nachweisen. Diese Form der Muskeldystrophie wird X-chromosomal vererbt, mit einer Inzidenz von 1 auf 3500 Jungen. Weibliche Überträgerinnen, die normalerweise gesund sind, können selten milde Krankheitszeichen mit Muskelschwäche und/oder Kreatinaseerhöhung im Blut zeigen.

Symptome

Die primäre motorische Entwicklung verläuft normal oder leicht verzögert im Sinne von verspätetem Erlernen des freien Gehens. Typischerweise ist eine proximale Muskelschwäche (die Muskulatur des Beckengürtels betreffend) vorhanden. Im Kleinkindalter entwickeln die betroffenen Jungen ein breitbasiges, watschelndes Gangbild mit deutlicher Hyperlordose. Die Waden erscheinen hypertroph aufgrund vermehrt gebildeten Fett- und Bindegewebes nach Untergang der Muskelzellen.

Die proximale Schwäche der Muskulatur wird im Gower-Manöver deutlich: Beim Aufstehen aus dem Langsitz stützen sich die betroffenen Jungen an den Knien, am Oberschenkel mit den Händen ab, um sich aufzurichten (**Abb. 30.2 c**). Die Muskulatur des Herzens ist im Sinne einer Kardiomyopathie häufig mit betroffen. Obligatorisch kann im Blut eine deutliche Kreatinkinaseerhöhung (CK) nachgewiesen werden. Einige Patienten mit MDD haben eine intellektuelle Minderbegabung.

Therapie und Prognose

Eine kausale Therapie für Patienten jünger als 5 Jahre ist bisher nicht vorhanden. Seit 2015 steht für Patienten mit einer definierten genetischen Veränderung (Nonsensmutation, 13 % der Patienten) ein Medikament (Translarna, Ataluren®) zur Verfügung. Dieses Medikament kann per os eingenommen werden. Es kommt zu keiner Heilung im eigentlichen Sinn, sondern zu einer genetischen Veränderung, die eine mildere klinische Verlaufsform bewirkt und die Patienten somit länger gehfähig bleiben.

Die rasch fortschreitende Erkrankung führt zum Verlust der Gehfähigkeit um das 10.–12. Lebensjahr. Weitere orthopädische Probleme wie Gelenkkontraktionen und Skoliose treten auf. Schließlich führen wie-

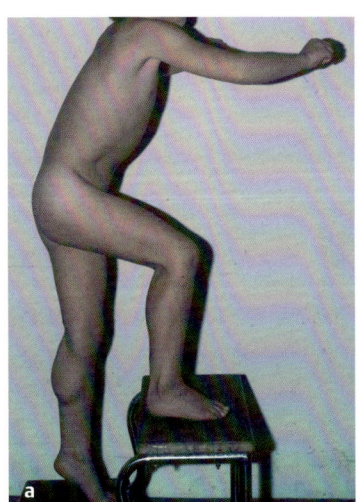 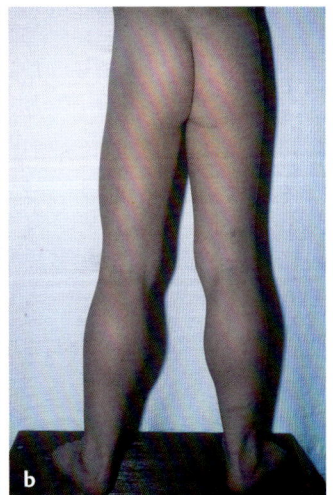 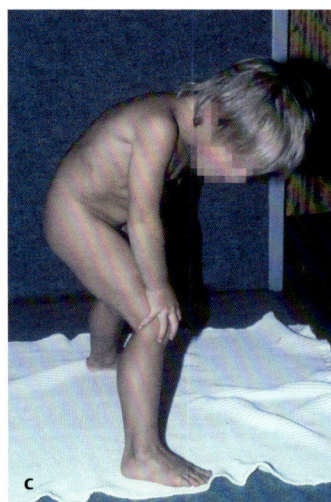

Abb. 30.2 **Muskeldystrophie Typ Duchenne. a** Treppensteigen, **b** Gnomenwaden, **c** Gower-Zeichen.

derholte pulmonale Infektionen oder die Kardiomyopathie zum Tod in der 2.–3. Lebensdekade.

30.2.2 Muskeldystrophie Becker

Die **Muskeldystrophie Becker** wird durch Mutationen im gleichen Gen wie die MDD verursacht. Der klinische Verlauf der Beckerdystrophie ist jedoch milder, mit späterem Beginn der Erkrankung, langsamerem Verlauf und einer fehlenden Beteiligung des Gehirns, also ohne mentale Retardierung.

Daneben gibt es noch eine Vielzahl an genetisch bedingten Muskeldytrophien mit sehr variablen Verläufen und unterschiedlichen Vererbungsmuster (autosomal-rezessiv, autosomal-dominant, X-Chromosomal).

30.2.3 Myotone Dystrophie Curschmann-Steinert

Definition

Myotonie beschreibt eine Störung der Muskelentspannung (Relaxation) nach einer Muskelaktion (Kontraktion). Myotonie kann auch nach mechanischen Reizen (Beklopfen des Muskels) oder thermischen Reizen (Kälte) auftreten. Dabei handelt es sich um Ionenkanalerkrankungen. Die **myotone Dystrophie Curschmann-Steinert** ist eine Erkrankung mit fortschreitender Dystrophie der Muskulatur.

Ursache

Die Inzidenz liegt bei 1 auf 8000. Verursacht wird sie von Mutationen am DMKP-Gen am Chromosom 19. In der DNA wird ein Nukleinsäuretriplett (CTG) wiederholt eingebaut (CTG-Repeat-Erkrankung). Die Anzahl der Wiederholungen bestimmt den Schweregrad der Erkrankung: 5–27 Wiederholungen sind normal. Ab 49–80 Wiederholungen treten milde Krankheitssymptome auf. Schwere Formen der myotonen Dystrophie bei Neugeborenen beruhen auf 500->1000 CTG-Wiederholungen.

Symptome und Therapie

Die klinischen Symptome beschreiben eine Beteiligung vieler Organsysteme. Bei den Betroffenen stehen anfangs Myotonie oder Muskeldystrophie nicht im Vordergrund. Hauptsymptome sind Antriebs- und Muskelschwäche. Im Gesicht ist ein schwacher Lidschluss, Ptose und Atrophie der Gesichtsmuskulatur zu erkennen (sog. Facies myopathica). Linsentrübung, Innenohrschwerhörigkeit, Herzreizleitungsstörungen, hormonelle Störungen und Intelligenzminderung sind weitere Symptome. Durch Beklopfen der Muskulatur kann eine myotone Reaktion ausgelöst werden. Säuglinge mit der angeborenen Form einer myotonen Dystrophie fallen mit einer ausgeprägten Muskelhypotonie („floppy infant") auf.

Eine kausale Therapie steht nicht zur Verfügung.

30.3 Myasthenie

Definition

Der Begriff **Myasthenie** umfasst Erkrankungen an der motorischen Endplatte. Die Übertragung des Nervenimpulses auf die Muskulatur ist gestört. Dabei werden immunologisch bedingte (Myasthenia gravis) und genetisch verursachte (kongenitale myasthene Syndrome) Erkrankungen unterschieden. Klinisch äußern sich die Erkrankungen mit zunehmender Muskelschwäche bei körperlicher Aktivität.

30.3.1 Myasthenia gravis

Ursache

Die Myasthenia gravis (MG) wird verursacht von Autoantikörpern (AK) gegen Azetylcholinrezeptoren (AchR) der postsynaptischen Membran der motorischen Endplatte. Die AK führen zur Blockade der AchR und zusätzlich zur Reduktion der Anzahl der Rezeptoren. Die Ursache für die Entstehung der AK ist bislang ungeklärt. Eine mögliche kausale Rolle wird dem Thymus zugeschrieben, v.a. wenn eine Hyperplasie oder ein Thymom vorliegen. Auch Antikörper gegen MuSK sind als Ursache für die Myasthenia gravis bekannt.

Des Weiteren ist für die MG eine Assoziation mit bestimmten humanen Leukozytenantigenen (HLA B8, HLA D3) in ca. 60 % der Patienten bekannt. Bei den betroffenen Patienten ist ein höheres Risiko für andere Autoimmunerkrankungen (Diabetes, Schilddrüsenerkrankungen) beobachtet worden. In der weißen Bevölkerung beträgt die Prävalenz 5–13 auf 100000. Davon sind ca. 15 % der Patienten jünger als 20 Jahre und ca. 10 % jünger als 10 Jahre.

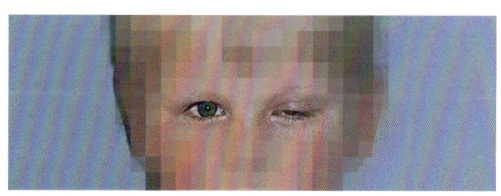

Abb. 30.3 Ptosis bei Myasthenia gravis.

Symptome

Die ersten klinischen Symptome bei Kindern werden nach dem 12. Lebensmonat beobachtet, häufiger bei Mädchen. Bei den anfangs monosymptomatischen Formen sind v.a. Augensymptome (Doppeltsehen, Ophthalmoplegie, Ptose: ein- oder beidseitig) typische klinische Zeichen (**Abb. 30.3**). Häufig werden auch tageszeitliche Schwankungen der Schwächen angegeben (morgens besser als abends, nach körperlicher Anstrengung schlechter). In diesem Stadium sind AK gegen AchR noch nicht nachweisbar.

Ca. 80 % der primär monosymptomatischen Formen zeigen nach 2 Jahren eine generalisierte Muskelschwäche. Bei den primär generalisierten Formen der MG können zusätzlich zu den oben beschriebenen Symptomen generalisierte Muskelschwäche mit Dysphonie, Dysphagie und Schwäche der Atemmuskulatur auftreten. Insbesondere bei Infekten kann rasch eine intensivmedizinische Betreuung notwendig werden.

Diagnose

Die Diagnostik stützt sich auf den Nachweis von Antikörpern (AchR oder MuSK) im Serum. Diese können v.a. zu Beginn der Erkrankung noch negativ sein. Auch ein pharmakologischer Test mit Azetylcholinesterasehemmern (z.B. Edrophoniumchlorid: Tensilon) wird empfohlen. Nach intravenöser Gabe der Substanz ist eine rasche Besserung der klinischen Symptome (z.B. Ptose) sichtbar. Idealerweise sollte der Test im Video aufgezeichnet werden.

Ein weiterer wichtiger diagnostischer Test ist die wiederholte niederfrequente Stimulation einzelner betroffener Muskeln mittels Oberflächenelektroden im EMG. Die repetitive Stimulation mit 3–20 Hz bedingt eine Abnahme der Amplitude (Dekrement) um mind. 20 % in der aufgezeichneten elektrophysiologischen Antwort des Muskels.

Therapie

Die Behandlungsstrategien zielen darauf ab, die neuromuskuläre Übertragung zu verbessern. Medikamentös ist das mit Gabe von Ach-Esterasehemmern (Pyridostigminbromid: Mestinon) zu erzielen. Die Bildung der AK kann mit immunsuppressiven Medikamenten (Kortikosteroiden, Azathioprin, Methotrexat u. a.) reduziert werden. Bei akuten klinischen Verschlechterungen führen Plasmapherese und Immunglobulingabe zur raschen Besserung. Eine Thymektomie muss bei nachgewiesenem Thymom vorgenommen werden. Bei Kindern wird das nach wie vor auch ohne Vorliegen eines Thymoms nach initialer Stabilisierung empfohlen.

30.3.2 Weitere Myastheniefomen

Transiente neonatale Myasthenie

Ungefähr 10 % der Neugeborenen von Müttern mit MG zeigen eine vorübergehende Muskelschwäche. Bei den betroffenen Kindern kann postpartal transient meist ein hoher AK-Titer nachgewiesen werden. Bei ausgeprägten klinischen Symptomen können Plasmapherese bzw. kurzzeitige medikamentöse Therapie notwendig sein.

Kongenitale myasthene Syndrome

Die Bezeichnung **kongenitale myasthene Syndrome** (CMS) umfasst eine genetisch heterogene Gruppe von Erkrankungen an der neuromuskulären Endplatte. Die Einteilung erfolgt entsprechend der Lokalisation der Störung an der Synapse: präsynaptisch, synaptisch oder postsynaptisch.

Die ersten Symptome mit Muskelschwäche werden typischerweise im 1. Lebensjahr beobachtet. Einzelne Patienten weisen erst im Erwachsenenalter die ersten Krankheitszeichen auf. Oft ist eine positive Familienanamnese zu erheben.

Die Diagnose wird mit den oben beschriebenen Methoden (pharmakologisch und elektrophysiologisch) versucht zu stellen. Sehr oft gelingt der Nachweis eines CMS aber erst mittels molekulargenetischer Untersuchung der DNA.

30.4 Spinale Muskelatrophie

Definition

Die **spinalen Muskelatrophien** (SMA) umfassen eine heterogene Gruppe von vererbten Erkrankungen, denen eine Degeneration der Vorderhornzellen im Rückenmark zugrunde liegt.

Ursache

Die Vererbung erfolgt autosomal-rezessiv. Die Mutationen befinden sich im SMN 1 Gen (Survival-motor-neuron-Gen) am Chromosom 5 und sind für 80–95 % der spinalen Muskelatrophien sämtlicher Typen verantwortlich. Die Häufigkeit der Erkrankungen wird mit 1 auf 6000–10000 Geburten angegeben. Die Frequenz der heterozygoten Überträger wird auf 1 zu 60–80 geschätzt.

Symptome und Therapie

Die klinischen Symptome der SMA-Formen sind muskuläre Hypotonie mit symmetrischer proximal betonter Schwäche. Typisch sind Faszikulieren (an der Zunge gut zu sehen) und Minipolymyoklonus (Zittern der Hände bzw. Finger). Die Einteilung der SMA erfolgt entsprechend des Schweregrads der Erkrankung bzw. des Zeitpunkts des Auftretens der ersten klinischen Symptome.

Aufgrund des genetischen Defekts war bis 2016 eine ursächliche Behandlung oder gar Heilung nicht möglich. Im Sommer 2017 wird in der EU ein intrathekal zu verabreichendes Medikament (Antisense Oligonukleotid) als erster kausaler Therapieansatz zugelassen. In den Studien zeigte sich eine deutliche Verbesserung der erworbenen motorischen Fähigkeiten der Patienten. Eine Langzeiterfahrung über mehrere Jahre gibt es noch nicht.

Vor dieser Therapiemöglichkeit wurden diese Patienten in einem multiprofessionellem Team bestehend aus Physiotherapeuten, Atemphysiotherapeuten, Orthopäden, Neuropädiatern und Neurologen betreut. Die Therapie ist lediglich eine begleitende interdisziplinäre und bedarf der Betreuung durch Physiotherapeuten, besonders Atemphysiotherapeuten, Orthopäden, Neuropädiater u.a. Fachbereiche.

30.4.1 SMA Typ I (Werdnig–Hoffmann)

Der SMA Typ I ist gekennzeichnet durch einen sehr frühen Beginn. Erste Symptome können verminderte Kindsbewegungen intrauterin sein. Postpartal weisen die Kinder Saug-, Schluck-, Atemstörungen und eine muskuläre Hypotonie auf. Die mentale Entwicklung sowie die Gesichts- und die Augenmuskulatur sind nicht betroffen, sodass die Kinder einen äußerst wachen Eindruck vermitteln, im Gegensatz zu den motorischen Fähigkeiten. Muskeleigenreflexe fehlen praktisch immer. Eine Kopfkontrolle wird nicht erworben.

In den folgenden Lebensmonaten nimmt die Muskelhypotonie weiter zu. Eine paradoxe Atmung aufgrund zunehmender Schwäche der Interkostalmuskulatur mit Einziehungen beim Einatmen lässt den Brustkorb zunehmend glockenförmig erscheinen. Bei weiterem Fortschreiten der Erkrankung kommt es zu rezidivierenden Aspirationen und Lungenentzündungen und in Folge zu einer Ateminsuffizienz. Die Kinder versterben meist im 1.–2. Lebensjahr.

30.4.2 SMA Typ II (Intermediäre Form)

Nach unauffälliger motorischer Entwicklung bis zum Erlernen des Sitzens, tritt eine beinbetonte muskuläre Hypotonie mit proximaler Muskelschwäche auf. Somit ist das Erlernen des freien Stehens und Gehens nicht mehr möglich, obwohl einige Kinder Krabbeln erlernen und mit Hilfe Stehen können. In weiterer Folge tritt eine Skoliose der Wirbelsäule auf. Wie bei Typ I entsteht auch hier ein Glockenthorax, allerdings wesentlich später. Pulmonale Infekte mit Komplikationen können zum Tode führen. Etwa ¾ der Patienten erreichen das Erwachsenenalter.

30.4.3 SMA Typ III/Typ IV (Kugelberg-Welander)

Die primäre motorische Entwicklung ist bei dieser Form völlig ungestört. Alle Patienten erlernen das freie Gehen. Bei 40 % der Patienten beginnt die Erkrankung vor dem 3. Lebensjahr, bei 50 % zwischen dem 3.–18. Lebensjahr.

30.4.4 SMA-Sonderformen

Neben den oben erwähnten Formen gibt es noch seltenere Formen der SMA mit unterschiedlichem Vererbungsmuster (X-chromosomal). Dabei können die klinischen Symptome vorwiegend distal auftreten oder hauptsächlich das Zwerchfell mit primärer (nach der Geburt auftretender) Ateminsuffizienz betreffen.

B Erkrankungen der Knochen und Gelenke

30.5 Allgemeine Knochen- und Gelenkserkrankungen

30.5.1 Osteogenesis imperfecta

Definition und Ursache

Die **Osteogenesis imperfecta** (OI, Glasknochenkrankheit) ist eine Skelettdysplasie, hervorgerufen durch eine klinisch und genetisch heterogene Störung im Aufbau des verkalkten und weichen Bindegewebes.

Eine Störung der Synthese der α-Ketten des Kollagens führt entweder zu vermindertem, qualitativ normalem Kollagen oder zu Strukturdefekten. Der Schweregrad hängt von Art und Lokalisation des Strukturdefekts ab. Dadurch erklärt sich die starke inter- und intrafamiliäre Variabilität der Störung.

Symptome

Vermehrte Knochenbrüchigkeit, blaue Skleren und Zähne, Innenohrschwerhörigkeit bis Taubheit, kongenitale Osteoporose und Minderwuchs können beobachtet werden. 95% zeigen Mutationen in den Genen COL1A1 (17q21.33) und COL1A2 (7q21.3), die für die Alpha-1- bzw. Alpha-2-Kette des Typ-1-Kollagens kodieren.

Nach Silence werden 7 Typen unterschieden:
- **Typ 1** (Lobstein, Tarda-Form): Blaue Skleren sind typisch, Frakturen treten erst mit Aufrichten aus der liegenden Körperlage auf. Die Form wird dominant vererbt.
- **Typ 2** (Vrolic, kongenitale Form): Die Kinder werden bereits mit zahlreichen Frakturen (Rippenfrakturen und Atembehinderung) geboren und überleben selten das 1. Lebensjahr. Die Vererbung ist dominant oder rezessiv.
- **Typ 3**: Eine fortschreitende Deformierung der Röhrenknochen kennzeichnet diesen Typ. Er wird rezessiv vererbt.
- **Typ 4**: Typ 4 ähnelt Typ 1, die blaugrauen Skleren blassen mit zunehmenden Alter ab.
- **Typ 5**: Hyperplastischer Kallus und weiße Skleren sind typisch. Die Form wird evtl. dominant vererbt.
- **Typen 6 und 7**: Sie sind schlecht definiert, evtl. werden sie autosomal-rezessiv vererbt.

Verlauf

Der Verlauf ist von der Auswirkung des individuellen biochemischen Defekts abhängig. Sehr schwer betroffene Kinder sterben kurz nach der Geburt an Ateminsuffizienz (Typ 2), andere (Typ 3 oder manche Kinder mit Typ 4) zeigen bei der Geburt zahlreiche Frakturen. Sie haben danach viele Knochenbrüche (**Abb. 30.4**) und lernen wegen schwerer Knochenverkrümmungen nie zu gehen oder verlernen es wieder. Bei den Überlebenden nimmt die Frakturneigung um die Pubertät herum spontan ab, in höherem Alter jedoch wieder zu. Die Lebenserwartung ist durch Lungeninsuffizienz, Cor pulmonale und basiläre Impression mit Hirnstammeinklemmung eingeschränkt.

Diagnose

Eine Vermutungsdiagnose ist durch die Klinik möglich, die Bestätigung erfolgt durch Röntgenaufnahmen. Eine pränatale Diagnostik ist durch Analyse der Kollagensynthese in Fibroblastenkulturen und molekulargenetische Diagnostik möglich. Voraussetzung ist aber ein Indexfall in der Familie, da jeder Patient seine eigene Mutation aufweist.

Als Differenzialdiagnose ist Kindesmisshandlung oft schwierig von Typ 4 abzugrenzen. Andere Syndrome mit Knochenbrüchigkeit bzw. Osteoporose sind ebenfalls auszuschließen.

Therapie

Es gibt keine kausale Therapie. Eine Therapie mit Biphosphonaten kann die Frakturneigung vermindern. Chirurgische und orthopädische Maßnahmen zur Behandlung der Knochenverkrümmungen sind zur Verbesserung der Gehfähigkeit notwendig.

Genetische Beratung

Meist handelt es sich um dominant vererbte Mutationen oder dominante Neumutationen, seltener um autosomal-rezessive Vererbung. Bei klaren familiären Formen beträgt das Wiederholungsrisiko 50 %, bei sporadischen Fällen etwa 5 %.

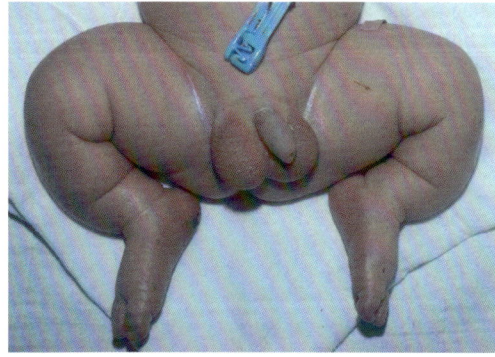

Abb. 30.4 Osteogenesis imperfecta. Multiple Frakturen der Beine.

30.5.2 Rachitis

Vitamin-D-Mangel-Rachitis

> **B** *Eine junge Mutter kommt im Februar mit ihrem 7 Monate alten Säugling zur Mutter-Kind-Untersuchung. Dabei finden sich eine Kraniotabes und gering aufgetriebene Handgelenke. Auf Befragen gibt sie an, keine Vitamin-D-Prophylaxe durchzuführen, da das Kind „natürlich" aufwachsen soll. Sie selbst ernährt sich vegetarisch. In der angefertigten Röntgenaufnahme des Handgelenks zeigt sich eine Auftreibung der Ulna- und Radiusmetaphyse, im Blut sind Kalzium gering erniedrigt, Phosphat erhöht. Die Bestimmung des Vitamin-D-Spiegels im Blut ergibt einen Vitamin-D-Mangel. Eine Substitution mit hohen Dosen Vitamin D und Kalzium p.o. wird eingeleitet.*

Definition
Bei Vitamin-D-Mangel-Rachitis führt die verminderte Bildung von Vitamin D (bzw. die gestörte Umwandlung von inaktivem in das aktive Vitamin D) oder die verminderte Zufuhr mit der Nahrung durch eine Störung des Kalziumphosphatstoffwechsels zu einer defekten Mineralisierung des Knochens und der Wachstumsfugen mit Osteomalazie.

Ursache
Mangel an Vitamin D (Calcitriol) entsteht aufgrund von Mangelernährung, fehlender Vitamin-D-Prophylaxe Malabsorption (z.B. Zöliakie, Cholestase, CF) oder fehlende UV-Exposition. Dadurch ist die Umwandlung des Prävitamins in der Haut und die Kalziumabsorption aus dem Darm vermindert. Als Folge wird sekundär vermehrt Parathormon gebildet, das Kalzium aus den Knochen mobilisiert und die Phosphatausscheidung gesteigert. Dadurch entsteht zunächst eine Hypophosphatämie. Bei längerer Dauer kann kein Kalzium mehr aus den Knochen freigesetzt werden, sodass zusätzlich auch eine Hypokalzämie resultiert. In weiterer Folge wird zu wenig Kalzium in den Knochen eingelagert: Es entsteht eine Rachitis bzw. Osteomalazie.

Epidemiologie
Die Rachitis ist in Mitteleuropa durch die Rachitisprophylaxe im 1. Lebensjahr (s.u.) selten geworden. Sie wird nur noch in Risikogruppen beobachtet, z.B. bei alternativer Ernährung, bei Einwanderern, vernachlässigter Rachitisprophylaxe oder bei Resorptionsstörungen, z.B. Cholestase oder Mukoviszidose.

Symptome
Unspezifische Symptome sind Unruhe, Trinkunlust, mangelnde Gewichtszunahme, Bewegungsarmut und erhöhte Infektanfälligkeit. Spezifisch für die Rachitis sind eine ganze Reihe von Symptomen: Schreckhaftig-

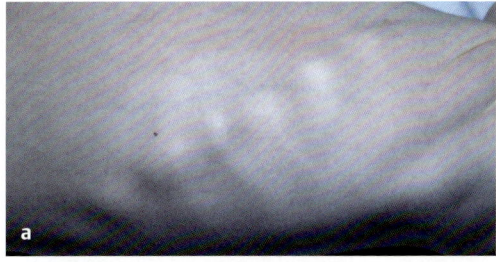

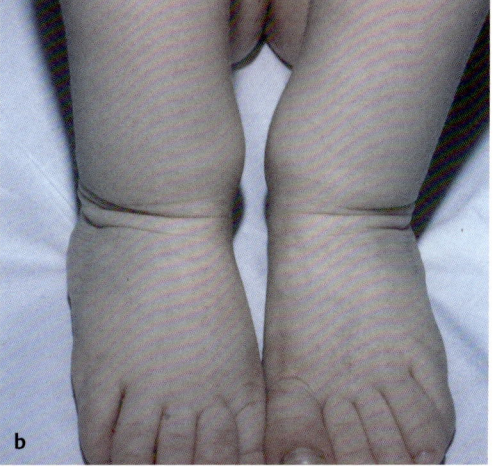

Abb. 30.5 Rachitis. **a** „Rachitischer Rosenkranz" an den Knorpel-Knochengrenzen der Rippen. **b** Marfanzeichen der langen Röhrenknochen, hier an den Knöcheln, durch vermehrt eingelagertes Osteoidgewebe.

keit (latente Tetanie durch erniedrigtes Serumkalzium), Kraniotabes (Tennisball-artige Konsistenz des Os occipitale oder Os parietale durch ungenügende Kalkeinlagerung), Auftreibung der Knorpelknochengrenzen der Rippen („rachitischer Rosenkranz") und Marfanzeichen an den Enden der langen Röhrenknochen durch vermehrte Osteoidbildung (**Abb. 30.5**). Auch ein Caput quadratum (Osteoidbildung an Stirn- und Scheitelbeinhöckern), verzögerter Fontanellenschluss, klaffende Schädelnähte, Glockenthorax, Froschbauch oder Schmelzhypoplasien am bleibenden Gebiss können zu finden sein.

Komplikationen
Durch tonisch-klonische Krämpfe oder Tetanie (v.a. im Winter und Frühjahr durch die geringe Sonnenexposition) oder einen Laryngospasmus kann eine gravierende Notfallsituation entstehen.

Diagnose
Bei sekundärem Hyperparathyreoitismus sind im Serum Kalzium normal, Phosphat erniedrigt, die alkalische Phosphatase erhöht und die Phosphatausscheidung im Harn erhöht. Die Konzentration von 25-(OH)-Vitamin-D3 im Blut ist stark erniedrigt. Eine

Röntgenaufnahme des Handgelenks zeigt eine deutliche Verbreiterung von distalem Radius und distaler Ulna mit verbreiterten Epiphysenfugen („Becherung"). Von der Vitamin-D-Mangel-Rachitis sind andere Kalziummangelzustände mit Rachitis (z.B. bei Resorptionsstörungen oder Antikonvulsivatherapie) abzugrenzen.

Therapie und Prophylaxe
Die Therapie erfolgt durch orale Substitution von Vitamin D3 (5000 Einheiten, 500–1000 mg Kalzium pro Tag) für 3–4 Wochen, dann wird die Dosis unter regelmäßigen Kontrollen langsam reduziert.

Der tägliche Bedarf an Vitamin D liegt bei reifen Neugeborenen bei 400 Einheiten pro Tag durch das gesamte 1. Lebensjahr, bei Frühgeborenen bei 1000 Einheiten pro Tag. Vitamin D wird in Form von Tropfen oder Tabletten gegeben. Auf eine ausreichende Sonnenexposition der Kinder muss geachtet werden.

Prognose
Hyperphosphatämie und Skelettveränderungen normalisieren sich erst nach mehreren Monaten. Schwerere Schädigungen des Skeletts (Kyphoskoliose, Thoraxdeformitäten) sind nicht mehr rückbildungsfähig. Sie kommen heute sehr selten vor und müssen orthopädisch versorgt werden.

Vitamin-D-abhängige Rachitis

Definition
Unter Vitamin-D-abhängiger Rachitis (Synonym: Pseudo-Vitamin-D-Mangel-Rachitis) versteht man seltene autosomal-rezessiv vererbte Störungen der Bildung von 1,25-(OH)$_2$-Vitamin-D3 (Typ 1: Chromosom 12q13.1-13.3) durch einen Enzymdefekt im proximalen Nierentubulus (1-Alphahydroxylase) oder eine angeborene Resistenz des Rezeptors für 1,25-(OH)$_2$-Vitamin-D3 in Darm und Skelett (Typ 2: Chromosom 12q13-q14).

Symptome und Diagnose
Durch die unterschiedlichen Mutationen sind die Symptome variabel. Die Erkrankung manifestiert sich im 1. Lebensjahr (Typ 1) mit Muskelhypertonie, Wachstumsstörung oder mit Hypokalzämie bedingten Tetanien oder Krampfanfällen, bzw. ab dem 2. Lebensjahr mit den Zeichen einer Rachitis evtl. mit Alopezie (Typ 2).

Die Serumkonzentrationen von 1,25-(OH)$_2$-Vitamin-D3 sind deutlich erniedrigt (Typ 1) oder erhöht (Typ 2).

Therapie
Bei Typ 1 werden 0,5–2 μg 1,25-(OH)$_2$-Vitamin-D und anfangs Kalzium substituiert. 1,25-(OH)$_2$-Vitamin-D muss lebenslang zugeführt werden. Bei Typ 2 ist eine Therapie oft nicht möglich.

30.5.3 Marfan-Syndrom

Definition
Das **Marfan-Syndrom** ist eine autosomal-dominant vererbbare Bindegewebserkrankung, die mit einer Häufigkeit von ca. 1:5000 auftritt. Die Erkrankung manifestiert sich hauptsächlich am Skelettsystem, den Augen und dem Herz-Kreislaufsystem.

Ursache
Der dem Marfan-Syndrom zugrundeliegende molekulargenetische Defekt ist bedingt durch Mutationen im Fibrillin-Gen 1 (FBN-1). Fibrillin ist Hauptbestandteil der Mikrofibrillen des elastischen Bindegewebes. Diese Mikrofibrillen finden sich als Bestandteil des Periosts, des Ziliarmuskelapparates, des Lungengewebes, der Haut und der Aorta, also in den Organen, welche bei Patienten mit Marfan-Syndrom betroffen sind. Durch die Mutation des FBN-1 Gens kommt es zu einer Dysregulation des Transforming Growth Factors β (TGFβ), die auch bei anderen Bindegewebserkrankungen vorkommen, wie z.B. beim Loeys-Dietz-Syndrom und bei familiären Aneurysmen der thorakalen Aorta.

Symptome und Diagnose
Die Diagnose erfolgt nach den vor wenigen Jahren revidierten Ghent-Kriterien anhand der Zahl erfüllter sogenannter Haupt- und Nebenkriterien. Zu den Kriterien gehören klinische Merkmale des Bewegungsapparates (z.B. Arachnodaktylie, Trichterbrust, Skoliose, **Abb. 30.6**), des okulären Systems (z.B. Linsenluxation), des kardiovaskulären Systems (z.B. Erweiterung der aufsteigenden Aorta, Mitralklappenprolaps), der Lunge (z.B. Pneumothorax), der Haut (z.B. Striae), der Dura (lumbosakrale Duraektasie) und eine positive Familienanamnese (z.B. Verwandter 1. Grades, der die Kriterien erfüllt).

Die Diagnosestellung kann gerade im Kindesalter schwierig sein, da die Ausprägung der Merkmale erst mit zunehmendem Alter deutlicher hervortreten und erkennbarer werden und die klinische Variabilität selbst innerhalb einer Familie unterschiedlich stark ausgeprägt sein kann.

Die molekulargenetische Mutationssuche kann indiziert sein zur Absicherung einer klinischen Verdachtsdiagnose. Der Nachweis der Mutation kann im Zusammenhang mit einer Familienplanung, in der vorgeburtlichen Diagnostik sowie bei Familienangehörigen sinnvoll sein, die keine Merkmale eines Marfan-Syndrom zeigen.

Komplikationen
Erkrankungen des Herz-Kreislaufsystems sind die Ursache von über 90 % aller ernsten Komplikationen

ALLGEMEINE KNOCHEN- UND GELENKSERKRANKUNGEN

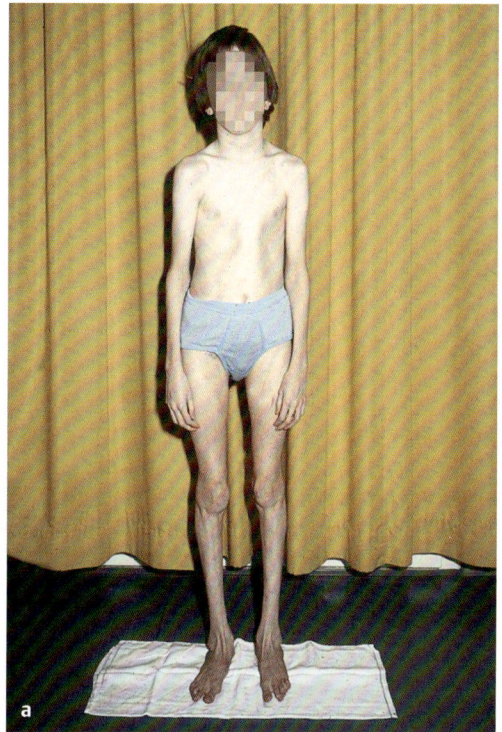

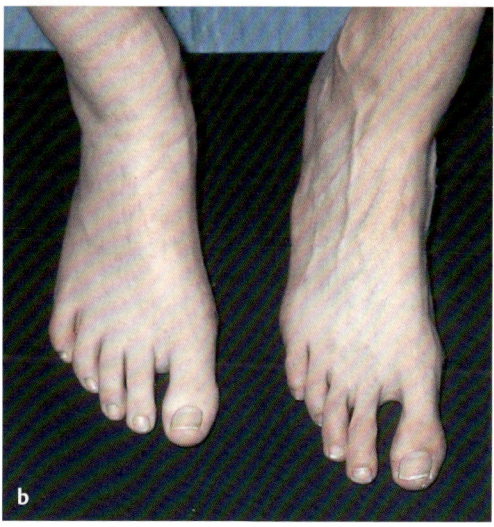

Abb. 30.6 Marfan-Syndrom. a 9-jähriges Mädchen mit deutlicher Langgliedrigkeit von Händen und Füßen und angedeuteter Hühnerbrust, **b** Fuß (rechts) im Vergleich mit dem Fuß eines gleichaltrigen gesunden Kindes

weiterung (Dilatation) der Aorta, insbesondere der Aortenwurzel, die zu Aussackungen (Aneurysmen) und Einrissen (Dissektionen) der Aortenwand führen kann. Aortendissektionen gehen mit heftigen Schmerzen in der Brustgegend einher und führen innerhalb von wenigen Tagen bei einem Großteil der unbehandelten Patienten zum Tode.

Therapie

Durch rechtzeitige Erkennung des Marfan-Syndroms und vorbeugende Maßnahmen kann die Entwicklung der lebensgefährlichen Komplikationen im Herz- und Gefäßsystem verhindert werden. Deshalb ist die Lebenserwartung gut betreuter Marfan-Patienten heute als nahezu normal anzusehen. Aus diesem Grund sollten halbjährliche bis jährliche Kontrollen des Herz- und Gefäßsystems mit Hilfe der Echokardiografie und insbesondere bei zunehmender Dilatation der Aorta eine Kernspintomografie der gesamten Aorta durchgeführt werden.

Die Einnahme von Betablockern oder dem Angiotensin-II-Rezeptor-Antagonisten Losartan bzw. der Kombination der beiden Medikamente wird bei einer Aortendilatation empfohlen, da man hierdurch die Dilatation verlangsamen kann. Bei sehr schneller Zunahme der Aortendilatation oder bei Aortendiametern > 50 mm muss eine Operation erfolgen mit Ersatz des dilatierten Abschnittes der Aorta. Auch ein Aortenklappenersatz kann notwendig werden. Eine solche geplante, vorbeugende Herzoperation kann mit sehr niedrigem Risiko durchgeführt werden.

Augenärztliche Vorsorgeuntersuchungen, Vorstellungen in einer Orthopädie bei Skoliose, in einer Endokrinologie bei Hochwuchs und in einer Humangenetik sind empfehlenswert. Zur Patienteninformation und zum Erfahrungsaustausch gibt es Marfan-Hilfen im deutschsprachigen Raum (www.marfan.de; www.marfan.ch; www.marfaninitiative.at).

30.5.4 Ganglion

Definition und Ursache

Ein **Ganglion** ist eine zystenartige Aussackung einer Gelenkkapsel oder Sehnenscheide. Wegen des palpatorisch derben Charakters wird es im Volksmund auch Überbein genannt. Grundsätzlich kann es an jedem Gelenk oder jeder Sehnenscheide auftreten. Eine spezielle Lokalisation ist die Kniekehle. Hier ist die Bezeichnung Poplitealzyste oder **Baker-Zyste** üblich.

Längerfristige Überbeanspruchung, chronische Entzündung oder andere Gelenkerkrankungen, evtl. auch eine Fehlanlage, werden i. Allg. als Ursachen angenommen. Im Einzelfall lässt sich der Grund oft nicht klären.

bei Menschen mit Marfan-Syndrom, wenn sie nicht rechtzeitig diagnostiziert werden. Bei Kindern mit schweren Formen des Marfan-Syndroms kann es aufgrund zunehmender Undichtigkeiten der Mitral- und Aortenklappe (Mitral- bzw. Aorteninsuffizienz) zur Herzinsuffizienz kommen. Am häufigsten ist die Er-

Symptome und Diagnose

Anfangs ist das Ganglion nur als sehr derber Knoten tastbar. Bei wachsender Größe wird es auch sichtbar und es kommen belastungsabhängige Beschwerden dazu. Bei unsicherer Palpation lässt es sich sonografisch eindeutig von einem Tumor unterscheiden.

Therapie

Nur durch eine chirurgische Resektion ist das Ganglion zu therapieren. Postoperativ wird das Gelenk i.d.R. für 2 Wochen ruhig gestellt. Insbesondere bei entzündlicher Ursache oder bestehendem Gelenkschaden sind Rezidive nicht ungewöhnlich.

30.6 Entzündungen in Knochen und Gelenken

30.6.1 Osteomyelitis

B *Vor 3 Wochen ist den Eltern erstmals bei ihrem damals 3 Wochen alten Säugling eine Schwellung des linken Oberschenkels aufgefallen, vor einer Woche hat ein Arzt im Urlaubsland ein orales Antibiotikum verordnet. Wegen des zunehmenden Befundes ist jetzt die Heimreise erfolgt und das Kind in der Klinik vorgestellt worden. Außer der Schwellung werden eine fehlende Spontanmotorik des Beines, Fieber, eine deutliche Erhöhung von Leukozytenzahl und CRP im Blut und eine massive Erhöhung der BSG festgestellt. Sonografisch lässt sich eine große Flüssigkeitsansammlung um den Femurknochen herum bei ausgeprägtem Weichteilödem darstellen. Umgehend werden am distalen Oberschenkel von beiden Seiten die Weichteile gespalten und der Knochen frei gelegt. Dabei entleert sich eine sehr große Menge Eiter. Nach Entnahme einer Probe für die mikrobiologische Untersuchung erfolgt eine gründliche Spülung des entstandenen Hohlraums und die Einlage mehrerer Drainagen sowie die Einleitung einer i.v.-antibiotischen Therapie. Intraoperativ fällt eine pathologische Beweglichkeit oberhalb der Femurkondylen, also eine entzündungsbedingte Fraktur, auf. Für 3 Wochen wird das Bein in einer Oberschenkelextension ruhig gestellt, die Antibiose intravenös appliziert. Dabei kommt es innerhalb 1 Woche zur Rückbildung der Symptome. Nach Entlassung wird die Antibiose oral für weitere 3 Wochen fortgesetzt, bis auch die BSG normalisiert ist.*
*Die Röntgenbilder zeigen die Veränderungen des Knochens (**Abb. 30.7**). Nach einem Jahr hat das Kind Laufen gelernt und kann das Knie bewegen und belasten, das Bein ist jedoch bereits 1,5cm kürzer als das gesunde. Die*

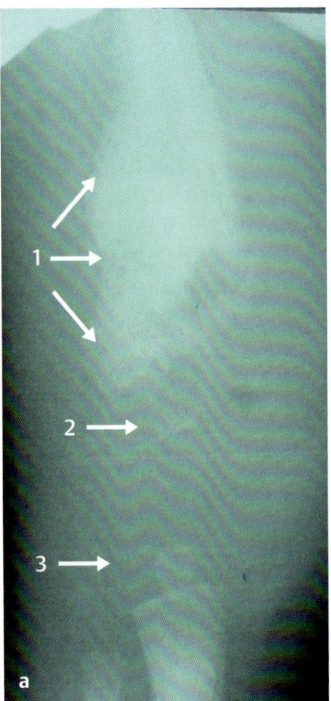
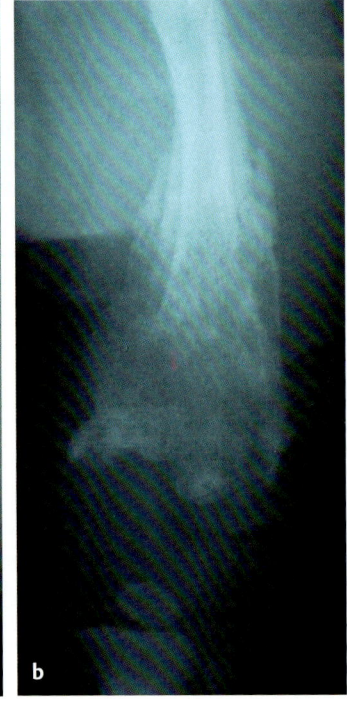
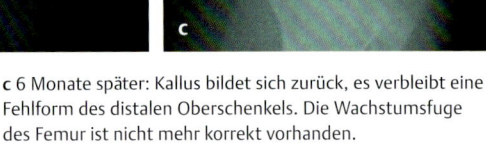

Abb. 30.7 Osteomyelitis (Röntgenbilder: 1 Kallus, 2 Femurepiphyse, 3 Tibiakopf). **a** Therapiebeginn: wolkige unscharfe Auftreibungen bei schon länger bestehender Entzündung. **b** 3 Wochen später: Kallus wird während der Therapie klarer. **c** 6 Monate später: Kallus bildet sich zurück, es verbleibt eine Fehlform des distalen Oberschenkels. Die Wachstumsfuge des Femur ist nicht mehr korrekt vorhanden.

Längendifferenz wird in den folgenden Jahren weiter erheblich zunehmen.

Definition

Eine bakterielle Entzündung des Knochens wird **Osteitis** genannt. Meist ist jedoch auch das Knochenmark beteiligt, sodass von einer **Osteomyelitis** gesprochen wird. Tritt diese mit kurzfristig entstandenen deutlichen Symptomen auf, handelt es sich um eine akute Form. Die chronische Form kann sich über Monate erstrecken, kommt aber im Kindes- und Jugendalter selten vor.

Ursache

Bei Kindern (je kleiner desto häufiger) kommt es zur bakteriellen Absiedlung durch hämatogene Streuung. Betroffen sind am häufigsten die Metaphysen der großen Röhrenknochen, prinzipiell kann aber jeder Knochen befallen sein. Als Erreger treten i.d.R. Staphylococcus aureus, seltener auch Streptokokken oder Hämophilus auf.

Symptome

Im akuten Fall treten eine Schwellung mit Schmerzen (Schonung der Extremität), etwas später auch Fieber und eine Reduktion des Allgemeinzustands auf (**Abb. 30.8**). Die chronische Form weist oft nur mäßige umschriebene Beschwerden auf, die sich bei kleineren Kindern auch nur durch eine gewisse Schonung der Extremität bemerkbar machen kann.

Diagnose

Im Blut sind bei der akuten Form die Entzündungsparameter (Differenzialblutbild, CRP, BSG) deutlich erhöht, die BSG in der ersten Stunde häufig > 100mm. Die Anlage einer Blutkultur sowie eine Punktion des Herdes sollte immer vor Beginn der Therapie erfolgen, auch wenn damit nur in 50–70% der Erregernachweis gelingt.

Die Sonografie kann eine entzündliche Auflockerung der Umgebung und v.a. eine Abszessbildung erkennen. Das Standardröntgenbild zeigt Auflockerungen der Knochendichte und eine Periostverdickung, allerdings sind die Veränderungen erst 10–12 Tage nach Auftreten der Symptome zu erkennen. Daher hat in den letzten 10 Jahren das MRT den wichtigsten Part der Bildgebung übernommen, um schon früh Entzündungszeichen nachweisen zu können. Auch für die Abgrenzung von Folgezuständen einer akuten Entzündung gegenüber einer chronischen ist vom MRT die beste Information zu erwarten. Die Szintigrafie liefert ebenfalls ein charakteristisches Bild, ist aber bei Verfügbarkeit eines MRT nicht erforderlich.

Therapie

Die möglichst an einem Antibiogramm orientierte antibiotische Therapie wird langfristig durchgeführt. Sie erfolgt zunächst intravenös meist über 3 Wochen und weitere 3 Wochen oral. Manche Kinderchirurgen orientieren sich dabei auch an den Laborwerten; ein sicheres Kriterium, wie lange im Einzelfall zu behandeln ist, gibt es aber nicht. Zusätzlich werden, v.a. zu Therapiebeginn, eine antiphlogistische und analgetische Medikation sowie symptomatische Maßnahmen wie Kühlung, Hochlagerung und Ruhigstellung (Gips, Cast) angewandt.

Bei Nachweis eines Abszesses oder abgelöster Knochenanteile (Sequester) oder Nichtansprechen der Antibiose müssen operativ die Entzündung freigelegt und erkrankte Gewebsanteile ausgeräumt werden. Dabei können auch bestimmte mit einem Antibiotikum versehene Materialien in den Entzündungsherd eingebracht werden.

Komplikationen und Prognose

Häufig greift die Entzündung von der Metaphyse auf Wachstumsfuge und Epiphyse über, was mit einer Störung des weiteren Wachstums an dieser Stelle einhergeht. Deformierungen und Funktionsbeeinträchtigungen der Extremität treten weniger häufig auf. Die i.d.R. gut zu behandelnde akute Entzündung kann, v.a. bei nicht konsequenter primärer Therapie, rezidivieren oder in eine chronische Form übergehen. Deren Behandlung ist weniger erfolgversprechend.

30.6.2 Eitrige Arthritis

Definition

Eine bakterielle Entzündung eines Gelenkes wird **eitrige** (oder septische) **Arthritis** genannt. Sie tritt fast im-

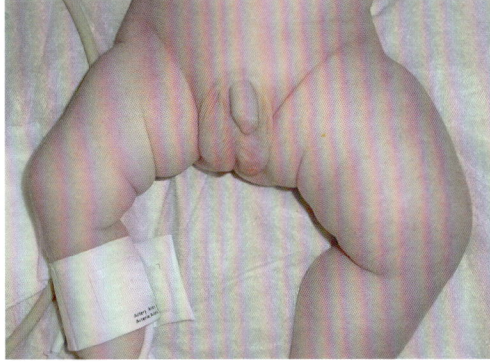

Abb. 30.8 Akute Osteomyelitis des linken Oberschenkels. Säugling aus dem Fallbeispiel vor Therapiebeginn (3 Wochen nach erster klinischer Auffälligkeit).

mer nur an einem Gelenk auf. Die häufigste Lokalisation ist die Hüfte, das bevorzugte Alter des Auftretens 1–2 Jahre.

Ursache

Durch hämatogene Streuung kommt es zur Absiedlung von Bakterien in die Gelenkhaut (Synovia). Dort generieren sie eine Entzündung, in deren Folge massiv putride Flüssigkeit ins Gelenk abgegeben wird. Andere Ursachen können das Übergreifen einer benachbarten Osteomyelitis auf die Synovia oder eine penetrierende Verletzung des Gelenks mit bakterieller Kontamination sein. Häufigster Erreger ist Staphylococcus aureus, es kommen aber auch andere Bakterien vor.

Symptome und Diagnose

Das Kind ist allgemein krank, mit Fieber und Abgeschlagenheit. Das betroffene Gelenk ist äußerst schmerzhaft.

Die Entzündungsparameter im Blut (Differenzialblutbild, CRP, BSG) zeigen deutlich eine bakterielle Infektion an. Sonografisch ist ein Gelenkerguss erkennbar. Mittels Gelenkpunktion wird versucht, den Erreger zu differenzieren, mikroskopisch kann durch Entzündungszellen im Punktat die Diagnose gesichert werden.

Therapie

Die aus diagnostischem Grund erfolgte Gelenkpunktion dient auch therapeutisch zur Schmerzreduktion. Ist das Punktat im Wesentlichen wässrig, kann eine intravenöse antibiotische Behandlung über 2–4 Wochen ausreichend sein. Ist das Punktat eitrig, muss zusätzlich i.d.R. das Gelenk operativ eröffnet, gespült und drainiert werden. Außerdem wird eine analgetische und antiphlogistische Medikation verabreicht, Bettruhe verordnet und das Gelenk ruhig gestellt.

Komplikationen und Prognose

Bei rechtzeitiger adäquater Therapie heilt die eitrige Arthritis i.d.R. folgenlos aus. Erfolgt die Behandlung zu spät, kann es zur Schädigung des Knorpels (an der Hüfte sogar zur Durchblutungsstörung mit Hüftkopfnekrose) kommen mit bleibender z.T. erheblicher Bewegungseinschränkung und Arthrose.

30.6.3 Coxitis fugax

Bei der **Coxitis fugax** handelt es sich um eine flüchtige, abakterielle Entzündung des Hüftgelenks. Die Ursache ist nicht genau bekannt. Die Entzündung tritt oft im Gefolge eines viralen Infektes auf, v.a. nach Luftwegsinfekten, weshalb die Erkrankung im Volksmund auch „Hüftschnupfen" genannt wird. Die Kombination aus Schmerzen in der Hüfte mit sonografisch nachweisbarem Gelenkerguss bei fehlender Reaktion der Entzündungsparameter im Blut stellt die Diagnose. Die Affektion klingt innerhalb weniger Tage von selber ab, zur Schmerzreduktion ist in dieser Zeit Bettruhe sinnvoll, evtl. auch die Gabe von Ibuprofen erforderlich.

Literatur

Kerbl R, Kurz R, Reiter K, Roos R, Wessel L. Hrsg. Checkliste Pädiatrie. 5. Aufl. Stuttgart: Thieme; 2016
www. orpha-net

30.7 Fehlformen und Fehlentwicklungen bestimmter Knochen und Gelenke

30.7.1 Skoliose

Definition

Skoliose (Wirbelsäulenverkrümmung) bezeichnet eine Seitverbiegung der Wirbelsäule mit Torsion der Wirbelkörper (Wirbeldrehung). Die Häufigkeit des Auftretens liegt bei ca. 1,1 %, Mädchen sind ca. 4-mal häufiger betroffen als Jungen. Die Diagnose wird anhand der klinischen Untersuchung sowie von Röntgenuntersuchungen (**Abb. 30.9**) gestellt.

Ursache

Sehr unterschiedliche Ursachen führen zum Erscheinungsbild der Wirbelsäulenverkrümmung. Angeborene Wirbelfehlbildungen (z.B. Keilwirbel), neurogene (z.B. infantile Zerebralparesen) und myogene Störungen (z.B. Muskeldystrophie) sowie Beinlängendifferenzen und Systemerkrankungen (z.B. Neurofibromatose) kommen hierbei in Betracht.

Symptome

Durch die Verbiegung entsteht eine Deformität des Rückenprofils (Rippenbuckel, Lendenwulst) wobei die Erhabenheit immer auf der Konvexseite der Krümmung liegt. In schweren Fällen (90°) wird die Herz-Lungen-Funktion durch Volumeneinengung im Brustkorb eingeschränkt. Ferner können Schmerzen, in seltenen Fällen Lähmungen auftreten. Auch kosmetische Probleme können die Heranwachsenden belasten.

Therapie

Unbehandelt verschlechtert sich die Skoliose meist. Je früher eine Skoliose auftritt, umso mehr ist mit einer Progredienz zu rechnen. Bei geringeren Krümmungen (bis 20°) ist Krankengymnastik sowie eine sportliche Betätigung zur Kräftigung der Rückenmuskulatur indiziert. Zwischen 20–40° Skoliosewinkel wird unterstützend die Korsetttherapie angewandt. Operative Aufrichtungs- und Versteifungsverfahren kommen ab einem Krümmungswinkel von 40° oder bei Wirbelfehlbildungen in Betracht.

30.7.2 Morbus Scheuermann

Definition

Beim **Morbus Scheuermann** kommt es beim Heranwachsenden aufgrund eines gestörten Aufbaus der Grund- und Deckplatten zu keilförmig deformierten Wirbelkörpern mit Ausbildung einer vermehrten Krümmung des betroffenen Wirbelsäulenabschnittes (Rundrückenbildung). Etwa 1% der Heranwachsenden sind betroffen.

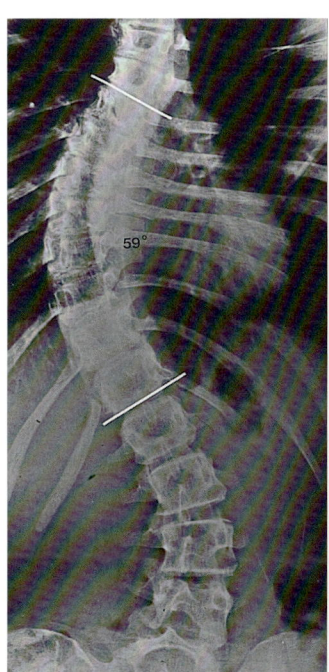
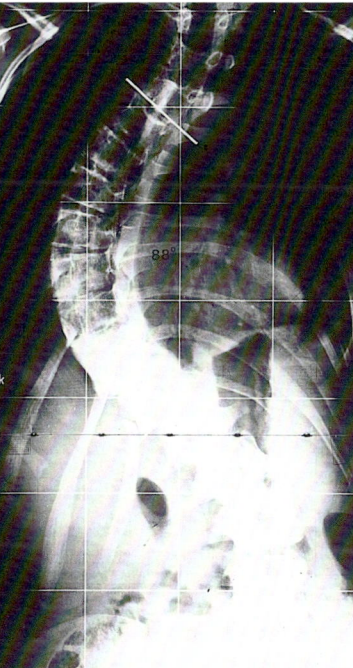

Abb. 30.9 Ausgeprägte Skoliose im Röntgenbild (12-jähriges Mädchen).

Ursache

Die eigentliche Ursache ist unklar. Diskutiert werden Knorpelstoffwechselstörungen, lokale Osteoporose sowie genetische Faktoren. Die Veränderungen machen die Wirbelsäule gegenüber mechanischen Beanspruchungen anfälliger: Dadurch verlagert sich der Nucleus pulposus der Bandscheibe in den Wirbelkörper (Schmorl-Knötchen), die Bandscheibe wird dünner. Die floride Phase der Erkrankung endet mit dem Wachstumsabschluss.

Symptomatik

Zwischen dem 10.–15. Lebensjahr fallen die Kinder durch vermehrte Rundrückenbildung („schlechte Haltung") auf (**Abb. 30.10**). Etwa die Hälfte der Betroffenen beklagt Rückenschmerzen. Die Verkrümmung lässt sich durch eine Extension der BWS kaum aufrichten. Begleitend treten häufig nach vorn gezogene Schultern und eine Hüftbeugekontraktur auf.

Therapie

In den meisten Fällen wird durch gezielte Krankengymnastik und Rückenschule eine Kräftigung der Rückenstreckmuskulatur zur Aufrichtung angewandt. Bei stärkerer Kyphose kann unterstützend ein aufrichtendes Korsett verschrieben werden. Die Indikation zur Operation ergibt sich erst nach Wachstumsabschluss bei starken Verkrümmungen mit Schmerzen und/oder starker psychischer Beeinträchtigung. Hierbei werden zunächst das vordere Längsband der Wirbelsäule gespalten und die Bandscheibe ausgeräumt. Sekundär erfolgen dann dorsale Aufrichtung und Stabilisierung.

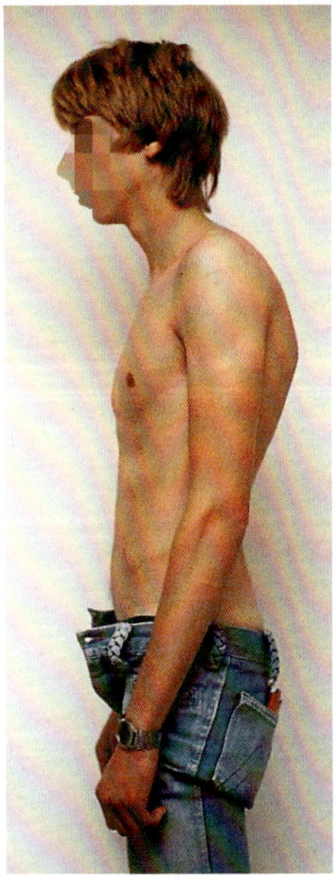

30.7.3 Hüftdysplasie

Definition

Bei der **Hüftdysplasie** handelt es sich um eine ungenügende Ausbildung des Hüftgelenkes mit Störung der Verknöcherung des Pfannenerkers. Bei der (kongenitalen) **Hüftgelenkluxation** steht der Hüftkopf nicht zentriert in der Hüftpfanne, dies ist die Extremform der Dysplasie.

Ursache

Während der 2. Schwangerschaftshälfte ist die knorpelig-knöcherne Form der Gelenke alles andere als stabil, was für die Ausbildung von Gelenkdysplasien entscheidend ist. Die Form des Hüftgelenks wird dabei von verschiedenen Faktoren beeinflusst (**Tab. 30.1**). Die mechanischen präpartalen Faktoren bewirken eine intrauterine Raumnot, aufgrund derer der Hüftkopf kontinuierlich gegen den Pfannenrand gedrückt wird.

Die genetische Prädisposition lässt sich an Zwillingen erkennen. Hat ein Zwilling eine Hüftdysplasie, so hat der zweite Zwilling bei Eineiigkeit ein Risiko von 43% für die gleiche Fehlbildung, bei Zweieiigkeit nur von 3%. Postpartale Ursachen sind durch korrekte Lagerung vermeidbar.

Stadien

Bei Geburt sind alle Stadien von Dysplasie bis Luxation möglich:
- **Kapsellockerung mit schlechter knorpeliger Umfassung:** Hüftkopf bei Untersuchung dislozierbar, spontane Korrektur durch Weichteile (Barlow-Test). Die weitere Entwicklung ist günstig: 60% sind binnen 1 Woche, 80% binnen 2 Monaten normal.
- **Knorpeliger Pfannenrand nach kranial verdrängt:** Kopf ist in Sekundärpfanne, kann durch Abspreizen des Beinchens in die Primärpfanne reponiert werden (Ortolani Zeichen). Je häufiger und länger der Hüftkopf (sub-)luxiert steht, umso ausgeprägter sind bleibende morphologische Veränderungen an der Pfanne. Persistierende Instabilität führt zur Abspreizbehinderung (ab der 4. Woche nachweisbar).
- **Weitere Dislokation:** Hüftpfanne flacht dem Druck nachgebend zunehmend ab. Limbus ist nach kranial ausgewalzt oder ins Gelenk umgeschlagen (Repositionshindernis).
- **Vollständige Luxation:** Bei kompletter Luxation ist die Tragachse nach dorsal verlagert mit konsekutiver Beckenkippung und Hyperlordose.

Abb. 30.10 Morbus Scheuermann (15-jähriger Junge). Neben der Rundrückenbildung fallen die nach vorn gezogenen Schultern auf.

Tab. 30.1 Einflussgrößen auf die Ausbildung einer Hüftdysplasie.

Mechanischen Faktoren vor der Geburt	Endogene Faktoren vor der Geburt	Mechanische Faktoren nach der Geburt
– enges Becken: 60 % der Luxationen treten bei Erstgebärenden auf – Zwangslage: in Hinterhauptslage wird das linke Hüftgelenk in eine Adduktion gepresst, die linke Seite ist dadurch häufiger betroffen – Beckenendlage bei 50 % der Luxationen	– Östrogen und Relaxin der Mutter beeinflusst Hüftkapsel bei weiblichen Feten mehr (Verhältnis weiblich zu männlich ist 4:1) – genetische Prädisposition	– zur Geburt unreifes Hüftgelenk, Nachreifung nur in Hüftbeugestellung möglich

Die Veränderungen können je nach muskulärer Führung in einem Stadium stehen bleiben.

Symptome und Diagnose

Anamnestisch wird nach Hüftdysplasien in der Familie, nach Fruchtwassermangel und Steißlage gefragt. In Bauchlage fällt meist eine Asymmetrie der Gesäßfalten auf. Bei der ärztlichen Untersuchung gibt es verschiedene für die Dysplasie charakteristische Tast- oder Bewegungsphänomene, z.B. die Abspreizhemmung bei gebeugten Hüften ab der 4. Woche.

Im Röntgenbild (Beckenübersicht a.p.) lässt sich mithilfe bestimmter einzuzeichnender Linien die fehlerhafte Ausbildung von Hüftkopf und -pfanne erkennen. Bevorzugt wird jedoch aufgrund der fehlenden Strahlenbelastung die Sonografie. Damit lassen sich die beim jungen Säugling noch überwiegend knorpeligen Gelenkanteile besser erkennen. Typische darstellbare Winkel kennzeichnen auch hier die Stellung des Hüftkopfes zur -pfanne und lassen eine Einteilung in verschiedene Schweregrade der Fehlbildung (Ia: gesund bis IV: Luxation) zu.

Therapie

Erfreulich ist die hohe spontane Heilungsquote: 80% der bei Geburt vorliegenden Instabilitäten bilden sich binnen 2 Monaten zurück. Therapieziel ist die stabile zentrierte Hüfte ohne Ossifikationsstörungen der Pfanne, Therapiemittel sind das Halten einer guten Stellung (Hüftzentrierung) bis zur Ausreifung, Hüftreposition und Hüftretention. Der Einsatz der verschiedenen Maßnahmen ist abhängig vom Alter und Stadium der Dysplasie. Die Behandlungsdauer ist doppelt so lang wie das Alter zum Zeitpunkt des Therapiebeginns. Grundsätzlich gilt: je jünger, desto günstiger, aber auch desto empfindlicher. Als Komplikationen treten Hüftkopfnekrosen auf, wobei diese eine Folge der Behandlung, nicht der Fehlbildung an sich sind!

Die konservative Behandlung umfasst 3 Therapiearten:

- **Ausreifung:** Die Ausreifungsbehandlung mit Spreizhose oder Tübinger Schiene kommt beim sonografischen Typ II a–c zur Anwendung.
- **Reposition:** Eine Repositionsbandage ist die Pavlik-Bandage (ca. 110° Beugung, dann zusätzlich Abduktion bis ca. 60°). Dabei kommt es zur spontanen Reposition durch Strampeln (schwierig anzulegen, oft mangelnde Compliance der Eltern). Auch die Extension wird zur Reposition angewandt, z.B. die Overhead-Extension mit zunehmender Abduktion bis ~70° nach 10 Tagen.
- **Retention:** Dafür ist die Tübinger Schiene geeignet. Bei Gipsbehandlungen sind Hüftkopfnekrosen häufig, der Windelbereich ist außerdem kaum zu pflegen.

Bei der operativen Therapie werden 2 Vorgehensweisen unterschieden:

- **Offene Reposition:** Sie erfolgt, um Repositionshindernisse (Gelenkkapsel/Psoassehne) zu umgehen. Das Vorgehen besteht aus Gelenkkapselinzision, Sehneneinkerbung, Ausräumung hinderlichen Gewebes und Hüftkopfreposition. Nachfolgend erfolgt eine Hüftretention durch Gips nach Fettweis 2 × 4 Wochen.
- **Operative Therapie bei Restdysplasien oder zu spät erkannten Dysplasien:** Ziel der Maßnahme ist das Erstellen einer korrekten Kopf-Pfannen-Relation. Meist kommt eine Osteotomie des Beckens mit Umstellung der Hüftpfanne zur Anwendung.

Prognose

Bei Diagnosestellung vor dem 3. Monat heilen ca. 100% aus, im 6. Monat ca. 75%, im 12. Monat nur noch ca. 50%.

30.7.4 Fehlformen des Fußes

Entwicklung des kindlichen Fußes

Die Ursachen und die Bedeutung der Fußfehlstellungen ergeben sich aus der Entwicklung des wachsenden Fußes.

Erstes Lebensjahr

Während der ersten 6 Monate ist der Fuß weich, die Längs- und Quergewölbe des Fußes haben sich noch nicht entwickelt. Die Fußwurzelknochen sind knorpelig angelegt. Muskelsehnen und Gelenkkapseln weisen eine größere Festigkeit auf als die Knochen selber. Angeborene Fußfehler können in dem Alter durch äußere Formgebung (z.B. Gipsanlagen beim Klumpfuß) korrigiert werden, andere bedürfen nur einer Beobachtung (z.B. Hackenfuß). Nur bei schweren Formfehlern sind operative Maßnahmen indiziert. Sie werden so geplant, dass die Behandlung mit dem Erreichen der Vertikalisierung des Kindes beendet ist.

Um den 1. Geburtstag herum beginnen die Kinder zu stehen. Sensorik und Motorik müssen sich entwickeln. Entsprechend der Entwicklung sind Gangstörungen wie Zehenspitzenlauf, häufiges Stolpern aber auch Laufversuche auf dem Fußrücken zu beobachten.

Kleinkindalter

Im Kleinkindalter, in dem sich das O-Bein zum X-Bein umformt (normale Entwicklung) ist der kindliche Knick-Senkfuß für die Eltern oft ein Grund, einen Kinderarzt oder Orthopäden aufzusuchen. Der Knick-Senkfuß ist in dem Lebensabschnitt keine eigentliche Erkrankung sondern eine vorübergehende Entwicklungsstufe. Übergewicht und mangelndes Training der kurzen Fußmuskulatur spielen hier eine Rolle. Bei der Behandlung wird die Ursache, nämlich die schwache Muskulatur der kurzen Fußmuskeln, in den Brennpunkt gerückt (**Abb. 30.11**). Ein spezielles Fußtraining steht hier an 1. Stelle gefolgt von Einlagen- oder Orthesenversorgungen. Nur in schweren Fällen sind operative Verfahren erforderlich.

Schulalter

Im Schulalter hat sich das physiologische X-Bein i.d.R. begradigt. Ein einwärts gedrehtes Gangbild ist in dem Alter meist auf einen altersüblichen Entwicklungsstand der Hüftgelenke (Antetorsionssyndrom) zurückzuführen.

Klumpfuß

Definition

Der Klumpfuß, lat. Pes equinovarus, excavatus et adductus, besteht aus mehreren Komponenten: überhöhtes Fußgewölbe (Hohlfuß), nach innen gewandter Vorfuß (Sichelfuß), einwärts gekippte Ferse (Varus) und Plantarflexion (Spitzfuß). Er tritt bei ca. 1 von 1000 Geburten auf und ist in der Hälfte der Fälle beidseitig zu finden.

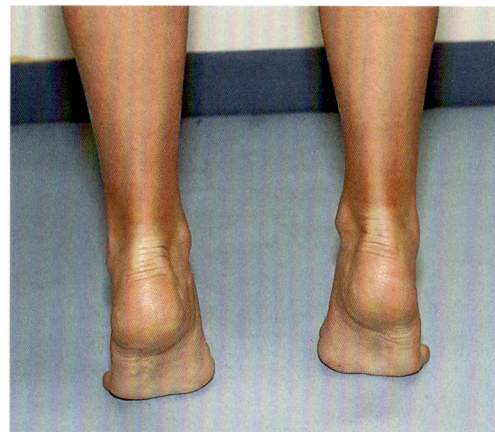

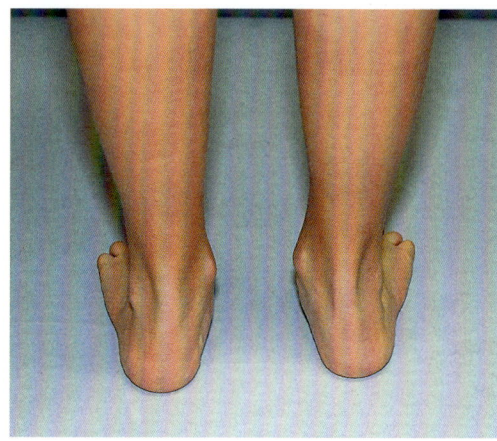

Abb. 30.11 Knickfüße (10-jähriger Junge). Sie können durch Muskelanspannung aufgerichtet werden.

Ursache

Jeder Fuß durchläuft während der intrauterinen Entwicklung eine physiologische Klumpfußphase. Entwicklungsverzögerungen, räumliche Enge im Uterus, neuromuskuläre Erkrankungen (Spina bifida, Arthrogryposis multiplex congenita) und genetische Faktoren werden u.a als Ursache für den Verbleib in dieser Phase diskutiert. Die Kombination der Fehlstellungen entsteht durch Verkürzungen des Sehnen- und Bandapparates des gesamten Unterschenkels und gleichzeitige Fehlstellung der Mittelfußknochen. Dazu kommt die sog. Klumpfußwade. Die Muskulatur der Wade ist kleiner als bei einem gesunden Bein, weshalb der Unterschenkel immer dünner bleiben wird.

Therapie

Therapeutisch war bis vor wenigen Jahren eine Kombination aus Gipsredression und nachfolgender peritalarer Arthrolyse die Therapie der Wahl. Heute wird die schonende Gipsredressionstechnik nach Ponseti favorisiert.

Wird der Klumpfuß nicht behandelt, verfestigen sich die Strukturen in ihrer Fehlstellung. Durch falsche Belastung werden die Knochen in ihrer Fehlstellung mehr und mehr geschädigt. Das hat zur Folge, dass nicht nur der Fuß deformiert ist, sondern der gesamte Bewegungsapparat durch Fehlbelastungen geschädigt wird. Ein Mensch mit unbehandeltem Klumpfuß kann sich also nicht nur schwer fortbewegen, sondern wird durch Folgeschäden wie Arthrose in seiner gesamten Beweglichkeit eingeschränkt und hat eine deutlich verminderte Lebensqualität.

Da die Behandlung eines Klumpfußes nach Ponseti heutzutage kein großes Problem mehr darstellt, sollte man sie früh einleiten, damit ein Kind zum Laufbeginn funktionsfähige Füße hat und alle Bewegungsabläufe korrekt erlernen kann.

Eine besondere Situation besteht bei neurologischen Grunderkrankungen wie Spina bifida oder infantiler Zerebralparese. Bei diesen gelten für den Klumpfuß und weitere Fußfehlstellungen andere Behandlungsstrategien. Hier ist der Kinderorthopäde zur Durchführung komplexer Operationen gefragt.

Weitere Fehlformen

Der **Spreizfuß** ist erworben und weist eine Abflachung des Quergewölbes auf, was zu stärkerer Belastung (und Schmerzen) der mittleren Mittelfußköpfchen führt. Beim ebenfalls erworbenen **Plattfuß** (mildere Form: **Senkfuß**) sind Längs- und Quergewölbe des Fußes eingesunken, der Mittelfuß liegt komplett dem Boden auf. Der angeborene **Knickfuß** ist durch eine Abknickung der Ferse nach außen charakterisiert.

Der jugendliche **Hallux valgus** wird meistens durch zu enges, vorne spitz zulaufendes Schuhwerk verursacht. Die Großzehe steht dabei im Grundgelenk nach außen gerichtet. Hier helfen meist nur operative Maßnahmen.

Der Fuß ist das Fundament auf dem der Körper ruht. Auf seine gesunde Entwicklung ist besonderer Wert zu legen – gerade aufgrund einer zunehmend häufigeren Überlastung durch die Zunahme übergewichtiger Kinder sowie Bewegungsmangel mit ungenügendem Training der Fußmuskulatur. Falsches Schuhwerk zwingt außerdem besonders den heranwachsenden Fuß in eine Fehlform.

30.8 Erworbene Erkrankungen bestimmter Knochen und Gelenke

30.8.1 Epiphyseolysis capitis femoris

Definition

Die **Epiphyseolysis capitis femoris** (ECF) ist eine während der Pubertät auftretende Dislokation der proximalen Femurepiphyse bei Hochwuchs oder Adipositas mit Unterentwicklung der Genitalien. Die Erkrankung tritt bei 1 von 10000 Jugendlichen (Verhältnis Mädchen zu Jungen 1:3) auf. In 40% der Fälle sind beide Hüftgelenke betroffen.

Ursache und Komplikationen

Eine Kombination aus mechanischen und endokrinologischen Faktoren schwächt die Verkalkungszone der Femurepiphyse während des Wachstumsschubs. Hierdurch kommt es zu einem Gleitprozess der Epiphyse auf der Metaphyse nach kaudo-dorsal mit daraus resultierender Außendrehung und Verkürzung des Beines. Man unterscheidet zwischen akutem (Akuta-Form, 10 %) und langsamen Rutschen (Lenta-Form, ca. 60%). In 30% der Fälle tritt eine akute Verschlechterung des langsamen Rutschens auf. Während beim langsamen Rutschen über Monate oder Jahre die Durchblutung des Hüftkopfes i.d.R. ungestört bleibt, können beim akuten Rutschen die dem Schenkelhals anliegenden Gefäße zerreißen und dadurch zu avaskulärer Nekrose, Chondrolyse und Coxarthrose führen.

Begrifflich werden diese Arten der ECF von der traumatischen Epiphyseolyse des Hüftkopfes unterschieden, die im Wachstumsalter durch ein adäquates Trauma ausgelöst wird. Die Differenzierung von der Akuta-Form ist dabei aber oft nicht möglich; Prognose und Therapie sind gleich.

Symptome und Diagnose

Leichte Schmerzen im Bereich Hüfte-Oberschenkel-Knie sind häufig das einzige Symptom der Lenta-Form. Erst bei stärkerem Abrutschen resultieren Außendrehung und Beinverkürzung. Diese tritt bei der Akuta-Form meist abrupt z.B. nach sportlicher Betätigung auf und führt dann zur sofortigen Gehunfähigkeit.

Die Diagnose kann klinisch durch die typische Fehlstellung des Beines gestellt werden. Bei Hüftbeugung kommt es zu einer Außendrehung und Abspreizung des Beines (Drehmannzeichen). Zur Sicherung der Diagnose wird ein Röntgenbild des betreffenden Hüftgelenkes in 2 Ebenen aufgenommen.

Therapie

Das Behandlungsziel besteht darin, weiteres Abrutschen zu verhindern sowie die eingetretene Deformität zu korrigieren. Ersteres wird durch das Einbringen von Drähten oder Schrauben erreicht, die von lateral durch den Schenkelhals in die Epiphyse eingebracht werden. Auf eine sofortige Korrektur/Reposition der abgerutschten Epiphyse sollte wegen der Gefahr der Gefäßzerreißung und daraus folgender Komplikationen verzichtet werden. Erst nach Verschluss der Epiphysenfuge wird eine Korrekturosteotomie des Schenkelhalses zur Einstellung der Epiphyse in die Gelenkpfanne empfohlen (Imhäuser-Osteotomie).

30.8.2 Aseptische Knochennekrosen/Morbus Perthes

Definition

Aseptische Knochennekrosen können an verschiedenen charakteristischen Stellen des Skeletts auftreten. Es handelt sich dabei um eine Durchblutungsstörung in einem Knochenkern, die zu einer Nekrose des betroffenen Knochenteils mit Abbau und anschließendem Wiederaufbau führt. Die wichtigste betrifft die Femurkopfepiphyse und wird **Morbus Perthes** genannt. Sie tritt vorwiegend zwischen dem 5.–7. Lebensjahr auf. Bei einer Häufigkeit von 1:1200 sind Jungen im Verhältnis 4:1 häufiger als Mädchen betroffen.

Ursache

Trotz intensiver Forschung ist die Ursache der Perthes-Erkrankung bis heute unklar, bei schwarzhäutigen Kindern ist die Erkrankung z.B. fast unbekannt. Diskutiert werden Veränderungen am oder im Blutgefäß, Mikrotraumata und Skelettretardierungen. Am wahrscheinlichsten scheint eine Genese durch Zusammenwirken aller Faktoren zu sein, wodurch es zu einer epiphysären Durchblutungsstörung unterschiedlichen Ausmaßes mit nachfolgender Knochennekrose kommt. Die Folge ist ein geschwächtes Knochengerüst mit Einbruch der Gelenkfläche und drohendem Verlust der Kongruenz.

Symptome und Diagnose

Die betroffenen Kinder werden durch Hinken oder Schmerzen im Bereich von Hüften, Oberschenkel und Knien auffällig. Mithilfe der Bildgebung (Röntgen, MRT) ist sowohl die Diagnose zu stellen als auch der Verlauf der Wachstumsstörung des Hüftkopfes in mehreren aufeinander folgenden Stadien nachzuvollziehen (**Abb. 30.12**). Nach der Nekrose des Hüftkopfes kommt

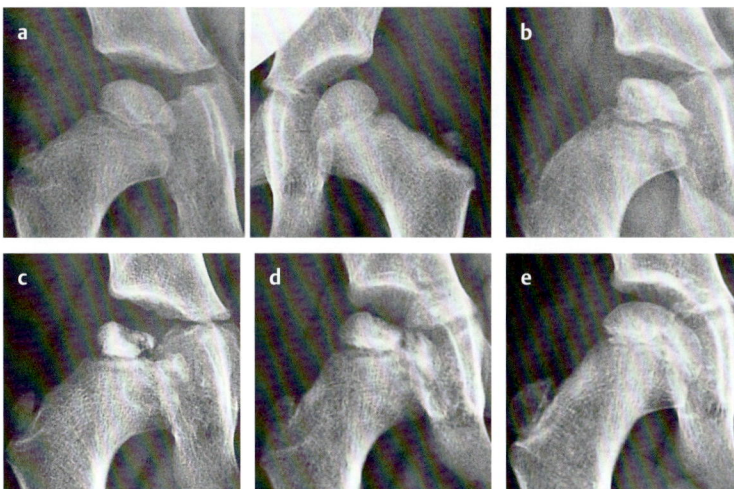

Abb. 30.12
Morbus Perthes (Krankheitsstadien im Röntgenbild). **a** Initialstadium: Gelenkspaltbreite nimmt zu (im Seitenvergleich, rechts krank); **b** Kondensationsstadium: Knochenstruktur verdichtet sich; **c** Fragmentationsstadium: Defekte im Gerüst des Hüftkopfkerns entstehen; **d** Reparationsstadium: nekrotische Knochenareale werden von neuem vitalen Knochen ersetzt; **e** Ausheilungsstadium: vollständiger Wiederaufbau des Hüftkopfes nach Monaten bis Jahren.

es durch Reparationsvorgänge zum Wiederaufbau des Kopfes, wobei häufig eine pathologische Kongruenz oder Inkongruenz beobachtet wird. Die Ausdehnung der Nekrose bestimmt die Prognose und wird in verschiedenen Klassifikationen berücksichtigt (z.B. Salter). Je größer die Zone der Nekrose, desto länger dauert der Wiederaufbau und desto länger ist die nekrotische, weiche Epiphyse verformbar. Während dieses Prozesses kann es zur Lateralisation und Subluxation des Femurkopfes kommen, wodurch eine Abspreizung des Hüftgelenkes nicht mehr möglich ist (hinge abduction). Im Ausheilungsstadium ist schließlich das Endstadium des Wiederaufbaus nach Monaten bis Jahren erreicht.

Therapie

Das Behandlungsziel ist, ein möglichst kongruentes Hüftgelenk zu erhalten. Primär kommen tägliche physiotherapeutische Übungsbehandlungen durch die Eltern zum Einsatz. Kommt es trotz der Therapie zu einer Bewegungsstörung (v.a. Abspreizbehinderung) sind in Abhängigkeit von Röntgenbild und Alter des Patienten operative Maßnahmen zur Verbesserung der Überdachungsverhältnisse indiziert. Hierbei kommen Eingriffe am Femur (Varisationsosteotomie) oder an der Pfanne (z.B. Chiari) in Betracht.

C Weitere Erkrankungen der Extremitäten

30.9 Fehlbildungen der Extremitäten

Fehlbildungen der Extremitäten werden auch unter dem Begriff Dysmelie zusammengefasst. Sie sind in ihrer Art und auch klinischen Bedeutung ausgesprochen variabel und können singulär oder multipel, einseitig oder symmetrisch auftreten. Vom Fehlen ganzer oder Teilen von Extremitäten über Verschmelzungen und Fehlstellungen bis hin zu Überschussbildungen reicht das Spektrum. Als Ursachen kommen u.a. genetisch bedingte Syndrome und die Einwirkung von Toxinen oder Erkrankungen auf die schwangere Mutter in Betracht. Oft bleibt die Genese unklar.

> **W** *Als Auslöser ausgeprägter Extremitätenfehlbildungen ist vor etwa 50 Jahren das Thalidomid berühmt geworden. Es handelte sich um ein damals neu entwickeltes Schlafmittel (Contergan), das besonders Schwangeren mit Schlafstörungen empfohlen wurde. In der Frühschwangerschaft eingenommen führte es zu extrem verkürzten Extremitäten bei einem ansonsten normal entwickelten Kind.*

30.9.1 Amniotische Abschnürung

Im Amnion (Eihaut) können sich in der Schwangerschaft Stränge bilden, die sich um Teile von Extremitäten legen und diese einschnüren. Dabei kann es bis zur Abschnürung mit Verlust des distal gelegenen Extremitätenteils kommen. Die Ursache dafür ist unklar. Besteht nach der Geburt ein Hautdefekt (**Abb. 30.13**) oder eine Durchblutungseinschränkung, ist unmittelbar postpartal eine operative Versorgung erforderlich. Andere Veränderungen werden erst nach einem gewissen Wachstum der Extremität plastisch-chirugisch korrigiert.

30.9.2 Syndaktylie und Polydaktylie

Definition

Unter **Syndaktylie** versteht man eine angeborene Verschmelzung mehrerer Finger oder Zehen. Diese kann lediglich häutig sein, d.h. es bestehen Hautbrücken zwischen den Fingern oder Zehen, knöchern sind dabei alle Glieder jedoch in der richtigen Anzahl vorhanden. Es können aber auch knöcherne Verschmelzungen unterschiedlicher Art vorliegen.

Als **Polydaktylie** wird das überzählige Vorhandensein von Fingern oder Zehen bezeichnet. Die häufigste Form ist die Hexadaktylie, bei der 6 Finger oder Zehen vorliegen. Das überschüssige Glied kann als kleines Bürzel aus lediglich Haut und Weichteilen bestehen, es kann aber auch als anatomisch und funktionell vollwertiges Glied ausgebildet sein, sodass nicht zu erkennen ist, welcher Finger oder Zeh überzählig ist. Außerdem treten Verschmelzungen unterschiedlicher Ausprägung zwischen überzähligem und normalem Finger auf, gewissermaßen eine Syndaktylie bei Polydaktylie.

Therapie

Da zu Beginn des Lebens die Hände nur als Ganzes eingesetzt und die Finger noch nicht nennenswert differenziert werden, stellt eine Syn- oder Polydaktylie im 1. Lebensjahr für das Kind noch kein Problem dar. Erst nach ausgeprägterer Verknöcherung der Glieder im zweiten Lebensjahr kann mit einem Röntgenbild die genaue Situation beurteilt werden. Danach erfolgt die chirurgische Korrektur, die v.a. funktionell, aber auch ästhetisch eine möglichst normale Situation zum Ziel hat (**Abb. 30.14**). Rein häutige Fehlbildungen sind i.d.R. unproblematisch zu beheben. Knöcherne Syn- oder Polydaktylien müssen dagegen oft aufwändig behandelt werden und ermöglichen nicht immer eine normale Funktion.

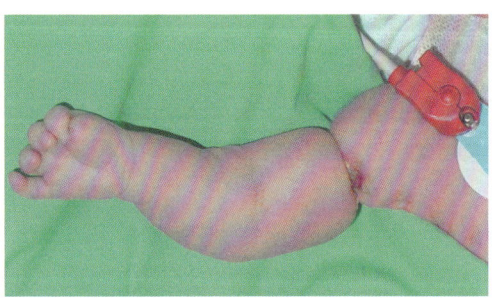

Abb. 30.13 Amniotische Schnürfurchen. Tiefe Einschnürung mit Durchtrennung nahezu der gesamten Muskulatur am Oberarm, fehlende Endglieder an Fingern.

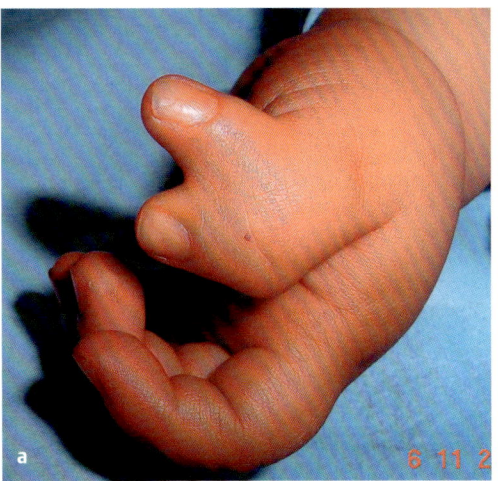
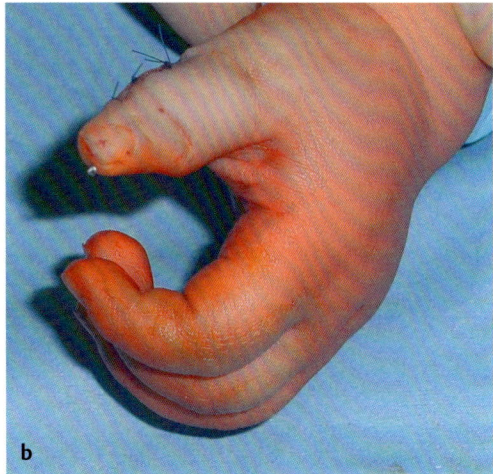

Abb. 30.14 Hexadaktylie mit knöcherner Dopplung des Daumens. a Präoperativ, b postoperativ, zur Stellungskorrektur vorübergehend mit axialem Draht fixiert.

30.10 Unguis incarnatus

Beim Unguis incarnatus (übersetzt: eingewachsener Nagel) wird der Zehennagel von einer oder beiden Seiten von Granulationsgewebe überwachsen. Häufigste Lokalisation ist die Großzehe. Ursächlich liegt i.d.R. ein zu weites Zurückschneiden des Nagels am seitlichen Rand vor. Eine chronische Paronychie (s.u.) kann ebenfalls die Ursache sein, während eine akute Paronychie eine häufige Folge eines Unguis incarnatus ist. Neben lokalen Beschwerden besteht eine Wucherung, die bei geringer Ausprägung evtl. durch Ätzen mit Silbernitrat oder Abtragung mit einem scharfen Löffel entfernt werden kann. Meist kommt es jedoch zu Rezidiven. Eine grundsätzliche Sanierung erfordert eine Keilexzision des Nagelwalls und des angrenzenden Nagelbetts bis auf den Knochen, auch **Emmert-Plastik** genannt.

30.11 Panaritium, Paronychie

Definition und Ursache

Eine Entzündung eines Fingers wird als **Panaritium** bezeichnet. Eine **Paronychie** ist als Sonderform des Panaritiums die Entzündung am Nagelwall.

Panaritien werden meist durch Traumen verursacht, sehr oft durch kleine Bagatelltraumen, die kaum wahrgenommen und daher nicht durch Wundreinigung und -desinfektion vor einer bakteriellen Infektion geschützt werden. Als Erreger treten v.a. Staphylokokken auf, prinzipiell kommen aber verschiedene Keime infrage.

Symptome und Komplikationen

Die schmerzhafte Rötung und Schwellung als typische Entzündungszeichen sind am Finger besonders gut zu erkennen (**Abb. 30.15**). Aufgrund bindegewebiger Septen in den Weichteilen können sich diese kaum ausdehnen, was zu rasch auftretenden und starken Schmerzen führt. Teilweise sind Eiterblasen zu beobachten. Fieber kommt v.a. bei kleineren Kindern oft hinzu. Eine beugeseitige Entzündung kann leicht auf die Sehnenscheiden übergreifen. Damit droht stets eine rasche Ausweitung der Erkrankung auf weitere Teile der Hand (Hohlhandphlegmone) und des Unterarmes. Auch ein Übergreifen auf den Knochen (Osteomyelitis) ist nicht selten, lässt sich aber am Anfang kaum nachweisen oder ausschließen. Prinzipiell droht bei jedem Panaritium bei nicht adäquater Therapie ein Verlust an Funktion oder gar des ganzen Fingers.

Therapie

Eine leichte Rötung und Schwellung lässt sich i.d.R. mit einer antibiotischen Medikation (evtl. intravenös) zur Rückbildung bringen. Schreitet die Entzündung darunter fort oder ist die Schwellung schon beim Erstbefund ausgeprägt, ist eine operative Eröffnung erforderlich. Während bei Adoleszenten (wie bei Erwachsenen) eine ausgedehnte Resektion erkrankten Gewebes vorzu-

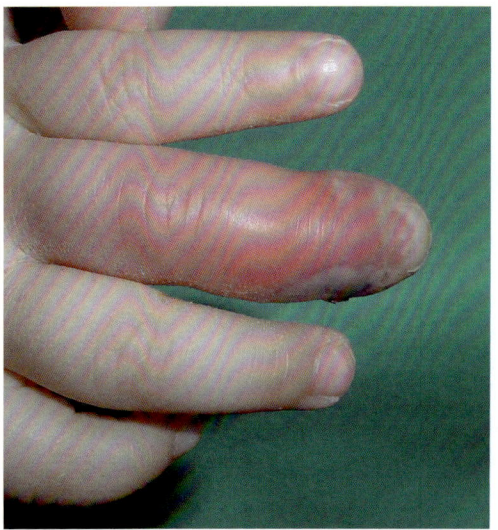

Abb. 30.15 Panaritium des Mittelfingers. Beginnende Nekrosen an der ulnaren Seite.

nehmen ist, kann bei jüngeren Patienten meist etwas zurückhaltender verfahren werden. In jedem Fall ist aber sämtlicher Eiter zu entfernen und durch Laschendrainagen für Entlastung des Gewebes zu sorgen. Eine intravenöse Antibiose und das Ruhigstellen der ganzen Hand auf einer Unterarm-Gipsschiene komplettieren die Behandlung.

30.12 Schnellender Finger

Als schnellender Finger wird eine Erkrankung bezeichnet, bei der der Finger nur ruckartig gestreckt und gebeugt werden kann. Ursächlich ist eine leichte schmerzlose chronische Entzündung der Beugesehnenscheide und des Ringbands (Tendovaginitis stenosans) in Höhe des Fingergrundgelenks, die zur Einengung und nachfolgend zur Verdickung der Beugesehne führt. Die Verdickung kann unter dem Ringband nur ruckartig hindurchgleiten; sie ist als derbes Knötchen über dem Grundgelenk tastbar. Oft kann der Finger aktiv gar nicht mehr gestreckt werden. Der schnellende Finger kommt in jedem Alter vor, besonders häufig tritt er bei Säuglingen auf. Nach der operativen Spaltung des Ringbands ist der Finger wieder frei beweglich, die Verdickung der Sehne bildet sich zurück.

Literatur

Aicardi J. Diseases of the Nervous System in Childhood. 2nd. Ed. London: Mc Keith Press; 1998
Baumgartner H et al. ESC Guidelines for the management of grown-up congenital heart disease (new version 2010). Eur Heart J 2010; 31: 2915–2957
Dubowitz V. Muscle Disorders in Childhood. 2nd Ed. London: Saunders; 1995
Groenink M, Mulder BJM. How to treat Marfan syndrome. Eur Hear J 2016; 37: 986–987
Kerbl R, Kurz R, Reiter K, Roos R, Wessel L. Checkliste Pädiatrie. 5. Aufl. Stuttgart: Thieme; 2016
Lentze MJ, Schaub J, Schulte FJ, Spranger J. Pädiatrie, Grundlagen und Praxis. 3. Aufl. Heidelberg: Springer; 2007
Loeys BL et al. The revised Ghent nosology diagnostic criteria for the Marfan syndrome. Am J Med Genet 2010; 47: 476–485
Sitzmann FC. Duale Reihe: Pädiatrie. 2. Aufl. Stuttgart: Thieme; 2002
Swaiman KF. Pediatric Neurology. Principles and Practice. 2nd. Ed. St. Louis: Mosby Year Book; 1994
Swash M, Schwartz MS. Neuromuscular Diseases. 2nd Ed. Heidelberg: Springer; 1988

31 Kindliches Rheuma und Erkrankungen des Bindegewebes

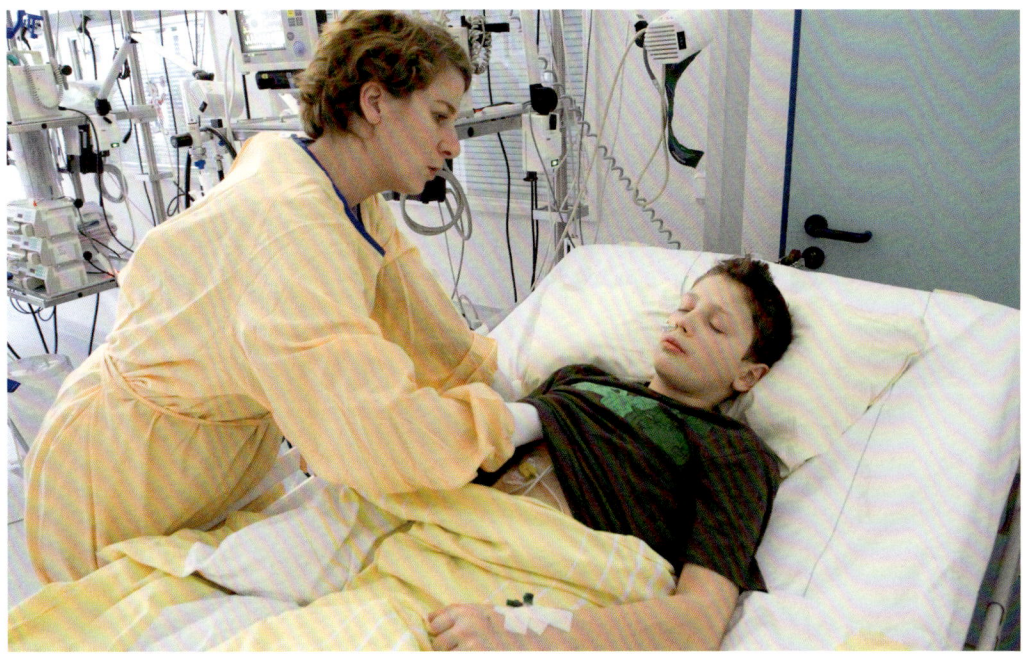

31.1	Allgemeine Grundlagen • 483		31.5	Mischkollagenosen • 488
31.2	Akute Arthritis • 484		31.6	Rheumatisches Fieber • 489
31.3	Juvenile idiopathische Arthritis (JIA) • 484		31.7	Kawasaki-Syndrom • 490
31.4	Systemischer Lupus erythematodes • 487		31.8	Purpura Schönlein-Henoch • 491

31.1 Allgemeine Grundlagen

Rheumatische Beschwerden werden mit höherem Alter und Abnutzungserscheinungen assoziiert. Im Bewusstsein der Allgemeinheit ist es zu wenig verankert, dass auch Kinder, sogar schon Säuglinge an Rheuma erkranken können.

Unter dem Begriff „Rheuma" werden unterschiedliche schmerzhafte Erkrankungen des Bewegungs- und Stützapparates zusammengefasst. Dabei können die Beschwerden von Gelenken, Sehnen, Bändern, Knochen, Muskeln oder anderen Weichteilen ausgehen. Somit stellt „Rheuma" einen Sammelbegriff für verschiedene Erkrankungen dar:
- Juvenile idiopathische Arthritis
- Arthritiden im Zusammenhang mit Infektionen
- Autoimmunerkrankungen
- Vaskulitiden
- periodische Fiebersyndrome
- Schmerzverstärkungssyndrome

Im Kindesalter stehen entzündliche Gelenkserkrankungen (Arthritiden) im Vordergrund. Unter einer **Arthritis** versteht man eine Gelenkentzündung, die sich klinisch durch Schmerzen, Schwellung und Funktionseinschränkung äußert. Dabei muss zwischen 2 großen Gruppen, den akuten und den chronischen Formen der Arthritis unterschieden werden. Der wesentliche Unterschied liegt darin, dass bei ersteren kein bleibender Gelenkschaden resultiert, während man bei der chronischen Gelenkentzündung (mit Beteiligung innerer Organe) ohne frühzeitige Therapie mit hoher Wahrscheinlichkeit mit einer bleibenden Gelenkschädigung rechnen muss.

31.2 Arthritis im Zusammenhang mit Infektionen

B *Vorgestellt wird ein 12 Jahre alter Junge. Seit 4 Wochen besteht eine wiederkehrende, kaum schmerzhafte Schwellung des rechten Kniegelenkes. Anamnestisch werden Verletzung und vorausgehender Infekt verneint. An Zeckenbisse kann er sich erinnern. In der Gelenksonografie zeigen sich ein deutlicher Erguss und eine verdickte Gelenkskapsel. Bei der Blutabnahme findet sich ein hoher IgG-Antikörpertiter auf Borrelien. Der Patient wird angehalten, sich körperlich zu schonen und eine antibiotische Therapie für 30 Tage durchzuführen.*

Infekt-assoziierte Arthritiden stellen die häufigste Form der kindlichen Gelenkentzündung dar. Auslöser sind Infektionen mit Viren (z.B. Röteln-, Parvo-B19-, Coxsackievirus) oder Bakterien (z.B. Chlamydien, Mykoplasmen, Borrelien, Salmonellen, Yersinien, Streptokokken).

Die Beschwerden bestehen für einige Tage bis Wochen, manchmal auch wenige Monate. Ein Beispiel dafür ist die **Coxitis fugax**, der sog. „Hüftschnupfen". Nach einem viralen Infekt der oberen Luftwege kommt es typischerweise bei Kleinkindern zu plötzlich auftretendem Schonhinken. In der Untersuchung fällt eine eingeschränkte Innenrotation auf. Sonografisch ist ein Erguss im Gelenk nachweisbar. Mit Ruhigstellen und einem entzündungshemmenden und schmerzstillenden Medikament klingen die Beschwerden nach 1–2 Wochen folgenlos ab.

31.3 Juvenile idiopathische Arthritis (JIA)

B *Ein 16 Monate altes Mädchen wird wegen Gehverweigerung und Misslaunigkeit vorgestellt. Die Eltern berichten, dass das Mädchen bereits gut laufen konnte und seit 4 Wochen beim Hinstellen reflektorisch beide Beine anzieht und zu weinen beginnt. Bei der Untersuchung zeigt sich eine symmetrische Schwellung beider Knie-, Sprung- und Handgelenke. Auch einzelne Finger und Zehen sind verdickt und überwärmt. Bei der Großmutter ist eine rheumatische Erkrankung bekannt. In der Gelenksonografie sind Erguss, Kapselverdickung und beginnender Pannus erkennbar. Die Blutuntersuchung ergibt eine deutlich erhöhte BSG, erhöhtes CRP, Leukozytose und Anämie. Die ANA sind mit 1:160 positiv. Das Kind wird stationär aufgenommen, mit Steroiden behandelt und eine Basistherapie mit Methotrexat eingeleitet.*

Definition und Ursache

Die **juvenile idiopathische Arthritis** (JIA) ist eine seltene Autoimmunerkrankung. Etwa 20–30 von 100000 Kindern sind davon betroffen. Ältere Bezeichnungen dafür lauten juvenile chronische Arthritis oder kindliches Rheuma.

D *Unter einer **Autoimmunerkrankung** versteht man eine Erkrankung infolge einer fehlgeleiteten Immunantwort.*

Unser Immunsystem schützt uns gegen Infektionserreger. Es muss dazu in der Lage sein, zwischen fremd und eigen zu unterscheiden, um Fremdes zu zerstören. Durch eine Fehlleitung verliert das Immunsystem diese Fähigkeit und greift körpereigenes Gewebe, z.B. das Gelenk an. Die Gelenkshaut wird durch eingewanderte Entzündungszellen in ein aggressives Entzündungsgewebe, den sog. Pannus umgewandelt. Dieser zeigt destruktives Wachstum und zerstört in der Folge Knorpel- und Knochengewebe (**Abb. 31.1**). Der genaue Mechanismus ist aber unbekannt. Zu einer gewissen Veranlagung müssen noch weitere Umweltfaktoren (z.B. Infektionen) hinzukommen, um die Erkrankung entstehen zu lassen.

Symptome

Durch Einwanderung von Entzündungszellen verdickt sich die Gelenksinnenhaut. Die Gelenksflüssigkeit nimmt zu. Das führt zu Schwellung, Schmerzen und Bewegungseinschränkung. Ein typisches Zeichen der JIA ist die Morgensteifigkeit. Gelenke werden in Mittelstellung gehalten, da sie so am wenigsten Schmerzen verursachen. Bei Bewegung entsteht dadurch eine Schonhaltung bzw. ein Schonhinken. Kleinere Kinder verweigern oft bereits erlernte Bewegungsmuster oder haben keine Freude am Spielen. Bei fehlender oder unzureichender Behandlung können Gelenkknorpel und Knochen zerstört werden. Außerdem führt die Fehlbelastung zu Muskelabbau, Verkürzung von Sehnen und Bändern mit weiterer Fehlstellung und sog. Beugekontrakturen.

Diagnose

Die Diagnose kann dann gestellt werden, wenn eine Gelenksentzündung vor dem 16. Lebensjahr beginnt, mindestens 6 Wochen andauert u.a. mit Gelenksentzündung einhergehende Erkrankungen ausgeschlossen sind.

Zusätzlich sind Laboruntersuchungen, wie Blutbild, Entzündungsparameter (BSG, CRP) und die Bestimmung von Autoantikörpern, wie antinukleäre Antikörper (ANA) und Rheumafaktor (RF), sowie von HLA-Merkmalen (HLA-B27) zur Diagnosestellung bzw.

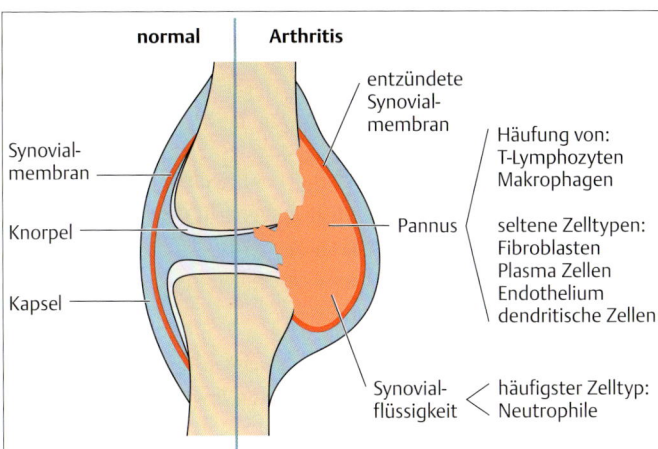

Abb. 31.1 Juvenile idiopathische Arthritis. Vergleich der Normalsituation mit dem entzündlichen Geschehen.

Verlaufsbeurteilung notwendig. Bildgebende Verfahren werden in Form von Gelenksonografie, MRT und Szintigrafie eingesetzt, um Ergüsse, Knorpel- oder Knochenveränderungen darzustellen.

Verlaufsformen/Subtypen

Die JIA kann in verschiedenen Formen (Subtypen) in Erscheinung treten:
- systemische JIA (Morbus Still)
- Polyarthritis mit RF-Nachweis
- Polyarthritis ohne RF-Nachweis
- Oligoarthritis
- Enthesitis-assoziierte Arthritis
- Psoriasisarthritis
- unklassifizierte Arthritis

Man unterscheidet nach der Anzahl der betroffenen Gelenke, dem Vorhandensein von Allgemeinerscheinungen (Fieber, Hautausschlägen, Organvergrößerungen, Herzbeutelentzündungen), Mitbeteiligung von Sehnenentzündungen oder dem Vorhandensein einer Schuppenflechte. Nach 6-monatigem Krankheitsverlauf wird die Klassifikation zu einer der folgenden Subtypen getroffen.

Systemische JIA

Die systemische JIA (Morbus Still) macht 10–20% der JIA-Fälle aus und betrifft hauptsächlich Kleinkinder ohne Geschlechtsbevorzugung. „Systemisch" bedeutet, dass außer der Gelenkentzündung noch Allgemeinerscheinungen, wie täglich wieder auftretendes hohes *Fieber* und ein typischer *lachsfarbener unbeständiger Hautausschlag* zur Diagnosestellung vorhanden sein müssen. Weitere Allgemeinsymptome sind häufig vorhandene Lymphknoten-, Leber- und Milzschwellung, sowie eine Entzündung von Herzbeutel oder Rippenfell. Diese Form stellt die schwerste Verlaufsform kindlichen Rheumas dar.

Rheumafaktor-postive Polyarthritis

Davon sind ca. 5% der JIA-Patienten betroffen. 90% davon sind Mädchen zwischen dem 7.–13. Lebensjahr. In den ersten 6 Erkrankungsmonaten sind mind. 5 Gelenke betroffen. Im Blut ist ein bestimmter Autoantikörper, der sog. Rheumafaktor nachweisbar. Die Form entspricht wahrscheinlich der primär chronischen Polyarthritis (PCP) des Erwachsenenalters. Vorwiegend sind beidseits Hand- und Fingergelenke betroffen (**Abb. 31.2**). Sog. Rheumaknoten treten gehäuft auf. Prognostisch ist diese Verlaufsform eher ungünstig.

Rheumafaktor-negative Polyarthritis

15–20% der JIA-Patienten aller Altersstufen, bevorzugt Mädchen, sind davon betroffen. Im Unterschied zur seropositiven Form ist kein Rheumafaktor nachweisbar. Befallen sind große und kleine Gelenke, oft auch Kiefer- und Halswirbelsäulengelenke. Nach langjährigem Verlauf sind bleibende Funktionseinschränkungen häufig.

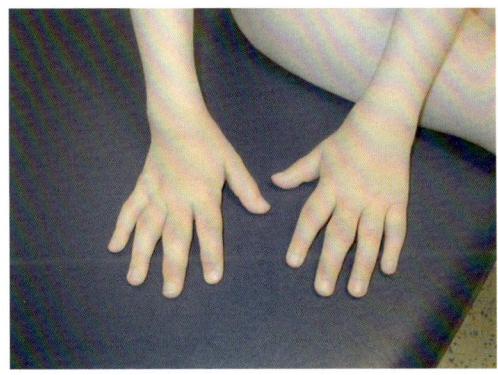

Abb. 31.2 Polyarthritis.

Oligoarthritis

Die frühkindliche Oligoarthritis (alte Bezeichnung: Oligoarthritis Typ I) ist mit ca. 50% der häufigste Subtyp und betrifft v.a. Mädchen im Kleinkindalter. Oligoarthritis bedeutet, dass bis zu 4 Gelenke, v.a. Knie- und Sprunggelenke betroffen sind. Häufig sind antinukleäre Antikörper (ANA) nachweisbar. Bei ihnen ist das Risiko für eine gefürchtete Komplikation, die *Iridozyklitis* in bis zu 30% vorhanden. Die entzündliche Augenmitbeteiligung verursacht keine typischen Symptome, sodass regelmäßige Spaltlampenuntersuchungen notwendig sind, um die Entzündung rechtzeitig zu erkennen (**Abb. 31.3**). Spätkomplikationen sind Trübung der Linse, Erhöhung des Augeninnendrucks und Sehschärfenminderung bis zur Erblindung.

Enthesitis-assoziierte Arthritis

Die Enthesitis-assoziierte Arthritis (alte Bezeichnung: Oligoarthritis Typ II) betrifft mit 5–10% der JIA-Fälle hauptsächlich Jungen nach dem 8. Lebensjahr. Neben Arthritis der Knie- und Sprunggelenke (seltener Finger- und Zehengelenke) besteht eine *Enthesitis*, also eine Entzündung der Sehnen und Bänder. Typisch ist der Befall des Achillessehnenansatzes. Bei den meisten Patienten findet sich das *HLA-B27-Merkmal*. Diese Subgruppe kann mit Befall der Wirbelsäule in einen Morbus Bechterew des Erwachsenenalters übergehen. Auch hier können Augenentzündungen assoziiert auftreten, allerdings werden diese durch Rötung, verstärkte Tränenbildung und Lichtempfindlichkeit symptomatisch.

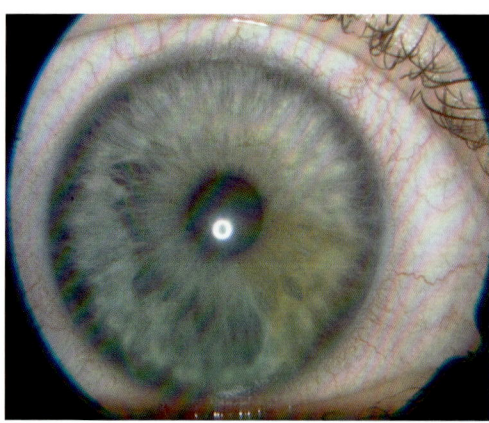

Abb. 31.3 Iridozyklitis. Hier erkennbar an Farbänderungen der Iris.

Psoriasis-Arthritis

Der Anteil an JIA beträgt ca. 5%. Es fällt meist der typische Strahlbefall der Finger- oder Zehengelenke, die sog. *Daktylitis* auf. Wegen ihres Aussehens werden sie auch als „Wurstfinger oder -zehen" bezeichnet. Die Arthritis kann der Schuppenflechte um Jahre vorausgehen. Zur Diagnosestellung reicht daher bei typischem Arthritismuster die Diagnose der Hautveränderung beim erstgradig Verwandten.

Unklassifizierte JIA

Sie lassen sich keinem oder mehreren der oben genannten Subtypen zuordnen. Etwa 10 % der JIA-Patienten fallen darunter.

Therapie

Da eine genaue Ursache der Erkrankung unbekannt ist, existiert keine kausale Therapie. Eine Heilung ist bis heute nicht möglich. Ziel der *multidisziplinären* Behandlung ist es, den Kindern ein weitgehend normales Leben zu ermöglichen und bleibende Schäden an Gelenken und Organen zu verhindern. Dazu gehört die Verordnung von schmerzstillend und antientzündlich wirkenden Medikamenten (nicht-steroidale Antirheumatika [NSAR], Kortison und Immunmodulatoren) durch den Rheumatologen, die Behandlung von Fehlstellungen durch Physio- und Ergotherapeuten, sowie regelmäßige Vorstellungen beim Orthopäden und Augenfacharzt.

Neue innovative Therapieansätze sind durch besseres Verständnis der immunvermittelten Entzündungsmechanismen möglich geworden. Die sog. *Biologika* ermöglichen eine zielgenaue Intervention an den Botenstoffen der Entzündung, den Zytokinen.

Prognose

Prinzipiell ist die Prognose im Kindesalter günstiger als bei Erwachsenen. Bei der Mehrzahl der Fälle verschwindet die Krankheit nach unterschiedlichem, meist jahrelangem Verlauf wieder. Sie hängt wesentlich von Schwere, Subtyp, Frühzeitigkeit und angemessener Therapie, sowie der Entwicklung einer Augenmitbeteiligung ab. Dadurch kann eine bleibende Behinderung meistens vermieden werden.

Ohne Therapie ist mit Gelenkdestruktionen, Wachstumsdefiziten, Muskel- und Knochenschwund zu rechnen.

31.4 Systemischer Lupus erythematodes

B *Ein 16-jähriges Mädchen leidet seit 3 Wochen unter Fieberschüben, Müdigkeit und Gelenkbeschwerden. Bei der Untersuchung ist das Mädchen auffallend blass, ihr Puls ist tachykard und es fällt eine Schwellung und schmerzbedingte Funktionseinschränkung des rechten Knie- und Sprunggelenkes auf. In den Laboruntersuchungen sind die Entzündungsparameter erhöht, Leukozyten, Erythrozyten und Thrombozyten sind jeweils erniedrigt. Die Bestimmung der ANA und anti-ds-DNA-Antikörper ergeben hochpathologische Befunde. C4 ist erniedrigt. Sonografisch ist ein geringer Herzbeutelerguss nachweisbar. Harn und Blutdruck sind unauffällig. Unter stationären Bedingungen wird eine hochdosierte Steroidtherapie eingeleitet und anschließend eine immunsuppressive Therapie mit Azathioprin begonnen.*

Definition

Der **systemische Lupus erythematodes** (SLE) ist eine seltene chronische Autoimmunerkrankung. Er gehört zur Gruppe der Bindegewebserkrankungen, den sog. Kollagenosen. Etwa 4 von 100000 Kindern pro Jahr sind betroffen. Die Erkrankung tritt bei Mädchen wesentlich häufiger auf als bei Jungen, v.a. zwischen dem 10.–15. Lebensjahr. Es handelt sich um eine ernste, „systemische" Erkrankung, was bedeutet, dass viele Organe betroffen sein können.

Das aus dem Lateinischen stammende Wort „Lupus" bedeutet Wolf und bezieht sich auf den **schmetterlingsförmigen Gesichtsausschlag**, der die Ärzte zu Beginn des 20. Jahrhunderts an Gesichtszerstörungen durch Tuberkulose erinnerte, die man Lupus nannte. Der SLE zeichnet sich durch Entzündungen der Blutgefäße und des Bindegewebes aus. Die Erkrankung betrifft zahlreiche Organe, wie Haut, Gelenke, Niere, Gehirn und Blut.

Ursache

Die genaue Ursache der Autoimmunerkrankung ist unbekannt. Eine genetische Veranlagung und exogene Einflüsse bedingen sie. So ein Trigger kann z.B. eine Infektion sein. Dabei kommt es zur Bildung charakteristischer Autoantikörper, die gegen Zellkernbestandteile gerichtet sind. Sie führen direkt oder indirekt (über Bildung und Ablagerung von Immunkomplexen) zu Organschäden. Auch Medikamente können einen SLE auslösen (sog. „medikamenteninduzierter LE").

Symptome

Da der SLE unterschiedliche Organe betreffen kann, gibt es ein vielfältiges klinisches Bild. Üblicherweise beginnt die Erkrankung schleichend über Wochen, Monate oder gar Jahre. Unspezifische Beschwerden wie Müdigkeit und allgemeines Krankheitsgefühl, Fieberschübe und Gewichtsverlust können Erstsymptome sein. Mit Fortschreiten der Erkrankung entwickeln sich spezifische Veränderungen, wie das Schmetterlingserythem über Nase und Wangen, Lichtempfindlichkeit, Haarausfall, Geschwüre in Nase und Mund oder das Raynaud-Syndrom.

D *Unter dem **Raynaud-Syndrom** versteht man eine abwechselnde Weiss-blau-rot-Verfärbung der Finger und/oder Zehen, v.a. bei Kälte.*

Gelenke können geschwollen oder steif sein. Im Blut findet man eine verminderte Anzahl von einer oder mehreren Zellreihen. Die Blutgerinnung kann gestört sein. Durch Beteiligung des ZNS können Kopfschmerzen, Krampfanfälle oder psychische Veränderungen auftreten. Eine Beteiligung von Herz, Atemwegen und Bauchorganen ist häufig. Ein wichtiger Faktor ist die Nierenbeteiligung in Form der sog. Lupusnephritis, der auch wesentlich die Langzeitprognose beeinflusst.

Diagnose

Nach Ausschluss anderer infrage kommender Erkrankungen (Infektionen, systemische JIA, Malignome), kann die Diagnose gestellt werden, wenn bestimmte klinische Erscheinungen zusammen mit dem Nachweis typischer Autoantikörper auftreten. Nach den sog. ARA-Kriterien der Gesellschaft für Rheumatologie müssen mind. 4 von 11 dabei erfüllt sein (**Tab. 31.1**).

Tab. 31.1 Diagnosekriterien des SLE.

Klinische Manifestation	Betroffenes Organ
Schmetterlingserythem	Haut
diskoider Lupus erythematodes	
Photosensibilität	
Mundulzera	Schleimhaut
Arthralgien/Arthritis	Gelenke
Pleuritis/Perikarditis	seröse Häute
Glomerulonephritis	Niere
Krämpfe/Psychosen	ZNS
Immunozytopenien	Hämatopoese
LE-Zellen, Antikörper gegen ds-DNS oder Sm	spezifische Autoantikörper
antinukleäre Antikörper	Autoantikörper allgemein

Die Diagnose ist gesichert, wenn 4 der 11 Kriterien erfüllt sind.

Für die Erkrankung typische Autoantikörper sind solche, die sich gegen doppelsträngige DNS oder Histone richten. Außerdem können Anti-Ro- und Anti-La-Antikörper auftreten, die im Falle einer Schwangerschaft diaplazentar auf den Feten übertreten und damit für eine schwere Reizleitungsstörung (AV-Block Grad III) beim Neugeborenen verantwortlich gemacht werden können. Gerinnungsstörungen werden im Zusammenhang mit Antiphosholipid-Antikörpern beobachtet. Es sei allerdings darauf hingewiesen, dass auch bei klinisch Gesunden (5%) ANA gefunden werden können.

Blutbildbestimmung, Entzündungslabor (CRP, BSG), Eiweiß- und Komplementbestimmung (C3, C4), sowie ein Gerinnungslabor und Harnuntersuchung (Ausscheidung von Eiweiß und Erythrozyten) sind zur Diagnosestellung bzw. Schweregradbeurteilung von Bedeutung. Ein genauer Status und regelmäßige Blutdruckkontrollen sind erforderlich.

Therapie

Ziel der Therapie ist es, das „gestörte Immunsystem" zu bremsen. Dazu wird in der Akutsituation i.d.R. Kortison benötigt, v.a. bei lebensbedrohlichen Komplikationen. In weiterer Folge kommen immunmodulierende Medikamente (Chloroquin, Azathioprin, Methotrexat, Cyclosporin) zum Einsatz, um Kortison einzusparen. Spezielle Medikamente werden bei Nierenbeteiligung (Cyclophosphamid und Mycophenolatmofetil) eingesetzt. Gelenkbeschwerden werden mit NSAR behandelt. Um das Auslösen eines akuten Schubes zu vermeiden, sind Allgemeinmaßnahmen wie Sonnenschutz und Meiden von psychischen und körperlichen Stresssituationen notwendig.

Prognose

Als chronische Erkrankung verläuft der SLE meist über mehrere Jahre in Schüben. Eine Heilung gibt es derzeit nicht. Trotzdem gelingt es mit einer frühzeitigen und aggressiven Therapie meist, lebensbedrohliche Situationen zu kontrollieren. Die 10-Jahresüberlebensrate liegt bei über 90%. Kinder mit Nieren- oder ZNS-Beteiligung haben eine schlechtere Prognose.

31.5 Mischkollagenosen

Definition und Ursache

Als **Mischkollagenose** oder undifferenzierte Kollagenose bezeichnet man eine autoimmune Bindegewebserkrankung, bei der sich typische Symptome mehrerer sog. klassischer Kollagenosen finden. Zu den klassischen Kollagenosen zählen folgende Erkrankungen:
- systemischer Lupus erythematodes
- juvenile Dermatomyositis
- Sklerodermie
- Sjögren-Syndrom

Symptome und Diagnose

Nach unspezifischen Symptomen, wie Müdigkeit, Gewichtsabnahme, Temperaturerhöhung und Infektanfälligkeit folgen die typischen Leitsymptome, wie Haut- und Fingerschwellungen, Raynaud-Phänomen, Polyarthritis, Myositis, Speiseröhrenhypomotilität und Verjüngung der Fingerspitzen (sog. „Madonnenfinger") mit möglichen akralen Nekrosen. Bei 5% der Betroffenen entwickelt sich über Jahre ein pulmonaler Hochdruck. Somit besteht klinisch Ähnlichkeit mit dem SLE und der Sklerodermie.

Die Kombination aus o.g. Symptomen und der Nachweis hoher Titer von U1-RNP-Antikörpern sind richtungsweisend für die Diagnosestellung.

Therapie und Prognose

Eine kausale Therapie existiert nicht. Bei Gelenkbefall werden NSAR eingesetzt, bei Organmanifestationen Steroide. Immunsuppressive Medikamente, wie Azathioprin oder Methotrexat werden ebenfalls eingesetzt.

Etwa 2/3 der Patienten nehmen einen günstigen Verlauf. Das restliche Drittel geht in einen SLE oder eine Sklerodermie mit der Möglichkeit einer Lungenhochdruckentwicklung über. Daneben sind Todesfälle durch Infektionen, sowie Beteiligung von Herz, Nieren und Gehirn möglich. Wie beim SLE gilt bei Nachweis von Ro- und La-Antikörpern eine Schwangerschaft als Risikoschwangerschaft. Durch diaplazentaren Übertritt der Autoantikörper kann eine Herzreizleitungsstörung beim Kind (AV-Block) entstehen. Abortrate und Frühgeburtlichkeit sind ebenfalls erhöht.

31.6 Rheumatisches Fieber

Definition
Das **rheumatische Fieber** ist eine immunologisch vermittelte Folgeerkrankung von Infektionen mit Streptokokken der Gruppe A.

Bis Mitte des 20. Jahrhunderts war die Erkrankung gleichmäßig verbreitet und trug wesentlich zur Sterblichkeit im Kindesalter bei. Durch Verbesserung der Lebensbedingungen infolge Industrialisierung, verbesserter Hygiene und Verfügbarkeit von Antibiotika ist die Inzidenz deutlich zurückgegangen. Derzeit erkranken in Mitteleuropa 0,5–3 von 100000 Kindern pro Jahr. Die typische Altersgruppe liegt zwischen 5–15 Jahren.

Ursache
Nach Racheninfekten mit β-hämolyierenden Streptokokken der Gruppe A richtet sich das fehlgeleitete Immunsystem nicht nur gegen die Erreger, sondern auch gegen körpereigenes Gewebe und führt so zu den charakteristischen Symptomen.

Symptome
Arthritis. Typisch ist die wandernde Gelenkentzündung, die v.a. die großen Gelenke, wie Ellbogen, Knie, Sprunggelenke oder Schultern befällt. Sie spricht gut auf Aspirin oder andere NSAR an.
Karditis. Sie kann als Herzklappenentzündung (Endokarditis), Herzmuskelentzündung (Myokarditis) oder Herzbeutelentzündung (Perikarditis) vorkommen und einen bleibenden Schaden am Herzen hinterlassen.
Chorea (griech.: Tanz). Durch Entzündung eines Hirnteils, der für die Koordination der Bewegung zuständig ist, tritt 1–6 Monate nach dem Racheninfekt eine Bewegungsstörung auf, die durch schleudernde, nicht unterdrückbare Bewegungen (Veitstanz) charakterisiert ist. Üblicherweise verschwinden sie nach 1–2 Monaten wieder.
Hautveränderungen. Stammbetonte schlangenförmige Rötungen werden als Erythema marginatum bezeichnet. Das Auftreten subkutaner Knötchen ist ebenfalls möglich.
Allgemeinsymptome. Fieber, Müdigkeit, Appetitverlust, Anämie, Bauchschmerzen und Nasenbluten sind häufige Symptome.

Diagnose
Die Beurteilung der klinischen Symptome unter Berücksichtigung der Jones-Kriterien führt zur Diagnosestellung (**Tab. 31.2**). Eine Infektion mit β-hämolysierenden Streptokokken der Gruppe A muss kulturell oder durch Bestimmung des Antistreptolysin-Titers nachgewiesen sein.

Therapie
Zunächst erfolgt eine antibiotische Streptokokkeneradikation (z.B. mit Penizillin). Danach ist eine Reinfektionsprophylaxe als sekundäre Prävention notwendig. Bei Arthritis sind Azetylsalizylsäure oder andere NSAR hilfreich. Bei schwerwiegender Karditis ist bei strenger Bettruhe die Verabreichung von hochdosierten Steroiden notwendig. Eine Chorea kann mit Antiepileptika behandelt werden.

Prognose
Sie wird v.a. durch die Schwere der Herzbeteiligung (Klappenfehler, Herzinsuffizienz, s. Kap. 24.10) und dem Einhalten der Sekundärprophylaxe für mindestens 5 Jahre (manchmal auch bis ins Erwachsenenalter) bestimmt, da das Rückfallrisiko bei natürlichem Verlauf innerhalb dieser Zeit besonders hoch ist.

Tab. 31.2 Jones-Kriterien.

Hauptkriterien	Nebenkriterien
– Karditis	– Fieber
– Polyarthritis	– Arthralgien
– Chorea	– BSG + CRP-Erhöhung
– Erythema marginatum	– PR-Verlängerung
– subkutane Knötchen	

Die Diagnose kann bei 2 Hauptkriterien oder 1 Haupt- und 2 Nebenkriterien gestellt werden. Zusätzlich muss der Streptokokkennachweis positiv sein.

31.7 Kawasaki-Syndrom

Definition und Ursache

Das **Kawasaki-Syndrom** ist eine akute, fieberhafte, systemische Erkrankung, die durch eine Entzündung (Vaskulitis) der kleinen und mittleren Gefäße gekennzeichnet ist. Durch die Entzündung kann es zu erweiterten Herzkranzgefässen, sog. „Aneurysmen" kommen.

Betroffen sind in erster Linie Kleinkinder. Die Erkrankung ist im 1. Lebensjahr selten. Etwa 3 von 100000 Kindern im Jahr erkranken in unseren Breiten daran. In Japan kommt die Krankheit 10-mal häufiger vor. Die genaue Ursache ist unbekannt. Diskutiert werden infektiöse Noxen, die durch genetische Ursachen begünstigt werden.

Symptome

Das Kawasaki-Syndrom verläuft in 3 Phasen:
- **Akute fieberhafte Phase:** Sie ist gekennzeichnet durch abrupten Fieberbeginn bis 40°C und dauert ca. 10 Tage. Das Fieber spricht kaum auf fiebersenkende Mittel an. Ab dem 3. Tag entwickeln sich die typischen klinischen Manifestationen, die für die Diagnosestellung entscheidend sind.
- **Subakute Phase:** Sie dauert 2–4 Wochen mit typischer Schuppung an Händen und Füssen.
- **Rekonvaleszenzphase:** Sie kann monatelang mit Müdigkeit und Leistungsminderung einhergehen.

Diagnose

Treten neben dem Fieber 4 weitere der folgenden Kriterien auf, spricht man vom *kompletten Kawasaki-Syndrom* (**Abb. 31.4**):
- Antibiotika-resistentes hohes Fieber über mind. 5 Tage
- beidseitige, nicht eitrige Konjunktivitis
- trockene, rote und gesprungene Lippen, Lacklippen, Erdbeerzunge
- diffuse Rötung der Schleimhäute
- Rötung und Schwellung der Hand- und Fußflächen mit lamellärer Schuppung ab 2. Woche
- vielgestaltiger rumpfbetonter Hautausschlag
- Halslymphknotenschwellung
- weitere Organmanifestationen (Beteiligung von Herz- und Gefäßsystem [klinisch bedeutsam ist v.a. die Aneurymenbildung der Koronararterien], Atemwege, ZNS, Magen-Darm-Trakt, Leber, Nieren, Gelenke und Augen)

Ein inkomplettes Kawasaki-Syndrom wird diagnostiziert, wenn die Kriterien und/oder Laborbefunde nur z.T. zutreffen, v.a. bei Kindern unter 1 Jahr.

Es existieren keine krankheitsbeweisenden oder -ausschließenden Laborbefunde. Recht charakteristisch ist jedoch neben einer Leukozytose und Anämie die ausgeprägte Erhöhung der Thrombozyten ab der 2. Erkrankungswoche, die nicht selten über 1000000/µl beträgt.

Therapie

Ziel ist die Reduktion der Entzündung und damit der Gefahr der Aneurysmenbildung der Koronarien, die zwischen 2.–3. Woche entstehen. Entscheidend ist daher der frühe Therapiebeginn vor dem 10. Erkrankungstag. Die Behandlung erfolgt mit intravenösen Immunglobulinen, hochdosierter Azetylsalizylsäure (ASS) und bei Aneurysmen mittels Heparinisierung und anschließender Dauertherapie mit Coumarin.

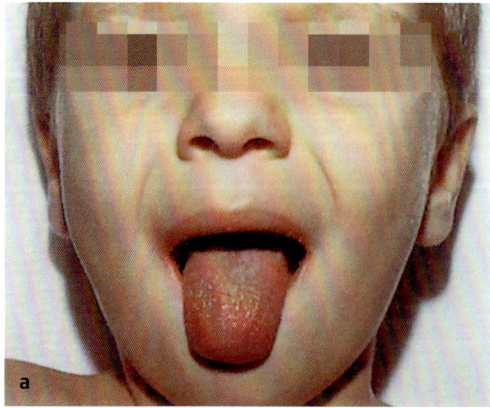
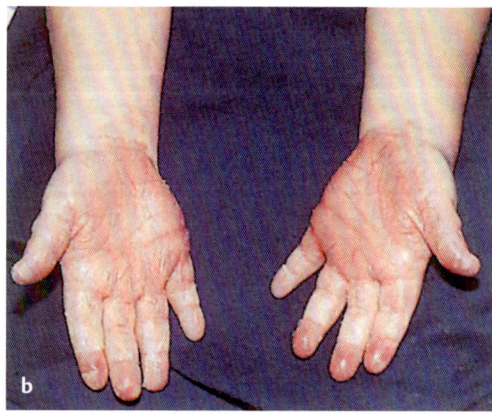

Abb. 31.4 Kawasaki-Syndrom. a Konjunktivitis, Lacklippen und Himbeerzunge, **b** Ödem der Handflächen mit groblamellären Schuppungen an den Fingern.

Prognose und Komplikationen

Die Prognose hängt entscheidend von der Herzmitbeteiligung ab (s. Kap. 24.11).

Koronaraneurysmen entwickeln sich bei 25% der unbehandelten Kinder. Sie bilden sich bei rund der Hälfte der betroffenen Kinder innerhalb eines Jahres wieder zurück. Stenosierungen können über die Jahre zum Herzinfarkt führen. Daneben stellen auch Herzmuskel- und Herzbeutelentzündungen sowie Herzrhythmusstörungen ein Risiko dar. Seit Einführung der Immunglobulintherapie ist die Prognose auch bei Herzbeteiligung relativ gut.

31.8 Purpura Schönlein-Henoch

B *In der Ambulanz wird ein 6-jähriger Junge mit seit 3 Tagen zunehmenden tastbaren Hautveränderungen an beiden Beinen und am Gesäß vorgestellt. Das Gehen ist aufgrund einer stark schmerzhaften Schwellung beider Sprunggelenke nur erschwert möglich. Vor einer Woche bestand ein fieberhafter Infekt der oberen Atemwege. Es erfolgt die stationäre Aufnahme, die Verordnung von Bettruhe und Verabreichung von NSAR. Stuhl- und Harnkontrollen werden veranlasst.*

Definition:

Die **Purpura Schönlein-Henoch** ist die häufigste Vaskulitis des Kindesalters. 10–20 von 100000 Kindern mit einem Altergipfel zwischen 4–6 Jahren sind betroffen. Gekennzeichnet ist sie durch eine Entzündung kleiner Gefäße in Haut, Gelenken, Magen-Darm-Trakt und Niere. Es handelt sich i.d.R. um einen harmlosen Krankheitsverlauf.

Ursache

Die genaue Ursache ist unbekannt. Häufig findet sich ein vorausgehender Infekt der Atemwege. Auch die saisonale Häufung in den Wintermonaten deutet auf einen infektiösen Trigger einer immunpathologischen Reaktion auf genetischer Basis hin.

Durch zirkulierende Immunkomplexe, die sich in den Gefäßwänden ablagern und über Aktivierung des Komplementsystems kommt es zur Gefäßwandschädigung mit erhöhter Durchlässigkeit.

Symptome

Die Erkrankung tritt akut aus vollkommener Gesundheit auf. Ein vorausgehender Infekt wird häufig angegeben. Die tastbare Purpura mit stecknadelkopf- bis erbsgroßen rötlich und im Verlauf bräunlich werdenden Papeln mit zentraler Einblutung steht im Vordergrund. Sie tritt bevorzugt an abhängigen Körperpartien, wie Füßen, Knie, Gesäß, Ellbogen und Händen auf (s. **Abb. 16.19**, S. 223). Durch Verschmelzung sind auch flächenhafte Blutungen mit Schwellungen möglich.

Fieber und Veränderungen des Allgemeinzustandes sind selten. Arthralgien oder Arthritiden, vorwiegend der unteren Extremität treten bei 70% der Patienten auf. Sie verschwinden innerhalb weniger Tage. Kolikartige Bauchschmerzen und positiver Blutnachweis im Stuhl weisen auf eine Magen-Darm-Trakt-Beteiligung hin, die bei der Hälfte der Patienten zu finden ist. Schwere Darmblutungen oder Invaginationen sind die Ausnahme. Zeichen einer Nierenbeteiligung treten bei 20–30% auf. Darauf weisen Hämaturie, Kopfschmerzen und Ödeme hin. Andere Organsysteme, wie Lunge, ZNS oder Hoden sind selten betroffen.

Diagnose

Die Diagnose ergibt sich aus der Klinik. Beweisende Laborbefunde gibt es nicht. Bei Eiweißausscheidung oder Blutnachweis im Harn sollte eine Nierenbiopsie folgen. Bei Auftreten von Bauchschmerzen sind eine Stuhluntersuchung auf Blut und eine Abdomensonografie durchzuführen. Differenzialdiagnostisch müssen eine thrombozytopenische Purpura, Leukämie u.a. Vaskulitiden ausgeschlossen werden.

Therapie

Die meisten Fälle sind selbst limitierend. Gewöhnlich reicht Bettruhe während der Phase frischer vaskulitischer Läsionen aus. Gelenkaffektionen können mit kühlenden Maßnahmen und NSAR behandelt werden. Bei Bauchbeteiligung können warme Wickel hilfreich sein. Bei Verdacht auf Invagination, Perforation oder stärkerer Darmblutung sind entsprechende therapeutische Schritte, wie Desinvagination, Faktor-VIII-Substitution oder Operation interdisziplinär zu managen. Bei Nierenbeteiligung kommen Steroidpulse und Immunsuppressiva zum Einsatz. Engmaschige Blutdruckkontrollen sind dabei notwendig.

Prognose

Ohne Nierenbeteiligung ist die Prognose trotz Rezidiven sehr günstig. Die Erkrankung ist selbstlimitierend und heilt folgenlos ab. Beim Auftreten einer Schönlein-Henoch-Nephritis ist die Prognose durch Chronifizierung mit Proteinurie und Hypertonie eher ungünstig. Rund 5 % dieser Kinder kommen innerhalb 10 Jahre ins terminale Nierenversagen. Da 97 % der Nephritiden innerhalb der ersten 6 Monate entstehen, sind regelmäßige Harnkontrollen auch bei fehlender initialer Nierenbeteiligung über diesen Zeitraum ratsam.

Literatur

Wagner N, Dannecker G, Hrsg. Pädiatrische Rheumatologie. Heidelberg: Springer 2007

Davin JC, Coppo R. Nature Rev Nephrology 2014; 10, 563–573

Kerbl R, Kurz R, Reiter K, Roos R, Wessel L. Checkliste Pädiatrie. 5. Aufl. Stuttgart: Thieme; 2016

32 Nervensystem

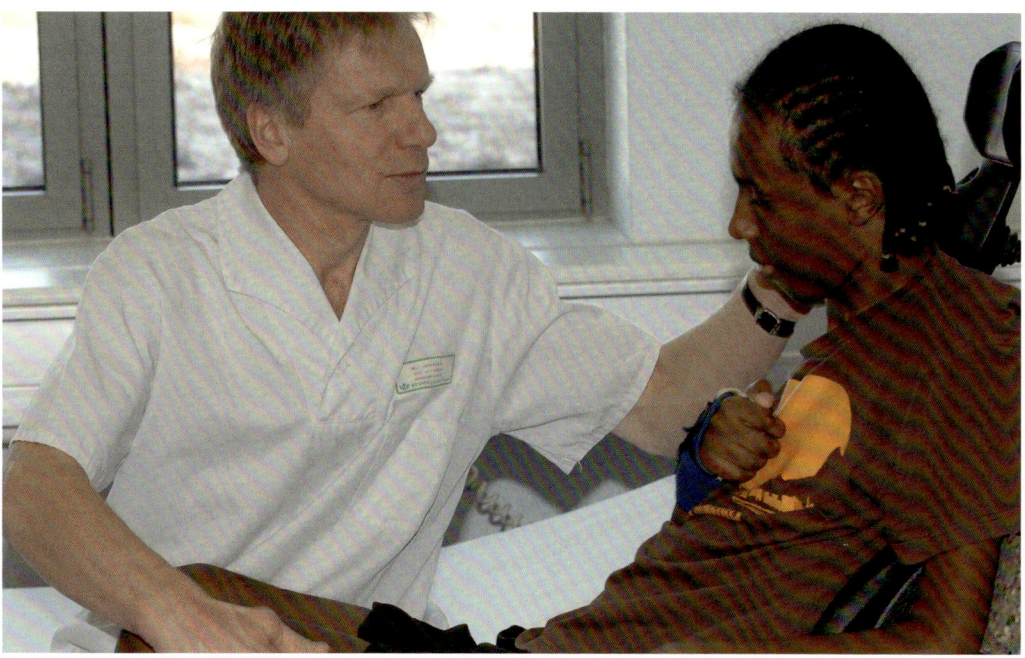

32.1	Fehlbildungen ▪ 493		32.9	Neurokutane Syndrome ▪ 513
32.2	Zerebralparese ▪ 497		32.10	Fazialisparese ▪ 514
32.3	Teilleistungsstörungen ▪ 499		32.11	Guillain-Barré-Syndrom (akute Polyradikuloneuritis) ▪ 515
32.4	Degenerative Erkrankungen des zentralen Nervensystems ▪ 500		32.12	Durchblutungsstörungen ▪ 516
32.5	Infektionen des Nervensystems ▪ 501		32.13	Querschnittlähmung ▪ 517
32.6	Multiple Sklerose ▪ 502		32.14	Hydrozephalus ▪ 519
32.7	Epilepsie ▪ 504		32.15	Dysraphische Störungen (Spina bifida) ▪ 522
32.8	Kopfschmerzen und Migräne ▪ 510		32.16	Schädel-Hirn-Trauma ▪ 525

32.1 Fehlbildungen

32.1.1 Arachnoidalzysten

Definition
Bei **Arachnoidalzysten** handelt es sich um leptomeningeale Zysten: angeborene Läsionen, die durch „Splitting" der Arachnoidea in der Entwicklung entstehen. Die Inzidenz beträgt 5:1000.

> **W** *Es gibt 2 histologische Typen: Der 1. Typ besteht nur aus Zellen, die Liquor produzieren können, der 2. Typ ist komplex aufgebaut und enthält auch Neuroglia, Ependym und/oder andere Zelltypen.*

Symptome
Die Symptome von Arachnoidalzysten sind in **Tab. 32.1** zusammengefasst. Zusätzlich sind Einblutungen (z.B. nach Trauma) mit plötzlicher Bewusstseinsstörung möglich.

Diagnose
Die Diagnostik erfolgt mittels MRT und/oder CT. Als Zeichen der Raumforderung gelten ein abgeflachtes Hirnwindungsrelief, die Verlagerung des Seitenventrikels oder benachbarter Hirnstrukturen und nachgewiesene Kompressionen des III. oder IV. Ventrikels mit

Tab. 32.1 Symptome von Arachnoidalzysten (nach Greenberg 2001).

Zysten der mittleren Schädelgrube (49%)	Suprasellärer Zysten mit Hydrozephalus (9%)	Diffuse Zysten, infra- oder supratentoriell mit Hydrozephalus
– Krampfanfälle – Kopfschmerzen – Hemiparese	– intrakranielle Druckerhöhung – großer Kopfumfang – Entwicklungsverzögerung – Visusstörung – Pubertas präcox – Puppenkopfphänomen	– intrakranielle Druckerhöhung – großer Kopfumfang – Entwicklungsverzögerung

daraus folgendem Hydrozephalus (**Abb. 32.1a** und **b**). Bestehen nach dem MRT Zweifel am raumfordernden Effekt der Zyste, ist mithilfe einer Zisternografie (CT nach lumbaler Kontrastmittelapplikation) der Nachweis oder Ausschluss der Zystenkommunikation mit dem übrigen Liquorraum möglich.

Therapie und Prognose

Mehrere operative Methoden stehen zur Wahl: Als derzeitig favorisierte Methode gilt die endoskopische Zystenfensterung. Alternativ besteht die Möglichkeit einer offenen mikrochirurgischen Fensterung oder der zystoperitonealen Shuntanlage.

Die Prognose ist gut bezüglich der Rückbildung der Symptome. Allerdings treten Rezidive nach Fensterung durch erneute Membranverklebungen auf.

32.1.2 Chiari-Malformation

Definition

Bei der **Chiari-Malformation** handelt es sich um eine Fehlbildung der hinteren Schädelgrube mit Verlagerung von Teilen des Kleinhirns und Hirnstamms in den Wirbelkanal.

> Unter dem Begriff Chiari-Malformation werden 4 verschiedene Fehlbildungstypen zusammengefasst:
> - *Chiari I:* Hierbei sind nur die Kleinhirntonsillen unterhalb der Ebene des Foramen magnum verlagert. Nur selten findet man dabei einen Hydrozephalus oder eine Assoziation mit Spina bifida, betroffen sind meist junge Erwachsene.
> - *Chiari II:* Kleinhirn, Medulla und IV. Ventrikel sind unterhalb der Ebene des Foramen magnum verlagert, meist besteht zusätzlich ein Hydrozephalus. Dieser Typ ist zu 90% mit einer Spina bifida assoziiert.
> - *Chiari III:* Alle Kleinhirnstrukturen, die Medulla sowie der Hirnstamm sind in den Wirbelkanal verlagert.
> - *Chiari IV:* Hierbei handelt es sich um eine zerebelläre Hypoplasie ohne Verlagerung der Kleinhirnstrukturen.

Symptome

Chiari I. Am häufigsten sind Kopfschmerzen (ca. 70%). Es kann eine bunte neurologische Symptomatik mit Parästhesien, Gangstörungen, Schmerzen, Hypästhesie, Verlust des Temperaturempfindens, Diplopie, Dysphagie, Dysarthrie, allgemeiner Schwäche u.a. bestehen.

Chiari II. Vorherrschend sind Hirnstammsymptome wie Dysphagie (ca. 70%), Trinkstörungen, Schluckstörungen, Atemstörungen, Stridor, Aspiration, Extremitätenschwäche, Opisthotonus und Nystagmus.

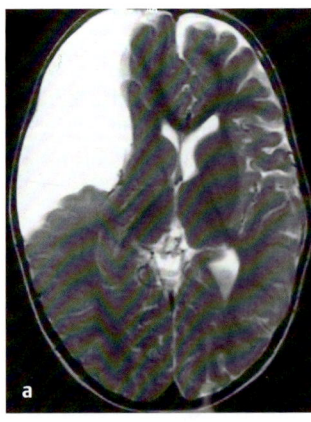
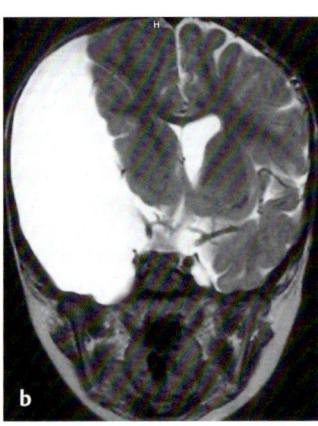

Abb. 32.1 Arachnoidalzyste. **a** Axiales T2-Bild: deutliche Raumforderung der Zyste mit Mittellinienverlagerung und Kompression des Ventrikels sowie Hypoplasie des Frontal- und Temporallappens, **b** koronares T2-Bild, Beschreibung s. axiales T2-Bild.

> **M** Besonders bei Kindern mit dysraphischen Störungen (Spina bifida) muss bei meist vorliegender Chiari-II-Malformation auf o.g. Symptome geachtet werden.

Diagnose

Das MRT des Schädels ist die wesentliche Methode zur Diagnostik. Es zeigt eine kaudale Verlagerung der Hirnanteile der hinteren Schädelgrube sowie den evtl. begleitenden Hydrozephalus oder eine ebenfalls assoziierte Syringomyelie (**Abb. 32.2**).

Therapie

Chiari I. Man nimmt eine mikrochirurgische operative knöcherne Erweiterung des Foramen magnum mit gleichzeitiger Duraerweiterungsplastik vor, evtl. auch eine Schrumpfung der Kleinhirntonsillen (nicht obligat). Indikationen zur Operation sind eine progrediente Symptomatik sowie beginnende neurologische Störungen.

Chiari II. Meist ist eine ventrikuloperitoneale Shuntanlage ausreichend, um durch Drainage des Hydrozephalus die Kompression der Kleinhirnanteile aufzuheben. Nur bei persistierender Hirnstammsymptomatik ist die Dekompression der hinteren Schädelgrube erforderlich.

Prognose

Chiari I. Die Prognose ist gut. Nach der Operation berichten 70–80 % der Patienten über eine Verbesserung der präoperativen Symptome bzw. lässt sich eine objektive Verbesserung der neurologischen Symptome nachweisen.

Chiari II. Bei etwa 70 % der Patienten verschwinden die Symptome nach Shuntanlage, 12 % zeigen immerhin eine leichte Verbesserung, 20% allerdings keine Verbesserung.

32.1.3 Aquäduktverschluss

Definition und Ursache

Bei einem **Aquäduktverschluss** (Aquäduktstenose) besteht eine Liquorabflussbehinderung zum IV. Ventrikel und dadurch bedingt ein triventrikulärer Hydrozephalus unter Aussparung des IV. Ventrikels.

Der Aquäduktverschluss kann angeboren oder erworben (postinfektiös, durch Tumoren der Vierhügelplatte, posthämorrhagisch) sein. Der kongenitale Aquäduktverschluss ist in 70% der Fälle Ursache eines Hydrozephalus.

Symptome und Diagnose

Durch die Zunahme des intrakraniellen Volumens fehlt der Verschluss der Fontanelle: Es kommt zu einem perzentilenflüchtigen Kopfwachstum, später auch zu Kopfschmerzen, Stauungspapillen und Visusstörungen.

Das Schädel-MRT ist die Methode der Wahl zum Nachweis eines Aquäduktverschlusses (**Abb. 32.3**). Der Nachweis erfolgt im sagittalen T2-Bild durch ein fehlendes Flow-void-Phänomen (Flussphänomen) im Aquädukt.

> **W** *Wichtung von MRT-Bildern.* Verschieden eingestellte Messparameter (z.B. Echozeit, Repetitionszeit) erlauben es, MRT-Bilder zu „wichten" (betonen). Beim T1-gewichteten Bild sind Feingewebsstrukturen der anatomisch exakt wiedergegebenen grauen und weißen Substanz sowie die Ventrikel und Zisternen gut unterscheidbar. Pathologische Gewebsveränderungen (z.B. Hirnödem) sind besser im T2-gewichteten Bild zu erkennen.

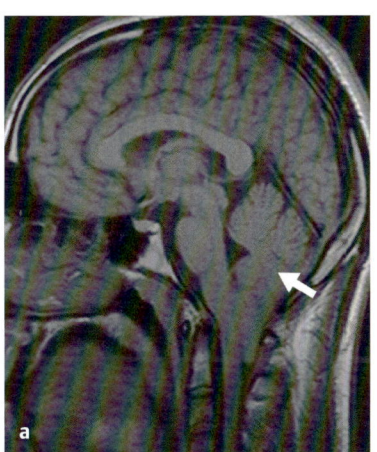
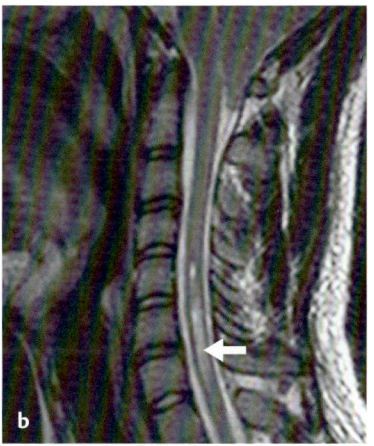
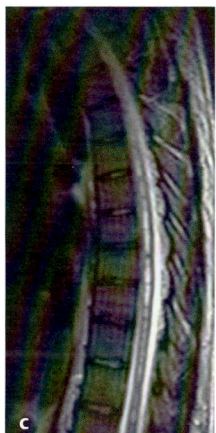

Abb. 32.2 Chiari-Malformation. a Gut erkennbar ist der Tiefstand der Kleinhirntonsillen unterhalb der Ebene des Foramen magnum (Pfeil), **b** Syrinx (Höhlenbildung, Pfeil) des Halsmarks als Folge der Liquorabflussstörung.

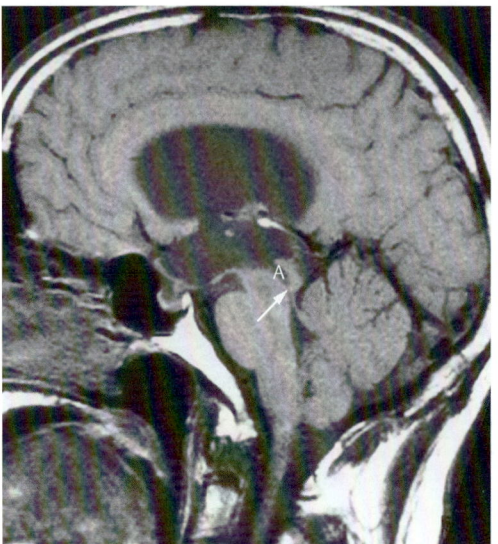

Abb. 32.3 **Aquäduktverschluss (T1-Bild sagittal).** Gut erkennbar ist die Aufweitung (A) des Aquädukts mit Ventrikelerweiterung (erkennbar an der Anhebung des Balkens) und Verschluss des Aquädukts am Ausgang in den IV. Ventrikel (Pfeil).

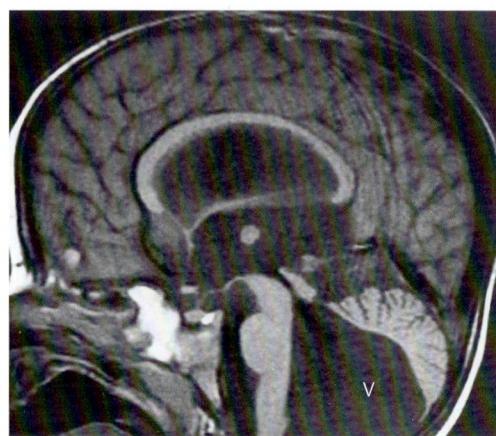

Abb. 32.4 **Dandy-Walker-Malformation.** Hypoplasie des Kleinhirnwurms und zystische Erweiterung des IV. Ventrikels (V), Hydrozephalus mit Anhebung des Balkens, der Aquädukt weist ein Flussphänomen (Flow-void-Zeichen) auf.

Therapie

Die Therapie der Wahl ist die endoskopische Ventrikulozisternostomie (S. 521f). Bei Kindern unter 6 Monaten kommt es allerdings sehr häufig zu Rezidiven des Verschlusses, sodass die Methode erst danach mit ebenso guter Erfolgsrate wie bei Erwachsenen eingesetzt werden kann. Alternativ wird die ventrikuloperitoneale Shuntanlage zur Behandlung durchgeführt (S. 521).

32.1.4 Dandy-Walker-Malformation

Definition und Ursache

Bei der **Dandy-Walker-Malformation** handelt es sich um eine Agenesie (Fehlen) des Kleinhirnwurms mit einer Zyste der hinteren Schädelgrube, die mit dem vergrößerten IV. Ventrikel kommuniziert (**Abb. 32.4**).

Ursache ist eine angeborene Atresie der Foraminae luschkae und magendie.

Symptome und Diagnose

Man findet IQ-Verminderungen, zerebelläre Ataxie, Spastik, eine schlechte motorische Kontrolle und Krampfanfälle. Von den assoziierten Fehlbildungen tritt am häufigsten ein Hydrozephalus auf (90 %).

Zur Diagnostik ist eine MRT des Schädels die Methode der Wahl.

Therapie und Prognose

Wenn eine Therapie erforderlich ist, erfolgt sie operativ endoskopisch, evtl. durch eine Shuntanlage. Es überleben 75–100 % der Betroffenen. Bei 50 % und mehr findet man intellektuelle Defizite.

32.1.5 Enzephalozele

Definition

Bei der **Enzephalozele** handelt es sich um einen Prolaps von Gehirnanteilen bei fehlendem Knochenschluss am Schädel (**Abb. 32.5**).

> **W** *In Europa sind > 90 % der Enzephalozelen in der Mittellinie des Vertex, davon die meisten okzipital gelegen. In Asien dominieren basale frontale und frontoethmoidale sowie nasale Enzephalozelen. Häufig finden sich assoziierte Fehlbildungen des Gehirns.*

Diagnose

Die Diagnostik erfolgt idealerweise bereits intrauterin mittels Sonografie. CT und MRT dienen nach der Geburt der Feststellung, inwieweit das Gehirn fehlgebildet und prolabiert ist.

Therapie

Ist die Zele primär geschlossen, kann zunächst vor der operativen Versorgung die allgemeine Stabilisierung des Kindes über ggf. mehrere Wochen abgewartet wer-

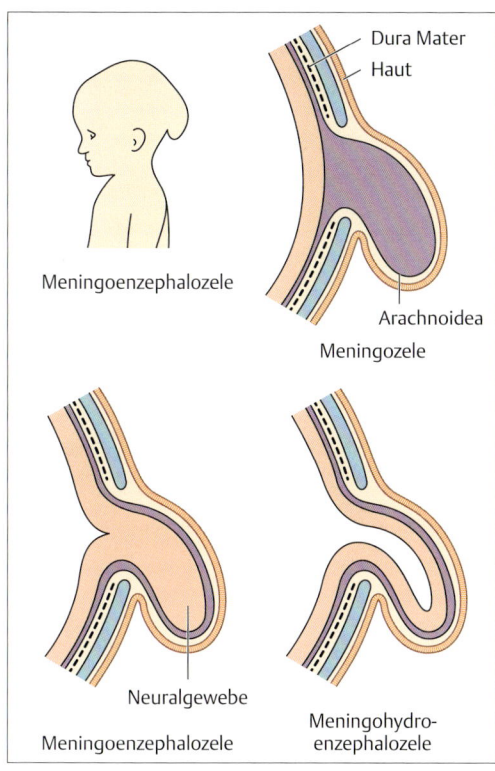

Abb. 32.5 **Enzephalozele.** Schema der einzelnen Formen.

den. Ist die Zele primär offen und tritt Liquor aus, muss eine Frühversorgung mit operativem Hautverschluss zur Prophylaxe von Infektionen erfolgen. Bei einer okzipitalen Enzephalozele wird der Zelensack abgetragen und verschlossen, das Hirngewebe möglichst nicht reseziert. Bei der frontobasalen Enzephalozele findet eine kombinierte Versorgung statt, evtl. muss ein Mund-Kiefer-Gesichtschirurg hinzugezogen werden.

> **P** *Primär offene Zelen werden unter sterilen Kautelen mit kochsalzgetränkten Kompressen abgedeckt und feucht gehalten. Es ist auf Liquoraustritt zu achten. Eine genaue Inspektion des Befunds darf nur mit sterilen Handschuhen geschehen.*

Prognose

Die Prognose ist vom Ausmaß der Gehirnfehlbildung abhängig und reicht von einer guten Prognose mit normaler Entwicklung (< 5 % der Kinder mit Enzephalozele) bis zum Tod des Kindes.

32.2 Zerebralparese

Definition

Die **infantile Zerebralparese** ist eine Störung sowohl der motorischen als auch der sensorischen Hirnnervenbahnen, die auf einer frühkindlichen Hirnschädigung beruht.

Ursache

Ursächlich ist meist eine Hirnblutung (intraventrikuläre Blutung in der Frühgeborenenperiode) oder eine durch Sauerstoffmangel bedingte isolierte Gehirnerweichung bzw. Schädigung des gesamten Gehirns.

Von den Schädigungen sind i.d.R. die Bewegungsbahnen, also Pyramidenbahn und extrapyramidale Bahnen betroffen. Es handelt sich um eine einmalige Schädigung (zu einem bestimmten Zeitpunkt in einer bestimmten Entwicklungsphase) und damit um eine Residualschädigung, d.h. man sieht nur noch die Auswirkungen einer Schädigung, die schon länger zurückliegt. Die Symptomatik ändert sich allerdings mit der Entwicklung des Kindes.

Formen und Symptome

Spastische Zerebralparese
Eine zerebrale Schädigung der Bewegungsbahnen führt zu einer Störung der Haltungs- und Bewegungsmuster und wird als spastisches Muster bezeichnet. Kennzeichnend ist ein erhöhter Muskeltonus an den Extremitäten, der zu Rigidität und Steifheit der Muskulatur führt. Die Muskeleigenreflexe sind immer gesteigert.

An den oberen Extremitäten besteht meist ein Beugemuster mit gebeugten Ellbogen, gefausteter Hand und innenrotierten Armen, während an den unteren Extremitäten der Streckertonus überwiegt, sodass Beine und Füße gestreckt sind (Spitzfußbildung, **Abb. 32.6a**). Die Beine werden außerdem nach innen rotiert, adduziert, auch überkreuzt. Im Vergleich dazu ist die Rumpfmuskulatur ausgeprägt hypoton, also muskelschwach, sodass die Aufrichtung sowohl des Rumpfes als auch des Beckens erschwert und die Kopfkontrolle verzögert ist (**Abb. 32.6b**). Ein weiteres Charakteristikum ist die lange Persistenz von Neugeborenenreflexen oder sogar deren Verstärkung, die dann sekundär zu zusätzlicher Bewegungseinschränkung führen kann.

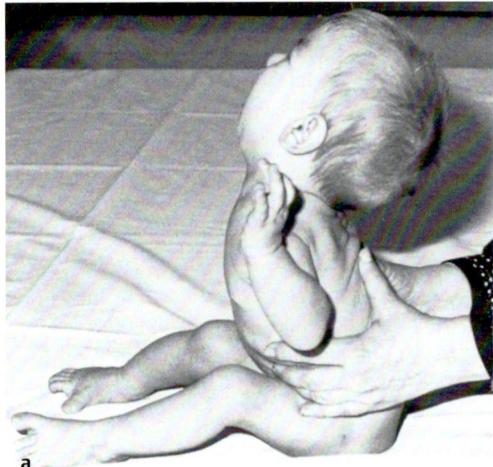 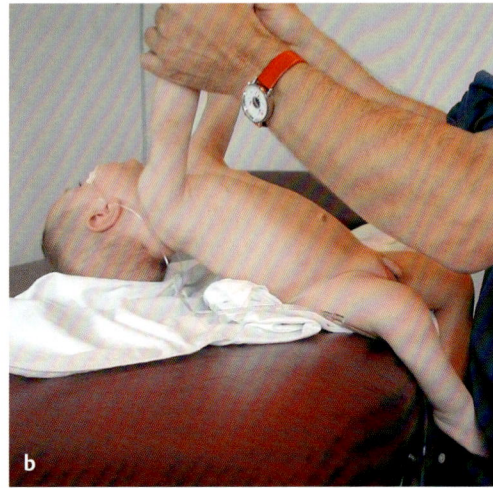

Abb. 32.6 **Spastische Zerebralparese.** **a** Gebeugte Ellbogen, gestreckte Beine und Füße (Spitzfußbildung), **b** hypotone Rumpfmuskulatur, schlechte Kopfkontrolle.

Etwa 85 % aller infantilen Zerebralparesen sind spastische Formen, die ihren Ursprung in einer Schädigung der Pyramidenbahn haben. Je nach dem Verteilungsmuster im Körper unterscheidet man 3 Ausprägungsformen:
- **Hemiplegie:** Sie bezeichnet eine halbseitige spastische Beeinträchtigung an der kontralateralen Seite der Hirnschädigung, da die Pyramidenbahn auf ihrem Weg nach unten die Seite kreuzt. Da eine gesunde Seite vorhanden ist, werden die Kinder so gut wie immer gehfähig.
- **Spastische Diplegie:** Es handelt sich um eine spastische Lähmung beider Beine, aber auch immer unter Mitbeteiligung der Arme. Die Erkrankung ist typisch für Schädigungen des unreifen Gehirns (nach Frühgeburten). Von leichter Gangbehinderung bis zu Rollstuhlpflichtigkeit sind alle Ausprägungsformen möglich.
- **Tetraplegie:** Die Form betrifft alle 4 Extremitäten und tritt nach ausgedehnter Schädigung des Gehirns oder Sauerstoffmangel auf. Meist besteht ein schwerer Behinderungsgrad, oft kombiniert mit anderen Arten von Behinderungen (Mehrfachbehinderungen).

Mischformen der 3 beschriebenen Grundformen kommen vor.

P In der Früherkennung muss eine muskuläre Hypertonie der Extremitäten mit Rumpfhypotonie und gesteigerten Reflexen den Verdacht auf eine spastische Zerebralparese nahelegen.

Dyskinetische Formen

Dyskinetische Formen (Dyskinesie, Athetose) sind deutlich seltener und haben ihren Ursprung in einer Schädigung der extrapyramidalen Bewegungsbahnen. Ein ataktisches Bewegungsmuster entsteht durch Kleinhirnschädigung (Ataxie).

Athetose. Bei einer Athetose sind extrapyramidale Bahnen sowie die Basalganglien geschädigt. Sie äußert sich in Übersteuerung des Bewegungssystems mit ständigen ungesteuerten, sinnlosen sowie bizarren Bewegungen; es mangelt an Bewegungskoordination. Eine Athetose kann in Kombination mit einer spastischen Form vorliegen.

Ataxie. Bei der Ataxie sind das Kleinhirn und seine Nervenbahnen geschädigt. Die Koordination von Muskelagonist und -antagonist ist gestört. Zittrigkeit und Gleichgewichtsstörungen stehen im Vordergrund, meist auch Tremor.

32.3 Teilleistungsstörungen

Definition

Charakteristisch für **Teilleistungsstörungen** (minimale zerebrale Dysfunktionen, MCD) ist das Auftreten von Störungen in mehreren Bereichen der Entwicklung eines Kindes, von denen jede einzelne nur in einem leichten Ausprägungsgrad vorhanden ist.

Ursache

Die Ursache der Teilleistungsstörungen ist mit großer Wahrscheinlichkeit multifaktoriell und noch nicht ganz geklärt. Diskutiert werden Veränderungen von Hirnstrukturen an einem oder mehreren Orten im Gehirn, wobei diese in ihrem strukturellen Aufbau oder in ihrer biochemischen Funktionsweise betroffen sein können. Die Funktionen, die aus den veränderten Hirnstrukturen hervorgehen, können nur mangelhaft und verzögert heranreifen. So vielfältig wie die Hirnstrukturen selbst präsentieren sich folglich auch die Symptome von Teilleistungsstörungen.

Symptome

Prinzipiell sind Lernfähigkeit und Gedächtnis gut und normal. Es liegt eine normale Intelligenz vor, wenn auch sehr häufig verminderte Aufmerksamkeitsspanne und leichte Ablenkbarkeit zu beobachten sind. Zu den erfreulichen Eigenschaften von Kindern mit Teilleistungsstörungen zählen häufig hohe Emotionalität und großes kreatives Potenzial.

Minimale Zerebralparesen. Eine typische Untergruppe der Teilleistungsstörungen sind minimale Zerebralparesen, die in ähnlicher Form wie klassische Zerebralparesen auftreten, jedoch nur in sehr leichter Form. Sehr häufig finden sich also leichte spastische Muster oder leichte ataktische oder athetotische Störungen mit persistierenden oder verstärkten neonatalen Reflexen. Im Alltag sind die Bewegungsmuster des Kindes weitgehend unauffällig, erst eine genauere neurologische Überprüfung zeigt die beschriebenen Störungen auf.

Motorische Koordinationsstörungen. Da häufig das Zusammenspiel von pyramidalem und extrapyramidalem Nervensystem sowie den Kleinhirnbahnen gestört ist, sind motorische Bewegungsabläufe auch oft im Sinne von motorischen Koordinationsstörungen beeinträchtigt. Darunter versteht man die Fähigkeit, sukzessive Bewegungen zu einem fließenden zielgerichteten Bewegungsablauf zu verbinden. Sind die Funktionen gestört, laufen v.a. rasche Körperbewegungen steif und unharmonisch ab, rasche koordinierte repetitive Fingerbewegungen können erschwert sein (Schriftbild). Hier zeigt sich meist eine funktionelle Unreife der betreffenden Hirnbahnen.

Dyspraxie. Eine weitere Störung der motorischen Koordination äußert sich in einer Dyspraxie. Unter Praxie versteht man die Fähigkeit, Strategien für komplexe motorische Funktionen zu entwerfen, also sowohl Planung als auch Ablauf einer Handlung (z.B. Ankleiden). Dyspraxien sind also keine Störungen der Bewegung selbst, sondern Störungen in Planung und Durchführung eines Handlungsablaufs. Der Lernvorgang, wie Bewegungsabläufe zu planen und durchzuführen sind, ist erschwert und dadurch die Ausführung mangelhaft.

Taktil-kinästhetische Wahrnehmungsstörungen (z.B. Raumlageerfassungstörung). Ein weiterer Symptomenkomplex der Teilleistungsstörungen betrifft taktil-kinästhetische Wahrnehmungsstörungen. Wenn im Gehirn die Meldungen der Tast- und Bewegungsrezeptoren nicht altersentsprechend verarbeitet werden, hat das Kind Mühe, seinen Körper und seine Umwelt adäquat zu erfassen. Zu den Störungen können zählen eine verminderte Erfassungsspanne, verminderte Diskriminationsfähigkeit, Figur-Hintergrund-Differenzierungsstörung und eine abnorme Reizschwelle. Auch die Rückmeldungen sowohl über Bewegungen im Raum als auch z.B. über Lautstärke sind mangelhaft. Das daraus resultierende Bewegungsmuster ist dadurch ungeschickt, unharmonisch, unpräzise oder plump. Die Kraftdosierung ist nicht der Situation angepasst, die Stimme kann zu laut oder zu leise sein. Auch die Entwicklung der Händigkeit (Rechtshänder – Linkshänder), die normalerweise zwischen dem 5.–6. Lebensjahr erfolgt, kann deutlich verzögert sein. Häufig geht damit eine Raumlageerfassungstörung einher, sowohl in der eigentlichen Erfassung des Raumes (oben – unten, links – rechts) als auch in der Vorstellung des eigenen Körpers im Raum (Körperschema).

> **M** *Die motorischen Aspekte von Teilleistungsstörungen ergeben kein einheitliches Bild. Bei manchen Kindern steht die minimale Zerebralparese im Vordergrund, bei manchen die Dyspraxie und bei wieder anderen die taktil-kinästhetische Wahrnehmungsstörung.*

Zentrale Sprachschwäche, Legasthenie, Dyskalkulie. Wenn auditive Zentren von Teilleistungsstörungen betroffen werden, kann eine zentrale Sprachschwäche (Dysphasie) auftreten. Sie äußert sich in verspätet einsetzender Sprachentwicklung, Wortfindungsstörungen und einem schlechten Sprachgedächtnis (Nachsprechen, Gedichte). Auch Legasthenie (Lese-Rechtschreibschwäche) und Dyskalkulie (Rechenschwäche) können als Folge von Teilleistungsstörungen im Sinne einer verzögerten Reifung der entsprechenden Hirnfunktionen auftreten.

Vegetative Störungen. Wenn Regulationsstörungen der vegetativen Funktionen betroffen sind, treten vegetative Störungen, häufig in Form von Einschlaf- oder Durchschlafstörungen auf. Aber auch Veränderungen des Tag-Nacht-Rhythmus sowie sonstige Regulationsstörungen (Wetterfühligkeit, Heißhunger) können vorkommen.

Therapie

Es wird die Störung therapiert, die im Vordergrund des jeweiligen Krankheitsbildes steht, also Physiotherapie bei den motorischen Formen, Ergotherapie bei taktil-kinästhetischen Formen und Logopädie bei Sprachproblemen. Da ein Großteil der Störungen auf einer verzögerten Reifung beruht, besteht prinzipiell ein gutes Ansprechen auf spezielle Therapien, sodass häufig im Erwachsenenalter kaum mehr Auffälligkeiten bestehen. Ein Großteil der Therapie besteht jedoch immer in der Eltern- und Lehrerberatung und so im Schaffen eines verständnisvollen Umfeldes für das jeweilige betroffene Kind.

32.4 Degenerative Erkrankungen des zentralen Nervensystems

Neurodegenerative Erkrankungen entsprechen Stoffwechselerkrankungen, die hauptsächlich das ZNS betreffen. Zugrunde liegen angeborene Enzymdefekte, die nur für wenige Erkrankungen bekannt und molekulargenetisch charakterisiert sind. Ist die genetische Veränderung bekannt, steht diese zur pränatalen Diagnose zur Verfügung. Die Erkrankungen sind zum überwiegenden Teil unheilbar und stellen so eine besondere Herausforderung für das betreuende Team in der Langzeitbetreuung dar.

Eine Einteilung kann entsprechend des vorwiegend betroffenen Systems (weiße oder graue Substanz) vorgenommen werden.

32.4.1 Degeneration der weißen Substanz (Leukodystrophien)

Betroffener Bestandteil bei Leukodystrophien ist das Myelin, das von Oligodendrozyten gebildet wird.

Metachromatische Leukodystrophie

Definition und Ursache

Die bekannteste Erkrankung in der Gruppe ist die metachromatische Leukodystrophie, eine autosomal-rezessiv vererbte Erkrankung mit einer Prävalenz von ca. 1:40000. Die Genmutation liegt am Chromosom 22. Der Mangel am lysosomalen Enzym Arylsulfatase A führt zur Anreicherung von sauren (metachromatisch reagierenden) Substanzen und bedingt eine diffuse Demyelinisierung. Entsprechend dem Alter bei Beginn der Erkrankung gibt es eine spätinfantile (10.–25. Lebensmonat), juvenile (4.–10.Lebensjahr) und adulte (ab Adoleszenz) Form.

Symptome

Bei der spätinfantilen Form kommt es primär zu Problemen beim Gehen mit zunehmender Muskelhypotonie und mündet rasch in eine Spastik, allerdings mit fehlenden Muskeleigenreflexen (**Abb. 32.7**). Der Verlust von bereits vorhandenen Fertigkeiten, z.B. Gehen und Sitzen, vollzieht sich rasch in wenigen Monaten. Zusätzlich entwickeln die Kinder eine Optikusatrophie und leiden unter mentalem Abbau. Epileptische Anfälle kommen selten bzw. nur in weit fortgeschrittenem Stadium vor. Das Liquoreiweiß ist erhöht.

Diagnose und Therapie

Die Diagnose wird mit der Messung des Enzyms in Leukozyten (resp. Fibroblasten) gestellt und genetisch bestätigt.

Die Therapie ist derzeit noch symptomatisch-palliativ. Eine Knochenmarktransplantation (KMT) als Therapieversuch zeigt bei der langsamer verlaufenden juvenilen Form bessere Ergebnisse als bei der spätinfantilen Form. Ob in Zukunft eine kausale Therapie in Form einer Enzymersatztherapie (EET) zur Verfügung steht, wird sich erst nach Abschluss einer derzeit laufenden EET-Studie zeigen.

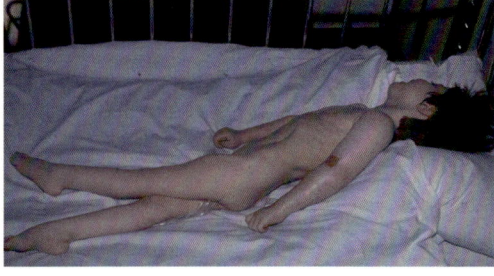

Abb. 32.7 Metachromatische Leukodystrophie. Spastische Tetraplegie.

Morbus Krabbe

Eine weitere Leukodystrophie ist der **Morbus Krabbe** (Globoidzellerkrankung), der ebenfalls autosomal-rezessiv vererbt wird. Das mutierte Gen ist am Chromosom 14 lokalisiert. Myelinlipide und Zerebroside können wegen des Enzymdefekts (Galaktozerebrosidase) nicht abgebaut werden. Sie bleiben in der Zelle liegen und bilden so die Globoidzellen. Klinisch werden infantile (1. Lebenshalbjahr) und später beginnende Formen unterschieden.

Anfangs treten Irritabilität und zunehmende Versteifung der Extremitäten bis hin zum Opisthotonus auf. Aufgrund der peripheren Neuropathie fehlen die Reflexe. Epileptische Anfälle können auftreten. Das Liquoreiweiß ist erhöht.

Die Diagnose wird mit der Messung der Enzymaktivität in Leukozyten (oder Fibroblasten) gesichert und mit dem Nachweis der Mutationen bestätigt. Für die langsamer verlaufenden Formen kann die KMT als Therapie empfohlen werden.

32.4.2 Degeneration der grauen Substanz

Neuronale Ceroidlipofuszinosen

Die **neuronalen Ceroidlipofuszinosen (NCL)** sind die häufigsten neurodegenerativen Erkrankungen des Kindesalters. Sie werden autosomal-rezessiv vererbt. Die gespeicherte Substanz, das Lipofuszin, zeigt im Elektronenmikroskop entsprechend verschiedener Formen unterschiedliche Gestalt (granulär, curvilineär, fingerprint bodies). Bislang sind 10 Gendefekte bekannt.

Hauptmerkmale der Gruppe sind frühe Erblindung (Amaurose), rasch fortschreitende Demenz und Epilepsie. Die Einteilung erfolgt entsprechend dem zeitlichen Auftreten der ersten Symptome in infantile, spätinfantile und juvenile Form. Die neueren Einteilungen orientieren sich an genetischen Befunden.

Die Diagnose beruht auf einer Enzymmessung in Leukozyten (resp. Fibroblasten) und wenn möglich dem Mutationsnachweis.

Die Therapie ist symptomatisch.

Mukopolysaccharidosen

Bei einer weiteren Gruppe von lysosomalen Speichererkrankungen, den **Mukopolysaccharidosen** (MPS), gibt es Formen, die eine ausgeprägte (MPS Typ III), ein fakultative (MPS Typ I u. II) bzw. keine (MPS IV) ZNS-Beteiligung aufweisen.

Neuerdings ist eine kausale Therapieform möglich: die Enzymersatztherapie (EET). Sie wird jedoch nur für die Formen **ohne** ZNS-Beteiligung (MPS Typ I, II, und IV) empfohlen, da das mittels Infusion zugeführte Enzym die Blut-Hirn-Schranke nicht überwinden kann. Ob diese Hürde jemals beseitigt werden kann, wird die Zukunft zeigen.

32.5 Infektionen des Nervensystems

Infektionen des Nervensystems können das Gehirn, das Rückenmark sowie das periphere Nervensystem betreffen. Die Strukturen können entweder direkt befallen sein wie bei einer Enzephalitis, Teil einer allgemeinen schweren Infektionserkrankung sein oder durch die Ausbreitung einer Infektion aus Nachbarorganen entstehen.

Bei Infektionen, die direkt das Nervensystem befallen, unterscheidet man solche mit bevorzugtem Befall der Hirnhäute (Meningitis), solche die in erster Linie das Gehirn betreffen (Enzephalitis), das Rückenmark (Myelitis) oder das periphere Nervensystem (Neuritis).

32.5.1 Meningitis

Symptome und Diagnose

Typische klinische Zeichen einer Meningitis sind meist Fieber, Schläfrigkeit, Nackensteifigkeit bis zu Opisthotonushaltung sowie Zeichen einer beginnenden intrakraniellen Drucksteigerung mit Kopfschmerzen und Erbrechen. Bei Säuglingen tritt häufig eine vorgewölbte Fontanelle auf.

Mittels Lumbalpunktion kann zwischen einer bakteriell verursachten eitrigen Meningitis und einer meist viral bedingten nicht eitrigen Meningitis unterschieden werden. Aus dem Liquor wird eine Erregerdiagnostik durchgeführt, um eine zielgerichtete Therapie zu ermöglichen. Zu achten ist auch auf mögliche Behinderungen von Liquorzirkulation und -resorption durch Verklebungen der Hirnhäute (z.B. bei der Pneumokokkenmeningitis).

Ein spezieller sehr schwerer und foudroyanter Verlauf ist v.a. bei der durch Meningokokken ausgelösten Meningitis sowie der Meningokokkensepsis (Waterhouse-Friderichsen-Syndrom) bekannt. Hier bestehen neben den oben angeführten Symptomen plötzlich auftretendes und anhaltend hohes Fieber, Schläfrigkeit, Erbrechen, Sehstörungen sowie hämorrhagische Hauterscheinungen mit kleinen, über Körper und Extremitäten verteilten typischen Effloreszenzen (s. **Abb.**

15.10, S. 189). Typisch sind der sehr rasche Erkrankungsbeginn und die hohe Letalität trotz Therapie.

Therapie

Die Therapie der Meningitis richtet sich nach dem Erreger und wird bei einer eitrigen Meningitis in der Gabe einer antibiotischen Therapie bestehen, bei einer viralen Meningitis in einer symptomatischen antipyretischen und analgetischen Therapie.

32.5.2 Enzephalitis

Als primäre Enzephalitis bezeichnet man einen direkten Befall des Gehirns durch einen Erreger, meist ein Virus. Häufig ist die Entzündung nicht allein auf das Gehirn beschränkt sondern erfasst auch die Hirnhäute und wird dann als Meningoenzephalitis bezeichnet.

Als Erreger kommen in erster Linie Viren in Betracht: Masern-, Mumps-, Röteln-, Varicellen-, Influenza- und Hepatitis-Viren, Mykoplasmen sowie Bordetella pertussis. An klinischer Symptomatik stehen v.a. eine Änderung des Bewusstseins und generalisierte Krampfanfälle an erster Stelle.

Frühsommer-Meningoenzephalitis. Die Frühsommer-Meningoenzephalitis (FSME) wird durch FSME-Viren verursacht, die von Zecken übertragen werden. Sie kann zu bleibenden neurologischen Schädigungen führen. Eine Impfung ist möglich und wird in Endemiegebieten bereits ab dem Säuglingsalter empfohlen.

Herpes-simplex-Enzephalitis. Die Herpes-simplex-Enzephalitis kann bei Neugeborenen als Symptom einer generalisierten Herpesinfektion auftreten und seltener auch im Kindesalter vorkommen. Die Besonderheit der Erkrankung besteht in einer meist schwerwiegenden neurologischen Residualsymptomatik sowie einer sehr hohen Letalität von 50%. Für die HSV-Enzephalitis steht ein antivirales Medikament (Aciclovir) zur Verfügung, das so früh wie möglich eingesetzt werden sollte, um den Krankheitsverlauf positiv zu beeinflussen.

32.5.3 Entzündliche Erkrankung peripherer Nerven (Polyneuritis, Polyneuropathie)

Eine entzündliche Erkrankung peripherer Nerven entwickelt sich i.d.R. nach Infektionskrankheiten oder langsam progredient durch Befall der Myelinscheiden.

Polyradikuloneuritis

Die häufigste Form einer postinfektiösen Polyneuropathie des Kindesalters stellt die **Polyradikuloneuritis (Guillain-Barré-Syndrom**, s. Kap. 32.11) dar. Bei der Erkrankung handelt es sich um eine unspezifische, durch einen infektiösen Prozess ausgelöste Demyelinisierung sowohl peripherer Nerven als auch der motorischen Vorderhornzellen des Rückenmarks.

32.6 Multiple Sklerose

Definition

Die Multiple Sklerose (MS, Enzephalitis disseminata) ist eine multifokale, entzündliche, meist in Schüben verlaufende Erkrankung des ZNS.

Die MS des Kindesalters wird in eine Erkrankung mit Beginn vor Eintritt in die Pubertät (**true childhood MS**) und eine Erkrankung mit Beginn vor dem 16. Lebensjahr (**juvenile MS**) unterteilt.

Ursache und Pathogenese

Die Ursache der MS ist noch nicht geklärt. Sicherlich ist sie multifaktoriell bedingt. Auf dem Boden einer polygenen Prädisposition kommt es durch Umweltfaktoren, z.B. eine Infektion mit neurotropen Viren, zur Erstmanifestation der MS. Die polygene Disposition konnte in Zwillingsuntersuchungen mit einer Konkordanzrate von 20% belegt werden. Sie tritt v.a. in den gemäßigten Klimazonen auf, für Zentraleuropa wird die Häufigkeit mit 100 pro 100000 Einwohner angegeben. Ungefähr 5% der MS-Patienten erleben die ersten klinischen Symptome vor dem 16. Lebensjahr.

In der Pathogenese spielt zu Beginn der Erkrankung ein entzündlicher Prozess an den Oligodendrozyten eine Rolle, der zur Schädigung der Markscheiden führt (Demyelinisierung). Den Abbau kann man in der Messung der evozierten Potenziale (EP) nachweisen. Gleichzeitig werden die Axone geschädigt.

Symptome

Die klinischen Symptome sind äußerst variabel und umfassen eine Vielfalt an neurologischen Zeichen wie Gangstörungen, Par- und Dysästhesien, meist einseitige Sehstörungen und Paresen. Zu Beginn der Erkrankung können die Zeichen flüchtig auftreten, sodass sie nicht beachtet werden. Erst über Stunden und Tage dauernde Symptome führen zur entsprechenden Abklärung.

Im Gegensatz zu Erwachsenen präsentieren sich ¾ der Kinder in den ersten Schüben häufig polysymptomatisch mit Kleinhirnzeichen (44%), sensorischen Ausfällen (39%) oder Sehproblemen (36%). Die Sehstörung aufgrund einer Retrobulbärneuritis mit Schmerzen und Lichtempfindlichkeit ist das häufigste Symptom bei Kindern mit anfangs monosymptomatischer Präsentation. Die klinischen Zeichen des ersten Schubs bilden sich immer vollständig zurück. Um neurologische Symptome als klinischen Schub zu bezeichnen, müssen sie für mind. 24 Stunden anhalten.

Diagnose

Die Diagnose wird anhand von typischen Veränderungen im zerebralen MRT gestellt. Mittels McDonald-Kriterien kann u.U. schon nach dem ersten Schub die Diagnose gestellt werden (**Tab. 32.2**). Trotzdem sollte nicht auf den Nachweis von oligoklonalen Banden im Liquor sowie evozierten Potenzialen (visuell, akustisch, sensorisch) verzichtet werden, v.a. um Differenzialdiagnosen (neurometabolische Erkrankungen) auszuschließen.

Tab. 32.2 McDonald-Kriterien.

Klinische Präsentation	Zusätzliche Parameter, die für eine MS-Diagnose benötigt werden
– 2 oder mehr Schübe – 2 oder mehr objektivierbare klinisch evidente Läsionen	– keine; klinische Evidenz ist ausreichend
– 2 oder mehr Schübe – 1 objektivierbare klinisch evidente Läsion	Disseminierung im Raum, Nachweis durch: – MRT* – oder 1 positiver Liquorbefund** plus 2 oder mehr MS-typische MRT-Läsionen – oder Abwarten eines weiteren Schubes, der durch eine Läsion an einer anderen Lokalisation verursacht ist
– 1 Schub – 2 oder mehr objektivierbare klinisch evidente Läsion	Disseminierung in der Zeit, Nachweis durch: – MRT*** – oder 2. klinischen Schub
– 1 Schub – 1 objektivierbare klinisch evidente Läsion (monosymptomatische Präsentation, klinisch isoliertes Symptom)	Disseminierung im Raum, Nachweis durch: – MRT – oder positiver Liquorbefund plus 2 oder mehr MS-typische MRT-Läsionen **und** Disseminierung in der Zeit, Nachweis durch – MRT – oder 2. klinischen Schub
– schleichende neurologische Progression (PP-MS)	kontinuierliche klinische Progression (retrospektiv oder prospektiv bestimmt) über 1 Jahr **und** 2 der folgenden Punkte treffen zu: – positive MRT des Gehirns (9 T2-Läsionen oder 4 oder mehr T2-Läsionen mit positivem VEP [visuell evozierte Potenziale]) – positive MRT des Rückenmarks (2 oder mehr T2-Läsionen) – positiver Liquorbefund

Die Diagnose MS wird gestellt, wenn die Kriterien erfüllt sind und keine bessere Erklärung für die klinische Präsentation besteht. Die Diagnose lautet „mögliche MS", falls ein Verdacht besteht, jedoch die Kriterien nicht vollständig erfüllt sind. Kann eine andere Diagnose die Befunde der klinischen Präsentation besser erklären, so lautet die Diagnose „keine MS".

*Der Nachweis einer räumlichen Dissemination mittels MRT ist erbracht, wenn 3 der folgenden 4 Charakteristika erfüllt sind: a) mind. eine Gadolinium-aufnehmende Läsion oder 9 in der T2-Wichtung hyperintense Läsionen, falls eine Gadolinium-aufnehmende Läsion nicht vorhanden ist, b) mind. eine Läsion unterhalb des Tentorium cerebelli (infratentoriell), c) mind. eine Läsion unmittelbar am Kortexband (juxtakortikal), d) mind. 3 periventrikuläre Läsionen.

**Als positiver Liquorbefund wird der Nachweis einer intrathekalen (innerhalb des Subarachnoidalraumes gelegenen) Produktion von Antikörpern bezeichnet.

***Der Nachweis einer zeitlichen Dissemination mittels MRT kann auf zwei Wegen erfolgen: a) Nachweis einer Gadolinium-aufnehmenden Läsion frühestens 3 Monate nach Auftreten des initialen klinischen Ereignisses. Die neue Läsion darf nicht an einer Stelle lokalisiert sein, die dem initialen klinischen Ereignis entspricht. b) Nachweis einer neuen T2-Läsion zu einem beliebigen Zeitpunkt in einer MRT-Aufnahme im Vergleich zu einer Referenzaufnahme. Die Referenzaufnahme soll mind. 30 Tage nach dem initialen klinischen Ereignis angefertigt worden sein.

Therapie

Im akuten Schub wird Kortison hochdosiert gegeben, um die Entzündungsreaktion zu stoppen.

Die Langzeittherapie ist immunmodulatorisch, mit dem Ziel, die Zahl der klinischen Schübe zu reduzieren und das Intervall zwischen den Schüben zu verlängern, also eine Verlangsamung der Erkrankung zu erreichen. Begonnen werden sollte nach dem 2. Schub oder bei eindeutiger Diagnose entsprechend den McDonald-Kriterien. Sie sollte für mind. 2 Jahre durchgeführt werden.

Prognose

Die Beobachtung, dass Kinder trotz frühen Beginns der Erkrankung erst Jahre später eine ausgeprägte körperliche Beeinträchtigung erleben ist überraschend. Ein primär progressiver Verlauf – wie bei Erwachsenen – wird bei Kindern nur ausnahmsweise beobachtet. Prognostisch bedeutsam für einen schlechten Verlauf sind kurze Abstände zwischen den Schüben in den ersten 2 Jahren.

32.7 Epilepsie

Definition

Ein **epileptischer Anfall** ist der klinische Ausdruck einer akut auftretenden Funktionsstörung des Gehirns, bei der es zu einer kurzfristigen abnormen Synchronisation von Nervenzellenverbänden mit gleichzeitiger Entladung dieser Neuronen kommt.

Bei einem **fokalen (regionalen) Krampfanfall** werden den betroffenen Zellgruppen (Hirnregionen) entsprechend motorische, sensible, sensorische oder psychische Veränderungen beobachtet. Stehen derartige Anfallsäußerungen am Beginn eines epileptischen Anfalls bezeichnet man sie als **Aura**. Betrifft die Funktionsstörung beide Großhirnhemisphären gleichzeitig, entsteht ein **generalisierter Krampfanfall**.

Epilepsien sind eine heterogene Gruppe von Erkrankungen mit wiederholten epileptischen Anfällen, die ohne provozierende Faktoren auftreten. 5–10% aller Personen erleiden irgendwann im Leben einen epileptischen Anfall. Das Risiko nach einem ersten Krampfanfall eine Epilepsie zu entwickeln, liegt bei Kindern zwischen 42–54%, bei Erwachsenen um 33 %.

Symptomatische Anfälle treten im Rahmen von akuten Erkrankungen (Infektionen des ZNS, metabolische Entgleisungen, Schlafentzug, Fieber) auf. Kann die auslösende Ursache behoben werden, weist diese Gruppe ein gute Prognose auf. Die **Fieberkrämpfe** werden als spezielle Untergruppe dieser Anfälle betrachtet.

Ursache

Die Ätiologie der Epilepsien ist heterogen. Epileptische Anfälle sind überwiegend multifaktoriell bedingt: D.h., dass eine genetische Disposition vorliegt, die gemeinsam mit exogenen Faktoren wie prä-, peri-, und postnatalen Schädigungen zur Manifestation der Epilepsie führen. Die genetische Disposition verursacht aufgrund einer gestörten Funktion von Ionenkanälen eine veränderte Reaktion der Nervenzellen. In den letzten Jahren konnten für einige Epilepsien Defekte (und deren Mutationen) an verschiedenen spannungsabhängigen Ionenkanälen gefunden werden.

Die häufigeren idiopathischen Epilepsien werden polygen vererbt, wobei die verschiedenen genetischen Veränderungen nur unvollständig erkannt und deren Zusammenwirken sowie Beeinflussung durch exogene Faktoren ebenfalls nicht bekannt sind. Hinlänglich bekannt sind dagegen viele monogen vererbte Erkrankungen, wie tuberöse Hirnsklerose, Neurofibromatose und Angelman-Syndrom, die mit Epilepsie einhergehen können.

Einteilung

In der Einteilung der epileptischen Anfälle entsprechend der Nomenklatur der internationalen Liga gegen Epilepsie werden 2 große Gruppen mit charakterisierbaren Anfällen unterschieden und der dritten Gruppe mit nicht klassifizierbaren Anfällen gegenübergestellt (**Tab. 32.3**).

Als **generalisierte Anfälle** werden Anfälle definiert, die in der Klinik ab Beginn weitgehend symmetrisch erscheinen, z.B. Aufwach-Grand-mal-Anfälle oder Absencen. Als **fokale Anfälle** werden die Anfälle klassifiziert, bei denen der klinische Anfall nur eine Körperregion betrifft und sich wieder zurückbildet oder in einen großen generalisierten Anfall einmündet.

Die Klassifikation ist in der klinischen Arbeit sehr wichtig, da sie das weitere Vorgehen der Abklärung beeinflussen. So müssen typische primär generalisierte Absencen nicht weiter abgeklärt werden, komplex partielle Anfälle erfordern immer eine zerebrale Bildgebung, da sie gelegentlich als Erstsymptom eines zerebralen Tumors vorkommen können.

Status epilepticus. Ein Status epilepticus liegt vor, wenn für die Dauer von 15 Min. eine kontinuierliche Anfallsaktivität oder mehrere Anfälle in Folge auftreten, zwischen denen der Patient das Bewusstsein nicht erlangt.

Tab. 32.3 Klassifikation epileptischer Anfälle.

I Fokale (partielle) Anfälle	II Generalisierte Anfälle	III Nicht klassifizierte Anfälle
A. Fokale (partielle) Anfälle mit einfacher Symptomatik (erhaltenes Bewusstsein): 1. mit motorischen Symptomen 2. mit somatosensorischen oder speziellen sensorischen Symptomen 3. mit autonomen Symptomen 4. mit psychischen Symptomen	1. Absencen 2. myoklonische Anfälle 3. klonische Anfälle 4. tonische Anfälle 5. tonisch-klonische Anfälle 6. atonische Anfälle	
B. Fokale (partielle) Anfälle mit komplexer Symptomatik (Beeinträchtigung des Bewusstseins): 1. einfach fokaler Beginn mit nachfolgender Bewusstseinsstörung 2. mit Bewusstseinsstörung von Beginn an		
C. Fokale (partielle) Anfälle, die sich in sekundär generalisierte Anfälle entwickeln		

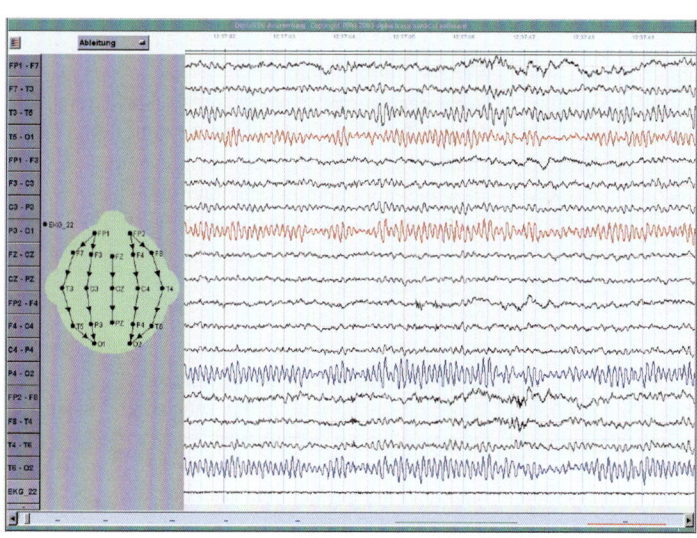

Abb. 32.8 Normales EEG (Längsableitung). Die Bezeichnung am linken Bildrand bezeichnet die Elektroden und damit die Lokalisation der Elektroden am Kopf.

Der Status kann nonkonvulsiv – klinisch besteht eine mittelgradige Bewusstseinsstörung, ohne motorische Äußerungen – und konvulsiv mit motorischen Begleitsymptomen sein. Die Diagnose wird mithilfe des EEG gestellt. Ein Status epilepticus stellt einen Notfall dar und bedarf sofortiger intensivmedizinischer Therapie.

Diagnose

Zur Diagnose ist man in erster Linie auf die Anamnese angewiesen, da der Arzt nur in seltenen Fällen Zeuge der epileptischen Anfälle sein wird. Manchmal können betroffene Kinder ab dem Vorschulalter wichtige Hinweise geben. In vielen Fällen ist man auf die Fremdanamnese angewiesen (Beobachtungen der Eltern oder Betreuungspersonen).

Die wichtigste apparative Untersuchung in der Diagnosestellung einer Epilepsie ist das Elektroenzephalogramm (EEG), bei dem die elektrische Aktivität der äußeren Schichten der Hirnrinde abgeleitet wird (Abb. 32.8). Beweisend für das Vorliegen einer Epilepsie ist allerdings nur ein iktales (im Anfall abgeleitetes) EEG. Derartige EEG gelingen in der Routine – außer bei Absencen und Myoklonien – nur äußerst selten. Die Chance Anfälle abzuleiten, erhöht sich mit Anwendung von Provokationsmethoden (Hyperventilation, Flackerlichtstimulation, Schlafentzug) und mit der Dauer der Ableitung (Langzeit-EEG, EEG-Videomonitoring).

Postiktale (nach dem Anfall abgeleitete) EEG können Hinweise liefern. Nach länger dauernden großen Anfällen mit Bewusstseinsverlust ist die EEG-Aktivität häufig über Stunden oder sogar über Tage allgemein verändert. Zeigt das EEG nach einer fraglichen Episode eine höhere und langsamere elektrische Aktivität als die der Altersnorm, die sich innerhalb von Tagen wieder normalisiert, kann ein harmloser orthostatischer Kollaps oder ein psychogener Anfall ausgeschlossen werden. Nach seitenbetonten Krampfanfällen ist auch eine entsprechende Seitenbetonung der Verlangsamung im EEG zu erkennen.

Aus einem EEG mit Herdstörung kann jedoch nicht die Ursache (epileptischer Anfall oder Enzephalitis) diagnostiziert werden. Außerdem ist zu bedenken, dass auch Menschen ohne Anfälle ein sog. pathologisches EEG aufweisen können. Ein pathologisches EEG ist noch kein Beweis für das Vorliegen eines Anfallsleidens.

M *Die Diagnose einer Epilepsie darf nur im Zusammenhang mit Anamnese, Klinik und EEG-Befund gestellt werden.*

Differenzialdiagnose. Häufige Differenzialdiagnosen zu epileptischen Anfällen betreffen Affektkrämpfe, orthostatischer Kollaps, kardiale Synkopen, psychogene Anfälle, Verhaltens- und Konzentrationsstörungen, Tics, Pavor nocturnus und benigne Säuglingsmyoklonien. Meist sind diese bereits durch eine genaue Anamnese von epileptischen Anfällen abzugrenzen. Manchmal ist für die Differenzierung ein EEG – möglichst in der fraglichen Episode – notwendig.

Therapie

Akuttherapie. Die Akuttherapie eines epileptischen Anfalls besteht im Vermeiden von zusätzlichen Verletzungen und Aspiration. Eine medikamentöse Unterbrechung ist nur bei protrahierten Anfällen notwendig. Für diesen Fall stehen verschiedene Darreichungsformen aus der Gruppe der Benzodiazepine zur Verfügung: Diazepam rektal oder bukkal, Clonazepam oder Midazolam intravenös. Midazolam und Lorazepam können auch sublingual oder nasal verabreicht werden.

Langzeittherapie. Die Langzeittherapie der Epilepsie ist in erster Linie eine medikamentöse Dauerprophylaxe, die die Anfallsneigung herabsetzt. Indikation, Wahl des Medikaments und Therapiedauer hängen von verschiedenen Faktoren, wie Anfallstyp, Alter und Geschlecht des Patienten ab.

M *Eine erfolgreiche medikamentöse Therapie bewirkt eine Reduktion der Anfälle – im idealen Fall sogar Anfallsfreiheit – ohne wesentliche Beeinträchtigung des Patienten durch Nebenwirkungen von Seiten der Therapie. Ist eine Anfallsfreiheit nicht zu erreichen, z.B. bei schwer mehrfachbehinderten Patienten, muss man sich mit einer Anfallsreduktion zufrieden geben, da eine zu hohe Dosierung der Medikamente bzw. zu viele verschiedene Präparate (Polytherapie) die Lebensqualität des Patienten weiter verschlechtern würden.*

Nur bei wenigen Medikamenten, z.B. Kaliumbromid und Phenytoin, sind regelmäßige Blutspiegelkontrollen sinnvoll, da Schwankungen der Blutkonzentration, z.B. durch veränderte Einnahmemodalitäten bei den meist behinderten Patienten, zu klinisch schwer erkennbaren Nebenwirkungen führen können. Außerdem geben Blutspiegelkontrollen einen Hinweis auf die Compliance des Patienten bei der Medikamenteneinnahme.

Weitere Therapieoptionen

Epilepsiechirurgie. Eine weitere Therapieoption, v.a. bei medikamentös nicht ausreichend beeinflussbaren Anfällen, ist die Epilepsiechirurgie. Derartige Operationen sind nur dann indiziert, wenn Anfälle von einer eng umschriebenen Veränderung (z.B. Dysplasie) ausgehen und eine Operation keine bleibenden neurologischen Schäden hervorrufen würde.

Vagusnervstimulator. Der Vagusnervstimulator ist eine weitere Möglichkeit bei pharmakoresistenten Epilepsien. Er besteht aus einem herzschrittmacherähnlichen Gerät, wird in das subkutane Gewebe der linken Achselfalte implantiert und stimuliert über eine Elektrode den linken Nervus vagus regelmäßig elektrisch alle 5 Min. für 30 Sek. (Standardeinstellung). Damit erreicht man bei der Hälfte der Patienten eine Anfallsreduktion.

Ketogene Diät. Die ketogene Diät beruht auf der empirisch gefundenen Tatsache, dass Epilepsiepatienten im Zustand des Hungerns eine deutliche Anfallsreduktion – ja sogar Anfallsfreiheit – erleben. Genutzt wird die Erkenntnis, indem man mittels Diät (Fettanteil in jeder Mahlzeit ca. 60–80 %; normal 30–35 %) die Ernährung so gestaltet, dass Ketonkörper im Blut in hoher Konzentration nachzuweisen sind (wie im Hungerzustand). Bei bestimmten Epilepsieformen wie Glut-1-Defekt ist die Diät die Therapie der Wahl.

32.7.1 Anfallsformen und Epilepsiesyndrome des Kindesalters

BNS-Krämpfe (Blitz-Nick-Salaam-Anfälle, West-Syndrom)

Definition

BNS-Anfälle sind blitzartige, symmetrische, schleudernde Myoklonien der Arme und Beine nach vorne, ein Nicken des Kopfes und ein Beugen des Oberkörpers, wie beim orientalischen Gruß. Das **West-Syndrom** ist charakterisiert durch BNS-Anfälle, Hypsarrhythmie-Muster im EEG und psychomotorische Retardierung.

Ursache

Das West-Syndrom ist ein polyätiologisches Enzephalopathiesyndrom mit prä-, peri- und postnatalen Ursachen. Die häufigste Untergruppe sind pränatale Ursachen mit zerebralen Malformationen, wie Lissenzephalie, kortikale Heterotopien, fokale und kortikale Dysplasien, im Rahmen von neurokutanen Syndromen (tuberöse Hirnsklerose) oder bei angeborenen Stoffwechselerkrankungen. Perinatale Ursachen sind hauptsächlich hypoxisch-ischämische Schädigungen. Postnatale Ursachen sind Hypoxien, ischämische Infarkte, Infektionen oder Traumen. Die Inzidenz liegt bei 1:2000–4000 Lebendgeborenen, mit leichtem Überwiegen des männlichen Geschlechts.

Symptome und Diagnose

Die Erkrankung beginnt im Säuglingsalter zwischen dem 3.–9. Lebensmonat mit typischen BNS-Anfällen –anfangs einzelnen, später in Serien bis zu 100 Anfällen – kurz nach dem Aufwachen oder bei Müdigkeit. Vermutlich werden sie von den Kindern unangenehm empfunden, da sie bei derartigen Serien häufig weinen. Anfangs werden die Episoden von den Eltern als Erschrecken oder als Bauchkrämpfe fehl interpretiert. Oft wird die Diagnose deshalb erst nach Auftreten eines Entwicklungsstillstands oder des Verlusts schon erworbener Fähigkeiten wie Fixieren oder Sitzen gestellt.

Im EEG findet sich typischerweise eine Hypsarrhythmie, d.h. eine generalisiert auftretende, unregelmäßige, langsame, hochamplitudige Aktivität mit multifokal eingelagerten Spitzen (**Abb. 32.9**). Am Beginn der Erkrankung können die Veränderungen in Routine-EEG-Ableitungen nur in kurzen Episoden zur Darstellung kommen. In Ableitungen während des Schlafs erscheinen sie immer pseudoperiodisch.

Therapie und Prognose

In der Therapie gelten Vigabatrin, Dexamethason und ACTH als Mittel der ersten Wahl, in weiterer Folge können viele der bekannten antikonvulsiven Medikamente eingesetzt werden. Das unbehandelte West-Syndrom ist im Verlauf von 1–2 Jahren selbst limitiert, mit Sistieren der Anfälle und Zurückbildung der Hypsarrhythmie.

Die Prognose ist insgesamt ungünstig: 50–60% der Patienten haben weiter Anfälle, 30–50 % haben motorische Defizite und 70–80 % entwickeln eine mentale Retardierung.

Lennox-Gastaut-Syndrom

Definition

Das Lennox-Gastaut-Syndrom (LGS) ist gekennzeichnet durch ein klinisches Bild mit therapieresistenten, atypischen Absencen, atonischen und tonischen, myoklonischen sowie sekundär generalisierenden Anfällen, mentaler Retardierung, psychiatrische Auffälligkeiten und dem typischen EEG-Muster mit generalisierten Spike-wave-Komplexen sowie tonischen Anfallsmustern im Schlaf. Außerdem besteht eine hohe Neigung zu konvulsivem oder nicht konvulsivem Status epilepticus.

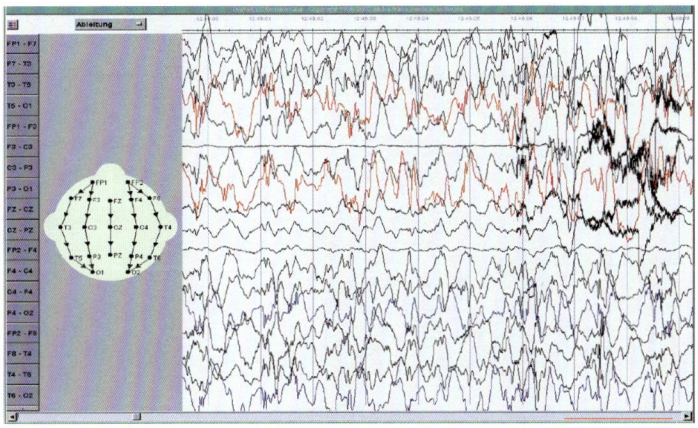

Abb. 32.9 **West Syndrom.** Typisches Bild einer Hypsarrhythmie: ungeordnete Spike-waves über allen Ableitungen.

Ursache, Symptome und Diagnose

Ätiologisch betrachtet ist die symptomatische Form mit schon zuvor entwicklungsgestörten Kindern (z.B. West-Syndrom, Enzephalitis, zerebrale Malformationen) mit 70–80 % häufiger, als die Form mit zuvor völlig normal entwickelten Kindern (ca. 20–30 %).

Klinik und Diagnostik ergeben sich aus der Definition des Syndroms.

Therapie und Prognose

In Bezug auf die Therapie zählt das LGS zu den sehr schwer behandelbaren Epilepsien. Die Prognose ist äußerst ungünstig, nur 20 % können eine normale Schule absolvieren, in 60–80 % der Fälle besteht die Epilepsie lebenslang.

Absencenepilepsien

Definition und Ursache

Absencenepilepsien (AE) werden entsprechend des Alters des Patienten bei Beginn der Epilepsie eingeteilt in AE des Kleinkindalters, AE des Schulalters und AE des Jugendalters (juvenile AE).

Sämtlichen Formen der AE liegen genetische Veränderungen zugrunde. Der Vererbungsmodus ist komplex (polygenetisch). Für die AE des Kleinkind- und Schulalters liegt der Beginn der Erkrankung zwischen dem 2.–12. Lebensjahr. Mädchen sind doppelt so häufig betroffen wie Jungen. Die juvenile AE beginnt während oder nach der Pubertät; die Geschlechtsverteilung ist ausgeglichen.

Symptome

Bei den typischen Absencen des Kleinkind- und Schulalters handelt es sich um kurze Bewusstseinspausen, die in großer Häufigkeit (bis 100 Mal) täglich zu beobachten sind. Anfangs werden sie als Unachtsamkeit oder Konzentrationsstörungen fehl interpretiert. Während der Absencen können unterschiedliche, minimal ausgeprägte, motorische Phänomene, wie diskrete Automatismen (Schlucken, Nesteln) und am häufigsten Lidmyoklonien beobachtet werden. Nur äußerst selten liegt bei Beginn eine mentale Beeinträchtigung vor. Bei der juvenilen AE sind deutlich weniger Absencen (einige pro Tag) zu beobachten, jedoch mit längerer Dauer. Fast 80 % der Patienten haben zusätzlich generalisierte tonisch-klonische Anfälle, die eher morgens auftreten.

Diagnose

Bei den Absencen im Alter von 5–10 Jahren sind meist im Routine-EEG typische generalisierte Spike-wave-Paroxysmen zu diagnostizieren, die teilweise so kurz (< 3 Sekunden = subklinisch) auftreten, dass sie klinisch nicht erkannt werden können, aber im Video-EEG eindeutig als Absence in Erscheinung treten (**Abb. 31.10**). Deutlich schwieriger kann die Diagnose sowohl im Kleinkindalter als auch bei Jugendlichen sein, da die Absencen und auch die entsprechenden EEG-Veränderungen zumeist seltener auftreten und daher oft mehrerer Routine-EEG bedürfen. Gerade in diesem Fall sind Provokationsmethoden, wie Hyperventilation, Flackerlichtstimulation oder auch Schlafentzug hilfreich, um typische Veränderungen im EEG zu entdecken. Gelegentlich sind weitere Untersuchungen mit Langzeit-EEG notwendig.

Therapie und Prognose

Absencenepilepsien sind medikamentös sehr gut zu behandeln. Nur selten sind Kombinationstherapien erforderlich. Die Therapie kann nach frühestens 2 Jahren Anfallsfreiheit abgesetzt werden.

Die Prognose für die AE des Kleinkind- und Schulalters ist sehr gut: 65 % werden anfallsfrei. Ungünstige Faktoren sind: mentale Beeinträchtigung bei Diagnosestellung, Auftreten von generalisierten tonisch-kloni-

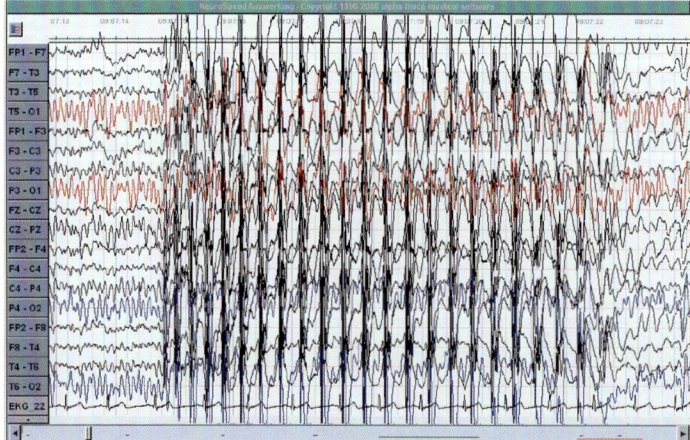

Abb. 32.10 Absencenepilepsie.
Das typische 3-Sekunden-Spike-wave-Muster tritt plötzlich auf und endet ebenso plötzlich.

schen Anfällen unter Therapie, besondere EEG-Veränderungen (abnorme Verlangsamung oder Polyspikes) sowie eine positive Familienanamnese. Die juvenilen AE zeigen nur in 37–60 % eine komplette Anfallskontrolle.

Benigne fokale Epilepsie mit zentrotemporalen Spitzen (Rolando-Epilepsie)

Ursache

Die **Rolando-Epilepsie** ist die häufigste Epilepsie im Alter zwischen 5–14 Jahren. Jungen sind etwas häufiger betroffen als Mädchen. Als Ursache werden sowohl genetische als auch erworbene Faktoren angenommen. Bei 32 % der Fälle findet sich eine positive Familienanamnese.

Symptome

Ein großer Teil der Anfälle äußern sich als große aber seitenbetonte Anfälle aus dem Schlaf heraus, die entweder 1–2 Stunden nach dem Einschlafen oder in den frühen Morgenstunden auftreten. Häufig werden die Eltern aufgrund von röchelnden Geräuschen geweckt, sie sehen das Kind mit verzogenem Gesicht und seitenbetonten Zuckungen und registrieren teilweise auch danach eine vorübergehende Schwäche einer Körperhälfte. An die Anfälle aus dem Schlaf heraus kann sich das Kind meist nicht erinnern.

Bei fokalen Anfällen im Wachzustand berichten die Kinder meist, dass sie zuerst ein taubes Gefühl in einer Wange und Zungenseite bekommen haben, dass ein Mundwinkel zu Zucken begonnen hat und sie nicht mehr reden konnten, aber immer gehört haben, was um sie herum gesprochen wurde. Teilweise kommt es zur Generalisierung eines solchen Anfalls, teilweise bildet sich dieser fokale Anfall wieder zurück, wobei oft über längere Zeit eine Sprachstörung beobachtet wird.

Die EEG-Veränderungen sind zumeist typisch mit unregelmäßigen Serien von zentrotemporalen Spitzen (Spike-wave-Komplexen) bei normaler Hintergrundaktivität über den entsprechenden Regionen (**Abb. 32.11**).

Therapie

Grundsätzlich ist die Rolando-Epilepsie gut zu behandeln. Aufgrund des äußert günstigen Spontanverlaufs mit völliger Ausheilung (Spontanremission) in der Pubertät muss eine medikamentöse Therapie sorgfältig abgewogen werden. Bei sehr häufigen fokalen Anfällen oder längeren generalisierten Anfällen auch während des Tags wird i.Allg. eine medikamentöse Therapie empfohlen.

Fieberkrämpfe

Definition und Symptome

Fieberkrämpfe bezeichnen epileptische Anfälle bei Fieber. Typischerweise treten sie im Alter zwischen dem 6. Lebensmonat und dem 6. Lebensjahr auf. Eine genetische Disposition ist wahrscheinlich.

Die Klinik der Fieberkrämpfe ist vielgestaltig: Sämtliche Anfallsformen können auftreten, häufig sind generalisiert tonisch-klonische Anfälle. Zu unterscheiden sind außerdem unkomplizierte und komplizierte Fieberkrämpfe.

Therapie

Da in großen Studien nachgewiesen wurde, dass kurze Fieberkrämpfe keine messbaren Schäden (Residuen) hinterlassen, nimmt man heute in den meisten Fällen von einer medikamentösen Dauerprophylaxe Abstand. Da Kleinkinder allerdings bei Fieber zu sehr langen Anfällen neigen und es als wahrscheinlich gilt, dass sehr

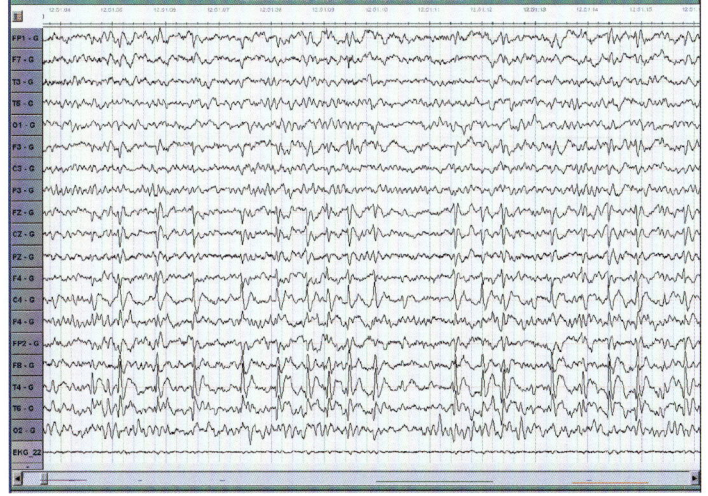

Abb. 32.11 Rolando-Epilepsie.
Die Spike-wave-Serien sind rechts zentrotemporal lokalisiert, zeigen keine Überleitung zur Gegenseite und verändern die Hintergrundaktivität nicht.

lange Anfälle z.B. Hippokampussklerosen verursachen können, sollten Fieberkrämpfe möglichst mit Diazepam rektal unterbrochen werden.

Bei sehr häufigen kurzen Fieberkrämpfen bzw. sehr ängstlichen Eltern kann Diazepam in niedriger Dosierung auch prophylaktisch oral alle 8 Stunden während der Dauer der Fieberperiode gegeben werden, um Fieberkrampfrezidive zu verhindern. Das gelingt allerdings nur teilweise, da die Kinder die Fieberkrämpfe oft beim ersten Fieberanstieg bekommen. Ein konsequentes Senken des Fiebers beeinflusst die Langzeitprognose ebenfalls nicht.

Prognose
Grundsätzlich haben Fieberkrämpfe eine gute Prognose. Ungefähr 94% der Kinder mit Fieberkrämpfen sind ab dem Grundschulalter ohne medikamentöse Therapie anfallsfrei. Epilepsie in der Familie, sehr häufige, sehr lange und/oder seitenbetonte Krampfanfälle bzw. postiktale Paresen und v.a. das Auftreten von Fieberkrämpfen bei Temperaturen bereits unter 38°C machen die spätere Entwicklung einer Epilepsie (Anfälle ohne Fieber) wahrscheinlich.

32.8 Kopfschmerzen und Migräne

Bis zum 14. Lebensjahr haben 60% der Kinder gelegentlich Kopfschmerzen. 5–10 % der Schulkinder klagen über Kopfschmerzen, die sie in ihren Aktivitäten behindern. Man unterscheidet akute von chronischen bzw. chronisch-rezidivierenden Kopfschmerzen und gemäß der Klassifikation der „International Headache Society" (IHS) primäre (idiopathische) und sekundäre (symptomatische) Kopfschmerzen.

Nach Ausschluss der Ursachen von symptomatischen Kopfschmerzen werden v.a. 2 Typen von primären Kopfschmerzen unterschieden: Spannungskopfschmerz und Migräne.

32.8.1 Akute Kopfschmerzen

Akute Kopfschmerzen werden i.d.R. durch umschriebene Ursachen ausgelöst und müssen daher zu den sekundären Kopfschmerzen gezählt werden. Etwa 50% der Kinder mit Kopfschmerzen haben akute Kopfschmerzen.

Ursache
Nach jedem Schädel-Hirn-Trauma können Kopfschmerzen auftreten, die aber i.d.R. nach einigen Monaten abgeheilt sind. Progrediente und evtl. zu Erbrechen oder Benommenheit führende Kopfschmerzen sind verdächtig auf die Entwicklung von Hirnblutungen. Jedes Kind mit einem Schädel-Hirn-Trauma sollte nach Abklingen der akuten Symptomatik auch bezüglich einer Funktionsstörung der Halswirbelsäule untersucht werden, da diese Probleme auch zu chronisch-rezidiverenden Kopfschmerzen führen können.

Kopfschmerzen nach Aufenthalt in der Sonne können auf einen Hitzschlag (S. 269 f) hinweisen. Vaskuläre Erkrankungen in Kopf und Hals (Blutungen, Angiome, Aneurysmen, aber auch eine orthostatische Dysfunktion) können sowohl akute als auch chronisch-rezidivierende Kopfschmerzen verursachen. Infektionen im Bereich des Kopfes (z.B. Meningitis, Enzephalitis, Borreliose, Hirnabszesse, Nebenhöhlenentzündungen, Otitiden, Entzündungen im Bereich der Mundhöhle oder anderer Gesichts- oder Schädelstrukturen) können Kopfschmerzen verursachen und zeigen oft zusätzlich auf die Ursache hinweisende Symptome.

Kopfschmerzen mit morgendlichem Erbrechen, nächtliche oder besonders heftige Kopfschmerzen oder zusätzliche neurologische Symptome können auf erhöhten Hirndruck (z.B. durch Hirntumoren, Blutungen) hinweisen.

Weitere Ursachen sind nichtvaskuläre intrakranielle Erkrankungen (z.B. Hydrozephalus oder Tumoren), Störungen der Homöostase (Anämien, Hypoxien, Hypoglykämien, Hypokalzämien, Hypomagnesiämien), Medikamentenmissbrauch oder Drogenentzug. Psychiatrische Erkrankungen (Depressionen), aber auch andere psychische oder soziale Probleme, Lernstörungen, Zöliakie und kraniale Neuralgien können Kopfschmerzen auslösen.

M *Kopfschmerzen im Kleinkindalter sind ungewöhnlich; in diesem Fall ist eine besonders genaue Suche nach der Ursache nötig.*

32.8.2 Chronische bzw. chronisch rezidivierende Kopfschmerzen

B *Die 12-jährige Sandra klagt seit dem Kindergartenalter über Kopfschmerzen, die als Stechen frontal beidseits beschrieben werden. Sie treten variabel über den Tag verteilt auf, die Stärke wird auf einer 10er-Skala mit ca. 5–6 angegeben. In letzter Zeit treten sie häufiger auf. Der Kinderarzt vermutete, dass psychische Ursachen die*

Schmerzen verursachten. Der Mutter ist bisher nichts in dieser Richtung aufgefallen. Auf mehrmaliges Befragen erinnert sich die Mutter aber, dass Sandra einmal von der Schaukel gefallen ist. Die darauf folgende Untersuchung auf der Kinderchirurgie zeigte keine Auffälligkeiten, das Schädelröntgenbild war damals normal. Weitere Untersuchungen sind nicht durchgeführt worden. Bei der klinischen Untersuchung ergeben sich primär keine Auffälligkeiten; Augenuntersuchung, Blutuntersuchung, Schellongtest und Röntgen der Nasennebenhöhlen sind normal. Im HWS-Röntgen zeigen sich eine fehlende physiologische Krümmung und fragliche Rotationsanomalien von C1 gegen C2 nach rechts und von C4 gegen C5 nach links. Die manualmedizinische Untersuchung bestätigt Blockierungen der entsprechenden Segmente. Eine Mobilisation gegen Widerstand wird durchgeführt. Zur Kräftigung der Halsmuskulatur werden Turnübungen empfohlen. Bei der Kontrolluntersuchung nach 3 Monaten geben Sandra und ihre Mutter an, dass keine Kopfschmerzen mehr aufgetreten sind, die Turnübungen werden durchgeführt. Der manualmedizinische Befund ist normal.*

Chronische bzw. chronisch rezidivierende Kopfschmerzen werden großteils ebenfalls durch zugrunde liegende Erkrankungen verursacht und sind meistens den sekundären Kopfschmerzen zuzuordnen.

Ursachen

Funktionsstörungen der Halswirbelsäule, v.a. nach Schädeltraumen, Augen- und Nebenhöhlenerkrankungen bzw. Kreislaufstörungen sind die häufigsten Ursachen.

32.8.3 Spannungskopfschmerz

Kinder und Jugendliche mit Spannungskopfschmerzen klagen über Beschwerden mit einer Dauer von 30 Min. bis zu 7 Tagen. Die Schmerzen sind bilateral lokalisiert, mehr frontal oder okzipital, meist mit milder oder mittelschwerer Ausprägung. Die Schmerzqualität ist drückend, ziehend bis stechend, aber nicht pulsierend. Körperliche Aktivität verstärkt die Schmerzen nicht.

Man kann episodischen von chronischem Spannungskopfschmerz unterscheiden. Beim chronischen Spannungskopfschmerz wird eine geringgradige Übelkeit angegeben. Erbrechen wird nicht berichtet. Die Diagnosekriterien überschneiden sich oft mit den Diagnosekriterien der Migräne. Möglicherweise geht ein Spannungskopfschmerz später in eine Migräne über.

32.8.4 Migräne

Ein 18-jähriger junger Mann kommt in die Ambulanz. Er war einmal als 10-Jähriger nach der Schule, ohne vorher etwas zu essen, in die Musikschule zum Bassgeigenunterricht gegangen. Dort sah er ganz kurze Zeit auf dem rechten Auge nichts, danach konnte er den Geigenbogen nicht halten, er hatte Wortfindungsstörungen und konnte nicht sprechen. Damals wurde er nach Verständigung seiner Eltern sofort ins Krankenhaus gebracht. Auf dem Weg dorthin traten leichte Kopfschmerzen auf. Beim Eintreffen im Krankenhaus war alles vorbei. Die damals eingeleiteten Untersuchungen (MRT des Gehirns, kardiale Untersuchung inkl. transösophagealer Echokardiografie und Ultraschalluntersuchung der Gehirngefäße) ergaben keine Hinweise auf eine organische Ursache. Die Kreislaufuntersuchung zeigte einen niedrigen Blutdruck und eine geringe Kreislaufinstabilität im Stehen. Er wurde längere Zeit prophylaktisch mit Sympathikomimetika behandelt und hatte vermehrt Sport betrieben. Seither traten ähnliche Symptome (geringe Kopfschmerzen mit oder ohne vorherige Sehstörungen), aber keine Sprachstörungen oder Symptome an der Hand, 3–4-mal auf. Aktuell hatte er Sehstörungen und danach heftige einseitige Kopfschmerzen gehabt, die nun einen ganzen Tag lang anhielten. Es wird nochmals eine Ultraschalluntersuchung der A. carotis, ein EEG und ein MR des Gehirns durchgeführt, ohne Hinweis auf organische Erkrankung. Die Diagnose „Migräne mit Aura" wird gestellt. Er wird angewiesen, Stress zu meiden und bei geringsten Anzeichen einer weiteren Attacke sofort 500 mg Azetylsalizylsäure einzunehmen. Eine prophylaktische Therapie wird vorerst nicht durchgeführt.

Definition

Migräne ist eine Krankheit, die mit intermittierenden attackenartigen Kopfschmerzen einhergeht, die von vegetativen und neurologischen Symptomen begleitet sind.

Ursache und Pathogenese

Die genaue Pathogenese ist noch nicht geklärt. Durch Auslöser wie Stress, Hunger, Schlafmangel und Nahrungsmittel (z.B. Käse, Zitrusfrüchte, Tee, Kaffee, Milch, Eier oder Schokolade) kommt es zu einer noch nicht genau geklärten Reaktion der Gehirngefäße mit verminderter Durchblutung, Serotoninfreisetzung und anfallsartig auftretenden Kopfschmerzen.

Formen der Migräne

Entsprechend der IHS wird eine Migräne ohne Aura von einer Migräne mit Aura unterschieden. Daneben gibt es noch Sonderformen (hemiplegische, konfusionelle und abdominelle Migräne) und periodische Syndrome (zyklisches Erbrechen, paroxysmale Vertigo und paroxysmaler Torticollis).

Migräne ohne Aura

Die typischen Symptome der Migräne entwickeln sich häufig erst bis zum 14. Lebensjahr, sodass die primär vermutete Ursache (s.o.) infrage gestellt wird. Eine genaue Untersuchung ist aber immer bei rezidivierenden Kopfschmerzen nötig, um einen chronischen Medikamentenkonsum zu vermeiden. Bei neurologischen Symptomen müssen zerebrale Prozesse ausgeschlossen werden.

Diagnose. Eine genaue Anamnese ist das wichtigste Kriterium für die Diagnose: Mind. 5 Kopfwehattacken mit freiem Intervall und einer Kopfschmerzdauer zwischen 30 Min. und 72 Std., Nausea bzw. Erbrechen oder Licht- bzw. Lärmempfindlichkeit und 2 weitere Kriterien (unilateral frontotemporal, pulsierend, mittlere bis starke Intensität mit eingeschränkter Lern- oder Arbeitsfähigkeit, Verstärkung durch körperliche Aktivität) sind die von der IHS für die Diagnose der Migräne geforderten Kriterien.

Migräne mit Aura

Eine Migräne mit Aura ist nur in ca. 25% aller Migräneformen vorhanden. Sie beginnt mit herdförmigen Sensibilitäts-, Seh- oder motorischen Störungen, es folgen Sprach- und Sprechstörungen, die kürzer als 1 Stunde anhalten und heftige Kopfschmerzen (wie bei Migräne ohne Aura).

Hemiplegische Migräne. Bei hemiplegischer Migräne zeigen die Kinder neurologische Ausfälle nach der Aura (einseitiges Taubheitsgefühl, Hemiparese, Aphasie), die sich komplett zurückbilden. Sie kann in seltenen Fällen familiär auftreten und länger dauern (Vererbung autosomal-dominant auf dem Genlokus 19p13).

Konfusionelle Migräne. Kinder und Jugendliche mit konfusioneller Migräne zeigen einen Verwirrtheitszustand mit Gedächtnisstörungen und Desorientierung und motorische Unruhe mit aggressivem Verhalten bis zu 24 Std. während der Dauer der Kopfschmerzen.

Abdominelle Migräne. Die abdominelle Migräne kann als Migräneäquivalent retrospektiv diagnostiziert werden, wenn später typische Migräneattacken auftreten. Zyklisches Erbrechen (ab dem 3. Lebensjahr mit Bauchschmerzen, Blässe, manchmal auch Somnolenz, ohne Ursache), paroxysmale Vertigo und paroxysmaler Torticollis von einigen Min. bis Std. Dauer werden wegen der häufig vorhandenen Familienanamnese ebenfalls als mögliche Migräneäquivalente vermutet.

Diagnose

Ein Ausschluss symptomatischer Kopfschmerzen (s.o.) ist sowohl bei erstmaligem wie auch wiederholtem Auftreten von Kopfschmerzen wichtig.

Therapie

Meist kann nach Identifizierung der Ursache eine gezielte Therapie der Kopfschmerzen eingeleitet werden. Bis zum Auffinden der Ursache oder nach Identifizierung von Migräne werden die in der Kinderheilkunde üblichen Analgetika verwendet (Paracetamol, Ibuprofen oder bei älteren Kindern Azetylsalizylsäure).

Psychotherapeutische Beratung und Biofeedbackverfahren sind bei chronischen (rezidivierenden) Kopfschmerzen sinnvoll. Bei Migräne sind Reizabschirmung (durch genaue Beobachtung herauszufinden) und frühzeitige Gabe von Antiemetika hilfreich. In schweren Fällen können Jugendliche Sumatriptanpräparate erhalten. Eine prophylaktische Therapie mit Propanolol, Metoprolol oder Flunarizin kann versucht werden.

Prognose

Im Kindesalter können Kopfschmerzen in 95% aller Fälle mit gezielter Therapie beseitigt werden. Während der Pubertät kommt es bei Migräne in bis zu 60% zur spontanen Remission. Ca. 30% der Kinder werden bis zum 25. Lebensjahr migränefrei. Bei etwa 30% bessern sich die Beschwerden, bei den restlichen Patienten bestehen sie lebenslang.

32.9 Neurokutane Syndrome

Definition

Unter dem Begriff neurokutane Syndrome (Synonym: Phakomatosen) wird eine heterogene Gruppe von Erkrankungen zusammengefasst, die das zentrale Nervensystem (ZNS) und die Haut betreffen. Die Ursache für das gemeinsame Auftreten von neuronalen und kutanen Krankheitszeichen liegt im ektodermalen Keimblatt, dem gemeinsamen entwicklungsgeschichtlichen Ursprung beider Gewebe.

32.9.1 Neurofibromatose

Die Neurofibromatose (NF) ist die häufigste neurokutane Erkrankung. Zwei Formen mit unterschiedlicher Klinik und Genetik sind bekannt. Typ 1 ist mit einer Inzidenz von 1:3000 die häufigste Phakomatose, Typ 2 kommt seltener vor (1:400000).

Neurofibromatose Typ 1

Ursache

Die Neurofibromatose Typ 1 (NF1) wird autosomal-dominant vererbt. Der Gendefekt liegt auf Chromosom 17q11. Neumutationen sind in 50 % der Fälle zu finden, die übrigen Fälle treten familiär auf. Eine Korrelation von Genotyp und Phänotyp ist bislang nicht bekannt. Nur ⅓ der NF-Patienten sind aufgrund ihrer Erkrankung im Alltag deutlich beeinträchtigt.

Symptome

Die wichtigsten klinischen Symptome der NF 1 sind multiple Café-au-lait-Flecken der Haut, Lischknötchen an der Iris, Freckling (sommersprossenartige Pigmentierung axillär, inguinal), Neurofibrome, Optikusgliome, Makrozephalus, Pseudoarthrosen und Skelettdysplasien (**Abb. 32.12**).

Diagnose und Therapie

Die Diagnose erfolgt meist klinisch, da der Mutationsnachweis nur in 60–90 % der Fälle gelingt. Von den folgenden Diagnosekriterien müssen mind. 2 erfüllt sein:
- mind. 6 Café-au-lait-Flecken (Größe: präpubertär > 5 mm, postpubertär > 15 mm)
- 2 oder mehr Neurofibrome oder ein plexiformes Neurofibrom
- axilläres oder inguinales „Freckling" (sommersprossenartige Hyperpigmentierung)
- mind. 2 Lischknötchen (Irisharmatome)
- Optikusgliom
- charakteristische umschriebene Knochenläsionen (z.B. Sphenoiddysplasie, Pseudoarthrose der Tibia)
- ein Verwandter 1. Grades mit NF 1

Da die klinischen Zeichen eine altersabhängige Entwicklung zeigen, kann sich die sichere Diagnose im Säuglings- und Kleinkindalter schwierig gestalten. 30–65% zeigen kognitive Defizite. Eine Aufmerksamkeitsstörung mit Hyperaktivität wird bei 20–50 % der NF-1-Patienten beschrieben. Lernstörungen sind ebenfalls bei 25–45 % der Patienten zu finden. Außerdem besteht ein erhöhtes Risiko für maligne Entartung der Neurofibrome bzw. weitere maligne Erkrankungen.

Die Therapie ist supportiv und besteht darin, Komplikationen frühzeitig zu erkennen und entsprechend zu behandeln. Schmerzende oder einengende Neurofibrome können operativ entfernt werden.

Neurofibromatose Typ 2

Die Neurofibromatose Typ 2 (NF 2) wird autosomal-dominant vererbt. Das Gen liegt auf dem Chromosom

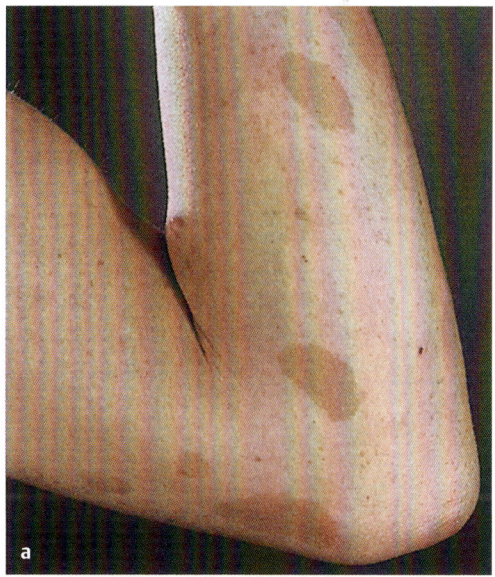
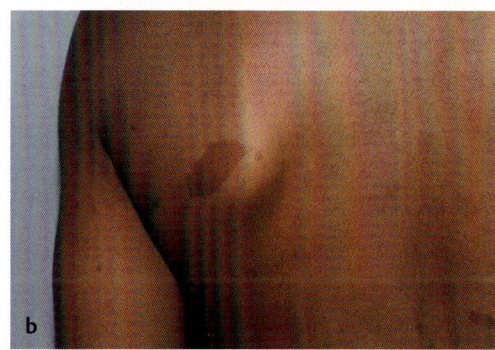

Abb. 32.12 Neurofibromatose Typ 1. **a** Cafe-au-lait-Flecken unterschiedlicher Größe, **b** multiple kleine Neurofibrome an der Thoraxwand.

22q11. Erkrankungsgipfel ist das Erwachsenenalter, nur vereinzelt wird NF 2 im Kindesalter diagnostiziert.

Klinisch ist die NF 2 gekennzeichnet durch das Auftreten beidseitiger Neurinome am Nervus acusticus. Die Veränderungen können aber auch an jedem anderen Hirnnerven auftreten.

32.9.2 Tuberöse Sklerose

Ursache

Die Inzidenz der tuberösen Sklerose (TS) wird mit ca. 1:10000 angegeben. Sie wird wie die NF autosomal-dominant vererbt. Der Mutationsnachweis gelingt nur bei 70 % der Betroffenen.

Symptome

Ähnlich wie bei der NF 1 kommt es auch bei der TS zu einem altersabhängigen Auftreten der klinischen Symptome, z.B. faziale Angiofibrome, die sich ab dem Schulalter schmetterlingsförmig im Mittelgesicht ausbreiten. Davor wird die Diagnose meist aufgrund der „white spots" (weiße, unregelmäßig begrenzte Flecken der Haut) gestellt, die nur mit dem sog. Woodlicht (UV-Licht) erkennbar sind.

Bei ca. 85 % der Fälle besteht die Erstmanifestation in zerebralen Krampfanfällen, die sich im Säuglingsalter meist als BNS-Anfälle manifestieren. Ursache der fokalen bzw. generalisierten Krampfanfälle sind sog. Tubera, die fokalen zerebralen Dysplasien, verkalkten Gliaknoten oder Riesenzellastrozytomen entsprechen. Im Rahmen einer TS kommen Neubildungen auch in anderen Organsystemen vor: z.B. intrakardiale Rhabdomyome oder intrarenale Angiomyolipome. Sie können die Patienten aufgrund ihrer Größenausdehnung (Herz) oder der zusätzlichen Blutungsneigung (Niere) beeinträchtigen und müssen daher regelmäßig kontrolliert bzw. rechtzeitig operativ entfernt werden.

Diagnose und Therapie

Die Diagnose wird anhand der klinischen Zeichen gestellt und mit dem Nachweis von Harmatomen im

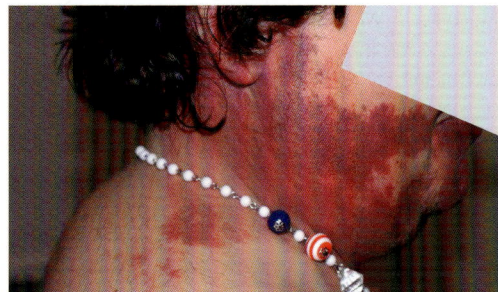

Abb. 32.13 Naevus flammeus bei Sturge-Weber-Syndrom. Zusätzlich hat die Patientin eine mentale Retardierung und eine schwer behandelbare Epilepsie, jedoch nur eine sehr milde Hemiplegie.

ZNS (MRT), im Herzen (Echokardiografie) sowie in der Niere (Sonografie) bestätigt. Eine Mutationsanalyse ist verfügbar. Die Therapie ist wie bei der NF 1 symptomatisch.

32.9.3 Sturge-Weber-Syndrom (SWS)

Ursache und Symptome

Das Sturge-Weber-Syndrom (SWS, Synonym: enzephalotrigeminale Angiomatose) tritt sporadisch auf. Die molekulargenetische Veränderung ist bislang nicht völlig geklärt, möglicherweise basiert sie auf einer Mutation am Chromosom 4.

Die typische klinische Trias besteht aus einem Naevus flammeus (Portweinfleck, **Abb. 32.13**) im Ausbreitungsgebiet des Nervus trigeminus, angiomatösen Fehlbildungen an den weichen Hirnhäuten und Veränderungen am Auge (Glaukom). Ein Großteil der Patienten (ca. 80 %) hat eine schwer einstellbare Epilepsie.

Komplikationen und Therapie

Komplikationen im Rahmen eines SWS sind Status epilepticus und verlängerte schlaganfallähnliche Episoden. Die Therapie ist supportiv.

32.10 Fazialisparese

Definition

Der VII. Hirnnerv (Nervus facialis, kurz Fazialis) führt motorische Fasern für die gesamte mimische Muskulatur des Gesichts, sekretorische Fasern für die Tränendrüse und Geschmacksfasern für die Innervation des vorderen Drittels der Zunge. Sein Kerngebiet (Ursprung) liegt im Hirnstamm. Von dort ziehen die Nervenfasern intrakraniell in Richtung Felsenbein, weiter in einem knöchernen Kanal über der Paukenhöhle zur Schädelbasis, um sich vor dem Ohr in der Parotis in seine Endäste aufzuteilen:
– Der erste Ast innerviert die Stirn bis zum Oberlid.
– Der zweite Ast innerviert Unterlid und Wange bis zur Oberlippe.
– Der dritte Ast innerviert Unterlippe und Kinn.

Auf diesem Wege gehen die entsprechende Nervenfasern zur Tränendrüse und den Geschmacksknospen der Zunge ab. Eine **Schädigung des Nervs** kann sowohl die Nervenfasern (**periphere Parese**) als auch das Kerngebiet (**zentrale Parese**) betreffen.

Symptome

Periphere Fazialisparese. Die periphere Fazialisparese äußert sich klinisch in einem totalen halbseitigen Ausfall der mimischen Muskulatur auf der gleichen Seite der Schädigung. Die Aufforderung die Stirn zu runzeln, die Augen zu schließen, die Nase zu rümpfen, die Wangen aufzublasen, zu pfeifen oder die Zähne zu zeigen sind dem Patienten unmöglich. Je nach Ausmaß der Schädigung sind Geschmacksstörung und Herabsetzung der Tränen- und Speichelsekretion zu beobachten. Bei jüngeren Kindern, die diese Aufforderungen noch nicht befolgen können, sind eine erweiterte Lidspalte, verstrichene Stirn- und Nasolabialfalte sowie ein hängender Mundwinkel Hinweis auf eine periphere Fazialisparese. Diskrete Paresen sind möglicherweise nur am weinenden Kind zu erkennen.

Zentrale Fazialisparese. Die zentrale Fazialisparese spart den ersten Ast (Stirn) aus, da dieser auch von der Gegenseite innerviert wird. Somit sind Stirnrunzeln und Lidschluss möglich.

Ursache

Die Ätiologie der peripheren Fazialisparese im Kindesalter umfasst angeborene Fehlbildungen des inneren Ohrs, Schädelknochens oder ZNS (Chiari-Malformation), traumatische Läsionen (Geburtstraumen, Felsenbeinfraktur), Tumoren (Rhabdomyosarkome) und entzündliche Ursachen, wie Infektionen mit Epstein-Barr-Virus, Herpes zoster, Borrelien, Tuberkulose und Sarkoidose, aber auch Mittelohrentzündungen und Mastoiditis. Bei ⅓ der Patienten mit peripherer Fazialisparese konnte eine Neuroborreliose und nur bei 18 % der Fälle eine Virusinfektion als Ursache nachgewiesen werden.

Diagnose und Therapie

Die Diagnose basiert auf umfangreichen Untersuchungen, die dem Lebensalter und der Anamnese des Patienten entsprechend durchgeführt werden. Genaue Geburtsanamnese, kraniale Bildgebung mit CT oder MRT, laborchemischer Nachweis einer Infektion im Blut und im ZNS mittels Liquorpunktion (Liquorpleozytose, erhöhtes Liquoreiweiß) sowie eine eingehende HNO-Untersuchung zum Ausschluss einer Otitis media sind erforderlich.

Die Therapie ist rein symptomatisch. Innerhalb von wenigen Wochen bis Monate bildet sich die Parese vollständig zurück. Bei nur 5 % der Patienten verbleibt eine Restsymptomatik.

32.11 Guillain-Barré-Syndrom (akute Polyradikuloneuritis)

Definition

Das **Guillain-Barré-Syndrom** (GBS, akute Polyradikuloneuritis) ist eine Autoimmunerkrankung mit akuter Entmarkung (Demyelinisierung) der peripheren Nerven. Betroffen sind Kinder vor dem 15. Lebensjahr. Die Häufigkeit wird mit 1,9:100000 Kinder angegeben.

Ursache

In mehr als ¾ der Fälle geht dem GBS ein banaler Infekt des Respirations- oder Gastrointestinaltrakts voran. Eine besondere Rolle spielt dabei der Erreger Campylobacter jejuni, der ein Oberflächenantigen (Protein) präsentiert, das den Myelinscheiden sehr ähnlich ist. Bei der Infektion mit Campylobacter jejuni bekommt der Körper den Auftrag, Antikörper (AK) gegen das Bakterienprotein zu bilden. Nach überstandener Infektion wenden sich diese AK gegen die Proteine der Myelinscheiden – wie zuvor gegen die Bakterien –, um diese zu bekämpfen. Das hat eine entzündliche Reaktion der peripheren Nerven (an den Myelinscheiden) zur Folge.

Symptome

Klinisch beginnt die Erkrankung mit Schwäche in den Beinen, die Muskeleigenreflexe sind erloschen. Häufig sind zu Beginn Bein- und Rückenschmerzen in den betroffenen Arealen zu beobachten. Bei Aufnahme im Krankenhaus haben mehr als die Hälfte der Patienten eine Gehschwäche, ca. ⅓ der Patienten kann nur mit Hilfe gehen. Die Lähmungserscheinungen sind immer symmetrisch ausgeprägt, aufsteigend und können bis zur Ateminsuffizienz und Beatmungspflicht (3% der Betroffenen) führen. Fieber ist gewöhnlich nicht zu finden.

Das Miller-Fisher-Syndrom, eine Sonderform des GBS, ist gekennzeichnet durch eine Augenbewegungsstörung (externe Ophthalmoplegie), Ataxie und Areflexie.

Diagnose und Therapie

Die Diagnose wird anhand der klinischen Symptome gestellt, die sich in weniger als 4 Wochen nach einem Infekt entwickeln. Im Liquor ist eine deutlich erhöhte

Eiweißkonzentration bei normaler Liquorzellzahl und normalem Liquorzucker zu finden. Die Messung der Nervenleitgeschwindigkeit (NLG) zeigt Zeichen einer Demyelinisierung.

Als Therapie werden die i.v.-Gabe von Immunglobulinen, und in besonders schweren Fällen Kortison oder andere Immunmodulatoren empfohlen. Damit ist der Krankheitsverlauf bei ¾ der Patienten im Sinne einer Verkürzung der Krankheitsdauer positiv zu beeinflussen. Bei schweren Verläufen kann es rasch zur respiratorischen Dekompensation kommen und eine maschinelle Beatmung notwendig werden.

Prognose

Die Prognose wird vom anfänglichen (initialen) klinischen Verlauf bestimmt. Beginnt das GBS mit rascher klinischer Verschlechterung ist die Prognose im Sinne einer Defektheilung meist schlechter. Aber auch die Schwere der Erkrankung (max. klinische Ausprägung) – unabhängig vom zeitlichen Verlauf – ist prognostisch bedeutsam. Nach 6 Monaten sind i.d.R. 92 % der Patienten völlig gesund, ohne Beeinträchtigung beim Gehen. Die völlige Genesung kann mehrere Jahre in Anspruch nehmen.

32.12 Durchblutungsstörungen

32.12.1 Sinusvenenthrombose

Ursache

Sinusvenenthrombosen kommen sehr selten vor. Die Pathophysiologie beruht auf einem partiellen oder kompletten Verschluss eines Sinus. Im vorgeschalteten venösen Stromgebiet kommt es zu venöser Stase, Erhöhung des Kapillardrucks, weiterer Thrombosierung in kortikalen Venen und im weiteren Verlauf zu hämorrhagischer Infarzierung des betreffenden Hirnparenchyms.

Aus ätiologischer Sicht werden blande und septische Thrombosen unterschieden. Ursachen für die häufigeren sog. blanden Thrombosen sind akute Dehydration, zyanotische Herzfehler, nephrotisches Syndrom, Colitis ulcerosa, hereditäre Hämoglobinopathien, Homozystinurie, Leukosen, Thrombozytosen und Gerinnungsstörungen. Septische Thrombosen beruhen meist auf Komplikationen regionaler kranialer Infektion z.B. der Haut im Gesichts- und Kopfbereich, der Nasennebenhöhlen, des Mittelohrs und des Mastoids.

Symptome und Diagnose

Die klinischen Symptome sind unspezifisch, entwickeln sich schleichend bzw. subakut und äußern sich mit Kopfschmerzen, Bewusstseinsstörungen, Sehstörungen und Stauungspapille als Hinweis auf einen vorhandenen erhöhten Hirndruck. Fokale neurologische Zeichen wie Hemiparese, Hemianopsie, Aphasie oder fokale epileptische Anfälle treten bei Beteiligung der kortikalen Venen auf. Die Thrombose des Sinus cavernosus manifestiert sich mit Augenbewegungsstörungen und Stauungspapille. Sind tiefe Hirnvenen von Thrombosen betroffen, kann das zur hämorrhagischen Infarzierung des Thalamus führen und sich enzephalitisähnlich mit Vigilanzstörung, zerebralen Krampfanfällen, Dystonie und Opisthotonus präsentieren.

Die Diagnose wird mit der zerebralen Bildgebung (CT, MRT) bestätigt.

Therapie

Bei blanden, nicht durch Infektionen verursachten Sinusvenenthrombosen erfolgt die Therapie mittels Heparinisierung, um ein Fortschreiten der Thrombosierung zu verhindern. Bei septischen Ursachen muss zusätzlich eine entsprechende antibiotische Therapie eingeleitet werden.

32.12.2 Vaskuläre Malformationen (arteriovenöse Malformationen, kavernöse Hämangiome)

Arteriovenöse Malformationen

Definition und Ursache

Unter **arteriovenösen Malformationen** (AVM) versteht man angeborene Fehlbildungen des arteriolärkapillären Gefäßbetts. Meist gibt es ein oder mehrere versorgende Arterien und mehrere Venen, die das fehlgebildete Gefäßgeflecht drainieren. Daraus erklärt sich die deutlich erhöhte Durchblutungsrate dieser Fehlbildungen.

Entsprechend der Größe der AVM kommt es in den benachbarten Hirnarealen zum sog. „Steal-Effekt" (Minderdurchblutung). Die Lokalisation ist häufig in den Großhirnhemisphären, deutlich seltener in den Basalganglien oder im Kleinhirn. Die Vena-Galeni-Malformation ist eine Sonderform dieser Fehlbildungen. Es handelt sich dabei um eine aneurysmatische Fehlbildung der Vena magna Galeni aufgrund einer abnormen Kommunikation mit zerebralen Arterien.

Symptome und Diagnose
Die typischen klinischen Symptome umfassen intrakranielle Blutungen – insbesondere die kleinen AVM neigen dazu –, fokale zerebrale Krampfanfälle und fokale neurologische Ausfälle wie Hemiparese, Aphasie, Heminanopsie oder Ophthalmoplegie. Migräneartige Kopfschmerzen werden im Kindesalter seltener beobachtet. Bei 10 % der Betroffenen verläuft die erste Blutung tödlich, in der Hälfte der Fälle bleiben neurologische Ausfälle zurück. Die Vena-Galeni-Malformation manifestiert sich unmittelbar postnatal mit Herzversagen als Konsequenz des enorm hohen Blutflusses durch die Fehlbildung.

Die Diagnose wird mit der zerebralen Bildgebung (CT, MRT) gestellt.

Therapie
Die Therapie hat zum Ziel, die Fehlbildung operativ zu entfernen oder mittels invasiver Angiografie die zuführenden Gefäße zu embolisieren bzw. auszuschalten. Große AVM versucht man vor dem neurochirurgischen Eingriff mit Embolisation zu verkleinern, um die Operation zu erleichtern. Sämtliche Interventionen, v.a. die invasive Angiografie, sollten nur in darin spezialisierten Zentren vorgenommen werden. Kleine AVM (<2 cm), die einem neurochirurgischen Eingriff schlecht zugänglich sind, können mittels Gamma-knife (radiochirurgische Methode) behandelt werden.

Kavernöse Hämangiome

Kavernöse Hämangiome (Kavernome) haben keine Kommunikation mit Arterien. Es sind also Fehlbildungen, die nur den venösen Schenkel der Gefäße betreffen. Sie sind die häufigsten vaskulären Fehlbildungen. Meist liegen sie im frontalen Marklager oder im Kleinhirn.

Klinisches Leitsymptom sind rezidivierende, oft migräneähnliche Kopfschmerzen. Nur selten kommt es zu Blutungen. Diagnostiziert werden sie mittels CT oder MRT. Die Therapie, die operative Entfernung der Fehlbildung, bleibt symptomatischen Kavernomen vorbehalten.

32.13 Querschnittlähmung

B *Ein 5-jähriger Junge prallt mit seinem Fahrrad bergab an eine Metallabsperrung. Er wird leblos aufgefunden, ohne Spontanatmung und Extremitätenbewegungen. Nach der Reanimation besteht wieder ein eigener Kreislauf. Im weiteren Verlauf zeigt sich ein hoher schlaffer Querschnitt mit Tetraplegie.*

Definition

Bei der **Querschnittlähmung** besteht ein akuter oder chronischer Verlust der Rückenmarkfunktionen (Motorik, alle sensiblen Qualitäten, Blasen-, Mastdarmfunktion) infolge einer Rückenmarkschädigung in Höhe der Wirbelsäule.

M *Spinale Rückenmarkschäden sind bei Kindern relativ selten. Aufgrund der noch sehr elastischen Bänder und der wenig entwickelten spinalen Muskulatur sind ligamentäre Verletzungen deutlich häufiger als Knochenbrüche. 42 % der Verletzungen findet man zervikal, 31% thorakal und 27% lumbal. Spinale Rückenmarkverletzungen nach spinalem Trauma werden bei Kindern zu 14–57 % diagnostiziert. Unterschieden werden eine akute und eine chronische Form:*
- *Das akute schlagartig auftretende Querschnittsyndrom entsteht infolge eines Traumas, durch epidurale Blutung bei spinaler AVM oder duraler Fistel, durch die akute Dekompensation bei raumfordernd wachsendem Tumor und infolge spinaler Entzündungen oder Infarkte.*
- *Das chronisch-progrediente Querschnittsyndrom kann durch HWS-Instabilitäten (z.B. bei Mukopolysaccharidosen), traumatische diskoligamentäre Instabilitäten, Fehlbildungen des kraniozervikalen Übergangs (Chiari-II-Malformation, basiläre Impression) oder langsam wachsende Tumoren hervorgerufen werden.*

W *Ursache der Rückenmarkschädigung bei Traumen sind selten Zerreißungen des Marks, sondern meist Kompression und Einblutungen, sekundär kommt es zu Perfusionsstörungen und Schwellung mit Hypoxie und Ischämie des Marks, was zu großen Gewebszerstörungen führen kann.*

Symptome

Unterschieden wird das komplette vom inkompletten Querschnittsyndrom. Symptome der kompletten Querschnittlähmung sind vollständiger Verlust der Motorik (Paraplegie, Tetraplegie), der sensiblen Funktionen (Oberflächen-, Tiefensensibilität, Lagesinn, Temperatur-, Vibrationsempfinden) sowie von Blasen-, Mastdarm- und Sexualfunktion unterhalb der Höhe der Schädigung. Eine Persistenz der Ausfälle über 24 Std. bedeutet meist keine Erholung der Funktion. Beim spinalen Schock kommt es bei kompletter Querschnittlähmung neben dem Verlust aller spinalen Funktionen auch zur Hypotonie mit einem systolischen RR < 80 mm Hg. Demgegenüber sind bei der inkompletten

Querschnittlähmung die Funktionen ab 3 Segmente unterhalb der Schädigung teilweise erhalten.

Bei akuter Querschnittlähmung sind die Paresen schlaff, es kommt zu einem inkompletten bis kompletten Verlust der Willkürmotorik und Reflexverlust, die Pyramidenbahnzeichen sind negativ, der Muskeltonus ist schlaff. Chronisch progrediente Querschnittsyndrome sind gekennzeichnet durch spastische Paresen, erhaltene Willkürmotorik – allerdings mit langsam progredientem Kraftverlust, gesteigerte Muskeleigenreflexe, verbreiterte Reflexzonen sowie positive Pyramidenbahnzeichen; der Muskeltonus ist erhöht.

Diagnose

Nach der Basisuntersuchung auf weitere Begleitverletzungen sind zunächst Nativ-Röntgenaufnahmen der Wirbelsäule zum Nachweis von Frakturen und Luxationen erforderlich. Das CT komplettiert die Traumadiagnostik der Wirbelsäule. Das Wirbelsäulen-MRT weist Abszesse, Hämatome, Tumoren, Ischämien und Myelitiden nach, ist aber nicht das Mittel der ersten Wahl in der Notfalldiagnostik, sondern bei speziellen Fragestellungen (dann auch akut) sinnvoll. Bei wachen kooperativen Patienten sollten ggf. Funktionsaufnahmen zum Nachweis disco-ligamentärer Instabilitäten angefertigt werden, evtl. kann bei weiter offenen Fragen die Myelografie (Röntgen nach intrathekaler KM-Gabe) eingesetzt werden.

Therapie

Die initiale Therapie bei spinalem Querschnittsyndrom ist die Verhinderung sekundärer Schäden durch Immobilisation. Notwendig ist die Prävention von folgenden Komplikationen:
- **Aspiration:** Bei suffizienter Atmung ist bei wachem Patienten die Gabe von Sauerstoff ausreichend, sonst muss intubiert und beatmet werden (unter Beachtung von HWS-Verletzungen).
- **Schocksyndrom:** Es erfolgt die Anlage eines großlumigen Venenzugangs, Gabe von Infusionslösungen, evtl. auch Dopamin.

Bei Vorliegen neurologischer Defizite erfolgt die Gabe von hochdosiertem Methylprednisolon nach einem Protokoll. Wichtig ist die genaue Untersuchung und Dokumentation der neurologischen Defizite (**Tab. 32.4**, **Tab. 32.5** u. **Tab. 32.6**).

Abhängig von der Akuität des Geschehens wird entsprechend der Ursache behandelt: Stabile bzw. instabile Frakturen und diskoligamentäre Instabilitäten werden je nach Art der Schädigung extern durch einen Halofixateur oder offen chirurgisch (C0/C1/C2 meist von dorsal, sonst je nach Schädigung von ventral oder dorsal) versorgt. Bei Knochenfragmenten oder Blutungen müssen diese über einen offenen Zugang entfernt und das Rückenmark dekomprimiert werden. Intraspinale Raumforderungen (spinale Tumoren, Hämatome oder Abszesse) werden mikrochirurgisch entfernt. Patienten mit basilärer Impression oder Instabilitäten des kraniozervikalen Übergangs werden dekomprimiert und stabilisiert.

> *Der Zeitpunkt der chirurgischen Versorgung richtet sich nach dem Vorliegen neurologischer Defizite, ihrer Ausprägung und bei subakutem bzw. chronischem Verlauf nach der Progredienz der Defizite. Bei akut aufgetretenen neurologischen Defiziten ist eine rasche Dekompression und Versorgung notfallmäßig erforderlich. Liegt eine chronische spastische, nicht progrediente Para-/Tetraparese vor, kann die operative Versorgung auch am nächsten Tag erfolgen. Sehr wichtig ist eine adäquate postoperative Rehabilitation mit intensiver krankengymnastischer Behandlung, die sehr früh einsetzen sollte, um die Muskulatur für sich erholende neurale Funktionen zu erhalten.*

Tab. 32.4 Rückenmarkwurzeln und dazugehörige Muskeln und Reflexe (nach Greenberg 2001).

Segment	Muskel	Funktion	Reflex
Th2–Th9	Interkostalmuskeln	Atmung	
Th9–Th10	obere Bauchmuskeln		Bauchhautreflex
Th11–Th12	untere Bauchmuskeln		Bauchhautreflex
L2–L3	Iliopsoas	Hüftbeugung	Kremasterreflex
L3–L4	Quadriceps	Kniestreckung	Patellarsehnenreflex
L4–L5	Tibialis anterior	Fußhebung	
L5, S1	Extensor hallucis longus Tibialis posterior Peronäus longus und brevis	Großzehenhebung Fußinnenhebung	
S1, S2	Gastrocnemius	Fußsenkung	Achillessehnenreflex
S2, S3	Flexor digitorum		
S2–S4	Blasen-, Analsphinkter	Analverschluss, aktiver Blasenhalsverschluss	Analreflex

Tab. 32.5 Lähmungsniveau der unteren Extremitäten (nach Greenberg 2001).

Lähmungs-niveau	Auswirkung
Th12	komplette Lähmung der Beine
L1	schwache Hüftbeugung
L2	starke Hüftbeugung, schwache Hüftadduktion
L3	normale Hüftadduktion und nahezu normale Kniestreckung
L4	normale Hüftadduktion, Kniestreckung und Fußhebung, leichte Hüftabduktion
L5	normale Hüftbeugung, -abduktion, -adduktion, moderate Hüftstreckung und -außenrotation, Kniestreckung, Fußhebung
S1	Fußsenkung paretisch, flache Fußsohle bei Zehenkrümmung
S2	keine Paresen erkennbar, aber Blasen- bzw. Darmlähmung möglich

Tab. 32.6 Frankel-Score.

Grad	Beschreibung
1	kompletter motorischer und sensorischer Funktionsverlust unterhalb der Läsion
2	kompletter motorischer Funktionsverlust; aber residuale sensorische Funktionen
3	residuale motorische Funktion ohne praktische Bedeutung
4	verminderte, aber brauchbare motorische Funktion
5	normale Funktion

Prognose

Beim akuten Querschnitt bedeutet die Persistenz einer kompletten Querschnittlähmung > 24 Std. meist keine Chance auf Erholung der Funktion. Bei chronisch progredientem Querschnittsyndrom ist eine Erholung über Monate bis > 1 Jahr möglich, das Ausmaß der Erholung ist nicht vorhersagbar. Insgesamt ist die Prognose bei Kindern besser als bei Erwachsenen, es werden bis zu 80% Erholung bei inkomplettem, bis zu 20 % bei komplettem Querschnittsyndrom berichtet.

32.14 Hydrozephalus

B *Bei einem 6 Monate alten Mädchen war schon nach der Geburt sonografisch ein Hydrozephalus aufgefallen. Im MRT konnte ein Aquäduktverschluss als Ursache nachgewiesen werden, gleichzeitig waren die Foramina Monroi und der III. Ventrikel relativ eng. Bei normaler Entwicklung fiel im Verlauf ein perzentilenflüchtiges Kopfwachstum auf.*

Definition

Beim **Hydrozephalus** kommt es zu erweiterten Hirnventrikeln infolge einer vermehrten intraventrikulären Liquormenge. Die Inzidenz beträgt 1 auf 2000 Neugeborene.

W *Die Liquorproduktion findet zu 80–90% im Plexus chorioideus statt. Pro Tag produzieren Erwachsene 450–700ml Liquor, Neugeborene ca. 25 ml. Der Abbau findet überwiegend über arachnoidale Villi (auch spinal) statt.*

Einteilung und Ursachen

Teilt man Hydrozephali nach ihrer Genese ein, können folgende Formen unterschieden werden:
- **Hydrocephalus occlusus:** Es besteht ein Verschluss der Liquorflusswege (z.B. vom Aquädukt, III. oder IV. Ventrikel) und damit auch der Kommunikation zu den basalen Zisternen. Dies kann angeboren (70–80% ursächlich für den Aquäduktverschluss), im Rahmen einer Chiari-Malformation oder eines Dandy-Walker-Symdroms, eines Tumors der hinteren Schädelgrube sowie postinfektiös durch Membranbildungen auftreten.
- **Hydrocephalus malresorptivus:** Hierbei handelt es sich um eine Resorptionsstörung bei offener Kommunikation der Ventrikel mit den äußeren Liquorräumen. Die Resorptionsstörung tritt meist nach intraventrikulären Blutungen oder Entzündungen auf.

Eine weitere sinnvolle Einteilung ist die nach dem klinischen Verlauf, bei der ein akuter oder chronischer Hydrozephalus unterschieden wird.

Die Ursachen eines kindlichen Hydrozephalus und ihre Häufigkeiten können in **Tab. 32.7** nachvollzogen werden.

W *Die meisten intraventrikulären Blutungen (IVH) gehen bei unreifen Neugeborenen von der persistierenden germinalen Matrix aus, die unter dem Ependym des Seitenventrikels liegt. Die Einteilung der IVH erfolgt in 4 Schweregrade, wobei Grad III und IV ein erhöhtes Risiko für einen persistierenden Hydrozephalus haben (schwere IVH 60–100%).*

Tab. 32.7 Ursachen des kindlichen Hydrozephalus (nach Greenberg 2001).

Ursache	Häufigkeit
kongenital ohne Myelomeningozele (meist Aquäduktverschluss bzw. -stenose)	38 %
kongenital mit Myelomeningozele	29 %
intraventrikuläre perinatale Blutung	11 %
Trauma, Subarachnoidalblutung	4,7 %
Tumor	11 %
postinfektiös	7,6 %

Symptome

Die Symptome sind abhängig von der Zeit, in der sich der Hydrozephalus entwickelt, und vom Alter des Kindes.

Kinder mit offener Fontanelle. Es findet sich ein perzentilenflüchtiges Kopfwachstum um mehr als 1,25 cm/Woche, die große Fontanelle und die Schädelnähte klaffen auseinander, die Fontanelle schließt sich nicht. Infolge des erhöhten Hirndrucks kann es zum Parinaud-Syndrom (Sonnenuntergangsphänomen), zu Schluckstörungen, irregulärer Atmung und Apnoen kommen (**Abb. 32.14**).

Kinder mit geschlossener Fontanelle. Die Symptome unterscheiden sich je nach zeitlicher Entwicklung des Hydrozephalus: Bei akutem Aufstau (z.B. infolge eines Tumors) kommt es zu Kopfschmerzen, Übelkeit und Erbrechen. Es können Stauungspapillen festgestellt werden, die mit Sehstörungen verbunden sind. Eine rasche und starke Druckerhöhung kann schnell zur Bewusstseinstrübung bis hin zum Koma führen. Bei chronischem Aufstau klagen die Kinder über Kopfschmerzen und Sehstörungen. Psychopathologische Veränderungen und Gangstörungen treten auf. Auffällig ist meist ein Makrozephalus. Der sich langsam entwickelnde Hydrozephalus kann auch einige Zeit wenig Symptome zeigen oder asymptomatisch bleiben.

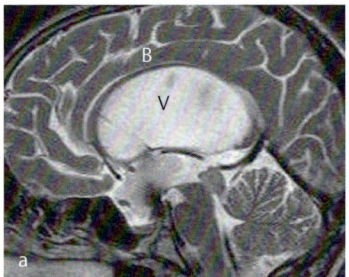
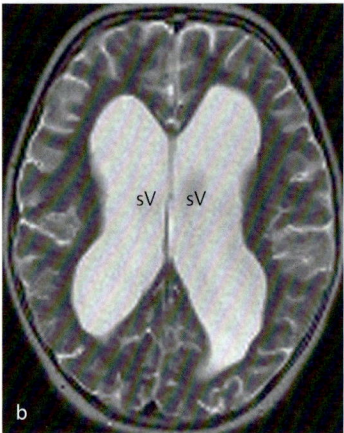

Abb. 32.15 Hydrozephalus. a Deutliche Erweiterung des III. Ventrikels (V), Anhebung und Ausdünnung des Balkens (B), deutlich sichtbares Flussphänomen (Flow-void-Zeichen) am Ausgang des IV. Ventrikels, das im Aquädukt (bei Tumor der aufgetriebenen Vierhügelplatte [T]) fehlt. **b** Erweiterung der Seitenventrikel (sV).

Diagnose

Am wichtigsten ist bei Säuglingen und Kleinkindern das regelmäßige Messen des Kopfumfangs, der mithilfe der Perzentilenkurve zeitlich und im Vergleich zur Norm bewertet wird. Bei offener Fontanelle ist oft sonografisch neben der Diagnose des Hydrozephalus auch eine Ursachenbestimmung möglich (z.B. IVH, Tumor). Eine Bildgebung mit MRT oder CT zum Ausschluss oder Nachweis der Genese sollte erfolgen, sobald es vom Zustand des Kindes vertretbar ist (**Abb. 32.15**).

Therapie

Temporär kann eine externe Ventrikeldrainage vorgenommen werden. Sie dient der akuten Notfallbehandlung bei intrakranieller Drucksteigerung, um die Zeit bis zur definitiven Versorgung des Hydrozephalus

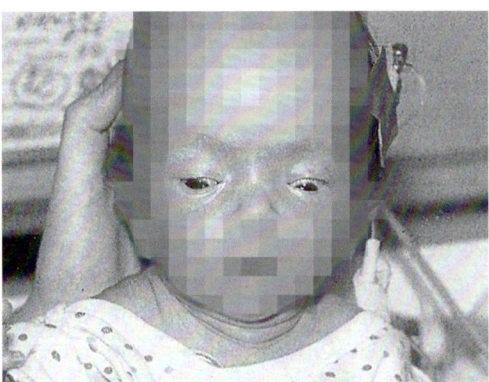

Abb. 32.14 Sonnenuntergangsphänomen. Das Verdrehen des Augapfels nach unten weist auf einen erhöhten Hirndruck hin.

und ggf. der Ursache zu überbrücken. Die permanente Therapie beinhaltet eine Shuntanlage oder eine endoskopische Ventrikulozisternostomie (ETV: endoscopic third ventriculocisternostomy).

Shuntversorgung

Die Shuntversorgung erfolgt meist ventrikuloperitoneal, da der Bauchkatheter einfach und mit großer Wachstumsreserve implantiert werden kann. Ist das nicht möglich, kann der Shunt auch ventrikuloatrial implantiert werden, wobei meist mehrfache Katheterverlängerungen nötig sind, das Risiko von Katheterthrombosen im Vorhof besteht und bei Infektionen diese systemisch verlaufen können.

> **W** *Die Platzierung des Ventrikelkatheters erfolgt bevorzugt frontal, da hier am wenigsten Verwachsungen und damit Katheterverstopfungen zu erwarten sind. Alternativ kann der Katheter v.a. bei sehr kleinen Kindern auch okzipital platziert werden, um Dislokationen durch das Kopfwachstum vorzubeugen. 1946 wurde das erste funktionsfähige Ventil entwickelt, daraus entstand 1956 die erste Ventil-Serienproduktion. Bei den meisten Ventilen handelt es sich um Differenzdruckventile, d.h. sie messen den Druckgradienten vor und hinter dem Ventil. Es gibt Ventile mit festen Druckstufen und verstellbare Ventile, die unterschiedlichen Bedürfnissen, auch im Laufe des Lebens (z.B. Wachstum) angepasst werden können. Es gibt inzwischen auch Ventile mit zusätzlicher Gravitationseinheit, die eine Überdrainage im Stehen verhindern sollen.*

Shuntkomplikationen

Die häufigsten Shuntkomplikationen sind Dysfunktion infolge Katheterfehllagen oder Obstruktion des proximalen oder distalen Katheters, Infektionen, Unter- oder Überdrainage, Subduralhämatom und das Schlitzventrikelsyndrom.

Shuntdysfunktion. Eine Shuntdysfunktion tritt bei bis zu 17 % der Fälle im ersten Jahr nach Shuntanlage auf. Es besteht eine akute Symptomatik infolge des akut erhöhten Hirndrucks mit Kopfschmerzen, Übelkeit, Erbrechen und Bewusstseinsstörungen. Möglich sind viele andere neurologische Symptome wie Apathie, Ataxie, Apnoe, Bradykardie, Parinaud-Syndrom und Stauungspapillen. Falls die Fontanelle noch offen ist, ist sie meist gespannt und vorgewölbt. Die Notfalldiagnostik erfolgt durch Röntgenaufnahmen des Shuntsystems zur Überprüfung der Katheterlagen und durch ein CT. Wenn es erforderlich werden sollte, kann auch eine invasive Shuntüberprüfung mittels KM-Gabe vorgenommen werden. Die Therapie der akuten Shuntdysfunktion erfolgt notfallmäßig, indem die verstopften bzw. dislozierten Katheter ersetzt werden.

Shuntinfektion. Bei einer Shuntinfektion sind die Symptome z.T. unspezifisch mit rezidivierendem Fieber, Übelkeit, Erbrechen, oder spezifisch mit Rötung im Katheterverlauf.

> **W** *Infektionen treten bei ca. 5–7 % der Shuntoperationen auf. Davon werden die meisten durch einen Hautkeim, Staphylococcus epidermidis, verursacht. An zweiter Stelle stehen Infektionen mit Staphylococcus aureus. Infektionen können früh in kurzem Abstand zur Shuntimplantation oder spät mit mehr als 6-monatiger Latenz zur Shuntimplantation auftreten. Als Risikofaktoren gelten junges Lebensalter und lange Operationszeiten.*

> **P** *Bei periodischem Fieber, unklarer Infektion, unklarem Fieber oder neurologischen Symptomen sollte immer auch an eine Shuntinfektion gedacht werden. Da der Shunt bakteriell besiedelt ist, muss meist das System entfernt werden.*

Überdrainage. Symptom einer Überdrainage ist ein positionsabhängiger Kopfschmerz (v.a. im Stehen). Außerdem kann es zur Ausbildung von Schlitzventrikeln, Subduralhämatomen, Mikrozephalus und sekundärer Kraniostenose kommen.

> **W** *Im Stehen führt das Druckgefälle von Kopf zu Bauch meist zur permanenten Ventilöffnung mit dauerhaftem Liquorabfluss. Das führt z.T. zu negativen intrakraniellen Drücken und zur Ausbildung von Schlitzventrikeln, die asymptomatisch bleiben können, die aber auch mit der Zeit eine erhöhte Wandrigidität aufweisen und sich daher bei Druckerhöhung nicht mehr ausdehnen können (Schlitzventrikelsyndrom). Bei Katheterokklusion bildet sich eine akute Überdrucksymptomatik aus, ohne dass im CT wesentlich erweiterte Ventrikel nachgewiesen werden können. Die vorbeugende Therapie besteht z.Z. in der Verwendung verstellbarer Ventile und einem zusätzlichem Anti-Siphon- oder Gravitationsventil.*

Subduralhämatome. Sie bilden sich zu 2,8–5,4 % bei Kindern mit einem Shuntsystem, unterstützt durch eine Überdrainage, aus. Die Therapie besteht im Verstellen eines (verstellbaren) Ventils auf die höchste Druckstufe oder der Implantation einer Gravitations- bzw. Anti-Siphon-Einheit, evtl. muss der Shunt temporär unterbunden werden. Sind diese Maßnahmen erfolglos, ist ggf. eine Trepanation zur Entlastung notwendig.

Endoskopische Ventrikulozisternostomie

Indikation zur endoskopischen Ventrikulozisternostomie ist ein Verschlusshydrozephalus mit triventrikulärem Hydrozephalus infolge einer infratentoriellen Raumforderung oder eines Aquäduktverschlusses. Das

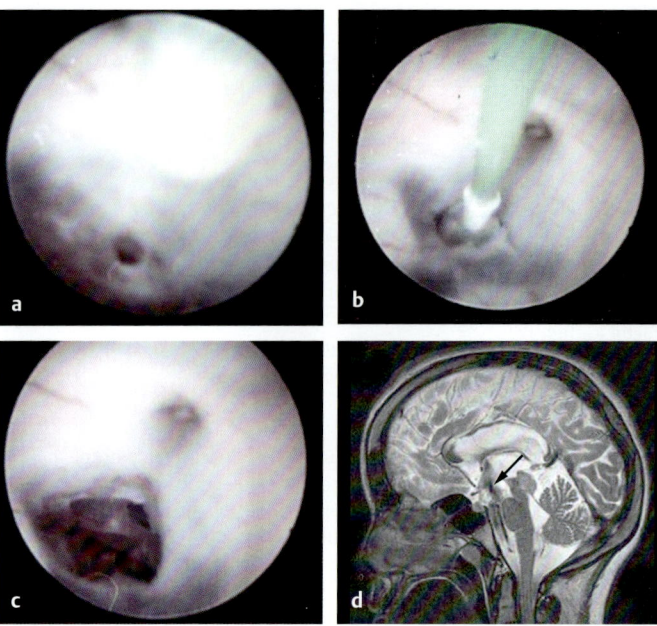

Abb. 32.16 Endoskopische Ventrikulozisternostomie. a Durch die dünne Membran des 3. Ventrikels erkennt man die durchschimmernde A. basilaris. b Die Membran wird mithilfe des Ballondilatationskatheters zur endgültigen Größe aufgedehnt. c Durch den eröffneten Boden des 3. Ventrikels kann man auf die Gefäße in der Cisterna interpeduncularis sehen. d MRT sagittal postoperativ: Deutlich erkennbar ist das Flussphänomen vom 3. Ventrikel nach präpontin (Pfeil).

Prinzip besteht im Schaffen einer Verbindung zwischen dem Boden des 3. Ventrikels und den äußeren Liquorräumen.

W *Operationstechnik und Orientierung im Ventrikel.* Die Operation wird in Vollnarkose durchgeführt, der Patient liegt auf dem Rücken, der Kopf gerade ausgerichtet. Es erfolgt eine Bohrlochtrepanation rechts frontal, 11cm über dem Nasion (ca. Nasenwurzel) und 2 cm seitlich der Mitte. Danach wird das Endoskop erst in den Seitenventrikel (SV) und dann über das Foramen Monroi zum Boden des III. Ventrikels vorgeschoben, der koaguliert und durchstoßen wird. Anschließend wird mit einem Fogarty-Katheter das Loch auf ca. 0,6 cm Durchmesser aufgedehnt (**Abb. 32.16a, b** und **c**).

Typische Risiken sind Wiederverschluss der Zisternostomie (< 1 Lebensjahr sehr hoch), A.-basilaris-Verletzungen (können tödlich enden), Fornixverletzungen bei zu engem Foramen Monroi, intraventrikuläre Blutungen und Nervus-abducens-Läsionen.

W *Notwendige Diagnostik zur anatomischen Beurteilung präoperativ ist das MRT in T2-Wichtung sagittal und koronar. Eine MRT-Kontrolle hinsichtlich der Funktion der Zisternostomie ist postoperativ erforderlich* (**Abb. 32.16d**). Es sollten jährliche MRT-Kontrollen erfolgen.

Prognose der ETV. In Abhängigkeit von der Indikation beträgt die Erfolgsquote zwischen 70–80%.

Prognose des Hydrozephalus

Vor der Entwicklung der Shuntsysteme starben 80% der Patienten mit Hydrozephalus. Heute ist die Prognose nicht mehr vom Hydrozephalus selbst, sondern von der Grunderkrankung und der evtl. vorliegenden Hirnschädigung abhängig.

32.15 Dysraphische Störungen (Spina bifida)

Definition

Bei **dysraphischen Störungen** handelt es sich um einen fehlenden Schluss des Neuralrohrs und daraus entstandene Fehlbildungen unterschiedlichster Ausprägung von der Wirbelsäule sowie des Rückenmarks und Gehirns (**Abb. 32.17**). Es gibt okkulte und offene Formen: Die okkulten unterscheiden sich durch eine geschlossene Hautoberfläche von der durch Blickdiagnose primär erkennbaren offenen Form.

Krankheitsbilder. Myelozele, Myelomeningozele und Meningozele gehören zu den offenen Formen. Die geschlossenen Formen beinhalten Tethered-cord-Syndrom, Diastematomyelie, Lipome und Bogenschlussanomalie.

DYSRAPHISCHE STÖRUNGEN (SPINA BIFIDA)

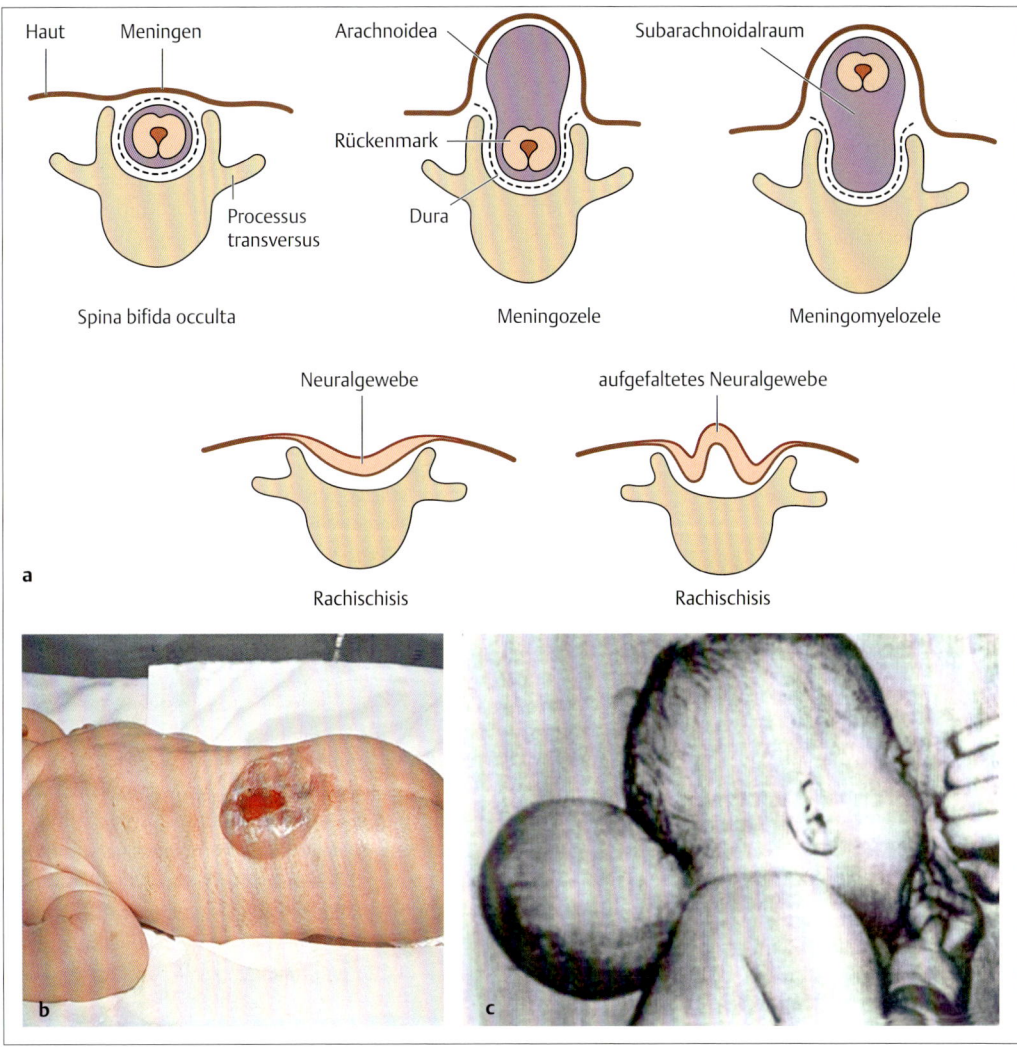

Abb. 32.17 **Meningozele. a** Schematische Darstellung der verschiedenen Formen der Meningozele, **b** offene Myelomeningozele, **c** zervikale Meningozele

32.15.1 Myelomeningozele (MMC)

Ursache

Der Schluss des Neuralrohrs (24.–32. Schwangerschaftstag) findet nicht komplett statt. Ursache ist ein Folsäuremangel, dem ein Enzymmangel zugrunde liegt (Methioninsynthase-Reduktase). Die Inzidenz beträgt 0,4–1,9 auf 1000 Lebendgeburten (nimmt aber aktuell aufgrund der Folsäureprophylaxe und der Pränataldiagnostik ab). Das Risiko erhöht sich auf 2–3 %, wenn bereits ein Kind mit MMC in der Familie geboren wurde, bei zwei Kindern auf 6–8 %.

W *Es gibt eine Reihe komplizierender Begleiterkrankungen, die mit unterschiedlicher Wahrscheinlichkeit bei der MMC nachzuweisen sind. Am häufigsten findet man einen Hydrozephalus (70%) und die Chiari-Malformation (bei bis zu 95% der Fälle). Hohlraumbildungen des Rückenmarks (Syringomyelie) werden bei 40–80% der Kinder festgestellt, orthopädische Deformitäten (Skoliose, Klumpfüsse) werden bei bis zu 75% diagnostiziert. Sehr häufig bestehen urologische Dysfunktionen (90%). Intelligenzminderungen mit einem IQ < 80 Punkten kommen bei bis zu 25%, Teilleistungsstörungen bei 50% der Betroffenen vor.*

Symptome

Primär erkennbar ist ein offener Rücken mit offen liegender, nicht geschlossener Area neurovasculosa. Es finden sich neurologische Defizite in Form von Lähmungen der Beine mit unterschiedlicher Ausprägung (s. **Tab. 32.5**). Das Lähmungsmuster ist von der Höhe der Zele abhängig: Bei sakralen MMC sind meist nur die Blase und der Darm betroffen; je höher die MMC liegt, umso mehr Lähmungen der Beine finden sich, die ab einem bestimmten Niveau das Laufen auch mit Hilfsmitteln nicht mehr möglich werden lassen.

Diagnose

Pränatal lässt sich eine Alpha-1-Fetoprotein-Erhöhung bis zur 16.–18. SSW nachweisen. Der Test hat eine relativ hohe Sensitivität von 75%, ist aber nicht spezifisch für MMC, sondern kann auch bei der Omphalozele positiv sein. Meist erfolgt die Diagnostik intrauterin mittels Sonografie.

Therapie

Bei bekannter MMC sollte die Geburt per sectio erfolgen. Die postpartale körperliche bzw. neurologische Untersuchung gibt Aufschluss bezüglich Ausprägung und Größe der Zele. Wichtig ist die genaue Inspektion auf Liquoraustritt bzw. Überhäutung der Zele, sowie der vorhandenen neurologischen Defizite. Besonders wichtig ist das Dokumentieren der vorhandenen Lähmungen, eines klaffenden Analsphinkters und/oder unkontrollierter Blasenentleerung. Im weiteren Verlauf sollte ein MRT der Wirbelsäule und des Schädels erfolgen, um evtl. assoziierte Fehlbildungstumoren, Chiari-Malformation und Hydrozephalus zu diagnostizieren.

> **P** *Die Zele darf nur mit sterilen Handschuhen berührt werden! Die Kinder werden auf dem Bauch gelagert und die offene Stelle direkt nach der Geburt steril mit Kompressen abgedeckt, die mit steriler Kochsalzlösung getränkt und immer wieder steril befeuchtet werden. Die befeuchtenden Maßnahmen können durch zusätzliches Abdecken mit Folie unterstützt werden.*

Therapie

Angestrebt wird der frühe Verschluss der offenen MMC innerhalb von 6–24 h nach der Geburt, um Infektionen des Liquorraums im Verlauf zu verhindern. Der operative Verschluss ändert aber nichts an den bereits bei Geburt vorhandenen neurologischen Defiziten, die durch die Höhe der Fehlbildung festgelegt werden. Im weiteren Verlauf sind engmaschige Sonografiekontrollen der Ventrikelweite erforderlich, ggf. muss eine frühe Shuntanlage zur Therapie des Hydrozephalus erfolgen.

Die Chiari-Malformation, die bei bis zu 95 % der Kinder mit MMC als Typ II vorliegt, kann meist durch die Shuntversorgung mitbehandelt werden. 21–33 % der Patienten entwickeln Symptome, aber nur ca. 15 % der Kinder benötigen eine operative Erweiterung des Foramen magnum mit Duraerweiterungsplastik als spezielle Therapie der Chiari-Malformation. Die Therapie muss lebenslang begleitend interdisziplinär allgemein- und neuropädiatrisch, neurochirurgisch, neurourologisch und orthopädisch erfolgen.

> **W** *Sekundäres Tethered-cord.* Nach primärem Zelenverschluss kommt es bei nahezu allen Patienten zu einer sekundären Verklebung der Area neurovasculosa mit den rekonstruierten Rückenmarkhäuten. Deutlich weniger Patienten werden hingegen symptomatisch (durch Verlust der erlangten Steh- und Gehfähigkeit, neurologische sekundäre Verschlechterung, Skoliose). Die operative Lösung des Tethered-cord ist ein mikroneurochirurgisch durchführbarer Zweiteingriff im Kindesalter ab ca. 2 Jahren mit geringem operativem Risiko und wenigen Komplikationen. Er kann ggf. prophylaktisch, sicher aber bei manifester neurologischer Verschlechterung (hierzu können auch sekundär auftretende Fuß- und Skelettdeformitäten gehören) vorgenommen werden.

Prognose

Ohne Behandlung überlebten in der Vergangenheit etwa 14–30 % der Kinder mit MMC, mit Behandlung überleben 85 % die Kindheit. Die häufigste frühe Todesursache sind heute Atemstörungen und Aspiration infolge einer Chiari-II-Malformation. Gehfähig sind 40–80 % der Patienten, allerdings benutzen viele zur Erleichterung Rollstühle oder andere Hilfsmittel. Eine normale Blasenfunktion liegt bei 3–10% der Fälle vor.

32.15.2 Primäres Tethered-cord (Spina bifida occulta)

Definition

Beim **primären Tethered-cord** handelt es sich um die fehlende Aszension des Conus medullaris und ein Festhaften desselben sakral oder tief lumbal mittels eines verdickten Filum terminale (**Abb. 32.18**). Betroffen sind meist Erwachsene im mittleren Lebensalter.

Symptome und Diagnose

Die Haut ist geschlossen. Es finden sich sog. äußere Stigmata wie Hypertrichose und Dermalsinus. Bogenschlussanomalien können fehlen, es treten Skoliosen unklarer Genese, radikuläre Schmerzen (> 80 %), Parästhesien und Hypästhesien auf. Beklagt werden auch oft eine allgemeine Schwäche der unteren Extremitäten, Lähmungen unklarer Genese und Blasenstörungen (Stressinkontinenz, Restharngefühl, Überlaufblase). Ursächlich hierfür ist das fixierte Rückenmark. Der

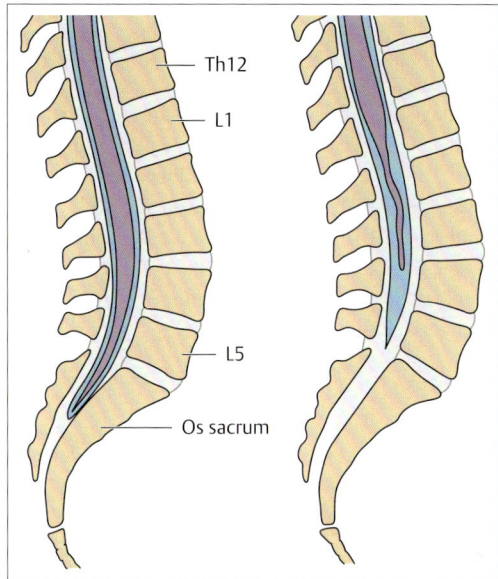

Abb. 32.18 **Tethered Cord.** Schematische Darstellung der Conusfixierung vor und nach Lösung.

kontinuierlich ausgeübte Zug auf das Rückenmark führt im Laufe des Lebens zu einer neurologischen Symptomatik.

Die Diagnose erfolgt mittels MRT der Lenden- und Brustwirbelsäule und Nativ-Röntgenaufnahmen. Hierbei werden der Konustiefstand (normalerweise steht der Konus ab Geburt in Höhe LWK1–2), ggf. vorhandene intradurale assoziierte Lipome sowie das verdickte Filum terminale (> 2mm) dokumentiert.

Therapie

Es erfolgt eine mikrochirurgische Lösung des Conus medullaris und Durchtrennung des Filum terminale, wodurch der vorher bestehende Zug am Rückenmark aufgehoben wird. Meist lässt sich intraoperativ ein Hochrutschen des Conus medullaris nach der Lösung erkennen.

Die Indikation zur Operation besteht bei neurologischen Symptomen und Defiziten. Eine Besserung der Blasenfunktion oder vorhandener Lähmung ist aber nicht zu erwarten. Ziel der Operation ist das Aufhalten der Progredienz.

32.15.3 Dermalsinus

Definition, Symptome und Ursache

Ein **Dermalsinus** ist eine in der Mittellinie gelegene, häufig lumbosakral lokalisierte, sichtbare Hautöffnung, die behaart oder nicht behaart sein kann. Der Dermalsinus kann im Knochen enden oder bis zur Dura bzw. bis zum Rückenmark reichen (dann besteht die Gefahr der Meningitis). Dermoid- und Epidermoidzysten können assoziiert sein. Bei involviertem Rückenmark und Dermoidzysten findet man häufig als Erstsymptom eine Blasenfunktionsstörung.

Es handelt sich evtl. um eine fehlende Separation des Ektoderms vom Neuroektoderm während des Neuralrohrschlusses.

Diagnose und Therapie

Die Diagnostik erfolgt im Alter unter 3 Monaten sonografisch, eine KM-Darstellung des Dermalsinus darf wegen der Gefahr der Keimverschleppung (Meningitis) nicht erfolgen, die weitere Abklärung sowie Diagnostik im Alter > 3 Monate erfolgt bei Verdacht mittels MRT.

Bei nachgewiesener Verbindung nach intradural erfolgt die mikrochirurgische komplette Entfernung, ggf. mit Duraverschluss und Lösung des Filum terminale, wenn vorhanden. Zeitpunkt der operativen Versorgung ist möglichst frühzeitig nach Diagnosestellung, da die Prognose nach Infektion und Auftreten neurologischer Störungen schlechter ist.

32.16 Schädel-Hirn-Trauma

Schädel-Hirn-Traumen lassen sich bezüglich Schwere und Ausmaß der Hirnverletzung primär schwer einschätzen. Initial wird zur Einstufung des Schweregrades die Glasgow-Koma-Skala erhoben, die aber zumindest durch die Erhebung des Pupillenstatus ergänzt werden sollte.

> **M** *Schädel-Hirn-Traumen können Verletzungen unterschiedlichen Ausmaßes und Schweregrades verursachen. Die Symptome ähneln sich und sind von der bestehenden Hirnverletzung sowie dem Ausmaß der raumfordernden Blutung und/oder der Schwellung abhängig. Lokal begrenzte Blutungen lassen sich bei raumfordernder Wirkung meist gut entfernen.*

> **P** *Kinder mit Schädel-Hirn-Trauma müssen immer zunächst engmaschig überwacht werden (Vigilanz, Pupillen, Motorik).*

32.16.1 Subdurales Hämatom

B *Ein 11 Monate altes Mädchen stürzt mit der sie tragenden Schwester, schlägt mit dem Kopf auf, weint, verdreht die Augen, wird schläfrig und erbricht. Bei Aufnahme in die Klinik ist sie somnolent, auf Schmerzreize erweckbar und weist einen hypotonen Muskeltonus auf. Es findet sich okzipital eine tastbare Beule.*

Definition
Beim subduralen Hämatom handelt es sich um eine Blutung zwischen Gehirn und harter Hirnhaut (Dura mater; Abb. 32.19). Ursache sind Traumen jeder Art (Stürze, Misshandlungen, Schütteltrauma). Die Einteilung erfolgt nach der Latenz, mit der die Blutung zum Trauma auftritt:
- **akut:** 1–3 Tage nach dem Trauma auftretend, rasch progrediente neurologische Symptomatik, meist mit begleitender Hirnverletzung
- **subakut:** 3 Tage bis zu 2–3 Wochen nach Trauma symptomatisch
- **chronisch:** > 3 Wochen bis zu 3–4 Monate nach Trauma oder mehreren kleineren Traumen symptomatisch

Symptome
Beim akuten SDH kommt es zum raschen Druckanstieg im Schädel, dadurch zur Kompression des Gehirns mit neurologischer Herdsymptomatik (Paresen), Bewusstseinstrübung bis zum Koma und Einklemmungszeichen (zunächst einseitige, dann doppelseitige weite lichtstarre Pupille, Beuge-/Strecksynergismen). Beim chronischen SDH kommt es durch die langsam zunehmende Raumforderung zu Übelkeit, Erbrechen und Krampfanfällen sowie Kopfwachstum infolge des Auseinanderweichens der Schädelnähte.

Diagnose
Die Diagnose kann bei kleinen Kindern mit der Sonografie gestellt werden. Der Notfalldiagnostik dient i.Allg. die kranielle CT: Sie zeigt ein konkav über der Hirnoberfläche liegendes Hämatom, das akut hyperdens (weiss) oder chronisch hypodens (Hirn-/ oder Liquorähnlich) ist.

Therapie
Die Therapie des akuten SDH erfolgt, bedingt durch die Raumforderung, operativ über eine große Kraniotomie. Der Knochendeckel kann wieder eingesetzt

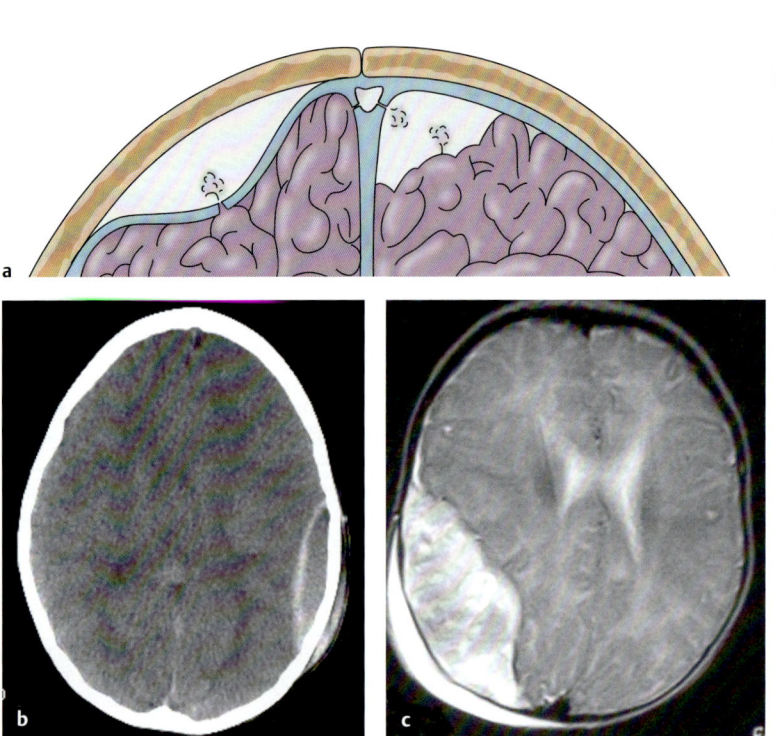

Abb. 32.19 Schädel-Hirn-Trauma. a Epidurales Hämatom (links) mit Ablösung der Dura durch das Hämatom und subdurales Hämatom (rechts), b CT eines subduralen Hämatoms nach Schleudertrauma (Kindesmisshandlung): Flüssigkeitsansammlung unter der Kalotte, Erweiterung des Ventrikelsystems, Septum-pellucidum-Zyste, c Epiduralhämatom (CT nativ), rechts hemisphärisch findet sich die typische linsenförmige Blutansammlung, die das Gehirn verdrängt. Die Densität weist auf ein subakutes Geschehen hin.

werden. Die postoperative Überwachung erfolgt, wenn erforderlich, mit intraparenchymatöser Druckmessung auf einer Intensivstation. Beim chronischen SDH kann bei wenig Raumforderung eine konservative Therapie unter regelmäßiger Befundkontrolle erfolgen (neurologische Untersuchung, Bildgebung).

Wichtig ist, die Ursache zu eruieren, wobei auch an Misshandlung gedacht werden muss. Bei größerer Raumforderung und Kompression des Gehirns ist die operative Entlastung entweder über Punktion des Subduralraums oder ein Bohrloch und evtl. vorübergehende Drainageneinlage notwendig. In sehr hartnäckigen Fällen kann evtl. eine subduroperitoneale Shuntanlage notwendig werden.

Prognose

Die Prognose ist abhängig von der Genese und den begleitenden Hirnverletzungen und damit sehr unterschiedlich. Das akute SDH hat eine Letalität von 50–90 %.

32.16.2 Subdurales Hygrom

Definition und Ursache

Ein subdurales Hygrom ist eine subdurale Ansammlung normalerweise klarer, xanthochromer Flüssigkeit über einen längeren Zeitraum.

Es handelt sich meist um Traumafolgen (30 %) oder Folgen einer Meningitis (>20 %). Seltener wird es nach Shuntanlage oder Revision infolge einer Überdrainage beobachtet.

Symptome

Alle Symptome des erhöhten Hirndrucks sind möglich: z.B. Krampfanfälle, Kopfwachstum, Übelkeit, Erbrechen, Adynamie, Trinkschwäche, Kopfschmerzen, gespannte Fontanelle, Makrozephalus, Paresen, retinale Blutungen, Koma und Entwicklungsverzögerung.

Diagnose

Nach Anamnese und klinischer Untersuchung erfolgt die Bildgebung mittels CT oder MRT, man findet meist bifrontal, aber auch über der gesamten Hemisphäre subdurale, hypodense (CT) bzw. hypointense (T2, MRT) Flüssigkeitsansammlungen. Zeichen der Raumforderung sind Ventrikelkompression und ein Verstreichen der Hirnsulci; diese Zeichen fehlen bei nicht raumfordernden subduralen Hygromen.

Therapie

Zunächst ist eine engmaschige Beobachtung mit Sonografie- oder CT-Kontrollen ausreichend. Bei Zeichen der raumfordernden Wirkung muss operativ entlastet werden, entweder durch serielle perkutane Punktionen (unterschiedliche Erfolgsraten) oder Bohrlochtrepanation und Drainagenanlage. Bei Versagen dieser Therapie wird evtl. auch eine subduroperitoneale Shuntanlage erforderlich.

Benigne subdurale Flüssigkeitsansammlung

Der Altersgipfel liegt bei 4 Monaten, die Ätiologie ist unklar. Möglicherweise handelt es sich um die Folge eines Geburtstraumas. Symptome können Zeichen der intrakraniellen Druckerhöhung sein (gespannte Fontanelle, Entwicklungsstörung, Trinkschwäche, Kopfwachstum). Zur Diagnostik gehören neben der Untersuchung das Messen des Kopfumfangs, die kranielle Sonografie und das CT. Letzteres zeigt bifrontale hypodense Flüssigkeitsansammlungen ohne Zeichen der Hirn- oder Ventrikelkompression.

Die Therapie ist bei fehlenden Hirndruckzeichen konservativ. Wenn nötig, erfolgt eine Punktion zum Ausschluss einer Infektion. Die Erkrankung heilt meist bis zum 2. Lebensjahr spontan aus.

32.16.3 Epiduralhämatom

> **B** *Ein 5 Monate altes Mädchen, das 45 cm tief vom Sofa gefallen ist, weinte und schlief dann ein. 2 Std. später tritt Erbrechen auf. Das Mädchen verdrehte die Augen nach links und war schläfrig. Daraufhin wurde es ins Krankenhaus aufgenommen.*

Definition

Beim **Epiduralhämatom** (EDH) findet eine Blutung zwischen Dura mater und Knochen statt (s. **Abb. 32.19**). Ursache sind unterschiedliche Traumen (meist Stürze). Ursache der Blutung ist meist eine zerrissene Hirnhautarterie (A. meningea media) oder seltener Blutungen aus Diploe-Venen im Bruchspalt des Knochens.

Symptome

Häufig besteht eine initiale Bewusstlosigkeit, die aber auch fehlen kann. Danach kommt es zu einem symptomfreien Intervall von bis zu einigen Stunden bei arterieller Blutung oder auch Tagen bei Bruchspaltblutung. Das Intervall kann aber auch fehlen. Danach folgen rasche Eintrübung und Ausbildung neurologischer Herdsymptomatik mit kontralateraler Hemiparese, die aber auch herdseitig sein kann, sowie eine meist zum Hämatom ipsilaterale weite lichtstarre Pupille (cave: 15 % kontralateral).

Diagnose

Das CT dient bei allen Patienten mit neurologischen Auffälligkeiten und/oder Prellmarken der Notfalldiagnostik. Bei Säuglingen kann auch initial die Sonografie herangezogen werden, wenn kein CT vorhanden ist. Es zeigt sich ein linsenförmiges, bikonvexes Hämatom unter dem Knochen.

Therapie

Die Therapie ist aufgrund der Raumforderung fast immer operativ. Ausnahmen sind kleine, nicht raumfordernde, bei CT-Kontrolle nicht zunehmende Epiduralhämatome. Es erfolgen eine große Trepanation, die dem Ausmaß des Hämatoms entspricht, der Verschluss der Arterie oder der Knochenvenen, sowie die Refixierung der abgelösten Dura am Knochen. Indikation zur Operation ist jedes symptomatische EDH und jedes asymptomatische EDH > 1 cm. Die Indikation sollte v.a. bei Kindern großzügiger gestellt werden, da intrakraniell weniger Raum vorhanden ist.

Prognose

Unbehandelt versterben die meisten Patienten (Ausnahme sind kleine, nicht raumfordernde EDH). Bei rechtzeitigem Eingreifen heilt das EDH folgenlos aus. Wird das Hämatom zu spät entlastet, können erhebliche neurologische Defizite bestehen bleiben.

32.16.4 Hirnkontusion

Definition

Eine Hirnkontusion ist eine Einblutung in das Hirnparenchym aus zerrissenem Gewebe (durch Akzelerations- bzw. Dezelerationstraumen, Scherverletzungen). Ursache sind meist starke Traumen mit Beschleunigung und plötzlichem Anprallen des Kopfes. Je nach Ort der Einblutung treten fokale, unterschiedliche Herdsymptome auf (z.B. Paresen, Doppelbilder, Sehstörungen). Bei großen raumfordernden Blutungen kommt es zur Bewusstseinsstörung bis zum Koma.

Diagnose

Die Diagnostik erfolgt mittels CT, ggf. auch MRT. Da die Einblutung zur Gewebszerstörung führt, ist eine operative Entfernung nur sinnvoll, wenn durch die Raumforderung weitere Hirnanteile schädigend komprimiert werden oder eine vitale Bedrohung besteht. Bei unzugänglichen (tief liegenden) Hämatomen ist u.U. eine Entlastungskraniotomie indiziert.

Prognose

Die Prognose ist schwer abzuschätzen und v.a. von der Lokalisation der Parenchymverletzung sowie der begleitenden Hirnschwellung und dem Verlauf des intrakraniellen Drucks nach dem Trauma abhängig.

> **W** *Zum Monitoring von Schädel-Hirn-verletzten Kindern, die auch häufig zu starken Hirnschwellungen neigen, ist bei fehlender klinischer Beurteilbarkeit eine intrakranielle Druckmessung (ICP-Messung) erforderlich. Die zuverlässigste Messung ist die Ventrikeldruckmessung. Da die Ventrikel beim Trauma durch die allgemeine Drucksteigerung meist schlitzförmig verengt sind, wird der ICP parenchymatös gemessen.*

Literatur

Ayres AJ. Bausteine der kindlichen Entwicklung. 4. Aufl. Heidelberg: Springer; 2002

Berger E. Teilleistungsschwächen bei Kindern. Bern: Hans Huber; 1977

Choux M, di Rocco C, Hockley A, Walker M. Pediatric Neurosurgery. Edinburgh: Churchill Livingstone; 1999.

Evers S. Die neue IHS-Klassifikation. Schmerz 2004; 18: 351–356

Greenberg MS. Handbook of Neurosurgery. Stuttgart: Thieme; 2001

Hertl M. Kinderheilkunde und Kinderkrankenpflege für Schwestern. 6. Aufl. Stuttgart: Thieme; 1983

IHS (20.3.2017). Online: www.ihs-klassifikation.de/de/02_klassifikation/02_teil1

Kerbl R, Kurz R, Reiter K, Roos R, Wessel L. Checkliste Pädiatrie. 5. Aufl. Stuttgart: Thieme; 2016

Langman J, Sadler TW. Medizinische Embryologie. 11. Aufl. Stuttgart: Thieme; 2008

Lentze MJ, Schaub J, Schulte FJ, Spranger J. Pädiatrie, Grundlagen und Praxis. 3. Aufl. Heidelberg: Springer; 2007

Lütschg J. Primäre Kopfschmerzen im Kindesalter. Päd Pädol 2007; 6: 10–15

Millner M. Neuropädiatrie. Ursachen und Formen der Behinderung. Stuttgart: Schattauer; 1992

Netter F. Netters Pädiatrie. Stuttgart: Thieme; 2001

Reinhardt D, Nicolai T, Zimmer, K-P. Hrsg. Therapie der Krankheiten im Kindes- und Jugendalter. 9. Aufl. Heidelberg: Springer; 2014

Ruf-Bächtiger L. Das frühkindliche psychoorganische Syndrom. 4. Aufl. Stuttgart: Thieme; 1995

Schlegel U, Westphal M. Neuroonkologie. Stuttgart: Thieme; 1998

Gortner L, Meyer S, Sitzmann FC. Duale Reihe Pädiatrie. 4. Aufl. Stuttgart: Thieme; 2012

Uhlenbrock D, Forsting M. MRT und MRA des Kopfes. Stuttgart: Thieme; 2007

33 Endokrinologie und Stoffwechsel

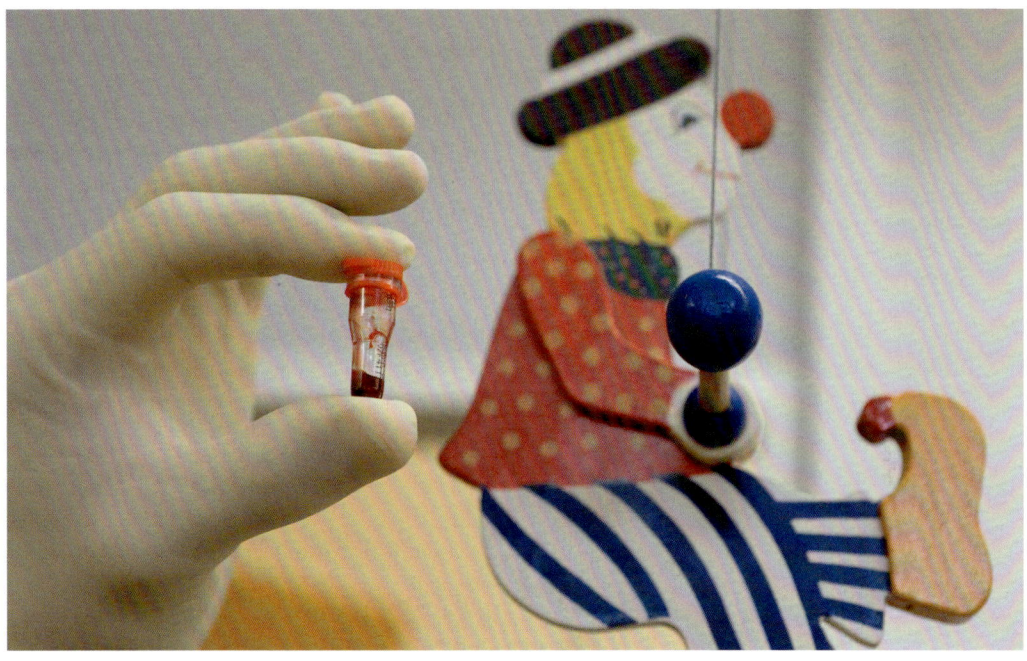

33.1	Allgemeine Grundlagen und Untersuchungstechniken • 529		33.7	Erkrankungen der Nebennierenrinde • 543
			33.8	Hypogonadismus • 546
33.2	Minderwuchs und Hochwuchs • 531		33.9	Gynäkomastie • 547
33.3	Pubertas praecox, Pubertas tarda • 532		33.10	Störungen der Geschlechtsentwicklung (DSD, Intersexualität) • 548
33.4	Diabetes insipidus • 536			
33.5	Erkrankungen der Schilddrüsen • 537		33.11	Diabetes mellitus • 550
33.6	Erkrankungen der Nebenschilddrüsen • 542		33.12	Stoffwechselerkrankungen • 556

33.1 Allgemeine Grundlagen und Untersuchungstechniken

33.1.1 Allgemeine Grundlagen

Die Endokrinologie ist ein Zweig der Medizin, der sich mit der Funktion der Hormondrüsen, den Hormonen und ihren den Stoffwechsel steuernden Wirkungen beschäftigt.

Endokrinologische Störungen können entweder angeboren, z.B. bei konnataler Hypothyreose, oder erworben sein, z.B. bei Hypophysenvorderlappeninsuffizienz nach einem Hirntumor. Sie können vorübergehend (z.B. bei Pubertätsgynäkomastie) oder dauerhaft auftreten (z.B. bei Diabetes mellitus Typ I).

Die pädiatrische Endokrinologie befasst sich mit:

- Störungen des Wachstums:
  - Kleinwuchs
  - Großwuchs
- Störungen der Pubertät:
  - vorzeitige Pubertätsentwicklung (Pubertas praecox)
  - verzögerte Pubertätsentwicklung (Pubertas tarda)
  - Störungen der sexuellen Differenzierung
  - Maldescensus testis (Hodenhochstand)
  - Gynäkomastie
- Erkrankungen der Schilddrüse:
  - Unterfunktion (Hypothyreose)
  - Überfunktion (Hyperthyreose)

- Entzündungen
- Vergrößerung der Schilddrüse (Struma)
- Malignom
- Erkrankungen der Nebenschilddrüse:
  - Überfunktion (Hyperparathyreoidismus)
  - Unterfunktion (Hypoparathyreoidismus)
- Erkrankungen der Nebennieren:
  - Unterfunktion (z.B. Morbus Addison)
  - Überfunktion (z.B. Morbus Cushing)
  - adrenogenitales Syndrom
- Störungen des Hypothalamus – Hypophysensystems:
  - Diabetes insipidus
  - Hypopituitarismus
- Diabetes mellitus:
  - Diabetes mellitus I
  - Diabetes mellitus II
  - andere Diabetesformen
- Osteoporose

33.1.2 Untersuchungsmethoden

Anamnese

Familienanamnese. Dazu gehören Körpergröße und Pubertätsverlauf der Eltern und endokrinologische Erkrankungen in der Familie.

Eigenanamnese. Diese umfasst Schwangerschaftsverlauf, Geburtsgewicht, Geburtslänge, Kopfumfang, Geburt in der wievielten Schwangerschaftswoche? Wachstums- und Gewichtsverlauf, Pubertätsbeginn. Wurden schwere Erkrankungen oder Operationen durchgemacht? Werden Medikamente oder besondere Ernährungen eingenommen? Krankheitssymptome sind u.a.: Kopfschmerzen, Verstopfung, Leistungsabfall, Schluckbeschwerden, Gewichtsverlust, Haarausfall, auffällige Trinkmengen, depigmentierte Hautstellen.

Klinische Untersuchung

Der Status wird erhoben mit genauer Messung der Körperlänge (Messung im Liegen in den ersten 2 Lebensjahren, danach im Stehen), des Gewichtes und Kopfumfanges. Bei Bedarf sind spezifische Messungen (z.B. Sitzhöhe) nötig. Die Geschlechtsentwicklung (Pubertätsstadien nach Tanner) muss genau dokumentiert werden, auch die Hodenlage und Hodengröße bei Knaben.

Perzentilenkurven

Die gemessenen Körperlängen, Gewichts- und Kopfumfangswerte werden in Perzentilenkurven eingetragen. Es gibt Perzentilenkurven für Mädchen (rot) und Jungen (blau) und altersspezifische Kurven (z.B. 0 bis 36 Monate oder 1 bis 18 Jahre) Zusätzlich gibt es eigene Kurven für Kinder mit spezifischen Erkrankungen (Turner-Syndrom, Down-Syndrom). Für ausländische Kinder gibt es z.T. eigene Perzentilen (z.B. für türkischstämmige Kinder).

Die Messwerte liegen bei einem gesunden Kind zwischen der 3. und 97. Perzentile. Eine Einzelmessung hat nur einen geringen Aussagewert. Wichtig ist der Perzentilenverlauf.

Zusätzlich kann aus der Differenz zweier Messungen der Körperhöhe im Abstand von 6–12 Monaten die Wachstumsgeschwindigkeit ermittelt werden. Auch für diese gibt es eigene Perzentilen. Zusätzlich kann auch der Body-Mass-Index in spezifische Perzentilen eingetragen werden (s. Perzentilenbeispiel, S. 166f).

Radiologische Untersuchungen

Bei Wachstumsabklärung ist ein *Röntgen der linken Hand* zur Bestimmung des Knochenalters (z.B. nach dem Knochenatlas nach Greulich und Pyle) angezeigt; bei Schilddrüsenerkrankungen: Ultraschall; bei Knoten in der Schilddrüse bzw. fehlender Schilddrüse: Szintigrafie.

Ultraschalluntersuchungen sind auch bei Pubertätsentwicklungsstörungen oder bei Verdacht auf Nebennierenerkrankungen erforderlich.

Bei speziellen Fragestellungen ist eine Magnetresonanzuntersuchung nötig.

Laboruntersuchungen

Basale Blutabnahme

Nur für spezifische Blutabnahmen ist es erforderlich, dass das Kind nüchtern ist (z.B. Nüchternblutzucker, Kortisol, Insulin, usw.).

Funktionstests

Beispiele dafür sind:

Oraler Glukosetoleranztest. Zur Prüfung des Glukosestoffwechsels (z.B. bei Diabetes mellitus Typ II):
- Durchführung: morgens nüchtern
- Dosierung: 1,75g Glukose/kg Körpergewicht in Wasser aufgelöst peroral, maximal 75 g
- Nebenwirkungen: Übelkeit, Erbrechen
- Blutabnahmen: zur Bestimmung des Blutzuckers kapillar (evtl. venös) nach 0, 60, 120 Min.

Insulinbelastung. Zum Ausschluss eines Wachstumshormonmangels:
- Durchführung: morgens nüchtern, mit gutem venösen Zugang
- Dosierung: 0,1 Einheiten Altinsulin/kg Körpergewicht i.v.
- Nebenwirkung: es können ausgeprägte Hypoglykämien auftreten!

KLEINWUCHS UND HOCHWUCHS

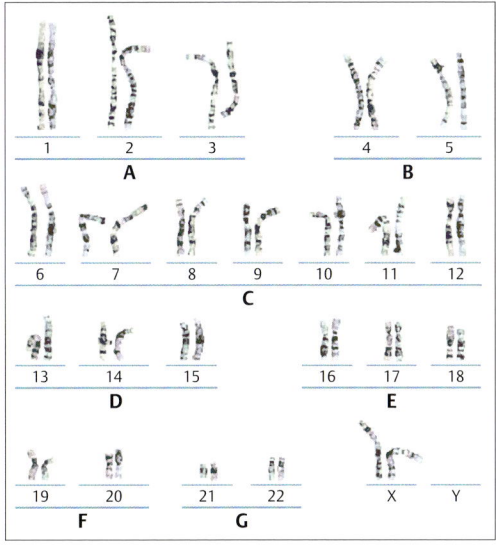

Abb. 33.1 Karyogramm menschlicher Chromosomen.

– Blutabnahmen venös : Bestimmung von Blutzucker, Wachstumshormon, Kortisol: 0, 15, 30, 45, 60, 90, 120 Min.

Während des Tests sollte das Kind v.a. in der ersten Stunde ständig beobachtet werden, um Zeichen der Hypoglykämie zu erkennen. Eine Glukoselösung sollte unbedingt bereitgehalten werden. Der Test wird nur bei schwerer Hypoglykämie mit deutlichen klinischen Zeichen abgebrochen.

Harnuntersuchungen
Der Harn kann z.B. in Hinsicht auf Zucker, Kalzium, Ketonkörper oder Jodausscheidung untersucht werden.

Karyogramm
Bei manchen Fragestellungen ist ein Karyogramm (Chromosomenanalyse) erforderlich. Dabei wird ein vollständiger Chromosomensatz grafisch dargestellt (**Abb. 33.1**).

33.2 Kleinwuchs und Hochwuchs

B *Ein 15-jähriger männlicher Jugendlicher wird wegen Verdachts auf Kleinwuchs an der endokrinologischen Ambulanz vorgestellt. Die Anamnese ist unauffällig (keine Vorerkrankungen). Bei der Familienanamnese berichten die Eltern, dass der Vater und der Onkel sehr spät gewachsen seien. Der Jugendliche liegt mit seiner Körperlänge an der 3. Perzentile. Die übrige klinische Untersuchung ist unauffällig, außer, dass er noch keine Pubertätszeichen zeigt. Das Röntgen der linken Hand ergibt ein retardiertes Knochenalter von $12^{6}/_{12}$ Jahren. Somit dürfte es sich in erster Linie um eine konstitutionelle Entwicklungsverzögerung handeln.*

Definition
Von **Kleinwuchs** spricht man bei einer Körpergröße unter der 3. Perzentile, von einem Hochwuchs bei einer Körpergröße über der 97. Perzentile.

Ursache
Wachstum wird von vielen Faktoren beeinflusst, z.B. genetischen, hereditären und endokrinen Faktoren, Ernährung, chronischen Erkrankungen und psychosozialen Faktoren. Jeder davon kommt als Ursache für Kleinwuchs in Frage. Ursachen für Klein- bzw. Hochwuchs sind in **Tab. 33.1** bzw. **Tab. 33.2** zusammengefasst.

Symptome
Bei einem Kleinwuchs liegt die Körpergröße unter der 3. Perzentile. Bei einem Hochwuchs liegt die Körpergröße über der 97. Perzentile. Zusätzlich können im Rahmen von Syndromen noch für das Syndrom charakteristische Stigmata auftreten: Kinder mit Wachstumshormonmangel fallen z.B. durch kleine Hände und Füße und ein puppenhaftes Aussehen auf.

Tab. 33.1 Ursachen für Kleinwuchs.

Ursachen	Beispiele

Erbfaktoren	– Zielgröße wird von der Elterngröße bestimmt
	– Normvarianten:
	  • konstitutionelle Entwicklungsverzögerung
	  • familiärer Kleinwuchs

pränatale Störungen	– Plazentainsuffizienz – toxische Substanzen (Alkohol, Nikotin, Drogen) – Infektionen
chromosomale Anomalien	– Ullrich-Turner-Syndrom – Down-Syndrom
Kleinwuchs bei Syndromen	– z.B. Silver-Russell-Syndrom – Prader-Willi-Syndrom
Hormonstörungen	– Wachstumshormonmangel – Schilddrüsenhormonmangel – Überschuss an Kortisol
Organ- und Stoffwechselerkrankungen	– Herzfehler – chronische Erkrankungen
psychosozialer Kleinwuchs	– psychische/soziale Vernachlässigung

Tab. 33.2 Ursachen für Hochwuchs.

Ursachen	Beispiele
Normvariante	– familiärer Hochwuchs
Hochwuchs bei Syndromen	– Marfan-Syndrom – Klinefelter-Syndrom
hormonell bedingter Hochwuchs	– Pubertas praecox – Pseudopubertas praecox – wachstumshormonproduzierender Prozess
stoffwechselbedingter Hochwuchs	– Homozystinurie

Diagnose

Um eine Aussage über auffälliges Wachstum treffen zu können, muss neben der aktuellen Körpergröße die Wachstumsrate über einen Zeitraum von mindestens 6 Monaten bekannt sein. Die Wachstumsraten von Kindern mit normalem Wachstum zeichnen sich dadurch aus, dass sie parallel zum Normbereich verlaufen. Nehmen die Wachstumsraten ab, muss immer an pathologisches Wachstum bei krankhaften Störungen gedacht werden.

Die Basisdiagnostik bei Verdacht auf Kleinwuchs besteht im Ausschluss von chronischen Erkrankungen (z.B. Zöliakie, chronisch entzündliche Darmerkrankung) und Abklärung der Schilddrüsenfunktion. Zur Überprüfung der Wachstumshormonsekretion müssen pharmakologische Stimulationstests (Insulintoleranztest, Arginintest, Clonidin, Glukagon u.a.) durchgeführt werden.

Bei nichtfamiliärem Hochwuchs sollte Wachstumshormon (hGH), sowie bei Verdacht auf einen adrenalen Prozess 17-OH-Progesteron bestimmt werden.

Therapie

Bei nachgewiesenem Mangel an Wachstumshormon kann eine Therapie mit Wachstumshormon eingeleitet werden. Das Wachstumshormon muss täglich abends subkutan appliziert werden. Die Therapie wird durchgeführt, bis die Wachstumsfugen geschlossen sind.

Bei einer zu erwartenden Endgröße von >185 cm bei Mädchen und >200 cm bei Knaben besteht auf Wunsch der Eltern und der Kinder, nach genauer Aufklärung, die Möglichkeit zur Behandlung mit Sexualsteroiden, die zu einer Beschleunigung der Pubertät und somit zu einer Reduktion der prospektiven Endgröße führen.

Prognose

Die Prognose sowohl bei Kleinwuchs als auch bei Hochwuchs ist bei exakter Indikationsstellung und frühzeitiger und adäquater Therapie gut.

Komplikationen

Bei der Therapie mit Wachstumshormon kann es sehr selten zu folgenden Nebenwirkungen kommen: dysproportioniertes Wachstum, Skoliose, präpubertäre Gynäkomastie, Arthralgien, Ödeme, benigne intrakranielle Hypertension.

33.3 Pubertas praecox, Pubertas tarda

> **B** Ein 2-jähriges Mädchen wird wegen einer Brustdrüsenschwellung in der endokrinologischen Ambulanz vorgestellt. Bei der klinischen Untersuchung zeigt sich ein 95,7 cm großes und 15,1 kg schweres Mädchen (beides >97. Perzentile) und ein deutliches Abweichen vom perzentilenparallelen Wachstum. Die Brustdrüse ist im Sinne eines Tannerstadiums 2–3 vergrößert, zusätzlich zeigt das Kleinkind eine Pubesbehaarung des Tannerstadiums 2. Ein LHRH-Test ergibt einen LH/FSH-Quotient >1. Das Röntgen des linken Handskeletts zeigt ein akzeleriertes Knochenalter von 4 Jahren. Es besteht somit eine Pubertas praecox vera.

Definition

Pubertätsentwicklung

Als Pubertät bezeichnet man jene Phase der Entwicklung, in der die sekundären Geschlechtsmerkmale (Brustentwicklung bei Mädchen, Peniswachstum und Zunahme des Hodenvolumens bei Knaben, Schambehaarung und Achselbehaarung bei beiden Geschlechtern) auftreten, die äußeren Geschlechtsteile ausreifen und die Körpergröße durch den Wachstumsschub die Erwachsenengröße erreicht. Die Veränderungen während der Pubertät werden durch das Ausreifen der Keimdrüsen (Ovarien und Hoden) ausgelöst. Wenn keine organische Störung vorliegt, erreichen die Jugendlichen mit Abschluss der Pubertät die Zeugungsfähigkeit.

Die Entwicklung der sekundären Geschlechtsmerkmale folgt einer bestimmten Abfolge: Bei Mädchen kommt es üblicherweise mit der beginnenden Brustentwicklung zu einem deutlichen Ansteigen der Wachstumsrate. Kurze Zeit später tritt die Schambehaarung auf. Etwa 2 Jahre nach dem Beginn der Pubertätsentwicklung erfolgt die erste Monatsblutung (Menarche). Mit dem Einsetzen der Regelblutung nimmt die Wachstumsgeschwindigkeit ab und 1½ Jahre nach der Menarche ist das Wachstum abgeschlossen.

Bei Jungen ist das erste Anzeichen der beginnenden Pubertätsentwicklung die Zunahme des Hodenvolumens. Die Hoden beginnen, männliches Hormon zu produzieren, das die Ausbildung der Schambehaarung und das Peniswachstum bewirkt. Stimmbruch und Ausbildung des männlichen Körperbaus treten erst in der Mitte der Pubertätsentwicklung auf, ebenso die Zunahme der Wachstumsgeschwindigkeit. Der Bartwuchs erfolgt erst spät in der Pubertätsentwicklung.

Beteiligte Hormone

Der Beginn der Pubertätsentwicklung wird durch die Ausschüttung des Gonadotropin-releasing-Hormons (GnRH) aus dem Hypothalamus eingeleitet. GnRH gelangt über den Blutweg in die Hypophyse (Hirnanhangsdrüse). Dort werden auf diesen Reiz hin die Gonadotropine (Luteinisierendes Hormon = LH und Follikel stimulierendes Hormon = FSH) gebildet, die über die Blutbahn zu den Keimdrüsen (Ovarien und Hoden) gelangen (**Abb. 33.2**).

Bei Mädchen stimuliert FSH die Produktion des weiblichen Hormons Östrogen durch die Eierstöcke und führt zur Entwicklung der Eizellen. LH löst den Eisprung aus und LH und FSH gemeinsam steuern den Monatszyklus der Frau.

Bei Knaben führt LH zur Bildung des männlichen Hormons Testosteron, während FSH die Reifung der Samenzellen (Spermien) bewirkt.

Östrogene bewirken bei Mädchen die Brustentwicklung. Männliche Hormone werden bei beiden Geschlechtern durch die Nebennieren, bei Mädchen in geringen Mengen durch die Eierstöcke und bei Knaben durch die Hoden produziert und führen zur Entwicklung der Schambehaarung und der Achselbehaarung. Bei Knaben bewirken die männlichen Hormone das Wachstum des Penis.

Abweichungen

Obwohl der Beginn der Pubertätsentwicklung bei Mädchen zwischen 8–13 Jahren und bei Knaben zwischen 9–14 Jahren schwanken kann, ist der zeitliche Ablauf des Auftretens der einzelnen Merkmale konstant. Eine Abweichung von der normalen zeitlichen Abfolge kann auf eine hormonelle Störung hinweisen.

Vorzeitige Pubertät. Von ihr spricht man bei Auftreten von Pubertätszeichen <8 Jahren bei Mädchen und <9 Jahren bei Knaben.

Verzögerte Pubertät. Von ihr spricht man, wenn bis zum Alter von >13 Jahren bei Mädchen und >14 Jahren bei Knaben noch keine Pubertätszeichen aufgetreten sind.

Ursache

Ursachen für eine vorzeitige Pubertätsentwicklung

Man unterscheidet die „echte" zentral ausgelöste vorzeitige Pubertät von der peripheren Pubertätsentwicklung.

Die echte (zentrale von der Hirnanhangsdrüse ausgehende) vorzeitige Pubertät wird ausgelöst:
- **idiopathisch:** familiär bedingt oder sporadisch auftretend. Sie ist bei Mädchen die häufigste Ursache für eine vorzeitige Pubertätsentwicklung. Es kann keine organische Ursache gefunden werden.
- **sekundär durch:**
  - angeborene Anomalien in einer Hirnstruktur
  - gutartige Hirntumoren
  - bei vorausgegangenen Erkrankungen des Gehirns wie nach Gehirnhautentzündung, nach Bestrahlung oder nach einem Trauma
- **durch Sexualhormone** (Pseudopubertas praecox): Die Keimdrüsen (Eierstöcke, Hoden) bilden eine erhöhte Menge an Sexualhormonen (Östrogene, Testosteron) und stimulieren die Hirnanhangsdrüse.

Die periphere – von Gonadotropinen unabhängige – vorzeitige Pubertätsentwicklung (Pseudopubertas praecox) wird ausgelöst durch:

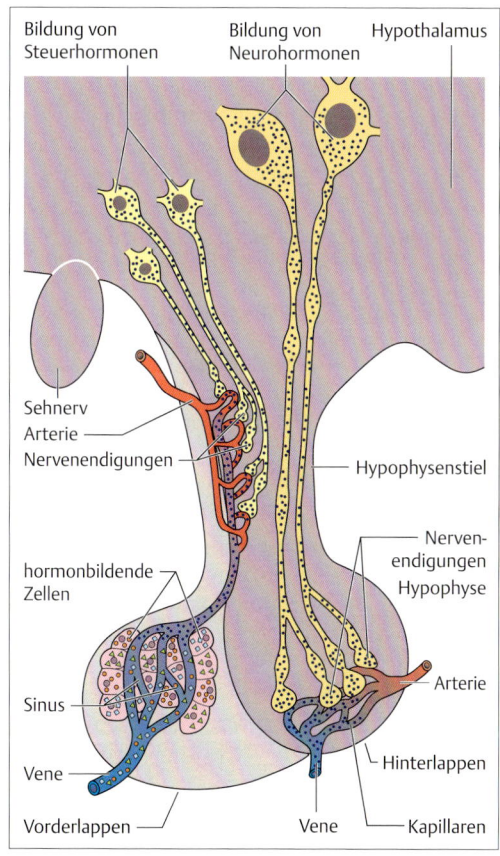

Abb. 33.2 Hypothalamus-Hypophysen-System.

- temporäre (vorübergehende) Ursachen:
  - Zysten auf den Eierstöcken
  - schwere Schilddrüsenunterfunktion
  - Gabe von Sexualhormonen
- permanente Störungen:
  - genetisch bedingt (adrenogenitales Syndrom, McCune-Albright, S. 543 ff)
  - Tumoren (Nebenniere, Ovarien, Hoden)

Ursachen verzögerter Pubertät

Verschiedene Ursachen einer verzögerten Pubertätsentwicklung sind bekannt. Sie werden in folgende Gruppen eingeteilt:
- **Konstitutionelle Entwicklungsverzögerung:** Sie ist die häufigste Form der verzögerten Pubertätsentwicklung und meist familiär bedingt. Bereits bei einem der Elternteile oder in den Familien der Eltern sind Familienmitglieder mit verzögerter Entwicklung bekannt. Es handelt sich dabei um eine physiologische Normvariante.
- **Chronische Erkrankungen:** Chronische Nierenerkrankungen, schweres Asthma, zystische Fibrose, rheumatoide Arthritis, usw.
- **Hypergonadotroper Hypogonadismus:** Die Keimdrüsen (Eierstöcke, Hoden) können die erforderliche Menge an Sexualhormonen (Östrogene, Testosteron) nicht bilden. Diese Störung betrifft Mädchen mit Ullrich-Turner-Syndrom, Knaben mit Klinefelter-Syndrom, Kinder nach onkologischen Erkrankungen (Chemotherapie, Bestrahlung).
- **Hypogonadotroper Hypogonadismus:** Die Hirnanhangsdrüse (Hypophyse) kann die entsprechende Menge von Gonadotropinen (LH und FSH) nicht bilden. Diese Störung betrifft Kinder mit vererbten Hormonstörungen (z.B. Kallmann-Syndrom) und Kinder nach Bestrahlung des Gehirns wegen onkologischer Erkrankungen.
- **Äußere Faktoren:** Kinder mit Magersucht (Anorexie), Sportler und Athleten, psychosozial deprivierte Kinder und Medikamente.

Symptome

Die Symptome einer vorzeitigen Pubertätsentwicklung sind das zu frühe Auftreten von sekundären Geschlechtsmerkmalen: Thelarche (Brustentwicklung) und/oder Pubarche (Schambehaarung) und/oder bei Mädchen Menarche, bei Knaben die Zunahme des Hodenvolumens und das Größenwachstum des Penis.

Die Symptome einer verzögerten Pubertätsentwicklung sind das Ausbleiben von sekundären Geschlechtsmerkmalen.

Diagnose

Bei Verdacht auf eine Pubertätsstörung (sowohl praecox als auch tarda) muss als erster Schritt eine genaue Vorgeschichte erhoben werden. Vorerkrankungen, Gesundheitszustand des Kindes, Wachstumsverlauf und Pubertätseintritt bei den Familienmitgliedern müssen erfasst werden, da ein beschleunigtes Wachstum mit einer vorzeitigen Pubertätsentwicklung und ein vermindertes Wachstum mit einer verzögerten Pubertätsentwicklung verbunden sein können.

Die Kinder müssen exakt vermessen und die Wachstumsgeschwindigkeit anhand der vorausgegangenen Messungen ermittelt werden. Durch die ärztliche Untersuchung muss der genaue Pubertätsstatus (nach Tanner, **Abb. 33.3**) ermittelt werden. Bei Knaben muss das Hodenvolumen bestimmt, bei Mädchen das Volumen der Eierstöcke bestimmt und die Gebärmutter mittels Ultraschall untersucht werden. Weiterhin sollte ein Handröntgen links zur Bestimmung des Knochenalters angefertigt werden.

Verdacht auf Pubertas praecox

Bei Verdacht auf Pubertas praecox sollte eine Blutabnahme zur Bestimmung der Sexualhormone (LH, FSH, Östradiol bzw. Testosteron) und der Hormone der Nebenniere erfolgen.

Weiterführend müssen Stimulationstests (LHRH-Test zur Stimulierung der Hirnanhangsdrüse bzw. bei Verdacht auf eine Störung im Bereich der Nebenniere ein ACTH-Test) durchgeführt werden. Ergibt der LHRH-Test, dass eine echte vorzeitige Pubertät vorliegt, muss eine Magnetresonanztomografie des Gehirns zum Ausschluss von Tumoren oder angeborenen Fehlbildungen durchgeführt werden.

Verdacht auf Pubertas tarda

Bei Verdacht auf Pubertas tarda sollte eine Blutabnahme zur Bestimmung der Sexualhormone (LH, FSH, Östradiol bzw. Testosteron) und zum Ausschluss chronischer Erkrankungen (Nierenerkrankungen, Zöliakie, chronisch entzündliche Darmerkrankungen usw.) erfolgen.

Bei allen Mädchen mit verzögerter Pubertätsentwicklung und/oder Kleinwuchs muss eine Chromosomenanalyse angefertigt werden.

> **M** *Trotz eingehender Untersuchung und Blutabnahme kann bei einigen Kindern keine Ursache für die vorzeitige bzw. verzögerte Pubertätsentwicklung gefunden werden.*

Abb. 33.3 Pubertätsstadien nach Tanner.

Merkmal	Bezeichnung	Kurzbeschreibung
PH pubic hair Pubesbehaarung ♀♂	PH1	kein Unterschied zur Umgebung 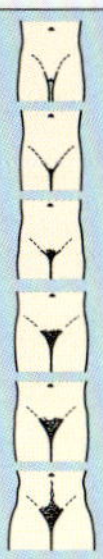
	PH2	spärliche wenig pigmentierte glatte Haare an Labia majora bzw. um Peniswurzel
	PH3	dunkler, gekräuselt, aus Distanz erkennbar
	PH4	wie Erwachsene, geringe Ausdehnung, noch nicht dreieckförmig
	PH5	Erwachsene, horizontale Begrenzung oben, Übergang auf Oberschenkelinnenseite
	PH6	Erwachsene, Ausbreitung entlang Linea alba
B breast Brust ♀	B1	kein Drüsenkörper palpabel, nur Kontur der Mamille sichtbar 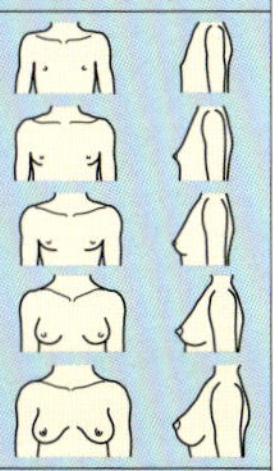
	B2	Drüsenkörper ≤ Areola tastbar leichte Erhebung sichtbar
	B3	Drüsenkörper > Areola, fließende Kontur zwischen Areola und Brustkörper
	B4	Erwachsene, Kontur der Areola abgehoben
	B5	Erwachsene, abgerundetet Kontur
G genital Genitale ♂ (in Skizze mit entsprechendem PH-Stadium)	G1	präpubertal, Hodenvolumen ≤ 3ml 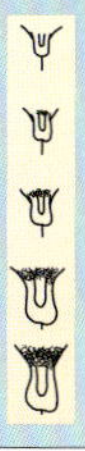
	G2	Testes etwas vergrößert, Skrotalhaut gefältelt
	G3	Testes+Penis größer
	G4	Penis größer, Kontur der Glans erkennbar
	G5	Testes und Penis Erwachsener

Therapie

Pubertas praecox

Die Therapie der vorzeitigen Pubertätsentwicklung besteht in der Blockade der Hirnanhangsdrüse durch Verabreichung eines sogenannten GnRH-Agonisten. Diese Präparate werden 1-mal pro Monat entweder intramuskulär oder subkutan (in das Unterhautfettgewebe) verabreicht. Bei Vorliegen eines Tumors, was sehr selten ist, muss eine Operation in Erwägung gezogen werden.

Pubertas tarda

Kinder mit Störungen der Hormonbildung in der Hypophyse oder in den Keimdrüsen brauchen meist eine lebenslange Therapie mit Sexualhormonen. Bei beiden Geschlechtern ist eine Hormonersatztherapie zur Ausbildung der sekundären Geschlechtsmerkmale und zur Gewährleistung des Wachstums erforderlich. Zusätzlich soll durch die Therapie die Entstehung einer Osteoporose zumindest gemildert werden, um gehäuften Knochenbrüchen vorzubeugen.

Mädchen. Es wird mit einer niedrig dosierten Therapie mit Östrogenen begonnen, die im Verlauf gesteigert wird. Nach durchschnittlich einem Jahr werden zusätzlich Gestagene (ein weiteres Sexualhormon) verabreicht, um eine Abbruchblutung auszulösen. Nach Abschluss der Pubertätsentwicklung kann auf ein kombiniertes Hormonersatzpräparat gewechselt werden.

Jungen. Es erfolgt eine Ersatztherapie mit intramuskulären Testosteronpräparaten. Anfänglich werden niedrige Dosierungen gewählt, die im Verlauf der Pubertät erhöht werden. Nach Abschluss des Wachstums sind meist häufigere Injektionen (alle 3 Wochen) erforderlich.

Prognose

Die Prognose sowohl der vorzeitigen, als auch der verzögerten Pubertät sind bei frühzeitiger und adäquater Therapie gut.

Komplikationen

Eine unbehandelte bzw. zu spät therapierte vorzeitige Pubertät führt zu einem Kleinwuchs. Weiters leiden die betroffenen Kinder oft unter psychosozialen Problemen. Unter der Therapie mit GnRH- Agonisten kann es zu einer Gewichtszunahme kommen.

Die verzögerte Pubertät geht primär mit einem Kleinwuchs einher, mit Beginn der Pubertät wird das Wachstum aber aufgeholt.

Es gibt Berichte, dass eine verzögerte Pubertätsentwicklung bzw. suboptimale und/oder verzögerte Therapie zum Verlust von Knochenmasse bzw. zum Auftreten einer Osteoporose führen. Des Weiteren ergeben sich für die betroffenen Jugendlichen oft psychosoziale Probleme.

33.4 Diabetes insipidus

B *Ein 5-jähriges bisher gesundes und unauffälliges Kind wird von der Mutter vorgestellt. Sie berichtet, dass der Junge seit ungefähr zwei Monaten auffällig viel trinke und viel Harn habe. Auf Befragen erzählt sie, dass er auch in der Nacht trinkt, und zuletzt fast jede Nacht einnässe. Ein Spontanharn erscheint sehr hell, der Streifentest ist unauffällig. Das spezifische Gewicht des Harnes ist sehr niedrig.*

Definition

Diabetes insipidus, auch als Wasserharnruhr bezeichnet, wird durch einen Mangel oder eine verminderte Wirkung des antidiuretischen Hormons (ADH, Vasopressin) verursacht. ADH wird im Nucleus supraopticus und im Nucleus paraventricularis des Hypothalamus gebildet und im Hypophysen-Hinterlappen (Neurohypophyse) gespeichert. ADH wirkt auf die Nierentubuli antidiuretisch und führt durch Wasserrückresorption zu einer Konzentrierung des Harns (**Abb. 33.4**). Mangel an ADH (Diabetes insipidus centralis) bzw. die Unwirksamkeit von ADH in den Nierentubuli (Diabetes insipidus renalis) führt zu einer vermehrten Ausscheidung eines sehr wenig konzentrierten Harns (Polyurie). Als Folge dieser Polyurie kommt es zu Durst. Wenn der Flüssigkeitsverlust nicht ausreichend durch Trinken (Polydipsie) kompensiert werden kann, was besonders bei jungen Kindern möglich ist, kommt es zur Dehydration und zu Störungen im Elektrolythaushalt (Hypernatriämie).

Ursache

Die Ursachen für einen zentral bedingten Diabetes insipidus können vielfältig sein. Es gibt genetische Ursachen (z.B. das DIDMOAD-Syndrom = Diabetes insipidus, Diabetes mellitus, Optikusatrophie, Taubheit), angeborene zentrale Malformationen und erworbene Formen (idiopathisch, posttraumatisch, entzündlich, bei Neoplasien, iatrogen).

Die Ursache für den renal bedingten Diabetes insipidus liegt in einer meist genetisch bedingten Resistenz gegen ADH.

Symptome

Durch die Unmöglichkeit der tubulären Rückresorption von Flüssigkeit werden große Mengen hellen, unkonzentrierten Harns ausgeschieden (Polyurie). Folgen davon sind Flüssigkeitsdefizit und Durst. Kann nicht vermehrt getrunken werden (Polydipsie), kommt es zu Dehydration.

Diagnose

Harn. Es besteht eine Polyurie, auch nachts. Der Harn ist hell, das spezifische Gewicht bzw. die Osmolarität ist erniedrigt. Es besteht keine Leukozyturie und keine Glukosurie.

Serum. Im Serum findet sich eine erhöhte Osmolarität bei einer Hypernatriämie. Die Nierenfunktionsparameter sind normal.

Durstversuch. Trotz Flüssigkeitsrestriktion kommt es zu keinem Anstieg der Harnosmolarität, wohl aber zu einem Anstieg der Serumosmolarität.

ADH. Die Konzentration von ADH (Vasopressin) im Serum ist bestimmbar, und je nach Form vermindert oder aber normal bis hoch.

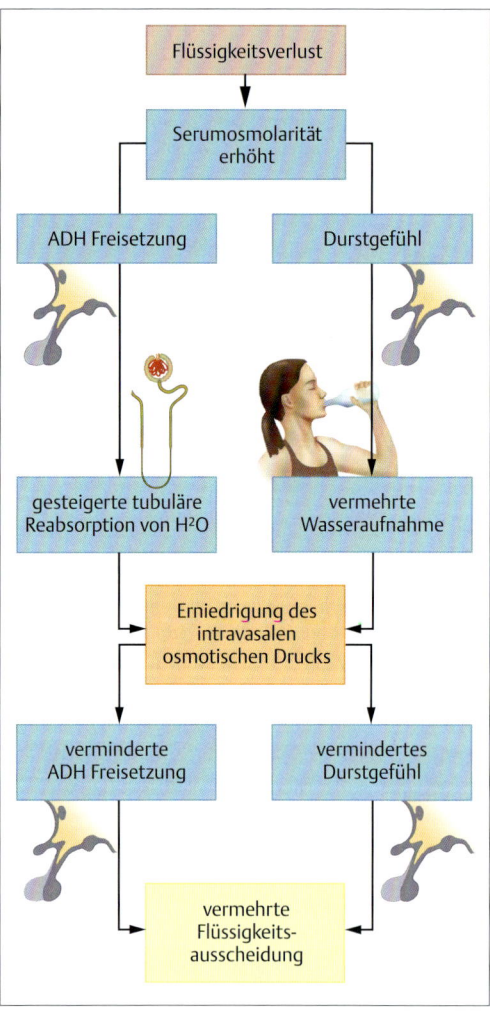

Abb. 33.4 Wasserhaushalt. Regulation der Flüssigkeitsausscheidung durch ADH.

ADH-Test. Die Gabe von ADH bzw. von DDAVP sollte die tubuläre Rückresorption normalisieren (zentraler Diabetes insipidus). Geschieht dies nicht, besteht ein renaler Diabetes insipidus.

Bildgebende Verfahren. Liegt ein zentraler Diabetes insipidus vor, ist eine genaue bildgebende Diagnostik (MRT) obligat!

Therapie

Die Therapie des zentralen Diabetes insipidus erfolgt, wenn möglich, kausal, ansonsten symptomatisch durch den Ersatz des fehlenden ADH. Verwendet wird DDAVP, welches entweder nasal (mit Rhinyle oder als Spray) oder oral, evtl. auch i.v. gegeben werden kann.

Die Therapie des renalen Diabetes insipidus kann nur symptomatisch durch Flüssigkeitszufuhr erfolgen, die Gabe von Hydrochlorothiazid verbessert die Konzentrationsfähigkeit der Niere.

> **M** *Die Behandlung beider Formen setzt regelmäßige Kontrollen der Harnmenge, des spezifischen Gewichtes, und der Serumelektrolyte voraus.*

Prognose

Die Prognose des Diabetes insipidus ist unterschiedlich je nach Form bzw. zugrunde liegender Ursache.

Komplikationen

Bei ungenügender Substitution (Überdosierung, Unterdosierung) mit DDAVP können, je nach Ursache, ausgeprägte und lebensbedrohliche Störungen des Elektrolythaushalts (Hypernatriämie, Hyponatriämie) auftreten.

33.5 Erkrankungen der Schilddrüsen

Schilddrüsenerkrankungen im Kindesalter werden dem Funktionszustand nach in Hypothyreosen (Unterfunktion) und Hyperthyreosen (Überfunktion) unterteilt.

33.5.1 Hypothyreose

> **B** *Ein 12-jähriger Knabe wird wegen vermehrter Müdigkeit und Haarausfall in die endokrinologische Ambulanz eingewiesen. Bei der klinischen Untersuchung wirkt der Knabe müde und blass. Er ist adipös und kleinwüchsig. Weiterhin ist auffällig, dass die Hoden im Sinne eines Tannerstadiums G2 vergrößert sind, jedoch keine Schambehaarung ausgebildet ist. Das Knochenalter ist mit 8 Jahren retardiert. Im Blutbild zeigt sich eine Anämie. Die Schilddrüsenparameter ergeben eine manifeste Hypothyreose (fT3 und fT4 erniedrigt, bTSH massiv erhöht). Die Schilddrüsenantikörper (TPO, TgAK) sind hoch positiv. Aus den erhobenen Befunden kann die Diagnose manifeste Hypothyreose bei Autoimmunthyreoiditis Hashimoto gestellt werden.*

Definition

Unter Hypothyreose versteht man unabhängig von der Ursache jeden Zustand unzureichender Wirksamkeit von Schilddrüsenhormon.

Die Hypothyreosen können nach dem Ort der Störung in primäre (thyreogen = Störung liegt in der Schilddrüse), sekundäre (hypophysär = Störung liegt in der Hirnanhangsdrüse) und tertiäre (hypothalamisch = Störung liegt im Hypothalamus) unterteilt werden (**Abb. 33.5**).

Weiterhin kann man sie nach dem Zeitpunkt der Störung in angeborene (konnatal) oder erworbene Hypothyreosen und nach dem Schweregrad der Unterfunktion in manifeste und latente Störungen unterteilen.

Ursache

Angeborene Hypothyreose

Primäre angeborene Hypothyreose. Die häufigste Ursache ist eine morphologische Entwicklungsstörung.

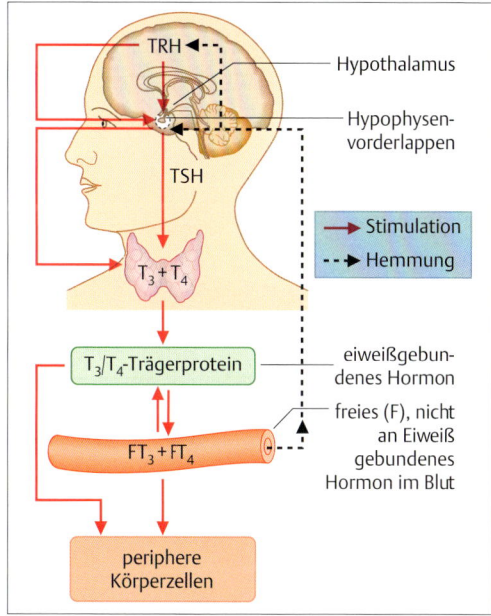

Abb. 33.5 Regulation der Schilddrüsenfunktion. Die TSH-Sekretion der Hypophyse wird durch das TRH stimuliert und steuert über negative Rückkopplung die Produktion und Sekretion der Schilddrüsenhormone.

Die Häufigkeit wird mit 80–90% angegeben. Morphologische Entwicklungsstörungen umfassen das vollkommene Fehlen der Schilddrüse (Schilddrüsenaplasie/ Athyreose), eine verkleinerte/rudimentäre Schilddrüse (Schilddrüsenhypoplasie) oder eine (meist verkleinerte) Schilddrüse in einer ektopen Lage bzw. am Zungengrund (Ektopie/ Zungengrundstruma). In 10–20% liegt bei einer primären angeborenen Hypothyreose eine Schilddrüsenhormonsynthesestörung vor.

Sekundäre oder tertiäre angeborene Hypothyreose. Störungen im Bereich der Hypophyse bzw. des Hypothalamus sind sehr selten (1:50 000 – 1:100 000) und gehen mit einem isolierten TSH- (sekundär-hypophysär) bzw. TRH-Mangel (tertiär-hypothalamisch) einher. Sie können auch mit weiteren hypophysär/hypothalamischen Hormonausfällen kombiniert sein.

Erworbene Hypothyreose

Primäre erworbene Hypothyreose. Die häufigste Ursache in der westlichen Welt ist die Autoimmunthyreoiditis Typ Hashimoto. Es handelt sich dabei um eine Autoimmunerkrankung, bei der Antikörper gegen Zellen der Schilddrüse gebildet werden. Die Autoimmunthyreoiditis Hashimoto tritt familiär gehäuft auf und betrifft häufiger das weibliche Geschlecht. Weltweit ist der Jodmangel die häufigste Ursache für eine primäre erworbene Hypothyreose. Weitere (seltenere) Ursachen für eine primäre erworbene Hypothyreose sind Medikamente, Zustände nach Strahlentherapie, Operation und Radiojodtherapie.

Sekundär/tertiär erworbene Hypothyreose. Ursachen sind ebenfalls Zustände nach zerebraler Strahlentherapie und/oder Operation im Bereich der Hypophyse/Hypothalamus.

Symptome

Die Klinik der Hypothyreose wird entscheidend vom Zeitpunkt und Ausmaß des einsetzenden Hormonmangels geprägt. Abgesehen von der Athyreose, bei der bereits zum Zeitpunkt der Geburt Symptome vorliegen, sind die Kinder in den ersten Tagen oder manchmal auch Wochen noch unauffällig und zeigen nur unspezifische Frühzeichen.

Neugeborene und Säuglinge. Sie präsentieren sich mit Icterus prolongatus (verlängerte Gelbsucht), Obstipation, schlechtem Trinkverhalten, mangelnder Gewichtszunahme, offener kleiner Fontanelle und Makroglossie. Das Zentralnervensystem reagiert in seiner kritischen Ausreifungsperiode (Fetalzeit und erste 3 Lebensmonate) besonders empfindlich auf Mangelzustände. Wird eine Hypothyreoe nicht innerhalb der ersten Wochen nach der Geburt erkannt und behandelt, kommt es zu einer psychomotorischen Retardierung und einer Wachstumsverzögerung.

Kinder und Jugendliche. Sie präsentieren sich mit ähnlichen Symptomen wie Erwachsene (**Abb. 33.6**): Gewichtszunahme, Obstipation, Müdigkeit, Struma; aber häufig auch mit Wachstumsverzögerung/Kleinwuchs und Pubertätsstörungen (sowohl Pubertas tarda, als auch Pseudopubertas praecox, S. 533).

Diagnose

Um möglichst frühzeitig eine bestehende Hypothyreose diagnostizieren zu können, wird am 4. Lebenstag bei jedem Neugeborenen ein Screening durchgeführt. Dazu wird Blut aus der Ferse abgenommen und auf ein Filterpapier aufgetragen. Neben dem Screening auf angeborene Hypothyreosen (mittels bTSH) werden auch andere Stoffwechselerkrankungen untersucht.

Ein auffälliges Screeningergebnis (bTSH>15 IU/ml) muss durch eine Serumprobe (fT3=freies T3, fT4=freies T4, bTSH) bestätigt werden.

Bei einer Hypothyreose würde man ein hohes bTSH und niedrige fT3-, fT4-Spiegel finden. Außerdem muss eine Schilddrüsensonografie durchgeführt werden, um das Vorhandensein bzw. Fehlen und die Größe und Form der Schilddrüse festzustellen.

Bei Kindern und Jugendlichen mit Verdacht auf Hypothyreose muss eine genaue Vorgeschichte erhoben werden, die Vorerkrankungen, Gesundheitszustand des Kindes, Wachstumsverlauf und Pubertätseintritt umfasst.

Laborchemisch werden ebenfalls die peripheren Schilddrüsenparameter (fT4, fT3) und das bTSH bestimmt. Bei Verdacht auf eine Autoimmunthyreoiditis werden zusätzlich die Schilddrüsenantikörper (TPO-AK, Tg-AK, ev. TRAK) bestimmt. Bei Verdacht auf Jodmangel sollte die Jodausscheidung im Harn getestet werden. Zusätzlich sollte auch eine Schilddrüsen-Sonografie zur Bestimmung der Schilddrüsengröße, Suche nach Zeichen einer Thyreoiditis (Hypervaskularisation) oder Knotenbildung durchgeführt werden. Sollten Knoten zur Darstellung kommen, muss weiterführend eine Szintigrafie zur Bestimmung des Aktivitätsgrades veranlasst werden.

Therapie

Die Therapie der Hypothyreose besteht in der oralen Substitution von Thyroxin. Die Verabreichung sollte morgens, nüchtern 20 Minuten vor der ersten Mahlzeit erfolgen.

Ziel der Therapie bei Neugeborenen mit angeborener Hypothyreose ist die rasche Normalisierung der erhöhten bTSH-Werte, deshalb sollte man mit einer hohen Dosis beginnen. Die weitere Dosierung richtet

ERKRANKUNGEN DER SCHILDDRÜSEN

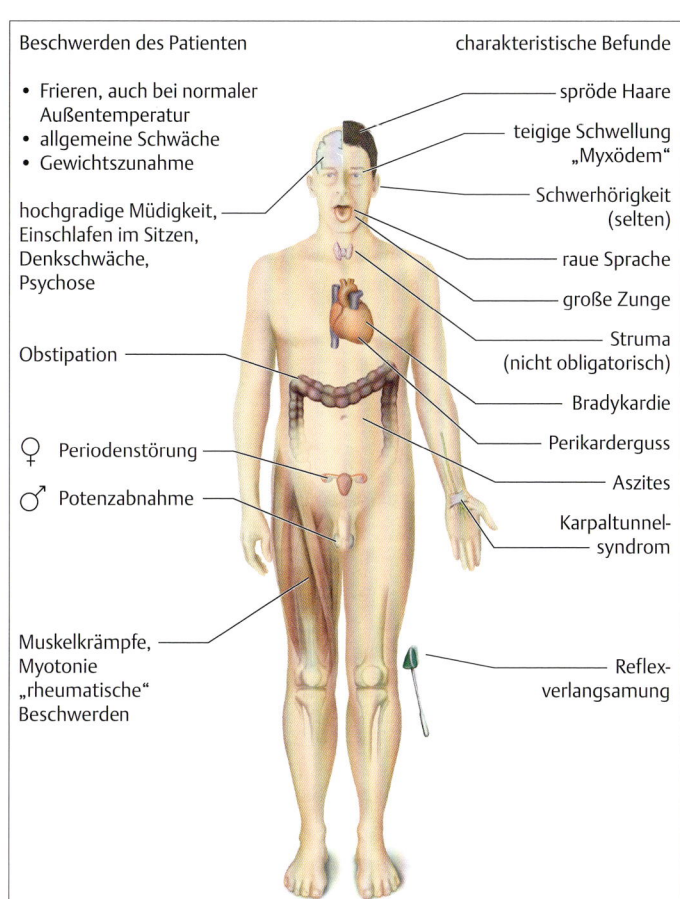

Abb. 33.6 Symptome einer Hypothyreose.

sich nach der klinischen Symptomatik und den Laborbefunden (**Tab. 33.3**).

Bei Kindern und Jugendlichen beginnt man mit einer niedrigeren Thyroxindosierung (besonders bei schwerer manifester Hypothyreose) und steigert die Therapie langsam, wiederum abhängig von der klinischen Symptomatik und den Laborbefunden (**Tab. 33.3**).

Prognose

Beginnt die Substitutionstherapie bei Neugeborenen innerhalb der ersten 3 Wochen post partum, kann mit einer normalen Entwicklung gerechnet werden. Bei späterem Therapiebeginn sind Spätfolgen (psychomotorische Entwicklungsverzögerung, neurologische Auffälligkeiten und Wachstumsverzögerung) wahrscheinlich.

Bei Kindern und Jugendlichen mit frühzeitig und adäquat therapierter Hypothyreose ist die Prognose gut. Bei verzögerter Diagnosestellung und/oder unzureichender Therapie muss jedoch mit Wachstumsverzögerung (Kleinwuchs) und mit Pubertätsstörungen gerechnet werden.

Komplikationen

Die Komplikationen sind teilweise schon unter „Prognose" aufgelistet.

Bei zu hoher Thyroxinsubstitution kann es zu einer Hyperthyreose mit klinischen Symptomen kommen. Die Hashimoto-Thyreoiditis neigt zu Knotenbildung, die engmaschig sonografisch bzw. auch szintigrafisch kontrolliert werden muss.

Tab. 33.3 Tagesdosis je nach Altersgruppe.

Alter	Tagesdosis µg/kg	Tagesdosis µg/d	Gewicht (kg)
<6 Monate	10–15	25– 50	3–9
6–12 Monate	5–8	37,5– 75	6–12
1–5 Jahre	4–6	50– 100	9–23
5–12 Jahre	3–5	50– 125	15–55
12–18 Jahre	2–3	75– 175	30–90

33.5.2 Hyperthyreose

Definition

Unter Hyperthyreose versteht man unabhängig von der Ursache die klinischen Auswirkungen einer gesteigerten Wirksamkeit von Schilddrüsenhormon.

Schilddrüsenerkrankungen, die das Organ selbst betreffen, sind die Struma (eine über die Norm vergrößerte Schilddrüse), Zysten, Adenome (gutartige Tumoren der Schilddrüse) und Karzinome (bösartige Tumoren der Schilddrüse). Karzinome, Adenome und Zysten sind im Kindes- und Jugendalter jedoch sehr selten.

Ursache

Die Hyperthyreose ist im Kindesalter relativ selten. Die Zahl der Neuerkrankungen mit Hyperthyreose erhöht sich mit der Pubertät.

In 95% der Fälle von Schilddrüsenerkrankungen mit Hyperthyreose liegt ein Morbus Basedow vor. Die Immunthyreopathie Typ Morbus Basedow ist wie die Autoimmunthyreoiditis Hashimoto eine Autoimmunerkrankung. Es werden TSH-Rezeptor-Antikörper (TRAK) gebildet, die zu einer Stimulation des Schilddrüsengewebes und zur übermäßigen Produktion von Schilddrüsenhormon führen. Auch beim Morbus Basedow ist das weibliche Geschlecht häufiger betroffen.

Weitere seltenere Ursachen für eine Hyperthyreose sind: eine Hyperthyreose zu Beginn einer Autoimmunthyreoiditis Hashimoto, eine funktionelle Autonomie (Knoten im Bereich der Schilddrüse, der vermehrt Schilddrüsenhormon produziert), eine exogene Thyroxinexposition und sehr selten TSH produzierende Hypophysen-Adenome.

Eine Hyperthyreose in der Neugeborenen- und Säuglingsperiode ist extrem selten und meistens transient. Meistens handelt es sich dabei um Kinder von Müttern mit Morbus Basedow, da die TSH-Rezeptorantikörper plazentagängig sind und die Schilddrüse des Säuglings stimulieren. Jedoch nur 1–2% aller Kinder von Müttern mit Morbus Basedow erkranken an einer Hyperthyreose. Sie präsentieren sich meist in der 1. Lebenswoche.

Symptome

Neugeborene und Säuglinge. Sie zeigen folgende klinische Zeichen: Tachykardie, Unruhe, Durchfälle/Erbrechen, Unreife (SFD = small for date), akzeleriertes (beschleunigtes) Knochenalter und/oder eine Kraniosynostose.

Kinder und Jugendliche. Sie präsentieren sich wiederum mit ähnlichen Symptomen wie Erwachsene (**Abb. 33.7**): Tachykardie, Nervosität, Unruhe, Gewichtsabnahme, Diarrhö, Konzentrationsstörungen und Schlafstörungen. Die Symptome eines Morbus Basedow bestehen aus der Trias: Tachykardie, Struma und Exophthalmus (die Augenbeteiligung bei Kindern ist sehr viel seltener als bei Erwachsenen).

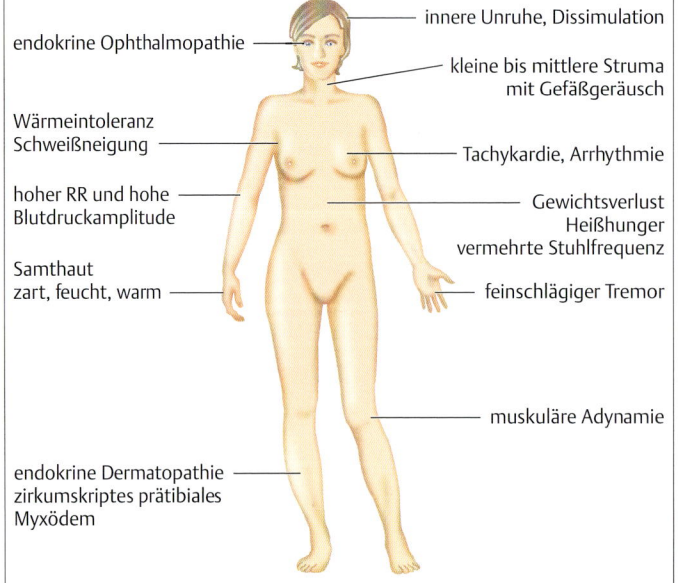

Abb. 33.7 Symptome einer Hyperthyreose.

Diagnose

Bei Neugeborenen mit Hyperthyreose muss eine genaue Vorgeschichte erhoben (Morbus Basedow der Mutter) und eine klinische Untersuchung durchgeführt werden. Laborchemisch werden wieder bTSH, fT4, fT3 und die Schilddrüsenantikörper (TRAK, TPO-AK, Tg-AK) bestimmt, da die Schilddrüsenantikörper der Mutter plazentagängig sind. Bei einer Hyperthyreose findet man das bTSH erniedrigt bis supprimiert und die peripheren Parameter erhöht. Die Schilddrüsenantikörper sind erhöht.

Bei Kindern und Jugendlichen mit Verdacht auf Hyperthyreose ist die Abklärung wie bei Hypothyreose mit zusätzlicher Bestimmung der Schilddrüsenantikörper notwendig.

Es sollte auch eine Sonografie durchgeführt werden, die bei einer Hyperthyreose eine Hypervaskularisation zeigt. Bei Morbus Basedow muss auch eine Augenuntersuchung veranlasst werden.

Therapie

Die Therapie der Hyperthyreose besteht aus 3 Therapieoptionen:

1. **medikamentöse Therapie:** Thyreostatika (Thiamazol), bei ausgeprägter Tachykardie auch Therapie mit Propranolol
2. Bei Nichtansprechen bzw. bei starken Nebenwirkungen auf die medikamentöse Therapie oder Non-Compliance kann bei älteren Kindern (>10 Jahren) eine **Radiojodtherapie** eingesetzt werden. Bei Kindern <5 Jahren ist das Karzinomrisiko möglicherweise erhöht und deshalb die Radiojodtherapie nicht empfohlen.
3. Bei Therapieversagen steht auch noch **die Operation** als Therapiemöglichkeit zur Verfügung. Autonome Adenome (= szintigrafisch heiße Knoten, die zu einer Hyperthyreose führen können) sollten immer operiert werden.

Chirurgie der Schilddrüse

Indikationen. Eine absolute Indikation zur operativen Therapie stellt das autonome Adenom dar, da es keiner medikamentösen Behandlung zugänglich ist. Eine Struma ist dann operationsbedürftig, wenn sie zum einen ein Kloßgefühl oder Schluckbeschwerden verursacht, zum anderen diese Symptome unter medikamentöser Therapie nicht besser werden. Diese Situation tritt aber praktisch nur nach der Pubertät auf und auch dann bei Teenagern nur sehr selten.

Vorbereitung. Vor einer Schilddrüsenoperation sollte möglichst medikamentös eine euthyreote Stoffwechselsituation erreicht werden. Insbesondere eine Hyperthyreose birgt das Risiko unvorhersehbarer intraoperativer Kreislaufreaktionen. Die Überprüfung der Stimmbandfunktion durch eine Laryngoskopie ist grundsätzlich erforderlich.

Durchführung. Die Operation erfolgt in Rückenlage bei überstrecktem Kopf. Nach einer queren Hautinzision am unteren Hals wird die Schilddrüse frei gelegt. Ein einzelnes Adenom kann nach visueller oder sonografischer Darstellung aus der Schilddrüse ausgeschält werden (Enukleation), das übrige Organ bleibt erhalten. Bei einer Struma wird die Drüse auf beiden Seiten subtotal reseziert. Das bedeutet, dass auf jeder Seite lediglich ein etwa 2 x 2 x 2 cm großer Rest verbleibt.

Komplikationen. Chirurgisch ist es bei der Präparation und Resektion auf beiden Seiten der Schilddrüse möglich, den Nervus recurrens zu verletzen. Eine einseitige Verletzung führt zu einer einseitigen Stimmbandlähmung mit Heiserkeit, die beidseitige Nervenschädigung resultiert jedoch in einer Intubationspflichtigkeit, da sich der Kehlkopf nicht mehr öffnen kann. Sind die Nerven nur gedehnt, kann sich die Funktion über Wochen oder Monate erholen; bei kompletter Durchtrennung bleiben diese Folgen lebenslang erhalten. Das Risiko für eine einseitige Stimmbandlähmung liegt bei etwa 5%, bei einer Rezidivoperation allerdings deutlich höher.

Prognose

Bei Neugeborenen mit Hyperthyreose kommt es innerhalb weniger Monate zur Ausheilung (von der Mutter übertragene Antikörper werden abgebaut). Nur sehr selten dauert die Hyperthyresoe an.

Die medikamentöse Therapie bei Kindern und Jugendlichen mit Morbus Basedow zeigt leider eine schlechte Langzeitremission, da die Jugendlichen oft eine schlechte Compliance haben und die Dosis-Titration im Kindesalter oft sehr schwierig ist und häufige Kontrollen erfordert. Etwa ein Drittel der Patienten entwickelt ein Rezidiv.

Komplikationen

Nebenwirkungen der thyreostatischen Therapie können eine Agranulozytose, Hepatitis oder ein Exanthem sein. Außerdem kann es unter der thyreostatischen Therapie zu einer Hypothyreose mit ihren klinischen Symptomen kommen, die mit Reduktion der thyreostatischen Therapie therapiert wird.

33.6 Erkrankungen der Nebenschilddrüsen

B *Nach einer Schilddrüsenoperation treten bei einem 16-jährigen Mädchen plötzlich Parästhesien in beiden Unterarmen auf, im weiteren Verlauf „Pfötchenstellung" der Hände. Labor: Hypokalzämie, Hyperphosphatämie, Parathormon vermindert.*

Erkrankungen der Nebenschilddrüse sind:
1. Hypoparathyreoidismus
2. Pseudohypoparathyreoidismus
3. Hyperparathyreoidismus

Hypoparathyreoidismus

Definition
Der Hypoparathyreoidismus beruht auf einer verminderten Produktion von Parathormon. Leitsymptom ist die Hypokalzämie.

Ursache
- **Primär**: vorübergehend im Neugeborenenalter, bei Syndromen wie DiGeorge-Syndrom oder Polyendokrinopathie
- **Sekundär**: ausgelöst durch Schilddrüsenoperation, Bestrahlung, Tumor, Hämosiderose

Symptome
Zeichen eines Hypoparathyreoidismus sind: Tetanie, Krampfanfälle, erhöhte muskuläre Erregbarkeit, Hautatrophie, Nagelbrüchigkeit, Alopezie, Zahnanomalien, psychische Veränderungen.

Diagnose
Im Serum sind Kalzium erniedrigt, Phospat erhöht, Parathormon erniedrigt (Blut muss nach Abnahme gekühlt werden).

Therapie
Durch die Gabe von Vitamin D3 oder Calcitriol soll die Kalziumaufnahme über den Darm stimuliert werden. Zusätzlich ist auf ausreichende Kalziumzufuhr zu achten. In der Akutphase wird Kalziumglukonat intravenös verabreicht.

Komplikationen
Durch die Therapie ist bei vermehrter Kalziumausscheidung im Harn die Entstehung von Nierensteinen möglich.

Pseudohypoparathyreoidismus

Definition
Der Pseudohypoparathyreoidismus wird autosomal-dominant vererbt. Es wird ausreichend Parathormon gebildet, es kann aber an den Endorganen (Niere, Skelett) nicht richtig wirken.

Symptome
Symptome des Pseudohypoparathyreoidismus sind Zeichen der Hypokalzämie, Kleinwuchs, rundes Gesicht, kurzer Hals, Bradydaktylie, oft leichte geistige Retardierung.

Hyperparathyreoidismus

Definition
Die Produktion von Parathormon ist gesteigert. Im Kindesalter ist diese Erkrankung sehr selten. Leitsymptom ist die Hyperkalzämie.

Ursache
- **Primärer Hyperparathyreoidismus**: solitäres Adenom oder Hyperplasie der Epithelkörperchen
- **Sekundärer Hyperparathyreoidismus:** bei Niereninsuffizienz, Vitamin D-Mangel-Rachitis

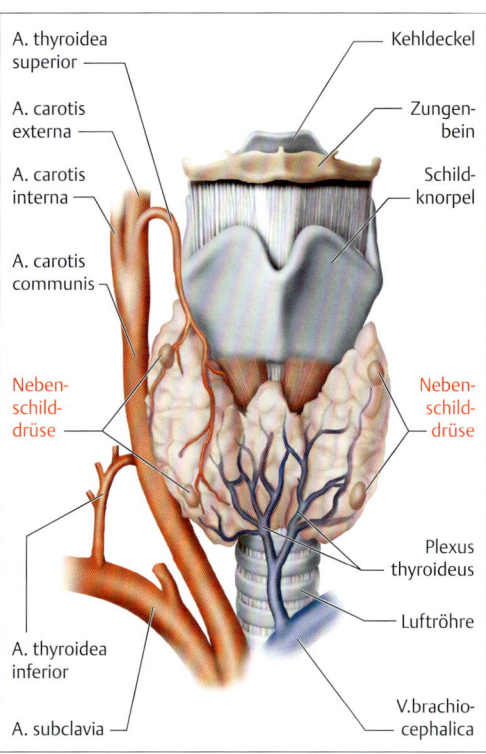

Abb. 33.8 Nebenschilddrüse. Die Nebenschilddrüse (Glandula parathyroidea) besteht aus 4 Epithelkörperchen. Diese liegen hinter der Schilddrüse und produzieren das Parathormon. Dieses Hormon reguliert den Kalzium- und Phosphathaushalt. Durch Parathormon wird über verschiedene Mechanismen der Kalziumspiegel erhöht.

Symptome
- durch Hyperkalzämie bedingt: Übelkeit, Erbrechen, Appetitlosigkeit, Gewichtverlust, Obstipation, Blutdruckerhöhung, psychische Veränderungen, Muskelschwäche
- durch Hyperkalziurie bedingt: Nierensteine, Polyurie, Polydipsie
- durch vermehrte Parathormonwirkung auf den Knochen: Knochenschmerzen

Diagnose
Im Serum ist Kalzium erhöht, Phospat erniedrigt, intaktes Parathormon erhöht (Blut muss nach Abnahme gekühlt werden). Im Harn ist die Kalziumausscheidung erhöht.

Es wird eine Sonografie der Nebenschilddrüse und der Niere durchgeführt. Bei Adenomsuche ist evtl. ein MRT der Nebenschilddrüse erforderlich.

Therapie
Bei primärem Hyperparathyreoidismus wird eine chirurgische Exploration der Nebenschilddrüse durchgeführt. Bei solitärem Adenom wird dieses entfernt, bei Hyperplasie aller Epithelkörperchen werden diese entfernt und eine Autotransplantation einer geringen Menge von Nebenschilddrüsengewebe in die Unterarmmuskulatur durchgeführt.

Danach ist eine engmaschige Kontrolle der Kalzium- und Phosphatwerte im Serum notwendig.

Im Fall einer hyperkalziämischen Krise wird intravenös Flüssigkeit zugeführt (0,9% NaCl) und Furosemid verabreicht.

33.7 Erkrankungen der Nebennierenrinde

33.7.1 Adrenogenitales Syndrom (Unterfunktion der Nebennierenrinde)

B *Ein 3-jähriger Bub wird von der Mutter vorgestellt. Er ist das 2. bisher gesunde Kind von gesunden, nicht verwandten Eltern. Die Mutter berichtet, dass ihr Sohn seit ungefähr einem Jahr unreine Haut habe, viel gewachsen sei, und einen auffallend großen Penis habe. Sein älterer Bruder sei im Vergleich dazu wesentlich kleiner, habe reine Haut und einen unauffälligen Penis.*

Definition
Unter der Bezeichnung Adrenogenitales Syndrom (AGS; engl. Congenital Adrenal Hyperplasia, CAH) wird eine Reihe von autosomal-rezessiven Erkrankungen verstanden, bei denen die Bildung von Nebennierenrinden-Hormonen gestört ist. Es wird entweder zuwenig Kortisol (Glukokortikoid) oder zuwenig Kortisol und Aldosteron (Mineralokortikoid) gebildet. Als Folge davon kommt es zu einer vermehrten Stimulation der Nebenniere durch die hypothalamo-hypophysäre Achse über eine vermehrte Ausschüttung von ACTH. Diese vermehrte Stimulation führt zu einer Vergrößerung der Nebennierenrinde und zu einer vermehrten Produktion von Vorstufen der zu gering produzierten Hormone. Diese Vorstufen wirken virilisierend (vermännlichend).

Ursache
Die Hormone der Nebennierenrinde umfassen insgesamt 3 Gruppen (Glukokortikoide, Mineralokortikoide, Androgene), die, ausgehend von Cholesterin, durch verschiedene enzymatisch gesteuerte Syntheseschritte gebildet werden. Die Regulation erfolgt durch Hypothalamus und Hypophyse (ACTH, **Abb. 33.9**). Besteht ein genetisch bedingter Enzymdefekt, können unterschiedliche Synthesedefekte (komplette oder partielle) auftreten. Durch den teilweise oder kompletten Mangel der benötigten Hormone Kortisol und/oder Aldosteron kommt es zu einem Feedback-Mechanismus (Kortisol hemmt normalerweise die Ausschüttung von

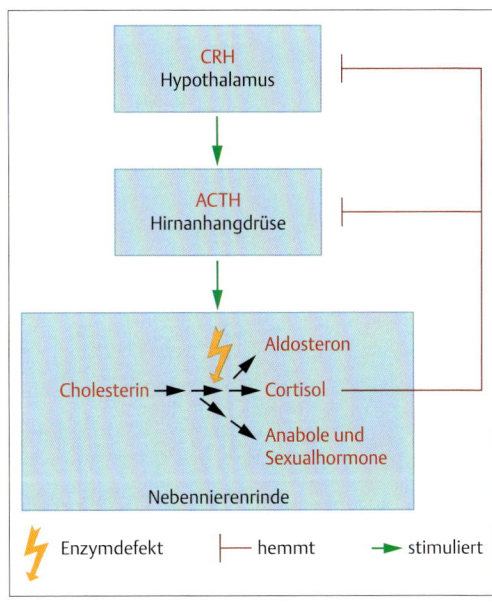

Abb. 33.9 Hormoneller Regelkreis der Nebennierenhormone.

ACTH). Durch die dadurch vermehrte Sekretion von ACTH wird die Synthese gesteigert, kann aber nur bis zu der Stufe, an der der Enzymdefekt wirksam wird, fortgesetzt werden. Daraus resultiert eine Anhäufung von Hormon-Vorstufen, die insgesamt androgen (= virilisierend) wirken.

Eine Reihe von Enzymdefekten ist bekannt, der häufigste ist der sogenannte 21-Hydroxylase-Mangel (CYP 21, 90–95% der Fälle von AGS). Die Einteilung des AGS erfolgt meistens in:
- klassisches AGS ohne oder mit Salzverlustsyndrom
- nichtklassisches AGS, late-onset oder kryptische Form

Symptome

Durch die vermehrte Synthese von androgen wirkenden Steroid-Hormonen kommt es besonders bei der häufigsten, klassischen Form, dem 21-Hydroxylase-Mangel, bereits intrauterin zur Virilisierung. Während bei der Geburt Jungen klinisch meist nicht auffällig sind, finden sich bei Mädchen Vermännlichungserscheinungen unterschiedlichen Grades (Virilisierung) des äußeren Genitales (Klitorisvergrößerung bis hin zur völligen Virilisierung), aber ein nicht betroffenes inneres Genitale (Ovarien und Uterus sind unauffällig weiblich). Liegt ein AGS mit Salzverlustsyndrom vor (bei dem auch die Synthese des Mineralokortikoiden Aldosteron gestört ist) kommt es meist in der 2.–3. Lebenswoche zum Auftreten einer sog. Salzverlustkrise (mit Trinkschwierigkeiten, Erbrechen, Dehydration und Elektrolytverschiebungen), die lebensbedrohlich ist.

Wird die Diagnose nicht gestellt, kommt es bei unbehandelten Jungen zu einer Beschleunigung der somatischen Entwicklung (beschleunigtes Längenwachstum und Knochenalter, früher Schluss der Wachstumsfugen und kleine Endgröße, auffällige Virilisierung, aber kleine Hoden!). Bei unbehandelten Mädchen kommt es bei zunehmender Virilisierung zu einer beschleunigten somatischen Entwicklung, Ausbleiben der Thelarche und primärer Amenorrhö (wobei die inneren Genitale aber normal weiblich sind).

Die nichtklassischen Formen des AGS (late-onset oder kryptische Form) fallen erst, wenn überhaupt, viel später durch milde Virilisierung wie Akne oder Hirsutismus oder durch Unfruchtbarkeit auf.

Diagnose

In einigen Ländern wird die Diagnose des AGS bereits mittels Neugeborenen-Screening gestellt. Eine möglichst frühzeitige Diagnose ist besonders bei neugeborenen Jungen wichtig, da sie klinisch meist unauffällig sind und deshalb besonders durch eine unerwartete Salzverlustkrise bedroht sind.

Ansonsten weist die klinische Symptomatik (Virilisierung) auf das Vorliegen eines AGS hin. Die Diagnose kann dann durch die Bestimmung der charakteristisch erhöhten Hormon-Vorstufen entweder im Serum oder im Harn gestellt werden. Molekulargenetische Untersuchungen ermöglichen den Nachweis der meisten zugrundeliegenden Gendefekte. Auch der Überträgerstatus der Eltern kann so gesichert werden. Besonders in den ersten Lebenswochen sind engmaschige Kontrollen der Elektrolyte erforderlich, um frühzeitig ein Salzverlustsyndrom zu erfassen.

Auch bei älteren Kindern weist der klinische Befund und die beschleunigte somatische Entwicklung (einschließlich der Akzeleration des Knochenalters) auf die Verdachtsdiagnose AGS hin. Neben der Bestimmung der erhöhten Hormon-Vorstufen kann auch ein Stimulationstest mit ACTH erforderlich sein. Natürlich sind auch in diesem Alter die molekulargenetischen Untersuchungen durchzuführen.

Liegt in einer Familie ein Indexfall vor, kann mittels Amniozentese oder Chorionzottenbiopsie schon intrauterin die Diagnose gestellt werden.

Therapie

Eine ursächliche Therapie ist wegen des genetisch bedingten Enzymdefektes nicht möglich. Die Behandlung der betroffenen Patienten erfolgt durch lebenslängliche Substitution der fehlenden Hormone: entweder Glukokortikoide (Kortisol) allein oder zusätzlich Mineralokortikoide. Wichtig ist eine genaue Anpassung der Substitution an den Bedarf des einzelnen Kindes, und eine Erhöhung der Dosis besonders bei Stress, Erkrankungen, Operationen usw. Regelmäßige Kontrollen nicht nur der Hormonparameter, sondern auch der Klinik, sind wichtig.

Die Virilisierung bei Mädchen erfordert in vielen Fällen ein operatives korrigierendes Vorgehen, wobei der Trend zu möglichst früher Intervention geht.

Auch eine pränatale Therapie ist möglich. Die Mütter erhalten Dexamethason, das über die Plazenta zum Ungeborenen kommt. Um eine intrauterine Virilisierung zu verhindern, muss die Behandlung ab der 5.–6. Schwangerschaftswoche beginnen und wird, sofern es sich um ein ungeborenes Mädchen handelt, solange fortgesetzt, bis eine aussagekräftige Diagnostik erfolgt ist.

 Einen wichtigen Aspekt stellt die genetische Beratung dar.

Prognose

Bei guter und konsequenter Hormonsubstitution unter regelmäßiger Kontrolle (Klinik und Labor) ist die Prognose des Adreno-Genitalen Syndroms sehr gut.

Komplikationen

Die wichtigsten Akutkomplikationen treten bei insuffizienter Hormonsubstitution auf. Entweder bei noch nicht gestellter Diagnose in Form der sog. Salzverlustkrise in der 2.–3. Lebenswoche, oder unter Therapie, wenn es durch unzureichende Therapieanpassung (z.B. bei Infekten, Fieber, Stress, Operationen) zu Hormonmangelzuständen kommt, die zu bedrohlichen Hypoglykämien und Elektrolytverlusten führen können.

33.7.2 Cushing-Syndrom (Überfunktion der Nebennierenrinde)

B *Ein 8-jähriges Mädchen, bisher gesund, wird in der endokrinologischen Sprechstunde erstmals vorgestellt. Die Mutter berichtet, dass das Mädchen seit einem knappen Jahr an Gewicht zunehme, aber relativ wenig gewachsen sei. Zusätzlich sind der Mutter dunkel-rötliche Dehnungsstreifen der Haut aufgefallen, besonders am Bauch und am Gesäß, eine zunehmende Flaum-Behaarung am Stamm und den Beinen sowie ein „dickes Gesicht" mit einer auffälligen Rötung der Wangen. Das Mädchen war bisher gesund und bekommt keine Medikamente.*

Definition

Unter Cushing-Syndrom werden Symptome bezeichnet, die durch länger andauernde erhöhte Spiegel von Kortisol hervorgerufen werden.

Ursache

Mögliche Ursachen für einen Kortikoid-Exzess sind vielfältig:
- Beim **zentral bedingten** Cushing-Syndrom, auch Morbus Cushing bezeichnet, ist die Ursache hypothalamisch-hypophysär. Durch erhöhte Sekretion von ACTH erfolgt eine Stimulation der Nebennierenrinde und dadurch eine pathologisch vermehrte Sekretion von Kortisol.
- Beim **adrenal bedingten** Cushing-Syndrom kommt es zu einer Mehrbildung von Kortisol (oft aber auch von Mineralokortikoiden und Androgenen). Ursachen sind meist Neoplasien wie Adenome, im Kindesalter sehr selten auch diffuse Zell-Hyperplasien oder Karzinome.
- Beim seltenen **ektopen oder paraneoplastischen** Cushing-Syndrom kommt es zu ektoper Produktion von ACTH.
- Das **iatrogene** Cushing-Syndrom resultiert aus einer therapeutisch bedingten längerfristigen Gabe von ACTH oder Kortisol in unphysiologisch hoher Dosierung.

Symptome

Die klinischen Symptome des Cushing-Syndroms sind vielfältig und hängen von Dauer und Höhe des Kortikoid-Exzesses ab.

Typisch sind Übergewicht mit Betonung des Stammes, ein Vollmondgesicht mit roten Wangen, Stiernacken, außerdem Striae rubrae cutis (rote Dehnungsstreifen der Haut), vermindertes Längenwachstum, Muskelschwäche und zunehmende Körperbehaarung. Häufig bestehen ein Bluthochdruck und eine diabetische Stoffwechsellage.

Diagnose

Kann anamnestisch ein iatrogenes Cushing-Syndrom ausgeschlossen werden, gelingt die Diagnose eines Cushing-Syndroms durch den Nachweis erhöhter Blutspiegel von Kortisol oder von ACTH und Kortisol. Während die Hormonwerte oft nicht übertrieben hoch sind, findet sich aber fast immer eine Aufhebung des Tagesrhythmus (zirkadianer Rhythmus: hohe Morgenwerte und niedrige Abendwerte). Auch die Ausscheidung von Kortisol und anderen NNR-Steroiden im 24 Std.-Harn ist erhöht. Der orale Glukose-Toleranz-Test ist meistens pathologisch. Spezielle Stimulations- und Suppressionstests (ACTH, Corticotropin-Releasing-Hormon (CRH), Dexamethason) ermöglichen die Unterscheidung der verschiedenen Formen des Cushing-Syndroms. Von großer Bedeutung sind bildgebende Verfahren (Sonografie, CT, MRT).

Therapie

Die Therapie richtet sich nach der Ursache des Cushing-Syndroms. Postoperativ ist lebenslang eine adäquate Hormonsubstitution erforderlich.

Prognose

Die Prognose des Cushing-Syndroms hängt von der Ursache und der Therapie ab.

Komplikationen

Komplikationen sind von der Art der Therapie abhängig. Eine insuffiziente Substitutionsbehandlung birgt Risiken einer Addison-Krise und einer Hypoglykämie.

33.8 Hypogonadismus

B *Ein 7-jähriger Junge wird von der Mutter erstmals in der endokrinologischen Sprechstunde vorgestellt. Die Mutter sorgt sich, da der Junge einen sehr kleinen Penis hat und übergewichtig ist. Die Familienanamnese ergibt mit Ausnahme von Adipositas beider Eltern keine Besonderheiten.*
Der Junge zeigt bei der Untersuchung keinen echten Hypogonadismus; die Hoden sind von altersentsprechender präpubertärer Größe, ebenso der Penis, wobei dieser aber von Fett verdeckt ist. Auf eine weiterführende Diagnostik kann in diesem Fall verzichtet werden.

Definition

Unter Hypogonadismus versteht man eine Unterfunktion der Gonaden (Keimdrüsen). Die Aufgaben der Keimdrüsen bestehen einerseits in der Reproduktion und andererseits in der Sekretion von Hormonen (besonders Testosteron bzw. Östrogen). Die Keimdrüsenfunktion wird durch Hormone der Hypophyse gesteuert, und zwar durch die Gonadotropine LH und FSH, wobei diese wiederum hypothalamisch über GnRH (Gonadotropin Releasing Hormon) reguliert werden (**Abb. 33.10**).

Vor der Pubertät sind die Spiegel von GnRH, LH und FSH niedrig und steigen bei Beginn der Pubertät an. Tritt dieser Anstieg erst verspätet auf, kommt es zu einer Entwicklungsverzögerung, die familiär-konstitutionell (KEV) sein kann, oder einer Pubertas tarda. Kommt es zu keinem Anstieg von GnRH, LH und FSH, spricht man von einem hypogonadotropen Hypogonadismus, der entweder hypophysäre (sekundär) oder hypothalamische (tertiär) Ursachen haben kann. Als Beispiel sind der isolierte Mangel von Gonadotropin sowie Fehlbildungssyndrome und das Kallmann-Syndrom (mit fehlendem Riechvermögen, Anosmie) zu erwähnen.

Sind primär die Gonaden betroffen, kommt es infolge eines Feedback-Mechanismus zum Anstieg von LH und FSH und dem sog. hypergonadotropen Hypogonadismus. Beispiele sind das Turner-Syndrom bei Mädchen und das Klinefelter-Syndrom bei Jungen.

Ursache

Für eine Vielzahl von bleibenden Störungen sind genetische Ursachen bekannt und nachweisbar.

Symptome

Die Symptome sind je nach dem Auftreten der Funktionsstörung unterschiedlich. Liegt eine bleibende angeborene Störung vor, findet sich z.B. bei Jungen eine Störung des Descensus der Hoden bis zum Kryptorchismus sowie ein Mikropenis. Ist die Störung vorübergehend, kommt es zur Entwicklungsverzögerung oder zur Pubertas tarda. Handelt es sich um eine primäre, gonadale Störung, kommt es zu einem Mangel von Testosteron bzw. Östrogen und den daraus resultierenden Folgen; außerdem besteht Infertilität (Unfruchtbarkeit).

Diagnose

Eine genaue Anamnese (Patient und Familie) sowie eine gründliche klinische Untersuchung (inkl. Bestim-

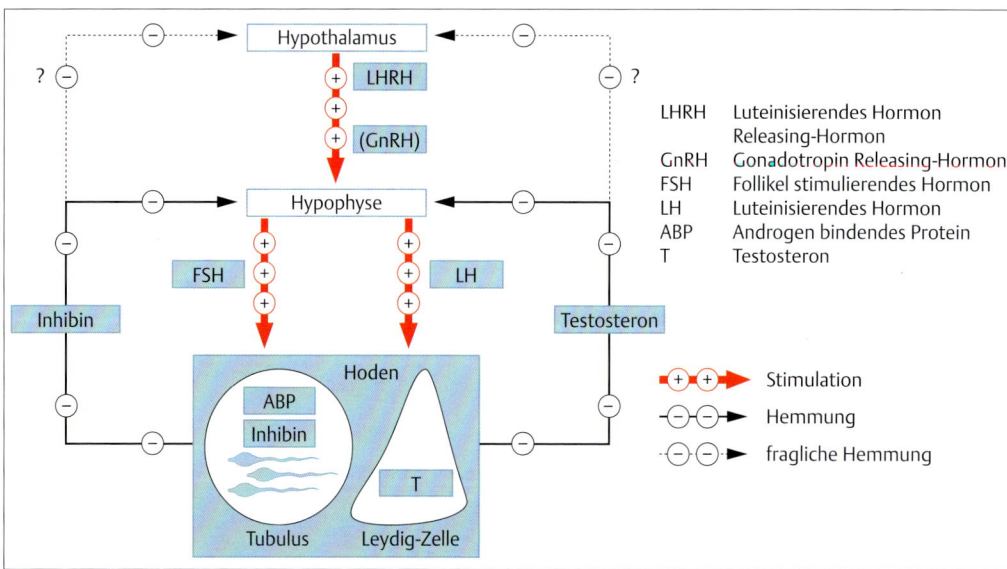

Abb. 33.10 Hormoneller Regelkreis.

mung der Pubertätsstadien!) sind die Grundlage für eine weiterführende Diagnostik.

Oft genügt die Bestimmung der basalen Hormonspiegel (LH, FSH, Testosteron, Östradiol), um eine Einteilung treffen zu können; oft sind aber Stimulationstests (z.B. GnRH-Test, hCG-Test) und die Bestimmung anderer Hormone (z.B. DHEA[S]) für die Diagnose erforderlich. Die Tatsache, dass vor der Pubertät die Gonadotropinspiegel sehr niedrig sind, kann die Unterscheidung einer vorübergehenden Störung (Entwicklungsverzögerung, Pubertas tarda) von einer bleibenden Störung erschweren.

Die Untersuchung des Riechvermögens sollte nicht vergessen werden.

Molekulargenetische Untersuchungen sind bei entsprechendem Verdacht indiziert.

Bildgebende Verfahren sind ebenfalls zur Diagnostik erforderlich, die wichtigste und basale Untersuchung ist die Bestimmung des Knochenalters, außerdem ist oft eine weiterführende Diagnostik (Sonografie des Abdomens, MRT des Schädels) erforderlich.

Therapie

Die Therapie zielt in erster Linie darauf ab, fehlende Hormone zu ersetzen (Testosteron, Östrogen) bzw. durch die Gabe von stimulierenden Hormonen (hCG, hMG) die Hormonproduktion zu steigern oder auf die Spermatogenese und die Ovulation einzuwirken.

Bei vielen Formen des Hypogonadismus, z.B. bei der Entwicklungsverzögerung oder bei der Pubertas tarda, ist eine einfühlsame psychologische Betreuung der jugendlichen Patienten besonders wichtig.

Prognose

Die Prognose des Hypogonadismus hängt von der Form bzw. zugrunde liegender Ursache ab. Nicht selten treten psychische Probleme als Folge des Hypogonadismus auf.

Komplikationen

Komplikationen können sowohl bei insuffizienter Substitution auftreten, als auch besonders bei assoziierten Fehlbildungen. Auf ein erhöhtes Risiko einer malignen Entartung bei Kryptorchismus und bei Gonadendysgenesie muss hingewiesen werden.

33.9 Gynäkomastie

B *Seit 3 Wochen bemerkt ein 13-jähriger Jugendlicher eine Brustdrüsenvergrößerung beidseits. Links ist die Brust deutlich vergrößert und schmerzt bei Berührung. Rechts tastet er einen Knoten. Der Patient kommt sehr beunruhigt zur Untersuchung.*

Definition

Als Gynäkomastie bezeichnet man die Vergrößerung der Brustdrüse beim Mann. Sie tritt meist beidseitig auf. Die Vergrößerung der Brustdrüse liegt zentral unter der Mamille (Brustwarze).

Die echte Gynäkomastie (Vermehrung des Drüsengewebes) muss von der Pseudogynäkomastie (Fetteinlagerung bei Adipositas) unterschieden werden.

Neugeborenengynäkomastie
Durch die Plazenta wirken mütterliche Hormone auf das Kind, dadurch kommt es zur Vergrößerung der Brust. Diese bildet sich in den Wochen nach der Geburt zurück.

Pubertätsgynäkomastie
Diese Form betrifft 40–75% der Jugendlichen während der Pubertät. Der Häufigkeitsgipfel liegt zwischen dem 13.–14. Lebensjahr.

55% der Jugendlichen haben eine bilaterale Brustdrüsenvergrößerung. Im Extremfall entspricht diese einer reifen weiblichen Brust. Die männliche Pubertätsentwicklung ist unauffällig. Eine familiäre Disposition ist gegeben.

Differenzialdiagnosen der Pubertätsgynäkomastie sind Klinefeltersyndrom (XXY), Tumoren (Hoden, Nebennierenrinde, Hypophyse), Medikamente (Doping, Antihypertensiva, Neuroleptika) und chronische Erkrankungen (Leber, Niere).

Ursache

Ursache für eine Gynäkomastie ist eine temporäre Imbalance des Verhältnisses von Testosteron zu Östrogenen.

Symptome

Der Brustdrüsenkörper ist beidseitig, manchmal auch einseitig oder asymmetrisch vergrößert. Oft wird eine Druckschmerzhaftigkeit beschrieben.

Diagnose

Die klinische Untersuchung umfasst die Feststellung der Pubertätsstadien und der Hodengröße. Eventuell wird auch Blut zur Untersuchung der Geschlechtshormone abgenommen und ein Karyogramm erstellt.

Therapie

Die wichtigste Maßnahme ist die Aufklärung des Patienten und seiner Eltern über die Harmlosigkeit und die gute Prognose der Veränderung.

Bei Adipositas und Pseudogynäkomastie steht die Gewichtsreduktion im Mittelpunkt. In Einzelfällen kann eine medikamentöse Therapie oder operative Reduktion der Brustdrüse durchgeführt werden.

Prognose

Meist kommt es innerhalb von 2 Jahren zur Rückbildung der Gynäkomastie.

33.10 Störungen der Geschlechtsentwicklung (DSD, Intersexualität)

Die Entstehung des Geschlechts wird genetisch, d.h. durch die Chromosomen bestimmt. Wenn diese genetische Information vollständig und ungestört umgesetzt wird, entwickeln sich im 2.–3. Lunarmonat bei Vorhandensein der Chromosomen 46, XY Hoden und bei Vorhandensein der Chromosomen 46, XX Ovarien.

Das die Differenzierung der Testes bestimmende Gen liegt auf dem kurzen Arm des Y-Chromosoms. Die Entwicklung der männlichen Gangstrukturen hängt von der Hormonproduktion der fetalen Testes ab (Testosteron und anti-Müller-Hormon). Das männliche äußere Genitale entsteht erst unter der Einwirkung des aus Testosteron gebildeten Dihydrotestosterons.

Die Entwicklung der Ovarien hängt von 2 intakten X-Chromosomen ab. Unabhängig von der Ovaranlage bilden sich die Müller'schen Gänge spontan zu weiblichen Genitalstrukturen (Ovarien oder rudimentären Gewebsstreifen = streaks) aus. Die Wolff-Gänge sind angelegt, bilden sich aber physiologischerweise zurück; sie sind aber für die primäre Differenzierung der Müller'schen Strukturen wichtig. Durch die normale Differenzierung dieser Gangstrukturen wird das anatomische Geschlecht definiert.

Das psychische Geschlecht ist nicht zweifelsfrei erfassbar. Darunter versteht man die Identifizierung von Individuen mit dem weiblichen oder männlichen Geschlecht: Die Ursachen einer inadäquaten Identifizierung mit dem gonadalen Geschlecht sind unbekannt.

Definition

Unter Störungen der Geschlechtsentwicklung (Intersexualität) versteht man einen Zustand, bei dem das gonadale Geschlecht mit dem genitalen Aspekt nicht übereinstimmt, d.h. es besteht eine unzureichende Maskulinisierung eines genetisch männlichen Neugeborenen, oder eine Virilisierung eines genetisch weiblichen Neugeborenen.

Der genitale Aspekt hängt davon ab, ob in der Embryonal- und Fetalzeit Androgene wirksam werden. Bei fehlender Androgenwirkung entsteht immer ein phänotypisch weibliches Genitale, unabhängig davon, ob funktionstüchtige Ovarien vorhanden sind. Die Ausprägung der Virilisierung des weiblichen Genitales wird in 5 Stadien eingeteilt (**Abb. 33.11**).

Dementsprechend kann man mehrere Möglichkeiten der Störung der Geschlechtsentwicklung unterscheiden (Hiort):

Geschlechtschromosomale Störungen. Sie entstehen durch Teilungsstörungen der Chromosomen (nondysjunction): Turner-(45,X) und Klinefelter-Syndrom (47,XXY) bzw. Varianten davon, gemischte Gonadendysgenesie (45,X/46,XY) und chimäre ovotestikuläre Störung (46,XX/46,XY; früheres Synonym: Hermaphroditismus verus; dabei liegen sowohl testikuläres wie ovarielles Gewebe vor).

Störungen der Geschlechtsentwicklung bei chromosomalen Knaben (früheres Synonym: Pseudohermaphroditismus masculinus). Diese können durch Störungen der Gonadenentwicklung (komplette oder partielle Gonadendysgenesie, Agonadismus, ovotestikuläre DSD, **Abb. 33.12**), der Hormonsynthese (Testosteronbiosynthesedefekte) bzw. Hormonwirkung (z.B. Leydig-Zellhypoplasie, Androgenresistenz) oder bei schweren Hypospadien, Kloakenexstrophie bzw. im Rahmen von Syndromen vorliegen.

Störungen der Geschlechtsentwicklung bei chromosomalen Mädchen. Diese können durch Störungen der Ovarentwicklung (ovotestikuläre DSD, testikuläre DSD oder Gonadendysgenesie), Androgenüberschuss (mütterlich-exogen, fetal oder fetoplazentar) oder bei Vaginaaplasie, Kloakenexstrophie bzw. im Rahmen von Syndromen vorliegen.

Symptome

Bei 1% aller Neugeborenen ergibt sich der Verdacht auf eine gestörte Geschlechtsentwicklung, z.B. bei Klitorishypertrophie, Sinus urogenitalis, partieller Labienfusion, Hypospadie, Hodenhochstand, geteiltem Skrotum.

Diagnose

Eine Familienanamnese, Schwangerschaftsanamnese, genaue körperliche Untersuchung inklusiver genauer Bestimmung der Stadien nach Prader (s. **Abb. 33.11**),

STÖRUNGEN DER GESCHLECHTSENTWICKLUNG

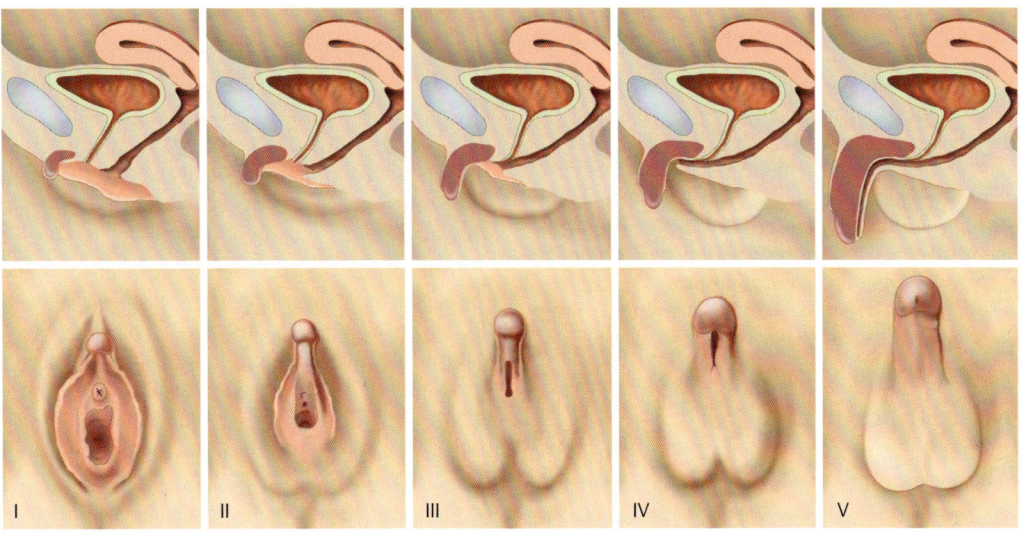

Abb. 33.11 Intersexuelles äußeres Genitale Typ 1–5 (Stadieneinteilung nach A. Prader).

rektale Untersuchung und vaginale Sondierung mit Kolposkopie, die Bestimmung des chromosomalen Geschlechts inkl. molekulargenetischer Untersuchungen, Bestimmung der Östrogen- und Testosteronspiegel basal und nach Stimulierung mit LHRH (Luteotropes-Hormon-Releasing-Hormon) bzw. hCG (humanes Chorion-Gonadotropin) oder hMG (humanes Menopausen-Gonadotropin), bildgebende Verfahren (Ultraschall, MRT, CT, Genitourografie), evtl. Laparaskopie und Gonadenbiopsie, sind die Vorraussetzungen für eine adäquate Therapieplanung.

Therapie

Die Geschlechtszuordnung hängt von der Gesamtsituation ab, bei der die Beschaffenheit des äußeren Genitales eine große Rolle spielt. Bei späterer Diagnose hängt sie auch von der Geschlechtsrolle ab, mit der sich die Kinder identifiziert haben. Eine psychologische Unterstützung ist dann besonders wichtig. Am besten erfolgt die Entscheidung in einem interdisziplinären Team (Pädiater, pädiatrischer Endokrinologe, Kinderurologe, Kindergynäkologe, Kinder- und Jugendpsychologe, Eltern). In letzter Zeit hat man sich eher abwartend, auch mit Operationen, verhalten.

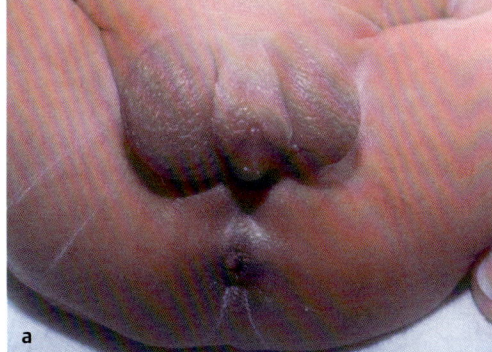

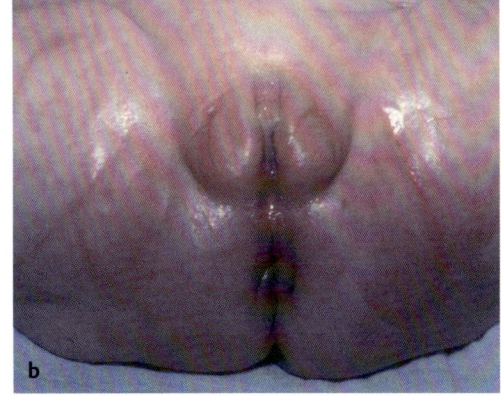

Abb. 33.12 Störungen der Geschlechtsentwicklung bei chromosomalen Knaben. **a** Pseudohermaphroditismus masculinus. **b** Testikuläre Feminisierung.

33.11 Diabetes mellitus

B Ein 6 Jahre alter Knabe kommt wegen zunehmender Müdigkeit und Mattigkeit in die Ambulanz. Die Eltern berichten, dass er seit 2 Wochen vermehrt trinke und vermehrt auf die Toilette gehe. Zusätzlich habe er nachts wieder eingenässt und 3 kg an Gewicht verloren. Die körperliche Untersuchung ergibt eine trockene Haut und Schleimhaut und eine vertiefte Atmung. Der Harnstreifen verfärbt sich positiv auf Glukose und Keton. Der kapillär gemessene Blutzucker ist 550 mg/dl. Der Säure-Basen-Haushalt zeigt eine metabolische Azidose.

Definition

Diabetes mellitus heißt „honigsüßer Durchfluss" und ist eine Stoffwechselerkrankung mit unterschiedlicher Ätiologie, welche charakterisiert ist durch eine persistierende Hyperglykämie, bedingt durch eine Störung der Insulinsekretion und/oder Insulinwirkung.

Ein Diabetes liegt vor, wenn die klinischen Symptome des Diabetes bestehen (Polyurie, Polydipsie, Gewichtsverlust) und eine zufällig gemessene Glukosekonzentration >200 mg/dl oder die Nüchternglukose >126 mg/dl oder der 2-Std.-Wert im OGTT (oraler Glukosetoleranztest) >200 mg/dl liegt (**Abb. 33.13**).

Man unterscheidet 4 verschiedene Diabetesformen, wobei im Kindes- und Jugendalter zu 95% ein Typ 1 Diabetes mellitus (T1DM) vorliegt.

Durch die zunehmende Anzahl an übergewichtigen Kindern zeigt sich in den letzten Jahren aber weltweit auch ein Anstieg des Diabetes mellitus Typ 2 (T2DM) bereits im Kindes- und Jugendalter parallel zur Zunahme des Übergewichts.

Die anderen Diabetesformen sind im Kindes- und Jugendalter sehr selten.

Ursache

Diabetes mellitus Typ 1

Der Diabetes mellitus Typ 1 ist eine chronische Autoimmunerkrankung mit Zellzerstörung der ß-Zellen der Langerhansschen Inseln des Pankreas. T-Lymphozyten infiltrieren das Pankreas und zerstören die insulinproduzierenden ß-Zellen des Pankreas. Dies führt zu einem absolutem Insulinmangel, welcher substituiert werden muss.

Durch den Insulinmangel vermindert sich die zelluläre Aufnahme von Glukose, sodass ein Defizit an energielieferndem Substrat und ein Mangel von Energiedepots (Glykogen) entstehen. Die dadurch auftretende Hyperglykämie wird durch eine kompensatorische Mehrsekretion antiinsulinärer Hormone (Adrenalin, Wachstumshormon, Kortisol, Glukagon) noch gesteigert. Nach Überschreiten der Nierenschwelle für Glukose (ca. 160mg/dl) kommt es zur Ausscheidung von Glukose im Harn (Glukosurie) und zur Harnflut (Polyurie), die zur Exsikkose führen kann. Infolge der Lipolyse steigen die Blutspiegel für freie Fettsäuren an, wodurch die Ketogenese (Azeton) gesteigert wird und eine metabolische Azidose auftreten kann.

Beim Diabetes mellitus Typ 1 wird eine Zunahme sowohl der Inzidenz als auch der Prävalenz weltweit in allen Altersgruppen beobachtet. Das derzeitige Konzept für die Ätiologie und Pathogenese des Diabetes mellitus Typ 1 ist, dass Umweltfaktoren alleine oder in Kombination mit Triggerfaktoren zur Auslösung des Autoimmunprozesses in genetisch determinierten Personen führen. Als nichtgenetische Risikofaktoren in der Entstehung des Diabetes mellitus Typ 1 werden folgende Umweltfaktoren diskutiert: Virusinfektionen (Enteroviren), frühzeitige Kuhmilchgabe, kurze Stilldauer und Umwelttoxine (Nitrate und Nitrosamine) in der Ernährung.

Diabetes mellitus Typ 2

Der Diabetes mellitus Typ 2 ist eine komplexe metabolische Erkrankung mit einer wahrscheinlich heterogenen Ätiologie. Umweltfaktoren und soziale Faktoren, wie Ernährungs- und Bewegungsverhalten spielen auf der Basis einer genetischen Prädisposition eine wichtige Rolle.

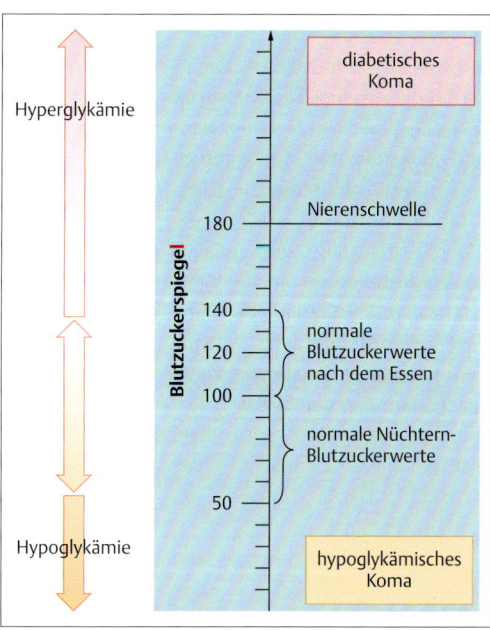

Abb. 33.13 Blutzuckerspiegel. Normale und pathologische Blutzuckerwerte.

Risikofaktoren für Typ 2 Diabetes mellitus im Kindes- und Jugendalter sind:
- genetische Faktoren/ethnische Herkunft (als Hochrisikogruppen gelten bestimmte Populationen wie die indianische Urbevölkerung in den USA oder Kanada, Hispanier, Afroamerikaner und die südostasiatische Bevölkerung)
- positive Familienanamnese
- Adipositas
- weibliches Geschlecht
- Pubertät
- intrauterine Mangelernährung

Pathogenetisch spielen 2 Störungen eine Rolle:
1. eine gestörte Insulinsekretion
2. eine herabgesetzte Insulinwirkung

Die Mehrzahl der Erkrankungen entwickeln sich auf dem Boden eines metabolischen Syndroms (= Wohlstandssyndrom), welches sich aus stammbetonter Adipositas, Dyslipoproteinämie, Hyperurikämie und essenzieller Hypertonie zusammensetzt. Überernährung mit Adipositas sind somit die entscheidenden Manifestationsfaktoren des Typ 2 Diabetes mellitus.

Symptome

Diabetes mellitus Typ 1

In 80% der Fälle ist der Krankheitsbeginn schleichend. Die typischen Symptome eines Typ 1 Diabetes mellitus sind: Polyurie, auch nachts (Enuresis), Polydipsie und Gewichtsverlust trotz Hungers und ausreichender Nahrungsaufnahme. Es folgen Müdigkeit, Abgeschlagenheit, Nachlassen der körperlichen Leistungsfähigkeit und Konzentrationsfähigkeit.

Liegt bereits eine schwere metabolische Entgleisung (DKA = diabetische Ketoazidose) vor, treten zusätzlich Übelkeit, Erbrechen, trockene Haut und Schleimhaut, Kopfschmerzen und Azetongeruch in der Ausatemluft auf. Außerdem können heftige Bauchschmerzen („Pseudoappendicits diabetica") und eine vertiefte Atmung (Kußmaul-Atmung) als Folge der metabolischen Azidose auftreten.

Kinder präsentieren sich aber oft auch nicht mit diabetesspezifischen Symptomen. Häufig erfährt man die typischen Symptome wie Polyurie, Polydipsie und Gewichtsverlust nur durch gezieltes Nachfragen. Je jünger die Kinder bei der Erstmanifestation sind, desto unspezifischer und schwerer ist diese, speziell bei Kindern unter 2 Jahren.

> **M** *Kleinere Kinder entgleisen schneller als Erwachsene und müssen deshalb möglichst rasch einem Diabeteszentrum zugewiesen werden.*

Diabetes mellitus Typ 2

Der Beginn der Erkrankung verläuft ebenfalls meist schleichend. Die meisten Patienten sind asymptomatisch, und werden zufällig entdeckt (z.B. Blutabnahme, Harnuntersuchung aus anderen Gründen). Manchmal wird die Diagnose auch im Rahmen von Screening-Untersuchungen (Blutzucker, Harnzucker, OGTT) bei familiärer Belastung für Diabetes mellitus Typ 2 oder Adipositas gestellt. Die meisten Kinder sind bei der Diagnosestellung eines Diabetes mellitus Typ 2 übergewichtig oder adipös. Außerdem finden sich oft Zeichen der Insulinresistenz (Acanthosis nigricans, niedriges HDL-Cholesterin, Hypertriglyzeridämie, arterieller Hypertonus und polyzystisches Ovarsyndrom).

Die Acanthosis nigricans findet sich v.a. in den Hautfalten in der Axilla und im Nacken und ist durch eine dunkle Pigmentierung und Vergrößerung des Hautreliefs gekennzeichnet; sie ist ein Zeichen für eine bestehende Insulinresistenz.

Diagnose

Diabetes mellitus Typ 1

Neben einer sorgfältigen altersbezogenen Anamnese und klinischen Untersuchung besteht die Basisdiagnostik aus der Bestimmung des Blutzuckers (kapillar oder venös), einer Harnuntersuchung mittels Harnstreifen und der Bestimmung des Säure-Basen-Haushalts inklusive Elektrolyten.

Weiterführende Untersuchungen sind die Bestimmung des HbA1c (glykolisiertes Hämoblobin = Langzeitblutzuckwert) und der diabetesspezifischen Antikörper (Antikörper gegen Insulin [IAA], Glutamatdecarboxylase [GAD], Inselzellen [ICA], Zink-8-Transporter [ZnT8] und Tyrosinphosphat [IA2]). Die diabetesspezifischen Antikörper sind gegen Zellen des Pankreas gerichtet und man kann sie oft schon Jahre vor der klinischen Manifestation des Diabetes nachweisen.

Darüber hinaus sollten Insulinspiegel und C-Peptid (als Zeichen für eine evtl. noch eigene Insulinproduktion) bestimmt werden.

Die Diagnose wird durch den Nachweis einer Erhöhung des Blutzuckers und Nachweis von Glukose und Keton im Urin mittels Teststreifen gestellt.

Diabetes mellitus Typ 2

Die Diagnose eines Diabetes mellitus Typ 2 wird anhand der bekannten Diagnosekriterien gestellt (zufällig gemessene Glukosekonzentration >200mg/dl oder Nüchternblutzucker >126mg/dl, oder 2-Std.-Wert im OGTT >200mg/dl).

Bei Diagnosestellung findet man relativ hohe C-Peptidspiegel und Insulinspiegel als Zeichen der Insulinresistenz.

Therapie

Diabetes mellitus Typ 1

Liegt bei Diabeteserstmanifestation eine diabetische Ketoazidose vor, muss zuerst die metabolische Ketoazidose ausgeglichen werden. Das Prinzip der Behandlung von Kindern und Jugendlichen mit ausgeprägter diabetischer Ketoazidose wird unter Komplikationen beschrieben.

Liegt keine Ketoazidose vor bzw. nach Normalisierung der Stoffwechselentgleisung beruht die Therapie des Typ 1 Diabetes mellitus primär in der subkutanen Substitution von Insulin (**Abb. 33.14**).

Die Therapiesäulen des Diabetes mellitus Typ 1 bestehen aus
- Insulin-Substitution,
- Diät, Schulung, Compliance,
- Selbstkontrolle, Fremdkontrolle,
- körperlicher Aktivität und psychosozialer Betreuung.

Bei Diagnosestellung hängt die Wahl des Therapieregimes von vielen Faktoren (wie Alter, Lifestyle, Sport, Familienstruktur usw.) ab.

In den deutschsprachigen Ländern werden Kleinkinder fast ausschließlich mit einer Insulinpumpentherapie therapiert (< 6 Jahren). Größere Kinder werden mit einer Basis-Bolus-Therapie behandelt. Dabei wird 1–2-mal täglich Basisinsulin (= Langzeitinsulin, meist langwirksame Insulinanaloga) und zusätzlich zu den Mahlzeiten und zur Blutzuckerkorrektur Bolusinjektionen (= Kurzzeitinsulin, meist in Form von schnell wirksamen Insulinanaloga oder Normalinsulin) verabreicht. Zu Beginn der Pubertät, einer Zeit, in der es einerseits zu hormonellen Veränderungen kommt und andererseits die Jugendlichen mehr Flexibilität haben möchten, braucht man eine weitere Intensivierung der Insulintherapie, um eine gute Stoffwechseleinstellung zu erzielen. Die Kinder werden auf eine Basis-Bolus-Therapie umgestellt: 2-mal täglich Basisinsulin (= Langzeitinsulin) und zusätzlich Bolusinjektionen zu den Mahlzeiten (= Kurzzeitinsulin), entweder in Form von Normalinsulin oder in Form der neuen schnell wirksamen Insulinanaloga.

> **W** In den letzten Jahren wurden „Insulinanaloga" entwickelt, um eine physiologischere Insulinsubstitution zu erzielen. Es gibt nun sowohl sehr schnell wirksame Insulinanaloga als auch sehr lang wirksame Insulinanaloga.

Auch der Einsatz der Insulinpumpen hat sich in den letzten Jahren vermehrt auch bei Kindern und Jugendlichen mit Diabetes mellitus Typ 1 durchgesetzt.

Diät. Das diabetische Kind hat den gleichen Energiebedarf wie stoffwechselgesunde Kinder. Die Kost soll abwechslungsreich sein. Eiweiß soll 15–20% des Gesamttagesbedarfs ausmachen, Fett ca. 30–35% und Kohlenhydrate ca. 50%. Der gesamte Tagesbedarf soll auf 6–7 Mahlzeiten aufgeteilt sein. Kohlenhydrate werden in Broteinheiten berechnet. 1 Broteinheit (BE) entspricht 12g Kohlenhydrat.

Schulung. Eine strukturierte und qualitätsgesicherte Diabetesschulung ist heute ein integraler und unverzichtbarer Bestandteil jeder Diabetestherapie, die auf ein erfolgreiches Selbstmanagement der Patienten abzielt. Sie ist die Grundlage dafür, dass die notwendigen Behandlungsschritte zur Vermeidung akuter und langfristiger Komplikationen dauerhaft und eigenverantwortlich von Kindern und Jugendlichen gemeinsam mit ihren Eltern umgesetzt werden.

Geschult werden Eltern und Kinder. Die Schulung wird an das Alter des Kindes und die Diabetesdauer angepasst. Inhalte der Schulung sind sowohl praktisches Management (Blutzuckermessen, Insulin injizieren, Insuline mischen usw.) als auch theoretische Schulung (was ist Diabetes?, Wirkungsweise der Insuline, Hypoglykämie, Verhalten bei sportlicher Aktivität, Verhalten bei Krankheit usw.).

> **M** Wiederholte Schulungen sind integraler Teil der Langzeitbehandlung.

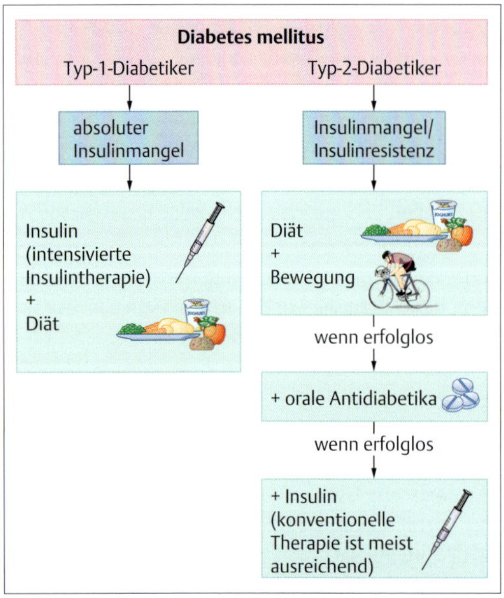

Abb. 33.14 Diabetestherapie. Das Vorgehen richtet sich nach der Ursache des Diabetes.

Selbstkontrolle/Fremdkontrolle. Die Blutzuckermessung ist ein Eckpfeiler im täglichen Diabetesmanagement. Blutzuckermessungen sollten 4–6 x täglich durchgeführt werden, um eine optimale Stoffwechseleinstellung zu erlangen, und sind notwendiger Bestandteil bei der Anpassung von Insulindosis und Diät. Zahlreiche Studien konnten zeigen, dass eine gute Stoffwechseleinstellung (ausgedrückt in einem niedrigem HbA1c) mit der Frequenz der Blutzuckerkontrollen korreliert.

Das HbA1c als ein „Langzeitblutzuckerwert" zeigt die Stoffwechselkontrolle der letzten 6 Wochen an. Ein Anstieg des HbA1c > 7% und Nüchternblutzucker > 126 mg/dl geht mit einem Risiko für Spätkomplikationen einher. Daher sollte der HbA1c Zielbereich 7% sein.

Speziell in der Pädiatrie ist es aber schwierig, eine solch strenge Blutzuckereinstellung durchzuführen, weil
1. besonders kleine Kinder bei zu strenger Blutzuckereinstellung ein höheres Risiko für Hypoglykämien haben und
2. es in der Pubertät zu einer Insulinresistenz kommt, die es wiederum schwierig macht, eine sehr gute Stoffwechselkontrolle zu erzielen, auch wenn der Patient sehr kooperativ ist.

Aufgrund der Komplexität des kindlichen Diabetes (Insulintherapie, Diabetesschulung, Diät, psychologische Aspekte usw.) wird schon seit Jahren ein multidisziplinäres Team für die Behandlung und Betreuung von Kindern mit Diabetes gefordert. Dieses Team soll aus Kinderfachärzten mit Schwerpunkt Diabetes, Diabetesberatern, Diätassistenten und Psychologen bestehen.

Diabetes mellitus Typ 2

Die Diagnose eines Typ 2 Diabetes mellitus, gleichgültig in welchem Lebensalter, stellt immer eine absolute Therapieindikation dar.

Grundlage jeder Behandlung sind eine Gewichtsreduktion und Bewegungssteigerung durch Verhaltensmodifikation bezüglich Ernährung und körperlicher Aktivität (s. **Abb.** 33.14). Wird unter Lebensstilintervention nach 3 Monaten keine befriedigende Stoffwechseleinstellung erreicht (Definition: HbA1c <7%, Nüchternglukose <126 mg/dl) ist eine zusätzliche pharmakologische Therapie indiziert:

Orale Antidiabetika. Metformin, ein Biguanid, ist das Medikament erster Wahl. Kann mit oralen Antidiabetika über 3 Monate keine befriedigende Stoffwechsellage erreicht werden oder besteht bereits bei Manifestation ein Insulinmangel, ist eine Insulintherapie indiziert.

Insulin. Es sollte eine möglichst niedrige Insulindosierung gewählt werden, da als Nebenwirkungen Hypoglykämien und Gewichtszunahme auftreten können.

Prognose
Diabetes mellitus Typ 1

Bei guter Diabeteseinstellung ohne wesentliche Schwankungen mit Hyper- und Hypoglykämien, also exakter Stoffwechselüberwachung und Diabetesschulung und dank vieler verschiedener Insulinpräparate stehen weniger die Stoffwechseldekompensationen (akute Komplikationen) als später die vaskulären und neuronalen Komplikationen (Langzeitkomplikationen) im Vordergrund.

Diese Folgeerkrankungen sind im Kindes- und Jugendalter sehr selten, sie verkürzen aber die Lebenserwartung von Kindern und Jugendlichen und vermindern ihre Lebenserwartung.

Diabetes mellitus Typ 2

Zur Prognose des Diabetes mellitus Typ 2 bei Kindern und Jugendlichen lassen sich heute noch keine sicheren Angaben machen. Angesichts des frühen Erkrankungsbeginns muss von einer erheblich eingeschränkten Lebenserwartung ausgegangen werden.

Komplikationen
Diabetes mellitus Typ 1

Prinzipiell unterscheidet man zwischen akuten Komplikationen und Langzeitkomplikationen.

Akute Komplikationen

Die häufigsten akuten Komplikationen sind Hypoglykämie (Unterzuckerung) und diabetische Ketoazidose (DKA).

Hypoglykämie. Das Risiko für Hypoglykämien ist noch immer ein kritischer Faktor im Management des Diabetes, speziell bei Kindern und Jugendlichen. Schwere Hypoglykämien und die Angst vor Hypoglykämien sowohl bei den Kindern als auch bei ihren Eltern sind noch immer die limitierenden Faktoren, um eine „nahezu normoglykämische" Stoffwechseleinstellung zu erreichen.

 *Ein Blutzucker unter 50 mg/dl wird als **Hypoglykämie** definiert (s. Abb. 33.13).*

Man unterscheidet zwischen asymptomatischen (biochemischen) und symptomatischen Hypoglykämien. Die symptomatischen Hypoglykämien bei Kindern und Jugendlichen werden nach Schweregraden eingeteilt:
– leichte Hypoglykämie (Grad 1): Das Kind bzw. der Jugendliche nimmt die Hypoglykämie wahr, reagiert darauf und behandelt sie selbst.
– mäßige Hypoglykämie (Grad 2): Das Kind bzw. der Jugendliche kann auf die Hypoglykämie nicht

reagieren und benötigt fremde Hilfe, eine orale Behandlung ist erfolgreich.
- schwere Hypoglykämie (Grad 3): Das Kind bzw. der Jugendliche ist bewusstseinsgetrübt oder bewusstlos (Koma mit oder ohne Krampfanfall) und benötigt eine parenterale Therapie (Glukagon oder 2-5 ml/kg 10% Glukose langsam i. v.).

Hypoglykämiesymptome bei Kindern unterscheiden sich von den Symptomen der Erwachsenen. Je jünger das Kind ist, desto eher zeigt es neurologische Symptome oder Verhaltensauffälligkeiten (Stimmungsschwankungen, Müdigkeit, Aggressivität, Kopfschmerzen usw.) als autonome Symptome (wie Blässe, Hunger, Schwitzen, Zittern usw.).

Ein weiteres Problem bei kleinen Kindern ist „das Nichtwahrnehmen" von hypoglykämischen Symptomen, was wiederum mit einem höheren Risiko für schwere Hypoglykämien und für nächtliche Hypoglykämien (welche auch oft asymptomatisch und prolongiert verlaufen) assoziiert ist. Sehr kleine Kinder mit Diabetes mellitus Typ 1 können ihre Hypoglykämiesymptome oft auch noch nicht verbalisieren.

Die Hauptursache für eine Hypoglykämie ist meist die verminderte Nahrungszufuhr mit reduzierter Kohlenhydratmenge. Zweithäufigste Ursache ist die vermehrte körperliche Betätigung. Die Insulinüberdosierung als Ursache für Hypoglykämien wird nur in einem kleinen Prozentsatz der Fälle angegeben.

Die Behandlung der Hypoglykämie bei Kindern, die bei Bewusstsein sind, besteht aus der Verabreichung von schnell resorbierbaren Kohlenhydraten.
Leichte Hypoglykämien werden behandelt mit
- oraler Gabe von Glukose (Traubenzucker) in Form von Plättchen oder Pulver (aufgelöst in Wasser oder Tee)
- oraler Gabe von kohlenhydrathaltigen Nahrungsmitteln mit hohem glykämischem Index (z.B. Apfelsaft, Limonade)

Die Behandlung der schweren Hypoglykämien besteht in der Verabreichung von:
- Glukagon i.m. oder s.c.
  • <12 Jahre: 0,5 mg bzw. 0,1 mg/10 kg Körpergewicht
  • >12 Jahre: 1,0 mg bzw. 0,2 mg/kg Körpergewicht

Nach Restitutio ist die Verabreichung von Kohlenhydraten per os notwendig.
- Glukose iv:
  • 200–500 mg Glukose/kg Körpergewicht als 10% Lösung über 5 Min.

 Jedes Kind mit Diabetes muss Traubenzuckertäfelchen mit sich führen, um Hypoglykämien schnell beheben zu können.

Diabetische Ketoazidose. Die DKA ist die Hauptursache für die Mortalität und Morbidität von Kindern mit Typ 1 Diabetes mellitus. Sie wird verursacht durch den Insulinmangel und die zusätzlich vermehrte Ausschüttung von kontrainsulinären Hormonen wie Glukagon, Katecholaminen, Kortisol und Wachstumshormon. Dies führt zu einer verschlechterten peripheren Glukoseverwertung, Glykogenolyse und vermehrten Glukoneogenese der Leber, woraus eine Hyperglykämie und Hyperosmolarität resultieren. Außerdem kommt es zu einer gesteigerten Lipolyse, mit Bildung von Ketonkörpern, welche die Ketonämie und metabolische Azidose verursachen. Hyperglykämie und Azidose verursachen eine osmotische Diurese, Dehydration und Elektrolytverlust.

Die biochemischen Kriterien der diabetischen Ketoazidose sind: Hyperglykämie mit Blutglukosewerten über 200 mg/dl, venöser ph-Wert <7,3 und/oder Bikarbonat <15mmol/l. Zusätzlich findet sich eine Glukosurie, Ketonurie und Ketonämie.

Die DKA tritt bei Kindern und Jugendlichen sowohl bei Manifestation der Erkrankung als auch als Komplikation bei bereits bestehendem und behandeltem Diabetes auf.

Die Frequenz der diabetischen Ketoazidose wird in Europa und Nordamerika bei Erstmanifestation zwischen 15–67% angegeben und ist in Entwicklungsländern möglicherweise noch höher.

Selten tritt eine DKA auch durch ein Fehlverhalten während einer Erkrankung auf (inadäquate Insulinanpassung während der Krankheit). Eine DKA bei bekanntem Diabetes tritt also fast ausschließlich nur bei absichtlichem oder durch Nachlässigkeit verursachtem therapeutischen Fehlverhalten auf.

Die Behandlung und Überwachung von Kindern mit DKA sollte grundsätzlich von Ärzten und Pflegepersonal durchgeführt werden, die über Erfahrung in diesem Gebiet verfügen; zusätzlich muss die Möglichkeit einer intensiven ärztlichen, pflegerischen und biochemischen Überwachung gesichert sein.

Das Prinzip der Behandlung von Kindern und Jugendlichen mit ausgeprägter Dehydration und Ketoazidose ist durch 3 Maßnahmen gekennzeichnet:
- Rehydration und Ausgleich der Elektrolyte
- Insulinsubstitution (keine Bolusgabe!)
- Kalorienzufuhr (in Form von Glukose bei Blutzucker unter 250 mg/dl)

Die Insulinsubstitution darf nicht ohne gleichzeitige Kaliumsubstitution erfolgen.

Ein kontinuierliches Monitoring muss durchgeführt werden. Klinische Parameter (Herz- und Atemfrequenz,

Blutdruck und neurologische Untersuchung) und der Blutzucker sollten stündlich untersucht bzw. gemessen und dokumentiert werden. Weitere Laborparameter (Elektrolyte, Säure-Basenhaushalt, Harnstoff, Kreatinin) sollten 2–4 stdl. überprüft werden.

Die gefürchteste Komplikation der DKA ist das Hirnödem. Weitere Komplikationen sind Hypokaliämie, Hyperkaliämie, Hypoglykämie und ZNS-Komplikationen wie Thrombosen und Infarkte sowie Sepsis, Aspirationspneumonie und Lungenödem.

Langzeitkomplikationen
Langzeitkomplikationen des Typ 1 Diabetes mellitus sind vaskuläre und neuronale Komplikationen und beinhalten:
- Retinopathie (Veränderungen des Augenhintergrunds)
- Nephropathie (Veränderungen an der Niere)
- Neuropathie (Veränderungen an den Nerven)
- makrovaskuläre Erkrankungen (Veränderungen an den großen Gefäßen)

Langzeitkomplikationen sind heute bestimmend für das Lebensschicksal von Kindern und Jugendlichen mit Diabetes.

Risikofaktoren für die Entwicklung von Spätkomplikationen sind: längere Diabetesdauer, älteres Alter und Pubertät. Als weitere Risikofaktoren konnten Rauchen, Hypertonie, hoher BMI and Dyslipidämie erarbeitet werden.

Diabetische Retinopathie. Sie ist die häufigste, auch schon bei Jugendlichen zu beobachtende Form der diabetischen Mikroangiopathie. Die Prävalenz der Retinopathie schwankt zwischen 65–90% nach 30 Jahren Diabetesdauer. Es können verschiedene Augenkomplikationen auftreten. Am häufigsten betroffen ist die Retina (Retinopathie), sehr viel seltener die Linse (Katarakt), die vordere Augenkammer (Glaukom), die Nerven der Augenmuskeln (Lähmungen) oder die Iris.

Diabetische Nephropathie. Obwohl fast alle Patienten mit Typ 1 Diabetes mellitus histologisch nachweisbare renale Läsionen aufweisen, tritt nur bei höchstens 40–50% von ihnen eine Nephropathie mit terminalem Nierenversagen auf. Die diabetische Nephropathie ist definiert als persistierende Proteinurie >500 mg/24 Std. oder Albuminurie >300 mg/24 Std. und ist gewöhnlich mit einem Hypertonus und einer veränderten glomerulären Filtrationsrate assoziiert. Das erste klinische Zeichen einer diabetischen Nephropathie ist die persistierende Mikroalbuminurie. Von einer Mikroalbuminurie spricht man, wenn die Albuminwerte zwischen 20 mg/l und 200 mg/l liegen.

Die diabetische Nephropathie ist die Hauptursache für Morbidität und Mortalität unter jungen Erwachsenen mit Diabetes. Eine beginnende Nephropathie sollte deshalb möglichst frühzeitig diagnostiziert und intensiv behandelt werden, da durchaus die Chance zur Reversibilität mikroangiopathischer Veränderungen der Niere besteht. Die wirksamste Methode zur Verhinderung einer diabetischen Nephropathie bleibt die Vermeidung langfristiger ausgeprägter Hyperglykämien. HbA1c Werte <7,5% und Blutdruckwerte <135/85 mm Hg werden empfohlen, um eine beginnende Nephropathie in ihrem Verlauf günstig zu beeinflussen.

Diabetische Neuropathie. Sensomotorische Neuropathie und Dysfunktionen und Beschwerden der autonomen Neuropathie treten frühestens nach 10-, meist jedoch erst nach 15- bis 20-jähriger Diabetesdauer auf, und sind somit im Kindes- und Jugendalter sehr selten.

Auch bei der diabetischen Neuropathie konnte als Risikofaktor eindeutig die Qualität der Stoffwechseleinstellung nachgewiesen werden; somit gilt auch hier die Hyperglykämie als wichtigster metabolischer Risikofaktor. Weiterhin dürfte die arterielle Hypertonie eine bedeutende Rolle spielen. Nikotin und Alkohol sind zusätzlich diskutierte Risikofaktoren. Die diabetische Neuropathie kann das somatische und das autonome Nervensystem betreffen.

Prävention und Screening-Untersuchungen

Besonders in der Kinder- und Jugendheilkunde muss, um Spätkomplikationen zu vermeiden, das Augenmerk auf die Prävention und auf Screening-Untersuchungen gelegt werden. International wird folgendes Vorgehen für das Screening auf diabetische Folgeerkrankungen empfohlen: Das Screening auf Retinopathie (mittels Ophthalmoskopie) und Mikroalbuminurie (Morgenharn oder Sammelharn) sollten jährlich ab dem 10. Lebensjahr bzw. ab Pubertätsbeginn durchgeführt werden. Bei früherem Pubertätsbeginn sollten jährliche Screeninguntersuchungen nach 2–5 Jahren Diabetesdauer begonnen werden. Danach sollten jährliche Screening-Untersuchungen, bei Auffälligkeiten auch häufiger, durchgeführt werden. Weiterhin sollte mindestens 1-mal/Jahr der Blutdruck gemessen werden. Die Blutfette (nüchtern) sollten kurz nach Diagnosestellung bei allen Kindern, die älter als 12 Jahre sind, bestimmt werden. Sind die Blutfette normal, genügen 5-jährige Kontrolluntersuchungen.

Diabetes mellitus Typ 2

Langzeitkomplikationen betreffen die gleichen Organsysteme wie bei Diabetes mellitus Typ 1 und es werden die üblichen pädiatrisch-diabetologischen Verlaufskontrollen empfohlen (s. oben). Besonderes Augenmerk muss jedoch auf andere mit Adipositas assoziierte Komorbiditäten und Begleiterkrankungen im Sinne des metabolischen Syndroms gelegt werden.

33.12 Stoffwechselerkrankungen

Stoffwechselerkrankungen sind angeborene, in der überwiegenden Zahl autosomal rezessiv vererbte Erkrankungen, welche sich hauptsächlich im Neugeborenen- und Kindesalter manifestieren.

Für die klinische Präsentation der Stoffwechselerkrankungen ergibt sich ein sehr breites Spektrum von Krankheitsbildern: vom plötzlichen Säuglingstod, dem akuten metabolischen Koma über die chronische, intermittierende metabolische Entgleisung bis hin zu uncharakteristischen Entwicklungsstörungen und Dysmorphien. Neurologische und psychiatrische Symptome, Verlust bereits erworbener Fähigkeiten – phasenhaft oder langsam progredient – sowie ungewöhnlich schwere Verläufe bei ansonsten banalen Infekten sollten immer Anlass zu einer umfassenden metabolischen Abklärung geben.

Der Abbau sämtlicher Nährstoffe wie Eiweiße, Kohlenhydrate, Fette, Vitamine kann gestört sein. Die Ursache der Störung liegt in einem spezifischen Enzymdefekt im biochemischen Ab- bzw. Umbau einer Substanz, welcher bewirkt, dass ein Nährstoff A nicht oder nur mangelhaft in das Produkt B umgewandelt werden kann. Infolge dieses Problems kommt es einerseits zu einem Mangel an B, und andererseits wird A auf Umwegen (alternativ) – aber insuffizient – abgebaut. Dabei entstehen giftige Substanzen, die zu Schädigungen an multiplen Organen führen.

Liegt das Problem in der Aufnahme von A in die Zelle bzw. im Transport von einer Zellorganelle zur anderen, entspricht dies einem Transporterdefekt.

Bei Speichererkrankungen wird A aufgrund eines Enzymdefekts nicht weiter abgebaut und bleibt als ungiftige Substanz in der Zelle liegen. Anfangs scheint dies der Körper problemlos zu tolerieren. Aber nach einigen Monaten bis wenigen Jahren bewirkt diese Anhäufung von A langsam zunehmende Veränderungen an vielen Organsystemen bis hin zur völligen Zerstörung (z.B. Mukopolysaccharidosen).

Die Therapie basiert entsprechend den vorliegenden Defekten im Wesentlichen auf 3 Säulen:
1. Die Menge oder Konzentration an A ist zu reduzieren mittels Einschränkung der Zufuhr von A in der Nahrung. Dies erfordert eine genaue Diätschulung der Eltern und des Patienten.
2. Die schon entstandenen giftigen Metabolite müssen ausgeschieden werden. Dieser Prozess kann mittels Gabe verschiedener Medikamente (z.B. Carnitin) forciert werden.
3. Grundsätzlich darf jedoch trotz Einschränkung einzelner Inhaltsstoffe in der Nahrung (z.B. Eiweiß, langkettige Fettsäuren) die altersentsprechende Gesamtkalorienzufuhr nicht unterschritten werden. Das heißt, dass die berechnete Kalorienmenge in dem vorgeschriebenen Zeitraum – gewöhnlich 24 Stunden – auch in dieser Zeit gegeben werden muss. Ein Unterschreiten kann wiederum zur metabolischen Entgleisung führen.

Die Enzymaktivität kann therapeutisch nicht verbessert werden, außer bei Vorliegen eines Kofaktormangels. Dieser täuscht einen Enzymmangel vor, kann aber durch Zufuhr dieses Faktors korrigiert werden, sodass keine – oder nur minimale – Einschränkung in der Zufuhr von A vorgenommen, also keine Diät eingehalten werden muss.

Für manche Speichererkrankungen gibt es die Möglichkeit, das defekte Enzym gentechnisch herzustellen und als Infusionslösung zu verabreichen. Da Enzyme Eiweißkörper sind, werden sie im Körper des Patienten rasch abgebaut und müssen somit regelmäßig zugeführt werden.

Als Suchverfahren für Stoffwechselerkrankungen stehen prinzipiell zwei Möglichkeiten zur Verfügung: Neugeborenen-Screening und selektives Screening.

Neugeborenen-Screening. Seit 1966 ist das Neugeborenen-Screening (NG-Screening) für ganz Österreich verpflichtend eingeführt und gilt als präventives Screening, um Krankheiten in einem möglichst frühen Stadium, also noch vor Eintreten einer irreversiblen Schädigung zu erkennen und die entsprechende Therapie einzuleiten. Voraussetzung dazu ist die korrekte Abnahme einer Blutprobe mittels Guthriekarte (Kärtchen mit Daten zum Kind und Filterpapier) innerhalb der ersten 72 Lebensstunden eines Neugeborenen und das sofortiges Versenden dieser Trockenblutproben in das zuständige Screeninglabor. Wird ein positiver Befund erhoben, werden die Eltern des Kindes verständigt, um mit weiteren umfassenderen Blut- bzw. Harnuntersuchungen das Vorliegen einer Stoffwechselerkrankung zu bestätigen oder zu widerlegen. In Österreich werden seit April 2002 aufgrund einer neuen Methode (Tandemmassenspektrometrie-TMS) mehr als 20 behandelbare Erkrankungen gesucht (**Tab. 33.4**).

Selektives Screening. Das selektive Screening beschreibt die Untersuchungen am symptomatisch erkrankten Patienten.

Tab. 33.4 Österreichisches Neugeborenen-Screening: Erfasste Erkrankungen (n = 23), Screening-Methode, charakteristische Symptome der erfassten Erkrankungen und Therapie (Stand April 2002, Stöckler 1999)

Erkrankung	Methode	Symptome (unbehandelt)	Therapie
Phenylketonurie	TMS	mentale Retardierung	Diät
Galaktosämie	ENZ	Leberversagen, Linsentrübung	Diät
Hypothyreose	FIA	mentale Retardierung, Minderwuchs	Hormonsubstitution
Biotinidasemangel	COL	mentale Retardierung, Stoffwechselkrisen, Dermatitis, Haarausfall	Biotin
Zystische Fibrose	FIA	progressive Lungenerkrankung, Pankreasinsuffizienz	CF Zentrum, Antibiotika, Ernährung u. a.
AGS	FIA	Elektrolytentgleisung, Virilisierung	Hormonsubstitution
Fettsäureoxidations-Defekte: MCAD, LCHAD, VLCADCT, CPT-I/II, GA-II	TMS	hypoketotische Hypoglykämie, ALTE, Reye-Syndrom, Kardiomyopathie, Neuropathie, Retinopathie, Hepatopathie	v.a. Diät, L-Karnitin
Organoazidopathien: MMA, PA, IVA, GA-I, MCC, HMGL, βKT	TMS	Stoffwechselkrisen, Azidose, ketotische Hypoglykämie, mentale, neurologische und somatische Defizite	v.a. Diät, L-Karnitin
MSUD/Leuzinose	TMS	Stoffwechselkrisen, mentale und neurologische Defizite	Diät
Tyrosinämie-I	TMS	Leberzirrhose, -karzinom, hepatorenales Syndrom	NTBC, Diät
GAMT	TMS	mentale Retardierung, Epilepsie, Bewegungsstörung	Kreatin-Monohydrat, Diät

COL-colorimetrisch, ENZ-enzymatisch, TMS-Tandemmassenspektrometrie, FIA-Fluoreszenzimmunoassay

33.12.1 Aminoazidopathien

Zu den Aminoazidopathien zählen z.B. Phenylketonurie, Ahornsiruperkrankung oder Tyrosinämie. Die PKU wird hier als Modellerkrankung eingehender behandelt.

Phenylketonurie (PKU)

Definition

Die PKU ist eine Abbaustörung des Phenylalanins (Phe), einer essenziellen Aminosäure, welcher ein Defekt der Phenylalaninhydroxylase zugrunde liegt. Entsprechend den genetischen Veränderungen werden klassische (nicht Kofaktor-sensitive) und Kofaktor-sensitive Formen der PKU unterschieden. Eine atypische PKU ist durch eine Phenylalaninerhöhung gekennzeichnet. Die zugrunde liegende Ursache ist eine Neurotransmitterstörung mit Zeichen eines Dopamin- und Serotoninmangels.

Die Inzidenz wird mit 1:8000 angegeben. Die Vererbung folgt einem autosomal-rezessiven Erbgang. Das Gen liegt auf dem Chromosom 12q21. Mehr als 300 Mutationen sind bekannt.

Symptome

Typische klinische Symptome mit schwerer geistiger und motorischer Entwicklungsstörung, Epilepsie, Mikrozephalie, Neigung zu Ekzemen und auffallendem Harngeruch (mäuseurinartig) treten nur bei unbehandelten Patienten mit klassischer PKU auf.

Diagnose

In Ländern mit einem NG-Screening sollte diese Erkrankung in der 1. Lebenswoche anhand eines erhöhten Phenylalaninwerts im Blut erkannt und behandelt werden. Wird die Diagnose mittels wiederholbarer hoher Phe-Werte bestätigt und ein Kofaktormangel mittels BH4-Test (Gabe von BH4 in definierten Mengen unter normaler Säuglingsernährung) ausgeschlossen, erfolgt die Einleitung der Therapie. Eine akute symptomatische, metabolische Entgleisung ist bei PKU in keinem Lebensalter zu beobachten.

Therapie

Die Therapie für die klassische Form der PKU folgt 2 Prinzipien:
1. **Reduktion der Phe-Zufuhr** auf die Menge, die der Körper zur Eiweißsynthese benötigt, jedoch einen zu hohen Phenylalaninspiegel im Blut verhindert. Das bedeutet im Wesentlichen eine vegetarische Diät, bei welcher auf Fleisch, Fisch, Milch, Milchprodukte und Eier lebenslang verzichtet werden muss. Phe-reiche Gemüse (z.B. Kartoffel, Hülsenfrüchte) und Obst (z.B. Bananen) müssen streng berechnet werden.
2. Einer Mangelernährung bei strenger eiweißbilanzierter Diät wird mit der täglichen Zufuhr eines

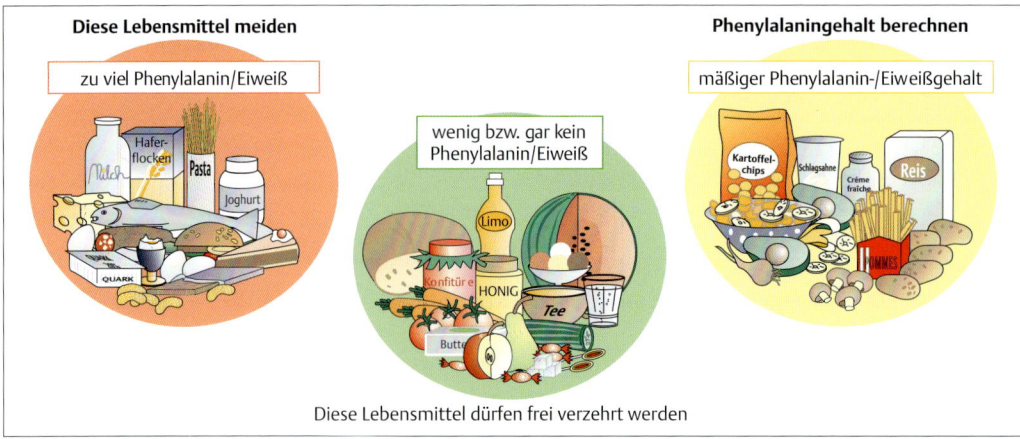

Abb. 33.15 **Phenylalaningehalt.** Lebensmittel mit unterschiedlichem Eiweiß- und Phenylalaningehalt.

Phe-freien Aminosäuresupplements (essenzielle AS außer Phe, Vitamine, Spurenelemente) vorgebeugt.

Kontrolliert wird der Erfolg der Diät mit der Phe-Wert-Bestimmung im Blut: Im Säuglings- und Kleinkindalter ist ein Wert zwischen 2–4mg/dl anzustreben. Ab der Pubertät werden Werte bis 10mg/dl toleriert. Eine schlechte Diätführung über einen langen Zeitraum hat zwar keine akuten Auswirkungen, führt aber langfristig zu Einbußen mentaler Fähigkeiten und vereinzelt zu Paraparesen und Epilepsie aufgrund einer Leukodystrophie. Bislang existiert keine medikamentöse Therapie für die PKU. Für die Kofaktor-sensitiven Formen gibt es seit Sommer 2015 eine medikamentöse Therapie mit Sapropterin (Kuvan®). Die hochdosierte Zufuhr des Tetrahydrobiopterinanalogons führt zu einer Normalisierung des Phenylalaninspiegels im Blut, sodass im günstigsten Fall keine Diät bzw. eine deutlich gelockerte Diät durchgeführt werden kann.

Maternale PKU. Eine Herausforderung stellt die Diät während der Schwangerschaft einer jungen Frau mit PKU dar. Der Phe-Wert im Blut muss bei Konzeption sowie während der gesamten Schwangerschaft zwischen 2–4mg/dl sein, da andernfalls eine Schädigung des Kindes mit geistiger Retardierung zu erwarten ist.

Prognose

Grundsätzlich ist die Langzeitprognose für PKU ausgezeichnet, sofern die Diät entsprechend eingehalten wird.

MSUD und Tyrosinämie

Weitere Aminoazidopathien sind die Ahornsiruperkrankung (**M**arple **S**irup **U**rin **D**isease) und die Tyrosinämie.

MSUD
Die MSUD, verursacht durch eine Abbaustörung der verzweigtkettigen AS (Valin, Leucin, Isoleucin), manifestiert sich meist im Neugeborenenalter mit Trinkschwäche, Lethargie bis hin zur Enzephalopathie. Außerhalb der Neonatalperiode zeigen diese Patienten bei drohender metabolischer Entgleisung eine Ataxie, bei häufigeren Entgleisungen mentalen Abbau und Epilepsie.

Tyrosinämie
Die Tyrosinämie, eine Abbaustörung des Tyrosins, hat 3 klinisch unterscheidbare Typen. Für Typ 1 mit Leber und Nierensymptomatik steht eine medikamentöse Therapie in Form von Orfadin zusätzlich zur Diät zu Verfügung.

33.12.2 Organoazidopathien

Definition

Zu den Organoazidopathien zählen die Propionazidurie, Methylmalonazidurie, Isovalerianazidurie und die Glutarazidurie Typ 1.

Den Organoazidopathien liegen unterschiedliche Enzym- und Kofaktordefekte im Abbau von Amino- und Fettsäuren zugrunde, welche ein jeweils charakteristisches Ausscheidungsmuster von pathologischen Abbauprodukten im Harn zur Folge haben.

Die Häufigkeit für alle Organazidopathien kann mit etwa 1:6000 angegeben werden.

Symptome

Entsprechend dem Auftreten der ersten Symptome lassen sich 3 Verlaufsformen differenzieren:
– Die **akute neonatale Form** beginnt wenige Stunden bzw. Tage nach der Geburt mit Trinkschwäche,

muskulärer Hypotonie, rezidivierendem Erbrechen, Myoklonien, Somnolenz, Koma und Multiorganversagen.
- Die **chronisch intermittierende Form** manifestiert sich außerhalb der Neonatalperiode bis in das Erwachsenenalter mit rezidivierendem, ketoazidotischem Erbrechen, Lethargie und Koma.
- Bei der **chronisch progredienten Form** kommt es zu chronischem Erbrechen, Gedeihstörung, muskulärer Hypotonie und psychomotorischer Retardierung.

Sämtlichen Formen ist gemeinsam, dass katabole Zustände wie Infektionen, Fieber, präoperative Nüchternphasen, Hungern, chronische kalorische Unterversorgung oder vermehrte Eiweißzufuhr eine metabolische Krise auslösen können.

Diagnose

Die Diagnose wird anhand von Laborveränderungen im Blut (Ketoazidose, Laktaterhöhung, Ammoniakerhöhung, Hypoglykämie, Leukozytopenie, Thrombozytopenie, Acylcarnitinveränderungen) und im Harn (spezifische Metabolite) gestellt. Sämtliche Proben müssen in der Entgleisung gewonnen und sofort untersucht werden.

Therapie

Die **Akuttherapie** ergibt sich aus den klinischen Veränderung (Azidoseausgleich, Therapie der Hyperammonämie bzw Laktatazidose, hyperkalorische Ernährung usw.).

In der **Langzeittherapie** ist eine eiweißbilanzierte Diät mit Einschränkung der im Abbau gestörten Aminosäuren zu etablieren, bei gleichzeitiger Substitution mit der entsprechenden Aminosäuremischung, um Eiweißmangelerscheinungen zu vermeiden. Zusätzlich ist auf eine altersentsprechende, bedarfsgerechte Kalorienzufuhr zu achten.

33.12.3 Fettsäureoxidationdefekte

Definition

Die Fettsäuren (FS) werden anhand ihrer Kohlenstoffkettenlänge definiert und in kurz- (SCAD), mittel-(MCAD) und langkettige (LCAD, LCHAD, VLCAD) Fettsäuren eingeteilt. Der häufigste Enzymdefekt in Mitteleuropa (1:13 000) betrifft die mittelkettige Acyl-CoA-Dehydrogenase, welcher den MCAD zur Folge hat. FS werden in katabolen Zuständen (Hunger, fieberhafte Infekte, präoperative Nüchternphasen) aus dem körpereigenen Fett (aus Triglyzeriden) abgespalten und zur Energiegewinnung bereitgestellt.

Symptome

Klinisch präsentieren sich diese Patienten mit dem Bild einer Enzephalopathie bis zum Koma. Ein Viertel der betroffenen Kinder versterben in der ersten Krise, weitere tragen schwere Folgeschäden davon. Kardiomyopathie, Polyneuropathie und Retinopathie werden v.a. bei langkettigen FS-Oxidationsdefekten beobachtet.

Diagnose

Laborchemisches Leitsymptom ist die hypo- bzw. ketotische Hypoglykämie begleitet von Leberfunktionsstörungen (Erhöhung der Transaminasen, Reye-ähnliche Krankheitsbilder) und Rhabdomyolysen (massive Kreatinkinaseerhöhung) in katabolen Phasen. Es ist daher sehr wichtig, in der akuten Krise Blut und Harn zu gewinnen, um die entsprechende Diagnostik durchführen zu lassen.

Therapie

Die Therapie besteht in hochdosierter Glukosezufuhr und Vermeiden von Lipidinfusionen. Carnitin sollte außer bei langkettigen FS-Oxidationsdefekten gegeben werden. In der Langzeittherapie ist auf Fastenperioden zu verzichten und auf fettarme (auf essenzielle FS berechnete) und kohlenhydratreiche Ernährung zu achten.

33.12.4 Galaktosämie

Definition

Galaktose wird dem Menschen über Milchzucker (Laktose), einem Disaccharid, bestehend aus Glukose und Galaktose, zugeführt. Bisher sind 3 Enzymdefekte im Galaktoseabbau bekannt. Neben dem Galaktokinasemangel und dem UDP-Galaktose-4-Epimerasemangel – beide sehr seltene Erkrankungen (1:100 000) – ist die klassische Galaktosämie, verursacht durch einen Defekt der Galaktose-1-Phosphat-Uridyltransferase, deutlich häufiger mit einer Inzidenz von 1:40 000.

Symptome

Die klinischen Symptome der klassischen Galaktosämie treten in den ersten Lebenstagen mit Zufuhr von laktosehältiger Milch in Form von Trinkunlust, Erbrechen, Hypoglykämien mit Krampfanfällen, Lethargie und Koma auf. Bedingt durch eine Leberfunktionsstörung, eine schwere Gerinnungsstörung sowie Icterus gravis und Hepatosplenomegalie ist die Letalität hoch. Im Langzeitverlauf stehen Katarakte, Gedeihstörung, mentale Entwicklungsretardierung, Sprachentwicklungsverzögerung, Ataxie und Tremor im Vordergrund. Weibliche Patienten tragen auch bei frühestmöglicher Diagnose und entsprechendem Diätbeginn ein hohes Risiko aufgrund eines hypogonadotropen Hypogonadismus infertil zu werden.

Diagnose

Die Diagnose erfolgt üblicherweise mit dem Nachweis einer hohen Galaktosekonzentration im NG-Screening. Gesichert wird diese Verdachtsdiagnose mit der Aktivitätsmessung des betroffenen Enzyms (Galaktose-1-P-Uridyltransferase) in Erythrozyten und dem molekulargenetischen Nachweis von Mutationen im GALT-Gen.

Therapie

Die Therapie beruht auf laktosefreier und galaktosearmer Ernährung. Schon bei klinischem Verdacht auf Galaktosämie muss die Milchernährung eingestellt werden, um eine weitere Schädigung zu verhindern. Eine galaktosefreie Ernährung ist aufgrund der körpereigenen (endogenen) Galaktoseproduktion nicht möglich. Kontrollieren kann man den Therapieerfolg mittels Bestimmung der Galaktose-1-Phosphat-Konzentration im Blut. Die Diät muss lebenslang eingehalten werden. In Österreich sind Nahrungsmittellisten mit genauer Angabe des Galaktosegehalts der Nahrungsmittel über einen Selbsthilfeverein (ÖGAST) erhältlich.

33.12.5 Literatur

Minderwuchs und Hochwuchs

Brook´s. Clinical Paediatric Endocrinology. 5th ed. Oxford: Blackwell Publishing; 2005

Raine JE, Donaldson M, Gregory JW, Savage MO, Hintz RL: Practical Endocrinology and Diabetes in children. 2nd ed. Oxford: Blackwell Publishing; 2006

Sperling MA. Pediatric Endocrinology. 3rd ed. Saunders; 2004

Stolecke H. Endokrinologie des Kindes- und Jugendalters. 3. Aufl. Heidelberg: Springer; 1997

Pubertas präcox und Tarda

Lee PA. Puberty and Its Disorders. In: Textbook Pediatric Endocrinolgy. Lifshitz; 2003

Brook´s. Clinical Paediatric Endocrinology. 5th ed. Oxford: Blackwell Publishing; 2005

Raine JE, Donaldson M, Gregory JW, Savage MO, Hintz RL. Practical Endocrinology and Diabetes in children. 2nd ed. Oxford: Blackwell Publishing; 2006

Sperling MA. Pediatric Endocrinology. 3rd ed. Saunders; 2004

Stolecke H. Endokrinologie des Kindes- und Jugendalters. 3. Aufl. Heidelberg: Springer; 1997

Schilddrüsenerkrankungen

Brook´s. Clinical Paediatric Endocrinology. 5th ed. Oxford: Blackwell Publishing; 2005

Pfannenstiel P, Hotze LA. Wirksame Hilfe für die Schilddrüse. 2. Aufl. Stuttgart: TRIAS; 2003

Raine JE, Donaldson M, Gregory JW, Savage MO, Hintz RL. Practical Endocrinology and Diabetes in children. 2nd ed. Oxford: Blackwell Publishing; 2006

Sperling MA. Pediatric Endocrinology. 3rd ed. Saunders; 2004

Stolecke H. Endokrinologie des Kindes- und Jugendalters. 3. Aufl. Heidelberg: Springer; 1997

Erkrankungen der Nebenschilddrüse

Larsen PR, Kronenberg HM, Melmed S, Polonsky KS. Wiliams Textbook of Endocrinology. 10th ed. Philadelphia: Saunders; 2003

Stolecke H. Endokrinologie des Kindes- und Jugendalters. 3. Aufl. Heidelberg: Springer; 1997

Hypogonadismus

Holt R, Hanley N. Essential Endocrinology and Diabetes. Oxford: Blackwell; 2007

Lifshitz F. Pediatric Endocrinology. New York: Marcel Dekker; 1996

Störungen der Geschlechtsentwicklung

Kerbl R, Kurz R, Roos R, Wessel L. Checkliste Pädiatrie. 3. Aufl. Stuttgart: Thieme; 2007

Lentze MJ, Schaub J, Schulte FJ et al. Hrsg. Pädiatrie. Grundlagen und Praxis. 3. Aufl. Heidelberg: Springer; 2007

Stolecke H. Endokrinologie des Kindes- und Jugendalters. 3. Aufl. Heidelberg: Springer; 1997

Diabetes mellitus

Chiarelli F, Dahl-Jorgensen KD, Kiess W. eds. Diabetes in childhood and adolescence; Pediatr Adolesc Med. 2005; 10: 225–328

Donaghue KC, Chiarelli F, Trotta D et al. ISPAD. Clinical practice conensus guidlelines 2006-2007. Microvascular and macrovascular complications. Pediatric Diabetes: 2007; 8: 163–170

Dunger DB, Sperling MA, Acerini CL et al. European society for Paediatric Endocinology/Lawson Wilkins Pediatric, Endocrine Society. Consensus statement on Diabetic Ketoacidosis in children and adolescents. Paediatrics: 2004; 113: 133–140

Dunger DB, Sperling MA, Acerini CL et al. ESPE/LWPES consensus statement on diabetic ketoacidosis in children and adolescents. Arch Dis Child 2004; 89: 188–194

Fröhlich-Reiterer EE, Borkenstein MH. Akute metabolische Komplikationen bei Kindern und Jugendlichen mit Typ 1 Diabetes mellitus. Pädiatrie Pädiologie 2007; 2: 20–26

Fröhlich-Reiterer EE, Borkenstein MH. Spätkomplikationen bei Typ 1 Diabetes mellitus im Kindes- und Jugendalter. Pädiatrie Pädiologie 2007; 4: 20–25

Hürter P, Danne T. Diabetes bei Kindern und Jugendlichen. 6. Aufl. Berlin: Springer; 2004

International Society for Pediatric and Adolescent Diabetes (ISPAD). Consensus guidelines for the management of insulin-dependent type 1 diabetes mellitus in childhood and adolescence. PGF Swift. Publ. Medforum. Zeist (NL)

Stoffwechselerkrankungen

Fernandez J, Saudubray JM, van den Berghe G. Inborn Metabolic Diseases. 3rd Edition. Berlin: Springer; 2000

Stöckler S. Neugeborenenscreening in Österreich. Pädiatrie & Pädologie 1999; 1: 10–14

34 Haut

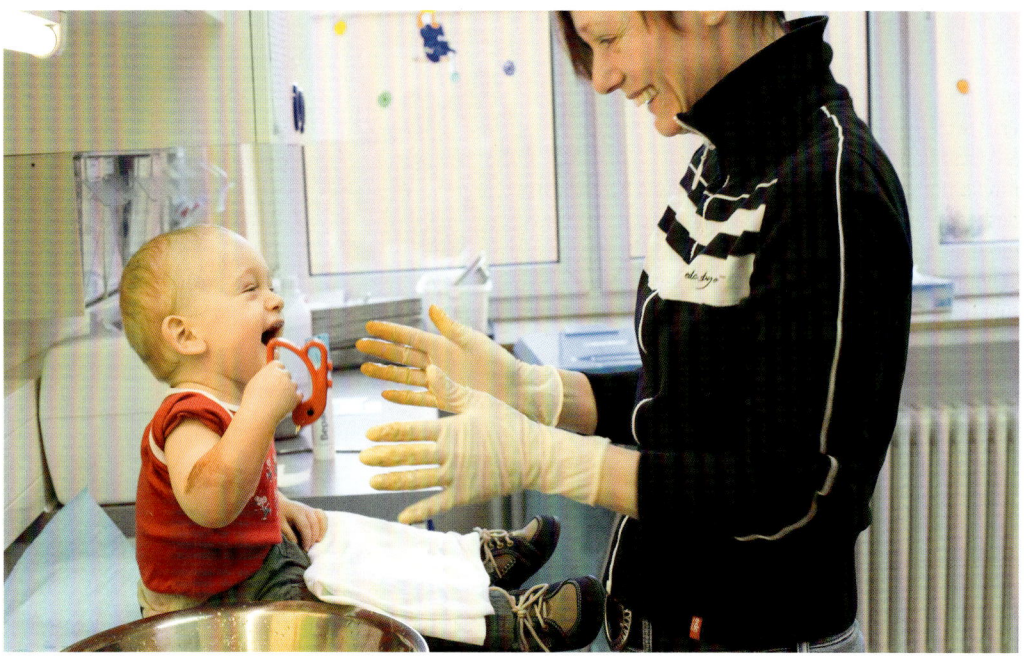

34.1	Allgemeine Grundlagen ▪ 562		34.5	Infektionen der Haut ▪ 566
34.2	Atopisches Ekzem (Neurodermitis) ▪ 563		34.6	Akne ▪ 569
34.3	Urtikaria (Nesselsucht) ▪ 564		34.7	Parasitenbefall von Haut und Haaren ▪ 569
34.4	Genetische Dermatosen ▪ 565			

34.1 Allgemeine Grundlagen

Die Haut stellt das größte Organ des Körpers dar. Viele verschiedene spezifische Vorgänge führen zu Erkrankungen des Organs. So auch systemische Krankheiten, die sich an der Haut manifestieren können.

Aufbau

Gekennzeichnet ist die Haut durch ihren 3-schichtigen Aufbau:
- **1. Schicht:** Die Epidermis (Oberhaut) mit dem verhornenden Plattenepithel beherbergt auch die Langerhanszellen (Abwehrzellen) und die Melanozyten (Pigmentzellen).
- **2. Schicht:** Die Dermis (Lederhaut) bildet das bindegewebige Gerüst und beinhaltet Gefäße und Nerven.
- **3. Schicht:** Abgepolstert wird die Haut durch die Subkutis, dem Fettgewebe.

Zusätzlich finden sich die Adnexorgane (Hautanhangsgebilde), wie Haare, Nägel, Talg- und Schweißdrüsen, die in die Dermis eingebettet sind.

Funktion und Eigenschaften

Die Haut übernimmt eine wichtige Funktion im Kontakt zur Umwelt durch die Sinnesrezeptoren für Wärme, Schmerz und Tastsinn. Eine weit bedeutendere Aufgabe liegt in den Schutzfunktionen der Haut, von denen die Barrierefunktion ein Eindringen von Schadstoffen verhindert und den Körper vor Austrocknung schützt. Das Melanin der Melanozyten (Pigmentzellen) verhindert das Eindringen von UV-Licht in tiefere Schichten.

Durch die Thermoregulation (Gefäße, Haare, Schweißdrüsen) kann der Körper eine normale Körpertemperatur aufrecht erhalten. Langerhanszellen und Lymphozyten leiten bei Notwendigkeit bereits direkt an der Körperoberfläche die erste immunologische Antwort ein. Eine spezielle Eigenschaft der Haut stellt die Tatsache dar, dass es entsprechend der Belastung zu einer Verdickung der Epidermis kommt, z. B. an Handflächen und Fußsohlen.

Im Laufe des Lebens unterliegt die Haut der sog. natürlichen Alterung mit Faltenbildung und Verlust von Elastizität. Der Prozess wird durch exogene Noxen, wie UV-Licht und Rauchen, verstärkt. Speziell die Haut im Kindesalter weist abhängig vom Lebensalter Besonderheiten auf. Im Neugeboren- und Säuglingsalter ist die Haut dünn, sodass applizierte Stoffe schneller aufgenommen werden, was zu systemischen Reaktionen führen kann (z. B. Salizylate). Die Temperaturregelung ist noch nicht ausgereift: Kinder schwitzen in diesem Lebensalter v.a. im Gesicht und am Kopf. Wenn das Schwitzen am Kopf durch eine zu fette Salbe verhindert wird, kann das zum Wärmestau führen. Im Klein-und Schulkindalter neigt die Haut zur Austrocknung. In der Pubertät verändert sich unter dem endokrinen Einfluss der Keimdrüsen die Aktivität der Talgdrüsen mit Ausbildung von Akne und fetter Haut.

Effloreszenzen

In der Dermatologie werden Erkrankungen durch das Bild der Einzelläsion (Effloreszenz) beschrieben. Man unterscheidet Primäreffloreszenzen, die de novo entstehen, und Sekundäreffloreszenzen. Zu den Primäreffloreszenzen gehören Folgende:
- Makula (Fleck): Sie liegt im Niveau der Haut und stellt eine Farbveränderung dar.
- Papel (Knötchen): Sie ist eine kleine, feste Gewebsvermehrung, die über die Hautoberfläche vorgewölbt ist.
- Urtika (Quaddel): Dabei handelt es sich um eine flüchtige, ödematöse, beetartige Erhabenheit.
- Vesikel (Bläschen): Dies ist ein flüssigkeitsgefüllter Hohlraum.
- Pustel: Dieser Hohlraum ist mit Eiter gefüllt.

Die Sekundäreffloreszenzen Schuppe, Kruste, Erosion, Ulkus (Geschwür), Atrophie und Narbe entstehen, wie der Name schon sagt, erst sekundär.

Topische Therapie

Die am häufigsten angewendete Therapieform in der Dermatologie ist die topische (lokale, äußerliche) Therapie, die entweder indifferent (ohne Wirkstoffe) oder different – beinhaltet ein Medikament – sein kann. Es gibt 6 klassische Zubereitungsformen:
- Lösung (flüssig)
- Creme (Fett in Wasser)
- Salbe (Wasser in Fett)
- Schüttelmixtur (fest in flüssig)
- Paste (Fett in flüssig)
- Puder (fest)

34.2 Atopisches Ekzem (Neurodermitis)

Definition

Das **atopische Ekzem** (AE) ist durch eine chronische bzw. chronisch-rezidivierende Ekzemreaktion der Haut charakterisiert.

Ursache

Es liegt eine genetische Disposition vor (atopische Disposition oder Atopie), die polygen vererbt wird, wobei sog. Provokationsfaktoren die Ausbildung der Ekzeme begünstigen. Unspezifische Triggerfaktoren sind Irritantien (Kälte, Wasser, dunkle Kleidung), Infektionen und psychische Belastungen. Nahrungsmittelallergien, Pollenbelastung und Kontaktallergien können das Krankheitsbild verschlechtern.

Symptome

Das klinische Erscheinungsbild ändert sich mit dem Lebensalter. Ab dem 3. Lebensmonat zeigen sich Juckreiz, Rötung, Schuppung, Nässen und Krustenbildung besonders im Gesicht, am behaarten Kopf (Milchschorf) und den Streckseiten der Extremitäten. Im Kindes- und Jugendalter stehen Ekzemreaktionen in Ellbogen- und Kniebeugen im Vordergrund (Abb. 34.1). An den Händen und Füßen kann ein dyshidrosiformes Reaktionsmuster auftreten – kleinste Bläschen verbunden mit starkem Juckreiz. Neben den typischen Ekzemreaktionen kann sich ein AE auch nur als trockene

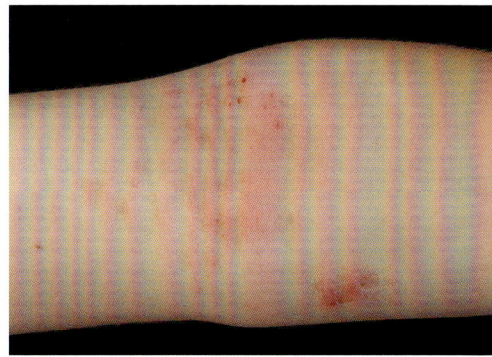

Abb. 34.1 Atopische Dermatitis. 8-jähriges Mädchen mit typischem beugenbetontem Ekzem.

Haut und schuppende Veränderungen an Finger- und Zehenspitzen äußern.

Diagnose

Die Diagnose wird aus klinischem Bild, Verlauf und Vorgeschichte im akuten Stadium gestellt. Zusätzlich bestehen bei einer Atopie oft typische zusätzliche klinische Zeichen: Rhagaden hinter den Ohren (Einrisse), eine gedoppelte Unterlidfalte, schüttere laterale Augenbrauen, ein pelzmützenartiger Haaransatz, verstärkte Handlinien, Pityriasis alba (weißlich schuppende Makulae) und weißer Dermografismus (Hautreaktion nach mechanischer Reizung). Unterstützt wird die Diagnostik durch Bestimmung spezifischer Antikörper (IgE) und bei bekannten Allergien durch die entsprechende Abklärung.

Therapie

Die Säulen der Therapie sind regelmäßige Pflege und das Vermeiden von Provokationsfaktoren. Eine Basistherapie besteht aus rückfettenden Externa (1–2-mal täglich appliziert) und lauwarmen, kurzen Ölbädern. Im akuten Stadium ist eine anitinflammatorische Therapie notwendig. Diese besteht aus Kortikoiden, ab dem 2. Lebensjahr stehen auch weitere speziell wirkende entzündungshemmende Salben und Cremen (Tacrolimus, Pimecrolimus) zur Verfügung. Antihistaminika peroral lindern auftretenden Juckreiz. In schweren Fällen kann eine systemische Immunsuppression mit Cyclosporin A, Azothioprin oder Interferon erwogen werden.

Prognose und Komplikationen

Eine AE heilt in bis zu 90% der Fälle während der Kindheit ab. Komplikationen sind sekundäre bakterielle Infektionen oder die Infektion mit dem Herpes simplex Virus (Ekzema herpeticatum). Beide Erkrankungen erfordern eine systemische Infusionstherapie (Antibiotikum bzw. Virusstatikum).

34.3 Urtikaria (Nesselsucht)

Definition und Ursache

Kennzeichen der **Urtikaria** sind flüchtige, stark juckende, schubweise und generalisiert auftretende Quaddeln. Es werden akute und chronische Urtikaria, die mehr als 6 Wochen dauert, unterschieden.

Auslöser der akuten Urtikaria sind bakterielle, virale oder parasitäre Infektionen, Arzneimittel, Insektengifte, Wärme, Kälte, sowie selten Systemerkrankungen (Malignome, Autoimmunerkrankungen). Die chronische Form ist im Kindesalter sehr selten; meist ist sie durch Nahrungsmittelintoleranzen verursacht.

Symptome und Diagnose

Es entstehen gerötete, juckende oberflächliche Ödeme (Quaddeln), die zentral abblassen und sich peripher ausbreiten (**Abb. 34.2**). Die Bestanddauer der Einzelläsion ist kürzer als 24 Stunden, die Lokalisationen wechseln. Als Allgemeinsymptome können Kopfschmerz, Übelkeit, Erbrechen und Durchfall auftreten.

Das klinische Bild und eine ausführliche Befragung geben die Hinweise zur Diagnosefindung. Bei begründetem Verdacht auf eine spezielle Ursache werden diesbezügliche Untersuchungen durchgeführt (Hauttestungen, Provokationstest).

Therapie

Vermeiden der auslösenden Ursache ist die einzige ursächliche Therapie. Bei unbekannten Auslösern können als symptomatische Maßnahmen Antihistaminika und Kortikoide verabreicht werden. Ein chronischer Verlauf erfordert zusätzliche Medikamente, wie H2-Blocker, Ketotifen, Cyclosporin, Dapson oder Omalizumab.

Prognose und Komplikationen

Die Prognose der akuten Form ist sehr gut. In der Akutphase kann sich Atemnot bis hin zum allergischen Schock entwickeln, der dementsprechend intensivmedizinisch behandelt werden muss.

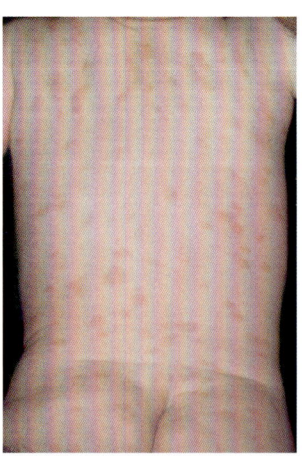

Abb. 34.2 Infektassoziierte Urtikaria bei einem 8 Monate alten Jungen.

34.4 Genetische Dermatosen

In das Gebiet gehören eine Vielzahl von dermatologischen Erkrankungen. Mit dem Fortschritt der genetischen Entschlüsselungen steigt die Zahl stetig. Als Ursache liegt allen ein Gendefekt zugrunde, der sich in verschiedenen Schweregraden äußern kann. Man kann die Erkrankungen in mehrere Übergruppen einteilen:
- hereditäre Verhornungsstörungen
- Epidermolysis-bullosa-hereditaria (blasenbildende) Gruppe
- hereditäre Bindegewebsdefekte
- neurokutane Syndrome
- Erbkrankheiten mit erhöhtem Tumorrisiko
- primäre Immundefizienzen

In diesem Kapitel werden stellvertretend einige der häufigeren Krankheitsbilder dargestellt.

34.4.1 Ichthyosis vulgaris

Definition und Ursache

Die **Ichthyosis vulgaris** ist eine erbliche Verhornungsstörung der gesamten Haut, mit einer Häufigkeit des Auftretens von 1:250.

Es liegt ein Defekt des Filaggrin-Gens vor. Die Vererbung ist autosomal-dominant.

Symptome und Diagnose

Es finden sich hellgraue Schuppen mit Bevorzugung der Streckseiten der Extremitäten und des Rumpfes. Die Gelenkbeugen sind meist ausgespart. Die Handflächen zeigen eine Betonung der Handfurchen.

Es ist eine klinisch gestellte Diagnose, die durch die Anamnese mit Beginn jenseits des 3. Lebensmonats untermauert wird. Der histologische (Gewebe-)Befund ist typisch.

Therapie und Prognose

Es besteht nur die Möglichkeit einer symptomatischen Therapie. Abhängig von der Ausprägung der Schuppung werden rückfettende Bäder und eine Hautpflege durchgeführt. Ab dem 1. Lebensjahr können Externa mit Zusätzen von Milchsäure oder Harnstoff verwendet werden. Die Prognose ist gut, aber die Erkrankung bleibt lebenslang bestehen.

34.4.2 Epidermolysis bullosa simplex Weber-Cockayne

Definition und Ursache

Kennzeichen der **Epidermolysis bullosa simplex Weber-Cockayne** ist die Blasenbildung nach geringem Trauma.

Die Vererbung ist autosomal-dominant. Es besteht eine Mutation im Keratin-5- oder -14-Gen, die zur Blasenbildung führt.

Symptome und Diagnose

Es bilden sich lokalisierte, durch mechanische Belastung verursachte Blasen an Händen und Füßen, z.B. nach längerem Gehen, die sich in der warmen Jahreszeit (Schwitzen) verstärken. Der Beginn liegt in der Kindheit oder Jugend. Die Abheilung erfolgt narbenlos.

Die Diagnose erfolgt mittels klinischem Bild und Anamnese bzw. Familienanamnese. Eine Genanalyse ist möglich, aber nicht notwendig.

Therapie und Prognose

Die wichtigste Maßnahme ist das Meiden von mechanischer Belastung; d.h. weites, weiches, offenes Schuhwerk. Sorgfältige Hautpflege und Hygiene müssen durchgeführt werden. Blasen werden abpunktiert, ohne das Blasendach zu entfernen. Die Prognose ist gut.

> **W** *Schwere Formen der Epidermolyse sind autosomal-rezessiv vererbt und führen zu schwersten Behinderungen. Betroffene Kinder sind im Volksmund als „Schmetterlingskinder" bekannt.*

34.4.3 Neurofibromatose (Morbus Recklinghausen)

Definition und Ursache

Die **Neurofibromatose** (NF) ist eine neurokutane Erkrankung, d.h. es kommt zum Befall von Haut und zentralem Nervensystem. Es gibt verschiedene Formen, die häufigste ist die NF 1.

Symptome

Das erste Merkmal sind die sog. Café-au-lait-Flecken, kaffeebraune, scharf begrenzte Flecken, die bereits bei der Geburt vorhanden sind. Im Laufe der Kindheit entsteht das Freckling – linsenkorngroße braune Flecken, in den Achseln und inguinal. Im Jugendalter treten typische Neurofibrome auf. Diese weichen hautfarbenen oder hellbraunen Knötchen und Knoten nehmen im Laufe des Lebens an Zahl und Größe zu. Sie treten in allen Körperregionen auf. Bis zum Erwachsenenalter haben 100% der Patienten Lisch-Knötchen in der Iris, gelblich bis braune Tumoren. Durch Tumoren entlang der Sehbahn können Sehstörungen auftreten.

Diagnose

Zwei der folgenden Diagnosekriterien müssen vorhanden sein:
- mind. 5 Café-au-lait-Flecken (größer als 5 mm)
- 2 oder mehr Neurofibrome
- Freckling
- Keilbeinflügeldysplasie oder Dysplasie der langen Röhrenknochen
- ein- oder beidseitiges Optikusgliom (Tumoren der Sehbahn)
- Lisch-Knötchen
- positive Familienanamnese

Die Diagnose kann durch eine Genanalyse gesichert werden. Zur Therapie und Prognose siehe Kap. 32.9.1.

34.5 Infektionen der Haut

34.5.1 Impetigo contagiosa (Eiterflechte)

Definition und Ursache

Die **Impetigo contagiosa** ist eine oberflächliche anfangs vesikulöse, dann verkrustende Infektion der Haut.

Ursächlich ist eine bakterielle Schmierinfektion mit Staphylokokken oder Streptokokken.

Symptome und Diagnose

Initial entstehen kleine Pusteln, die rasch aufbrechen und einen hellroten, scharf begrenzten, nässenden Wundgrund hinterlassen, der infolge starker Sekretion von honigfarbenen Krusten bedeckt ist. Schlaffe Eiterblasen können bei der großblasigen Form entstehen. Die Erkrankung breitet sich in kurzer Zeit weiter aus und es entstehen bogig begrenzte Herde mit randständigen, gelblichen Schuppenkrausen. Die Abheilung erfolgt narbenlos. Bevorzugte Lokalisationen sind das Gesicht, v.a. perinasal und perioral, sowie die Extremitäten.

Die Diagnose wird klinisch gestellt.

Therapie

Behandelt wird mit systemisch wirkenden Antibiotika, die sowohl gegen Streptokokken als auch gegen Staphylokokken wirken (Cephalosprine, Breitbandpenizilline, neuere Makrolide). Die Krusten sollen entfernt werden (Babyöl). Zusätzlich wird ein Antibiotikum (Fusidinsäure, Mupirocin) lokal appliziert.

> *Die Impetigo contagiosa ist eine sehr ansteckende Erkrankung und wird leicht durch direkten Kontakt auf andere Kinder übertragen. Im akuten Stadium sollte daher ein Schutzverband angelegt werden und enger körperlicher Kontakt mit anderen Kindern vermieden werden.*

Prognose und Komplikationen

Die Prognose ist sehr gut. Selten tritt eine postinfektiöse Entzündung der Nieren (Glomerulonephritis) auf, daher sollte nach 3 Wochen der Harn untersucht werden.

34.5.2 Herpes-simplex-Infektion

Definition und Ursache

Bei der **Herpes-simplex-Infektion** handelt es sich um eine lokale virale Infektion, wobei eine Primärinfektion von einer Sekundärinfektion unterschieden wird.

Herpes-simplex-Virus 1 ist die häufigste Form im Kindesalter, Herpes-simplex-Virus 2 hat nur eine untergeordnete Bedeutung.

Symptome

Primärinfektion. Die Übertragung erfolgt vorwiegend durch Tröpfchen- oder Schmierinfektion. Sie verläuft meist klinisch unauffällig und betrifft das frühe Kindesalter. Die Herpes-simplex-Viren wandern dann in die Nervenzellen und verharren dort in einem nicht infektiösen Zustand, um bei geschwächter Abwehrlage (fieberhafte Infekte, UV-Strahlung) wieder aktiv zu werden. In seltenen Fällen führt der Erstkontakt zu Mundfäule (Gingivostomatitis herpetica) oder zu einer Infektion der Horn- und Bindehaut des Auges (Keratoconjunctivitis herpetica).

Sekundärinfektion. Nach anfänglichem Juckreiz oder Brennen entstehen gruppierte Bläschen auf gerötetem Grund, die sich durch Schmierinfektion ausbreiten können. Die Bläschen trüben nach einigen Tagen ein und verkrusten. Häufigster Befall sind die Lippen, aber die Erkrankung kann an allen Körperstellen auftreten (**Abb. 34.3**). Ein Sonderfall ist der Herpes simplex recidivans; gekennzeichnet durch Auftreten der Herpesbläschen wiederholt an derselben Stelle.

INFEKTIONEN DER HAUT

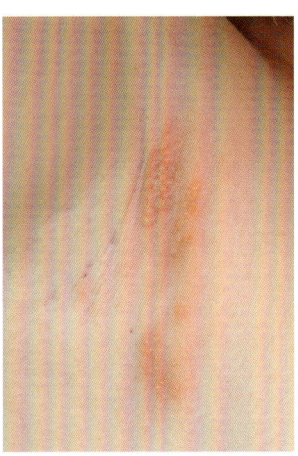

Abb. 34.3 Herpes-simplex-Infektion. Axillär befinden sich gruppierte Bläschen auf gerötetem Grund.

Diagnose

Klinischer Befund bzw. mikroskopischer Virusnachweis liefern die Diagnose.

Therapie und Prognose

Eine Lokaltherapie ist mit fusidinsäure- oder mupirocinhältigen Externa möglich. Bei ausgedehntem bzw. wiederholtem Befall kann eine systemische Therapie mit einem Virusstatikum (Aciclovir) notwendig werden. Eine Gingivostomatitis herpetica oder eine Keratoconjunctivitis herpetica müssen systemisch behandelt werden.

Die Prognose ist gut.

Komplikationen

Bei Patienten mit atopischer Dermatitis kann sich die Infektion generalisiert ausbreiten (Eczema herpeticatum). Bei Keratokonjunktivitis kann die Hornhaut geschädigt werden.

34.5.3 Verruca vulgaris (vulgäre Warze)

Definition und Ursache

Bei **Verruca vulgaris** handelt es sich um eine Viruserkrankung, die zu hyperkeratotischen Papeln führt.

Die Ursache ist eine Infektion mit dem humanen Papillomavirus (HPV). Die Übertragung findet durch direkten Hautkontakt statt.

Symptome und Diagnose

Diese Form der Warzen tritt besonders bei Schulkindern und im Jugendalter auf. Es entstehen scharf begrenzte, hautfarbene Papeln mit rauer Oberfläche. Sie können einzeln oder gruppiert auftreten. Bevorzugte Lokalisation sind Hände und Fußsohlen.

Die Diagnose wird klinisch gestellt.

Therapie, Prognose und Komplikationen

Am Anfang steht eine mehrwöchige Behandlung mit einem Warzenkollodium. Weitere Möglichkeiten sind Vereisungstherapie (Kryotherapie), Abtragung oder Lasertherapie.

Die Prognose ist gut. Plantarwarzen können zu Schmerzen beim Gehen führen.

34.5.4 Molluscum contagiosum (Dellwarzen)

Definition und Ursache

Molluscum contagiosum ist eine Viruserkrankung, bei der zahlreiche gedellte Papeln entstehen.

Ursache ist eine Infektion mit einem Poxvirus. Die Übertragung erfolgt durch direkten Hautkontakt.

Symptome und Diagnose

Die Erkrankung tritt besonders im frühen Kindes- und Schulalter auf. Auf unauffälliger Haut entstehen gedellte Papeln in den verschiedensten Körperregionen (**Abb. 34.4**). Die Diagnose wird klinisch gestellt.

Therapie

Da es sich um eine selbstlimitierende Erkrankung handelt, kann bei geringer Ausdehnung die Selbstheilung abgewartet werden. Bei zahlreichen Dellwarzen stehen verschiedene lokaltherapeutische Möglichkeiten zur Verfügung:
- austrocknende oder keratolytische Externa
- Abtragung mit dem scharfem Löffel
- Vereisungstherapie (Kryotherapie)
- Lasertherapie

Prognose und Komplikationen

Die Prognose ist gut. Sekundäre Infektionen und Eczema molluscatum (Aussaat über das gesamte Integument) bei Patienten mit atopischer Dermatitis treten als Komplikationen auf.

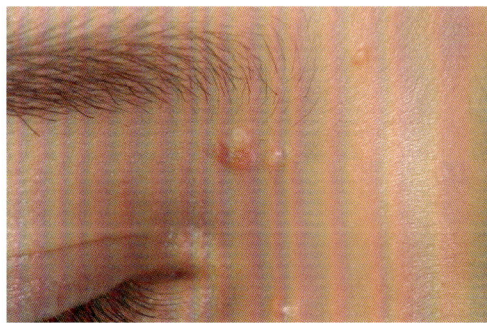

Abb. 34.4 Mollusca-contagiosa-Infektion. Typische gedellte Bläschen.

34.5.5 Erythema migrans

Definition und Ursache

Das **Erythema migrans** ist eine Hauterscheinung der durch Zeckenstiche übertragenen Erkrankung aus der Gruppe der Borreliosen.

Ursächlich ist eine Infektion mit Borrelia burgdorferi sensu lato. Der Erreger kann bei einem Zeckenstich in die Haut gelangen und zur Erkrankung führen.

Symptome und Diagnose

Tage bis Wochen nach einem Zeckenstich entsteht an der Stichstelle – oder entfernt davon – ein scharf begrenzter, geröteter Fleck, der sich langsam ausbreitet. Dadurch entsteht das typische klinische Bild eines hellen, blassen Zentrums mit scharf begrenztem roten Ring (**Abb. 34.5**). Bei Kindern tritt das Erythema migrans häufig im Gesicht auf, es können Einzelherde sein oder viele ringförmige Erytheme (Erythema migrans multiloculare). Die Läsionen sind subjektiv symptomlos.

Die Diagnose wird klinisch gestellt.

Therapie, Prognose und Komplikationen

Eine systemische antibiotische Therapie sollte entweder mit Penizillin oder ab dem 7. Lebensjahr mit Tetrazyklinen erfolgen. Die Prognose ist gut. Bei entsprechender Therapie sind keine Komplikationen zu erwarten.

34.5.6 Epidermomykose (Pilzinfektion)

Definition und Ursache

Epidermomykose ist eine durch Fadenpilze verursachte oberflächliche Entzündung der Hornschicht und der Haarfollikel.

Die Mykose wird von Dermatophyten, Trichophyten oder Mikrosporen verursacht. Die Übertragung erfolgt durch direkten Hautkontakt, Kleidungsstücke, Stofftiere oder Haustiere (Katzen, Meerschweinchen, Hasen).

Symptome und Diagnose

Es entstehen scheibenförmige, rötliche, randbetont schuppende Makulae und gerötete Erhabenheiten (Plaques), die sich langsam peripher ausbreiten, sowie kleine an Haarfollikel gebundene Papeln und Pusteln (**Abb. 34.6**).

Die Diagnose erfolgt durch einen direkten Pilznachweis unter dem Mikroskop und mittels Pilzkultur.

Therapie

Bei geringem Befall ist eine Lokaltherapie mit einem Antimykotikum (Bifonazol, Terbinafin) für 2–3 Wochen ausreichend. Bestehen multiple Herde, z.T. mit deutlicher Infiltration, sollte eine systemische Therapie (Itraconazol, Terbinafin) durchgeführt werden.

Sonderfall Tinea capitis. Die Pilzinfektion kommt v.a. bei Kindern vor und wird durch Microsporum canis (90%), Trichophyton mentagrophytes und Trichphyton verrucosum verursacht. Meist erfolgt die Infektion bei Kontakt mit erkrankten Haustieren. Anfangs entstehen kleine runde Herde mit feiner Schuppung und knapp über der Kopfhaut abgebrochenen Haaren. Bei Fortbestand kommt es zur Ausbreitung mit deutlicher Entzündungsreaktion (Nässen, Pusteln). Die Therapie ist sowohl topisch als auch systemisch durchzuführen.

Prognose

Die Prognose ist gut.

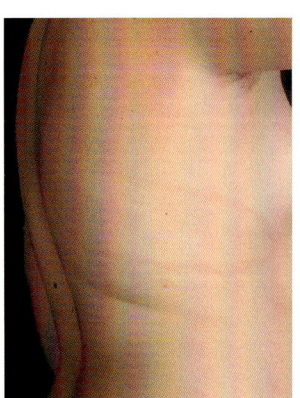

Abb. 34.5 **Erythema migrans.** Seit 14 Tagen bestehendes randbetontes Erythem.

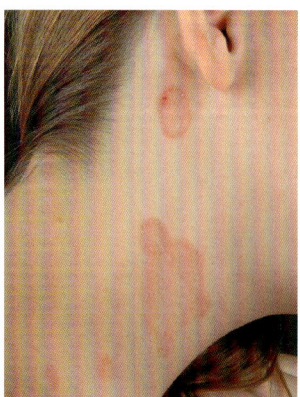

Abb. 34.6 **Epidermomykose.** Randbetont schuppende Plaques.

34.6 Akne

Definition und Ursache

Akne ist eine entzündliche Erkrankung des Talgdrüsenfollikels mit Sekretions- und Verhornungsstörungen, wobei im Kindesalter 3 Formen unterschieden werden (s.u.).

Die Ursache liegt in einer genetischen Disposition, einer hormonellen Stimulation (Androgene), Talgüberproduktion, bakteriellen Besiedelung (Propionibacterium acnes) und einer entzündlichen Komponente.

Symptome und Diagnose

Die Acne neonatorum beginnt in den ersten Lebenswochen mit geschlossenen und offenen Komedonen (sog. Mitesser) an den Wangen und vereinzelt an der Stirn.

Die Acne infantum tritt im 3.–4. Lebensmonat auf, mit zahlreichen Komedonen, Papeln und Pusteln, sowie auch selten zystischen Knoten im Gesicht. Meist sistiert diese Form der Akne mit dem 3.–4. Lebensjahr.

Die typische Acne vulgaris entwickelt sich in der Pubertät mit verschieden schwerer Ausprägung (A. comedonica, A. papulopustulosa, A. conglobata) im Gesicht und oberen Rücken. Es finden sich Mitesser, Papeln, Pusteln und Zysten mit zum Teil deutlicher Entzündungsreaktion (**Abb. 34.7**).

Die Diagnose wird klinisch gestellt.

Therapie, Prognose und Komplikationen

Die A. infantum ist eine selbstlimitierende Erkrankung. Bei therapieresistenten Formen der A. infantum ist zusätzlich eine Abklärung der hormonellen Situation notwendig.

Abhängig vom Schweregrad der beiden anderen Formen wird nur topisch (Azalainsäure, topische Retinoide, Benzylperoxid,) behandelt. Das kann mit systemischen Antibiotika unterstützt werden (Erythromycin, Tetrazyklin – nicht vor dem 7. Lebensjahr). In ausgeprägten Fällen der Acne vulgaris ist eine systemische Therapie mit Retinoiden notwendig. Bei Mädchen kann durch Gabe von Verhütungspillen mit Anti-Androgenen (anti-männliche Hormone) eine Besserung erreicht werden.

Die Prognose von leichten Formen ist sehr gut. Als Komplikation treten Abszess- und Narbenbildung auf.

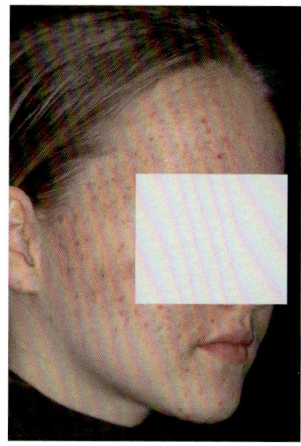

Abb. 34.7
Acne vulgaris. Offene und geschlossen Komedonen.

34.7 Parasitenbefall von Haut und Haaren

34.7.1 Skabies (Krätze)

Definition und Ursache

Skabies ist eine stark juckende Hauterkrankung, die durch engen körperlichen Kontakt übertragen wird.

Ursächlich ist ein Befall mit der Krätzmilbe (Sarcoptes scabiei).

Symptome und Diagnose

Hervorstechendes Merkmal ist der Juckreiz, der in Wärme (unter der Bettdecke) verstärkt auftritt. Typisch sind aufgekratzte Papeln und strichförmige Kratzspuren. Im Säuglingsalter können auch Pusteln auftreten. Bevorzugte Körperregionen sind die Fingerzwischenräume, Handgelenke, Ellenbögen, Sakralbereich, wobei der gesamte Körper befallen werden kann. Nur im Säuglingsalter findet man die Veränderungen auch an Kopf und Fußsohlen (**Abb. 34.8**).

Die Diagnose wird durch den Milbennachweis unter dem Mikroskop gestellt.

Therapie und Prognose

Der gesamte Körper – bei Babys auch der Kopf – muss lokal mit Permethrin behandelt werden. Eine Mitbehandlung der Familienangehörigen ist notwendig, sowie täglicher Wechsel der Bettwäsche. Bei Kindern müssen auch die Stofftiere und Kuscheldecken milbenfrei gemacht werden (z.B. durch einfrieren).

Die Prognose ist gut.

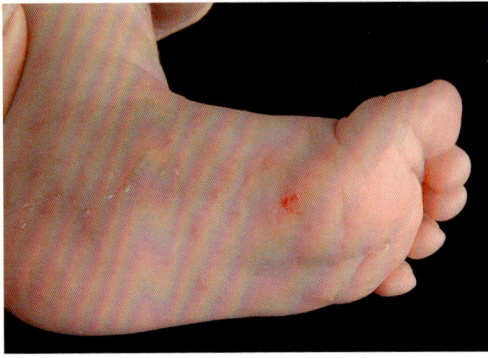

Abb. 34.8 **Skabies.** Bläschen, Pusteln und Papeln an der Fußsohle eines 5 Monate alten Säuglings.

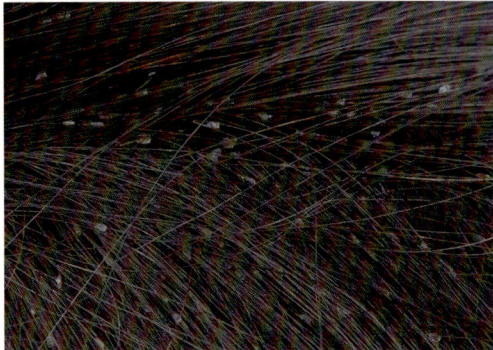

Abb. 34.9 **Pediculosis capitis.** Nissen an den Kopfhaaren eines 8-jährigen Mädchens.

34.7.2 Pediculosis capitis (Kopfläuse)

Definition und Ursache

Bei **Pediculosis capitis** handelt es sich um einen Befall mit Läusen.

Die Kopflaus wird durch direkten Kontakt oder Kleidungsstücke übertragen.

Symptome und Diagnose

Erstes Zeichen ist ein Jucken der Kopfhaut und hinter den Ohren. In weiterer Folge kommt es auch zur Entzündung der Kopfhaut. Am Kopfhaar sieht man die Eier der Läuse, die als kleine weiße Nissen am Haar kleben (**Abb. 34.9**).

Die Diagnose erfolgt klinisch und mikroskopisch.

Therapie und Prognose

Die Therapie erfolgt mittels Anwendung eines permethrinhaltigen Haarschampoos, sowie Entfernung der Nissen mit einem Nissenkamm. Nach einer Woche sollte die Anwendung wiederholt werden. Die Prognose ist gut.

35 Psychosomatik

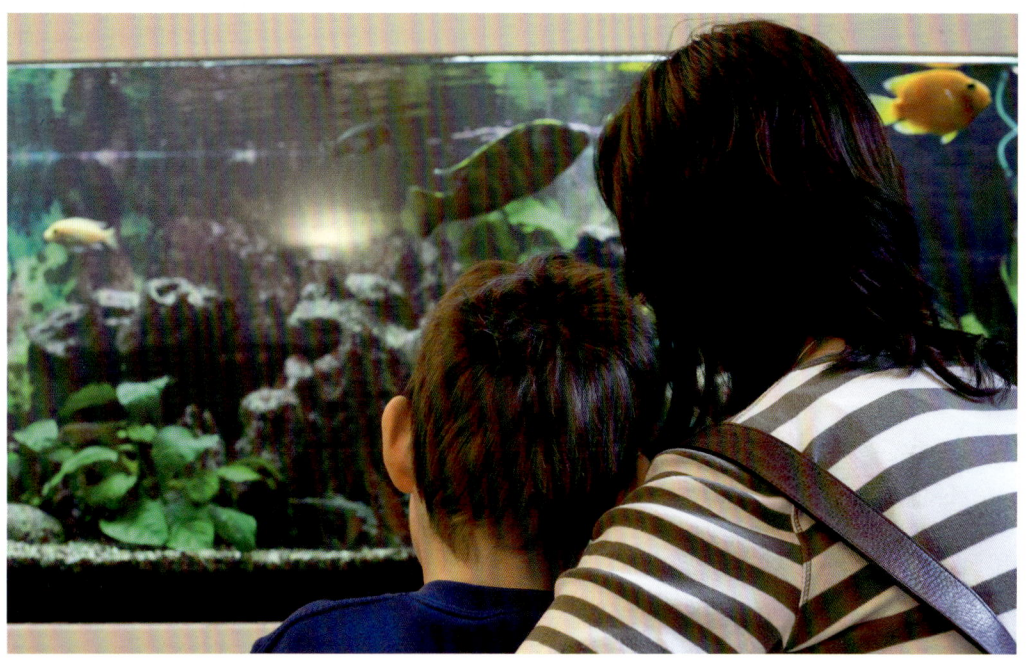

35.1	Definition • 572		35.6	Interinstitutionelle Phänomene • 577
35.2	Ursache • 573		35.7	Psychosomatische Störungen • 577
35.3	Symptome • 573		35.8	Therapie • 584
35.4	Diagnose • 574		35.9	Prognose • 584
35.5	Rolle der Pflegenden • 575			

B Ingo wird ins Krankenhaus gebracht, weil er nichts mehr isst. Er ist 11 Jahre alt und hat mehr als 8kg abgenommen. Er ist 156cm groß und wiegt 34kg. Er sagt selbst, dass er sicher nicht magersüchtig ist. Er findet sehr dünne Menschen nämlich gar nicht schön. Die körperliche Untersuchung zeigt einen sehr mageren Jungen ohne Beschwerden. Ingo ist motorisch geschickt und trotz Gewichtsverlust recht athletisch. Im Gespräch wirkt er gut erzogen, sehr höflich, angepasst, gebildet (er interessiert sich besonders für Wissenschaft) und ist fast etwas altklug. Er wisse auch nicht, was mit ihm los sei, er könne beim besten Willen nicht mehr essen, es tue ihm sogar leid, weil es ihn belastet, dass seine Eltern sich offensichtlich sehr sorgen. Der Auftrag an uns sei eine gründliche Untersuchung und der Wunsch, herauszufinden, warum er nicht mehr essen könne.

B Katharina ist 12 und auch viel zu dünn. Ihre Länge ist mit 172cm für ihr Alter eher groß, sie wiegt 39kg. Sie leidet darunter, dass ihre Eltern seit vielen Jahren nicht zusammen leben und versteht sich mit ihrem Vater immer schon besser als mit der Mutter. Sie ist ein Einzelkind. Sie habe sich laut Angabe beider Eltern in den letzten Monaten verändert, lacht nicht mehr und will auch ihre Freundinnen kaum mehr sehen. Sie war immer schon sehr schlank. Sie weiß selbst nicht genau, wie viel sie vor 6 Monaten gewogen hat. Auch hier ist die körperliche und neurologische Untersuchung bis auf eine aktuelle Obstipation ohne auffälligen Befund. Im Gespräch wirkt sie scheu und still, vermag wenig Blickkontakt zu halten und möchte eigentlich nicht hier sein, da sie sich nicht wirklich krank fühlt. Der Vater hat sie ins Spital gebracht, er ist Koch und beobachtet, dass sich Katharina stark verändert habe. Die Mutter ist erschöpft und verzweifelt.

B *Leyla ist schon 14 Jahre alt. Sie hat in den vergangenen 4 Monaten über 15 kg abgenommen und findet das gut. Sie ist 169 cm groß und wiegt 41 kg. Sie wollte abnehmen und hat es geschafft. Nun ist sie endlich die Schlankste in ihrer Klasse. Sie ernährt sich ganz bewusst gesund und findet es absurd, dass man sie als magersüchtig bezeichnet. Es gehe ihr gut und man solle sie einfach in Ruhe lassen. Sie wisse über Ernährung sehr viel, beobachtet die Menschen und findet, dass die meisten viel zu dick sind und sich falsch ernähren. Später möchte sie Ernährungswissenschaft studieren. Ihre Familie ist aus der Türkei, aber sie ist in Österreich geboren. Auch hier ist die körperliche Untersuchung bis auf das extreme Magersein unauffällig, Leyla ist trotz des Gewichtsverlustes fast heiter gestimmt, sehr sportlich und läuft mindestens 1 Stunde täglich. Sie will, dass der Arzt ihrer Mutter erklärt, dass sie nicht krank sei und dass sie sie in Ruhe lassen soll.*

Ingo, Katharina und Leyla sind intelligente junge Menschen ohne subjektiven Leidensdruck. Gemeinsames Kriterium der drei Fallbeispiele ist, dass Gewicht und Länge nicht mehr in einem förderlichen Gleichgewicht sind; die Anamnese ist bei Jedem anders, aber nicht erklärend. Bei keinem der Dreien gibt es einen vordergründigen „Auslöser", bei keinem eine offensichtliche Belastung. Sie fühlen sich nicht krank und würden von selbst keinen Arzt aufsuchen. Sie wollen alle drei nicht im Spital bleiben, da sie sonst zu viel Schulunterricht versäumen würden. Sie wollen eigentlich alle drei nur, dass die Ärzte die besorgten Eltern einfach beruhigen. Ist das typisch psychosomatisch?

35.1 Definition

Das Wort Psychosomatik ist eine Wortverbindung aus Psycho und Somatik. Im Lehrbuch steht, dass psychosomatische Krankheiten jene sind, bei welchen die seelische Befindlichkeit (Emotionen, Affekte, Gefühlszustände) bei der Entstehung des körperlichen Krankseins eine besonders große Rolle spielt. Oder aber psychische Zustände (Stimmungen, Denken, Überzeugungen) bewirken auf Dauer körperliches Kranksein. Diese Definition ist bezüglich der Kausalität ein Henne-Ei Spiel, denn es ist kaum feststellbar, ob zuerst „krank" gefühlt oder gedacht wurde, und sich dann somatische Symptome eingestellt haben, oder umgekehrt. Da jeder Mensch eine seelische Existenz (Psyche) und einen Körper (Soma) hat, kann jeder „psychosomatisch" erkranken.

Psychosomatik ist ein Begriff, in welchem sich der Versuch des Helfenden ausdrückt, in seiner Haltung dem Patienten gegenüber für Körperliches und Anderes offen zu sein. Mit dem Anderen ist meist seine psychosoziale Anamnese und Situation oder/und seine emotionale Befindlichkeit gemeint. Modern sagt man dazu „ganzheitlich". Der Begriff Psychosomatik möchte in der Wahrnehmung (Perzeption), der Benennung (Diagnostik) und der Behandlung (Therapie) ein „sowohl als auch" einfordern. Mit dem Begriff „Psyche" tut man sich heute genauso schwer wie früher; im Alltag tun wir meist so, als wäre es ein selbstverständliches Allgemeinwissen. Versucht man den Begriff „Psyche" aber genauer zu definieren, ist es plötzlich still. Die Psyche ist kein Organ, es ist keine Substanz, wir tun jedoch so, als sei es sowieso und allen klar, dass „hinter" oder „unter" allem Sichtbaren und Messbaren eben auch noch etwas Anderes (vielleicht sogar Geheimnisvolles) liegen würde oder zu sein habe. Religiöse Menschen legen in den Begriff bisweilen sogar die Hoffnung an einen den Tod überdauernden transzendentalen Teil der menschlichen Existenz. Aber die Notwendigkeit einer systematischen Klassifikation fragt nicht nach persönlichen Überzeugungen, dem Glauben oder den religiösen Vorstellungen der Patienten.

Das ICD/DSM hat es sich da recht leicht gemacht. Mit der Definition „körperliche Beschwerden mit seelischer Korrelation" entsteht mit internationalem Konsens eine definierte Wirklichkeitskonstruktion, eine scheinbare Wissenschaftlichkeit. Es kann sozusagen systematisch und klassifikatorisch nichts schiefgehen. Die Situation bleibt dabei aber genau so ungenau, wie eben der fatale Begriff „Psychosomatik" selbst.

Viele, die sich entscheiden, Helfer zu werden, wollen den Leidenden auch dann begleiten, wenn das konkrete „etwas tun können" nicht so stark im Vordergrund steht. Wenn es also mehr um ein Dasein geht, als um ein real tätiges Behandeln (z. B. Operationen, Eingriffe, Untersuchungen). Wenn also auch die Beziehung zwischen dem Kranken und Helfer zum Thema wird und wenn diese Beziehung selbst reflektiert und aktiv gesteuert werden kann. Wenn man sich aber als Helfer selbst einbringt und sogar einbringen soll, kommt unweigerlich der Ruf nach professioneller Distanzierung und dem Risiko eines emotionalen Burnout ins Gespräch. Es geht um Nähe und Distanz, psychologisch ausgedrückt: Einfühlung und Abgrenzung.

35.2 Ursache

Wenn Menschen „aus dem Gleichgewicht" kommen, hat dies selten eine alleinige Ursache. „Multifaktoriell", „mehrdimensional", „kausal komplex", „ätiologisch uneinheitlich oder mehrschichtig" sind typische Fachausdrücke, um diesen Umstand zu beschreiben. Psychosoziale Belastungen wie Tod eines Angehörigen, Geburt eines Kindes, Trennung der Eltern oder Wechsel des Lebensraumes können belasten. Aber krank werden wir erst, wenn die Bilanz der Veränderungen über einen längeren Zeitraum deutlich zu ungunsten der förderlichen und reparativen Variablen geht und die weitere Entwicklung des Menschen „blockiert" wird. Bis auf existenziell bedrohliche Traumen ist es also meist erst die Anhäufung mehrerer psychosozialer Gegebenheiten und das Fehlen einer positiven ausgleichenden Veränderung, die krank macht. Kranksein entsteht bei der „psycho-somatischen" Dynamik auch nicht von heute auf morgen, sondern meist über Tage und Wochen. Individuelle, interaktive und systemisch wirksame Einflussfaktoren spielen dabei zusammen.

Für die Pflege ist es wichtig, den Patienten nicht zur Ursachensuche zu ermutigen. In unserer Kultur besteht die Neigung, Kranksein fast immer kausal erklären zu wollen, Schuldgefühle zu mobilisieren und erleichtert zu sein, wenn einem etwas einfällt, was zeitlich mit dem Ereignis des Erkrankungsbeginns in Zusammenhang gebracht werden kann.

35.3 Symptome

Im Gegensatz zu organspezifischen Krankheiten gibt es bei psychosomatischen Erkrankungen kein spezifisches und kein typisch psychosomatisches Symptom. Jedes erdenkbare körperliche Symptom kann mit Veränderungen der persönlichen Befindlichkeit einhergehen, jedes wahrnehmbare Gefühl kann von körperlichen Begleiterscheinungen gekennzeichnet sein. Bei deutlichen Veränderungen der Lebensumstände werden sehr häufig zuerst Dysbalancen in der Biorhythmik verspürt (z. B. Schlaf-Wachzyklus und Hunger-Sättigungszyklus). Zu dünne Menschen erkennen und sagen aber natürlich nicht, dass ihre Einführ-Verbrauch Bilanz negativ ist oder zu dicke Menschen nehmen nicht selbst wahr, dass sie einfach zu viel essen. Depressive Menschen stellen nicht selbst fest, dass ihr effektiver Energieaufwand für die Umsetzung von Vorsätzen in die praktische Realität im Ungleichgewicht steht. So einfach ist es eben nicht!

Unsere Beispiele sind sehr typische Beschreibungen von über einige Wochen oder gar Monate entstandenen Ungleichgewichten und Fehlbilanzen. In den drei Beispielen ist die banale Gewicht-Längen-Relation, ausgedrückt auch mit dem Body Mass Index (BMI, S. 166) außerhalb des gesunden Normalbereichs und seiner statistisch relevanten Streuung geraten. Hauptsymptom ist also: massiv verminderter BMI. Alles andere ist variabel. Mit vermindertem BMI kann man aktiv und inaktiv, traurig und heiter, intelligent oder dumm sein. Die Betroffenen sind sich mehr oder minder bewusst, dass die bisherige Steuerung der oralen Einfuhr und des täglichen Energieverbrauchs aus dem für das Wachstum und die Entwicklung förderlichen Gleichgewicht gekommen ist. Es gibt also keine typisch psychosomatischen Symptome. Es gibt nur unspezifische Wahrnehmungen und Beschreibungen von körperlichen (z. B. Schmerzen) und seelischen Befindlichkeiten (z. B. Stimmungen).

Jedes Symptom kann für eine psychosomatische Problematik charakteristisch sein; manche sind vordergründiger, manche verlangen eine detektivische Analyse, bei der der Helfer seinen Patienten begleitend beistehen muss und auf Fährtensuche geht. Der verständliche Wunsch eines leidenden Menschen, „abgeklärt" zu werden, und ein Okay zu bekommen, dass alle seine körperlichen Funktionen ordnungsgemäß sind, ist nachvollziehbar aber nicht einzulösen. Natürlich kann man ein Blutbild oder ein Röntgenbild machen lassen, aber die Aussage „bei Ihnen ist alles in Ordnung" beruhigt selten und löst keine intrapsychischen Konflikte.

35.4 Diagnose

35.4.1 Bindungstheorie

Psychosomatisches Denken verlangt die Reflexion der erlebten Interaktionsmuster, die diagnostisch viel aussagen. Aus der Reflexion entstehen wertvolle Leitlinien für den Umgang in der Behandlung. Die in den 60er Jahren von John Bowlby in London formulierte Bindungstheorie belegt anhand von Beobachtungen und Analysen von unterschiedlichen Eltern-Kindverhalten bei gewissen Säugetieren ein angeborenes intuitives Schutzverhalten, welches unter normalen Bedingungen das Überleben der Neugeborenen der jeweiligen Spezies sichert. Das adulte Schutzverhalten (tragen, halten, wärmen, reinigen, abschlecken, füttern usw.) wird Bindungsrepertoir genannt. Das Neugeborene wiederum motiviert und aktiviert durch seine Bindungssignale (schreien, weinen, fokussieren und aktives Wegdrehen des Kopfes) sein Bindungstier bzw. seine Bindungsperson zu einem für sein Überleben förderlichen Verhalten. So erhält es Schutz, Wärme und Nahrung.

In der Folge kommt es zu einem dynamischen Gleichgewicht zwischen beidseitigem Nähebedürfnis (Bindung), aus dem sich über die Zeit Beziehung und Liebe entwickelt. Gleichzeitig entwickelt sich ein meist zunehmendes Kontrollbedürfnis auf Seiten der adulten Tiere und eine damit verbundene Zunahme von Selbstvertrauen und Sicherheit, aber auch Unabhängigkeit (Autonomie) und Explorationsenergie auf Seiten des Kindes. Mary Ainsworth klassifizierte die Norm/Normalität des menschlichen Bindungsverhaltens in verschiedenen Kulturen und Sozialschichten anhand eines standardisierten Trennungs- und Wiedervereinigungsverhaltens von 12–18 Monate alten Kleinkindern mit ihren Müttern. Sie unterschied die

- sichere Bindung (B),
- unsicher-vermeidende (A),
- unsicher-ambivalente (C) und
- chaotisch-desorganisierte Bindungssituation (D) bzw. Bindungsstörung.

Sichere Bindung (B). Diese ist dadurch gekennzeichnet, dass die Bindungsperson adaptiv, angemessen und feinfühlig genug ist, ihr Kind in jeder Situation soweit zu unterstützen, wie es jeweils gerade notwendig ist, um seine Entwicklung optimal zu begleiten.

Vermeidende Bindungssituation (A). Diese entsteht meist in einer Welt von Mangel; häufig bei materieller (Armut), sozialer (Isolation) und psychologischer (Depression) Not. Das ganze Bindungssystem bekommt rundum wenig bis zu wenig. In menschlichen Systemen besteht diese Dynamik oft bereits über Generationen hinweg. Das Kind muss sich sehr (zu) früh selbst organisieren, wird also (zu früh) auf einer funktionellen Ebene sehr genügsam und „pflegeleicht", um nicht ständig ein emotionales Gefühl des Mangels zu erleiden. Es schützt sich sozusagen vor unbeabsichtigter Kränkung, indem es sich scheinbar unbedürftig macht. Trotzdem ist es gestresst. In Studien wurden eindeutig erhöhte Kortisolmessungen in Blut und Speichel belegt.

Unsicher-ambivalente Bindungssituation (C). Diese ist von Angst gekennzeichnet, meist Verlust- (Todes-) angst. Überprotektives und klammerndes Verhalten auf elterlicher und kindlicher Seite sind typische Kennzeichen der Unsicherheit. Das Kind wird früh als „schwierig" erlebt und wird es dann auch. Frühkindliche Fütterungs-, Schlaf- und Ausscheidungsstörungen gehören zu den häufigsten klinischen Symptomen dieser Bindungsproblematik. Das „Schreibaby" ist der frühere Ausdruck dieser bekannten Variante; heute wird es durch den Fachausdruck „hypersensitive Regulationsstörung" ersetzt.

Desorganisiert-chaotische Bindungsstörung (D). Diese Form ist die schwierigste Bindungsstörung und bedarf fast immer einer therapeutischen Unterstützung im engeren Sinne. Sie kommt v.a. bei Kindern von psychiatrisch kranken Eltern und Eltern aus dem Suchtmilieu sowie Eltern mit Frühstörungen vor. Hier lernen die Kinder zwar meist früh ein sehr uneinheitliches existenzielles Überlebensverhalten, meist aber um den Preis eines Klaffens ihrer körperlichen und seelischen Balance. Häufig entsteht eine charakteristische psychosomatische Spaltung, wie sie bei den Konversionen und Somatisierungen gesehen wird. Bereits Otto Kernberg beschrieb diese Persönlichkeitsentwicklung als Borderline oder Urvertrauensstörung.

Bindungstheorie und Pflegealltag

Im Pflegealltag spiegelt sich diese Vielfalt an Bindungstypologie in sehr vielen Szenen: Der Patient ist mehr oder weniger bedürftig, aktiv, passiv; der Helfer mehr oder weniger unterstützend, fordernd, kontrollierend. Klappt es gut, ist die Einschätzung der zustehenden und für den Genesungsprozess notwendigen Näheenergie auf beiden Seiten (aus der Sicht des Patienten und des Helfers) ungefähr gleich. Klappt es weniger gut, ist der Patient bockig regressiv (nicht explorativ genug) oder uneinsichtig (zu rasch). Da Helfer Menschen mit ganz unterschiedlichen eigenen Bindungsmodellen und Persönlichkeiten sind, kommt es in den täglichen Begegnungen am Krankenbett zu glücklicheren und weniger glückvollen „fits" und „misfits".

Erst Reflexion und ein professioneller Umgang mit der eigenen Bindungs- und Erfahrungswelt und der durch die Vielfalt des Patienten hereingebrachten Herausforderung an emotionalen, fast zwingenden Begegnungspannen, interaktiven Krisen und Bindungskonflikten kann bewirken, dass das Thema von einem psychische Energie zehrenden Konfliktherd bis hin zum Burnout oder eben zu einer heiter stimmenden Lebensbereicherung umcodiert wird.

35.4.2 Interaktionsdiagnostik

Die Begegnung zwischen der Kinderkrankenschwester und dem Patienten ist deutlich unterschiedlich, je nachdem ob sie dem Kind alleine oder dem Kind im Beisein seiner Bezugs- und Bindungsperson begegnet. Im ersten Fall ist sie selbst in der – wenn auch nur vorübergehenden – Rolle der primären Bezugsperson und übernimmt mit den pflegerischen Aufgaben den unmittelbaren Intim- wie Vertrauensraum des Kindes.

Ist die Mutter dabei, ist es ganz anders. Junge Kinderkrankenschwestern beklagen oft, sich überflüssig oder als bessere Kellnerin der Mutter gebraucht zu fühlen. Das Kind nimmt sie gar nicht oder wenig war, da die Mutter alle pflegerischen Aufgaben wie zuhause selbst übernimmt, was aus der psychischen Perspektive des Kindes sowohl natürlich wie auch gut ist. Ist die Mutter-Kind-Beziehung für die Helferin jedoch auffällig, egal in welche Richtung, kommt es rasch und automatisch zu einer interaktiven Eskalation, die hier kurz skizziert werden soll.

Beispiel „unsicher-ambivalente" Bindungsstörung

Bei der am häufigsten zu Beschwerden führenden unsicher-ambivalenten Bindungsstörung (Typ C) äußert sich die Angst der Mutter in unangemessener Sorge und bisweilen aufreibender Irritation und Wunsch nach permanenter Aufmerksamkeit und Kontrolle durch das Helfersystem. Die Schwester wird dauernd gerufen, nach dem Arzt wird dauernd verlangt. Die Mütter haben keine Geduld, den natürlichen Genesungsverlauf abzuwarten, der oftmals einfach einige Tage Zeit braucht. Der Versuch, mehr emotionale Sicherheit durch mehr ärztliche Kontrolle oder mehr technisches Monitoring zu erhalten, muss scheitern.

Hier reagiert das Helfersystem genervt, irritiert und in Kürze mit Abwehr und Widerstand. Es ist dann zunehmend schwer, zwischen Banalität, Hypochondrie und „echten Symptomen" zu unterscheiden. Das Resultat ist oftmals eine Fülle unnötiger technischer, teils auch invasiver Untersuchungen, um wenigstens so zu tun, als ob etwas geschehe. Versteht das Pflegepersonal diese Dynamik, versucht es meist unbewusst, den Patienten vor unnötigen Untersuchungen zu schützen, und gibt bei der Visite an, dass das Kind oder die Familie psychosozial belastet sei.

35.5 Rolle der Pflegenden

35.5.1 Der „schwierige" Patient

Psychosomatische Patienten haben den Ruf, schwierig zu sein. Ein Patient ist aber an und für sich nicht schwierig; es ist die Aufgabe der Pflege und des gesamten Helferteams, gemeinsam die Schwierigkeiten rund um und mit dem Patienten zu analysieren und eine optimale oder möglichst optimale Lösung zu finden.

Professionalität entsteht durch die Reaktionsbreite der Helferwelt und nahezu jede Situation sollte durch Wachheit in der Wahrnehmung, Reaktionsflexibilität, Gelassenheit, Humor und eben adäquater Professionalität gemeistert werden können. Man begegnet wütenden, tobenden, schmerzerfüllten, brüllenden, alkoholisierten, aggressiven, verzweifelten, schluchzenden, suchenden, verwirrten, selbstverletzenden, demotivierten, trägen, lebensmüden, unkooperierenden oder provozierenden Patienten. Fast immer suchen diese Patienten Hilfe, selbst wenn sie gegen ihren Willen eingewiesen werden. Insofern ist der korrekte Umgang mit sog. schwierigen Klienten immer pflegerische Aufgabe, ganz egal wie sie sich benehmen und wie und warum wir ihr Verhalten als schwierig empfinden. Dabei sind Pflegende nicht passive und ausgelieferte Opfer der Willkür des Patienten, ganz im Gegenteil. Es ist pflegerische Pflicht und Aufgabe, die Autorität zu bewahren, Respektsperson und souveräner Helfer zu bleiben. Gelingt dies nicht, sind Pflegende hilflose Helfer und nützen niemandem. Souverän zu sein kann bedeuten, dass man in einer gegebenen Situation kurzfristig auch sehr entschlossen, oder sogar laut oder heftig sein muss.

 Professionalität heißt nicht erdulden, sondern gezielt und überlegt entscheiden und handeln.

35.5.2 Der „schwierige" Angehörige

Grundsätzlich gilt hier ein ähnlicher Ansatz, mit dem Unterschied, dass in der Krise selbst immer der Patient die höhere Priorität der Interventionsaktualität gegenüber dem Angehörigen genießt. Die Not des Angehörigen ist eine andere, als die des Patienten. Liegt eine lebensbedrohliche Diagnose vor, besteht immer das ethische Dilemma zwischen der Aufklärungspflicht und dem Recht auf die „gesunde" Verdrängung. Hier kann es innerhalb einer Familie oftmals ganz unterschiedliche Einstellungen und Meinungen bezüglich der emotionalen Belastbarkeit des betroffenen Patienten geben. Das gemeinsame Ergebnis dieser intrafamiliären Dynamik kann sein, dass niemand mehr offen miteinander kommuniziert und der Patient aus der Unnatürlichkeit der Reaktionen bereits das Schlimmste ahnen muss, sich aber nicht traut zu fragen, weil er sich schämt oder keine weiteren Spannungen in der Familie verursachen will.

> **M** *In der Kinderheilkunde gilt der Grundsatz, dass das Kind das Recht hat zu wissen, woran es ist und es angemessen seines Wissensbedürfnis, seines Alters, Intelligenzniveaus, und Entwicklungstandes erklärt zu bekommen.*

Kinder leiden oft mehr darunter, dass sie ihre Eltern zu schützen glauben und die Ahnungslosen „spielen" müssen, als wissen zu dürfen, dass sie sehr ernst und schwer krank sind. Kinder fürchten den Tod erst ab dem Zeitpunkt, in welchem das Bewusstsein entstanden ist, durch eine kürzere Lebensdauer das Leben „verpasst" zu haben. Dies ist ca. ab dem 8.–10. Lebensjahr der Fall. Sie fürchten sich viel mehr vor Schmerzen und vor dem Alleinsein. Kann dies sicher vermieden werden, sind sie meist unerwartet stark und reif.

Zu vermeiden ist die leider häufige Gewohnheit, mit dem Angehörigen vor dem Kind oder dem älteren Verwandten über dessen (des Angehörigen) Ängste, Beobachtungen, Meinungen und Sorgen zu sprechen. Dies kränkt und belastet Kinder unnötig und ist als Disziplinlosigkeit und Unhöflichkeit (auch wenn es ein Baby ist) zu vermeiden. Dem fragenden Angehörigen ist für seine Fragen und Bemerkungen eine Zeit ohne Beisein des Patienten einzuräumen. Natürlich muss dabei auf Datenschutz geachtet werden. Für die Kinderkrankenschwester kann es aus organisatorischen Gründen schwierig sein, das Gespräch mit einer Mutter auf eine Zeit ohne Beisein des Kindes zu verschieben. Es ist jedoch besser, Angehörige auf diese Regel höflich aber bestimmt hinzuweisen, und sie auf einen späteren Zeitpunkt auf ein Gespräch mit einer anderen Person zu vertrösten, als vor dem wehrlosen Kind meist belanglose Bemerkungen und Bedürfnisse der Erwachsenen auszutauschen.

35.5.3 Zwischen Patient und Arzt

Die Kinderkrankenschwester kann aus unterschiedlichen Gründen auch in einen Loyalitätskonflikt zwischen Kind und Arzt kommen, der sich z.B. darin äußert, dass sie über ein Geheimnis des Kindes informiert ist oder weiß, dass das Kind dem Arzt nicht alle Informationen zu seiner Krankheit offenbart hat, diesen Zustand aber so belassen will. Ist das Offenlegen für die Diagnosestellung oder den Genesungsprozess existenziell wichtig, muss sie das Kind über ihren Loyalitätskonflikt informieren und ihm klar machen, dass sie gewisse Dinge nicht verschweigen darf. So etwa die Mitteilung einer frühen Schwangerschaft einer Jugendlichen, um deren Geheimhaltung sie vielleicht gebeten wurde.

Andererseits kann der Konflikt für sie darin bestehen, dass sie zur Durchführung einer Behandlung aufgefordert ist, an deren Wirksamkeit sie nicht glaubt oder sie sogar daran denkt, dass die vorgeschlagene Behandlung dem Kind schaden könnte. Solch ein Gewissenskonflikt kann zu einem ernsten Problem der Compliance (Zuverlässigkeit der Durchführung der Behandlung durch den Patienten selbst) führen, das wiederum den gesamten Therapieplan ad absurdum führt. Probleme dieser Art sollten entweder durch eine gewachsene Diskussionskultur oder durch die Akzeptanz der grundlegenden hierarchischen Struktur innerhalb des Gesundheitssystems für die miteinander arbeitenden Berufsgruppen im Team geklärt werden.

35.5.4 Zwischen Kind und Eltern

Bisweilen findet sich die Kinderkrankenschwester meist unerwartet und fast immer gänzlich unverschuldet mitten in einem akuten oder lange schwelenden interfamiliären Konflikt. Ihre emotionale Identifikation ist meist spontan beim Kind, altersmäßig befindet sie sich zwischen Kind und Eltern, ihre Berufsrolle ist die einer Erwachsenen. Eltern können ungeniert grob, aggressiv, vorwurfsvoll und unfeinfühlig wirken.

Typische Szenen solcher Interaktionen sind die Abholszenen von Eltern am Sonntagmorgen nach Alkoholintoxikationen ihres jugendlichen Sohnes oder ihrer Tochter am Abend zuvor. So kann es vorkommen, dass die um wenige Jahre ältere Kinderkrankenschwester den Jugendlichen sogar aus der Diskothek kennt, in welcher es zu dem unseligen Ereignis kam, die Eltern jedoch von ihr eine Koalition gegen den unvernünftigen Jugendlichen auf der Erwachsenenebene erwarten. Hier muss jede Schwester und jeder Pfleger seine ganz persönliche Art und Weise finden, mit welcher er sich distanziert oder mit dem einen oder anderen Standpunkt in Koalition geht.

Findet sich die Pflegeperson jedoch zufällig im Raum, wenn das Kind im Rahmen einer intrafamiliären Auseinandersetzung plötzlich gedemütigt oder gar geschlagen wird, soll und muss sie deutlich intervenieren und auf die bestehende gesetzliche Lage hinweisen.

Es empfiehlt sich jedoch, bei sehr aufgebrachten Eltern Unterstützung durch eine weitere Person zu holen.

Das Gespräch mit Eltern, welche man mit dem Thema einer fraglichen Kindesmisshandlung konfrontieren muss, verlangt immer eine klare und vorher definierte Rollenaufteilung in einen „good cop" und einen „bad cop", wobei diese meist von Arzt und Jugendamtsvertretung erfüllt werden. Die Rolle der Kinderkrankenschwester besteht darin, durch alleinige Anwesenheit im Raum die emotionale Unterstützung des betroffenen Kindes zu signalisieren.

35.6 Interinstitutionelle Phänomene

In der Psychosomatik versagen die Ärzte als alleinige Helfer und benötigen die Mithilfe und Unterstützung der Berufsgruppe der Pflege im besonderen, aber auch der klinischen Psychologen, Psychotherapeuten und anderer direkt am und mit dem Patienten arbeitenden Therapeuten wie Logopäden, Ergotherapeuten, Physiotherapeuten usw. Hier kommt es oft zu charakteristischen Machtspielchen der Abhängigkeit, die entweder direkt und persönlich ausgetragen werden (was angenehmer ist) oder über Strukturen wie Bürokratie indirekt und meist zeitraubend verwaltet werden. Die Psychologen fühlen sich oft nicht genügend wahrgenommen, während die Ärzte von deren Bedürfnis nach Wertschätzung genervt sind und ihnen im Gegenzug oftmals einen natürlichen kollegialen Austausch verweigern. Die Pflege steht in dieser kindischen und peinlichen, für den Patienten vollkommen unwürdigen Dynamik mittendrin und soll so tun, als würde alles genauso selbstverständlich ablaufen, als wenn z. B. ein Lungenröntgen angefordert würde.

Das westliche Gesundheitssystem ist wie unsere Gesellschaft erfolgsorientiert. In der Psychosomatik geht es aber meist nicht um heroische Lebensrettungen. Patienten und deren Angehörige kommen fast immer unerwartet aber vertrauensvoll ins Krankenhaus. Glücklicherweise kann dem Patienten sehr häufig effizient geholfen werden. Wenn nicht sofort, wie dies gerade bei den sog. psychosomatischen Erkrankungen häufig ist, entstehen schwierige Gefühle wie persönliche Betroffenheit, Wut, Scham, Schuldgefühle. Der Patient hat auch meist ein bisschen mehr Zeit, über seine eigenen Gefühle und Möglichkeiten der Veränderung nachzudenken. Die Angehörigen der Pflege sind darum mit der Gefühlswelt und dem Verarbeitungsstand des Patienten viel mehr und näher konfrontiert als die Ärzte. Dies gibt ihnen manchmal ein Gefühl der Stärke und Überlegenheit, sogar der Überheblichkeit; sie sind die Front. Ist aber die Front schwach und müde, erschöpft und entmutigt, kann das Erfolgsspiel nicht mehr aufrechterhalten werden. Ganze Teams können so erschöpft umfallen, Burnout ist allzu bekannt. Die Verantwortung für eine regelmäßige Psychohygiene liegt natürlich bei den Teamführenden, aber immer auch bei jedem Einzelnen selbst, da er oder sie letztlich auch die eigene Gesundheit mit in den Beruf einbringen.

35.7 Psychosomatische Störungen

35.7.1 Frühkindliche Ess- und Fütterungsstörungen

Die Kinderkrankenschwester begegnet bei ihrer Arbeit auf Säuglings- und Kleinkindstationen typischen und seltenen Fütterungsarten und Störungen. Als unmittelbar mit dem Säugling und/oder dem Mutter-Kindpaar arbeitende Pflegeperson ist sie in der Schlüsselposition, um diese Phänomene früh zu erkennen und ist konkret v.a. in der primären und sekundären Prävention tätig. Sie hat tagtäglich die Möglichkeit, durch implizite Beobachtungen (zufällig, z.B. beim Betreten des Zimmers) und explizite Beobachtungen (eine als solche vom Arzt speziell angeordnete und definierte Beobachtung der Fütterungssituation durch die Schwester ohne therapeutische Intervention) Eindrücke zu sammeln und die Situation zu analysieren, noch bevor, bzw. unabhängig, ob die Symptomatik als solche für klinisch relevant deklariert wurde.

Fütterungsszene als Testsituation. Das Füttern eines kranken Säuglings ist auf alle Fälle für die Mutter und jede damit betraute Pflegeperson stressvoll, da man besorgt ist, ob das Kind wohl genug Flüssigkeit und Nahrung zu sich nimmt. Deshalb gilt die Fütterungsszene selbst als eine der wertvollsten und charakteristischsten Testsituationen für interaktive Dysbalancen aller Arten. Innerhalb der Mutter-Kind Beziehung kann sie nahezu als Provokationsuntersuchung für mütterliche Feinfühligkeit, dialogische Kompetenz des Säuglings und gegenseitiges Sich-aufeinander-einlassen-können sowie Umgang mit Stress und als Test für das Vorhandensein von Stressbewältigungsstrategien betrachtet werden.

Objektive und subjektive Beobachtung. In diesem Zusammenhang muss die Kinderkrankenschwester deshalb lernen, ihre Wahrnehmung, besonders aber ihre Beobachtung in einen objektiven und nachvollziehbaren Anteil und einen subjektiven Anteil zu teilen. Der objektive Anteil fließt in Form einer möglichst wertfreien Beschreibung in die Pflegedokumentation ein. Der subjektive Anteil, auch Wertungen und Eindrücke über die Feinfühligkeit der Interaktion, wird eher in Gesprächen mit dem mitbeteiligten interdisziplinären Team eingebracht. Die Verhaltensbreite, was noch als „normal" gesehen werden muss, ist wegen des unterschiedlichen Bildungs- und Sozialverhalten, Interkulturalität, Begegnung mit Migranten, unterschiedlichen Ideologien usw. sehr groß. Die junge Schwester lernt bald, sich über die Frage der Norm gut zu informieren, da sie täglich mit der wachsenden Unsicherheit junger Eltern konfrontiert ist und als primäre und kompetente Fachperson den Fragen über Nahrungsinhalt, Fütterungstechniken und Mengen Auskunft anbieten muss.

Videodiagnostik. Die Videodiagnostik hat in den letzten 10 Jahren ihre Berechtigung als akzeptierte und besonders von den Eltern enorm geschätzte Untersuchungstechnik gefunden. Der Vorteil ist eine diskrete, das Kind nicht belastende, die normale Fütterungssituation begleitende Möglichkeit, durch späteres Betrachten in der Gruppe diagnostische sowie therapeutische v.a. interaktive Gesichtspunkte detailliert in unterschiedlichen Timeverfahren (Zeitraffer, bzw. -dehner) diskutieren zu können.

„Künstliche" Störungen und seltene Krankheiten. In Westeuropa leiden die wenigsten untergewichtigen Menschen an einem mangelnden Angebot von Nahrung und Speisen. Ganz im Gegenteil scheint es sich um ein modernes Paradoxon zu handeln, dass, je mehr quantitativ und auch qualitativ hochwertige Nahrung verfügbar ist, die Anzahl von Personen zunimmt, denen es zuviel wird und die – eben möglicherweise bereits ab Geburt – sich dem übermäßigen und subjektiv übergriffigen Dauerangebot von Nahrung selbst willentlich und sogar – wenn auch gesundheitsschädigend – erfolgreich widersetzen. Frühkindliche Essstörungen gehören heute zu den häufigsten Ursachen, welche in den ersten Lebensjahren eines Kindes Anlass zur Vorstellung beim Kinderarzt geben. Das Spektrum reicht also von der banalen aber anstrengenden Sorge einer Mutter über die Frage der richtigen Ernährung beim ersten Kind bis hin zur lebensbedrohlichen Gedeihstörung. Falsch diagnostiziert oder unbehandelt kann dies zu schwerwiegenden Schäden bis hin zur Entstehung irreversibler und gesundheitsbeeinträchtigender Entwicklungsverläufe führen.

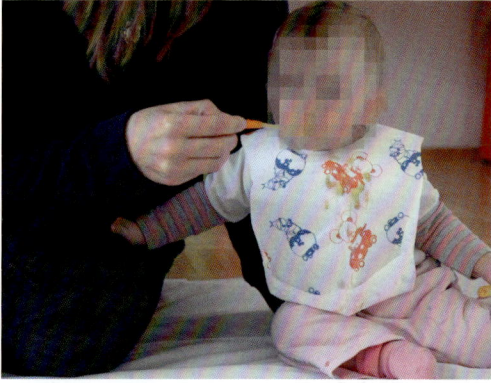
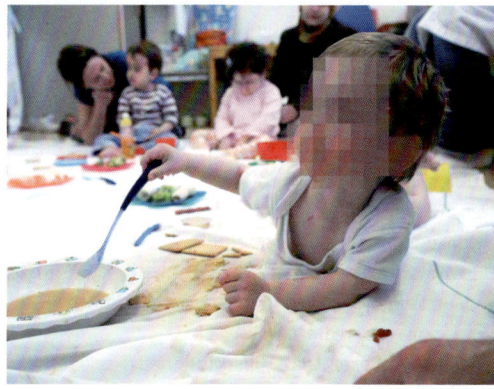
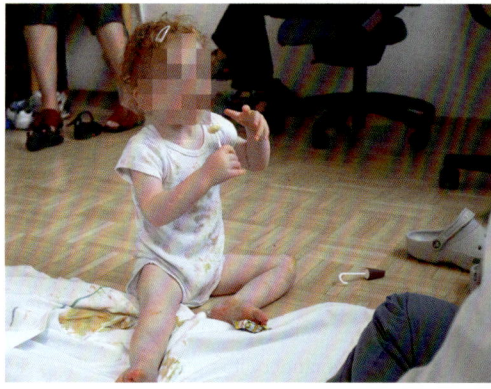

Abb. 35.1 Essstörungen. Die Vernetzung individueller und interaktiver Variablen, welche für diese Störungen typisch ist, bewirkt, dass jedes Kind immer wieder spannend ist und als eine jeweils neue Herausforderung angesehen werden kann.

Die Aufgabe besteht nun darin, die Gratwanderung zwischen den sehr häufigen reaktiven, „künstlichen", kulturspezifischen und „selbstgemachten" Störungen und den seltenen Krankheiten im engeren Sinne zu meistern: Erstere entstehen v.a. dadurch, dass sich das Baby nicht an die elterliche Erwartung bezüglich Essensmenge, -inhalt und Fütterungszeiten hält. Natürlich kann auch aus so einer künstlichen, aber gewachsenen Problematik ein großer subjektiver Leidensdruck entstehen und das Kind negativ beeinflusst werden. Kinderarzt und beratende Kinderkrankenschwester klären ganz klar über die Diskrepanz elterlicher Erwartungen und kindlicher Erfüllungspflichten auf und sorgen dafür, dass elterliche Ängste nicht zu unnötigen und vielleicht sogar invasiven Untersuchungen am Kind führen! Seltene primär kindliche Störungen sollen so früh wie möglich erkannt und spezifisch behandelt werden.

35.7.2 Ein- und Durchschlafstörungen

In der Erstbegegnung mit Familien von schlafgestörten Kindern fällt eines sofort auf: Es geht den Kindern meist blendend, während besonders die Mütter einem Nervenzusammenbruch nahe sind und sich oft in einem regelrechten Schlafdefizitsyndrom befinden. Zeichen sind Agitiertheit, Streitsucht, Weinerlichkeit, Zittrigkeit, Impulsivität, keine Geduld, keine Konzentration, keine Gefühlskontrolle, keine Leistungsfähigkeit, Selbstzweifel, Schuldgefühle, Partnerschaftskonflikte und v.a. Schlafmangel, der so groß ist, dass kleine Pausen keinerlei Erholung mehr bringen.

Stationäre Krisenintervention. Ist die mütterliche Belastung so groß, dass der Kinderarzt sogar an die Gefahr einer drohenden Kindesmisshandlung denkt, wird eine stationäre Krisenintervention empfohlen. In solchen Fällen lernen Kinderkrankenschwestern diese Mütter kennen. Sie sollen wissen, dass alles, was sie dabei wahrnehmen, nicht der Persönlichkeit dieser Mütter entspricht, sondern einen akuten Ausnahmezustand darstellt, der mehr dem Zustand eines psychiatrischen Durchgangssyndroms ähnelt, als der gesunden bisherigen Persönlichkeit der Mutter. Nichts ist logisch, nichts ist vereinbar, die Mütter sind fahrig und zugleich anspruchsvoll, man kann es ihnen nicht recht machen, alle paar Minuten wollen sie etwas anderes. Schlafentzug ist als Foltermethode bekannt; als psychiatrische Begleiterscheinung von frühkindlichen Schlafstörungen wird die Problematik jedoch stark unterschätzt. Die Kinderkrankenschwester muss in solchen Nächten auf alles gefasst sein, mit Samthandschuhen und stoischer Heiterkeit alles okay finden. Sie muss bereit sein, alles zu tun, damit die Mutter sich zumindest gerade so wohl fühlt, dass sie nicht beschließt, mitten in der Nacht – womöglich sogar mit dem Baby – auszureißen.

Unterschiedliche Wahrnehmung von Schlaf. Verschiedene Menschen und Kulturen nehmen Schlaf unterschiedlich wahr. Unsere Kultur nimmt Gutschlafen und Durchschlafen sehr ernst. Am Spielplatz sitzen junge Mütter und tauschen sich intensiv über diese erste zu erreichende Leistung mütterlicher Durchsetzungskraft aus. „Schläft deiner schon durch?" Stress entsteht, wenn die kleine Sabine es mit 4 Monaten noch nicht kann, Stolz, wenn es der kleine Maxi schon seit 3 Wochen tut. Die Wahrnehmung normalen Schlafens bei sich selbst wie auch bei nahe stehenden Mitmenschen ist eine ausschließlich subjektive Angelegenheit. Es gibt Menschengruppen, die ihre tägliche Befindlichkeit und Laune durch die retrospektive Betrachtung: „Habe ich heute Nacht gut geschlafen?" definieren. Selbige fürchten dann auch bereits prospektiv: „Werde ich heute genug Ruhe zum Schlafen finden?" und geraten so in einen selbstgeschneiderten Teufelskreis.

Neonatales und adultes Schlafmuster. In den ersten 12 Lebensmonaten kommt es allmählich zu einem Übergang des neonatalen Schlafmusters (längere Schlafdauer/24 Std., bis zu 85% REM-Muster) zum adulten Schlafmuster (kürzere Gesamtschlafdauer, ca. 15% REM-Muster). Babys und Erwachsene schlafen nie durch. Sie durchschlafen mehrere Schlafzyklen pro längerer Schlafeinheit. Der Übergang eines Schlafzyklus zum nächsten geschieht von selbst und wird autonom reguliert; der Übergang ist von kleinen unkoordinierten Bewegungen gekennzeichnet. Die Gesamtschlafdauer ist genetisch determiniert und ist großen individuellen Schwankungen unterworfen. So kann es nun zwischen Mutter und Kind zu einem guten „fit" oder einem „misfit" kommen. Bekommt eine Kurzschlafmutter (z.B. durchschnittlich 6–7/24 Std.) ein Langschlafbaby (z.B. anfangs 16/24 Std.), so wird sie ausgeruht und gelassen die vielen Veränderungen der neuen Mutterschaft erleben. Bekommt im Gegensatz dazu eine Langschlafmutter (10–12/24 Std.) ein Kurzschlafbaby (auch 10–12/24 Std.), muss die Situation zwingend bald eskalieren, da die Mutter sich nicht einmal aus der postpartalen körperlichen und psychischen Erschöpfung erholen kann.

Individuelle Behandlung. Mütter sind heutzutage mit einer Fülle von zusätzlichen Aufgaben nebst dem emotionalen Übergang in die „Motherhood Constellation" (graduelle Adaptation an die neue Verantwortung, Anpassung an die kindliche neue Biorhythmik,) beschäftigt und – nicht zuletzt wegen des Fehlens einer stützenden Großfamilie – oft überfordert. Die Behandlung muss deshalb für jedes Kind individuell und familiensystembezogen aber multidisziplinär organisiert werden.

35.7.3 Ausscheidungsstörungen

Die Enuresis (Einnässen nach dem 6. Lebensjahr) und die Enkopresis (Stuhlschmieren, unwillkürliches Stuhlverlieren) gehörten zu den klassischen Psychosomatosen der internen Lehrbücher vor 30–40 Jahren. Der Zusammenhang zwischen angeblich gehäuft angefundener psychosozialer Belastung und diesen funktionellen Symptomen gab Anlass zu psychologischen Falluntersuchungen, welche die „tiefere" Bedeutung des kindlichen Stuhls und Harns aus tiefenpsychologischer Sicht als Übersetzung einer seelischen Botschaft im Rahmen der Interpretation der Lebensgeschichte des Klienten nahezulegen versuchten. Leider steht die Beweiskraft dieser Deutungen auf so wackeligen Füssen wie jede selektive retrospektive Analyse in der Psychomedizin.

Spezifische Zeitfenster für Entwicklungsleistungen. Heute ist klar, dass es in der Entwicklung von Kindern für nahezu jede chronologisch aufeinanderfolgende neuro-, senso- und psychomotorische Entwicklungsleistung angefangen von Saugen, Schlucken, Beißen, Kauen, Greifen, Sitzen bis hin zu komplexen und zusammengesetzten Leistungen wie rückwärts Treppensteigen, Schwimmen, Radfahren und das Erlernen von Klavierspielen ganz spezifische Zeitfenster gibt, in welchen die jeweilige Entwicklungsleistung optimal leicht und nahezu spielerisch, fast wie von selbst erlernt wird.

Entwicklungsleistung Reinwerden. Reinwerden ist so eine Entwicklungsleistung. Ungefähr 18 Monate bis 2 Jahre lang dauert die Phase des unwillkürlichen Ausscheidens beim Kind. Und ganz plötzlich, eines Tages, ohne Vorbereitung sagt das Kind: „Mama schau" oder „muss" oder „Pipi" und meldet den verspürten Blasendruck oder das Gefühl des Nassseins nach erfolgter Urination. Ab diesem Zeitpunkt dauert es meist nur kurze Zeit bis keine Windel mehr benötigt wird. Natürlich freut sich das Kind, wenn seine neue Leistung von seinen Bindungspersonen positiv bewertet wird, aber je mehr gelobt und Theater gemacht wird, desto anfälliger für eine Störung dieses Prozesses wird es oft. Besonders wenn das Kind bemerkt, dass die Sache von ihm erwartet wird, ja sogar ganz wichtig ist und sehnsüchtig erwartet wird, bekommt die Option der Freude und Faszination durch eine selbst erfundene Verweigerung eben der Leistung einen zusätzlichen Kick.

Die Kinderkrankenschwester wird in zweifacher Hinsicht einbezogen: Erstens kommt manchmal ein Kleinkind ins Krankenhaus, welches gerade mitten im Entwicklungsschritt des Sauberwerdens ist (Harnbla-senkontinenz oder Stuhlkontinenz). Dies ergibt sich aus der Pflegeanamnese oder wird selbst beobachtet. Hier ist es wichtig, das Kind so zu begleiten, dass seine eigene Körperwahrnehmung durch die Aufmerksamkeit der Schwester positiv beeinflusst wird und der Entwicklungsschritt fortgesetzt und nicht unterbrochen wird.

Andererseits ist es auch möglich, dass die Schwester wahrnimmt, dass eine Mutter ihr Kleinkind unangemessen und nicht altersgerecht zu einer Leistung im Bereich der Ausscheidungsfunktionen aufzufordern versucht. Sie kann sich nun „einmischen" und der Mutter gegenüber beratend einen Vorschlag in Richtung einer Veränderung machen, oder ihre Beobachtung erst dem Team melden und sich versichern, ob ihre Beobachtung vielleicht im Zusammenhang mit anderen Feststellungen steht, welche nach einer Intervention im größeren Rahmen verlangen.

Somatische Diagnostik. Die somatische Diagnostik der Enuresis und Enkopresis ist altersspezifisch und bedarf einer nephrologischen bzw. gastroenterologischen spezialisierten Einrichtung. Sie beinhaltet: Dokumentation der Ausfuhr, Ultraschalluntersuchung sowie Koloskopie und weitere Untersuchungen nach spezifischer Indikation.

Sensible, symptomnahe Pflege. Zusammenfassend kann gesagt werden, dass bei der Behandlung der psychosomatischen Ausscheidungsstörungen eine sensible, primäre und symptomnahe Pflege angezeigt ist. Sie erfordert Fingerspitzengefühl und Hausverstand. Peinlichkeits- und Schamgefühle gehören zu den schlimmsten Erinnerungen von Kindern an ihre Krankenhausaufenthalte, werden oft jahrzehntelang gespeichert und entstehen meist in ganz harmlosen und banalen Alltagssituationen der Pflege, wo die Pflegeperson ihren Beruf ausübt, das Kind sich jedoch exponiert und entblößt fühlt und nicht weiß, wie es mit seinen Gefühlsstürmen umgehen soll. Damit natürlich, liebevoll, humorvoll und heiter umgehen zu lernen, ist eine lohnende Herausforderung.

35.7.4 Bauchweh, Kopfweh, unklare Schmerzen

Anders als bei vielen Erkrankungen gibt es inzwischen auch bei den häufigsten psychosomatischen Erkrankungen klare Behandlungskonzepte und Protokolle. Bei Bauchweh, Kopfweh und unklaren Schmerzen (also eher unspezifischen Beschwerden) gibt es sie nicht. Falls doch, arten sie immer in zeitlich strukturierte Organigramme aus („erst mal organische Gründe des Krankseins ausschließen, dann..."), die den Konzepten der Patienten, deren Familien und zuweisenden Ärzten entsprechen („Was ist, wenn das Kopfweh doch ein Hirntumor ist, und wir haben 2 Wochen lang über die Ängste des Kindes in Zusammenhang mit seiner sterbenden Oma gesprochen?"). Leider bewirkt sowohl die finanzielle als auch technische Verfügbarkeit diagnostischer Maßnahmen wie MRT, CT, Ultraschalluntersuchungen usw. in den meisten Ländern mit westlichem Medizin-Standard eine Verführung, diese viel häufiger zu nutzen, auch wenn jegliche spezifischen Symptome fehlen. Das Entdecken eines Hirntumors als Zufallsbefund ist ungefähr gleich häufig wie das Entdecken eines Hirntumors bei unspezifischem Kopfweh, Sorgen oder Ängsten.

Situative Variabilität. Charakteristisch ist bei „psychosomatischen" Beschwerden ihre situative Variabilität. Das Bauchweh tritt z. B. immer am Werktag vor Schulbeginn zuhause auf, solange, bis man sich entschlossen hat, das Kind zuhause zu lassen. Ist die Entscheidung gefallen, verschwinden die Bauchschmerzen unerklärlicherweise. In den Sommerferien habe das Kind niemals Bauchschmerzen. Was können wir daraus ableiten?

Die Bauchschmerzen sind nicht gespielt, sie sind keine bewusste Manipulation des Kindes, um die Schule schwänzen zu dürfen. Sie sind unspezifischer, aber organfokussierter Ausdruck von Stress, meist in einer „Bauchwehfamilie".

B *Fallbeispiel „Bauchwehfamilie"*

Der Morgen des Kindes kann so ungemütlich aussehen: Die Mutter, selbst Krankenschwester, muss schon vor 6 Uhr außer Haus gehen und kann das Kind gerade noch wecken. Der Vater soll länger schlafen, weil er bis spät abends selbst gearbeitet hat. Nach dem Gutenmorgenkuss sollte es sich eigentlich mehr oder weniger selbst versorgen; anziehen, Zähne putzen, Zahnspange und Pausenbrot nicht vergessen. Aber es ist noch so dunkel, es ist noch so müde, es ist erst 8 Jahre alt und die Geschwister sind auch alle hektisch. Da kommt das Bauchweh einfach von selbst, es drückt und tut weh, es ist einfach da und verlangt Aufmerksamkeit. Wenn man dem Kind alles logisch erklärt, nützt das auch nichts. Die Bauchschmerzen begleiten das Kind über fast 2 Jahre, manchmal fast täglich, manchmal wieder nur ein oder zweimal im Monat. Irgendwann sagt jemand, es könnte doch eine Blinddarmentzündung sein. Dann geht die Mutter selbst in die Klinik, sie nimmt sich Urlaub, durch ihren Beruf kennt sie viele Differenzialdiagnosen. 2 bis 3 Wochen verstreichen mit serologischen und apparateunterstützten Untersuchungen. Alles ist negativ. Man atmet auf, aber irgendwie ist man auch enttäuscht, denn nun muss es also doch wohl der Morgenstress sein. Kann man da etwas ändern?

Schritte der Diagnose und Therapie. Gute Psychosomatik ist selten von einfachen Lösungen gekennzeichnet. Das Erstgespräch dient v.a. der Klärung der Beziehungsebene bezüglich des gewünschten Auftrages. Wer will was von wem warum und wie rasch und was ist wer bereit dafür zu tun? Die Klärung des „Indexpatienten" sowie die Sicherung der Diagnose ist der erste strukturelle Schritt. Zweiter Schritt ist die Therapieplanung und Klärung der Wünsche, Vorstellungen und Möglichkeiten der Familie und des Kindes oder Jugendlichen. Und erst in einem dritten Schritt beginnt die Therapie selbst. Inzwischen sind 2–3 Wochen vergangen und der schwierige Jugendliche vielleicht schon wieder entlassen. Dass der psychosomatisch Kranke meist nicht blutet, und meist auch nicht zu ersticken droht, hat die psychosomatische Medizin bisweilen in den Verruf gebracht, es nicht mit „echten" Kranken zu tun zu haben.

Inzwischen hat sich dies auch verändert. In der psychosomatischen Abteilung der Universitätskliniken landen Patienten, deren medizinische Symptomatik so verworren oder atypisch ist, dass die bisherige Normaldiagnostik „nichts" gefunden hat. Dann wurde psychologisiert und eine Menge von Hinweisen und Auffälligkeiten gefunden und dann wurde der Patient eben auf die Psychosomatik verwiesen. Hier wird ein Therapieplan begonnen, möglicherweise dessen Effizienz etwas strenger geprüft. Spricht der Patient nicht auf die vorgeschlagene Therapie an, muss doch weitergesucht werden. Und plötzlich entpuppt sich eine chronische Anorexia nervosa als Borreliose, ein chronischer Bauchschmerz als Tuberkulose, ein jahrelanges psychogenes Anfallsleiden als seltene Nahrungsmittelunverträglichkeit.

Schmerz ist ein Leitsymptom. Nicht die dem Schmerz zugeschriebene Kausalitätshypothese ist die Herausforderung, sondern die Effizienz der Behandlung. Denn letztlich ist es dem Kind, dessen Familie und jedem ganz egal, ob es die Belastung durch die Scheidung der Eltern, oder die Ängste nach dem Tod der Oma, oder die Traumatisierung durch einen Überfall war, weswegen der Schmerz angefangen hat. Wichtig ist, dass dem Patient geholfen wird. Sei es, dass ein kleines oder größeres Kind seinen Schmerz aktiv „beim Schopf packt" und einen Weg findet, aus der Starre der Symptomfixierung wieder ins aktive Leben zurückzufinden, als darüber nachzudenken, wie und warum es heute und nicht gestern Kopfweh oder Bauchschmerzen bekam.

P *Die Rolle der Kinderkrankenschwester auf diesem Weg ist eine begleitende; sie muss dem Kind immer wieder Zuversicht vermitteln und Mut machen.*

Psychosomatische Probleme entstehen meist nicht von heute auf morgen, auch deren Lösung braucht Zeit und Geduld. Im Gegensatz zu Erwachsenen ist es jedoch den meisten Kindern und Jugendlichen egal, warum ihr Symptom plötzlich weg ist. Warum sich der Konflikt mit dem Bruder, dem Vater, der Mutter, dem Lehrer plötzlich anders anfühlt und wie weggezaubert ist. Für Kinder ist es viel weniger wichtig, den Grund für eine positive Veränderung bewusst zu verstehen oder zu erkennen. Sie leben meist, je jünger, desto mehr, im „Hier und Jetzt" und können nach wochenlangen Behandlungen oft nicht sagen, warum es eigentlich besser ist, aber es ist offensichtlich, und aus der Beobachtung der Familie nachvollziehbar, dass eine Veränderung stattgefunden hat. Das „Zerreden" von psychologischen Hypothesen, wie dies manchmal bei verstrickten Trennungssituationen gesehen wird, ist – jedenfalls für das Kind – unsinnig. Bisweilen benötigen die beteiligten Erwachsenen durchaus fachlich kompetente Hilfe für ihre Anliegen und Fragen, die sollten jedoch – außer das Kind möchte ausdrücklich gerne dabei sein – nicht gemeinsam mit dem Kind durchgeführt werden.

35.7.5 Essstörungen des Schulalters und der Pubertät

Vorschulzeit

In der Vorschulzeit treten Essideosynkrasien (engl. „picky eaters") auf. Dies sind Kinder, die Ekel und Verwöhnung zur alleinigen Bevorzugung gewisser Speisen zwingen. Anderes können sie nicht essen. Eine massive Einschränkung des Speiseplans ist typisch; oft kommen die Kinder mit einer einzigen Speise aus. Enthält diese (z. B. Speiseeis, Pudding oder Eierkuchen/Omelett(e)) eine ausgewogene Mischung von Eiweiß, Fett und Kohlenhydraten und zeigt das Kind normales Wachstum, einwandfrei schöne Haare, Nägel und eine gute Haut, ist aus nutritiver Hinsicht keine Intervention notwendig. Erst wenn sekundäre psychosoziale Nebenwirkungen wie Isolation, Frustration oder Irritation deutlich werden, ist eine Veränderung anzudenken.

Übergewicht kommt bereits im Vorschulalter, zunehmend aber ab dem Schulalter vor. Einerseits bei syndromatisch kranken Kindern oder Zuständen nach Hirntumoren (z. B. Operation eines Kraniopharyngeoms mit Verletzung der hypothalamischen Region), andererseits auch heute immer häufiger als Folge einer Fehlernährung in der Familie in einer Überflussgesellschaft.

Grundschulalter

Im Grundschulalter (bis zur 5. Schulstufe) treten schon alle Formen von Essstörungen auf: zuwenig, zuviel, oder irreguläre Arten von Problemen mit dem Essen. Die Reaktion der Umgebung auf diese Auffälligkeiten ist entscheidend. Selten werden klassische und direktive Erziehungsmaßnahmen helfen und das Verhalten des Kindes ändern. Das Vorleben ist hier wie in allen Erziehungsfragen entscheidend.

Pubertät

Mit dem Erreichen der körperlichen Pubertät treten Essstörungen auf, die einerseits durch die Mode und andererseits durch die Gleichaltrigengruppe mehr als durch das Elternhaus bestimmt sind. Mädchen müssen

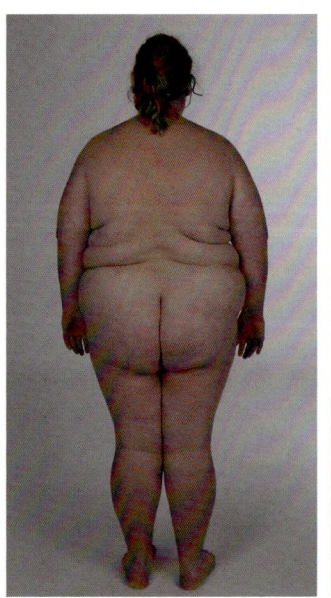
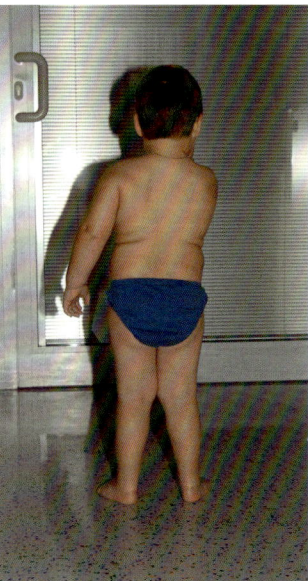

Abb. 35.2 **Übergewicht.** Bereits im Vorschulalter, zunehmend aber ab dem Schulalter wird Übergewicht zum Problem.

PSYCHOSOMATISCHE STÖRUNGEN

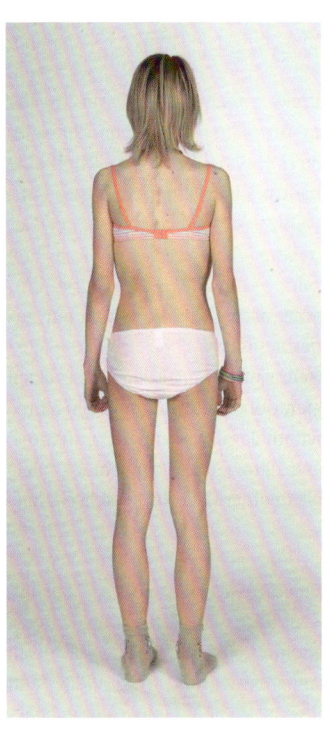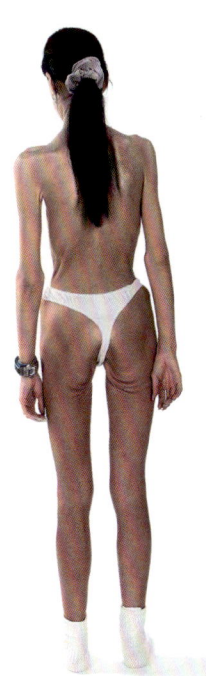

Abb. 35.3 Anorexia nervosa. Die Pubertätsmagersucht ist die häufigste Essstörung dieses Alters in der westlichen Welt

in der Gruppe Gleichaltriger passend aussehen: Ist das Ideal ein schlanker Körper, so müssen sie auch so aussehen. Jungs müssen in der westlichen Kultur derzeit eher sportlich sein und sehen dann auch so aus, wie es verlangt wird. Der Einfluss der Eltern in dieser Zeit wird zumeist überschätzt. Erwachsene könnten vielleicht die Einstellung zur Mode beeinflussen.

Pubertätsmagersucht

Die Pubertätsmagersucht (Anorexia nervosa, s. auch Kap. 14.3.1) ist die häufigste Essstörung dieses Alters in der westlichen Welt: Sie ist lebensgefährlich und ihre Behandlungen nach den Grundsätzen der evidence based medicine (EBM) nicht ausreichend überprüft. Die Essbrechsucht (Bulimia nervosa, s. Kap. 14.3.2) ist sozial angepasster, da die Betroffenen überall mitessen können und körperlich nicht auffallen. Jedoch geht diese Störung mit schweren Schwankungen der Stimmung und des Selbstwertes einher, die die Betroffenen oft mehr stören, als die Essstörung selbst.

Das Übergewicht (s. Kap. 14.2.1) spielt in dieser Altersgruppe bei Mädchen und Knaben eine sehr große Rolle und enorme BMIs von 40–50 kommen vor. Die Jugendlichen haben oft eine lange Reihe von Abmagerungskuren hinter sich, die alle erfolglos blieben. Ernährungsberatung allein ist bei den betroffenen Jugendlichen sinnlos. Sie wissen genügend über Essen und Kalorien, Sport und andere theoretische Beratungselemente. Es geht vielmehr um eine konkrete Hilfestellung und regelmäßige Begleitung bei der Umsetzung des Gewussten. Ob psychotrope Medikamente einerseits, oder Operationen wie gastric banding eine Unterstützung der Jugendlichen darstellen, ist noch unzureichend untersucht.

Die Pubertätsmagersucht ist die Erkrankung des frühen Jugendalters. Ihre Ursachen sind v.a. in der folgenden Trias zu finden:
1. Überfluss und sich daraus ergebene Schlankheitsidealisierung
2. Mangel an Idealen, denen die Jugend nacheifern kann
3. zuviel Gesundheitsideologie

Einzel- und Gruppenberatungen der Familien, die auf die Notwendigkeit der Entwicklung anderer pubertärer Erscheinungen hinweisen, verbessern den Krankheitsverlauf. Familien werden von ihrer Angst entlastet, dass das Kind verhungern könnte.

35.8 Therapie

Die Behandlung psychosomatischer Erkrankungen ist komplex und kann unmöglich in einem Kapitel zusammengefasst werden. Da wir aber mit 3 sehr typischen Beispielen begonnen haben, wird sich dieser Teil des Artikels stellvertretend für andere psychosomatische Probleme mit der Therapie der Anorexia nervosa beschäftigen.

Gewichtszunahme

Beim Gewichtsmanagement wird täglich mindestens einmal gewogen. Bei Nichterreichen der Gewichtszunahme von 100g/Tag wird enteral mittels definierter Sondennahrung ernährt. Ebenso ist das spezifische Gewicht des Harns zu messen, um exzessives Trinken zu vermeiden.

Psychotherapie

Es werden v.a. Selbstwertprobleme behandelt. Voraussetzung ist eine von beiden Seiten als stimmig empfundene therapeutische Beziehung. Der Versuch der Erkrankten, den Therapeuten zu einer Lockerung der kontrollierten Gewichtszunahme zu bewegen, muss schon durch die Anordnung des Kontakts zwischen Therapeut und somatisch behandelnder Einrichtung verhindert werden. Ziel der Therapie ist es, andere Bereiche als das Hungern zu finden, die dem Erkrankten attraktiv sind und seine Selbstwertstörung bewältigen helfen. Der Therapeut sollte dabei stützend und nur wenig konfliktorientiert vorgehen. Die Beratung der Familie, v.a. aber das Gewichtsmanagement sollte in anderen Händen liegen. Das heißt, dass Psychotherapeut und Gewichtskontrolleur unterschiedliche Menschen sein sollen.

Familienberatung

Es stehen heute systemische Konzepte im Vordergrund. Dabei wird die Patientin als „Symptomträger" eines gestörten Systems definiert und die Interaktion der Familienmitglieder, die eben ein krankes Mitglied haben, ist Gesprächsthema. Es besteht die Annahme, dass durch die Veränderung der Kommunikation die Notwendigkeit des Symptoms entfällt. Diese Annahme, die anfangs als die perfekte Lösung des Problems angepriesen wurde, wurde inzwischen relativiert.

Für die junge Kinderkrankenschwester ist die Begegnung mit jugendlichen Essgestörten sehr schwer. Die Patienten versuchen oft, am Modell der fast gleich alten (schlanken) Krankenschwester ihrem Widerstand Recht zu geben. Dies bringt die junge Schwester in einen Loyalitätskonflikt zwischen ihren eigenen Gefühlen der Identifikation, Sympathie, des Modebewusstseins und ihrem Wissen, dadurch den Ermessens- und Gewissenskonflikt der wenig jüngeren Patienten gegenüber deren Familien und dem Ärzteteam möglicherweise zu vergrößern. Dieser Seiltanz kann zehren und bedarf in schwierigen Fällen einer Supervision.

35.9 Prognose

Die Prognose psychosomatischer Erkrankungen hängt wie bei allen anderen Erkrankungen vom Zeitpunkt der Erkennung, der Richtigkeit der Diagnose und der Effizienz der Behandlung ab. Man kann an psychosomatischen Erkrankungen und deren Komplikationen auch sterben, was besonders tragisch ist, da es meist auf eine unglücklich verlaufende Begegnungsdynamik zwischen Patient und Helfern hindeutet. Gerade der Pflegeberuf mit seiner Unmittelbarkeit in der konkreten körperlichen Berührung des Patienten ist eine psychosomatisch aktive Tätigkeit. Einen Körper zu waschen, pflegen zu helfen, oft ihn erstmals pflegen zu lehren, ist Psychosomatik pur, auch wenn dies in der Ausbildung nicht so benannt wird.

Die dabei immer stattfindende Begegnung (ein paar liebe Worte, ein kleines Lob, auch Belanglosigkeiten des Alltags) ist die primäre Brücke zum jungen Patienten, mit welcher er oder sie oft viel mehr anfangen kann als mit den Therapien im engeren Sinne. Deshalb ist die Pflege auf einer psychosomatischen Station nicht „unwichtiger", obschon die Patienten meist nicht bettlägerig sind, sondern sogar noch wichtiger als in anderen Bereichen, in welchen die pflegerische Tätigkeit klarer definiert ist (Medikamente geben, Verband wechseln, Infusionen kontrollieren usw.).

> **P** *Die pflegerische Tätigkeit kommt der Sehnsucht und der Erinnerung des Patienten an die der primären Mütterlichkeit (egal ob er oder sie sich dessen bewusst sind oder nicht) am nächsten, die Pflege teilt eben gerade nicht zwischen Körper und Psyche, sie integriert beides intuitiv und zwingend. Dies wahrzunehmen, darauf stolz sein zu können, ist ganz wichtig, da sich die Kinderkrankenschwester bisweilen sonst „überflüssig" fühlen könnte, weil ja „nichts zu tun" ist.*

Jede Berufsgruppe in einem interdisziplinären Team bedarf der kollegialen Kooperation und Integrationsbereitschaft („klar, das mache ich/übernehme ich gern") und genauso der klaren persönlichen Abgrenzung und fachlichen Grenzsetzung („nein, das ist eigentlich nichts für mich, ich habe aber vielleicht eine Idee, wie es gehen könnte"). Eine gute Lobby, Berufsgewerkschaft, Fortbildungsangebote, Supervisionen braucht jeder Einzelne. Erst wenn jeder – genauso die Raumpflegerin, die Verwaltungsbeauftragte, die Sekretärin, die Pflegehelferin – (alle unentbehrlich für das Aufrechterhalten eines funktionierenden Gesundheitssystems) seinen Beruf selbstbewusst unterstützt und gerne macht, kann für den Patienten in seiner Ausnahmesituation die Sache funktionieren.

Die Rolle der Pflege innerhalb der Psychosomatik, des psychosomatischen Denkens (Diagnostik) und Handelns (Therapie) ist grundsätzlich unverzichtbar, ihren Platz muss sie sich jedoch immer wieder von neuem erobern und sichern.

Anhang

Abbildungsnachweis · 588

Abkürzungsverzeichnis · 589

Weiterführende Adressen · 590

Sachverzeichnis · 591

Abbildungsnachweis

Andreae S et al. Krankheitslehre für Altenpflegeberufe. Stuttgart: Thieme; 2001: 14.10

Baumann T. Atlas der Entwicklungsdiagnostik. 2. Aufl. Stuttgart: Thieme; 2006: 3.1, 3.2, 32.6b

Benz-Bohm G. Kinderradiologie. 2. Aufl. Stuttgart: Thieme; 2004: 12.17, 12.20

Bettex M et al. Kinderchirurgie. Stuttgart: Thieme; 1982: 20.1, 20.7

Flehmig I. Normale Entwicklung des Säuglings und ihre Abweichungen. 5. Aufl. Stuttgart: Thieme; 1996: 2.4, 2.5, 2.6, 2.7, 2.8, 32.6a

Herrmann B, Novak W, Pärtan G. et al. Nichtakzidentelle Kopfverletzungen und Schütteltrauma-Syndrom. Monatsschr Kinderheilkd 2008; 156: 644. Mit Genehmigung von Springer: 19.2

Hertl M. Kinderheilkunde und Kinderkrankenpflege für Schwestern. 7. Aufl. Stuttgart: Thieme; 1989: 32.19a

Hoehl M, Kullick P. Kinderkrankenpflege und Gesundheitsförderung. 2. Aufl. Stuttgart: Thieme; 2002: 12.7, 12.8

Hoehl M, Kullick P. Thiemes Gesundheits- und Kinderkrankenpflege. 3. Aufl. Stuttgart: Thieme; 2008: 12.10, 12.11, 14.1, 14.7, 14.9, 24.8, 33.15

Hofmann V et al. Ultraschalldiagnostik in Pädiatrie und Kinderchirurgie. 3. Aufl. Stuttgart: Thieme; 2005: 12.22, 12.23

Janning W, Knust E. Genetik. 2.Aufl. Stuttgart: Thieme; 2008: 33.1

Kerbl R. Checkliste Pädiatrie. 3. Aufl. Stuttgart: Thieme; 2007: 4.2, 5.1

Kremer K et al. Chirurg. Operationslehre Bd. 10/1. Stuttgart: Thieme; 1997: 18.10a, 18.11

Kurz R, Roos R. Checkliste Pädiatrie. 2. Aufl. Stuttgart: Thieme; 2000: 15.7a, 15.9, 31.4

von Laer L et al. Frakturen und Luxationen im Wachstumsalter. 4. Aufl. Stuttgart: Thieme; 2001: 18.2, 18.3

Lang GK. Augenheilkunde. 3. Aufl. Stuttgart: Thieme; 2004: 16.14, 21.2, 21.5, 21.7, 21.8, 21.9, 21.10, 21.11, 21.12

Langmann J. Medizinische Embryologie. Stuttgart: Thieme; 1980: 32.17c

Lexikon der Krankheiten und Untersuchungen. Stuttgart: Thieme; 2006: 4.1, 24.1, 24.4, 24.7a, 24.16, 26.2

Lexikon der Krankheiten und Untersuchungen. 2.Aufl. Stuttgart: Thieme; 2008: 33.4, 33.6, 33.8, 33.9, 33.10, 33.11, 33.13, 33.14

Masuhr KF, Neumann M. Duale Reihe Neurologie. 5. Aufl. Stuttgart: Thieme; 2005: 32.12b

Merkle W. Duale Reihe Urologie. Stuttgart: Hippokrates/Thieme; 1997: 28.2a-d

Niethard FU. Kinderorthopädie. Stuttgart: Thieme; 1997: 30.9, 30.10, 30.11, 30.12

Nissen KH. Pädiatrie. 6. Aufl. Stuttgart: Thieme; 2001: 12.12, 12.16, 12.19, 14.2

Oestreicher E et al. K-Reihe HNO, Augenheilkunde, Dermatologie und Urologie. Stuttgart: Thieme; 2003: 28.7

Paetz B. K-Reihe Chirurgie für Pflegeberufe. 20. Aufl. Stuttgart: Thieme; 2004: 18.6, 18.7

Probst R et al. Hals-Nasen-Ohren-Heilkunde. 2. Aufl. Stuttgart: Thieme; 2004: 22.6, 22.13a

Roos R et al. Checkliste Neonatologie. 3. Aufl. Stuttgart: Thieme; 2008: 12.9

Sachsenweger M. Duale Reihe Augenheilkunde. 2. Aufl. Stuttgart: Thieme; 2003: 21.1

Sadler TW. Medizinische Embryologie. 11. Aufl. Stuttgart: Thieme; 2008: 1.1, 1.2, 1.3, 20.2, 20.3, 20.4

Schlegel U et al. Neuroonkologie. 2. Aufl. Stuttgart: Thieme; 2003: 32.14

Schumpelick V. Operationsatlas Chirurgie. 3. Aufl. Stuttgart: Thieme; 2009: 6.2

Schwegler JS. Der Körper des Menschen. 4.Aufl. Stuttgart: Thieme; 2006: 33.2

Sitzmann FC. Duale Reihe Pädiatrie. 3. Aufl. Stuttgart: Thieme; 2007: 2.1, 2.3, 2.9, 3.1, 12.2, 12.13, 12.14, 12.15, 12.18, 12.21, 13.5, 13.6, 13.7, 14.4, 14.8, 15.2b, 15.6, 24.9, 24.12, 30.3, 30.6, 32.17b, 32.19b

Skibbe X, Löseke A. Gynäkologie und Geburtshilfe für Pflegeberufe. Stuttgart: Thieme; 2001: 12.5

Uhlenbrock D, Forsting M. MRT und MRA des Kopfes. 2. Aufl. Stuttgart: Thieme; 2006: 32.1, 32.2, 32.3, 32.4, 32.15

Fotoarchive

Wir danken weiterhin für die Bereitstellung von Fotos aus folgenden Archiven:

Fotoarchiv Johannes M. Deutsch: Porträt Prof. Deutsch im Vorwort, Abb. 35.1

Fotoarchiv Prof. H.M. Grubbauer

Fotoarchiv der Univ.-Klinik für Kinder- und Jugendheilkunde der Medizinischen Universität Graz (Verwalter Herr M. Schreiner)

Abkürzungsverzeichnis

5-ASA:	5-Aminosalizylsäure	HIE:	hypoxisch-ischämische Enzephalopathie
AAT:	Alpha-1-Antitrypsin	HUT:	Helicobacter-Urease-Test
AEP:	akustisch evozierte Potenziale	INR:	international normalized ratio (Verhältnis der PTZ des Patienten zu einer PTZ aus einer Kontrollgruppe)
a.p.:	anterior-posteriorer Strahlengang beim Röntgen		
APC-Resistenz:	„Aktiviertes-Protein-C"-Resistenz (gemessen wird der Effekt von APC auf die Verlängerung der aPTT)	ITP:	Immunthrombozytopenie
		KMP:	Knochenmarkpunktion
		KOF:	Körperoberfläche
aPTT:	aktivierte partielle Thromboplastinzeit	LP:	Lumbalpunktion
ARDS:	acute respiratory distress syndrome	MCU:	Miktionszysturografie
ASD:	Vorhofseptumdefekt des Herzens	MDP:	Röntgenuntersuchung der Magen-Darm-Passage
BSG (BKS):	Blutkörperchensenkungsgeschwindigkeit		
		MIC:	minimal-invasive Chirurgie
BUN:	blood urea nitrogen (Harnstoff-Stickstoff im Blut)	MRCP:	Magnetresonanz-Cholangiopankreatikografie
CED:	chronisch entzündliche Darmerkrankungen	MRT:	Magnetresonanztomografie
CMV:	Zytomegalie-Virus	NEC:	nekrotisierende Enterokolitis
CPAP:	kontinuierlicher positiver Luftdruck in den Atemwegen	NLG:	Nervenleitgeschwindigkeit
		NSE:	Neuronen-spezifische Enolase
CRP:	C-reaktives Protein	PEG:	perkutane endoskopisch-kontrolliert angelegte Gastrostomie
CT:	Computertomografie		
DDAVP:	1-des-Amino-8-d-Arginin-Vasopressin (Desmopressin)	PFO:	persistierendes Foramen ovale
		PTZ:	Prothrombinzeit
DNS:	Desoxyribonukleinsäure	RNS:	Ribonukleinsäure
DSD:	Disorders of sex development	RR:	Blutdruckmessmethode nach Riva-Rocci
EBV:	Epstein-Barr-Virus	SASP:	Salazosulfapyridin (bestehend aus 2 miteinander gekoppelten Molekülen 5-ASA)
EEG:	Elektroenzephalogramm		
EMG:	Elektromyografie	SSW:	Schwangerschaftswochen
ERCP:	endoskopische retrograde Cholangiopankreatikografie	VEP:	visuell evozierte Potenziale
		VSD:	Ventrikelseptumdefekt des Herzens
ESIN:	elastisch-stabile intramedulläre Nagelung (Osteosyntheseform)	VUR:	vesikoureterorenaler Reflux
		ZNS:	zentrales Nervensystem
GCS (GKS):	Glasgow-Coma-Scale (Glasgow-Koma-Skala)	ZVD:	zentralvenöser Druck
		ZVK:	zentraler Venenkatheter
GGA:	extrahepatische Gallengangsatresie		
GGT:	Gamma-Glutamyl-Tranferase		
GÖR:	gastroösophagealer Reflux		

Weiterführende Adressen

ASbH, Arbeitsgemeinschaft Spina bifida und Hydrozephalus e.V.: http://www.asbh.de

Deutsche Gesellschaft für Ernährung: http://www.dge.de

Deutsche Gesellschaft für Kinderchirurgie: http://www.dgkic.de

Deutsche Gesellschaft für Sozialpädiatrie und Jugendmedizin (DGSPJ): http://www.dgspj.de

Deutsche Zöliakie Gesellschaft, Stuttgart: http://www.dzg-online.de

European Association for Sick Children in Hospital (EACH): http://www.each-for-sick-children.org

Forschungsinstitut für Kinderernährung: http://www.fke-do.de

KEKS, Patienten- und Selbsthilfeorganisation von Kindern und Erwachsenen mit kranker Speiseröhre: http://www.keks.org

Marfan Hilfe e.V.: http://www.marfan.de

Paulinchen e.V., Initiative für brandverletzte Kinder: http://www.paulinchen.de

SoMA e.V., Verein für Betroffene und Eltern mit Kindern mit angeborenen Fehlbildungen im Enddarmbereich: http://www.soma-ev.de

Seltene Erkrankungen: www.eurordis.org, www.orpha.net/national

Vergiftungsnotrufzentrale: Berlin 0049/30/19240; Wien 0043/1/4064343; Zürich 0041/1/2515151

Sachverzeichnis

A

Abdecktest 292
Abdomen
- akutes 45
-- beim Frühgeborenen 70
- Distension 210 f, 388, 395
-- beim Frühgeborenen 409
- Untersuchung 97
Abdomen-Röntgenaufnahme 409
- Aganglionose 396
- Duodenalatresie 391
- Ileus 388 f
Abdominaltrauma 258 f
AB0-Inkompatibilität, fetomaternale 146
Ablaufdrainage 57 f
Ablederung 52
Ablenkbarkeit 499
Absaugen nach Ertrinkungsunfall 268
Abschnürung, amniotische 480
Absencen 507 f
- atypische 507
- des Kleinkindalters 508
Absencenepilepsie 508 f
Abstoßungsreaktion nach Organtransplantation 232
Abszess 55 f
- intraabdomineller 413
- peritonsillarer 305
- perityphlitischer 410 f
- pharyngealer 177
- retropharyngealer 305
Abwehrspannung, abdominelle, nach Trauma 258
Acanthosis nigricans 551
ACE-Hemmer (Angiotensin-Converting-Enzym-Hemmer) 335, 339
Achillessehnenansatz, Enthesitis 486
Achillessehnenreflex 518
Achromatopsie 299
Achsknick, frakturbedingter 239
Aciclovir 567
Acne s. auch Akne
- comedonica 18, 569
- conglobata 569
- infantum 569
- neonatorum 569
- papulopustulosa 18, 569
- vulgaris 569
ACR-Kriterien, Purpura Schönlein-Henoch 491
ACTH-Ausschüttung
- ektope 545
- vermehrte 543 ff
ACTH-Gabe, längerfristige 545
Acyl-CoA-Dehydrogenase-Defekt 559
Addison-Krise 545
Adenektomie 306, 308, 313
Adenoidhyperplasie 310, 313
Adenom 218, 418
Adenosin-Deaminase-Mangel 371
Adenovirus 423

Aderhaut 290 f
ADH (antidiuretisches Hormon) 536 f
Adhäsionsileus 398 f
ADH-Konzentration im Serum 536
ADH-Mangel 536 f
ADH-Resistenz 536
Adipositas 166 ff, 551
- erkrankungsbedingte 168
Adipositasprophylaxe 35
Adoleszenz 16
- Aufgaben 20 f
- Gesundheitserziehung 37
Adrenogenitales Syndrom 543 ff
- pränatale Therapie 544
- mit Salzverlustsyndrom 544
Agammaglobulinämie, kongenitale 368 f
Aganglionose 113, 395 f
Agglutinationstest, Erregernachweis 175
Agonadismus 548
Agranulozytose 196
- maligne, infantile 196
AGS s. Adrenogenitales Syndrom
Ahornsirupkrankheit 558
Akkommodationsmuskel 291
Akne (s. auch Acne) 18, 569
- Hautpflege 18
Akrozephalus 285
Akrozyanose, Neugeborenes 131
Aktivkohle 272
Akustikusneurinom 514
Akut krankes Kind 38 ff
- Diagnosestellung 38
Akzelerationstrauma 528
Alagille-Syndrom 423
Albinismus, okulärer 300
Albuminurie 555
Aldosteronantagonisten 427 f
Aldosteronmangel 543
Alkalose, hypochlorämische 397
Alkoholkonsum 21 f
Alkoholvergiftung 273
Alkylierende Substanzen 201
Alkylphosphatvergiftung 273 f
Allantois 434
Allel 154
Allergenimmuntherapie 376
Allergenkarenz 375 f
Allergensensibilisierung, Verhinderung 375
Allergie 374 ff
- Anamnese 376
- Hygienehypothese 375
- Prävention 375 f
-- Säuglingsnahrung 165
- Provokationstest 377 f
- Vermeidung 37
Allergiediagnostik 353
Allergieneigung 348
Allergietest 374, 376 f
- Symptomprofile 377
Allergische Erkrankung 375 f
- Sekundärprävention 375 f

- therapeutische Vakzination 378 f
- Therapie 378 f
Allgemeinzustand 95
Alopezie 468, 542
Alpha-1-Antitrypsin im Stuhl 115
Alpha-1-Antitrypsin-Mangel 421 f
ALTE (Apparent Life threatening Event; Sterbeanfall) 36 f, 43
Alveolen 142
Amanitin 274
Amaurose 501
Amblyopie 291 f, 297
- einseitige 291
Amenorrhö 160, 168
Ametropie 293
Aminoazidopathie 557 f
5-Aminosalizylsäure 414
Aminosäure-Formula 403
Aminosäuresupplement 559
- Phenylalanin-freies 558
Amino-Transaminasen 182
Amnionhöhle 2
Amnioninfektionssyndrom 150
Amniozentese 6
Amoxicillin/Clavulansäure 308, 311
AMV (Atemminutenvolumen) 79
Amylaseaktivität im Serum 429
Analabszess 411
Analatresie 393 f
Analfistel 411
Analgesie bei Rippenfraktur 246
Analgetika 46, 62, 512
Analgosedierung nach Organtransplantation 231
Analreflex 518
Analtampon 419
Analvenen, subkutane, betonte 418
Anämie 145 f, 190 ff, 401
- aplastische 197
- autoimmunhämolytische 195
- blutungsbedingte 145 f, 193
- Einteilung 191 f
- Eisenmangel 170
- hämolytische 193 ff, 444
- hypoplastische, kongenitale 192
- immunhämolytische 195
- makrozytäre, hyperchrome 191 f
- mikrozytäre, hypochrome 191 ff, 194
- normozytäre, normochrome 191, 193
- perniziöse 192, 371
- physiologische 145
- renal bedingte 441
Anamnese 94 f
- allergologische 376
- präoperative 49
Anaphylaxie 375
- Kuhmilchallergie 402 f
Anästhesie 61 ff
- beim Frühgeborenen 69 ff
- bei Jugendlichen 63 ff
- beim Kleinkind 66 f
- beim Säugling 67 ff

SACHVERZEICHNIS

Anästhetika 62
Anastomose
- biliodigestive, nach Kasai 425
- nach Darmresektion 384
Anastomoseninsuffizienz 384, 391, 396
Anastomosenstenose 384
Anderson-Hynes-Nierenbeckenplastik 437 f
Androgenresistenz 548
Angehöriger, schwieriger 576
Angina 177 ff, 304 f
- agranulocytotica 304
- catarrhalis 304
- follicularis 304
- infektiöse Mononukleose 178, 304
- pectoris 330
- rezidivierende 312
- tonsillaris lacunaris 177, 304
Angiofibrome, faziale 514
Angiografie 102 f, 112
- invasive 517
Angiomatose, enzephalotrigeminale 514
Angiomyolipom, intrarenales 514
Angiotensin-Converting-Enzym-Hemmer 335, 339
Anisokorie 293
Anomanometrie 113, 396, 419
Anophthalmus 294
Anorektalplastik, sagittale, posteriore 393
Anorexia nervosa 20, 168, 583 f
Anosmie 546
Anpassung 11
Antepositio ani 393
Antetorsionssyndrom 476
Antibiogramm 56
Antibiotika, chemotherapeutisch eingesetzte 201
Antibiotikaresistenz 175
Antibiotikatherapie 55 f
- nach Organtransplantation 231
- peripartale 150
- prophylaktische, bei zystischer Fibrose 211
antiCD3-Stimulationstest 371
Anticholinergikavergiftung 273
Antidiabetika, orale 552 f
Antidotgabe 272
Antiemetika 45, 201
Antiepileptika 506
Antigenzufuhr, Antikörperbildung 28
Antihistaminika 378, 564
Antikoagulanzien 227
Antikonvulsiva 506
Antikörper
- antinukleäre 485 ff
- Morbus haemolyticus neonatorum 145 f
- spezifische, Übertragung 31
Antikörperbildung 28
Antikörpersuchtest bei Schwangerschaft 146
Antimetaboliten 201
Antimykotikum 56, 568
Antioxidanzien 423

Antiphospholipid-Antikörper 488
Anti-Rhesus-D-Immunglobulin 146
Antirheumatika, nicht-steroidale 486, 488 f
Antistreptolysintiter, erhöhter 442 f
Antisupinationsorthese 252
Anurie 439
Anus praeter (s. auch Stoma) 384 ff
- bei Aganglionose 396
- doppelläufiger 385
- doppelt endständiger 385
- bei Dünndarmatresie 392
- endständiger 385
- passagerer 384
- permanenter 384
- Prolaps 385
- Stenose 385
ANV (akutes Nierenversagen) 439 f
Aorta 323
- ascendens, hypoplastische 330
- reitende 328 f
Aorten-Dextroposition 372
Aortenaneurysma 423, 468
Aortendilatation 468 f
Aortendissektion 468
Aortenisthmusstenose 329 f, 338
Aortenklappe, hypoplastische 330 f
Aortenklappenersatz 330, 469
Aortenklappeninsuffizienz 468
Aortenklappenstenose 330
Aortenstenose 330
Aortopexie 346
AP (alkalische Phosphatase) 213 f
Apgar-Score 130 f
APGN (akute postinfektiöse Glomerulonephritis) 443
Apnoe
- Frühgeborenes 144
- idiopathische 144
- beim jungen Säugling 350
- Neugeborenes 130 f, 144
- obstruktive 144
- zentrale 144, 351
Apophyse 236
Apophysenausriss am Becken 248
Apparent Life threatening Event; Sterbeanfall 36 f, 43
Appendektomie 410
- Anästhesie bei Jugendlichen 63 ff
- Ileumrevision 417
Appendix
- testis 456
- vermiformis 410
Appendizitis 45, 410
- chronisch-rezidivierende 410
- gangränöse 410
- katarrhalische 410
- perforierte 410 f
- phlegmonöse 410
- bei Zökumfehllage 416
aPTT (aktivierte partielle Thromboplastinzeit) 222
Aquäduktverschluss 495 f, 519
ARA-Kriterien, systemischer Lupus erythematodes 487
Arachnoidalzyste 493 f
Areflexie 515

Armknospe, embryonale 4 f
Arteria
- femoralis communis, Kathetereinführung 102 f
- pulmonalis 129, 323
Arterie, periphere, Katheterfehllage 59
Arterienkatheter 59
Arteriografie 102
Arthritis 483 ff
- akute 483 f
- chronische 483
- eitrige 471 f
- idiopathische, juvenile 484 ff
-- systemische 485
- rheumatoide, juvenile 301
- bei Röteln 186
Arthroskopie 108
Arylsulfatase A 500
ASB (druckunterstützte Beatmung) 80
ASD (Atriumseptumdefekt) 325 f
ASLO (Antistreptolysintiter), erhöhter 442 f
Asphyxie 129 f, 424
Aspiration 363 ff, 518
- bei gastroösophagealem Reflux 399
- bei Lippen-Kiefer-Gaumen-Spalte 286
- bei Ösophagusatresie 390
- rezidivierende 465
Asplenie 357
Assoziation von Fehlbildungen 6
Asthma bronchiale 351 ff
- allergisches 374
-- Provokationstest 377 f
- Anamnese 352
- exogene Manifestationsfaktoren 352
- Lungenfunktionsdiagnostik 352 f
- medikamentöse Therapie 353 f
- Mortalität 354
- nicht-medikamentöses Management 354
- Prävention bei Heuschnupfen 376
- prognostisch ungünstige Faktoren 354
- Schulungsprogramm 354
- Step-down-Therapie 353
- Step-up-Therapie 353 f
- Verlaufskontrolle 354
Asthmaanfall 353 f
Astigmatismus 293
Astronautenkost 414
Astrozytom 208 f
Asystolie nach Ertrinkungsunfall 268
Aszites 427 f
Ataxia teleangiectasia 372
Ataxie 498, 515
Atelektase 350 f, 354
Atemfrequenz
- Apgar-Score 131
- Messung, EKG-Elektroden 73
- Normwerte 97
Atemgastemperatur nach Ertrinkungsunfall 268

Ateminsuffizienz 465 f
- nach Extubation 81
Atemluft, Sauerstoffkonzentration beim Frühgeborenen 144
Atemminutenvolumen 79
Atemnot, akute 39
Atemnotsyndrom 142 ff, 151
Atemstillstand, Maßnahmen bei Verdacht 43
Atemstörung, akute 39 f
Atemwege
- Absaugen nach Ertrinkungsunfall 268
- Sicherung bei Narkose 64
Atemwegswiderstand 110
Atemzugvolumen 79
Athetose 498
Athyreose 538
Atmung
- Anästhesieeinfluss 62 f
- Förderung, postoperative 345
- nach Organtransplantation 230
- postnatale, inadäquate 131
- nach Thoraxtrauma 257
- Versagen 139
Atmungssystem 343 f
- Untersuchung 96
Atmungsunterstützung 142
ATNR (asymmetrischer tonischer Nackenreflex) 10
Atopie 369, 563 f
- Definition 374
Atresie 389
Atrium commune 325
Atriumseptumdefekt 325 f
Atropin 274
Atropinvergiftung 273
Audiogramm 311
Aufklärung, ärztliche, präoperative 49
Aufmerksamkeitsstörung 513
Aufrichtung 12
Augapfel 290 f
Augapfelenukleation 214
Auge 290 f
Augen
- tiefliegende 447
- Untersuchung 96
Augenanlage, embryonale 4
Augenbeweglichkeit 292
Augenbewegungsstörung 301 f
Augenfehlbildung, angeborene 294
Augenmuskelparese 301
Augenstellung 292
Augentumor 299
Augenzittern 302
Aura 512
Auskultation
- Bauch 97
- Thorax 96
Ausscheidungsstörung 580
Äußeres des Jugendlichen 18
Austauschtransfusion 148
Auswurf 177
Autoantikörper 195, 223, 485, 487 f
Autoimmunerkrankung 369, 484, 487, 550
- mütterliche 337, 488

Autoimmunhepatitis 413
Autoimmunthyreoiditis 537 f, 540
Automatismen 508
Autosomen 153
Autosomenaberration, numerische 157 ff
AV-Block 336 f
- totaler 337, 488
AV-Kanal 327
Axonotmesis 253 f
Azetylcholinesterasehemmer 464
Azetylcholinrezeptoren, Autoantikörper 463 f
Azetylsalizylsäure 222 ff, 342, 490
Azidose
- metabolische 140, 441, 551 f
- respiratorische 140
AZV (Atemzugvolumen) 79

B

Backwash ileitis 412
Baker-Zyste 469
Bakterien im Urin 116
Bakterienimpfstoff 30
Balanitis 451
Balanoposthitis 451
Ballaststoffe 35
Bandapparat, fibulotalarer-fibulokalkanearer, Ruptur 252
Bandausriss 250
Bänderdehnung 250
Bandruptur 250
Bandverletzung 250 ff
Bardet-Biedl-Syndrom 300, 448
Bariumsulfat 98 f
Barlow-Test 474
Basedow, Morbus 540
- mütterlicher 540 f
Basisanalgesie 65
Basis-Bolus-Insulintherapie 552
Bauchdeckenverschluss 382
Bauchfellentzündung s. Peritonitis
Bauchhautreflex 518
Bauchhoden 454
Bauchhöhle, Flüssigkeitsansammlung s. Aszites
Bauchhöhlenspülung 412
Bauchhöhlenzugang, operativer 382
Bauchlage 11
Bauchmuskelzerrung 258
Bauchraumverletzung, misshandlungsbedingte 278
Bauchschmerz 580 f
- akuter 45 f, 63
- Appendizitis 410
- bei basaler Pneumonie 356
- bei Diabetes mellitus Typ 1 551
- Migräneäquivalent 512
- Morbus Crohn 412
- nephrotisches Syndrom 441
- Obstipation 172
- Peritonitis 411
- Urolithiasis 449
Bauchspiegelung s. Laparoskopie
Bauchtrauma 258 f

Bauchwanddefekt 314 ff
- Verschluss 315 f
Bauer-Reaktion 10
Bauhin-Klappe, Ileuminvagination 398
Beatmung 78 ff
- andauernde, beim Frühgeborenen 143
- assistierte 80
- Beobachtung 79
- druckkontrollierte 79 f
- druckunterstützte 80
- beim Frühgeborenen 70
- kontrollierte 79 f
- Mischform 80
- bei Narkose 63 ff
- nach Organtransplantation 230
- volumenkontrollierte 79
- Wahlkriterien 79
Beatmungsdruck, positiv endexspiratorischer 78 f, 268
Beatmungsgasfluss 79
Bechterew, Morbus 486
Becken-Bein-Gips 248
Beckenboden-Elektromyogramm 118
Beckenbodenmuskulatur, Gewebsschwäche 417
Beckenfraktur 247 f
Beckenniere 433
Becker-Muskeldystrophie 463
Bedürfnisse, besondere 89
Befund, körperlicher 95 ff
Begleitenteritis 407
Begleitschielen 301
Behinderung 89
- geistige 88, 157 ff
Beikost 37, 166
Beinabspreizbehinderung 474 f, 479
Beinaheertrinken 267
Beinknospe, embryonale 4 f
Beinlähmung bei Myelomeningozele 524
Belastung, psychosoziale 573
- Ausscheidungsstörung 580
Belastungsdyspnoe 330
Belastungs-EKG 324, 336
Belastungsinkontinenz 450
Belastungsstabilität nach Fraktur 239
Benachteiligung, soziale 89
Benzodiazepine 506
Beratung, psychotherapeutische 512
Beschneidung 452
Bestrahlung 203
Beta-2-Mimetikum 349
- bei Asthma bronchiale 353 f
Betablocker 469
Beugehaltung, pathologische 11
Beugekontraktur 484
Beugesehnenverletzung, Langfinger 255
Beutler/Baluda-Fluoreszenztest 423
Bewegung, aktive 460
Bewegungsapparat 460 f
- Untersuchung 97, 461
Bewegungsapparaterkrankung 460 ff
Bewegungsbahnen, extrapyramidale, Schädigung 497 f
Bewegungsmangel 37

593

Bewusstseinsstörung 42, 502
Bianchini-Operation 406
Biegungsfraktur 237
Biguanid 553
Bildverarbeitung, digitale 106
Bilirubin 182
– direktes 147, 420
– indirektes 147, 193, 420
Bilirubingehalt in der Galle 428
Bilirubinstein 428
Bindehautentzündung s. Konjunktivitis
Bindungssituation 574 f
Bindungstheorie 574
Binokularsehen 292
Biofeedback-Methode
– bei Enuresis 450
– bei Kopfschmerzen 512
– bei Stuhlinkontinenz 419
Biopsie 199
Biotinidasemangel, Neugeborenen-Screening 557
BIPAP (Biphasic Positive Airway Pressure) 80
Biphasic Positive Airway Pressure 80
Birbeck-Granula 215
Bishop-Koop-Fistel 384, 395
Bissverletzung 51, 55, 276 f
Bläschenbildung, gruppierte 566 f
Blase s. Harnblase
Blasenbildung
– mechanisch bedingte 565
– Sonnenbrand 269
– thermische Verletzung 262
Blastomer 2
Blastozyste 2
Blinder Fleck 291
Blindheit 292 f
Blitz-Nick-Salaam-Anfälle 507, 514
Block, atrioventrikulärer s. AV-Block
Blount-Schlinge 240 f, 244
Blue Babies 329
Blutausstrich 120 f, 191
Blutbild 120, 191
Blutdruck
– Monitoring 72 ff
– – nach Organtransplantation 230
– Normwerte 97
Blutdruckmessung 96, 336 f
– arterielle, invasive 59, 75 f
– Manschettengröße 336 f
– nichtinvasive 73 f
Blutdruckregulation, Nierenfunktion 432
Bluterkrankung 190 ff
Blutflussdarstellung 100
Blutgasanalyse
– arterielle 59, 75, 79, 111, 139, 344
– – Normalwerte beim Neugeborenen 140
– kapillare 140
Blutgruppeninkompatibilität, fetomaternale 145 f
Blutkultur 150
Blutprodukte bei Chemotherapie 201
Blutproduktion, verminderte 145

Bluttransfusion
– beim IgA-Mangel-Patienten 370
– intrauterine 146
Blutung
– nach Adenektomie 313
– arterielle 252 f
– fetomaternale 145, 193
– gastrointestinale 193
– intrakranielle 151, 516
– – intraventrikuläre 497, 519
– – raumfordernde 528
– – traumatisch bedingte 525 ff
– nach Tonsillektomie 67, 313
– venöse 253
Blutungsanämie 145 f, 193
Blutungskrankheit, X-chromosomal vererbte 222
Blutungszeit 222
Blutuntersuchung 120 ff
– in der Schwangerschaft 128
Blutverlust 40, 145
Blutzellen 120 f
Blutzellensubstitution 191
Blutzuckerspiegel 137, 550 f
– Nierenschwelle 550
B-Lymphozyten, fehlende 371
BMI (Body-Mass-Index) 166 f, 573
BNS-Krämpfe 507, 514
Body-Mass-Index 166 f, 573
Bordetella pertussis 179
Borrelia burgdorferi 568
Borreliose 568
Bougie á boule 437
BPD (bronchopulmonale Dysplasie) 143
Bradyarrhythmie 336 f
Bradykardie 336, 144
Brandwunde
– Flächenausdehnung 262 f
– – 1%-Regel 263
– infizierte 261
– Tiefenausdehnung 262 f
Breischluck 400
Bridenileus 389, 398 f
Bronchialsekretmobilisation 361 f
Bronchiektasen 359 f, 362
– bei Immundefekt 368
Bronchienruptur 258
Bronchiolitis, akute 350 f
Bronchitis
– eitrige 176 f
– obstruktive
– – akute 349
– – rezidivierende 350 f
Bronchodilatator 349
Bronchoskopie 109 f
– starre 364
Bronchospasmolysetest 110 f
Bronchospasmus 349
Bronchusobstruktion, fremdkörperbedingte 364
Bronchusprovokation 111
Bruch s. auch Hernie
Bruchinhalt 318
Bruchpforte 318
Brückner-Test 297
Brustdrüsenschwellung, neonatale 137

Brustdrüsenvergrößerung beim Mann 547 f
Brustgröße beim Mädchen 16 f, 535
Bruton,. Morbus 368 f
Bülau-Drainage 58, 345, 358, 366
Bulimia nervosa 168, 583
Buphthalmus 298
Burkitt-Lymphom 207
Burnout 577
Bursitis 57

C

Café-au-lait-Flecken 513, 565 f
Campylobacter jejuni 515
Candidose
– generalisierte 371
– mukokutane, chronische 373
Caput
– quadratum 467
– succedaneum 135
Carbo medicinalis 272
Carnitin 556, 559
Cast-Verband 240 f
CATCH22 161
[13]C-Atemtest 407
Ceroidlipofuszinose, neuronale 501
Cetirizin 375
CF s. Zystische Fibrose
CFTR-Gen 359
Chassaignac-Verletzung 251
Chemotherapie 200 ff
– adjuvante 212 f
– antileukämische 204 ff
– neoadjuvante 210 ff
– unterstützende Maßnahmen 201, 204
Chiari-Malformation 494 f, 524
Chimäre ovotestikuläre Störung 548
Chirurgie, onkologische 202
Cholangio-Pankreatikografie, endoskopische retrograde 107, 109, 426, 428
Cholangiografie, intraoperative 421, 426
Cholangiopathie, sklerosierende, intrahepatische 426
Cholangitis
– bakterielle, postoperative 425
– primär sklerosierende 413
Choledochuszyste 426
Cholelithiasis 428 f
Cholestase 428
– Frühgeborenes 424
– Gallenwegserkrankung
– – extrahepatische 421
– – intrahepatische 421
– intrahepatische, familiäre, progressive 422
– neonatale 420 ff
– – Prognose 424
– Neugeborenes/Säugling 420 ff
– bei parenteraler Ernährung 424
Cholesteatom 308 f
Cholesterinstein 428
Cholezystektomie 428
Cholezystitis 428

Chorea minor 341, 489
Chorioamnionitis 150
Chorioidea 290 f
β-Choriongonadotropin, humanes 128, 214
Chorionkarzinom 213 f
Chromosomen 153
Chromosomenaberration 157 ff
– onkologische Erkrankung 199
Chromosomenanalyse 156 f, 531
Chromosomensatz 153
Chymotrypsin im Stuhl 114 f
CID (Combined Immunodeficiency) 371 f
CNI (Kalzineurininhibitoren) 231 f
CNV (chronisches Nierenversagen) 440 f
Coats, Morbus 300
CO-Hämoglobin 74
Colitis
– indeterminata 412
– ulcerosa 412 ff
– – Entzündungsaktivität 413
– – Operation 414 f
Coma hepaticum 427
Combined Immunodeficiency 371 f
Common Channel 426, 429
Common variable Immunodeficiency 370
Compliance 576
– pulmonale 79
Computertomografie 103 f
– Bronchiektasennachweis 362
– Epiduralhämatom 526 f
– Subduralhämatom 526
– nach Wirbelsäulentrauma 518
Condylus radialis
– Fraktur 244 f
– Schraubenosteosynthese 242
Continuous Positive Airway Pressure 80, 142
Conus-medullaris-Aszension, fehlende 524 f
Coombs-Test, direkter 145 f
Cor pulmonale 359
Cornea 290 f
Corpus ciliare 290 f
Coxitis fugax 472, 484
Coxsackievirus 423
CPAP (Continuous Positive Airway Pressure) 80, 142
C-Peptid 551
Credé-Prophylaxe 26, 132 f, 295
– Nebenwirkung 133
Crohn, Morbus 412 ff
– Entzündungsaktivität 413
– extraintestinale Symptome 412
– Operation 415
Cromone 378
CRP (C-reaktives Protein) 122, 340 f
CT-Angiografie 103
CT s. Computertomografie
CTG (Kardiotokografie) 128
Curschmann-Steinert-Dystrophie, myotone 462 f
Cushing-Syndrom 545
CVID (Common variable Immunodeficiency) 370

D

Dakryoadenitis 295
Dakryozystitis 295
Daktylitis 486
Dandy-Walker-Malformation 496
Darmanastomose 384
Darmanastomoseninsuffizienz 384
Darmanastomosenstenose 384
Darmatonie nach Ertrinkungsunfall 269
Darmatresie bei Laparoschisis 315
Darmentleerung nach Organtransplantation 232
Darmerkrankung, chronisch entzündliche 412 ff
– Ernährungstherapie 414
– medikamentöse Therapie 414
Darmnekrose, volvulusbedingte 397
Darmparalyse 388
– postoperative 388
Darmperforation 259, 409
Darmpolyp 218, 418
Darmresektion 384
– bei chronisch entzündlicher Darmerkrankung 414 f
– bei Morbus Hirschsprung 396
Darmrohr 419
Darmsegmentdoppelanlage 416
Darmsegmentresektion 384
Darmspülung, orthograde 108
Darmverlagerung in den Thorax 316 f
Darmwandverdickung 413
Daumendoppelung 481
3D-Darstellung 106
DDAVP (Vasopressin-Analogon) 224 f, 537
Deakzelerationstrauma 528
Débridement 54
Décollement 52
Defäkografie(-gramm) 102, 419
Deferoxamin 194
Defizit, neurologisches, bei Querschnittsyndrom 518
Dehydratation 407 f, 439
– akute 40
– Behandlung 408
– hypertone 44
– Schweregrade 407
Dekontamination 201
Dekortikation 345
Dellwarze 567 f
Demenz 501
Demyelinisierung 500, 502, 515
Dennie-Morgan-Falte 352, 564
Densfraktur 247
Denver-Entwicklungsskalen 12 ff
Denver-Test 9, 12 ff
Dermalsinus 524 f
Dermatitis
– atopische 351 f
– – Herpes-simplex-Virus-Infektion 567
– – Kuhmilchallergie 402 f
– exsudative, strahlenbedingte 52
Dermatose, genetische 565 f
Dermisersatz 266

Dermografismus, weißer 564
Dermoidzyste 214, 219 f, 525
Desault-Verband 240
Descensus testis 454, 546
Desinvagination 398
– pneumatische 102, 398
Detrusordruck 118
Detrusorinstabilität 450
Dexamethason-Gabe, präpartale 544
DGE-Ernährungskreis 166
Diabetes insipidus 536 f
– centralis 536 f
– renalis 536 f
Diabetes mellitus 530, 550 ff
– Diät 552
– Komplikation 553 ff
– – Prävention 555
– – Screening-Untersuchungen 555
– mütterlicher 138
– Therapie 552 f
– Typ 1 550 ff
– Typ 2 550 f, 553, 555
Diabetesschulung 552
Dialysebehandlung 439 f
Diamond-Blackfan-Anämie 192
Diarrhö 402 f, 407
– blutige 412 f
– chronische 401
– paradoxe 172
– Stuhluntersuchung 114
Diät
– eiweißbilanzierte 559
– ketogene 506
Diathese, atopische 351, 369, 374
Diazepam 506, 510
DIDMOAD-Syndrom 536
Differenzialblutbild 120
DiGeorge-Syndrom 372
Dimercaptosuccinat s. DMSA
Diphtherie 180
– Immunisierung, aktive 28 f
Diplegie, spastische 498
Diplopie 302
Disorders of Sex Development s. Geschlechtsentwicklungsstörung
Disposition, atopische 374, 563 f
Dispositionsprophylaxe gegen Infektionen 28
Diurese, forcierte 201
Diuresenephrografie 432, 446
Diuretika 335, 428, 442
DMSA (Dimercaptosuccinat) 432
DMSA-Szintigrafie 432, 446
DNS (Desoxyribonukleinsäure) 153
– mitochondriale, Sequenzveränderung 156
Dolichozephalus 286
Doppelniere 433
Doppeltsehen 302, 463
Doppler-Sonographie 77, 100
– Herz 112
Dottersack 2
Dottersacktumor 213 f
Double bubble 391
Down-Syndrom 157 f, 391
Drainage, thorakale 57 f, 345, 366
Dranginkontinenz 445, 450
Drehmann-Zeichen 478

Dreitagesfieber 183
Drogen 21 f
Drogenabhängigkeit, mütterliche 138 f
Drogenvergiftung 273
Druck
- linksatrialer 72
- osmotischer, intravasaler 536
- pulmonalarterieller 72
- zentralvenöser 76
-- Monitoring 72
Druckmessung
- intrakranielle 528
- invasive 75 ff
-- Nullabgleich 76
Drucksteigerung
- intraabdominelle 360
- intrakranielle 45, 510, 516, 527
Drüsen, exokrine, Dysfunktion 359
DSD (Disorders of Sex Development) s. Geschlechtsentwicklungsstörung
Duchenne-Muskeldystrophie 462
Ductus
- arteriosus 129, 323
-- Offenhalten, medikamentöses 328
-- persistierender 141, 143, 327, 333
--- lebensnotwendiger 329 f
-- Stent-Implantation 331 f
-- Verschluss 327, 329
--- medikamentöser 327
- Botalli s. Ductus arteriosus
- nasolacrimalis 295
- omphaloentericus 4, 434
-- persistens 417
- thyroglossus 287
Ductus-choledochus-Atresie 424
Ductus-choledochus-Erweiterung 426
Ductus-hepaticus-Atresie 424
Dünndarm, Spiegelbildung 388 f
Dünndarmatresie 392, 405
Dünndarmendoskopie 109 f
Dünndarmresektion, langstreckige 405
Dünndarmschleimhaut-Histologie, Zöliakie 404
Duodenalatresie 391
Duodenalstenose 392
Duodenitis 407
Duodenoduodenostomie 391
Duodenoskopie 107, 109
Duplikatur 416
Durchblutungsstörung 516 f
Durchfall s. Diarrhö
Durchleuchtung 101 f
Durchschlafstörung 579
Durst 536
Durstversuch 536
Dysfunktion, zerebrale, minimale 499 f
Dysgammaglobulinämie, kongenitale 369 f
Dysgenesie, retikuläre 371
Dysgerminom 213
Dyskalkulie 499
Dyskinesie 498

Dyskinetisches Syndrom, Metoclopramid-bedingtes 45
Dysmelie 480
Dysphagie 114
Dysphasie 499
Dysplasie, bronchopulmonale 143
Dyspnoe 317 f, 347
- Frühgeborenes 142
Dyspraxie 499
Dysraphische Störung 522 ff
Dystrophie 169
- myotone, Curschmann-Steinert 462 f
Dystrophin 462
Dysurie 445

E

Early-onset-Neugeborenensepsis 149
Ebstein-Perlen 136
Echokardiografie 112, 324, 334 f
- transösophageale 112
- Vierkammer-Blick 335
Echovirus 423
ECMO (extrakorporale Membranoxygenierung) 142
Eczema
- herpeticatum 567
- molluscatum 568
Edrophoniumchlorid 464
Edwards-Syndrom 158
EEG (Elektroenzephalografie/-gramm) 119, 505 ff
- Hypsarrhythmie 507
- iktales 505
- postiktales 506
- 3-Sekunden-Spike-wave-Muster 508
- Spike-wave-Serien 509
Effloreszenzen 563
Eierstockentzündung 185
Eigenanamnese 95
Einflüsse, soziale, krankmachende 88
Einschlafstörung 579
Einschwemmkatheter 76
Einwilligung 84
- Operation 49
Einziehungen, thorakale, inspiratorische 139, 347 ff, 351 f, 356
Eisenmangel 170, 192
Eisenmangelanämie 170, 191 f
Eisenmenger-Reaktion 327
Eisenspeicherung, extrahepatische 423
Eisprung 533
Eiter 55
Eiterbläschen 187 f
Eiterflechte 187 f, 566
Eiweiß s. auch Protein
- im Liquor 119
- im Serum 122
- im Urin 116
Eiweißhydrolysat-Milchfertignahrung 403
Eiweißunverträglichkeit 401
Eizellenentwicklung 533

EKG (Elektrokardiografie/-gramm) 111 f, 324, 336
- Brustwandableitungen 111
- Extremitätenableitungen 111
- P-Welle 111
- QRS-Erkennung 73
- QRS-Komplex 111
- Schrittmachererkennung 73
- 24-Stunden-Speicher 73
- T-Welle 111
EKG-Elektroden, Atemfrequenzmessung 73
EKG-Überwachung 73
Ektoderm 3
Ekzem 372
- atopisches 374 f, 563 f
-- sekundäre Infektion 564
- beugenbetontes 563
Elastase-1-Bestimmung im Stuhl 115
Elektroenzephalografie(-gramm) s. EEG
Elektroimpedanzmessung 77
Elektrokardiografie(-gramm) s. EKG
Elektrolyte im Serum 122
Elektrolytstörung 441
Elektromyografie 119 f, 461, 464
- Beckenboden 118
Elektrounfall 261, 263, 270 f
ELISA (Enzyme linked Immunosorbent Assay) 175
Ellbogenluxation 251
Eltern-Kind-Interaktion, Dokumentation bei Misshandlungsverdacht 280
Embolie 226 f, 340
- paradoxe 326
Embryo 4 f
- Schädigung 6
Embryoblast 2
Embryologie 2 ff
Embryonalperiode 3 ff
Embryotoxon posterior 423
EMG s. Elektromyografie
Emmetropie 293
Empathie 90
Emphysem
- interstitielles 141
- kongenitales 347
Emphysemblase 365
Empyem 55 f
Encasing 375 f
End-zu-End-Anastomose 384
Endgröße, prospektive, Reduktion 532
Endokarditis 177, 340
Endokarditisprophylaxe 340
Endokrine Störung 529 ff
- Funktionstests 530 f
Endoskop 108 f
Endoskopie 107 ff
- flexible 109
- ösophageale 304
- starre 108
- virtuelle 106, 110
Endothel 3
Endplatte, neuromuskuläre 460 f, 464

SACHVERZEICHNIS

End-zu-Seit-Anastomose 384
Enkopresis 172 f, 419, 580
Enolase, neuronenspezifische 211
Enteritis infectiosa 180 f
Enterokolitis, nekrotisierende 70, 409
Enteropathie, Kuhmilchallergie 402 f
Enterostoma, passageres 415
Enterothorax 316 ff
– Komplikation 317
Enterotomie 383
Entgleisung, metabolische 551, 556 f, 559
Enthesitis 485 f
Entlastungskraniotomie 528
Entoderm 3 f
Entwicklung
– frühkindliche 9 ff
– körperliche 34
– psychische 34
– sensomotorische 9 ff
– somatische, beschleunigte 544
Entwicklungsleistung, Zeitfenster 580
Entwicklungsmodell 9
Entwicklungsstörung 508
– soziale Auswirkungen 88
Entwicklungsverzögerung, konstitutionelle 534, 546
Entzündung 55
– Parameter 340 f, 472, 485
– phlegmonöse 187
– Wundheilung 52
Enukleation 299
Enuresis 438, 450, 580
– sekundäre 446
Enzephalitis 501 f
Enzephalopathie
– hepatische 427
– hypoxisch-ischämische 130, 151
Enzephalozele 496 f
Enzym, gentechnisch hergestelltes 556
Enzymdefekt, Stoffwechselerkrankung 556
Enzymersatztherapie bei Mukopolysaccharidose 501
Ependymom 209
Epicondylus ulnaris, Abriss 244
Epidermis 562
– Entwicklung 3
Epidermisersatz 266
Epidermolysis bullosa simplex Weber-Cockayne 565
Epidermomykose 568
Epididymitis 456
Epididymorchitis 456
Epiduralhämatom 525 ff
– Operationsindikation 528
Epiglottitis 310 f
Epikanthus 157 f
Epilepsie (s. auch Krampfanfall, epileptischer) 501, 504 ff, 514
– Akuttherapie 506
– chirurgische Therapie 506
– Elektroenzephalografie 119, 505 ff
– fokale, benigne, mit zentrotemporalen Spitzen 509

– genetische Disposition 504
– idiopathische 504
– Langzeittherapie 506
Epipharynxuntersuchung 303
Epiphyse 236
Epiphysenfuge 236
– entzündungsbedingte Schädigung 470 f
– Hemmung, frakturbedingte 238
– Mineralisierungsdefekt 467 f
– Stimulation, frakturbedingte 238
Epiphysenfugenschluss 236
– früher 544
– teilweiser 238
Epiphysenfugenverletzung 236 ff
– Salter-Einteilung 236 f
Epiphyseolysis capitis femoris 478
Epispadie 434
Epispadie-Ekstrophie-Komplex 434 f
Epithelkörperchen 542
Epstein-Barr-Virus 178, 304, 423
Erbgang 154 ff
Erbliche Erkrankung
– monogene 161
– polygene 161
Erblindung 295, 501
Erb-Plexuslähmung 136
Erbrechen
– akutes 44 f
– früh postnatales 391
– galliges 45, 391
– bei gastroösophagealem Reflux 399
– induziertes 272
– Kuhmilchallergie 402 f
– morgendliches 208 f
– rezidivierendes, Ursachen 397
– im Schwall 45, 396
– selbst herbeigeführtes 168, 583
– zyklisches 512
ERCP (endoskopische retrograde Cholangio-Pankreatikografie) 107, 109, 426, 428
Erdbeerzunge 342, 490
Erfrierung 52
Ergotherapie 500
Erkältung, banale 176
Erkrankungsschweregrad bei Fieber 96
Ernährung 35, 166 ff
– bei Diabetes mellitus 552
– enterale 171
– galaktosearme 560
– glutenfreie 405
– inadäquate, Eisenmangel 170
– kohlenhydratreiche, fettarme 559
– Kuhmilchprotein-freie 403 f
– bei Kurzdarmsyndrom 405
– laktosefreie 402, 560
– nach Organtransplantation 232
– parenterale 77 f, 171 f, 405 f
– – Cholestase 424
– Säugling 162 ff
– vegane 35
– zahngesunde 35
– bei zystischer Fibrose 361
Ernährungskreis 166
Ernährungsplan, 1. Lebensjahr 165

Ernährungspyramide 36
Ernährungszustand 95
Erregbarkeit, muskuläre, erhöhte 542
Erregernachweis 175 f
Ersatzblase 435
Erstickungstod, fremdkörperbedingter 365
Ertrinken
– mit Aspiration 267
– trockenes 267
Ertrinkungsunfall 267 ff
– Minimal Handling 268
– Monitoring 269
Erysipel 56, 178, 187
Erythem, thermische Verletzung 262
Erythema
– infectiosum 183
– marginatum 341, 489
– migrans 568
– – multiloculare 568
– toxicum neonatorum 137
– variegatum 183
Erythroblastopenie, transiente, akute 192
Erythroblastosis fetalis 146
Erythrozyten 120 f, 145
– Enzymdefekt 194
– im Urin 116
Erythrozytenkonzentrat 191, 194
Erythrozytenproduktion, verminderte 145, 192
Erythrozytose 190, 195 f
Escharotomie 264
Escherichia coli 180 f
– enterohämorrhagische 444
– Harnwegsinfektion 445
ESIN (elastisch-stabile intramedulläre Nagelung) 242 ff, 248
Ess-Brech-Sucht 20, 583
Ess-Ideosynkrasie 582
Essstörung 20, 168
– frühkindliche 577 ff
– – künstliche 578 f
– Pubertät 582 f
– Schulalter 582
– Vorschulalter 582
ESWL s. Stoßwellenlithotripsie, extrakorporale
Ethik 82 ff
Ethos 82
Evaporation, Wärmeverlust 133
Ewing-Sarkom 212 f
Exanthem 184 f, 177 ff
Exanthema subitum 183
Exenteratio, orbitale 299
Exophthalmus 540
Exostose, kartilaginäre 218 f
Exostosen, kartilaginäre, multiple 219
Explosionsverletzung 261
Expositionsprophylaxe gegen Infektionen 28
Extension 240
Externa s. auch Salbe
– rückfettende 564
Extrasystolen 337
Extremität
– obere, Gips-/Cast-Verbände 241

SACHVERZEICHNIS

- untere
  -- Belastungsstufen im Wachstumsalter 239
  -- Gips-/Cast-Verbände 241
  -- Lähmungsniveau 519
Extremitätenarterie
- Thrombose 227
- Verletzung 252 f
Extremitätenfehlbildung 480 f
Extremitätenstellung bei spastischer Zerebralparese 497
Extremitätenüberlänge 468 f
Extremitätenvenenthrombose 227
Extremsituation, Entscheidungsfindung 85
Extubation 81, 230

F

6-Fach-Impfung 28
Facies
- adenoidea 310
- myopathica 463
Fähigkeiten, verminderte 89
Fahrradergometrie 336, 338
Faktor-VIII-Aktivität, verminderte 225
Faktor-IX-Mangel 225
Faktor-XII-Mangel 226
Faktor-VIII-Substitution 225
Faktor-IX-Substitution 225
Fallot-Tetralogie 328 f, 372
- Korrekturoperation 329
Familie 87
Familienanamnese 95
Familienbegleitung bei zerebralgeschädigtem Kind 90 f
Familienberatung bei Anorexia nervosa 584
Farbdopplersonografie 100, 112
Farbensehen 291
Fascia lata 316
Fassthorax 359
Fasziendoppelung 320 f
Fasziotomie 256 f
Favismus 194
Fazialisparese 184, 308, 514 f
- geburtsbedingte 136
- periphere 515
- zentrale 515
Fehlbildung, angeborene 2, 6, 288, 448
Fehlstellung, posttraumatische 238 f
Fehlwachstum, frakturbedingtes 238
Feinmotorik-Adaptation, Denver-Test 14
Feminisierung, testikuläre 549
Femoralhernie 319 f
Femurepiphyse, proximale
- aseptische Nekrose 478 f
- Dislokation 478
Femurfraktur
- distale 248
- Fixateur externe 243
- Immobilisierung 240
Femurschaftfraktur 248

Fersenblut, Screeninguntersuchung 27, 538
Fetalperiode 5
α-Fetoprotein 128, 214, 524
Fette im Serum 122
Fettgewebe, braunes 134
Fettsäureoxidationsdefekt 559
- Neugeborenen-Screening 557
Fettstühle 360
Fetus, Beurteilung 128
Feuchtblattern s. Varizellen
Fibrillin-Gen-1-Defekt 468
Fibrom 218
Fibrose
- systemische, nephrogene 99
- zystische s. Zystische Fibrose
Fibulafraktur 249
Fieber 43 f
- Definition 43
- epileptischer Krampfanfall 509 f
- Erkrankungsschweregrad 96
- hämophagozytische Lymphohistiozytose 215
- Virusinfektion 183 ff
- bei Myelodepression 201
- rheumatisches, akutes 178, 341, 489
- Shuntinfektion 521
- Therapie 44
- Ursache 44
Fieberkrämpfe 509 f
Finger, schnellender 482
Fingerbeugesehnenverletzung 255
Fingergrundgliedfraktur 246
Finger-Luxation 251
Fingerstrecksehnenverletzung 255
FiO$_2$ (Sauerstoffanteil im eingeatmeten Gasgemisch) 74
FISH (Fluoreszenz-in-situ-Hybridisierung) 157
Fissur 237
Fissurenversiegelung 36
Fistel
- arteriovenöse 221
- zum Harntrakt bei Analatresie 393 f
- ösophagotracheale 389 f
- perineale 393
- vestibuläre 393
Fistelbildung, Morbus Crohn 413, 419
Fixateur
- externe 243, 247
- interne 247
Fixierung, dynamische, nach Kleinert 256
Flankenschnitt 382
Floppy infant 463
Flow (Beatmungsgasfluss) 79
Fluoreszenz-in-situ-Hybridisierung 157
Fluoreszenztest nach Beutler/Baluda 423
Fluoride 36, 165
Flüssigkeitsansammlung
- intraabdominelle s. Aszites
- subdurale 527
-- benigne 527
Flüssigkeitsaspiration 363

Flüssigkeitsausscheidung, ADH-Einfluss 536
Flüssigkeitsbilanz nach Organtransplantation 230
Flüssigkeitszufuhr 68
- bei Fieber 44
Fogarty-Katheter 253
Follikulitis 56
Folsäuremangel 523
Folsäuremangelanämie 192
Fontanelle
- große 284
- kleine 284
-- offene 538
Fontanellenverschluss
- ausbleibender 495, 520
- verzögerter 467
Fontan-Zirkulation, extrakardiale 332
Foramen
- caecum 287 f
- ovale 129, 141, 323
-- mechanische Erweiterung 328
-- persistierendes 325 f
-- Verschluss 326
--- physiologischer 325
Formula-Säuglingsnahrung 164
Fortbewegung, selbständige 12
Fototherapie 148
Fovea centralis 291
Fowler-Stevens-Operation 454
Fragiles-X-Syndrom 161
Fragmentozyten 444
Fraktur 221, 236 ff
- angeborene 466
- Behandlung 239 f
-- operative 242 f
- Fixation 242
- Fragmentdislokation 237
- geburtsbedingte 135
- Immobilisierung 239 f
- komplette 237
- misshandlungsbedingte 277
- Reposition 239, 242
- Retention 239
- Röntgenuntersuchung, Indikation 238
- Weichteilbeteiligung 237
Frakturart 237
Frakturen
- Einteilung 236
- multiple 277
Frakturheilung 238 f
Frakturneigung 466
Frankel-Score 519
Frauenmilch 164
Freckling 513, 565 f
Fremdanamnese 38, 42
Fremdkörper
- bronchialer 363 f
- im Magen 399
- ösophagealer 363, 399
- tracheobronchoskopische Entfernung 109
- verschluckter 39, 102, 399
- wandernder 365
Fremdkörperaspiration 39 f, 348, 363 ff
- akute 363

- Bronchoskopie 364
- chronische 363 f
Fremdkörperextraktion, bronchoskopische 364
Fremdkörperingestion 399
Fremdspender von Stammzellen 198
Fruchtwasser, mekoniumhaltiges 140
Fruchtwasserhöhle 2
Fruchtwasseruntersuchung 6
Frühförderung 90
Frühgeborenennahrung 165
Frühgeborenes 127, 132
- Anämie, physiologische 145
- Atemnotsyndrom 142 ff
- Behandlungsoptionen 132
- Blutung, intrakranielle 151 f
-- intraventrikuläre 497
- Blutverlust durch Blutentnahme 145
- Cholestase 424
- an der Grenze der Lebensfähigkeit 85
- Hypothermie 134
- Ischämie, zerebrale 151 f
- Komplikation 152
- persistierender Ductus arteriosus 327
- Retinopathie 143 f, 299
- Sauerstoffkonzentration in der Atemluft 144
- Überwachung 134 f
Frühsommermeningoenzephalitis s. FSME
Fruktosemalabsorption 401 f
FSH (Follikel stimulierendes Hormon) 533, 546
FSME (Frühsommermeningoenzephalitis) 502
- Indikationsimpfung 31, 502
FSME-Viren-Übertragung 502
Fundoplicatio 400
Funduskopie 297 f
Funikulozele 456
Funktionsstörung, angeborene 2
Funktionstest, endokrinologischer 530 f
Furosemid 428
Furunkel 56
Fußentwicklung 475 f
Fußgreifreflex 9 f
Fußmuskelschwäche 476
Fußphlegmone 56
Fußtraining 476
Fußwurzelknochenfraktur 250
Fütterungsstörung, frühkindliche 577 ff
Fütterungsszene 577 f
- Beobachtung 578

G

Gadolinium-Chelat 99
Galaktosämie 423, 559 f
- Säuglingsnahrung 165
- Screening 26 f, 557, 560
Galaktose 559
Galaktose-1-Phosphat-Uridyltransferase 560
Galaktozerebrosidase 501
Galant-Reflex 10
Galleabflussstörung 420
Gallefistel 391
Gallekonsistenz 424
Gallelipid-Transportdefekt
Gallenblasen-Sludge 428
Gallenblasenentfernung, operative s. Cholezystektomie
Gallenflüssigkeit 428
Gallengangsatresie
- extrahepatische 420, 424 ff
-- mit Situs inversus 424
- intrahepatische 422 f
Gallengangshypoplasie, intrahepatische 422 f
Gallengangssystem, Entwicklung 425
Gallengries 428
Gallensäuren-Transportdefekt
Gallensteine 428 f
- asymptomatische 428
Gallenszintigrafie 426
Gammaglutamyltransferase 420
Gammastrahlung 105
GAMT-Defizienz (Guanidinoacetatmethyltransferase-Defizienz), Neugeborenen-Screening 557
Ganglion 469
Gangstörung 494
- beim Kleinkind 476
Ganzjahresallergen 376
Ganzkörperplethysmografie 110
Gasaustauschkapazität, respiratorische 111
Gasdilutionsmethode 110
Gastritis 407
Gastroduodenoskopie 407, 413
Gastroenteritis 444
- infektiöse 180 f, 407
-- virale 180 f
Gastrointestinaltrakt, Durchleuchtung 102
Gastroösophagoskopie 400
Gastroskopie 107, 109
Gastrostoma 390
Gastrostomie, perkutane endoskopische 171, 386
Gastrostomie-Sonde 386
Gastrotube 386
Gebärmutterhalskrebs, Prophylaxe 32
Geburt, vorzeitige 132
Geburtsgeschwulst 135
Geburtsgewicht 127, 132
Geburtstermin 5
Geburtsverletzung 135 f
Gedeihstörung 169, 367, 397, 578
- Galaktosämie 559
- Malabsorption 401
- Reflux, gastroösophagealer 399 f
- schwerer kombinierter Immundefekt 371
- Zöliakie 404
- zystische Fibrose 359 f
Gefäßdarstellung, radiologische 99
Gefäßentzündung 342, 490
- allergische, generalisierte 224
Gefäßkatheter 58 f
Gefäßnaht 253
Gefäßrekonstruktion 253
Gefäßverletzung 252 f
Gefäßwandverlust 253
Gehgips 241, 249
Gehirnentwicklung 3
- bei Kraniosynostose 284, 286
Gehirnfehlbildung 496 f
Gehirnverletzung, misshandlungsbedingte 277
Gehörknöchelchenkette, Versteifung 312
Gehschwäche 515
Geisha-Schuh 250
Gelbkörperzyste 458
Gelbsucht s. Icterus; s. Ikterus
Gelenk 236
Gelenkempyem 123
Gelenkerguss 250, 484
- Punktion 123, 252, 472
Gelenkflüssigkeit 123
Gelenkknorpelfragment 250
Gelenkpunktion 123, 252, 472
Gelenkverletzung 250 f
Gen 154
Gendiagnostik 156 f
Genetik 153 ff
Genitale
- intersexuelles 549
- männliches, Entwicklung 452
- Untersuchung 97
Genitalmykose 189
Genom 153
Genotypisierung, zystische Fibrose 360
Gerinnung, Wundheilung 52
Gerinnungsfaktoren, Vitamin-K-abhängige 148
Gerinnungsfaktorenverbrauch 226
Gerinnungsfaktorkonzentrat 226
Gerinnungsfaktormangel 225 f
Gerinnungsstörung 148 f, 222 ff
Germinom 213
Gesäßfaltenasymmetrie 475
Geschlecht, psychisches 548 f
Geschlechtschromosom 153
- Teilungsstörung 548
Geschlechtsentwicklung 530, 548
- beim chromosomalen Knaben 548 f
- beim chromosomalen Mädchen 548
Geschlechtsentwicklungsstörung 548 f
- ovotestikuläre 548
- Prader-Stadien 548 f
Geschlechtsmerkmale, sekundäre, Entwicklung 532 ff
- ausbleibende 534
- vorzeitige 534
Geschlechtsorgane 19
Gesichtsasymmetrie 289
Gesichtsausschlag, schmetterlingsförmiger 487
Gesichtsdysmorphie 372

SACHVERZEICHNIS

Gesichtsfeldeinschränkung 300
Gesichtsmuskelatrophie 463
Gesichtsnervverletzung, geburtsbedingte 136
Gesichtsverletzung, misshandlungsbedingte 278
Gestagene 535
Gesundheit
– in Bezug auf die Familie 87
– in Bezug auf die Gesellschaft 87
Gesundheits- und Krankenpflege, gehobener Dienst 83 f
Gesundheitserziehung 33 ff
– bei Jugendlichen 37
Gewalteinwirkung 234
Gewicht s. Körpergewicht
GFR (Glomeruläre Filtrationsrate) 440
GGT (Gammaglutamyltransferase) 420
Giftentfernung 272
Gilchrist-Verband 240
Gingivostomatitis herpetica 566 f
Gipsverband 239 ff
Glabellareflex 10
Glasgow-Koma-Skala 42, 98, 268, 525
Glasknochenkrankheit 466
Glaskörper 291
– hyperplastischer, persistierender 298
Glaukom, kongenitales 298 f
Gleichgewichtsorgan 303
Gleithoden 454
Glenn-Shunt 332 f
Globoidzellerkrankung 501
Glockenthorax 465, 467
Glomeruläre Filtrationsrate 440
Glomerulonephritis 442 f
– akute proliferative 442 f
– diffuse, akute 178
– membranoproliferative 441
– nach Impetigo contagiosa 566
– postinfektiöse, akute 443
Glomerulosklerose, fokal sklerosierende 441
Glukagon 554
Glukokortikoide 143
– bei Asthma bronchiale 353 f
– bei chronisch entzündlicher Darmerkrankung 414
– Cushing-Schwellendosis 232
– bei Krupp 348
– Nebenwirkungen 442
– bei nephrotischem Syndrom 442
– nach Organtransplantation 231 f
– symptomatische anti-allergische Therapie 378
– topische Therapie 564
Glukokortikoidsubstitution, lebenslange 544 f
Glukose
– im Liquor 119
– im Urin 116
Glukosekonzentration im Blut 550 f
– Fremdkontrolle 552 f
– Selbstkontrolle 552 f

Glukose-6-Phosphat-Dehydrogenase-Mangel 194
Glukosetoleranztest, oraler 530, 545, 550
Glukosezufuhr, postnatale 137 f
Glukosurie 550
Glut-1-Defekt 506
Glutarazidurie Typ 1 558
Gluten 401, 404
Gnomenwaden 462
GnRH-Test 547
Gonadendysgenesie 548
– gemischte 548
Gonadenentwicklung 454
Gonadenentwicklungsstörung 548
Gonadenunterfunktion s. Hypogonadismus
Gonadotropin 533
Gonadotropin-releasing-Hormon 533, 546
Gonadotropin-releasing-Hormon-Antagonist 535
Gonioskopie 298
Goniotomie 299
Gonoblennorrhö 295
Gonosomenaberration, numerische 159 f
GoreTex 316
Gower-Zeichen 462
Gram-Färbung 175
Granulationsgewebe, Wundheilung 52, 54
Granulom, eosinophiles 215
Granulozyten 120 f
– im Liquor 119
Graue Substanz, Degeneration 501
Graustufen, Computertomogramm 103
Greifreflex 9 f
Grobmotorik, Denver-Test 14
Grünholzfraktur 237
Guillain-Barré-Syndrom 502, 515 f
Gürtelrose, Indikationsimpfung 33
Gute klinische Praxis 85
Guthrie-Test 423
Gynäkomastie 160, 547 f

H

Haemophilus influenzae 306 ff, 311
– Typ B, Impfung 357
Hallux valgus 477
Halo-Fixateur 247
Hals, Untersuchung 96
Halsfistel 287 f
Halslymphknotenschwellung 178, 206 f
Halsschmerzen 176, 304, 307, 310 f
Halsspalte, mediane 288
Halsstellreaktion 10
Halswirbelblockierung 511
Halszyste 287 f
Hämangiom 217 f
– kavernöses 517
Hamartom 418
Hämatinerbrechen 407
Hämatokolpos 459

Hämatokrit 120
– erhöhter 195 f, 329
Hämatom 234, 252
– epidurales 525 ff
– misshandlungsbedingtes 276 f
– subdurales 521, 525 f
Hämatometra 459
Hämatopoese, gesteigerte 206
Hämatosalpinx 459
Hämaturie 227, 443
– posttraumatische 258 f
Hämochromatose, neonatale 423
Hämoglobin S 194
Hämolyse 145, 147, 191, 193 ff
– fetale 145 f
– mechanische 195, 444
Hämolytisch-urämisches Syndrom 444 f
– atypisches 444 f
– Shigatoxin-positives 444
Hämophagozytose 215
Hämophilie A 222, 225
Hämophilie B 222, 225
Hämorrhoiden 418, 427
Hämosiderose 194
Hämostase 222
Hand, linke, Röntgenaufnahme 530, 534
Handflächenschuppung 342, 490
Handfraktur 246
Handfunktion 11
Handgelenk-Röntgenaufnahme, Rachitiszeichen 468
Handgreifreflex 9 f
Händigkeitsentwicklung, verzögerte 499
Handphlegmone 56
Handwurzelfraktur 246
Handwurzel-Röntgenbild 8, 413
Harn s. auch Urin
Harnalkalisierung 449
Harnansäuerung 449
Harnblase
– Augmentation 435
– Entwicklung 4
– fehlende 435
Harnblasenekstrophie 316, 434 f
Harnblasenentleerungsstörung 450
Harnblasenentzündung 181
Harnblasenfunktionsstörung 450
Harnblasenkatheter, suprapubischer 437
Harnblasenrhabdomyosarkom 212
Harnblasen-Selbstkatheterisierung 450
Harnblasenstein 449
Harnblasentraining 450
Harnfluss 117
Harngewinnung 446
Harninkontinenz 450
Harnkontinenz 580
Harnkultur 446
Harnleiter s. Ureter
Harnmenge 117
Harnpflichtige Substanzen 122
Harnröhre s. auch Urethra
Harnröhrenentzündung 181
Harnröhrenneubildung 453

SACHVERZEICHNIS

Harnsteine 449
Harntrakt
– oberer, Dysplasie 436, 438
– Sonografie 116 f
– Szintigrafie 106
Harntransportstörung, angeborene 116, 435 ff
Harnwege, Entwicklung 4
Harnwegsinfektion 181, 445 f
– Antibiotikatherapie 446
– beim Kleinkind 445
– rezidivierende 438, 446
– beim Säugling 445
Harnwegskatheter 181
Harnwegsverletzung 258
Hashimoto-Thyreoiditis 537 f, 540
Hasner-Klappe 295 f
H_2-Atemtest 402
Hausstaubmilbenkarenz 376
Haut 562 f
– Adnexorgane 562
– Schutzfunktion 562
– Sexualhormonwirkung 18
– trockene 563
– Untersuchung 96
Hautalterung, natürliche 563
Hautauffälligkeit über der Wirbelsäule 137
Hautblutung 222
Hautfarbe, Apgar-Score 131
Hautinfektion 566 ff
Hautnekrose, thermische Verletzung 262
Hautpflege bei Akne 18
Haut-Pricktest 374, 376 f
HbA1c 553, 555
HBsAg-positive Mutter 31
HBsAg-Status, mütterlicher, unbekannter 31
β-hCG (humanes β-Choriongonadotropin) 128, 214
hCG-Test 547
Heimlich-Handgriff 39
Heiserkeit 348
Helicobacter pylori 407
Helicobacter-Urease-Test 407
Hell-Dunkel-Sehen 291
Hemiparese 527
Hemiplegie 498
Hemmungsfehlbildung 315
Hepatikojejunostomie 425 f
Hepatitis, neonatale, idiopathische 424
Hepatitis A 182
– Indikationsimpfung 31
Hepatitis B 182, 422
– Indikationsimpfung 31
– postexpositionelle Prophylaxe 31
Hepatitis C 422
Hepatitis D 182 f
Hepatitisviren 182
Hepatitisvirus-Infektion, Neugeborenes 149
Hepatoblastom 215
Hepatosplenomegalie 215
Herbizidvergiftung 273 f
Hermaphroditismus verus 548

Hernie (s. auch Bruch) 318 ff
– angeborene 319
– eingeklemmte 318
– epigastrische 320
– innere 318
– irreponible 318
Herniotomie
– ambulante 48
– beim Frühgeborenen 69 ff
Herpangina 304
Herpes
– simplex recidivans 567
– zoster 423
– – Indikationsimpfung 33
Herpesinfektion, generalisierte 502, 567
Herpes-simplex-Enzephalitis 502
Herpes-simplex-Virus 423
Herpes-simplex-Virus-Infektion 566 f
– perinatale 149
Herz 323 f
– univentrikuläres 330 ff
Herzbeutelentzündung 111
Herzbeuteltamponade nach Thoraxtrauma 258
Herzbuckel, embryonaler 4
Herzfehler, angeborener 41, 157 f, 325 ff, 334
– Endokarditisprophylaxe 340
– komplexer 326
– Mikrodeletion 22q11 161
– obstruktiver 328 ff
– zyanotischer 328 ff
Herzfrequenz 336
– Apgar-Score 131
Herzgeräusch 326, 328 ff
– neues 340
Herzinsuffizienz 333 ff, 340, 468
– akute 41
– altersabhängige Symptome 334
– fetale 146
– bei Hämangiom 217
– NYHA-Kriterien 334
Herzkatheter, interventioneller 112
Herzkatheteruntersuchung 103, 112, 324
Herzklappenschädigung, rheumatische 341
Herzklappenvegetationen 340
Herz-Kreislauf-Erkrankung, Diagnostik 324
Herz-Kreislauf-Funktion 96
– Überwachung 73
Herzminutenvolumen 73
– Messung, nichtinvasive 77
Herzmuskelentzündung 111, 341
Herzmuskelhypertrophie 328 ff
Herzrasen 42
Herzrhythmusstörung 335 ff
– akute 42
– Herzinsuffizienz 334
Herzschrittmacher
– EKG 73
– MRT-Einfluss 105
– permanenter 337
Herztod, plötzlicher 337
Herztöne, fetale 128
Herztransplantation 341

Heterozygotie 154
Heubner-Sternkarte 186
Heuschnupfen, Asthmaprävention 376
Hexadaktylie 481
H-Fistel 390
Himbeerzunge 177 f, 490
Hinken 478, 484
Hiob-Buckley-Syndrom 372 f
Hippokampussklerose 510
Hirnabszess 340
Hirnatrophie 152
Hirnblutung
– intraventrikuläre 144, 151
– periventrikuläre 151
Hirndruck, erhöhter 45, 510, 516, 527
Hirndruckzeichen 208 f, 214
Hirnkontusion 528
Hirnödem 268 ff, 555
– posttraumatisches 528
Hirnsklerose, tuberöse 507, 514
Hirnstammsymptome 494
Hirnstammverlagerung, kaudale 494
Hirntod, Organspende 229
Hirntumor 45, 199 f, 208 ff
Hirnventrikeldrainage, externe 520
Hirnventrikelerweiterung 496, 519
Hirnventrikelüberdrainage 521
Hirschsprung, Morbus 113, 395 f
Histamin 377
Histiozytenvermehrung 215
Histiozytose 215
Histokompatibilität 228
Hitzekollaps 269 f
Hitzeschaden 269 f
Hitzetod 269
Hitzschlag 269 f, 510
HIV-Infektion, Neugeborenes 149
HLA (Human Leukozyte Antigen) 197
HLA-Assoziation, Myasthenia gravis 463
HLA-B27 485 f
HLA-Typisierung 197
Hochfrequenzbeatmung 79
Hochspannungsunfall 270
Hochwuchs 160, 531 f
Hockstellung 329
Hodenatrophie 457
Hodendeszensus 454, 546
Hodendifferenzierung 548
Hodenektopie 454
Hodenentzündung 184 f, 456
Hodengröße 16 f, 19
Hodenhochstand 454, 548
Hodenlageanomalie 454
Hodenparenchymnekrose 455
Hodentorsion 455
– pränatale 455
Hodenvenenerweiterung, variköse 457
Hodgkin, Morbus 207
Hodgkin-Zelle 207
Hohlfuß 476
Hohlhandphlegmone 481
Homozygotie 154
Hörfähigkeit 34
Hörfunktion, Prüfung 303

601

SACHVERZEICHNIS

Hormon
- antidiuretisches s. ADH
- antiinsulinäres 550
- Follikel stimulierendes 533, 546
- luteinisierendes 533, 546
- Thyreoidea stimulierendes s. TSH

Hormoneller Regelkreis 546
Hormonspiegelbestimmung 547
Hormontherapie bei Hodenlageanomalie 454
Horner-Syndrom 297
Hornhaut 290 f
- Krümmungsanomalie 293
Hornhautdurchmesser, vergrößerter 298
Hornhautreflex 292
Hörstörung, Screening 10
Hounsfield-Einheit 103
Hufeisenniere 433
Hüftdysplasie 474 f
- Ausreifungsbehandlung 475
- Operation 475
- Repositionsbandage 475
Hüftgelenkentzündung
- abakterielle 472, 484
- eitrige 471 f
Hüftgelenkerguss 472
- eitriger 472
Hüftgelenkform, Einflussfaktoren 474 f
Hüftgelenkkapsel, Lockerung 474
Hüftgelenkpfanne
- abgeflachte 474
- sekundäre 474
Hüftkopfnekrose 475
- avaskuläre 478
- nach eitriger Arthritis 472
- posttraumatische 248, 251
Hüftluxation 251
- kongenitale 474
Hüftultraschalluntersuchung 135, 475
Humerusepiphysenlösung, proximale 244
Humerusfraktur
- diaphysäre 244
- epikondyläre 244
- Immobilisierung 240
- Röntgenaufnahme 101
- subkapitale 244
- suprakondyläre 244
-- Nervenverletzung 253
Humerusschaftfraktur 244
HUS s. Hämolytisch-urämisches Syndrom
Husten 359
- akuter 39
- bellender 347 f
- chronischer 362
- stakkatoartiger 179
- postnatale 137
Hydatidentorsion 456
Hydrocele
- funiculi 456
- testis 456
Hydrocephalus
- malresorptivus 519
- occlusus 519

Hydrokolloidverband 54
Hydronephrose 435 f
Hydrops fetalis 146
Hydroureter 435 f
21-Hydroxylase-Mangel 544
Hydrozele 456
Hydrozephalus 151, 494, 495 f, 519 ff, 523
- Fontanellenbefund 520
- Prognose 522
- Ursache 520
Hygrom, subdurales 527
Hymenalatresie 459
Hyperaktivität 513
Hyperbilirubinämie
- direkte 147
- indirekte 147
- neonatale 146 ff
-- physiologische 147
Hyperglykämie 550
- fetale 138
- mütterliche 138
Hyper-IgE-Syndrom 372 f
Hyperkaliämie 439 f
Hyperkalzämie 542 f
Hyperkalzurie 543
Hyperkapnie 75, 141
Hyperopie 293
Hyperoxie 74
Hyperparathyreoidismus 542 f
- sekundärer 467
Hyperphosphatämie 372, 542
Hyperreagibilität, bronchiale 351, 357
Hypertelorismus 447
Hypertension, portale 426 f
Hyperthermie 269
Hyperthyreose 540 f
Hypertonie
- arterielle 338 f
-- essenzielle 338 f
-- der oberen Körperhälfte 330, 338
-- renal bedingte 441
-- pulmonale 76, 326 f
-- persistierende, des Neugeborenen 141 f
Hypoalbuminämie 441
Hypogammaglobulinämie 370
- transitorische, des Neugeborenen 370
- variable 370
Hypoglykämie 550, 559
- Behandlung 554
- bei Diabetes-mellitus-Therapie 553 f
- bei Insulinbelastung 530 f
- nächtliche 554
- Nichtwahrnehmen 554
- postnatale 137
Hypogonadismus 546 f
- hypergonadotroper 534, 546
- hypogonadotroper 534, 546, 559
- primärer 160
Hypokalzämie 372, 467 f, 542
Hypokapnie 74
Hypoparathyreoidismus 372, 542

Hypoplastisches-Linksherz-Syndrom 330
Hyposensibilisierung 378 f
Hypospadie 452 f, 548
Hypothalamus-Hypophysen-System 533
- Störung 530
Hypothermie 267 f
- Frühgeborenes 134
Hypothyreose 170, 537 ff, 557
- angeborene 424, 537 f
Hypotonie, muskuläre s. Muskelhypotonie
Hypovolämie, Hitzeschaden 269 f
Hypoxie 74, 141 f, 144, 267 f
- perinatale 507
Hypsarrhythmie, elektroenzephalografische 507

I

Ichthyosis vulgaris 565
ICN-Ethikkodex 82
Icterus s. auch Ikterus
- gravis 147, 420
- neonatorum 147 f
- praecox 147, 420
- prolongatus 147, 420, 538
Identitätskrise 21
IgA, Zöliakie 404
IgA-Mangel, selektiver 369 f
IgE-Antikörper 374, 564
- Kuhmilchallergie 402 f
- spezifische, Bestimmung 377
IgG-Subklassen-Defekt, selektiver 370
IgM, erhöhtes, bei humoraler Immundefizienz 370
Ikterus (s. auch Icterus) 193
- am 1. Lebenstag 147, 420
- Stufendiagnostik 420
Ileo-Ileostomie 384
Ileostoma 395, 415
Ileotomie 395
Ileo-Transversostomie 384
Ileozökopexie 398
Ileumsegmentresektion bei Morbus Crohn 415
Ileus 388 f
- mechanischer 388 f, 398 f
- paralytischer 388, 411
Ileuseinleitung der Narkose 68 f
Imhäuser-Osteotomie 478
Imitationsverhalten 12 f
Immersion 267 f
Immobilisierung bei Fraktur 239 f
Immundefekt 367 ff
- iatrogener 368
- kombinierter 371 f
-- schwerer 371
- physiologischer 367, 370
- primärer 368
-- humoraler 368 ff
-- der zellvermittelten Immunität 371 ff
- sekundärer 367
Immunfluoreszenz, indirekte 176

Immunglobulinsubstitution 370, 516
Immunisierung
- aktive 28 ff
- passive 31 f
Immunität
- humorale, Defekt 368 ff
- T-Zell-vermittelte 369
- unspezifische 369
- zellvermittelte, Defekt 371 ff
Immunmodulation 488
Immunologie 228
Immunsuppressiva 231 f, 414
Immunsystem 484
- Entwicklung 174
- Laboranalyse 369
- Neugeborenes 150
Immuntherapie
- Allergen-spezifische 378 f
- bei Asthma bronchiale 354
- subkutane, präventive 376
Immunthrombozytopenie 223
Impedanzmessung 113
Impetigo contagiosa 187 f, 566
Impfempfehlung 28 ff
- aktuelle 30
- bei Fernreise 33
- für Erwachsene in Österreich 29
Impfkalender 28 f
Impfstoff 29 f
Impfung 28 ff
- Abstand zur Operation 49
- Kontraindikation 30
- Nebenwirkung 30
- nach Organtransplantation 233
- vor Splenektomie 194
Implantation 228
In-vitro-Allergietest 377
Indikationsimpfung 31
Indometacin 327
Infarkt 194
Infektanämie 192 f
Infektion 55, 174, 180
- bakterielle 55 ff
- unter Chemotherapie 201
- chirurgische 55 ff
- Dispositionsprophylaxe 28
- Expositionsprophylaxe 28
- Fieber 44
- Indexfall, Umgebungsimpfung 31
- konnatale 149
-- Augenbeteiligung 294
- des Nervensystems 501 f
- Neugeborenes 149 ff
- nosokomiale 55, 181
- perinatale 149
- periorbitale 296
- rezidivierende 367 ff
- Risiko nach Splenektomie 194 f
Infektionskrankheit 174 f
Infektionsprophylaxe 28 ff, 231
Infertilität 546
Influenza
- Impfindikation 29
- Indikationsimpfung 32
Information, kindgerechte 84
Infusion
- intraarterielle 77
- intraossäre 77

- Kompatibilität 78
- para-laufende 59
- periphervenöse 77
- stark alkalischer Substanzen 78
- Überwachung 78
- vasoaktive, kontinuierliche 78
- zentralvenöse 77
Infusionslösung 172
Infusionstherapie 77 f, 171 f
Ingestion 271
Inguinalarterie, Kathetereinführung 102 f
Inguinalhernie 319
Inhibin 546
Inkarzeration, Hernie 318
Inkontinenz s. Harninkontinenz; s. Stuhlinkontinenz
Inkubator 134
INR (International normalized Ratio) 222
Insektengiftallergie 375
Insektizidvergiftung 273 f
Inspirations-Exspirations-Verhältnis 78
Inspirationsdruck 78
Inspirationszeit 78
Insulinanaloga 552
Insulinbelastung 530 f
Insulinmangel 550 ff
- absoluter 550, 552
Insulinpumpe 552
Insulinresistenz 551 f
- in der Pubertät 553
Insulinsubstitution 552, 554
Insulintherapie 552 f
- Basis-Bolus-Therapie 552
- intensivierte 552
Intelligenzminderung 523
Intensivmedizin 72 ff
Intensivstation, pädiatrische 230
Interaktionsdiagnostik 575
Interinstitutionelle Phänomene 577
Interleukin-2-Rezeptor-Antagonisten 232
Interprofessionalität, konstruktive 90
Intersexualität 548 f
- Geschlechtszuordnung 549
- Prader-Stadien 548 f
Intestinoskopie 109
Intoxikation 180
Intubation 63, 80 f, 348, 350
- nasotracheale 81
- orotracheale 80 f
Invagination 45, 102, 398
- ileokolische, Desinvagination 102, 398
Ipecacuanha-Sirup 272
Ipratropiumbromid 378
Iridozyklitis 486
Iris 290 f
Irishamartom 513, 566
Iriskolobom 294
Irrigation 419
Irrigoskopie 102
Ischämie, zerebrale 151 f
Iso-Immunthrombozytopenie 223
Isotop 105

Isotopen-Nephrografie 432
Isovalerianazidurie 558

J

Jet-Ventilation 79
Jodmangel 170, 538
Jodprophylaxe 36
Jones-Kriterien, rheumatisches Fieber 489
Juckreiz 427
- Ekzem, atopisches 563
- Skabies 569
- Varizellen 186
Jugendamt 279
Jugendliche, einwilligungsfähige 84

K

Kahnschädel 285 f
Kaliumbromid 506
Kaliummangel, Darmparalyse 388
Kaliumsubstitution bei Insulinsubstitution 554
Kallmann-Syndrom 546
Kallus 238, 470
- hyperplastischer 466
Kalzineurininhibitoren 231 f
Kalziumzufuhr 542
Kammerscheidewanddefekt 326 ff, 332 f
- Spontanverschluss 326
Kammerwasser 290
Kandidainfektion 188 f
Kandidose 188
Kapillardrainage 57 f
Kapillarresistenztest 222
Kapnografie 75, 79
Kapnoperitoneum 383
Kapsel-Endoskopie 107, 110
Karbunkel 56
Kardangiografie 103, 112
Kardia, Schließfunktion 399
Kardiomegalie 334
Kardiomyopathie, dilatative 341
Kardiotokografie 128
Kardioversion, elektrische 337
Karditis 341, 489
Kariesprophylaxe 35 f
Karyogramm 531
Karyotypisierung 156 f
Karzinom 199
- embryonales 213 f
Kasai-Anastomose 425
Kasai-Suruga-Operation 420
Käseschmiere 136
Katarakt, kongenitale 297 f
Katecholaminausschüttung 40
Katecholamine 210 f
Katheter 58 f
- Fehllage in peripherer Arterie 59
- linksatrialer 76
- periphervenöser 58 f
- perkutaner 203
- zentralvenöser 59
Katzenauge 214

SACHVERZEICHNIS

Kavernom 517
Kawasaki-Syndrom 342, 490 f
Kehlkopf s. Larynx
Keimblätter 3
Keimscheibe 2 ff
Keimzelltumor 213 f
– intrakranieller 214
– intrathorakaler 214
– ovarieller 459
Kellnerhand 136
Keloid 53
Kephalhämatom 135
Keratinozyten, autologe 266
Keratoconjunctivitis herpetica 566 f
Kernikterus 147 f
– Frühzeichen 148
Kerntemperaturregulation 270
Ketoazidose, diabetische 551 f, 554
Ketogenese 550
Keton im Urin 116
κ-Ketten-Immundefizienz 370 f
Keuchhusten s. Pertussis
Kieferklemme 305
Kielbrust 322
Kiemenbögen 287
Kiemenbogenrest 288
Kiementasche 287
Kiementaschenrest 288
Kimura-Operation 406
Kind-Eltern-Konflikt 576 f
Kinder mit besonderen Bedürfnissen 89
Kinderschutz 279 ff
Kinderschutzgruppe 279
Kindsbewegungen, intrauterine, verminderte 465
Kindstod, plötzlicher 36 f, 42 f
Kirschner-Draht 242, 246
Kissing disease 178
Klavikulafraktur 244
– geburtsbedingte 135
– Immobilisierung 240
Kleinhirnastrozytom 208
Kleinhirnhypoplasie 494
Kleinhirntonsillenverlagerung, kaudale 494
Kleinhirnverlagerung, kaudale 494
Kleinhirnwurm-Agenesie 496
Kleinhirnzeichen 503
Kleinkindalter 9
Kleinwuchs 535
– renal bedingter 441
Klinefelter-Syndrom 160, 546, 548
Klitorishypertrophie 544, 548
Kloake 394
– Embryonalentwicklung 393, 434
Kloakenekstrophie 434
Klumpfuß 476 f
Klumpfußphase, physiologische 476
Klumpke-Plexuslähmung 136
Knickfuß 476 f
Kniegelenkpunktion 252
Knie-Orthese 252
Knochenalter 8
– akzeleriertes 540
Knochenalterbestimmung 413, 530, 547

Knochenersatzmaterial 221
Knocheninfarkt 194
Knochenmark
– leeres 121
– Leukämiezelleninfiltration 121
Knochenmarkaplasie 197
Knochenmarkausstrich 121, 206
Knochenmarkinfiltration, leukämische 204
Knochenmarkpunktion 121
Knochenmarktransplantation 198, 215, 368, 371 f
– bei Leukodystrophie 500
Knochenmarkversagen 197
Knochennekrose, aseptische 478 f
Knochenreiben 237
Knochenschmerzen 401
Knochensequester 471
Knochentumor, maligner 212 f
Knochenzerstörung, neoplastische 104
Knochenzyste 221
– aneurysmatische 221
– juvenile 221
Knollenblätterpilzvergiftung 274
Knötchen, subkutane 341
Koagulationsnekrose 260
Koagulopathie 222, 225 ff
Kodeinvergiftung 273
Kohlendioxidgehalt, endexspiratorischer 75
Kohlendioxidpartialdruck 139
– arterieller 111
– transkutane Messung 79
– Überwachung 72
Kohlenhydrate im Serum 122
Kohlenhydratunverträglichkeit 401
Kohlenwasserstoffaspiration 365
Kolektomie, totale 418
Kollagenose 487 f
Kollagensyntheseanalyse 466
Kolliquationsnekrose 260
Kolobom 294
Kolonirrigation 419
Koloskopie 107, 109, 413 f
– Polypenentfernung 418
Kolostoma 393
– endständiges, endgültiges 419
Kolostrum 163
Koma
– diabetisches 550
– hypoglykämisches 550
Komedonen 569
Kommunikation
– mit Eltern 90 f
– mit zerebral-geschädigtem Kind 90 f
Kompartmentsyndrom 255 ff
Kompressionskleidung 266
Kompressionsverband 60
Konduktion, Wärmeverlust 134
Konduktorin 156, 225
Konflikt, intrafamiliärer 576 f
Konjunktivitis 342, 490
– neonatale 133
Konnektion, kavopulmonale, totale 332

Kontakt, sozialer, Denver-Test 14
Kontaktaufnahme 11, 95
Kontinenzorgan 394, 419
Kontrastmittel
– intravasale Anwendung 99
– bei Magnetresonanztomografie 99
– radiologisches 98 f
– – jodhaltiges 99, 102 f, 105
– röntgennegatives 98
– röntgenpositives 98
Kontrastmitteleinlauf 102
Kontrastmittelnephropathie 99
Konvektion, Wärmeverlust 134
Koordinationsstörung, motorische 499
Kopf, Untersuchung 96
Kopfläuse 570
Kopfschmerzen 208 f, 494, 510 ff, 517, 580 f
– akute 510
– attackenartige, intermittierende 511
– chronisch rezidivierende 510 f
– chronische 510 f
– mit Erbrechen 510
– Hydrozephalus 520
– beim Kleinkind 510
– nächtliche 510
– sekundäre 510
Kopfumfang
– Messung 520
– Perzentilenkurve 530
Kopfverletzung
– geburtsbedingte 135
– misshandlungsbedingte 278
Kopfwachstum 8
Koplik-Flecken 184
Koprostase 360
Koronararterienaneurysmen 342, 490
Koronarnaht 284 f
Körpergewicht, Perzentilenkurve 169, 530
Körpergewicht-Längen-Relation 573
Körpergewichtskurve 8, 169
Körpergewichtsreduktion bei Diabetes mellitus Typ 2 553
Körpergewichtsverlust 168, 396, 571 ff
– Diabetes mellitus 550
– Malabsorption 401
– Morbus Crohn 412
Körpergewichtszunahme bei Anorexia nervosa 584
Körperhaltung
– hypertone 11
– schlechte 474
Körperhöhe, Perzentilenkurve 530
Körperkerntemperatur, MRT-Einfluss 105
Körperkreislauf 129, 323
Körpermasse 98
Köperoberfläche 262 f, 269
Körperproportionen 8
Körperschemastörung 499
Körpertemperatur 72
– Messmethoden 43 f
– subfebrile 43

SACHVERZEICHNIS

Körpertemperaturregulation
- Anästhesieeinfluss 63
- Neugeborenes 133 f
Korrekturosteotomie 478
Korsetttherapie 473
Kortikosteroide s. Glukokortikoide
Kortisolbildung, vermehrte 545
Kortisolgabe, längerfristige 545
Kortisolkonzentration im Serum 545
Kortisolmangel 543
Kostmann-Syndrom 196
Kotstein 410
Krabbe, Morbus 501
Kraftdosierung, unangepasste 499
Krampfanfall, epileptischer (s. auch Epilepsie) 514
- bei Fieber 509 f
- fokaler 504 f, 517
- generalisierter 502, 504 f, 508
- Provokation 506
- aus dem Schlaf heraus 509
- seitenbetonter 506, 509
- sekundär generalisierter 507
- symptomatischer 504
- tonischer, im Schlaf 507
Krämpfe
- hypokalzämische 372
- tonisch-klonische 467
Kraniopharyngeom 210
Kraniostenose 284 ff
Kraniosynostose 284 ff, 540
Kraniotabes 467
Kraniotomie 526, 528
Krankenhaus, Rechte des Kindes 84
Krankenpflege
- Berufspflichten 83
- gehobener Dienst 83 f
Krankheit, soziale Auswirkungen 88
Kranznähte 284
Krätze 569 f
Kreatininkonzentration im Serum 440
Krebserkrankung s. Onkologische Erkrankung
Kreislauf 129
- Anästhesieeinfluss 63
- fetaler 129, 327
-- persistierender 141 f
- Sicherung bei Narkose 65
Kremasterreflex 454, 518
Kreuzbandersatz-Plastik 252
Kreuzbandverletzung 251 f
Krise
- aplastische 193
- metabolische 557, 559
- thyreotoxische 99
Krisenintervention, stationäre, bei Schlafstörung 579
Krupp
- spasmodischer 348 f
- viral bedingter 348
Krupp-Syndrom 347 ff
Kryotherapie 218, 567
Kryptorchismus 454, 546
Kuchenniere 433
Kugelberg-Welander-Muskelatrophie 465

Kugelzellanämie 193 f
Kuhmilch, Zusammensetzung 164
Kuhmilchallergie 402 ff
- IgE-vermittelte 402 f
Kuhmilchproteine 402
Kuhmilchprotein-Enteropathie 402 f
Kurzdarmsyndrom 384, 393, 405
Kurzinfusion 78
Kurzsichtigkeit 293
Kußmaul-Atmung 551
Kwashiorkor 169
Kyphose 468

L

Labienfusion, partielle 548
Labiensynechie 457
Labyrinthreflex, tonischer, in Bauchlage 10
Labyrinthstellreflex 10
Lächeln, soziales 291
- fehlendes 293
Lacklippen 342, 490
Ladd-Bänder 392
Laktasemangel 401
Laktatdehydrogenase 193 f, 200, 213
Laktoseintoleranz, Säuglingsnahrung 165
Laktosemalabsorption 401 f
Lambdanaht 284 f
Landau-Reaktion 10
Langerhans-Zellen 562
Langerhans-Zell-Histiozytose 215
Langschädel 286
Langzeit-EKG 324, 336
Langzeitbetreuung 88
Laparoschisis 314 ff, 392
Laparoskopie 108, 383, 458
- Appendektomie 410
- bei Hodenlageanomalie 454
Laparotomie 382 f
Lärm 33 f
Lärmschaden, Prophylaxe 33 f
Laryngitis
- subglottische 311, 348
- supraglottica 310 f
Laryngomalazie 346
Laryngoskop 80
Laryngoskopie 346
Laryngospasmus 267 f, 467
Laryngotracheitis, virale, akute 348
Laryngotracheobronchitis, maligne 348 f
Larynxmaske 66
Larynxstenose 346
Larynxuntersuchung 304
Laschendrainage 57
Laserkoagulation 299 f
Lasertherapie 217 f, 220, 567
Late-onset-Neugeborenensepsis 150
Laugeningestion 260
Lavage, bronchoalveoläre 177
LDH (Laktatdehydrogenase) 193 f, 200, 213
Lebend-Organspende 229
Lebensmittel, Phenylalaningehalt 558
Lebensmittelinfektion 180

Lebensmittelintoxikation 180
Leberbiopsie 421
Leberblindbiopsie, perkutane 421
Lebererkrankung 420 ff
Leberfibrose 447
Leberfunktion, Serumparameter 122
Leberfunktionsstörung 559
Leberhämatom, intraparenchymatöses 259
Leberinfektion
- bakterielle 424
- virale 182 f, 422 f
Leberruptur 259
Leberschädigung
- Knollenblätterpilzvergiftung 274
- paracetamolbedingte 273
Lebertransplantation 423, 424 ff
- allogene 229
- Splittechnik 426
Leberverletzung 259
Leberversagen, akutes 423, 427
Leberzerfallskoma 183
Leberzirrhose 183, 426 f
- Alpha-1-Antitrypsin-Mangel 422
- bei extrahepatischer Gallengangsatresie 425
Legasthenie 499
Leistenhernie 319
Leistenhoden 454
Lengemann-Sehnennaht 255
Lennox-Gastaut-Syndrom 507 f
Lernen 13
Lernprozess, Entwicklungsmodell 9
Lernstörung 513
Lese-Rechtschreib-Schwäche 499
Leukämie 199, 203 ff
- akute 204 ff
- chronische, myeloische 204, 206
- Knochenmarkinfiltration 121, 204
- lymphatische 203 ff
- myeloische 204 ff
-- FAB-Klassifikation 205
Leukodystrophie 500 f
- metachromatische 500
Leukokorie 214, 293, 297
Leukomalazie, periventrikuläre 151 f
Leukotrien-Rezeptor-Antagonist 353
Leukozyten
- im Liquor 119
- im Urin 116
Leukozytenzahl 120 f
Leukozytopenie 197
Leukozytose 190, 196
- Linksverschiebung 196
Leuzinose, Neugeborenen-Screening 557
Leydig-Zelle 546
Leydig-Zell-Hypoplasie 548
LH (luteinisierendes Hormon) 533, 546
LHRH-Test 534
Lichen sclerosus 451, 457 f
Licht, blaues 148
Lichtmangel 467
Lichtscheu 184
Lidachse, mongoloide 157 f
Lidkolobom 294

Lidmyoklonien 508
Lidödem 441 f
Ligamentum imbilicale medianum 434
Linksherz, hypoplastisches 330
Linksherz-Syndrom, hypoplastisches 330 ff
– operative Korrektur 331 f
Linksherzinsuffizienz 334
Linksherzversagen 329 f
– postnatales 330
Links-Rechts-Shunt 325 ff
Linse 290 f
Linsentrübung, kongenitale 297 f
Lipaseaktivität im Serum 429
Lipidinhalation 365
Lipofuszinspeicherung 501
Lipolyse 550
Lipom 218
Lippen-Kiefer-Gaumen-Spalte 159, 286 f
Lippen-Kiefer-Spalte 286
Lippenspalte 286 f
Liquor
– Meningitiserregernachweis 501
– oligoklonale Banden 504
– trüber 189
Liquordruckmessung 118
Liquorproduktion 519
Liquorpunktion 118 f, 515
Liquorzirkulationsstörung 501
Lisch-Knötchen 513, 566
Living related Transplantation 426
Löffelnägel 170
Logopädie 500
Lokalanästhetika 62
Louis-Bar-Syndrom 372
Loyalitätskonflikt 576, 584
LSR (Labyrinthstellreflex) 10
Lues congenita 294
Luft, freie, intraabdominelle 409
Luftbronchogramm 142
Luftschadstoffe 352
Luftwegserkrankung, reaktive 351
Lumbalpunktion 501
Lunge
– stille 352
– weiße 142
Lungenabszess 358
Lungenbläschen 142
Lungenembolie 227, 340
Lungenentzündung s. Pneumonie
Lungenfehlbildung 347
Lungenflügelaplasie 316
Lungenfunktionsbild 111
Lungenfunktionsdiagnostik 110 f, 352 f
Lungenfunktionsstörung, obstruktive 110
Lungenhypoplasie 447
Lungenkeilresektion 345
Lungenkontusion 258
Lungenkreislauf 129, 323
Lungenlappenresektion 345
Lungenmalformation, zystisch-adenomatoide 347
Lungenmetastasen 213
Lungenreife 143

Lungenresektion 362
– anatomische 345
Lungensegmentresektion 345
Lungensequester 103 f, 347
Lungentransplantation 362
Lungenüberblähungsareal 350, 354
Lungenvolumina 110
Lupus erythematodes, systemischer 487 f
– medikamentenindizierter 487
Lupusnephritis 487
Luxation 250
Lymphadenitis 57
– colli 305
Lymphangiektasie, intestinale, primäre 373
Lymphangiom 220
Lymphangitis 56
Lymphbahnenfehlbildung 220
Lymphknoten, fehlende 371
Lymphknotenschwellung 184 f, 206 f
– Kawasaki-Syndrom 342, 490
Lymphknotenstationen, tastbare 97
Lymphknotensyndrom, mukokutanes 342, 490 f
Lymphödem, peripheres 159
Lymphohistiozytose, hämophagozytische 215
Lymphom, malignes 199, 206 f
Lymphozyten 120 f
Lymphozytenproliferationstest 371
Lymphozytopenie 371
Lymphozytose 196

M

Magen-Darm-Verletzung 259
Mageneingang, Schließfunktion 399
Magenperforation 259
Magensonde 317; 388; 390
Magenspülung 272
Magersucht 20, 168, 583 f
Magnetfeld 104
Magnetreflex 10
Magnet-Resonanz-Cholangiopankreatikografie 429
Magnet-Resonanz-Nephrografie 117
Magnet-Resonanz-Tomografie 104 f, 494 ff
– Kontrastmittel 99, 104
– Wirbelsäule 518, 524 f
Magnet-Resonanz-Urografie 117
Makroglossie 538
Makrohämaturie 443
Makrozephalus 520
Makula 291, 563
Malabsorption 401
– selektive 401
Maldescensus testis 454 f
Maldigestion 430
– zystische Fibrose 360
Malformation
– arteriovenöse 221, 516 f
– vaskuläre 220 f
– zerebrale 507
– zystisch-adenomatoide, der Lunge 347

Malgaigne-Fraktur 248
Maligne Erkrankung s. Onkologische Erkrankung
Malignom s. Onkologische Erkrankung
Malnutrition 440 f
Malone-Operation 419
Malrotation 392, 397, 416
Mandelentzündung 177
Mandeloperation s. Tonsillektomie
Mangelernährung 169, 405
Marasmus 169
Marfan-Syndrom 468 f
Marfan-Zeichen 467
Masern 184
Masern-Mumps-Röteln-Impfung 28 f
Masernenzephalitis 184
Maskulinisierung, unzureichende 548
Maßnahmen
– Information 84
– lebenserhaltende 85
– postoperative 65, 67, 69 f
– – beim Frühgeborenen 71
Mastitis neonatorum 137
Mastoidektomie 308
Mastoiditis 308 f
Mastzelldegranulation 377
Matratzenüberzug, milbendichter 376
MCD (minimale zerebrale Dysfunktion) 499 f
McDonald-Kriterien, multiple Sklerose 503
MCU (Miktionszysturethrografie) 117, 393, 432, 446
Meatusstenose 437
Meckel-Divertikel 398, 417
Mediastinitis 260
Mediastinumverlagerung 366
Medikamente
– anti-allergische, symptomatische 378
– Applikation, intravenöse 77
– fiebersenkende 44
– immunmodulierende 488
– immunsuppressive 231 f
– bei Narkose 65
– vasoaktive, Infusion 77
Medizinmaßnahme s. Maßnahmen
Medulloblastom 209
MEEK-Technik 265
Megacolon congenitum 113, 395 f
Megakolon, toxisches 396
Megalokornea 298
Megaureter 116, 435 f
– idiopathischer 438
Mehrfachbehinderung 498
Mehrlinge 5
Meiose 154
Mekonium 140
Mekonium-Aspirationssyndrom 140 f
Mekoniumentleerung
– genitale 393
– urethrale 393 f
Mekoniumileus 360, 394 f
Mekoniumpfropf-Syndrom 395
Meldepflicht, Masern 184

SACHVERZEICHNIS

Membranoxygenierung, extrakorporale 142
Menarche 17, 19
– vorzeitige 534
Meningeosis leucaemica 203 ff
Meningitis 189, 501 f
– bei Dermalsinus 525
– bei Mumps 184
Meningoenzephalitis 189, 502
Meningoenzephalozele 497
Meningohydroenzephalozele 497
Meningokokkenenzephalitis 32
Meningokokkeninfektion, Indikationsimpfung 29, 32
Meningokokkenmeningitis 501
Meningokokkensepsis 189, 501
– fulminante 226
Meningozele 497, 523
Menschenrechtsdeklaration 82 f
Mesenchym 3
Mesh-Graft-Technik 265
Mesoderm 3
Metabolisches Syndrom 551
Metallentfernung 243
– ambulante 48
Metaphyse 236
Metaphysenbecherung 468
Metastase 199
Metformin 553
Methämoglobinämie 74
Methylmalonazidurie 558
Metoclopramid 45
MHC-Klasse-I/II-Genprodukte, Expressionsdefekt 371
Micronephrin 81
Microsporum canis 568
Migräne 511 f
Migräneäquivalent 512
Mikroalbuminurie, persistierende 555
Mikrodeletion 22q11 160 f
Mikrodeletion, chromosomale 160 f
Mikroklistier 102
Mikropenis 546
Mikrophthalmus 159, 294
Mikrothrombosen 226
Mikrozephalus 152
Mikrozirkulationsstörung 40
Miktionszystosonografie 432
Miktionszysturethrografie 117, 393, 432, 446
Milbe 569
Milchbildung 163
Milchgebiss 8
Milien 136
Miller-Fisher-Syndrom 515
Milz, Teilembolisation 195
Milzentfernung s. Splenektomie
Milzruptur 259
Milzvergrößerung 193
Milzverletzung 258 f
Minderwuchs 531 f
Mineralokortikoidsubstitution, lebenslange 544 f
Minervacast 247, 289
Minimal-Change-Nephropathie 441 f
Minimal Handling 268, 350
Mischkollagenose 488

Mischkost 35, 166
Missbrauch, sexueller 88, 278
Misshandlung 88, 275 ff
– Augenbefund 300
– Eltern-Kind-Interaktion, Dokumentation 280
– emotionale 279
– Gespräch mit den Eltern 281
– Intervention 279
– Subduralhämatom 526
– Untersuchung, körperliche 276
– Verdacht, Pflegedokumentation 280
– Verletzungslokalisation 276
Mitesserakne 18, 569
Mitose 154
Mitoseinhibitoren 201
Mitralinsuffizienz 468
Mitralklappe, hypoplastische 330 f
Mitralklappenvegetationen 340
Mittelfußfraktur 250
Mittellinientumor 214
Mittelohr s. Paukenhöhle
Mittelstrahlharn 446
Molekularzytogenetik 157
Molluscum contagiosum 567 f
Monatszyklus der Frau 533
Mongolenfleck 136
Monitoring 72 ff, 269
– hämodynamisches, invasives 75 ff
Monoblepsie 302
Mononukleose, infektiöse 178 f, 304 f
Monozyten 120 f
Monteggia-Läsion 245, 251
Morbidität 23
Morbus
– haemolyticus neonatorum 145, 195
– haemorrhagicus neonatorum 25, 226
Morgagni-Hydatide 456
Morgensteifigkeit 484
Moro-Reaktion 9 f
Mortalität 23
– perinatale 24, 127
Mosaiktrisomie 157
Motoneuron 460 f
Motorische Endplatte 460 f, 464
MRCP (Magnetresonanz-Cholangiopankreatikografie) 429
MRT s. Magnet-Resonanz-Tomografie
MSUD (Marple Sirup Urin Disease; Ahornsiruperkrankung) 558
– Neugeborenen-Screening 557
Mukopolysaccharidose 501
Mukoviszidose s. Zystische Fibrose
Müller-Gänge 548
Multiple Sklerose 502 ff
Mumps 184 f
Mumpsenzephalitis 184
Mumpsorchitis 184 f
Münchhausen-by-Proxy-Syndrom 44, 278
Mundfäule 566
Mundhygiene 35
Mundschleimhaut-Biopsie 423
Musculus
– ciliaris 291

– sphincter internus, Manometrie 113
– sternocleidomastoideus, Verdickung 289
Muskelatrophie, spinale 464 f
– intermediäre 465
Muskelbiopsie 461
Muskeldystrophie 462 f
Muskeleigenreflexe
– fehlende 465, 500, 515
– gesteigerte 497, 518
Muskelenzyme 461
Muskelfaserriss 254
Muskelhämatom 254
Muskelhypertonie 468
Muskelhypotonie 464 f, 500, 559
– beinbetonte 465
– neonatale 463, 558
Muskelkrämpfe 401
Muskelnekrose 257
Muskelquetschung 254
Muskelrelaxation 62 f
Muskelruptur 254
Muskelschwäche 462 f, 545
– distal betonte 502
– generalisierte 464
– proximale 462
–– symmetrische 464 f
Muskeltonus 98
– Apgar-Score 131
– erhöhter 497
Muskelverletzung 254 f
Muskelzerrung 254
Muskulatur, Zusammenspiel mit dem ZNS 460 f
Mutation 154, 157
Mutter-Kind-Beziehung 575
Muttermilch, Vorteile 162 f
Muttermilchstuhl 114
Myasthenes Syndrom, kongenitales 464
Myasthenia gravis 297, 463 f
Myasthenie, neonatale, transiente 464
Mycoplasma-pneumoniae-Infektion 355, 357
Mydriasis, medikamentöse 299
Myelitis 501
Myelografie 518
Myelomeningozele 3, 523 f
– sakrale 524
Mykose 568
Myokarditis 111, 341
Myoklonien 507
Myopie 293
Myotonie 462 f
Myxödem 539
– prätibiales 540

N

Nabel
– anhaltend nässender 417
– Urinentleerung 434
Nabelhernie 320
– physiologische 4
– Spontanheilung 319

Nabelschnur 4, 434
Nabelschnurblut-Transplantation 198
Nackenreflex, tonischer 10
Nackensteifigkeit 189
Naevus flammeus 220 f, 514
Nagelung, intramedulläre, elastisch-stabile 242 ff, 248
Nährstoffabbau, gestörter 556
Nahrungsergänzung 164 f
Nahrungskarenz, postoperative 50
Nahrungsmittelallergie 375
– Provokationstest 378
Nahrungsmittelunverträglichkeit 401
Nahrungsverweigerung 44
Nahtmaterial 53 f
– Entfernung 51
Naloxon 272 f
Narbe, hypertrophe 53
Narbenbildung 52 f, 60, 266
– nach thermischer Verletzung 263
Narbenhernie 320
Narbenkontraktur 53
Narkose 62
– Ileuseinleitung 68 f
– – modifizierte 69
– Überwachung 64, 69 f
– – beim Frühgeborenen 70 f
– Vitalfunktionensicherung 64 f
Narkoseausleitung 65, 67, 69
Narkoseeinleitung 63 f, 67 ff
Narkosetiefe 64
Nasenepithel, Potenzialdifferenz 360
Nasenflügeln 348, 356
– Neugeborenes 139
Nasenuntersuchung 303
Nasse-Lunge-Syndrom 140
N-Azetylzystein 272 f
NdYAG-Laser 218
Near-infrared-Spektroskopie 77
Nebelzelttherapie 348
Nebenhodenentzündung 456
Nebennierenerkrankung 530, 543 ff
Nebennierenrindenadenom 545
Nebennierenrindenhormone 543
Nebennierenrindenüberfunktion 545
Nebenschilddrüse 542
– Sonografie 543
Nebenschilddrüsenadenom 542
Nebenschilddrüsenerkrankung 530, 542 f
Nebenschilddrüsengewebe, Autotransplantation 543
Nebenschilddrüsenhyperplasie 542
Nekrektomie 265
Neosynephrin 299
Nephrektomie 448
Nephritis 491 f
Nephritisches Syndrom 443
Nephroblastom 211 f, 450
Nephrogene systemische Fibrose 99
Nephrokalzinose 449
Nephron 431
Nephropathie
– diabetische 555
– polyzystische 433 f, 447 f
Nephrotisches Syndrom 441 f
Nervenleitgeschwindigkeit 119, 461, 516

Nervennaht 254
Nervenregeneration, spontane 253
Nervensystem 97 f, 118 ff
– Infektion 501 f
– vegetatives, Entwicklung 3
– zentrales s. ZNS
Nervenverletzung 253 f
– geburtsbedingte 136
Nervus
– facialis (s. auch Fazialis) 514 f
– medianus, Quetschung 253
– vagus, Stimulation 506
Nervus-acusticus-Neurinom 514
Nervus-recurrens-Verletzung bei Schilddrüsenoperation 541
Nesselsucht 402 f, 564
Nestschutz 174, 367 ff
Netzhaut 291
Netzhautablösung, exsudative 300
Netzhauttumor, maligner 214
Neugeborenengynäkomastie 547
Neugeborenenhypogammaglobulinämie, physiologische 370
Neugeborenen-Ikterus, physiologischer 147
Neugeborenenknochen 236
Neugeborenenkonjunktivitis 26, 133, 295
Neugeborenenperiode 9, 126
Neugeborenenpneumonie 356
Neugeborenenreflexe 9 f
– persistierende 497
Neugeborenen-Screening 26 f, 134 f, 360
– adrenogenitales Syndrom 544, 557
– Galaktosämie 557, 560
– Hypothyreose 538, 557
– Phenylketonurie 26 f, 557
– Stoffwechselerkrankung 26 f, 556 f
Neugeborenensepsis 149 ff, 396
Neugeborenensterblichkeit 127
Neugeborenes 126 ff
– Atembewegungen 128
– Atemwegserkrankung 139 ff
– Azidose 140
– Blutgasanalyse, Normalwerte 140
– Blutzuckerspiegel 137
– diabetischer Mutter 138
– drogenabhängiger Mutter 138 f
– Erbrechen 45
– Erstversorgung 128 ff
– Geburtsverletzung 135 f
– Gerinnungsstörung 148 f
– Gewichtsabnahme 163
– Glukosezufuhr 137 f
– Hyperbilirubinämie 146 ff
– Hypogammaglobulinämie, transitorische 370
– hypotrophes 127, 134 f
– Infektion 149 ff
– Pflegeroutine 132 ff
– Reanimation 130 f
– reifes 126 f
– Schock, septischer 40
– Temperaturregulation 133 f
– Trinkmenge 163
– Übergang zum extrauterinen Leben 128 f

– übertragenes 126
– unreifes 540
– Untersuchung 133
– Versorgung auf der Wochenstation 134 f
– Vitalität 130 f
– Wärmeverlust 133 f
Neuralplatte 3
Neuralrohr 3 f
Neuralrohrschluss, inkompletter 522 f
Neurapraxie 253 f
Neurinom 514
Neuritis 501
Neuroblastom 3, 210 f
Neuroborreliose 515
Neurodegenerative Erkrankung 500 f
Neurodermitis 375, 563 f
Neurofibrom 513, 565 f
Neurofibromatose 513 f, 565 f
– Typ 1 513, 565 f
– Typ 2 513 f
Neurointensivpflege, Monitoring 73
Neurokutanes Syndrom 513 f
Neuropathie 119
– diabetische 555
– periphere 401
Neurotmesis 253 f
Neutropenie 190, 196
Neutrophilie 196
Nezelof-Syndrom 371 f
Nidus 219
Niere 116 ff, 432
– Entwicklung 431
– Hormonbildung 432
– Konzentrierungsvermögen 438
– relative Seitenfunktion 432
– Sonografie 116, 432
Nierenagenesie 433
Nierenarterienthrombose 227
Nierenbeckenentzündung 181
Nierenbeckenkelchsystem, dilatiertes 117
Nierenbeckenplastik 437 f
Nierenbeckenstein 449
Nierenbiopsie 439, 442
Nierendysplasie, multizystische 433, 448
Nierenerkrankung, zystische 447 f
Nierenersatztherapie 439 f
Nierenfehlbildung, angeborene 431
Nierenfunktion 431 f
– Anästhesieeinfluss 63
– Serumparameter 122
Nierenfunktionsszintigrafie 117, 446
Niereninsuffizienz 437
Nierenkolik 449
Nierensteine 449
Nierentransplantation 229, 440, 445, 448
Nierenverletzung 259
Nierenversagen
– akutes 439 f
– chronisches 440 f
Nierenzyste 433
NIRS (Near-infrared-Spektroskopie) 77
Nissen 570

Nissen-Fundoplicatio 400
Nitrit-Probe 116
NLG (Nervenleitgeschwindigkeit) 119, 461
Nonrotation 416
Norovirus-Infektion 407
Norwood-Operation 331 f
Notfall, kardialer 41 f
Notfallindikation, operative 47 f
NSAR (nicht-steroidale Antirheumatika) 486, 488 f
NTBC 423
Nüchternglukose 550 f
Nuklearmedizin 105 f, 117
Nullabgleich 76
Nuss-Operation 321 f
NYHA-Kriterien, Herzinsuffizienz 334
Nystagmus 302, 303

O

Oberarmfraktur s. Humerusfraktur
Oberbauchquerschnitt 382
Oberbauchschmerz 428 f
Oberflächenlaser 218
Oberlappenpneumonie 101
Oberschenkelfraktur s. Femurfraktur
Oberschenkelgips 241, 249
Obstipation 172 f, 360
– chronische 395, 419
– Therapie, Stufenprogramm 173
Obstruktionssyndrom, intestinales, distales 360
Ödem 96, 169, 401, 441
– generalisiertes, fetales 146
Ohrenschmerz 179
Ohruntersuchung 96, 303
Okulodigitales Zeichen 292
Okulomotoriusparese 297
Olekranonfraktur 245
Oligoarthritis 485 f
Oligohydramnion 116, 447
Oligurie 439
Omphalozele 314 f
– rupturierte 315
Onkologische Erkrankung (s. auch Tumor) 199 ff, 372, 513
– hämatologische 203 ff
– Nachsorge 216
– Therapie 200 ff
Operation 47 ff
– Ablauf 50
– ambulante 48
– Einwilligung 49
– elektive 47 f
– Indikation 47 f
– Kontraindikation 48
– Lagerung 50
– Notfallindikation 47 f
– Patientenübergabe 50
– spezifische Standards 50
– stationäre 48
– Vorbereitung 49 f
Ophthalmia neonatorum 295
Ophthalmoplegie, externe 515

Opiatentzugssymptome, postnatale 138
Opioide 62
Opisthotonus 148, 494, 501
Opium-Tinktur 139
Optikusatrophie 500
Optikusgliom 513, 566
Orbitaphlegmone 296, 307
Orbitarhabdomyosarkom 212
Orchidolyse 454
Orchidometer 19
Orchidopexie 454 f
Orchiektomie 455
Orchitis 184 f, 456
Orfdin 558
Organ-Lebendspende 229
Organoazidopathie 558 f
– Neugeborenen-Screening 557
Organogenese 3 f
Organoxygenierung 77
Organspende 229
Organtransformation, zystisch-fibrotische 359
Organtransplantat, chronische Dysfunktion 232
Organtransplantation 230 ff
– Abstoßungsreaktion 232
– allogene 229
– Harnausscheidung, postoperative 230
– immunsuppressive Therapie 231 f
– Infektionsquelle 231
– Laboruntersuchungen, postoperative 232
– Patiententransfer auf die Normalstation 232 f
– Verhaltensregeln nach Entlassung 233
– Wartezeit 229
– bei zystischer Fibrose 361
Organverletzung bei Abdominaltrauma 258 f
ORL (orale Rehydratationslösung) 408
Orlowski-Score 267
Orthese 60, 240
– aktive 60
Ortolani-Zeichen 474
Ösophagitis 400
Ösophagogastroduodenoskopie 107, 109, 304
Ösophagusanastomoseninsuffizienz 391
Ösophagusatresie 389 ff
Ösophagusbougierung 390
Ösophagusendoskopie 304, 107, 109,
Ösophagusfunktionsstörung 114
Ösophagushypomotilität 488
Ösophagus-Impedanzmessung, intraluminale 113
Ösophaguskarzinom 260
Ösophagus-Manometrie 114
Ösophaguspassage, Durchleuchtung 102
Ösophagusruptur 258
Ösophagusstriktur 260
Ösophagusvarizen 426

Ösophagusverätzung 260
Osteochondrom 218 f
Osteogenesis imperfecta 466
– kongenitale 466
– tarda 466
Osteoidbildung, vermehrte 467
Osteoidosteom 219
Osteolyse 221
Osteomyelitis 470 f, 481
Osteopathie, renal bedingte 441
Osteopenie 401
Osteosarkom 212 f
– Magnet-Resonanz-Tomografie 105
Osteosynthese 242 f
Osteotomie bei Kraniosynostose 286
Ostium-secundum-Defekt 325
Östriol, freies 128
Östrogen 163, 533
Östrogensubstitution bei Pubertas tarda 535
Oszillopsie 302
Otitis
– externa 179
– interna 179
– media 179, 307 ff
Otoskopie 307
Ovar
– Entwicklung 548
– polyzystisches 551
– Stieldrehung 458
Ovarialtumor 459
Ovarialzyste 458
Ovarnekrose 458
Overhead-Extension 475
Oxymetazolinhydrochlorid 378
Oxymetrie 103
Oxyzephalus 285

P

Pädiatrische Intensivstation 230
Palivizumab 351
Palliativbetreuung, Frühgeborenes an der Grenze der Lebensfähigkeit 85
Palmure 453
Panaritium 481 f
p-ANCA 413
Pancreas anulare 391
Panenzephalitis, sklerosierende, subakute 184
Pankreasenzymsubstitution 361, 430
Pankreasfunktion 122, 430
Pankreasinsuffizienz
– endokrine 430
– exokrine 360, 430
Pankreaslipase im Stuhl 115
Pankreaspseudozyste 429 f
Pankreasruptur 259
Pankreastransformation, zystisch-fibrotische 359
Pankreatitis 429 f
– akute 429
– chronische 429 f
– – hereditäre 430
Pannekrose des Darmes 409
Pannus 484 f
Panzytopenie 197, 215

Papel 563
Papillomavirus, humanes 567
– Indikationsimpfung 32
Paracetamolvergiftung 273
Parainfusion 256
Paraphimose 452
Parasiten 569 f
Parathormon 542
Parazentese 311
Parese 518
Parinaud-Syndrom 520
Paronychie 481
Parvovirus-B-19-Infektion 183, 193, 423
– konnatale 149
Pätau-Syndrom 158 f
Patchplastik 329 f
Patellafraktur 249
Patellaluxation 251
Patellarsehnenreflex 518
Patient, schwieriger 575
Patientenverfügung 85
Paukenfibrose 312
Paukenhöhle
– Adhäsivprozess 312
– Erguss 311
Paukenröhrchen 179, 287, 308, 311 f
Pavlik-Bandage 475
PCR (Polymerasekettenreaktion) 157, 176
PCWP (Pulmonary Capillary Wedge Pressure) 76
Pectus excavatum 321 f
Pediculosis capitis 570
PEEP (positiv endexspiratorischer Druck) 78 f, 268
PEG (perkutane endoskopische Gastrostomie) 171
Peña-Operation 393
Pendelhoden 454
Pendelnystagmus 302
Penis 451 ff
Peniskrümmung 452 f
Penizillin 274, 305
Perikarditis 111
Perimyokarditis 341
Periost 236
Periostale Reaktion, misshandlungsbedingte 277
Peritonitis 411 f
– bei Anastomoseninsuffizienz 384
– nach Darmperforation 259
– gallige 391
– bei Gastrostoma 386
– nach Pankreasruptur 259
Peritonsillarabszess 305
Permethrin 569 f
Perthes, Morbus 478 f
Pertussis 179 f
– Immunisierung, aktive 28 f
Perzentilenflüchtiges Kind 95
Perzentilenkurve 7 f, 95, 530
– BMI (Body-Mass-Index) 167
– Körpergewicht 169
Pes equinovarus, excavatus et adductus 476
Petechien 223, 226

Petrussa-Index 133
Peutz-Jeghers-Syndrom 418
PFA-100-Test 222, 224
Pfannenrand, knorpeliger 474
Pfannenstiel-Schnitt 382
PFC-Syndrom (Syndrom des persistierenden fetalen Kreislaufs) 141 f
Pfeffer-und-Salz-Fundus 294
Pfeilnaht s. Sagittalnaht
Pflasterzügel 240
Pflege, Bindungstheorie 574 f
Pflegedokumentation bei Misshandlungsverdacht 280
Pflegemaßnahme, Information 84
Pflegende-Arzt-Konflikt 576
Pflegeperson, mobile 87
Pfötchenstellung der Hände 542
Pharyngealabszess 177
Pharyngitis 307
Phenylalaningehalt in Lebensmitteln 558
Phenylalaninkonzentration im Blut 558
Phenylalaninzufuhr, Reduktion 557
Phenylketonurie 557
– maternale 558
– Screening 26 f, 557
Phenytoin 506
Philadelphia-Chromosom 206
Phimose 451 f
Phlebitis 57
Phlebografie 102 f
Phlebothrombose 227
Phlegmone 56, 481
pH-Metrie 113
Phosphatase, alkalische 213 f
– plazentare, humane 214
pH-Wert 113
Physiotherapie 500
PICU (Pädiatrische Intensivstation) 230
Piercing 18
Pierre-Robin-Syndrom 286
Pilokarpin-Iontophorese 360
Pilzinfektion 568
– eitrige 56
Pilzpneumonie 177
Pilzvergiftung 274
Pinealoblastom 209
PIP (Inspirationsdruck) 78
Pityriasis alba 564
Placenta praevia 145
Placing Reaktion 10
Plagiozephalus 285
Plantarwarze 567
Plasmapherese 444, 464
Platizephalus 285
Plattenosteosynthese 243, 249
Plattfuß 477
Platzbauch 383
Platzwunde 51
Plaut-Vincent-Angina 304
Plazentalösung, vorzeitige 145
Pleuradrainage 141
Pleuraempyem 358
Pleuraerguss 356 f
– chronischer 345

Pleuraschwarte, Dekortikation 345
Pleurodese 345
Pleuropneumonie 355
Plexus
– brachialis, geburtsbedingte Verletzung 136
– pampiniformis 457
PNET (primitiver neuroektodermaler Tumor) 209
Pneumatosis intestinalis 409
Pneumektomie 345
Pneumokokkeninfektion
– Immunisierung, aktive 28, 32
– Prophylaxe bei Asplenie 357
Pneumonie 176 f, 355 ff
– Antibiotikatherapie 357
– atypische 176 f, 355 f
– bakterielle 355
– chemische 140, 355
– eitrige 176 f
– Erreger 176, 356
– bei fremdkörperbedingter Bronchusobstruktion 365
– Laboruntersuchungen 356
– nosokomiale 356 f
– Prävention 357
– rezidivierende 390
– Röntgenaufnahme 101, 355
– typische 176 f
– viral bedingte 177, 355 f
Pneumonitis 365
Pneumoperitoneum 383
Pneumothorax 365 f
– Neugeborenes 141
– traumatisch bedingter 258
Pokeweed-Mitogen 369
Politzern 311
Pollakisurie 445
Polyarthritis 341, 485
Polychemotherapie 207, 204 ff
Polydaktylie 480 f
Polydipsie 536, 550
Polyendokrinopathie 373
Polyglobulie 190, 195 f
Polyhydramnion 390 f
Polymerasekettenreaktion 157, 176
Polyneuritis 502
Polyneuropathie 502
Polyposis 418
– coli 418
Polyradikuloneuritis, akute 502, 515 f
Polysomie des X-Chromosoms 160
Polytrauma 235
Polyurie 536, 550
Polyvidonjod-Lösung 26
Polyzystisches-Ovar-Syndrom 551
Port-Katheter 203
Portalkreislauf, Umgehungskreisläufe 426
Portoenterostomie
– nach Kasai 425
– mit kutaner Enterostomie 420
Potenzialdifferenz, Nasenepithel 360
Potenziale, evozierte 120, 502 ff
Potter-Sequenz 447 f
Pouch-Bildung 415

PPHN (persistierende pulmonale Hypertonie des Neugeborenen) 141 f
Prä-B-Lymphozyten 368 f
Prader-Stadien, Geschlechtsentwicklungsstörung 548 f
Pränataldiagnostik 6
- Enzephalozelennachweis 496
- neurodegenerative Erkrankung 500
Praxie 499
Praxis, klinische, gute 85
Prednisolon 442
Preferential looking 291
Prellmarke 234 f
Pre-Nahrung 165
Pricktest 374, 376 f
Primärefflorescenzen 563
Probenbegleitschein 175
Processus
- vaginalis peritonei, offener 456
- xiphoideus, vorstehender 137
Professionalität 575
Progesteron 163
Projektionsradiografie 100 f
Proktokolektomie 414 f
Proktoskopie 108
Prophylaxe, sekundäre 26
Propionazidurie 558
Propionibacterium acnes 569
Prostaglandininfusion 328
Protein s. auch Eiweiß
- C-reaktives 122, 340 f
Proteinase-Inhibitor 422
Protein-Energie-Unterernährung 169
Proteinurie 555
- große 441
Proteinverlust
- enteraler 373
- renaler 441
Prothrombinkomplexkonzentrat 226
Prothrombinzeit 222
Prune-Belly-Syndrom 448
Pseudarthrose 240
Pseudoappencitis diabetica 551
Pseudogynäkomastie 547 f
Pseudo-Harninkontinenz 432
Pseudohermaphroditismus masculinus 548 f
Pseudohypoparathyreoidismus 542
Pseudokrupp 311
Pseudoperitonitis 412
Pseudopubertas praecox 533, 538
Pseudo-Vitamin-D-Mangel-Rachitis 468
Psoriasisarthritis, juvenile 485 f
Psyche, Beurteilung 98
Psychische Veränderung, pubertäre 20 ff
Psychosomatik 571 ff
Psychosomatische Erkrankung 573, 584 f
Psychotherapie bei Anorexia nervosa 584
Psylobicin 21
Pterygium colli 159
Ptosis 297, 463
- kongenitale 297

Pubarche 17
- vorzeitige 534
Pubertas
- praecox 533 ff
- tarda 533 f, 538, 546
Pubertät 16 ff
- Essstörung 582 f
- Hilfen 22
- Insulinresistenz 553
- Übergewicht 583
- verzögerte 533 f, 546
- vorzeitige 533 f
Pubertätsentwicklung
- beim Jungen 17, 19, 532 f
- beim Mädchen 17, 19, 532
- Stadien nach Tanner 16 f, 97, 535
Pubertätsgynäkomastie 547
Pubertätsmagersucht 20, 583
Pubertätsstörung 529
Pulmonalarterie 129, 323
Pulmonalarterienbanding 331, 333
Pulmonalarteriendruck 76
Pulmonalarterienkatheter 76
Pulmonalstenose 328 f
- periphere 423
Pulmonary Capillary Wedge Pressure 76
Pulsfrequenz 96 f
Pulslosigkeit, postnatale 129
Pulsoxymetrie 74, 79
Pulsus paradoxus 348
Pupille
- lichtstarre, weite 527
- weiße 214
Puppenaugenphänomen 10
Purinnukleosid-Phosphorylase-Mangel 371
Purpura
- anaphylaktoide 224
- Schönlein-Henoch 224, 491 f
- thrombozytopenische 372
Push-and-Pull-Endoskopie 107, 109
Pustel 563
Pyelonephritis 181, 445
Pyloromyotomie 397
Pylorusstenose 45
- hypertrophe 396 f
- Ultraschalluntersuchung 99 f, 397
Pyramidenbahnschädigung 497 f
Pyridostigminbromid 464

Q

Quaddeln 564
Querschnittlähmung 517 ff
Querschnittsyndrom 517 ff
- akutes 517 f
- chronisch-progredientes 517 f
- inkomplettes 517 f
- komplettes 517
- Prognose 519
Quetschung 51
Quick-Wert 222

R

Rachenabstrich 304, 307
Rachenmandelentfernung 306, 308, 313
Rachenmandelhyperplasie 310
Rachenmembran 4
Rachischisis 523
Rachitis 467 f
- Vitamin-D-abhängige 468
Radiation, Wärmeverlust 133
Radioaktive Substanz 105
Radiojodtherapie 541
Radiologie 98 f
- interventionelle 105
Radiusfraktur 245
- metaphysäre, distale 242
- proximale 245
Radiusköpfchenluxation 245, 251
- mit Ulnafraktur 245, 251
Rashkind-Manöver 328
Rasselgeräusche, exspiratorische 352
Raumforderung, intrakranielle 526 f
Raumlageerfassungsvermögen, gestörtes 499
Rauscherlebnis 22
Ravich-Operation 321 f
Raynaud-Syndrom 487 f
RDS (Respiratory Distress Syndrome) 142 ff, 151
Reanimation, Neugeborenes 130 f
Rechenschwäche 499
Rechte des Kindes im Krankenhaus 84
Rechts-Links-Shunt 325, 329
Rechtsherz, hypoplastisches 332
Rechtsherzbelastung bei Bronchiektasen 362
Rechtsherzhypertrophie 328 f
Rechtsherzinsuffizienz 334
Rechtsherzversagen 359
Redon-Saug-Drainage 57 f
Reed-Sternberg-Zellen 207
Reflexe 98, 518
- Apgar-Score 131
- der Nahrungsaufnahme 9
- neonatale 9 f
-- persistierende 497
- Verlangsamung 539
Reflux
- gastroösophagealer 102, 399 f
-- pH-Metrie 113, 400
- vesikoureterorenaler 116 f, 438 ff, 446, 451
-- sekundärer 436 ff
Refluxnephropathie 446
Refraktion 292 f
Refsum-Syndrom 300
1%-Regel, Körperoberfläche 263
Regelkreis, hormoneller 546
Regenbogenhaut 290 f
Regionalanästhesie 62, 65 f
Rehbein-Operation 321 f
Rehydratationslösung, orale 408
Reifung, sexuelle 19
Reinwerden 580
Reizstrombehandlung 254

SACHVERZEICHNIS

Rektopexie 418
Rektoskopie 107 f, 419
Rektumprolaps 417 f
Rektumresektion 418
Rektum-Saug-Biopsie 396
Rekurrensparese 345
REM-Schlafmuster 579
Remodeling 239, 247
Replantation 228
Reposition bei Fraktur 239
Resektat 384
Resektion 384
Residualvolumen, pulmonales 110
Resistance bei Einatmung 79
Respiratory Distress Syndrome 142 ff, 151
Respiratory-Syncytial-Virus, monoklonale Antikörper 351
Restdarmadaptation 405
Retardierung
- geistige 507, 542, 559
-- Stoffwechselerkrankung 557
- psychomotorische 507, 538 f
Retention bei Fraktur 239
Retikulozyten 145, 193
Retina 291
Retinitis 294
Retinoblastom 214 f, 299
Retinoide 569
Retinopathia
- pigmentosa 300
- praematurorum 143 f, 299
Retinopathie
- diabetische 555
- Frühgeborenes 143 f, 299
Retrobulbärneuritis 503
Retropharyngealabszess 305
Rhabdomyolyse 270, 559
Rhabdomyom, intrakardiales 514
Rhabdomyosarkom 212
- orbitales 299
Rhesus-Inkompatibilität, fetomaternale 146
Rhesus-Prophylaxe 146
Rheuma 483 ff
Rheumafaktor 485
Rheumatisches Fieber 489
Rhinoconjunctivitis allergica 374 f
- Provokationstest 377
Rhinopharyngitis 348
Rhinosinusitis 306
- chronische 359
Riesenthrombozyten 223
Ringbandentzündung 482
Ringelröteln 183
Rippenbogenrandschnitt 382
Rippenfraktur 246, 257 f
- misshandlungsbedingte 277
Risikofaktoren
- intrauterine 127
- peripartale 127
Risikoschwangerschaft 127 f
Risswunde 51
Riva-Rocci-Blutdruckmessmethode 73 f, 336 f
RNS (Ribonukleinsäure) 153, 156
Röhrenknochen 236
- Deformierung 466, 566

Rolando-Epilepsie 509
Röntgen-Kontrasteinlauf 396
Röntgenröhre 100, 103
Röntgenstrahlen 101, 103
Röntgenuntersuchung 98 f
- nach Abdominaltrauma 259
- Knochenalterbestimmung 530, 534
- Kontrastmittelanwendung 98 f
- konventionelle 100 f
- Schwangerschaft 99
- nach Wangensteen 393
Rooming-in-Einheit 87
Rosenkranz, rachitischer 467
Rotationslappen 229
Rotavirus-Infektion 407
- Impfung 408
Röteln 185 f
- Impfprävention 185
- kongenitale, Augenuntersuchung 294
Röteln-Embryopathie 185 f
Röteln-Virus-Infektion, konnatale 149
Roux-Schlinge 425, 429
Rückenbuckel 473
Rückenlage 11
Rückenmark
- Entwicklung 3
- traumatische Schädigung 517
Rückenmarkwurzeln 518
Rückenmuskulatur, Kräftigung 473 f
Rückenschläge bei akuter Atemstörung 39
Rückenschmerzen 474, 515
Rucknystagmus 302
Rucksack-Verband 240, 244
Ruhe-Spirometrie 110
Rumpf, Entwicklung 3 f
Rumpfhypotonie 497 f
Rumpforthese 60
Rundrücken 473 f

S

Sagittalnaht 284
Sagittalnahtverknöcherung, vorzeitige 285 f
Sakralporus 137
Salbe
- entzündungshemmende 564
- kortisonhaltige 458, 564
- östrogenhaltige 457
Salmonellen-Dauerausscheider 407
Salmonelleninfektion 407
Salmonellose 181
Salter-Einteilung, Epiphysenfugenverletzung 236 f
Salztransportdefekt 359
Salzverlust, erhöhter 360
Salzverlustkrise 544 f
Salzverlustsyndrom 544
Samenzellenreifung 533
Sammellinse 293
Sanduhrtumor 210 f
Sarcoptes scabiei 569
Sarkoidose 301

Sauerstoff, toxische Wirkung 143 f
Sauerstoffgabe 335
Sauerstoffpartialdruck, arterieller 111, 139 f
- Normalwerte beim Frühgeborenen 140
- transkutane Messung 75, 79
Sauerstoffsättigung 74, 79, 103, 139
Sauerstoffspannung, intrauterine 129
Sauerstoffverbrauch, Säugling 68
Sauerstoffzufuhr 142
Saug-Drainage 57 f
Saugglockenödem 135
Säuglingsalter 9
Säuglingsanfangsnahrung 165
Säuglingsernährung 162 ff
- Plan 165
Säuglingsfolgenahrung 165
Säuglingsnahrung 165
Säuglingssterblichkeit 24, 127
Säureingestion 260
Schädelbestrahlung 208
Schädelfraktur
- geburtsbedingte 135
- misshandlungsbedingte 277
Schädel-Hirn-Trauma 525 ff
Schädelknochendermoid 219 f
Schädelnähte 284
Schädel-Röntgenaufnahme 286
Schadstoffgrenzwert 33
Schadstoffreduktion 33
Schallpegel, gehörschädigender 34
Schambehaarung 16 f
Scharlach 177 f
Scheidewanddefekt, atrioventrikulärer 327
Schenkelhalsfraktur 248
Schenkelhals-Korrekturosteotomie 478
Schenkelhernie 319 f
Scheuermann, Morbus 473 f
Schiefhals 289
Schielen s. Strabismus
Schilddrüse
- Entwicklung 287
- Sonografie 538, 541
- Szintigrafie 538
-- bei stillender Mutter 106
Schilddrüsenadenom 540 f
Schilddrüsenantikörper 537 f
Schilddrüsenaplasie 538
Schilddrüsenautonomie, funktionelle 540
Schilddrüsenektopie 538
Schilddrüsenerkrankung 529 f, 537 ff
Schilddrüsenfunktion, Regulation 537
Schilddrüsenhypoplasie 538
Schilddrüsenkarzinom 540
Schilddrüsenoperation 541
Schilddrüsenresektion 541
Schilddrüsentumor 540
Schildthorax 159
Schlaf, Wahrnehmung 579
Schlafapnoe, obstruktive 305
Schlafmuster 579
Schlafstörung 500
- stationäre Krisenintervention 579

SACHVERZEICHNIS

Schlauchdrainage 57 f
Schleimhautblutung 222, 224, 226
Schließmuskel, analer, pathologische Aktion 113
Schlundbögen 287
Schmerz 62
- im Gips 240
- gürtelförmiger 429
- unklarer Ursache 580 f
Schmerzblockade 62
Schmerzfreiheit, postoperative 66, 69
Schmetterlingserythem 487
Schmetterlingswirbel 423
Schmorl-Knötchen 474
Schnellschnittuntersuchung 202
Schnittwunde 51
Schnupfen 176
Schock 40 f
- anaphylaktischer 41
- hämorrhagischer 40
- hypovolämischer 40
- bei Ileus 389
- Neugeborenes 131 f
- septischer 40, 150 f
- spinaler 517 f
Schockkleber 226
Schockniere 226
Schonhinken 484
Schönlein-Henoch-Purpura 224, 491 f
Schraubenosteosynthese 242
Schreckhaftigkeit 467
Schreitreaktion 10
Schubladenphänomen 252
Schulkind 9
Schulterdystokie 135
Schulterluxation 251
Schürfwunde 51, 54
Schusswunde 52
Schuster-Plastik 315 f
Schütteltrauma 277 f, 526
- Augenbefund 300
Schutzverband 59 f
Schwachsichtigkeit 291 f, 297
Schwangerschaft
- Antikörpersuchtest 146
- Mumpsvirusinfektion 185
- Parvovirus-B-19-Infektion 183
- Röntgenuntersuchung 99
- Rötelnvirusinfektion 186
- Varizella-Zoster-Virus-Infektion 186
Schwangerschaftsabbruch 6
Schwartz-Formel 440
Schweißtest 359 f
Schwellung 55
- oberhalb des Leistenbandes 319
- unterhalb des Leistenbandes 319
Schwer brandverletztes Kind 261
Schwerhörigkeit 308, 310 f
SCID (Severe combined Immunodeficiency) 371
Screening s. auch Neugeborenen-Screening
- genetisches 156 f
Sedierung 62
Sehbehinderung 292 f

Sehnenausriss, knöcherner 255
Sehnendurchtrennung 255
Sehnennaht 255 f
Sehnenverletzung 255 ff
Sehnervenfasern 291
Sehschärfe 292
Sehstörung 210, 503
Sehverhalten, Säugling/Kleinkind 291
Sehvorgang 291
Seit-zu-Seit-Anastomose bei Duodenalatresie 391
Seitenstrangangina 177
Selbstkatheterismus 450
Selbstverletzung 18
Seminom 213
Sepsis 424
Septic-work-up 41
Sequenzszintigrafie, hepatobiliäre 420 f
Sequestration 103 f, 347
Serumparameter 122
Serumuntersuchung 122
Severe combined Immunodeficiency 371
Sexualhormonersatztherapie 535
Shaken-Baby-Syndrom 277 f
- Augenbefund 300
Shunt
- subduroperitonealer 527
- ventrikuloatrialer 521
- ventrikuloperitonealer 151, 495 f, 521
-- MRT-Einfluss 105
Shuntdysfunktion 521
Shuntinfektion 521
Shunt-Vitium 325 ff
Shwachman-Diamond-Syndrom 196
Sichelfuß 476
Sichelzellanämie 194 f
Sichelzellkrise 194 f
SIDS (Sudden Infant Death Syndrome; plötzlicher Kindstod) 36 f, 42 f
Silbernitrat 26, 132 f
Silibilin 274
Simultanimpfung 31, 53
SIMV (Synchronized Intermittend Mandatory Ventilation) 80
Sinnesepithelentwicklung 3
Sinus urogenitalis 4, 548
Sinusbradykardie 336
Sinus-cavernosus-Thrombose 516
Sinusitis 306
Sinusvenenthrombose 442, 516
- blande 516
- septische 516
Sinus-venosus-Defekt 325
SIPPV (Synchronized Intermittend Positive Pressure Ventilation) 80
Situs inversus 424
Skabies 569 f
Skaphozephalus 285 f
Skelettszintigrafie 106
Sklera 290 f
- blaue 466
Sklerodermie 488
Skoliose 465, 468, 473
Skoliosewinkel 473

Skrotalhernie 319
Skrotum
- akutes 455
- Entzündung 456
- geteiltes 548
Skybala 172
Sludge in der Gallenblase 428
Small-cuff-Syndrom 336
Smegma 451
Smith-Lemli-Opitz-Syndrom 448
SMN-1-Gen 464
Sofortreaktion, allergische, Typ I 377
Soja, Säuglingsnahrung 165
Sojaeiweiß 404
Sondennahrung 171
Sonnenbrand 269
Sonnenstich 269
Sonnenuntergangsphänomen 520
Sonografie s. Ultraschalluntersuchung
Soorinfektion 188
Sozialanamnese 95
Sozialisation 11
Sozialpädiatrie 87 ff
Spaltbildung 286 f
Spalthautentnahme 265
Spalthauttransplantation 230
- nach thermischer Verletzung 265 f
Spaltimpfstoff 32
Spanischer Kragen 452
Spannungskopfschmerz 510
Spannungspneumothorax 141, 258, 366
Speicheldrüsenschwellung 184
Speicherkrankheit 556
Speiseröhre s. Ösophagus
Speisesalzjodierung 170
Spermiogenese, verminderte 454
Sphärozytose, hereditäre 193 f
Sphinkter-Detrusor-Dyskoordination 450
Sphinktermyektomie 396
Spider-Naevi 427
Spiegelbildung im Dünndarm 388 f
Spiegelung s. Endoskopie
Spiel 13
- symbolisches 15
Spielverhalten 13, 15
Spina bifida 477, 494 f, 522 ff
- occulta 523 f
Spinalanästhesie beim Frühgeborenen 70
Spirometrie 110
Spitzfuß 476
Spitzfußstellung 498
Splenektomie 193 ff, 259
- partielle 195
- prophylaktische Impfungen 194
Splenomegalie 193, 206, 215
Spondylarthropathie, juvenile 485
Spontanmotorik, frühkindliche 9
Spontanpneumothorax 365
- rezidivierender 345
Spontanreposition bei Gelenkverletzung 250
Sport 37
Sprache, kloßige 305
Sprachentwicklung, Denver-Test 14

Sprachschwäche, zentrale 499
Spreizfuß 477
Spreizhose 475
Springer-Pflegekraft 50
Spruëähnliche gastrointestinale Störung 370
Sprunggelenk
- Außenbandruptur 252
- Frakturbeteiligung 249
Spül-Saug-Drainage 58
Spurenelementmangel 170
Sputum, eitriges 359
SSPE (subakute sklerosierende Panenzephalitis) 184
Stäbchen 291
Stabsichtigkeit 293
Stack-Schiene 256
Stammzellquelle 198
Stammzelltransplantation 194, 196 ff, 204, 211, 215
- allogene 197 f
- autologe 197 f
- periphere 198
- syngene 197
Standard-EKG 336
Staphylococcus aureus 187, 471 f
Staphylococcus-Scalded-Skin-Syndrom 187
Staphylokokkeninfektion, rezidivierende 373
Starkstromunfall 270
Status
- asthmaticus 354
- epilepticus 505, 507, 514
- somatischer 461
-- bei endokriner Störung 530
-- präoperative Erhebung 49
Stauungspapille 520
Stauungszeichen bei Herzinsuffizienz 335
Stehen, pathologisches 12 f
Steigreaktion 10
Steinschnittlage 108
Steißbein-Keimzelltumor 214
Stellreaktion 10
Sterbebegleitung 85
Sterbehilfe
- aktive 85
- passive 85
Sterblichkeit s. Mortalität
Sternotomie 344
Sternumfraktur 246
Stethoskop 96
Stichwunde 51, 54 f
Stickstoffmonoxid-Inhalation 142
Still, Morbus 485
Stillen 37, 162 ff
Stillproblem 164
Stimmbandlähmung nach Schilddrüsenoperation 541
Stimmbruch 17
STNR (symmetrischer tonischer Nackenreflex) 10
Stoffwechsel, Anästhesieeinfluss 63
Stoffwechselerkrankung 556 ff
- Screening 26 f, 556 f
Stoffwechsellage, diabetische 360

Stöhnatmung, Neugeborenes 139, 142, 149
Stoma s. auch Anus praeter
- Definition 384
- Hautreizung 385
Stomabeutel 386
Stomapflege 386
Stoßwellenlithotripsie, extrakorporale
- Gallenstein 428
- Harnstein 449
Strabismus 301 f
- akuter 299
- concomitans 301
- incomitans 301 f
Strahlendermatitis 52
Strahlenempfindlichkeit 98
Strahlentherapie 203
- postoperative 211 f
Strahlenulkus, akutes 52
Strecksehnenverletzung, Langfinger 255
Streptococcus pyogenes 177 f, 187
Streptokokken
- Gruppe A 177, 187, 304 f, 341, 489
- Gruppe B, Neugeborenensepsis 149 f
- β-hämolysierende 187, 443, 489
Stresshormonausschüttung, lärmbedingte 34
Stressulkusprophylaxe, postoperative 50
Stridor 305
- akuter 39
- exspiratorischer 348
- inspiratorischer 346, 348
Strommarke 270
Stromunfall 261, 263, 270 f
Struma 170, 538 ff
Stuhl
- acholischer 420
- blutig-schleimiger 402 f
- heller 182
- voluminöser, übelriechender 359 f
Stuhlanamnese 114
Stuhlfettanalyse, quantitative 115
Stuhlinkontinenz 419
Stuhlkontinenz 419, 580
Stuhlschmieren 395
Stuhluntersuchung 114 f
24-Stunden-Blutdruckmessung 338 f
24-Stunden-Sammelharn 441
Sturge-Weber-Syndrom 514
Stützverband 59 f
Subduralhämatom 525 ff
- bei Shuntsystem 521
Subduralraumpunktion 527
Subileus 388
Submersion 267 f
Sudden Infant Death Syndrome (plötzlicher Kindstod) 36 f, 42 f
Suizidprophylaxe 21
Suizidversuch 271
Sulfasalazin 414
Sumatriptan 512
Surfactantgabe, intratracheale 143
Surfactantmangel 142
Surgisis 316

Survival-motorneuron-Gen 464
Switch-Operation, arterielle 328
Synchronized Intermittend Mandatory Ventilation 80
Synchronized Intermittend Positive Pressure Ventilation 80
Syndaktylie 480 f
Syndrom 6
- der eingedickten Galle 424
- des persistierenden fetalen Kreislaufs 141 f
Synovialflüssigkeit 123, 236
Syphilis, Neugeborenes 149
Syringomyelie 523
Syrinx 495
Szintigrafie 105 f, 426, 432, 446
- Nierenfunktionsdiagnostik 117, 446
- Schilddrüsenuntersuchung 106, 538

T

Tabakrauchexposition 352, 354
Tachyarrhythmie 337 f
Tachykardie 336, 540
- supraventrikuläre 335
-- paroxysmale 42, 337
- ventrikuläre 337 f
Tachypnoe, postnatale 139, 317
Talusfraktur 250
Tanner-Pubertätsstadien 16 f, 97, 535
Tätowierung 18
Tauchreflex 267
Technetium-99m 105
Teilembolisation der Milz 195
Teilleistungsstörung 499 f, 523
Teleangiektasien, okulokutane 372
Teller-Acuity-Card 291
Temperaturbehandlung nach Ertrinkungsunfall 268
Tendovaginitis stenosans 482
Teratogen 6
Teratom 214, 220
Testes s. Hoden
Testosteron 533, 546
Testosteronbiosynthesedefekt 548
Testosteronsubstitution bei Pubertas tarda 535
Teststreifen, Urinuntersuchung 116, 551
Tetanie 467 f, 542
Tetanus, Immunisierung
- aktive 28 f, 53
- passive 53
Tetanus-Immunglobulin 53
Tetanus-Toxoid 30, 53
Tethered-cord 524 f
Tetraplegie 498, 500
TGA (Transposition der großen Gefäße) 328
Thal-Fundoplicatio 400
Thalamusinfarzierung, hämorrhagische 513
Thalassämie 194
Thelarche 17
- vorzeitige 534

SACHVERZEICHNIS

Thermoregulation 562 f
- Versagen bei Hitzeschaden 270
Thorakoskopie 108, 344 f, 347
Thorakotomie 344, 347
Thoraxdrainage 58
Thoraxhypoplasie 447
Thoraxkompression bei akuter Atemstörung 39
Thorax-Röntgenaufnahme 101, 344
- Fremdkörperaspiration 364
- Lungenabszess 358
- Pneumonie 356
- Pneumothorax 365 f
- nach Thoraxtrauma 258
- Zwerchfelldefekt, kongenitaler 317
Thorax-Transillumination 141
Thoraxtrauma 257 f
- misshandlungsbedingtes 278
Thrombophlebitis 227
Thromboplastinzeit, partielle, aktivierte 222
Thrombose 194, 226 f, 442
- arterielle 227
- venöse 226 f
Thromboseprophylaxe 60
- nach Fraktur 239
- bei geschlossener Muskelverletzung 254
- Indikation 227
- nach Organtransplantation 232
Thrombozytopathie 223 f
Thrombozytopenie 190, 197, 222 f, 444
- begleitende 223
- hereditäre 223
- neonatale 149
Thrombozytose 190, 197, 490
Thymektomie 464
Thymom 463 f
Thymus 463
Thymusaplasie 371
Thymushyperplasie 463
Thymushypoplasie 372
Thymusresektion 344
Thyreoiditis 537 f, 540
Thyreostatika 541
Thyrotopin-releasing-Hormon s. TRH
Thyroxinsubstitution 538 f
Tibiafraktur 249
Tibiawachstumsfuge, proximale, Fraktureinfluss 249
Tierbiss 55
Tinea capitis 568
t-Insp (Inspirationszeit) 78
T-Lymphozyten, fehlende 371
TNM-System 200
Tod, intrauteriner 448
Tollwut, Indikationsimpfung 32
Tollwutinfektion 55
Tonometrie 298
Tonsillektomie 312 f
- beim Kleinkind 66 f
- Nachblutung 67, 313
Tonsillen, fehlende 371
Tonsillenhyperplasie 305, 312
Tonsillitis (s. auch Angina) 177, 304 f
- chronische 305, 312

Tonsillotomie 305
Topische Therapie 563
TOR-Inhibitoren 232
TORCH-Infektion 149
Torticollis 289
- paroxysmaler 512
Totale kavopulmonale Konnektion 332
Totenflecke, intravitale 226
Totgeburt 127
Totimpfstoff 30, 32
Toxic-shock-Syndrom 41
Toxin
- erregerspezifisches 40
- hämolytisch-urämisches Syndrom 444
Toxogonin 274
Toxoid 30
Toxoplasmose 149
- kongenitale, Augenuntersuchung 294
Trabekulotomie 299
Tracheaanastomoseninsuffizienz 391
Trachealkanüle 346
Trachealschleimhautbelag, pseudomembranöser 348
Tracheastenose 346
Tracheitis, bakterielle 348
Tracheobronchoskopie 107, 109 f, 304, 346
Tracheomalazie 346
Tracheostoma 345 f
Tracheostomie 345 f
Tracheotomie 345 f
Tragusdruckschmerz 308
Tränendrüsenentzündung 295
Tränenwegverschluss, angeborener 295 f
Transaminasen, erhöhte 182
Transcobalamin-II-Mangel 371
Transferrinkonzentration im Serum 192 f
Transfusion, fetomaternale 145, 193
Transfusionssyndrom, fetofetales 139
Transfusionszwischenfall 191
Transillumination, Thorax 141
Transplantat
- Abstoßung 228
- Entnahme nach Hirntod 229
- Gefäßstiel 229
- Lebendspende 229
Transplantation
- Abwehrreaktion 228
- allogene 197, 228
- autologe 197, 228, 230
- freie 229 f
- gestielte 229
- heterologe 228
Transposition der großen Gefäße 328, 332
Transrektalschnitt 382
Trauma, axonales, diffuses 278
Trepanation 528
TRH (Thyrotopin-releasing-Hormon) 537
TRH-Mangel 538
Triangular cord sign 420

Trichophyten 568
Trichterbrust 321 f
Trigger bei Beatmung 79
Trigonozephalus 285
Trikuspidalatresie 332 f
Trimenonanämie 145
Trinkmenge, Neugeborenes 163
Tripel-Therapie 407
Triple-Test 128
Trisomie 157
Trisomie 13 158 f
Trisomie 18 158
Trisomie 21 157 f, 391
Trokar 344, 383
Trommelfell, entdifferenziertes 309
Trommelfellperforation 308 f
Trommelfellretraktion 311
Trommelschlägelfinger 329, 352, 359, 362
Tropicamid-AT 299
TSH (Thyreoidea stimulierendes Hormon) 537
TSH-Mangel 538
TSH-Rezeptor-Antikörper 540
Tuba auditiva, Funktionsstörung 308, 311
Tubenbelüftungsstörung 311
Tubera, zerebrale 514
Tuberkulose 180
- Neugeborenes 149
Tuberöse Sklerose 507, 514
Tübinger Schiene 475
Tubusgröße 80
Tumor s. auch Onkologische Erkrankung
- gutartiger 217 ff
- maligner 199
-- diagnostischer Eingriff 202
-- Nachsorge 216
-- resezierender Eingriff 202
- neuroektodermaler, primitiver 209
Tumorähnliche Erkrankung 219 ff
Tumorlysesyndrom 205 f
Tumormarker 200, 211, 215
Tumorstadium 200
Tunnelblick 300
Turner-Syndrom 546, 548
Tutor 241, 249
Tympanoplastik 308 f
Tyrosinämie Typ I 423, 558
- Neugeborenen-Screening 557
T-Zell-Defekt, progredienter 372

U

Überfluss-Diarrhö 172
Übergewicht 19 f, 166 ff, 582 f
- Cushing-Syndrom 545
- Diabetes mellitus Typ 2 550
Überlauf-Enkopresis 395
Übersichtsradiografie 101
Überwachung
- intensivmedizinische (s. auch Monitoring) 72 ff
-- erweiterte 74 ff
- postoperative 48, 50 f

SACHVERZEICHNIS

Überwärmung 44
Überwässerung 439 f
Uhrglasnägel 329, 352, 359, 362
Ulkus, gastrointestinales 407
Ullrich-Turner-Syndrom 159 f
Ulnafraktur 245
Ultraschallgerät 100
Ultraschalluntersuchung 6, 99 f
– nach Abdominaltrauma 258
– Darmsegmentduplikatur 416
– Gallensteindarstellung 428
– Harnblase 436
– Herz 112
– Hodentorsion 455
– Hüftgelenk 135, 475
– Hydronephrose 436
– bei Ikterus 420
– Ileusnachweis 388
– Invagination 398
– Niere 116, 432, 447 f
– Nierenstein 449
– Osteomyelitis 471
– pränatale 436, 447
– Pylorusstenose, hypertrophe 397
– Säuglingshüfte 135
– Schallschatten 449
– triangular cord sign 420
– Ureterabgangsstenose 437
Umbilikalhernie 320
Umgebungsimpfung bei Indexfall 31
Umklammerungsreaktion 9
Umwelteinflüsse, allergische Erkrankung 375
Unfallverhütung 34 f
Unguis incarnatus 481
UN-Konvention der Rechte des Kindes 83
Unruhe 540
Unterarmfraktur 65 f
– distale 245 f
Unterarmschaftfraktur 245
Unterlidfalte, gedoppelte 352, 564
Unterschenkelfraktur 243
– distale 249
– proximale 249
Unterschenkelgips 241, 252
Untersuchung
– augenärztliche 291
– endokrinologische 530 f
– HNO-ärztliche 303 f
– körperliche 95 ff
– – präoperative 49
– mikrobiologische 175 f
– molekularbiologische 176
– postnatale 24
– radiologische, endokrinologische 530
– serologische 175 f
Untersuchungsmaterial, Begleitschein 175
Untersuchungsverfahren, bildgebende 98 ff
Urachusanomalie 434
Urachusdivertikel 434
Urachuszyste 434
Urämie 440, 444
Urdarm 3 f

Ureasenachweis 407
Ureter
– doppelter 432 f
– duplex 432
– fissus 432
Ureterabgangsstenose 437 f
Ureterektopie 432
Ureterneueinpflanzung 438
Ureterostiumstenose 435 f, 438
Ureterozele 433
Ureterozystoneostomie 438
Ureterstein, prävesikaler 449
Urethra s. auch Harnröhre
Urethralklappe 117, 436 f
Urethramündung bei Hypospadie 452
Urethrastriktur 436
Urethritis 181
Urethrozystoskopie 107 f
Urin s. auch Harn
– Cola-farbener 442
– dunkler 182
– heller 536
– Osmolarität 116
– – niedrige 536
– pH-Wert 116
– spezifisches Gewicht 116
Urindiagnostik 115 f, 439 f
Urinentleerung über den Nabel 434
Urinkultur 181
Urinstreifentest 116, 551
Urodynamik 118, 450
Uroflowmetrie 117 f
Urogenitaltrakt, Durchleuchtung 102
Urolithiasis 449
Urosepsis 181, 445
Urotherapie 450
Ursodeoxycholsäure 420, 428
Urtika 563
Urtikaria 402 f, 564
Usher-Syndrom 300
Uterus, doppelt angelegter 459
Uterusfehlbildung 459
Uvea 290
Uveakolobom 294
Uveitis 301

V

VACTERL-Assoziation 390, 448
Vagina duplex 459
Vaginaaplasie 459, 548
Vaginalfehlbildung 459
Vaginoskopie 108
Vagusnervstimulator 506
Vagusreiz 42
– Tachyarrhythmie-Unterbrechung 337
Vakuumversiegelung, Wundbehandlung 54
Vakzination, therapeutische, bei allergischer Erkrankung 378 f
Vanishing testis 455
Varicella-Zoster-Virus 186
– Infektion beim Neugeborenen 149
Varikozele 457
Varisationsosteotomie 479

Varizellen 186
– angeborene 186
– Immunisierung 29, 32
– Postexpositionsprophylaxe 32
Varizellenembryopathie 186
Vas-deferens-Obliteration 360
Vaskulitis 491 f
Vater-Papille 109, 426
Vegetative Störung 500
Vena-Galeni-Malformation 516
Vena-testicularis-Ligatur 457
Venae sectio 59
Venenkatheter
– peripherer 171
– zentraler 171, 201
Venenpatch 253
Venenverweilkatheter 202 f, 405
Ventrikel
– linker 323
– rechter 323
IV. Ventrikel 496
Ventrikeldrainage, externe 520
Ventrikelseptumdefekt s. Kammerscheidewanddefekt
Ventrikelüberdrainage 521
Ventrikuloskopie 108
Ventrikulozisternostomie, endoskopische 496, 521 f
Verätzung 52
Verband 59 f
Verbrauchskoagulopathie 226
Verbrennung 52, 263
– misshandlungsbedingte 276
– Schweregrade 261
Verbrennungskrankheit 263
Verbrennungszentrum 261
Verbrühung 261, 263
– handschuh-/strumpfförmige 263, 276
– misshandlungsbedingte 263, 276
Verdauungssytem 382 ff
Vergewaltigung 278
Vergiftung 271 ff
– Informationen 271
Vergiftungs-Notrufzentrale 271
Verhalten, ethisches 83
Verhaltensbeobachtung 98
Verhornungsstörung, hereditäre 565
Verletzung 234 ff
– geburtstraumatische 289
– misshandlungsbedingte 276 f
– – Leading edges 277
– thermische 261 ff
– – Kühlung 264
– – Nachsorge 266
– – Primärversorgung 264
– – Prognose 266
– – psychologische Betreuung 266
– – Spalthauttransplantation 265 f
Vernachlässigung 88 f, 279 ff
– Eltern-Kind-Interaktion, Dokumentation 280
– emotionale 279
– Gespräch mit den Eltern 281
– Intervention 279
– körperliche 279
– medizinische 279

Vernix caseosa 136
Verotoxin 444
Verplattung, osteosynthetische 243
Verruca vulgaris 567
Vertigo, paroxysmale 512
Vesikel 563
Vicryl-Netz 316
Videourodynamik 118
Vierfingerfurche 157 f
Virenimpfstoff 30
Virilisierung 543 f, 548
– intrauterine 544
Virusinfektion 180, 183 ff, 223
– Bronchiolitis, akute 350
– Bronchitis, obstruktive, akute 349
– der Haut 566 ff
– Krupp 348
– der Leber 182 f, 422 f
– Pneumonie 355
Virustatikum 567
Visus 292
Vitalfunktionen 42
– Sicherung bei Narkose 64 f
Vitalität, postnatale 130 f
Vitamin-B_{12}-Mangel 371
Vitamin-B_{12}-Mangel-Anämie 192
Vitamin D 164 f
Vitamin-D-Bedarf 468
Vitamin-D-Mangel-Rachitis 26, 467
Vitamin-D-Prophylaxe 26, 467
Vitamin-D_3-Substitution 467 f
Vitamin K 226
Vitamin-K-Mangel 170, 193, 222
– neonataler 148
Vitamin-K-Mangel-Blutung 226
Vitamin-K-Prophylaxe 24 f, 132, 148, 165, 226
Vitaminmangel 170
Vollbluttransfusion 193
Vollmondgesicht 545
Volvulus 397, 416
– intrauteriner 392, 397
Von-Willebrand-Faktor 224
Von-Willebrand-Jürgens-Syndrom 224
Vorderhornzellendegeneration 464
Vorhautenge, physiologische 451
Vorhofseptumdefekt 325 f, 330, 332 f
Vormilch 163
Vorsorgeuntersuchung 23 ff
– Österreich 24 ff
– U1-J1 24
VSD (Ventrikelseptumdefekt) s. Kammerscheidewanddefekt
VT (Atemzugvolumen) 79

W

Wachintubation 68, 70
Wachstum 7 f, 531
– fetales 5
– Fraktureinfluss 238
Wachstumsfuge s. Epiphysenfuge
Wachstumshormon 19
Wachstumshormonmangel 531 f
Wachstumshormonsubstitution 532
Wachstumskurve 8
Wachstumsschub, pubertärer 19
Wachstumsspurt 17
Wachstumsstillstand, ernährungsbedingter 19 f
Wachstumsstörung 470 f, 529
– hemmende 238
– stimulative 238
Wahrnehmung von Schlaf 579
Wahrnehmungsfähigkeit 34
Wahrnehmungsstörung, taktil-kinästhetische 499
Wanderniere 433
Wangensteen-Röntgenaufnahme 393
Wärmeregulation 270
Wärmeverlust 133 f
Warze, vulgäre 567
Waschfrauenhände 136
Wasserhaushalt 536
Wassertransportdefekt 359
Waterhouse-Friderichsen-Syndrom 32, 189, 501
Weber-Cockayne, Morbus 565
Wechselschnitt 382
Wehentätigkeit 128
Weichteildefekt, Vakuumversiegelung 54
Weichteilnekrose, thermische Verletzung 262
Weichteilsarkom 212
Weiße Substanz, Degeneration 500 f
Weißgips 240
Weitsichtigkeit 293
Werdnig-Hoffmann-Muskelatrophie 465
West-Syndrom 507
Wet Lung (Nasse-Lunge-Syndrom) 140
White spots 514
Wiedererwärmung nach Ertrinkungsunfall 268
Wilms-Tumor 211 f, 450
Windeldermatitis 188, 192
Windpocken s. Varizellen 32
Wirbelbogenfraktur 247
Wirbeldrehung 473
Wirbelkörper, keilförmiger 473
Wirbelkörperfraktur 246 f
Wirbelsäule
– Funktionsaufnahmen 518
– Magnet-Resonanz-Tomografie 518, 524 f
– Seitverschiebung 465, 468, 473
Wiskott-Aldrich-Syndrom 223, 372
Wolff-Gänge 548
Wolff-Parkinson-White-Syndrom 335
Wulstfraktur 237
Wundbehandlung 53 ff
– geschlossene 53 f
– offene 54
– primäre 53 f
– sekundäre 54
Wunddehiszenz 383
Wunde 51 f
– chemische 52
– infizierte 54
– mechanische 51 f
– Reinigung 54
– Spülung 54
– strahlenbedingte 52
– thermische 52
– – Flächenausdehnung 262
– – 1%-Regel 263
– – Tiefenausdehnung 262 f
Wundheilung 52 f
Wundheilungsstörung 52 f
Wundrose 56, 178, 187
Wundverschluss 53 f
Würde des Patienten 88, 90
Wurstfinger/-zehen 486

X

X-Beine, physiologische 476
X-Chromosom, Polysomie 160

Y

Y-Fraktur, transkondyläre 244 f

Z

Zahnentwicklung 8
Zahnreinigung 35
Zahnschmelzhypoplasie 467
Zangengeburt, Nervus-facialis-Schädigung 136
Zapfen 291
Zapfendysfunktion, autosomal rezessiv vererbte 299
Zecken 502, 568
Zehenfraktur 250
Zehennagel, eingewachsener 481
Zeichen, okulodigitales 292
Zentralvenenkatheter 171, 201
Zerebral-geschädigtes Kind 89 ff
– Aufklärungsregeln 89
– Familienbegleitung 90 f
– Frühförderung 90
– Kommunikation 90 f
– Rehabilitation 89 f
Zerebralparese
– infantile 477, 497 f
– – dyskinetische 498
– – spastische 497
– minimale 499
Zerstreuungslinse 293
Ziegenpeter s. Mumps
Ziliarkörper 290 f
Zirkumzision 452
– ambulante 48
– rituelle 452
Zirrhose, hepatobiliäre 360
Zisternografie 494
ZNS (zentrales Nervensystem), Muskelfunktion 460 f
ZNS-Erkrankung, degenerative 500 f
Zökumfehllage 416
Zöliakie 192, 369, 401, 404 f
Zölomhöhle, intraembryonale 4
Zuggurtungsosteosynthese 243, 245
Zungengrundstruma 538
Zwerchfelldefekt, kongenitaler 316 ff
Zwerchfellhochstand 447

Zwerchfellmuskelatrophie, spinale 465
Zwerchfellruptur 258
Zwillinge 139
Zyanose 346
- akute 39
-- kardial bedingte 41
- chronische 329
- Neugeborenes 131, 139, 317, 328 ff, 333
Zygote 2
Zylinderglas 293

Zyste
- in der hinteren Schädelgrube 496
- leptomeningeale 493 f
Zysten, periventrikuläre 152
Zystenfensterung, endoskopische 494
Zystenniere 447 f
Zystische Fibrose 359 ff, 394, 398, 417
- Antibiotikaprophylaxe 361
- Bronchialsekretmobilisation 361
- Ernährung 361
- Lebenserwartung 362
- Neugeborenen-Screening 360, 557
- Pränataldiagnostik 360
- Therapieziel 361
Zystitis 181, 445
Zystometrie 118
Zystoskop 108
Zytokine 201
Zytomegalie-Virus-Infektion 422
- konnatale 149, 422
Zytostatika 200 f
- intrathekale Applikation 205
- Nebenwirkungen 200 f

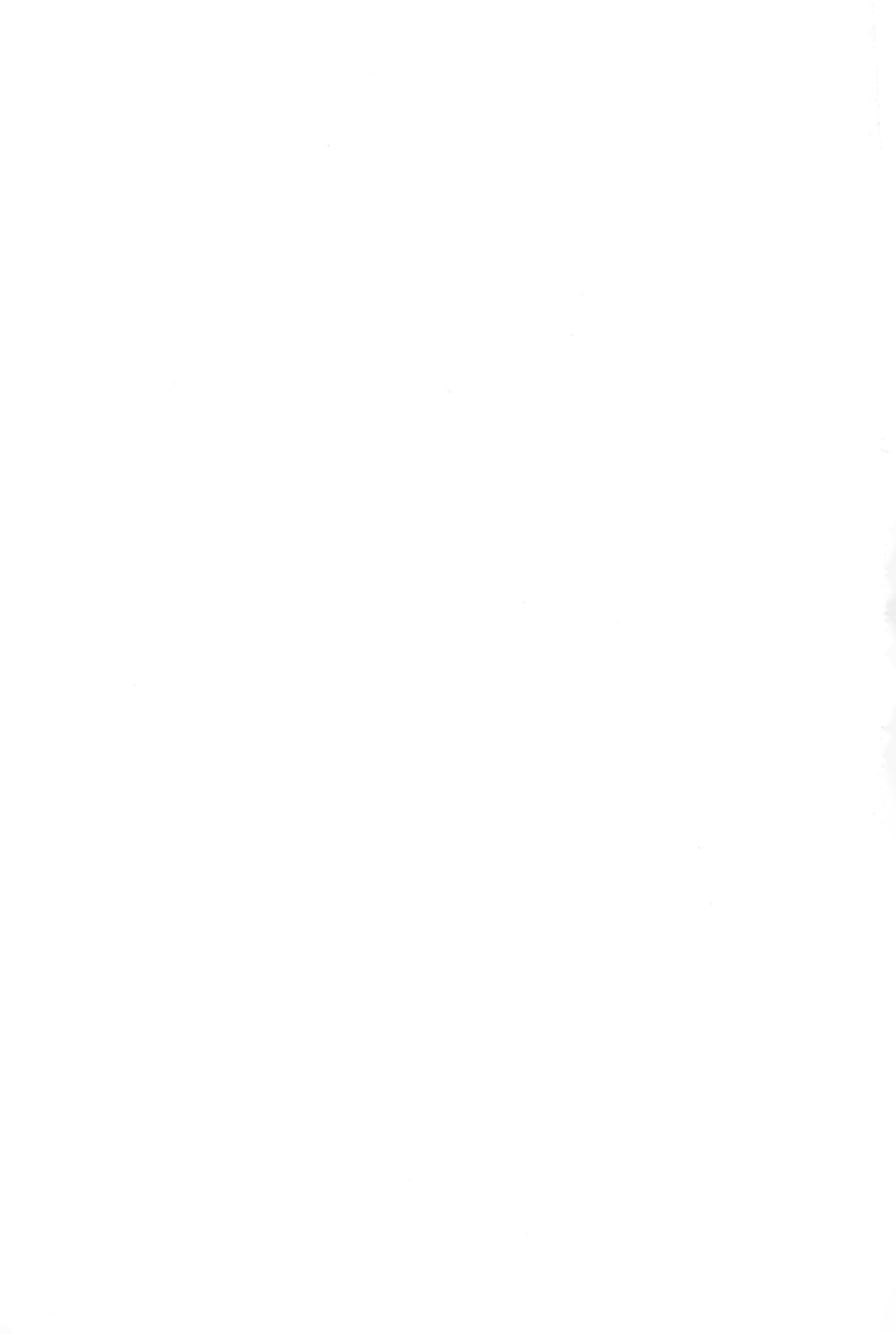

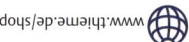

Thieme

Krankheitslehre leicht gemacht

Die Lehrbücher der K-Reihe sind Ihr idealer Begleiter für Ausbildung und Beruf: Mit dem kompletten Wissen der Krankheitslehre sind Sie für die bedarfsgerechte Pflege gerüstet!

→ Die K-Reihe ist einheitlich gegliedert und strukturiert!
→ Zahlreiche Fotos und Grafiken machen die Inhalte greifbar
→ Diese 5 Lernhilfen erleichtern das Verstehen:

B Fallbeispiel **D** Definition **M** Merke **P** Pflege **W** Vertiefendes Wissen

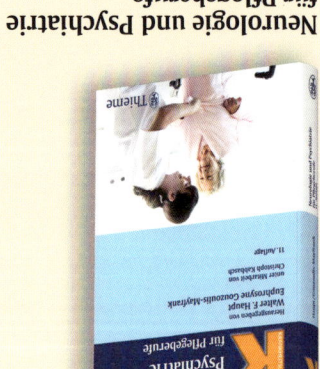

Neurologie und Psychiatrie für Pflegeberufe
Gouzoulis-Mayfrank/Haupt/
Jochheim
2016. 11. akt. A.
660 S., 550 Abb., geb.
ISBN 978 3 13 453611 9
ca. 44,99 € [D]
46,30 € [A]

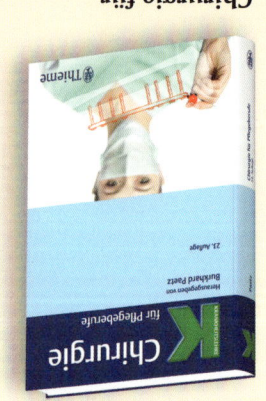

Chirurgie für Pflegeberufe
Paetz
2017. 23. überarb. Aufl.
Ca. 640 S., ca. 865 Abb., geb.
ISBN 978 3 13 240437 3
ca. 44,99 € [D]
ca. 46,30 € [A]

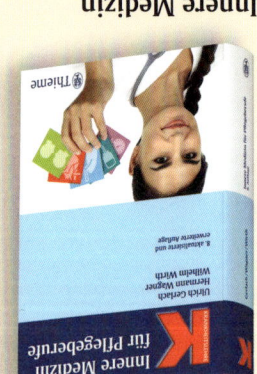

Innere Medizin für Pflegeberufe
Gerlach/Wagner/Wirth
2015. 8. A.
843 S., 790 Abb., geb.
ISBN 978 3 13 593008 4
39,99 € [D]
41,20 € [A]

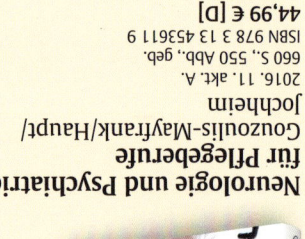

Pädiatrie und Kinderchirurgie
Deutsch/Schnekenburger
2017. 2., korrigierte Aufl.
Ca. 640 S., ca. 547 Abb., geb.
ISBN 978 3 13 241701 4
ca. 49,99 € [D]
ca. 51,40 € [A]

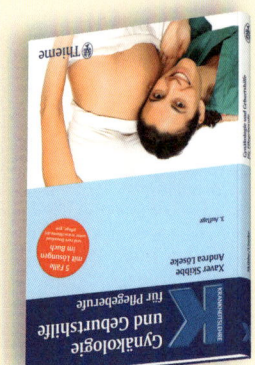

Gynäkologie und Geburtshilfe für Pflegeberufe
Löseke/Skibbe
2013. 3. A.
352 S., 398 Abb., geb.
ISBN 978 3 13 124163 4
29,99 € [D]
30,90 € [A]

Versandkostenfreie Lieferung innerhalb Deutschlands!

📞 Telefonbestellung: 0711/8931-900
📠 Faxbestellung: 0711/8931-901
✉ Kundenservice @thieme.de
🌐 www.thieme.de/shop

Preisänderungen und Irrtümer vorbehalten. Bei Lieferungen außerhalb [D] werden die anfallenden Versandkosten weiterberechnet. Georg Thieme Verlag KG, Sitz- und Handelsregister Stuttgart, HRA 3499, phG: Dr. A. Hauff.